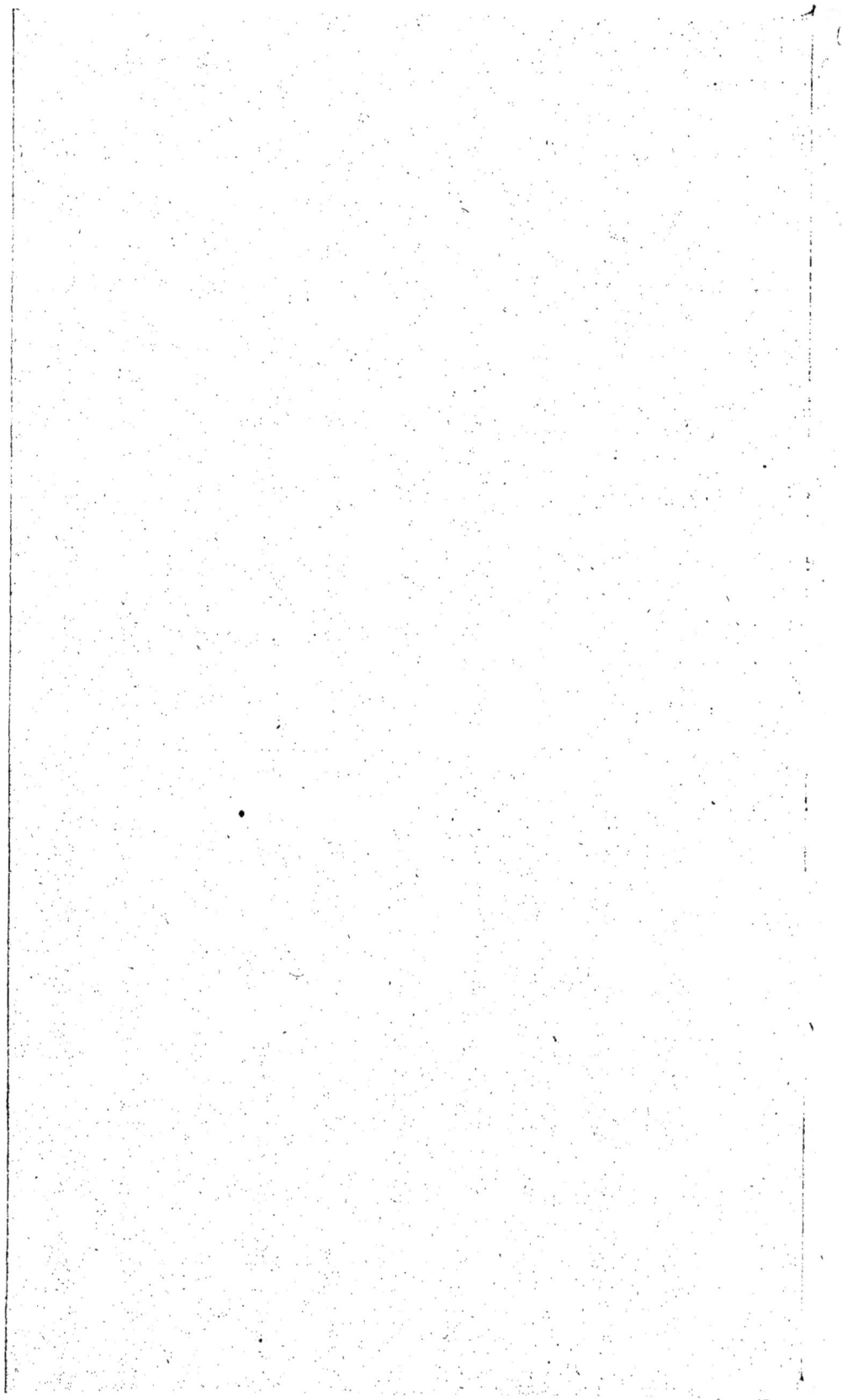

TRAITÉ ÉLÉMENTAIRE

DE

PHYSIOLOGIE

TYPOGRAPHIE HENNUYER, RUE DU BOULEVARD, 7. BATIGNOLLES.
Boulevard extérieur de Paris.

TRAITÉ ÉLÉMENTAIRE

DE

PHYSIOLOGIE

HUMAINE

COMPRENANT

LES PRINCIPALES NOTIONS DE LA PHYSIOLOGIE COMPARÉE

PAR J. BÉCLARD

PROFESSEUR AGRÉGÉ A LA FACULTÉ DE MÉDECINE DE PARIS, ETC.

TROISIÈME ÉDITION

REVUE, CORRIGÉE ET AUGMENTÉE.

OUVRAGE

ACCOMPAGNÉ DE 213 FIGURES

INTERCALÉES DANS LE TEXTE.

PARIS

LABÉ, ÉDITEUR,

LIBRAIRE DE LA FACULTÉ DE MÉDECINE,

PLACE DE L'ÉCOLE-DE-MÉDECINE.

1859

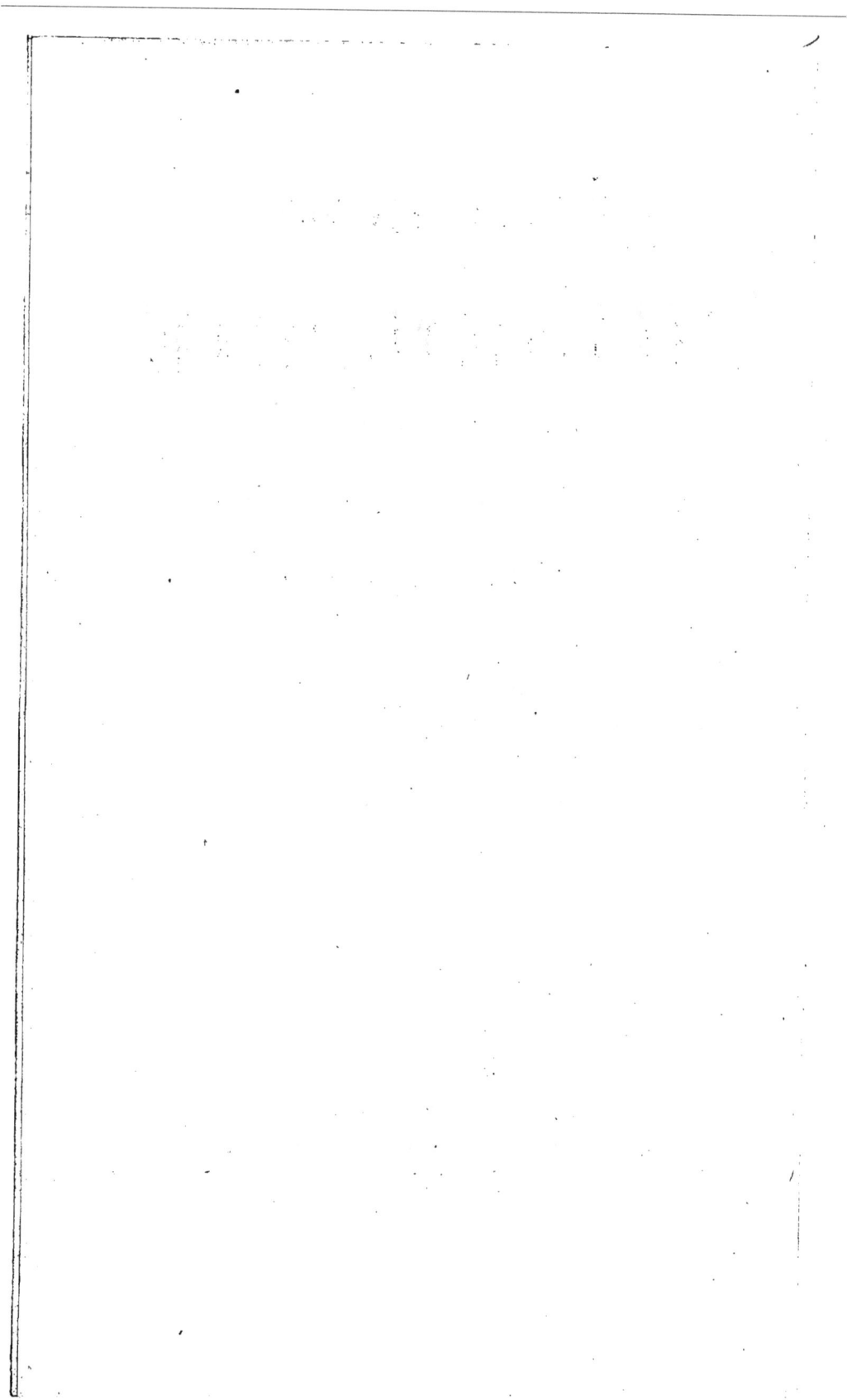

PRÉFACE.

Cet ouvrage est surtout un livre d'enseignement. Nous ne nous sommes point proposé d'écrire l'histoire de la physiologie, non plus que celle de ses progrès. Nous avons cherché à exposer, sous une forme concise, l'état actuel de la science. Nous avons été sobre de citations et de discussions; avant tout, nous nous sommes efforcé d'être clair.

Les limites dans lesquelles nous nous sommes renfermé nous ont permis néanmoins de ne rien omettre d'essentiel. Nous avons rapidement glissé sur tout ce qui n'est encore qu'à l'état de supposition, réservant à l'exposition de la partie positive de la science les développements nécessaires.

Parmi les nombreux travaux publiés sur les diverses parties de la physiologie, nous avons cherché à mettre en lumière ceux qui se recommandent par un intérêt réel et sérieux. Libre de tout patronage, peu soucieux des doctrines, sous quelque nom qu'elles s'abritent, nous ne reconnaissons, en matière de science, d'autre guide que la vérité.

Dans l'étude des fonctions, nous avons adopté les divisions les plus généralement acceptées. Nous n'avons pas cru nécessaire d'innover en ce genre, comme quelques-uns l'ont tenté. Les diverses fonctions de l'économie animale ne sont que des divisions plus ou moins factices, nécessaires à l'analyse des phénomènes. Toutes concourent à un but commun, et elles sont indissolublement liées les unes aux autres, comme les organes qui les exécutent. Les coupes nouvelles qu'on a cherché à introduire dans l'étude de la physiologie peuvent être fondées sous certains rapports, mais elles ne sont pas plus naturelles que les divisions anciennes, et souvent elles le sont beaucoup moins. Ce qui est plus essentiel, c'est de ne point oublier que les divers actes biologiques sont enchaînés les uns aux autres par des rapports réciproques, et qu'ils ne sont isolés que dans nos descriptions.

Les progrès de la chimie organique, l'application du microscope à l'étude de l'organisation et des phénomènes de la vie, les expériences sur les animaux vivants ont de nos jours profondément remué les bases de la physiologie. Depuis quarante ans à peine que la physiologie est entrée dans la voie expérimentale, les découvertes n'ont pas cessé un instant de succéder aux découvertes, et chaque jour qui s'écoule ajoute quelque chose aux acquisitions de la veille. Cette troisième édition se distingue donc de la précédente par des modifications que nécessitent les progrès réalisés dans ces deux dernières années. L'agrandissement de format nous a d'ailleurs permis de faire entrer dans cette édition, sans en augmenter le volume, un grand nombre d'additions et de figures nouvelles.

Nous joignons ici la liste des principaux ouvrages modernes auxquels pourront recourir ceux qui voudraient se livrer à une étude plus approfondie de la physiologie et suivre l'histoire de ses progrès.

J. BÉCLARD.

Paris, décembre 1858.

Principaux ouvrages sur la Physiologie.

A. HALLER. — *Elementa physiologiæ corporis humani.* 8 vol. in-4°. Lausanne, 1757-1766.

X. BICHAT. — *Anatomie générale appliquée à la physiologie et à la médecine.* 4 vol. Paris, 1801. — *Recherches physiologiques sur la vie et la mort,* édit. Cerise. 1 vol. in-18. Paris, 1852.

CH.-L. DUMAS. — *Principes de physiologie, ou Introduction à la science expérimentale, philosophique et médicale de l'homme,* 2e édit. 4 vol. Montpellier, 1806.

P.-H. NYSTEN. — *Recherches de physiologie et de chimie.* 1 vol. in-8°. Paris, 1811.

G GRIMAUD. — *Cours complet de physiologie distribué en leçons.* 2 vol. Paris, 1818.

W. EDWARDS. — *De l'influence des agents physiques sur la vie.* 1 vol. in-8°. Paris, 1824.

RICHERAND. — *Nouveaux Éléments de physiologie,* 10e édit., revue et augmentée par P. Bérard. 3 vol. Paris, 1833.

MAGENDIE. — *Précis élémentaire de physiologie,* 4e édit. 2 vol. Paris, 1836. — *Journal de physiologie expérimentale.* 8 vol. Paris, 1821-1828. — *Leçons sur les phénomènes physiques de la vie.* 4 vol. Paris, 1842.

ISID. BOURDON. — *Principes de physiologie médicale.* 2 vol. Paris, 1828.

.-P. ADELON. — *Physiologie de l'homme,* 2e édit. 4 vol. Paris, 1832.

P.-N. GERDY. — *Physiologie médicale, didactique et critique.* Paris, 1829. Un seul volume a paru.

A. DUGÈS. — *Traité de physiologie comparée de l'homme et des animaux.* 3 vol. Montpellier, 1838-1839.

P. BÉRARD. — *Cours de physiologie fait à la Faculté de médecine de Paris,* en cours de publication; commencé en 1848; in-8°. Paris. Les trois premiers volumes et deux livraisons du quatrième ont paru (Prolégomènes; Digestion, Absorption, Respiration, Circulation).

F.-A. LONGET. — *Traité de physiologie,* en cours de publication; commencé en 1850; in-8°. Paris. Le IIe volume (Organes du système nerveux) et deux fascicules du tome Ier (Voix, Mouvements, Digestion) ont paru.

CLAVEL. — *Le Corps et l'Ame, ou Histoire naturelle de l'espèce humaine.* 1 vol. Paris, 1851.

CH. ROBIN et VERDEIL. — *Traité de chimie anatomique et physiologique.* 3 vol. in-8°, et atlas. Paris, 1853

G. COLIN. — *Traité de physiologie comparée des animaux domestiques*. 1854-1856. 2 vol. in-8°. Paris.

J.-L. BRACHET (de Lyon). — *Physiologie élémentaire de l'homme*, 2e édit. 2 vol. Lyon, 1855.

CLAUDE BERNARD. — *Leçons de physiologie expérimentale* (faites au Collége de France pendant le semestre d'hiver 1854-1855 et pendant le semestre d'été 1855). 2 vol. in-8°. Paris, 1855-1856.

MIALHE. — *Chimie appliquée à la physiologie*. 1 vol. in-8°. Paris, 1856.

FLOURENS. — *Cours de physiologie comparée*. Leçons recueillies par Ch. Roux. In-8°. Paris, 1856.

GEOFFROY SAINT-HILAIRE (Isidore). — *Histoire naturelle générale des règnes organiques*, en cours de publication. In-8°. Paris. Le tome Ier et le premier fascicule du tome II ont paru. 1854-1856.

MILNE-EDWARDS. — *Leçons sur la physiologie et l'anatomie comparée de l'homme et des animaux*, en cours de publication. Les trois premiers volumes ont paru. 1857-1858.

Parmi les ouvrages nombreux publiés à l'étranger depuis trente ans, nous signalerons :

C.-A. RUDOLPHI. — *Grundriss der Physiologie (Éléments de physiologie)*. 3 vol. Berlin, 1821-1828. Non traduit. L'auteur est mort avant la publication du quatrième volume, qui devait terminer l'ouvrage.

F. TIEDMANN. — *Physiologie des Menschen (Physiologie de l'homme)*. Ier et IIIe vol. Darmstadt, 1830-1836. Le deuxième volume n'a pas paru. Le premier volume de cet ouvrage contient la *Physiologie générale*; il a été traduit en français. Paris, 1831.

C.-F. BURDACH. — *Die Physiologie als Erfahrungswissenschaft (La Physiologie considérée comme science d'observation)*. Traduction française faite sur la 2e édition de 1835-1838, publiée en 1837-1840. 9 vol. Paris.

F. ARNOLD. — *Lehrbuch der Physiologie des Menschen (Traité de physiologie de l'homme)*. 2 vol. Zurich, 1836-1842. Non traduit.

J. MULLER. — *Handbuch der Physiologie des Menschen (Manuel de physiologie de l'homme)*, traduit en français, sur la 4e édition, en 1845, et, sur la 5e édition, en 1851.

G. VALENTIN. — *Lehrbuch der Physiologie des Menschen (Traité de physiologie de l'homme)*, 2e édit. 2 vol. Braunschweig, 1847-1850. — *Grundriss der Physiologie (Éléments de physiologie)*, 4e édit. 1 vol. Braunschweig, 1855. (Non traduits en français. Le premier a été traduit en anglais.)

C.-G. CARUS. — *System der Physiologie*, etc., etc. *(Système de physiologie*, comprenant la physiologie générale, l'histoire physiologique de l'espèce humaine, celle de l'homme en particulier, et de ses divers tissus). 3 vol. Leipzig, 1838-1840. Non traduit.

RUDOLPH WAGNER. — *Lehrbuch der speciellen Physiologie (Traité de physiologie spéciale)*, 3e édit. 1 vol. Leipzig, 1845. Non traduit. — *Handwörterbuch der Physiologie*, etc. *(Dictionnaire de physiologie.)* 4 vol. in-8°, de 800 à 1,000 pages. Braunschweig, 1842-1853. Non traduit. Cet ouvrage est composé de monographies groupées par ordre alphabétique. A la rédaction de ce livre ont concouru les plumes les plus savantes de l'Allemagne (VALENTIN, VOGEL, VOLKMANN, STANNIUS, BISCHOFF, LEHMANN, KRAUSE, PURKINJE, SCHERER, SIEBOLD, LUDWIG, VIERORDT, BIDDER, E.-H. WEBER, NASSE, BERTHOLD, HARLESS, etc.).

F. GUNTHER. — *Lehrbuch der allgemeinen Physiologie (Traité de physiologie générale)*. 1 vol. Leipzig, 1845. Non traduit.

MATTEUCCI. — *Leçons sur les phénomènes physiques des corps vivants.* 1 vol. in-18. Traduites sur la 2ᵉ édition italienne. Paris, 1847.

CARL VOGT. — *Physiologische Briefe für gebildete aller Stände (Lettres physiologiques à l'usage des gens du monde).* In-8°, en 3 parties. 2ᵉ édit. Giessen, 1854. Non traduit.

LUDWIG. — *Lehrbuch der Physiologie des Menschen (Traité de physiologie humaine).* 2ᵉ édit. Leipzig et Heidelberg, 1858. Non traduit.

C.-G. LEHMANN. — *Lehrbuch der physiologischen Chemie (Traité de chimie physiologique).* 3 vol. 3ᵉ édit. Leipzig, 1853. Non traduit. — Un abrégé de ce livre, fait par M. Lehmann, a été traduit en français par M. Ch. Drion, sous le titre de *Précis de chimie physiologique animale.* 1 vol. in-12. Paris, 1855.

R.-B. TODD et W. BOWMANN. — *The physiological anatomy and physiology of man (Anatomie physiologique et physiologie de l'homme),* 2ᵉ édit. 2 vol. Londres, 1856. Non traduit.

DRAPER. — *Human physiology statical and dynamical (Physiologie humaine statique et dynamique).* New-York, 1856. Non traduit.

W.-B. CARPENTER. — *Principles of human physiology (Éléments de physiologie humaine),* 5ᵉ édit. 1 vol. Londres, 1855. — *A Manual of physiology including physiological anatomy (Manuel de physiologie, comprenant l'anatomie physiologique),* 3ᵉ édit. Londres, 1856. Non traduits.

KIRKES. — *Handbook of physiology (Manuel de physiologie).* 3ᵉ édit. Londres, 1856. Non traduit.

DONDERS. — *Physiologie des Menschen (Physiologie de l'homme).* 1ʳᵉ partie, traduite du hollandais en allemand par M. Theile (Circulation, Digestion, Respiration, Sécrétions). Leipzig, 1856. Non traduit.

O. FUNKE. — *Lehrbuch der Physiologie (Précis de physiologie)*; nouvelle édition, avec nombreux changements, du *Précis de physiologie* de R. Wagner. Leipzig, 1857. Non traduit.

DUNGLISON. — *Human physiology (Physiologie humaine),* 8ᵉ édit. 2 vol. Philadelphie, 1858. Non traduit.

J. BUDGE. — *Specielle Physiologie des Menschen (Physiologie spéciale de l'homme),* 7ᵉ édit. Weimar, 1857. Non traduit.

Indépendamment des ouvrages qui traitent de la physiologie dans son ensemble, il a été publié depuis trente ans, sur les diverses parties de la science biologique, un nombre considérable de mémoires et de monographies. A la fin des articles consacrés à chaque fonction, le lecteur trouvera annexée une note bibliographique dans laquelle nous indiquons les principales sources auxquelles il pourra puiser.

Il paraît chaque année, en Allemagne, deux revues très-complètes sur les travaux physiologiques de l'année en Europe et en Amérique. L'une, due à la plume de M. Valentin, paraît dans un recueil in-4°, intitulé : *Canstadt's Jahresbericht ueber die Leistungen in den physiologischen Wissenschaften* (*Annales de Canstadt sur les progrès des sciences physiologiques*), imprimé à Würzburg. L'autre, due à la plume de M. Meissner, paraît dans un recueil in-8°, intitulé : *Bericht ueber die Fortschritte der Anatomie und Physiologie* (*Rapport sur les progrès de l'anatomie et de la physiologie*). Ce dernier recueil n'est qu'un annexe annuel d'une revue allemande intitulée : *Zeitschrift für rationnelle Medicin* (*Annales de médecine rationnelle*), publiée par MM. Henle et Pfeufer, et imprimée à Leipzig.

TRAITÉ ÉLÉMENTAIRE

DE

PHYSIOLOGIE

NOTIONS PRÉLIMINAIRES

I

Des limites de la physiologie.

L'homme n'entretient sa vie que par un échange incessant avec les choses du dehors. Depuis le moment de sa naissance jusqu'à celui de sa mort, il prend dans la nature et il rejette sans cesse dans son sein les éléments de ses organes. Lorsque le développement de l'homme est achevé, il transmet à des parties qui se détachent de lui les propriétés qu'il possède. En d'autres termes, comme tout être vivant, l'homme est soumis aux lois de la matière organisée : il se nourrit et se reproduit. La nutrition et la reproduction, tels sont, en effet, les deux phénomènes les plus généraux, les deux fonctions inséparables de toute organisation.

Aux degrés inférieurs de l'échelle zoologique, la matière organique agit d'ensemble dans ce double but : l'animal est, dans sa totalité, un organe de nutrition et de génération. Dans les organismes les plus compliqués, les premiers linéaments du nouvel être s'accroissent comme l'animal dont nous parlons. S'il est vrai qu'une fois l'évolution terminée, la préparation des sucs nutritifs et la séparation des germes ne s'accomplissent plus dans toutes les parties et sur toutes les surfaces, mais tendent à se localiser de plus en plus, il n'est pas moins vrai que, quels que soient le nombre des organes et la complexité des actions qu'ils exécutent, tout en eux conspire à ce double but.

Que l'animal soit sensible aux impressions tactiles, qu'il voie, qu'il entende, qu'il sente, qu'il goûte, qu'il recherche la société de ses semblables, ou qu'il poursuive sa femelle dans la saison des amours, etc., ces divers phénomènes, ces instincts nés de ses besoins, où tendent-ils? toujours à la conservation de l'individu et à celle de l'espèce. A mesure que nous nous élevons dans la série des êtres, nous voyons, avec de nouveaux organes, apparaître successivement de nouvelles fonctions, mais toutes viennent se grouper autour des deux premières. Les changements anatomiques qui surviennent, les actions diverses qui leur correspondent, peuvent être ramenés à des phénomènes de nutrition et de reproduction. L'animal appartient tout entier au physiologiste.

Par les différentes fonctions qui concourent à sa conservation, l'homme aussi est un animal, mais un animal intelligent. Il pense, il réfléchit, il veut; il a le sentiment du bien et celui du beau; il résiste à ses besoins et leur commande au lieu de leur obéir; enfin il supplée à sa faiblesse par sa raison, à l'imperfection de ses organes par son industrie, et s'assujettit ainsi toute la nature.

L'école écossaise a rendu à la philosophie un service signalé : elle a ramené les questions métaphysiques sur le terrain du sens commun. Les réalités matérielles, menacées un instant par les excès du cartésianisme, ont repris leur évidence au même titre que les réalités spirituelles, qui s'en distinguent en nous les révélant. C'est encore cette philosophie qui a posé la distinction des sciences en deux ordres, distinction qui portera ses fruits. Les unes ont pour objet l'étude des phénomènes de l'esprit, les autres s'occupent des faits physiques ou naturels. Aux premières appartiennent la psychologie, la grammaire, la logique, le droit, la morale, la politique, les beaux-arts, etc.; parmi les dernières viennent se grouper toutes les sciences dites naturelles, c'est-à-dire la physique, la chimie, la botanique, la physiologie, etc. Les unes comme les autres ont, il est vrai, leurs racines dans l'esprit humain, mais il est évident aussi qu'elles diffèrent essentiellement par la nature de leur objet.

Ces quelques mots suffisent pour montrer que nous ne parlons ici ni philosophie ni psychologie, mais physiologie, ce qui n'est pas la même chose. Nous écarterons donc de notre sujet, comme ne lui appartenant pas, tout ce qui ne rentre pas dans l'étude du corps humain ou de ses fonctions. Il faut l'avouer, cependant, ce travail d'élimination n'est pas toujours facile. Les sciences physiologique et psychologique se touchent par plus d'un point, et les limites qui les séparent ne sont pas nettement fixées.

Ce que la philosophie cherche depuis des siècles, c'est de se définir et de déterminer son objet : pour cultiver un champ, il faut savoir où il est. Cette question, la plus importante qui se puisse poser; cette recherche, la première de toutes, ne saurait être l'œuvre d'un jour. Est-ce donc trop de tous les secours que peut fournir la science de l'homme, pour conquérir cette solution, pierre fondamentale de l'édifice philosophique?

Il est vrai qu'à diverses reprises, des médecins philosophes n'ont rien moins tenté que d'effacer jusqu'au nom de la philosophie. Celle-ci nous garde rancune; elle conserve, avec le souvenir de leurs tentatives, une secrète prévention contre toute entreprise nouvelle. Mais en résulte-t-il que la psychologie doive repousser à tout jamais la science, pour se renfermer dans une méditation solitaire?

Quel que soit le point de départ de la psychologie, qu'elle aborde le problème de la connaissance humaine par l'étude des sensations ou par celle du sujet sentant; qu'elle soit, dans ses procédés, sensualiste ou spiritualiste, force lui est de distinguer, alors même qu'elle le nie, ce qui est pensé de ce qui est pensant. Il n'est point de doctrine qui se pût faire comprendre, si elle confondait ces deux notions, et il lui faudrait changer jusqu'aux formes du langage. Je n'en appelle ni au bon sens de tous les hommes, qui vaut bien les méditations de quelques philosophes, ni au sentiment, la meilleure pierre de touche de la vérité : il est des choses qui n'ont pas besoin d'être prouvées, et les sciences mathématiques elles-mêmes reconnaissent des axiomes. Si la philosophie, pour le dire en passant, a si souvent rencontré l'indifférence, c'est aux efforts inutiles qu'elle a quelquefois tentés pour confondre en une seule substance l'esprit et la matière qu'elle doit s'en prendre.

La psychologie et la physiologie se partagent l'étude de l'homme. Mais où commence le domaine de l'une, jusqu'où s'étend celui de l'autre? Tel est le premier problème qui se présente; et si les éléments d'une solution complète nous manquent aujourd'hui, il est évident que le concours de ces deux sciences est nécessaire pour reconnaître et poser leurs communes limites. La psychologie, je le sais, ne s'aventure pas volontiers sur ses frontières; elle semble redouter ce travail de séparation et s'efforce d'en dissimuler l'importance. Et cependant, comment pénétrer dans cette mystérieuse demeure de l'esprit, si le seuil qui y conduit nous est inconnu?

Buffon écrivait, il y a bientôt cent ans : « Ce n'est qu'en comparant que nous pouvons juger; nos connaissances roulent même entièrement sur les rapports que les choses ont avec celles qui leur ressemblent ou qui en diffèrent, et s'il n'existait pas d'animaux, la nature de l'homme serait encore plus incompréhensible. » Cette pensée de Buffon renferme en elle un des problèmes les plus difficiles et les plus attrayants qui se puissent poser, je veux dire la recherche et la distinction des actes intellectuels et des actes instinctifs.

Si nous considérons un instant les phénomènes de la vie dans les animaux, nous ne tardons pas à nous apercevoir que les fonctions de nutrition et de génération sont accompagnées, ou plutôt assurées dans leur fin, par un ordre de mouvements ou de déterminations que l'homme, prenant en lui un terme de comparaison, a quelquefois désigné sous le nom d'*actes raisonnés* ou *intellectuels*. Ces actes ne sont pas les mêmes pour tous; ils sont plus compliqués dans les uns, ils le sont moins dans les autres. Il y a entre eux, sous ce rapport, des différences nombreuses, originaires ou acquises; mais l'on peut dire d'une manière générale que l'étendue de ces facultés est en raison directe du développement de la masse nerveuse encéphalique. C'est là un fait vulgaire pour le naturaliste, et le résultat d'un nombre considérable d'observations. Or, quel que soit l'intérêt qui s'attache à une semblable étude (intérêt d'ailleurs incontestable, étude trop négligée), qui donc rapportera cette série de phénomènes à un principe immortel et libre? Voyons-nous que, depuis le temps de Pline, et malgré tout l'esprit que leur prête La Fontaine, les bêtes fassent mieux ou autrement ce qu'elles faisaient jadis? Nous ne dirons pas avec Descartes, ou plutôt comme on l'a fait dire à Descartes, que les animaux sont des automates; ce mot entraîne avec lui une idée de mécanique, en harmonie avec les théories généralement acceptées alors en physiologie, inadmissibles aujourd'hui. Mais nous dirons que ce sont des êtres organisés, qui agissent fatalement en vertu de leurs dispositions organiques. Les actes instinctifs de l'animal, auxquels on donne parfois le nom d'actes intellectuels, répondent d'une manière déterminée et nécessaire aux impressions externes ou internes. En un mot, l'animal est ce que le matérialisme prétend faire de l'homme : une organisation en action.

Ceci posé, il s'agirait, à l'aide d'une observation patiente et attentive, de rechercher tout ce qui dans les animaux ressemble, de près ou de loin, aux phénomènes de l'intelligence; et si les divers actes qu'ils exécutent ne sont, comme tout ce qui s'accomplit en eux, que des résultats inséparables de l'organisme vivant, cette recherche pourrait jeter quelque lumière sur la psychologie humaine, en donnant à ses investigations une direction mieux déterminée et en contribuant à circonscrire son sujet. Par cette étude, on arriverait sans doute à reconnaître que la psychologie s'occupe quelquefois de questions qui sont les nôtres, et que, franchissant le domaine spirituel, elle confond parfois, parmi les facultés de l'âme, des pouvoirs dépendants de l'organisation, variables et modifiables comme elle, et auxquels on pourrait, à plus juste titre, imposer le nom de *fonctions*, fonctions dont l'organe est le cerveau, et dont les appareils des sens sont la condition nécessaire.

Nul doute que la psychologie ne puisse tirer de grands enseignements de la connaissance des animaux; mais peut-elle négliger la variété des faits anthropologiques? Entre l'habitant policé des villes et le campagnard relégué, sa vie durant, entre les murs de sa cabane de terre, que de différences morales! et, en même temps, que de ressemblances! Mettre en lumière ce fonds commun que tous les hommes apportent avec eux, montrer comment et dans quelles conditions il se perfectionne ou se modifie, assister à l'évolution de cette vie nouvelle et chercher à en tracer le tableau, tel serait un des premiers besoins de la vraie psychologie, de la psychologie expérimentale.

La folie est encore une des sources naturelles auxquelles le physiologiste et le psychologue doivent puiser les éléments du grand travail de séparation entre le physique et le moral de l'homme. Considérés tour à tour comme des oracles divins ou comme des possédés du démon, les aliénés sont enfin tombés aux mains du médecin, et personne ne le trouve mauvais. A moins de supposer en effet que l'âme est malade, ce qui serait absurde, c'est à l'instrument qui établit ses rapports avec le monde extérieur qu'il faut s'en prendre. Les lésions organiques auxquelles se rattache la folie ont été, il est vrai, diversement appréciées : il y a plus, les uns croient les connaître, les autres affirment témérairement qu'elles n'existent pas. Mais qu'importe? Connaît-on mieux l'altération pathologique des névralgies, de l'hystérie, de l'épilepsie? L'aliénation mentale est une maladie ; cela nous suffit. Depuis qu'on étudie avec quelque soin les phénomènes de la folie, et cette étude ne date pas de loin, on a déjà établi certaines catégories vagues, il est vrai, et mal déterminées, mais qui sont un acheminement vers un classement plus rigoureux. Ici d'ailleurs, il faut le dire, la psychologie a débordé sur nous. Nous l'avons prise pour guide, là où nous devions marcher de concert à la recherche de la vérité. Nous n'avons pas su secouer, même temporairement, le joug des notions acquises. Nous avons appelé à notre aide la psychologie et ses explications, et, par une singulière inconséquence, nous rendons à la science, qui nous interroge, les emprunts que nous lui avons faits.

Parlerai-je d'une étude non moins intéressante, je veux dire celle du développement parallèle et simultané de l'organisation et de l'intelligence, de leur période d'état et de leur décadence, depuis le moment de la naissance jusqu'à celui de la mort?

Il ne saurait suffire au philosophe, qui veut débrouiller le chaos des facultés, de se prendre lui-même pour sujet exclusif de ses méditations. Comme le sage de l'antiquité, il porte tout avec lui ; mais, pour diviser ce tout complexe, ce n'est pas assez d'envisager l'édifice dans sa perfection, il faut en observer aussi les matériaux et les ruines, et y porter le flambeau de l'analyse, afin d'en illuminer toutes les parties. Revenons à la physiologie.

II

De l'organisation. — De la vie.

Les corps répandus à la surface du globe se présentent sous deux états qui caractérisent deux grandes classes d'êtres : les *corps inertes* et les *corps vivants*. Quelles que soient les différences qui les séparent, les uns comme les autres sont des composés matériels ; ils sont constitués par des éléments puisés à une source commune. Depuis longtemps déjà la chimie a démontré trop positivement que les éléments ultimes des corps organisés existent dans la nature matérielle, pour que nous insistions sur ce point. Ajoutons que cette communauté d'origine de tous les corps est nécessaire dans l'ordre de l'univers, destinés qu'ils sont à se transformer les uns en les autres. Cette simple considération suffirait à elle seule pour démontrer que la physiologie ne saurait se renfermer exclusivement dans le cadre qu'on a souvent prétendu lui imposer. La matière revêtant successivement la forme vivante, et faisant, à chaque instant, de l'animal un animal nouveau, l'origine et la fin de ces matériaux sans cesse renouvelés ne sauraient être des questions étrangères à la science de la vie. Le physiologiste doit accepter ces problèmes, solliciter ou chercher lui-même leurs solutions.

Les minéraux, les plantes et les animaux sont liés entre eux par une série de rapports où règne l'harmonie la plus saisissante. Les plantes, en effet, ont besoin, pour se développer et croître, d'eau, d'acide carbonique et d'ammoniaque. Ces substances, la plante les trouve dans l'air où baignent ses feuilles, et dans la terre où plongent ses racines : elle emprunte donc les éléments de ses tissus au règne minéral. Les animaux ne peuvent se développer et s'accroître qu'aux dépens de matières organiques; ces matières, l'animal herbivore les emprunte directement aux tissus des plantes, et le carnivore indirectement, en se nourrissant de la chair des herbivores. Le végétal est en quelque sorte le laboratoire où la matière se groupe en substances assimilables pour l'animal. L'animal, à son tour, lorsqu'il a utilisé ces substances, les expulse au dehors à un état d'oxydation tel, qu'elles se trouvent, en dernière analyse, transformées en eau, en acide carbonique et en ammoniaque. Les animaux rendent au règne minéral ce que les végétaux lui empruntent.

Ainsi se trouve établie et entretenue l'unité de composition entre les corps inertes et les corps organisés. Toutefois, une différence profonde et caractéristique frappe tout d'abord l'observateur. Quelle que soit la nature du corps inorganique, qu'il soit constitué par une substance indécomposable, je veux dire élémentaire, ou qu'il résulte de la combinaison d'éléments divers, il est ou tout solide, ou tout liquide, ou tout gazeux. Dans un corps vivant, au contraire, il y a tout à la fois des solides, des liquides et des gaz : la matière existe en lui sous ses trois formes possibles. Ce fait est d'une haute importance. Il ne suffit pas, en effet, de mettre en relief les différences phénoménales qui séparent les deux règnes de la nature, il importe aussi de signaler les différences matérielles auxquelles elles sont liées.

De la réunion, en un même système, des solides et des fluides, résultent des parties contenantes et des parties contenues. Le mouvement de composition et de décomposition, ou le double courant du dehors au dedans et du dedans au dehors, qui résume la vie dans sa plus simple expression, n'est possible qu'à cette condition. C'est aussi cette diversité dans la nature des éléments qui établit entre les différentes parties un consensus réciproque, et fait de ces parties un tout, une individualité, en un mot un organisme. L'organisme, c'est-à-dire le siége des phénomènes de la vie, peut être lui-même divisé en un certain nombre de départements ou d'organes; d'où il résulte que l'expression d'*organe* entraîne nécessairement l'idée d'une matière complexe, et que le jeu d'un organe est inséparable de l'idée de diversité dans les éléments qui le composent.

Observés au point de vue dynamique, les corps organisés diffèrent, à beaucoup d'égards, des corps inorganiques; mais il est bon de remarquer que, sous le rapport de la constitution matérielle, il n'est pas un corps minéral qui puisse leur être comparé, et que, renfermant dans un espace limité toutes les formes que la matière peut revêtir, celle-ci se trouve en eux dans des conditions toutes nouvelles. Cette réunion, cette concentration sous une enveloppe commune, de solides, de liquides et de gaz, les propriétés particulières à chacun de ces états des corps, celles qui naissent de leur association ou de leur antagonisme, tels sont les fondements saisissables de ces différences, et les premiers plans du tableau comparé des deux règnes de la nature.

L'origine première des plantes et des animaux, aussi bien d'ailleurs que celle des minéraux, est couverte d'un voile impénétrable aux yeux du naturaliste. Tous les faits que la science a enregistrés, toutes les expériences qui ont été tentées, et elles sont nombreuses, démontrent qu'ils proviennent d'autres êtres organisés, que ces êtres soient vivants ou qu'ils l'aient été. Lorsque les animaux naissent d'un œuf, lorsqu'ils se séparent sous forme de bourgeons, ou lorsqu'une partie séparée du tout reproduit l'animal entier, le fait est évident. Mais il ne l'est pas moins dans l'évolution des infusoires, puisqu'elle ne s'opère qu'au milieu d'une substance animale ou végétale en putréfaction. On peut se demander, il est vrai, si, dans ce cas, l'être nouveau s'est développé d'un œuf microscopique contenu dans la matière en décomposition, ou s'il a pris naissance dans cette matière elle-même et sans germes préexistants, aux dépens d'une de ces innombrables vésicules élémentaires qui entrent dans sa composition ; mais le fait n'en est pas moins général, savoir : que la matière organisée seule engendre la matière organisée.

L'être organisé, qu'on l'envisage à l'état de germe, à l'état d'accroissement ou à l'état de développement complet, a donc la propriété de réagir sur les éléments qui l'entourent, d'associer ces éléments en combinaisons nouvelles, et de les transformer en sa propre substance. Ces éléments, il les prend à l'état liquide ou gazeux, car ils doivent pénétrer au travers de la trame de ses tissus. Ce pouvoir, du reste, a ses limites. Il est très-développé dans le germe qui s'accroît, et forme ainsi ses tissus ; il est assez borné chez la plupart des animaux adultes, lesquels ne réparent plus qu'incomplétement les mutilations qu'on leur fait subir. Cette propriété, pour s'exercer, a d'ailleurs besoin d'un milieu et d'une température convenables; et cela aussi bien pour la graine et le tissu du végétal que pour l'œuf et le corps même de l'animal.

Les éléments organiques ne sont point divisibles à la manière des minéraux : ces éléments ont des dimensions assez petites, il est vrai, mais limitées et définies. Lorsqu'à l'aide du microscope l'anatomiste divise, en quelque sorte, des parties que le scalpel le plus délié ne peut atteindre, il assiste à un curieux spectacle. Le sang, le chyle, la lymphe, les muscles, les nerfs, les ligaments, le tissu cellulaire, etc., liquides ou tissus, tout est réductible en un certain nombre d'éléments de forme et de structure spéciales. Dans le sang, dans la lymphe, dans le chyle, ces éléments existent à l'état vésiculaire, sous l'apparence de particules isolées, suspendues dans une eau légèrement saline qui maintient la pureté de leur forme, et la circulation porte ces particules dans tous les points de l'organisme. Les tissus présentent de leur côté, comme dernier terme de leur division, un élément particulier, une fibre cylindrique qui a, dans chacun d'eux, des dimensions et des propriétés caractéristiques. Si, poussant plus loin l'analyse, nous cherchons dans l'embryon à assister à l'évolution de ces fibres élémentaires, nous voyons de la manière la plus manifeste qu'elles passent en se constituant par une phase commune, la phase vésiculaire. Ainsi, l'anatomie du développement nous enseigne que toutes les fibres, tous les tissus proviennent d'un élément primitif; et, prenant le mot *élément* dans son acception la plus rigoureuse, on peut dire qu'il n'y a réellement qu'un seul élément anatomique, la cellule. Depuis l'œuf (l'homme naît d'un œuf, comme la plupart des animaux), qui, d'abord invisible à l'œil nu, et simple vésicule élémentaire, s'accroît peu à peu (par multiplication et transformations de cellules) et plus ou moins complétement, dans l'intérieur de la femelle, pour être ensuite rejeté au dehors, jusqu'aux organes achevés du nouvel être, tout procède suivant les mêmes métamorphoses. Considéré dans la variété de ses parties constituantes, le corps organisé est donc caractérisé par la forme sphérique (vésicule ou cylindre), tandis que le minéral est au contraire terminé par des surfaces planes.

Ceci est vrai, non-seulement pour chacune des parties élémentaires des corps organisés, mais encore pour l'ensemble même du corps. Ces différences morphologiques dépendent-elles de la composition complexe des uns et de l'unité physique des autres? La forme arrondie, ou la courbe, qui limite les surfaces organiques, partielles ou générales, est-elle en rapport avec leur organisation toute particulière? Il est permis de le penser. Nous savons, en effet, pour ce qui concerne les minéraux, que la forme cristalline est d'autant plus parfaite que la pureté de la solution cristallisable l'est davantage. Chaque jour, dans les laboratoires de chimie, on peut constater la vérité de cette proposition, qui démontre clairement une liaison directe entre la composition et la forme.

Les plantes, qui vivent et meurent aux lieux où elles ont pris racine, s'accroissent d'une manière presque continue, autant du moins que les conditions extérieures de température n'entravent pas momentanément les phénomènes nutritifs, et ne les assujettissent pas à un renouvellement périodique. Les tissus nouveaux s'ajoutent aux tissus anciens, et leur développement n'a guère de limites que dans la condensation et l'imperméabilité croissante de leur substance. Les animaux, qui sentent et se meuvent, sont assujettis, au contraire, à une sorte d'équilibre organique. Leur développement ne franchit pas certaines limites compatibles avec le jeu du système locomoteur. Lorsque leur développement est achevé, ils prennent et rendent une quantité sensiblement égale de matière, et maintiennent ainsi cet équilibre nécessaire.

La plante, qui trouve dans l'air, dans l'eau et dans les sels que celle-ci contient, les éléments de ses organes, n'a pas besoin de se mouvoir pour trouver sa nourriture, et c'est en cela surtout qu'elle se distingue de l'animal ; aussi le végétal agit-il sans cesse sur les choses qui l'environnent, et accomplit-il sans relâche ses fonctions de nutrition. Le jeu des fonctions proprement animales (sensibilité, mouvement) suppose, au contraire, des intervalles d'action et de repos ; ces fonctions sont soumises à des intermittences, ou à une périodicité qui les distingue des fonctions nutritives proprement dites ; ces dernières, d'ailleurs, s'accomplissent dans l'animal comme dans la plante, d'une manière continue. Le système nerveux et les organes de locomotion (os, muscles, ligaments, etc.) entraînent donc, entre les animaux et les plantes, une différence essentielle. Mais, si les phénomènes de sensibilité et de mouvement sont bien faits pour frapper d'admiration le physiologiste, les phénomènes de la vie végétative, communs aux animaux et aux plantes, ne sont pas moins admirables.

La forme constante de l'animal, forme qui persiste toute la vie durant, au milieu du travail de composition et de décomposition des organes, a semblé de tout temps un des arguments les plus triomphants en faveur de l'indépendance d'un *principe vital*. En vérité, on ne voit pas trop pourquoi. La cristallisation, toujours la même, de telle ou telle dissolution saline, n'est-elle pas un fait tout aussi inexplicable ? et n'est-il pas tout aussi naturel de rattacher la forme des êtres organisés à leur composition spéciale, que de rapporter la forme du cristal à la nature et à la proportion des éléments qui le composent ? Bien que les substances minérales cristallisées ne soient pas soumises, comme les corps vivants, au travail de la nutrition, ou à un renouvellement continuel de leurs éléments, cependant on a observé parfois des phénomènes qui montrent en elles une tendance tout aussi mystérieuse à reprendre leur forme caractéristique, lorsque celle-ci a été accidentellement détruite. Ainsi, on a remarqué, par exemple, que lorsqu'un cristal a éprouvé sur l'une de ses arêtes, ou même à l'un de ses angles, une perte de substance peu considérable, il reprend sa forme primitive aux dépens des dissolutions salines identiques dans lesquelles on le plonge : d'où il résulte que la dissolution a donné naissance à un solide qui représente la partie absente, c'est-à-dire un corps irrégulier. Voilà donc un cristal qui, pour reconquérir sa forme, modifie en quelque sorte à son gré les lois de la cristallisation. Dira-t-on qu'il est vivant ?

Pénétrons plus avant. Un phénomène, quel qu'il soit, ne peut être conçu indépendamment de la notion de force. Si cette proposition est incontestable dans les sciences physiques, dans la sphère animale elle est plus évidente encore. L'activité spontanée de l'animal, les limites invariables que le développement du nouvel être ne peut franchir, l'identité apparente dans la composition matérielle du corps que la vie anime, et dans celle de l'animal que la mort vient de frapper, font naître dans l'esprit l'idée d'une force qui anime et retient temporairement les éléments hétérogènes qui le constituent. C'est à cette force, considérée dans les êtres vivants, qu'on a donné les noms de *principe vital*, de *force vitale*, d'*âme animale*, d'*archée*, etc. Si par ces expressions on entend désigner l'ensemble des propriétés par lesquelles les corps vivants diffèrent des corps privés de vie ; si on leur donne, dans le règne animal, une valeur analogue à celle qu'on accorde au mot *attraction* dans le système minéral, rien de mieux. Mais les physiologistes n'ont pas toujours tenu ce langage. Moins sages que Newton, ils ont franchi les bornes de l'observation. La force vitale est devenue pour eux une chose distincte et indépendante, ils lui ont donné une existence propre, ils ont cherché ses lois, et la matière organisée, gouvernée par elle, n'a plus été que le théâtre accidentel de ses manifestations.

Si nous en croyons cette physiologie qui a fait école, le principe vital est une essence immatérielle, et la machine humaine ne serait pas gouvernée seulement par l'âme spirituelle ; elle serait encore soumise à l'empire de l'âme animale. Barthez, dans son *Traité de la science de l'homme*, ne recule pas devant les conséquences de cette hypothèse, et si l'école de Montpellier, préoccupée des destinées posthumes du principe vital, avoue aujourd'hui son embarras, elle lui conserve néanmoins toutes ses prérogatives, et cherche à placer ses croyances sous la sauvegarde de l'autorité.

A cet égard, remarquons que les défenseurs du principe vital ne se sont jamais expliqués d'une manière catégorique. Parmi les corps vivants comprennent-ils tous les corps organisés ? Pourquoi ne parlent-ils pas du principe vital végétal ? Lorsqu'ils écrivent que la force vitale régit la matière *organisée*, veulent-ils dire que la matière peut être *organisée* indépendamment de ce principe ? Alors ils supposent encore une force de plus. Prétendent-ils, au contraire, que c'est par ce principe qu'elle est organisée, que c'est lui qui l'organise ? Dans cette dernière hypothèse, ils admettent nécessairement une multitude innombrable de forces, car la force qui donnerait à la matière la forme d'un lézard n'est pas celle qui l'organiserait comme homme ou comme oiseau. Enfin, dans cette supposition, à quoi bon la nécessité de la séparation des germes pour la propagation des espèces ? Comment se fait-il que les espèces disparaissent ? Et si vous répondez que les forces périssent avec les individus, nous vous demanderons pourquoi vous séparez des choses que vous reconnaissez inséparables. Que serait-ce d'ailleurs que la mort d'une force ? Ne savons-nous pas que rien ne meurt dans la nature ?

L'existence du principe vital, comme être ou substance distincte, est une hypothèse insoutenable et inutile. Dans la plante ou l'animal, tout aussi bien que dans les autres corps de la nature, l'idée de force ne saurait être conçue isolée et indépendante d'un *substratum* matériel.

Qu'un corps soit animé par un de ces grands mouvements qui frappent les yeux, ou que, sollicité en divers sens par d'autres corps, il soit à l'état d'équilibre ou de repos apparent; il n'est pas moins évident qu'il n'y a pas dans la nature un seul corps immobile. Jamais on n'a observé la matière sans le mouvement : le mouvement et la matière sont inséparables. Sans doute, des philosophes ont avancé que si l'on ne pouvait observer la matière sans le mouvement, on pouvait cependant la concevoir sans lui. Mais il faut remarquer que, dans le langage métaphysique, le mot de *matière* n'a pas la signification du mot *corps*. Celui-ci est synonyme de l'étendue figurée, tandis que la matière, moins la figure, c'est-à-dire moins la divisibilité, n'est qu'une pure conception. En réalité, la matière n'est que la collection des corps, et les corps n'existent que par le mouvement. L'attraction, la chaleur, le magnétisme, l'électricité, phénomènes que nous présentent les corps, ne sont (ramenés à leur plus simple expression) que des mouvements s'exerçant en deux sens contraires. Or, par la pensée, supprimez ces mouvements, et le monde est anéanti. La matière n'étant plus ni combinée, ni chaude, ni pesante, etc., tout disparaît, tout, jusqu'à l'idée du corps. Il ne reste plus qu'une substance sans propriétés, et, partant, impossible à caractériser. Le mouvement n'est donc pas seulement une propriété des corps accidentelle ou contingente, c'est une qualité nécessaire, sans laquelle la matière figurée, c'est-à-dire le corps, ne peut être conçue.

La notion de force, que suppose l'idée de mouvement, ne saurait donc être séparée de la matière. La force, ainsi que le fait remarquer Kant et que l'avait déjà si magnifiquement exposé Leibnitz, le plus grand esprit des temps modernes, la force, dis-je, est ce qu'il y a de plus essentiel dans la matière. Cela nous explique pourquoi (l'idée de substance n'étant pas distincte par elle-même) la métaphysique a quelquefois substitué la notion de force à la notion de matière.

Les corps vivants diffèrent, il est vrai, des corps inertes par les phénomènes qu'ils présentent, et ces phénomènes nous donnent l'idée de forces différentes dans ceux-là de celles qui se manifestent dans ceux-ci ; mais rien n'autorise à séparer la matière et la force dans le corps organisé plutôt que dans les corps inorganiques. Tout ce qu'on peut conclure de ces différences, c'est que la matière, en passant dans les corps vivants, en devenant vivante pendant un temps limité, ne fait que révéler une de ces deux qualités fondamentales, et nous enseigne qu'il est dans sa destinée d'être alternativement vivante et inerte. L'état de vie, dans son expression la plus générale, peut être considéré comme une manifestation de certaines propriétés de la matière soumises à une intermittence d'action ; et la force vitale peut être conçue comme une formule laconique, destinée à exprimer en un seul mot les caractères propres à la matière organisée. La physiologie, qui est la science de la vie, est donc une branche de la physique, en prenant ce mot dans le sens de son étymologie. Et alors même qu'on ne lui accorderait qu'une signification plus restreinte, ces deux sciences, s'appliquant, quoique dans des conditions différentes, à des éléments qui sont les mêmes, se tiennent par les liens les plus étroits.

III

De la méthode en physiologie.

Toute science naturelle résulte d'un ensemble de connaissances coordonnées dans un certain ordre. L'observation des phénomènes, l'expérimentation, tels sont ses matériaux; la comparaison des faits et celle des résultats, leur interprétation ensuite, tels sont ses procédés. L'homme a observé, il a expérimenté, il a comparé, il a interprété; il observera, il expérimentera, il comparera et il interprétera encore. Les destinées de la science sont celles de l'esprit humain, et, comme lui, elle marche à la conquête d'une perfection sans limites. Une science est donc une chose non finie et qui ne peut l'être, et tout système scientifique qui s'annonce, en dépit de l'avenir, comme le tableau complet et définitif de la connaissance humaine, n'est qu'une œuvre éphémère que le temps doit détruire.

Du moment où cette vérité s'est fait jour, les sciences ont réalisé un immense progrès. Alors seulement elles ont distingué clairement leur objet. En écrivant cette devise sur leur frontispice : « Tout par l'observation et par l'expérience, » les sciences physiques ont conquis en même temps leur existence scientifique et leur évidence, car elles embrassent à la fois le passé, le présent, l'avenir, et posent ainsi les fondements d'un édifice impérissable. Or, depuis cinquante ans que les sciences physiques, ses sœurs, sont constituées, comment la physiologie a-t-elle procédé? Examinons.

La physiologie expérimentale procède de Bichat. Quelques atteintes qui aient été portées à sa doctrine, il n'en est pas moins constant que la direction qu'il a donnée, que les voies nouvelles qu'il a ouvertes sont celles que la science physiologique a suivies, qu'elle suit encore de nos jours. Cette doctrine, ces principes, quels sont-ils?

Jaloux de donner à la science qu'il étudie la certitude qui lui manque, et possédé du désir d'introduire dans l'étude de la vie la révolution que le génie de Newton vient d'opérer dans les sciences physiques, Bichat conçoit la pensée d'une réforme. Il fait remarquer combien la marche des physiciens diffère de celle des physiologistes. « Les uns, dit-il, rapportent tous les phénomènes qu'ils observent à quelques propriétés de la matière, telles que la pesanteur, l'élasticité, l'affinité; les autres, au contraire, ne sont pas encore remontés des phénomènes qu'ils étudient aux propriétés qui les engendrent. » Une première question domine donc la physiologie tout entière, je veux dire la recherche des propriétés de la matière vivante. Rien de mieux; mais, arrivé à l'application, Bichat néglige toute une partie du problème, et cette recherche consiste pour lui dans l'opposition constante qu'il tâche d'établir entre les forces physiques et les forces physiologiques. Pour doter la matière de ses *propriétés vitales*, il met dans l'ombre ou il sous-entend toutes les autres. Là tendent ses efforts, et c'est pour exposer ces propriétés qu'il entreprend ses expériences et compose son immortel traité d'anatomie générale.

Le but que Bichat s'est proposé, l'a-t-il atteint? Malgré tant d'observations profondes, tant d'expériences ingénieuses, exécutées avec un art infini, la doctrine physiologique, telle qu'elle est sortie de ses mains, n'a pas ce caractère d'évidence qui est pour l'esprit humain le signe irrécusable de la vérité. Les résultats que Bichat espérait de sa méthode n'ont donc pas répondu à son attente. A l'exemple des novateurs et des esprits systématiques, il a cru pouvoir parcourir et fermer à lui seul le cercle entier de la science. Erreur séduisante, souvent volontaire, mais toujours convaincue d'impuissance!

Physiologiste à la manière des anciens philosophes qui ont commencé par s'attaquer de prime abord aux questions insolubles, il n'a pas évité l'écueil sur lequel tant de fois la curiosité humaine a échoué. Ce n'est que plus tard, ce n'est que peu à peu que, éclairé par les exemples du passé, l'homme reconnaît le côté inaccessible des choses. Ce n'est pas sans peine qu'il abandonne les hautes régions où son esprit s'élance et plane sans entraves, et qu'il se résigne à gravir lentement cette pente des causes premières dont le sommet se dérobe à nos regards.

En vain, mettant en relief les différences dynamiques, on voudrait en faire sortir les bases d'une méthode propre, et rattacher les phénomènes de la vie à un ordre particulier de forces en lutte perpétuelle avec la matière. Tant d'efforts n'aboutissent qu'à des hypothèses. Parce que la forme plane caractérise les minéraux, et la forme courbe le règne organisé, en résulte-t-il qu'on ne puisse comparer entre eux les corps vivants et les corps inorganiques, et que les procédés à l'aide desquels nous pouvons aborder les premiers doivent essentiellement différer de ceux qui nous conduisent à la connaissance des autres? Mais, à l'aide de la ligne droite, le géomètre ne calcule-t-il pas les courbes les plus étendues et les plus diverses? Sans doute, il ne s'abuse pas sur l'identité mathématique de ces deux signes, il sait que leur rapport le plus approché n'est exact qu'à l'infini; mais y a-t-il pour cela deux géométries? Ainsi doit faire le physiologiste. Depuis le jour où l'homme a jeté pour la première fois les yeux sur les objets qui l'environnent, il sait que les corps vivants et les corps inertes ne sont pas identiques; mais la science n'a pris naissance que lorsqu'il a cherché à dénouer l'énigme de leurs rapports.

Avant de rien connaître, pourquoi poser entre les sciences naturelles, qui ont pour objet l'étude des phénomènes physiques, et celles qui s'occupent des phénomènes de la vie, une barrière infranchissable? Les animaux et les végétaux placés à la surface du globe ne sont-ils pas, de même que les autres corps de la nature, soumis à l'influence des milieux et des agents nécessaires à toute existence matérielle? Ce n'est pas en supposant connu ce qui est le but définitif de nos recherches, ce n'est pas en fixant *à priori* le centre d'une circonférence dont la courbe est inconnue, que nous pourrons limiter celle-ci, car elle dépendra sans cesse du point où nous serons placés. Mais c'est en bornant notre ambition à découvrir peu à peu quelques-unes des parties de cette circonférence que nous pouvons espérer d'en déterminer les limites dans la suite des temps, et acquérir ainsi sûr le point central des notions de plus en plus approchées de la vérité. Abordons le problème de la vie par ses côtés accessibles. Procédons du connu à l'inconnu, et ne supposons rien à l'avance.

Si nous observons les animaux dans tous les moments de leur existence, un premier phénomène nous frappe par son universalité, phénomène nécessaire et qui fait l'animal ce qu'il est dans l'ordre de la création : c'est que tous les matériaux de son organisation existent en dehors de lui. L'être organisé est lié étroitement avec les corps inorganiques ; c'est par eux qu'il entretient sa vie, c'est par eux qu'il existe. Nous pouvons concevoir un monde physique sans êtres vivants ; il est impossible de se figurer les êtres vivants isolés du monde physique. En effet, l'idée de vie suppose implicitement un réservoir où ces êtres puisent les matériaux nécessaires à toute existence matérielle. Au lieu donc de placer au seuil de la science cette question : Qu'est-ce que la vie dans son essence? question aussi insoluble en physiologie que celle de la substance en métaphysique, cherchons d'abord à résoudre celle-ci : Comment les animaux vivent-ils et quelles sont les conditions de leur existence ?

La physique et la chimie nous donnent sur les corps des notions dont on aurait mauvaise grâce à nier la certitude; car s'il en était ainsi, il faudrait douter de toute science et désespérer de jamais rien connaître. Si donc le premier but que doit se proposer la physiologie consiste dans l'étude des relations que l'animal vivant entretient avec les choses naturelles, il en résulte que les sciences physiques et chimiques doivent être considérées par le physiologiste comme ses auxiliaires les plus puissants, comme ses instruments les plus parfaits, puisque c'est par elles que nous connaissons les propriétés, et par conséquent le mode d'action des corps extérieurs. A diverses reprises, la physiologie a cherché, et aujourd'hui encore elle cherche à repousser ces sciences de son domaine. En cela elle se montre d'une grande inconséquence. Tout ce que nous savons d'une manière positive, ne le devons-nous pas aux secours qu'elles lui fournissent? Retranchez de la physiologie l'optique, l'acoustique, la phonation, les phénomènes chimiques de la digestion, de la respiration, des sécrétions, la mécanique des mouvements digestifs, respiratoires, locomoteurs, circulatoires, l'étude physique des courants nerveux ; que reste-t-il? un inconnu qui revient sans cesse, qui n'explique rien, qui, aveu continuel de notre ignorance, loin de décourager et de retenir l'observateur, doit l'exciter au contraire et l'engager avec plus d'ardeur dans les seules voies qu'il lui soit donné de parcourir.

La physiologie a beau s'en défendre, ce qu'elle connaît, elle ne le sait qu'à l'aide de la méthode que les autres sciences emploient dans l'étude de la nature. Qu'il observe les modifications passagères qui surviennent dans les animaux ou qu'il dirige ses investigations sur les phénomènes de composition et de décomposition qui s'opèrent en eux, le physiologiste est tour à tour physicien, mécanicien, chimiste. Ce qui abuse la physiologie, c'est qu'elle mélange les questions. Ne sachant pas ou ne voulant pas avouer son ignorance sur les faits psychologiques, elle s'engage avec une sorte de prédilection dans le vague domaine des hypothèses. Que la physiologie entre franchement dans sa véritable voie. Loin de se rétrécir, le champ de l'observation s'agrandit au contraire à l'infini, les limites qu'on lui trace au hasard disparaissent, ce qui est vrai aujourd'hui l'est encore demain, et la physiologie progresse sans cesse, ce qui est l'essence de toute science constituée.

Dirai-je que trente ans de recherches entreprises dans cet esprit ont plus fait pour la science que deux siècles de discussions stériles? Rappellerai-je les découvertes nombreuses dont la physiologie s'est enrichie depuis cette époque et dont elle s'enrichit tous les jours? Chacun le sait, cette vie nouvelle, ce mouvement qui travaille aujourd'hui toutes les écoles, et l'école de Paris en particulier, n'est que la conséquence de l'impulsion féconde communiquée par les sciences physiques. Il faudrait être aveugle pour ne pas le reconnaître.

En vain quelques voix s'élèvent encore qui invoquent la tradition et l'autorité, et cherchent à défendre la science contre ce qu'elles appellent des entraînements irréfléchis. L'école de l'observation et de l'expérience ne s'en laisse pas imposer par les formes du langage, quelque séduisantes qu'elles soient. Pour elle, l'éloquence des mots n'est rien devant l'éloquence des phénomènes. Quand elle fait un pas en avant, elle sait d'où elle vient et où elle va, et elle ne reconnaît d'autre logique dans les sciences que la logique irrésistible des faits. Une doctrine qui proclame aujourd'hui que « l'homme n'est portion de rien, » que les milieux à l'aide desquels il entretient sa vie ne sont que « des conditions de sa conservation ou de son bonheur, et non des éléments constitutifs de son être, » enfin, que « ses rapports avec l'univers touchent à des questions trop ardues pour qu'on ne doive pas les éviter; » une telle doctrine est en contradiction flagrante avec l'esprit de la science moderne et avec ses progrès, et elle ne tend à rien moins qu'à transformer une science humaine en une sorte de dogme révélé.

IV

Division du sujet.

La physiologie de l'homme comprend l'étude des phénomènes biologiques qui s'accomplissent en lui, depuis le moment de sa naissance jusqu'à celui de sa mort. Tout ce qui, dans l'homme, concourt à sa conservation propre et à celle de son espèce est du domaine de la physiologie. En d'autres termes, c'est à l'ensemble des divers phénomènes, dont le double but se résume dans la conservation de l'individu et la propagation de l'espèce, que doit s'appliquer l'expression de *vie;* et la physiologie est la science de la vie.

L'organisme est le théâtre d'un grand nombre d'actions ou de fonctions, que le physiologiste isole par la pensée, pour les circonscrire et les étudier au moyen de l'analyse, quoiqu'elles soient indissolublement liées les unes aux autres comme les organes qui les exécutent. C'est ainsi qu'en les envisageant dans leurs résultats, il les groupe tout d'abord en deux sections principales : l'une comprend tous les phénomènes qui entretiennent et caractérisent la vie individuelle; l'autre, tous ceux qui assurent la perpétuité de l'espèce. Le physiologiste ne s'arrête pas là. L'étude de ces deux grandes sections comprend des actions complexes, leur accomplissement exige le concours simultané ou successif d'un grand nombre d'organes ou de systèmes d'organes, et les actions partielles qui concourent à la résultante finale sont isolément examinées par lui comme autant de sujets d'étude ou de *fonctions.*

Les phénomènes de la *vie individuelle,* en effet, peuvent être envisagés sous deux points de vue principaux. Les uns consistent dans la formation et la transformation incessante des parties dont le corps de l'homme est composé; les autres sont relatifs aux rapports que l'homme entretient avec les choses extérieures, rapports de convenance ou de disconvenance qui préparent les premiers.

Ainsi, d'une part, les *fonctions nutritives,* auxquelles Bichat a donné le nom significatif de *fonctions de la vie organique* ou *végétative,* et qui comprennent la *digestion,* l'*absorption,* la *circulation,* la *respiration,* les *sécrétions,* la *nutrition proprement dite ;*

D'autre part, les *fonctions de relation,* ou *de la vie animale,* c'est-à-dire les *sensations,* qui comprennent la *vue,* l'*ouïe,* l'*odorat,* le *goût,* le *toucher ;* les *mouvements,* qui comprennent, au point de vue dynamique, la *locomotion* et ses modes variés, la *voix* et les expressions du *langage mimique,* et, au point de vue statique, la *station* et les diverses *attitudes.* Aux fonctions de relation ajoutez encore l'*innervation,* c'est-à-dire l'ensemble des phénomènes de l'action nerveuse, envisagée en elle-même et dans ses rapports avec la plupart des autres fonctions de l'économie, tant animales que végétatives.

Les fonctions relatives à la vie de l'espèce, ou *fonctions de génération,* exigent dans l'espèce humaine le concours des deux sexes. Elles peuvent être également partagées en un certain nombre de subdivisions, telles que l'*ovulation,* la *copulation,* la *fécondation,* la *gestation,* la *lactation,* etc.

Si nous comparons entre elles les fonctions de la vie individuelle et les fonctions relatives à la vie de l'espèce, ou fonctions de génération, nous remarquerons que cette division n'est pas seulement justifiée par la fin différente vers laquelle tendent ces fonctions, mais elle l'est encore, alors que nous les envisageons en elles-mêmes et dans leurs caractères spéciaux. L'exercice des unes est permanent et continu, depuis l'instant où l'homme existe jusqu'à celui où il cesse d'exister : elles commencent et finissent avec lui. Les autres, au contraire, sont temporaires, limitées, elles apparaissent et disparaissent à certaines époques ; elles peuvent manquer, sans compromettre la vie de l'individu. Les premières trouvent, dans tous les moments de la vie, leur raison d'être dans l'existence même des organes ; les secondes ne se manifestent en eux que dans un stade déterminé, qui correspond à leur évolution complète, et pendant lequel leur activité se développe, se ralentit et s'éteint.

En faisant abstraction pour un instant des liens qui réunissent ces deux ordres de fonctions dans le même organisme, nous pouvons donc considérer cette division comme une division physiologique naturelle.

Quant aux divisions secondaires que l'analyse physiologique a introduites dans l'examen des phénomènes de la vie, elles sont beaucoup moins rigoureuses. Les fonctions dites nutritives ne sont pas, en effet, nettement distinctes des fonctions de relation. Les forces qui font passer le bol alimentaire de la bouche dans le pharynx et l'œsophage, celles qui favorisent dans l'estomac le mélange des aliments avec les sucs digestifs déposés à sa surface, celles qui déterminent par l'ampliation de la cavité thoracique un vide que l'air atmosphérique remplit aussitôt, etc. ; ces différentes forces, dis-je, sont sous l'empire du système musculaire : ce sont des phénomènes de mouvement. L'étude des fonctions de relation, qui renferme celle des mouvements, ne comprend donc pas tous ceux qui s'accomplissent dans l'organisme. En vain on dira que, parmi les mouvements, ceux qui sont en rapport avec la vie végétative sont soustraits à l'influence de la volonté, tandis que dans les fonctions de relation la volonté les commande. Si cela est vrai d'une manière générale, que d'exceptions ! Les muscles du thorax, de l'abdomen et du cou, que nous pouvons à tout instant mouvoir dans des directions et avec une intensité subordonnées à notre caprice ou à nos besoins, n'agissent-ils pas sans cesse dans les phénomènes mécaniques de la respiration, et pendant la veille et pendant le sommeil, sans que nous en ayons conscience ? L'acte de la défécation, classé dans les fonctions nutritives, n'est-il pas, à moins de circonstances anormales, effectué par la contraction volontaire des muscles abdominaux et du diaphragme ? Dans l'acte si compliqué de l'accouchement, ne voyons-nous pas un grand nombre de muscles tour à tour volontaires et involontaires ?

Si, négligeant les caractères tirés de l'intervention ou de la non-intervention de la volonté, nous cherchons à séparer, d'après le but vers lequel ils tendent, les phénomènes du mouvement nutritif des phénomènes du mouvement de la vie animale, il est évident, d'après les exemples que je viens d'indiquer, que la limite est tout aussi difficile à poser.

A mesure qu'on pénètre plus avant dans l'examen des fonctions nutritives, l'enchaînement qui retient et unit entre eux les différents actes de la nutrition est de plus en plus intime, et les subdivisions proposées pour en saisir tous les détails deviennent de moins en moins tranchées. Les phénomènes de la digestion ne se terminent pas dans le tube digestif. Les substances alimentaires, introduites dans l'économie à l'aide de l'absorption, n'ont pas, au moment où elles pénètrent dans les vaisseaux, subi toutes les transformations successives qu'elles doivent parcourir. Les changements commencés dans le tube digestif se continuent d'une manière évidente dans le système des vaisseaux de l'absorption. Le sang, régénéré par l'arrivée de ces produits nouveaux, n'est-il pas à son tour profondément modifié au moment de son passage au travers du poumon, et de nouveau transformé au sein du système capillaire, dans les glandes et dans la trame de tous les tissus?

Les phénomènes essentiels de la digestion, c'est-à-dire la transformation des aliments en matériaux assimilables, ne peuvent donc pas être rigoureusement localisés.

Depuis les expériences de Barry, et depuis les redoutables accidents déterminés par l'introduction de l'air dans les veines béantes, qui ignore que le sang, comme l'air atmosphérique, est attiré sans cesse dans le vide déterminé par l'ampliation de la poitrine? Les agents musculaires qui opèrent l'agrandissement de la cavité thoracique concourent ainsi à un double but : ils sont liés à la respiration et à la circulation.

Les phénomènes chimiques de la respiration s'arrêtent-ils dans le poumon? Non. Pour étudier d'une manière complète les transformations du sang, ne faut-il pas franchir toute l'étendue du système circulatoire, afin d'observer dans les vaisseaux capillaires généraux la contre-partie des phénomènes dont les capillaires pulmonaires ne nous offrent que la première phase? Les phénomènes des sécrétions ne s'exercent pas non plus en entier au contact du tissu glandulaire, etc., etc.

Il ne faut donc pas, en physiologie descriptive, s'abuser sur la valeur des mots; il faut se souvenir que les phénomènes de la vie, liés entre eux par des rapports nécessaires, ne peuvent être groupés et classés en fonctions distinctes que d'une manière approximative. S'il est utile, nécessaire même, pour pénétrer le mécanisme compliqué de l'organisation, de rassembler sous un certain nombre de chapitres les nombreux phénomènes qu'elle présente à l'observation, il ne l'est pas moins d'étudier dans leur ensemble, et dans leurs rapports réciproques, tous ces actes qui ne sont isolés que dans nos livres. La physiologie de nos jours est bien pénétrée de l'importance de ces rapports, et c'est un de ses mérites.

LIVRE I.

FONCTIONS DE NUTRITION.

CHAPITRE I.

DIGESTION.

§ 1.

Définition. — Division. — La digestion est cette fonction à l'aide de laquelle l'économie répare ses pertes incessantes. La digestion prépare, au moyen des aliments, les matériaux de réparation dont l'absorption s'empare pour les porter dans le torrent de la circulation. La nutrition consistant dans la série des transformations successives qu'éprouvent les substances nutritives depuis le moment de leur entrée dans l'organisme jusqu'à celui de leur sortie par la voie des sécrétions et des exhalations, la digestion peut être considérée comme le premier temps de la nutrition.

Tandis que les végétaux vont chercher, à l'aide d'organes extérieurs (racines, feuilles), dans la terre ou dans l'air, les éléments de leurs tissus, l'homme et les animaux portent en eux une cavité où sont reçues et élaborées les substances alimentaires. Dans l'homme et les animaux supérieurs, la cavité digestive est représentée par un long canal ou tube digestif. L'aliment, introduit dans la bouche, parcourt successivement les diverses portions de ce conduit, se trouve soumis, chemin faisant, à l'influence de liquides variés qui le fluidifient, le transforment, et le rendent propre à être absorbé. Les parties non modifiées de l'aliment teintés par la bile, et auxquelles viennent se joindre quelques produits excrémentitiels de la muqueuse intestinale, sont rejetées au dehors, sous le nom de *matières fécales*.

Les phénomènes de la digestion sont de deux ordres. Les uns ont pour but de faire cheminer l'aliment dans toute l'étendue du tube digestif, de présenter ses diverses parties aux sucs digestifs et aux divers points de la surface absorbante de l'intestin, et, enfin, d'expulser le résidu non digéré; ce sont des phénomènes de mouvement; ils constituent la partie mécanique de la digestion. Les autres ont pour but de modifier et de métamorphoser l'aliment pour le rendre absorbable, en un mot, de le digérer; ils constituent la partie essentielle de la digestion, ou la partie chimique.

Les divers actes de la digestion peuvent donc être groupés sous ces deux chefs : *phénomènes mécaniques* et *phénomènes chimiques* de la digestion. Mais, avant d'entrer dans leur étude, nous devons d'abord examiner les *aliments* en eux-mêmes, afin de mieux saisir la nature des altérations qu'ils éprouveront dans le sein des organes digestifs. Nous devons aussi consacrer quelques mots à deux sensations particulières qui précèdent l'ingestion des aliments, et qui en assurent le retour régulier : nous voulons parler de la *faim* et de la *soif*.

SECTION I.

Faim et soif.

§ 2.

Faim. — La faim se fait sentir, en général, à des intervalles réguliers, qui coïncident avec la vacuité de l'estomac et l'absorption des produits digérés. Le besoin des aliments concorde avec la fin du travail digestif précédent. Cette sensation, d'abord assez agréable, ne tarde pas à devenir douloureuse quand elle n'est point satisfaite. Une foule de conditions peuvent influer sur le moment où elle se produit, et aussi sur son intensité. L'habitude a, sur le retour périodique de cette sensation, une influence que chacun connaît.

On peut dire cependant, d'une manière générale, que le renouvellement du besoin des aliments est en rapport avec l'activité ou la rapidité du mouvement nutritif. Les enfants le ressentent plus fréquemment que les adultes, les convalescents plus que les gens bien portants. Les enfants et les convalescents n'ont pas seulement à réparer exactement leurs pertes, il faut encore qu'ils gagnent en poids : l'un parce qu'il croît, l'autre parce qu'il regagne ce qu'il a perdu. L'exercice développe le sentiment de la faim, et la vie sédentaire le diminue, parce que l'un accélère le travail de la nutrition, et que l'autre l'entrave. La sensation de la faim, qui se renouvelle en moyenne, chez l'homme, deux ou trois fois dans les vingt-quatre heures, est plus impérieuse dans les animaux qui ont une circulation plus active, une température plus élevée que la sienne, dont la nutrition, en un mot, fonctionne plus rapidement : les oiseaux, qui ne peuvent supporter un jeûne de vingt-quatre heures, sont dans ce cas. Ceux, au contraire, dont la circulation est lente, dont la chaleur n'est que peu ou point supérieure à celle du milieu ambiant, et dont les sécrétions sont rares, ne ressentent que de loin en loin la sensation de la faim : tels sont les reptiles, qui peuvent rester des mois sans prendre aucune nourriture. La sangsue emploie près d'une année à digérer le sang dont elle s'est remplie.

La température ambiante a une influence analogue sur le besoin des aliments : une température basse excite l'appétit, et une température élevée le rend languissant. Quand la température est très-basse, l'homme doit lutter, en effet, par la quantité des aliments contre le froid extérieur : les aliments produisent de la chaleur dans leurs métamorphoses successives. (Voy. *Chaleur animale*, § 165 et suivants.)

§ 3.

De la sensation de la faim et de son siége. — La sensation de la *faim* est de l'ordre des sensations internes ou des *besoins*. Le sentiment de la faim, ou le besoin des aliments, est intimement lié avec l'ensemble des phénomènes de la nutrition. Aussi le besoin des aliments est-il une impulsion instinctive, bien plutôt qu'une véritable sensation. Il ne faut point nous étonner, dès lors, si tous les efforts qui ont été faits pour localiser le siége de la sensation de la faim sont restés jusqu'ici infructueux. Il est vrai que lorsque la faim n'a pas été satisfaite à son heure, nous éprouvons une sensation vague et indéfinissable dans la région épigastrique, laquelle se change souvent en une véritable douleur. Mais où est le siége précis de cette sensation ? est-il dans l'estomac? et s'il est dans l'estomac, est-il dû aux frottements de la membrane muqueuse ou à une constriction douloureuse des fibres musculaires de la tunique charnue? Le fait est tout à fait incertain ; car, s'il en était ainsi, la distension de l'estomac devrait calmer instantanément la sensation de la faim, et il est constant que le sentiment douloureux persiste encore quelque temps après l'ingestion des aliments. Le sentiment de douleur locale dont nous parlons n'est d'ailleurs qu'un phénomène accessoire dans la sensation de la faim. Lorsque la privation des aliments se prolonge, le sentiment de douleur dans la région épigastrique disparaît : peut-on dire que la sensation de la faim n'existe plus ? Mais cette sensation, au contraire, devient tellement dominante alors, que toutes les autres s'anéantissent devant elle, et qu'elle se transforme à la longue en un véritable délire furieux.

C'est parce que beaucoup de physiologistes comparent, à tort, les sensations de la faim avec celles des organes des sens, que l'on a cherché à fixer son siége organique, ainsi que le nerf chargé de transmettre à l'encéphale ses impressions locales. Destinés à nous mettre en rapport avec les corps extérieurs et à nous en faire connaître les qualités physiques, les organes des sens ne pourraient disparaître ou être séparés du système nerveux, sans que les sensations qu'ils nous donnent ne disparussent en même temps. Au contraire, le besoin des aliments persiste encore, alors même que l'estomac est séparé des centres nerveux par la section des nerfs pneumogastriques, ainsi que le prouvent les expériences de M. Sédillot sur les chiens. On a dit, il est vrai, que les animaux dont les pneumogastriques sont coupés ne continuent à manger que pour satisfaire le sens du goût. Les expériences de M. Longet répondent à cette objection. Des animaux auxquels il avait coupé à la fois les pneumogastriques et les nerfs du goût ont continué à se nourrir.

Placera-t-on le siége de la sensation de la faim dans le nerf grand sympathique, resté intact dans ces expériences? Mais tout concourt à prouver que le grand sympathique, en rapport surtout avec les phénomènes de nutrition, ne transmet point aux centres nerveux, dans l'état physiologique, les impressions des organes dans lesquels il répand ses filets.

La sensation de la faim est une sensation de besoin attachée au sentiment instinctif de la conservation, dont le siége réel doit être placé dans le système nerveux central, au même titre que la sensation du besoin de respirer. C'est, en effet, en agissant sur les centres nerveux que certains agents ont le pouvoir d'amortir ou d'anéantir cette sensation; tels sont, par exemple, le tabac et l'opium. Les maladies du système nerveux central causent souvent des sensations trompeuses de faim, alors que l'estomac ne se trouve pas dans l'état de vacuité; d'un autre côté, il est des aliénés chez lesquels la lésion profonde du système nerveux anéantit la sensation de la faim, au point qu'ils jeûnent avec opiniâtreté. Le début de presque toutes les maladies est caractérisé par une diminution notable, et quelquefois par l'absence totale de la sensation de la faim (anorexie). Dans ce dernier cas encore, cette sensation est gouvernée par le sentiment de la conservation.

§ 4.

Soif. — Toutes les causes qui diminuent la proportion des parties liquides de l'économie éveillent la sensation de la soif. La chaleur ambiante, qui favorise l'évaporation cutanée et pulmonaire, augmente la soif; les exercices violents, qui activent la sécrétion de la sueur, ont le même résultat. La soif est vive dans le flux des hydropisies, elle est vive aussi dans les évacuations exagérées de la polyurie et du diabète sucré, ainsi que dans les hémorrhagies abondantes.

L'anxiété de la soif non satisfaite devient extrêmement douloureuse. Les malheureux naufragés ont toujours plus souffert de la soif que de la faim. Lorsque la privation des aliments est compliquée de celle des boissons, la mort est bien plus rapide.

L'ingestion de substances salines dans l'estomac développe le sentiment de la soif, parce qu'ayant besoin, pour être dissoutes, d'une certaine proportion d'eau, elles déterminent un afflux de liquide dans le tube digestif, au travers des membranes intestinales, et diminuent ainsi les proportions de l'eau du sang. Les substances qui irritent l'estomac, telles que le poivre et les diverses épices, y déterminent également un afflux de liquide et mettent le sang dans les mêmes conditions.

La sensation de la soif est liée à un certain état du sang caractérisé par la diminution de sa portion aqueuse. On calme la soif en faisant parvenir de l'eau dans le sang, même par d'autres voies que par les voies digestives. On lit dans l'*Histoire des voyages et découvertes dans le Nord*, par Forster : « Un vaisseau allant de la Jamaïque en Angleterre souffrit tellement « d'une tempête, qu'il fut sur le point de couler à fond. L'équipage eut « aussitôt recours à la chaloupe... Bientôt ils furent vivement pressés par « la *soif*. Le capitaine leur conseilla de ne point boire d'eau de mer, parce « que l'effet pouvait en être extrêmement nuisible. Il les invita à suivre

« plutôt son exemple, et sur-le-champ il se plongea tout habillé dans la « mer, ce qu'il fit constamment; et chaque fois qu'il sortait de l'eau, lui « et ceux qui suivaient son exemple trouvaient que *leur soif était apaisée* « pour longtemps. Plusieurs personnes se moquèrent de lui et de ceux « qui suivaient ses conseils; mais elles devinrent si faibles, qu'elles péri- « rent bientôt... Quant au capitaine et à ceux qui, comme lui, se plon- « geaient plusieurs fois par jour dans la mer, ils conservèrent leur vie « dix-neuf jours, au bout desquels ils furent recueillis par un vaisseau qui « faisait voile de ce côté. » (T. Ier, p. 341, 1788.)

§ 5.

De la sensation de la soif et de son siége. — La *soif* est une sensation interne, analogue à celle de la faim, et tout aussi obscure dans sa cause prochaine. Lorsque la proportion de l'eau du sang est diminuée et la soif vive, les sécrétions s'amoindrissent, et les membranes muqueuses, ordinairement lubréfiées par le mucus, tendent à se dessécher. Or, la sensibilité des membranes muqueuses est très-obscure, pour ne pas dire nulle, sur tous les points du système muqueux autres que ceux placés à l'entrée des voies digestives. C'est donc en ce point (bouche, gorge, pharynx) que nous rapportons la sensation de la soif, parce que là nous avons la conscience de leur état de dessèchement. Ajoutons que le courant d'air de l'inspiration et de l'expiration contribue encore, en favorisant l'évaporation, à rendre en ce point les membranes plus sèches. Le dessèchement des membranes muqueuses n'est, toutefois, qu'un phénomène secondaire qui tient à l'état du sang. La sensation de la soif, liée à ce dessèchement et à cette irritation locale, a vraisemblablement sa source dans la notion irréfléchie et instinctive de l'état du sang, c'est-à-dire dans les centres nerveux.

Les expériences faites sur les animaux ne sont pas de nature à nous fournir, sur ce point, des éclaircissements suffisants. Les chiens sur lesquels on coupe les nerfs du pharynx, tels que les glosso-pharyngiens et les pneumogastriques à la région cervicale, continuent à boire après leur repas; ce qui tendrait à prouver, en effet, que la soif a une autre source que la sensation de sécheresse du pharynx. Mais M. Bérard fait remarquer avec raison que ces expériences ne sont pas décisives, parce qu'après la section du pneumogastrique à la région cervicale, il reste encore dans le pharynx des filets pharyngiens du pneumogastrique.

SECTION II.

Aliments.

§ 6.

Substances alimentaires. — L'homme fait usage, dans son alimentation, de substances animales et végétales. Mais la viande, les végétaux et les fruits que nous mangeons, l'eau, le vin, les liqueurs alcooliques et aromatiques que nous buvons, renferment, outre leurs principes organiques, des matières telles que du chlorure de sodium ou sel marin, du phosphate de chaux, et quelques autres sels. Les substances alimentaires contiennent encore, et dans des combinaisons diverses, du soufre, du phosphore, du fer, etc. L'homme fait donc usage aussi, mais dans de petites proportions, d'aliments minéraux. Les matières minérales que l'homme consomme ainsi avec ses aliments et ses boissons sont destinées, tout comme les matériaux organiques proprement dits, au renouvellement des parties solides et liquides de l'organisme, car les tissus et les humeurs contiennent ces divers composés minéraux. Parmi les substances tirées du règne minéral, le sel joue un grand rôle dans la préparation des aliments, parce qu'en favorisant la sécrétion des sucs digestifs, en réveillant le sentiment de la soif, et en excitant à l'introduction des boissons, il est un adjuvant utile de la digestion et de l'absorption. Les animaux supérieurs ont, ainsi que l'homme, un goût prononcé pour le sel, et ils le mangent avec avidité.

Les substances minérales jouent, dans les phénomènes de la digestion, un rôle important, mais à elles seules elles sont incapables d'entretenir la vie. Les peuplades qui, pour tromper le sentiment de la faim, introduisent de la terre dans leur estomac, ou qui, pour flatter la sensation du goût, consomment des argiles aromatiques, n'en retirent point d'avantage sous le rapport de la nutrition, lorsque ces matières ne renferment pas en même temps quelques principes organiques. Si les substances organiques suffisent, au contraire, à elles seules à l'entretien de la vie, c'est qu'elles renferment naturellement en elles une certaine proportion de matières minérales. En un mot, pour qu'un aliment soit *complet*, il faut qu'il contienne tous les éléments qui font partie de nos tissus.

§ 7.

Solubilité des substances alimentaires. — Les substances organiques elles-mêmes ne sont pas toutes propres à la nutrition. Il est une condition indispensable qu'elles doivent remplir : il faut qu'elles soient *solubles* dans les sucs digestifs. Il est des parties animales tout à fait insolubles dans ces liquides : telles sont les substances cornées, les poils, les ongles, les écailles; ces substances sont rejetées telles qu'elles ont été avalées. Les végétaux présentent également un grand nombre de parties insolubles dans les liquides du tube digestif : telles sont la partie ligneuse du végétal, les enveloppes des graines, les résines, etc. Dans les excréments de l'homme qui a fait usage d'une alimentation végétale, on constate, à l'aide de la loupe ou du microscope, une quantité considérable de petites parcelles alimentaires non altérées. Chez les herbivores, dont la nourriture végétale n'est pas, comme la nôtre, préalablement divisée par la préparation culinaire et par la cuisson, les débris végétaux composent presque entièrement le résidu de la digestion, et on peut les distinguer facilement à l'œil nu.

Un certain nombre de graines, protégées par une enveloppe résistante, traversent, sans être altérées, les organes digestifs de l'oiseau et sont rejetées par lui avec ses excréments, c'est-à-dire au milieu des conditions les plus favorables à leur développement ultérieur. C'est ainsi, bien plutôt que par l'action des vents, qu'on peut se rendre compte de ces migrations, souvent si lointaines, des végétaux.

§ 8.

Aliments d'origine animale. — Les aliments d'origine animale dont l'homme fait le plus fréquemment usage sont : les viandes proprement dites ou de boucherie, telles que la viande de bœuf, de mouton, de veau et de porc; la volaille, telle que le poulet, le pigeon, le dindon, le canard et l'oie ; le gibier, tel que le faisan, la perdrix, la bécasse, le chevreuil, le lièvre et le lapin ; les poissons de mer et les poissons d'eau douce ; les mollusques et les crustacés, tels que l'huître, la moule, l'écrevisse et le homard; quelques substances très-composées, telles que le lait et les œufs ; d'autres d'une composition plus simple, telles que le beurre, la graisse, le miel, etc.

Les *viandes comestibles* diffèrent très-peu entre elles quant à leur composition, et très-peu aussi de la chair humaine. La chair du poisson, qui n'a pas la couleur de la viande de boucherie, offre néanmoins la même composition : elle est seulement un peu plus aqueuse.

Les viandes sont essentiellement constituées par l'assemblage de fibres et de fibrilles musculaires, réunies entre elles par des lamelles de tissu cellulaire contenant une proportion plus ou moins considérable de cellules adipeuses. La viande est parcourue par des vaisseaux et des nerfs, et humectée par un liquide albumineux et légèrement salin.

L'analyse suivante, due à Berzélius, donne une idée de la proportion de ces divers principes.

ANALYSE DE LA CHAIR DE BOEUF.	BERZÉLIUS.
Eau	77,17
Fibre charnue (fibrine)	15,80
Tissu réductible en gélatine (tissu cellulaire intermusculaire)	1,90
Albumine	2,20
Substances solubles dans l'eau et qui ne se coagulent point par l'ébullition, comme l'albumine (créatine, créatinine, acide inosique, acide lactique et sels solubles)	1,05
Substances solubles dans l'alcool	1,80
Sels insolubles	0,08
	100,00

Ajoutons à cette analyse une proportion variable de graisse, interposée entre les principaux faisceaux musculaires et jusque autour des éléments les plus déliés des muscles. Quand on fait bouillir la viande dans l'eau, la graisse, en vertu de sa légèreté, vient se rassembler en partie à la surface du liquide; mais, pour extraire complétement la graisse des muscles, au milieu desquels une grande partie reste emprisonnée, il faut traiter la viande par les dissolvants de la graisse (alcool chaud et éther).

Les *œufs* des diverses espèces animales dont l'homme fait usage dans son alimentation sont essentiellement constitués par deux ordres de substances, de composition et de propriétés différentes : des matières azotées et des matières grasses, auxquelles il faut joindre une assez grande proportion d'eau et quelques principes salins.

Les matières azotées des œufs comprennent l'albumine ou blanc de l'œuf, la vitelline, matière azotée qui existe dans le jaune, la matière colorante du jaune et les membranes du blanc et du jaune. Les matières grasses consistent principalement en oléine, en margarine et en cholestérine.

Le blanc de l'œuf (albumine) constitue les deux tiers du poids de l'œuf. Cette matière est contenue dans un réseau membraneux transparent extrêmement fin, qui donne à la masse un aspect gélatiniforme. Pour dissoudre le blanc d'œuf dans l'eau, il faut briser le réseau des membranes à l'aide du battage. Le blanc de l'œuf contient de 12 à 14 pour 100 d'albumine solide; le reste est constitué par de l'eau et des sels.

Le jaune constitue le tiers de l'œuf; il est formé par les matières grasses signalées plus haut, tenues en émulsion par la vitelline. Il contient aussi une petite proportion d'eau et des sels.

Le *lait* des mammifères et celui de la femme contiennent de 80 à 90 parties d'eau pour 100, une substance azotée (la caséine), une substance grasse (le beurre), une matière sucrée particulière (le sucre de lait), et des sels divers (Voy. § 421).

§ 9.

Aliments d'origine végétale. — Les aliments d'origine végétale les plus répandus sont : la farine des céréales, telles que le froment, le seigle, l'orge, le riz, le maïs, le sarrasin; quelques autres farines extraites de plantes diverses, telles que la fécule de pomme de terre, l'arrow-root, le tapioca, le sagou, la farine de châtaignes; les légumes, tels que les haricots, les pois, les lentilles, les fèves et les pommes de terre; les herbes potagères, telles que le chou, le chou-fleur, la carotte, le navet, la laitue, l'asperge, l'artichaut, le céleri; les herbes proprement dites, telles que l'oseille, la chicorée et les épinards; les fruits charnus, pulpeux, à noyaux, etc.; enfin des matières plus ou moins abondamment répandues dans diverses parties des végétaux, telles que l'huile, le sucre, la gomme, etc.

La farine des céréales renferme un grand nombre de principes. On y trouve une certaine proportion d'eau, des principes organiques azotés, tels que du gluten (celui-ci forme la majeure partie des principes azotés), de l'albumine, de la caséine; des substances organiques non azotées, telles que de la fécule, de la cellulose, de la dextrine et de la glycose; des matières grasses, des sels minéraux.

Les *blés durs* sont plus riches en gluten et en autres matières azotées que les *blés tendres*. Le tableau suivant, dressé d'après les analyses de M. Payen, représente la composition *moyenne* des blés de provenances diverses.

100 GRAMMES DE BLÉ RENFERMENT :

Eau	15gr,00
Matières azotées (gluten, etc.)	13 ,25
Amidon ou fécule	60 ,68
Dextrine et glycose	5 ,48
Cellulose	2 ,66
Matières grasses	1 ,68
Sels	1 ,25
	100gr,00

Le *seigle*, l'*orge* et l'*avoine* renferment sensiblement les mêmes proportions de matières azotées que le blé. Le *maïs* se distingue par la proportion des matières grasses (le maïs contient environ 5 pour 100 de matières grasses).

Le *riz* est la plus pauvre des substances alimentaires tirées des céréales, soit en substances azotées, soit en matières grasses (analyses de MM. Braconnot et Payen).

100 GRAMMES DE RIZ CONTIENNENT :

Eau	5gr,00
Matières azotées	6 ,44
Fécule	85 ,10
Dextrine et matières analogues	0 ,90
Cellulose	1 ,05
Matières grasses	0 ,76
Sels	0 ,75
	100gr,00

Le *pain*, qui forme la base de la nourriture des peuples de l'Occident, est fabriqué avec la farine des céréales. Tantôt la farine du blé entre seule dans sa fabrication, tantôt on y ajoute de la farine de seigle et d'orge, et même de la farine d'avoine et de sarrasin. On a proposé, dans les années de disette, d'y introduire de la fécule de pomme de terre. Par ce procédé on augmente la quantité du rendement; mais l'augmentation porte spécialement sur un des principes de la farine (fécule), et l'élément le plus essentiel (gluten) se trouve diminué dans ses proportions relatives.

Pour fabriquer le pain, on ajoute à la farine environ 50 pour 100 de son poids d'eau, et on forme ainsi une pâte dans laquelle on introduit le levain ou la levûre (1/4 de kilogramme pour 100 kilogrammes de pâte), afin de déterminer la fermentation. Celle-ci a pour effet de transformer une portion de la fécule de la farine en dextrine et en glycose ; la glycose elle-même donne naissance, par une fermentation plus avancée, à une petite proportion d'alcool et d'acide carbonique. Ce gaz, emprisonné dans la pâte, la distend et la fait *lever*. Quand ce travail est suffisamment avancé, on place les pâtons dans un four dont la température a été élevée à 250 degrés centigrades au moins. La surface, saisie et solidifiée par caramélisation (formation de la croûte), empêche l'intérieur de se dessécher trop.

Le *couscoussou*, dont on fait un grand usage en Algérie, n'est que du blé dur concassé et desséché après décortication. Le couscoussou, comprenant la totalité des éléments du blé, est un aliment plus complet que le riz et surtout que les fécules.

Les *pommes de terre* se distinguent des céréales par la faible proportion des matières azotées, lesquelles ne représentent guère que la vingtième partie de la fécule.

100 GRAMMES DE POMMES DE TERRE CONTIENNENT :

Eau	74gr,00
Matières azotées	1 ,60
Fécule	20 ,00
Dextrine et glycose	1 ,09
Cellulose	1 ,64
Matières grasses	0 ,11
Sels	1 ,56
	100gr,00

Les *fèves*, les *pois*, les *haricots* et les *lentilles*, qu'on désigne souvent sous le nom générique de *légumineux*, constituent des aliments plus riches encore que les céréales en matières azotées.

100 GRAMMES DE	EAU hygroscopique.	MATIÈRES azotées.	FÉCULE, dextrine et glycose.	CELLULOSE.	MATIÈRES grasses.	SELS.
Fèves contiennent..	16,0	24,4	51,5	3,0	1,5	3,6
Haricots — ..	9,9	25,5	55,7	2,9	2,8	3,2
Pois — ..	9,8	23,8	58,7	3,5	2,1	2,1
Lentilles — ..	11,5	25,2	56,0	2,4	2,6	2,3

Les *légumes herbacés*, ou légumes à feuilles et à racines comestibles, renferment, au milieu de la cellulose qui forme la charpente de leurs tissus, des sucs dans lesquels existent en dissolution des matières dextrinées, des sucres, et aussi des principes azotés en proportions variables.

Les *fruits charnus* ou *sucrés* constituent, en général, des aliments peu nutritifs. Leur charpente celluleuse contient des principes sucrés. Les matières azotées sont ici rudimentaires; on y trouve souvent des principes acides de nature variée.

§ 10.

Composition des aliments. — Toutes les substances que nous venons d'énumérer, à l'exception toutefois du beurre, de la graisse, de l'huile, du miel et du sucre, offrent une composition complexe. Prendrons-nous tour à tour chacune de ces substances, pour l'envisager dans ses rapports avec les phénomènes de la digestion? Mais l'analyse de ses transformations dans le tube digestif nous entraînerait à des répétitions continuelles. Les substances alimentaires présentent des principes communs, sur lesquels les sucs digestifs agiront d'une façon identique. Ainsi, la viande de boucherie renferme, par exemple, de la fibrine, de l'albumine, de la gélatine, de la graisse, etc. La volaille, le gibier, le poisson, renferment également ces principes. Le lait et les œufs renferment de l'albumine, de la caséine, de la graisse, etc. La farine renferme du gluten, de la fécule, des matières grasses, etc. Énumérons donc les *principes immédiats* en lesquels sont réductibles les aliments animaux et végétaux; et lorsque, dans la partie consacrée aux phénomènes chimiques de la digestion, nous aurons fait connaître l'action des sucs digestifs sur chacun de ses principes, il sera facile de constituer l'histoire complète de la digestion de l'un quelconque des aliments.

Les *principes immédiats* tirés des animaux ou des végétaux peuvent être divisés en deux groupes, qui diffèrent essentiellement l'un de l'autre sous le rapport de la composition, et aussi eu égard au rôle qu'ils remplissent dans les phénomènes de la nutrition. Les uns renferment de l'azote, les autres n'en contiennent point. Les premiers sont des composés quaternaires : ils sont constitués par du carbone, de l'hydrogène, de l'oxygène et de l'azote. Les autres sont des composés ternaires : ils renferment seulement du carbone, de l'hydrogène et de l'oxygène. Les principes immédiats *azotés* et les principes immédiats *non azotés* existent dans les aliments d'origine animale et dans les aliments d'origine végétale; mais les principes azotés dominent dans les animaux, et les principes non azotés sont bien plus abondants que les autres dans les végétaux.

§ 11.

Principes azotés. — On donne souvent aux principes immédiats azotés d'origine animale le nom de *matières azotées neutres*, ou de *matières albuminoïdes*, parce que la composition chimique de toutes ces substances se rapproche sensiblement de celle de l'albumine.

Principes immédiats azotés d'origine animale. — 1° L'*albumine* existe presque à l'état de pureté dans le blanc de l'œuf; on la rencontre aussi dans la substance nerveuse; elle fait partie du sérum du sang, du chyle et de la lymphe, et on la trouve par conséquent dans presque tous les tissus de l'animal, imprégnés qu'ils sont par le sérum.

L'albumine est à l'état de dissolution dans les liquides animaux. La chaleur la coagule de 60 à 70 degrés centigrades. Quand on chauffe le sérum du sang ou même le sang dans sa totalité, il se prend en masse par la coagulation de l'albumine qu'il contient. La présence des alcalis peut retarder beaucoup la coagulation de l'albumine.

L'albumine peut être précipitée de ses dissolutions aqueuses par la chaleur, par l'alcool, par les acides énergiques (en particulier l'acide azotique), par le tannin et par quelques sels métalliques. Les acides peu énergiques, tels que l'acide lactique et l'acide acétique, ne la précipitent point.

2° La *fibrine* forme la base des muscles et la partie spontanément coagulable du sang. La fibrine, en se solidifiant quand le sang est extrait de ses vaisseaux, emprisonne les globules du sang dans son réseau et détermine la formation du caillot.

La fibrine, débarrassée des globules du sang ou de la matière colorante des muscles, se présente à l'état de filaments solides, élastiques, blanchâtres. La fibrine a sensiblement les mêmes propriétés que l'albumine coagulée.

La fibrine étant un peu plus riche en oxygène que l'albumine, on peut l'envisager comme un premier degré d'oxydation de celle-ci. La fibrine a une grande affinité pour l'oxygène : elle décompose instantanément l'eau oxygénée.

La fibrine des muscles se distingue de celle du sang par la facilité avec laquelle elle se gonfle dans l'eau acidulée.

3° La *caséine* est la matière azotée du lait : elle y est à l'état de dissolution. La caséine ne se coagule point par la chaleur, mais elle se coagule sous l'influence des acides peu énergiques (acide lactique, acide acétique). Ce double caractère la distingue nettement de l'albumine.

4° La *gélatine* et la *chondrine* peuvent être considérées comme des dérivés des matières albuminoïdes. Elles diffèrent des précédentes par un écart assez grand dans la proportion des éléments qui les composent. Cela tient peut-être à leur mode de préparation ; ce sont, en effet, des extraits obtenus à l'aide de l'eau et de la chaleur.

La gélatine est le produit de l'ébullition prolongée du tissu cellulaire, des tendons, des ligaments, des membranes fibreuses, du derme cutané, du derme muqueux, des membranes séreuses, de la partie organique des os. Il suffit de 2 parties de gélatine dissoutes dans 100 parties d'eau pour que celle-ci se prenne en *gelée* par le refroidissement.

Le tannin et les sels de platine précipitent abondamment la gélatine de ses dissolutions.

La chondrine, ou gelée de cartilage, est le produit de l'ébullition prolongée des cartilages. Il faut 5 ou 6 parties de chondrine sur 100 parties d'eau pour qu'elle se prenne en gelée. La chondrine paraît plus rapprochée de l'albumine que la gélatine ; elle précipite par les acides minéraux qui ne précipitent point la gélatine.

Avant leur ossification, les os (c'est-à-dire les cartilages qui les précèdent) sont réductibles en chondrine. Après l'ossification, la base organique de l'os a changé de nature; elle n'est plus réductible en chondrine, mais en gélatine.

5° Divers *extraits*, obtenus à l'aide de l'ébullition de la viande dans l'eau, forment, indépendamment de la gélatine et de la chondrine, la partie essentielle du bouillon (Voy. § 13).

Principes immédiats azotés d'origine végétale. — 1° La *fibrine végétale*, ou *gluten*, existe dans un grand nombre de graines, et en particulier dans les graines de céréales. Cette substance joue un rôle important dans les propriétés nutritives des diverses farines. On considère, en général, que la propriété nutritive d'une farine croît en raison directe du chiffre du gluten (Voy. § 9). La fibrine végétale existe aussi dans toutes les parties tendres des plantes. Lorsqu'un suc végétal est abandonné à lui-même, le précipité qui s'y dépose *spontanément* est de la *fibrine*. 2° L'*albumine végétale* existe dans les graines émulsives, et aussi dans le suc des végétaux. L'albumine végétale, soluble dans l'eau, ne se coagule pas spontanément comme la fibrine ; mais, comme l'albumine animale, elle se coagule lorsqu'on expose le suc végétal à la chaleur. 3° La *caséine végétale*, nommée aussi *léguminine*, parce qu'elle existe abondamment dans les pois, fèves, lentilles, haricots, etc., est soluble dans l'eau comme l'albumine; elle en diffère en ce qu'elle ne se coagule pas par la chaleur; mais, comme la caséine animale, elle se coagule par les acides faibles.

§ 12.

Principes non azotés. — Les principes immédiats non azotés *d'origine animale* sont : la *graisse*, abondamment répandue non-seulement sous la peau et dans les replis des épiploons, mais encore au niveau des articulations dans le sens de la flexion, dans le système nerveux, dont elle est l'un des éléments constitutifs, dans les cavités médullaires, dans le tissu spongieux des os et dans le tissu cellulaire de presque toutes les régions du corps ; 2° le *beurre*, qui existe dans le lait de la femme et dans celui des animaux; 3° le *sucre animal*, qu'on rencontre dans le lait (sucre de lait), dans le foie et dans le sang; 4° le *miel*, production sucrée des abeilles.

Les principes immédiats non azotés *d'origine végétale* sont : 1° l'*amidon*, ou la *fécule*, matière abondamment répandue dans les végétaux, et formant en majeure partie la substance de la pomme de terre, la graine des céréales, et celle des légumineuses, telles que pois, haricots, lentilles, fèves, etc. (Voy. § 9) ; 2° la *dextrine*, transformation de la fécule, qui d'insoluble est devenue soluble, sans changement dans sa constitution chimique : on la trouve dans toutes les parties où existe la fécule, à une certaine période du développement de la plante ou de la fermentation du grain; 3° le *sucre*, qui existe sous divers états dans la plante, états qui correspondent au sucre de canne et au sucre de raisin ou glycose : on trouve le sucre dans presque tous les fruits, dans la racine et la tige d'un grand nombre de végétaux; 4° la *gomme* et divers *mucilages :* la première découle des arbres, ordinairement d'une manière spontanée; les mucilages se développent autour de certaines graines sous l'apparence d'une masse visqueuse et filante, qui a la plus grande analogie avec les gommes; 5° la *pectine*, ou principe gélatineux des fruits : on l'obtient sous forme de gelée, en faisant bouillir le jus de ces fruits dans des conditions particulières; 6° l'*huile*, qui existe dans beaucoup de graines et dans quelques tubercules.

Les principes non azotés, qu'ils soient d'origine animale ou d'origine végétale, peuvent être classés en deux groupes. Le premier groupe renferme l'amidon et ce qu'on peut considérer comme les dérivés de l'amidon, c'est-à-dire la dextrine, les sucres de diverses natures (sucre de canne, glycose, sucre animal, miel), la gomme, la pectine. Le second groupe renferme les matières grasses (graisses animales et végétales, beurre, huile).

L'*amidon* ou la *fécule* est le principe alimentaire le plus important du règne végétal. L'amidon forme la majeure partie du pain; il entre dans la composition de tous les aliments végétaux, dont il constitue l'élément nutritif le plus abondant (Voy. § 9).

La fécule est constituée par de petits grains placés sur la limite des objets visibles à l'œil nu ($0^{mm},1$ de diamètre). Ces grains, de forme ovoïde, sont composés de couches concentriques emboîtées; ils sont renfermés dans la trame celluleuse de la plante, de la même manière que les vésicules adipeuses sont contenues dans les vacuoles du tissu cellulaire.

La fécule est insoluble dans l'eau; mais lorsqu'on la fait bouillir avec ce liquide, les grains se désagrégent, la fécule se gonfle, retient une certaine proportion d'eau et forme une sorte de gelée ou de colle connue sous le nom d'*empois*.

La dissolution aqueuse d'iode colore l'amidon en bleu. L'iode est un réactif d'une extrême sensibilité pour reconnaître des traces d'amidon.

L'amidon se transforme aisément en une matière gommeuse, la *dextrine*, qui a la même composition, mais qui n'a plus les mêmes propriétés. L'amidon était insoluble, la dextrine est soluble. Cette transformation peut s'opérer de diverses manières : soit en chauffant la fécule à feu nu sur des plaques de tôle, soit en la traitant par les acides étendus, soit en la soumettant à l'action fermentescible de la diastase ou de l'orge germé. Sous les mêmes influences, la dextrine elle-même se modifie, et elle ne représente en quelque sorte qu'une phase transitoire de la transformation de l'amidon en sucre. Le sucre d'amidon, ou la glycose, diffère de l'amidon par la fixation d'une certaine quantité d'oxygène et d'hydrogène dans les proportions de l'eau.

Les divers *sucres* que nous avons énumérés se rencontrent dans un grand nombre de plantes. Tantôt le sucre se présente à l'état de *sucre de canne*, c'est-à-dire de sucre cristallisable en beaux cristaux (sucre candi): on peut l'extraire à cet état de la canne, de la betterave, du maïs, du palmier, de l'érable, du melon, des châtaignes, des dattes, des cocos, etc.;

tantôt le sucre n'a qu'une cristallisation mamelonnée : on le désigne généralement alors sous le nom de *glycose*. Ce sucre, qu'on rencontre dans le raisin et dans les fruits et les tiges de beaucoup de végétaux, diffère du sucre de canne par son pouvoir saccharifiant, qui est moindre, et aussi par sa composition (il contient un atome d'eau de composition en plus). Le sucre animal doit être rangé dans cette dernière classe.

La dissolution de sucre de canne, essayée au saccharimètre, dévie le plan de polarisation de la lumière vers la droite. La glycose, au contraire, le dévie vers la gauche. La glycose réduit la liqueur bleue de Trommer ; c'est-à-dire qu'en plaçant une dissolution de glycose dans une liqueur composée d'un mélange de sulfate de cuivre, de tartrate de potasse et de potasse, la glycose a la propriété de décolorer la liqueur, en précipitant de l'oxydule rouge de cuivre. C'est là un caractère précieux en physiologie. Cette propriété permet, en effet, de reconnaître des traces de sucre dans les liquides animaux qui en contiennent, quand on procède avec les précautions convenables.

Le sucre de canne se transforme très-facilement en glycose. Il suffit pour cela de faire bouillir une dissolution de sucre de canne, à laquelle on a ajouté une faible proportion d'un acide minéral. L'ébullition prolongée peut conduire, à elle seule, au même résultat. La même transformation a lieu dans les phénomènes de la digestion. Sous quelque forme, en effet, que le sucre soit introduit dans l'économie, c'est toujours à l'état de glycose que les voies digestives le livrent à l'absorption.

Les *gommes* ont exactement la composition de la fécule, et elles sont solubles dans l'eau comme la dextrine. Elles diffèrent, au point de vue chimique, de la fécule et de la dextrine en ce que, chauffées avec de l'acide azotique, elles donnent de l'acide mucique et non de l'acide oxalique, comme la fécule et la dextrine. Le *sucre de lait* se comporte à cet égard exactement comme les gommes.

Dans la trame celluleuse des fruits verts et dans beaucoup de racines, on trouve une substance particulière désignée sous le nom de *pectose*, analogue à la fécule par son insolubilité. La pectose se transforme facilement en une substance soluble (*pectine*), à l'aide de l'eau acidulée et de la chaleur. Pendant que le fruit mûrit, la pectose se transforme en pectine sous l'influence des acides naturels du fruit : voilà surtout pourquoi les fruits mûrs sont d'une plus facile digestion que les fruits verts.

Les *matières grasses* d'origine animale sont généralement solides à la température ordinaire ; mais elles sont liquides à la température animale, et c'est à cet état qu'elles se présentent dans l'estomac des animaux à sang chaud. Les *huiles végétales* sont généralement liquides à la température ordinaire : telles sont les huiles d'olive, de noix, d'œillette, de colza, d'arachide, etc. Il n'y a guère que l'huile de palme qui soit solide, et encore suffit-il d'une légère élévation de température pour la liquéfier.

Les matières grasses se préparent soit par expression, soit par l'ébullition des substances dans lesquelles elles sont en quelque sorte infiltrées; en vertu de leur légèreté spécifique, elles se rassemblent alors à la surface du liquide. Quand, dans un but d'analyse chimique, on veut extraire la matière grasse d'une substance qui n'en renferme que de faibles proportions, on la tient pendant un certain temps en digestion avec de l'éther. L'éther est le dissolvant par excellence des corps gras. La graisse dissoute dans l'éther est mise facilement à nu par l'évaporation de l'éther.

La plupart des graisses sont formées par la réunion de plusieurs principes immédiats. Ceux qu'on y rencontre le plus généralement sont : la *stéarine*, l'*oléine* et la *margarine*. Les recherches de M. Chevreul ont montré qu'on pouvait considérer ces principes comme autant d'acides organiques (*acide stéarique*, *acide oléique*, *acide margarique*) unis à une base commune nommée *glycérine*. La stéarine, l'oléine et la margarine sont donc de véritables sels organiques insolubles, ou plutôt *non miscibles* à l'eau.

Les matières grasses liquides et les huiles sont susceptibles d'être *émulsionnées*, c'est-à-dire qu'on peut, en les agitant dans l'eau avec certaines substances visqueuses (mucilages, liquides albumineux), les diviser en particules d'une finesse extrême, qui restent plus ou moins longtemps en suspension dans la masse liquide.

Les matières grasses sont également susceptibles d'être *saponifiées*, c'est-à-dire que, quand on les traite par des lessives de soude ou de potasse, la base organique (glycérine) est mise en liberté, et les acides s'unissent à l'alcali pour former des stéarates, des oléates et des margarates de soude ou de potasse. Les stéarates, les oléates et les margarates de soude ou de potasse constituent des *savons*. Les corps gras qui étaient insolubles sont devenus solubles, car les savons de potasse et de soude sont solubles dans l'eau, ainsi que la glycérine, devenue libre.

Les diverses matières grasses diffèrent les unes des autres par la présence additionnelle de quelques autres principes qui leur donnent leur caractère spécial. C'est ainsi que le *beurre*, par exemple, indépendamment de la margarine et de l'oléine, renferme encore de la caprine, de la caproïne, de la butyrine. Ces derniers principes sont, de même que les premiers, constitués par la réunion d'acides gras (acides caprique, caproïque, butyrique) avec une base organique, etc.

§ 13.

Boissons. — Quelle que soit la nourriture solide dont l'homme fasse usage, il est évident qu'il introduit avec cette nourriture une grande quantité d'eau dans son estomac. Le pain, la viande cuite ou crue, les légumes frais ou accommodés, les fruits, contiennent, eu égard à leur poids, une quantité d'eau variable, mais qui l'emporte néanmoins sur le poids de la substance supposée complétement desséchée. Cette quantité d'eau n'est généralement pas suffisante cependant pour réparer les pertes liquides de l'économie, et on y doit joindre l'usage des boissons. L'homme, d'ailleurs, ne consomme pas seulement des fruits et des végétaux verts, comme quelques animaux qui ne boivent point; ses aliments sont communément moins riches en eau.

Les boissons dont l'homme fait usage sont ou de l'eau, ou du vin, ou de l'eau et du vin mélangés, ou de la bière, ou du cidre, ou diverses autres boissons fermentées. Il fait encore usage parfois de boissons aromatiques, telles que du thé, du café ou du chocolat.

Les *eaux* dont l'homme fait usage sont des eaux de rivière, de source, de puits, de citerne, de pluie. Une bonne eau doit être fraîche, sans odeur, limpide, sans saveur, dissoudre le savon et bien cuire les légumes secs. Les eaux de source et de rivière sont généralement préférables aux eaux de pluie et de citerne, à cause des proportions variables de matières minérales et de gaz (air et acide carbonique) qu'elles contiennent. L'existence dans l'eau d'une certaine proportion de substances salines (carbonate de chaux, chlorure de sodium, etc.) contribue donc à la rendre plus saine. Cette proportion peut s'élever de 25 à 50 grammes[1] pour 100 litres d'eau, sans que l'eau cesse pour cela d'être potable. Quand la proportion des sels, et surtout celle du sulfate de chaux, est trop élevée, les eaux sont dites alors *crues*, *séléniteuses* ou *gypseuses :* elles ont une saveur désagréable, elles dissolvent mal le savon (il se forme un savon à base de chaux insoluble) et elles cuisent mal les légumes secs, parce que le sel se dépose sur la surface des graines et forme une incrustation qui s'oppose à leur hydratation et à leur ramollissement.

Le *vin*, ou le jus fermenté du raisin, est de toutes les boissons alcooliques la plus importante, en France tout au moins. Le vin contient un grand nombre de principes dont les proportions sont très-variables, suivant la provenance, la culture, l'exposition, la température de l'année de récolte, et aussi suivant le degré de fermentation, et par conséquent suivant le procédé de fabrication. Le sucre contenu dans le raisin, ou la glycose (Voy. § 12), se transforme par la fermentation en alcool, qui reste dans le vin, et en acide carbonique, qui se dégage en tout ou en partie.

Les vins de Bordeaux, de Bourgogne et de Champagne contiennent de 8 à 15 pour 100 d'alcool (les vins d'Espagne et de Portugal en contiennent jusqu'à 25 pour 100). Il y a en outre dans le vin une grande quantité d'eau, plusieurs matières azotées, des huiles essentielles, des matières colorantes, des matières grasses et des sels.

Les vins rouges diffèrent des blancs par la matière colorante, par une plus forte proportion de tannin, et par une proportion plus faible de substances azotées. Les vins mousseux diffèrent des autres, parce qu'on retient dans leur intérieur le gaz acide carbonique, en les mettant en bou-

[1] Il y a dans l'eau de Seine 25 grammes de matières salines pour 100 litres. Il y a dans l'eau de la Marne et dans l'eau des sources d'Arcueil 50 grammes de matières salines pour 100 litres d'eau. Le carbonate de chaux forme la majeure partie des principes salins dans l'eau de la Marne. Le sulfate de chaux domine dans les eaux d'Arcueil.

teille avant la fin de la fermentation, ou bien en ajoutant dans le vin, au moment de la mise en bouteille, un sirop de sucre, destiné à prolonger la fermentation.

La *bière* est la boisson la plus répandue en Angleterre, en Allemagne et dans les diverses contrées du Nord qui ne produisent pas de vin.

La bière est une boisson fermentée dont la base est l'orge germé. La fermentation du grain, déterminée par un ferment (que la germination a développé dans le grain), favorisée par l'addition de l'eau et par la chaleur, donne naissance à de l'alcool par la transformation de l'amidon en glycose et par la métamorphose de la glycose. On ajoute à ce mélange une décoction de houblon, destinée à donner à la bière la saveur à la fois amère et aromatique qui la caractérise. Au moment de la fermentation de la glycose, il s'est en outre formé de l'acide carbonique : une partie du gaz acide carbonique s'est échappée, une petite proportion est restée dans la liqueur. Quand la bière est mise en bouteille avant que la fermentation ait complétement cessé, on obtient des bières chargées de gaz, ou bières mousseuses.

La bière renferme donc une grande quantité d'eau, une faible proportion d'alcool, de matières azotées, de principes amers et aromatiques et de sels, une notable proportion de dextrine, de glycose et de substances congénères.

Le *cidre,* boisson habituelle des habitants du nord-ouest de la France, est le produit de la fermentation du jus de la pomme ou de la poire.

Les cidres varient suivant la nature des fruits, leur maturité, la durée de la fermentation, et suivant qu'on ajoute ou non de l'eau au jus de pomme obtenu par expression.

Le cidre contient une grande quantité d'eau, une proportion d'alcool généralement plus élevée que la bière, des matières azotées, de la dextrine, de la glycose, une ou plusieurs huiles essentielles spéciales, des matières grasses, des sels. On peut fabriquer des cidres mousseux ou non mousseux.

Le *café* est l'infusion (après torréfaction et pulvérisation) de la graine du fruit du caféier : 100 grammes de poudre de café traités par un litre d'eau bouillante abandonnent à l'état de dissolution environ 20 ou 25 grammes de matières. Ces 20 ou 25 grammes contiennent environ 10 grammes de principes azotés (caféine, légumine, etc.); le reste est constitué par des matières grasses, des produits dextrinés indéterminés, des substances minérales, une huile essentielle aromatique. Associé au lait, le café constitue un aliment très-nutritif. En effet, 1/2 litre de lait et 1/2 litre d'infusion de café renferment 49 grammes de matières azotées (5 pour le café, 44 pour le lait), environ quatre fois plus qu'une égale quantité de bouillon.

Le *thé* [1], en usage en Chine et au Japon depuis un temps immémorial, a été introduit en Europe vers 1650 par la Compagnie des Indes. Le thé

[1] La coutume de faire infuser dans l'eau les feuilles d'une plante aromatique paraît n'avoir eu, en Chine, d'autre objet, dans le principe, que de masquer le mauvais goût des eaux.

est un arbuste de la famille des aurantiacées, dont les Chinois récoltent les feuilles qu'ils font dessécher. En Angleterre seulement, on consomme annuellement plus de 25 millions de kilogrammes de thé. En France, la consommation ne s'élève pas à un quart de million de kilogrammes. Pour l'infusion, on emploie environ 20 grammes de thé pour 1 litre d'eau. Ces 20 grammes abandonnent à l'eau bouillante, sous forme de produits solubles, environ 5 grammes de matières. Ces 5 grammes contiennent des principes azotés (théine, etc.), des matières dextrinées, du tannin, une matière colorante, une huile essentielle, des sels, etc.

Par leur arome agréable, le café et le thé agissent comme condiments en stimulant l'appétit; ils occasionnent d'ailleurs une consommation de sucre.

Le *chocolat* a pour base l'amande torréfiée et pulvérisée du fruit du cacaotier, à laquelle on incorpore pendant le broyement une certaine quantité de sucre. L'amande du cacaotier est très-riche en matières grasses (beurre de cacao); elle en contient près de 50 pour 100 de son poids. Le cacao contient en outre 20 pour 100 de matières azotées, un principe aromatique, de la fécule, de la dextrine, de l'eau et des sels. Consommé à l'état solide, ou cuit et mélangé avec le lait, le chocolat constitue un aliment très-riche en principes nutritifs.

Le *bouillon* de viande est composé de toutes les parties que l'eau bouillante enlève à la viande. Le bouillon de bœuf, mélangé avec du pain ou des pâtes diverses, c'est-à-dire des féculents, est en France l'un des aliments les plus répandus. 1 kilogramme de bouillon renferme moyennement 28 grammes de matières dissoutes, sans compter les matières grasses qui surnagent (à l'état liquide, quand le bouillon est chaud, à l'état solide, quand il est froid). Sur les 28 grammes de matières dissoutes, 10 proviennent du sel employé, 6 proviennent des légumes, 12 proviennent de la viande. Les principes azotés que la viande abandonne à l'eau par une cuisson prolongée sont : la gélatine, la créatine, la créatinine, l'acide inosique, la zoomidine. La fibrine insoluble se durcit par la cuisson, s'imprègne des matières gélatineuses et graisseuses, et constitue le *bouilli*. L'albumine, solidifiée par la chaleur, se rassemble sous forme d'écume à la partie supérieure du liquide. L'albumine profondément contenue dans le morceau de bœuf s'y coagule mollement et reste inhérente au bouilli.

En résumé, toutes les boissons, l'eau elle-même est dans ce cas, renferment en dissolution ou en suspension des matériaux solides. L'eau contient, en effet, un certain nombre de sels (chlorures, carbonates et sulfates), et les autres boissons renferment, indépendamment des sels, des substances azotées et non azotées; de sorte que les boissons sont aussi de véritables aliments. La distinction entre les aliments solides et les aliments liquides n'a d'importance réelle qu'au point de vue des phénomènes mécaniques de la digestion, et en particulier des actes de la préhension et de la déglutition; sous tous les autres rapports elle est inutile, car il n'y à qu'une différence du plus au moins. Le lait, par exemple, ne constitue-t-il pas un aliment bien plus réparateur, au point de vue de la digestion, qu'une salade de laitue?

§ 14.

Régime animal. — Régime végétal. — L'homme qui ferait un usage exclusif du régime animal pourrait-il entretenir convenablement sa vie? Nous pouvons répondre oui, car les faits le prouvent surabondamment. Il n'y a d'ailleurs aucune difficulté à concevoir que l'homme qui vit de la chair et du sang des animaux (la nature de l'aliment et celle de l'individu qui le consomme étant identiques) trouve dans son alimentation les matériaux de renouvellement de ses tissus. En serait-il de même s'il faisait un usage exclusif du régime végétal? Les faits répondent également par l'affirmative. Mais il faut remarquer cependant que les personnes qui se sont astreintes au régime végétal pendant un certain temps, ou pendant toute leur vie, comme Haller en rapporte des exemples, se sont fait remarquer par le peu de développement de l'énergie musculaire. Voici un fait qui confirme pleinement la remarque de Haller. Les ouvriers employés aux forges du Tarn ont été pendant longtemps nourris avec des denrées végétales. On observait alors que chaque ouvrier perdait en moyenne, pour cause de fatigue ou de maladie, quinze journées de travail par an. En 1833, M. Talabot, député de la Haute-Vienne, prit la direction des forges. La viande devint la partie importante du régime des forgerons. Leur santé s'est accrue tellement depuis, qu'ils ne perdent plus en moyenne que trois journées de travail par an. La nourriture animale a fait gagner douze journées de travail par homme.

Les hommes peuvent donc entretenir leur vie, soit à l'aide du régime animal, soit à l'aide du régime végétal. Il est vrai que ce régime exclusif, dont s'accommodent quelques organisations, est loin de convenir à toutes; mais enfin il est rigoureusement possible. N'oublions pas que le régime végétal comprend, ainsi que le régime animal, des principes immédiats azotés et des principes immédiats non azotés, et qu'il n'y a entre ces deux régimes, au point de vue de la composition, que des différences de proportions. C'est pour cette raison que l'homme a pu modifier, non-seulement son propre régime, mais encore celui de certaines espèces animales; qu'il a nourri des herbivores avec de la viande et des carnivores avec des végétaux. Le cochon, qui vit de glands, supporte le régime de la viande, et le chien peut être nourri presque entièrement de pain.

La quantité de principes azotés contenue dans les végétaux étant peu considérable, les animaux qui suivent le régime végétal suppléent à la faible proportion des matériaux azotés par la masse de nourriture ingérée. Les herbivores, tels que le cheval et le bœuf, consomment par jour une quantité de nourriture solide et liquide qui correspond, en moyenne, au dixième ou au douzième du poids du corps. Le chien et le chat, qui sont carnivores, ne mangent par jour, en moyenne, pour s'entretenir à l'état de santé, qu'une quantité de viande équivalente au trentième de leur poids. C'est pour cette raison encore que le tube digestif des herbivores l'emporte, pour la capacité, sur celui des carnivores.

L'homme est omnivore : il peut vivre de tous les régimes; mais celui qui lui convient le mieux est celui dans lequel il associe le régime de la viande à celui des végétaux. Son système dentaire, qui renferme à la fois les canines du carnivore et les molaires de l'herbivore; son tube digestif, qui tient le milieu, pour la longueur, entre celui du chien et du bœuf, le prouvent non moins clairement que ses habitudes dans tous les temps et dans tous les lieux.

§ 15.

Nécessité d'un régime à la fois azoté et non azoté. — L'homme peut vivre de la chair des animaux ou des diverses parties des végétaux, mais à la condition que ces deux régimes comprennent à la fois des principes immédiats *azotés* et des principes immédiats *non azotés*. L'emploi exclusif de ces principes est impropre à l'entretien de la vie.

Pour ce qui concerne l'administration des principes non azotés, les expériences de M. Magendie sont formelles. Des chiens nourris soit avec du sucre, soit avec de l'huile d'olive, avec de la gomme, avec du beurre, ont succombé dans une période moyenne de trente jours. Les expériences de MM. Tiedmann et Gmelin ne sont pas moins concluantes. Des oies nourries avec du sucre, avec de la gomme et avec de l'amidon, succombent du seizième au quarante-cinquième jour.

Les principes immédiats azotés, administrés seuls, entraînent les mêmes résultats. Une oie nourrie par MM. Tiedmann et Gmelin avec du blanc d'œuf (albumine) cuit et haché périt le quarante-sixième jour. Des chiens nourris soit avec de la fibrine, soit avec de l'albumine, soit avec de la gélatine, soit avec ces trois substances réunies, succombent également. Dans le dernier cas ils ont vécu, il est vrai, plus de trois mois, mais ils ont fini néanmoins par mourir. Seul, le gluten, ou fibrine végétale, a paru pouvoir entretenir la vie des animaux. Mais des recherches ultérieures ont appris que le gluten, tel qu'on le prépare, en malaxant la farine sous un filet d'eau, est loin d'être de la fibrine végétale pure au point de vue chimique. Ce gluten contient encore de la caséine et des matières grasses.

Lorsqu'une substance alimentaire contient à la fois des principes azotés et des principes non azotés, peut-elle servir à entretenir la vie lorsqu'elle est *seule* administrée aux animaux? Oui, lorsque la proportion des principes azotés est suffisante par rapport à celle des principes non azotés. Ainsi le pain, la viande, donnés seuls, peuvent suffire à l'entretien de la vie. Les os nourrissent le chien. Les pois, les lentilles et les haricots, donnés seuls, suffisent à entretenir la vie des animaux : ils contiennent, en effet, une proportion élevée de principes azotés. Le riz [1] entretient aussi

[1] Le riz est la céréale la moins riche en matières azotées (Voy. § 9); aussi les populations

la vie des animaux, mais ils paraissent se moins bien porter. Les pommes de terre, données seules, n'entretiennent point la vie des lapins : les pommes de terre contiennent environ deux fois moins d'azote que le riz. Les carottes, les épinards, les choux, qui contiennent dix ou douze fois moins d'azote que le riz, sont dans le même cas, et l'on ne nourrit les lapins avec ces substances qu'à la condition d'y ajouter du grain ou du son. D'ailleurs, dans toutes les expériences tentées à ce sujet, on a remarqué que les animaux ont plus ou moins souffert de ces régimes exclusifs.

La variété des substances alimentaires contribue aussi, indépendamment de leur composition propre, à l'entretien de la santé. Le besoin de la variété dans l'alimentation est analogue, chez l'homme, au sentiment instinctif de la faim et de la soif. En général, le sucre flatte le goût; mais pour peu que l'administration des boissons sucrées se prolonge, elles sont bientôt désagréables. L'usage longtemps soutenu d'une même nourriture, quelle qu'elle soit, devient promptement insupportable.

§ 16.

Aliments plastiques. — Aliments respiratoires. — Ce qui est important dans la considération des substances alimentaires, c'est bien moins de savoir si ce sont des substances animales ou des substances végétales, que de savoir si ce sont des principes *azotés* ou des principes *non azotés*. La réunion de ces principes est indispensable à la constitution de l'aliment, de quelque part qu'il provienne. Remarquons d'ailleurs que, dans toutes les substances dont l'homme se nourrit, ces deux principes se trouvent toujours associés, et que ce n'est que par l'intervention de l'art que nous les séparons. Ainsi, dans l'œuf, le blanc est constitué par de l'albumine à peu près pure, mais le jaune contient une grande quantité de matière grasse (substance non azotée). Dans le pain ou la farine, nous trouvons du gluten, substance azotée, et de l'amidon, substance non azotée. Dans la chair, indépendamment de la fibrine et de l'albumine, qui contiennent de l'azote, il y a aussi des matières grasses qui infiltrent le tissu cellulaire intermusculaire, etc., etc.

Il faut que les aliments contiennent les principes immédiats *azotés*, parce que nos tissus contiennent de l'*azote*, et que les phénomènes d'assimilation, en vertu desquels nos organes se nourrissent et se renouvellent, ne peuvent s'accomplir qu'aux dépens des aliments. Les plantes, il est vrai, peuvent emprunter à l'air les éléments de leurs organes, mais l'homme et les animaux vivent d'une manière bien différente. L'homme, qui respire l'air atmosphérique, ne lui emprunte ni carbone, ni azote. Il ne lui emprunte pas de carbone, car la quantité d'acide carbonique qu'il expire est toujours beaucoup supérieure à celle qui est contenue dans l'air ambiant. Il ne lui emprunte pas non plus d'azote, car l'air expiré par lui en

qui en font un usage presque exclusif en consomment d'*énormes quantités*, ou bien elles le mélangent avec des karis au poisson.

contient aussi un léger excès. L'azote nécessaire à la réparation de ses tissus, l'homme le puise donc nécessairement dans les aliments.

Comme l'expérience prouve, d'un autre côté, que les principes immédiats *azotés* ne suffisent pas à eux seuls pour entretenir la vie, nous devons en conclure que les principes *non azotés* jouent aussi un rôle spécial dans l'organisme, et qu'ils ont leur destination particulière. Tandis que les premiers (principes azotés) paraissent destinés à la rénovation des tissus, dont ils rappellent la composition, les autres (principes non azotés), réductibles, par une véritable combustion, en acide carbonique et en eau à l'aide de l'oxygène introduit dans l'organisme par la respiration, paraissent être, au contraire, les matériaux de la chaleur animale. De là le nom d'*aliments plastiques* donné aux principes immédiats azotés, et celui d'*aliments respiratoires* donné aux principes immédiats non azotés. Nous reviendrons plus tard sur cette distinction, et ce n'est pas le lieu d'insister en ce moment sur ce point (Voy. § 198 et suivants). Cependant nous ajouterons que les *aliments plastiques* sont plus immédiatement nécessaires à l'entretien de la vie que les *aliments respiratoires,* parce qu'il y a à cet effet, dans l'économie, un produit accumulé qui peut fournir pendant un certain temps les éléments de la combustion, lorsque les aliments respiratoires font défaut dans l'alimentation. Ce produit, c'est la graisse.

Les expériences rapportées plus haut montrent aussi que l'administration exclusive des aliments plastiques soutient plus longtemps l'animal que l'administration exclusive des autres. Les substances azotées sont des substances *quaternaires*[1]; elles peuvent, dans une certaine mesure et par une transformation chimique d'une partie de leur masse, donner naissance à une certaine proportion de substance *hydrocarbonée*[2] ou combustible, lorsque celle-ci fait défaut dans les aliments; tandis que le contraire n'est pas possible, c'est-à-dire qu'une substance non azotée ne peut engendrer une substance azotée.

§ 17.

Définition physiologique de l'aliment. — Il résulte de tout ce qui précède qu'un *aliment* est une substance qui, introduite dans l'appareil digestif, doit fournir les éléments de réparation de nos tissus et les matériaux de la chaleur animale.

Proust est le premier qui ait posé sur son véritable terrain la question qui nous occupe. Il fait remarquer avec raison qu'à une certaine période de la vie, le lait est la nourriture exclusive de l'homme et des mammifères. Le lait est donc pour lui le type de l'aliment. Il contient deux ordres de substances organiques : de la caséine et un peu d'albumine (matières azotées), du beurre et du sucre (matières non azotées). Tout aliment doit donc réunir ces deux principes. Nous ferons remarquer encore que l'œuf des

[1] Carbone, hydrogène, oxygène, azote.
[2] Carbone, hydrogène, oxygène.

animaux ovipares est constitué par des principes azotés (albumine et vitelline) et par des principes non azotés (graisse du jaune). Or, c'est aux dépens de ces substances que vont se développer successivement le tissu cellulaire, les vaisseaux, les os, les muscles, les cartilages, les plumes et les poils du nouvel être ; et, pendant que ces phénomènes s'accomplissent, l'œuf respire au travers de son enveloppe calcaire. L'œuf contient donc en lui-même les éléments de ses tissus et les matériaux combustibles de la respiration.

Envisageant la question à un point de vue plus circonscrit, nous pouvons donner de l'aliment une définition moins générale. Toute substance alimentaire, pour pénétrer dans l'organisme, s'introduit par la voie du sang, soit directement par la veine porte, soit indirectement par les chylifères et la veine sous-clavière. L'aliment doit, par conséquent, faire partie *constituante* du sang lui-même pendant un temps plus ou moins long. Nous dirons donc : toute substance identique à l'un des principes du sang, ou capable d'être transformée par la digestion en l'un de ces principes, est un aliment [1].

§ 18.

Préparation des aliments. — L'homme consomme rarement les aliments que lui fournissent le règne animal et le règne végétal sans les soumettre par avance à un certain nombre de préparations. L'art culinaire, art hygiénique, est destiné, dans le sens le plus général du mot, à favoriser le travail de la digestion. Il consiste essentiellement à associer entre elles les substances alimentaires, et il transforme ainsi des aliments incomplets en aliments plus complets. C'est ainsi que la fécule, les pommes de terre et la plupart des légumes, substances peu riches en azote, sont mélangés avec du bouillon, avec des jus de viande ou avec du lait, qui leur donnent des propriétés plus nutritives. Les divers condiments que l'homme ajoute à ses aliments, tels que le poivre, le sel, la moutarde, etc., les boissons excitantes dont il fait usage et les divers assaisonnements acides (cornichons, citron, vinaigre, etc.) agissent dans l'estomac de manière à favoriser la sécrétion du suc gastrique, ou à venir en aide à l'action du suc gastrique lui-même.

SECTION III.

Phénomènes mécaniques de la digestion.

§ 19.

Préhension des aliments solides. — L'homme porte les aliments à sa bouche au moyen du membre supérieur. Les diverses pièces dont se compose ce membre sont disposées de telle sorte, que leur mouvement de

[1] Le sang renferme de l'*eau*, des *sels*, des *matières azotées* (globules, fibrine, albumine, principes extractifs), des *matières non azotées* (matières grasses et sucre).

flexion dirige naturellement la main vers la bouche. Dans la plupart des cas, la tête s'incline légèrement sur la colonne vertébrale et se dirige vers l'aliment.

Lorsque l'aliment est disproportionné par son volume avec la cavité dans laquelle il doit être introduit, nous le divisons soit à l'aide de la main, soit à l'aide de moyens mécaniques appropriés. Quelquefois les dents interviennent à cet effet : la substance, saisie et pressée entre les mâchoires, est tirée en sens contraire par le membre supérieur, dans le but d'opérer cette division préliminaire. L'homme peut aussi saisir directement ses aliments avec la bouche ; mais ses dents verticales et la saillie du nez et du menton rendent ce mode de préhension, si commun chez les animaux, assez difficile pour lui ; aussi n'y a-t-il recours que dans le cas où le libre usage de ses membres lui fait défaut.

§ 20.

Préhension des aliments liquides. — Ce mode de préhension est plus compliqué, et la plupart du temps la pression atmosphérique intervient.

L'enfant qui tette saisit avec ses lèvres le mamelon de sa nourrice, puis il opère le vide dans l'intérieur de la cavité buccale, et la pression atmosphérique qui s'exerce à la surface de la mamelle chasse le lait dans la bouche. La bouche de l'enfant joue donc le rôle d'une pompe aspirante. La bouche, en effet, représente le corps de pompe, et il y a dans la bouche un organe mobile, la langue, qui la remplit alors entièrement, et qui, agissant à la manière d'un piston par des mouvements d'avant en arrière, complète le jeu de pompe ou de ventouse. Pour que le vide puisse s'établir dans la bouche, il est évident qu'elle doit être parfaitement close en arrière. Le voile du palais, appliqué sur la base de la langue, interrompt toutes communications entre la bouche et le pharynx ; aussi le passage de l'air continue librement par le nez pendant la succion. La respiration ne cesse, pour un instant, que lorsqu'il y a dans la bouche une quantité de liquide suffisante. L'enfant en opère alors la déglutition ; après quoi, le voile du palais intercepte de nouveau la communication entre la bouche et le pharynx ; et la succion recommence.

L'homme se sert le plus souvent, pour introduire les liquides dans la bouche, de vases appropriés à cet usage. Quand il boit à l'aide d'un verre ou d'une tasse, l'introduction s'opère par un mécanisme tout à fait semblable au précédent, à la condition que ses lèvres soient complétement baignées par le liquide. En vertu de la pression atmosphérique, le liquide pénètre dans le vide que lui préparent incessamment la langue et les parois contractiles de la bouche. C'est encore en vertu de la pression atmosphérique extérieure et du vide préalablement formé dans la cavité buccale que le liquide pénètre dans la bouche d'un homme qui boit couché sur le bord d'un ruisseau ; et les lèvres immergées dans l'eau. Les chevaux, les bœufs boivent exactement de même : l'ouverture de leur bouche baigne complétement dans l'eau, ou du moins les commissures qui ne baignent pas sont *complétement* fermées.

Lorsque l'homme boit à l'aide d'un verre, et que les lèvres ne sont pas *exactement* baignées, on entend un bruit ou gargouillement qui indique qu'il y a de l'air attiré avec le liquide dans l'intérieur de la cavité buccale. Le même phénomène se produit aussi lorsque le contenu du vase est insuffisant pour baigner les lèvres. Il se produit encore lorsque nous cherchons à introduire dans la bouche, à l'aide de la cuiller, un liquide chaud : de là le bruit qu'on fait presque toujours en mangeant le potage. Dans tous ces cas, le mécanisme de l'introduction des boissons diffère de celui de la succion. Il ne se forme plus de vide dans la bouche, car il y a inspiration, c'est-à-dire courant d'air vers les poumons; par conséquent, la cavité buccale n'est plus fermée en arrière par le voile du palais. Le vide n'existant plus dans la bouche, la pression atmosphérique n'intervient pas ici. Dans les conditions actuelles, les liquides sont *humés*, c'est-à-dire qu'ils sont entraînés dans la bouche à l'aide d'un courant d'air (déterminé par un mouvement d'inspiration), dont la vitesse est accrue à l'ouverture de la bouche par le rapprochement des lèvres. Le liquide n'est pas immédiatement porté dans le pharynx, car le courant d'air l'entraînerait aussi dans le larynx; en vertu de son poids, il se rassemble dans les parties déclives de la bouche. Des mouvements de déglutition le font passer successivement dans le pharynx, lorsque la quantité accumulée dans la bouche est suffisante. On conçoit néanmoins que, dans l'action de humer, il arrive quelquefois qu'une certaine portion du liquide pénètre anormalement dans l'intérieur du larynx, où elle donne lieu à de la suffocation et à des efforts de toux.

Il est enfin des cas où les liquides sont directement *versés* dans la bouche. Toutes les fois que la bouche, largement ouverte, reçoit la cuiller, le contenu de celle-ci y est simplement versé. La même chose a lieu encore lorsque, la bouche grande ouverte, nous recevons le liquide d'une bouteille ou d'un verre, lorsque, en un mot, nous buvons, comme l'on dit, à la régalade. Dans ce dernier cas, pas plus que dans les autres modes de préhension, le liquide ne pénètre d'emblée dans le pharynx, comme on pourrait le croire. Le voile du palais s'applique alors contre la base de la langue, et ferme en arrière la cavité de la bouche. Cette cavité, ainsi fermée, se remplit d'abord, et le liquide ne parvient dans le pharynx que par un nouvel ordre de mouvements, par des mouvements de déglutition.

§ 21.

Mastication. — Les aliments introduits dans l'intérieur de la cavité buccale sont soumis à l'action des mâchoires et des dents. La mastication a pour but de diviser les aliments solides, afin qu'ils puissent être attaqués plus facilement par les liquides du tube digestif, non-seulement dans l'intérieur de la bouche, mais dans toutes les parties de l'intestin. La viande et les matières azotées sont plus facilement digérées dans l'estomac, lorsqu'elles ont été préalablement soumises à la mastication. Les digestions artificielles, faites à l'aide du suc gastrique et en dehors du corps de l'animal, ont démontré, en effet, que le travail de dissolution ou de digestion des substances animales marche plus vite, lorsqu'elles sont divisées en fragments très-petits.

C'est surtout pour les aliments tirés du règne végétal que la mastication est indispensable. La plupart des matières nutritives que contiennent les végétaux sont renfermées dans des enveloppes, en général réfractaires aux liquides digestifs. Ces enveloppes doivent être brisées par les dents, pour livrer passage à la matière alimentaire. Les animaux qui vivent de végétaux (de grains et de fourrages, par exemple) mâchent plus longtemps leurs aliments que les carnivores, dont l'appareil masticateur puissant est disposé surtout pour saisir et déchirer la proie. Les vieux chevaux, dont les dents sont usées, seraient menacés de périr par insuffisance d'alimentation, si l'on n'avait soin de diviser le fourrage et de broyer le grain.

La cuisson, à laquelle l'homme soumet la plupart du temps les aliments végétaux, contribue pour sa part à rendre le travail de la mastication plus efficace, car elle ramollit ou fait éclater les enveloppes insolubles des diverses fécules. Mais elle a besoin néanmoins d'être secondée par le travail de la mastication, et il n'est pas rare de rencontrer encore entiers des pois, des lentilles et des haricots dans les matières fécales des vieillards qui ont perdu leurs dents.

La régularité des fonctions digestives dépend, plus souvent qu'on ne le pense, d'une mastication complète. Les personnes qui ont des digestions difficiles en connaissent bien l'importance.

La mastication a encore un autre but chez l'homme, c'est de préparer l'aliment à la déglutition. Il est des animaux qui avalent leur proie tout entière; l'homme, au contraire, ne peut faire passer l'aliment dans son gosier qu'à la condition de le diviser en un certain nombre de fragments, proportionnés, par leur volume, aux voies qu'ils doivent parcourir.

La mastication est opérée par les dents; les dents, supportées par les mâchoires, se meuvent avec elles : les mâchoires sont mises en mouvement par des muscles. Les joues, les lèvres, la voûte palatine et la langue jouent aussi un rôle important, et concourent, chacune à leur manière, au résultat.

§ 22.

Rôle des dents. — Les dents sont constituées par des masses dures, résistantes, destinées à diviser et à broyer les substances alimentaires, sans que les chocs et les pressions qui en résultent soient douloureusement ressentis par l'individu. Ce n'est pas à dire cependant que les dents soient insensibles. Elles ont, au contraire, la propriété de sentir, même avec une certaine délicatesse, le degré de température des substances introduites dans la bouche. Les dents sont pourvues à cet effet, dans leur cavité intérieure, d'une pulpe celluleuse qui reçoit ses nerfs sensitifs de la branche maxillaire inférieure du nerf de la cinquième paire. Les dents sentent également bien le degré de solidité des matières sur lesquelles elles agissent, et proportionnent ainsi l'énergie de l'action musculaire aux résistances qu'elles ont à vaincre.

Si la pression des dents de l'arcade maxillaire supérieure contre celles de l'arcade maxillaire inférieure, ou contre la substance solide sur laquelle elles agissent, n'est pas douloureusement ressentie, cela tient à leur mode d'articulation. La dent, pressée perpendiculairement contre l'alvéole, n'a aucune tendance à céder dans cette direction, car elle forme une sorte de pyramide, dont la base évasée est au dehors, et qui ne peut point s'enfoncer dans une cavité plus petite qu'elle. La dent ne pourrait céder et comprimer douloureusement la pulpe nerveuse qu'à la condition de faire éclater l'alvéole. On ne doit donc pas s'étonner si la mastication est douloureuse sur les dents qui *branlent*. Dans ce dernier cas, la dent n'est plus rigoureusement embrassée par le bord alvéolaire : lorsqu'elle est pressée contre le maxillaire, elle cède, s'enfonce, et comprime douloureusement la pulpe nerveuse.

La partie libre de la dent, ou la *couronne*, est enveloppée de toute part par une substance protectrice ou émail. Cette substance, extrêmement résistante, protége les dents contre l'usure, que le jeu des mâchoires les unes contre les autres tend à amener à la longue. L'émail est cependant, en général, impuissant à lutter contre les causes qui tendent à le détruire. A un certain âge, la surface triturante des dents est presque toujours plus ou moins privée de sa couche émaillée.

Sur beaucoup de dents de mammifères, l'émail ne se borne pas à recouvrir l'ivoire de la couronne; l'émail forme en quelque sorte des replis intérieurs dans l'épaisseur de l'ivoire, de manière que si l'on pratique des coupes horizontales sur les dents de cette espèce, la section divise à la fois des lames d'ivoire et des lames d'émail. Les dents qui présentent cette disposition sont désignées sous le nom de dents *composées*, par opposition aux dents de l'homme et aux dents analogues aux siennes, et qu'on nomme dents *simples*. On observe des dents composées chez la plupart des animaux herbivores, chez lesquels le broiement est à peu près le seul mode de division des aliments. Cette disposition rend évidemment l'usure des dents plus lente, puisque les replis de l'émail entrent *de champ* dans l'épaisseur de la couronne. Malgré cette disposition protectrice, l'usure de la couronne des dents n'en est pas moins un fait naturel chez les ruminants et les solipèdes. Il est vrai que la racine continue à croître et se porte au dehors, pour suppléer en partie la couronne détruite. C'est pour cette raison que l'inspection des dents fournit sur l'âge approximatif de ces animaux des renseignements assez précis.

La forme des dents est appropriée à leurs usages. Les *incisives* n'ont point, à proprement parler, de surface de mastication. Ce sont des lames qui coupent, en se rencontrant, à la manière des ciseaux. Les *canines* n'ont point chez l'homme d'usage bien caractérisé, car elles dépassent à peine le niveau des autres dents. Elles jouent cependant un rôle dans la mastication des substances élastiques (tendons, ligaments), très-réfractaires à l'action des mâchoires, en perforant et en dissociant ces substances. On se sert encore des dents canines pour briser des corps résistants. La dent canine étant pointue, la pression qu'elle exerce est énergique, parce qu'elle est concentrée en un point, au lieu d'être répartie sur une surface, comme pour les molaires. Les *molaires* présentent de véritables surfaces de mastication; ce sont elles, à proprement parler, qui *mâchent* les aliments.

§ 23.

Mouvements des mâchoires. — Les dents sont mises en mouvement par les mâchoires, avec lesquelles elles sont solidement articulées. Chez l'homme, la mâchoire supérieure fait corps avec les os de la tête, et ne peut être mue qu'avec la tête elle-même. La mâchoire inférieure, au contraire, s'éloigne ou se rapproche de la mâchoire supérieure à l'aide d'une articulation mobile. La cavité articulaire, qui reçoit le condyle du maxillaire inférieur, est creusée sur l'os temporal, derrière la racine transverse de l'apophyse zygomatique. Cette cavité, plus grande que le condyle articulaire du maxillaire qu'elle reçoit, permet à ce condyle de se déplacer dans les divers mouvements de la mâchoire. La *direction* des condyles du maxillaire inférieur est intimement liée avec la nature des mouvements que cet os peut exécuter. Chez l'homme, ces condyles ne sont dirigés ni horizontalement, comme chez les carnassiers, ni dans le sens antéro-postérieur, comme chez les rongeurs; ils ne sont point non plus constitués par des surfaces à peu près planes, comme chez les ruminants; chez l'homme, la direction et la forme des condyles tiennent de toutes celles dont nous venons de parler : l'homme est donc à la fois herbivore et carnivore, non-seulement par ses dents, mais encore par ses mâchoires (Voy. § 58).

Le condyle articulaire de la mâchoire inférieure de l'homme est oblique de dehors en dedans et d'avant en arrière; cette obliquité est telle, qu'elle est bien plus voisine de la direction transversale que de la direction antéro-postérieure.

La mâchoire inférieure, par son élévation et son abaissement, détermine les divers changements qui surviennent pendant la mastication dans les dimensions verticales de la bouche. La mâchoire supérieure, fixée à la tête, est immobile. Mais il est aisé de se convaincre, en observant attentivement une personne qui mange, qu'à chaque mouvement d'abaissement de la mâchoire inférieure correspond, du côté de la tête, un mouvement de flexion en arrière sur le cou, de manière que le maxillaire supérieur est entraîné en haut, avec la tête tout entière, par un mouvement qui s'exécute dans l'articulation de la tête avec la colonne vertébrale. Ce mouvement de totalité de la tête, qu'on peut supprimer à volonté, ne concourt d'ailleurs que pour une faible part dans l'écartement des mâchoires, presque entièrement déterminé par l'abaissement du maxillaire inférieur. Le maxillaire inférieur peut encore exécuter d'autres mouvements que ceux d'abaissement et d'élévation : il peut être porté à droite ou à gauche, il peut être attiré en avant et ramené en arrière. Les dents molaires n'exercent, en effet, leur action triturante qu'à la condition de *frotter* leurs surfaces de mastication les unes contre les autres.

Les mouvements de l'os maxillaire inférieur présentent plusieurs particularités assez remarquables. Lorsque la mâchoire inférieure s'abaisse, le centre du mouvement n'est point, comme on serait tenté de le supposer, dans l'articulation temporo-maxillaire. Il est aisé de s'assurer sur soi-même, en plaçant son doigt en avant du conduit auditif externe, que le condyle articulaire du maxillaire inférieur abandonne la cavité glénoïde et se porte en *avant*, à mesure que le menton s'abaisse en se portant en arrière. Le centre du mouvement n'est donc point dans l'articulation. Le mouvement a lieu autour d'un axe *fictif*, qui traverserait les deux branches montantes du maxillaire inférieur au niveau du trou dentaire inférieur (Voy. fig. 1, C). Autour de cet axe comme centre, la partie supérieure de la branche montante du maxillaire décrit un arc de cercle en se dirigeant en avant, tandis que la partie du maxillaire sous-jacente à l'axe fictif dont nous parlons exécute un arc de cercle en sens contraire. La distance comprise entre l'axe du mouvement et les dents incisives l'emportant de beaucoup sur la distance de cet axe au condyle articulaire, il en résulte que l'arc de cercle décrit par les dents incisives est plus grand que celui qu'exécute le condyle articulaire. Aussi, pour un écartement de 3 centimètres entre les incisives D, E, la course du condyle en avant (c'est-à-dire de B en A) est de 1/2 centimètre environ.

Fig. 1.

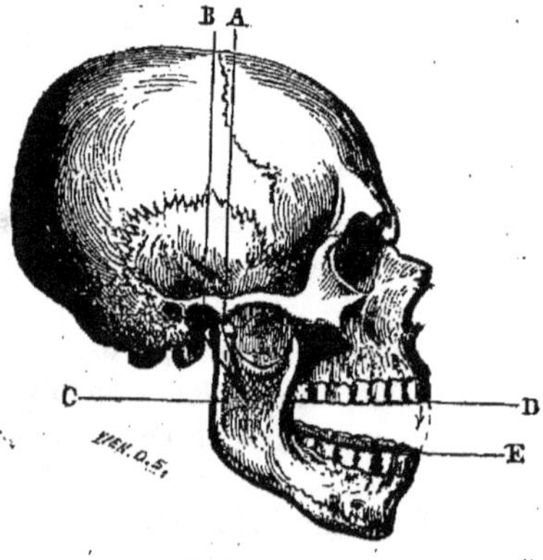

A, condyle articulaire de l'os maxillaire inférieur.
B, cavité glénoïde. Le condyle l'abandonne dans le mouvement d'abaissement de la mâchoire.
C, point du maxillaire inférieur correspondant à l'axe fictif du mouvement.
D, E, arcades dentaires supérieure et inférieure.

On a souvent cherché pourquoi le centre du mouvement de la mâchoire inférieure, transporté hors de l'articulation, correspond précisément au niveau du trou dentaire par lequel s'engagent les vaisseaux et les nerfs dentaires inférieurs. M. P. Bérard a fourni à cet égard une explication, basée sur la connaissance anatomique des parties, que l'expérience sur le cadavre justifie pleinement. On sait qu'indépendamment de la capsule d'articulation qui retient assez lâchement le condyle articulaire du maxillaire inférieur dans la cavité glénoïde du temporal, d'autres ligaments accessoires, placés dans le voisinage, contribuent à la solidité de l'articulation. Tels sont les ligaments stylo-maxillaire et sphéno-maxillaire. Or, le ligament sphéno-maxillaire, qui s'insère en haut à l'épine du sphénoïde, vient se terminer en bas, en s'élargissant, à la lèvre épineuse du trou dentaire inférieur. Lorsque la mâchoire inférieure est tirée par en bas par ses muscles abaisseurs, le ligament sphéno-maxillaire inextensible transporte le centre fixe du mouvement au niveau de son insertion au trou dentaire, et dès lors le condyle articulaire de la mâchoire se meut en avant, à mesure que la mâchoire s'abaisse. La laxité de la capsule de l'articulation temporo-maxillaire, qui permet au condyle des mouvements assez étendus, et aussi la contraction du muscle ptérygoïdien externe, qui entraîne en avant le condyle, concourent également à ce résultat.

Le condyle articulaire, en se déplaçant en avant, dans les mouvements d'abaissement de la mâchoire, sort de la cavité glénoïde proprement dite, et se place au-dessous de la racine transverse de l'apophyse zygomatique (Voy. fig. 1, A). Au lieu de correspondre à une surface articulaire concave, comme l'est la cavité glénoïde, le condyle vient donc se mettre en rapport avec une surface convexe, comme il l'est lui-même. Les accidents de luxation seraient dès lors imminents dans tous les mouvements de la mâchoire, s'il n'existait dans l'articulation un *ménisque* ou cartilage interarticulaire, tellement disposé que, dans tous les mouvements de la mâchoire, le condyle se trouve toujours correspondre à une surface concave, alors même qu'il est en rapport avec la racine transverse de l'apophyse zygomatique. A cet effet, le ménisque est *biconcave*. Dans l'état de repos de la mâchoire inférieure, il est couché obliquement entre la partie antérieure du condyle articulaire et la partie postérieure de la racine transverse de l'apophyse zygomatique. Lorsque la mâchoire s'abaisse, le condyle articulaire se porte en avant, et en même temps qu'il roule sur la surface concave du ménisque qui le regarde, ce ménisque lui-même glisse, par sa face concave opposée, sur la racine de l'apophyse zygomatique. Le ménisque interarticulaire accompagne par conséquent le condyle articulaire dans tous les moments de son déplacement, et lui présente toujours une surface concave de réception. Le mouvement du ménisque interarticulaire est d'ailleurs associé à celui du condyle par le muscle ptérygoïdien externe, qui non-seulement s'insère sur le col du condyle, mais aussi sur le ménisque lui-même. Ce muscle entraîne donc à la fois en avant et le condyle et le ménisque.

§ 24.

Des muscles qui meuvent les mâchoires. — Les muscles *abaisseurs* de la mâchoire inférieure sont placés à la région sus-hyoïdienne. Ce sont : le *ventre antérieur du digastrique*, le *génio-hyoïdien*, le *mylo-hyoïdien*. Le ventre antérieur du digastrique s'insère d'une part à l'os hyoïde, de l'autre au maxillaire inférieur dans la fossette digastrique, au-dessous des apophyses géni. Le génio-hyoïdien s'insère d'une part au bord supérieur de l'os hyoïde, et de l'autre aux tubercules inférieurs des apophyses géni. Le mylo-hyoïdien s'insère d'une part au corps de l'os hyoïde, et de l'autre à la ligne mylo-hyoïdienne du maxillaire inférieur.

Dans les mouvements d'abaissement peu prononcés de la mâchoire, l'os hyoïde, sur lequel les muscles abaisseurs de la mâchoire prennent leur point fixe, est simplement fixé par les muscles sous-hyoïdiens. Quand l'abaissement est porté très-loin, l'os hyoïde est attiré en bas d'une manière très-manifeste par le raccourcissement des muscles sous-hyoïdiens, c'est-à-dire du *sterno-hyoïdien*, du *sterno-thyroïdien* et de l'*omoplato-hyoïdien*.

Le muscle *ptérygoïdien externe* (Voy. fig. 3, p. 52) agit aussi dans les mouvements d'abaissement de la mâchoire inférieure, ainsi que nous l'avons dit, en tirant en avant le condyle articulaire et le cartilage interarticulaire.

Quant aux puissances qui agissent sur la tête pour la faire fléchir légèrement en arrière sur le cou en même temps que la mâchoire inférieure s'abaisse, il est probable que ce léger mouvement n'est pas produit par les muscles de la région postérieure du cou, tels que le splénius, les complexus, les grands et petits droits postérieurs de la tête. Ce mouvement est produit très-vraisemblablement par le *ventre postérieur*[1] *du muscle digastrique*, qui prend en ce moment son point fixe, comme les muscles abaisseurs de la mâchoire inférieure, sur l'os hyoïde. On objectera que le muscle digastrique est un muscle bien faible, en comparaison des muscles extenseurs de la tête ; on dira aussi qu'il s'insère à peine à 1 centimètre en arrière de la ligne qui passe par le centre des condyles de l'occipital, ou, en d'autres termes, que le bras de levier par lequel il peut agir sur la tête pour la mouvoir dans l'articulation occipito-atloïdienne est très-court. Mais cette objection perd beaucoup de sa valeur, quand on réfléchit que la tête est sensiblement en équilibre sur la colonne vertébrale, et qu'il suffit d'une force même très-faible pour la fléchir en avant ou en arrière.

Le ventre antérieur du muscle digastrique est, par excellence, le muscle abaisseur de la mâchoire inférieure ; il est placé le plus favorablement à cet effet, c'est-à-dire le plus loin du centre du mouvement ; il agit presque seul dans les mouvements peu prononcés d'abaissement, comme le sont la

[1] Le ventre postérieur du muscle digastrique s'insère d'une part à l'os hyoïde, et de l'autre dans la rainure digastrique de l'apophyse mastoïde.

plupart des mouvements de la mastication. Il est permis de penser que l'autre partie du muscle, c'est-à-dire son ventre postérieur, conspire également au même but, c'est-à-dire à l'ouverture de la bouche. C'est en effet dans les mouvements modérés de la mastication que le mouvement de la tête en arrière est le plus prononcé.

Les muscles *élévateurs* de la mâchoire sont beaucoup plus puissants que les abaisseurs. Les abaisseurs n'ont qu'une faible résistance à vaincre pour entraîner par en bas la mâchoire, qui, abandonnée à son propre poids, a une tendance naturelle à s'écarter de la mâchoire supérieure. Les élévateurs, au contraire, doivent non-seulement élever la mâchoire, mais encore l'appliquer avec force contre la mâchoire supérieure, et vaincre des résistances souvent considérables. Les muscles élévateurs de la mâchoire inférieure sont : le *temporal*, le *masseter*, le *ptérygoïdien interne*.

Le temporal (fig. 2, A) s'insère en haut dans toute l'étendue de la fosse temporale, et en bas à l'apophyse coronoïde du maxillaire inférieur.— Le masseter (fig. 2, B, C) s'insère en haut au bord inférieur et à la face interne de l'apophyse zygomatique, ainsi qu'au bord inférieur de l'os de la pommette, et en bas à la face externe du maxillaire inférieur, depuis l'angle jusqu'à la partie moyenne de la branche horizontale de cet os.—Le ptérygoïdien interne (Voy. fig. 3, p. 52) s'insère en haut dans la fosse ptérygoïde, et en bas à la face interne du maxillaire inférieur, dans le voisinage de l'angle de cet os.

Fig. 2.

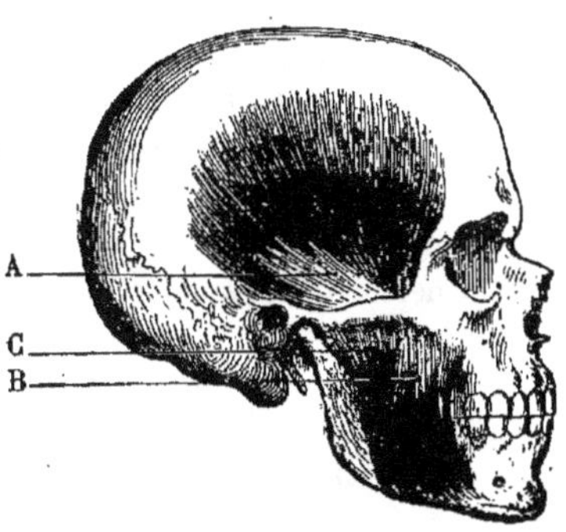

A, muscle temporal.
B, muscle masseter (portion superficielle).
C, portion profonde du masseter.

Dans les efforts de la mastication, ces muscles, ainsi qu'il est facile de le voir, agissent la plupart du temps assez loin de la résistance qu'ils doivent vaincre. Lorsque des corps *résistants* sont placés entre les incisives, par exemple, le bras de levier de la *résistance* est représenté par la distance qui séparerait deux verticales menées l'une par les incisives, l'autre par le *point d'appui* [1], c'est-à-dire par l'articulation temporo-maxillaire. Ce bras de levier a une assez grande longueur. Le bras de levier de la *puissance*, compris entre le point d'application de la force (insertion des mus-

[1] Nous venons de dire que le *centre des mouvements* de la mâchoire inférieure était reporté autour d'un axe fictif qui traverserait vers leur partie moyenne les portions montantes de l'os maxillaire inférieur. Mais le *point d'appui* du levier, représenté par l'os maxillaire inférieur, n'en est pas moins toujours au point où le condyle s'appuie sur la surface résistante de l'os temporal; seulement *ce point d'appui est à chaque instant variable*, à cause du mouvement en avant des condyles.

cles élévateurs sur l'os maxillaire inférieur) et le *point d'appui*, ne mesure que la distance qui séparerait deux verticales abaissées, l'une à 2 centimètres environ en avant de l'angle de la mâchoire inférieure, et l'autre par l'articulation temporo-maxillaire. Le bras de la puissance est par conséquent moins grand que celui de la résistance. C'est là une disposition assez défavorable sous le rapport mécanique. La puissance considérable des muscles élévateurs de la mâchoire inférieure en atténue les effets. Lorsque nous voulons briser entre nos dents des corps solides, nous les introduisons aussi loin que possible entre les dents molaires, afin de diminuer le bras de la résistance et augmenter ainsi les effets de la force.

Les muscles élévateurs de la mâchoire inférieure, le temporal, le masseter et le ptérygoïdien interne, sont des muscles épais, qui, eu égard à leur longueur, comprennent un grand nombre de fibres charnues [1]. Leur contraction est assez énergique pour que nous puissions, à l'aide des mâchoires serrées les unes contre les autres, soulever des corps pesants et briser des substances extrêmement résistantes. Certains hommes présentent parfois, sous ce rapport, une puissance extraordinaire.

Indépendamment des mouvements d'élévation et des mouvements d'abaissement, la mâchoire inférieure exécute encore des mouvements *latéraux*, des mouvements d'*arrière en avant* et d'*avant en arrière*.

Les mouvements *latéraux* de la mâchoire inférieure, chez l'homme, sont assez bornés. Le maxillaire inférieur n'est pas, comme chez quelques animaux herbivores, porté tout d'une pièce à droite et à gauche. L'articulation temporo-maxillaire de l'homme ne permet pas au condyle d'un côté de se porter en dedans, tandis que le condyle du côté opposé se porterait en dehors. La forme de la cavité glénoïde s'oppose à ce mode de déplacement. Voici comment ce mouvement s'exécute. Lorsque l'arcade dentaire inférieure se porte d'un côté, le condyle du côté opposé est tiré en avant par la contraction de son muscle ptérygoïdien externe (Voy. fig. 3, B). Le condyle du côté où se porte la mâchoire est à peu près immobile dans sa cavité articulaire. Dans ce mouvement de latéralité de la mâchoire, l'os maxillaire inférieur décrit par conséquent un arc de cercle autour de l'un des condyles, comme centre. Ajoutons que le condyle autour duquel s'opère le mouvement de ré-

Fig. 3.

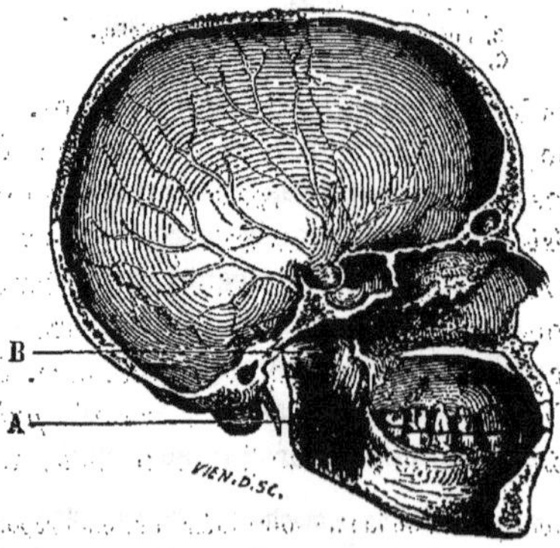

A, muscle ptérygoïdien interne.
B, muscle ptérygoïdien externe.

[1] La *force* des muscles est subordonnée au *nombre* des fibres musculaires, chacune d'elles ayant sa force propre, qui est une partie de la force totale.

volution est très-légèrement porté en dehors. Les muscles ptérygoïdiens externes sont les agents par excellence des mouvements de latéralité, et ils agissent alternativement dans les mouvements à droite et à gauche [1]. Le muscle ptérygoïdien interne, vu la direction oblique de ses fibres (fig. 3, A), agit aussi, mais plus faiblement, dans le mouvement de latéralité, en se contractant du même côté que le ptérygoïdien externe.

Dans le mouvement *en avant* de la mâchoire inférieure, l'arcade dentaire inférieure, placée normalement un peu en arrière de la supérieure, se met de niveau avec elle, ou peut même la dépasser en avant. La contraction simultanée des deux muscles ptérygoïdiens externes détermine ce mouvement. La contraction simultanée des deux ptérygoïdiens internes y contribue également. La mâchoire, préalablement portée en avant, est replacée dans sa position naturelle, et par conséquent ramenée *en arrière* par la cessation d'action des puissances musculaires qui l'avaient portée en avant, et aussi par les fibres postérieures des muscles temporaux et par la couche profonde des muscles masseters (Voy. fig. 2, p. 51).

Les divers mouvements de la mâchoire, déterminés par le jeu des muscles, sont subordonnés, par l'intermédiaire des agents musculaires, à l'influence des nerfs. Les muscles temporaux, les masseters, les ptérygoïdiens internes et externes, le muscle digastrique (le ventre antérieur), le muscle mylo-hyoïdien, sont animés à cet effet par le nerf maxillaire inférieur. Les recherches anatomiques et les vivisections ont prouvé de la manière la moins équivoque que la partie du nerf maxillaire inférieur qui va se répandre dans les muscles correspond à la racine non ganglionnaire, ou racine *motrice* du nerf de la cinquième paire ou trijumeau ; c'est pour cette raison que la racine non ganglionnaire du nerf de la cinquième paire, ainsi que la portion correspondante du nerf maxillaire inférieur qui se rend aux mucsles, est quelquefois désignée sous le nom de *nerf masticateur*.

Le muscle génio-hyoïdien reçoit ses filets nerveux du nerf hypoglosse, qui est aussi un nerf de mouvement. C'est aussi un nerf de mouvement, le nerf de la septième paire ou nerf facial, qui anime le ventre postérieur du muscle digastrique. Enfin, les muscles sous-hyoïdiens reçoivent leurs rameaux nerveux du plexus cervical.

§ 25.

Rôle des joues, des lèvres et de la langue. — Les muscles des *lèvres* et des *joues*, qui comprennent une grande partie des muscles de la face, agissent en même temps que les mâchoires dans les divers mouvements de la mastication, et replacent sans cesse sous les arcades dentaires les parcelles alimentaires que la pression des dents fait déborder dans la gout-

[1] Le muscle *ptérygoïdien externe* s'insère d'une part sur la face externe de l'aile externe de l'apophyse ptérygoïde et sur la partie inférieure de la face latérale du sphénoïde, et d'autre part à la partie antérieure du col du condyle du maxillaire inférieur et au fibro-cartilage interarticulaire de l'articulation temporo-maxillaire.

tière demi-circulaire qu'elles circonscrivent. Les lèvres agissent aussi, nous l'avons vu, dans les divers modes de préhension des aliments solides et liquides. Les lèvres sont pourvues à cet effet d'un muscle orbiculaire destiné à fermer l'ouverture de la bouche, et de muscles insérés comme des rayons sur les divers points de la circonférence de l'ouverture buccale, et qui agrandissent cette ouverture. Ces divers muscles, en agissant simultanément, ou tour à tour, peuvent aussi donner à l'ouverture de la bouche les formes les plus variées.

La *langue*, qui sert à l'articulation des sons, à la préhension des aliments et aux actes mécaniques de la déglutition, ne reste pas inactive dans les mouvements de la mastication; elle en est en quelque sorte le régulateur. C'est elle qui place l'aliment sous les arcades dentaires, qui va chercher celui-ci dans les diverses parties de la bouche et le ramène à chaque instant sous les mâchoires; c'est elle qui rassemble les parcelles alimentaires éparses en une petite masse disposée à la déglutition. Elle écrase aussi contre la voûte palatine les substances d'une faible consistance, préalablement ramollies par la salive.

Les mouvements de la langue sont des plus variés, et en rapport avec les muscles nombreux qui entrent dans sa composition. Indépendamment des muscles *génio-glosses*, *hyo-glosses* et *stylo-glosses*, qui ont des points d'insertion fixe aux os et qui forment une grande partie de ses fibres longitudinales et transversales, la langue a encore des *fibres propres* dirigées longitudinalement, transversalement et obliquement, qui prennent leur point d'insertion fixe soit au derme muqueux, soit au plan fibro-cartilagineux médian, placé perpendiculairement dans la partie centrale de la langue. A l'aide de ces muscles diversement dirigés, et qui parcourent toute l'étendue de la langue ou seulement des fractions de la langue, celle-ci peut être portée en avant, en arrière, en haut, en bas, sur les côtés; elle peut éprouver, dans les diamètres verticaux, longitudinaux, horizontaux, des changements considérables, soit de totalité, soit partiels. La langue, liée à l'os hyoïde par le muscle hyo-glosse, peut aussi être entraînée dans sa totalité, et d'une petite quantité, par les mouvements de cet os.

Les mouvements des muscles des lèvres et des joues sont sous la dépendance du nerf de la septième paire, ou nerf facial, par l'intermédiaire des rameaux sous-orbitaires, buccaux et mentonniers. La membrane muqueuse qui tapisse la face interne des lèvres et des joues reçoit ses filets sensitifs de la cinquième paire de nerfs, ou trijumeaux, par l'intermédiaire de la branche maxillaire supérieure (lèvre supérieure) et de la branche maxillaire inférieure (joues et lèvre inférieure). La paralysie du mouvement des lèvres et des joues n'entrave pas d'une manière absolue la mastication, mais elle la rend plus difficile. La paralysie du sentiment, ou l'abolition de la sensibilité de ces mêmes parties, entraîne des effets analogues. L'aliment n'étant plus senti par les joues, celles-ci remplissent mal leurs fonctions et se présentent parfois sous les dents, quand celles-ci s'appliquent les unes contre les autres.

Les mouvements de la langue sont sous l'influence du nerf hypoglosse, lequel épuise ses filets nerveux dans les fibres musculaires de cet organe. La section de ce nerf entraîne la perte des mouvements de la langue. La sensibilité de la langue, en rapport, dans sa portion libre, avec le nerf lingual, branche de la cinquième paire, joue aussi son rôle dans la mastication. La langue, qui va chercher dans toutes les parties de la bouche les parcelles alimentaires pour les placer sous les surfaces triturantes des dents, doit *sentir* ces parcelles pour les diriger convenablement et assurer ainsi l'accomplissement régulier de la fonction. Sa sensibilité la préserve également contre la rencontre des arcades dentaires.

§ 26.

Déglutition. — Les aliments, divisés par les dents et humectés par la salive, passent de la bouche dans le pharynx, du pharynx dans l'œsophage et de l'œsophage dans l'estomac. C'est à la succession des actes musculaires qui ont pour but le transport de l'aliment de la bouche dans l'estomac qu'on donne le nom de déglutition.

La déglutition peut s'exercer sur les solides et sur les liquides. Les aliments solides sont d'ailleurs, la plupart du temps, réduits en une pâte demi-liquide, susceptible de se mouler sur le canal à parcourir. Par les mouvements de déglutition, on peut encore faire parvenir de petites quantités d'air dans l'œsophage et jusque dans l'estomac. La salive, mélangée aux aliments et avalée avec eux, l'eau et les boissons diverses dont nous faisons usage, et la plupart des aliments, contiennent aussi de petites proportions d'air ou d'autres gaz.

Les divers mouvements en vertu desquels l'aliment est avalé s'enchaînent et se succèdent avec une grande rapidité. Afin de les mieux saisir, il n'est pas inutile d'introduire dans leur étude quelques divisions *artificielles*. Dans un premier temps, l'aliment *parcourt la cavité de la bouche* et s'avance jusqu'à ses limites postérieures, c'est-à-dire jusqu'à l'isthme du gosier, borné en bas par la base de la langue, et sur les côtés par les piliers antérieurs du voile du palais. Dans un second temps, l'aliment, à sa sortie de la bouche, *parcourt le pharynx*, qui s'avance au-devant de lui pour le recevoir. Dans un troisième temps, l'aliment *parcourt l'œsophage* jusqu'à l'estomac.

Le premier temps de la déglutition est seul soumis à l'influence de la volonté. Les deux autres temps sont involontaires, et le bol alimentaire chemine sous ce rapport dans le pharynx et dans l'œsophage, comme il chemine dans toutes les parties du tube digestif. L'aliment, une fois parvenu à l'isthme du gosier, est saisi par le pharynx par une sorte de mouvement convulsif ou spasmodique, et l'aliment traverse cette cavité presque instantanément. Il résulte de cette instantanéité que le conduit toujours béant du pharynx (conduit commun à l'appareil de la digestion et à l'appareil respiratoire) se trouve libre entre chaque effort de déglutition et peut livrer passage à l'air inspiré. Dans l'œsophage, le mouvement de l'aliment, involontaire aussi, est beaucoup plus lent que dans le pharynx.

Premier temps. — L'aliment, divisé par les dents et insalivé, est ramené des divers points de la cavité de la bouche, à l'aide de la langue, des lèvres et des joues, sur la face dorsale de la langue. Alors la bouche se ferme, et la langue s'applique successivement de sa pointe vers sa base sur la voûte palatine, contre laquelle elle presse le bol alimentaire. Pour employer une expression vulgaire, la langue fait *gros dos* d'avant en arrière, et le bol alimentaire se trouve ainsi chassé de proche en proche jusqu'à l'isthme du gosier.

Pour que le premier temps de la déglutition s'accomplisse régulièrement, il faut nécessairement que la langue, qui en est l'organe essentiel, ne soit pas paralysée. Il faut aussi qu'elle existe, car on a vu l'absence congénitale de la langue. Dans ces divers cas, il devient souvent nécessaire de pousser le bol alimentaire avec le doigt jusqu'à l'isthme du gosier, où les mouvements involontaires du pharynx s'en emparent. Il faut aussi que la voûte palatine, contre laquelle presse la langue, ne présente point de solution de continuité, car alors les aliments passeraient dans les fosses nasales. Lorsqu'il existe une perforation de la voûte palatine, on remédie à ce grave inconvénient par l'application d'un obturateur.

Dans le premier temps de la déglutition, l'aliment est donc pressé entre la face dorsale de la langue et la voûte palatine. Mais la voûte palatine n'est osseuse que dans la partie antérieure de la bouche ; elle est membraneuse en arrière et constituée par le voile du palais. Or, cette portion membraneuse de la voûte palatine ne peut offrir à la langue, qui s'applique contre elle, une résistance suffisante qu'à la condition d'être tendue par les muscles *péristaphylins externes*, et en même temps tirée par en bas par la contraction des muscles placés dans l'épaisseur des piliers antérieurs du voile du palais, ou *glosso-staphylins*. Les muscles glosso-staphylins se réunissent supérieurement sur le voile du palais, en se fixant sur la membrane fibreuse qui forme la charpente du voile du palais. En bas, ils se perdent sur les côtés de la langue, au milieu des fibres des muscles styloglosses.

L'aliment est parvenu à l'isthme du gosier, mais il n'est pas encore dans le pharynx. Il survient alors dans le plancher charnu de la bouche sous-jacent à la langue, principalement constitué par les *mylo-hyoïdiens*, une contraction énergique, qui, agissant à la manière d'une sangle, applique avec plus d'énergie la base de la langue contre la voûte du palais, et détermine le départ du bol alimentaire, ou son entrée dans le pharynx. Ce mouvement, parfaitement décrit par M. Bérard, est des plus manifestes, et facile à sentir sur soi-même. Il faut ajouter que, quand la contraction du plancher inférieur de la bouche survient pour faire passer le bol alimentaire dans le pharynx, les mouvements de celui-ci ont lieu d'une manière simultanée : il s'élève, et il accommode son canal au passage de l'aliment.

Deuxième temps. — L'aliment parcourt le pharynx avec une grande rapidité. Préalablement élevé par les muscles qui s'insèrent autour de lui, le pharynx représente, au moment où il reçoit l'aliment, un canal très-court, dont tous les orifices, autres que celui de l'œsophage par en bas, sont fermés. Aussitôt que l'aliment est parvenu dans ce canal par la contraction de la base de la langue et du plancher inférieur de la bouche, les forces musculaires qui avaient élevé le pharynx cessent d'agir, celui-ci reprend sa position et ses dimensions verticales. Le bol alimentaire, en quelque sorte saisi par la partie inférieure du pharynx, venue au-devant de lui, se trouve ainsi à l'entrée de l'œsophage lorsque le pharynx retombe, et le second temps de la déglutition est terminé.

Quel est le mécanisme de l'élévation du pharynx pendant le second temps de la déglutition? Comment les orifices du larynx et des fosses nasales, que le bol alimentaire doit éviter, se trouvent-ils fermés sur son passage? Examinons ces deux points.

Le pharynx n'est pas *élevé*, dans l'acception rigoureuse du mot; car ce canal, fixé par en haut à l'apophyse basilaire, n'est pas susceptible d'être déplacé dans sa totalité. Quand on dit que le pharynx *s'élève*, cela veut dire que son extrémité inférieure, mobile, est soulevée, et qu'elle tend à se rapprocher de son extrémité supérieure, immobile. On pourrait dire tout aussi justement qu'il se raccourcit dans le sens de sa longueur.

Le pharynx, intimement lié aux cartilages du larynx et à l'os hyoïde par ses muscles constricteurs inférieurs et constricteurs moyens, se trouve soulevé par l'action des muscles qui entraînent par en haut l'os hyoïde et le larynx. Le mouvement des cartilages du larynx est facile à apprécier, en plaçant le doigt sur le bord saillant du cartilage thyroïde (pomme d'Adam). Ce mouvement étant l'indice du soulèvement de l'extrémité inférieure du pharynx, il est aisé de constater sur soi-même que ce soulèvement est très-prononcé dans les mouvements de déglutition.

Les mouvements du pharynx sont facilités en arrière, sur la partie antérieure de la colonne cervicale, par un tissu cellulaire filamenteux très-lâche, dépourvu de tissu adipeux. La peau du cou, sous laquelle glissent en avant l'os hyoïde et les cartilages du larynx, est doublée par un tissu cellulaire de même nature.

Le pharynx, avons-nous dit, est principalement élevé par les muscles qui élèvent l'os hyoïde et le cartilage thyroïde. Ces muscles sont les *digastriques* (ventre antérieur), les *génio-hyoïdiens*, les *mylo-hyoïdiens* [1], les

[1] Les muscles *digastriques* (ventre antérieur), les génio-hyoïdiens et les mylo-hyoïdiens, ainsi que nous l'avons vu, sont *abaisseurs* de la mâchoire inférieure quand ils prennent leur point fixe sur l'os hyoïde. Ils sont *élévateurs* de l'os hyoïde, au contraire, quand ils prennent leur *point fixe* sur la mâchoire inférieure.

stylo-hyoïdiens[1], les *thyro-hyoïdiens*[2]. Les muscles *stylo-pharyngiens*[3] agissent aussi directement sur le pharynx dans ce but, et les muscles intrinsèques du pharynx (*constricteurs*), en prenant leur point d'insertion fixe sur le raphé médian postérieur et en tendant à ramener leurs fibres obliques à la direction horizontale, contribuent aussi au raccourcissement du conduit.

L'ouverture du larynx (Voy. fig. 5, *g*), toujours béante dans le pharynx pour le passage de l'air, se trouve fermée au moment du passage du bol alimentaire. L'agent de cette occlusion est l'épiglotte. Au moment où le pharynx est soulevé pour la déglutition, le larynx, soulevé aussi, est porté en même temps en avant. L'épiglotte rencontre la base de la langue, gonflée en ce moment, et cette lame cartilagineuse se renverse en arrière sur l'ouverture supérieure du larynx par un véritable mouvement de bascule.

L'ouverture des voies respiratoires ne se trouve pas seulement garantie par l'épiglotte, il y a en même temps dans l'intérieur même du larynx, comme l'expérience sur les animaux l'a démontré, occlusion des lèvres de la *glotte*. Cette occlusion des lèvres de la glotte, coïncidant avec les mouvements de déglutition, est une barrière, la plupart du temps inutile; car ni les aliments, ni les boissons ne pénètrent ordinairement dans les parties supérieures du larynx[4]. Lorsque par hasard cette introduction anormale a lieu, l'occlusion momentanée des lèvres de la glotte empêche le bol alimentaire de pénétrer plus loin, et il est expulsé par des efforts de toux.

M. Magendie, ayant enlevé l'épiglotte à des chiens, a remarqué que le bol alimentaire ne pénètre que rarement par déglutition dans les voies aériennes. Le fait se conçoit aisément, attendu que le larynx, dans les mouvements de la déglutition, s'engage profondément sous la base de la langue, qui, de son côté, se projette en arrière. De cette manière, l'ouverture des voies aériennes se trouve alors protégée assez efficacement. Cette protection n'est cependant tout à fait efficace qu'autant que l'épiglotte vient la compléter. Chez les chiens privés d'épiglotte, s'il est vrai que les aliments solides ne s'engagent qu'exceptionnellement dans les voies respiratoires, il n'en est pas de même des boissons, qui y pénètrent alors assez facilement.

L'ouverture des voies aériennes est donc triplement protégée contre l'introduction des aliments. La base gonflée de la langue (sous laquelle

[1] Le muscle *stylo-hyoïdien* s'insère d'une part à la partie postérieure de l'apophyse styloïde du temporal, et de l'autre au corps de l'os hyoïde.

[2] Le muscle *thyro-hyoïdien* s'insère d'une part sur la portion externe et sur la grande corne de l'os hyoïde, et d'autre part à la ligne oblique du cartilage thyroïde.

[3] Le muscle *stylo-pharyngien* s'insère d'une part à la base de l'apophyse styloïde du temporal, et de l'autre il s'épanouit sur la paroi musculaire du pharynx, entre les constricteurs moyen et inférieur et la membrane muqueuse du pharynx.

[4] Il est question ici de cette portion du larynx comprise entre les cordes vocales et l'ouverture supérieure du larynx, bordée par les replis arythéno-épiglottiques. C'est cette portion du larynx qu'on désigne souvent sous le nom de vestibule sus-glottique.

vient se cacher l'ouverture supérieure du larynx dans son mouvement en haut et en avant) forme une espèce de plan incliné qui éloigne le bol alimentaire du trajet respiratoire. L'épiglotte agit comme obturateur par excellence du larynx. La glotte enfin vient suppléer l'épiglotte, quand celle-ci se soulève dans des actes intempestifs de respiration ou de phonation.

Le voile du palais (fig. 5, *c*) joue à l'ouverture postérieure des fosses nasales (fig. 5, *b*) le même rôle que l'épiglotte à l'ouverture supérieure du larynx. C'est lui qui oppose un obstacle au retour des aliments par l'ouverture postérieure des cavités nasales. Ce n'est point toutefois par un mécanisme analogue à celui de l'épiglotte qu'il atteint ce but, c'est-à-dire qu'il ne s'applique point directement sur les ouvertures postérieures des fosses nasales ; ses insertions ne lui permettent pas de se renverser ainsi, Il remplit son rôle en se tendant à peu près horizontalement, tandis que la paroi postérieure du pharynx s'avance vers lui et l'embrasse. De cette manière, le pharynx se trouve séparé en deux parties, qui ne communiquent point entre elles. L'une, sus-jacente au voile du palais, correspond aux fosses nasales (portion nasale du pharynx ou sous-basilaire); l'autre, sous-jacente au voile du palais, ou portion buccale, se termine par en bas à l'œsophage. Cette dernière partie du pharynx est seule parcourue par les aliments.

Fig. 4.

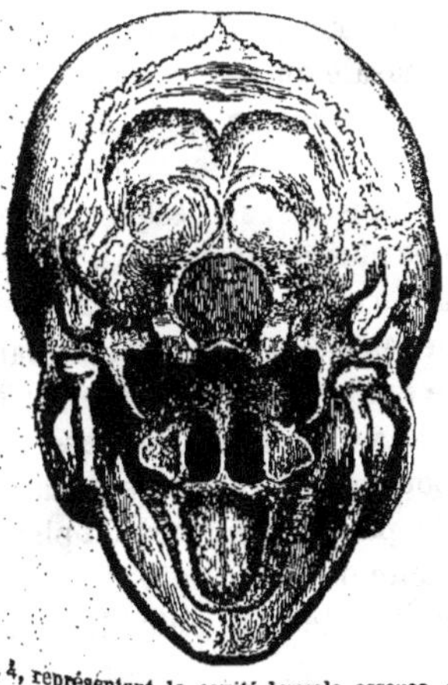

Fig. 4, représentant la cavité buccale osseuse et l'orifice postérieur des fosses nasales.

Fig. 5.

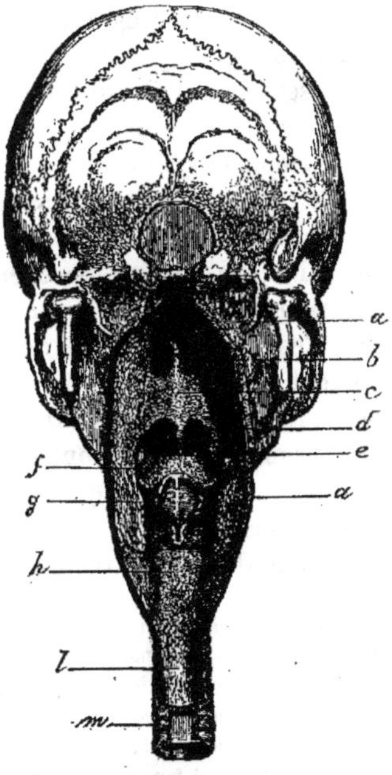

Fig. 5.

a, *a*, le pharynx ouvert par sa partie postérieure.
b, ouvertures postérieures des fosses nasales.
c, voile du palais vu par sa face postérieure.
d, la luette.
e, les amygdales.
f, la base de la langue.
g, ouverture supérieure du larynx surmontée de l'épiglotte relevée.
h, portion de l'œsophage correspondant à la paroi postérieure du larynx.
l, l'œsophage ouvert.
m, la trachée artère, située en avant de l'œsophage.

Le rôle que joue le voile du palais comme obturateur des fosses nasales en arrière est mis en évidence par la paralysie du voile du palais. Cette paralysie entraîne le reflux par le nez des aliments et des boissons au moment de la déglutition.

Les mouvements du voile du palais, pendant le deuxième temps de la déglutition, peuvent être observés en partie sur soi-même, à l'aide d'une glace. Comme il faut, pour voir au fond de la bouche, déprimer la langue avec son doigt, les conditions de la déglutition sont un peu changées; on peut acquérir ainsi, il est vrai, quelques notions assez satisfaisantes, mais elles ne sont ni complètes ni rigoureusement exactes. Le rapprochement de la paroi postérieure du pharynx ne peut d'ailleurs pas être observé ainsi. Des observations plus rigoureuses, et qui ne laissent rien à désirer, ont été faites sous ce rapport par MM. Bidder et Kobelt. Sur un jeune homme de vingt-deux ans qui avait perdu l'os maxillaire supérieur d'un côté, ainsi que l'os jugal, et dont on pouvait voir le voile du palais par sa face supérieure, M. Bidder a constaté qu'à chaque mouvement de déglutition le voile du palais, incliné naturellement par en bas, se rapprochait du plan horizontal. On pouvait voir aussi chez ce jeune homme la paroi postérieure du pharynx s'avancer à la rencontre du voile du palais. M. Kobelt a bien vu également ce mouvement de la paroi postérieure du pharynx chez un soldat qui avait reçu au cou un profond coup de sabre.

Dans le mouvement d'occlusion en vertu duquel le voile du palais et le pharynx forment ainsi un plancher musculo-membraneux, pour empêcher l'aliment de pénétrer dans la partie nasale du pharynx et de là dans les fosses nasales, il faut remarquer encore le rôle que jouent les muscles contenus dans les piliers postérieurs du voile du palais, ou muscles *pharyngo-staphylins* [1]. Les mouvements de ces muscles, sur lesquels Dzondi a fixé l'attention des physiologistes, sont des plus remarquables. En même temps que le voile du palais se tend, les deux muscles pharyngo-staphylins, en se contractant, marchent à la rencontre l'un de l'autre, de manière à diminuer tellement l'espace qui existe entre eux, qu'il disparaît presque. C'est ce qu'il est facile de constater dans un miroir. Ces muscles contribuent par conséquent puissamment, pour leur part, à séparer la partie nasale du pharynx de sa partie buccale. La paroi postérieure du pharynx, qui s'avance en avant pour concourir à cette occlusion, n'a plus, pour la compléter, qu'à s'appliquer contre l'espace resté libre entre les deux piliers postérieurs [2].

Le voile du palais exécute les mouvements dont nous venons de parler

[1] Les muscles *pharyngo-staphylins* se fixent par en haut sur la membrane fibreuse qui forme la charpente du voile du palais. Ses fibres se portent en bas sur les côtés du pharynx, sur lequel elles s'épanouissent, et elles vont enfin se terminer au bord postérieur du cartilage thyroïde.

[2] Le bol alimentaire passe donc, dans l'acte de la déglutition, dans l'espace compris entre les deux *piliers antérieurs* (isthme du gosier); mais il ne passe point entre les deux *piliers postérieurs*. Ceux-ci font partie à la fois du voile du palais et du pharynx, et ils contribuent à la formation du plancher musculo-membraneux *sous* lequel glisse l'aliment pour descendre dans le pharynx.

à l'aide des muscles membraneux qui entrent dans sa composition. Son mouvement d'élévation est déterminé par la contraction du *péristaphylin interne* [1]; le *péristaphylin externe* [2] entraîne par sa contraction la tension du voile du palais, à l'aide de son tendon réfléchi sur le crochet de l'aile interne de l'apophyse ptérygoïde. Quant à la luette, dont le rôle est sans doute de compléter l'occlusion entre la partie nasale et la partie buccale du pharynx, en venant s'interposer dans l'angle de rencontre des deux piliers postérieurs contractés, quant à la luette, dis-je, ses mouvements d'élévation et de raccourcissement sont sous la dépendance du muscle *palato-staphylin* [3].

Les mouvements par lesquels le pharynx rapproche sa partie postérieure contre le voile du palais sont déterminés par la contraction des muscles qui diminuent l'aire de ce conduit, c'est-à-dire les *constricteurs* [4]. A cet effet, les constricteurs prennent leurs points d'insertion fixe en avant : le supérieur sur les apophyses ptérygoïdes, le moyen à l'os hyoïde, et l'inférieur au cartilage thyroïde.

Le voile du palais reçoit ses nerfs de sensibilité du maxillaire supérieur, branche de la cinquième paire. Le péristaphylin externe reçoit son filet moteur de la branche motrice de la cinquième paire, par l'intermédiaire du maxillaire inférieur. Les autres muscles du voile du palais reçoivent les leurs du glanglion sphéno-palatin et du plexus pharyngien.

La membrane muqueuse du pharynx et les muscles du pharynx reçoivent leurs filets sensitifs et leurs filets moteurs du nerf glosso-pharyngien et du nerf pneumogastrique.

Troisième temps.—Le bol alimentaire, arrivé au commencement de l'œsophage, chemine dans ce conduit comme il cheminera dans les autres parties du tube digestif, en vertu du mouvement péristaltique. Le mouvement du bol alimentaire dans l'œsophage est favorisé par l'épaisseur de la tunique musculeuse de ce conduit. L'œsophage est remarquable aussi par l'épaisseur de l'épithélium (épithélium pavimenteux stratifié), qui re-

[1] Le muscle *péristaphylin interne* s'insère en haut à la face inférieure du rocher, près de la trompe d'Eustache; en bas ses fibres deviennent horizontales et se perdent sur la membrane fibreuse du voile du palais.

[2] Le muscle *péristaphylin externe* s'insère en haut à la fossette scaphoïde de l'aileron interne de l'apophyse ptérygoïde et à la grande aile du sphénoïde; en bas il se réfléchit sur le crochet de l'aile interne de l'apophyse ptérygoïde. Devenu horizontal, il se perd sur la membrane fibreuse du voile du palais.

[3] Le muscle *palato-staphylin* est une petite bandelette musculaire placée sur la ligne moyenne et étendue de l'épine nasale, postérieure à la base de la luette.

[4] Les *constricteurs* du pharynx sont au nombre de trois. Le *constricteur supérieur* s'insère à l'aileron interne de l'apophyse ptérygoïde, à l'aponévrose buccinato-pharyngienne, et à la partie la plus reculée de la ligne mylo-hyoïdienne; en arrière, les deux parties du muscle se réunissent sur un raphé médian. Le *constricteur moyen* s'insère aux grandes et petites cornes de l'os hyoïde; en arrière, les deux parties du muscle se réunissent sur le raphé médian. Le *constricteur inférieur* s'insère à la ligne oblique du cartilage thyroïde, à la surface qui est en arrière de cette ligne, et sur les côtés du cartilage cricoïde; en arrière, les deux parties du muscle se réunissent sur le raphé médian.

vêt sa membrane muqueuse : ce conduit se trouve ainsi protégé contre la température souvent élevée des boissons, ou contre les aspérités des aliments incomplétement divisés par les dents. La pesanteur contribue à précipiter la marche du bol alimentaire dans l'œsophage, mais elle n'agit que très-accessoirement : c'est ce que prouvent et l'exemple des animaux, qui broutent la tête beaucoup plus basse que l'estomac, et celui des bateleurs, qui mangent et boivent la tête en bas. Les mouvements inspiratoires exercent sur la déglutition œsophagienne une influence accélératrice analogue à celle qu'ils exercent sur la circulation des gros troncs veineux de la poitrine. M. Goubaux adapte un tube à l'œsophage d'un cheval et il injecte par ce tube une grande quantité d'eau, de manière que le tube en reste rempli ; les choses étant en cet état, on observe qu'à chaque mouvement d'inspiration le liquide s'abaisse dans le tube dans la direction de l'estomac.

Les mouvements de l'œsophage sont sous l'influence des nerfs pneumogastriques. Lorsque, par la section de ces nerfs, on a paralysé l'œsophage, celui-ci se distend énormément, à mesure que les aliments pénètrent, sous l'influence de la déglutition et sous l'effort mécanique des dernières portions avalées.

§ 27.

Rôle de la salive dans la déglutition. — La salive joue un rôle important dans les phénomènes mécaniques de la déglutition. Lorsque la salive fait défaut dans la bouche, les mouvements de déglutition deviennent pénibles, et il y faut suppléer par l'introduction des boissons. L'aliment ne rencontre pas seulement dans l'intérieur de la cavité buccale des glandes salivaires nombreuses, mais tous les points de son parcours contiennent des follicules simples ou composés, qui sécrètent abondamment pour faciliter son glissement. Parmi les follicules composés, les amygdales, situées derrière l'isthme du gosier, sont remarquables par leur volume.

M. Bernard a fait, relativement au rôle mécanique de la salive, des expériences curieuses. Il pratique une plaie à l'œsophage d'un cheval, vers sa partie inférieure, et lui donne une ration d'avoine. L'animal mange l'avoine, malgré l'opération : tous les quarts de minute, les bols alimentaires se succèdent et se présentent à la plaie. Puis il coupe les deux conduits parotidiens et détourne ainsi la salive parotidienne, qui ne s'écoule plus dans la bouche. La déglutition devient alors plus difficile et plus lente : les bols ne se succèdent plus qu'à des intervalles de plus en plus éloignés, et la déglutition finit peu à peu par se suspendre.

M. Bernard, qui a examiné séparément la salive fournie par les diverses glandes de la bouche, pense que la salive parotidienne et celle des glandules labiales et molaires, en raison de leur *fluidité*, sont principalement en rapport avec la mastication, c'est-à-dire avec l'imbibition de l'aliment au moment où il est divisé par les mâchoires ; tandis que la salive des glandes sous-maxillaires, sub-linguales, et des glandules palatines, en raison de sa *viscosité*, rassemble (englue en quelque sorte) les parcelles de l'aliment sous forme de bol alimentaire, et entoure ce bol d'une couche adhérente et liquide en même temps, qui favorise son passage dans les voies de la déglutition. La salive des glandes sous-maxillaires et sub-linguales agit d'ailleurs aussi d'une manière différente de la salive parotidienne dans les phénomènes chimiques de la digestion (Voy. § 38 et 39).

§ 28.

Accumulation des aliments dans l'estomac. — Les diverses parties du tube digestif, traversées jusqu'ici par l'aliment, n'étaient en quelque sorte que des lieux de passage. L'aliment doit, au contraire, faire un assez long séjour dans l'estomac, pour y subir l'action des sucs digestifs [1]. Le pylore ne donne point passage aux aliments à mesure qu'ils arrivent par le cardia. Les aliments s'accumulent dans l'estomac comme dans un réservoir dont l'orifice de sortie serait fermé. Lorsque le repas est terminé, l'orifice cardiaque lui-même se ferme sur la masse alimentaire comme l'orifice pylorique. S'il en eût été autrement, la pression du diaphragme et des muscles abdominaux, dans les exercices un peu violents et dans les efforts de toux, de rire, de défécation, etc., eût fait refluer la masse alimentaire du côté de l'œsophage. L'estomac d'un chien vivant, celui d'un cheval, peuvent être pressés entre les mains après le repas, sans rien laisser sortir par leurs ouvertures. Lorsque la digestion est laborieuse et que l'aliment, incomplétement attaqué par les sucs digestifs, donne naissance, par sa décomposition, à un dégagement de gaz, l'orifice cardiaque s'ouvre souvent pour leur donner issue au dehors. Il arrive parfois que, malgré la compression énergique des muscles de l'abdomen, l'estomac comprimé ne peut pas vaincre la résistance que l'orifice cardiaque oppose à la sortie des gaz, et il en résulte des douleurs d'estomac assez vives. L'orifice cardiaque s'ouvre aussi dans les mouvements du vomissement.

L'estomac se dilate pour recevoir les aliments, car il est notablement revenu sur lui-même pendant l'état de vacuité. On peut constater le fait sur l'animal vivant. Sous l'influence de l'insufflation ou de l'introduction d'un liquide dans l'intérieur de l'estomac vivant, il acquiert des dimensions très-supérieures à celles qu'il possédait dans son état de vacuité. L'estomac, en se dilatant, glisse entre les feuillets du grand épiploon et de l'épiploon gastro-hépatique. Il change aussi de forme et de direction ; sa face antérieure tend à devenir supérieure et s'applique contre le diaphragme, et sa grande courbure s'avance en avant contre les parois abdominales.

[1] L'eau, qui n'a pas besoin d'être digérée pour être absorbée, traverse l'estomac sans s'y arrêter, quand elle est prise *à jeun*. Au bout d'une demi-minute, elle se présente à l'ouverture d'une fistule située au haut de l'intestin grêle d'un homme, et, au bout de six minutes, on la trouve dans le cœcum d'un cheval à jeun.

L'estomac, rempli d'aliments occupant dans l'abdomen un volume plus considérable que l'estomac vide, distend la cavité abdominale proportionnellement à la quantité des aliments ingérés. La cavité abdominale distendue réagit en comprimant les organes contenus dans son intérieur et même ceux qui sont placés au-dessus du diaphragme; de là le sentiment de gêne de la respiration qu'on éprouve après un repas copieux, et aussi le besoin d'uriner ou d'aller à la garde-robe, qui surviennent après ou même pendant le repas, lorsque la vessie ou l'intestin sont remplis de leurs produits d'excrétion.

§ 29.

Mouvements de l'estomac. — Pendant que les aliments sont contenus dans l'estomac, celui-ci ne reste pas inactif, et il agit par ses *mouvements*, pour faciliter le travail de la digestion stomacale, en présentant les diverses portions de la masse alimentaire à l'action du suc gastrique. Lorsqu'on a paralysé l'estomac des animaux par la section des nerfs pneumogastriques, la masse alimentaire n'est plus mélangée avec le suc gastrique par les mouvements de l'estomac. La partie de cette masse qui est en contact avec la muqueuse gastrique est encore attaquée, mais ses parties centrales ne le sont que très-incomplétement.

Il est des animaux qui ont la tunique musculaire de l'estomac très-épaisse. Cet estomac triture les aliments et remplit l'office de la mastication, qui fait à peu près défaut chez eux : tels sont les oiseaux, dont le bec ne fait que saisir la graine, tandis que le gésier la broie, lorsqu'elle est ramollie par le suc gastrique. Les mouvements de l'estomac de l'homme sont bien moins énergiques, et ils ne sont pas capables de briser les substances que la mastication n'a pas entamées.

On peut constater directement les mouvements de l'estomac. Si l'on met à découvert cet organe sur l'animal vivant, sur le chien ou sur le chat, par exemple, on observe un mouvement vermiculaire qui dure quelquefois pendant huit ou dix minutes. Lorsque ces mouvements ne se montrent pas spontanément, on peut les exciter à l'aide du galvanisme ou des excitants chimiques et mécaniques. Il est beaucoup plus facile de constater les mouvements de l'estomac lorsqu'il est rempli par les aliments que lorsqu'il est vide. Dans le premier cas, la contraction musculaire trouve en quelque sorte un point d'appui sur la masse alimentaire; dans le second cas, au contraire, les fibres musculaires de l'estomac, revenues sur elles-mêmes, ne se contractent plus que d'une manière peu sensible.

Les mouvements de l'estomac ont été mis en évidence, d'une manière indirecte, par un procédé assez ingénieux. M. Reclam fait jeûner des chiens; puis, quand ils sont affamés, il leur donne un lait riche en caséum. Le lait se coagule dans l'estomac. Il ouvre alors le chien, retire la masse coagulée, et il constate les sillons imprimés à sa surface par les contractions de l'estomac. Pour compléter sa démonstration et pour montrer le rôle que jouent les mouvements de l'estomac dans les phénomènes de la digestion, M. Reclam a fait une série de digestions artificielles dans des étuves à 37 degrés centigrades. Or, il résulte de ces expériences que la dissolution des matières placées dans le suc gastrique a été plus rapide dans les flacons qui ont été soumis en même temps à une *agitation permanente*.

Les mouvements de l'estomac de l'homme ont été observés directement sur des individus atteints de *fistules gastriques*. Des tiges de baleine, des thermomètres, introduits par la fistule dans l'intérieur de l'estomac, ont été serrés, comprimés et entraînés dans des sens divers. Ces mouvements sont surtout remarquables dans la région pylorique de l'estomac. Dans ces derniers temps, nous avons souvent pratiqué des fistules gastriques aux chiens, suivant la méthode de M. Blondlot, et nous avons pu constater la douce pression que les parois de l'estomac exercent sur le doigt introduit par cette voie dans la cavité stomacale.

Il y a dans l'estomac de l'homme des fibres musculaires longitudinales dirigées dans le sens du grand axe de l'estomac; ces fibres agissent en rapprochant les deux orifices. Il y a aussi des fibres circulaires, et, sur le grand cul-de-sac, des fibres en anses ou circulaires incomplètes; ces fibres, perpendiculaires au grand axe de l'estomac, agissent en comprimant la masse alimentaire suivant l'axe de cet organe. Les fibres circulaires paraissent agir avec une certaine énergie vers la partie moyenne de l'estomac, et semblent en quelque sorte partager celui-ci en deux parties. On a quelquefois observé les vestiges de cette contraction sur des individus qui avaient succombé à une mort violente, au milieu du travail de la digestion.

Les mouvements de l'estomac n'ont pas lieu d'ensemble, c'est-à-dire sur tous les points en même temps ; mais, comme dans l'intestin, ils s'effectuent de place en place par de véritables mouvements péristaltiques; la masse alimentaire se trouve de cette manière promenée successivement dans toutes les parties de l'estomac.

M. Schultz a étudié le rhythme de ces mouvements sur les chevaux, les lapins, les chiens et les chats. Chez les herbivores, les aliments sont soumis dans l'estomac à un mouvement de révolution; chez les carnivores, il n'y a qu'un mouvement de va-et-vient de gauche à droite et de droite à gauche. M. Beaumont a étudié le phénomène chez un homme atteint de fistule gastrique : la masse alimentaire était mue à peu près comme chez les herbivores. La partie de cette masse qui touche la grande courbure se porte à droite vers le pylore, tandis que la partie de la masse qui avoisine la petite courbure se porte à gauche vers le cardia. Il y a donc un mouvement péristaltique continu du côté de la grande courbure, et un mouvement antipéristaltique du côté de la petite. Les aliments subissent ainsi dans l'estomac une révolution complète en l'espace de 1 à 3 minutes[1].

[1] On trouve dans les voies digestives de quelques animaux des pelotes de poils, ou *égagro-*

Les contractions de l'estomac sont sous l'influence des nerfs pneumogastriques. La section de ces nerfs paralyse l'estomac ; et, après la section, l'excitation du bout du nerf pneumogastrique qui se rend à l'estomac provoque encore les contractions de cet organe.

Sur des lapins auxquels on vient de couper les nerfs pneumogastriques, l'irritation *locale* de l'estomac est encore suivie de mouvements vermiculaires lents : doit-on en conclure, avec quelques physiologistes, que les mouvements de l'estomac sont sous l'influence des nerfs grands sympathiques, qui envoient dans l'estomac quelques-uns de leurs filets ? Mais de ce que l'estomac se contracte encore sous l'influence d'irritants *locaux*, lorsque les nerfs pneumogastriques sont coupés, cela ne prouve point que ces nerfs ne sont pas les agents nerveux du mouvement; car, ainsi que nous le verrons plus tard, les parties contractiles séparées du système nerveux par la section de leurs nerfs conservent encore pendant des semaines la possibilité de se contracter sous l'influence d'irritants *locaux*. Si le grand sympathique était le nerf moteur de l'estomac, l'irritation mécanique, chimique ou galvanique de ce nerf devrait être suivie de la contraction de l'estomac. Or, dans un tableau publié par M. Valentin, nous voyons que l'irritation du nerf grand sympathique, pratiquée sur des chevaux, des moutons, des chats et des lapins, a amené des contractions dans des organes divers, tandis que l'estomac figure partout avec un point d'interrogation.

§ 30.

Vomissement. — L'estomac, nous venons de le voir, éprouve pendant la digestion des mouvements *lents* et *continus*. Il ne peut agir, et il n'agit en effet que d'une manière accessoire dans les contractions *violentes* et *spasmodiques*, en vertu desquelles le contenu de l'estomac est rejeté au dehors dans l'acte du vomissement. Les agents principaux de cet acte sont les muscles abdominaux et le diaphragme.

Dans les phénomènes réguliers de l'inspiration, lorsque le diaphragme s'abaisse du côté de l'abdomen, les muscles des parois abdominales cèdent sous la pression des organes pressés en bas et en avant; ils ne se contractent que dans le temps de l'expiration, et en même temps que le diaphragme reprend sa voussure. Mais lorsque, sous l'influence d'une cause perturbatrice dont le système nerveux est le point de départ, la contraction du diaphragme et celle des muscles abdominaux sont simultanées, les organes contenus dans l'abdomen se trouvent subitement comprimés en deux sens opposés. L'estomac, rempli d'aliments, a dès lors de la tendance à expulser par ses orifices les matières qu'il contient. L'orifice pylorique reste fermé et ne leur permet pas de s'engager de ce

piles, qui mettent aussi en évidence les mouvements de révolution de l'estomac. Ces poils, introduits dans le tube digestif par déglutition chez les animaux qui se *lèchent*, sont roulés et pelotonnés par les mouvements de l'estomac et agglutinés entre eux par les liquides visqueux du tube digestif.

côté. L'orifice cardiaque, au contraire, s'ouvre en ce moment, et les matières alimentaires s'échappent par son ouverture.

Le mécanisme de l'ouverture de l'œsophage au moment du vomissement a été mis hors de doute par les expériences de P.-A. Béclard, mon père, et par celles de Legallois. L'ouverture de l'orifice cardiaque est déterminée par une contraction spasmodique des fibres longitudinales de l'œsophage, concordant avec celle des muscles abdominaux et du diaphragme. La contraction des fibres longitudinales de l'œsophage agit en sens opposé des fibres circulaires, diminue la longueur de ce conduit et tend à vaincre en même temps la constriction de l'orifice cardiaque. P.-A. Béclard et Legallois, ayant en effet pratiqué sur des chiens la section de l'œsophage près de l'estomac, et excité les spasmes du vomissement par des moyens appropriés, ont vu qu'à chaque effort de vomissement l'œsophage se raccourcissait et remontait vers le pharynx.

L'action simultanée des muscles abdominaux et du diaphragme est, disons-nous, la cause principale de l'expulsion des matières contenues dans l'estomac. Une expérience bien connue de M. Magendie le démontre clairement. Cet expérimentateur enlève l'estomac d'un chien et le remplace par une vessie de cochon remplie d'eau, dont l'orifice communique librement avec le bout inférieur de l'œsophage ; il referme les parois abdominales par une suture, et détermine les efforts du vomissement en injectant de l'émétique dans les veines. Or, cet estomac artificiel se vide presque complétement sous l'influence du vomissement.

Des expériences nombreuses ont été faites dans le but d'apprécier la part proportionnelle suivant laquelle la contraction du diaphragme, ou celle des muscles abdominaux, concourt au résultat final. On a paralysé le diaphragme par la section des nerfs phréniques. Les muscles abdominaux agissaient alors seuls dans les efforts du vomissement. Le vomissement fut moins énergique : ce qui se comprend aisément. On sait d'ailleurs que chez les animaux qui manquent de diaphragme, les oiseaux, par exemple, la contraction des muscles abdominaux suffit pour produire le vomissement. On a cherché aussi à isoler l'action du diaphragme, et à cet effet on a coupé les muscles abdominaux (mais on a conservé alors les bandes aponévrotiques de la partie antérieure de l'abdomen, ou bien on a maintenu l'estomac sous les côtes, afin que l'estomac, pressé par le diaphragme, trouvât un point d'appui) ; le vomissement provoqué a eu lieu encore, mais plus faiblement. Ainsi donc, la contraction des muscles abdominaux en première ligne, et la contraction du diaphragme en seconde ligne sont les principaux agents mécaniques du vomissement. Lorsqu'on suspend à la fois l'action du diaphragme par la section des nerfs phréniques et l'action des muscles abdominaux par l'ouverture de l'abdomen, le vomissement n'est plus possible.

Il ne résulte pas de là cependant que l'estomac soit inactif dans le vomissement. Indépendamment de ce que l'orifice cardiaque doit être disposé de manière à rendre efficace la pression contractile des parois abdominales et du diaphragme, le corps de l'estomac concourt aussi à l'accomplissement de cet acte. Les contractions *lentes* de l'estomac appliquent les parois de cet organe sur les matières contenues dans son intérieur, de manière que ces matières ne fuient pas d'un point à un autre de sa cavité quand les forces musculaires abdominales agissent. Les contractions de l'estomac ont pour résultat, dans le vomissement, de rendre l'évacuation plus complète.

Dans les mouvements du vomissement, les matières expulsées sont évacuées par la bouche. Le voile du palais, horizontalement tendu et appliqué contre la paroi postérieure du pharynx, comme dans le deuxième temps de la déglutition, s'oppose au passage des matières dans les fosses nasales. Dans les efforts très-brusques des muscles abdominaux et du diaphragme, cette barrière est parfois forcée, et les matières, violemment expulsées, sortent aussi par les fosses nasales.

Les mouvements du vomissement entraînent souvent la contraction d'un bien plus grand nombre de muscles. L'évacuation des matières contenues dans l'estomac est déterminée, il est vrai, par les muscles abdominaux, le diaphragme, l'estomac, les fibres longitudinales de l'œsophage ; mais l'acte du vomissement se complique la plupart du temps du phénomène de l'*effort*, dans lequel des puissances musculaires nombreuses et aussi les organes de la respiration se trouvent mis en jeu (Voy. § 240).

Le vomissement, qui associe d'une manière simultanée la contraction de tant de muscles, a sa source ou sa cause ailleurs que dans l'estomac. En effet, l'introduction de l'émétique dans l'intérieur du système circulatoire détermine le vomissement ; et, lorsqu'il est introduit directement dans l'estomac, il n'agit que lorsque l'absorption l'a fait pénétrer dans le sang, et qu'il se trouve ainsi en relation avec le système nerveux. La fumée de tabac, le balancement de l'escarpolette, le mouvement du navire ou de la voiture, le passage d'un calcul par les voies biliaires ou urinaires, déterminent également le vomissement. C'est par leur action sur le système nerveux (moelle allongée) que ces diverses causes entraînent les contractions spasmodiques du vomissement.

L'estomac et l'œsophage ne jouant, dans les phénomènes du vomissement, qu'un rôle accessoire, on concevra aisément que la section des nerfs pneumogastriques, qui leur communiquent le mouvement, n'entraîne point la suppression du vomissement. La contraction du diaphragme et des muscles abdominaux suffit, dans ce cas, pour le déterminer. L'ouverture du cardia est, d'ailleurs, facilement franchie par les matières expulsées, cette ouverture étant alors paralysée ainsi que l'œsophage.

§ 31.

Régurgitation. — La régurgitation, par laquelle sont ramenées au dehors les matières liquides ou solides de l'estomac, a beaucoup d'analogie avec la rumination chez les animaux : c'est un vomissement presque sans efforts. Quand l'estomac est surchargé d'aliments et surtout de boissons, ce phénomène est fréquent. La volonté, chez certaines personnes, a beaucoup d'influence sur la régurgitation : il leur suffit de faire une forte inspiration, de retenir l'air dans la poitrine et de contracter les muscles abdominaux, pour faire revenir dans la bouche une partie du contenu de l'estomac. Un physiologiste, M. Gosse, a utilisé ce moyen pour faire des recherches sur les phénomènes chimiques de la digestion. C'est encore par régurgitation, plutôt que par vomissement proprement dit, que les matières ingérées sont rejetées par la bouche, lorsque le tube intestinal ne peut leur donner passage par en bas (volvulus, hernie étranglée, etc.).

§ 32.

Éructation. — Lorsque des gaz se sont développés dans l'estomac, ils y excitent une sensation pénible. La contraction de l'estomac suffit quelquefois pour les expulser ; mais, en général, cette contraction doit être aidée par celle des muscles abdominaux et du diaphragme. Par leur pesanteur spécifique, ils tendent à gagner les parties les plus élevées de l'organe ; aussi leur expulsion est plus facile dans la station verticale ou assise que dans le décubitus horizontal. Lorsque, pendant la nuit, des gaz se sont développés dans l'estomac, il suffit souvent de se mettre sur son séant pour faciliter leur expulsion, et éprouver ainsi un grand soulagement. Les gaz de l'estomac déterminent la plupart du temps, au moment de leur expulsion, un bruit rauque occasionné par la vibration de l'extrémité supérieure de l'œsophage, contracté au point où il se termine dans le canal béant du pharynx. L'œsophage résonne alors à la manière d'une anche membraneuse. Les gaz entraînent souvent avec eux des vapeurs légèrement acides et d'une odeur désagréable, dues au travail de la digestion.

§ 33.

Mouvements de l'intestin grêle. — Lorsque les phénomènes de la digestion stomacale sont terminés, l'ouverture pylorique de l'estomac s'ouvre pour laisser passer la masse alimentaire. Celle-ci s'introduit, par portions fractionnées, dans le duodénum. La masse alimentaire parcourt le duodénum, où elle se mélange avec la bile et le suc pancréatique ; elle passe ensuite dans le jéjunum, puis dans l'iléum, et arrive enfin à la valvule de Bauhin, qui sépare l'intestin grêle du gros intestin.

Le mouvement de progression de la bouillie alimentaire est déterminé par les contractions péristaltiques de l'intestin. Ces contractions sont opérées par les deux couches de fibres musculaires de l'intestin, les fibres longitudinales et les fibres circulaires. La portion d'intestin dans laquelle va s'engager la masse alimentaire vient en quelque sorte au-devant d'elle par la contraction des fibres longitudinales, et la portion d'intestin qui est derrière le bol alimentaire chasse celui-ci en avant par la contraction de ses fibres circulaires, et ainsi de suite. Lorsque l'intestin renferme en même temps des gaz, le mouvement de progression est accompagné d'un bruit de gargouillement bien connu.

Les mouvements de l'intestin sont facilement aperçus sur les animaux *récemment tués*, et aussi sur l'homme qui vient d'être décapité. Dans ces conditions, il suffit d'ouvrir l'abdomen pour voir l'intestin se mouvoir, sous l'influence seule de l'air atmosphérique, d'un mouvement vermiculaire assez vif. Ce mouvement vermiculaire se propage aux diverses parties de l'intestin avec une certaine rapidité.

Les mouvements que le contact de l'air détermine sur l'intestin de l'animal qui vient d'être mis à mort, et qui s'étendent en peu d'instants à toute la masse intestinale, ne s'opèrent pas de la même manière sur l'animal *vivant*. Leur rapidité s'accommoderait mal avec la lenteur du travail digestif et de l'absorption. Lorsqu'on observe l'intestin de l'animal *vivant*, ce mouvement désordonné et universel n'a pas lieu. La contraction spontanée s'opère par places et dans des limites peu étendues, là surtout où l'intestin est rempli par les aliments. Lorsque les intestins de l'homme sont mis à découvert dans des opérations chirurgicales, on n'aperçoit aussi que des contractions locales. On constate le même phénomène lorsqu'on excite directement l'intestin de l'animal vivant, à l'aide des excitants mécaniques et galvaniques. La contraction est locale, lente à se produire et lente à disparaître.

Les mouvements de l'intestin grêle, comme ceux du pharynx, de l'œsophage et de l'estomac, sont des mouvements involontaires. L'aliment agit sur la muqueuse intestinale de l'animal vivant, à la manière d'un excitant mécanique. L'impression produite sur la membrane muqueuse par l'aliment n'étant pas perçue, et le mouvement qui correspond à l'impression et qui lui succède n'étant pas soumis à l'influence de la volonté, cet ordre de phénomènes nerveux appartient à ce qu'on appelle l'*action reflexe* (Voy. § 344).

Les mouvements de l'intestin sont placés sous l'influence du nerf grand sympathique. L'excitation mécanique, chimique et galvanique des ganglions semi-lunaires, du plexus solaire, et des nerfs splanchniques (parties du grand sympathique), détermine dans l'intestin grêle les contractions lentes qui lui appartiennent. Quant au nerf grand sympathique lui-même, il tire son influence de ses connexions avec l'axe cérébro-spinal, et quand on détruit ces connexions, on détruit aussi son influence. De là la paresse des intestins, et souvent leur paralysie dans les maladies de la moelle, et aussi dans les maladies de l'encéphale.

§ 34.

Mouvements du gros intestin. — Les matières alimentaires qui n'ont point été absorbées dans l'intestin grêle passent de la dernière portion de cet intestin, ou iléum, dans la première partie du gros intestin, ou cœcum; du cœcum elles remontent à droite dans le côlon ascendant, s'engagent dans le côlon transverse, descendent à gauche par le côlon descendant, traversent l'S iliaque, puis le rectum, et sont enfin rejetées au dehors.

En passant de l'intestin grêle dans le cœcum, les matières franchissent la valvule de Bauhin. Cette valvule bivalve est placée de champ, à l'extrémité de l'intestin grêle. Les substances, poussées par la contraction des fibres circulaires de l'intestin grêle, pressent sur cette valvule, dans la direction même de l'axe du canal, et passent facilement dans le cœcum.

L'iléum s'ouvre *latéralement* dans le cœcum : le cœcum n'est donc pas placé bout à bout avec l'intestin grêle, mais à angle droit avec lui. Il en résulte que les contractions du cœcum font effort dans une autre direction que l'intestin grêle : ces contractions font progresser les matières dans la direction du côlon ; elles n'ont aucune tendance à les faire rétrograder vers l'intestin grêle. Les deux lèvres de la valvule de Bauhin (lèvre supérieure, lèvre inférieure) ne sont pas de simples replis muqueux, elles contiennent un plan musculaire dans leur intérieur. Leur contraction s'oppose aussi au retour vers l'intestin grêle des matières engagées dans le gros intestin. Une autre disposition contribue encore à rendre ce retour plus difficile. Les deux valves se recouvrent un peu l'une l'autre, lorsque l'ouverture valvulaire se ferme. C'est en vertu de cette disposition que, sur le cadavre, où la contractilité du plan charnu de la valvule est anéantie, on peut néanmoins remplir d'eau le cœcum, sans que le liquide pénètre dans l'intestin grêle. On peut même, après l'avoir détaché du corps, l'insuffler et le dessécher ainsi : les deux valves s'appliquant l'une contre l'autre, sous la pression de l'air insufflé, ferment le cœcum en ce point, et s'opposent à la sortie de l'air.

Après avoir franchi les côlons ascendant, transverse et descendant, les matières arrivent à l'S iliaque du côlon, dont la forme singulière paraît être en rapport avec le ralentissement des matières fécales.

Les matières parvenant sans cesse à l'extrémité du tube digestif, et n'étant expulsées qu'à des intervalles plus ou moins éloignées, il s'ensuit qu'elles s'accumulent et séjournent un temps plus ou moins prolongé dans les parties inférieures de l'intestin. C'est dans la portion du rectum sus-jacente au releveur de l'anus que cette accumulation a lieu. Il y a, en général, en ce point, une dilatation du rectum. Cette dilatation peut être poussée au point de déterminer des accidents de compression sur les organes contenus dans le bassin. Les matières accumulées dans la partie supérieure du rectum se massent de proche en proche jusqu'à l'S iliaque du côlon. Chaque fois que l'on va à la selle, il n'y a guère (à moins qu'il y ait diarrhée) que les matières sous-jacentes à l'S iliaque qui soient expulsées. Aussi a-t-on dit avec assez de vraisemblance que l'S iliaque est le *régulateur* de la défécation.

Lorsqu'on ouvre un animal vivant, on aperçoit manifestement les mouvements du gros intestin. On peut, d'ailleurs, les provoquer comme ceux de l'intestin grêle, au moyen de l'excitation directe. Ces mouvements sont moins énergiques que ceux de l'intestin grêle, mais ils ont les mêmes caractères : ils sont lents et se manifestent par place ; c'est sur le côlon ascendant qu'ils sont le plus marqués.

Les mouvements du gros intestin sont soumis à l'influence du nerf grand sympathique. Les premières portions sont animées par le plexus solaire, les dernières portions reçoivent leurs nerfs du plexus mésentérique inférieur. La partie inférieure du rectum est soumise à l'influence d'un plexus nerveux mixte, le plexus hypogastrique, lequel renferme à la fois des filets du grand sympathique et des filets cérébraux-spinaux. Dans l'état normal, les impressions ne sont pas perçues par le gros intestin, et ses mouvements sont involontaires dans toutes les parties qui ne reçoivent que les filets du grand sympathique. La partie inférieure du rectum, au contraire, jouit d'une certaine sensibilité en rapport avec le besoin de la défécation. La contraction du sphincter est soumise à la volonté.

§ 35.

Défécation.— La défécation est l'acte par lequel le résidu de la digestion est expulsé au dehors. Cet acte se reproduit à des intervalles variables, souvent réguliers ; ordinairement une fois par jour, quelquefois toutes les douze heures, ou seulement tous les deux, trois, quatre ou cinq jours.

Cet acte est précédé d'une sensation particulière, dite sensation du besoin d'aller à la garde-robe, caractérisée par un sentiment de pesanteur dans la région anale. Cette sensation a son point de départ dans la sensibilité obscure de la membrane muqueuse qui tapisse la partie inférieure du rectum. Il n'est pas rare, en effet, que des excitations portées sur l'extrémité inférieure du rectum déterminent ce besoin, quoiqu'en réalité il n'y ait point de matières fécales dans l'intestin. Il suffit d'introduire le doigt dans l'anus ou d'y faire pénétrer des corps étrangers, pour exciter ce besoin. Dans la dyssenterie, dans le flux diarrhéique du choléra, il suffit du contact de quelques parcelles solides ou même d'une petite quantité de liquide, pour que la sensibilité exagérée du rectum détermine des efforts de défécation.

La rétention des matières fécales, dans l'intervalle des garde-robes, est déterminée par deux muscles placés à l'extrémité inférieure du tube intestinal. Ce sont les *sphincters interne* et *externe*.

On désigne sous le nom de *sphincter interne* la portion des fibres circulaires de la tunique musculaire intestinale renforcée au-dessus du sphincter externe. Le sphincter interne n'appartient pas, par sa constitution (c'est un muscle à fibres *lisses*), à la classe des muscles volontaires ; mais il joue néanmoins un rôle dans la rétention des matières fécales : la partie renflée du rectum, dans lequel celles-ci s'accumulent, est sus-jacente à ce muscle. Le *sphincter externe* est un anneau musculaire très-épais qui entoure l'anus et qui monte le long du rectum dans une étendue de 2 centimètres environ. Ce muscle, qui peut se contracter sous l'influence de la volonté, n'est jamais dans un état de relâchement complet. Il est, même pendant le sommeil, dans un état de tension permanente et modérée, que partagent d'ailleurs tous les muscles. Cette tension, à laquelle on a quelquefois donné le nom de *force tonique*, résulte de la liaison des muscles avec le système nerveux. Elle se manifeste, dans les muscles orbiculaires livrés à eux-mêmes, par l'occlusion des orifices qu'ils circonscrivent. Si cet état de tension permanente est moins évident dans les muscles qui ont des points d'insertion fixes aux os, il est facile de le mettre en évidence en coupant les fibres musculaires en travers : celles-ci se rétractent alors à l'instant de chaque côté de la section, et mettent cette propriété hors de doute. La paralysie des sphincters, qui anéantit la force dont nous parlons, amène l'incontinence des matières fécales. C'est ce qui arrive souvent dans les maladies de la moelle.

Les puissances musculaires qui déterminent la défécation auront donc d'abord à vaincre la résistance des sphincters. Cette résistance, au reste, n'est pas grande, et de faibles efforts de contraction peuvent la surmonter. Mais la consistance des matières, et le volume considérable qu'acquiert parfois la masse fécale dans l'ampoule rectale, nécessitent la plupart du temps des contractions musculaires plus énergiques.

Les *muscles abdominaux* et le *diaphragme* agissent, dans la défécation, de la même manière que dans l'acte du vomissement. Ces muscles compriment de proche en proche les organes abdominaux et tendent à expulser au dehors, par les ouvertures naturelles, les matières qu'ils contiennent. Lorsque l'estomac est rempli d'aliments, la contraction de l'orifice cardiaque lutte en ce moment contre la sortie des aliments par la bouche. La vessie, pressée aussi dans les efforts de la défécation, trouve généralement dans son sphincter une barrière suffisante ; parfois cependant cette barrière est franchie, et l'urine est expulsée en même temps. Les vésicules séminales comprimées laissent souvent aussi s'écouler au dehors, par l'urètre, le liquide qui les remplit.

Il y a toutefois, dans le rôle que jouent les muscles abdominaux et le diaphragme dans la défécation, une certaine différence avec celui qu'ils remplissent dans le vomissement. Dans la défécation, leur contraction est *lente, volontaire, graduée;* dans le vomissement elle n'est que *passagère*, elle a lieu par secousses *brusques* et ordinairement *involontaires*.

Le *releveur de l'anus* [1] se contracte énergiquement dans l'acte de la défécation. Ce muscle, complété par l'*ischio-coccygien,* ferme par en bas la cavité de l'abdomen, comme le diaphragme la ferme par en haut. A l'état de relâchement, le releveur de l'anus présente une voussure dont la

[1] Le muscle *releveur de l'anus* s'insère à la partie postérieure de la symphyse pubienne, et au détroit supérieur du bassin par l'intermédiaire de l'aponévrose pelvienne. Complété par le muscle *ischio-coccygien* (qui s'insère à l'épine sciatique et sur les côtés du coccyx), il forme une cloison musculaire traversée par l'urètre et le rectum, et aussi par le vagin chez la femme.

concavité regarde par en haut et la convexité par en bas. Dans les mouvements de la défécation, il agit en se contractant, c'est-à-dire en se rapprochant de la direction horizontale et en effaçant sa concavité. Il s'élève du côté du diaphragme en même temps que celui-ci s'abaisse vers lui, et que les parois abdominales antérieures rentrent du côté de la colonne vertébrale. L'abdomen représente dans son ensemble une poche contractile qui presse sur les organes contenus dans son intérieur, à la fois par en haut, par en bas, et en avant. Le muscle releveur de l'anus vient, par conséquent, puissamment en aide aux muscles abdominaux et au diaphragme.

Le muscle releveur de l'anus a encore une autre action ; il élève le rectum en haut, et le fait en quelque sorte glisser de bas en haut sur la masse fécale, qui se trouve mise ainsi à découvert. Les contractions abdominales chassent en même temps cette masse au dehors, et une contraction du sphincter externe divise ce qui a passé.

Le rectum présente, dans toute son étendue, une couche musculaire, relativement épaisse quand on la compare à celle des autres parties de l'intestin. Cette couche musculaire agit, dans l'acte de la défécation, avec une certaine énergie, et par ses fibres circulaires et par ses fibres longitudinales. Ces dernières contribuent, conjointement avec le releveur de l'anus, à raccourcir le rectum (ou plutôt à élever par en haut son extrémité inférieure mobile avec les parties molles) le long de la masse fécale, et à transmettre ainsi celle-ci au dehors. Il est facile de constater les mouvements propres du rectum sur l'animal récemment tué. Il suffit, pour cela, d'exciter directement cet organe, ou d'appliquer l'excitant aux nerfs qui s'y distribuent. Les contractions du rectum sont capables, à elles seules, d'expulser les matières qu'il contient, en dehors même de l'influence des contractions abdominales. Tous ceux qui ont pratiqué des vivisections ont remarqué que le rectum peut se vider spontanément des matières fécales qu'il contient, alors même que l'abdomen de l'animal vivant est *ouvert*.

L'énergie avec laquelle agissent les diverses puissances musculaires qui concourent à l'acte de la défécation est proportionnée aux résistances à vaincre, et ces résistances, nous l'avons dit déjà, sont relatives surtout au volume et à la consistance des matières fécales. Lorsque celles-ci sont peu résistantes, les contractions du rectum et celles du releveur de l'anus suffisent presque à elles seules ; les muscles de l'abdomen et le diaphragme n'agissent que faiblement. Dans le cas contraire, ces muscles se contractent violemment, et les phénomènes de l'*effort* surviennent (Voy. § 240).

Lorsque le besoin d'aller à la garde-robe est impérieux, et qu'il ne peut pas être satisfait, les sphincters ont à lutter contre la contraction des fibres musculaires supérieures du rectum, contre celle des releveurs et des autres muscles de la cavité abdominale, contractions qui, à la longue, finissent par se manifester alors d'une manière involontaire. Dans ces conditions, nous contractons d'une manière exagérée les sphincters externes, nous refoulons ainsi par en haut la masse fécale, et nous sommes affranchis pour un instant de ce besoin ; mais il reparaît bientôt avec une nouvelle énergie, et il arrive un moment où le pouvoir rétentif du sphincter est vaincu. Le moindre effort ou un accès de toux sont souvent accompagnés, dans ces circonstances, de la sortie involontaire des matières.

Des vents accompagnent souvent la défécation. Le mécanisme de leur expulsion est exactement le même que celui des matières solides et liquides. Lorsqu'ils sortent seuls, la contraction musculaire qui détermine leur sortie est tantôt modérée, tantôt assez intense. Dans ce dernier cas, ils produisent le plus souvent un bruit analogue à celui de l'éructation. Ce bruit est déterminé par les vibrations de l'ouverture anale, qui représente en ce moment une anche membraneuse (Voy. § 255). Il n'est pas rare que l'intestin distendu par des vents les laisse échapper malgré la volonté. Cet effet a lieu le plus souvent chez les individus dont le resserrement du sphincter est gêné par des bourrelets hémorrhoïdaux.

§ 36.

Rôle mécanique des gaz intestinaux.— Les intestins, ainsi qu'il est aisé de s'en assurer en ouvrant l'abdomen d'un animal vivant, n'ont pas leurs parois appliquées les unes contre les autres. Ils offrent une cavité intérieure, et cette cavité, dans les points où elle n'est pas remplie par les aliments, est maintenue par des gaz. Ce sont ces gaz qui s'échappent parfois par les extrémités supérieures ou inférieures du tube digestif. Les gaz intestinaux, dont le développement est lié aux phénomènes chimiques de la digestion, existent dans toute l'étendue de l'intestin grêle et du gros intestin : ils y jouent évidemment un rôle mécanique. Le paquet intestinal qui les contient ressemble à une sorte de *coussin d'air*, qui contribue, indépendamment des mésentères ou des replis péritonéaux, à maintenir dans leur position et à soutenir dans les divers mouvements du tronc les organes de l'abdomen. A leur aide, il n'y a rien, ou du moins à peu près rien, de changé dans la position respective des organes abdominaux, que le tube digestif contienne des aliments ou qu'il n'en contienne point; car les intestins, qui remplissent les vides, ont, dans ces deux cas, à peu près le même volume. A l'aide de ces gaz, les pressions déterminées sur un point de l'abdomen sont transmises de toutes parts, et se répartissent également dans tous les autres points. C'est ainsi que la contraction des parois abdominales, celle du diaphragme, celle du releveur de l'anus, dans les phénomènes du vomissement ou de la défécation, agissent par transmission de pression sur des organes qu'ils ne touchent point, et sans en comprimer douloureusement aucun.

Les gaz intestinaux agissent par leur élasticité, pour amortir, dans les organes de l'abdomen, les ébranlements de la course et du saut. Ces gaz favorisent aussi la progression du bol alimentaire dans l'intestin, en maintenant béant le canal dans le calibre intérieur duquel celui-ci s'engage successivement.

SECTION IV.

Phénomènes chimiques de la digestion.

§ 37.

Rôle des sucs digestifs. — Les actions chimiques qui s'accomplissent dans le tube digestif ont pour but final l'absorption des substances alimentaires. Leur résultat est donc la *dissolution* de ces substances. Lorsque les aliments sont *insolubles*, les sucs digestifs les transforment en une série de produits solubles ; à cet état, ils peuvent traverser les membranes de l'intestin et entrer dans le cercle fermé de la circulation. Lorsque les matières alimentaires sont *solubles*, les sucs digestifs n'interviennent souvent que pour dissoudre purement et simplement ces matières ; quand ils agissent chimiquement sur elles, c'est toujours à l'état de produits solubles qu'ils les livrent à l'absorption.

Les boissons viennent puissamment en aide aux sucs digestifs. L'eau que nous buvons agit comme dissolvant sur un grand nombre de substances. Les boissons alcooliques, les boissons fermentées de diverse nature, les boissons acides, les boissons alcalines, contribuent aussi pour leur part à la dissolution des matières alimentaires ; elles peuvent agir aussi sur les aliments par une véritable action chimique, analogue à celle qu'exercent les sucs digestifs eux-mêmes.

Les divers départements du tube digestif agissent d'une manière différente sur les aliments, et leur impriment des modifications spéciales. Il ne faut pas croire cependant que l'action des diverses parties de l'intestin soit locale et isolée. Les métamorphoses déterminées par les divers sucs digestifs commencent au point où ces sucs sont sécrétés, là où ils se trouvent d'abord en contact avec les aliments ; mais les sucs digestifs qui imbibent l'aliment l'accompagnent dans son trajet intestinal, et la plupart du temps l'action se continue et s'achève plus loin, dans d'autres parties de l'intestin.

Les changements en vertu desquels les aliments sont transformés en produits solubles ont été étudiés avec persévérance depuis vingt-cinq ans. Les expériences sur la digestion, faites au siècle dernier par l'abbé Spallanzani, ont été complétées et fécondées de nos jours ; et, grâce aux progrès de la chimie organique, la lumière s'est faite sur beaucoup de points restés obscurs. Malgré tous ces travaux, le problème chimique de la digestion n'est cependant pas encore résolu d'une manière définitive dans toutes ses parties. Ce qui contribue à rendre la solution de ce problème très-compliqué, c'est que les aliments attaqués par les sucs digestifs se transforment en des *produits* qui exercent peut-être, à leur tour, une action chimique sur les parties non encore modifiées de l'aliment. On conçoit qu'il est dès lors assez difficile de démêler ce qui appartient à l'action directe des sucs digestifs, et ce qui ne leur appartient pas en propre.

Les sucs digestifs qui métamorphosent et dissolvent les aliments sont : la *salive*, le *suc gastrique*, le *suc pancréatique*, la *bile*, le *suc intestinal*.

ARTICLE I.

ACTION DE LA SALIVE.

§ 38.

Salive. — Le liquide qui humecte la cavité buccale est fourni par des glandes nombreuses. Indépendamment des glandes parotides, sous-maxillaires et sublinguales, il y a encore dans presque toutes les parties de la bouche d'autres glandes moins volumineuses, qui appartiennent, comme les précédentes, à la classe des glandes en grappes : telles sont les glandes molaires ou glandes des joues, les glandes des lèvres, celles de la face inférieure de la langue, celles du voile du palais, etc. Il y a enfin des follicules destinés plus spécialement à la sécrétion du mucus. Le liquide fourni par toutes ces glandes, et qu'on désigne sous le nom de *salive*, provient donc de sources nombreuses et diverses. Ces liquides de provenance diverse n'ont pas tout à fait la même composition ni les mêmes propriétés [1].

Certaines conditions influent d'une manière notable sur la sécrétion de la salive. La présence des aliments dans la bouche (surtout celle des aliments qui contiennent peu de liquide) augmente la sécrétion de la salive. Cette sécrétion est augmentée aussi par les substances excitantes, par la fumée du tabac, par le chatouillement de la luette. Le travail de la dentition et l'usage des mercuriaux ont les mêmes effets. Dans les maladies fébriles, la sécrétion de la salive est presque toujours diminuée, d'où sécheresse de la bouche et désir des boissons. Les émotions vives produisent des résultats analogues. Lorsqu'on introduit des aliments dans l'estomac d'un chien, par une *fistule gastrique*, la quantité de salive qui coule dans la bouche augmente. C'est probablement par la même raison que l'irritation morbide de l'estomac est quelquefois accompagnée d'une salivation abondante.

L'*excrétion* de la salive contenue dans les voies de la sécrétion est augmentée par le mouvement des mâchoires pendant la mastication ; elle peut être accélérée aussi par la vue ou le seul souvenir des aliments.

Lorsqu'on veut se procurer de la salive pour en étudier les propriétés physiques ou chimiques, on peut pratiquer des fistules salivaires sur les animaux, ou utiliser celles que des accidents ou des maladies ont déterminées sur l'homme. Chez le chien, par exemple, on peut mettre à nu le canal de la glande parotide (canal de Sténon) sur le muscle masseter

[1] On peut, à l'exemple de M. Duvernoy, diviser les diverses glandes salivaires en deux groupes. Le premier groupe (groupe *antérieur*) comprend les sous-maxillaires et les sublinguales, qui versent le produit de leur sécrétion sur le plancher inférieur de la bouche, près des dents incisives inférieures et sur les côtés du frein de la langue. Le second groupe (groupe *postérieur*) comprend les parotides et les molaires, qui versent le produit de leur sécrétion au niveau des dents molaires supérieures.

Fig. 6.

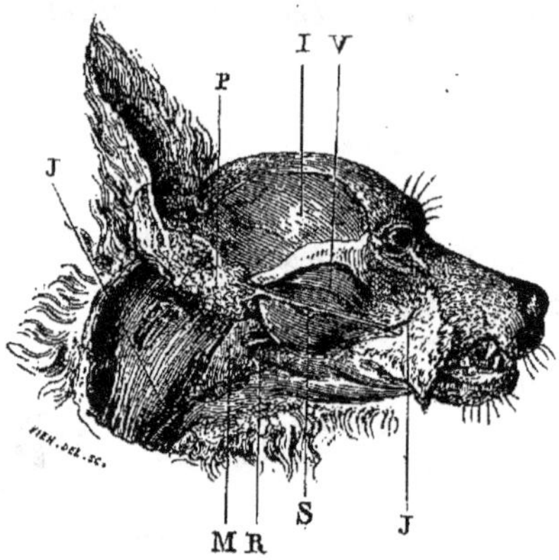

GLANDES PAROTIDE ET SOUS-MAXILLAIRE DU CHIEN, AVEC LEURS CANAUX EXCRÉTEURS.

P, glande parotide.
M, glande sous-maxillaire.
S, conduit de Sténon.
R, conduit de Warthon.
V, muscle masseter.
I, muscle temporal.
JJ, veine jugulaire.

(Voy. fig. 6); on pratique la section du canal au point S, et l'on introduit dans le bout du canal qui tient à la glande une sonde en argent, à l'extrémité de laquelle on fixe une petite bourse en caoutchouc, destinée à recevoir le produit de la sécrétion. Lorsqu'on veut établir une fistule sur le canal excréteur de la glande sous-maxillaire (canal de Warthon), on pratique la section du canal de Warthon au point R (Voy. fig. 6), et l'on y introduit et l'on y fixe un petit appareil analogue au précédent. Sur les grands animaux, et en particulier sur les herbivores (qui ont le système des glandes salivaires plus développé que les carnivores), l'établissement de ces fistules est beaucoup plus facile que sur le chien. Sur le bœuf, M. Colin est parvenu à pratiquer des fistules de ce genre à l'une des principales branches des canaux excréteurs de la glande sublinguale [1].

Ces fistules permettant de recueillir séparément le produit des diverses glandes salivaires, on a pu en faire isolément l'analyse et étudier aussi certaines particularités de la sécrétion, jusque-là plutôt soupçonnées que démontrées. M. Colin a constaté que le sens de la mastication a sur la quantité de la salive parotidienne sécrétée en un temps donné une influence décisive. La quantité de salive parotidienne qui s'écoule dans le réservoir artificiel adapté au canal de Sténon peut être, du côté de la mastication, double ou triple de celle qui s'écoule dans le même temps de l'autre côté. Lorsque le sens de la mastication change (et cela a lieu environ tous les quarts d'heure sur le cheval), la proportion inverse s'établit. Évidemment le mouvement des muscles n'est pas la cause de cette énorme augmentation. D'une part, la glande parotide est placée au-dessus des muscles et ne peut être que fort incomplétement comprimée par l'action musculaire, et, d'autre part, cette action devrait s'exercer à peu près également sur la parotide située du côté opposé à la mastication, car le jeu des mâchoires se fait sentir des deux côtés en même temps. Il est probable que cette augmentation est due à l'impression produite par

[1] La glande sublinguale possède, dans les ruminants, indépendamment des conduits de Rivinus, un canal supplémentaire, qui vient s'ouvrir au même niveau que le canal de Warthon. C'est ce canal supplémentaire qu'on désigne dans l'homme sous le nom de canal de Bartholin.

les aliments sur la muqueuse buccale, et réfléchie par action reflexe sur la glande du même côté (Voy. § 172).

Lorsqu'après l'établissement des fistules salivaires, on recueille *séparément* les produits sécrétés par chaque glande en particulier, on constate : 1° que les parotides sécrètent abondamment pendant le repas, et qu'elles cessent de sécréter à peu près complétement pendant les intervalles des repas (si ce n'est chez les ruminants, pendant la rumination); 2° que la sécrétion parotidienne fournit à elle seule, pendant la mastication, une quantité de salive qui l'emporte sur celle de toutes les autres glandes réunies ; 3° que la sécrétion parotidienne est *aqueuse* et *très-fluide;* 4° que la sécrétion des glandes sous-maxillaires et sublinguales n'est jamais aussi abondante que celle des parotides, qu'elle n'est pas supprimée, mais seulement diminuée pendant l'abstinence, et qu'elle fournit (conjointement avec les autres glandules de la bouche) cette portion de la salive déglutie, à des intervalles plus ou moins réguliers ; 5° que le produit de sécrétion des glandes sous-maxillaires et sublinguales est *visqueux* et *filant*.

La *quantité* de salive qui s'écoule dans la bouche dans l'intervalle des repas est donc moins considérable que pendant le repas. On a souvent cherché à évaluer la quantité de salive sécrétée dans les vingt-quatre heures. Les évaluations autrefois proposées reposaient sur des bases incertaines et tout à fait insuffisantes[1]. M. Colin a proposé une méthode d'évaluation beaucoup plus rigoureuse. Il pratique la section de l'œsophage à la partie moyenne du cou d'un cheval : cette opération n'empêche pas le cheval de manger comme à son ordinaire. Il recueille alors, au fur et à mesure qu'ils se présentent, les bols alimentaires amenés à la plaie par les mouvements de déglutition. Le poids des aliments a été pris d'avance ; on pèse ensuite l'ensemble des bols alimentaires sortis par la plaie œsophagienne : l'augmentation de poids représente la quantité de salive dont ils se sont imprégnés. On trouve ainsi qu'un cheval, pendant qu'il mange, sécrète en moyenne, par toutes les glandes salivaires, de 5 à 6 kilogrammes de salive par heure. Or, un cheval broie sa nourriture pendant six heures sur vingt-quatre, ce qui fait environ 30 kilogrammes de salive pour la période des repas. On peut, d'autre part (en recueillant la salive à la section de l'œsophage), estimer à environ 100 grammes de salive par heure la quantité de salive déglutie pendant l'intervalle des repas. Or, en multipliant 100 grammes par dix-huit heures d'abstinence, on obtient un total de 2 kilogrammes. Le cheval sécrète donc, en l'espace de vingt-quatre heures, la quantité énorme de 32 kilogrammes de salive.

1 Ainsi, en dosant la proportion de salive fournie par des fistules parotidiennes *accidentelles* en un temps donné, on ne tenait compte, d'une part, que d'une portion de la salive, et en second lieu, l'influence de la période du repas et de la période d'abstinence était négligée. En recueillant la salive mixte qui s'écoulait dans un vase au-dessus duquel l'observateur se tenait pendant une heure, la bouche grande ouverte, on se plaçait aussi dans des conditions tout à fait exceptionnelles, et l'influence du repas était passée sous silence.

Cette quantité est plus considérable encore chez le bœuf. Il est vrai, et cela n'est pas inutile à remarquer, que la salive, ainsi que la plupart des sucs nutritifs de la digestion (sauf une partie de la bile), que la salive, dis-je, n'est point expulsée au dehors comme produit de sécrétion éliminatoire, mais qu'elle rentre dans le sang, d'où elle est sortie, par les voies de l'absorption intestinale, avec les produits de la digestion.

Si l'on cherche à appliquer à l'homme les résultats obtenus sur le cheval et le bœuf, il faut tenir compte de plusieurs conditions importantes. Le poids des glandes salivaires (parotides, sous-maxillaires, sublinguales) du cheval est en moyenne de 500 grammes, tandis que le poids des mêmes glandes salivaires de l'homme n'est guère que de 65 grammes [1]. L'homme ne broie en moyenne ses aliments que pendant une durée de deux heures sur vingt-quatre. Or, en admettant que le pouvoir sécréteur de l'appareil salivaire soit proportionnel au poids des glandes, on en pourrait conclure que si le cheval sécrète 5 kilogrammes de salive par heure pendant la mastication, l'homme sécréterait pendant le même temps 650 grammes de salive ; soit, pour deux heures de mastication, 1,300 grammes. Pendant les vingt-deux heures de repos de l'appareil masticateur, il y aurait, en établissant la même proportion, 13 grammes de salive de sécrétés à l'heure, ce qui constituerait un supplément de 286 grammes. En résumé, on arriverait ainsi à un total de $1^k,5$ à $1^k,6$ de salive sécrétée en l'espace de vingt-quatre heures. Il faut remarquer toutefois que cette appréciation comparative n'est qu'une simple supposition qui n'est pas suffisamment établie. Ajoutons que la nature de l'aliment (suivant qu'il est sec ou humide) ayant une influence marquée sur la proportion de salive sécrétée, on ne peut rigoureusement conclure d'un animal herbivore qui consomme des fourrages secs, à l'homme qui fait généralement usage dans son alimentation d'une nourriture mixte plus imprégnée de liquides. Il est probable cependant que la quantité de salive sécrétée par l'homme en vingt-quatre heures est plus considérable qu'on ne serait tenté de le supposer, et qu'elle s'élève au moins à 1 kilogramme.

Propriétés chimiques de la salive. — Lorsqu'on a pratiqué sur des animaux des fistules salivaires, on n'a ainsi que la salive parotidienne, ou la salive sous-maxillaire, ou la salive sublinguale, suivant la nature de la fistule ; on n'a qu'une *partie* de la salive, et non la salive *complète*, telle qu'elle agit sur les aliments dans les phénomènes de la digestion. Pour se procurer la *salive complète*, il faut réunir dans un vase les liquides expulsés par la bouche ; on peut d'ailleurs favoriser la sécrétion par la fumée de tabac ou par la titillation de la luette.

[1] *Sur le cheval.* Poids des deux parotides = 412 grammes. Poids des deux sous-maxillaires = 89 grammes. Poids des deux sublinguales = 25 grammes. Total, 526 grammes (Colin).

Sur l'homme. Poids des deux parotides = 40 grammes. Poids des deux sous-maxillaires = 20 grammes. Poids des deux sublinguales = 5 grammes. Total, 65 grammes.

La salive complète ou mixte est un liquide transparent ou légèrement opalin, visqueux, inodore. La salive est *alcaline*. On la trouve quelquefois acide le matin; mais celle qui s'écoule dans la bouche au moment du repas est toujours alcaline. La salive doit son alcalinité au phosphate de soude tribasique.

La salive contient une très-grande quantité d'eau. Lorsqu'on chauffe la salive et qu'on chasse par évaporation l'eau qu'elle contient, il reste environ 1 partie de résidu solide. Lorsqu'on filtre la salive avant de l'évaporer, la quantité des matériaux solides qu'elle laisse après l'évaporation est plus faible encore; elle ne s'élève guère qu'à la moitié. Des lamelles d'épithélium et de mucus ont été alors retenues sur le filtre.

La salive, indépendamment de l'eau, contient donc du mucus et des cellules d'épithélium. Elle contient encore un certain nombre de sels. Lorsqu'on a évaporé la salive à siccité, le résidu solide contient 98 pour 100 de matériaux salins. Les sels de la salive sont : les chlorures de sodium et de potassium, le phosphate de soude tribasique, le phosphate de chaux et de magnésie, les carbonates de soude, de potasse et de chaux; de faibles proportions de lactates alcalins, des traces de sulfocyanure de potassium et de sodium, d'oxyde de fer et de matières grasses. On a aussi trouvé quelquefois dans la salive des traces d'ammoniaque, soit libre, soit combinée. Mais l'ammoniaque n'est qu'un produit de la décomposition ou de la putréfaction des parcelles alimentaires qui ont séjourné entre les dents.

La salive contient encore une matière organique azotée, qui offre un grand intérêt au point de vue physiologique. Cette matière, dissoute dans la salive, constitue l'une des parties du résidu solide de la salive évaporée. Désignée autrefois sous le nom de *ptyaline*, et plus récemment sous le nom de *diastase salivaire*, cette matière mérite de nous arrêter un instant.

Voici comment Berzelius préparait la *ptyaline*. Après avoir évaporé la salive, il traitait par l'alcool la masse obtenue, la neutralisait ensuite par l'acide acétique, puis traitait de nouveau par l'alcool, pour séparer les acétates. Il dissolvait ensuite la masse dans l'eau, la filtrait pour la débarrasser du mucus, et évaporait la liqueur filtrée.

La substance ainsi obtenue n'est pas un produit chimiquement pur. Indépendamment de ce qu'elle contient encore quelques matières salines, elle retient aussi, en petite proportion, d'autres principes azotés, ainsi que l'ont montré MM. Simon et Lassaigne.

La matière désignée par M. Mialhe sous le nom de *diastase salivaire* n'est que la *ptyaline* de Berzelius, préparée par un autre procédé. La diastase salivaire s'obtient en précipitant la matière organique de la salive par l'alcool. Le précipité est ensuite étendu, et desséché à la température de 40 à 50 degrés centigrades, puis conservé dans des flacons bien bouchés. Cette matière ne doit pas être non plus considérée comme un produit chimique bien défini; elle contient, en effet, toutes les parties organiques que l'alcool précipite de la salive. Mais le mode de préparation de M. Mialhe a cet avantage sur l'ancien procédé, que la matière obtenue ainsi par une seule opération chimique et par une évaporation douce, entre 40 et 50 degrés centigrades, n'est point altérée dans sa nature ni dans ses propriétés. Cette substance complexe présente cette propriété remarquable, que, dissoute dans l'eau, elle produit sur les substances alimentaires des effets chimiques analogues à ceux de la salive elle-même [1]. Elle est donc la partie *active* de la salive. La *ptyaline*, telle qu'on la préparait autrefois, n'agit point sur les substances alimentaires comme la diastase salivaire, très-probablement parce que les divers traitements à l'aide desquels on l'obtient, et *notamment les traitements à chaud*, détruisent son pouvoir. On sait, en effet, que la température de l'ébullition, ou même une température de 70 à 80 degrés centigrades, anéantit la puissance des *ferments azotés* : or, la diastase salivaire agit à la manière d'un ferment [2].

La diastase salivaire existe dans la salive fournie par les glandes sous-maxillaires. MM. Bidder et Schmidt ont en effet trouvé dans cette salive, qui est filante et visqueuse, une matière extractive azotée précipitable par l'alcool, et à laquelle ils donnent le nom de *mucine*. Cette matière varie dans ses proportions suivant l'époque de la salivation. Elle est plus abondante au commencement du réveil de la sécrétion (au début du repas) et beaucoup moins à la fin. Les matériaux salins de la salive ne se comportent pas ainsi, et leurs proportions restent sensiblement les mêmes dans tous les moments de la salivation. Il est probable que la salive fournie par les glandes sublinguales a une composition analogue à la salive des glandes sous-maxillaires. Comme celle-ci, et plus qu'elle, elle est visqueuse et filante, et elle est versée dans la même partie de la bouche.

La salive parotidienne diffère de la salive fournie par les glandes sous-maxillaires; elle est limpide, aqueuse, et ne renferme pas de mucine. Elle ne contient que 1/2 pour 100 de matériaux solides, lorsqu'on la fait évaporer [3].

Le tableau suivant offre en regard les proportions relatives des principaux éléments de la salive complète ou mixte de l'homme sain. L'une de ces analyses est déjà ancienne, elle est due à Berzelius; l'autre, plus récente, a été faite par M. Frerichs.

[1] 1 gramme en poids de diastase salivaire solide dissoute dans l'eau peut transformer en sucre environ 2,000 grammes de fécule (Mialhe). Cette action à dose infiniment petite est tout à fait assimilable aux phénomènes de fermentation ou aux actions catalytiques.

[2] MM. Frerichs et Stadler ont signalé dans l'extrait alcoolique de la salive, chez l'homme, la présence de la *leucine*. M. Béchamp a signalé dans la salive de l'homme sain la présence de l'urée (0,035 pour 100).

[3] Composition moyenne de la salive parotidienne, d'après M. Schmidt :

Eau	99,53	100,00.
Matériaux organiques. . . .	0,14	
Sels	0,33	

POUR 1000 PARTIES DE SALIVE.	SALIVE DE L'HOMME. (Berzelius.)	SALIVE DE L'HOMME. (Frerichs.)
Eau	992,9	994,1
Matière organique (ptyaline, diastase salivaire ou mucine)	2,9	1,4
Mucus et épithélium	1,4	2,1
Matières grasses	»	0,1
Lactates alcalins	0,9	»
Sulfocyanure de potassium	»	0,1
Sels divers	1,9	2,2

§ 39.

Action de la salive sur les aliments.— La salive agit comme dissolvant sur les substances solubles. Au moment où les aliments se trouvent divisés par la mastication, les chlorures, les phosphates et les sulfates alcalins, lesquels sont solubles dans l'eau, le sont également dans la salive.

La salive agit sur les aliments *féculents*, et les transforme en *dextrine* d'abord et en *glycose* ensuite. Leuchs est le premier qui ait mis cette propriété de la salive en lumière, et M. Mialhe l'a vulgarisée parmi nous. Cette transformation est d'autant plus rapide que les enveloppes qui entourent les grains microscopiques de la fécule ont été plus exactement détruits par la coction ou par le broyage. Chez les grands animaux, qui prennent la fécule sous forme de fourrage et de grains, les dents sont chargées de ce soin. Quant à l'homme, il ne consomme guère la fécule qu'à l'état de cuisson ; c'est elle qui forme la majeure partie de la substance du pain.

La fécule ou amidon (Voy. § 12) est la substance alimentaire la plus répandue dans le règne végétal; elle est insoluble, tandis que la dextrine et la glycose sont solubles. La fécule, en se transformant en dextrine et en glycose, peut se dissoudre par conséquent dans les liquides digestifs.

La transformation de la fécule en glycose, ou fermentation sucrée, s'opère dans nos laboratoires ou dans certaines opérations industrielles par l'action de la *diastase* (substance active de l'orge germé) et de la chaleur; de là le nom de diastase donné à la substance active de la salive.

On peut mettre en évidence cette propriété de la salive en faisant agir cette humeur sur l'*empois de fécule* (fécule cuite) et en chauffant légèrement. La salive peut être filtrée ou non filtrée, le résultat est sensiblement le même. Si on élève trop la température, la transformation de la fécule en glycose ou en sucre est ralentie. Une température de 40 degrés centigrades est la plus favorable. La salive de l'homme agit avec plus de rapidité que celle du cheval ou du chien.

On peut aussi démontrer l'action saccharifiante de la salive en mâchant dans sa bouche soit de l'empois d'amidon, soit du pain azyme, soit du pain ordinaire, et en jetant sur un filtre le produit insalivé. La fécule, il est vrai, n'est pas transformée en sucre *en totalité,* mais il est facile de reconnaître la présence du sucre dans le liquide qui a traversé le filtre, lorsqu'on traite ce liquide par la liqueur cupro-potassique. Il suffit que la matière féculente ait séjourné dans la bouche pendant une minute ou deux pour que la transformation en sucre soit nettement établie.

On peut encore mettre cette propriété de la salive en évidence en broyant de l'amidon *cru* dans un mortier avec de la salive : de cette manière on brise les grains de fécule et on favorise la réaction. Mais, dans ce dernier cas, la formation de dextrine et de glycose est beaucoup plus lente : il faut quelques heures de contact.

Quand on mélange de la salive avec de l'amidon *cru et non broyé,* il faut deux ou trois jours pour que la transformation se manifeste.

La salive, nous l'avons vu, est un liquide composé du produit de plusieurs glandes. La salive parotidienne *seule* n'a pas le pouvoir de transformer l'empois d'amidon en sucre, ou du moins elle ne fait apparaître des traces de sucre qu'à la longue, comme la plupart des autres liquides animaux. M. Lassaigne a depuis longtemps constaté ce fait sur le cheval; M. Bernard, beaucoup d'autres observateurs et nous-même l'avons constaté plus d'une fois sur les chiens. La salive de la glande sous-maxillaire jouit du pouvoir saccharifiant, ainsi que l'ont constaté MM. Bidder et Schmidt. Il est vrai que l'action de la salive sous-maxillaire est plus ou moins rapide (suivant la proportion de mucine qu'elle renferme); mais il n'en est pas moins vrai qu'elle se distingue assez nettement sous ce rapport de la salive parotidienne. Il est probable que la salive de la glande sublinguale, qui fait partie du système antérieur des glandes salivaires, jouit du même pouvoir que la salive sous-maxillaire[1]. Le pouvoir de transformer l'amidon en sucre appartient surtout à la salive prise dans la bouche, c'est-à-dire au produit complexe des glandes salivaires proprement dites et des autres glandules répandues dans la cavité buccale. Il est probable dès lors que ces dernières concourent à fournir à la salive le ferment azoté en vertu duquel la transformation s'opère.

D'autres liquides animaux possèdent aussi, quoique à un bien plus faible degré, le pouvoir de transformer en dextrine et en sucre les substances amidonnées. Ainsi, du sang, du jus de viande, une macération de cervelle, de fragments de reins, de foie, en un mot tous les liquides contenant des produits albuminoïdes ou azotés en voie de décomposition, et pouvant agir ainsi à la manière des ferments, sont capables de déterminer la transformation de l'empois d'amidon et d'y faire apparaître de la dextrine et des traces de sucre. Que prouvent ces faits? Ils prouvent que la fécule a une grande tendance à se transformer en dextrine et en sucre. Mais ils ne prouvent pas que la salive ne jouisse sous ce rapport d'une aptitude

[1] Les glandes parotidiennes, qui sécrètent abondamment au moment de la mastication, paraissent donc avoir principalement pour but de ramollir l'aliment et de *favoriser la déglutition.* Les glandes sous-maxillaires et sublinguales paraissent plus spécialement en rapport avec les *métamorphoses chimiques* de la matière alimentaire.

spéciale. En effet, l'action des diverses substances dont nous venons de parler est incomparablement moins active et moins complète que celle de la salive, et surtout beaucoup plus lente. Dans les derniers phénomènes dont nous venons de parler, la putréfaction paraît jouer le principal rôle et entraîner des modifications lentes dans la masse amidonnée. Il n'en est pas de même de l'action de la salive, ni en général dans les phénomènes de la digestion : les procédés de la putréfaction paraissent être ici tout à fait exclus.

La modification imprimée par la salive aux aliments féculents n'est pas instantanée. Il faut au moins une minute ou quelques minutes pour que l'empois d'amidon, chauffé doucement avec la salive, décèle la présence du sucre. Il faut un plus long temps pour amener à l'état de sucre la totalité ou même seulement une notable quantité de l'empois d'amidon mélangé avec de la salive. Or, l'aliment ne séjourne guère qu'une fraction de minute dans la bouche; on doit donc supposer que l'action ne s'exerce pas seulement *localement* sur les aliments féculents introduits dans la cavité buccale, mais qu'elle se continue plus bas, à l'aide de la salive qui infiltre l'aliment avalé, et aussi à l'aide de la salive avalée à la suite du repas. Les expériences sur les animaux qui font leur principale nourriture d'aliments féculents (animaux herbivores) ont démontré qu'au moment où le bol alimentaire traverse l'œsophage, il n'y a en ce moment que des quantités insignifiantes de sucre formé; nous sommes donc conduit à penser que la salive exerce son action sur les aliments ailleurs que dans la bouche.

On a élevé des doutes sur le pouvoir qu'aurait la salive de continuer son action dans l'estomac sur les féculents avec lesquels elle arrive mélangée. On a dit que l'état *alcalin* de la salive était indispensable à son action saccharifiante. Or, dans l'estomac, le suc gastrique *acide* neutralisant d'abord, puis acidifiant bientôt la masse avalée, arrête, dit-on, l'action de la salive. S'il est vrai que les acides énergiques, tels que les acides minéraux, entravent l'action de la diastase sur les fécules, ainsi que l'a fait voir M. Fremy, il n'en est pas de même quand il s'agit d'acides moins énergiques, tels que l'acide organique du suc gastrique (acide lactique). On peut neutraliser l'alcalinité de la salive, on peut même la rendre acide à l'aide de l'acide acétique ou de l'acide lactique; elle n'a pas pour cela perdu la propriété de transformer l'empois d'amidon en sucre : l'action est seulement ralentie. L'expérience avait été faite autrefois par Schwann, elle a été répétée depuis par M. Jacubowitsch, par M. Frerichs, et chacun peut la reproduire facilement.

L'aliment devant séjourner plusieurs heures dans l'estomac, l'action de la salive, quoique ralentie en ce point, n'en doit pas moins être efficace, et incomparablement plus importante que dans la bouche, où l'aliment ne fait que passer[1]. Remarquons à cet égard que les animaux ruminants,

[1] Voici un fait qui confirme pleinement notre remarque. Les *Archives de physiologie* de

qui font leur nourriture principale d'aliments féculents, introduisent une grande quantité de salive dans leur estomac multiple par l'action deux fois répétée de la mastication et de la déglutition.

Les matières grasses, telles que les graisses, l'huile, le beurre, ne sont point modifiées par la salive. Elles parviennent inaltérées dans l'estomac, où nous les verrons séjourner aussi sans altération.

Le sucre de canne est dissous, mais non transformé en glycose par la salive (Frerichs, Hoppe). Cette transformation s'accomplit dans l'intestin.

Les aliments azotés ne sont point attaqués non plus par la salive. On peut constater le fait en plaçant ces substances avec de la salive et dans des conditions convenables de température. Les petites parcelles de viande qui restent entre les dents après le repas ne sont pas dissoutes par la salive. Lorsqu'on n'entretient pas la propreté de la bouche, elles se ramollissent à la longue, placées qu'elles sont dans un milieu humide et dans un courant d'air, mais *par putréfaction,* et elles communiquent à l'haleine une odeur fétide ammoniacale.

Le rôle de la salive dans les phénomènes chimiques de la digestion est donc borné à son action dissolvante à l'aide de l'eau qu'elle contient, et à son action spéciale sur les aliments féculents par son ferment. Chez les animaux carnassiers, qui ne font qu'exceptionnellement usage d'aliments féculents, les fonctions de la salive sont à peu près exclusivement relatives à ses usages mécaniques de mastication et de déglutition. C'est pour cette raison qu'on peut alimenter d'une manière suffisante des chiens auxquels on a pratiqué des fistules stomacales artificielles, en introduisant les aliments par ces fistules et en supprimant ainsi à peu près le rôle des glandes salivaires dans la digestion; je dis *à peu près*, parce que les mouvements de déglutition introduisent toujours une certaine quantité de salive dans l'estomac.

Chez l'homme en particulier, on a vu quelquefois l'action de la salive supprimée dans les phénomènes de la digestion. Il y avait l'an dernier, dans la maison de santé de M. E. Blanche, un aliéné qui s'obstinait à ne rien vouloir avaler, et qu'on fut obligé de nourrir à l'aide de la sonde œsophagienne pendant près d'un an. Ce malade n'avalait pas sa salive. Plusieurs fois par jour on était obligé de lui vider la bouche, distendue par les produits de la sécrétion salivaire. On l'alimentait en lui injectant deux fois par jour dans l'estomac, à l'aide d'une sonde, des aliments *azotés*, des aliments *gras*, des aliments *sucrés* et des aliments *féculents*. On avait soin de joindre à ces derniers, au moment de l'ingestion, une petite proportion de diastase végétale. L'état de santé de cet aliéné était parfait, il avait

Vierordt (1854) renferment l'histoire d'une femme atteinte de fistule gastrique, observée par M. Grünewaldt. Quand cette femme avait été alimentée avec des féculents et qu'on retirait la masse avalée au moment de son arrivée dans l'estomac, on n'y constatait que de faibles proportions de sucre. Quand, au contraire, on retirait cette masse au bout d'un quart d'heure ou d'une demi-heure de séjour dans l'estomac, la proportion de sucre formé était beaucoup plus considérable.

même augmenté de poids sous l'influence de cette alimentation forcée. Depuis, ce malade s'est résigné à prendre de lui-même ses aliments. Au reste, nous le verrons plus loin, la salive n'agit pas seule sur les matières féculentes. Les produits de sécrétion qui se rencontrent au commencement de l'intestin grêle exercent aussi une action puissante sur ces substances. Lorsque la digestion salivaire fait défaut, on conçoit dès lors qu'elle puisse être suppléée par la digestion intestinale.

ARTICLE II.

ACTION DU SUC GASTRIQUE (DIGESTION STOMACALE).

§ 40.

Suc gastrique. — Le liquide qui doit agir sur les aliments pendant leur séjour dans l'estomac porte le nom de *suc gastrique*. Ce liquide n'afflue dans l'estomac que lorsque celui-ci est rempli par les matériaux de la digestion. Dans l'intervalle des repas, les parois stomacales sont simplement humectées par le mucus qui lubréfie toutes les membranes muqueuses. Les aliments, parvenus dans l'estomac, excitent la sécrétion du suc gastrique par leur seule présence et à la manière des excitants. Tous les corps étrangers introduits dans l'estomac, toutes les substances irritantes appliquées sur la membrane muqueuse stomacale, ont le même pouvoir. Lorsqu'on voulait autrefois se procurer du suc gastrique pour l'étudier, on faisait avaler des éponges sèches aux animaux, ou bien on faisait pénétrer dans l'estomac du poivre grossièrement concassé, ou même des cailloux. Sous l'influence de ces substances diverses, le suc gastrique affluait dans l'estomac, et on l'en retirait, soit en mettant à mort l'animal, soit en ramenant les éponges au dehors à l'aide de ficelles qu'on y avait préalablement fixées.

De nos jours, on se procure du suc gastrique en allant le puiser directement dans l'estomac par des *fistules gastriques*. Ces fistules, devenues en quelque sorte classiques depuis les expériences de M. Blondlot, ont rendu, on peut le dire, à la physiologie de la digestion un service signalé. On établit ces fistules sur les chiens avec la plus grande facilité. Il suffit pour cela de faire une incision à la région épigastrique, d'attirer au dehors l'estomac, de l'ouvrir, et de fixer les bords de l'incision sur les lèvres de la plaie à l'aide de quelques points de suture. Au bout de quelques jours, l'inflammation adhésive applique l'ouverture de l'estomac sur l'ouverture abdominale ; la communication au dehors devient permanente, et la fistule est établie. Il ne reste plus qu'à introduire et à maintenir une canule dans l'ouverture : cette canule est destinée à recevoir un bouchon.

Un procédé préférable à celui que nous venons de décrire consiste à introduire *de prime abord* la canule dans l'incision, aussitôt que les parois stomacales ont été fixées sur les bords de la plaie abdominale. L'introduction *tardive* de la canule est en effet assez difficile, et elle exige souvent une opération nouvelle. Quand la canule est placée dans l'incision, on la fixe en place en pratiquant des ligatures convenables à la plaie abdominale, au-dessus et au-dessous d'elle.

Fig. 7.

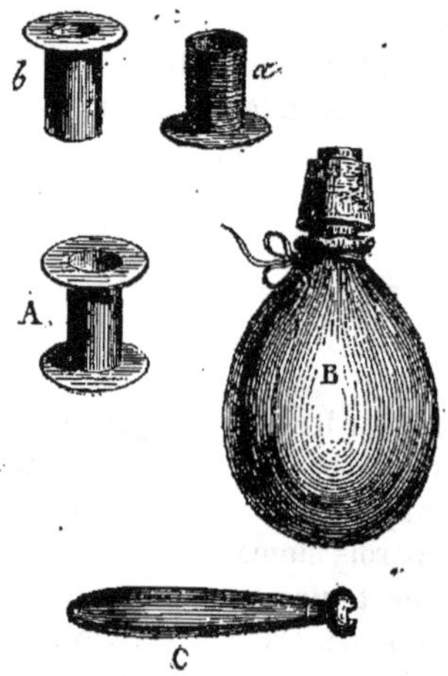

La canule employée est représentée fig. 7 (A); elle offre deux rebords, dont l'un est engagé dans l'estomac et dont l'autre reste au dehors. La plaie stomacale et la plaie abdominale sont en quelque sorte maintenues l'une contre l'autre, comme les deux boutonnières d'une chemise, par un bouton à double tête. Quand la cicatrisation s'est opérée et que le trajet fistuleux est établi, la canule ne peut plus ni sortir au dehors ni rentrer dans l'estomac. La canule A est elle-même formée de deux pièces (fig. 7, *a* et *b*), qui entrent l'une dans l'autre par un pas de vis. Après l'opération, les bords de la fistule se tuméfient et tendent souvent à recouvrir les bords de la canule. A l'aide du tournevis C (fig. 7), dont la mortaise peut se fixer sur une petite tige qui occupe l'intérieur de la portion de canule *a*, on augmente ou on diminue la longueur de la canule, et on la proportionne ainsi, soit au gonflement des parties, soit à l'épaisseur des parois abdominales. Les chiens pourvus de fistule gastrique peuvent être conservés des mois entiers et même des années, sans paraître en souffrir. On a soin de fermer l'ouverture de la canule avec un bouchon, de manière que le suc gastrique ne s'écoule pas au dehors dans l'intervalle des expériences, et que cet écoulement n'épuise pas l'animal. Le petit appareil B (fig. 7) est formé d'une poche en caoutchouc fixée sur un tube de verre pourvu d'un bouchon; il est destiné à recueillir le suc gastrique. A cet effet, le bouchon de l'appareil B est introduit et fixé dans la canule à la place du bouchon ordinaire.

Fig. 8.

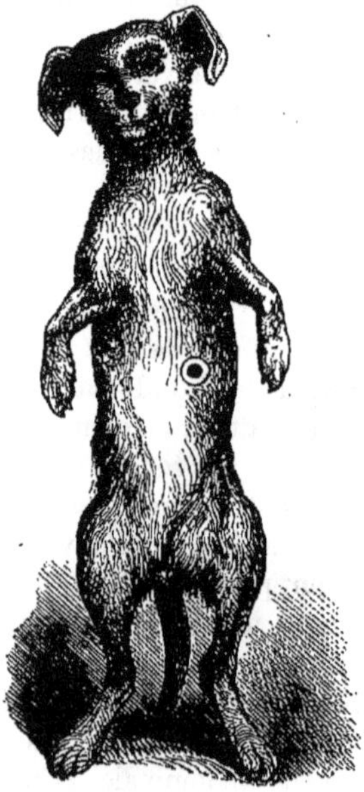

La figure 8 représente un chien à fistule gastrique pourvue de sa canule.

Dans quelques cas rares, des lésions pathologiques ont déterminé sur l'homme des fistules de ce genre. On a pu se procurer ainsi, par la fistule, du suc gastrique humain, et étudier quelques-uns des phénomènes chimiques de la digestion de l'homme [1].

A l'aide des fistules gastriques, on peut se procurer du suc gastrique à volonté. Il suffit pour cela de fixer dans la canule du chien à jeun le petit appareil B (fig. 7), et de donner à ce chien de la viande crue bien dégraissée et coupée en morceaux volumineux. Aussitôt que la viande est arrivée dans l'estomac, le suc gastrique afflue et se rend dans la petite bourse de caoutchouc, qui ne tarde pas à se remplir. La digestion, c'est-à-dire la dissolution de la viande, est assez lente pour que le suc gastrique recueilli dans les premiers moments de l'expérience soit sensiblement pur. Si on voulait l'avoir tout à fait pur pour l'analyse chimique, il faudrait introduire dans l'estomac, par la fistule, soit de petites éponges fixées à des tiges de baleines, soit du poivre en grains. Les fistules stomacales permettent encore d'introduire dans l'estomac des aliments de nature variée, de les retirer à des moments déterminés, et d'étudier ainsi les transformations successives qu'éprouvent les substances alimentaires pendant leur séjour dans l'estomac.

De même que les liquides de la cavité buccale, les liquides de l'estomac ne viennent pas d'une source unique. Il existe dans l'épaisseur de la membrane muqueuse de l'estomac une multitude de glandes en tubes (glandes de Lieberkuhn), analogues à celles qu'on rencontre dans toutes les membranes muqueuses. Dans l'estomac, les glandes en tubes ne sont pas aussi élémentaires que dans les autres portions de l'intestin, et on constate de plus que ces glandes peuvent se partager en deux groupes distincts. Les unes sont destinées à la sécrétion du suc gastrique; les autres servent à la sécrétion du mucus, sécrétion caractéristique des membranes muqueuses. Les premières peuvent être désignées sous le nom de *glandes du suc gastrique*, les secondes sous le nom de *glandes à mucus*.

Les *glandes du suc gastrique* (Voy. fig. 9, A, B) existent dans toute l'étendue de la membrane muqueuse stomacale (homme et carnassiers), à l'exception de la portion pylorique de l'estomac [2]. Elles sont simples, A, ou composées B (fig. 9). A leur embouchure dans l'estomac, elles sont

[1] Il existe dans les annales de la science un certain nombre de faits de ce genre. Voici les principaux : 1° *Remarques sur une femme qui a une fistule à l'estomac* (Circaud, *Journal de physique*, t. LIII); 2° *Zwei Krankengeschichten*, Vienne, 1803 (Helm : il s'agit aussi d'une femme); 3° *Experiments and observations on the gastric juice*, etc., 1833 (Beaumont : il s'agit d'un homme); 4° femme observée par M. de Grünewaldt et par MM. Bidder et Schmidt, dans *die Verdaungssäfte und der Stoffwechsel*, 1852, et dans les *Archives de physiologie* de Vierordt, t. XIII, 1854.

[2] On a dit et répété que la membrane muqueuse de la portion pylorique de l'estomac était la portion en rapport avec la sécrétion du suc gastrique. On a comparé la portion pylorique de l'estomac avec le dernier estomac des ruminants, et le grand cul-de-sac de l'estomac avec les premiers estomacs des herbivores; dès lors on a considéré la partie droite de l'estomac comme le véritable lieu de la digestion, et la partie gauche comme une sorte de réservoir ou de lieu de dépôt. Les faits ne confirment pas cette supposition.

recouvertes d'un épithélium, qui disparaît bientôt quand on pénètre dans leur intérieur, comme on peut le voir sur la figure 9. L'épithélium est remplacé par une masse de cellules (d'environ $0^{mm},01$ de diamètre) qui remplissent le calibre entier des tubes glanduleux, et que la glande écoule du côté de la surface libre de la membrane de l'estomac, avec le liquide qui leur sert de véhicule. Ces éléments vésiculeux contiennent très-vraisemblablement la partie organique active du suc gastrique.

Fig. 9.

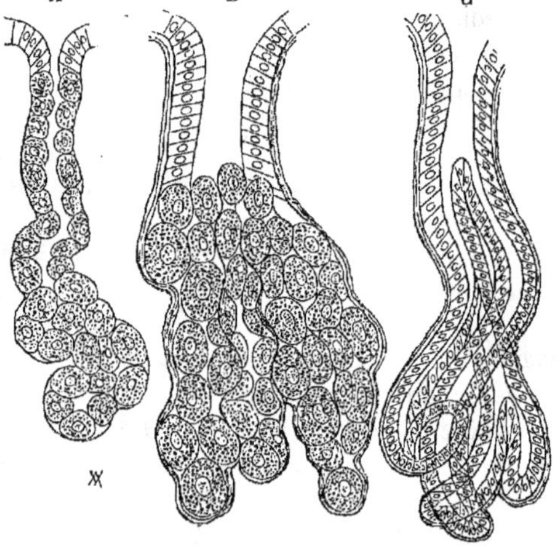

Les *glandes à mucus* de l'estomac (Voy. fig. 9, C) se rencontrent dans les divers points de l'estomac. Dans la portion pylorique, elles existent seules. Elles diffèrent des précédentes en ce que le revêtement épithélial qui recouvre leurs parois à l'intérieur peut être poursuivi jusqu'aux culs-de-sac terminaux. Ces glandes ne contiennent point les grandes cellules dont nous venons de parler précédemment ; on n'y trouve qu'un liquide, avec quelques globules muqueux rares et de petite dimension [1].

Dans l'état de vacuité, la membrane muqueuse de l'estomac est d'une couleur grisâtre. Au moment où les aliments s'accumulent dans le réservoir gastrique, cette membrane devient rose, par une modification de circulation qui détermine l'abord d'une plus grande quantité de sang, destinée à fournir les matériaux de la sécrétion du suc gastrique.

La quantité de suc gastrique sécrétée en l'espace de vingt-quatre heures ne peut être appréciée que d'une manière approximative. Nous avons dit précédemment que la sécrétion du suc gastrique est suspendue quand l'estomac est dans l'état de vacuité, et qu'elle ne se manifeste que pendant le séjour des aliments dans l'estomac ou sous l'influence des ma-

[1] M. Goll (de Zurich) a montré, par une série de digestions artificielles, que la portion de membrane muqueuse voisine du cardia jouit d'un pouvoir digestif très-supérieur à toutes les autres portions de l'estomac.

tières excitantes de nature diverse. Quand les aliments sont dans l'estomac, comme ils y séjournent plusieurs heures et jusqu'à dissolution plus ou moins complète, le suc gastrique sécrété peut bien être recueilli en partie par la fistule, mais une autre partie imbibe et gonfle l'aliment, passe avec l'aliment dans l'intestin grêle ou pénètre avec l'aliment dissous dans les voies de l'absorption. On peut se faire une idée plus exacte peut-être de cette quantité, en introduisant dans l'estomac des matières excitantes et *insolubles*, et en recueillant le liquide qui s'écoule par la fistule pendant un laps de temps déterminé. Un chien qui pesait 18 kilogrammes nous a donné en moyenne environ 72 grammes de suc gastrique à l'heure.

La quantité de suc gastrique sécrétée dans l'espèce humaine a été évaluée à plus de 500 grammes à l'heure par MM. Bidder et Schmidt, sur une femme atteinte de fistule gastrique. En tenant compte du poids, ce sont à peu près les mêmes proportions que pour les chiens. Il ne serait pas rigoureux sans doute de conclure de là que la quantité de suc gastrique sécrétée est la même pendant toute la durée du séjour des aliments dans l'estomac, parce qu'il est possible et même probable que cette quantité diminue à mesure que le travail de dissolution des aliments est plus avancé et à mesure que les portions dissoutes s'engagent du côté de l'intestin grêle. Mais il n'en résulte pas moins que la quantité de suc gastrique sécrétée est plus considérable qu'on ne serait tenté de le supposer au premier abord, surtout si l'on veut bien se rappeler que, dans l'état ordinaire, l'estomac ne reste jamais longtemps absolument vide, le besoin des aliments coïncidant vraisemblablement avec la fin du travail digestif précédent.

Le suc gastrique, de même que la salive (il ne faut point l'oublier), n'est pas un liquide excrémentitiel destiné comme l'urine à l'élimination, mais il rentre au fur et à mesure par absorption dans la masse du sang d'où il est sorti.

Le suc gastrique est un liquide incolore, limpide, d'une odeur faible, rappelant celle de l'animal d'où il provient, d'une saveur légèrement salée. Sa densité est peu différente de celle de l'eau : elle est de 1005 chez l'homme. Essayé au papier de tournesol, le suc gastrique est constamment *acide*. Cette acidité a été constatée chez tous les mammifères, chez les oiseaux, chez les reptiles (grenouilles et crapauds), chez les poissons. Le suc gastrique contient environ 99 parties d'eau sur 100; il contient en outre de petites proportions de *sels*, un *acide libre* et une *substance organique particulière*.

Les sels du suc gastrique sont principalement constitués par des chlorures alcalins et terreux; on y rencontre aussi du phosphate de chaux, du carbonate de chaux, des traces de sels de fer.

L'acide libre du suc gastrique est d'une grande importance dans les phénomènes chimiques de la digestion. Cet acide est l'acide *lactique*. M. Chevreul l'a indiqué le premier et M. Lehmann a mis le fait hors de doute. C'est grâce à son acidité que le suc gastrique peut se conserver assez longtemps, dans des flacons bien bouchés, sans s'altérer.

Pendant longtemps les chimistes, à l'exemple de Prout, ont pensé que l'acidité du suc gastrique était due à l'*acide chlorhydrique;* mais cela tenait au procédé opératoire. Les chlorures, et en particulier le chlorure de calcium, sont décomposés à l'aide de l'acide lactique, à chaud; de là le déplacement du chlore, la formation de l'acide chlorhydrique, et son apparition dans les produits de la *distillation* du suc gastrique. MM. Bernard et Bareswill ont démontré aussi qu'il n'y a point d'acide chlorhydrique libre dans le suc gastrique. En effet, lorsqu'une dissolution de chaux renferme seulement 1/1000 d'acide chlorhydrique, l'acide oxalique n'y détermine aucun précipité; or, le suc gastrique filtré donne, à l'aide de l'acide oxalique, un précipité d'oxalate de chaux. D'un autre côté, l'acide chlorhydrique (de même que les acides sulfurique et azotique), très-dilué, transforme par l'*ébullition* l'amidon en dextrine et en sucre; le suc gastrique, *bouilli* avec l'amidon, ne produit jamais cette transformation [1].

M. Blondlot, dans un travail expérimental sur la digestion, auquel nous aurons occasion de puiser plus d'une fois, a émis sur ce point une doctrine inacceptable. Il pense que c'est à l'aide d'un phosphate acide de chaux que le suc gastrique rougit le papier de tournesol. Suivant lui, il n'y a point d'acide libre dans le suc gastrique, parce que ce liquide ne fait point effervescence quand on y projette du carbonate de chaux. Mais cela tient uniquement à l'état de dilution du suc gastrique; car si l'on concentre ce liquide par évaporation, l'effervescence ne tarde pas à se produire quand on y ajoute du carbonate de chaux.

L'acide libre du suc gastrique est donc l'acide lactique. Il est vrai que l'on trouve quelquefois dans l'estomac, *pendant la digestion*, de l'acide acétique; on y a trouvé aussi de l'acide butyrique; mais ces acides proviennent des transformations des substances alimentaires (substances amylacées et substances grasses). L'acide lactique lui-même peut être augmenté dans ses proportions par les métamorphoses des matières alimentaires, et c'est de cette manière, sans doute, que le sucre (qui donne facilement naissance à cet acide) favorise l'action des sucs digestifs. Pour fixer la constitution *normale* du suc gastrique, il importe donc de recueillir ce suc sur l'animal *à jeun*, en stimulant la sécrétion à l'aide de matières excitantes et *insolubles* (du poivre en grains, par exemple, qu'on introduit directement dans l'estomac par la fistule).

Indépendamment de l'eau, des sels et de l'acide lactique, le suc gastrique renferme encore, avons-nous dit, une substance *organique*. Cette substance joue un rôle capital dans les phénomènes de la digestion sto-

[1] MM. Bidder et Schmidt, dans leur récent travail sur les sucs digestifs (*die Verdaungssäfte*, etc., 1852), admettent dans le suc gastrique la présence de l'acide lactique et de l'acide chlorhydrique. Mais l'existence de l'acide chlorhydrique *libre* ne nous paraît pas appuyée sur des preuves convaincantes.

macale. Elle a été indiquée pour la première fois par Schwann, et bien décrite par M. Wasmann. On donne à cette matière le nom de *pepsine*; on lui a donné aussi les noms de *chrymosine* et de *gastérase*.

La pepsine est une matière azotée qui a beaucoup d'analogie avec les matières albuminoïdes, et qui agit à la manière d'un ferment. La pepsine offre avec l'albumine certains caractères de ressemblance. Elle est soluble dans l'eau, insoluble dans l'alcool, qui la précipite de ses dissolutions; elle précipite par le tannin et par l'acétate de plomb. Lorsqu'on précipite la pepsine par l'alcool, le précipité se redissout dans l'eau, ce qui n'a pas lieu pour l'albumine. La dissolution aqueuse de pepsine n'est point *troublée* par l'ébullition. Les dissolutions d'albumine, au contraire, comme chacun sait, sont *troublées* quand on les chauffe, parce que l'albumine se coagule. Il n'en est pas moins remarquable que la pepsine, tout en ne se coagulant point par la chaleur, perd cependant toutes ses propriétés lorsqu'elle a été chauffée entre 70 et 80 degrés centigrades. Ajoutons encore que la pepsine n'exerce son action qu'autant qu'elle est unie à un *acide libre*. Lorsqu'en effet on a saturé l'acide libre de suc gastrique, celui-ci a perdu ses propriétés : il est devenu impropre à opérer des digestions artificielles.

La pepsine a été préparée par M. Wasmann de la manière suivante : la membrane d'un estomac de cochon est plongée dans l'eau distillée pendant plusieurs jours; puis on retire cette membrane, et ce qui a été dissous dans l'eau est précipité par l'acétate de plomb. Le précipité blanc, floconneux, qui contient la pepsine, est mis en suspension dans l'eau et décomposé par un courant d'hydrogène sulfuré. Il se forme du sulfure de plomb insoluble, et la pepsine se trouve dissoute dans la liqueur; l'albumine reste coagulée. On sépare par filtration le sulfure de plomb et l'albumine coagulée, on précipite enfin la pepsine de la dissolution aqueuse par l'alcool, et on la dessèche.

Le procédé de M. Payen est bien préférable. Il prépare la pepsine (qu'il appelle *gastérase*), non pas avec la membrane de l'estomac, mais avec le suc gastrique lui-même. Il se procure du suc gastrique de chien et traite ce suc par l'alcool, qui précipite la pepsine, et avec la pepsine de petites proportions d'albumine et de mucus. Le précipité est traité par l'eau, qui ne dissout que la pepsine. La dissolution de pepsine est de nouveau précipitée par l'alcool, et on la fait dessécher à une température de 40 degrés centigrades.

La pepsine préparée par ce procédé n'est peut-être pas encore une matière simple. Quoi qu'il en soit, cette substance organique a le pouvoir, lorsqu'on la dissout dans l'eau et qu'on ajoute à cette eau quelques gouttes d'acide, de reproduire le suc gastrique lui-même avec ses propriétés [1].

Le tableau suivant indique les proportions relatives de l'eau et des ma-

[1] Suivant M. Wasmann, il suffit d'ajouter à une liqueur acidulée 1/5000 de pepsine desséchée pour déterminer les métamorphoses de la digestion.

tières solides (organiques et minérales) du suc gastrique. Il faut remarquer que, sous la dénomination de matières organiques, se trouve comprise non-seulement la pepsine, mais encore cette substance mal définie connue sous le nom de *mucus*, et aussi une petite proportion d'albumine. La *pepsine pure*, préparée suivant le procédé de M. Payen, n'équivaut guère qu'à 1 ou 2 millièmes du poids du suc gastrique.

100 GRAMMES donnent	SUC GASTRIQUE DU CHEVAL. (Tiedmann et Gmelin.)	SUC GASTRIQUE DU CHIEN. (Frerichs.)	SUC GASTRIQUE HUMAIN. Femme. (Schmidt.)
	gr.	gr.	gr.
Eau	98,10	98,85	99,44
Matières organiques	1,05	0,72	0,32
Sels	0,55	0,43	0,24

§ 41.

Rôle du suc gastrique. — L'essence de la digestion, nous l'avons dit plusieurs fois déjà, est de transformer les aliments en substances solubles qui puissent être introduites par absorption dans les voies fermées de la circulation. Aussi reconnaîtrons-nous qu'une matière est digérée par le suc gastrique quand, de solide qu'elle était, elle s'est dissoute dans les liquides de l'estomac. Il est vrai que ce n'est pas une dissolution pure et simple. Les matières alimentaires sur lesquelles agit le suc gastrique éprouvent des modifications moléculaires particulières pour passer de l'état solide à l'état liquide, tout en conservant sensiblement leur constitution chimique. La partie active du suc gastrique qui détermine ce mouvement moléculaire agit ici à la manière d'un ferment, par action de contact ou par action *catalytique*. Quand on opère, en effet, des digestions artificielles à l'aide du suc gastrique, la quantité de pepsine employée se retrouve entière dans les liquides au sein desquels on a déterminé la transformation des aliments solides en produits liquides. Il n'y a donc point eu *combinaison* de la pepsine avec les produits formés.

Ceci posé, on peut dire d'une manière générale que la propriété du suc gastrique est de dissoudre les *matières albuminoïdes* et de les transformer en une substance isomérique propre à être absorbée. Tel est le rôle principal du suc gastrique; mais l'estomac est encore le théâtre d'autres transformations accessoires. Ces transformations, qui ne paraissent point être aussi directement sous l'influence du suc gastrique, s'opèrent au sein de la masse alimentaire elle-même pendant les trois ou quatre heures que les aliments séjournent en moyenne dans l'estomac.

§ 42.

Digestions artificielles. — L'expérience a appris que l'action du suc gastrique sur les substances alimentaires s'exerce aussi bien *en dehors du* corps que dans l'intérieur même de l'estomac, à la condition que la température soit la même que celle de l'animal. La possibilité d'exécuter artificiellement la digestion stomacale dans des vases placés dans des étuves ou des bains-marie a prodigieusement multiplié les recherches sur ce point de physiologie.

Pour procéder à une *digestion artificielle*, il suffit de recueillir du suc gastrique sur un animal porteur d'une fistule gastrique, de mettre dans le vase qui contient le suc gastrique la substance qu'on veut faire digérer, et de placer ce vase dans une étuve ou un bain-marie chauffé à 37 degrés centigrades. Il faut, autant que possible, que la température ne s'élève pas au-dessus de 40 degrés, car, à la température de 70 à 80 degrés, le suc gastrique (nous l'avons dit) perd toutes ses propriétés [1].

On peut encore faire de toutes pièces un suc gastrique artificiel. Il suffit pour cela d'ajouter quelques centigrammes de pepsine à de l'eau contenant 1 ou 2 millièmes d'acide chlorhydrique. Au lieu de pepsine, on peut ajouter à de l'eau acidulée un fragment de membrane de l'estomac d'un animal carnivore, ou un morceau de la caillette (quatrième estomac des ruminants); ces membranes retiennent en effet de la pepsine [2]. On peut encore ajouter à de l'eau acidulée quelques grammes du liquide extrait dans les abattoirs de la caillette des veaux; ce liquide, désigné sous le nom de *présure*, contient du suc gastrique souvent mélangé avec les boissons, et renferme de la pepsine. De même, on peut aciduler l'eau, non-seulement avec l'acide chlorhydrique, mais encore avec l'acide lactique, l'acide sulfurique, l'acide azotique, l'acide phosphorique. Seulement il faudra faire varier les proportions, suivant qu'on emploiera tel ou tel de ces acides. Ainsi, par exemple, l'acide sulfurique et l'acide phosphorique agissent en quantités plus faibles que l'acide chlorhydrique et que l'acide lactique. Il faut dire aussi que ces divers acides ont de l'influence sur la *coloration* du produit de la digestion artificielle : la dissolution finale sera jaunâtre avec l'acide azotique, elle sera brune avec l'acide sulfurique et l'acide phosphorique.

Les digestions artificielles sont aussi complètes lorsque le contact de l'air est empêché que lorsqu'elles ont lieu à l'air libre, ce qui prouve encore que l'air n'intervient point par ses éléments dans la réaction.

L'eau simplement acidulée ne peut pas constituer à elle seule un suc gastrique artificiel. S'il en était ainsi, le rôle de la pepsine serait nul. L'eau acidulée avec 1 ou 2 millièmes d'acide chlorhydrique n'a la propriété de gonfler et de dissoudre qu'une seule matière albuminoïde. Cette matière, c'est la fibrine du sang, lorsqu'elle n'a pas été soumise à la coction; et encore cette dissolution ne s'effectue qu'après un long temps. La viande (fibrine) cuite, l'albumine coagulée, le gluten, peuvent bien

[1] Spallanzani a exécuté, le premier, des digestions artificielles. Il plaçait *sous son aisselle* de petits tubes contenant du suc gastrique et de petits morceaux de chair.

[2] Le principe actif du suc gastrique est le même chez les herbivores et les carnivores.

être ramollis et divisés, mais ils ne sont point dissous par l'eau acidulée.

Ce n'est donc pas à l'acide libre qu'il contient que le suc gastrique emprunte ses propriétés [1]. Comme, d'un autre côté, la pepsine perd son pouvoir dissolvant lorsqu'on sature l'acidité du suc gastrique par un alcali, on ne peut pas non plus attribuer exclusivement à la pepsine la propriété digestive. Force est de reconnaître que c'est dans l'*action simultanée* de ces deux agents qu'elle réside. En d'autres termes, le ferment gastrique, ou pepsine, n'exerce son action que dans un milieu acide.

§ 43.

Action du suc gastrique sur les divers principes alimentaires. — Les digestions artificielles qui se rapprochent le plus de la *digestion naturelle* sont sans contredit celles que l'on a opérées à l'aide du suc gastrique lui-même. Mais l'expérience a montré que le suc gastrique artificiel, préparé à l'aide de la pepsine et de l'eau acidulée, a sensiblement les mêmes propriétés [2]. Nous pouvons donc indifféremment puiser à ces deux sources d'expérimentation.

Dans les digestions artificielles, on a remarqué que les substances divisées en *petits fragments* sont bien plus tôt dissoutes que les autres. L'utilité de la mastication et des mouvements de l'estomac est ici bien évidente.

Si l'on soumet de la *fibrine*, ou de l'*albumine coagulée*, ou du *caséum solide*, à l'action d'une digestion artificielle, on constate, si les proportions du suc gastrique sont suffisantes, qu'au bout de quelques heures chacune de ces substances a disparu dans la liqueur, c'est-à-dire qu'elle s'est dissoute. Le produit de la dissolution est le même dans ces différents cas.

La *caséine* (caséum), pure et liquide, débarrassée du sucre et du beurre auxquels elle est unie dans le lait, ne se coagule point sous l'influence du suc gastrique, mais la *caséine liquide*, unie au beurre et au sucre, se coagule très-rapidement. Voilà pourquoi le *lait* se coagule sous l'influence du suc gastrique. A cette coagulation de la caséine succède peu à peu une désagrégation, et, en définitive, au bout de quelques heures, une dissolution complète. Le produit final n'est plus coagulable par les acides ni par la chaleur.

L'*albumine liquide*, mise en contact avec le suc gastrique, ne se coagule pas. Si l'on attend cinq ou six heures, on trouve que, sous l'influence du suc gastrique, l'albumine liquide a subi, comme les autres matières al-

[1] Ce qui prouve manifestement que ce n'est point seulement à l'acide libre qu'il renferme que le suc gastrique emprunte ses propriétés, c'est que quand on l'a fait bouillir il ne peut plus servir à rien. La pepsine (en sa qualité de ferment) a perdu toute action. Le liquide est pourtant toujours acide.

[2] Le suc gastrique préparé artificiellement à l'aide de la pepsine et de l'*acide chlorhydrique* est même plus actif que le suc gastrique extrait de l'estomac de l'animal vivant (Kölliker et Müller, *Annales de la Société physico-médicale de Wurtzbourg*, 1854).

buminoïdes, une transformation isomérique. Ainsi elle ne se coagule plus sous l'influence des acides, ni par la chaleur.

Si l'on ajoute à de l'*albumine liquide* ou du beurre ou du sucre, l'albumine commence par se coaguler sous l'influence du suc gastrique, et le coagulum se dissout peu à peu. Cette coagulation est surtout tres-rapide quand on ajoute une quantité de sucre et de beurre analogue à celle qui existe dans le lait. On fait ainsi une sorte de lait artificiel.

Lorsqu'on met de la *gélatine*[1] (gelée de viande ou gelée d'os) en contact avec le suc gastrique, elle ne tarde pas à être dissoute, et forme un liquide brun clair. Ce n'est pas non plus une dissolution pure et simple, car le produit de la dissolution, concentré par évaporation, a perdu la propriété de se prendre de nouveau en gelée par le refroidissement. On ne sait pas encore bien positivement si le produit de la dissolution de la gélatine est identique aux précédents.

Le *gluten cuit* ou *cru*, mis en digestion avec le suc gastrique, se dissout comme les substances précédentes. Fraîchement extrait de la farine de froment, le gluten *cuit* est tout à fait insoluble dans les acides étendus, même quand on l'abandonne pendant plusieurs jours à une température de 37 degrés. Le gluten *cru* paraît se dissoudre dans les acides étendus; mais quand on examine à l'aide du microscope cette dissolution apparente, on reconnaît le gluten divisé en particules et on constate qu'il n'y a eu là qu'une dissociation et non une véritable dissolution. Les acides étendus ne peuvent donc remplacer le suc gastrique, pas plus pour les substances azotées provenant des végétaux que pour les substances azotées animales[2].

[1] Le pouvoir nutritif de la gélatine a été contesté, et même formellement nié, par un certain nombre de physiologistes. La gélatine ne peut pas entretenir la vie des animaux lorsqu'on leur donne cette substance isolément. En cela, elle ne se distingue point des autres matières azotées qui, données seules, ne peuvent pas nourrir non plus (Voy. §15). La gélatine, *associée* à d'autres aliments, jouit-elle, comme les autres substances azotées, du pouvoir nutritif? Des animaux ont été soumis à des expériences nombreuses et continuées pendant longtemps; l'homme s'est pris lui-même (M. Donné en particulier) comme sujet d'expérience; or, il résulte de tous ces faits que la gélatine du commerce, associée à d'autres aliments, non-seulement ne concourt point à la nutrition, mais encore qu'elle agit à la manière d'une substance purgative, et qu'elle est plutôt nuisible qu'utile.

Mais tel n'est point l'effet réel de la gélatine que nous prenons quotidiennement en assez grande quantité avec le bouillon, avec la viande, avec les os, avec la partie soluble des tendons, des ligaments, de la peau, du tissu cellulaire. Ces substances nourrissent à la manière des autres substances azotées. Si la *gélatine du commerce* (ou colle-forte), obtenue à l'aide de la vapeur surchauffée, ou par les acides, à l'aide d'os puants et fétides (comme il est aisé de le voir dans les fabriques), si cette gélatine, dis-je, ne nourrit point, et si elle agit plutôt comme médicament que comme aliment, en passant presque entièrement par les urines et dans les fèces, c'est qu'elle est profondément altérée dans sa nature. La gélatine obtenue par la coction des pieds de veau (tendons) ou par celle des os frais est une substance réellement nutritive; les expériences de M. Bernard sont positives à cet égard.

[2] Les expériences de M. Cnoop Koopmans (Voy. *Bibliogr.*, page 156), auxquelles nous empruntons ce qui est relatif à la digestion du *gluten*, nous apprennent que le degré d'acidité du suc gastrique le plus favorable à la digestion du gluten n'est pas celui qui est le mieux

L'*albumine végétale* (pois, haricots, lentilles, fèves) *crue* est soluble dans l'eau. A cet état le suc gastrique détermine un précipité dans sa dissolution, aussi bien dans les digestions naturelles que dans les digestions artificielles. Les dissolutions d'albumine végétale sont également précipitées par les acides *étendus*. Pour que le précipité ne se forme pas, il faut que le liquide contienne au moins 1/70 d'acide.

L'albumine végétale se coagule par la chaleur, et c'est sous cette forme que nous la consommons généralement avec nos aliments. Coagulée par la chaleur, l'albumine végétale ne se dissout pas dans les acides étendus. Le suc gastrique (naturel ou artificiel) peut seul en amener la dissolution à l'aide d'une température de 37 degrés.

De tout ceci il résulte que la *fibrine*, le *gluten*, l'*albumine solide* et l'*albumine liquide*, la *caséine* sont dissous et métamorphosés par le suc gastrique en une substance analogue. Ce produit final a la même *composition chimique* que les matières albuminoïdes d'où il procède, ainsi qu'il résulte des analyses de M. Lehmann. De même que les matières albuminoïdes, cette substance forme encore de l'acide xantoprotéique lorsqu'on la chauffe avec l'acide azotique ; elle précipite encore par l'alcool, par le tannin et par le sublimé corrosif. Elle diffère de l'albumine proprement dite en ce qu'elle ne donne pas de précipité par les acides et ne se coagule point par la chaleur.

C'est au produit de la digestion des matières albuminoïdes que M. Lehmann donne le nom de *peptone*, M. Mialhe celui d'*albuminose*[1]. En somme, la *peptone* a une grande ressemblance avec l'albumine. On sait, depuis les travaux de M. Vœhler, qu'il suffit de chauffer l'albumine dans la marmite de Papin pour qu'elle perde la propriété de se coaguler par la chaleur ;

approprié à la digestion des substances albuminoïdes animales. L'auteur place simultanément dans des vases différents une même quantité de gluten *cru*, et une même quantité d'albumine *cuite*, et dans plusieurs séries d'expériences il modifie le degré d'acidité du suc gastrique. Quand l'acidité du suc gastrique est grande, l'albumine est complétement dissoute, le gluten *cru* l'est à peine. Quand l'acidité du suc gastrique est faible, le gluten est complétement dissous, l'albumine l'est beaucoup moins. Pour le gluten *cru*, le degré d'acidité du suc gastrique nécessaire pour la dissolution oscille entre 1/2000 et 1/400. Pour l'albumine cuite, il oscille entre 1/275 et 1/60.

Le gluten *cuit* n'est pas assujetti aussi directement, pour sa dissolution, à un certain degré d'acidité du suc gastrique.

L'auteur fait remarquer que le suc gastrique des herbivores est moins acide que le suc gastrique des carnivores (le suc gastrique du chien contient 3,05 pour 1000 d'acide ; le suc gastrique du mouton n'en contient que 1,25 pour 1000, d'après M. Grünewaldt). MM. Bidder et Schmidt avaient déjà observé que l'albumine se dissout plus vite dans le suc gastrique des carnivores que dans celui des herbivores.

M. Cnoop Koopmans tire de ses expériences cette conclusion que chez l'homme, le gluten (surtout le gluten cru) peut être digéré par un suc gastrique très-peu acide, et que par conséquent, quand l'estomac remplit mal ses fonctions et ne peut plus digérer les autres substances albuminoïdes, on peut avoir recours au gluten cru.

[1] La *peptone* ou *albuminose* n'est pas une substance *tout à fait identique*, suivant qu'elle procède de l'albumine, de la fibrine ou de la caséine, car on trouve encore entre ces divers produits quelques différences aux réactifs.

et cependant, sous cette nouvelle forme, elle a tout à fait la même composition que l'albumine primitive. D'un autre côté, on sait aussi que l'albumine forme avec les acides étendus des composés solubles peu connus.

Au reste, si la *peptone* ne se coagule point sous l'influence de la chaleur, cela tient très-probablement à l'acidité du suc gastrique. En effet, soumettez de l'albumine coagulée à l'action du suc gastrique, et, lorsque la dissolution sera opérée, exposez à la chaleur le produit filtré de la digestion : il n'y aura point coagulation, ainsi que nous venons de le voir. Mais si on sature ce même produit liquide par un alcali jusqu'à neutralisation, et qu'on chauffe de nouveau la liqueur, il se forme bientôt un précipité gris blanchâtre floconneux, comme si on avait chauffé une dissolution d'albumine.

Les substances albuminoïdes pénètrent par absorption dans le sang, sous la forme de *peptone*, mais l'alcalinité du sang reconstitue vraisemblablement presque aussitôt la *peptone* à l'état d'albumine, en neutralisant les produits absorbés. C'est sous cette forme (sous forme d'albumine) que nous constaterons plus tard dans le sang qui revient de l'intestin le produit de la digestion des matières albuminoïdes.

Les substances organiques autres que les substances albuminoïdes ne sont point attaquées ni par conséquent dissoutes par le suc gastrique. Les *corps gras*, les *huiles*, restent tout à fait inaltérés lorsqu'on les mélange avec lui. Dans les digestions artificielles de viande, on voit la graisse de la viande se rassembler à la surface du liquide sous la forme d'une couche huileuse : la graisse a été simplement fluidifiée par la température du bain-marie.

L'*amidon* n'est point attaqué par le suc gastrique. Par un séjour *prolongé* dans le suc gastrique, à la température de 35 à 40 degrés, il apparaît, il est vrai, des traces de sucre, mais il se forme en même temps de l'alcool, de l'acide acétique, de l'acide carbonique. La plupart des liquides de l'économie, autres que le suc gastrique, peuvent produire cet effet, quand on les maintient *longtemps* en présence de l'amidon; ce n'est point là une action propre au suc gastrique.

Le *sucre* n'est point attaqué par le suc gastrique d'une manière spéciale. Lorsqu'il est longtemps maintenu en contact avec ce liquide, il se forme de l'acide acétique et de l'acide lactique. Mais la même réaction se montre lorsque, au lieu de suc gastrique, on emploie des matières albuminoïdes quelconques. Aussi la formation de l'acide acétique et de l'acide lactique aux dépens du sucre se montre-t-elle sur tous les points de l'intestin.

Le sucre de *canne* se transforme en sucre de raisin ou *glycose*, dans les phénomènes de la digestion, et c'est sous cet état qu'il est absorbé. Mais cette transformation commence à peine dans l'estomac, et elle s'accomplit surtout le long de l'intestin grêle.

La *gomme* et la *pectine* ne sont point attaquées par le suc gastrique.

Quant aux substances *inorganiques*, toutes celles qui sont solubles dans l'eau, telles que les chlorures, les phosphates et les sulfates alcalins, le sont aussi dans le suc gastrique ; elles rencontrent d'ailleurs, la plupart du temps, des boissons aqueuses dans l'estomac. Le phosphate de magnésie, les sels de chaux et les sels de fer, etc., peu ou point solubles dans l'eau, le deviennent en partie dans le suc gastrique, grâce à l'acidité de ce liquide.

Nous ne pouvons quitter les digestions artificielles sans faire remarquer que les digestions faites en dehors de l'estomac diffèrent de la digestion stomacale proprement dite, en ce sens que la dissolution des matières albuminoïdes est toujours *plus prompte* dans l'estomac que dans nos flacons. M. Blondlot a fait plusieurs séries d'expériences sous ce rapport. Il introduisait en même temps une même substance dans l'estomac d'un chien (chien à fistule gastrique), et en même temps il plaçait un même poids de cette substance dans du suc gastrique contenu dans un flacon. Quand la digestion stomacale était achevée, la digestion artificielle ne l'était point encore. Il fallait, en général, un espace de temps double. Là où il fallait deux ou trois heures pour la digestion stomacale, il en fallait en moyenne quatre ou six pour la digestion artificielle [1]. Cette différence tient à deux causes : d'abord aux mouvements de l'estomac, qui favorisent le mélange de la pâte alimentaire avec le suc gastrique, et accélèrent ainsi la réaction (Voy. § 29) ; elle tient aussi à ce que la sécrétion du suc gastrique est *successive*. Les mouvements de l'estomac promènent les diverses portions de la masse alimentaire sur la surface sécrétante, au fur et à mesure de la sécrétion. Le suc gastrique agit dès lors, à tout moment, avec toute son énergie initiale, sur chaque partie de la masse alimentaire.

§ 44.

Digestion stomacale naturelle. — Nous sommes en mesure d'analyser actuellement ce qui se passe dans l'estomac d'un animal qui digère.

Si l'on ouvre l'estomac d'un animal aux diverses périodes de la digestion pour en examiner le contenu, on trouve dans son intérieur une pâte ou bouillie, nommée *chyme*, dont la nature est très-complexe, pour peu que l'animal ait fait usage d'aliments divers. Cette pâte est plus ou moins liquide, suivant que l'animal a pris ou n'a point pris de boisson, et suivant que le travail digestif est très-avancé, ou qu'il l'est peu. Supposons que l'animal ait fait usage d'une alimentation mixte ; qu'il ait mangé, par exemple, du lait, du pain et de la viande, des pommes de terre et des légumes : que trouverons-nous dans son estomac ?

Nous y trouverons d'abord une grande quantité d'*amidon*, non encore

[1] Dans les expériences dont nous parlons, la dose d'alimente introduite dans l'estomac était une dose *expérimentale*, c'est-à-dire une faible dose. Dans l'état ordinaire, c'est-à-dire quand un chien vient de faire un repas copieux, la digestion stomacale *naturelle* a besoin d'un plus long temps pour s'accomplir entièrement.

transformé, et dont la transformation n'aura lieu que plus loin (c'est-à-dire dans l'intestin). Nous trouverons de la *dextrine* et du *sucre* provenant de l'action qu'a exercée la salive sur une certaine quantité d'amidon. L'action commencée dans la bouche se continue encore dans l'estomac à l'aide de la salive avalée (Voy. § 39). Nous trouverons dans l'estomac des parties non modifiées par la salive, non modifiées par le suc gastrique, et qui ne le seront que plus loin; telle est la *graisse*, qu'il sera facile de distinguer avec ses caractères. Nous y trouverons les *matières albuminoïdes*, représentées ici par la fibrine et la caséine [1], à divers états de dissolution; et si l'examen a lieu vers la fin de la digestion stomacale, c'est-à-dire au bout de trois ou quatre heures, ces matières seront disparues en partie parce qu'elles auront été écoulées vers l'intestin ou absorbées. Nous trouverons encore dans l'estomac, et y tenant une assez grande place, tout ce qui n'a point été attaqué par la salive, tout ce qui ne l'est point par le suc gastrique, et ne le sera pas non plus dans les autres parties du tube digestif, c'est-à-dire toutes les parties réfractaires à la digestion (telles que cellulose, fibre végétale, grains de fécule non broyés, fragments de tendons, etc.). Nous trouverons encore dans l'estomac le suc gastrique, et l'acide lactique, qui en est un des agents actifs. Si l'animal a fait usage de sucre ou de lait dans son alimentation, la proportion d'acide lactique aura augmenté, de l'acide lactique se sera formé dans l'estomac aux dépens du sucre de lait ou aux dépens du sucre ingéré. D'un autre côté, l'amidon du pain et des pommes de terre, déjà transformé en sucre, pourra aussi parfois donner lieu à la formation de cet acide, surtout lorsque le séjour des aliments dans l'estomac se sera prolongé, comme cela arrive souvent. L'acide acétique se rencontre encore parfois dans les produits de la digestion stomacale; il provient aussi d'une fermentation particulière du sucre. Chez l'homme qui boit du vin et des liqueurs alcooliques, la transformation de l'alcool en acide acétique se présente assez souvent : on rencontre cet acide en quantités notables dans les produits du vomissement, après les excès alcooliques.

Dans les boissons dont l'homme fait usage (vin, cidre, poiré, bière), il y a de l'eau, de l'alcool, des matières salines et des matières organiques. Les matières salines dissoutes sont absorbées avec l'eau dans l'estomac ou l'intestin. L'alcool fournit un peu d'acide acétique, mais il est en grande partie absorbé en nature. Lorsque de grandes quantités d'alcool ont été ingérées dans le tube digestif, une portion est exhalée par les voies respiratoires, en nature ou sous forme de vapeurs d'aldéhyde, avec leur odeur caractéristique. Quant aux matières organiques azotées des boissons, on ne sait pas si ces matières sont véritablement modifiées par les sucs digestifs, ou absorbées en nature. On en peut dire à peu près autant du bouillon. Indépendamment de l'albumine cuite, tenue en suspension, et de la gélatine, il y a en effet dans le bouillon des *matières extrac-*

[1] La caséine du lait s'est d'abord solidifiée avant d'être dissoute. (Voy. § 45.)

tives azotées en dissolution (créatine, créatinine, acide inosique), des sels, et une grande quantité d'eau.

La digestion des substances albuminoïdes est plus prompte dans l'estomac que dans nos vases, avons-nous dit; mais ce n'est pas là la seule différence que la digestion *naturelle* présente, quand on la compare à la digestion *artificielle*. Dans un flacon où s'opère une digestion artificielle, la matière albuminoïde qui vient d'être dissoute se trouve encore, pendant les cinq ou six heures de la décomposition, en présence du suc gastrique, comme la matière qui n'est pas encore attaquée. Or, il est très-possible que l'action fermentescible du suc gastrique continue à agir sur la matière déjà dissoute, et entraîne dans sa composition des modifications qui ne s'accomplissent point dans l'estomac. Dans le corps vivant, l'action du suc gastrique a lieu au contact d'une surface absorbante, qui s'empare au fur et à mesure du produit liquide formé, lequel se trouve ainsi soustrait à l'action ultérieure du suc gastrique. Lorsqu'à l'exemple de M. Blondlot on introduit dans l'estomac d'un animal porteur d'une fistule gastrique de l'albumine crue (albumine liquide non cuite), on constate qu'elle disparaît très-promptement par absorption. Elle se trouve, en effet, en contact avec une surface absorbante qui, la trouvant à l'état de dissolution, s'en empare telle qu'elle lui est offerte. Dans nos vases, au contraire, l'albumine liquide mise en contact avec le suc gastrique se transforme, au bout de cinq ou six heures seulement, en une substance incoagulable par la chaleur, ou *peptone*. Il est extrêmement probable que l'albumine liquide ingérée dans l'estomac ne passe point par cette métamorphose. Il n'y a sans doute que les matières albuminoïdes *solides*, telles que fibrine, albumine coagulée animale et végétale, légumine, gluten, etc., qui soient dans l'estomac vivant préalablement transformées en *peptone* ou *albuminose*. Ajoutons que l'albumine n'est presque jamais introduite sous forme liquide dans l'estomac de l'homme, les matières animales dont il se nourrit étant préalablement soumises à la coction.

§ 45.

Digestibilité des aliments. — Le médecin est souvent consulté sur la question de savoir quels sont les aliments de facile digestion et quels sont ceux qui présentent, au contraire, une certaine résistance à l'action des sucs digestifs. Dirons-nous que la digestibilité d'un aliment doit être appréciée par le temps qu'un aliment reste dans l'estomac? Mais il est des aliments qui séjournent peu dans l'estomac, et qui pénètrent dans l'intestin avant d'avoir été digérés. Il en est d'autres, au contraire, qui séjournent longtemps dans l'estomac, et qui y sont finalement digérés. En conclura-t-on que les premiers sont facilement digestibles, parce qu'ils restent peu dans l'estomac, et que les seconds sont difficilement digestibles, parce qu'ils y séjournent plus longtemps? Évidemment non. Ce n'est donc pas là qu'il faut chercher le degré de digestibilité des aliments. Un aliment est plus digestible qu'un autre quand il cède ses parties chymifiables plus promptement qu'un autre, quel que soit du reste le lieu où s'opère la dissolution, que ce soit dans l'estomac ou dans l'intestin. La question a été assez bien étudiée par M. Beaumont sur l'homme, et par M. Blondlot, dans plusieurs séries d'expériences sur les animaux, en ce qui concerne la digestion des substances dont la dissolution s'opère dans l'estomac. Elle laisse encore beaucoup à désirer pour ce qui concerne la digestion des substances alimentaires spécialement digérées dans les autres parties du tube digestif.

Les aliments qui franchissent facilement l'estomac et n'y sont point digérés seront plus ou moins complétement attaqués par la digestion intestinale; de ce nombre sont la plupart des matières végétales de l'alimentation. M. Lallemand a remarqué, sur des individus atteints d'anus contre nature, que les aliments végétaux (légumes) se présentaient toujours à la plaie plutôt que la viande et les substances animales. Si l'on donne dans un même repas à un animal de la viande et des végétaux, l'estomac retient la première, et laisse passer les seconds, dont il n'a que peu de substances nutritives à extraire. Voilà pourquoi M. Lallemand range les légumes parmi les aliments *légers*, et les substances animales parmi les aliments *lourds*. C'est là une image toute matérielle, et indépendante des phénomènes de la digestion et de l'absorption. Cela n'apprend rien sur le degré de digestibilité de l'aliment, car il importe peu que cet aliment se trouve dans telle ou telle partie du tube digestif. Mais ce fait apprend que les substances sur lesquelles le suc gastrique doit agir séjournent ordinairement plus longtemps que les autres dans l'estomac. On sait aussi que les boissons, qui n'ont pas besoin de l'action préparatoire du suc gastrique et qui peuvent être absorbées sur toute l'étendue du tube digestif, traversent promptement l'estomac.

Les végétaux sont généralement d'une digestibilité moindre que les matières animales; ce sont eux, en effet, qui fournissent la plus grande partie des substances réfractaires, telles que la fibre végétale, ou cellulose, les enveloppes des raisins, des lentilles, des pois, des fèves, des haricots, des pommes et des poires. La plupart des légumes, lorsqu'ils n'ont point été hachés ou très-divisés par les mâchoires, se présentent avec leur forme à l'anus contre nature; leur trame fibreuse (cellulose) en maintient en quelque sorte le squelette. Les *truffes* et les *champignons* peuvent être notés au nombre des végétaux les plus indigestes.

Il est des matières qui, tout en n'étant point attaquées par l'estomac, ne paraissent pas cependant en être expulsées aussi vite que les précédentes. Ces matières, par leur séjour dans l'estomac, entravent les phénomènes de la digestion, et peuvent à juste titre être considérées comme des aliments indigestes, lorsqu'elles sont prises en grande quantité. Telle est la graisse des animaux, le beurre, l'huile, la matière huileuse des noix, des amandes, des noisettes, des olives. Les matières grasses, d'ailleurs, alors même qu'elles ont passé dans l'intestin, sont d'une digestion difficile, et elles n'y sont absorbées que très-lentement [1] (Voy. §§ 48 et 76). Pour peu que leur quantité dépasse une certaine proportion, on les retrouve en nature dans les fèces.

Quant à ce qui concerne la digestibilité des substances albuminoïdes, voici le résumé des recherches tentées à cet égard par M. Blondlot sur des chiens à fistule gastrique. La *fibrine* a été digérée dans l'estomac en une heure et demie, le *gluten* cuit en deux heures, la *caséine solide* en trois heures et demie, l'*albumine coagulée* en six heures, les *tissus fibreux*, tels que tendons et ligaments, en dix heures. Le *mucus* s'est toujours montré réfractaire à l'action digestive, quelles que fussent sa source et sa forme.

M. Beaumont a observé sur son Canadien que les substances albuminoïdes, lorsqu'elles font partie des aliments composés, sont digérées ainsi qu'il suit : les viandes bouillies et frites de veau, de bœuf, de mouton et de porc, en quatre heures; ces mêmes viandes, rôties, en trois heures et demie; la viande des volailles noires en trois heures et demie; celle des volailles blanches en trois heures. La chair du poisson était digérée moyennement en deux heures et demie.

Les expériences faites par M. Beaumont sur la digestibilité des *féculents*, tels que pain, pâtisserie, fécule cuite, pommes de terre, ne peuvent fournir de renseignements positifs, attendu que ces aliments franchissent l'estomac avant d'être digérés, leur digestion s'opérant en grande partie dans l'intestin.

§ 46.

Durée de la digestion stomacale.— La digestion stomacale de l'homme s'opère donc sur les substances attaquées par le suc gastrique en l'espace de trois ou quatre heures, quand la quantité de nourriture digérée est modérée. Quand la masse de nourriture consommée remplit complétement l'estomac, la durée totale de la digestion stomacale est souvent du double (ainsi qu'on le remarque sur les animaux). Il y a d'ailleurs, à cet égard, des différences individuelles nombreuses. Les hommes livrés aux travaux de cabinet et astreints par leurs occupations à une vie sédentaire ont en général les fonctions digestives languissantes, et les aliments restent souvent aussi de six à huit heures dans l'estomac; ils y déterminent pendant tout le temps de leur séjour un sentiment de pesanteur, dont la disparition coïncide avec la fin du travail de la digestion stomacale. L'exercice favorise le travail de la digestion stomacale; mais il faut qu'il soit modéré. Les efforts violents, quand l'estomac est rempli d'aliments, déterminent souvent l'indigestion. Le travail de la digestion s'accomplit plus vite pendant la veille que pendant le sommeil.

[1] M. Blondlot a vu les matières grasses séjourner jusqu'à douze heures dans l'estomac des chiens.

ARTICLE III.

ACTION DU SUC PANCRÉATIQUE, ACTION DE LA BILE, ACTION DU SUC INTESTINAL (DIGESTION DANS L'INTESTIN GRÊLE).

§ 47.

Suc pancréatique. — Le pancréas est une glande analogue par sa constitution anatomique avec les glandes salivaires. Le pancréas présente toutefois ce caractère particulier, que ses conduits d'excrétion sont entourés de toutes parts par le tissu de la glande jusqu'à l'intestin, où ils vont s'ouvrir. Le suc pancréatique est versé dans la portion verticale, ou deuxième portion du duodénum, par deux canaux distincts (Voy. fig. 10).

Fig. 10.

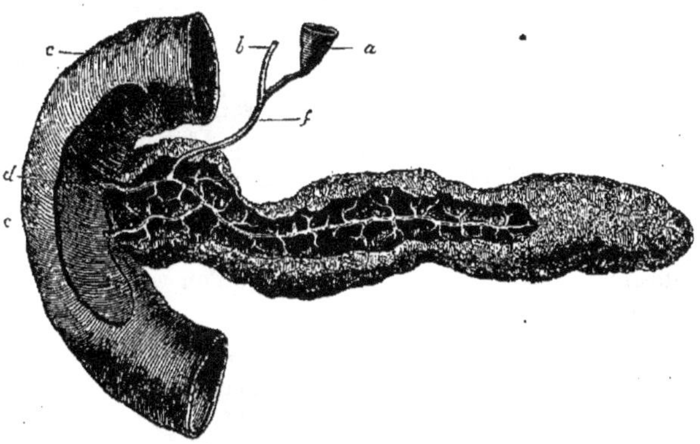

a, fin de la vésicule biliaire.
b, canal hépatique.
c, ouverture dans l'intestin de la branche libre du conduit pancréatique.
d, ouverture dans l'intestin du canal cholédoque uni à l'autre branche du conduit pancréatique.
e, duodénum.
f, canal cholédoque.

L'orifice du conduit supérieur est commun avec celui du canal cholédoque; le suc pancréatique et la bile se trouvent mélangés en ce point, au moment même de leur arrivée. L'orifice du canal inférieur est placé à 2 ou 3 centimètres au-dessous du précédent, et laisse écouler dans l'intestin le suc pancréatique à l'état de pureté. Sur le chien, le canal pancréatique s'ouvre également dans l'intestin par deux branches, dont l'une est *isolée*. Sur le bœuf, sur le cheval, il y a également deux canaux excréteurs du pancréas. Chez le lapin, il n'y a, à proprement parler, qu'un seul canal pancréatique, car le plus petit (celui qui est commun avec le conduit de la bile) est tellement atrophié, qu'il est la plupart du temps imperméable.

Autrefois, pour se procurer le suc pancréatique, on ouvrait l'intestin, on introduisait une sonde ou un tuyau de plume dans l'orifice du canal pancréatique, et on recueillait de petites proportions de liquide. Mais les désordres qu'il fallait faire subir à l'animal et l'impossibilité d'examiner le liquide pancréatique tel qu'il s'écoule pendant la digestion normale ont fait rejeter ce procédé.

Aujourd'hui, on se procure le suc pancréatique en établissant, suivant la méthode de M. Bernard, une *fistule pancréatique* à l'animal. A cet effet, on fait une incision à l'abdomen du côté droit, on cherche le duodénum, puis on saisit la branche *isolée* du canal pancréatique au moment où elle va pénétrer à travers les tuniques de l'intestin, on la coupe en travers, on l'attire légèrement au dehors et on la fixe sur une petite canule d'argent, à l'extrémité de laquelle est attachée une bourse en caoutchouc; puis on pratique un point de suture sur la plaie de l'abdomen, en ayant soin de laisser en dehors la bourse de caoutchouc. Il est bon de pratiquer cette opération sur un chien qui vient de manger : le liquide qui va s'écouler dans le petit réservoir de caoutchouc représente ainsi celui qui se serait écoulé dans l'intestin pendant la *période digestive*. Il ne faut non plus recueillir que le liquide qui s'écoule pendant les premières vingt-quatre heures. Passé ce temps, il arrive souvent que le liquide qui s'écoule dans le réservoir, et qui s'écoulera les jours suivants, devient aqueux et coule avec beaucoup plus d'abondance; mais il a perdu ses propriétés caractéristiques. Cette abondance tardive de la sécrétion est un signe que le pancréas s'irrite et s'enflamme. C'est faute d'avoir fait cette distinction, et pour avoir opéré sur un suc pancréatique altéré par les phénomènes inflammatoires qui succèdent à l'opération, qu'on a contesté les résultats obtenus par M. Bernard.

M. Bernard a étudié ce suc sur les chiens, les chevaux, les lapins et les pigeons. Depuis, MM. Weinmann, Bidder et Schmidt, Krœger, l'ont étudié sur le chien; M. Frerichs, sur l'âne; M. Colin, sur le bœuf, le cheval, le porc et le mouton.

La sécrétion du suc pancréatique n'est pas absolument suspendue sur les animaux pendant l'intervalle des digestions; mais elle est tellement ralentie alors, qu'il s'en écoule à peine quelques gouttes quand on établit ces fistules sur des animaux à jeun. Quand on pratique une fistule sur un chien de taille moyenne qui vient de prendre des aliments, on peut recueillir environ 20 ou 30 grammes de suc pancréatique dans les quatre ou cinq heures qui suivent l'opération. Le pancréas fournit par conséquent environ 5 ou 6 grammes de suc pancréatique à l'heure pendant la période digestive. A mesure qu'on s'éloigne de ce moment, la sécrétion diminue et devient bientôt à peu près nulle. Ces oscillations de la sécrétion se reproduisent à chaque repas. Pour bien les étudier, M. Bernard ne s'est pas contenté d'établir des fistules pancréatiques, mais il a pratiqué des fistules duodénales sur la portion du duodénum dans laquelle vient s'ouvrir le canal excréteur du pancréas.

Dans une expérience sur un bélier, M. Colin a recueilli 20 grammes de suc pancréatique à l'heure. Au bout de trois heures, la sécrétion s'est ralentie; elle n'était plus que de 3 à 4 grammes. Sur un porc, la sécrétion fournissait de 5 à 8 grammes de liquide par heure. Au bout de la huitième heure, il ne s'en écoulait plus que 1 ou 2 grammes. Les expériences que M. Krœger a faites sur le chien montrent pareillement que la quantité de la sécrétion est liée à la période digestive.

Il n'est pas facile de fixer approximativement la quantité de suc pancréatique qui s'écoule chez l'homme dans l'intestin pendant les quatre ou cinq heures qui suivent le repas. Si nous supposons que la sécrétion de la glande pancréatique est proportionnelle au poids de la glande, comme le pancréas du mouton pèse en moyenne 50 ou 60 grammes, et celui de l'homme à peu près 80 grammes, le pancréas du mouton donnant 20 grammes de liquide à l'heure pendant la période d'excitation, le pancréas de l'homme en devrait fournir dans le même temps environ 30 grammes. Mais le mouton est un animal herbivore [1], et il est probable que chez l'homme la quantité de suc pancréatique sécrétée est moindre. Le pancréas du chien pèse en moyenne 50 grammes (chien de 15 kilogr.) et donne par heure de 5 à 6 grammes de liquide. En comparant l'homme à un animal carnivore, le pancréas humain fournirait donc seulement 9 grammes de liquide à l'heure dans la période de sécrétion. Ajoutons que la *nature* de l'aliment a peut-être aussi sur la sécrétion pancréatique l'influence qu'elle exerce sur d'autres sécrétions du tube digestif. (Voy. *Salive*, § 38.)

Le suc pancréatique *de la digestion* est un liquide incolore, filant, et analogue pour la consistance à du sirop. Lorsqu'on chauffe ce liquide, il prend en masse et se coagule, comme si l'on avait affaire à une dissolution d'albumine. Le suc pancréatique altéré n'est pas coagulable.

La partie essentielle du suc pancréatique est une substance analogue aux matières albuminoïdes. C'est cette matière qui se coagule par la chaleur. Les acides énergiques la coagulent aussi, et déterminent en conséquence un précipité. Tels sont les acides azotique, sulfurique et chlorhydrique. Les acides faibles (acide acétique, acide lactique) et les acides étendus ne la coagulent pas. L'alcool coagule et précipite aussi cette matière, qui diffère de l'albumine en ce que le précipité est de nouveau soluble dans l'eau, ce qui n'a pas lieu pour l'albumine, laquelle est insoluble lorsqu'elle a été coagulée par l'alcool [2].

Le suc pancréatique offre une réaction *alcaline*. Ce suc s'altère avec une très-grande facilité. On ne peut le conserver plusieurs jours qu'à la condition de le maintenir à une basse température : à + 5° ou + 10°, par exemple. Il suffit de l'exposer quelque temps à une température de très-peu supérieure à celle de l'animal pour qu'il perde ses propriétés.

Le suc pancréatique, indépendamment de sa matière organique spé-

[1] Le suc pancréatique jouant un rôle essentiel dans la digestion des féculents (Voy. § 49), la sécrétion de ce suc est vraisemblablement plus active chez les herbivores que chez les carnivores.

[2] La matière active de la salive et du suc gastrique, précipitée par l'alcool, est également de nouveau soluble dans l'eau. (Voy. §§ 38 et 40.)

ciale, renferme une grande quantité d'eau, des sels divers, tels que des chlorures et des phosphates de soude et de potasse, des carbonates et des sulfates alcalins, des carbonates et des phosphates terreux. Il renferme aussi des traces de matières grasses. MM. Tiedmann et Gmelin ont donné une analyse qui exprime les rapports comparés de ces divers éléments. Quoique le suc pancréatique n'ait pas été recueilli par eux suivant le procédé de M. Bernard, qui n'était pas encore connu alors, cependant, comme ce liquide se *coagulait* à la chaleur, nous pouvons le considérer comme le véritable suc pancréatique de la digestion. L'une des analyses données par MM. Bidder et Schmidt s'applique aussi au suc pancréatique *normal*. Voici ces deux analyses :

SUC PANCRÉATIQUE DU CHIEN. (Tiedmann et Gmelin).		SUC PANCRÉATIQUE DU CHIEN. (Bidder et Schmidt).	
Eau	91,72	Eau	90,08
Matière organique analogue à l'albumine (et sels insolubles)	3,55	Matières organiques	9,04
Matière soluble dans l'alcool (et sels solubles dans l'alcool)	3,86	Sels	0,84
Matière soluble dans l'eau (et sels solubles dans l'eau)	1,53		

La seconde analyse, donnée par MM. Bidder et Schmidt, ainsi que celle de M. Frerichs, se distinguent des deux précédentes par la faible proportion des matières organiques. Il est plus que probable qu'elles ont porté sur un suc pancréatique altéré.

SUC PANCRÉATIQUE DU CHIEN. (Schmidt.)		SUC PANCRÉATIQUE DE L'ANE. (Frerichs.)	
Eau	98,04	Eau	98,64
Matières organiques	1,27	Matières organiques	0,05
Sels	0,69	Sels	1,01

§ 48.

Action du suc pancréatique sur les corps gras. — Les expériences de M. Bernard ont nettement établi que le suc pancréatique a la propriété d'*émulsionner* les corps gras. Les corps gras, qui ne sont miscibles ni à l'eau, ni à la salive, ni au suc gastrique, se trouvent transformés par le suc pancréatique en une émulsion, c'est-à-dire qu'ils sont divisés en particules d'une finesse extrême, lesquelles n'apparaissent au microscope que comme une fine poussière ou comme des nébulosités indistinctes. Les corps gras, une fois émulsionnés, se trouvent par là même préparés à l'absorption, comme nous l'établirons plus loin.

Lorsque du beurre ou des graisses animales, ramollies et liquéfiées par une température analogue à celle du corps des animaux (37 degrés cent.), sont agitées avec du suc pancréatique, l'émulsion s'opère à l'instant. On obtient pour résultat un liquide fluide analogue à un lait de poule. Si l'on agite dans un flacon de l'huile d'olive avec du suc pancréatique, le même phénomène se produit. Lorsqu'on laisse le flacon où on a opéré ces divers mélanges dans un bain-marie à 37 degrés, le mélange finit, il est vrai, par se dissocier en partie, mais il se maintient pendant un temps plus considérable que celui qui est nécessaire à l'absorption.

Sur le lapin, le canal pancréatique *unique* s'ouvre à 25 ou 30 centimètres au-dessous du canal cholédoque ; or, on remarque, quand on a fait prendre de l'huile à un lapin, que la partie de l'intestin placée au-dessous du point où vient s'ouvrir le canal pancréatique est remplie de matières grasses émulsionnées, tandis que l'émulsion est moins évidente dans la partie de l'intestin qui précède le canal pancréatique. Les chylifères qui naissent de l'intestin, au-dessous du canal pancréatique, sont aussi plus manifestement remplis de graisse émulsionnée que les chylifères placés au-dessus.

M. Eisenmann a rassemblé et publié dernièrement, dans les *Annales de médecine* de Prague, sept observations de maladies du pancréas, à la suite desquelles l'ouverture des corps a montré une destruction plus ou moins complète de la glande. Or, dans toutes ces observations, la maladie était surtout caractérisée par un *amaigrissement* considérable. L'examen des selles montra dans les fèces une grande quantité des matières grasses de l'alimentation.

M. Bernard détruit le pancréas chez les chiens, en injectant par le canal pancréatique des matières grasses liquides dans l'intérieur de la glande[1]. Or, chez les chiens dont le pancréas est ainsi détruit, l'amaigrissement fait des progrès rapides, et les matières grasses de l'alimentation se trouvent en partie non altérées dans les matières fécales.

Lorsqu'on lie sur les animaux les deux conduits pancréatiques et qu'on leur administre ensuite des matières grasses, une grande partie de la graisse parcourt le tube digestif sans être absorbée[2]. On peut la retrouver en nature, soit dans le tube digestif lui-même, soit dans les matières fécales.

Au reste, cette expérience n'a pas toute la valeur qu'on pourrait être tenté de lui attribuer. En effet, sur l'animal bien portant, pour peu que la quantité des matières grasses ingérées soit considérable, il s'en faut que toute la masse émulsionnée pénètre dans les vaisseaux chylifères. L'excès des matières grasses données dans la nourriture se retrouve dans les excréments. Cela tient à ce que les matières grasses offrent une certaine

[1] L'injection des matières grasses dans la substance du pancréas est suivie d'une induration de la glande. Il semble qu'il se forme là une masse savonneuse à l'aide de l'alcali du suc pancréatique. Cette induration de la glande est suivie par la résorption du pancréas, qui s'effectue en quelques semaines.

[2] Il est vrai que, dans cette expérience, on supprime en même temps l'arrivée de la bile dans l'intestin. Or, la bile a certainement aussi une action émulsive sur les matières grasses. (Voy. § 51.)

résistance à l'absorption. Pendant le temps que mettent les aliments à parcourir le tube digestif, il n'y a d'absorbées qu'une quantité bornée de matières grasses[1].

Dernièrement M. Berthé a démontré, par une série d'expériences faites sur lui-même, que les diverses matières grasses de l'alimentation ne sont pas absorbées dans les mêmes proportions, alors même qu'elles sont administrées en même quantité. Les huiles végétales, telles que l'huile d'amandes et l'huile d'olive, sont moins facilement absorbables que les graisses animales, le beurre et les huiles de poisson. Les expériences de M. Berthé ont également démontré que la proportion des matières grasses, mise par les sucs digestifs dans les conditions de l'absorption, n'est pas considérable. Sa nourriture de chaque jour contenait 60 grammes de matières grasses. Or, ces 60 grammes de matières grasses n'étaient jamais complétement absorbés. On en retrouvait dans les fèces environ 8 ou 10 grammes, pendant la première semaine de l'expérience ; lorsque celle-ci était conduite plus longtemps, on retrouvait, au bout d'un mois, de 30 à 40 grammes de matières grasses non absorbées dans les selles.

On a dit que le rôle du suc pancréatique ne se bornait pas à l'émulsion des matières grasses, mais qu'il agissait encore chimiquement sur ces matières pour les transformer en savons à l'aide de son alcali. Cette manière de voir a été suggérée par la difficulté où l'on était d'expliquer le passage de l'huile et de la graisse en nature au travers des membranes ; la formation de savons solubles[2] paraissait indispensable à l'absorption. Il n'en est rien. D'ailleurs on n'a jamais vu ces prétendus savons ni dans le tube digestif ni dans les chylifères, où on retrouve facilement les matières grasses en nature. Il faudrait, pour que la saponification dont on parle fût possible, il faudrait, dis-je, que la réaction des liquides de l'intestin grêle fût toujours alcaline ; or, malgré l'alcalinité du suc pancréatique et celle de la bile, l'acidité du suc gastrique entraîné dans l'intestin grêle avec le chyme sature non-seulement cette alcalinité, qui est très-faible, mais la réaction acide due au suc gastrique est encore prédominante dans la plus grande partie de l'intestin grêle.

Le suc pancréatique, mis en digestion *pendant longtemps* avec des matières grasses, en dehors du corps de l'animal, amène, il est vrai, une saponification partielle ; mais cette saponification *n'a lieu qu'à la longue*, et il suffit d'ailleurs d'ajouter un peu d'acide au suc pancréatique, ou simplement de saturer son alcalinité pour qu'elle ne se produise pas.

L'action émulsive du suc pancréatique sur les matières grasses est un

[1] Voyez, pour l'absorption des matières grasses, § 76.

[2] Une matière grasse est une espèce de sel non miscible à l'eau, constitué par l'acide oléique, l'acide margarique ou l'acide stéarique, unis à une base commune désignée sous le nom de glycérine. Dans la saponification à l'aide des alcalis, la glycérine est mise en liberté et les acides s'unissent à l'alcali pour former des savons, c'est-à-dire des margarates, des oléates ou des stéarates alcalins, *solubles* dans l'eau. La glycérine, devenue libre, est également *soluble* dans l'eau.

fait d'expérience facile à reproduire. Cette action n'a pas été niée, et elle ne pouvait pas l'être. Mais un certain nombre d'expérimentateurs ont contesté le rôle qu'aurait le suc pancréatique de placer les matières grasses dans les conditions de l'absorption. Les expérimentateurs dont je parle n'ont pas toujours prouvé ce qu'ils ont avancé ; mais il résulte de leurs expériences, que le suc pancréatique n'est pas le seul qui émulsionne les graisses, ni le seul qui en favorise l'absorption [1]. M. Frerichs lie le conduit pancréatique du chat ; au bout de quatre heures, il donne à l'animal de la graisse, et il trouve les chylifères remplis d'un liquide *blanc* (caractéristique de l'absorption de la graisse). Dans d'autres expériences, après avoir posé une ligature sur le duodénum, au-dessous de l'orifice des canaux biliaires et pancréatiques, il injecte des matières grasses dans l'intestin, et les chylifères contiennent bientôt après un *liquide blanc*. On peut objecter, il est vrai, aux expériences de M. Frerichs, ou bien qu'il n'avait lié que l'un des conduits pancréatiques, ou bien que l'intestin contenait encore du suc pancréatique au moment de l'injection des matières grasses. Ce dernier reproche ne peut pas être fait aux dernières expériences de M. Lenz. Après avoir lié l'intestin au-dessous de l'orifice des canaux biliaires et pancréatiques, l'expérimentateur laisse jeûner l'animal *quatre jours*; il porte alors directement de la graisse dans l'intestin, et au bout de quelque temps il trouve les chylifères correspondants remplis d'un *liquide blanc*. M. Lenz croit pouvoir conclure de là, que le suc pancréatique est inutile à l'absorption des matières grasses. Cette conclusion ne ressort pas de l'expérience : celle-ci prouve seulement que d'autres liquides intestinaux jouissent de la propriété émulsive, et rien autre chose. M. Donders et M. Herbst ont également fait observer que les chylifères du lapin contiennent un liquide *lactescent* dans la partie qui précède le canal pancréatique, ce qu'on savait déjà. Mais il est incontestable que le liquide qui circule dans les chylifères placés au-dessous de l'orifice du canal pancréatique est *plus blanc* que dans les chylifères placés au-dessus. MM. Bidder et Schmidt ont constaté que chez les chiens auxquels on a pratiqué une fistule biliaire, et chez lesquels, par conséquent, la bile ne coule plus dans l'intestin, la proportion des matières grasses absorbées par l'intestin diminue très-notablement, comme on peut s'en assurer en pesant la quantité des matières grasses ingérées et la proportion des matières grasses expulsées avec les selles, et en comparant ce qui se passe dans ces conditions expérimentales avec ce qui a lieu chez un animal sain. Ceci prouve que la bile a une action analogue à celle du suc pancréatique, mais non pas que le suc pancréatique ne la possède point. Nous ferons les mêmes

[1] M. Bernard, dont les travaux ont éclairé d'une vive lumière l'histoire du suc pancréatique, est loin d'avoir l'opinion exclusive que quelques-uns de ses contradicteurs lui prêtent. Il n'a jamais soutenu que d'autres liquides que le suc pancréatique ne pussent émulsionner les graisses et en favoriser l'absorption. Ce n'est pas, d'ailleurs, le rôle unique du suc pancréatique, car il agit sur les fécules et il concourt à la digestion des matières albuminoïdes. (Voy. § 54.)

observations en ce qui concerne les expériences de M. Colin. Le chyle de la digestion, recueilli au cou par une fistule au canal thoracique, renferme une certaine proportion de graisse variable suivant l'alimentation (§ 63). S'il est vrai qu'on trouve encore de la graisse dans le chyle recueilli sur un animal à fistule thoracique, dont le suc pancréatique est en même temps dérivé au dehors par l'établissement d'une fistule pancréatique, il est vrai, aussi, que la quantité de graisse qui passe par absorption dans le système chylifère d'un animal à fistule pancréatique est bien moins considérable que quand le suc pancréatique coule librement dans l'intestin : toutes les fois, bien entendu, que la comparaison porte sur des animaux soumis à une alimentation identique, quant à la proportion des matières grasses.

En résumé, le suc pancréatique émulsionne les matières grasses et favorise leur absorption. Il n'est pas le seul qui jouisse de ce pouvoir, car il le partage avec la bile et le suc intestinal. Mais on peut conclure des faits connus jusqu'à ce jour, que le suc pancréatique est, parmi les divers liquides portés à la surface de l'intestin, celui dans lequel cette propriété paraît être la plus active.

La propriété émulsive du suc pancréatique a été observée par M. Bernard, en 1846. Ses expériences ont été publiées en 1848. Quatorze ans auparavant (1834), M. Eberle avait dit, il est vrai, que le suc pancréatique transformait les graisses en une sorte d'émulsion, et paraissait destiné à en favoriser l'absorption, mais c'était là une idée jetée en avant et oubliée depuis, comme tous les faits non démontrés par expérience. La démonstration expérimentale du fait, la seule sérieuse dans les sciences, ne peut être contestée à M. Bernard.

§ 49.

Action du suc pancréatique sur les aliments féculents. — Les aliments féculents, nous l'avons vu, sont transformés par la salive en dextrine d'abord, puis en glycose. Insolubles qu'ils étaient, ils sont devenus solubles. Mais cette action, commencée dans la bouche et continuée dans l'estomac (Voy. § 39), ne s'est exercée que sur une portion des féculents. La transformation reprend une activité nouvelle dans l'intestin grêle. Au moment où le chyme passe de l'estomac dans l'intestin, il y a une grande quantité de fécule (surtout chez les herbivores, dont elle constitue la principale alimentation) qui n'a pas encore été modifiée. Le suc pancréatique agit sur elle à la manière de la salive.

MM. Sandras et Bouchardat ont démontré le fait à l'aide du suc pancréatique de l'oie. Ils ont montré aussi que des fragments de pancréas, mis en digestion avec l'amidon, jouissaient à un haut degré du pouvoir de le transformer en dextrine et en glycose. M. Lenz a tiré, de recherches plus récentes, la conclusion que le sucre pancréatique transformait l'amidon en sucre avec une grande rapidité.

Si, à l'exemple de M. Donders, on pratique à un chien une fistule à l'arigine de l'intestin grêle, et qu'on nourrisse ce chien avec du pain (le pain contient une grande quantité de fécule), on voit sortir par la fistule une matière qui contient encore beaucoup de fécule. Au contraire, un chien sans fistule, nourri avec du pain, ne présente pas de trace de fécule dans ses excréments. La transformation de la fécule a donc lieu en grande partie dans l'intestin.

§ 50.

Bile. — La bile s'écoule par le canal cholédoque dans la deuxième portion du duodénum. Cette humeur joue dans l'économie un double rôle : elle est une humeur excrémentitielle, comme le sont l'urine et la sueur, et elle est évacuée par l'anus avec les résidus non absorbés de la digestion, qu'elle colore en brun. Elle concourt, d'une autre part, aux phénomènes chimiques de la digestion. Nous ne l'envisagerons ici que sous ce dernier rapport[1].

La bile est un liquide légèrement alcalin, brun verdâtre, d'une saveur à la fois douce et amère. L'analyse de la bile a été faite bien des fois. MM. Berzelius, Gmelin, Mulder, Demarçay, Liebig, ont publié des analyses qui diffèrent beaucoup les unes des autres. Aujourd'hui la plupart des chimistes ont adopté les idées de M. Strecker sur la composition de la bile. Nous nous rattacherons aussi aux travaux de M. Strecker. C'est la bile contenue dans la vésicule biliaire du bœuf qui a servi à la plupart des analyses.

Indépendamment de l'eau et des sels qu'elle renferme, ainsi que la plupart des liquides organiques, la bile peut être considérée comme constituée essentiellement par deux acides organiques azotés unis à la soude et à la potasse, et formant ainsi deux sels organiques. Ces deux acides organiques sont l'*acide cholique* et l'*acide choléique;* ils diffèrent l'un de l'autre en ce que l'acide cholique ne contient point de soufre, tandis que l'acide choléique est sulfuré. On a désigné quelquefois le premier sous le nom d'*acide bilique non sulfuré*, et le second sous le nom d'*acide bilique sulfuré*.

L'acide cholique peut être obtenu cristallisé en aiguilles. Cet acide est peu soluble dans l'eau et dans l'éther ; il est soluble dans l'alcool.

L'acide choléique n'a pas été obtenu à l'état cristallin. Son acidité est moins prononcée que celle de l'acide cholique. Il est soluble dans l'eau.

Les cholates et les choléates alcalins de la bile sont solubles dans l'eau ; ils ont une saveur à la fois sucrée et amère. L'acétate de plomb et le nitrate d'argent précipitent les cholates. Les choléates ne sont point précipités par ces réactifs.

Indépendamment des cholates et choléates alcalins, la bile contient *trois matières colorantes* azotées : 1° une brune (cholépyrrhine); 2° une verte (biliverdine]; 3° une jaune (bilifulvine). Ces principes colorants isolés sont insolubles dans l'eau. Ils se trouvent dissous dans la bile à l'aide du choléate de soude.

[1] Voyez, pour les détails relatifs à la sécrétion biliaire, § 184 et suivants.

Il y a dans la bile des matières grasses neutres : cholestérine, oléine, margarine. Il y a aussi dans la bile du mucus.

Parmi les sels minéraux que contient la bile, le chlorure de sodium est le plus abondant. Il y a des phosphates et des carbonates alcalins, de très-petites proportions de phosphates terreux, et des traces de sels de fer et de silice.

La proportion de l'eau contenue dans la bile du bœuf est environ de 90 pour 100. Il reste par conséquent 10 pour 100 de matériaux solides, quand on la fait évaporer.

M. Strecker a procédé à la détermination des éléments constituants de la bile par des procédés très-simples. Il évapore lentement cette humeur et traite le produit évaporé par l'eau, par l'alcool, par l'éther, par l'acétate de plomb. Il exclut tout traitement par les acides et les alcalis, qui dédoublent et transforment les éléments constituants de la bile [1].

La bile de l'homme contenue dans la vésicule biliaire est un peu plus riche en matériaux solides, mais elle présente la même composition que celle du bœuf. Voici l'analyse de la bile humaine, faite par M. Frerichs sur un homme mort d'accident, et par M. Gorup-Besanez sur deux suppliciés.

BILE HUMAINE.

ANALYSES RAPPORTÉES A 100 PARTIES.	FRERICHS. Bile prise dans la vésicule	GORUP-BESANEZ. Bile prise dans la vésicule de deux suppliciés.	
		1er supplicié.	2e supplicié.
Eau	86,0	89,7	82,1
Cholate et choléate de soude	9,10	5,2	10,6
Cholestérine	0,26	3,1	4,0
Margarine et oléine	0,92		
Mucus et matières colorantes	2,95	1,4	2,2
Sels	0,77	0,6	1,1
	100,00	100,0	100,0

[1] Voici, d'après M. Strecker, la signification qu'il faut donner aux matières autrefois considérées comme les principes constituants de la bile.

La *taurine* est un produit de l'art. Elle se forme aux dépens de l'acide choléique, quand on fait bouillir la bile avec des dissolutions alcalines, ou quand on la traite par l'acide chlorhydrique. La taurine est sulfurée comme l'acide choléique d'où elle procède. Elle cristallise facilement, est soluble dans l'eau bouillante et insoluble dans l'alcool.

La *biline* de Berzelius et de Mulder est un mélange de cholates et de choléates alcalins.

L'acide *cholalique*, l'acide *choloïdique*, la *dyslisine* sont des produits de l'action prolongée de la potasse caustique sur l'acide cholique. Dans les mêmes conditions, il se produit aussi du *glycocolle*.

L'acide *fellinique* de Berzelius n'est que l'acide choloïdique. La matière désignée sous le nom de *résine biliaire* est la même substance unie aux matières grasses et aux principes colorants de la bile.

Le *picromel* est aussi un produit artificiel. C'est du glycocolle mélangé de matières grasses. On a aussi signalé dans la bile la présence de la *leucine* et de la *tyrosine*. Ces deux prin-

§ 51.

Rôle de la bile dans la digestion. — La bile est versée dans le duodénum, c'est-à-dire dans une partie de l'intestin où les phénomènes de la digestion s'accomplissent encore avec toute leur activité; de plus, la bile est versée, chez l'homme et chez beaucoup d'animaux, par un canal qui lui est commun avec le suc pancréatique; il est donc présumable déjà que cette humeur n'est pas seulement un liquide excrémentitiel, mais qu'elle joue un rôle dans les phénomènes de la digestion. Si la bile était simplement un liquide d'excrétion, on ne comprendrait pas pourquoi elle n'est pas versée dans les dernières portions de l'intestin, dans le côlon transverse, par exemple, qui se trouve placé à peu près au même niveau que le duodénum.

La bile sécrétée par le foie s'écoule par le canal hépatique, elle passe de là dans le canal cholédoque, qui la transmet dans l'intestin, où elle s'écoule goutte à goutte, d'une manière continue. Mais une portion de la sécrétion, au lieu de suivre son trajet descendant par l'intestin, remonte par le canal cystique, et vient s'emmagasiner dans la vésicule biliaire, qui se remplit. (Voy. § 184.)

Au moment de la digestion, la bile accumulée dans la vésicule s'écoule dans le duodénum. Si l'on ouvre un animal à jeun, on trouve la vésicule biliaire distendue. S'il a fait un repas depuis une heure ou deux, on trouve la vésicule presque vide, quoique les aliments soient encore dans l'estomac. On a observé le même phénomène (c'est-à-dire la vacuité de la vésicule) sur des hommes morts pendant le travail de la digestion stomacale. Lorsque les aliments passent de l'estomac dans le duodénum, ils trouvent donc la bile déjà parvenue dans l'intestin; et, avec la bile, aussi du suc pancréatique. Une partie de ce suc y arrive, d'ailleurs, par un orifice commun avec celui de la bile. La paroi interne de l'intestin se trouve dès lors tapissée par avance, sur le passage de la bouillie alimentaire, par une couche liquide, épaisse, visqueuse et adhérente, formée par la bile et le suc pancréatique. Il est probable que cette imbibition préalable des parois intestinales par la bile et le suc pancréatique n'est pas inutile à l'absorption. (Voy. § 75 et 76.) L'écoulement de la bile dans l'intestin commence avec la réplétion de l'estomac par les aliments. Cette réplétion exerce une pression sur les organes contenus dans l'abdomen, par conséquent sur la vésicule, et la bile s'écoule dans l'intestin. Les parois contractiles du canal cholédoque concourent à la progression. La vésicule biliaire est pourvue aussi d'une tunique contractile qui peut favoriser l'excrétion, surtout quand la vésicule est fortement remplie.

On a remarqué, depuis bien longtemps déjà, que la bile se mélange avec les corps gras; ce n'est pas d'aujourd'hui que la bile de bœuf sert de

cipes, qu'on a aussi retrouvés dans le sang des veines sus-hépatiques, ne se rencontrent qu'à l'état *pathologique*. Ce sont vraisemblablement des produits de décomposition.

dissolvant aux *dégraisseurs*. La bile ne paraît agir sur les corps gras que par une action de *mélange*, et non pas par action chimique. M. Lenz a mis des corps gras neutres en présence de la bile et n'a pas constaté de dédoublement chimique. La faible alcalinité de la bile extraite du corps de l'animal n'a donc pas la propriété de saponifier les corps gras d'une manière sensible. A plus forte raison, la saponification n'a-t-elle pas lieu dans l'intestin grêle, où, nous l'avons déjà dit, l'acidité du suc gastrique entraîné avec la masse alimentaire est presque toujours prédominante. Il est probable, dès lors, que dans les phénomènes de la digestion la bile concourt avec le suc pancréatique à mettre les corps gras en suspension, c'est-à-dire à les *émulsionner*.

Les matières grasses doivent être émulsionnées pour pénétrer dans les vaisseaux chylifères. (Voy. § 76.) La présence des corps gras dans les vaisseaux chylifères peut donc être regardée comme une preuve que ces corps ont été préalablement préparés à l'absorption, soit par le suc pancréatique, soit par la bile. Or, M. Lenz a fait plusieurs expériences qui démontrent que si l'on supprime l'écoulement du suc pancréatique dans l'intestin, en y laissant parvenir la bile, on trouve encore dans les vaisseaux chylifères de l'intestin du *chyle blanc*, c'est-à-dire des matières grasses.

Si l'on supprime l'arrivée de la bile dans l'intestin par la ligature du canal cholédoque, on constate qu'il y a eu néanmoins du chyle blanc d'absorbé : il y a donc eu des substances grasses émulsionnées. Le pancréas a continué, en effet, à verser son liquide dans l'intestin. L'animal, d'ailleurs, succombe très-promptement aux phénomènes de la résorption biliaire, à moins que le canal ne se rétablisse. Lorsqu'on établit une fistule biliaire, c'est-à-dire lorsque, au lieu de laisser couler librement la bile dans l'intestin, on la force à couler au dehors par une plaie extérieure, l'animal n'est plus exposé aux phénomènes de la résorption biliaire. Il peut prolonger sa vie pendant des mois, bien que la bile soit supprimée pour la digestion. Les expériences de MM. Bidder et Schmidt, et celles de M. Lenz, montrent que, sur les animaux à fistule biliaire, la quantité des matières grasses absorbées dans l'intestin diminue de près de moitié, et que c'est surtout à cette cause qu'il faut attribuer l'épuisement et la mort des animaux auxquels on a pratiqué cette opération. M. Schellbach, qui a fait des expériences confirmatives des précédentes, a montré que les chiens à fistule biliaire ont besoin d'une plus grande quantité d'aliments pour réparer leurs pertes. La graisse ne pouvant plus être absorbée par eux qu'en proportions limitées, il faut, dans leur régime, augmenter la proportion des aliments féculents sur lesquels peut continuer à agir le suc pancréatique. De cette manière, d'après l'expérimentateur dont nous parlons, on peut prolonger beaucoup la vie de l'animal.

La suppression de la bile *comme liquide de digestion* n'entraîne, par conséquent, des désordres ni aussi manifestes ni aussi rapides que la suppression du suc pancréatique. On le conçoit aisément : le suc pancréatique n'émulsionne pas seulement les corps gras, mais il agit encore avec beaucoup de puissance sur les aliments féculents.

La bile jouit donc, concurremment avec le suc pancréatique, quoiqu'à un plus faible degré, du pouvoir d'émulsionner les corps gras. Mais la bile n'agit pas à l'instar du suc pancréatique, pour opérer la transformation des matières amidonnées en glycose. M. Valentin place, pendant vingt-quatre heures, dans une température de 30 à 40 degrés centigrades, un flacon contenant un mélange de bile et d'empois d'amidon, et, au bout d'un si long temps, il n'y a que des traces *douteuses* de dextrine.

Si l'on mélange de la bile avec de la glycose, et qu'on place ce mélange dans une température convenable, il se forme de l'acide lactique. Mais la formation d'acide lactique n'a rien de spécial ici. Nous avons vu qu'il s'en formait dans l'estomac, et cette formation a lieu aux dépens du sucre, dans toute l'étendue de l'intestin, sous l'influence des liquides organiques et de la température animale.

Quand on place de la bile fraîche en digestion avec de l'albumine coagulée, on n'observe pas la moindre dissolution au bout de plusieurs jours. M. Gorup-Besanez a dernièrement avancé que la caséine pouvait être dissoute par la bile, et M. Platner avait cru remarquer aussi que la bile avait une action faiblement dissolvante sur le groupe tout entier des substances albuminoïdes; l'expérience n'a point confirmé cette manière de voir. Les substances albuminoïdes s'altèrent à la longue dans la bile, mais leur décomposition spontanée n'y est pas plus rapide que dans l'eau distillée.

Les chiens pourvus de fistule biliaire digèrent aussi bien la viande que les chiens sans fistule. Ainsi, lorsqu'on donne à des chiens une ration normale de viande, on constate que tous les principes albuminoïdes de la viande ont disparu dans les matières fécales; on n'y retrouve qu'une portion des matières grasses de l'alimentation. A l'aide des chiens à fistule biliaire, on a constaté pareillement que la bile pouvait être envisagée comme étrangère à la digestion des aliments féculents. Ainsi, par exemple, lorsqu'on nourrit un animal de ce genre avec du pain noir pendant huit jours, et qu'on essaye les matières fécales de cet animal à l'aide de l'iode, on n'y trouve pas plus d'amidon que sur un animal sain[1]. (Voy., pour plus de détails sur la bile, les §§ 184, 185, 186.)

[1] M. Hoffmann a appelé l'attention des physiologistes sur la propriété que possède la bile d'arrêter la putréfaction des matières qui cheminent dans l'intestin; sur les animaux à fistule biliaire, MM. Bidder et Schmidt ont noté que les matières fécales avaient une odeur cadavérique repoussante, quand ils étaient nourris de substances animales.

MM. Scherer et Frerichs pensent que, sous l'influence de la bile, la peptone se transforme de nouveau en albumine coagulable par la chaleur, de telle sorte que les matières azotées (fibrine, albumine coagulée, caséine, gluten, légumine) de l'alimentation se trouveraient, en résumé, livrées à l'absorption sous forme d'albumine. Ce fait mériterait d'être étudié.

§ 52.

Suc intestinal. — Dans toute l'étendue de l'intestin, depuis le pylore jusqu'à l'anus, la membrane muqueuse sécrète une humeur ou mucus, qui agit aussi sur les substances alimentaires. A l'arrivée des matières alimentaires dans le gros intestin, la plus grande partie des portions assimilables de l'alimentation ont été liquéfiées et absorbées; l'action du suc intestinal est donc à peu près bornée à l'intestin grêle. Les glandes de Lieberkuhn, ou glandes tubuleuses simples, qui se trouvent répandues par myriades dans l'épaisseur de la membrane muqueuse, les follicules ou glandes en bourse, qu'on y rencontre aussi en quantité considérable; et surtout les glandes plus composées ou glandes de Brunner, qui forment au-dessous de la muqueuse du duodénum une sorte de tunique glandulaire non interrompue, telles sont les glandes qui sécrètent le suc intestinal. On a parlé aussi d'une *perspiration* de liquides à l'état de vapeur, qui aurait lieu, indépendamment des glandes, au travers de la muqueuse intestinale et aux dépens du sang qui circule dans les vaisseaux de l'intestin. Cette perspiration, qui existe à la surface de la peau, n'a pas lieu dans l'intestin, car la surface intestinale est toujours en contact, soit avec des substances liquides, soit avec des gaz *saturés* d'humidité. (Voy. *Évaporation cutanée*, § 155 et suiv.)

Attirez, au dehors de l'abdomen d'un animal vivant, une anse intestinale; ouvrez cet intestin, et excitez la surface muqueuse à l'aide d'un acide faible, tel que le vinaigre, par exemple, et vous verrez sourdre à l'instant le suc intestinal.

Dans le but de se procurer le suc intestinal en quantité suffisante pour en examiner les propriétés, MM. Leuret et Lassaigne faisaient avaler à des animaux plusieurs éponges entourées d'un linge fin; ils mettaient à mort les animaux, recueillaient les éponges trouvées dans l'intestin grêle, les débarrassaient de leur enveloppe et exprimaient le liquide qui les imbibait. Cette méthode laisse beaucoup à désirer, car les éponges parvenues dans l'intestin peuvent contenir de la salive, du suc gastrique, de la bile, du suc pancréatique et du suc intestinal. M. Frerichs a procédé d'une manière plus rigoureuse. Il attire au dehors une anse intestinale de chat, refoule avec soin son contenu par en haut et par en bas, à l'aide d'une pression douce, dans un espace de 10 à 20 centimètres; pose une ligature au-dessus et au-dessous de l'espace ainsi préparé, et replace ensuite l'intestin dans l'abdomen. Au bout de quatre à six heures, l'animal est tué, et on recueille le liquide qui a été sécrété dans l'anse intestinale comprise entre les ligatures.

M. Colin a suivi à peu près le même procédé que M. Frerichs. Au lieu de poser des ligatures sur l'intestin, il comprime sur le cheval deux points d'une anse intestinale, distants l'un de l'autre d'environ 2 mètres, à l'aide d'un petit appareil à vis, dont les plaques comprimantes sont doublées de velours. Au bout d'une demi-heure, il retire l'anse d'intestin qui avait été replacée dans le ventre de l'animal, et il en extrait par une ponction le liquide qui s'y est amassé.

MM. Bidder et Schmidt se sont procuré du suc intestinal, en établissant sur des chiens des fistules intestinales vers la portion moyenne de l'intestin grêle. Sur d'autres chiens, la fistule n'était pratiquée à l'intestin qu'après la ligature préalable des conduits biliaires et pancréatiques, afin d'obtenir le liquide aussi pur que possible.

Le suc intestinal est un liquide limpide, transparent, *alcalin*. Sa solution filtrée est incoagulable par la chaleur. L'alcool et la plupart des sels métalliques y déterminent un précipité abondant.

Ce liquide contient, indépendamment du mucus et d'une matière organique non définie, de l'eau, des sels et des matières grasses. Voici l'analyse qu'en a donnée M. Frerichs, celle que M. Lassaigne a faite sur le liquide recueilli par M. Colin, et celle de MM. Bidder et Schmidt.

SUC INTESTINAL DE CHAT. (Frerichs.)		SUC INTESTINAL DE CHEVAL. (Colin et Lassaigne.)		SUC INTESTINAL DE CHIEN. (Bidder et Schmidt.)	
Eau	97,6	Eau	98,1	Eau	98,0
Matières organiques solubles	0,5	Matières organiques	0,45	Matières organiques	0,5
Mucus et matières organiques insolubles	0,9	Sels	1,45	Sels	1,5
Matières grasses	0,2				
Sels	0,8				
	100,0		100,00		100,0

§ 53.

Action du suc intestinal. — Quelques auteurs ont contesté au suc intestinal toute action digestive; d'autres, guidés par l'analogie et non par l'expérience qui a fait longtemps défaut, lui ont attribué le pouvoir de compléter l'action du suc gastrique sur la masse alimentaire. Tels sont MM. Leuret et Lassaigne, Tiedmann et Gmelin, Eberle, etc. L'action du suc intestinal sur les substances alimentaires n'a été expérimentalement étudiée que dans ces dernières années, et encore nous ne possédons sur l'action isolée de ce liquide qu'un petit nombre d'expériences. Telles sont celles de MM. Frerichs, Zander, Bidder et Schmidt, Colin.

Lorsqu'après avoir extrait du suc intestinal de l'intestin d'un animal vivant on le met en digestion avec de l'empois d'amidon, on observe une métamorphose en dextrine et en glycose, analogue, pour la *rapidité*, avec celle qu'amènent la salive et le suc pancréatique. Ainsi, au bout de dix minutes, la masse amidonnée est devenue liquide, et elle précipite abondamment en rouge par la liqueur cupro-potassique. Au bout d'une demi-heure, il n'existe plus d'amidon (comme on s'en assure par l'iode). Au bout de cinq à six heures, tout le sucre formé (glycose) est transformé, par une métamorphose plus avancée, en acide lactique (Bidder et Schmidt).

Le suc intestinal jouit de la propriété de diviser et d'émulsionner les graisses. Lorsqu'on mélange de l'huile d'olive à ce suc, l'émulsion persiste longtemps, et les liquides ne se séparent qu'à la longue et incomplétement. M. Frerichs et M. Lenz lient l'intestin au-dessous de l'orifice du canal biliaire et des canaux pancréatiques, et ils injectent du lait ou de l'huile d'olive dans la partie sous-jacente de l'intestin. Au bout de quelque temps, ils constatent la présence d'un chyle blanc (émulsion contenant les matières grasses) dans la partie correspondante de l'intestin. M. Colin est arrivé à peu près aux mêmes résultats. Voici ce qu'il dit à cet égard : « Lorsqu'on agite vivement dans un tube 5 ou 6 parties de suc intestinal avec 1 partie d'huile d'olive, celle-ci se transforme en une écume blanchâtre, homogène. Enfin, lorsqu'on injecte dans une anse intestinale fermée (d'après le procédé indiqué plus haut) une certaine quantité d'huile, on retrouve au bout d'une heure cette substance réduite en flocons blanchâtres, homogènes, et qui résultent évidemment d'une émulsion déjà fort avancée. »

MM. Zander, Bidder et Schmidt ont aussi étudié le rôle du suc intestinal sur les substances albuminoïdes de l'alimentation. Les animaux carnivores (chiens, chats) ont été utilisés à ce genre de recherches. Mais s'il est possible de se procurer chez des animaux de petite taille des quantités de suc intestinal, suffisantes pour le faire réagir, dans un tube fermé, sur de l'amidon ou sur de l'huile, on n'en obtient par la fistule intestinale (qui ne comprend naturellement qu'un département très-restreint de l'intestin) que des proportions insuffisantes pour faire digérer de la viande ou de l'albumine coagulée, insuffisantes surtout pour estimer le pouvoir digestif de ce liquide. Les expérimentateurs ont donc procédé autrement. Ils lient sur l'animal vivant l'intestin au-dessous des canaux biliaires et pancréatiques; puis la substance alimentaire (albumine coagulée par la chaleur, ou viande cuite bien dégraissée) est placée dans de petits sacs de toile, et directement introduite dans l'intestin grêle. La plaie intestinale et la plaie abdominale sont recousues, et l'animal abandonné à lui-même. Au bout de cinq ou six heures, on met l'animal à mort et on recherche dans l'intestin les petits sacs de toile. On retrouve généralement ces sacs dans le gros intestin. En ouvrant les sacs avec précaution, on constate déjà à la première vue un changement notable : l'albumine est ramollie, la viande dissociée. Si l'on pèse la matière contenue dans les sacs, on s'assure qu'elle a diminué environ d'un tiers, c'est-à-dire que le tiers ou le quart au moins de la matière alimentaire a été liquéfié par le suc intestinal et a traversé les parois du sac pour être livré à l'absorption intestinale.

En résumé, le suc intestinal concourt à la digestion des aliments féculents ainsi qu'à celle des aliments albuminoïdes, et il jouit du pouvoir d'émulsionner les corps gras.

§ 54.

Action simultanée de la bile, du suc pancréatique et du suc intestinal. — Digestion dans l'intestin grêle. — Nous avons étudié successivement l'action isolée de chacun de ces liquides. Mais les conditions dans lesquelles nous nous sommes placé sont tout à fait artificielles et purement expérimentales. Dans le fait, ces trois liquides agissent simultanément sur des aliments déjà infiltrés de salive et de suc gastrique. Le problème est donc très-complexe[1].

Ce que nous savons sous ce rapport, nous pouvons le puiser à deux sources : 1° l'examen des matières alimentaires recueillies à des hauteurs diverses de l'intestin grêle, après l'ouverture de l'animal, à des moments divers de la digestion ; 2° l'action du liquide mixte versé dans l'intestin pendant la digestion. On se procure ce liquide mixte, en recueillant sur un animal en digestion le contenu de la partie supérieure de l'intestin grêle, et en jetant le tout sur un filtre ; le liquide jaunâtre qui a traversé le filtre contient de la bile, du suc pancréatique, du suc intestinal, et aussi du suc gastrique.

La bouillie alimentaire ou le chyme contenu dans l'estomac passe, au bout de quelques heures, dans l'intestin grêle et par portions successives. Le chyme qui entre dans l'intestin grêle (déjà dépouillé par l'absorption d'une partie des principes albuminoïdes liquéfiés et du sucre formé) contient : des matières albuminoïdes dissoutes, et non encore absorbées ; du sucre formé aux dépens des matières féculentes, et non encore absorbé ; des matières féculentes non encore altérées ; les matières grasses intactes ; de faibles proportions d'acide lactique, quelquefois de l'acide acétique ; enfin, les substances réfractaires à la digestion.

La bouillie alimentaire était grisâtre dans l'estomac ; elle se colore en jaune dans l'intestin grêle, à cause de la bile ; plus loin elle devient verdâtre, et sa couleur devient de plus en plus foncée, à mesure qu'elle s'avance vers le gros intestin.

Malgré l'alcalinité de la bile, celle du suc pancréatique et celle du suc intestinal, l'acidité du suc gastrique entraîné dans l'intestin avec les aliments prédomine dans la plus grande partie de l'intestin grêle. Ce n'est guère qu'à la fin de cet intestin qu'on rencontre la réaction alcaline. Ce fait repose sur un grand nombre d'expériences. Cela est vrai surtout chez les animaux qui font usage de viande ou d'une nourriture mixte. Chez les herbivores, la réaction du liquide contenu dans l'intestin grêle est généralement alcaline, très-probablement à cause de la prédominance d'action et de sécrétion des sucs digestifs de l'intestin.

[1] Nous disions dans la deuxième édition de cet ouvrage : « Les résultats expérimentaux relatifs à l'action *simultanée* de la bile, du suc pancréatique et du suc intestinal, sont à peu près nuls, et c'est une recherche qui est encore à faire ; recherche d'autant plus intéressante que, nous le répétons, ces divers sucs agissent à l'état de mélange tout le long de l'intestin grêle. » Depuis cette époque, M. Bernard a examiné l'action du liquide *mixte* de l'intestin sur les mammifères, les oiseaux et les poissons.

La réaction acide de l'intestin grêle n'est pas d'ailleurs exclusivement déterminée par le suc gastrique. Elle l'est aussi par l'acide lactique et l'acide acétique, qui se forment aux dépens des matières sucrées. Cette acidité est, par conséquent, en rapport avec les mutations des substances alimentaires. L'acide lactique et l'acide acétique, que nous avons vus apparaître dans l'estomac, se forment bien plus abondamment dans l'intestin, et cela se conçoit, puisqu'ils correspondent à une période plus avancée de la métamorphose des aliments féculents et sucrés. Il ne faut pas croire cependant, comme quelques auteurs l'ont dit, que la totalité de la glycose passe à l'état d'acide lactique avant de pénétrer dans les voies de l'absorption. Si cette transformation commence dans l'intestin, elle est loin d'y être complète, et nous verrons que la plus grande partie de la glycose formée pénètre en nature dans les voies de l'absorption. (Voy. § 64.)

On rencontre encore quelquefois, mais plus rarement, l'acide butyrique parmi les produits de la digestion intestinale. Il est probable que cet acide prend naissance, comme les précédents, aux dépens du sucre introduit en nature, ou du sucre provenant des métamorphoses des aliments féculents. On sait que la fermentation prolongée du sucre au contact des matières azotées donne naissance d'abord à de l'acide lactique et ensuite à de l'acide butyrique, par un dégagement d'hydrogène et d'acide carbonique [1]. M. Frerichs nourrit des chiens exclusivement avec des pommes de terre et du pain (nourriture principalement amylacée), et il constate la présence de l'acide butyrique dans le contenu de l'intestin grêle. Il n'est pas impossible pourtant qu'il se développe parfois de l'acide butyrique aux dépens des matières grasses.

Le sucre que l'homme prend *en nature* est généralement à l'état de sucre de canne (qu'il provienne de la canne à sucre ou de la betterave). La glycose ne se trouve guère toute formée que dans les fruits et dans les graines de quelques céréales, et dans les boissons fermentées. Le sucre de canne, avant d'être absorbé dans l'intestin, se transforme en glycose; cette transformation s'opère surtout dans l'intestin grêle. Si, à l'exemple de M. Frerichs, on met du sucre de canne en présence du suc gastrique pendant trente-six heures, on n'obtient que des traces de glycose. On peut faire, comme M. Lehmann, la même expérience à l'aide de la salive; le sucre de canne n'est point modifié. D'un autre côté, lorsque M. de Becker, dans des expériences nombreuses, fait prendre à un animal du sucre de canne, rarement il constate la présence de la glycose dans l'estomac; la glycose est, au contraire, toujours très-abondante dans l'intestin grêle. On peut donc conclure que l'intestin grêle est le lieu ordinaire de cette transformation. Si l'acide lactique, métamorphose ultérieure de la glycose, se montre parfois dans l'estomac, il faut en rattacher la présence, non au sucre de canne, mais plutôt à la glycose déjà formée aux dépens de la partie amylacée de l'aliment par l'action de la salive.

[1] Ces deux gaz existent parmi les produits de l'intestin. (Voy. § 57.)

La gomme et la pectine, analogues par leur constitution chimique avec les matières amylacées, sont-elles transformées en glycose par la digestion intestinale, ou sont-elles absorbées en nature? on l'ignore. On sait seulement que la salive et le suc gastrique n'exercent point sur elles d'action chimique.

Lorsqu'à l'exemple de M. Bernard, on recueille le liquide contenu dans la partie supérieure de l'intestin grêle, on constate que ce liquide mixte, composé de bile, de suc pancréatique et de suc intestinal, possède toutes les propriétés digestives réunies. Ce liquide digère les matières albuminoïdes et les matières féculentes, et émulsionne les matières grasses. Cela n'a rien de surprenant, si l'on veut bien se rappeler le rôle qu'exerce chacun des sucs digestifs pris isolément[1].

En résumé, les phénomènes chimiques de la digestion dans l'intestin grêle consistent dans l'émulsion des matières grasses, dans la métamorphose des aliments féculents en dextrine et en glycose, dans la dissolution des matières albuminoïdes non encore dissoutes par le suc gastrique, dans la transformation du sucre de canne en glycose, dans la formation de l'acide lactique et de l'acide acétique aux dépens d'une partie de la glycose déjà formée, dans la formation accidentelle de l'acide butyrique.

On a souvent désigné sous le nom de *chyle* la bouillie alimentaire engagée dans l'intestin grêle; il est aisé de voir, d'après ce que nous venons de dire, que cette masse est très-composée. Elle ne diffère du chyme stomacal que par la disparition de certaines parties déjà absorbées, et par l'addition de la bile, du suc pancréatique et du suc intestinal. Si l'on ne devait donner le nom de *chyle* qu'à cette portion du produit de la digestion qui s'engagera par la voie des *chylifères*, il est certain que les progrès de la science ont singulièrement restreint la signification du mot *chyle*. Autrefois on pensait que la somme totale des produits absorbés de la diges-

[1] L'action exercée par le liquide intestinal mixte sur les matières albuminoïdes tient-elle uniquement au suc intestinal? Le suc pancréatique y concourt-il pour sa part? M. Corvisart affirme que le suc pancréatique pris isolément jouit de ce pouvoir. M. Bernard ne lui reconnaît cette action qu'autant qu'il est mélangé avec la bile et le suc intestinal. Les expériences de MM. Bidder et Schmidt sont confirmatives de cette dernière supposition. MM. Bidder et Schmidt placent en digestion des fragments d'albumine coagulée (de même poids et de même forme), les uns dans du suc intestinal pur, les autres dans un mélange de bile, de suc intestinal et de suc pancréatique. Or, la proportion de matière dissoute par le liquide est exactement la même dans les deux cas. Au bout de six heures, cette portion dissoute est du quart ou du tiers. D'où ils tirent la conclusion que la propriété dissolvante, pour les matières albuminoïdes, appartient en propre au suc intestinal.

Au reste, le suc intestinal ne paraît pas jouir du pouvoir dissolvant au même degré que le suc gastrique. M. Bernard a constaté que, quand on a introduit par une plaie de l'intestin grêle des fragments de viande *crue* ou *cuite*, le suc intestinal digère faiblement les premiers et beaucoup mieux les seconds. Dans les phénomènes réguliers de la digestion (chez les animaux carnivores qui prennent une alimentation non soumise à la coction), le suc gastrique acide a donc pour office de dissocier les fibres de la viande et d'en commencer la dissolution, que le suc intestinal vient achever. Le suc gastrique prépare également les matières grasses à la digestion, en les débarrassant de leurs enveloppes cellulaires, lesquelles paraissent longtemps résister à l'action des liquides de l'intestin.

tion passait par la voie des chylifères. Mais il est constant qu'il n'y a qu'une partie des produits digérés qui passe par cet ordre de vaisseaux ; une autre partie passe par les veines. (Voy. § 66 et 75.)

La bouillie alimentaire parvenue dans l'intestin se colore ordinairement en jaune, à cause de la bile. Lorsque la quantité des matières grasses ingérées est très-abondante, l'émulsion qu'elles forment avec les liquides de l'intestin grêle domine et donne à la masse entière un aspect blanc et crémeux. Cette bouillie blanche ressemble au liquide qui circule dans les chylifères ; et elle contient tous les autres produits de la digestion masqués par l'émulsion.

ARTICLE IV.

PHÉNOMÈNES CHIMIQUES DE LA DIGESTION DANS LE GROS INTESTIN.

§ 55.

Digestion cœcale. — Les aliments, après avoir traversé l'intestin grêle et abandonné à l'absorption la majeure partie de leurs produits, s'engagent dans le gros intestin. La fluidité de la masse alimentaire avait diminué le long de l'intestin grêle, elle diminue encore dans son trajet au travers du gros intestin. Le résidu de la digestion se présente en dernier lieu à l'anus, sous la forme d'une pâte de consistance butyreuse ; à la condition, toutefois, que la sécrétion intestinale n'ait pas été anormalement augmentée par une cause pathologique, ou par un purgatif.

La bouillie alimentaire, en passant de l'intestin grêle dans le gros intestin par la valvule de Bauhin, arrive dans le cœcum. Est-il vrai que les aliments, avant de continuer leur trajet ultérieur, soient soumis, pendant leur court séjour dans cette cavité, à une sorte de digestion supplémentaire ?

Le contenu du cœcum, examiné sur un animal carnivore qu'on vient de mettre à mort, est quelquefois acide. L'acidité est due tantôt à l'acide lactique, tantôt à l'acide acétique. On a tiré de ce fait la conclusion que le cœcum, à l'instar de l'estomac, sécrète un liquide acide, et que les parties albuminoïdes d'une digestion difficile, telles que les tendons, les ligaments et la portion organique des os, pouvaient encore abandonner en ce point quelques principes nutritifs à la digestion.

Rien ne prouve que le cœcum *sécrète* un liquide acide ; il est bien plus probable, au contraire, que l'acide lactique et l'acide acétique qu'on y rencontre viennent de plus haut, ou bien ont pris naissance aux dépens des aliments eux-mêmes, comme c'est souvent le cas, le long de l'intestin grêle. Ensuite nous ferons remarquer que le cœcum est bien plus développé chez les animaux herbivores que chez les animaux carnivores ; et il semble qu'il devrait en être autrement si le cœcum était, comme l'estomac, une cavité supplémentaire destinée à la transformation des substances albuminoïdes. D'ailleurs, le contenu du cœcum des herbivores (cheval et ruminants), loin d'être acide, est toujours *alcalin*. Le cœcum, pas plus que les autres parties de l'intestin, ne donne donc naissance à un suc acide, et il semble, au contraire, que le séjour des aliments dans le cœcum développé des herbivores est plutôt en rapport avec la digestion des féculents.

Dans les phénomènes normaux de la digestion, quand la masse alimentaire a traversé l'estomac et l'intestin grêle, et qu'elle arrive dans le gros intestin, les sucs digestifs ont épuisé leur action, c'est-à-dire que les parties de l'aliment capables d'être modifiées par les liquides de la digestion ont été non-seulement dissoutes, mais pour la plus grande partie absorbées. De sorte que le rôle du gros intestin, dans la digestion, peut être considéré comme à peu près nul. Mais si on introduit artificiellement dans le gros intestin des substances alimentaires, on peut constater que le suc intestinal, qui afflue à la surface du gros intestin, jouit d'un pouvoir analogue à celui qui humecte l'intestin grêle. M. Steinhauser (1848) a fait sur une femme affectée de fistule au *côlon ascendant* une série d'expériences qui le démontrent clairement. Lorsqu'il introduisait dans le gros intestin, par la fistule, un œuf dur réduit en pulpe, il ne retrouvait dans les matières fécales que les matières grasses du jaune; presque toute l'albumine avait disparu. Ces expériences ne doivent pas être perdues de vue par le médecin; elles lui enseignent que quand il y a un obstacle absolu à l'introduction des aliments par les parties supérieures du tube digestif, il peut prolonger la vie du malade, en introduisant par l'anus des liquides contenant en dissolution des substances albuminoïdes.

§ 56.

Excréments. — C'est dans le cœcum que la masse non absorbée commence à prendre l'odeur caractéristique des matières fécales. M. Valentin retire du cœcum d'un animal une bouillie à peu près sans odeur, il la laisse exposée au contact de l'air : l'odeur fécale apparaît bientôt, et elle devient de plus en plus prononcée. L'odeur des matières fécales est repoussante chez les animaux qui vivent d'aliments animaux ; elle n'a rien de bien désagréable chez les herbivores. Les principes de la bile et le mucus intestinal évacués avec les produits non digérés communiquent aux matières fécales un *fumet* particulier, qui diffère suivant les espèces animales d'où elles proviennent.

Les excréments contiennent : 1° du mucus intestinal et quelques principes de la bile; 2° le résidu non digéré et non absorbé de l'alimentation ; c'est-à-dire les parties végétales insolubles, grains, noyaux, pepins, fibres végétales; une partie des tissus fibreux animaux, ligaments, tendons, tissus élastiques; la portion non dissoute par le suc gastrique des sels terreux des os; l'amidon non digéré; l'excès des substances grasses; l'excès des substances albuminoïdes elles-mêmes, lorsque la quantité d'aliments ingérée est disproportionnée avec les besoins de la réparation. (Voy. § 186.)

§ 57.

Des gaz de l'intestin. — Lorsqu'on ouvre un animal vivant, que ce soit pendant le travail de la digestion ou dans l'état de jeûne, on trouve l'intérieur des intestins remplis par des gaz. Aussitôt que la section abdominale a eu lieu, le paquet intestinal s'échappe au dehors, et il fuit sous les doigts qui cherchent à le faire rentrer. Ces phénomènes sont dus à la réplétion gazeuse. On trouve des gaz dans toute l'étendue du tube digestif, depuis le pylore jusqu'à l'anus. On en trouve aussi, mais en très-petite quantité, dans l'estomac.

Dans l'état physiologique, ces gaz proviennent des réactions chimiques qui s'accomplissent dans le tube digestif pendant les phénomènes de la digestion. Dans quelques cas pathologiques, il survient parfois, même en l'absence des aliments, un développement rapide de gaz accompagné d'un ballonnement plus ou moins considérable du ventre. Dans ce cas, on est indécis de savoir s'il faut attribuer l'accumulation gazeuse au passage des gaz du sang[1] au travers des tuniques des vaisseaux qui circulent dans la membrane muqueuse intestinale, ou bien s'il faut la rapporter à la décomposition des humeurs sécrétées dans l'intestin.

L'estomac, quand il n'est point distendu par les aliments, est bien loin d'être rempli de gaz, comme le tube intestinal lui-même. On ne trouve dans l'estomac qu'une proportion de gaz si faible qu'on n'en peut faire que rarement l'analyse. Lorsqu'on ouvre sous l'eau un estomac de supplicié, on ne recueille en général que quelques bulles gazeuses, principalement constituées par de l'oxygène et de l'azote; on y trouve aussi de l'acide carbonique. Il est probable que ces gaz proviennent, au moins les deux premiers, de l'air atmosphérique, et qu'ils ont été introduits dans l'estomac par déglutition, soit avec la salive, soit avec le bol alimentaire.

La très-faible proportion de gaz introduite dans l'estomac avec les substances alimentaires ne gêne point le mouvement de ce viscère; mais quand ils se développent abondamment par suite d'une mauvaise digestion, ces mouvements deviennent douloureux et le besoin de les rendre est impérieux.

Dans l'intestin grêle et dans le gros intestin on ne trouve pas d'oxygène; mais l'acide carbonique et l'hydrogène dominent. On y trouve encore de l'azote et de l'hydrogène carboné; on a aussi rencontré de l'hydrogène sulfuré dans la dernière portion du gros intestin. Les gaz rendus par l'anus présentent cette composition complexe.

SUR 100 PARTIES.	ESTOMAC. (Chevreul et Magendie.)	INTESTIN GRÊLE (Chevreul et Magendie.)	GROS INTESTIN. (Chevreul et Magendie.)	GAZ rendus par l'anus. (Marchand.)
Azote.	71,45	20,08	51,03	14,0
Oxygène	11,00	»	»	»
Acide carbonique. .	14,00	24,39	43,50	44,5
Hydrogène	5,55	55,53	»	25,8
Hydrogène carboné. .	»	»	5,47	15,5
Hydrogène sulfuré. .	»	»	»	1,0

[1] Le sang contient, à l'état de dissolution, de l'oxygène, de l'azote et de l'acide carbonique.

Il serait assez difficile, dans l'état actuel de la science, de déterminer d'une manière précise l'origine de chacun de ces gaz. On sait cependant que l'acide carbonique et l'hydrogène se produisent fréquemment dans les fermentations organiques. L'acide carbonique provient sans doute encore de l'action de l'acide lactique du suc gastrique sur les carbonates contenus dans les aliments, et de l'action, sur les mêmes carbonates, des acides qui se forment dans le tube digestif aux dépens des aliments. L'origine de l'hydrogène carboné, qui ne se montre que dans le gros intestin, est fort obscure. Quant à l'hydrogène sulfuré, qui n'existe qu'en très-faible proportion dans le même intestin, il est probable qu'il provient de la décomposition des sulfates en présence des matières organiques.

§ 58.

De la digestion dans la série animale. — A l'exception des animaux placés sur les limites du règne animal, et dans lesquels toutes les fonctions de nutrition, confondues ensemble, se bornent à exécuter, par la surface même du corps, les échanges nécessaires à l'entretien de la vie (tels sont les *infusoires* et les *spongiaires*); à cette exception près, dis-je, tous les animaux possèdent une cavité intérieure, dans laquelle sont reçues et élaborées les matières nutritives. L'appareil de la digestion présente les dispositions les plus diverses; mais l'essence de cette fonction reste toujours la même. Des sucs variés sont déposés à la surface de ces cavités; les aliments y séjournent un temps plus ou moins long, se *dissolvent* dans les sucs digestifs, et pénètrent enfin, par des voies diverses, dans l'épaisseur même des tissus qu'ils doivent nourrir.

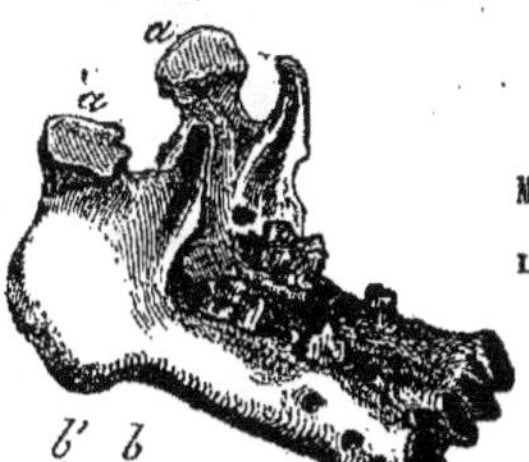

Fig. 11. Maxillaire inférieur de L'HIPPOPOTAME (pachyderme).

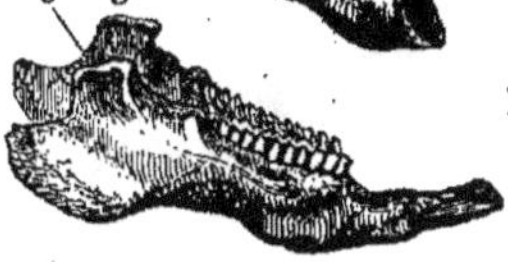

Fig. 12. Maxillaire inférieur DU CABIAY (rongeur).

Mammifères. — La digestion des mammifères offre avec celle de l'homme la plus grande analogie. Les principales différences portent sur le régime. Les animaux de cette classe, en effet, sont ou herbivores ou carnivores.

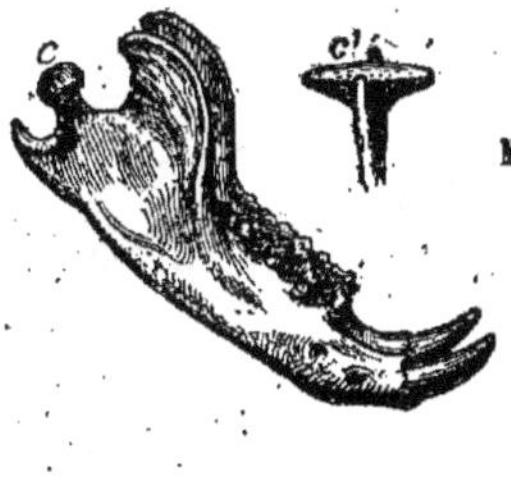

Fig. 13. Maxillaire inférieur de L'OURS BLANC (carnassier).

Les herbivores se distinguent par la longueur du tube digestif, et quelques-uns par la multiplicité des renflements de ce canal; les carnivores ont, au contraire, un tube digestif relativement assez court. Le mode d'alimentation introduit aussi dans le nombre et la forme des dents, dans la forme et les mouvements du maxillaire inférieur, des différences liées au squelette, et qui constituent par là même des caractères zoologiques précieux. Les carnivores, par exemple, ont les condyles du maxillaire inférieur dirigés en travers (Voy. fig. 13, *c*, *c'*; — *c*, l'un des condyles vu de profil; — *c'*, l'un des condyles vu de face); l'articulation, entourée de ligaments solides, ne permet guère que des mouvements d'élévation et d'abaissement. Dans les rongeurs, chez qui les mouvements de la mâchoire consistent principalement en un glissement antéro-postérieur, destiné à limer et à user les corps solides, les condyles ont leur grand diamètre dans le sens de la longueur de la tête (Voy. fig. 12, *b*, *b'*). Dans les herbivores, les condyles présentent des *surfaces* d'articulation assez étendues, et en même temps la cavité qui les reçoit est plus ou moins plane, de manière à permettre à la fois des mouvements d'avant en arrière et des mouvements latéraux étendus. (Voy. fig. 11, *a*, *a'*.)

Les dents incisives, canines et molaires réunies n'existent pas seulement chez l'homme : on les rencontre encore dans les quadrumanes (Voy. fig. 14)[1], dans les carnassiers (fig. 15), dans les ruminants sans cornes et dans le plus grand nombre des pachydermes (fig. 16). Dans les ruminants et les

Fig. 14. SINGE (quadrumane).

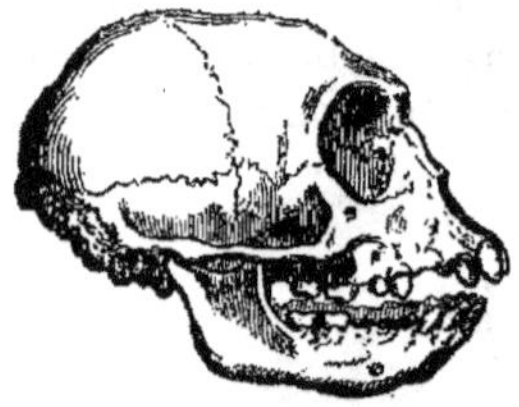

Fig. 17. BOEUF (ruminant à cornes).

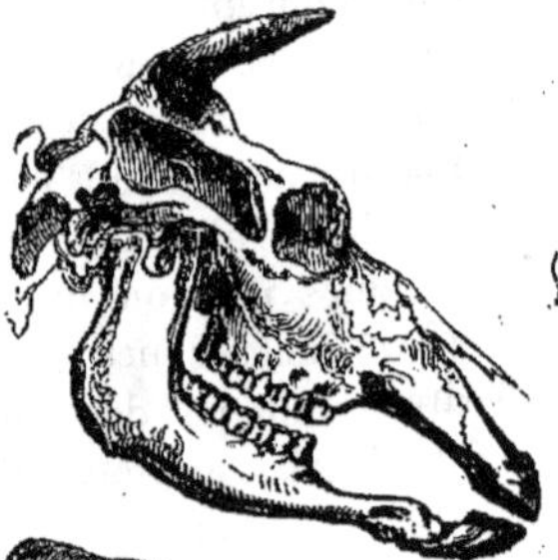

Fig. 15. CHIEN (carnassier digitigrade).

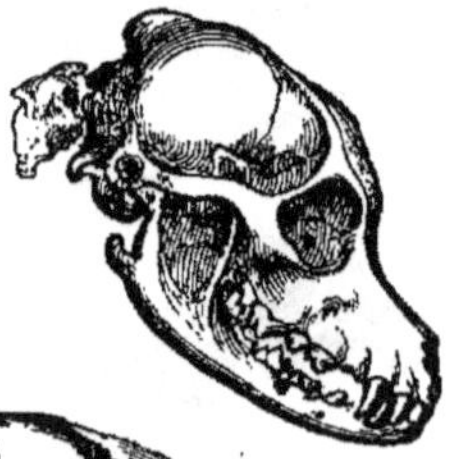

Fig. 18. CHAMEAU (ruminant sans cornes).

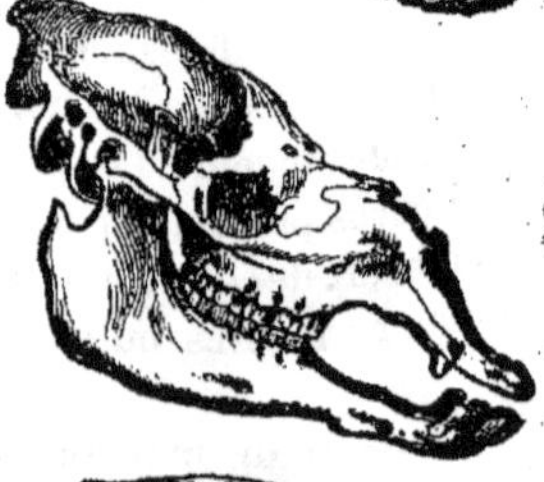

Fig. 16. CHEVAL (pachyderme solipède).

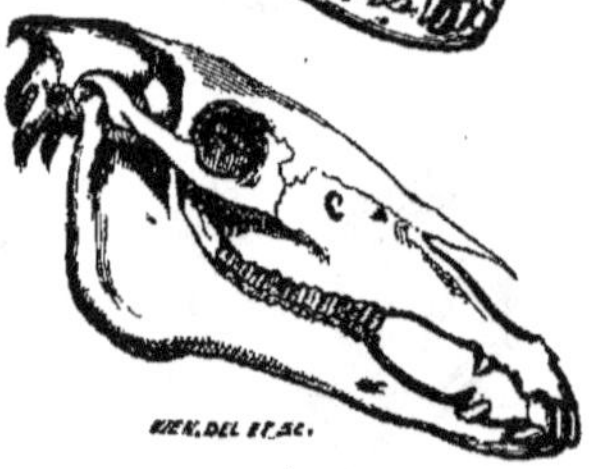

Fig. 19. MARMOTTE (rongeur).

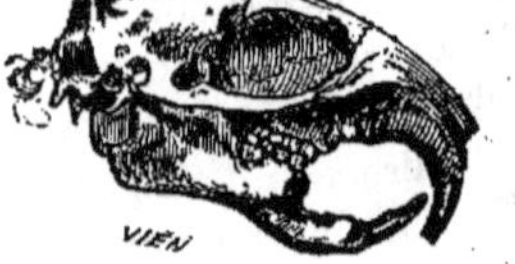

¹ Dans les quadrumanes et les carnassiers, la série des dents incisives canines et molaires n'est point interrompue. Les dents qui manquent sur les figures 14 et 15 sont des dents tombées, qu'il faut remplacer par la pensée.

pachydermes, il y a une assez grande interruption entre la série des molaires et les autres dents; c'est cet intervalle qu'on désigne sous le nom de *barres*. (Voy. fig. 16, 17, 18.) De plus, les ruminants n'ont point d'incisives à la mâchoire supérieure. (Voy. fig. 17, 18.) Les ruminants à cornes manquent de canines (fig. 17). Les rongeurs n'ont que des molaires, et des canines allongées occupant en avant la place des incisives (fig. 19). Les pachydermes n'ont pas tous des dents canines comme le cheval. Quelques-uns d'entre eux n'ont que des molaires et des incisives, séparées par une *barre* : tel est le rhinocéros (Voy. fig. 21). Dans d'autres pachydermes, les dents canines proprement dites sont remplacées à chaque mâchoire par des *défenses* recourbées : tel est le babiroussa (fig. 20). Les dents molaires, véritables dents de la mastication, sont les dents qui manquent les dernières chez les animaux. L'éléphant ne possède avec les dents molaires que les défenses de l'os maxillaire supérieur. Il y a aussi des mammifères sans dents : tels sont les fourmiliers (fig. 22), les pangolins, les échidnés, les baleines, dont les os maxillaires sont garnis par des lames cornées, désignées sous le nom de fanons. Ce sont les fanons qui fournissent la substance connue dans le commerce sous le nom de *baleine*.

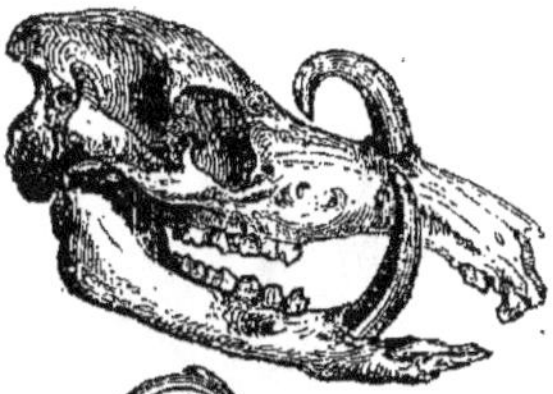

Fig. 20.
BABIROUSSA (pachyderme).

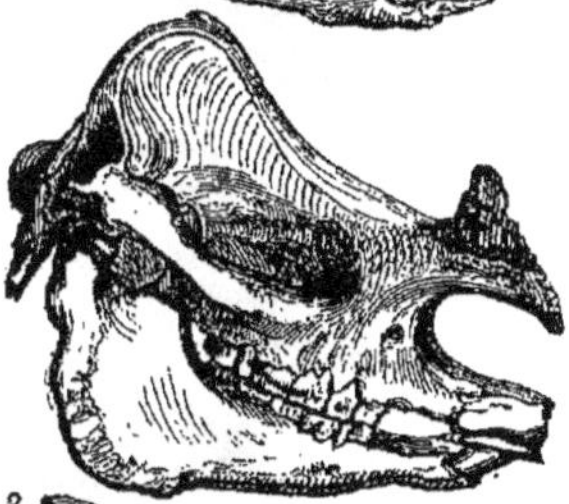

Fig. 21.
RHINOCÉROS (pachyderme).

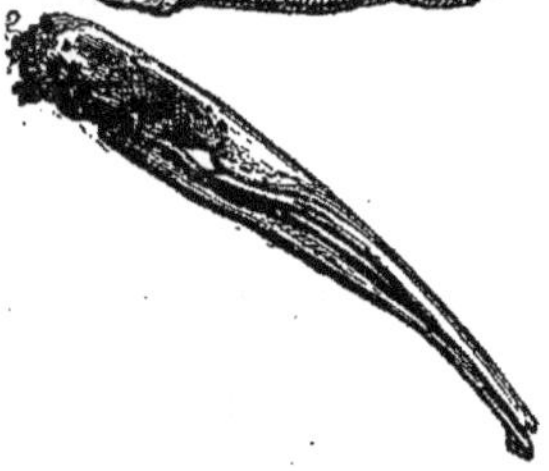

Fig. 22.
FOURMILIER (édenté).

L'appareil salivaire des mammifères est généralement composé comme celui de l'homme. On y distingue des glandes parotides, maxillaires et sublinguales. Les glandules de la muqueuse des joues prennent, chez la plupart des ruminants, un développement assez considérable et constituent des glandes molaires supérieures et inférieures. L'appareil salivaire, pris dans son ensemble, est plus développé chez les animaux qui font principalement usage d'aliments végétaux (herbivores), que chez les animaux qui vivent de chair (carnivores). Cette disposition est en rapport avec les phénomènes chimiques de l'insalivation. (Voy. § 39.)

Le tube intestinal des ruminants n'est pas seulement remarquable par ses dimensions : l'estomac de ces animaux est multiple, c'est-à-dire composé de plusieurs cavités qui communiquent les unes avec les autres. La division de l'estomac existe déjà en vestiges chez quelques herbivores non ruminants : le cheval, par exemple, possède un estomac non séparé à l'extérieur, il est vrai, mais dont la membrane muqueuse est assez différente à gauche et à droite, et dont l'une des parties est très-musculeuse, tandis que l'autre l'est moins ; le cochon et le sanglier ont près du cardia des diverticules plus ou moins développés, et l'estomac de l'aï présente quatre réservoirs, dont le dernier est pourvu de lames analoges à celles de la caillette.

L'estomac des ruminants se compose de quatre parties : la *panse* ou *rumen*, le *bonnet* ou *réseau*, le *feuillet* et la *caillette* (fig. 23). La panse est la plus grande de ces cavités; elle est garnie d'un épithélium épais. Dans quelques animaux, le chameau en particulier, la panse présente des groupes de cellules qui paraissent destinées à servir de réservoir aux boissons; les aliments solides qui pénètrent dans la panse de ces animaux s'engagent moins facilement dans ces cellules que les liquides, l'entrée de ces cellules étant plus étroite que leur fond. Il est probable aussi que l'épithélium épais qui recouvre la membrane muqueuse contribue à rendre l'absorption des liquides très-lente en ce point. Le bonnet, qui vient après la panse, est beaucoup plus petit. Le feuillet, ainsi que son nom l'indique, présente des lames plus ou moins développées, suivant les animaux ; entre ces lames se rassemble la bouillie alimentaire. La caillette, ou dernier estomac, constitue l'estomac véritable de la digestion : c'est lui qui sécrète le suc gastrique; il correspond à l'estomac de l'homme.

Fig. 23.

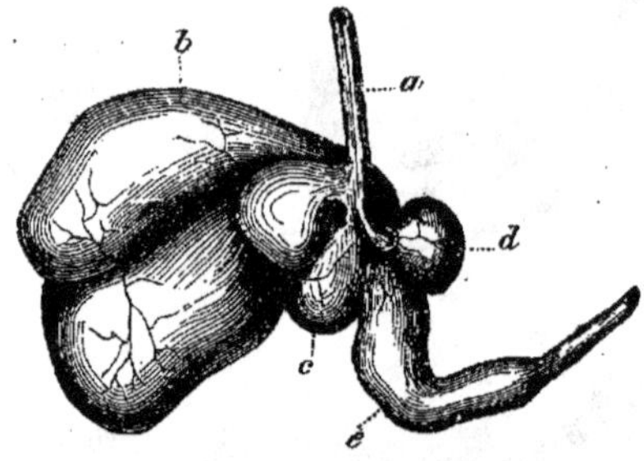

ESTOMAC DE MOUTON (ruminant).

a, œsophage.
b, panse ou rumen.
c, bonnet ou réseau.
d, feuillet.
e, caillette.

Les mammifères ont tous un foie et un pancréas analogues au foie et au pancréas de l'homme, et les produits de la sécrétion sont versés, comme chez lui, dans le duodénum. La bile est tantôt directement versée dans l'intestin à mesure qu'elle est secrétée par le foie, tantôt, comme chez l'homme, elle n'y est versée qu'après avoir séjourné dans un réservoir ou vésicule biliaire. La vésicule biliaire existe chez tous les carnassiers, chez le bœuf, le mouton, chez la plupart des oiseaux, des reptiles et des poissons. Elle manque chez le cheval, l'âne, le cerf, le chameau, le chevreuil, l'autruche, le pigeon, le perroquet, etc.

Chez les mammifères, l'aliment est saisi directement avec la bouche. Il n'y a guère que les singes et les écureuils qui le prennent quelquefois à l'aide du membre supérieur. Tantôt la préhension se fait immédiatement à l'aide de dents, comme chez les carnivores, tantôt elle s'opère par des lèvres mobiles et charnues ; le cheval se distingue surtout sous ce rapport. Les ruminants ont des lèvres courtes et peu mobiles, qui n'aident guère à la préhension; ils saisissent surtout l'aliment entre les incisives inférieures et le bourrelet fibreux dont est garni le maxillaire supérieur : telles sont la chèvre et la brebis. Le bœuf est dans le même cas; mais il s'aide en outre, à cet effet, de sa langue, qui est très-protractile, pour entourer la touffe d'herbe qu'il broute et l'attirer près de sa bouche.

La déglutition des mammifères ne diffère point de celle de l'homme. L'épiglotte se renverse sur l'ouverture des voies aériennes au moment du passage de l'aliment, et le voile du palais s'oppose à son retour par les fosses nasales. Le voile du palais du cheval présente cette particularité, qu'il est assez long pour embrasser la base de l'épiglotte et fermer ainsi complétement la communication de la bouche avec le pharynx dans l'intervalle de la déglutition. Au moment du passage de l'aliment, il se relève et arrive naturellement au contact de la partie postérieure du pharynx. Sa longueur est telle, que la paroi postérieure du pharynx n'a pas, comme chez l'homme, à s'avancer en avant pour s'appliquer contre le bord postérieur du voile du palais. Toutefois le voile du palais n'est pas simplement soulevé par le bol alimentaire au moment de la déglutition, ainsi qu'on l'a prétendu; il est *activement tendu*, comme chez l'homme, par ses muscles tenseurs. Cette tension active est nécessaire pour faire opposition au bol alimentaire placé à la face supérieure de la langue, activement soulevée en ce moment, et faire passer ainsi le bol dans le pharynx. Le voile du palais du dromadaire n'est guère plus long que celui du bœuf, mais il présente une particularité remarquable : c'est un appendice flottant, parsemé de glandules, ou sorte de luette, susceptible de se gonfler à certaines époques (celles du rut, en particulier) et d'être repoussé par l'animal jusqu'aux commissures de la bouche.

La digestion stomacale des ruminants[1] présente un phénomène remarquable. L'aliment ne passe pas successivement dans les divers estomacs de l'animal, et de là dans l'intestin, mais il est ramené dans la bouche par *rumination*, pour y être soumis à une nouvelle mastication et à une nouvelle insalivation. Voici comment s'opère cet acte singulier : lorsque les aliments sont avalés une première fois, les parties grossières de l'aliment se rendent dans les deux premiers estomacs, panse et bonnet, lesquels communiquent avec l'œsophage; les portions liquides ou les portions très-diffluentes de l'alimentation suivent aussi cette voie, mais une partie d'entre elles continue son trajet et s'engage aussi par l'ouverture qui fait communiquer la gouttière œsophagienne avec le feuillet et la caillette. Les aliments renfermés dans la panse et le bonnet sont ensuite ramenés au dehors par la contraction simultanée de ces deux premiers estomacs. Cette contraction chasse le contenu vers l'orifice inférieur de l'œsophage, qui se relâche en ce moment et offre une dilatation que le bol alimentaire remplit. A ce moment, le bol alimentaire, refoulé activement par en haut, ferme

[1] Les animaux ruminants sont : le bœuf, le mouton, la chèvre, l'antilope ou la gazelle, la girafe, l'axis, le chevreuil, le daim, le renne, l'élan, le cerf, le chevrotain, le lama, le chameau.

par pression la communication de l'œsophage avec le feuillet et la caillette; après quoi l'œsophage se contracte de bas en haut, et toute la portion engagée dans le tube œsophagien remonte vers la bouche par les mouvements péristaltiques de ce conduit. La contraction des muscles abdominaux concourt puissamment à la rumination, en venant en aide aux mouvements de la panse et du bonnet au moment du départ ascensionnel de l'aliment. La rumination s'annonce en effet par un mouvement du flanc de l'animal, et on peut la rendre impossible en paralysant les muscles abdominaux par la section de la moelle au-dessus des nerfs qui animent ces muscles. Lorsque l'aliment a été mâché une seconde fois, il redescend par l'œsophage et il passe, non pas, comme on l'a cru longtemps, exclusivement dans les deux derniers estomacs, mais il suit la même route qu'auparavant : il se rend encore en partie dans la panse et le bonnet; il est vrai qu'étant plus liquide que la première fois, une certaine portion suit la gouttière œsophagienne sans l'abandonner, et s'engage immédiatement par l'ouverture qui fait communiquer l'œsophage avec le feuillet et la caillette. Au reste, les quatre estomacs communiquant les uns avec les autres, les aliments finissent en résumé par parvenir dans la caillette, où ils sont soumis à la digestion stomacale proprement dite.

La rumination offre une grande analogie avec le vomissement; elle s'exécute par un mécanisme semblable, et ce sont les mêmes muscles qui entrent en jeu pour la produire. Elle en diffère surtout en ce que le vomissement est un acte involontaire, irrégulier et convulsif, tandis que dans la rumination l'aliment est ramené à la bouche par petites masses, successivement, régulièrement, sans efforts.

Les liquides pris par les animaux ruminants suivent la même voie que les aliments *ruminés*, c'est-à-dire qu'une grande partie s'engage dans la première ouverture qui se présente et est versée dans la panse et le bonnet, tandis qu'une autre partie est portée directement dans le feuillet et la caillette par la gouttière œsophagienne. Les liquides portés dans la panse et le bonnet s'échappent d'ailleurs secondairement vers le feuillet et vers la caillette.

Dans les animaux carnivores qui vivent exclusivement de chair, la partie la plus essentielle des phénomènes digestifs s'accomplit dans l'estomac, c'est-à-dire dans la cavité qui fournit le suc destiné à la dissolution des aliments albuminoïdes. Chez les carnassiers, la digestion stomacale a une importance capitale, et les aliments séjournent bien plus longtemps dans l'estomac du chien que dans celui du cheval, par exemple. Quand on donne à un chien affamé 1 ou 2 kilogrammes de viande, il n'est pas rare de retrouver encore dans l'estomac une portion de la masse alimentaire, quand on l'ouvre au bout de six ou huit heures. Les aliments séjournent, au contraire, beaucoup moins dans l'estomac des herbivores à estomac simple (cheval et autres solipèdes); ils n'y séjournent guère qu'une demi-heure, une heure ou deux heures au maximum. Les modifications que doit éprouver l'aliment dans l'estomac ne portent ici que sur une faible partie de sa masse (gluten et matières albuminoïdes des fourrages) ; et, d'autre part, la quantité des aliments consommés par l'animal à chaque repas l'emporte beaucoup sur la capacité de son estomac (l'estomac du cheval n'a qu'une capacité de 15 à 20 litres) ; il s'ensuit qu'une partie des aliments s'échappe dans l'intestin, à mesure qu'une nouvelle portion arrive dans l'estomac. M. Colin, dans d'ingénieuses expériences, a montré que si le cheval ne digère qu'incomplétement la chair, cela ne tient point à ce que le suc gastrique des herbivores n'a pas les mêmes propriétés que celui des carnivores, mais à ce que l'aliment ne fait qu'un court séjour dans leur estomac. De la chair divisée en petites masses administrée à des chevaux et recueillie dans les intestins ou dans les fèces n'avait guère perdu que le quart ou le cinquième de son poids. Lorsqu'au contraire on retenait l'aliment à l'aide d'un fil dans l'estomac d'un cheval à fistule, il finissait par se dissoudre entièrement au bout d'un temps à peu près égal à celui qui est nécessaire à la digestion d'un carnivore.

Les aliments séjournent beaucoup plus longtemps dans l'estomac spacieux des ruminants que dans l'estomac des solipèdes. La capacité de la panse est telle, en effet, qu'on y trouve souvent de 50 à 100 kilogrammes de fourrages. Mais il ne faut pas oublier que la panse et le bonnet ne sont, en quelque sorte, que des réservoirs de dépôt contenant les herbes et le fourrage à peine brisés par une première mastication, et que la véritable digestion gastrique ne s'accomplit que dans la caillette, le seul des quatre estomacs qui sécrète un suc acide. Quand les aliments deux fois soumis à la mastication arrivent à cet estomac, ils y arrivent à l'état de bouillie, et ils n'y font sans doute qu'un assez court séjour avant de s'échapper vers l'intestin, car la capacité de la caillette est infiniment moindre que celle de la panse qui lui renvoie indirectement son contenu.

Oiseaux. — Les oiseaux ont un régime très-varié, suivant les espèces. Les uns vivent exclusivement de graines, les autres y joignent des insectes ou des poissons ; d'autres sont exclusivement carnivores : tels sont les oiseaux de proie, qui se nourrissent d'oiseaux vivants ou de chair morte. Les oiseaux n'ont pas de dents ; leurs maxillaires sont garnis d'enveloppes cornées, servant plutôt à saisir qu'à diviser l'aliment. La mastication, qui fait défaut, est suppléée chez eux par un estomac très-musculeux, ou gésier.

La salive des oiseaux est sécrétée par des amas de follicules arrondis situés sous la langue ; elle est généralement épaisse et gluante. Les oiseaux ont un foie volumineux et un pancréas, qui versent leurs produits dans la première portion de l'intestin grêle. Le canal pancréatique a souvent deux ou trois ouvertures.

Les oiseaux ont un tube digestif, dont la capacité est proportionnée à la nature du régime. Les granivores l'ont plus long que les carnivores. Le tube digestif des oiseaux présente ordinairement trois estomacs espacés qui acquièrent, chez les granivores, tout leur développement. Le premier de ces estomacs est un renflement membraneux, plus ou moins développé, qui porte le nom de *jabot* (Voy. fig. 24, *b*); il manque chez un grand nombre de carnivores. Le *ventricule succenturié* (*c*), le second de ces estomacs, est peu développé, mais il a une grande importance au point de vue de la digestion; ses parois sont remplies de follicules glanduleux, qui sécrètent un suc analogue au suc gastrique. Ce ventricule est plus grand chez les oiseaux qui manquent de jabot. Le troisième estomac enfin, ou le *gésier* (*d*), est garni d'une tunique musculaire, extrêmement épaisse et puissante chez les granivores.

Fig. 24.

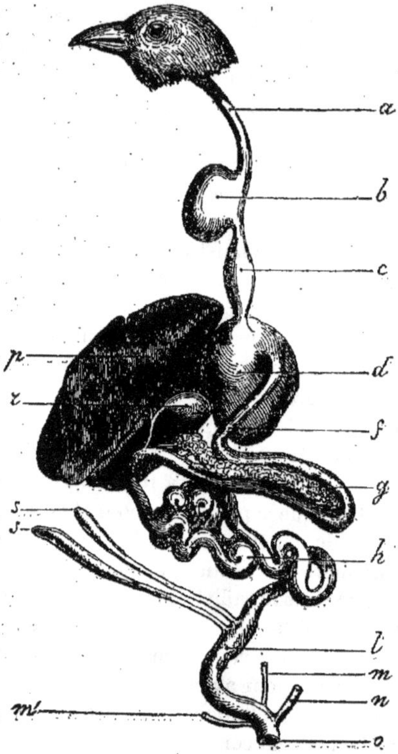

TUBE DIGESTIF D'OISEAU.

a, œsophage.
b, jabot.
c, ventricule succenturié.
d, gésier.
f, duodénum.
g, pancréas.
h, intestin grêle.
l, gros intestin.
m, *m'*, uretères.
n, oviducte.
o, cloaque.
p, foie.
r, vésicule biliaire.
s s, cœcum.

Reptiles. — Les fonctions digestives sont très-actives chez les mammifères et les oiseaux dits animaux à sang chaud, elles le sont très-peu chez les animaux à sang froid. Ces animaux peuvent supporter le jeûne des aliments pendant plusieurs mois. D'un autre côté, leurs sécrétions rares, leur basse température et les enveloppes écailleuses et à peu près imperméables dont la plupart d'entre eux sont recouverts rendent les pertes par évaporation cutanée très-faibles chez eux; aussi peuvent-ils également bien supporter le jeûne des boissons.

Les reptiles ont une bouche largement fendue; ils ont généralement des dents aux mâchoires et souvent aussi à la voûte palatine. Les dents des reptiles ne sont point des dents *alvéolaires*, elles sont généralement soudées aux os. Quelques reptiles manquent de dents et ont les maxillaires recouverts d'enveloppes cornées, comme les oiseaux : telles sont les tortues.

Les reptiles ont en général une chaîne de glandes salivaires autour des mâchoires. Les serpents venimeux ont de plus, de chaque côté de la tête et sous le muscle temporal, une glande qui écoule son produit dans le canal central de la dent à venin. Les reptiles ont un estomac simple, de forme variée, et des intestins ordinairement courts. Ils possèdent un foie volumineux et un pancréas à sa place ordinaire.

Poissons. — La plupart des poissons sont des animaux très-voraces, qui avalent tous les petits animaux placés à leur portée, tels que vers, mouches, insectes de toute espèce, mollusques, poissons, etc.; quelques-uns d'entre eux avalent en même temps des aliments végétaux. Quelques poissons manquent de dents, mais la plupart en ont non-seulement aux deux mâchoires, mais encore sur la langue et jusque dans l'arrière-bouche, sur les arcs branchiaux et sur les os pharyngiens. Ces dents, soudées aux os, sont destinées plutôt à retenir la proie qu'à une véritable mastication. Les poissons n'out pas de glandes salivaires : ils ont un estomac simple, un intestin court. Leur foie est grand et mou. Le pancréas est remplacé par des prolongements infundibuliformes, ou cœcums groupés autour du pylore.

Invertébrés. — Les invertébrés présentent de très-grandes différences dans les organes de la digestion. Chez les insectes, cet appareil offre un grand développement, surtout chez ceux d'entre eux qui sont herbivores. On trouve chez eux un premier estomac ou *jabot* (fig. 25, *b*); un deuxième estomac ou *ventricule chylifique* (fig. 25, *d*), pourvu de follicules nombreux[1]. Chez les crustacés, on rencontre souvent un seul estomac armé de dents puissantes. Les insectes et les crustacés n'ont point de véritable foie, mais des tubes longs et déliés, parfois accolés ensemble, et s'ouvrant, soit dans le ventricule chylifique, soit au-dessous de l'estomac (fig. 25, *e*). Les insectes ne prennent souvent que des aliments liquides; ils *sucent* les sucs des plantes ou les sucs animaux; ils sont à cet effet pourvus de *suçoirs* ou trompes, garnies intérieurement de petits appendices ou lancettes. Ceux qui prennent des aliments solides ont des *mandibules* pour diviser les aliments, et derrière ces mandibules, des mâchoires plus ou moins modifiées et compliquées. Les crustacés ont aussi des mandibules et des mâchoires; chez quelques-uns d'entre eux les pattes antérieures, rapprochées de la bouche et accommodées à la préhension et à la division des aliments, ont reçu le nom de *pattes-mâchoires*.

Fig. 25.

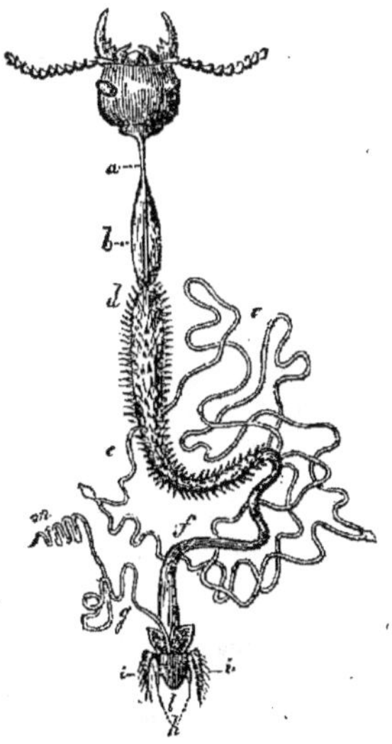

INTESTIN D'INSECTE.

a, œsophage.
b, premier estomac ou jabot.
d, second estomac.
e, vaisseaux ou cœcums biliaires remplaçant le foie.
f, intestin.
m, *g*, canaux spermatiques et déférents.
i, appendices copulateurs.

[1] On trouve quelquefois aussi chez les insectes un troisième estomac ou gésier, pourvu de lames cornées destinées à favoriser le travail digestif.

Les mollusques ont souvent un appareil digestif très-développé, avec glandes salivaires et foie volumineux. En général, l'extrémité du tube intestinal, au lieu d'être terminale ou sub-terminale, s'ouvre chez eux dans des points peu éloignés de la bouche. Quelques mollusques, en particulier les céphalopodes, ont des organes masticateurs ou mandibules.

L'appareil digestif des rayonnés est assez variable, mais, en général, il n'y a qu'un seul orifice pour l'entrée et la sortie des aliments. Cet appareil représente, en conséquence, une sorte de cœcum, qui garde quelque temps les aliments, et les rejette ensuite au dehors[1].

CHAPITRE II.

ABSORPTION.

§ 59.

Définition. — Division. — L'absorption introduit dans le torrent circulatoire le produit dissous de la digestion. Mais l'absorption ne s'exerce pas seulement à la surface muqueuse du tube digestif. L'absorption s'opère sur les diverses matières, liquides ou gazeuses, placées au contact des

[1] Consultez particulièrement, sur la digestion : Spallanzani, *Expériences sur la digestion*; in-8°, Genève, 1783; trad. par Sennebier; — Montègre, *Expériences sur la digestion dans l'homme*; in-8°, Paris, 1814; — Leuret et Lassaigne, *Recherches physiologiques et chimiques pour servir à l'histoire de la digestion*; in-8°, Paris, 1825; — Tiedmann et Gmelin, *Recherches expérimentales sur la digestion*, traduct. de Jourdan; 2 vol. in-8°, Paris, 1827; — Beaumont, *Experiments and Observations on the gastric juice and the physiology of digestion*; Boston, 1834; — Eberle, *Physiologie der Verdaung*; in-8°, Wurtzbourg, 1834; — Wassmann, *De Digestione nonnulla*; Berlin, 1839; — Blondlot, *Traité analytique de la digestion*; in-8°, Nancy, 1843; — Bernard, *Du Suc gastrique et de son rôle dans la nutrition*; Paris, 1843; — le même, *Du Rôle de la salive* (*Arch. gén. de méd.*, t. XIII, et *Gaz. médic.*, 1853); — le même, *Du Suc pancréatique et de son rôle dans la digestion* (*Arch. génér. de médec.*, t. XIX, et *Gaz. médic.*, 1850); — Bernard et Bareswil, *Analyse du suc gastrique* (*Comptes rendus, Acad. des sciences*, 1844); — Bouchardat et Sandras, *Recherches sur la digestion*, dans l'*Annuaire de thérapeutique pour* 1843 et dans le *Supplément à l'Annuaire de* 1846; — Mialhe, *Sur la digestion et l'assimilation des matières albuminoïdes*; — *Sur la digestion et l'assimilation des matières amyloïdes et sucrées* (*Gaz. médic.*, 1846); — *Chimie appliquée à la physiologie*; in-8°, Paris, 1856; — Lentz, *De adipis Concoctione, etc.*; Mitaviæ, 1850; — Frerichs, article Verdaung (Digestion), dans *Wagner's Handwörterbuch*, 1851; — Moleschott, *Physiologie des Stoffwechsels*; in-8°, Erlangen, 1851; — Bidder et Schmidt, *Die Verdaungssäfte und der Stoffwechsel*; in-8°, Mitau und Leipzig, 1852; — Donders, *Die Nahrungsstoffe*; traduit du hollandais en allemand par Bergrath; in-8°, Crefeld, 1853; — Schröder, *Succi gastrici humani Vis digestiva*; Dorpat, 1853; — Grünewaldt, *Succi gastrici humani Indoles*; Dorpat, 1853; — Kröger, *De Succo pancreatico*; Dorpat, 1854; — Bernard, *Cours de physiologie*, t. II, 1856 (ce volume est consacré à la salive et au suc pancréatique); — Rinse Cnoop Koopmans, *Bijdrage tot de Kennis der spijsvertering van de plantaardige Eiwitachtige ligchamen* (Des métamorphoses digestives des principes albuminoïdes tirés des végétaux), dans *Nederland, Lancet*, V, page 385, 1856.

surfaces vivantes. L'enveloppe tégumentaire externe, la membrane muqueuse des voies aériennes, celle des voies urinaires, les réservoirs des glandes, leurs canaux excréteurs, qu'ils s'ouvrent sur le tégument interne ou sur l'externe; enfin, les cavités closes (membranes séreuses splanchniques, capsules synoviales des articulations, bourses synoviales des tendons, etc.), toutes ces parties sont le siége de l'absorption.

Il s'opère aussi, dans l'épaisseur même des tissus, une absorption interstitielle ou de nutrition.

L'absorption s'opère encore, en dehors de l'état physiologique, sur des liquides ou des gaz *anormalement* épanchés, soit dans les cavités naturelles, soit dans des cavités accidentelles. On donne souvent le nom de *résorption* à ces absorptions éventuelles.

Les végétaux manquent d'organes de digestion, et trouvent, tout préparés au dehors, les éléments liquides ou gazeux de leur nutrition. L'absorption est pour eux le premier acte de la nutrition. L'absorption est donc un phénomène physiologique plus général que la digestion elle-même, et commun à tous les êtres organisés. La pénétration du dehors au dedans des substances liquides ou gazeuses est le premier terme de l'échange incessant établi entre les corps organisés et les milieux qui les environnent, et l'une des conditions fondamentales du mouvement vital.

Chez l'homme et chez les animaux supérieurs, une substance est définitivement absorbée quand, placée au contact d'une partie vivante, elle a passé dans les vaisseaux sanguins ou dans les vaisseaux chylifères, ou dans les vaisseaux lymphatiques. Que le phénomène ait lieu aux surfaces tégumentaires externe ou interne, ou qu'il s'accomplisse dans l'intimité des tissus, ce passage d'une substance, de l'extérieur à l'intérieur des vaisseaux, constitue l'essence de l'absorption. Comme, d'une autre part, le système lymphatique (chylifères et lymphatiques proprement dits) verse son contenu dans le sang, le sang est le rendez-vous commun de toutes les substances absorbées.

La respiration fait pénétrer de l'air dans le torrent sanguin, au travers des membranes de l'organe respiratoire, poumons, branchies ou trachées. L'acte principal de la respiration est, par conséquent, un phénomène d'absorption dans toute la rigueur du mot. Mais comme cet acte se lie à une série d'autres phénomènes concomitants, qui ont leur siége dans l'appareil respiratoire, nous nous en occuperons, suivant l'usage, au chapitre spécial de la respiration.

Nous passerons successivement en revue les diverses absorptions, en commençant par l'absorption digestive. Nous étudierons ensuite le phénomène de l'absorption considéré en lui-même, et nous en chercherons les lois.

ARTICLE I.

ABSORPTION INTESTINALE.

§ 60.

Lieu de l'absorption digestive. — Le produit liquide de la digestion est absorbé dans le tube digestif. Ce produit ne traversant les membranes qu'à l'état de dissolution, l'absorption ne s'opère pas également sur tous les points de l'étendue du tube digestif, les divers sucs qui ont pour effet cette dissolution agissant successivement, et dans les divers départements de l'intestin.

Dans la bouche et dans l'œsophage, où les aliments ne séjournent qu'un temps relativement très-court, l'absorption ne fait guère pénétrer dans le sang que de petites proportions d'eau et de sels solubles. Dans l'estomac, où s'opère la digestion des matières albuminoïdes, et dans lequel la masse alimentaire séjourne plusieurs heures, l'absorption s'opère sur l'eau, sur les sels solubles dans le suc gastrique, sur les matières albuminoïdes liquéfiées, sur le sucre déjà formé aux dépens des matières amylacées.

Dans l'intestin grêle, l'absorption s'exerce également sur l'eau et les sels dissous, sur les matières albuminoïdes liquéfiées, et qui n'ont point été absorbées par l'estomac, sur le sucre non absorbé par l'estomac, et sur celui qui se forme aux dépens des matières amylacées, par la digestion intestinale. L'absorption s'exerce, en outre, dans l'intestin grêle sur les matières grasses. Enfin, elle s'opère encore sur des produits secondaires qui se sont formés, chemin faisant, aux dépens des matières déjà dissoutes (acide lactique, acide acétique).

Le résidu alimentaire, qui arrive dans le gros intestin, a été dépouillé dans son trajet, le long de l'intestin grêle, de presque tous les matériaux absorbables. Cependant il s'opère encore en ce point une absorption limitée, sur les produits variés de la digestion qui ont échappé à l'action absorbante de l'intestin grêle.

L'absorption digestive se fait donc sur toute l'étendue du tube digestif depuis le cardia jusqu'à l'anus. Il est vrai de dire cependant qu'elle acquiert tout son développement dans l'intestin grêle. Certains animaux ont l'estomac garni d'un épithélium très-épais, qui oppose un obstacle plus ou moins efficace à l'absorption stomacale. Le cheval est dans ce cas; son estomac absorbe peu et très-lentement, ainsi qu'il résulte des expériences de MM. Bouley, Colin, Sperino et autres[1]. Il est probable que le peu de

[1] Voici quelques-unes des expériences de MM. Bouley et Colin. Lorsqu'on injecte par une plaie œsophagienne, dans l'estomac d'un cheval à jeun, 30 grammes d'extrait alcoolique de noix vomique, ou 3 ou 4 grammes de sulfate de strychnine, l'animal meurt au bout d'un quart d'heure, au milieu des convulsions caractéristiques de l'empoisonnement par la strychnine. Si l'on injecte, au contraire, la même dose de poison dans l'estomac d'un cheval dont le pylore a été préalablement fermé par une ligature, l'animal n'éprouve point les phénomènes de l'empoisonnement, la dissolution toxique reste dans l'estomac, où on la retrouve au bout de vingt

perméabilité de l'estomac à l'absorption se rencontre aussi chez d'autres animaux, et particulièrement dans les deux premiers estomacs des ruminants. C'est ainsi, très-probablement, que les liquides engagés dans les diverticulums à cellules de la panse du chameau peuvent y séjourner un temps assez considérable et n'y être absorbés qu'à la longue. Il est vraisemblable que, chez l'homme, la membrane muqueuse de l'estomac se laisse moins facilement traverser par les liquides que la muqueuse de l'intestin grêle. Il faut remarquer que c'est dans l'intestin grêle seulement qu'on rencontre les petits organes si admirablement disposés pour l'absorption : je veux parler des *villosités*. Les villosités, véritables *racines* animales molles et vasculaires, renferment un faisceau de vaisseaux qui n'est séparé des liquides à absorber que par une membrane muqueuse extrêmement fine, membrane qui n'a guère que quelques centièmes de millimètres d'épaisseur.

§ 61.

Voies de l'absorption digestive. — Avant la découverte des vaisseaux chylifères, on a cru pendant longtemps que les veines intestinales seules absorbaient les produits de la digestion. Plus tard, quand Aselli eut découvert les vaisseaux chylifères (1622), on leur attribua cette fonction, à l'exclusion des veines. Mais l'expérience a prouvé que l'absorption s'opère à la fois par les veines et par les lymphatiques de l'intestin.

Les matériaux absorbés de la digestion sont portés dans le sang par deux ordres de vaisseaux : par les veines intestinales et par les vaisseaux chylifères. Les veines intestinales, concourant à la formation de la veine porte, conduisent les liquides de la digestion, d'abord dans le foie, puis dans la veine cave inférieure. Les vaisseaux chylifères versent, par l'intermédiaire du canal thoracique, le liquide de la digestion qu'ils charrient dans la veine cave supérieure, au confluent de la veine jugulaire interne. Le produit liquide de la digestion est donc versé dans le sang veineux ; il se dirige ensuite vers les cavités droites du cœur, et traverse les

quatre heures, en mettant à mort l'animal. La solution toxique prise dans cet estomac et administrée à des chiens, ou injectée dans les veines caves d'un cheval, détermine l'empoisonnement. Si, sur un cheval dont le pylore a été lié, on injecte la dose précitée de poison dans l'estomac par une plaie œsophagienne, et qu'au bout de vingt-quatre heures on retire la ligature du pylore, l'animal meurt empoisonné au bout d'un quart d'heure à vingt minutes, c'est-à-dire quand le poison a passé dans l'intestin grêle, où il est absorbé. La section des deux nerfs pneumogastriques, qui paralyse la tunique musculaire de l'estomac et qui s'oppose à l'expulsion du liquide toxique du côté de l'intestin grêle, a sensiblement les mêmes effets que la ligature du pylore. Au bout de quatre heures on retrouve la solution toxique dans l'estomac, et cette solution fait également périr les animaux auxquels on l'administre.

L'estomac du chien, du chat, du porc et du lapin paraît absorber à peu près aussi bien que l'intestin lui-même. Lorsqu'on injecte dans l'estomac de ces animaux une dose déterminée d'un liquide toxique, on remarque en effet que la mort est à peu près aussi prompte, que le pylore soit lié ou qu'il ne le soit pas, que les nerfs pneumogastriques soient intacts ou qu'ils soient coupés.

poumons avant d'être envoyé dans les organes et d'être utilisé par la nutrition.

Si l'on ouvre un chien *en pleine digestion*, c'est-à-dire trois ou quatre heures environ après un repas copieux, on voit se dessiner dans l'épaisseur du mésentère une foule de tractus blancs, qui ne sont que les vaisseaux chylifères gonflés d'un liquide émulsif blanc. Cette apparence leur a fait donner quelquefois le nom de vaisseaux *lactés*. Le canal thoracique est aussi rempli d'un liquide analogue. Si, au contraire, on ouvre un chien *à jeun* depuis plusieurs jours, les lymphatiques de l'intestin ne peuvent plus être distingués qu'avec une grande difficulté, parce qu'ils contiennent un liquide transparent, analogue à celui qui circule dans toutes les autres parties du système lymphatique. La digestion introduit donc *quelque chose* dans les vaisseaux lymphatiques de l'intestin, et c'est à ce quelque chose qu'ils doivent leur apparence lactée.

Ouvrons encore un chien en pleine digestion, et examinons le sang qui revient de l'intestin par les branches intestinales de la veine porte. Ici, la couleur ne nous apprendra rien ; mais si nous pratiquons l'analyse quantitative de ce sang, nous constaterons que sa composition n'est pas la même que celle du sang qui circule dans les autres parties du système veineux, et qu'elle n'est pas la même que chez l'animal à jeun. La digestion y a fait passer par absorption certains principes.

Les produits absorbés de la digestion, entrant dans l'organisme par les veines intestinales et par les vaisseaux chylifères, les deux questions suivantes se présentent naturellement : Sous quelle forme sont absorbés les produits de la digestion ? Quels sont ceux de ces principes qui passent par les chylifères ? Quels sont ceux qui s'engagent par les veines ? Voyons d'abord quelle est la nature du liquide qui circule dans les vaisseaux chylifères, et en quoi il diffère de la lymphe.

§ 62.

De la lymphe. — Le liquide qui circule dans les vaisseaux lymphatiques généraux, et celui qui circule dans les vaisseaux chylifères de l'animal *tout à fait à jeun*, peuvent être considérés comme identiques. On trouve cette humeur dans toutes les parties du corps où il y a des vaisseaux lymphatiques ; mais, pour s'en procurer des quantités notables, il faut l'aller chercher dans le canal thoracique. Il ne faut pas oublier que, pour se mettre en garde contre la présence des éléments du chyle, éléments apportés par la digestion, il est bon de faire jeûner les animaux pendant vingt-quatre ou quarante-huit heures. On peut, sur les grands animaux, se procurer de la lymphe dans des vaisseaux lymphatiques de plus petit calibre. Ainsi les lymphatiques du cou sur le cheval peuvent fournir des proportions considérables de liquide. Ici, d'ailleurs, on n'a pas besoin de faire jeûner l'animal, et on peut se procurer de la lymphe normale en tout temps.

MM. Marchand et Colbert ont fait l'analyse de la lymphe qui s'écoulait d'une blessure existant sur le dos du pied de l'homme ; mais leur analyse diffère tellement de toutes les autres, qu'il est plus que probable qu'ils n'ont point examiné le liquide qui circule normalement dans les lymphatiques. Nous en dirons autant d'une analyse faite plus récemment (1854) par M. Quevenne. Cette analyse a porté sur la lymphe recueillie dans l'aine par M. C. Desjardins, sur les vaisseaux lymphatiques variqueux d'une femme. Evidemment il s'agit aussi d'une lymphe pathologique.

Pour se procurer la lymphe du canal thoracique, on peut recourir à deux procédés. Le premier, qui est le plus simple, consiste à étrangler un chien ou à l'assommer par un coup violent porté derrière la tête. On l'étend immédiatement sur une table, on lui ouvre rapidement la poitrine, et on lie en masse l'aorte, l'œsophage, le canal thoracique, et tous les gros vaisseaux à la partie supérieure de la poitrine, et aussi haut que possible, après quoi on casse et on renverse les côtes du côté gauche. En haut de la poitrine, le canal thoracique est placé à gauche de l'œsophage et derrière l'aorte ; on le dégage des parties qui l'entourent, on l'incise, et on recueille le liquide dans une petite capsule. Pour aider à son écoulement, on peut exercer une pression douce sur l'abdomen.

Un autre procédé, plus délicat, consiste à mettre le canal thoracique à nu à la partie inférieure du cou, dans le point où il se jette dans le golfe des veines jugulaires[1]. On peut faire l'expérience sur l'animal vivant. Mais comme la recherche du canal thoracique en ce point est assez laborieuse, il est plus simple d'assommer d'avance l'animal, pour n'avoir pas à lutter contre ses efforts.

Sur les grands animaux (chevaux, bœufs), le canal thoracique, beaucoup plus volumineux que chez le chien, se prête mieux à l'expérience, et il est beaucoup plus facile de le mettre à découvert au cou sur l'animal vivant. (Voy. § 63.)

La lymphe est un liquide transparent, légèrement jaunâtre. Examinée au microscope, la lymphe présente des globules ; mais leur quantité est infiniment moindre que celle des globules dans le sang. Ces globules sont *sphériques* et lisses, tandis que les globules du sang ont la forme de *disques* aplatis. Les globules de la lymphe sont incolores.

La lymphe extraite du corps de l'animal ne tarde pas à se coaguler spontanément ; elle doit cette propriété à la fibrine qu'elle contient. En se coagulant, la fibrine de la lymphe, à l'instar de la fibrine du sang, emprisonne les globules dans ses mailles.

Voici quelques-unes des analyses qui ont été faites sur la lymphe.

[1] Chez la plupart des animaux, le canal thoracique se jette au point de réunion des deux jugulaires, à l'endroit où celles-ci s'abouchent dans la veine cave.

	LEURET et LASSAIGNE. — (Cheval.)	CHEVREUL. — (Cheval.)	REES. — (Ane.)
Eau.	925	926	965
Fibrine et globules	5	4	1
Albumine.	57	61	13
Matières grasses.	»	»	traces
Matières extractives et sels.	15	19	21

Ce qu'il y a de remarquable dans ces analyses, c'est le chiffre peu élevé des globules de la lymphe. Le caillot desséché, qui comprend à la fois les globules et la fibrine, ne donne, pour 1,000 grammes de liquide, qu'un résidu de 1, 3, 4 grammes, tandis que dans le sang il y a, tant en fibrine qu'en globules, environ 130 grammes pour 1,000 grammes de sang. Comme la lymphe est aussi coagulable que le sang, et que dans le sang il n'y a, en moyenne, que 3 grammes de fibrine pour 127 grammes de globules, on voit quelle faible quantité il reste pour représenter le chiffre des globules de la lymphe.

Le caillot de la lymphe, il est vrai, ne retient pas exactement tous les globules, et une partie d'entre eux reste en suspension dans le sérum. Dans les analyses, ces globules, non emprisonnés dans le caillot, sont conséquemment notés avec les matériaux solides du sérum, mais leur quantité est si faible, que cette cause d'erreur peut être négligée.

La lymphe prend naissance dans le sein même des organes, et elle est introduite par absorption au travers des parois des vaisseaux lymphatiques. Comme il n'y a point d'ouvertures aux extrémités originelles des lymphatiques, et comme il n'y a aucune communication directe entre les vaisseaux capillaires sanguins et le réseau initial des lymphatiques, il en résulte que les globules qu'on aperçoit dans la lymphe se forment dans l'intérieur du système lymphatique; de même que les globules du sang se forment dans le système sanguin lui-même.

§ 63.

Du chyle. — On donne le nom de chyle au liquide qui circule dans les vaisseaux lymphatiques de l'intestin au moment de l'absorption digestive. L'absorption ne fait pas pénétrer en un instant, dans la circulation, les matériaux de la digestion : il faut quatre, six, huit heures, et plus peut-être, pour que l'absorption soit complétement terminée; il y a donc, longtemps encore après que l'animal a pris des aliments, du chyle dans les vaisseaux lymphatiques de l'intestin. Le besoin des aliments et l'introduction d'une nouvelle ration alimentaire, coïncidant avec la terminaison du travail de la digestion et de l'absorption précédentes, il est vrai de dire encore que les dernières traces de chyle ont à peine disparu des vaisseaux lymphatiques de l'intestin, quand le nouveau travail d'absorption commence.

Nous ferons encore observer que, si l'on peut se procurer de la *lymphe pure*, il est beaucoup plus difficile de se procurer ce qu'on pourrait appeler du *chyle pur*. En effet, pour obtenir une quantité notable de chyle, soit pour en faire l'analyse, soit pour en étudier les propriétés physiologiques, on est obligé de l'extraire du canal thoracique. Or, il est facile de s'apercevoir que, dans les conditions même les plus avantageuses (c'est-à-dire en sacrifiant les animaux dans le moment où l'absorption digestive est dans toute son intensité), on est loin d'avoir du chyle pur, puisque le chyle parvenu dans le canal thoracique se trouve mélangé à la lymphe qui revient de toutes les parties du corps.

Le chyle le plus pur qu'on puisse se procurer est celui qu'on obtient en ouvrant les chylifères *sur l'intestin* lui-même, au moment où ces vaisseaux sortent des tuniques qui le composent. Mais si l'on peut se procurer ainsi assez de chyle *pur* pour en faire l'objet d'études microscopiques, on ne peut guère s'en procurer des quantités suffisantes pour l'analyse chimique. Voilà pourquoi les auteurs qui ont écrit sur ce sujet ne sont pas tous d'accord sur la composition du chyle.

D'un autre côté, c'est en vain qu'on chercherait à se procurer du chyle dans l'intérieur de l'intestin grêle lui-même. Il est vrai que ses éléments y existent; mais ils se trouvent mélangés, en ce point, avec tous les autres produits de la digestion. Le chyle à l'état de pureté n'existe donc que dans les vaisseaux chylifères, ce qui ne veut pas dire que la matière du chyle se forme dans les vaisseaux chylifères, car ceux-ci se bornent à le recevoir par absorption sur les parois intestinales.

Pour se procurer des quantités notables de chyle, on est donc obligé de le puiser dans le canal thoracique. A cet effet, on peut procéder comme nous l'avons indiqué précédemment (§ 62).

M. Colin, qui a fait à cet égard un grand nombre de vivisections, est parvenu non-seulement à extraire le chyle du canal thoracique au cou sur l'animal vivant, mais il a pu, par une dissection attentive (sur le cheval et sur le bœuf), isoler le canal, y introduire et y fixer à demeure une canule, qui déverse au dehors, dans un réservoir convenablement disposé, le liquide qui circule dans ce canal. En un mot, il établit des fistules au canal thoracique, et il recueille pendant des journées entières le liquide qui circule dans l'arbre lymphatique. M. Colin a pu se procurer ainsi des quantités considérables de liquide, et étudier en outre les différences qu'apporte dans la qualité et la quantité de ce liquide la période de jeûne et la période digestive.

L'abondance de l'écoulement par la fistule en un temps donné dépend de conditions accessoires dont il faut tenir compte, entre autres de la disposition plus ou moins heureuse de l'appareil adapté à la fistule, ainsi que le remarque judicieusement M. Colin, et aussi de la différence qui peut survenir par suite des anastomoses du canal thoracique principal (ou des divisions du canal thoracique principal) avec le grand vaisseau lymphatique droit, anastomoses assez fréquentes et plus ou moins nombreuses. Cependant on peut, à l'aide des fistules dont nous parlons, se faire une idée approximative de la quantité de liquide que le canal thoracique déverse en vingt-quatre heures dans la masse du sang.

Sur un cheval, la quantité de liquide qui s'écoulait par la fistule était de 600 à 1,200 grammes par heure ; ce cheval, observé pendant douze heures, donna ainsi 11 kilogrammes de liquide. Sur une vache, dont le canal thoracique s'ouvrait manifestement par une seule branche dans le système veineux, la quantité du liquide qui s'écoulait par la fistule fut de 3 à 6 kilogrammes par heure et s'éleva en vingt-quatre heures à 95 kilogrammes (95 litres environ). Cette énorme quantité de liquide est bien propre, ainsi que le fait remarquer M. Colin, à nous donner une idée de l'importance du rôle que joue dans l'économie le système des vaisseaux lymphatiques ; elle nous montre que le sang est dans un état de mutation perpétuelle et qu'il se renouvelle incessamment et rapidement aux dépens des matériaux charriés par les lymphatiques de l'intestin, et aux dépens des matériaux puisés dans le sein des organes par les lymphatiques généraux.

L'écoulement du liquide par les fistules est continu, mais les proportions écoulées dans un même laps de temps sont sensiblement moindres pendant les intervalles des repas. On remarque aussi que le liquide devient lactescent, quand la digestion est dans toute son activité.

Le chyle des animaux carnivores, celui des herbivores et celui de l'homme est un liquide blanc, opaque, analogue à du lait. Le chyle, tout en étant opaque, est quelquefois légèrement rosé ; mais cette coloration est empruntée au sang, par le reflux du sang veineux à l'orifice du canal thoracique.

Il est vrai que le chyle pris dans le canal thoracique suivant les procédés ordinaires offre souvent une teinte rosée ; il est vrai que le chyle et la lymphe rougissent à l'air, que le chyle et la lymphe, agités dans une atmosphère d'oxygène rougissent plus fortement ; mais cela tient aux globules du sang que ces liquides renferment accidentellement. Lorsque le chyle et la lymphe sont extraits par une fistule disposée de manière que tout reflux du sang soit impossible dans l'intérieur de ce canal, ces liquides ne rougissent point à l'air ni au contact de l'oxygène.

Le liquide extrait du canal thoracique, soit par une vivisection, soit par une fistule, ne tarde pas à se coaguler, comme le sang ; le caillot formé comprend d'abord toute la masse du liquide (comme pour le sang), puis peu à peu le caillot se resserre, exprime le sérum, et la partie liquide flotte dans le liquide qui l'entoure. La coagulation s'effectue aussi bien dans le chyle de l'animal en pleine digestion que dans le liquide extrait du canal thoracique de l'animal à jeun.

Le chyle blanc pris sur les lymphatiques de l'intestin de l'animal en pleine digestion est moins coagulable que celui du canal thoracique, mais il se coagule néanmoins. Cette propriété du chyle intestinal, niée par quelques auteurs, a été mise hors de doute par les recherches de M. Colin.

Lorsqu'on a extrait le chyle sur les chylifères de l'intestin, et qu'on l'examine au microscope, on constate qu'il est constitué par un liquide transparent, au milieu duquel sont suspendus, en quantité considérable, des globules. Ces globules sont *sphériques, obscurs sur les bords* et de dimensions très-variables. Les uns, constitués par des particules d'une petitesse extrême, ne peuvent être mesurés et ressemblent à une fine poussière. Les autres résultent de l'accolement de ces particules élémentaires; on en rencontre de toutes les dimensions, depuis $0^{mm},006$ jusqu'à $0^{mm},01$. Les plus gros, beaucoup moins nombreux que les autres, deviennent plus abondants quand on examine le chyle dans le canal thoracique. Les globules composés du chyle sont granuleux, c'est-à-dire qu'on aperçoit distinctement en eux les éléments du groupement desquels ils résultent.

Les granules élémentaires et les globules composés du chyle sont essentiellement formés par la graisse ; car si on les traite par l'éther sous le microscope, ils disparaissent et on ne trouve plus sur la plaque du microscope, après l'évaporation de l'éther, que des îlots irréguliers de matière grasse. Dans les globules du chyle, comme dans les globules du lait, la matière grasse est renfermée dans une enveloppe de nature albuminoïde.

Dans le chyle du canal thoracique on trouve moins de ces particules extrêmement fines, qui forment la masse presque entière du chyle initial; on n'y trouve guère que des globules composés. C'est donc principalement à l'état de globules composés que les globules propres du chyle sont versés dans le torrent de la circulation sanguine.

Dans le chyle on trouve aussi les globules de la lymphe, dont nous avons parlé. Ces globules diffèrent des précédents en ce qu'ils ont des dimensions sensiblement constantes, en ce qu'ils sont *lisses et légèrement colorés.* (Voy. § 62.)

Le chyle se distingue donc surtout de la lymphe, qui est transparente, par son opacité et sa lactescence.

Pour que le chyle présente les caractères que nous venons de signaler, il faut que l'animal, carnivore ou herbivore, ait fait usage d'une alimentation *naturelle*. Dans la viande, dans les os, dans le lait, dans les fourrages, dans le son, dans l'avoine, dans les graines de toutes sortes, il y a toujours, en effet, des proportions plus ou moins considérables de matières grasses. Mais si l'on place l'animal dans des conditions *exceptionnelles*, si, par exemple, on lui donne des substances alimentaires privées à dessein de leurs matières grasses (telles que de l'albumine et de la fibrine pure), le liquide qui circule dans les chylifères de l'intestin au moment de l'absorption n'est point *lactescent*. Ce liquide est transparent et offre alors une grande analogie avec la lymphe. Les chylifères, ne contenant plus de matières grasses, ne charrient vers le canal thoracique que des éléments albumineux et fibrineux. Les chylifères se trouvent alors dans des conditions à peu près identiques avec celles des vaisseaux lymphatiques proprement dits, lesquels se chargent dans les organes d'un liquide analogue au plasma du sang.

Tous les mammifères ont un chyle *blanc* dans les chylifères intestinaux pendant la digestion, parce qu'ils font usage d'aliments qui contiennent des matières grasses. La teinte opaque de ce liquide est d'autant plus prononcée que les matières alimentaires sont plus riches en substances grasses; aussi le liquide qui circule dans les chylifères des carnivores est généralement plus blanc que le chyle des herbivores, dont l'aliment contient en général moins de graisse. Le chyle des herbivores est bien plus lactescent après l'administration de l'avoine qu'après celle de l'herbe et de la paille.

Il existe beaucoup d'analyses du chyle; mais, comme ces analyses n'ont été faites que sur le liquide extrait du canal thoracique, les résultats obtenus sont complexes et portent à la fois sur le chyle et sur la lymphe. Telles qu'elles sont, ces analyses, comparées à celles de la lymphe, peuvent cependant nous éclairer sur les différences qu'apporte à la lymphe du canal thoracique le chyle qui provient de l'intestin.

Voici plusieurs de ces analyses. Les auteurs ne disent pas toujours à quelle période de la digestion ont été sacrifiés les animaux. Il est plus que probable que les variations de composition dépendent de l'époque de la digestion et de la nature de l'alimentation.

	SIMON. — (Cheval.)	REES. — (Ane.)	REES. — (Homme.)
Eau	928,0	902	904
Fibrine	0,8	5	traces
Albumine	46,0	35	70
Matières grasses	10,0	36	9
Matières extractives et sels [1]	14,0	24	14

Il est à remarquer combien, dans l'analyse de M. Simon et dans la dernière analyse de M. Rees, le chiffre de la fibrine est peu élevé. Il est probable que ces deux expériences ont coïncidé avec le moment où l'absorption digestive était dans toute son activité. Le chyle de l'homme, dont M. Rees a fait l'analyse, avait été pris dans le canal thoracique d'un homme mort par suspension quelques heures après le repas [2].

[1] Parmi les matières extractives nous signalerons le sucre (ou glycose). Quand on s'est procuré du chyle sur un animal herbivore ou sur un animal nourri avec des féculents, et qu'après l'avoir défibriné on le fait chauffer avec la liqueur cupro-potassique, le précipité rouge d'oxydule de cuivre (caractéristique de la présence du sucre) prend naissance.

[2] Dans les analyses du chyle, comme d'ailleurs dans celles de la lymphe, on désigne sous le nom de *fibrine* le caillot desséché. Or, ce caillot contient à la fois de la fibrine, des globules

En résumé, si l'on compare les analyses de la lymphe et celles du chyle, on constate que ce qui différencie essentiellement ces deux liquides l'un de l'autre au point de vue chimique, ce sont les matières grasses. L'aspect extérieur (teinte laiteuse) et l'inspection microscopique l'établissent pareillement.

Le chyle pris sur l'intestin contient toujours une assez forte proportion d'albumine. Pour s'en convaincre, il suffit de faire chauffer dans une petite capsule du chyle extrait des lymphatiques qui circulent sur les parois mêmes de l'intestin. A une température de + 70° ou + 75°, ce liquide s'épaissit et se prend en masse, comme une dissolution d'albumine. Il faut ajouter, au reste, que le même phénomène se produit quand on chauffe le liquide extrait du canal thoracique, ou quand on chauffe le sang; en un mot, tous les liquides qui contiennent d'assez fortes proportions d'albumine.

§ 64.

Sous quelles formes sont absorbés les produits de la digestion. — Nous avons précédemment établi que les aliments féculents, qui constituent la majeure partie du régime des herbivore et une partie importante du régime de l'homme, sont transformés en dextrine, puis en glycose, ou sucre de raisin. Mais la glycose elle-même, en présence des liquides organiques et de la température du corps des animaux, donne naissance à de l'acide lactique. Cette transformation de la glycose en acide lactique précède-t-elle nécessairement l'absorption? Non. M. Becker a dernièrement démontré, dans trois séries d'expériences instituées sur plus de quatre-vingts lapins, que de la glycose introduite dans une anse intestinale ou ingérée dans l'estomac à l'aide d'une sonde œsophagienne est absorbée en *nature*, car on trouve constamment du sucre dans le sang de l'animal deux, trois ou quatre heures après l'expérience. Le même fait se produit quand on donne à l'animal une nourriture amylacée abondante.

Les féculents sont donc absorbés en grande partie à l'état de glycose. Quant à la partie du sucre transformée dans l'intestin en acide lactique, elle est absorbée à cet état. MM. Lehmann et Rees ont noté la présence des lactates dans les voies de l'absorption.

L'albumine *liquide* est absorbée en nature. Les aliments albuminoïdes *solides* (fibrine, caséine, albumine coagulée) sont absorbés à l'état de peptone (albuminose). Mais en présence du sang, la peptone, qui ne diffère pas sensiblement de l'albumine sous le rapport de la composition, se transforme promptement en albumine. (Voy. § 43.) Une portion de pep-

de la lymphe et des *globules propres* du chyle. On débarrasse le caillot des globules propres du chyle, c'est-à-dire de la graisse, en le traitant par l'alcool et par l'éther, qui s'en emparent en les dissolvant. Le résidu évaporé de la dissolution alcoolique et éthérée donne une partie des matières grasses. Un grand nombre de globules propres du chyle restent en suspension dans le sérum. Comme le sérum est également évaporé et traité après évaporation par l'alcool et par l'éther, les globules propres du chyle restés en *suspension* figurent également parmi les matières grasses.

tone, peut-être celle qui provient de la dissolution de la fibrine, se reconstitue promptement aussi à l'état de fibrine. Proust et Nasse avaient déjà montré autrefois que le régime animal augmentait l'élément spontanément coagulable du sang. M. Lehmann a constaté sur lui-même qu'au moment de l'absorption d'un repas de substances albuminoïdes, l'albumine du sang s'était élevée de 12 grammes pour 1000 grammes de sang, et la fibrine de 3 grammes pour la même quantité de sang.

Les matières grasses neutres, c'est-à-dire les graisses, l'huile, le beurre contenus dans les aliments, sont absorbées en nature, sans avoir été modifiées. Elles sont émulsionnées par les sucs digestifs, mais non transformées chimiquement. On retrouve les corps gras neutres en nature, non-seulement dans les voies de l'absorption (chylifères et canal thoracique), comme l'ont démontré MM. Bouchardat et Sandras, mais encore dans le sang de l'animal pendant la période de la digestion, comme nous l'avons constaté nous-même sur un grand nombre de chiens sacrifiés pendant la période digestive.

§ 65.

Produits de la digestion absorbés par les chylifères. — Nous avons déjà fait pressentir que les matières grasses neutres de la digestion s'introduisent dans le sang par la voie des chylifères. Nous ajouterons que les chylifères sont très-vraisemblablement la seule voie de leur absorption. Les analyses citées plus haut (§ 63) prouvent que sur les animaux tués pendant la digestion, on trouve dans le chyle 9, 10, 36 parties de graisse sur 1000. Mais si, au lieu de donner aux animaux une nourriture mixte, on leur donne à peu près exclusivement des matières grasses, les proportions de graisse du chyle s'élèvent bien plus haut. MM. Sandras et Bouchardat font prendre à des animaux de l'huile d'amande douce ; ils recueillent le chyle, et peuvent en extraire de 100 à 140 pour 1000 d'huile d'amande intacte.

Les matières grasses peuvent-elles entrer dans les voies circulatoires par la veine porte ? L'analyse du sang de la veine porte a quelquefois accusé, il est vrai, une légère augmentation dans la proportion des matières grasses. Ainsi, M. Simon trouve sur un cheval, pour 1000 parties de sang, 2,29 de matières grasses dans le sang de la veine jugulaire et 3,18 dans le sang de la veine porte ; sur un autre, 1,46 dans le sang de la jugulaire et 1,85 dans le sang de la veine porte. Il y aurait donc dans la veine porte 0,89 ou 0,39 de matières grasses en plus que dans la masse générale du sang. Mais ce sont là, il faut l'avouer, des différences trop faibles pour que nous puissions en tirer des conclusions quelconques.

Nous avons examiné le sang de la veine jugulaire et le sang de la veine porte d'un cheval soumis au régime du foin et de la paille. Le sang, après avoir été desséché à 100 degrés, a été réduit en poudre. Les résidus ont macéré pendant quinze jours dans l'éther. Au bout de ce temps, le sang de la veine jugulaire avait perdu 3,39 sur 1000 de résidu sec; celui de la veine porte avait perdu 3,18 sur 1000 de résidu sec. Les pertes représentent les matières grasses dissoutes par l'éther. Il résulte de cette analyse une petite différence en sens contraire de celle de Simon. Ces différences, je le répète, sont dans les limites d'erreurs possibles dans les méthodes d'analyse où l'on pèse les matières après *desséchement*.

L'analyse du sang de la veine porte ne prouve donc point, comme on l'a répété, que les matières grasses neutres soient absorbées par elle; car il n'est pas démontré que le sang de la veine porte contienne plus de matières grasses que la masse générale du sang. Il est prouvé, au contraire, que le chyle diffère du liquide qui circule dans le canal thoracique de l'animal à jeun par l'addition (sur 1000 parties) de 9, de 10, de 36, de 100, et même de 140 parties de graisse semblable à celle qui a été ingérée.

Les matières grasses sont absorbées à l'état d'émulsion : émulsion déterminée par les liquides de l'intestin, et en particulier par le suc pancréatique. Leur absorption commence dans le duodénum, et elle se prolonge tout le long de l'intestin grêle. Le gros intestin s'empare aussi parfois d'une petite proportion de matières grasses émulsionnées. M. Bouisson, ayant injecté par l'anus, chez les animaux, des liquides riches en matières grasses (lait, bouillon), a constaté la présence d'un liquide opaque et lactescent dans les chylifères du gros intestin; et nous avons établi plus haut, d'après les expériences de MM. Frerichs, Lenz et Colin, que le *suc intestinal* jouissait à un certain degré de la propriété émulsive. (Voy. § 53.)

Mais les matières grasses ne sont pas les seules substances absorbées par les chylifères. Les produits liquides de la digestion des substances albuminoïdes, l'eau et les sels de l'alimentation, miscibles à cette émulsion, et en constituant pour ainsi dire le menstrue, s'engagent aussi dans les vaisseaux chylifères.

Les analyses du chyle, que nous avons reproduites plus haut, montrent que ce liquide est assez riche en albumine. Le chyle pris dans les chylifères de l'intestin est toujours coagulable *par la chaleur;* et M. Bouisson a remarqué que le chyle des animaux qui ont fait un usage exclusif de fibrine ou d'albumine est non-seulement citrin et transparent, mais encore plus coagulable que tout autre. Les féculents, transformés en sucre ou glycose, s'engagent aussi en partie dans les vaisseaux chylifères. La présence du sucre dans le chyle des chiens qui ont été nourris avec du pain ou des pommes de terre, la présence du sucre dans le chyle des animaux herbivores pendant la période digestive, est un fait bien démontré. Nous l'avons nous-même plus d'une fois constaté. Le goût sucré que présente parfois le chyle le démontre, même sans qu'il soit besoin de recourir à l'analyse. D'autres observateurs ont en outre noté la présence de l'acide lactique dans le chyle (MM. Lehmann, Rees), et nous savons que l'acide lactique n'est qu'une métamorphose plus avancée des matières amylacées et sucrées.

§ 66.

Produits de la digestion absorbés par les veines. — De même que les vaisseaux chylifères, les veines absorbent les produits albuminoïdes de la digestion, les sucres résultant de la digestion des féculents, l'eau, les sels et les boissons. Elles se distinguent des chylifères en ce qu'elles n'absorbent pas sensiblement les matières grasses. Établissons sur des faits ces diverses propositions.

Relativement à l'absorption des produits albuminoïdes par les veines, nous avons fait une série d'expériences, dont les résultats sont consignés dans les *Archives générales de médecine* pour l'année 1848. Ces expériences montrent que, dans la période digestive, le sang de la veine porte[1] présente une augmentation notable, quelquefois considérable, dans les proportions de l'*albumine*. Sur le cheval, où nous avons pu doser à part la *fibrine*, celle-ci se trouvait aussi un peu agmentée dans les mêmes conditions. M. Schmidt est arrivé depuis à des résultats analogues.

Quant à ce qui concerne le sucre, les expériences de MM. Bouchardat et Sandras, celle de M. Bernard, celles de M. Lehmann, etc., etc., prouvent que le sang de la veine porte d'un animal qui digère du sucre ou de la fécule contient de la glycose. Il suffit, pour mettre ce fait hors de doute, de faire une saignée à la veine porte d'un animal en pleine digestion d'un repas de pommes de terre, de laisser coaguler le sang et d'essayer le sérum (après l'avoir débarrassé de son albumine, Voy. § 117) à l'aide de la liqueur bleue de Trommer. La réduction de la liqueur bleue est toujours des plus manifestes, et révèle dans le sérum la présence du sucre.

L'eau et les boissons sont absorbées, chacun le sait, avec une assez grande rapidité. Pour peu que la quantité ingérée soit un peu considérable, le besoin d'uriner se fait promptement sentir. Dans les phénomènes réguliers de la digestion, l'eau sert de dissolvant aux produits divers de la digestion : l'eau et les boissons suivent donc la voie des chylifères et la voie des veines.

M. Bouisson a trouvé, une demi-heure après l'injection d'une grande quantité d'eau dans l'estomac d'un animal, le contenu du canal thoracique clair et très-liquide. Nous avons constaté que si l'on analyse comparativement le sang veineux général (sang de la veine jugulaire) et le sang de la veine porte sur un animal *qui a copieusement bu*, on trouve des différences notables dans les proportions de l'eau de ces deux sangs. Dans une de ces expériences, le sang pris dans la veine jugulaire contenait, par exemple, 796 parties d'eau pour 1000, et le sang de la veine porte du même animal en contenait 851 pour 1000 parties de sang. Une autre fois, le sang

[1] Les expériences dont il est ici question ont porté sur le sang extrait de *l'une des branches* de la veine porte, la veine grande mésaraïque, formée par la réunion de toutes les veines de l'intestin grêle et par celles de la première partie du gros intestin. Là seulement, en effet, se peut trouver dans son état de pureté le sang *de la digestion*. Dans le *tronc commun* de la veine porte, le sang se trouverait mélangé avec celui qui provient de la rate.

de la veine jugulaire contenait 770 parties d'eau et le sang de la veine porte 823.

En résumé, nous dirons ; tous les produits de la digestion sont représentés dans le *chyle;* les veines de l'intestin donnent aussi passage à ces divers produits, *moins* les substances grasses. Le mélange qui entre dans les vaisseaux chylifères diffère donc du mélange qui entre dans les veines par la présence des matières grasses. Nous chercherons plus loin à nous rendre compte de cette singulière particularité.

Le canal thoracique et le système de la veine porte étant les voies d'absorption des produits de la digestion, on conçoit aisément que l'oblitération de l'un ou de l'autre de ces canaux doit entraîner les plus graves désordres. On a plus d'une fois opéré la ligature du canal thoracique chez les animaux pour en examiner les résultats. Ces animaux ont généralement succombé au bout d'un temps variable, qui n'excède pas huit à dix jours. La plupart de ces expériences ont porté sur des chiens. Or, les chiens à l'inanition absolue vivent ordinairement plus longtemps. La rapidité de la mort doit donc être rattachée bien moins à la suppression de l'entrée des matières de la digestion par la voie des chylifères qu'aux suites de l'opération ou qu'à la suspension de la circulation lymphatique. Quelquefois l'animal continue à vivre en parfaite santé ; mais, dans ces cas, le canal thoracique était double, ou bien les anastomoses si communes du canal thoracique avec les branches lymphatiques qui vont s'ouvrir à droite dans les veines avaient rétabli le cours du chyle et de la lymphe.

Quant à la ligature de la veine porte, elle entraîne aussi la mort des animaux. Mais comme le sang de la veine porte conduit au foie les éléments de la sécrétion biliaire, le phénomène est également complexe ; il y a une sorte d'infection générale, par rétention dans le sang des éléments excrémentitiels de la bile[1].

§ 67.

Des autres substances absorbées à la surface de l'intestin. — Indépendamment des produits de la digestion, d'autres substances solubles peuvent être introduites dans le sang par l'absorption intestinale ; tels sont, par exemple, les médicaments et les poisons.

On peut constater la présence de la plupart de ces substances dans les veines, plus rarement dans les vaisseaux chylifères, ce qui tient très-probablement à ce qu'elles n'y ont pas été aussi souvent recherchées, et à ce que les procédés de recherches n'étaient pas suffisamment rigoureux.

[1] Il serait intéressant d'examiner l'influence de la ligature, non pas du tronc de la veine porte, mais de la branche mésaraïque seule. On supprimerait ainsi l'arrivée des produits de la digestion, et on laisserait parvenir au foie le sang de la branche splénique. Cette expérience éclairerait en même temps l'histoire de la sécrétion biliaire. Il est possible, en effet, que les matériaux de cette sécrétion proviennent de la branche splénique et non de la branche intestinale.

MM. Tiedmann et Gmelin introduisent dans l'intestin des chiens et des chevaux du ferro-cyanure de potassium, du sulfate de potasse, de l'acétate neutre de plomb, du sulfate de fer : ils retrouvent facilement ces diverses substances dans les branches intestinales de la veine porte. MM. Westrumb, Panizza, Kramer répètent les mêmes expériences et arrivent aux mêmes résultats. De plus, ces derniers constatent la présence de l'iodure de potassium et du ferro-cyanure de potassium dans le canal thoracique. MM. Magendie et Ségalas attirent au dehors une anse d'intestin; ils lient la veine et l'artère qui s'y rendent, laissent intact un faisceau de vaisseaux lymphatiques, et injectent un poison (un sel dissous de strychnine) dans cette anse d'intestin. Au bout d'une heure, les phénomènes d'empoisonnement ne sont pas encore survenus. Ils délient alors l'artère et la veine : l'empoisonnement survient en six minutes. M. Chatin administre de l'acide arsénieux et de l'émétique à des chiens ; il en constate la présence dans le sang, et non dans le canal thoracique. L'absorption par les veines paraît donc plus facile, ou tout au moins semble s'exercer *plus rapidement* par les veines. C'est pour cette raison, sans doute, qu'à un moment donné, les proportions de matières absorbées que renferme le sang des vaisseaux de l'intestin sont assez considérables pour qu'on puisse mettre ces matières en évidence à l'aide des réactifs.

En somme, les sels métalliques passent rapidement dans le sang par la voie des veines. Nous ferons les mêmes remarques relativement aux matières colorantes dissoutes, telles que l'indigo, la cochenille, le tournesol, la gomme-gutte, le safran, etc., lesquelles n'ont été signalées dans les chylifères que quand la proportion introduite dans l'intestin était considérable, tandis, au contraire, qu'on les retrouve facilement dans le sang des veines. De même les matières odorantes, telles que le musc, le camphre, l'alcool, ne communiquent point sensiblement leur odeur au chyle, tandis que cette odeur est très-apparente dans le sang des veines intestinales.

ARTICLE II.

DE L'ABSORPTION CUTANÉE ET PULMONAIRE, DE L'ABSORPTION DANS LES CAVITÉS CLOSES, DANS LES RÉSERVOIRS DES GLANDES, SUR LES SURFACES ACCIDENTELLES. — VOIES DE CES ABSORPTIONS.

§ 68.

Absorption cutanée. — La peau est revêtue d'une couche épidermique protectrice, qui s'oppose, mais incomplétement, à l'évaporation qui tend à se faire sans cesse aux surfaces du corps humain parcouru et pénétré par des liquides à une température de + 37°. Cette couche s'oppose aussi, dans une certaine mesure, à l'absorption. Cependant les substances liquides et gazeuses peuvent pénétrer dans l'économie.

Lorsque le corps est plongé dans un milieu liquide, dans un bain, par exemple, l'eau imbibe et ramollit d'abord l'épiderme, puis elle passe par absorption dans les vaisseaux qui circulent dans les couches superficielles du derme, et de là dans le torrent de la circulation. Il y a donc d'abord *imbibition*, puis absorption. Dans l'intestin et sur les membranes muqueuses, qui sont *molles* et toujours *humectées* de liquide, l'absorption est plus immédiate et aussi plus rapide ; il n'y a, pour ainsi dire, point d'imbibition préalable.

On peut établir le fait de l'absorption de l'eau dans les bains, au moyen de pesées rigoureuses faites avant et après l'immersion. De nombreuses dissidences se sont produites, il est vrai, à cet égard. Les uns ont affirmé qu'on augmentait de poids dans le bain, les autres ont dit que le poids ne varie point ; les autres, enfin, que loin d'augmenter le corps diminuait de poids. Toutes ces observations sont exactes. Le problème, en effet, n'est pas aussi simple qu'il le paraît, et il se complique d'une question de *température* et de l'évaporation habituelle qui se fait d'une manière continue par la surface pulmonaire. Lorsque la température du bain est supérieure à celle du corps, celui-ci, nous le verrons plus loin, lutte contre l'élévation de température par la secrétion de la sueur, la sortie du liquide du dedans au dehors devient prédominante, et le corps perd. Lorsque la température du bain est inférieure à celle du corps, l'absorption cutanée l'emporte sur l'évaporation pulmonaire et le corps gagne en poids, l'eau du bain s'introduit dans l'économie ; c'est ce qui a lieu dans le bain ordinaire ou bain tiède. Enfin, lorsque le bain est à peu près à la température du corps, il y a balance : le corps n'augmente ni ne perd en poids[1].

Lorsque des substances salines sont dissoutes dans l'eau du bain, l'eau absorbée en entraîne avec elle de petites quantités. Ces substances peuvent être retrouvées dans le sang ou dans les urines : de là les bains médicamenteux.

La peau absorbe les substances dissoutes, qui agissent localement à la manière du bain, par ramollissement de l'épiderme. Lorsqu'on arrose d'une manière continue la région dorso-lombaire d'un cheval avec une dissolution de cyanure de potassium, le sel absorbé apparaît dans l'urine au bout de cinq ou six heures (Colin). On en peut constater la présence à l'aide d'un sel de fer.

On facilite singulièrement l'absorption cutanée par des frictions. M. Lebkuchner frictionne la peau du ventre d'un lapin avec de l'acétate de plomb : l'animal meurt empoisonné. Il plonge le tissu cellulaire sous-cutané de ce

[1] Le point d'équilibre dont nous parlons est à 32 ou 33 degrés centigrades, c'est-à-dire de 4 ou 5 degrés au-dessous de la température du corps. Il ne faut pas oublier que, dans l'air, le corps perd *sans cesse* en poids, non-seulement par l'évaporation cutanée, mais aussi par l'évaporation pulmonaire. Or, quand nous sortons du bain avec un poids *exactement* semblable à celui de l'entrée, on ne peut pas dire qu'il n'y a point eu d'eau absorbée ; au contraire, on peut affirmer qu'il y a eu une quantité d'eau absorbée correspondante à celle que nous avons perdue pendant le même temps par la voie de l'évaporation pulmonaire. Voilà très-vraisemblablement pourquoi le point d'équilibre est un peu au-dessous de la température du corps. Ainsi, dans un bain à 32 ou 33 degrés, quoique le poids du corps ne change point, il y a eu néanmoins une petite quantité d'eau absorbée. (Voy., pour plus de développements, § 155 et suiv.)

lapin dans l'hydrogène sulfuré : ce tissu devient noir et accuse ainsi la présence du plomb par la formation du sulfure de plomb. Le même observateur constate aussi la présence du plomb dans le sang.

A l'aide des frictions on peut faire pénétrer l'huile de croton tiglium par absorption au travers de la peau intacte, et purger ainsi les malades. Les frictions à l'aide de la pommade stibiée excitent des vomissements. Les frictions et les applications laudanisées prolongées peuvent amener des accidents toxiques, etc.

Il est indispensable de tenir compte, dans les phénomènes de l'absorption cutanée, de l'état dans lequel se trouve la peau. Lorsqu'elle est recouverte de son épiderme, comme l'épiderme est formé d'une couche épithéliale *invasculaire*, l'absorption est alors très-lente, et elle doit être précédée de l'imbibition et du ramollissement de l'épiderme. Quand la substance attaque l'épiderme, ou quand la peau est privée de son épiderme et que le derme est à nu, les parties superficielles du derme étant parcourues par un réseau vasculaire sanguin et lymphatique d'une grande richesse, l'absorption est incomparablement plus énergique et plus prompte. Des substances solides, réduites en poudre et solubles, qui, placées à la surface de l'épiderme sec, ne seraient point absorbées, le sont au contraire très-rapidement quand on les dépose sur le derme dénudé, à la surface duquel le plasma exhalé hors du réseau vasculaire entretient une humidité qui dissout la substance soluble.

La peau absorbe aussi les gaz, et il se fait ainsi à la surface cutanée une respiration rudimentaire (Voy. § 155). Si l'on plonge des animaux dans un milieu gazeux délétère, en leur maintenant la tête en dehors de l'appareil, ils ne tardent point à succomber. L'expérience a été souvent répétée à l'aide du gaz hydrogène sulfuré. M. Lebkuchner, ayant fait périr un lapin de cette manière, a constaté que le tissu sous-cutané de l'animal passait au noir quand on le traitait par un sel de plomb.

§ 69.

Absorption pulmonaire. — L'expérience de tous les jours nous montre que le poumon, dont la fonction essentielle est d'absorber l'air atmosphérique, absorbe aussi les différents gaz délétères au milieu desquels l'homme se trouve parfois plongé. La respiration introduit également dans l'économie des vapeurs de toute espèce : vapeurs d'éther, de chloroforme, d'alcool, et beaucoup d'autres substances volatiles. La possibilité d'introduire ainsi dans le sang, par la voie pulmonaire, une foule de vapeurs, a donné naissance à une méthode spéciale d'administration des médicaments, dite méthode des fumigations, et on a construit à cet effet des appareils particuliers. N'oublions pas que la substance organique, peu connue, des miasmes marécageux, et que le principe inconnu d'une foule de maladies épidémiques et contagieuses s'introduisent probablement dans l'économie par cette voie.

La membrane muqueuse pulmonaire absorbe aussi les liquides avec une grande énergie. Chez l'homme, il est rare que les liquides pénètrent dans les poumons par la trachée ; quand ils s'y engagent par hasard, il y a d'abord un moment de suffocation, mais l'absorption ne tarde pas à débarrasser les voies aériennes de ce que les efforts de toux n'ont point expulsé au dehors. Chez les animaux, on peut impunément injecter dans les poumons de très-grandes quantités d'eau. Il y a d'abord un peu d'angoisse, mais elle disparaît promptement. Nous avons souvent injecté 30, 40, 80 grammes de liquide dans la trachée des chiens et des lapins, et l'on peut impunément introduire 10 et 20 litres d'eau dans les poumons d'un cheval. Il faut injecter d'un seul coup environ 40 litres de liquide pour le faire périr d'asphyxie.

Des substances diverses, dissoutes dans l'eau, passent promptement dans le sang par la muqueuse pulmonaire, muqueuse d'une extrême ténuité aux extrémités des bronches. Lorsqu'on injecte 15 ou 20 grammes d'une dissolution de cyanure de potassium (contenant 4 grammes de sel pour 30 grammes d'eau) dans les poumons d'un lapin, on retrouve le sel dans le sang de la jugulaire au bout de quatre ou cinq minutes. Quand on injecte dans la trachée d'un cheval 12 grammes d'extrait alcoolique de noix vomique, les phénomènes d'empoisonnement surviennent bientôt, et l'animal expire au bout de cinq ou six minutes.

Quand on cherche à faire pénétrer par absorption dans le sang des animaux une substance saline dissoute, dans un but d'expérience, il n'y a guère de voie plus prompte ni plus sûre que la voie pulmonaire.

La rapidité des phénomènes d'absorption indique manifestement que les veines sont ici la principale voie d'absorption.

§ 70.

Absorption dans les cavités closes, dans les réservoirs des glandes, sur les surfaces accidentelles, etc. — Voie de ces absorptions. — Les cavités closes, telles que la cavité des plèvres, celle du péricarde, celle du péritoine, celle de la tunique vaginale, celle de l'arachnoïde, les synoviales articulaires, les bourses synoviales des tendons, les bourses sous-cutanées, sont le siége d'une exhalation et d'une résorption normale. Ces diverses cavités sont aussi quelquefois le siége d'épanchements plus ou moins considérables. Les épanchements de la cavité des plèvres, en particulier, sont remarquables par leur fréquence. La résorption de ces divers épanchements est généralement très-lente. Dans un certain nombre de circonstances (les causes qui leur ont donné naissance persistant, ou bien l'exhalation remplaçant sans cesse le liquide entraîné par l'absorption), il faut recourir à une opération pour en débarrasser le malade. Il n'en est pas de même chez les animaux *bien portants* : les liquides injectés dans la cavité du péritoine disparaissent assez promptement. On peut aussi faire passer par cette voie dans le sang des matières salines dissoutes.

Lorsqu'on place dans la cavité du péritoine une substance organique solide, celle-ci éprouve une série de transformations, en vertu desquelles elle est successivement ramollie, dissoute, puis résorbée. M. Michaëlis, de Prague, qui a dernièrement étudié ce phénomène en s'aidant de l'analyse chimique, combat l'assimilation qu'on a voulu établir entre la digestion proprement dite et le mode de cette résorption. Des fragments de viande de veau, introduits dans la cavité péritonéale des animaux, perdent d'abord par résorption toutes leurs parties liquides, et ne forment bientôt plus qu'un noyau. Suivant lui, ce noyau se décompose ensuite lentement par une métamorphose analogue à celle qui s'accomplit dans les matières azotées, *en dehors du contact de l'air;* il en résulte un savon soluble dans le sérum, et résorbé sous cette forme à mesure qu'il se produit[1]. Quoi qu'il en soit, c'est sur ce phénomène de résorption qu'est basé le principe chirurgical de lier les artères au moyen d'un tissu animal susceptible d'être résorbé.

Les liquides injectés dans les membranes séreuses sont assez rapidement absorbés. Une dissolution de cyanure de potassium injectée dans le péritoine ou dans les plèvres d'un chien apparaît généralement au bout de dix minutes dans les urines. On peut remarquer que les sels de strychnine introduits dans les membranes séreuses (lesquelles ne sont recouvertes que d'un épithélium pavimenteux *simple*) déterminent plus rapidement la mort que quand on les introduit dans l'intestin.

Les liquides contenus dans les réservoirs des glandes, en contact par conséquent avec les surfaces muqueuses, se trouvent dans les conditions de l'absorption. Mais les revêtements de ces réservoirs consistent ordinairement en un épithélium stratifié, qui se laisse moins facilement traverser par les liquides que l'épithélium à cylindre de l'intestin. Cependant il s'opère constamment une légère absorption dans les réservoirs des glandes. La bile qui séjourne dans la vésicule biliaire est plus foncée et plus visqueuse que celle qui s'écoule directement dans l'intestin, l'urine du matin est plus chargée en couleur et en principes solides que l'urine de la journée, etc. L'absorption dans les voies glandulaires devient bien manifeste, et peut même devenir redoutable lorsqu'un obstacle s'oppose à l'issue au dehors du produit de la sécrétion.

Une tumeur placée sur le trajet d'un canal d'excrétion, ou bien un calcul engagé dans l'orifice de ces conduits, détermine souvent la résorption des éléments de l'urine, ou celle des éléments de la bile. On voit survenir alors, dans le premier cas, une sorte d'imprégnation urineuse

[1] La substance organique contenant de l'azote, il se forme de l'ammoniaque par suite de sa décomposition, tandis que les éléments oxygène, hydrogène, carbone se constituent à l'état de graisse. L'ammoniaque se combine à la graisse naissante et forme un savon. Il se passerait dans le sein de l'organisme, c'est-à-dire en dehors du contact de l'air, dans un milieu humide et à l'aide d'une température modérément élevée, ce qui arrive aux substances animales enfouies au sein de la terre, qui, sous l'influence d'une chaleur humide, se *saponifient*.

générale, caractérisée par le goût de l'urine, par les sueurs urineuses, etc., et, dans le second cas, une teinte jaunâtre de la peau, de la conjonctive, et aussi du tissu cellulaire sous-cutané ; on voit aussi apparaître alors les matières colorantes de la bile dans les autres produits de sécrétions, et en particulier dans l'urine.

L'absorption s'opère encore sur les surfaces accidentelles. La peau, dépouillée de son épiderme, absorbe avec une grande activité les matières déposées à sa surface ; elle se trouve alors dans des conditions analogues à celles d'une membrane muqueuse très-absorbante. On choisit souvent cette voie d'absorption pour faire pénétrer dans l'économie des substances énergiques et qui agissent à très-faible dose, les sels de strychnine et de morphine en particulier. On enlève préalablement l'épiderme à l'aide d'un petit vésicatoire, puis on dépose et on fixe la substance sur le derme dénudé, à l'aide d'un emplâtre agglutinatif. On peut aussi, par cette voie, empoisonner les animaux avec une grande rapidité.

Des substances dissoutes ou solubles dans les liquides organiques, déposées à la surface d'une plaie ou d'un ulcère, ou portées plus profondément dans l'épaisseur même des tissus, sont aussi absorbées. La rapidité de l'absorption dépend de la vascularité plus ou moins grande des parties.

Toutes les substances qui agissent comme poison ont besoin, pour exercer leur action, d'être portées par le sang vers les centres nerveux : il faut donc qu'elles soient absorbées pour devenir toxiques. Ce n'est jamais par action locale sur les nerfs de la partie où on les applique que ces substances font périr les animaux. Si l'on sépare, sur un animal, un membre du tronc, en ne laissant ce membre communiquer avec le tronc que par une veine et une artère (la veine et l'artère crurales, par exemple), l'introduction d'un poison dans l'épaisseur de ce membre fait périr l'animal, tout comme s'il n'avait point subi de mutilation préalable. Si on ne laisse communiquer le membre avec le tronc qu'à l'aide des nerfs qui s'y rendent (le nerf sciatique, par exemple), on a beau plonger ce membre dans une dissolution fortement toxique, l'animal n'éprouve aucun accident d'empoisonnement. Enfin, si le membre communique avec le tronc seulement par une veine et une artère, et qu'on applique une ligature sur ces deux vaisseaux, on aura beau plonger le membre dans la dissolution du poison, l'animal n'éprouvera rien : l'empoisonnement se manifestera rapidement, au contraire, aussitôt qu'on enlèvera les deux ligatures.

Quelles sont les voies par lesquelles s'opèrent les diverses absorptions que nous venons de passer en revue ? Sont-ce les vaisseaux lymphatiques, sont-ce les vaisseaux veineux? La plupart des expériences qui ont été faites, et notamment celles que nous venons d'exposer, tendent, il est vrai, à faire supposer que ces absorptions ont lieu principalement par les veines. Mais il faut distinguer. Lorsqu'on cherche, par expérience, à solliciter l'absorption, on met généralement en contact avec les surfaces vivantes, ou de l'eau, ou des dissolutions diverses plus ou moins étendues : les vaisseaux se trouvent entourés dès lors d'une atmosphère li-quide abondante, qui n'existe point dans l'état normal. De ce que les veines absorbent principalement ces liquides, il n'en faudrait pas conclure rigoureusement que l'absorption intime des humeurs animales se fait aussi de même, presque uniquement, par les veines.

Le réseau lymphatique est constitué par des vaisseaux d'un très-petit calibre, et dont le volume n'augmente pas sensiblement jusqu'au canal thoracique : il est possible que les substances irritantes ou narcotiques agissent sur leurs parois contractiles, suspendent les contractions nécessaires à la marche de la lymphe, et entravent l'absorption par cette voie. Si cet effet a lieu aussi sur les vaisseaux sanguins, il n'a lieu que sur les vaisseaux d'un très-petit calibre. Le réseau veineux augmente rapidement de volume, la circulation dans les branches d'un certain diamètre n'est plus soumise aussi directement à l'influence de la contractilité, et l'impulsion du cœur fait cheminer le sang dans leur intérieur, alors même que leur contractilité serait suspendue. MM. Henle et Beer ont fait des expériences qui peuvent sans doute être interprétées dans ce sens. Ils lient, sur des lapins, l'aorte abdominale au-dessous de l'origine des veines rénales ; la circulation *sanguine* du train postérieur se trouve dès lors supprimée. Il n'arrive plus de sang au membre, par conséquent il n'en revient plus. Ils font alors une plaie à la cuisse et y introduisent une forte dose de chlorhydrate de strychnine ; l'empoisonnement de l'animal n'a pas lieu. La voie *lymphatique* est pourtant restée libre. Il est probable que la circulation lymphatique se trouve suspendue, par paralysie des parois des vaisseaux.

§ 71.

Absorption interstitielle ou de nutrition. — Il s'opère incessamment dans l'économie une absorption de nutrition, absorption interstitielle par laquelle les matériaux qui ont rempli leur rôle biologique rentrent dans le sang, pour être éliminés par la voie des sécrétions.

Lorsque le mouvement de réparation et le mouvement de résorption se maintiennent dans un complet équilibre, les phénomènes d'absorption qui s'accomplissent dans la trame des tissus se dérobent à l'observation ; mais ils deviennent manifestes quand le dernier l'emporte sur le premier, ou bien encore quand les tissus augmentés temporairement dans leur volume sont progressivement ramenés à leur état normal. Dans l'état d'inanition ou d'alimentation insuffisante, la résorption du tissu adipeux est des plus manifestes : les saillies musculaires se dessinent sous la peau, celle-ci se ride, les yeux et les joues se cavent, etc. Dans les mêmes conditions, le système musculaire diminue considérablement de volume. Dans le système osseux, on observe pendant presque toute la durée de la vie des phénomènes de résorption lente. C'est par un travail de résorption que le canal médullaire des os longs et les cellules à vastes dimensions des os courts se creusent dans le cartilage d'ossification à mesure qu'il s'ossifie; c'est par un travail de résorption que le canal médullaire et que les sinus des os de la face et du crâne s'accroissent par les progrès de l'âge; c'est par résorption que les os pressés par des tumeurs s'excavent à leur surface, que la virole du cal disparaît, et que la continuité du canal médullaire, d'abord oblitérée, se rétablit quelques mois après la consolidation des fractures, etc. Les corps de Wolf disparaissent pendant les premières périodes de la vie fœtale, le thymus s'atrophie peu à peu, et disparaît également par résorption pendant les premières années qui suivent la naissance. La résorption est aussi une des terminaisons heureuses de l'hépatisation pulmonaire, des engorgements glandulaires du testicule, de la mamelle, etc.

Quelle est la voie de ces absorptions diverses? L'expérience apprend peu de chose sur ce point. Il est difficile, par conséquent, d'affirmer d'une manière absolue que les lymphatiques sont la principale voie de ces absorptions, quoiqu'il y ait à cet égard un certain nombre de probabilités. Le liquide qui remplit les vaisseaux lymphatiques généraux diffère peu du liquide qui imbibe tous les organes, de celui qui est répandu dans les mailles du tissu cellulaire, de celui qui humecte les membranes séreuses. Ces divers liquides, ainsi que la lymphe, diffèrent du plasma du sang par une proportion un peu moins considérable d'albumine. L'analogie qui existe entre le liquide interstitiel qui imbibe tous les organes et la lymphe elle-même tend à faire supposer que les vaisseaux lymphatiques se chargent de ce liquide et le portent vers le canal thoracique. Ce qui est remarquable, c'est que la proportion de fibrine renfermée dans la lymphe est sensiblement la même que dans le sang. Nous verrons plus loin que la fibrine est au moins aussi abondante dans le sang veineux que dans le sang artériel. La proportion de fibrine paraît donc liée à la constitution plastique des divers liquides de nutrition, et celle-ci est sensiblement la même dans tous.

Les absorptions interstitielles jouent un grand rôle en pathologie. Un grand nombre de produits morbides, solides ou liquides, déposés dans le sein des tissus, disparaissent par résorption. Lorsque ces épanchements interstitiels sont considérables et que leur résorption est rapide, les veines ne restent pas étrangères à ce travail. Il y a d'ailleurs des organes dans lesquels l'anatomie n'est pas parvenue à démontrer l'existence des vaisseaux lymphatiques, et où les épanchements disparaissent cependant par résorption : tel est l'encéphale, par exemple. D'autres faits démontrent la part que prend à la résorption le système lymphatique (telles sont les suites d'une piqûre anatomique, l'absorption du virus syphilitique, etc.), bien qu'alors les phénomènes d'inflammation qui l'accompagnent soient assez difficiles à expliquer.

ARTICLE III.

MÉCANISME DE L'ABSORPTION.

§ 72.

L'absorption ne s'opère que sur les substances dissoutes. — Le système chylifère, le système lymphatique et le système sanguin représentent des appareils dont les réseaux terminaux sont clos de toutes parts[1]. Les substances qui s'introduisent dans leur intérieur ne le pénètrent qu'à la condition d'être *dissoutes*. A cet état seulement, elles peuvent traverser les tuniques des vaisseaux[2].

M. Herbst et M. Œsterlen ont reproduit dernièrement l'ancienne opinion des physiologistes, en annonçant que des corps solides très-divisés pouvaient passer par absorption dans l'intérieur des vaisseaux. Mais les expériences les plus délicates ont démontré que les matières insolubles les plus finement pulvérisées ne sont point absorbées. Les expériences les plus décisives ont été faites à l'aide d'un corps absolument insoluble et d'une finesse impalpable, le noir de fumée. Il est vrai qu'en faisant avaler à des animaux du charbon pulvérisé, on a aperçu parfois au microscope dans le sang des veines intestinales de petits *fragments* de charbon qui s'y étaient introduits. Mais le volume relativement considérable de ces fragments ne permet pas d'admettre qu'ils ont traversé des membranes dont, à l'aide de nos instruments grossissants les plus perfectionnés, nous n'avons jamais pu distinguer les pores organiques. Dans les cas dont nous parlons, les fragments anguleux ont *chevauché* par impression mécanique successive au travers des parois des vaisseaux, à la manière des aiguilles avalées, qui traversent souvent tous les tissus et viennent se faire jour sous la peau. Chez les mineurs, qui vivent au sein de la poussière de charbon de terre et dont les poumons prennent une teinte noire, la houille engorge les extrémités radiculaires des bronches, mais elle n'est point absorbée. Si l'on en trouve parfois des traces dans les ganglions lymphatiques, situés dans le médiastin sur le trajet des lymphatiques du poumon, il est permis d'affirmer que ce sont des fragments qui ont déchiré mécaniquement les parois des lymphatiques pulmonaires[3].

[1] La théorie des prétendues *bouches absorbantes* placées aux origines des vaisseaux absorbants, et qui agiraient à la manière de sangsues intelligentes douées de la faculté de choisir ce qui doit entrer dans le sang, cette théorie est un pur roman, démenti et par l'anatomie et par les phénomènes de l'empoisonnement.

[2] Les gaz, nous l'avons déjà dit, et nous y reviendrons au chapitre de la respiration, traversent facilement aussi les membranes animales.

[3] MM. Moleschott et Marfels (1855 et 1857), dans une longue série d'expériences sur les grenouilles, ont aussi cherché à démontrer que les corps solides de petit volume (les globules du sang, par exemple) peuvent traverser les voies de l'absorption. M. Moleschott injecte dans l'estomac des grenouilles du sang de bœuf défibriné, et en examinant le sang de la grenouille le jour ou le lendemain de l'injection, il aurait constaté dans ce liquide l'existence des globules du sang de bœuf, lesquels diffèrent des globules du sang de la grenouille et par le volume et par la forme. Ces résultats ont paru d'autant plus invraisemblables que, sur aucun animal

Des substances minérales, quoique insolubles dans l'eau, peuvent être absorbées lorsqu'elles sont mises en contact avec les parties vivantes; mais il faut pour cela qu'elles éprouvent, de la part des liquides organiques, une décomposition chimique qui les transforme en produits solubles.

Les membranes animales constituent les filtres les plus fins que nous puissions imaginer. Si l'on prend, par exemple, du sang humain défibriné par le battage et qu'on le jette sur un filtre en papier de laboratoire, une grande partie des globules du sang traverseront les pores de ce filtre ; si, au contraire, on se sert d'une membrane animale, il ne passe pas un seul globule de sang au travers de la membrane.

Nous avons plusieurs fois insisté sur la nécessité de la transformation des aliments insolubles en produits solubles (et en particulier sur la métamorphose de la fécule en glycose), pour qu'ils puissent entrer dans les voies de l'absorption. Voici une expérience facile à répéter, et qui montre bien la nécessité de cette transformation. Fermez deux tubes par des fragments de membranes animales. Placez dans ces deux tubes une dissolution d'albumine d'une densité analogue à celle du sang. Placez l'un de ces tubes dans un vase contenant de l'eau amidonnée, placez l'autre dans un vase contenant de l'eau amidonnée additionnée de diastase, et maintenez les deux appareils à une température de 40 degrés centigrades. Au bout de quelques heures, le niveau du liquide des deux tubes se sera élevé par suite des phénomènes d'endosmose qui se sont prononcés du côté de la dissolution albumineuse (Voy. § 74). Mais ce que nous voulons faire re-

et dans aucun de ses tissus, on n'a jamais vu les globules du sang sortir des canaux fermés de la circulation.

Les recherches que M. Hollander a plus récemment entreprises sous la direction de M. Bidder n'ont pas confirmé les résultats annoncés par M. Moleschott. M. Hollander s'est servi, comme M. Moleschott, du sang de bœuf défibriné. Dans une première série de recherches, il injecte du sang de bœuf défibriné, *directement, dans les vaisseaux* de la grenouille. Dans ces conditions, l'observateur peut encore reconnaître les globules du sang de bœuf dans les vaisseaux de la grenouille, six, douze, vingt-quatre heures après l'injection. Après quarante-huit heures il n'en existe plus. Quand on injecte dans l'estomac des grenouilles du sang de bœuf défibriné, on trouve encore du sang dans l'estomac et dans l'intestin de la grenouille, avec ses caractères distinctifs. Au bout de dix-huit heures on ne trouve plus rien. La résorption du sang (période digestive complète) est donc terminée, en moyenne, au bout de dix-huit heures. Or, en examinant dans ces conditions le sang pris sur les grenouilles pendant toute cette période de dix-huit heures, jamais M. Hollander n'a pu y constater l'existence des globules du sang de bœuf, soit que les grenouilles n'eussent été soumises qu'à une seule injection stomacale, soit qu'elles l'eussent été à plusieurs injections successives. On trouvait encore, disséminés dans le sang des grenouilles, quelques globules non ovalaires qui ont de l'analogie avec les globules du sang des mammifères, mais on les rencontre aussi bien chez les grenouilles saines que chez les grenouilles en expérience. M. Hollander a répété ces expériences à l'aide du sang de veau et du sang de mouton défibriné; il est arrivé aux mêmes résultats.

M. Donders, à l'exemple de M. Hollander, a injecté du sang de mouton défibriné dans l'estomac des grenouilles, des chiens et des lapins, et à aucun moment de la digestion il n'a pu constater la présence du sang de mouton dans le sang ou dans le chyle de l'animal en expérience.

marquer ici, c'est que, si l'on examine chimiquement les solutions albumineuses contenues dans chacun des tubes, on trouve qu'il a passé du sucre dans celui de ces tubes qui était placé dans le vase contenant de l'amidon et de la diastase, tandis qu'il n'a passé que de l'eau dans l'autre tube : on n'y trouve pas un atome de fécule ni de sucre.

§ 73.

Imbibition. — Lorsqu'une membrane desséchée est mise dans l'eau, elle se gonfle et augmente de poids ; elle a par conséquent de la tendance à s'*imbiber* de liquide. L'imbibition varie d'énergie suivant les liquides. De tous les liquides, l'eau est celui qui entre le plus facilement dans les tissus.

La pression facilite beaucoup l'imbibition ; elle peut même la déterminer quand le liquide a peu de tendance à mouiller les membranes. L'imbibition varie encore suivant la nature du tissu organique, la température et la durée du contact.

Le phénomène d'imbibition précède, ainsi que nous l'avons vu, l'absorption par la peau, dont l'épiderme, en rapport avec l'air atmosphérique, est plus ou moins sec. Les autres tissus étant constamment baignés de liquides dans l'état de vie, leur imbibition est en quelque sorte permanente.

L'imbibition des parties solides de l'organisme a des limites, et il ne faudrait pas comparer le corps d'un animal à une éponge. S'il en était ainsi, les liquides divers de l'économie, traversant de proche en proche les tissus environnants, arriveraient promptement au mélange. Il se passe, il est vrai, quelque chose de semblable chez les animaux inférieurs, dont la substance pulpeuse n'est point traversée par un système circulatoire distinct, et dont le fluide nourricier imbibe toute l'épaisseur ; mais dans les animaux à circulation et chez l'homme, il n'en est plus de même. Le *système circulatoire* joue, sous ce rapport, un rôle important, que M. Bérard a très-nettement exposé. Dans toute partie organisée, dans toute membrane, il y a une multitude innombrable de vaisseaux capillaires, sanguins ou lymphatiques. Or, le liquide contenu dans un réservoir naturel imbibe, il est vrai, les tuniques de ce réservoir, mais les courants sanguins et lymphatiques entraînent ce liquide d'imbibition à mesure que l'imbibition a lieu. Ainsi, l'urine, par exemple, contenue dans la vessie, n'a point de tendance à entrer par imbibition dans la cavité péritonéale, non plus que le liquide de la cavité péritonéale à pénétrer dans l'intérieur de la vessie. C'est pour la même raison que le produit liquide de la digestion intestinale passe par absorption dans les vaisseaux qui circulent dans l'épaisseur de la membrane muqueuse de l'intestin, et qu'il ne traverse point de part en part l'intestin, comme cela a lieu chez les animaux qui n'ont point de vaisseaux. C'est pour la même raison que le liquide contenu dans une cavité séreuse ne passe point par imbibition dans le tissu cellulaire sous-jacent, et qu'une humeur enkystée ne se répand pas au dehors de sa membrane d'enveloppe, entourée de vaisseaux. Voilà aussi pourquoi, sur le cadavre, le courant sanguin étant suspendu, les liquides contenus dans leurs réservoirs transsudent au travers des tuniques de ces réservoirs.

L'imbibition prépare l'absorption. Quant à l'absorption proprement dite, elle consiste essentiellement dans le passage au travers des tuniques des vaisseaux, des liquides placés à leur surface extérieure. Mais comment se fait-il que le sang contenu dans ces vaisseaux, à un état de *tension* permanente, déterminée par les contractions du cœur et entretenue par l'élasticité des parois artérielles, comment se fait-il, dis-je, que le système sanguin, toujours *bandé*, admette des liquides dans son intérieur? Ici intervient une force nouvelle. Cette force particulière, c'est celle que Bernoulli avait entrevue, et que M. Dutrochet a le premier décrite, sous le nom d'endosmose. Elle mérite de nous arrêter un instant.

§ 74.

Endosmose. — Mettez dans un tube de verre B (fig. 26) une dissolution de sucre, de sel, de gomme, d'albumine, etc.; fermez ce tube par une membrane animale; plongez l'extrémité du tube ainsi fermé dans un vase A, qui contient de l'eau pure, de manière que le niveau de l'eau du vase et que le niveau du liquide contenu dans le tube se correspondent. Bientôt le liquide contenu dans le tube B s'élèvera, malgré les lois de la pesanteur, et son ascension persistera pendant plusieurs jours. La solution du tube B attire donc l'eau du vase A. D'un autre côté, une petite portion de la solution contenue dans le tube est passée dans le vase. Il y a donc eu deux courants : un courant de l'eau vers la solution, et un courant de la solution vers l'eau. De ces deux courants, l'un a prédominé dans l'expérience, c'est celui qui s'est fait vers la solution, dans la direction de la flèche (fig. 26). On a donné au courant prédominant le nom d'*endosmose*, et au courant plus faible celui d'*exosmose*.

Fig. 26.

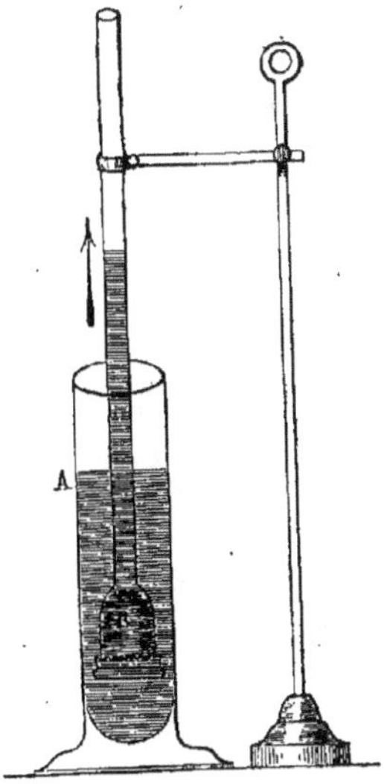

On a cru pendant quelque temps que le phénomène de l'endosmose était déterminé par la densité des liquides en présence; on pensait que le courant d'endosmose était d'autant plus énergique que la différence de densité des liquides en présence était plus considérable, et qu'il avait lieu du liquide le moins dense vers le liquide le plus dense. Il est vrai qu'en employant des solutions concentrées de sucre, de sel, de gomme et d'albumine, l'endosmose de l'eau vers ces diverses solutions est bien plus rapide qu'avec des solutions peu concentrées. Mais employez des solutions de sucre, de sel, de gomme et d'albumine, *de même densité*, et opposez simultanément chacune de ces solutions à de l'eau distillée : le phénomène ne marchera pas également, et l'endosmose variera d'intensité suivant la solution employée. La solution d'albumine attirera l'eau avec une grande énergie, la solution de sel, au contraire, assez faiblement.

On ne tarda pas non plus à s'apercevoir qu'en mettant en expérience de l'alcool et de l'eau, le courant prédominant se prononçait vers l'alcool, quoique la densité de l'alcool soit moins élevée que celle de l'eau.

Nous nous sommes convaincu par un grand nombre d'expériences, qui ont porté sur des liquides divers, que cette exception de l'alcool est loin d'être la seule, et que l'eau se dirige par endosmose à peu près vers autant de liquides moins denses qu'elle que vers des liquides plus denses.

On a encore invoqué une action électrique. L'électricité est en physique ce qu'est le système nerveux en physiologie ; on est assez disposé à mettre sur son compte tout ce qu'on ignore.

On a voulu aussi expliquer le phénomène par une action propre des membranes. Il y a des liquides qui mouillent facilement les membranes, et d'autres qui les mouillent difficilement. L'eau est dans le premier cas, l'alcool dans le second. On a pensé que la résistance inégale que présentaient les membranes à être mouillées pouvait bien être la cause du phénomène. Mais l'alcool, l'éther et l'huile mouillent difficilement les membranes, et cependant ces liquides, séparés par des membranes, s'endosmosent entre elles. Il y a plus, l'alcool traverse moins facilement les membranes que l'huile (il faut une *pression* plus élevée pour faire transsuder l'alcool au travers d'une membrane que pour faire transsuder l'huile) ; c'est pourtant l'alcool qui marche vers l'huile. Cette explication ne comprend donc, comme celle des densités, que des cas particuliers. La cause générale du phénomène est autre. Les membranes, il est vrai, par leur perméabilité plus ou moins grande et par leur degré d'épaisseur, peuvent accélérer ou retarder le phénomène, et en le retardant elles peuvent paraître le modifier, mais elles n'exercent qu'une action tout à fait secondaire. La cause du phénomène ne réside point en elles, mais dans les liquides en contact.

La première condition pour que l'endosmose ait lieu, c'est que les liquides en présence puissent se *mélanger*. Ainsi, par exemple, l'eau et l'huile ne s'endosmosent point. Deux liquides capables de se mélanger et séparés par un corps *très-finement poreux*, tel qu'une membrane, une lame mince d'ardoise ou d'argile cuite, présentent constamment le phénomène de l'endosmose. Si les deux liquides, ou l'un d'eux, ou leur mélange, agissent chimiquement sur la membrane en la décomposant, ou sur la lame inorganique, l'endosmose n'a plus lieu, ou bien elle se complique d'un phénomène d'équilibre, soumis aux lois de la pesanteur ; une membrane qui se détruit, en effet, n'offre plus assez de résistance pour maintenir sur chacune de ses faces des pressions inégales, et l'équilibre s'établit.

Lorsque deux liquides miscibles l'un à l'autre se trouvent *librement* en présence, la pesanteur qui maintient invariablement l'équilibre ne permet pas de constater le rôle que chacun d'eux prend au phénomène : l'interposition d'une membrane entre ces deux liquides met en évidence la part de chacun d'eux. C'est cette part inégale qui détermine la direction du courant. Toutes les fois, donc, que deux liquides peuvent se mélanger en tout ou en partie, le mélange se fait, alors même qu'on interpose entre eux une membrane organique. L'endosmose est terminée lorsque les liquides mis en présence sont arrivés au mélange.

L'eau s'endosmose vers tous les liquides, c'est-à-dire que si on la sépare, par une membrane, d'un liquide avec lequel elle puisse se mélanger, le courant prédominant se fait toujours de l'eau vers le liquide mis en expérience.

Des expériences, en grand nombre, nous ont appris que dans les phénomènes d'endosmose, les liquides qui ont la chaleur spécifique la plus élevée marchent vers ceux qui l'ont plus petite[1]. Ceci nous explique pour-

[1] Le courant de l'endosmose se fait de l'alcool vers l'éther. La chaleur spécifique de l'alcool est de 0,644 (Favre et Silbermann) ; la chaleur spécifique de l'éther est 0,503. Le courant de l'alcool vers l'éther sera d'autant plus énergique que la densité de l'alcool sera plus considérable. Ainsi la densité, bien loin de jouer le rôle qu'on lui a attribué, produit ici un effet précisément opposé. On le conçoit aisément : la densité de l'alcool augmente d'autant plus qu'il est moins anhydre ; or, l'eau augmente immédiatement le chiffre de sa chaleur spécifique. Ce qui est vrai pour l'alcool l'est aussi pour l'éther : le courant endosmotique de l'alcool vers l'éther est d'autant plus énergique que la densité de l'éther est moindre.

Le courant est au maximum quand on emploie de l'alcool *non rectifié* et de l'éther *absolu*. Il est modéré quand on emploie de l'alcool *absolu* et de l'éther *absolu*. Il est à peu près nul quand on met en présence de l'alcool *absolu* et de l'éther *non rectifié*, parce qu'alors la chaleur spécifique de l'éther est sensiblement égale à celle de l'alcool absolu. On peut même renverser le courant, en ajoutant à l'éther le dixième d'eau qu'il peut dissoudre, et en mettant cet éther ainsi préparé en expérience avec l'alcool. Dans ce dernier cas, la chaleur spécifique de l'éther l'emporte sur celle de l'alcool, ainsi qu'il résulte des chiffres donnés par M. Despretz.

Il y a courant de l'esprit de bois vers l'alcool. La chaleur spécifique de l'esprit de bois est 0,671, celle de l'alcool est 0,644.

Il y a courant de l'éther acétique vers l'essence de térébenthine. La chaleur spécifique de l'éther acétique est 0,484, celle de l'essence de térébenthine est 0,467.

Il y a courant de l'éther sulfurique (ch. spéc., 0,503) vers l'éther acétique (ch. spéc., 0,484).

Il y a courant de l'alcool (ch. spéc., 0,644) vers l'essence de térébenthine (ch. spéc., 0,467).

Il y a courant de l'esprit de bois (ch. spéc., 0,671) vers l'huile d'olive (ch. spéc., 0,309).

Il y a courant de l'alcool (ch. spéc., 0,644) vers l'huile d'olive (ch. spéc., 0,309).

Il y a courant de l'éther (ch. spéc., 0,503) vers l'huile d'olive (ch. spéc., 0,309).

Il y a courant de l'essence de térébenthine (ch. spéc., 0,467) vers l'huile d'olive (ch. spéc., 0,309).

Il y a courant de l'esprit de bois (ch. spéc., 0,671) vers l'essence de térébenthine (ch. spéc., 0,467).

Il y a courant de l'éther sulfurique (ch. spéc., 0,503) vers l'essence de térébenthine (ch. spéc., 0,467), etc., etc.

Il importe, on le conçoit, que les divers liquides mis en expérience soient *purs*. La présence de l'eau dans l'un des liquides change le chiffre de la chaleur spécifique, et modifie par conséquent complétement les résultats. La pureté des substances est d'autant plus nécessaire

quoi l'eau, qui, de tous les liquides, a la chaleur spécifique la plus élevée, s'endosmose vers tous les liquides, et aussi pourquoi l'*hydratation* des liquides détermine ou change la direction du courant. Il résulte de ce fait la possibilité de faire varier la direction du courant à volonté. En effet, l'eau ayant de beaucoup la chaleur spécifique la plus élevée, on conçoit

que les chiffres des chaleurs spécifiques des deux liquides mis en expérience sont moins différents l'un de l'autre. Quand l'écart entre les chaleurs spécifiques est grand, cette condition est moins rigoureuse.

La *direction* du courant d'endosmose est donc imprimée par la différence des chaleurs spécifiques. L'*intensité* du courant est-elle proportionnelle à cette différence? Oui, pour les liquides qui se mélangent en toutes proportions; non, pour ceux qui ne se mélangent qu'en partie. Pour exprimer le fait en d'autres termes, l'intensité du courant d'endosmose dépend de deux conditions : et de la différence des chaleurs spécifiques des liquides, et de leur miscibilité.

Cela est facile à comprendre. Supposons, en effet, deux liquides dont les chaleurs spécifiques soient très-différentes l'une de l'autre, l'alcool, par exemple (0,644), et l'huile d'olive (0,309). En vertu de cette différence, l'endosmose de l'alcool et de l'huile devrait être intense; mais l'alcool et l'huile ne sont pas miscibles en toutes proportions. L'alcool ne dissout qu'une proportion d'huile déterminée; le courant d'endosmose, dont le dernier terme est le mélange des liquides, sera donc bien plus modéré que si le mélange entre les deux liquides pouvait être complet. Au lieu d'alcool, prenons l'eau pour exemple. La différence de chaleur spécifique de l'eau et de l'huile est la plus grande possible : elle est de 1 pour l'eau et de 0,309 pour l'huile. Il devrait donc y avoir un courant très-énergique de l'eau vers l'huile; mais ces deux liquides ne pouvant se mélanger en aucune proportion, le courant d'endosmose est réduit au minimum, c'est-à-dire à 0. Au contraire, le courant d'endosmose s'élèvera au maximum, si, au lieu d'eau et d'alcool, c'est l'éther que nous mettons en expérience avec l'huile d'olive. L'écart entre la chaleur spécifique de l'éther et celle de l'huile d'olive est en effet assez considérable, et, de plus, ces deux liquides se mélangent parfaitement. — Autre exemple : l'essence de térébenthine et l'éther se mélangent parfaitement ensemble, mais leurs chaleurs spécifiques sont peu différentes l'une de l'autre : l'intensité du courant sera moyenne.

Les mouvements d'endosmose peuvent être, au point de vue physique, considérés comme des phénomènes moléculaires de chaleur latente. La force avec laquelle ils se produisent est lente, successive, mais elle a une énergie considérable. M. Dutrochet évalue qu'elle peut faire équilibre à plusieurs atmosphères.

M. Jolly a publié, sur les phénomènes physiques de l'endosmose, des expériences très-intéressantes. Mais il s'est placé dans des conditions toutes spéciales. Il met dans des tubes fermés par une membrane différents sels à l'*état solide*, puis, plongeant ces tubes dans un vase rempli d'eau distillée, il remarque que l'eau du vase passe vers le sel et monte dans le tube, et il note que la hauteur d'ascension du liquide dans le tube varie dans un même espace de temps suivant le sel mis en expérience : il y a sous ce rapport des différences assez considérables. M. Jolly désigne, sous le nom d'*équivalent endosmotique*, le rapport qui existe entre le poids initial du sel employé et le poids de la dissolution saline contenue dans le tube après l'expérience. Plus il est entré d'eau dans le tube, et plus l'équivalent endosmotique du sel employé est élevé. Ainsi, l'équivalent endosmotique du sel marin serait 4, celui du sulfate de cuivre 9,5, celui du sulfate de soude, 12, etc.

Ex : Soit un tube qui, garni de sa membrane, pèse 50 grammes. On y introduit 2gr,5 de sel marin, puis on le plonge dans l'eau distillée. Lorsque l'ascension du liquide dans le tube est terminée, on trouve que ce même tube pèse 40 grammes. Le poids initial du contenu du tube était 2,5 : le poids du contenu après l'expérience est de 10 grammes. Par conséquent

$\frac{10^{gr.}}{2,5}$ = l'équivalent endosmotique du sel marin, = 4.

L'expérience pratiquée à la manière de M. Jolly est complexe. Le phénomène se complique

qu'il est toujours possible d'obtenir avec l'eau et un liquide quelconque, miscible avec elle, un mélange dont la chaleur spécifique l'emporte sur celle de tout autre liquide, pris à l'état de pureté.

§ 75.

De l'endosmose dans les phénomènes d'absorption. — L'eau ingérée en nature est très-rapidement absorbée : cela ressort naturellement de

en effet, du degré de solubilité des sels en expérience ; or, ce degré de solubilité, comme on sait, est extrêmement variable. Le sel non encore dissous reste au fond du tube, par son poids, et se trouve en contact avec la membrane, jusqu'à ce qu'il soit entré une quantité d'eau suffisante pour la dissolution. La solubilité du sulfate de cuivre est plus grande que celle du sel marin, la solubilité du sulfate de soude est plus grande encore; leur affinité pour l'eau l'emporte sur celle du sel marin, et cette propriété introduit dans les expériences un élément nouveau qui se traduit par un renforcement de courant.

Les chaleurs spécifiques du sel marin, du sulfate de cuivre et du sulfate de soude sont peu différentes entre elles. Aussi, lorsqu'on dégage le phénomène de l'endosmose du phénomène de solubilité, on trouve que le courant de l'eau vers une *solution étendue* et *également titrée* de sel marin, de sulfate de cuivre, de sulfate de soude, est sensiblement égal.

MM. Ludwig et Cloetta avaient déjà fait voir que les équivalents endosmotiques de M. Jolly ne sont pas des chiffres constants, et qu'ils varient avec la *concentration* des liqueurs.

M. Vierordt a récemment opposé aux équivalents de M. Jolly les mêmes objections, et les expériences qu'il a faites à ce sujet, nous les avons nous-même répétées bien des fois avec des liquides différents. M. Vierordt prend, par exemple, 100 centimètres cubes d'une solution saline à divers états de concentration ; il place successivement ces diverses solutions dans un endosmomètre, qu'il plonge pendant le même temps, et à la même température, dans 100 centimètres cubes d'eau distillée. Or, quand la solution de l'endosmomètre contenait 4 grammes de sel marin, cette solution avait gagné au bout de cinq heures 3c.c.,45 d'eau distillée; quand la solution contenait 30 grammes de sel marin, elle gagnait dans le même temps 5c.c.,5 d'eau.

La condition première pour étudier l'endosmose et pour chercher à en découvrir les lois, c'est de l'isoler, autant que possible, de tout ce qui n'est pas elle. Or, suivant nous, la meilleure, je dirai même la seule méthode possible pour arriver à déterminer la théorie physique de l'endosmose (ou théorie du mélange des liquides à travers les membranes), c'est d'employer non des corps solides ni même des corps dissous, mais des corps à l'état liquide en vertu de leur *constitution* propre; tels sont l'alcool, l'esprit de bois, l'essence de térébenthine, l'huile, l'éther, etc. Lorsqu'on emploie à cette détermination des sels solides, le sel non encore dissous reste au fond du tube par son poids : il se trouve en contact avec la membrane jusqu'à ce qu'il soit entré une quantité d'eau suffisante pour la dissolution. Plusieurs forces se trouvent en jeu pendant la durée de l'expérience.

Pour nous résumer en quelques mots, nous dirons : l'endosmose est un phénomène purement physique, en vertu duquel les liquides miscibles tendent au mélange au travers des membranes. Dans ce mélange, il y a excès d'un courant sur l'autre. La direction et l'intensité de ce courant sont déterminées, toutes choses égales d'ailleurs, par les différences de chaleur spécifique. Il est vrai, et cela n'est pas inutile à remarquer, que l'eau ayant parmi tous les corps la chaleur spécifique la plus élevée, la *dilution* d'une substance par l'eau ou sa *concentration* par la soustraction de l'eau coïncide avec l'élévation ou l'abaissement de la chaleur spécifique; par conséquent, il est vrai que les liquides dilués par l'eau marchent vers les liquides moins étendus, tout au moins quand ces liquides ont la même composition chimique. Comme la dilution par l'eau a aussi la propriété de diminuer la densité d'un certain nombre de liquides, on peut dire encore, mais seulement d'une manière très-générale, que les liquides les moins denses marchent vers ceux qui sont plus denses. Mais il y a, je le répète, de nombreuses exceptions, et ce n'est là qu'un cas particulier, tandis que tous les phénomènes d'endosmose obéissent à une loi commune.

tout ce qui précède. Il est vrai encore que les boissons aqueuses que nous prenons pendant le repas, en *diluant* les substances dissoutes par les sucs digestifs, favorisent puissamment l'absorption. Il est certain encore que l'eau que nous perdons incessamment par les diverses voies d'excrétion, par l'urine, par l'évaporation cutanée et pulmonaire, en diminuant l'eau du sang et des autres liquides de l'économie, en les concentrant, pour ainsi dire, met continuellement celle-ci dans des conditions favorables à l'absorption. L'évaporation cutanée et pulmonaire joue, relativement à l'absorption des animaux, un rôle analogue à celui que remplit chez les végétaux l'évaporation qui a lieu à la surface des feuilles et des parties tendres; et on sait, par les expériences de Hales, que la force avec laquelle l'évaporation fait pénétrer les liquides dans les tissus des plantes est considérable.

On a cherché à établir que le sérum du sang ou que le sérum de la lymphe intestinale étaient plus denses que les substances liquides absorbées, et que le courant prédominant (d'où l'absorption) s'établissait ainsi de la substance à absorber vers les liquides organiques. M. Mülder affirme qu'il en est toujours ainsi, et M. Frerichs croit même l'avoir prouvé expérimentalement. Suivant lui, la partie liquide et absorbable du chyle intestinal aurait une densité de 1024 seulement, la densité du sang étant de 1050 à 1060. Mais il est bien difficile d'affirmer par l'ouverture d'un animal que la partie liquide trouvée dans son estomac ou son intestin doit s'engager dans les voies veineuses et chylifères à l'état où on la trouve; la nature de l'alimentation et la quantité des boissons suffisent, d'ailleurs, pour faire varier singulièrement la pesanteur spécifique des liquides contenus alors dans l'intestin. M. de Becker injecte dans l'intestin des lapins des solutions de sucre de densités variables, et il remarque que les dissolutions concentrées passent dans le sang tout aussi bien que des dissolutions plus étendues.

Nous avons souvent constaté que des dissolutions de sucre ou de sel se dirigent par endosmose vers une dissolution d'albumine[1], alors que ces diverses dissolutions marquent le même degré à l'aréomètre. Le courant prédominant s'établit encore, dans une certaine limite, des dissolutions sucrées et salines vers la dissolution albumineuse, lors même qu'elles sont plus denses que la dissolution d'albumine. Des dissolutions, bien qu'ayant la même densité ou même une densité un peu plus considérable que celle du sérum du sang, peuvent donc encore passer dans les vaisseaux par endosmose. L'albumine constitue, sous le rapport de l'absorption, un liquide bien remarquable. Elle tient ses propriétés de sa constitution physique. La chaleur spécifique d'une dissolution d'albumine, ainsi qu'il est facile de s'en assurer par la méthode des mélanges, est toujours moins considérable que celle d'une dissolution de sucre ou d'une dissolution de sel marin de même densité. Il y a peu de substances qui attirent l'eau vers elles avec autant d'énergie que l'albumine. Le courant d'endosmose est à

[1] Le sérum du sang est un liquide albumineux.

énergique, que celui d'exosmose est presque réduit à zéro, du moins dans les premiers temps de l'expérience [1].

Lorsqu'on commence une expérience d'endosmose, la différence entre les deux liquides est en ce moment au maximum : aussi le phénomène marche-t-il rapidement, surtout pendant les premières heures. Il se ralentit dans les heures suivantes, parce que le mélange qui s'établit efface peu à peu les différences. Or, dans l'absorption animale, les phénomènes de l'endosmose sont à tous les moments dans les conditions d'une expérience *commençante*. En effet, la circulation entraînant sans cesse les produits liquides que l'endosmose vient de faire pénétrer dans l'intérieur des vaisseaux, il en résulte que le sang en contact médiat avec le liquide à absorber se trouve ramené, à chaque instant successif, dans l'état où il était au moment où l'absorption a commencé.

Les phénomènes d'endosmose qui s'accomplissent sur l'animal vivant ont une grande analogie avec ceux qui s'opèrent dans l'appareil suivant (Voy. fig. 27). Soit B un vase d'une certaine capacité, contenant une dissolution d'albumine. Lorsqu'on fait écouler cette dissolution par l'anse d'intestin C, l'eau contenue dans le vase A passe par endosmose vers la dissolution albumineuse, au travers des parois membraneuses de l'anse intestinale. L'endosmose est plus rapide dans ces conditions que si l'expérience avait lieu (pour des surfaces de membranes égales et pour des liquides de même nature) dans l'appareil ordinaire d'endosmose représenté page 163. Le liquide qui coule dans l'anse d'intestin présente en effet à chaque moment une composition qui est sensiblement la même qu'au commencement de l'expérience.

Fig. 27.

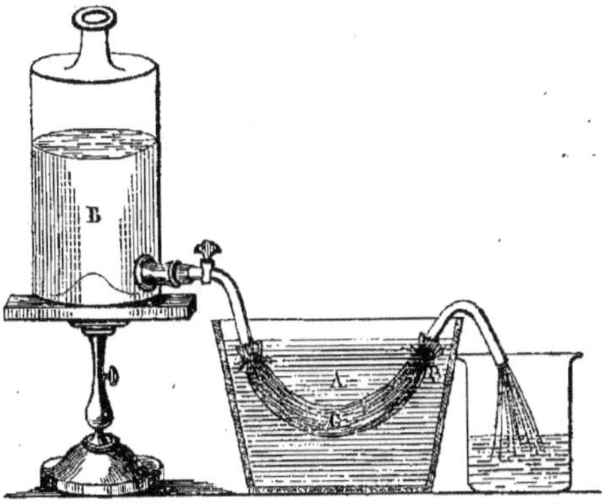

Les trois principaux produits de la digestion, on se le rappelle, sont : le sucre (glycose), l'albumine (peptone), et les matières grasses. (Voy. §§ 39, 43, 48.) Le sucre est facilement absorbé, quand sa solution est inférieure ou égale en densité à celle du sérum du sang. Il peut l'être encore dans une certaine mesure, quand sa densité est supérieure. Lors-

[1] Le courant d'endosmose et le courant d'exosmose sont en raison inverse l'un de l'autre. Quand l'endosmose est énergique, l'exosmose est peu considérable. Quand l'endosmose est moyenne, l'exosmose augmente. Quand l'endosmose est très-faible, l'exosmose lui est sensiblement égale, c'est-à-dire que le mélange s'accomplit dans les deux sens, presque sans que les niveaux soient changés.

qu'il est pris à l'état solide en grandes quantités, son absorption n'a lieu que lorsqu'il a été dissous et étendu dans une certaine mesure par les diverses sécrétions de l'estomac et de l'intestin.

Il est probable que la peptone (albuminose ou matières albuminoïdes dissoutes) ne pénètre dans le sang qu'à un état de dilution supérieur à celui de l'albumine du sérum du sang lui-même. Ici, en effet, ce sont des solutions *analogues en composition* qui se trouvent en présence.

Le pouvoir d'absorption pour toutes les substances placées dans le tube digestif est d'ailleurs limité, et lorsque la quantité des matières alimentaires surpasse celle qui peut être dissoute et mise dans les conditions de l'endosmose, l'excédant est évacué dans les fèces, où on le retrouve. Cela est vrai pour le sucre comme pour toutes les autres substances, y compris les matières albuminoïdes.

§ 76.

Absorption des matières grasses.—Les matières grasses (huile, beurre, graisse de toute espèce) ne sont point saponifiées dans le tube digestif (Voy. § 40); elles sont absorbées en nature. Les matières grasses sont liquéfiées par la température du corps, divisées et suspendues dans les liquides de la digestion sous forme d'émulsion. Ces matières ne sont *miscibles* ni avec le sérum du sang ni avec la lymphe; l'endosmose est donc absolument étrangère à leur introduction dans les vaisseaux.

Les végétaux, dans lesquels les phénomènes de l'endosmose s'accomplissent avec toute leur énergie, n'absorbent point l'huile dont on arrose leurs racines. Les matières grasses qu'on trouve dans leurs tissus se forment de toutes pièces dans leur intérieur. Les animaux peuvent bien aussi former des matières grasses aux dépens des féculents, ainsi que nous le verrons; mais, en outre, ils absorbent manifestement ces matières en nature dans leur tube digestif. Les plantes ont leurs racines projetées au dehors; rien n'y peut pénétrer que par endosmose ou par l'aspiration déterminée par l'évaporation des feuilles. Les animaux, au contraire, ont leurs vaisseaux absorbants (chylifères et veines) compris dans un canal à parois *musculaires*. Ce canal, en comprimant la masse alimentaire pour la faire cheminer dans son intérieur, tend à exprimer en même temps les produits liquides de la digestion, et à les faire pénétrer dans les vaisseaux par *compression*. Lorsqu'on ouvre un animal en pleine digestion et qu'on examine avec soin les mouvements de l'intestin, on s'aperçoit que les contractions spontanées qui s'y manifestent n'ont pas lieu seulement d'une manière successive et de proche en proche; on constate que des segments d'intestin plus ou moins étendus se trouvent compris entre deux contractions simultanées. Or, les parties liquides renfermées dans une anse intestinale ainsi contractée, ne pouvant fuir ni par en haut ni par en bas, se trouvent pressées contre les parois muqueuses de l'intestin avec une force proportionnée à la contraction musculaire.

La muqueuse intestinale présente de petits prolongements analogues aux filaments du velours, ce sont les villosités. Ces villosités (Voy. fig. 28) sont parcourues à leur centre par un vaisseau chylifère unique E, terminé en cul de sac, quelquefois renflé en ampoule. Il y a aussi un réseau sanguin très-abondant, qui circule dans l'épaisseur de la substance même de la villosité, et qui entoure, par conséquent, le vaisseau chylifère.

Fig. 28.

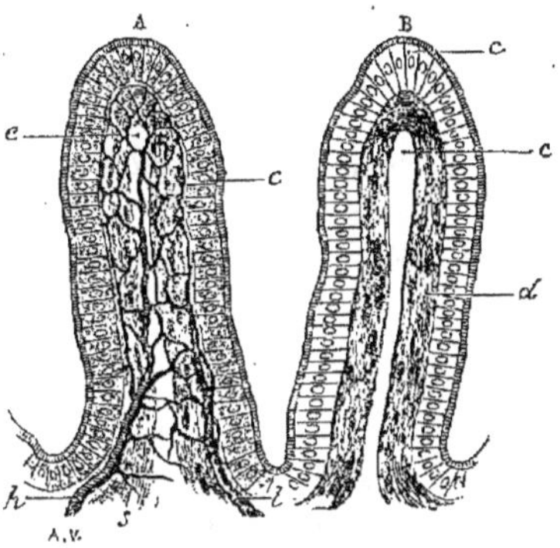

A, villosité intestinale avec son vaisseau chylifère central et son réseau sanguin.
B, villosité intestinale, dont le réseau sanguin n'est pas figuré.
cc, épithélium.
d, substance spongieuse de la villosité.
ee, chylifère central.
h, artère de la villosité.
l, veine de la villosité.
s, réseau capillaire.

Les matières liquides, pressées entre les parois du tube digestif et la masse alimentaire par les contractions de la tunique musculaire de l'intestin, s'introduisent par *imbibition* et par *pression* dans la substance molle et spongieuse des villosités intestinales. La graisse *émulsionnée*, suspendue au milieu des autres produits liquides de la digestion, s'introduit pareillement dans l'épaisseur de la villosité. Or, tandis que la *tension* à laquelle est soumis d'une manière permanente le sang dans ses vaisseaux (Voy. § 95) ne permet pas à la contraction musculaire de l'intestin de faire pénétrer par *pression* les liquides de la digestion dans les vaisseaux sanguins, le vaisseau chylifère de la villosité n'offre, au contraire, aucune résistance à ce passage. Les liquides qu'il contient ne sont soumis à aucune tension, et les produits digestifs pénètrent aussi facilement dans la cavité du lymphatique central que dans la trame de la villosité elle-même.

Il en résulte que tous les liquides de la digestion sont représentés dans les vaisseaux *chylifères*, y compris les matières grasses; tandis que les veines ne se chargent que par *endosmose*, et ne reçoivent point les matières grasses, réfractaires à l'endosmose.

Les liquides de la digestion qui entrent dans la papille et qui vont gagner son centre pour se porter dans le chylifère central baignent et traversent d'abord les mailles du réseau sanguin périphérique et s'y débarrassent, par *endosmose*, d'une grande partie des substances sucrées et des substances albuminoïdes.

L'absorption par les chylifères se fait donc par un procédé différent de l'absorption veineuse; les vaisseaux chylifères reçoivent indistinctement tous les produits de la digestion que les veines laissent parvenir jusqu'au centre des papilles. Il en résulte encore que les matières albuminoïdes, dont la dilution doit sans doute être supérieure à celle de l'albumine du sérum du sang pour entrer dans les capillaires sanguins par endosmose; il en résulte, dis-je, que ces matières peuvent pénétrer par les chylifères, alors même que cette condition n'est pas remplie.

On ne manquera pas d'objecter à cette manière de voir que les matières grasses ont une assez grande difficulté à traverser les tissus organiques, et que la contraction musculaire de l'intestin n'est pas assez énergique pour vaincre cette résistance.

Nous avons tenté à cet égard quelques expériences qui nous paraissent démonstratives. Il est certain d'abord que l'endosmose ne s'exerce point entre l'huile et les liquides, avec lesquels elle ne se mélange point. De l'huile et des émulsions diverses placées dans un vase ne passent point à travers la membrane d'un endosmomètre qui contient une solution albumineuse. Mais il en est autrement quand la pression intervient.

M. Liebig a constaté qu'il fallait une pression équivalente à 76 centimètres de mercure pour faire transsuder l'huile d'olive à travers une vessie de bœuf. S'il faut une pression aussi forte pour faire *transsuder* l'huile à la surface de la membrane, il est certain qu'une pression beaucoup moindre suffit amplement pour déterminer le passage, surtout quand, au lieu d'une vessie qui comprend quatre membranes (séreuse, fibreuse, musculeuse, muqueuse), on emploie seulement la *muqueuse* desséchée. En plaçant de l'huile dans un endosmomètre recourbé (fig. 29), dont on charge la branche ascendante M avec 20 ou 30 centimètres de mercure, le mercure s'abaisse peu à peu dans l'appareil, et l'huile contenue en E traverse la membrane avec une *vitesse* analogue à celle due au courant ascensionnel que détermine, par exemple, l'endosmose de l'eau vers l'alcool, placé dans un appareil d'endosmose de même dimension.

Fig. 29.

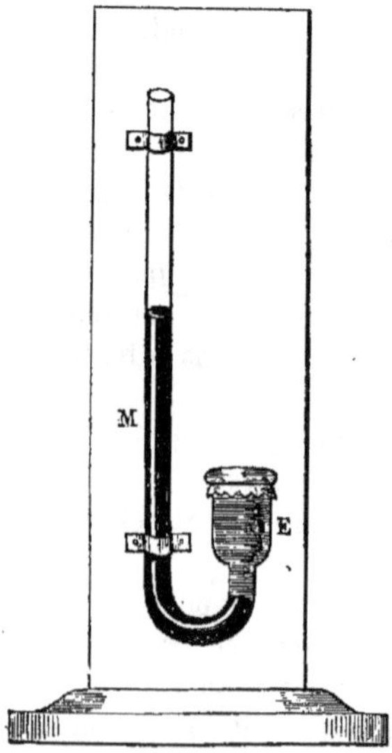

Les *émulsions* traversent plus facilement les membranes que l'huile en nature. Si l'on met dans l'endosmomètre recourbé une émulsion d'huile d'amandes douces[1], il ne faut qu'une pression de 8 ou 10 centimètres de mercure pour déterminer le passage de l'émulsion au travers d'une lame de baudruche (intestin de mouton dédoublé).

L'expérience est surtout facile à produire à l'aide d'un jaune d'œuf dissous dans l'eau. Le jaune de l'œuf est composé par une émulsion plus parfaite encore que celle des pharmacies. Il consiste en une dissolution

[1] L'émulsion doit être faite avec le plus grand soin. Quand la *division* de l'huile n'est pas

de vitelline (substance albuminoïde), tenant en suspension une huile neutre colorée en jaune rougeâtre. En plaçant dans l'endosmomètre un jaune d'œuf, additionné au mortier de deux ou trois fois son poids d'eau, il suffit d'une pression de 6 centimètres de mercure pour opérer la transsudation. L'eau entraîne avec elle, au travers des pores de la membrane, les parties les plus *finement* divisées de l'huile. On facilite beaucoup le phénomène en plongeant l'appareil dans un bain-marie maintenu à une dégrés température de 30 à 40° centigrades.

Sur l'animal, les contractions intestinales peuvent vaincre facilement une résistance analogue à une pression de quelques centimètres de mercure, d'autant mieux que la membrane qui revêt les villosités *n'a qu'une épaisseur de quelques centièmes de millimètre*. Le passage des liquides gras émulsionnés au travers des membranes est facilité d'ailleurs par le mode de sécrétion du suc pancréatique et de la bile. Ces sucs, destinés en partie à l'émulsion des corps gras, sont versés dans l'intestin avant la sortie de la masse alimentaire de l'estomac (§ 50). Quand les aliments se présentent dans l'intestin grêle, ils trouvent les parois humectées et *pénétrées* par les sucs émulsifs.

De toutes les matières de la digestion, les substances grasses sont celles dont l'absorption est la plus limitée. Tout ce qui n'est pas finement émulsionné est réfractaire à l'absorption.

§ 77.

Mécanisme des absorptions générales. — Les absorptions qui ont lieu à la peau, aux membranes muqueuses pulmonaires, dans les réservoirs et dans les cavités closes, l'absorption interstitielle ou de nutrition et les diverses résorptions, sont soumises aussi aux lois de l'imbibition et de l'endosmose.

Les lymphatiques généraux reçoivent dans leur intérieur un liquide analogue à celui qui humecte les tissus au milieu desquels ils circulent. L'imbibition est probablement le mode principal suivant lequel les liquides pénètrent le réseau initial des lymphatiques. Dans les parties où les lymphatiques sont situés au milieu des muscles, ceux-ci en se contractant, en s'appliquant avec une certaine énergie contre les loges aponévrotiques inextensibles qui les contiennent, compriment tout ce qui les entoure et peuvent favoriser, par *pression*, l'imbibition des lymphatiques.

Quant aux absorptions générales qui ont lieu par le réseau capillaire sanguin, l'imbibition aidée de la pression musculaire ne peut suffire à les

poussée assez loin, l'huile et l'eau se séparent promptement, et il ne passe que de l'eau au travers de la membrane.

Voici l'émulsion qui m'a donné les résultats les plus satisfaisants :

Amandes douces.	25	grammes.
Eau	125	—
Gomme adragante	10	—
Huile d'amandes.	20	—

déterminer. Le liquide qui circule dans les vaisseaux sanguins fait constamment effort contre leurs parois (Voy. § 95); il a une tendance continuelle à sortir de ses canaux. L'imbibition des parois des capillaires sanguins porte au dehors les liquides intérieurs, elle a peu de tendance à y faire pénétrer les liquides extérieurs. Les échanges s'opèrent principalement ici suivant les lois de l'endosmose.

§ 78.

Caractère essentiel de l'absorption. — Vitesse de l'absorption. — Que l'absorption s'opère par imbibition simple, ou par imbibition et par pression, ou par endosmose, son caractère essentiel est d'être partout *lente et successive*. Les capillaires sanguins et lymphatiques ne présentant point d'ouvertures béantes, les liquides de l'absorption n'y pénètrent que par une filtration qui exige toujours un temps généralement assez long pour introduire *une certaine quantité* de liquide dans le sang.

Le caractère de *lenteur* imprimé à l'absorption par la nature des voies de l'absorption nous explique comment une partie des substances alimentaires est souvent rejetée par l'anus, sans avoir été dépouillée de toutes ses parties absorbables, quand la quantité de ces substances dépasse une certaine proportion.

La *lenteur* de l'absorption se lie d'une autre part à une condition essentielle de la nutrition. L'absorption étant lente et successive, il en résulte en effet que les matières introduites dans le sang par l'absorption ne changent la constitution normale du sang que dans des limites déterminées.

Il faut plusieurs heures aux produits d'une digestion pour pénétrer dans le sang; conséquemment l'absorption de ces produits n'est pas encore terminée quand les premières portions absorbées ont déjà subi dans le sang les métamorphoses de la nutrition. De cette manière le sang ne contient jamais à un moment donné qu'une certaine proportion de ces produits. Cette proportion ne peut pas être dépassée, et elle est assujettie à une limite à peu près fixe.

Lorsqu'on modifie les conditions normales de l'absorption en introduisant brusquement dans le sang, par une injection, une substance analogue à celle qu'y introduit successivement et peu à peu le travail de l'absorption digestive, qu'arrive-t-il? Il arrive que le sang, qui ne s'accommode que de changements limités, se débarrasse par les sécrétions, et notamment par les urines, de tout ce qui excède cette limite. D'où il appert encore qu'on se flatterait en vain de nourrir un animal en lui injectant dans les veines les produits d'une digestion artificielle. Il faudrait, pour se placer dans les conditions convenables, lui faire un tel nombre d'injections successives, que le procédé deviendrait inapplicable[1]. Ce qui serait préfé-

[1] Sur l'homme, d'ailleurs, l'injection par les veines ne devra jamais être tentée, parce que indépendamment de ce qu'on n'arriverait pas au résultat qu'on se propose, on pourrait encore déterminer des accidents redoutables.

rable, ce serait de placer ces produits *digérés* en contact avec des surfaces absorbantes restées saines ; et encore on ne serait pas tout à fait ainsi dans les conditions vraies de l'absorption digestive.

Nous disons donc que ce n'est pas tout qu'une substance soit digérée, il faut encore qu'elle pénètre dans le sang par absorption, c'est-à-dire avec lenteur, d'une manière successive, et dans des proportions qui sont commandées par l'état du sang lui-même. Ce fait a une assez haute importance dans l'histoire de l'absorption pour que nous nous y arrêtions un instant.

M. Bernard injecte dans les jugulaires de quatre chiens un liquide contenant en dissolution 5 grammes d'albumine ; sur deux chiens, il injecte une solution contenant 10 grammes de sucre de canne ; sur un chien, il injecte une solution contenant 10 grammes de glycose. L'albumine et le sucre apparaissent promptement dans l'urine.

M. Becker, qui a sacrifié *cent* lapins, et qui a examiné avec le plus grand soin leur sang et leur urine, à tous les moments de l'alimentation par le sucre (glycose en nature, ou féculents), va nous fournir à cet égard les renseignements les plus circonstanciés. Il injecte de la glycose dans les veines d'un lapin, et il la retrouve, comme M. Bernard, au bout d'une demi-heure ou d'une heure, dans l'urine sécrétée pendant ce temps dans la vessie. Mais il y a plus. Alors même que le sucre est placé dans une anse intestinale, ou injecté dans l'estomac par une sonde œsophagienne, et qu'il est, par conséquent, absorbé par les voies naturelles de l'absorption, il apparaît aussi très-souvent dans l'urine quelques heures après l'expérience. D'où il résulte que, bien que le sucre soit le produit de la digestion des matières amylacées (dont le lapin fait sa principale nourriture), encore ne suffit-il pas que ce produit *définitif* soit mis en présence des voies de l'absorption pour qu'il remplisse régulièrement son rôle dans la nutrition. La transformation des matières amylacées en sucre doit être *successive*, de manière que la glycose ne se présente aux voies de l'absorption qu'au fur et à mesure de sa production. Quand la glycose est offerte exclusivement *et en nature*, l'absorption en fait pénétrer dans le sang, dans un moment donné, des proportions supérieures à celles que le sang peut détruire dans le même temps par les combustions de nutrition, elle s'échappe par la voie des sécrétions, et elle n'est point utilisée pour la nutrition.

Du reste, la présence du sucre dans l'urine des animaux, après l'injection du sucre dans le sang, ou après une alimentation exclusivement sucrée, est subordonnée au moment de l'observation. Au bout de trois, quatre, cinq ou six heures, le sucre a disparu dans les urines.

L'absorption, nous l'avons vu, est loin de s'opérer sur tous les points avec une vitesse uniforme. Le temps qu'il faut à une substance dissoute placée au contact d'une surface vivante pour entrer dans les vaisseaux dépend de l'épaisseur plus ou moins grande des tissus que la substance doit traverser, de la perméabilité des tissus ou des membranes, du degré de miscibilité de la substance dissoute avec les liquides animaux, et aussi, on le conçoit, de la vascularisation plus ou moins grande de la membrane ou du tissu. L'absorption s'effectue en peu de temps, au travers des parois des vaisseaux qui circulent aux extrémités des bronches, lesquels ne sont séparés de la surface que par une membrane muqueuse d'une extrême ténuité. Il en est de même pour le derme dénudé et pour les plaies intradermiques. Dans ces divers points, le réseau vasculaire est extrêmement abondant. L'absorption est beaucoup moins rapide sur la muqueuse intestinale, et surtout à la surface de la peau recouverte d'une couche épidermique épaisse. Les phénomènes d'empoisonnement peuvent servir à apprécier le moment où débute l'absorption. Or, on voit souvent ces phénomènes survenir (quand le poison est déposé sur les surfaces les plus absorbantes) au bout de trois, de deux minutes, d'une minute, ou même de trente secondes. Cela arrive toutes les fois que la substance toxique peut agir *à doses très-faibles*; l'empoisonnement survient, alors, aussitôt que les premières portions absorbées ont commencé à circuler avec le sang.

§ 79.

Conditions qui ont de l'influence sur l'absorption. — Nous avons montré comment la pression déterminée par les muscles, en favorisant ou même en déterminant l'imbibition, pouvait concourir au phénomène de l'absorption. Il est facile de concevoir comment la pression extérieure, ou la *compression*, comme on l'appelle, vient en aide à l'absorption. La thérapeutique chirurgicale en fait un fréquent usage comme adjuvant des résorptions; et, pour être un moyen lent, ce n'en est pas moins un moyen puissant.

Par contre, on peut, par des diminutions de pression, entraver ou même suspendre l'imbibition et l'absorption. La ventouse, appliquée sur une plaie, s'oppose plus ou moins efficacement à la pénétration du poison ou du venin déposé à sa surface. Les expériences de Fodéré l'ont clairement démontré sur les animaux. Avant de pratiquer la cautérisation d'une morsure venimeuse, il n'est donc pas inutile d'y appliquer tout d'abord une ventouse, pour en faire sortir les liquides qui imbibent la plaie, et attirer au dehors, sinon tout le poison, au moins une partie du poison.

Les pertes de sang, en diminuant la proportion des parties liquides de l'économie, mettent celles-ci dans des conditions très-favorables à l'absorption. D'un autre côté, plus le corps approche de son point de saturation, plus les liquides éprouvent de difficulté pour pénétrer dans son intérieur. Si l'on injecte un liquide dans les plèvres d'un animal, après lui avoir fait une forte saignée, ce liquide disparaît plus vite que sur l'animal sain. Si, au contraire, on injecte préalablement une grande quantité d'eau dans les veines d'un chien, le liquide injecté ensuite dans les plèvres est absorbé beaucoup plus lentement. Si le liquide injecté dans les plèvres est un poison, le degré de rapidité des accidents d'empoisonnement sert à mesurer la différence.

Toutes les causes débilitantes sont dans le même cas; elles augmentent la tendance à l'absorption. L'abstinence, qui dépouille incessamment et peu à peu l'économie des parties liquides de l'organisme par les sécrétions et l'évaporation cutanée et pulmonaire; l'alimentation insuffisante, qui agit dans le même sens, favorisent le travail de l'absorption intérieure, et mettent l'économie dans des conditions fâcheuses, en la prédisposant aussi à l'absorption des effluves marécageux et à celle des virus contagieux.

ARTICLE IV.

CIRCULATION DU CHYLE ET DE LA LYMPHE.

§ 80.

Principale cause de la circulation lymphatique. — Contractilité des vaisseaux. — Les vaisseaux chylifères, remplis du produit de l'absorption, cheminent dans l'épaisseur du mésentère, traversent les renflements gangliformes dits ganglions lymphatiques, et viennent s'aboucher dans le canal thoracique, rendez-vous commun de la plupart des autres lymphatiques du corps. Le canal thoracique lui-même va se jeter dans la veine sous-clavière gauche. Quant aux vaisseaux lymphatiques du bras droit, de la moitié droite de la poitrine, et de la moitié droite du cou et de la tête, ils se réunissent séparément pour former un canal (nommé grande veine lymphatique droite), lequel va s'ouvrir dans la veine sous-clavière droite.

Le liquide contenu dans le système lymphatique, chyle ou lymphe, circule dans ce système, en vertu de conditions qui ne sont pas tout à fait celles de la circulation sanguine. Dans les reptiles, il est vrai, il y a de distance en distance des renflements contractiles, situés sur le trajet des vaisseaux lymphatiques; ces poches contractiles, auxquelles on a donné le nom de *cœurs lymphatiques*, établissent entre le cours de la lymphe et celui du sang une certaine analogie. Mais chez l'homme et chez les mammifères, ces agents d'impulsion font défaut, et la circulation de la lymphe et du chyle est soumise (aux origines du système tout au moins) à peu près exclusivement à la contraction des tuniques des vaisseaux lymphatiques.

La contractilité des vaisseaux lymphatiques n'est pas difficile à mettre en évidence par expérience. Il nous est souvent arrivé de déterminer le resserrement du canal thoracique en y appliquant les deux pôles d'un appareil d'induction. Le resserrement de ce canal, déterminé à l'aide des irritants chimiques, n'est pas aussi probant, attendu que l'alcool et la potasse exercent une action analogue sur les tissus organiques après la mort. Il n'est pas nécessaire de recourir à l'excitation galvanique pour constater la contractilité des vaisseaux lymphatiques; il suffit d'observer l'influence de l'air sur ces vaisseaux. Quand on ouvre un animal au moment où il est en pleine digestion, on aperçoit les chylifères remplis d'un chyle blanc, à travers les parois transparentes des mésentères. Puis, l'air agissant comme excitant sur les tuniques des vaisseaux, le liquide fuit de place en place dans la direction du canal thoracique, et les vaisseaux, rétractés sur eux-mêmes, deviennent assez difficiles à apercevoir. Le rétrécissement peut être porté très-loin. Les vaisseaux chylifères du cheval, par exemple, qui sont gros comme une plume d'oie, quand ils sont remplis de liquide, deviennent alors presque invisibles et gros comme un fil délié.

Les vaisseaux lymphatiques, en se contractant, pressent sur le liquide contenu dans leur intérieur, mais cette contraction aurait une égale tendance à faire fuir le liquide en avant et en arrière du point contracté, s'il n'y avait dans l'intérieur de ces vaisseaux une disposition organique qui détermine la *direction* du courant. Cette disposition organique consiste dans la présence des valvules. Les valvules, de forme semi-lunaire, sont la plupart disposées par paires, et assez larges pour fermer complétement la lumière des vaisseaux. Les valvules des vaisseaux lymphatiques sont très-nombreuses. Il est des points où il y en a de 2 millimètres en 2 millimètres. Dans le canal thoracique, on les rencontre, en général, de centimètre en centimètre.

Les valvules agissent à la manière de soupapes qui peuvent s'incliner et s'appliquer contre les parois des vaisseaux dans la direction du canal thoracique. Les valvules laissent ainsi passer l'ondée liquide; elles se redressent ensuite dans l'intérieur du vaisseau et en interceptent la lumière, de manière à s'opposer au reflux, en sens opposé, au moment de la contraction. De cette manière, les contractions successives des vaisseaux lymphatiques dirigent le chyle et la lymphe de ses branches vers le tronc thoracique.

On se ferait des valvules lymphatiques une très-fausse idée, si on les comparait à de simples lamelles tendues horizontalement, comme les soupapes d'un corps de pompe. Dans nos machines, en effet, l'occlusion du conduit est subordonné à un *arrêt* contre lequel la soupape rigide vient s'appuyer, et qui l'empêche de se renverser. Dans les vaisseaux il n'y a pas d'arrêts, et les membranes ne sont point des corps rigides. Si les valvules étaient de simples lamelles flottantes, la colonne liquide en retour ne redresserait pas seulement les valvules, mais elle les renverserait en sens opposé, et elles deviendraient tout à fait inutiles. Les valvules (Voy. fig. 30) sont de petites membranes semi-circulaires, fixées lâchement contre la paroi du vaisseau par tous les points de leur demi-circonférence : leur

Fig. 30.

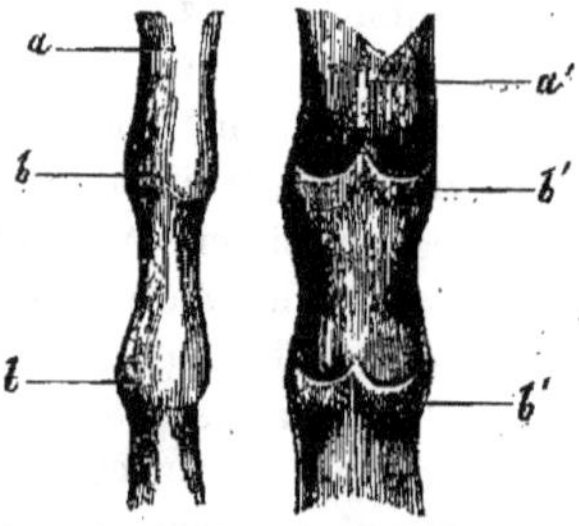

a, vaisseau lymphatique intact.
b, *b*, renflements correspondant aux valvules.
a', vaisseau lymphatique ouvert suivant sa longueur, laissant voir la surface intérieure du vaisseau.
b', *b'*, valvules.

bord droit seul est libre. Elles forment donc des espèces de *goussets,* dont l'orifice est tourné du côté du canal thoracique. Au moment de la contraction des parois des vaisseaux, la colonne liquide en retour s'engage dans l'intérieur de ces goussets, et comme ils sont lâches et disposés par paires, la partie de leur surface externe qui avoisine leur bord libre vient s'appliquer contre celle du côté opposé : la lumière du vaisseau se trouve hermétiquement fermée, et d'autant plus hermétiquement que la contraction est plus énergique. Dans quelques points, la lumière du vaisseau lymphatique est fermée par une seule valvule ; dans ce cas, la partie libre du gousset unique vient s'appliquer, quand il est rempli de liquide, contre la paroi opposée du vaisseau.

§ 81.

Causes accessoires de la circulation du chyle et de la lymphe. — La circulation du chyle et de la lymphe est favorisée par quelques autres conditions anatomiques et physiologiques.

Il est aisé de constater que la capacité intérieure du canal thoracique est bien moins considérable que la somme des capacités intérieures de tous les lymphatiques qui viennent s'y terminer. Or, comme le chyle et la lymphe marchent des branches vers le tronc thoracique, c'est-à-dire d'un espace plus large vers un espace moins large, la circulation trouve dans cette disposition une cause *accélératrice.* C'est un principe de mécanique usuelle, en effet, que la vitesse des liquides en circulation dans des tuyaux ou dans des canaux s'accélère dans les points rétrécis.

Les mouvements de la locomotion (contraction des muscles des membres) concourent à la progression de la lymphe dans les vaisseaux lymphatiques des membres. La contraction des muscles abdominaux exerce la même influence sur la progression du chyle, par transmission de pression. La contraction musculaire tend, comme la contraction propre des vaisseaux lymphatiques, à faire progresser la lymphe et le chyle dans le sens déterminé par les valvules. Quand on pratique une ouverture à l'un des vaisseaux lymphatiques du cou sur le cheval, on remarque que l'écoulement de la lymphe est augmenté par les mouvements de l'encolure.

Les phénomènes mécaniques de la respiration agissent de deux manières pour favoriser le cours du chyle et de la lymphe dans le canal thoracique. Le vide déterminé, pendant l'inspiration, par les muscles qui augmentent les dimensions de la cage thoracique, est comblé, non-seulement par l'air atmosphérique qui se précipite dans le poumon, mais aussi par tous les liquides qui ont un accès naturel vers la poitrine. Le liquide contenu dans la partie abdominale du canal thoracique, et de proche en proche dans les voies lymphatiques les plus voisines, se trouve attiré vers la partie *thoracique* du canal pendant l'inspiration. — D'un autre côté, l'expiration agit dans le même sens, car elle tend, par le retour élastique des parois abdominales, à faire passer le liquide du canal thoracique de la portion abdominale dans la portion pectorale. En outre la portion pectorale du canal thoracique qui vient d'être dilatée par le vide de l'inspiration revient en ce moment sur elle-même, en vertu de l'élasticité de ses parois. Aussi, quand on recueille au cou le liquide du canal thoracique sur l'animal vivant, on constate qu'au moment de l'expiration le liquide sort en jet. En d'autres termes, l'écoulement est continu, mais on observe une série de saccades qui correspondent aux mouvements d'expiration.

Une cause du mouvement du chyle et de la lymphe dans les vaisseaux, plus lente mais tout aussi incontestable que la précédente, est ce qu'on a appelé *vis à tergo* ou *momentum à tergo*. Le liquide qui s'introduit dans les origines des chylifères et des lymphatiques (Voy. §§ 76 et 77) chasse de proche en proche, devant lui, le liquide antérieurement introduit dans l'intérieur des vaisseaux, et concourt avec les forces précédentes à sa progression vers le canal thoracique.

§ 82.

Vitesse de la circulation lymphatique. — L'absence d'un organe central d'impulsion pour présider au cours du chyle et de la lymphe fait que les vaisseaux lymphatiques ne sont pas toujours distendus, ni soumis à une tension permanente : aussi la quantité de liquide qui circule dans leur intérieur est très-variable. Tantôt on les trouve gonflés de liquide, tantôt ils sont revenus sur eux-mêmes et se dérobent presque à l'observation.

C'est vraisemblablement à l'absence d'un organe d'impulsion dans le système chylifère que le canal thoracique doit de décrire un assez long trajet pour venir s'ouvrir dans la veine sous-clavière, au confluent de la veine jugulaire interne, dont le courant descendant entraîne avec lui l'ondée chylifère et lymphatique. Remarquez aussi que le canal thoracique vient s'ouvrir dans les veines sur lesquelles l'action inspiratoire de la poitrine agit avec énergie.

La manière d'apprécier la vitesse du cours de la lymphe ne peut être que très-approximative, car une foule de causes peuvent la modifier, généralement ou localement. Ce moyen d'appréciation consiste à ouvrir le canal thoracique d'un animal, à recueillir le liquide qui s'écoule, et à noter combien de temps une quantité donnée a mis à couler. Cruikshank avait évalué cette vitesse à 1 décimètre par seconde. Cette évaluation est trop considérable.

La quantité de liquide recueillie par M. Colin, par la fistule thoracique d'une vache, étant en moyenne de 4 litres (§ 63) en l'espace d'une heure, et le diamètre de la canule par laquelle avait lieu l'écoulement étant de 8 millimètres, on arrive par le calcul à ce résultat, que pendant ce laps de temps (une heure), il a passé par la canule une colonne liquide de $62^{m},25$ de longueur, c'est-à-dire par conséquent une colonne de 2 centimètres et demi par seconde : on pourrait conclure de là que la vitesse avec laquelle se meuvent le chyle et la lymphe est égale à une distance de

2 centimètres et demi franchie par seconde. Mais il ne faut pas oublier qu'on ne peut se faire ainsi qu'une idée approximative de la vitesse du cours du liquide qui circule dans l'un des points du système chylifère, c'est-à-dire dans le canal thoracique. Ce cours doit être moins rapide dans les branches du système, et d'autant moins rapide qu'on se rapproche davantage de ses origines, attendu (ainsi que nous l'avons dit) qu'en additionnant les capacités des branches, on trouve que le liquide se meut dans un espace de plus en plus rétréci, au fur et à mesure qu'on se rapproche du canal thoracique.

§ 83.

Circulation dans les ganglions lymphatiques. — Les vaisseaux chylifères et lymphatiques de l'homme et des mammifères n'ont avec les veines d'autre communication que dans les veines sous-clavières ou jugulaires, où ils versent en définitive leur contenu. Sur leur trajet, les vaisseaux chylifères et lymphatiques traversent des renflements ou ganglions, constitués par une trame celluleuse qui contient de nombreux vaisseaux sanguins. On a cru pendant longtemps qu'il y avait dans l'épaisseur de ces ganglions une communication directe entre les vaisseaux sanguins et les vaisseaux lymphatiques. Mais les recherches récentes et multipliées de l'anatomie microscopique ont établi que les ganglions lymphatiques résultent essentiellement d'une charpente celluleuse contenant deux réseaux intimement mélangés : un réseau lymphatique continu, d'un côté, avec les lymphatiques afférents, et, de l'autre, avec les lymphatiques efférents, et un réseau capillaire sanguin faisant suite aux artérioles qui arrivent au ganglion, et se continuant d'un autre côté avec les veines. Il existe, en outre, dans les ganglions lymphatiques, des éléments vésiculeux qui leur appartiennent en propre, et qui les rattachent, de loin, à la classe des glandes vasculaires sanguines. (Voy. § 192.)

Dans tous les points où circulent des vaisseaux sanguins, ces vaisseaux laissent échapper dans les tissus, au travers de leurs parois, les parties liquides du sang ou plasma : le même phénomène a lieu, sans doute aussi, dans les vaisseaux sanguins des ganglions. Le sang cède donc quelque chose à la lymphe dans l'intérieur des ganglions, et les éléments vésiculeux des ganglions lymphatiques exercent sans doute aussi, et sur le sang qui sort des ganglions et sur la lymphe et le chyle qui les traversent, des modifications particulières. Mais la science est sous ce rapport dans une ignorance absolue.

La circulation des diverses parties du système lymphatique est très-variable. Il y a des points où le système est gonflé de lymphe, et d'autres où il est presque vide. Cette irrégularité est liée à l'absence d'organe central d'impulsion et aux conditions accessoires qui agissent inégalement sur les divers points du système. Au nombre des causes qui peuvent amener le ralentissement du cours de la lymphe et du chyle, les ganglions tiennent sans doute le premier rang. Les inflexions nombreuses des vaisseaux lymphatiques dans les ganglions et leur petit diamètre sont, en effet, des causes d'autant plus efficaces de ralentissement, que la vitesse du cours du chyle et de la lymphe est moindre.

§ 84.

Absorption dans la série animale. — L'absorption a lieu dans toute la série animale. Chez les animaux inférieurs, qui n'ont point de tube digestif (spongiaires, infusoires), elle s'exécute sur tous les points de la surface. Ces animaux reçoivent les matériaux de leur nutrition, à peu près comme les plantes. Les substances extérieures pénètrent les parties avec lesquelles elles se trouvent en contact, et se répandent ensuite, de proche en proche, par imbibition et par endosmose.

Vertébrés. — Dans les vertébrés, l'absorption digestive se fait, comme chez l'homme, par deux ordres de canaux, les canaux veineux et les canaux chylifères. Les absorptions intérieures ont aussi, chez les vertébrés, une double voie pour faire rentrer les substances absorbées dans le torrent circulatoire. Les vaisseaux lymphatiques existent, en effet, chez les mammifères, chez les oiseaux, chez les reptiles et chez les poissons. Le système des vaisseaux lymphatiques présente même, chez un certain nombre de reptiles (la grenouille, par exemple), une structure plus compliquée que dans les animaux à sang chaud. Il y a, sur le trajet de ces vaisseaux, des renflements pourvus de fibres musculaires, qu'on nomme *cœurs lymphatiques*, et dont les contractions contribuent puissamment au cours des liquides. Ajoutons encore que dans les reptiles et dans les poissons, les vaisseaux lymphatiques sont plus volumineux que dans les mammifères et les oiseaux. Les lymphatiques des reptiles et des poissons manquent en général de ganglions; les valvules y sont aussi bien moins nombreuses, et chez quelques-uns d'entre eux elles paraissent manquer complétement.

Les vaisseaux chylifères et les vaisseaux lymphatiques des oiseaux forment par leur réunion deux canaux thoraciques, lesquels s'ouvrent de chaque côté de la base du cou, dans les veines jugulaires. Dans les reptiles et dans les poissons, les vaisseaux chylifères et lymphatiques aboutissent dans le système veineux, par des communications multiples et plus ou moins nombreuses. Les communications les plus ordinaires et les plus volumineuses ont lieu dans les veines qui avoisinent le cœur.

Dans les grands mammifères, les vaisseaux chylifères se réunissent avec les vaisseaux lymphatiques en un canal thoracique unique, comme chez l'homme. Souvent, cependant, le canal thoracique est double, et la division subsiste jusqu'au moment de son embouchure dans le golfe des jugulaires; l'une des divisions se porte à gauche et l'autre à droite pour se réunir avec les lymphatiques du membre droit et du côté droit du cou et de la tête. D'autres fois, quoique double dans sa portion thoracique et au commencement de sa portion cervicale, les deux branches se réunissent au moment de s'aboucher dans le système veineux. Ces dispositions sont intéressantes à connaître pour le physiologiste qui veut en faire la ligature sur l'animal vivant. Dans les mammifères, les ganglions lymphatiques sont nombreux, et il est très-probable que chez eux, pas plus que chez l'homme, il n'y a en ces points de communication directe entre les vaisseaux lympathiques et les vaisseaux sanguins.

Invertébrés. — Les invertébrés n'ont ni vaisseaux chylifères, ni vaisseaux lymphatiques. Dans les invertébrés pourvus d'un système circulatoire complet, avec veines et artères distinctes, tels que les mollusques, par exemple, il est très-probable que les veines qui circulent le long des parois intestinales charrient le produit de la digestion du côté des organes respiratoires. Dans les arachnides, les crustacés, les insectes et les annélides, dont le système circulatoire est moins complet, le produit de la digestion traverse les tuniques de l'intestin, et se rend de là dans les canaux circulatoires.

Dans les rayonnés ou zoophytes, le produit liquide de la digestion, après avoir traversé les parois du tube digestif, ne rencontre point de véritables vaisseaux ; il se répand, en conséquence, de proche en proche, dans l'épaisseur des organes. Il n'y a point, chez ces animaux, de distinction à établir entre le sang et le produit absorbé de la digestion ; ou plutôt ce produit constitue le sang lui-même. Les produits de la digestion traversent donc les parois de la cavité digestive et pénètrent directement dans la trame des tissus. Les acalèphes, qui appartiennent à cet embranchement, et qui ont la forme de champignons, présentent une disposition assez remarquable. La cavité digestive offre une foule de prolongements qui constituent un lacis compliqué, dans toute l'épaisseur de l'ombelle. Les produits de la digestion s'échappent au travers des parois de ces diverticules intestinaux, et leur dispersion se trouve ainsi facilitée[1].

[1] Consultez particulièrement sur l'absorption : Magendie, *Mémoire sur le mécanisme de l'absorption*, dans le *Journal de physiologie*, t. I, 1821 ; — Westrumb, *Physiol. Untersuchung. über die Einsaugungskraft der Venen* (Puissance absorbante des veines); Hannover, 1825 ; — Dutrochet, *De l'Agent immédiat du mouvement vital*; et *Nouvelles Recherches sur l'endosmose et l'exosmose*, mém. publiés en 1826 et 1828 ; — Collard de Martigny, *Recherches expériment. et critiques pour servir à l'hist. de l'absorpt.*, dans *Nouvelle Biblioth. médic.*, 1827 ; — Panizza, *Dello Assorbimento venoso*; Milano, 1842 ; — Bruecke, *De Diffusione humorum per septa mortua et viva*, dans *Poggendorff's Annalen*, t. LVIII ; Leipzig, 1844 ; — Herbst, *Das Lymph-Gefäss-System und seine Verrichtung*; Gœttingen, 1844 ; — Matteucci, *Leçons sur les phénom. phys. des corps vivants*, trad. franç., 1847 ; le chap. Endosmose renferme des expériences faites en commun avec Cima ; — Jolly, *Équivalents endosmotiques*, dans *Zeitschrift für rationnelle Medicin*, t. VII, p. 83 ; 1848 ; — Liebig, *Recherches sur quelques-unes des causes du mouvement des liquides dans l'organisme animal*, dans *Ann. de chim. et de phys.*, t. XXV, 1849 ; — J. Béclard, *Recherches expérimentales sur les fonctions de la veine porte*, dans *Arch. de méd.*, 1848 ; — le même, *Recherches expériment. sur les condit. physiques de l'endosmose des liquides et des gaz*, dans *Comptes rendus de l'Acad. des sciences*, 1851 ; et dans *Gaz. des hôp.*, 1851 ; — H. Nasse, art. Chylus, dans *Handwörterbuch der Physiologie*, de R. Wa-

CHAPITRE III.

CIRCULATION.

§ 85.

Définition. — Division. — La circulation de l'homme et des mammifères consiste dans le mouvement incessant du sang dans l'intérieur d'un système de canaux ramifiés. Par ses contractions, le cœur chasse le sang dans les artères. Celles-ci le distribuent dans tous les organes, et il revient par les veines vers son point de départ, en vertu de son impulsion première, et en vertu des forces accessoires qui exercent leur action, soit sur l'ensemble du système, soit sur divers points du trajet circulatoire. Le sang, dirigé vers les organes par les artères, ne se répand point librement dans la trame des tissus, car les artères sont continues avec les veines, par l'intermédiaire du réseau capillaire. Les canaux dans lesquels se meut le sang constituent donc un système fermé. On désigne souvent la circulation sous le nom de *cercle* circulatoire, pour exprimer la *continuité* du système.

Le cercle circulatoire n'est ouvert qu'aux points où viennent s'aboucher dans son intérieur le canal thoracique et le grand vaisseau lymphatique droit, c'est-à-dire au niveau des veines sous-clavières gauches et droites. Mais comme le système lymphatique lui-même, ainsi que nous l'avons vu, commence à ses origines par un réseau *fermé*, il en résulte que l'ensemble de tous les vaisseaux du corps, en y comprenant les vaisseaux lymphatiques et sanguins, constitue un réservoir *continu* et *fermé*.

Il résulte de là que les globules du sang, que les globules du chyle et les globules de la lymphe, qui ne peuvent traverser les parois du système circulatoire, se forment, dans l'intérieur même des vaisseaux, aux dépens des liquides absorbés. D'une autre part, les globules, une fois formés, ne

gner, 1851 ; — Buchheim, *Beiträge zur Lehre von der Endosmose*, dans *Arch. für physiologische Heilkunde* de Vierordt, livraison de mai 1853 ; — de Becker, *Ueber das Verhalten des Zuckers beim tierischen Stoffwechsel* (Rôle du sucre dans les phénomènes de nutrition), dans *Zeitschrift für wissenschaftliche Zoologie* de MM. de Siebold et Kölliker, livraison de décembre 1853 ; — C. Bruecke, *Ueber die Aufnahme des Milchsaftes* (De l'Absorption du chyle), dans *Denkschriften der Wiener Akademie*, t. VI, 1854 ; — Moleschott et Marfels, *Der Uebergang kleiner fester Teilchen aus dem Darmkanal in den Milchsaft und das Blut* (De l'entrée des corps de petite dimension dans le chyle et dans le sang au travers du tube digestif), dans *Wien. med. Wochenschrift*, n° 52, 1854 ; — Moleschott, *Erneuter Beweis für das Eindringen von festen Körperchen*, etc. (Nouvelle preuve de l'absorption des particules solides, etc.), dans *Untersuchungen zür Naturlehre des Menschen*, t. II, 1857 ; — G. Hollander, *Quaestiones de corpusculorum solidorum e tractu intestinali in vasa sanguifera transitu*; Dissertation, Dorpat, 1856 ; — Donders, article Aufsaugung (Absorption), dans sa *Physiologie des Menschen*, 1856, page 313.

sortent plus des vaisseaux ; les parties liquides traversent seules les parois vasculaires.

La circulation dans les vaisseaux chylifères et les lymphatiques a été exposée dans le chapitre précédent. A un point de vue général, il est vrai que le système lymphatique ne fait qu'un avec le système sanguin ; mais les conditions du mouvement du sang ne sont pas les mêmes que celles du mouvement du chyle ou de la lymphe : il y a avantage à séparer leur étude.

Le cœur de l'homme, celui des mammifères et celui des oiseaux, est séparé en deux par une cloison complète, qui le partage en cœur gauche et en cœur droit ; il est, en quelque sorte, formé de deux cœurs adossés : l'un placé sur le trajet du sang veineux, l'autre placé sur le trajet du sang artériel. L'un reçoit et lance du sang veineux, l'autre reçoit et lance du sang artériel. En rapportant les mouvements du sang au cœur, on peut dire qu'il y a deux circulations, ou deux cercles circulatoires simultanés ; de là le nom d'*animaux à double circulation*, donné à l'homme et aux animaux supérieurs. De ces deux cercles, l'un commence au cœur gauche, traverse les organes, et revient au cœur droit ; l'autre commence au cœur droit, traverse les poumons, et revient au cœur gauche. Le premier cercle est plus étendu que le second ; on lui donne le nom de *grande circulation*, ou *circulation générale*. On donne au second le nom de *petite circulation*, ou *circulation pulmonaire*.

Les deux cercles de la circulation communiquent l'un avec l'autre, par l'intermédiaire du cœur. Le sang, pris en un point quelconque du système circulatoire, traverse dans une révolution complète, et pour revenir à son point de départ, une fois le poumon et une fois les organes généraux, tandis qu'il traverse deux fois le cœur.

Le sang que le cœur envoie dans les artères chemine du cœur vers la périphérie ; la direction du courant est centrifuge ; la direction du courant est centripète, au contraire, dans les veines. Le sang artériel diffère du sang veineux, non-seulement par la direction de son cours, mais encore par ses caractères physiques et chimiques ; ces caractères, liés aux phénomènes de respiration et de nutrition, seront examinés plus loin. Il nous suffit, pour le moment, de remarquer que le sang qui va du cœur aux organes par les artères est rouge *vermeil*, tandis que le sang qui revient des organes au cœur par les veines est rouge *brun*.

C'est dans le poumon que le sang brun est revivifié, et qu'il redevient vermeil. Aussi les artères qui portent le sang du cœur aux poumons sont remplies par le sang brun, tandis que les veines qui le ramènent du poumon au cœur contiennent du sang vermeil. Ainsi, dans la grande circulation, les artères contiennent le sang vermeil, et les veines le sang brun ; dans la petite circulation, les artères contiennent le sang brun, et les veines le sang vermeil.

La structure anatomique des vaisseaux est en rapport avec les fonctions mécaniques de la circulation, et nullement avec les phénomènes chimiques de la respiration. Les artères pulmonaires, quoique remplies de sang brun, ont la constitution des artères ou canaux centrifuges; les veines pulmonaires, quoique remplies de sang vermeil, ont la constitution des veines ou canaux centripètes.

Nous examinerons successivement les phénomènes de la circulation dans le cœur, dans les artères, dans les capillaires et dans les veines, et nous ajouterons quelques remarques sur les phénomènes généraux de la circulation.

ARTICLE I.

ACTION DU CŒUR. — CIRCULATION DANS LE CŒUR.

§ 86.

Systole et diastole. — Le cœur est un organe musculaire, ou une sorte de muscle creux, placé au centre de l'appareil circulatoire, qui, par ses contractions répétées, pousse à chaque instant le sang dans l'arbre artériel. Le cœur agit à la manière d'une pompe foulante, mais d'une pompe foulante dont le piston est remplacé par la contraction des parois. Les parois actives du cœur, revenant sur elles-mêmes de proche en proche, chassent devant elles le liquide qui les remplit, avec une perfection que nos appareils à parois rigides peuvent imiter par l'artifice d'un piston, mais qu'ils n'égalent point.

Lorsque le cœur, en se contractant, a chassé devant lui l'ondée liquide, dans un sens déterminé par son mode de contraction et par des soupapes ou valvules, il survient un intervalle de repos. Le cœur reprend ses dimensions premières par le relâchement de ses fibres musculaires.

Le moment de la contraction du cœur a reçu le nom de *systole*. Le moment de repos ou de relâchement a reçu celui de *diastole*. La systole, correspondant à la contraction musculaire, est un état actif. La diastole, au contraire, est un état tout à fait passif; elle correspond au repos de la fibre musculaire.

C'est à tort qu'on a comparé le cœur à une pompe à la fois *foulante* et *aspirante*. Il faudrait, pour que le cœur exerçât sur le sang veineux une action aspiratrice au moment où il reprend ses dimensions premières, c'est-à-dire au moment de la diastole, il faudrait, dis-je, qu'il y eût une tendance au vide dans les cavités du cœur. Cette tendance au vide, que le sang viendrait remplir en s'y précipitant, ne pourrait être déterminée que par une force *active* de dilatation. Lorsque l'air pénètre dans l'intérieur d'un soufflet par aspiration, il ne le fait qu'en vertu d'une dilatation active; et l'air ne pénètre pareillement dans la poitrine, au moment de l'inspiration, qu'en vertu de la dilatation *active* des parois thoraciques, déterminée par les muscles inspirateurs. Dans le cœur, nous ne voyons rien de semblable. Un muscle creux, qui, en se contractant, diminue sa cavité intérieure, ne peut pas en même temps augmenter cette cavité par ses contractions.

La respiration, il est vrai, nous le verrons plus loin, exerce une notable influence sur la circulation. La dilatation active de la poitrine détermine une tendance au vide non-seulement dans les poumons, mais dans tous les organes contenus dans la cage thoracique, et conséquemment dans les cavités du cœur. Mais cette aspiration, phénomène accessoire de la circulation, est tout à fait étrangère aux *mouvements musculaires* du cœur, et n'a rien de commun avec la systole et la diastole; elle agit dans les mouvements actifs de l'inspiration, c'est-à-dire 15 ou 18 fois par minute, et non pas dans les 70 ou 80 contractions du cœur, qui ont lieu pendant le même temps.

Chez l'homme et chez les animaux à double circulation, le cœur n'est pas seulement partagé en deux parties par une cloison verticale; chaque partie du cœur, droite et gauche, est encore divisée horizontalement en deux cavités qui communiquent l'une avec l'autre. La cavité supérieure ou oreillette communique largement avec la cavité inférieure ou ventricule, tant à gauche qu'à droite.

Lorsque le cœur se contracte, ses quatre cavités (deux oreillettes et deux ventricules) n'entrent pas simultanément en jeu. Les deux oreillettes se contractent ensemble; les deux ventricules se contractent ensemble après les oreillettes. De même, les deux oreillettes se dilatent ensemble; les deux ventricules se dilatent ensemble. La contraction du cœur est successive; elle a lieu des oreillettes vers les ventricules; aussi la systole auriculaire et la systole ventriculaire n'ont pas lieu en même temps. Pendant la systole des oreillettes, les ventricules sont à l'état de diastole, et pendant la systole des ventricules, les oreillettes sont en diastole.

Si on ouvre un animal vivant, il est facile de constater ces divers points. On observe, de plus, que les oreillettes et les ventricules se durcissent sous la main qui les touche, et se raccourcissent en tous sens, au moment de leur contraction. Comme la dilatation des oreillettes alterne avec la contraction des ventricules et réciproquement, il s'ensuit que le cœur n'est jamais contracté simultanément dans toutes ses parties. Le raccourcissement général de l'organe, au moment de la contraction des oreillettes, est assez limité. Son plus grand raccourcissement coïncide avec la contraction des ventricules, qui l'emportent par leurs dimensions sur les oreillettes.

Le raccourcissement des cavités du cœur porte sur tous les diamètres : la réduction de volume a lieu d'avant en arrière, d'un côté à l'autre, et de la pointe à la base. La réduction de volume se voit très-bien chez les grenouilles; on la voit moins bien chez les mammifères. Chez quelques animaux, le raccourcissement suivant la verticale est moins prononcé que le raccourcissement sur l'horizontale, ce qui a fait penser faussement à quelques observateurs que le cœur s'allonge pendant la systole ventriculaire. Sur le lapin, le raccourcissement vertical est des plus prononcés ; il est aisé de se convaincre qu'il coïncide avec la systole ventriculaire.

Lorsqu'on observe les contractions du cœur sur une grenouille, la demi-transparence des parois permet de distinguer le sang dans l'intérieur de ses cavités. Or, on remarque que la teinte rouge produite par le sang qui avait rempli le ventricule au moment de la diastole disparaît pendant la systole. Il est donc probable que la contraction du cœur pousse au dehors, sinon la totalité, tout au moins la presque totalité du sang qui le remplit. Il est vrai qu'au bout de peu de temps, cette teinte ne disparaît plus complétement, et qu'on aperçoit au centre des cavités du cœur un point rouge persistant à chaque contraction. Mais, pour examiner les contractions du cœur sur l'animal vivant, on est obligé d'ouvrir la poitrine, et de placer cet organe dans des conditions anormales qui, en mettant le cœur au contact de l'air, troublent plus ou moins promptement le rhythme normal des contractions. Le trouble porte surtout sur l'*énergie* des mouvements, laquelle diminue peu, ainsi qu'on le remarque. Il est permis de penser que, sur l'animal *sain*, les contractions ventriculaires chassent devant elles la totalité du liquide qu'elles contiennent.

§ 87.

Déplacements ou mouvements de totalité du cœur. — Lorsqu'on met la main sur la poitrine d'un homme ou d'un animal, dans la région du cœur, on sent un choc ou battement désigné sous le nom de *pulsation* du cœur. Lorsqu'on examine attentivement, sur une personne maigre, l'espace qui sépare la cinquième de la sixième côte, on aperçoit très-souvent à l'œil un soulèvement régulier de l'espace intercostal, qui n'est que l'indice de ce battement. Sur une personne atteinte de palpitations, ce soulèvement est encore plus prononcé.

A quoi est dû le choc ou battement du cœur contre les parois de la poitrine ? Évidemment il ne peut être produit que par un déplacement de la partie libre du cœur, alternativement projetée en avant et ramenée en arrière. La cavité pectorale, étant complétement remplie par les organes qu'elle renferme, ne permet pas au cœur, il est vrai, de se mouvoir, ainsi qu'on l'a dit quelquefois, à la manière d'un battant de cloche. Mais le cœur, couché sur les poumons qui représentent en quelque sorte deux coussins à air, peut éprouver des changements de forme et de position qu'explique la compressibilité du poumon.

La cause qui, en amenant le déplacement du cœur, détermine le choc a été très-diversement interprétée.

Et d'abord, à quel moment de la contraction du cœur correspond ce choc ? Les uns pensent que ce soulèvement correspond à la diastole des ventricules, et qu'il est déterminé, au moment de la systole auriculaire, par la projection du flot liquide dans les ventricules relâchés ; les autres pensent qu'il se produit pendant la systole ventriculaire, c'est-à-dire au moment de la contraction des ventricules.

La systole ventriculaire suit de si près la systole auriculaire, qu'il n'est pas aussi facile qu'on pourrait le croire de décider la question par expérience. Pour examiner le fait, il faut ouvrir la poitrine d'un animal du *côté droit*, diviser le péricarde, et observer attentivement les contractions du cœur, en appliquant en même temps la main sur les côtes précordiales conservées intactes. Mais les contractions du cœur perdent, par l'ouverture de la poitrine, la plus grande partie de leur énergie, et sa projection en avant est singulièrement amoindrie. Ajoutez à cela que l'ouverture de la poitrine nécessite l'établissement d'une respiration artificielle, ce qui complique encore l'observation. Nous avons répété plus d'une fois des expériences de ce genre, et nous pensons, avec Harvey, que la projection en avant de la partie libre du cœur est *simultanée* avec la contraction (systole) des ventricules [1].

Si le choc ou battement du cœur contre les parois de la poitrine est lié à la contraction des ventricules, il est naturel de penser que c'est cette contraction elle-même qui détermine le mouvement du cœur. La contraction ou systole ventriculaire projette, en effet, l'ondée sanguine dans les courbures de l'aorte et de l'artère pulmonaire, c'est-à-dire dans des canaux élastiques. Ceux-ci tendent à se redresser comme un ressort, et ce mouvement de redressement se manifeste à l'extrémité du ressort représentée par la partie libre du cœur. On a objecté à cette explication, qui a été donnée par Sénac, que, sur les autres points du trajet circulatoire, les courbures des artères ne se redressent point au moment de la poussée du sang, mais qu'elles ont, au contraire, de la tendance à s'exagérer. L'objection est très-juste pour des artères dont la courbure est comprise entre deux points *fixes*. Mais ici les conditions sont autres. Le cœur, appendu aux gros vaisseaux, est *libre* du côté de sa pointe. Le phénomène mécanique en vertu duquel le cœur est soulevé au moment où le sang s'engage dans les courbures aortiques est tout à fait analogue à celui qui se produit dans le petit appareil suivant. Supposons un tube de caoutchouc fixé horizontalement à l'extrémité inférieure d'un corps de pompe muni d'un piston. Si le tube de caoutchouc est d'une certaine longueur, son extrémité obéit à la pesanteur, elle s'incline par en bas, en se coudant. A l'aide du piston, faites sortir le liquide par le tube de caoutchouc,

[1] M. Groux, de Hambourg, qui a récemment parcouru une grande partie de l'Europe pour se soumettre à l'examen des physiologistes, offre une fissure congénitale du sternum, qui représente un sillon longitudinal, et qui, n'étant recouverte que par la peau, et ayant au moment de l'inspiration une largeur de 2 à 5 centimètres, offre à l'étude des battements du cœur une sorte d'expérience toute préparée. L'examen que nous avons fait de M. Groux nous a paru confirmer pleinement la doctrine Harveyenne de la circulation. Les oreillettes (en particulier l'oreillette droite) forment en effet, au travers des parties molles, une tumeur dont l'*affaissement maximum* coïncide avec le choc du cœur contre les parois pectorales, avec le pouls artériel et par conséquent avec la systole ventriculaire.

celui-ci tend à se redresser. Il efface sa courbure, se redresse et devient rectiligne, si la pression est suffisante. Dans le battement du cœur, les artères aorte et pulmonaire représentent notre tube de caoutchouc, et le cœur le corps de pompe. Il est vrai que c'est le cœur qui est libre, et non les artères, mais cela ne change rien au phénomène envisagé en lui-même (en mécanique, l'action et la réaction sont égales), et le mouvement se produit là où il peut se produire[1].

§ 88.

Mouvement de torsion du cœur autour de son axe longitudinal. — Lorsqu'on ouvre la poitrine d'un animal vivant, on remarque non-seulement que le cœur est projeté en avant à chaque systole ventriculaire, mais encore, et en même temps, que le cœur exécute un léger mouvement de torsion autour de son axe longitudinal. Ce mouvement de torsion devient de moins en moins visible, à mesure que les mouvements du cœur perdent de leur énergie. Pour le saisir dans toute son étendue, il faut l'examiner immédiatement après l'ouverture de la poitrine. Dans ces conditions, on constate que le ventricule gauche devient *plus visible* à chaque systole ventriculaire. Au moment de la contraction des ventricules, le cœur tourne donc légèrement sur son axe, de gauche à droite. Pendant la diastole ventriculaire, le cœur reprend sa position première; par conséquent, le mouvement de torsion s'exécute en sens contraire,

[1] MM. Fatou et Hiffelsheim ont dernièrement émis, relativement au battement du cœur, une doctrine déjà proposée il y a quelques années en Allemagne, et tout à fait inacceptable. M. Hiffelsheim a résumé cette théorie en une formule assez originale : *Le cœur bat parce qu'il recule.*

Chacun sait qu'au moment de l'explosion des armes à feu, la pression qui s'exerce dans la chambre de combustion de l'arme n'étant pas exactement équilibrée dans le sens du départ de la balle ou du boulet, le fusil ou le canon éprouvent un mouvement en sens opposé, dit mouvement de *recul*. Chacun sait que le petit instrument de physique appelé *tourniquet hydraulique* se dirige en sens opposé de l'écoulement du liquide, parce que la pression fait défaut aux orifices de sortie, tandis qu'elle s'exerce sur la portion de paroi opposée à l'orifice de sortie.

Au moment où la systole ventriculaire fait pénétrer le sang dans l'aorte et l'artère pulmonaire, le cœur doit être projeté, suivant les expérimentateurs dont nous parlons, en sens contraire de la direction des orifices aortiques, et la projection a lieu suivant une ligne oblique représentant la diagonale du parallélogramme des forces (les côtés inégaux de ce parallélogramme représenteraient la force du ventricule gauche et la force du ventricule droit, forces inégales, comme nous le verrons).

M. Hiffelsheim opère sur des poches de caoutchouc *distendues* de liquide et suspendues; la poche est repoussée en sens opposé de l'écoulement du liquide, aussitôt que l'orifice d'écoulement est ouvert. Le phénomène du tourniquet hydraulique se produit ici, ainsi qu'il était aisé de le prévoir.

Mais dans l'appareil circulatoire les choses ne se passent pas ainsi. L'orifice d'écoulement n'est jamais libre. Il existe dans le système artériel, et par conséquent dans l'aorte, une tension *permanente*, tension équivalente à une colonne de 15 centimètres de mercure (Voy. § 95). Cette tension existe *à tous les moments*, aussi bien pendant l'état de repos du cœur que pendant la contraction des ventricules. Lorsque cette contraction arrive et que le sang pressé par elle abaisse les valvules sygmoïdes et s'introduit dans l'aorte, la cavité du ventricule communique avec la cavité artérielle, et la pression statique est aussitôt la même dans les artères et dans le cœur.

Le mouvement de torsion du cœur sur son axe est simultané avec la projection du cœur en avant. Ce mouvement de torsion est dû à la contraction ventriculaire elle-même. Les fibres charnues du cœur, groupées autour des orifices auriculo-ventriculaires et aortiques, prennent, au moment de la contraction, leur point fixe sur les zones fibreuses qui garnissent, à la manière d'anneaux, ces ouvertures. Or, les plans charnus communs aux deux ventricules sont obliquement étendus sur les faces du cœur. Les antérieurs partent des anneaux auriculo-ventriculaires et aortiques et descendent de droite à gauche : les postérieurs partent des mêmes points et descendent de gauche à droite. Tous ces plans, en prenant leur point fixe aux anneaux auriculo-ventriculaires et aortiques, agissent de concert, au moment de la contraction, pour faire tourner le cœur de gauche à droite.

La torsion du cœur ne s'étend pas à la totalité du cœur : les oreillettes n'y prennent point part. La torsion commence à la base des ventricules, où elle est sensiblement nulle, et c'est à la pointe qu'elle est le plus prononcée.

La torsion du cœur est accompagnée d'un léger redressement de la pointe du cœur en avant. Ce redressement de la pointe, qui reconnaît la même cause que la torsion, c'est-à-dire la contraction propre des ventricules, ne doit pas être confondu avec la projection en avant de la masse du cœur contre les parois de la poitrine. La projection d'où résulte le *battement* du cœur tient à une autre cause, que nous avons précédemment développée. Dans le *battement* du cœur, ce n'est pas seulement la pointe du cœur qui frappe les parois thoraciques, mais c'est le tiers inférieur de la face antérieure du cœur, ainsi qu'on peut le constater sur l'animal vivant. Le redressement de la pointe du cœur, dont il est ici question, est très-circonscrit ; il persiste quelque temps (comme, d'ailleurs, les contractions du cœur elles-mêmes) sur un cœur arraché de la poitrine d'un animal et placé à plat sur une table.

§ 89.

Rhythme des contractions du cœur, ou durée de la diastole et de la systole des oreillettes et des ventricules. — Le sang qui arrive au cœur est lancé dans les artères par la contraction successive des oreillettes et celle des ventricules. La diastole et la systole ventriculaire alternent avec la diastole et la systole auriculaire. Lorsqu'on examine l'animal vivant, on voit que la contraction des ventricules suit immédiatement la contraction des oreillettes. La contraction des ventricules, au contraire, n'est pas immédiatement suivie par celle des oreillettes. Il y a un intervalle pendant lequel les oreillettes, qui ont déjà commencé à s'emplir pendant la systole des ventricules, continuent à se remplir avant de chasser le sang dans les ventricules. Pendant le moment qui sépare la contraction des oreillettes de celle des ventricules, les oreillettes sont évidemment dans l'état de diastole; mais les ventricules ont cessé de chasser le sang dans l'arbre artériel : ils se trouvent également à l'état de diastole. Il y a un *repos complet* de l'organe.

Pendant ce moment de repos du cœur, le sang, qui afflue dans l'oreillette en vertu de la circulation veineuse, pénètre aussi en petite quantité dans le ventricule diastolique. Quand l'oreillette est remplie de sang, elle se contracte, et le flot liquide qu'elle chasse dans le ventricule distend celui-ci, car ce flot est poussé par une contraction musculaire. La diastole ventriculaire se trouve, en vertu de la force active des oreillettes, poussée à ses dernières limites. Alors survient immédiatement la contraction ventriculaire, et ainsi de suite.

Une contraction complète du cœur comprend la durée pendant laquelle chaque section du cœur (section auriculaire et section ventriculaire) a été une fois à l'état de systole et une fois à l'état de diastole. La durée d'une contraction complète du cœur peut être estimée par les battements du cœur contre les parois thoraciques, ces battements se reproduisant régulièrement à chaque systole ventriculaire.

Maintenant, supposons qu'une contraction complète du cœur ait une durée représentée par le chiffre 3, l'observation montre que la contraction des oreillettes peut être, à peu de chose près, évaluée à 1, la contraction des ventricules à 1, et l'intervalle pareillement à 1. Dans un moment, l'oreillette est en systole, le ventricule est en diastole. Dans un autre moment l'oreillette est en diastole, le ventricule en systole. Dans un autre moment enfin, représenté par un intervalle de repos, le ventricule est en diastole, ainsi que l'oreillette.

§ 90.

Marche du sang dans les cavités du cœur. — Le cœur, placé au centre du système fermé de la circulation, communiquant d'une part avec les artères, et d'autre part avec les veines, aurait, en se contractant, une tendance à peu près égale à chasser le sang, aussi bien du côté des veines que du côté des artères, s'il n'y avait dans l'intérieur du cœur un appareil valvulaire. Cet appareil valvulaire, ou système de soupapes membraneuses, *détermine la direction du courant*.

L'appareil valvulaire est aussi complet que possible pour les ventricules. La valvule tricuspide intercepte, en effet, à un certain moment, toute communication entre le ventricule droit et l'oreillette droite; et la valvule mitrale joue exactement le même rôle dans le cœur gauche. Les valvules sygmoïdes, placées aux orifices artériels des deux ventricules, peuvent aussi, dans un autre moment, interrompre la continuité des ventricules avec l'aorte et l'artère pulmonaire.

L'appareil valvulaire des oreillettes est moins complet. Leur communication avec les ventricules peut être suspendue par les valvules auriculo-ventriculaires (valvules tricuspide et mitrale); mais l'orifice de veines dans les oreillettes n'est point pourvu de valvules analogues à celles des orifices artériels des ventricules. La valvule d'Eustache et la valvule coronaire ne ferment qu'incomplétement les veines caves et coronaires, et les veines pulmonaires sont dépourvues de valvules. Mais, en analysant la marche du sang dans le cœur, il est facile de se convaincre que les soupapes complètes dont sont pourvus les ventricules *suffisent* à déterminer la direction du courant. C'est ce que les développements dans lesquels nous allons entrer feront aisément comprendre.

Le sang afflue dans l'intérieur de l'oreillette droite par la voie des veines caves supérieure et inférieure, et par la voie des veines coronaires. Il afflue dans l'oreillette gauche par la voie des veines pulmonaires. (Voy. fig. 31.) Cet afflux a lieu en vertu des lois qui président au cours du sang dans l'arbre veineux. (Voy. § 104.) L'afflux du sang dans les oreillettes commence aussitôt après que leur contraction a cessé : il commence, par conséquent, au moment de la systole ventriculaire; il continue encore après la systole ventriculaire et pendant l'intervalle de repos du cœur. Lorsque les oreillettes sont remplies par le sang, les parois de ces cavités réagissant, la systole auriculaire survient; le sang, pressé par l'oreillette contractée, tend à s'échapper par les diverses ouvertures qu'elle présente. Du côté des orifices auriculo-ventriculaires, le sang ne trouve point d'obstacle : il abaisse vers les parois ventriculaires les valvules auriculo-ventriculaires, et s'introduit librement dans les ventricules, en ce moment à l'état de repos. Le sang trouve, au contraire, des obstacles de plusieurs sortes, qui empêchent son reflux par les orifices veineux des oreillettes : en premier lieu, le mode de contraction de l'oreillette elle-même. La contraction de l'oreillette, en effet, n'est pas uniforme et ne s'opère pas en même temps dans toute la masse. Elle est en quelque sorte successive, péristaltique ou vermiculaire. Elle s'opère d'abord du côté des orifices veineux, et se propage dans la direction de l'orifice auriculo-ventriculaire : de telle sorte qu'elle chasse devant elle le sang, à peu près de la même manière que le bol alimentaire est poussé dans l'intestin. Ajoutons que les fibres musculaires des parois de l'oreillette qui entourent les orifices veineux tendent, au moment de la contraction, à diminuer et à obturer ces orifices. En second lieu (à sup-

Fig. 31.

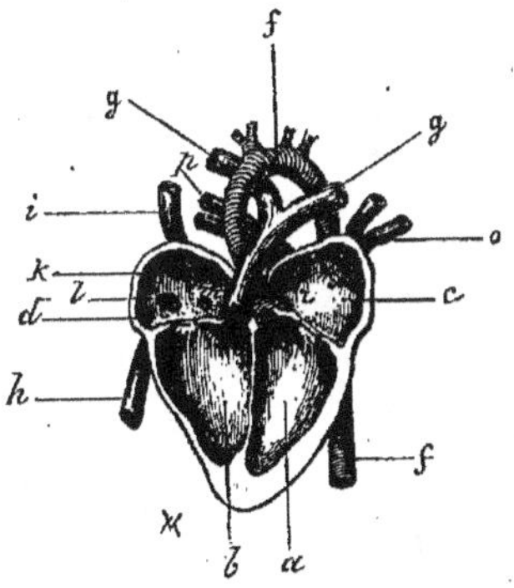

COEUR (la paroi antérieure est enlevée).

a, ventricule gauche.
b, ventricule droit.
c, oreillette gauche.
d, oreillette droite.
f, artère aorte.
gg, artère pulmonaire.
h, veine cave inférieure.
i, veine cave supérieure.
k, orifice de la veine cave supérieure.
l, orifice de la veine cave inférieure.
m, orifice de la veine coronaire.
o, veines pulmon. gauches.
p, veines pulmon. droites.
r, orifices des veines pulmonaires droites.
s, orifices des veines pulmonaires gauches.

poser que le mode de contraction de l'oreillette ne suffise pas à empêcher le retour du sang dans les veines), comme la colonne sanguine que les veines amènent incessamment aux oreillettes est animée d'une certaine quantité de mouvement, le flot sanguin qui tendrait à s'engager, par voie de retour, dans les orifices veineux, au moment de la contraction de l'oreillette, rencontre un flot contraire qui lui fait résistance.

Aussitôt que le sang chassé par la contraction des oreillettes a distendu les ventricules, survient la systole ventriculaire. Le sang pressé par la contraction des ventricules tend à s'échapper par les ouvertures de la cavité. Ces ouvertures sont au nombre de deux dans chaque ventricule: l'orifice auriculo-ventriculaire et l'orifice artériel. La valvule tricuspide et la valvule mitrale se redressent sous la pression sanguine et interceptent toute communication avec les oreillettes. Les valvules sygmoïdes placées aux orifices de l'artère aorte et de l'artère pulmonaire, au contraire, s'appliquent contre les parois artérielles et livrent passage à l'ondée sanguine.

Au moment où le sang pénètre, sous l'influence de la contraction auriculaire, dans les ventricules à l'état de repos, comment se fait-il que ce flot sanguin ne s'engage pas, *du même coup*, dans les orifices artériels des ventricules? Le voici. En ce moment (diastole ventriculaire), les valvules sygmoïdes closent complétement les orifices artériels des ventricules. La colonne de sang, chassée dans les artères par la systole ventriculaire *précédente*, avait *distendu* l'arbre artériel. Celui-ci, en vertu de son élasticité, est revenu sur lui-même aussitôt que l'effort qui avait fait pénétrer le sang dans son intérieur a cessé. Le sang, pressé dans l'arbre artériel par l'élasticité des parois artérielles, a repoussé les valvules sygmoïdes, et intercepté toute communication entre les ventricules et les artères aorte et pulmonaire.

Au moment où survient la systole ventriculaire, celle-ci doit, par conséquent, vaincre la résistance des valvules sygmoïdes qui supportent la colonne sanguine artérielle. La résistance de la colonne sanguine est vaincue facilement par la contraction ventriculaire. La force avec laquelle se contractent les ventricules l'emporte sur l'élasticité artérielle, et cette élasticité se manifestera tout à l'heure par un mouvement de retrait des parois artérielles, proportionné à la distension des artères déterminée par la contraction ventriculaire elle-même.

La contraction des ventricules chasse donc le sang dans les artères. Le mode vermiculaire ou successif de la contraction est moins marqué dans les ventricules que dans les oreillettes : il y est aussi moins nécessaire. Cependant, en observant le cœur avec attention, on peut remarquer que la contraction se fait de la pointe vers la base, c'est-à-dire du cul-de-sac du cœur vers ses orifices, de manière qu'il tend à se débarrasser aussi complétement que possible du liquide qu'il renferme.

Au moment de la contraction ventriculaire, le sang trouve, avons-nous dit, dans les valvules auriculo-ventriculaires, un obstacle à son retour dans les oreillettes. L'obstacle opposé par ces valvules est efficace, grâce à la disposition de ces valvules. Ces voiles membraneux, fixés au pourtour des orifices auriculo-ventriculaires, ne sont pas flottants, car, s'ils avaient pu être renversés tantôt par en bas et tantôt par en haut par la poussée du liquide, ils eussent été inutiles. Leurs bords sont fixés par en bas aux parois des ventricules par des cordages musculo-fibreux. De cette manière, ils ne peuvent se renverser par en haut, au moment de la contraction ventriculaire. De plus, ces attaches ne leur permettent pas non plus d'obturer l'orifice auriculo-ventriculaire, en se redressant *horizontalement* sous la poussée liquide des ventricules. Au moment de la contraction des ventricules, les valvules auriculo-ventriculaires conservent la forme d'un entonnoir membraneux, dont le sommet, dirigé par en bas, se trouve fermé par la tension du liquide. De cette manière, le liquide des ventricules n'est pas refoulé dans les oreillettes. Si les valvules se redressaient horizontalement, on conçoit que toute la colonne sanguine mesurée par la longueur de ces valvules serait, à chaque systole ventriculaire, repoussée dans l'oreillette, et viendrait porter obstacle à la circulation, en la ralentissant. S'il y a, à chaque contraction du ventricule, une portion du sang renvoyée dans l'oreillette, au moment du rapprochement des parties libres des valvules auriculo-ventriculaires, cette quantité doit être très-petite.

Lorsque l'orifice auriculo-ventriculaire n'est pas régulièrement obturé, à chaque contraction ventriculaire, par le jeu des valvules auriculo-ventriculaires (cela a lieu dans un certain nombre de cas pathologiques), une certaine quantité de sang est refoulée dans les oreillettes. Ce reflux est encore augmenté quand un obstacle quelconque empêche le sang de passer par les artères pulmonaires. La puissance de la contraction ventriculaire est assez énergique pour vaincre la résistance de la colonne sanguine, qui arrive pendant ce temps dans les oreillettes; elle arrête, par conséquent, pour un instant, le cours du sang dans les veines voisines du cœur. Les veines étant dilatables augmentent momentanément de diamètre. De là, le pouls dit *veineux*, lequel s'observe quelquefois sur les veines du cou, au moment de la systole ventriculaire; il indique ordinairement qu'il y a un obstacle quelconque au cours du sang dans les poumons. Le pouls veineux ne s'étend pas loin. Les parois des veines sont très-dilatables (Voy. § 102); il s'ensuit qu'il n'y a que la partie du système veineux la plus voisine du cœur qui se trouve modifiée en ce moment.

La systole ventriculaire, en faisant pénétrer le sang dans les artères, soulève les valvules sygmoïdes, pousse devant elle la colonne liquide contenue dans le calibre artériel, et distend les parois élastiques de ce système. Aussitôt que la systole ventriculaire a cessé, le système artériel revient sur lui-même; le sang contenu dans son intérieur abaisse les valvules sygmoïdes; la communication entre les artères et les ventricules se trouve de nouveau interrompue. Il n'y a communication entre les ventricules et les artères qu'au moment de la systole ventriculaire; c'est-à-dire au moment seulement où, pour faire pénétrer l'ondée sanguine dans le système des artères, la contraction des ventricules surmonte la tension permanente exercée par la colonne sanguine artérielle sur les valvules sygmoïdes.

Les valvules sygmoïdes opposent donc un obstacle au retour du sang des artères dans le cœur, à tous les moments de la circulation, moins le moment de la systole ventriculaire. Les valvules sygmoïdes ne sont pas non plus des membranes flottantes, mais de véritables goussets demi-circulaires, dont l'ouverture regarde du côté des vaisseaux artériels. Ces goussets, au nombre de trois, tiennent appliquées les unes contre les autres les parties voisines de leur bord libre, en vertu de la tension permanente de la colonne sanguine artérielle. Nous avons insisté ailleurs sur ce mécanisme (Voy. § 80). La partie moyenne du bord libre de chaque valvule sygmoïde est pourvue d'un petit renflement (globules d'Arentius), qui a sans doute pour effet de rendre l'occlusion plus parfaite. Ces renflements, du reste, ne paraissent pas nécessaires à cette occlusion, car ils manquent chez beaucoup d'animaux à double circulation.

§ 91.

Force de contraction du cœur. — Nous verrons plus loin que la force musculaire est relative au nombre des fibres musculaires, chacune d'elles ayant sa force propre, qui est une partie de la force totale.

Le cœur est composé par des plans charnus épais : c'est un muscle puissant. Il suffit de saisir entre ses mains les ventricules d'un animal dont on vient d'ouvrir la poitrine pour constater, par la rigidité et la dureté des parois, au moment de la systole, qu'ils exercent sur le sang une pression énergique; on peut aussi introduire le doigt dans l'intérieur des ventricules, et on sent en ce moment une compression assez vive. On peut encore placer des poids sur la partie moyenne du cœur d'un animal vivant, et remarquer qu'à chaque systole ventriculaire la fibre musculaire, en se raccourcissant et en se tuméfiant, les soulève.

On peut évaluer la force comparée des muscles, en établissant un rapport entre le nombre de leurs fibres élémentaires; mais comme ces faisceaux sont des objets microscopiques, le *poids* des muscles est, de toutes les qualités accessibles à nos sens et à nos moyens de mensuration, celle qui nous permet le mieux d'arriver à une appréciation approximative de la force dont ils sont doués. Or, en comparant le poids du cœur droit et gauche, on constate qu'en moyenne le cœur gauche est au cœur droit comme 2 est à 1. Cette proportion est sensiblement la même chez l'homme, chez le cheval, le mouton, le chien, le chat, le lapin, le cochon. La différence de poids porte surtout sur les ventricules. Cette différence de poids indique une différence d'énergie dans la contraction des cœurs droit et gauche. Elle est en rapport avec l'étendue des deux cercles circulatoires. La force de contraction du cœur droit est moitié moindre que celle du cœur gauche; le cœur gauche, en effet, préside à la grande circulation, et le cœur droit à la petite.

Quant à la force de contraction du cœur, considérée en elle-même, nous ne pouvons l'apprécier que par ses résultats. Nous verrons plus loin qu'elle détermine dans l'arbre artériel une tension qu'on peut mesurer. L'ondée liquide, chassée par la contraction ventriculaire du cœur gauche, fait équilibre à une colonne mercurielle de 15 centimètres environ. L'ondée chassée par la contraction ventriculaire droite fait équilibre à une colonne beaucoup moindre.

§ 92.

Bruits du cœur. — Lorsqu'on applique l'oreille sur la poitrine de l'homme, dans la région précordiale, on entend deux bruits qui se succèdent presque sans intervalle; puis survient un intervalle ou un moment de silence; puis, de nouveau, les deux bruits, et ainsi de suite.

Le premier bruit est sourd, profond; le second bruit est plus clair, il dure un peu moins longtemps que le premier. Ces deux bruits s'entendent surtout dans la région précordiale; mais on peut les entendre encore dans les autres points de la poitrine, surtout pendant l'inspiration. Ils perdent de leur intensité à mesure qu'on s'éloigne du cœur.

Ces deux bruits n'ont pas leur *maximum* d'intensité aux mêmes points. Le premier bruit a son maximum d'intensité vers le cinquième espace intercostal, un peu au-dessous et en dehors du mamelon. Le second bruit a son maximum d'intensité dans le troisième espace intercostal, près le bord gauche du sternum. Le maximum d'intensité du premier bruit est donc situé plus bas que le maximum d'intensité du second.

Le premier bruit du cœur coïncide avec le pouls, c'est-à-dire avec la *dilatation* artérielle, c'est-à-dire, par conséquent (Voy. §§ 90 et 94), avec la systole ventriculaire. Si on ouvre un animal vivant, dont on entretient artificiellement la respiration, on s'assure directement que le premier bruit du cœur est simultané avec la systole ventriculaire, et qu'il dure autant que cette contraction.

Le second bruit du cœur suit immédiatement le premier bruit; il suit, par conséquent, immédiatement la systole ventriculaire. Mais comme à la systole ventriculaire succède, ainsi que nous l'avons vu (§§ 86 et 89), un repos du cœur, le second bruit coïncide, par conséquent, avec ce moment de repos[1].

Le rhythme des bruits du cœur peut être assimilé, avec assez de vérité, à une mesure à trois temps. Le premier bruit correspondrait au premier temps; le second bruit, au second temps; le troisième temps serait remplacé par un silence. Il est vrai que chacun de ces temps n'est pas rigoureusement égal dans la mesure. Ainsi, le premier temps est sensiblement

[1] Dans ce moment de repos, l'oreillette se remplit. L'oreillette et le ventricule sont à l'état de relâchement ou de diastole.

plus long que le second, et le second étant très-court, le silence se trouve un peu augmenté. Mais ces réserves faites, il n'en est pas moins vrai que cette image d'une mesure à trois temps, proposée par M. Beau, laisse dans l'esprit une notion suffisamment exacte du phénomène.

Nous avons pareillement comparé plus haut le rhythme des contractions du cœur à une mesure à trois temps (Voy. § 89). De ces temps, l'un correspond à la systole des oreillettes, l'autre à la systole des ventricules, un autre au repos du cœur. Si nous établissons un parallèle entre le moment des *contractions* du cœur et des *bruits* du cœur, nous trouvons que le premier bruit correspond au temps de la systole des ventricules; le second bruit au temps de *repos* du cœur; et le moment de silence à la systole des oreillettes.

Des deux bruits du cœur, il en est un (le second) qui se passe au moment de repos du cœur. En outre, le *silence* du cœur a lieu au moment de la contraction des oreillettes. Il est donc naturel de penser que les *bruits* ne sont pas déterminés par les *contractions* du cœur, et qu'il faut en chercher ailleurs la signification.

Il est vrai que le premier bruit a lieu au moment de la systole ventriculaire, et qu'en ce moment les fibres musculaires du ventricule sont en contraction. Mais la contraction musculaire peut-elle déterminer un semblable bruit? Non. Il est vrai que l'oreille, appliquée sur un muscle qui se contracte, perçoit un frémissement fibrillaire. Mais les muscles les plus considérables, lorsqu'ils se contractent, ne donnent à l'oreille qu'un murmure oscillatoire à peine perceptible, qui n'a aucun rapport avec le timbre sourd et énergique du premier bruit du cœur.

On a aussi voulu faire intervenir le frottement du sang contre les parois du ventricule, pour expliquer le premier bruit du cœur. Mais cette explication suppose que le premier bruit a lieu au moment où le sang arrive dans le ventricule, c'est-à-dire au moment de la diastole ventriculaire, ce qui n'est pas.

Au moment de la systole ventriculaire, le cœur est projeté en avant contre les parois de la poitrine (Voy. § 87). Est-ce cette projection ou le choc du cœur contre les parois pectorales qui détermine le premier bruit? Beaucoup l'ont soutenu. Mais le stéthoscope, appliqué sur le cœur d'un animal dont on a ouvert la poitrine et enlevé les côtes, donne encore manifestement les deux bruits. Le battement du cœur contre la poitrine n'est donc pas non plus la cause essentielle du premier bruit du cœur. Comme le choc du cœur est simultané avec le premier bruit, il est probable cependant qu'il contribue à le renforcer, surtout quand le cœur bat avec force.

La doctrine des bruits du cœur qui nous paraît avoir pour elle les probabilités les plus grandes, est celle qui consiste à en placer le point de départ dans le jeu des valvules. Cette doctrine, émise pour la première fois par M. Rouannet, et parfaitement développée par lui, a aujourd'hui conquis l'assentiment de la plupart des physiologistes.

L'expérience prouve que dans les veines liquides en mouvement, alors même qu'elles circulent dans des canaux à parois rigides, les frottements ne donnent naissance qu'à de faibles bruits de souffle, tandis que, au contraire, des bruits énergiques et éclatants se manifestent aussitôt que des obstacles viennent se tendre brusquement en travers.

Toutes les machines dans lesquelles le cours des liquides est réglé par des soupapes ou des clapets donnent à l'oreille appliquée sur elles la sensation de bruits qui ont avec ceux du cœur une frappante analogie.

M. Valentin a fait, à ce sujet, une expérience bien simple, et facile à répéter. Il prend une anse d'intestin, la remplit d'eau, et applique une ligature à chaque extrémité. Il a soin d'appliquer ces ligatures sous l'eau, de manière à ce que l'intestin ne soit rempli que d'une quantité médiocre de liquide, tout en ne contenant pas d'air. Puis il tire au dehors cette anse d'intestin ainsi liée, la pose sur une table, applique l'oreille par l'intermédiaire d'un stéthoscope, tandis qu'un aide, qui tient une extrémité de cette anse entre ses doigts, refoule rapidement le liquide d'une extrémité vers l'autre. On entend alors très-nettement un bruit qui a la plus grande analogie avec le premier bruit du cœur. L'extrémité contre laquelle vient frapper le liquide peut être assimilée à un plan valvulaire.

Les bruits du cœur sont donc très-vraisemblablement déterminés par le choc du sang contre les valvules. Le premier bruit, coïncidant avec la systole ventriculaire, a lieu au moment où la tension subite des valvules auriculo-ventriculaires est déterminée par l'ondée sanguine, qui tend à s'échapper par l'orifice auriculo-ventriculaire. Le second bruit, qui a lieu immédiatement après le premier, et pendant le moment de repos du cœur, coïncide parfaitement avec le moment où les valvules sygmoïdes, un instant appliquées contre les parois artérielles, pour laisser passer l'ondée chassée par la contraction du ventricule, reviennent fermer l'orifice artériel, sous la pression en retour de la colonne sanguine. Le premier bruit est sourd, parce que les valvules auriculo-ventriculaires sont fixées à des anneaux profonds, entourés de toutes parts de parois charnues, épaisses; le second bruit est plus clair, parce que les valvules sygmoïdes sont fixées aux tuniques artérielles, c'est-à-dire à des parois membraneuses libres. Le maximum du premier bruit s'entend plus bas que le second, et plus en dehors, parce que les valvules tricuspides et mitrales se prolongent dans la direction de l'axe du cœur, et, par en bas, en entonnoir, dans l'intérieur même des ventricules. Le maximum du second bruit s'entend plus haut et plus en dedans, c'est-à-dire au point où correspond précisément l'insertion dans les artères aorte et pulmonaire des valvules sygmoïdes.

Il est difficile d'instituer des expériences pour démontrer directement que le premier bruit est causé par le redressement des valvules auriculo-ventriculaires. Il faut, pour cela, faire subir au cœur de l'animal des mutilations qui troublent le phénomène, et ne permettent guère d'en tirer des résultats concluants.

Mais les difficultés ne sont pas les mêmes pour le second bruit. On peut suspendre à volonté ce bruit sur l'animal vivant; on peut aussi le reproduire sur le cadavre, sans diviser le cœur. M. Hope met à nu le cœur d'un animal : il comprime, dans un point voisin de leur origine, les artères aorte et pulmonaire, et le second bruit du cœur disparaît avec le jeu des valvules sygmoïdes. Le second bruit du cœur disparaît également quand, à l'aide de petites érignes métalliques, on fixe les valvules sygmoïdes contre les parois artérielles : il reparaît quand on détruit ces adhérences artificielles. D'un autre côté, si l'on injecte un liquide dans l'aorte thoracique d'un cadavre, en dirigeant le jet du liquide vers le cœur, on entend, au moment de la poussée, un bruit qui rappelle tout à fait le second bruit du cœur. Dans cette expérience, on imite le choc en retour de l'ondée artérielle, et on ferme ainsi brusquement l'orifice aortique du cœur par le rapprochement instantané des valvules sygmoïdes.

Bruits anormaux. — Dans l'état normal, on n'entend que les deux bruits dont nous avons parlé. Dans l'état pathologique, ces bruits sont quelquefois altérés dans leur timbre, et il vient souvent s'y joindre des bruits accessoires.

Lorsque le péricarde est rempli par un épanchement, les bruits du cœur sont moins distincts, ils paraissent plus éloignés; on les entend encore cependant avec leurs caractères différentiels. Dans le cas dont nous parlons, le liquide qui distend le péricarde ne permet plus au cœur de se mouvoir librement dans la séreuse à chaque contraction ventriculaire, comme il le fait dans l'état normal. Cependant, comme le premier bruit du cœur persiste aussi bien que le second, c'est encore une nouvelle preuve que ce bruit n'est pas déterminé par la projection du cœur contre la cage pectorale.

Lorsque l'exsudation plastique s'est transformée en concrétions fibrineuses sur les parois de la séreuse péricardique, et qu'en même temps l'épanchement est médiocre, ou qu'il a disparu, on entend souvent alors au moment de la contraction ventriculaire, un bruit anormal causé par le frottement du cœur contre la surface rugueuse du péricarde. C'est à ce bruit de frottement qu'on a souvent donné le nom de bruit de râpe, bruit de cuir neuf, etc. Ce bruit, on le conçoit, varie de timbre et d'énergie.

Les bruits anormaux dont le siége est dans le cœur lui-même sont déterminés par des lésions qui altèrent le jeu normal des valvules. Dans l'état physiologique, les deux valvules auriculo-ventriculaires interceptent au même moment la communication entre les ventricules et les oreillettes: le jeu simultané de ces deux valvules ne produit qu'un seul son, d'où résulte le premier bruit du cœur. De même l'abaissement des valvules sygmoïdes de l'artère aorte est simultané avec celui des valvules sygmoïdes de l'artère pulmonaire, et le jeu de ces valvules ne produit qu'un seul son, d'où résulte le second bruit du cœur. Supposons maintenant que, par une cause quelconque (incrustations calcaires, adhérences anormales, destruction plus ou moins étendue, etc.), l'une des valvules auriculo-ventriculaires ne ferme plus complétement la communication du ventricule avec l'oreillette au moment où le ventricule se contracte, tandis que l'autre valvule auriculo-ventriculaire remplit complétement sa fonction; il en résultera qu'on entendra, en même temps que le bruit normal, un autre bruit beaucoup plus faible. Ce bruit particulier est déterminé par le passage du sang au travers de l'ouverture anormale. C'est là le phénomène généralement désigné sous le nom de *bruit de souffle au premier temps*. Il faut remarquer que le bruit anormal qui se produit simultanément avec le premier bruit du cœur se prolonge un peu plus que le bruit normal, et relie immédiatement le premier bruit du cœur au second bruit. Le bruit normal, en effet, est déterminé par un choc à peu près instantané de la colonne sanguine contre les valvules, tandis qu'il faut un certain temps à l'ondée sanguine pour traverser en retour l'orifice auriculo-ventriculaire incomplétement fermé. Le siége du bruit anormal dont nous parlons peut être déterminé à l'aide du stéthoscope, en recherchant le lieu précis de son maximum d'intensité; on peut ainsi déterminer si la lésion valvulaire intéresse le cœur droit ou le cœur gauche.

Si les deux valvules auriculo-ventriculaires remplissent incomplétement leurs fonctions, le premier bruit du cœur se trouve modifié; les bruits de souffle qui se manifestent simultanément peuvent varier de timbre, comme l'étendue de l'altération elle même, et rendre l'observation assez compliquée.

Lorsque c'est le jeu des valvules sygmoïdes de l'artère aorte ou de l'artère pulmonaire qui est entravé, le bruit anormal est déterminé par le retour dans le ventricule d'une partie du sang engagé dans l'artère. Le bruit anormal s'entend alors simultanément avec le second bruit du cœur. Il constitue le *bruit de souffle au second temps*. De plus, ce bruit de souffle se prolonge aussi plus longtemps que le bruit normal et par les raisons indiquées précédemment. On l'entend d'autant mieux qu'au second bruit du cœur succède l'intervalle de silence. Lorsque la lésion valvulaire porte à la fois sur les valvules sygmoïdes de l'artère aorte et sur celles de l'artère pulmonaire, on n'entend presque plus le bruit normal produit par le rapprochement incomplet des goussets sygmoïdes. Le bruit de souffle domine et masque en grande partie le second bruit du cœur.

ARTICLE II.

CIRCULATION ARTÉRIELLE.

§ 93.

Principale cause du mouvement du sang dans les artères. — La principale cause en vertu de laquelle le sang circule dans le système artériel, c'est la contraction intermittente des ventricules. A chaque systole ventriculaire, en effet, une nouvelle colonne de sang est introduite par compression dans le système artériel. Lorsqu'on ouvre une artère sur l'animal vivant, il est facile de constater que le jet artériel augmente d'élévation à chaque systole ventriculaire ; mais on remarque aussi que, même dans l'intervalle de la systole des ventricules, le sang qui s'échappe de l'artère ne coule pas en nappe. Il est alors même projeté au dehors avec une certaine force, parce qu'il est soumis, dans l'intérieur des artères, à une tension permanente. Cette tension permanente est subordonnée à l'élasticité des artères, et déterminée par les contractions du cœur (Voy. § 95).

Lorsque la systole ventriculaire a lieu, l'ondée sanguine introduite violemment dans les artères distend celles-ci, et quand la systole a cessé, les artères distendues reviennent sur elles-mêmes, en vertu de leur élasticité. Ce mouvement de retour des artères comprime le sang contenu dans leur intérieur et tend à le chasser suivant l'axe du vaisseau. Du côté du cœur, les valvules sygmoïdes s'opposent au mouvement rétrograde du sang : celui-ci fuit donc dans la direction centrifuge.

§ 94.

Élasticité des artères. — L'élasticité des artères joue un rôle très-important dans la circulation du sang. Elle a été comparée, avec beaucoup de justesse, par M. C.-H. Weber, à la chambre à air d'une pompe à incendie. Chaque coup de piston introduit dans cette chambre une certaine quantité de liquide, et l'air comprimé chasse le liquide en vertu de son ressort dans le tube de distribution. De même que l'air comprimé de la pompe à incendie, l'élasticité des artères agit surtout comme régulateur de la circulation. L'élasticité n'ajoute absolument rien à la force en vertu de laquelle le sang circule dans l'arbre artériel ; cette force, elle l'emprunte tout entière à la contraction des ventricules. En d'autres termes, l'élasticité artérielle est un ressort qui ne rend que ce qu'il a reçu, et qui tend à revenir sur lui-même avec une énergie proportionnée à la puissance de distension. Elle est bien une cause de progression du sang dans les artères, mais la puissance avec laquelle elle agit est entièrement subordonnée à la contraction musculaire du cœur.

A chaque pulsation du cœur correspond une pulsation artérielle. L'ondée sanguine, projetée dans les canaux artériels élastiques, les distend au moment de la systole ventriculaire, et le calibre artériel est augmenté. Cet agrandissement périodique de calibre dans les artères est assez difficile à saisir par l'observation, parce qu'il s'opère dans des limites assez restreintes. Il faut, pour le constater, avoir recours à l'expérience. M. Poiseuille a construit à cet effet un petit appareil. Il consiste en une boîte percée de deux trous qui se correspondent, et surmontée d'un tube fin et gradué. Cette boîte se démonte en deux parties au niveau des deux trous. On introduit la partie inférieure sous l'artère carotide d'un animal préalablement mise à nu, puis on pose par-dessus l'autre partie de la boîte ; de cette manière, l'artère traverse de part en part un appareil clos. On luté convenablement les jointures et on remplit d'eau l'appareil. Or, à chaque pulsation du cœur (systole ventriculaire) l'eau monte dans le tube gradué. Le degré d'ascension permet de calculer l'augmentation de diamètre du vaisseau.

Les résultats obtenus par M. Poiseuille sont tout à fait d'accord avec les évaluations antérieures de Borelli et avec les recherches plus récentes de M. Valentin.

L'artère carotide, au moment de la dilatation, sur le chien comme sur le cheval, augmente moyennement de 1/22 de son diamètre.

En enserrant les grosses artères des animaux dans des anneaux ouverts, formés par des ressorts d'acier très-doux, on peut constater facilement aussi qu'à chaque dilatation artérielle les extrémités de l'ouverture de l'anneau s'écartent l'une de l'autre d'une petite quantité. Mais cette méthode, excellente comme démonstration du fait lui-même, ne peut pas conduire, comme la précédente, à une évaluation exacte.

§ 95.

Tension du sang dans le système artériel. — Au moment de la systole ventriculaire, la distension des artères est portée à ses dernières limites. Quand la systole ventriculaire a cessé, les artères reviennent sur elles-mêmes dans une certaine mesure et font progresser le sang. Mais, à ce moment même, leur tension élastique ne *s'épuise* pas, parce que le sang circule dans un système fermé et ne s'écoule pas au dehors. Le système artériel est bandé d'une manière permanente, et le sang fait constamment effort contre les parois des artères.

En vertu de cette tension permanente, le sang circule d'une manière plus uniforme[1] dans ses vaisseaux fermés. Cette tension favorise singulièrement aussi la sortie au travers des parois des capillaires de la partie liquide du sang, qui doit nourrir les organes ou fournir les liquides de sécrétion.

On a cherché par des procédés divers à mesurer la tension du sang dans les artères. Hales coupait une artère en travers sur l'animal vivant, il introduisait dans le bout de l'artère correspondant au cœur un long tube de verre, et il mesurait la hauteur à laquelle le liquide s'élevait dans ce tube placé dans la direction verticale. Mais la coagulation du sang dans le tube rend cette méthode difficile et souvent inexacte. M. Poiseuille a imaginé un appareil plus commode, et employé depuis par un grand nombre de physiologistes. Il consiste en une sorte de tube en U, dont l'une des branches porte un ajutage horizontal à son extrémité. Cet ajutage, muni

[1] Lorsqu'on *ouvre* un vaisseau artériel, on observe des *saccades* dans le jet du sang. Ces saccades, indices des contractions intermittentes du cœur, se traduisent, dans la circulation fermée, par les mouvements du pouls. L'élasticité des artères remplit ici le rôle que jouent les ressorts dans une foule de machines : elle tend à transformer le mouvement *intermittent* communiqué par le cœur en un mouvement *continu*.

d'un robinet, est disposé de manière à pouvoir être introduit dans le calibre artériel. Lorsque l'artère a été liée sur l'appareil, on verse du mercure dans le tube en U, et on ouvre le robinet. Le sang entre dans l'appareil, presse sur le mercure, qui s'élève dans la branche restée libre. L'élévation du mercure indique la tension du sang. La tension du sang fait alors équilibre à une certaine colonne de mercure, et cette colonne de mercure la représente.

Fig. 32.

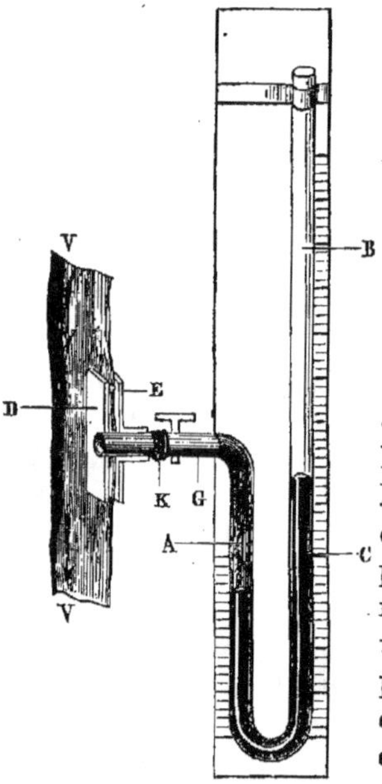

HÉMODYNAMOMÈTRE.

A, branche de l'appareil en communication avec l'artère, et dans laquelle le sang presse sur le mercure. On place dans cette branche, avant l'expérience, un peu de sulfate de soude en dissolution, pour s'opposer à la coagulation du sang.

B, branche ascendante de l'appareil, sur les divisions de laquelle on note le degré d'ascension de la colonne mercurielle C.

G, ajutage en cuivre, muni d'un robinet.

D, petite plaque métallique, fixée à l'extrémité de l'ajutage. On l'introduit dans l'intérieur du vaisseau.

E, petite plaque métallique pouvant glisser à frottement sur l'ajutage. Elle reste en dehors du vaisseau.

K, virole à vis, à l'aide de laquelle on serre la plaque E contre la plaque D.

VV, vaisseau ouvert, vu par sa partie intérieure.

L'appareil de M. Poiseuille a été modifié et perfectionné par MM. Ludwig, Spengler et Valentin (Voy. fig. 32). L'hémodynamomètre de M. Poiseuille, ainsi qu'il est aisé de le comprendre, change un peu les conditions normales de la circulation. Quand on a coupé une artère en travers et lié le bout central de cette artère sur l'ajutage, toute la partie du système artériel avec laquelle était continue l'artère mise en expérience se trouve supprimée.

Le perfectionnement consiste à laisser la circulation s'accomplir en toute liberté dans l'artère mise en expérience. A cet effet, à l'ajutage G (Voy. fig. 32) ont été ajoutées deux petites plaques métalliques D et E. Ces petites plaques sont fixées perpendiculairement à l'extrémité du tube de l'ajutage, et traversées par lui. De plus, ces deux plaques peuvent être rapprochées ou écartées l'une de l'autre au moyen d'une virole à vis. Lorsqu'on veut appliquer l'hémodynamomètre dans une artère, on ne la coupe pas en travers, mais on fait sur ses parois une petite incision longitudinale, ou une sorte de boutonnière par laquelle on fait entrer la plaque qui termine l'ajutage. Puis, à l'aide de la virole à vis K, on serre la plaque E contre la plaque D. La paroi artérielle se trouve ainsi comprimée fortement entre les deux plaques, et l'issue du sang n'est plus possible que par le tube de l'appareil. La surface de la colonne mercurielle de l'hémodynamomètre reçoit donc la pression telle qu'elle serait exercée sur la paroi artérielle qu'elle remplace. Pendant ce temps, la circulation se fait dans cette artère comme dans toutes les autres.

Au reste, les expériences de Hales, celles de Sauvages, celles de MM. Poiseuille et Magendie, celles de MM. Volkmann, Ludwig, Spengler, Valentin, Brunner, Beutner, etc., ont conduit à des résultats à peu près les mêmes. L'élévation déterminée par la tension sanguine, dans l'appareil, peut être évaluée, en moyenne, à une colonne de 15 centimètres de mercure (environ 2 mètres d'eau[1]). Ce résultat, obtenu sur le chien, s'est montré sensiblement le même sur le cheval, sur le bœuf, sur le mouton, sur la chèvre, sur le chat, sur le lapin. Il ne dépend donc point de la taille de l'animal, mais d'un rapport à peu près constant, qui existerait chez les animaux, entre la force des contractions du cœur et le calibre des orifices aortiques. On peut conclure de là que, chez l'homme, la tension du sang artériel fait aussi équilibre en moyenne à une colonne mercurielle de 15 centimètres.

La tension du sang est à peu de chose près la même dans tous les points de l'arbre artériel; en tant du moins qu'il n'est question que des artères volumineuses. M. Poiseuille a trouvé que, quelle que fût l'artère où il plaçait son tube, la tension était la même. MM. Ludwig et Spengler n'ont aperçu, entre la tension du sang de l'artère carotide du cheval et celle du métatarse du même animal, que des différences de peu d'importance[2].

Il n'en est pas tout à fait de même quand on expérimente sur de *petites artères*. L'ondée artérielle lancée par la contraction ventriculaire perd en effet une partie de sa force à mesure qu'elle progresse dans ses canaux élastiques; et cela en vertu des frottements, des courbures et des divisions vasculaires. Aussi, quand on place en même temps un hémodynamomètre dans une grosse artère voisine du cœur, et un hémodynamomètre dans un petit rameau de la même artère, il y a un excédant de pression en faveur de l'artère volumineuse. Si dans les artères d'*un certain calibre* la tension est sensiblement la même, près du cœur et loin du cœur, c'est que la perte due au frottement, aux courbures et aux divisions, peut être ici (vu la proportion de la masse liquide en mouvement) envisagée comme à peu près nulle.

En un point quelconque des grosses artères la pression du sang sur les parois (estimée en mercure) est donc égale à la surface de la paroi que l'on considère, multipliée par 15 centimètres. De même, une tranche liquide, prise par la pensée dans une artère, est pressée de toutes parts par un poids égal à la surface de section de l'artère, multipliée par une colonne de 15 centimètres.

[1] Il est vrai que cette moyenne est sujette à de nombreuses variations, qui dépendent de conditions multiples, telles que l'état de réplétion ou de vacuité relative du système vasculaire, l'énergie des contractions du cœur, les lésions diverses du système nerveux, etc.

[2] Deux hémodynamomètres placés en même temps, l'un dans la carotide du veau, l'autre dans l'artère métatarsienne, ont donné, le premier une élévation de $0^m,16,5$ de mercure, l'autre une élévation de $0^m,14,6$. M. Wolkmann a trouvé entre la tension de l'artère carotide et celle de l'artère crurale du chien une petite différence en sens contraire.

De là, il est facile de déduire en chiffres quelle est la pression statique exercée par le sang sur les valvules sygmoïdes, à l'orifice aortique.

Ainsi, par exemple, le rayon d'ouverture de l'artère aorte, près du cœur, sur un chien de moyenne taille, étant de 7mm,25, le poids supporté par les valvules sygmoïdes est représenté par une colonne de mercure de 15 centimètres d'élévation et de 7mm,25 de rayon, c'est-à-dire par une colonne pesant 339 grammes. Sur l'homme, le rayon d'ouverture de l'artère aorte près du cœur est de 16 millimètres : le poids supporté par les valvules sygmoïdes est donc représenté par 1 kil,75. C'est ce poids que la colonne sanguine poussée par la contraction du cœur doit vaincre et soulever à chaque systole ventriculaire, pour pénétrer dans le système artériel.

Lorsque la systole ventriculaire a fait pénétrer le sang dans l'aorte, en refoulant les valvules sygmoïdes, la cavité du cœur communique en ce moment avec la cavité artérielle, il y a une continuité momentanée entre le ventricule et l'aorte. La pression statique qui existait dans l'aorte existe alors aussi dans le cœur ; elle est représentée par une colonne de mercure de 15 centimètres, multipliée par la surface intérieure du cœur. Pour une *surface égale*, prise à l'intérieur des artères ou à l'intérieur du cœur, cette pression statique est égale ; elle est répartie, sur chaque unité de surface du cœur, de la même manière que sur chaque unité de surface artérielle.

Au moment de la systole ventriculaire, le flot liquide introduit dans l'arbre artériel exagère passagèrement la tension du sang. Sur l'hémodynamomètre introduit dans une artère, l'influence de chaque contraction ventriculaire se fait sentir par une élévation intermittente dans le niveau du mercure. Ces mouvements de la colonne mercurielle sont donc simultanés, et avec les pulsations du cœur et avec le pouls artériel. A chaque systole ventriculaire la colonne mercurielle s'élève de 1/2 à 1 centimètre. Sur les petits animaux, l'élévation systolique du sang dans l'hémodynamomètre n'est souvent que de quelques millimètres.

La tension additionnelle due à chaque systole ventriculaire n'est pas uniformément répandue dans tout l'arbre artériel. Cette tension additionnelle qui, en définitive, n'est que la trentième ou la quinzième partie de la tension totale, est plus marquée dans les vaisseaux qui avoisinent le cœur que dans les vaisseaux plus éloignés. L'ondée sanguine projetée dans la gaîne artérielle élastique perd, en effet, une partie de sa puissance, en vertu des résistances diverses qu'elle rencontre (Voy. § 97), et ces résistances s'additionnent les unes aux autres, à mesure qu'on s'éloigne du cœur.

La tension du sang dans l'arbre artériel varie encore dans les mouvements d'inspiration et d'expiration. Ces variations peuvent être constatées à l'aide de l'hémodynamomètre, et elles prouvent l'influence qu'exercent les mouvements de la respiration sur la circulation du sang. A l'artic-

de la circulation veineuse, nous montrerons comment, à chaque inspiration, la circulation des troncs veineux qui avoisinent le cœur se trouve accélérée. Il n'est pas question ici des veines, mais des artères. La diminution de tension dans l'arbre *artériel*, au moment de l'inspiration, est déterminée par l'influence que le jeu de soufflet de la poitrine exerce sur l'énergie des contractions ventriculaires du cœur et sur la capacité de l'aorte thoracique. Au moment de l'inspiration, en effet, la tendance au vide qui a lieu dans l'intérieur de la poitrine tend à paralyser les contractions des ventricules, par effort excentrique, en même temps qu'elle tend à augmenter la capacité de l'aorte. Aussi voit-on, dans l'hémodynamomètre fixé dans les artères carotides, que le niveau du mercure s'abaisse pendant les mouvements d'inspiration et s'élève pendant l'expiration. Ces oscillations ne peuvent être confondues avec celles dues à la systole ventriculaire. Elles sont lentes comme le flux et le reflux des mouvements respiratoires, et se produisent seulement 15 ou 18 fois par minute, de même que la respiration elle-même, tandis que les oscillations dues aux contractions du cœur sont saccadées, et se produisent, comme ces contractions, 75 ou 80 fois dans le même espace de temps.

L'oscillation de tension déterminée par les mouvements respiratoires est plus étendue que l'oscillation amenée par les mouvements du cœur. L'oscillation de tension due à la respiration diminue à mesure qu'on s'éloigne de la poitrine, ce qui prouve que sa cause la plus efficace doit être attribuée à l'action du vide thoracique sur la contraction des ventricules du cœur et sur l'aorte pectorale. MM. Ludwig et Spengler ont simultanément introduit leur hémodynamomètre dans l'artère carotide d'un cheval et dans l'artère du métatarse du même animal. Or, tandis que l'oscillation respiratoire faisait mouvoir alternativement la colonne mercurielle, dans une étendue de 5 à 6 centimètres dans l'artère carotide; dans l'artère du métatarse, le chemin parcouru par la colonne mercurielle, pendant les mouvements de la respiration, ne dépassait pas 1 centimètre.

La tension du sang dans le cercle artériel de la petite circulation est (comme on devait le prévoir) moins considérable que celle de la grande circulation, dont il a été jusqu'ici exclusivement question.

MM. Ludwig et Beutner ont mesuré par l'expérience directe sur le chien, le chat et le lapin, la différence de tension du sang dans les deux cercles circulatoires. A cet effet, ils introduisent dans la branche gauche de l'artère pulmonaire de l'animal en expérience le tube d'un hémodynamomètre, et dans l'artère carotide du même animal un autre hémodynamomètre. De leurs expériences il résulte que la tension du sang dans l'artère pulmonaire est à la tension du sang dans l'artère carotide :: 1 : 2,9 ou :: 1 : 3,3. Il est vrai que pour faire ces expériences, comme il a fallu ouvrir la poitrine, il est nécessaire d'entretenir *artificiellement* la respiration, et cette opération change peut-être un peu le rapport normal. Il ne ressort pas moins de ces expériences que la différence observée est en relation évidente avec la force inégale du ventricule gauche et du ventricule droit. Rappelons, en effet, que le *principe* de la tension du sang dans les artères est dans la contraction du cœur, et que la puissance musculaire du ventricule droit est à peu près moitié moindre que celle du ventricule gauche. (Voy. § 91.)

La colonne mercurielle (équilibrée par la tension artérielle) éprouve, ainsi que nous venons de le voir, deux sortes d'oscillations au-dessus et au-dessous de sa position moyenne d'équilibre : les unes sont isochrones avec les pulsations du cœur, les autres sont isochrones avec les mouvements respiratoires. Ces oscillations, faciles à constater à l'aide de l'instrument représenté fig. 32, sont assez difficiles à *mesurer* avec cet instrument. M. Ludwig, pour remédier à cette difficulté, a imaginé de compléter l'hémodynamomètre par un appareil auquel il a donné le nom de *kymographion*. Cet appareil complémentaire, qu'on peut d'ailleurs utiliser à d'autres recherches de physiologie, a été employé depuis M. Ludwig par la plupart des physiologistes qui se sont occupés des phénomènes de la circulation. Le kymographion est essentiellement constitué par un tambour A (Voy. fig. 33), auquel on imprime un mouvement circulaire uniforme à l'aide d'un mécanisme d'horlogerie renfermé dans la caisse B. L'hémodynamomètre annexé au kymographion contient, dans le tube d'ascension du mercure, une tige métallique ff terminée par un disque au point où elle touche au mercure. Cette tige mobile suit les mouvements d'élévation et d'abaissement de la colonne mercurielle *h* sur laquelle elle repose, et elle porte un appendice horizontal sur lequel est fixé un crayon *e*. On conçoit facilement le jeu de l'appareil. Le tambour A, recouvert d'une feuille de papier blanc et animé de son mouvement circulaire uniforme, présente successivement au crayon les différents points de la circonférence, et les mouvements d'élévation et d'abaisse-

Fig. 33.

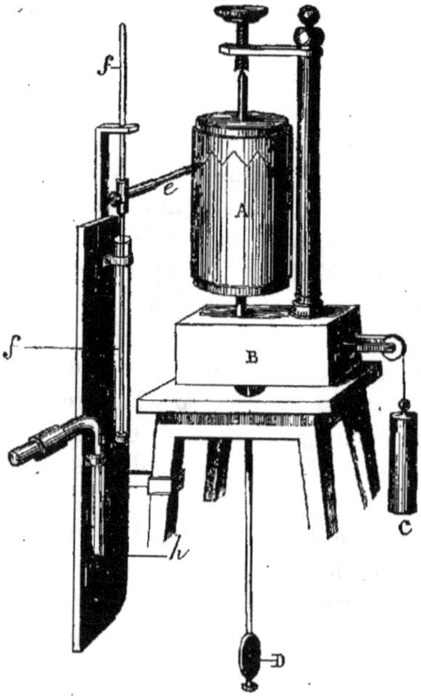

KYMOGRAPHION.

A, tambour animé d'un mouvement circulaire.
B, caisse renfermant un mécanisme d'horlogerie.
C, poids servant de moteur au mécanisme d'horlogerie.
D, pendule ou balancier servant de régulateur au mouvement.
e, crayon.
ff, tige métallique terminée inférieurement par un disque reposant sur le mercure.
h, colonne mercurielle de l'hémodynamomètre.

ment de la colonne mercurielle *h* se trouvent ainsi représentés sur le papier du tambour A par une ligne onduleuse dont les saillants représentent les maxima des excursions. Cet instrument permet de mesurer avec une assez grande précision, et les excursions respiratoires, et les excursions systoliques de la colonne mercurielle. Ces dernières, étant *moins étendues* et *plus fréquentes* que les excursions respiratoires, se trouvent représentées sur le parcours de la courbe par des ondulations plus petites.

Au lieu d'une feuille de papier blanc, on peut entourer le tambour d'une feuille recouverte de noir de fumée, et remplacer le crayon *e* par une pointe métallique; on obtient ainsi un dessin plus net et plus exact.

Différentes causes peuvent modifier la tension du sang dans les vaisseaux artériels. Lorsqu'on diminue brusquement la quantité de sang contenue dans l'intérieur du système circulatoire, comme il faut un certain temps pour qu'il se régénère, les parois vasculaires reviennent par élasticité sur le liquide restant, et l'effort excentrique du sang diminue; c'est ce qui arrive dans toutes les saignées un peu abondantes. M. Goll tire à un chien 500 grammes de sang. La tension du sang, qui équilibrait 13 centimètres de mercure, descend immédiatement à 11 centimètres. Si, au contraire, on augmente brusquement la quantité de sang qui circule dans les artères, la tension du sang augmente. Sur un chien dont la tension du sang était de 11 centimètres de mercure, M. Goll fait la ligature des artères crurales, des carotides et des cervicales ascendantes. La quantité du sang qui circule dans les parties restées libres de l'arbre artériel augmente, car l'animal n'a point perdu de sang, et la tension du sang s'élève à 12 centimètres de mercure. M. Brunner constate que la tension du sang de la carotide d'un chien de moyenne taille fait équilibre à 15 centimètres de mercure. Il injecte dans les vaisseaux de ce chien 500 grammes de sang défibriné, la tension du sang de la carotide s'élève à 22 centimètres. Il tire 600 grammes de sang à un chien, la tension, qui était de 15 centimètres, descend à 12,5.

Toutes les causes qui agissent sur le cœur, et qui sont de nature à diminuer l'énergie de sa puissance contractile, diminuent la tension du sang dans les artères. Telles sont les lésions profondes du système nerveux, l'agonie, l'administration de la digitale, du tabac, l'inspiration des vapeurs d'éther et de chloroforme.

§ 96.

Contractilité des artères. — L'élasticité des artères, nous venons de le voir, réagit sur la colonne sanguine (introduite dans le système par la force active des ventricules) et tend à régulariser le cours du sang. Mais les artères ne sont pas seulement élastiques, elles sont aussi *contractiles*. La contractilité des artères est une force active par elle-même.

La circulation du sang s'opérant dans des canaux élastiques et contractiles n'est pas comparable, d'une manière absolue, avec le cours des liquides dans des tuyaux inextensibles. Tout en reconnaissant que les lois de l'hydraulique s'appliquent à la mécanique du cours du sang, il ne faut pas oublier que l'élasticité et surtout la contractilité ajoutent aux phénomènes de la circulation des éléments nouveaux qui compliquent le problème hydrodynamique, et peuvent en modifier les résultats dans une certaine mesure.

La contractilité des artères est bien plus prononcée dans les petites artères que dans les grandes.

Il n'est pas facile de constater directement la propriété contractile des artères. Lorsqu'on met à nu une artère, non-seulement la contractilité n'est pas appréciable à la vue, mais les changements dus à l'élasticité échappent eux-mêmes, la plupart du temps, à l'observation. Les mouvements de dilatation et de resserrement des artères s'accomplissent, en effet, dans des bornes très-restreintes : ils sont limités par l'état permanent de réplétion et de tension du système. Il est vrai qu'en mettant sur des artères de l'alcool, des acides ou des alcalis, on voit parfois l'artère éprouver un mouvement de retrait ou de contraction vermiculaire ; mais ces liquides agissent, après la mort, sur les substances organiques, à peu près de la même manière, et par une sorte de condensation ou de racornissement du tissu. Des preuves beaucoup plus concluantes sont les suivantes :

Lorsqu'on met une artère à découvert et que, dès le commencement de l'expérience, on en mesure le diamètre à l'aide d'un petit instrument gradué en fractions de millimètres et analogue à la mesure des cordonniers, on trouve que ce diamètre a diminué lorsque l'artère est restée longtemps exposée au contact de l'air. Il est évident que, l'artère faisant toujours partie du système artériel, la tension n'a pas varié dans son intérieur; ce n'est donc pas par élasticité qu'elle est revenue sur elle-même, mais par contractilité.

Nous avons souvent appliqué le courant d'un appareil d'induction sur les artères du mésentère de la grenouille, sur les artères tibiales et poronières du lapin et du chien. Or, il est aisé de constater que le diamètre des artères diminue, dans ces conditions, de moitié et souvent des deux tiers. Ce qui peut induire en erreur, dans ces expériences, c'est que la contractilité artérielle (comme la contractilité de toutes les *fibres musculaires organiques*) est lente à se produire sous l'influence des excitants. Il faut donc attendre quelques secondes. Mais de même qu'elle est lente à se produire, elle est lente à s'éteindre, en sorte que l'observation est des plus faciles. Aujourd'hui qu'on possède dans les bobines d'induction des appareils électriques puissants, la propriété contractile des artères ne peut être contestée.

Si l'on pose deux ligatures sur une artère, à quelque distance l'une de l'autre, et si l'on fait une incision à l'artère entre les deux ligatures, cette artère se vide presque complétement. M. Parry a démontré, d'une autre part, que si l'on fait périr les animaux d'hémorrhagie, la rétraction des artères va bien au delà de celle que l'élasticité seule aurait produite. En effet, vingt-quatre heures après la mort de l'animal, alors que toute contractilité a disparu, le calibre des artères, maintenant en équilibre avec l'élasticité seule, est devenu supérieur à celui qu'il avait au moment où l'animal a expiré.

C'est encore en vertu de la contractilité des artères que l'arbre artériel est presque complétement vide de sang sur le cadavre, tandis que le système veineux est distendu. Dans les moments qui précèdent la mort, le cœur diminue successivement d'énergie, la tension sanguine diminue dans les artères : lorsque les battements du cœur ont cessé, la tension du sang est réduite à zéro, la contractilité artérielle peut s'exercer en toute liberté. Dès lors, elle chasse peu à peu vers le système veineux, beaucoup plus dilatable que l'arbre artériel, le sang qu'il contenait. C'est aussi en vertu de la contractilité artérielle, mise en jeu par l'influence de l'air ou par l'eau des éponges à pansement, que les petites artères ne donnent pas toujours du sang après les amputations, et qu'elles déterminent souvent des hémorrhagies consécutives quelques heures plus tard, etc.

La contractilité artérielle concourt-elle avec l'élasticité, et dans le même sens qu'elle, à la circulation, en réagissant à chaque instant sur le sang introduit par le cœur dans les artères ? Il est permis de douter qu'elle s'exerce à chaque pulsation artérielle, l'élasticité remplissant parfaitement ce rôle. Il est probable qu'elle agit d'une manière plus lente sur les phénomènes de la circulation, en diminuant, pendant un certain temps, le calibre de segments plus ou moins étendus de l'arbre artériel. La contractilité artérielle peut entraîner ainsi des modifications importantes dans les circulations locales, et cette influence se fait sentir principalement, à mesure qu'on approche du réseau capillaire.

Le tissu contractile des artères offre avec les muscles de la vie organique une complète analogie, et le caractère essentiel de la contraction de ces muscles, nous le répétons, est d'être *lente* à s'établir et *lente* à s'éteindre.

§ 97.

Obstacles au cours du sang artériel. — Les diverses forces qui président au cours du sang dans les artères ont à lutter contre un certain nombre d'obstacles, qui absorbent une partie de ces forces. Pour parler le langage de la mécanique, nous dirons : le travail *utile* de la circulation artérielle n'est pas rigoureusement égal au travail *moteur*, une partie de celui-ci étant annulée ou consommée par les résistances passives.

Le *frottement* du sang contre les parois des artères constitue une résistance passive, étendue à tout le système. Il est vrai que l'état poli de la surface interne des artères diminue, autant que possible, cette cause de ralentissement.

Les canaux artériels dans lesquels circule le sang ne sont point rectilignes. Ces canaux décrivent presque partout des *courbures* à rayon plus ou moins grand. Or, les courbures constituent aussi des causes de ralentissement dans le cours des liquides. Les expériences de M. Weissbach ayant démontré que la perte de mouvement due aux courbures est d'autant moindre, dans les tuyaux courbes, que le diamètre des canaux est moins considérable pour un même rayon de courbure, il en résulte qu'il arrive un moment où cette perte de mouvement est presque réduite à zéro, quand le diamètre des canaux est très-petit.

Les artères, en se divisant, présentent, à l'endroit de la division, une sorte d'arête intérieure, sur laquelle la colonne sanguine vient se briser et se diviser. Le sang perd encore ainsi une certaine quantité de mouvement.

Au moment où l'arbre artériel est distendu par la systole ventriculaire, le calibre des artères se trouve augmenté dans son diamètre, ou perpendiculairement à sa section, ainsi que nous l'avons déjà dit. Dans ce mouvement, les artères refoulent les organes qui les entourent; une partie de la force se trouve ainsi consommée, et n'est pas intégralement rendue quand l'artère revient sur elle-même. En outre, au moment de la systole ventriculaire, l'artère augmente aussi de dimension dans le sens longitudinal. La chose est facile à vérifier partout où les artères sont comprises entre deux points fixes, là où elles ne sont pas rectilignes : on aperçoit en effet, alors, que les courbures artérielles sont augmentées. La force employée par la colonne sanguine en mouvement pour produire l'élongation de l'artère se trouve consommée par cet allongement; et, au moment du retrait de l'artère, elle n'est pas restituée comme force de progression, à la manière de l'élasticité circonférentielle.

Dans quelques points du système artériel, des branches d'un certain volume s'anastomosent directement entre elles, et c'est de ces anastomoses que partent les rameaux qui vont aux organes. En ces points, les colonnes sanguines arrivent à la rencontre les unes des autres, et une partie de la force d'impulsion se trouve ainsi anéantie.

L'arbre artériel, considéré dans son ensemble, représente un cône dont le sommet correspondrait à l'aorte, et dont la base serait dans les organes. En d'autres termes, le calibre intérieur des rameaux additionné l'emporte sur celui des troncs d'où ils naissent. Le fait a été vérifié sur un grand nombre d'artères. Voici, pour fixer les idées, quelques mesures empruntées aux tableaux de M. Valentin. L'aorte abdominale de l'homme, au moment où elle va se diviser en iliaques primitives, n'a perdu que 0,316 centimètres carrés de section, si on la compare à l'aorte thoracique. Or, pendant son trajet abdominal, l'aorte a fourni un certain nombre d'artères, et la somme des sections du tronc cœliaque, de la mésentérique supérieure et des artères rénales, est à elle seule de 0,865 centimètres carrés. Il résulte de là que le sang se mouvant d'un espace plus rétréci vers un espace plus large, le cours du sang se trouve ralenti à mesure qu'il progresse dans le système artériel.

Enfin, au moment de la systole ventriculaire, la colonne sanguine qui s'introduit dans les artères, en refoulant les valvules sygmoïdes, rencontre la colonne sanguine qui pesait sur ces valvules en sens contraire, en vertu de la tension sanguine. Il y a donc là encore une certaine quantité de force employée à vaincre la résistance passive de la masse sanguine, pour lui communiquer le mouvement.

Les divers obstacles que nous venons de passer successivement en revue consomment, il est vrai, une certaine quantité de la force d'impulsion, mais ils ont l'avantage de concourir puissamment, avec l'élasticité des parois artérielles, à régulariser le cours du sang. Ces obstacles tendent, en effet, à transformer le cours intermittent du sang en un cours plus uniforme; et si cette intermittence existe aux environs du cœur, elle tend à s'effacer peu à peu, à mesure qu'on s'approche du point où les vaisseaux plongent dans l'épaisseur des organes en s'y ramifiant.

Les obstacles au cours du sang ne sont nulle part aussi multipliés que dans les artères qui vont se rendre dans les organes à texture délicate. Tel est, entre autres, le système nerveux : les courbures et les anastomoses par courants opposés s'y rencontrent en divers points.

§ 98.

Du pouls. — Les contractions ventriculaires, en introduisant d'une manière *intermittente* une certaine quantité de sang dans le système artériel, déterminent dans ce système les phénomènes du *pouls*. Le pouls n'existe (au moins dans l'état normal) que dans le système artériel[1]. Les obstacles que le sang rencontre pendant son cours dans les divisions de l'arbre artériel, et surtout dans le système capillaire, efface peu à peu les saccades initiales dues au mode d'action de la force d'impulsion. Le cours du sang est devenu sensiblement uniforme dans les veines.

Lorsqu'on applique la pulpe du doigt sur une artère, soutenue dans le sens opposé à la pression par un plan résistant, on sent un soulèvement alternatif. D'après les développements dans lesquels nous sommes entré, il est clair que cette sensation correspond à la dilatation des artères.

Lorsque nous cherchons à constater le mouvement artériel, en appliquant la main sur des parties dans lesquelles les artères peuvent fuir sous la pression, nous ne sentons plus le pouls que d'une manière très-imparfaite. Le mouvement de dilatation de l'artère, mouvement de très-peu d'étendue, se décompose et se perd alors dans les tissus peu résistants placés entre l'artère et la main qui cherche à les saisir. Les artères radiales, temporales et pédieuses, appliquées sur des plans osseux, et pouvant être pressées entre ces plans et le doigt explorateur, sont, de toutes les artères, celles qui permettent de saisir et d'apprécier le pouls avec le plus de facilité. Le doigt, qui a déprimé en dedans la paroi artérielle, reçoit, au point

[1] Voyez, § 104, ce qu'on appelle le *pouls veineux*.

où il est appliqué, l'effort impulsif du sang; il remplace, en quelque sorte, en ce moment, la paroi artérielle.

Le doigt qui reçoit l'effort du sang est alternativement soulevé, comme l'est, par exemple, la jambe par l'artère poplitée, lorsque le creux poplité est appliqué sur le genou du côté opposé, dans le croisement des jambes. Le mouvement de soulèvement de la pointe du pied se trouve, dans le cas particulier dont nous parlons, considérablement augmenté, parce qu'il se manifeste à l'extrémité d'un long bras de levier. Cette expérience de tous les jours a suggéré à M. Vierordt un procédé ingénieux pour apprécier les qualités fines du pouls. Son appareil consiste essentiellement en un petit levier dont l'un des bras exerce, par une de ses extrémités, une pression douce sur l'artère, et dont le bras opposé, dix ou vingt fois plus long que le précédent, augmente dix ou vingt fois le déplacement opéré par la pulsation altérielle. Ce déplacement est apprécié à l'aide d'une feuille de papier contre laquelle agit un crayon fixé à l'extrémité du long bras du levier. On peut communiquer à cette feuille de papier un mouvement uniforme en l'appliquant sur le tambour du *kymographion* (Voy. fig. 33), et obtenir une *représentation graphique* du pouls. Le pouls se trouve ainsi représenté par une courbe successivement convexe et concave. L'étude de cette courbe permet d'étudier les qualités fines du pouls avec une rigueur que les appréciations du tact ne peuvent fournir.

On peut, en quelques points, apprécier le pouls autrement que par le toucher. Lorsqu'on fixe attentivement, par exemple, la région temporale d'une personne maigre, on aperçoit un léger *déplacement* de l'artère temporale, qui est l'indice du pouls. Le mouvement visible à l'œil n'est pas dû à la dilatation de l'artère, car la dilatation des artères est trop faible pour être aperçue; ce mouvement est dû à un déplacement, en d'autres termes, à une véritable locomotion de l'artère. Au moment de l'introduction de l'ondée sanguine dans les artères, l'élasticité des parois artérielles se manifeste, en effet, nous l'avons vu, non-seulement par une dilatation excentrique, mais encore par un *allongement* dans le sens longitudinal. Cet allongement des artères, qui passe inaperçu dans les artères rectilignes, devient très-facile à constater sur les courbures artérielles; l'élongation de l'artère change manifestement les rapports qu'elle affectait un instant auparavant avec les parties voisines, puis l'artère reprend ses dimensions premières et revient à la place qu'elle occupait. C'est cette élongation et ce raccourcissement alternatif des courbures artérielles qui donne naissance au déplacement artériel *visible à l'œil*, et cela sur tous les points où les artères décrivent des courbures, et où elles ne sont pas profondément placées dans l'épaisseur des parties. (L'artère temporale est de ce nombre.) Voici une expérience facile à reproduire, et qui prouve que c'est bien ainsi qu'on doit interpréter le *pouls visible à l'œil*. Lorsqu'on découvre sur un animal vivant l'artère carotide au cou, le phénomène du pouls artériel ne s'y montre pas, tant que l'artère est *rectiligne*. Si, au contraire, on renverse la tête en avant, de manière à *incurver* la carotide, immédiatement l'artère éprouve des mouvements de locomotion visibles, et ces mouvements se produisent à chaque pulsation artérielle.

Le pouls, c'est-à-dire la dilatation artérielle, correspond à la systole ventriculaire, et est déterminé par elle. Il corrrespond, par conséquent, aussi au premier bruit du cœur. Le sang, chassé dans l'arbre artériel par la contraction du cœur, dilate cet arbre dans toute son étendue, et à peu près dans le même temps. Il est vrai de dire pourtant que la transmission du mouvement n'est pas instantanée ; il lui faut un certain temps pour s'étendre jusqu'aux extrémités de l'arbre artériel. Aussi, le battement des artères éloignées du cœur a lieu un peu après le battement des artères voisines de cet organe. Le pouls de l'artère radiale retarde un peu sur celui de la carotide, celui de la pédieuse retarde un peu sur celui de la radiale. En somme, ces différences sont très-faibles, elles sont comprises dans les limites de 1/12 à 1/7 de seconde. Lorsque les pulsations du cœur sont énergiques, les différences de temps sont moins sensibles que quand elles sont faibles.

L'exploration du pouls donne, sur la puissance et la faiblesse des contractions du cœur, des notions que l'examen de cet organe ne pourrait fournir avec autant de facilité. Il permet de compter les pulsations du cœur, d'en apprécier la régularité ou l'irrégularité. Comme les artères sont contractiles (Voy. § 96), il faut ajouter que la force ou la faiblesse du pouls ne sont pas toujours, sans doute, l'indice constant de la force ou de la faiblesse des contractions du cœur. Une artère contractée ne doit pas se laisser distendre par l'ondée sanguine, dans la même mesure qu'une artère qui obéirait librement à son élasticité.

ARTICLE III.

CIRCULATION CAPILLAIRE.

§ 99.

Des vaisseaux capillaires. — Interposés entre les artères et les veines, les vaisseaux capillaires tiennent à la fois de ces deux ordres de vaisseaux. Les vaisseaux capillaires constituent cependant une division assez tranchée dans le système vasculaire. Les réseaux qui les forment sont constitués par des canaux qui ont sensiblement les mêmes dimensions pour un même organe : c'est-à-dire qu'arrivés à une certaine petitesse ils ne diminuent plus, et présentent des vaisseaux anastomosés, ayant les mêmes dimensions dans une étendue assez grande.

La dimension des vaisseaux capillaires les plus fins est mesurée par le diamètre des globules du sang ; il n'y a pas de vaisseaux capillaires dans lesquels ne puissent s'engager les globules du sang. Pour étudier les *dimensions* des vaisseaux capillaires, il importe de faire les observations soit sur l'animal vivant, soit sur des pièces injectées, parce que le calibre des vaisseaux *vides* ne représente pas exactement le diamètre des vaisseaux sur le vivant. En vertu de leur élasticité et de leur contractilité, les parois des capillaires reviennent sur elles-mêmes, quand elles ne sont plus distendues par la tension circulatoire. Le diamètre des plus petits vaisseaux capillaires est sensiblement le même que celui des globules du sang : il est cependant quelquefois un peu inférieur. Les globules, étant élastiques, peuvent, en effet, s'allonger un peu pour passer dans les réseaux les plus fins. Les capillaires les plus déliés ont donc 0^{mm},006 à 0^{mm},005 de diamètre. Les plus gros vaisseaux capillaires ont environ 0^{mm},01 de diamètre. Quand nous disons que les plus gros vaisseaux capillaires ont 0^{mm},01 de diamètre, cela ne signifie pas que ces vaisseaux ne présentent pas à côté d'eux des vaisseaux d'un diamètre plus considérable ; cela veut dire qu'il y a des organes dans lesquels le réseau intermédiaire aux artères et aux veines ne descend pas au-dessous de 0^{mm},01. Tels sont les vaisseaux capillaires des os ; tels sont ceux de la plupart des membranes muqueuses. Les vaisseaux capillaires les plus fins se montrent dans le système nerveux, le poumon, la peau et les muscles.

Quoique la section d'un capillaire en particulier soit très-petite, le calibre additionné des capillaires l'emporte sur le calibre des artères qui leur donnent naissance, et aussi sur le calibre des veines avec lesquelles ils vont se continuer. C'est donc dans le système capillaire que le courant sanguin offrira sa plus grande lenteur. Pour donner une idée de la richesse du réseau capillaire, il nous suffira de dire qu'il y a des organes dans lesquels les mailles circonscrites par ce réseau ont si peu d'étendue, qu'elles ne dépassent pas en largeur le diamètre même des vaisseaux capillaires.

Les vaisseaux capillaires sont élastiques. Ils jouissent, en outre, de la contractilité. L'observation microscopique démontre surabondamment le fait[1].

[1] Il n'est plus nécessaire de réfuter des idées que l'emploi du microscope a depuis longtemps reléguées au nombre des erreurs. Chez tous les animaux pourvus d'un système artériel et d'un système veineux, il est bien démontré aujourd'hui que le passage des artères aux veines se fait *constamment* par un ensemble de canaux à fines dimensions, continus d'un côté avec les artères et de l'autre avec les veines. A l'époque où l'on n'avait pas les divers moyens d'étude dont l'anatomiste dispose aujourd'hui, on conçoit qu'on pût soutenir que les phénomènes de la nutrition ne s'accomplissaient qu'au contact immédiat du sang, que ce liquide s'épanchait dans l'épaisseur des parties, qu'il se transformait en organes, et que les veines se chargeaient, en sens opposé, du produit liquéfié des tissus. On pouvait encore invoquer, comme argument de l'*infiltration* générale du sang au sein des parties, qu'une piqûre d'aiguille, quelque fine qu'elle soit et en quelque point de la peau qu'on l'introduise, est toujours accompagnée d'une légère hémorrhagie.

Mais ne sait-on pas aujourd'hui que le sang traverse les parois des capillaires ? que la partie dissoute du sang traverse seule ces parois ? que quand, par accident, les vaisseaux rompus ont laissé échapper dans les tissus la totalité des éléments du sang (c'est-à-dire le plasma et les *globules*), le sang, bien loin de nourrir les parties, n'est plus alors qu'un corps étranger qui doit disparaître par un travail de résorption, en donnant naissance aux phénomènes de l'ecchymose ?

Quant à l'aiguille enfoncée dans la peau, ne sait-on pas que, relativement aux dimensions

§ 100.

Observation de la circulation capillaire à l'aide du microscope. — Contractilité des vaisseaux capillaires. — Les vaisseaux capillaires ne tombent pas sous la vue ; il faut donc, pour examiner la circulation dans les capillaires, recourir au microscope. On peut observer le cours du sang, dans les réseaux capillaires, sur les parties transparentes des animaux vivants. A cet effet, on attache convenablement l'animal, on attire au dehors, on place et on fixe sur le porte-objet du microscope la partie sur laquelle doit porter l'observation. Les organes sur lesquels ont été le plus souvent faites les observations sont : le mésentère d'un grand nombre d'animaux (animaux supérieurs aussi bien qu'animaux inférieurs) ; les poumons, la membrane natatoire et la langue de la grenouille, de la salamandre, et d'autres batraciens ; les parties transparentes des embryons de mammifères, d'oiseaux, de reptiles, etc. ; les ailes de la chauve-souris. Mais la grenouille convient surtout, d'abord parce qu'elle est très-commune, et ensuite parce que les globules du sang sont très-gros[1], et qu'il n'est pas besoin d'un fort grossissement pour l'observation.

Il est important, lorsqu'on veut faire ces observations, de ne pas employer un trop fort grossissement. Le champ du microscope, en effet, n'embrasse alors qu'un point très-circonscrit de la circulation, auquel il donne une étendue factice, et la vitesse du cours du sang se trouve exagérée en proportion du grossissement. Avec un objectif dont le grossissement est de trois cents diamètres, par exemple, le cours du sang de la grenouille offre à l'œil un torrent d'une rapidité extrême. Un grossissement de soixante à quatre-vingts diamètres suffit amplement : le cours du sang paraît beaucoup moins rapide, et on peut l'observer avec fruit.

On voit alors les globules du sang se mouvoir dans les vaisseaux capillaires, au milieu d'un liquide transparent. Ces globules roulent les uns sur les autres, et se présentent sous toutes les faces, tantôt en long, tantôt en travers, tantôt de face et tantôt de profil. Lorsque les vaisseaux capillaires sont très-fins, les globules s'engagent à la file, suivant leur long diamètre ; ils s'allongent et s'infléchissent dans les coudes des vaisseaux. Dans les vaisseaux très-fins, la circulation est beaucoup plus lente que dans les autres. Les globules, comprimés entre les parois, cheminent avec lenteur, et semblent ne se dégager qu'avec peine. Derrière eux, on aperçoit très-souvent des colonnes sanguines arrêtées, lesquelles finissent par être entraînées, au bout d'un temps plus ou moins long, comme par une sorte de débâcle. Les vaisseaux capillaires très-fins ne contiennent, à certains moments, que la partie liquide et transparente du sang ; ils se déroberaient à

microscopiques des mailles du réseau sanguin cutané, une aiguille est comme une poutre énorme qui traverserait une fine étoffe de gaze, déchirant sur sa route des centaines de capillaires, etc. ?

[1] Les globules du sang de la grenouille sont ovales. Ils ont $0^{mm},02$ dans leur plus grand diamètre.

l'observation, si on ne voyait de loin en loin des globules s'engager dans leur intérieur.

Dans les vaisseaux capillaires d'un diamètre moyen, on observe facilement que le liquide coule plus rapidement dans le centre même du vaisseau que le long des parois. Il y a le long des parois une couche qui circule moins vite, à laquelle on a donné le nom de couche adhésive. Elle est surtout constituée par la partie liquide et transparente du sang ou plasma. Les globules qui circulent près de cette zone transparente s'y arrêtent souvent, oscillent sous l'influence du courant central, et finissent par être détachés et entraînés.

On voit souvent encore, dans quelques branches du réseau capillaire, la direction du courant changer. Cela se conçoit aisément; il y a, en effet, des rameaux capillaires dans lesquels la direction du courant est à peu près indifférente : ce sont tous ceux qui sont perpendiculaires aux branches d'entrée et aux branches de sortie. Le réseau capillaire, en effet, ressemble à un système d'irrigation en damier qui aurait pour affluent une artère, et pour décharge une veine. On conçoit que, dans un système de ce genre, les courants affluents peuvent arriver dans les branches transversales, dans des directions opposées ; et, aussi, que ces directions peuvent être changées, dans quelques branches, par un arrêt quelconque dans les branches voisines. C'est ce qui arrive souvent dans les vaisseaux capillaires, soit à cause de la circulation lente des globules engagés dans les vaisseaux qui les contiennent avec peine, soit à cause d'un arrêt de circulation dû, en certains points, à la couche liquide adhérente, et, en d'autres points, à la contractilité des vaisseaux.

Ainsi que nous l'avons déjà fait pressentir (§ 97), le courant sanguin dans les capillaires approche de l'uniformité. Les intermittences du pouls ne s'y font pas sentir d'une manière appréciable. C'est au moins ce qu'on remarque dans les premiers temps de l'observation. Plus tard, le dessèchement de la partie qui a lieu au contact de l'air, le contact de l'air lui-même, ou bien encore l'affaiblissement de l'animal, troublent plus ou moins le cours du sang. On observe très-souvent alors un mouvement de progression, suivi d'un mouvement de repos, et isochrone avec les pulsations artérielles.

Pour observer les phénomènes de la circulation capillaire dans leur type normal, il faut donc préférer la membrane natatoire de la grenouille, c'est-à-dire la membrane étendue entre les doigts de la patte. Cette membrane est naturellement transparente, et l'on n'a besoin de faire subir à l'animal aucune mutilation.

La membrane natatoire de la grenouille étant placée sous le microscope, on peut, à l'aide de certains agents, mettre en évidence la contractilité des vaisseaux capillaires. Si l'on met de l'eau froide sur cette membrane, on constate que le calibre des vaisseaux capillaires peut diminuer de moitié, ou même des trois quarts. La glace a les mêmes effets, mais le phénomène se complique bientôt de la coagulation et de l'arrêt du sang. La diminution du calibre des vaisseaux capillaires n'a pas lieu d'une manière instantanée. Il faut quelque temps pour que le phénomène se produise. Nous avons encore ici manifestement affaire à des contractions analogues à celles des tissus musculaires de la vie organique. Une fois la contraction opérée, elle dure quelque temps : huit minutes, dix minutes. Elle s'est produite lentement ; elle disparaît lentement aussi. Le sel de cuisine produit les mêmes effets que l'eau froide. La contractilité des vaisseaux capillaires peut encore être mise en évidence à l'aide des irritations mécaniques, à l'aide des solutions acides et alcalines très-étendues, etc. L'eau chaude et l'alcool paralysent la contractilité des vaisseaux capillaires ; ces vaisseaux se laissent alors distendre par le sang, et leur diamètre augmente peu à peu.

§ 101.

Cours du sang dans les capillaires. — A chaque instant, en vertu de la force d'impulsion du cœur et de la réaction élastique des parois artérielles, les artères apportent le sang à l'entrée du réseau capillaire. Le sang s'engage et circule dans ces vaisseaux, en vertu de la force dont il est animé. Mais, en même temps, il parcourt des tubes à dimensions *capillaires*, et, de plus, ces tubes sont *élastiques* et *contractiles;* examinons donc la part des capillaires dans les phénomènes circulatoires.

Dans des recherches expérimentales sur le mouvement des liquides dans des tubes de très-petit diamètre, M. Poiseuille a démontré que : *les quantités d'eau écoulées dans un même temps, sous une même pression, à une même température, à travers des tubes capillaires d'un même diamètre, diminuent proportionnellement à la longueur des tubes.*

M. Poiseuille a encore posé la loi suivante : *les quantités d'eau écoulée dans un même temps, sous une même pression, à une même température, à travers des tubes capillaires d'une même longueur, sont entre elles comme les quatrièmes puissances des diamètres de ces tubes.* Les quantités d'eau écoulées diminuent, par conséquent, d'une manière très-rapide avec les diamètres des tubes[1].

Nous tirerons des résultats de M. Poiseuille les deux conclusions sui-

[1] Exemples numériques. — *Première loi.* Soit un tube de 1/10 de millimètre de diamètre ayant 1 *centimètre de longueur;* si ce tube donnait passage, sous une pression équivalente à une colonne de 76 centimètres de mercure et pour une température de 15 degrés centigrades, à 4 grammes d'eau par minute, un tube de même diamètre, à la même pression, à la même température, mais de 2 *centimètres de longueur,* ne donnerait passage qu'à 2 grammes de liquide. *Seconde loi.* Soit un tube de 1 centimètre de longueur et de 1/10 *de millimètre de diamètre;* si ce tube donnait passage, sous une pression de 76 centimètres de mercure et pour une température de 15 degrés centigrades, à 4 grammes d'eau par minute, un tube de même longueur, à la même pression, à la même température, mais de 1/20 *de millimètre de diamètre,* ne donnerait passage qu'à la trente-deuxième partie de 4 grammes, c'est-à-dire à 125 milligrammes de liquide.

vantes : 1° l'étendue du réseau capillaire, ou, si l'on veut, la longueur du chemin capillaire que parcourt le sang pour passer des artères afférentes dans les veines efférentes, a de l'influence sur la rapidité des circulations locales. Il est vrai que ce chemin est difficile à mesurer, d'une manière même approximative, dans les divers organes; mais il n'en résulte pas moins qu'il y a des organes beaucoup plus rapidement traversés par le sang que d'autres organes, et cela en proportion de la distance que doit parcourir le sang pour passer des artères dans les veines; 2° le degré de rapidité du sang, suivant les organes, est influencé d'une manière plus marquée encore par les différences de diamètre. Comparons, sous ce rapport, les capillaires de la muqueuse digestive, qui ont en moyenne un diamètre de 0mm,01, et les capillaires des poumons qui ont à peu près un diamètre moitié moindre (0mm,006). Si l'écoulement du sang dans ces deux ordres de capillaires varie comme la quatrième puissance de leur diamètre, il en résulte qu'à égalité de longueur, la quantité de liquide qui coulerait par les capillaires de la muqueuse digestive serait trente-deux fois plus considérable que la quantité qui coulerait, dans le même temps par les capillaires pulmonaires. Il est vrai qu'il faut tenir compte aussi du *nombre* des capillaires; car, si les capillaires pulmonaires sont plus abondants que ceux de la membrane muqueuse digestive, l'équilibre tend à se rétablir. Si le nombre des capillaires pulmonaires était plus de trente-deux fois plus considérable que celui des capillaires de la muqueuse digestive, l'excès du courant se prononcerait en sens inverse.

Il ne faut donc pas exagérer les applications des recherches mécaniques de M. Poiseuille. Il faudrait, pour qu'elles fussent rigoureusement applicables, que la *longueur*, le *nombre* et le *diamètre* de tous les capillaires des organes fussent déterminés d'une manière absolue, ce qui est à peu près impossible. Mais il n'en est pas moins vrai que si ces divers éléments (longueur, nombre, diamètre) ne sont pas les mêmes dans tous les organes, et s'ils ne se compensent pas l'un par l'autre, ce qui est plus que vraisemblable, il en doit résulter des modifications locales de circulation en rapport sans doute avec la nutrition et les sécrétions.

Le faible calibre des vaisseaux capillaires, comparé à celui des veines et des artères, fait qu'une même quantité de sang rencontre dans les capillaires des surfaces d'adhésion bien plus étendues que dans les autres ordres de vaisseaux. Les frottements y sont donc bien plus multipliés. En outre, le calibre additionné des capillaires l'emporte sur celui de l'arbre artériel; il l'emporte aussi sur celui de l'arbre veineux[1]. Dans les capillaires, le sang se meut donc dans un espace plus large; sa vitesse est

[1] Le calibre additionné des artères, nous l'avons vu, va toujours en augmentant des troncs vers les branches; d'un autre côté, le calibre additionné des veines va toujours en diminuant des branches vers les troncs. Le système capillaire, qui résulte de la division des branches artérielles et des branches veineuses, l'emporte donc en capacité sur les troncs artériels et sur les troncs veineux.

moindre que dans les artères et dans les veines. On peut démontrer le fait par l'observation microscopique. On tend, à cet effet, dans le microscope deux fils, dont l'écartement est calculé par avance, et on compte le temps que met le sang à passer d'un fil sous l'autre fil. MM. Weber et M. Valentin ont ainsi trouvé dans la larve de grenouille et dans la membrane natatoire du même animal, que le sang se meut dans les capillaires avec une vitesse bien moindre que dans les grands vaisseaux de cet animal. Sur les mammifères, qui ont une circulation plus active, les différences sont moins marquées; nous verrons encore cependant (§ 107) que le sang emploie un temps plus considérable pour traverser le réseau capillaire que pour parcourir un trajet équivalent dans les gros vaisseaux.

La quantité de sang qui passe, en un temps donné, dans un département quelconque du système capillaire, est subordonnée à une autre condition qui rend l'analyse du phénomène très-complexe : nous voulons parler de la contractilité des vaisseaux capillaires.

La contraction du ventricule et l'élasticité de l'arbre artériel chassent, à chaque instant, au travers du système capillaire, et vers le système veineux, une quantité de sang équivalente à celle qui entre dans l'aorte ; en d'autres termes, la quantité de sang qui entre dans le système veineux dans un temps donné est équivalente à celle qui est poussée par le cœur dans l'aorte dans le même temps. Mais le sang, pour passer dans les veines, ne suit pas toujours les mêmes voies. Certaines parties du système capillaire se trouvent contractées sur elles-mêmes à certains moments, et certaines autres se trouvent dilatées pour donner passage au sang retardé temporairement dans d'autres parties du système. Le sang suit toujours son cours ; mais tantôt il passe plus abondamment dans certaines voies, tantôt plus abondamment par d'autres. C'est en vertu de la contractilité des vaisseaux capillaires que les joues se colorent subitement d'une vive rougeur dans les émotions de la honte ou de la colère, que la muqueuse de l'estomac rougit au moment de la sécrétion du suc gastrique, etc.

La contractilité des vaisseaux capillaires, pas plus, d'ailleurs, que celle des artères, ne s'exerce à chaque pulsation du cœur ou à chaque battement du pouls. Le resserrement contractile des vaisseaux capillaires s'opère d'une manière lente, et seulement sur des fractions plus ou moins étendues du réseau vasculaire. Ces dilatations ou ces contractions, qui *durent un certain temps*, changent le diamètre des vaisseaux parcourus par le sang, et modifient ainsi, pendant un temps variable, les circulations locales.

Le resserrement contractile des capillaires peut être porté au point de déterminer des arrêts de circulation. C'est ce qui arrive dans les parties congestionnées. Dans l'inflammation, deux ordres de phénomènes surviennent : des phénomènes morbides nerveux et des phénomènes morbides plastiques. En vertu des premiers, les capillaires se contractent; en vertu des seconds, le sang, qui n'a plus ses qualités normales, accole ses globules les uns contre les autres, et obstrue les capillaires resserrés. Le sang arrive toujours, mais ses voies de retour sont fermées. Au resserrement contractile des vaisseaux de la partie enflammée succède un état de dilatation. Cette dilatation est encore augmentée par la poussée de l'ondée sanguine contre les parties obstruées. Surviennent alors l'engorgement et la tuméfaction de la partie. Les grumeaux sanguins qui remplissent les capillaires deviennent plus tard le point de départ d'altérations diverses auxquelles viennent se joindre les produits d'exsudation qui s'échappent au travers des parois des capillaires voisins, restés perméables à la circulation.

ARTICLE IV.

CIRCULATION VEINEUSE.

§ 102.

Caractères propres aux veines. — Les parois des veines sont beaucoup moins épaisses que les parois artérielles. Ces parois sont très-dilatables. Dans les arrêts de circulation qui ont lieu souvent sur le trajet des veines, on voit les parties du système veineux sous-jacentes à l'obstacle au cours du sang acquérir, dans une grande étendue, des dimensions qui n'ont souvent de limites que la résistance des veines à la rupture. Les veines ne maintiennent point par elles-mêmes leur calibre béant lorsqu'elles sont vides de sang, comme les artères : les parois opposées d'une veine divisée s'appliquent bientôt l'une contre l'autre.

Les veines sont cependant élastiques, mais à un moindre degré que les artères. Elles reprennent leurs dimensions primitives lorsque la cause de distension cesse. C'est en vertu de cette élasticité que les veines artificiellement distendues par les obstacles momentanés au cours du sang veineux (déterminés soit par compression, soit par le jeu des muscles, soit par l'afflux physiologique du sang dans les tissus érectiles); c'est en vertu de cette propriété, dis-je, que les veines reprennent en peu d'instants leurs dimensions premières.

L'élasticité des veines est facilement vaincue par des distensions longtemps prolongées; la dilatation devient alors permanente. C'est ce qu'on observe souvent dans les points où agissent principalement les obstacles au cours du sang veineux. Telles sont les varices des extrémités inférieures; telles sont les dilatations veineuses de l'abdomen, qui persistent après des grossesses nombreuses. La dilatation permanente des veines est assez commune aussi chez les vieillards.

La contractilité des veines est également beaucoup moins marquée que celle des artères et des vaisseaux capillaires. Mais on peut la mettre hors de doute à l'aide d'un appareil d'induction. La contractilité veineuse, comme la contractilité artérielle, ne se montre point immédiatement sur

moment de l'application de l'excitant. La contraction ne commence ni ne finit brusquement. Elle se manifeste au bout de quelques secondes, atteint son maximum au bout d'une ou plusieurs minutes, et cesse lentement.

Si l'on compare la capacité du système veineux à celle du système artériel, on constate que la carrière dans laquelle se meut le sang veineux est beaucoup plus large que celle du sang artériel. Presque partout, il y a deux veines satellites pour une artère, et la plupart du temps chaque veine satellite l'emporte par son volume sur l'artère qu'elle accompagne. La capacité du système veineux peut donc être approximativement évaluée au double de la capacité du système artériel. La différence dont nous parlons est au maximum, quand on examine les deux ordres de vaisseaux loin du cœur ; mais à mesure qu'on se rapproche de l'organe central de la circulation, la différence diminue, et au cœur lui-même les embouchures terminales des veines sont sensiblement égales aux bouches des artères.

La circulation veineuse, bien moins immédiatement dépendante du cœur que la circulation artérielle, ne présente point de pulsations, le sang s'y meut d'une manière sensiblement uniforme. La circulation veineuse est sujette à des irrégularités et même à des arrêts de circulation plus ou moins étendus, soit en vertu des mouvements, soit en vertu de la disposition des parties.

Toutes les veines ne sont pas indépendantes à la manière des artères : quelques-unes sont *adhérentes* par leurs parois aux organes qu'elles traversent, telles sont les veines des os, les veines du foie, les veines des sinus, les veines des tissus érectiles, etc. Ces dispositions anatomiques entraînent des modifications spéciales dans le mode de circulation de ces parties.

§ 103.

De la tension du sang dans les veines. — La tension du sang dans l'arbre veineux est beaucoup moindre que dans les artères. Les obstacles que le sang a rencontrés dans les artères (Voy. § 97), et surtout ceux qu'il rencontre dans le système capillaire, ont absorbé ou détruit une grande partie de la force communiquée à l'ondée sanguine par les contractions des ventricules du cœur. Aussi les veines se laissent-elles bien plus facilement déprimer que les artères, et s'affaissent-elles sous de faibles pressions. Lorsqu'on mesure la tension du sang veineux à l'aide de l'hémodynamomètre, on trouve que la pression sanguine ne fait plus équilibre qu'à une colonne mercurielle d'une faible élévation. M. Poiseuille, MM. Ludwig et Spengler, qui ont appliqué leur instrument dans la veine jugulaire, sont arrivés sensiblement aux mêmes résultats.

La tension du sang dans l'arbre veineux, et cela se conçoit facilement, est loin de présenter l'uniformité de la tension artérielle. Le sang, en effet, pour passer des artères dans tel ou tel département du système veineux, trouve, chemin faisant, des obstacles qui varient suivant les organes traversés, c'est-à-dire suivant la *longueur*, le *diamètre* et le *nombre* des canaux du réseau capillaire (Voy. § 101). On trouve, à l'aide de l'hémodynamomètre, que la tension du sang de la veine jugulaire du chien fait équilibre, en moyenne, à une colonne mercurielle de 1centim.,5 à 2 centimètres de hauteur [1].

La tension du sang dans le système veineux varie suivant l'état de réplétion du système sanguin, suivant le chiffre de la tension artérielle; elle varie encore à divers moments, dans certains points du système, suivant l'état de repos ou de mouvement de la partie et suivant les mouvements de la respiration. La contraction musculaire générale, et aussi les mouvements respiratoires, ont en effet sur la circulation veineuse une influence très-remarquable, comme nous l'allons voir.

§ 104.

Du cours du sang dans les veines. — Le sang circule dans les veines en vertu des contractions du cœur, qui chasse de proche en proche la colonne sanguine, au travers des artères et des vaisseaux capillaires.

Le sang arrive dans les veines animé d'une certaine vitesse, et le mouvement dont il est animé en vertu de l'impulsion du cœur et de la réaction élastique des artères est devenu sensiblement uniforme. Les pulsations isochrones aux battements du cœur ne s'y rencontrent point, ou, si elles s'y rencontrent, cela tient à des causes anormales. Lorsqu'on ouvre une veine sur le vivant, le sang coule en jet, mais sans *intermittence*. Il

[1] Il résulte des recherches nombreuses entreprises à l'aide de l'hémodynamomètre, par MM. Mogk, Volkmann, Ludwig, Brunner, Weyrich, que la tension moyenne du sang diminue dans les veines à partir des rameaux vers les troncs, c'est-à-dire que la tension est plus forte à mesure qu'on se rapproche des artères. Ces résultats ont été obtenus sur des chevaux, des veaux, des chiens et des chèvres. Ainsi, par exemple, dans une expérience, MM. Mogk et Volkmann ont trouvé à la veine jugulaire d'une chèvre une pression de 1centim.,8 de mercure, et à la veine faciale du même animal 4centim.,1. Dans une autre expérience, le sang de la veine brachiale d'un chien faisait équilibre à une colonne de 1centim.,5 de mercure, et le sang de la veine crurale à une colonne de 2centim.,3.

Il y a aussi dans les veines une oscillation de tension correspondante à la diastole du cœur; mais cette oscillation, à peine appréciable, ne dépasse pas quelques millimètres de mercure (M. Weyrich).

Une expérience curieuse de M. Brunner montre l'influence que peut exercer la *réaction élastique* des artères sur la tension du sang veineux, quand par un artifice expérimental on *diminue* la tension normale du sang dans l'arbre artériel (et qu'on permet, par conséquent, à l'élasticité des artères de revenir sur leur contenu, au delà des limites ordinaires). Lorsque, sur un chien, M. Brunner *suspendait pendant 30 secondes les mouvements du cœur* (Voy. § 102), la tension du sang s'abaissait considérablement dans la carotide; celle de la veine jugulaire devenait au contraire à peu près triple de ce qu'elle était d'abord. Cela se comprend sans peine : la carrière artérielle tendait à se vider dans la carrière veineuse. L'augmentation de tension dans les veines était loin toutefois d'être équivalente à la diminution de tension des artères, ce qui s'explique encore par la différence grande entre l'élasticité veineuse et l'élasticité artérielle.

hauteur du jet est d'ailleurs équivalente à la tension veineuse. Cette hauteur est de 1centim.,5 de mercure, ou, ce qui est la même chose, de 20 centimètres de sang.

Le mouvement de progression du sang dans les veines n'est pas exclusivement soumis à l'impulsion du cœur : des causes accessoires de progression viennent s'y joindre. Ces causes exercent leur influence avec une certaine énergie, précisément parce que la tension du sang veineux est peu considérable. La plus générale de ces causes accessoires, c'est la contraction musculaire. Maintenus dans des gaînes aponévrotiques inextensibles, les groupes de muscles qui se contractent exercent sur les parties placées dans leurs interstices une pression proportionnée à leur contraction. Les veines qui circulent profondément dans les membres ou dans les parois des cavités du tronc se trouvent dès lors comprimées avec une certaine énergie dans tous les mouvements musculaires.

Le mouvement musculaire, en comprimant les veines, aurait une égale tendance à exercer sa poussée sur le sang veineux, dans la direction centrifuge et dans la direction centripète, et ne serait rigoureusement point une cause adjuvante du cours du sang dans le système veineux, sans la présence des valvules; il ne pourrait l'être, tout au moins, que dans certaines attitudes et dans des compressions inégales de l'arbre veineux. Les valvules viennent puissamment en aide au mouvement musculaire et rendent son action efficace. Les valvules des veines ressemblent à celles des vaisseaux lymphatiques, et le mécanisme de leurs mouvements est le même (Voy. § 80). Elles s'appliquent contre les parois du vaisseau, sous la pression de l'ondée sanguine, lorsque celle-ci se dirige de la périphérie vers l'organe central de la circulation, c'est-à-dire des réseaux capillaires vers les troncs veineux. Elles s'abaissent, au contraire, momentanément et opposent un obstacle au retour du sang vers les réseaux capillaires, quand un segment de veine placé entre la valvule et le cœur se trouve comprimé. Le segment veineux comprimé tend donc de cette manière à écouler le liquide qu'il contient du côté du cœur.

L'influence exercée par la contraction musculaire sur le cours du sang veineux peut être démontrée par expérience. Il suffit pour cela de faire contracter les muscles d'un membre dans la veine principale duquel on a placé un hémodynamomètre, dirigé du côté du système capillaire. Au moment de la contraction, la colonne sanguine s'élève brusquement dans l'instrument.

L'action de la contraction musculaire sur le sang veineux nous montre pourquoi les mouvements de la locomotion sont si favorables au cours du sang, principalement dans les membres où ce liquide doit remonter contre la pesanteur ; pourquoi, pendant la saignée, on recommande au malade de contracter les muscles de l'avant-bras, et pourquoi on place à cet effet dans sa main un corps qu'il puisse comprimer.

Les veines contribuent encore au cours du sang par leur contractilité propre ; mais cette cause d'accélération ne peut pas être comparée à la précédente : elle agit avec beaucoup moins d'énergie. La contractilité des veines, en diminuant momentanément le calibre des vaisseaux, peut agir sur la circulation veineuse de deux manières. Ou bien la contractilité des parois s'étend sur une grande étendue, et elle accélère ainsi le cours général du sang, en diminuant le diamètre des conduits qu'il doit parcourir en un temps donné ; ou bien la contractilité est circonscrite dans des points limités, et alors elle agit comme les causes de compression extérieure, à la manière de la contraction musculaire, par exemple, et les valvules lui viennent en aide. La contractilité veineuse, pas plus que la contractilité artérielle, pas plus que la contractilité des capillaires, ne se manifeste à chaque pulsation du cœur. Elle s'établit lentement et disparaît de même ; elle change localement la capacité des espaces parcourus par le sang, et modifie par places la vitesse du sang.

Les organes creux renfermés dans la poitrine sont sollicités, à chaque mouvement d'inspiration, à suivre les parois de la cage thoracique, laquelle se dilate sous l'influence des muscles (Voy. § 120). Les poumons suivent ce mouvement d'expansion, et l'air est attiré dans le vide qui tend à s'établir dans leur intérieur. Le cœur, contenu dans la poitrine, ne peut se soustraire à cette influence. A chaque mouvement d'inspiration, il se forme un vide virtuel dans le péricarde, comme dans les plèvres, et les cavités du cœur se trouvent soumises à un mouvement de dilatation, en vertu duquel le sang est attiré de toutes parts vers l'organe central de la circulation. Les valvules aortiques, placées à l'origine des ventricules, s'opposent au mouvement rétrograde de la colonne sanguine artérielle du côté du cœur ; rien ne s'oppose à l'aspiration du sang veineux par les oreillettes. Chaque mouvement d'inspiration attire donc le sang veineux, et contribue ainsi à la marche du sang dans les troncs veineux voisins du cœur.

Cette influence des mouvements inspiratoires sur la marche du sang veineux a été mise en évidence par les expériences de M. Barry. L'extrémité d'un tube étant engagée dans la veine cave d'un cheval, tandis que l'autre extrémité plongeait dans un vase contenant de l'eau colorée, il remarqua que l'eau s'élevait dans le tube à chaque mouvement d'inspiration. Lorsqu'on introduit un hémodynamomètre dans la veine jugulaire des chiens, du côté du cœur, on constate aisément les mêmes phénomènes d'aspiration. L'intensité de l'aspiration du sang veineux est très-variable ; elle est soumise à l'énergie des mouvements respiratoires. En déterminant une violente douleur chez l'animal en expérience, et en exagérant ainsi les mouvements respiratoires, M. Poiseuille a vu l'aspiration du sang augmenter du double pendant l'inspiration.

L'aspiration du sang est très-marquée au voisinage du cœur. Elle se traduit, dans l'hémodynamomètre, par un déplacement de 8 à 20 centimètres de la colonne liquide. A mesure qu'on s'éloigne du cœur, l'a fluence de l'inspiration s'éteint rapidement. Elle est déjà très-faible à 20 centimètres de la poitrine, elle est nulle à la veine iliaque et aux veines des membres. Cela se conçoit facilement. Si les veines étaient des tubes inertes et incompressibles, l'aspiration exercée par les oreillettes au moment de l'inspiration se transmettrait de proche en proche dans toute l'étendue du système. Mais les veines sont facilement dépressibles. Au moment de la dilatation du cœur, sous l'influence de l'inspiration, s'il y a diminution de pression dans le cœur, la pression atmosphérique ne cesse pas de s'exercer sur la surface du corps, et par conséquent sur toutes les veines. Les parois veineuses, en ce moment, ne sont plus soutenues par le sang, entraîné du côté du cœur par aspiration, et la pression atmosphérique tend à déprimer et à affaisser les parois veineuses, et par conséquent à limiter et à entraver le mouvement du sang. C'est en effet ce qui arrive pour toutes les veines dont le calibre n'est pas maintenu béant par des plans aponévrotiques. Dans le voisinage du cœur, les veines présentent cette disposition, sur laquelle M. Bérard a appelé l'attention des physiologistes. Elles adhèrent, par leur contour, à des aponévroses tendues sur les parties osseuses voisines, et elles résistent ainsi à la pression atmosphérique. Tel est le cas des veines jugulaires et sous-clavières, affluents de la veine cave supérieure ; tel est le cas de la veine cave inférieure, adhérente sur son contour à l'anneau du diaphragme. L'aspiration s'exerce donc efficacement sur le contenu des veines dans le voisinage du cœur.

Si l'aspiration du sang ne s'étend pas très-loin dans l'arbre veineux, elle agit cependant d'une manière indirecte sur le cours général du sang. Quand l'inspiration a cessé, en effet, la colonne sanguine placée dans les branches plus éloignées du système veineux a de la tendance à remplacer celle que vient de faire progresser le mouvement d'inspiration.

Les diverses causes de progression du sang veineux, dont nous venons de parler, agissent d'une manière active. Mais le sang veineux trouve encore, dans la disposition même de ses canaux, une cause d'accélération. Le système veineux, envisagé dans son ensemble, diminue de capacité à mesure qu'il approche du cœur, c'est-à-dire, en d'autres termes, que le calibre additionné des deux veines caves est loin d'être égal à celui de toutes les veines que ces deux troncs terminaux résument. Le système veineux représente, par conséquent, une sorte de cône creux, dont le sommet est au cœur et la base à la périphérie. Or, on sait que tout le liquide qui coule dans un canal animé par une force quelconque éprouve une accélération, c'est-à-dire une augmentation de vitesse, en passant d'un espace plus large dans un espace plus rétréci.

Tandis que l'impulsion communiquée à la colonne sanguine veineuse, par les contractions du cœur et par la réaction élastique des artères, tend à s'éteindre à mesure que le sang, s'éloignant de son point de départ, progresse dans l'arbre veineux de ses branches vers ses troncs, d'un autre côté le rétrécissement continu du système veineux, en augmentant la vitesse du sang, tend à rétablir l'équilibre.

M. Tigri a récemment appelé l'attention sur l'influence adjuvante des battements des artères dans les phénomènes de la circulation veineuse. Il fait remarquer que les artères et les veines principales marchent accolées ensemble, et qu'elles sont contenues, en beaucoup de parties, dans une gaîne commune très-peu extensible. Or, la distension élastique de l'artère, qui a lieu à chaque systole ventriculaire, imprime en même temps à la veine contenue dans la gaîne commune une secousse, et même une pression, qui doit tendre à faire progresser le sang dans le sens déterminé par les valvules.

§ 105.

Obstacles au cours du sang veineux. — Du pouls veineux. — Les forces qui président au cours du sang dans les veines ont à surmonter, dans les canaux veineux, des obstacles analogues à ceux que nous avons énumérés plus haut, à propos des artères (Voy. § 97). De plus, la tension veineuse étant peu considérable, le cours du sang dans les veines peut être ralenti, ou momentanément et localement entravé, par des causes qui n'ont qu'une influence à peu près insensible sur le cours du sang artériel. Telle est surtout la pesanteur. Tels sont les arrêts de circulation déterminés par les contractions musculaires énergiques. Un lien placé autour d'un membre, et médiocrement serré, ne s'oppose point à la circulation artérielle ; mais il peut entraver plus ou moins complétement la circulation veineuse, amener ainsi la stase du sang, et déterminer au-dessous de la ligature une tuméfaction, qui dégénère parfois en gangrène.

L'action de la pesanteur varie dans les diverses attitudes du tronc. Dans la station verticale, cette force lutte contre l'ascension du sang veineux dans les membres, tandis qu'elle favorise la circulation des vaisseaux de la tête et du cou. Dans le décubitus horizontal, son action est à peu près nulle sur les divers ordres de vaisseaux. Chacun sait qu'il suffit de lever le bras en l'air pour se débarrasser d'une partie du sang veineux contenu dans les vaisseaux, et pour en faire changer la coloration, et les chirurgiens connaissent toute l'importance de la *position* des parties dans les maladies chirurgicales.

Les valvules placées dans l'intérieur des veines luttent contre l'obstacle permanent opposé par la pesanteur. Les valvules ne peuvent annihiler l'action de la pesanteur sur la circulation veineuse, mais elles la limitent; car si elles ne peuvent empêcher le sang de distendre les conduits veineux dans les parties déclives, du moins elles empêchent le sang de rétrograder.

Les valvules n'existent pas dans toutes les veines du corps; c'est particulièrement dans les parties où la circulation veineuse doit surmonter l'action de la pesanteur qu'on les rencontre. Les veines des membres sont toutes pourvues de valvules, les principales veines du tronc également

Les sinus et les veines cérébrales n'ont point de valvules; et il est remarquable que la circulation veineuse encéphalique, loin d'être gênée par l'action de la pesanteur, est au contraire favorisée par elle. Lorsque la tête se trouve dans une position déclive par rapport au cœur, la pesanteur fait sentir ses effets avec une grande énergie, et le sang s'accumule promptement dans les veines. La veine porte, la veine azygos, les veines pulmonaires, n'ont pas de valvules non plus. Il faut remarquer que les veines pulmonaires font partie du petit cercle de la circulation, et que l'influence de la pesanteur se fait peu sentir dans le poumon. Quant à la veine porte, il est certain que le sang, dans ses branches les plus déclives, doit lutter contre la pesanteur. La fréquence des dilatations hémorrhoïdales dans les veines rectales est liée à l'absence des valvules dans la branche inférieure de la veine porte (mésentérique inférieure).

Les mouvements musculaires modérés, tels que ceux de la locomotion, favorisent la circulation veineuse par l'action des muscles, et s'opposent à l'influence fâcheuse de la pesanteur. L'immobilité prolongée, la vie sédentaire favorisent au contraire la stagnation du sang dans les parties déclives du système veineux, et prédisposent aux hémorrhoïdes et aux infiltrations des membres.

La pression, les constrictions de toute espèce peuvent agir en ralentissant le cours du sang veineux. Mais, tandis que la pesanteur agit d'une manière permanente, les causes dont nous parlons sont ordinairement accidentelles et circonscrites. Quand, au lieu d'être momentanées, elles agissent pendant un temps plus ou moins long, les tuniques veineuses distendues ne recouvrent plus leur calibre primitif; de là les dilatations veineuses.

Dans le chant, dans le jeu des instruments, dans le vomissement, dans la défécation, dans la parturition, en un mot, dans tous les efforts (Voy. *Mouvements*), les mouvements respiratoires se trouvent suspendus pendant un temps plus ou moins long. L'influence accélératrice qu'exerce l'inspiration sur le cours du sang veineux n'agit plus. Le sang, poussé par les contractions persistantes du cœur, s'accumule dans le système veineux, et celui-ci devient turgide. La face, le cou, la poitrine s'injectent. On amène exactement les mêmes phénomènes en suspendant pendant quelque temps sa respiration. Si la rougeur et la tuméfaction sont plus sensibles à la face et au cou qu'aux autres parties du corps, cela tient à ce que la réplétion du système veineux s'opère d'autant plus vite que le cercle parcouru par le sang est moindre[1]. En retenant pendant longtemps sa respiration, il est aisé de se convaincre que la turgidité du système veineux s'étend bientôt aux membres supérieurs.

Le cours du sang dans les veines, rendu uniforme par les divers obstacles qu'il a rencontrés dans les artères et dans le système capillaire, ne se tra-

[1] Le chemin parcouru par le sang qui va du cœur à la tête et à la face, et qui revient au cœur par les veines jugulaires, est moins étendu que le chemin parcouru par le sang de la partie inférieure du tronc et des membres.

duit pas, comme dans les artères, par le phénomène du pouls. Lorsqu'on applique le doigt sur le trajet d'une veine, celle-ci s'affaisse et ne transmet rien qui ressemble au pouls artériel. Il arrive pourtant que, dans des *conditions exceptionnelles*, on aperçoit à l'œil et on peut aussi sentir au toucher, le long du trajet des veines jugulaires, des battements qui ont réellement leur siége dans les veines. C'est à ce phénomène anormal qu'on donne le nom de *pouls veineux*. Le pouls veineux est l'indice d'une lésion quelconque, soit du côté du *cœur droit*, soit du côté des poumons. Il peut en effet survenir dans trois circonstances principales. Lorsqu'il est isochrone avec la contraction ventriculaire du cœur, et par conséquent avec le pouls artériel, il peut indiquer qu'il y a un obstacle à l'écoulement du sang par l'orifice de l'artère pulmonaire au moment où le ventricule droit se contracte. Cet obstacle peut être, d'ailleurs, soit à l'orifice de l'artère, soit dans le poumon lui-même. Il est évident aussi que la colonne sanguine refluant en retour, du côté de l'oreillette droite et jusque dans les veines de cette oreillette, il est évident, dis-je, qu'en ce moment les valvules auriculo-ventriculaires remplissent incomplétement leurs fonctions. On conçoit pareillement que le pouls veineux puisse se montrer en vertu d'une simple insuffisance des valvules auriculo-ventriculaires; dans ce cas encore, le pouls veineux serait isochrone avec le pouls artériel. Enfin le pouls veineux peut être en rapport avec le rétrécissement de l'orifice auriculo-ventriculaire droit. Cette lésion, d'ailleurs très-rare, s'accompagne généralement d'une hypertrophie de l'oreillette droite. Le sang n'étant plus chassé qu'incomplétement du côté du ventricule droit par les contractions énergiques de l'oreillette, une portion du sang s'engage en retour du côté des veines et y détermine une distension pulsatile. Le pouls veineux, dans ce dernier cas, *précède* le pouls artériel, car il est isochrone, non plus avec la contraction ventriculaire, mais avec la contraction de l'oreillette.

Le pouls veineux ne s'étend pas loin; il s'éteint bientôt en vertu de la dilatabilité des parois des veines. Aussi on ne le sent guère qu'aux veines jugulaires voisines du cœur. Il se fait très-probablement sentir à l'origine de la veine cave inférieure, de même qu'à l'origine de la veine cave supérieure (c'est en effet par la veine cave supérieure qu'il se transmet aux jugulaires); mais comme la veine cave inférieure décrit un long trajet dans la profondeur de l'abdomen, le pouls veineux est devenu insensible dans les branches afférentes de la veine cave inférieure, telles que les crurales, par exemple.

§ 106.

Circulation de la veine porte. — Circulation des tissus érectiles. — Nous avons vu précédemment que la contractilité des vaisseaux capillaires, en changeant le calibre des conduits, et en le diminuant au point d'opposer un obstacle plus ou moins prolongé au passage des globules sang, entraînait, dans les circulations locales, des modifications profondes. Nous avons vu que les résistances nombreuses que le sang rencontre dans les capillaires, que la grande capacité du système veineux et la dilatabilité de ses parois rendaient la tension du sang dans les veines inférieure à la tension artérielle, et que par suite le sang a besoin, pour se mouvoir régulièrement dans les veines, d'un certain nombre de causes adjuvantes. Ces causes adjuvantes, et en particulier l'action musculaire, l'action aspiratoire des mouvements de l'inspiration, manquent dans la veine porte, ainsi que les valvules. Bien plus, le sang contenu dans la veine porte est compris entre deux systèmes capillaires. La veine porte, en effet, fait fonction d'artère par rapport au foie, et le sang doit traverser un nouveau réseau capillaire, avant de se rendre dans la veine cave inférieure par les veines sus-hépatiques. Les causes de ralentissement sont donc plus nombreuses dans le système de la veine porte que dans tout autre point du système circulatoire.

Si nous réfléchissons que les vaisseaux capillaires généraux suffisent à atténuer considérablement la tension du sang qui passe des artères dans les veines, il est évident que le réseau capillaire de la veine porte, dans le foie, doit agir dans le même sens sur le sang qui circule dans la veine porte, et d'autant plus efficacement que la tension du sang dans le tronc de la veine porte est déjà elle-même bien moindre que celle des artères. Les causes qui peuvent modifier localement la circulation doivent agir ici avec beaucoup d'efficacité, et le sang placé dans le système de la veine porte peut être soustrait, dans des proportions variables, à l'action impulsive du cœur.

Il serait difficile de dire jusqu'à quel point peut être portée la stagnation du sang dans le système porte, mais il est au moins probable que, pendant la période de l'absorption digestive, la circulation de la veine porte est ralentie. Les expériences que nous avons entreprises sur la composition du sang de la veine porte, aux diverses époques de la digestion, nous ont conduit à cette conclusion. Les recherches faites par M. Erichsen, à un autre point de vue, nous semblent conduire aussi aux mêmes résultats. M. Erichsen introduit dans le tube digestif des animaux une substance saline, qui passe en nature dans l'urine, lorsqu'elle est parvenue dans le torrent de la circulation ; tel est le ferro-cyanure de potassium. Or, le ferro-cyanure de potassium se montre au bout de 16 minutes dans l'urine, lorsqu'on le donne 24 minutes après le repas. Administré 60 minutes après le repas, il ne faut plus que 14 minutes. 120 minutes après le repas, il se montre au bout de 12 minutes.

Certains organes, tels que les corps caverneux de la verge, le clitoris, la rate, sont essentiellement constitués par l'assemblage de lames celluleuses diversement entre-croisées et circonscrivant un grand nombre de cellules communiquant largement les unes avec les autres. Ces cellules, et c'est là le propre des tissus érectiles, communiquent avec les veines ; elles sont, en d'autres termes (dans ces organes particuliers), les origines même des radicules veineuses. La communication entre les artères et les veines ne se fait donc pas, dans les tissus érectiles, par un réseau capillaire analogue à celui des autres parties. Il y a dans ces tissus, entre le système artériel et le système veineux, un réservoir multiloculaire qu'on peut considérer comme des diverticules veineux. Si maintenant, par la pensée, on suppose, en un point des troncs veineux qui rapportent le sang, l'action plus ou moins prolongée d'une force comprimante quelconque, non-seulement le cours du sang sera momentanément retardé dans les cellules dont nous parlons, mais encore ce liquide s'y accumulera. La contractilité des radicules veineuses et la contraction musculaire des muscles du périnée et du bassin qui entourent les veines, telle est la force qui accumule et retient temporairement le sang dans les corps caverneux; la contractilité des radicules veineuses, sans doute l'état de plénitude de l'estomac (déterminant une augmentation de pression sur les organes contenus dans l'abdomen), et aussi la contractilité de la rate, telles sont les causes qui influent sur la circulation du sang de la veine splénique. Ce qui est bien certain, c'est que le caractère essentiel de la circulation dans les tissus érectiles, c'est l'*intermittence*. Les augmentations et les diminutions de volume de la rate et des corps caverneux sont en rapport avec la quantité de sang contenue dans les mailles de leur tissu, et elles dépendent évidemment du départ, tantôt moins considérable, tantôt plus considérable, du sang par le calibre des vaisseaux veineux.

ARTICLE V.

DE QUELQUES PHÉNOMÈNES GÉNÉRAUX DE LA CIRCULATION.

§ 107.

Vitesse de la circulation.—Nombre des pulsations du cœur.—Lorsque le cœur se contracte, il chasse en même temps le sang dans l'artère pulmonaire et dans l'artère aorte, car la contraction des deux ventricules est simultanée. Il est évident que la quantité de sang envoyée par le cœur droit dans le poumon, et la quantité de sang envoyée par le cœur gauche dans les organes, sont sensiblement égales. La chose est difficile à démontrer expérimentalement, mais il est facile de concevoir que si le cœur droit envoyait plus de sang au poumon que le cœur gauche n'en reçoit du poumon dans le même temps, le poumon serait bientôt rempli.

S'il passe, dans un temps donné, la même quantité de sang dans le cœur droit et dans le cœur gauche, la vitesse du cours du sang dans le grand et le petit cercle de la circulation est la même, c'est-à-dire, en d'autres termes, que le sang franchit, en moyenne, en un même espace de temps une même distance. Mais comme la carrière de la grande circulation est plus longue que la carrière de la petite, il est évident que, quoique animé d'une même vitesse moyenne, le sang a besoin d'un plus long temps pour parcourir le cercle de la grande circulation que pour parcourir le cercle de la petite.

Avec quelle vitesse le sang se meut-il dans les vaisseaux ? Il est évident, d'après tout ce qui précède, que le temps qu'emploie une tranche de liquide prise en un certain point du système circulatoire, pour franchir un certain nombre de centimètres, n'est pas le même dans tous les points du système. Le liquide sanguin, en effet, ne coule pas d'une manière uniforme dans toutes les divisions du système. Le sang qui se meut dans les artères circule dans des espaces *d'une capacité moindre* que le sang qui circule dans les veines. De plus, la capacité artérielle va sans cesse en augmentant, à mesure qu'on s'approche des capillaires. Les capillaires constituent, ainsi que nous l'avons dit, la partie la plus *spacieuse* de la carrière sanguine : enfin, la capacité du système veineux va sans cesse en diminuant, à mesure qu'on s'approche du cœur[1]. En somme, et d'une manière générale, on peut dire que la capacité du système circulatoire va sans cesse en augmentant dans les artères, à partir du cœur vers les organes, et sans cesse en diminuant dans les veines, à partir des organes vers le cœur; donc on peut dire, d'une manière générale aussi, que le sang, animé d'une certaine vitesse à sa sortie du cœur, perd sans cesse de sa vitesse jusqu'aux capillaires, et qu'il gagne sans cesse en vitesse à partir des capillaires jusqu'au cœur. Lorsqu'on demande quelle est la vitesse du sang dans le système circulatoire, il faut donc distinguer s'il s'agit de la vitesse moyenne du sang dans le système circulatoire envisagé dans son entier, ou s'il s'agit de la vitesse du sang dans un département quelconque du système. C'est pour n'avoir pas tenu compte de cette distinction, que les évaluations les plus diverses et les plus contradictoires ont été souvent proposées.

Fig. 34.

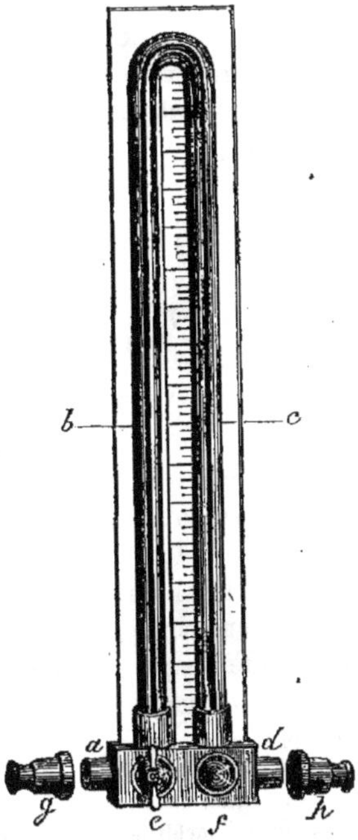

HÉMODROMOMÈTRE.

a, orifice d'entrée.
b, branche ascendante du tube de l'hémodr.
c, branche descendante.
d, orifice de sortie.
e, robinet permettant ou empêchant l'entrée du sang dans la branche ascendante *b*.
f, robinet lié au robinet *e* par une roue dentée placée derrière la figure.
g, *h*, canules pouvant entrer à frottement sur les pièces *a* et *d*.

Pour déterminer la vitesse du cours du sang par expérience, M. Volkmann a imaginé un petit instrument très-ingénieux, au-

[1] La mécanique nous apprend encore que les diverses molécules d'une même tranche liquide ne se meuvent pas avec des vitesses égales ; celles qui avoisinent les parois marchent moins vite que celles qui occupent l'axe du vaisseau : cela est surtout applicable à la circulation des capillaires.

quel il a donné le nom d'*hémodromomètre* (Voy. fig. 34). Cet instrument consiste en un tube de verre recourbé, fixé sur une boîte en cuivre. Quand on veut faire une expérience, on commence par remplir d'eau le tube de verre *bc*. Les robinets *e*, *f* sont tournés de telle façon qu'ils interceptent toute communication entre le tube de verre *bc* et les orifices *a* et *d* (Voy. fig. 35). On fait alors la section du vaisseau sur lequel doit porter l'expérience, on lie sur la canule *g* (Voy. fig. 34) une des sections du vaisseau, et sur la canule *h* l'autre section du vaisseau. Après quoi, on entre à frottement les canules *g* et *h* sur les pièces *a* et *d*. Quand cela est fait, les aides qui comprimaient le vaisseau au-dessus et au-dessous de la section cessent leur compression, et le sang passe au travers de l'appareil. Comme les robinets *e*, *f* sont fermés (fig. 35), le sang ne peut pas s'introduire dans le tube *bc*, et il continue son trajet directement de *a* en *d*. Alors l'opérateur tourne brusquement le robinet *f* (qui entraîne avec lui le robinet *e*), la communication directe de *a* en *d* se trouve fermée (Voy. fig. 36), et le sang, pour passer de *a* en *d*, est obligé de parcourir le tube de verre *bc* de l'hémodromomètre (fig. 34). Le temps qu'emploie le sang à parcourir la longueur du tube de verre *bc* représente le temps qu'il aurait mis à parcourir une étendue correspondante du vaisseau en expérience [1].

Fig. 35.

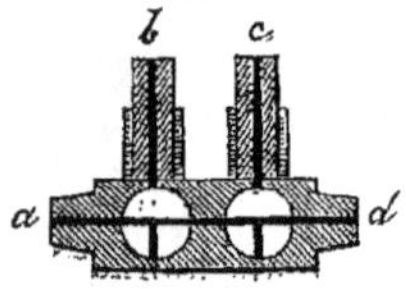

Coupe représentant les robinets *e*, *f* fermés. Le cours du liquide a lieu de *a* en *d*.

Fig. 36.

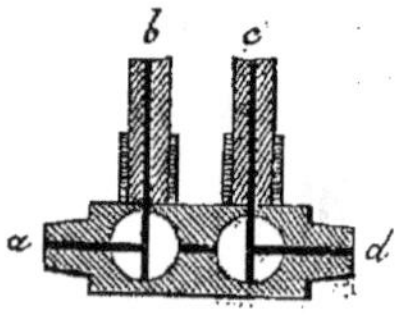

Coupe représentant les robinets *e*, *f* ouverts. Le cours du liquide a lieu suivant *a*, *b*, *c*, *d*.

M. Volkmann et M. Lenz ont principalement étudié la vitesse du cours du sang dans l'artère carotide. Les expériences de M. Volkmann ont été faites sur le chien, la chèvre, le mouton, le cheval, le veau ; celles de M. Lenz ont porté sur le veau. Sur le chien, la vitesse moyenne a été de 29 centimètres par seconde ; sur la chèvre, de 29 centimètres ; sur le mouton, de 28 ; sur le cheval, de 22 (Volkmann) ; sur le veau, de 20 centimètres (Lenz). On peut donc établir en moyenne que la vitesse du cours

[1] L'expérience dont nous parlons demande certaines précautions. Le temps employé par le sang pour franchir le tube étant très-court (ce tube ne peut avoir qu'une petite longueur, pour ne pas modifier sensiblement la circulation, — quelques centimètres au plus), il faut recourir à des mesures chronométriques qui exigent une certaine habitude. En outre, comme c'est la *couleur* du sang qui sert à évaluer la rapidité de l'ondée sanguine d'un point à un autre, et comme le tube que cette ondée doit traverser est rempli d'eau, il se fait à la limite de séparation des liquides un mélange qui rend cette limite moins tranchée. Cependant la différence de densité des deux liquides, et surtout la rapidité de l'expérience, atténuent cette dernière difficulté, et il n'en résulte, suivant M. Volkmann, que des erreurs de peu d'importance. Enfin, pour que la vitesse du sang dans l'instrument représente la vitesse du sang dans le vaisseau en expérience, il faut encore que le calibre du tube *bc* soit exactement le même que celui du vaisseau en expérience, ou, s'il n'est pas le même, il faut, tenant compte des différences de diamètre, ramener par le calcul la vitesse observée dans l'appareil à la vitesse qui lui correspondrait dans le vaisseau.

du sang vers l'origine du système artériel est de 1/3 de mètre par seconde, et qu'elle est à peu près la même dans tous les grands mammifères.

M. Volkmann, à l'aide de son instrument, a trouvé, ainsi qu'on devait s'y attendre, que la vitesse du cours du sang diminue dans le système artériel, à mesure qu'on s'éloigne du cœur, c'est-à-dire à mesure que la *capacité* du système augmente. Ainsi, la vitesse était de 22 centimètres par seconde dans la carotide du cheval, et seulement de 16 centimètres dans l'artère faciale. MM. Bidder et Lenz ont constaté, sur le chien, que la vitesse du cours du sang dans l'artère carotide est double de ce qu'elle est dans l'artère crurale.

La vitesse de la circulation du sang dans le système des vaisseaux capillaires ne peut être appréciée à l'aide de l'hémodromomètre. Elle ne peut l'être que très-approximativement à l'aide de l'observation microscopique. Mais il faut dire ici que les mutilations nécessaires pour placer le mésentère d'un animal à sang chaud sous le microscope introduisent des causes d'erreur qui ne permettent guère d'arriver, sous ce rapport, à des résultats satisfaisants[1].

La vitesse du cours du sang dans le système veineux n'a pas été étudiée avec le même soin que dans le système artériel. M. Volkmann ne donne à cet égard qu'une expérience sur le chien. L'hémodromomètre introduit dans la veine jugulaire a accusé une vitesse de 22 centimètres par seconde. Cette expérience, parfaitement en harmonie d'ailleurs avec les développements précédents, montre que dans le voisinage du cœur la vitesse du sang dans le système veineux tend à devenir la même qu'au moment du départ par le système artériel.

Maintenant, sans plus tenir compte de la vitesse différente du sang dans les divers départements de l'appareil vasculaire, cherchons avec quelle vitesse moyenne le sang parcourt toute l'étendue du système circulatoire.

M. Hering a tenté à cet égard, sur des chevaux, des expériences nombreuses, qui laissent peu de chose à désirer sous le rapport de la précision. Son procédé consiste à injecter dans le sang un liquide qui n'ait point d'action nuisible sur l'animal et qui, circulant avec le sang, puisse être recherché sur un point du système circulatoire. Le liquide employé est le ferro-cyanure de potassium, dont les moindres traces peuvent être révélées par un sel de fer.

M. Hering ouvre une veine jugulaire, puis il y introduit et y fixe une canule à robinet, surmontée d'un petit entonnoir, dans lequel il verse

[1] L'observation, à l'aide du microscope, de la membrane natatoire de la patte de la grenouille peut donner une idée de la vitesse de la circulation capillaire des *animaux à sang froid*; ici, en effet, on n'est point obligé de mettre la partie transparente au contact de l'air. On peut compter, par exemple, le temps que met un globule placé dans le milieu du courant à parcourir une certaine étendue d'un vaisseau capillaire, et *on tient compte du grossissement employé*. Cette vitesse est très-faible : elle n'est guère que de 1/2 millimètre par seconde. Mais il est impossible de faire la moindre application de ces résultats à la circulation des animaux à sang chaud.

environ 30 grammes de liquide. La solution de ferro-cyanure descend par son propre poids dans la veine, en l'espace de 2 à 5 secondes, après que l'opérateur ferme le robinet. Aussitôt que la solution entre dans la veine, un aide, placé du côté opposé de l'animal, reçoit dans des verres, qu'il change de 5 en 5 secondes, le sang qui coule par la veine jugulaire du côté opposé, préalablement ouverte. Le sang est ainsi reçu dans dix ou douze verres d'épreuve, et l'expérience dure par conséquent de 50 à 60 secondes. Les verres contiennent chacun de 15 à 40 grammes de sang. Ils sont numérotés, puis abandonnés à eux-mêmes pendant vingt-quatre heures. Au bout de ce temps, la coagulation du sang est achevée. On prend alors successivement dans chaque verre quelques gouttes de *sérum*, et on les essaye sur une feuille de papier blanc, à l'aide d'un sel de fer qui décèle la présence du ferro-cyanure, là où il existe, par la formation du bleu de Prusse.

M. Hering a établi ainsi (en 1828, en 1833 et en 1854) que le sang met de 25 à 30 secondes à parcourir le cercle entier de la circulation, c'est-à-dire à passer d'une veine jugulaire dans le cœur droit, du cœur droit dans les poumons, des poumons dans le cœur gauche, du cœur gauche dans les organes, et des capillaires des organes dans la veine jugulaire (ou dans celle du côté opposé, ce qui est la même chose).

On a objecté aux expériences de M. Hering que l'écoulement du sang par un vaisseau ouvert pouvait avoir contribué à accélérer le cours du sang chez les animaux en expérience. Mais, dans des recherches plus récentes, M. Hering a démontré qu'en ouvrant la veine jugulaire du côté opposé à l'injection, vingt-cinq secondes seulement après l'injection, le ferro-cyanure apparaissait ou dans le premier jet de liquide, ou dans les cinq secondes suivantes. L'influence qu'exerce sur le cours du sang une ouverture de vaisseau est donc sensiblement nulle.

Les pertes moyennes de sang (huit livres chez le cheval) ne modifient point la vitesse du sang. Les pertes de sang très-abondantes accélèrent cette vitesse. Il faut ajouter que, dans ces cas, le pouls s'élève rapidement. Ainsi M. Hering retire brusquement 16 et 25 lives de sang à des chevaux: aussitôt le pouls s'élève de 40 à 80 pulsations, et le sang parcourt le cercle circulatoire en 15 et 20 secondes.

A elle seule, l'élévation du pouls ne change pas sensiblement la vitesse moyenne du cours du sang. M. Hering a trouvé, chez un grand nombre de chevaux atteints de maladies aiguës avec fièvre, qu'il fallait toujours de 25 à 30 secondes pour une révolution sanguine complète.

Enfin M. Hering a trouvé que la fréquence des mouvements respiratoires ne modifie pas la vitesse générale du sang. Chez des chevaux qui respiraient 60 ou 70 fois par minute, il fallait 1/2 minute au sang pour accomplir sa révolution, tout comme chez des chevaux qui ne faisaient que 6 ou 7 respirations dans le même temps. L'influence qu'exerce l'inspiration sur le cours du sang est donc localisée dans les veines; elle tend à régulariser le cours du sang veineux, en lui imprimant un supplément d'impulsion à la fin de sa course, mais elle ne modifie pas d'une manière appréciable la vitesse générale du sang dans l'ensemble du système.

Ainsi, on peut établir qu'il faut en moyenne 1/2 minute chez le cheval pour que le sang exécute une révolution complète ; et, en outre, les causes qui peuvent modifier le cours du sang dans le système sanguin sont très-peu nombreuses et n'agissent que dans des limites extrêmement restreintes. Il est probable que, dans l'espèce humaine, la vitesse de la circulation ne doit pas être très-différente.

Il ne faudrait pas conclure de ce que nous venons de dire qu'une molécule de sang engagée dans l'aorte et une molécule de sang engagée au même niveau dans l'artère coronaire du cœur emploieront le même temps pour revenir par les veines à l'oreillette droite. Il est évident que la dernière, ayant à parcourir un cercle de peu d'étendue, reviendra à l'oreillette droite avant celle qui se dirigera à la plante du pied, par exemple. Cette inégalité dans le temps que mettront ces deux molécules à revenir vers le cœur ne prouve en rien, du reste, que la vitesse du cours du sang soit différente dans le premier cercle et dans le second. Il est clair, en effet, que, de deux corps *animés d'une égale vitesse*, celui qui n'aura à parcourir qu'un espace de 1 mètre mettra quatre fois moins de temps pour arriver au terme de sa course que celui qui aura à parcourir un espace de 4 mètres.

Ce que nous disons ici pour les vaisseaux coronaires du cœur et pour les vaisseaux du membre inférieur, on peut l'appliquer à tous les départements du système circulatoire. Ainsi, par exemple, une molécule de sang traverse plus promptement le cercle de la petite circulation que celui de la grande. Pour déterminer rigoureusement le temps qu'il faudrait à une molécule sanguine pour partir du cœur, traverser un organe déterminé et revenir à son point de départ, il faudrait connaître la longueur absolue du chemin parcouru, ce qui est tout à fait impossible, attendu les courbures des artères, la richesse ou la pauvreté du réseau capillaire, etc. Tout ce qu'on peut conclure de là, c'est qu'il y a une certaine diversité dans la circulation des divers organes.

Le chiffre donné par M. Hering peut être considéré comme représentant une moyenne susceptible de varier en plus ou en moins, mais dans des limites peu étendues. Le chiffre de M. Hering représente le temps que met une molécule de sang à décrire le cercle de la circulation pulmonaire (quantité commune à toutes les révolutions complètes du sang), plus un cercle comprenant les vaisseaux de la tête (carotide et jugulaire). Si l'expérience était faite sur les veines iliaques, au lieu de l'être sur les jugulaires, le chiffre obtenu comprendrait le temps que met une molécule sanguine à décrire le cercle de la circulation pulmonaire (quantité commune), plus le cercle comprenant les vaisseaux du membre inférieur (aorte, artère crurale, et veines du membre inférieur). Il est probable que, dans ce cas, le temps employé serait un peu plus considérable. De même, il serait sans doute plus court si l'on pouvait examiner de la même manière le cours du sang dans les cercles circulatoires placés dans le voisinage du cœur.

Le ferro-cyanure de potassium, à dose modérée, n'exerce pas d'action sensible sur l'économie animale : il est très-propre à étudier la vitesse du sang. Les liquides qui agissent chimiquement sur le sang en le coagulant ou en augmentant sa viscosité (sels de fer, solutions alcooliques concentrées, etc.), doivent être repoussés pour ce genre d'expériences. D'autres liquides (liquides oléagineux, digitaline, cantharidine, poisons, etc.), en adhérant aux parois des vaisseaux, ou en agissant sur la contractilité des capillaires, ou sur les contractions du cœur, fourniraient également à cet égard des notions inexactes.

Si nous estimons d'une manière générale que le temps d'une révolution sanguine est en moyenne de 1/2 minute, il en résulte qu'en vingt-quatre heures le sang exécute 2880 fois sa révolution.

Au reste, nous l'avons déjà dit, il s'en faut de beaucoup que la *répartition* du sang se fasse d'une manière uniforme dans les divers organes, et le nombre et le diamètre des vaisseaux des différents organes seraient connus, que cela ne suffirait même pas à calculer cette quantité. Il suffit d'un arrêt apporté à la circulation veineuse, soit par une pression musculaire, soit par l'état de plénitude d'un réservoir, soit par d'autres causes encore, pour amener la rubéfaction, la congestion ou la tuméfaction des organes, et, par conséquent, des modifications dans la circulation. Les mouvements de la locomotion et la contractilité des capillaires jouent aussi, sous ce rapport, un rôle capital. La vitesse du cours du sang, lorsqu'on l'envisage dans des points spéciaux de l'arbre circulatoire, est donc soumise, par tous ces motifs, à une grande variabilité.

— Le nombre des battements du cœur n'est pas le même à tous les âges de la vie. Chez l'adulte, le cœur bat, en moyenne, 70 ou 75 fois par minute. Dans la première enfance, le nombre des battements du cœur (et par conséquent le nombre des pulsations artérielles) est bien plus élevé. Au moment de la naissance et pendant les deux mois suivants, le cœur bat environ 140 fois par minute. Au sixième mois, le nombre des battements est de 128 ; de 120 au douzième ; de 110 environ à la fin de la seconde année. Ce nombre s'abaisse ensuite peu à peu jusqu'à l'époque de la puberté, pour rester stationnaire à 70 ou 75.

Les battements du cœur diminuent pendant le sommeil de quelques pulsations. Dans la position horizontale, le cœur bat un peu moins vite que dans la position verticale. L'influence de la position sur le nombre des battements du cœur a été démontrée par M. Guy. Il plaçait les sujets en expérience sur un plan qu'on pouvait incliner ou redresser à volonté. Il a observé ainsi que la décroissance dans le nombre des battements du cœur est proportionnelle à l'inclinaison : elle est d'autant plus marquée que l'on se rapproche davantage de l'horizontale. Cette variation dans les battements du cœur est vraisemblablement en relation avec d'influences qu'exerce le sang sur les parties supérieures du système nerveux central. Le système nerveux a d'ailleurs, indépendamment de la position, une influence capitale sur le nombre des battements du cœur. Les émotions vives déterminent des palpitations, ainsi que les exercices violents; la section des deux nerfs pneumo-gastriques au cou détermine aussi une accélération dans le nombre des battements du cœur (§ 112). La digitale exerce, par l'intermédiaire du système nerveux, sur le nombre et l'énergie des battements du cœur, une influence bien connue des médecins, etc.

§ 108.

De la quantité du sang en circulation. — Il est impossible, comme on le pense bien, de déterminer cette quantité d'une manière absolue. A supposer qu'on pût calculer directement l'aire générale du calibre intérieur des vaisseaux, on ne pourrait, vu l'élasticité artérielle, la dilatabilité des veines et la contractilité des petits vaisseaux, considérer le résultat que comme une approximation plus ou moins exacte.

Lorsqu'un homme meurt d'hémorrhagie, ou qu'on fait périr un animal en lui ouvrant une grosse artère, la quantité de sang qui s'écoule est loin de représenter la masse totale du sang. Il est certain que le cadavre en contient encore une assez grande quantité dans ses vaisseaux.

On ne peut arriver à une évaluation approximative qu'à l'aide d'un artifice expérimental. On a proposé de remplir les vaisseaux du cadavre par une injection, et d'évaluer la quantité de sang contenue dans les vaisseaux par la quantité d'injection dépensée. Mais il est évident qu'une injection solidifiable, même la plus parfaite, ne remplit jamais tout l'arbre circulatoire; et, si elle est diffusible et pénétrante, elle s'échappe, par transsudation, au travers des parois vasculaires; on risque dès lors d'évaluer trop bas ou trop haut.

Le procédé d'estimation proposé par M. Valentin est fort ingénieux, mais il n'est pas aussi rigoureux qu'il le paraît.

Soit une solution saline quelconque, dont la quantité est inconnue; 25 grammes de cette solution donnent 15 pour 100 de résidu solide. Ajoutons 50 grammes d'eau distillée à la solution saline, prenons de nouveau 25 grammes de cette solution, et supposons que ce nouvel essai ne fournisse plus que 10 pour 100 de résidu solide. Nous avons dès lors tout ce qu'il faut pour calculer la quantité inconnue de la solution, car il suffit de résoudre une simple équation.

On conçoit l'application faite par M. Valentin de ce problème arithmétique. Il tire une certaine quantité de sang des vaisseaux d'un animal : il fait dessécher ce sang, et calcule combien cette quantité donnée fournit de résidu sec; puis il injecte une quantité connue d'eau distillée dans les vaisseaux, et, au bout de cinq minutes, il fait une nouvelle saignée. Cette saignée fournit aussi une certaine quantité de résidu sec. On a dès lors tous les éléments de la solution, et il est facile de calculer la quantité absolue de sang contenue dans les vaisseaux de l'animal.

Des expériences de cette nature, entreprises sur des chiens, des moutons et des lapins, ont amené M. Valentin à cette conclusion que la masse du sang est la cinquième partie du poids du corps. En appliquant ces résultats à l'espèce humaine, il en résulterait qu'il y a, chez l'homme adulte (pesant en moyenne 65 kilogrammes), près de 14 kilogrammes de sang, et chez la femme (pesant en moyenne 55 kilogrammes), près de 12 kilogrammes de sang.

Les résultats de M. Valentin sont entachés d'une cause d'erreur que nous ne pouvons passer sous silence. Pour qu'ils fussent rigoureux, il faudrait que les parois des vaisseaux fussent imperméables. Le calcul suppose, en effet, qu'il ne s'est fait aucune déperdition du liquide injecté dans les vaisseaux. Dans l'espace des cinq minutes pendant lesquelles l'eau injectée circule et se mélange avec le sang, une partie de cette eau transsude au travers des parois vasculaires, en traversant le réseau capillaire. La composition du sang n'est pas exactement modifiée (dans la proportion des parties solides et des parties liquides), comme elle le serait si la transsudation n'avait pas lieu. Il résulte de là que, dans la seconde saignée d'épreuve, la proportion des matières solides est sans doute évaluée trop haut, ce qui, dans le calcul, entraîne une exagération correspondante dans l'évaluation finale de la *quantité* du sang. Les chiffres donnés par M. Valentin doivent être abaissés pour cette raison.

M. E. Weber a procédé d'une manière plus directe. Il pèse un homme qu'on va décapiter. Après la décapitation, et quand tout écoulement de sang a cessé par les artères ouvertes, il pèse le tronc et la tête : la différence donne le poids du sang écoulé. Après quoi, il fait passer un courant d'eau distillée dans les vaisseaux du tronc et de la tête, jusqu'à ce que l'eau sorte incolore. Il dessèche le liquide obtenu, et le résidu sec correspond à une quantité de sang qu'on calcule facilement, en établissant une comparaison avec une certaine proportion du sang primitivement recueilli et desséché. La quantité de sang *calculée* est ajoutée à la première. M. Weber a trouvé ainsi que la proportion du sang est au poids du corps comme 1 : 8, c'est-à-dire qu'un homme qui pèse 65 kilogrammes a environ 8 kilogrammes de sang dans ses vaisseaux (une femme pesant 55 kilogrammes aurait par conséquent environ 7 kilogrammes de sang)[1].

Au reste, la quantité absolue du sang peut varier dans des limites assez étendues. L'homme qui vient de subir plusieurs hémorrhagies consi-

[1] M. Welker a proposé une méthode d'estimation basée sur la *puissance colorante du sang*. Il prend d'abord sur un animal une petite quantité de sang d'épreuve, puis il fait passer dans les vaisseaux de l'animal mis à mort un courant d'eau distillée, jusqu'à ce que cette eau sorte tout à fait incolore. Il mesure le volume du liquide ainsi obtenu. Après quoi il *étend d'eau* le premier sang d'épreuve, jusqu'à ce qu'il obtienne exactement la *teinte* du dernier liquide. Il doit dès lors y avoir un rapport exact entre la quantité d'eau ajoutée au sang d'épreuve et la quantité d'eau mélangée au sang retiré des vaisseaux par le lavage. Dès lors le poids du sang d'épreuve permet de calculer le poids de l'autre portion de sang.

cultives, la femme qui vient de faire une perte utérine considérable, n'ont pas dans leurs vaisseaux la même quantité de sang que lorsqu'ils sont dans un état de santé parfaite. Il existe des différences analogues entre l'homme bien nourri et l'homme à l'inanition, ou soumis à une alimentation insuffisante. L'état pléthorique et l'état anémique se distinguent aussi (outre les altérations de proportions des principes du sang) par des différences dans la quantité du sang en circulation.

§ 109.

De l'épaisseur des parois des vaisseaux. — La tension du sang dans les artères l'emporte sur la tension du sang dans les veines. Les parois artérielles sont plus épaisses que les parois veineuses. L'élasticité des premières l'emporte, il est vrai, de beaucoup sur celle des secondes; mais il y a dans l'économie des membranes minces qui sont très-élastiques. L'épaisseur des parois vasculaires est surtout proportionnée à la tension du sang dans les vaisseaux. Cela est d'autant plus probable, que le rapport entre le calibre intérieur et l'épaisseur des parois des vaisseaux artériels de différents diamètres suit assez régulièrement les lois de l'hydrostatique. L'épaisseur des parois croît, en effet, dans les artères, comme le produit de l'unité de pression par le rayon de section du vaisseau. Ce qui veut dire, en d'autres termes, que pour une même pression l'épaisseur des parois croît simplement comme le rayon de section du canal; ou encore, que l'épaisseur des parois doit être double, seulement, pour une section quadruple. En se reportant aux chiffres de tension du sang dans l'arbre aortique (Voy. § 95), on trouve que l'épaisseur des parois artérielles se comporte comme l'indique la théorie. En comparant des artères de différents diamètres, il est aisé de se convaincre, en effet, par un examen même superficiel, que les parois des petites artères sont plus épaisses, eu égard à leur calibre intérieur, que les parois des grandes artères par rapport à leur calibre intérieur. En mesurant rigoureusement ces épaisseurs chez les divers animaux, on arrive aisément à démontrer que l'épaisseur des parois artérielles croît moins rapidement que leur surface de section, et qu'elle est seulement double à peu près pour une aire de section quadruple.

L'artère pulmonaire semble faire exception à cette loi. L'aire de section de l'artère pulmonaire l'emportant sur l'aire de section de l'artère aorte, l'épaisseur des parois de l'artère pulmonaire devrait l'emporter sur celle de l'artère aorte. Cependant c'est le contraire qui a lieu; l'épaisseur des parois de l'aorte l'emporte sur celle de l'artère pulmonaire. Mais c'est qu'ici la tension du sang n'est plus la même : elle est moindre dans l'artère pulmonaire que dans l'aorte (Voy. § 95).

Dans certaines régions, l'épaisseur des parois artérielles ne suit pas rigoureusement la loi que nous avons rappelée. Ainsi, par exemple, les parois de l'artère splénique non-seulement sont plus épaisses, relativement à son calibre, que les parois de l'aorte ne le sont relativement au calibre de l'aorte ; mais encore les parois de l'artère splénique sont plus épaisses d'une *manière absolue* que les parois de l'aorte. Cette différence ne tiendrait-elle pas à l'accumulation intermittente du sang dans la rate et à l'effort soutenu que doit supporter l'artère splénique, alors que la rate, gonflée par le sang, fait obstacle à l'effort de chaque pulsation ventriculaire et aortique contre la colonne sanguine engagée dans l'artère splénique ? Une observation attentive conduirait vraisemblablement aux mêmes résultats pour toutes les artères qui vont distribuer leur sang dans des tissus érectiles.

§ 110.

Entrée de l'air dans les veines. — Transfusion du sang. — Il est quelquefois arrivé qu'en pratiquant sur l'homme ou sur les animaux des opérations dans la région cervicale, on a entendu un sifflement suivi bientôt d'accidents graves, et même de la mort des individus. Ce sifflement, plus ou moins aigu et plus ou moins intense, est déterminé par l'introduction de l'air dans les veines du cou incisées au moment de l'opération et maintenues béantes par les plans aponévrotiques de cette région. Cette introduction de l'air, ou mieux cette aspiration de l'air extérieur par les veines ouvertes, est déterminée, au moment de l'inspiration, par le jeu de soufflet de la cavité pectorale (Voy. § 115 et suivants). L'air aspiré se mélange avec le sang et se dirige avec lui vers la poitrine, c'est-à-dire vers le cœur. On trouve après la mort les cavités du cœur et les gros vaisseaux remplis d'un sang écumeux, c'est-à-dire remplies de fines bulles d'air mélangées dans la masse du sang.

Quelle est la cause réelle des accidents redoutables qui surviennent en pareille occurrence ? D'abord il est certain, et des expériences directes l'ont démontré, qu'il faut injecter une certaine quantité d'air dans les vaisseaux pour faire périr les animaux. Quelques bulles d'air mélangées au sang ne suffisent pas pour amener les accidents redoutables qu'on a observés. On a souvent, et sur des points divers du trajet circulatoire, introduit dans les vaisseaux veineux des animaux 1, 2, 3 décilitres d'air atmosphérique, sans apporter de troubles bien manifestes dans la circulation. Il faut injecter à peu près un litre d'air dans les vaisseaux veineux voisins du cœur pour faire périr un cheval de moyenne taille, et il en faut souvent plusieurs litres pour tuer un cheval vigoureux.

On a pensé que l'air introduit dans le cœur détermine la mort, en paralysant directement ses mouvements. Cette explication n'est pas vraisemblable. Non-seulement le cœur, extrait du corps de l'animal vivant et placé sur une table, continue à battre pendant un certain temps au contact de l'air atmosphérique qui l'entoure et pénètre par ses ouvertures naturelles, mais encore lorsque ses contractions ont cessé, on peut les réveiller en insufflant de l'air dans son intérieur. Il est bien plus probable que la mort survient par la difficulté que le sang mélangé d'air trouve à traverser les vaisseaux capillaires, dont la contractilité est, d'ailleurs, mise en jeu par cet excitant anormal. Un tube capillaire qui, sous une certaine pression, donne facilement passage à un liquide, devient incapable, en effet, de lui livrer passage sous la même pression, lorsqu'on fractionne de bulles d'air le liquide engagé dans son intérieur. La mort est très-prompte lorsque l'air est introduit dans les vaisseaux voisins du cœur, probablement parce que l'air mélangé au sang arrive presque immédiatement dans les capillaires du poumon, et détermine ainsi une véritable asphyxie par arrêt de circulation pulmonaire.

La transfusion du sang, c'est-à-dire l'injection d'une certaine quantité de sang dans les vaisseaux de l'homme ou dans ceux d'un animal, est une idée qui est née dans la science peu après la découverte de la circulation du sang (dix-septième siècle). Quelques essais heureux faits dans le principe firent concevoir aux premiers expérimentateurs des espérances exagérées, que de nombreux revers ne tardèrent pas à détruire. Il faut dire pourtant que la transfusion du sang ne doit pas être absolument proscrite; bien plus, elle peut fournir au médecin, dans des cas extrêmes, c'est-à-dire quand la mort est imminente par suite d'une hémorrhagie, une précieuse ressource. Mais pour que la transfusion du sang ne constitue pas par elle-même une opération dangereuse, il faut tenir compte de trois conditions, dont l'observation *rigoureuse* est de la plus haute importance : 1° le sang qu'on injectera dans les vaisseaux de l'homme doit être du *sang humain;* 2° l'injection du sang dans les vaisseaux du patient doit être pratiquée *aussitôt que le sang a été retiré des vaisseaux* de celui qui l'a fourni; 3° le procédé de transfusion doit être tel qu'il *n'entre point d'air* dans les vaisseaux au moment de l'injection.

En ce qui concerne la première condition, l'expérience a appris, en effet, que le sang des animaux à sang froid fait périr les animaux à sang chaud dans les vaisseaux desquels on l'injecte; que le sang des animaux à sang chaud fait périr les animaux à sang froid; que le sang des mammifères fait périr les oiseaux, etc. L'expérience a appris également que si de petites proportions de sang peuvent être transfusées impunément d'un animal mammifère à un mammifère d'une autre espèce, cependant, quand la proportion du sang injecté est considérable, la mort en est la conséquence, soit au bout de quelques heures, soit au bout de quelques jours. Au contraire, la transfusion de petites quantités ou de grandes quantités de sang dans les vaisseaux d'un mammifère *de même espèce* que celui d'où provient le sang est supportée par l'animal, *lorsque le procédé d'injection est convenable*. MM. Lower et Blundell ont démontré, par de nombreuses expériences, qu'un animal plongé dans l'état de mort apparente, à la suite d'une hémorrhagie abondante, pouvait être ramené à la vie par la transfusion du sang d'un animal de même espèce. Cette différence dans la nocuité ou l'innocuité de la transfusion tient très-vraisemblablement à la différence de forme et de volume des globules du sang dans les diverses classes et dans les diverses espèces animales. Le diamètre des capillaires est subordonné au volume des globules du sang dans les diverses espèces; il y a, entre les dimensions des canaux et celles des éléments figurés du sang qui circulent dans leur intérieur, une harmonie qui ne peut être détruite sans qu'il survienne plus ou moins promptement une asphyxie par cause mécanique, analogue à celle qui survient à la suite de l'introduction de l'air dans les vaisseaux.

Il n'est pas nécessaire que la quantité de sang injectée dans les vaisseaux pour rappeler le patient à la vie, à la suite d'une hémorrhagie, représente la totalité du sang qu'il a perdu. S'il en était ainsi, on ne pourrait racheter une existence qu'aux dépens d'une autre, ou bien il faudrait pratiquer une foule de saignées, qui rendraient le procédé inapplicable. Une hémorrhagie n'est mortelle qu'autant que la quantité de sang perdu dépasse une certaine limite; tant que l'hémorrhagie se maintient en deçà de cette limite, la quantité de sang contenu dans les vaisseaux, quoique très-diminuée, suffit à entretenir la vie, et la masse du sang se reconstitue peu à peu, quand la source de l'hémorrhagie est tarie. En injectant donc dans les vaisseaux d'un individu épuisé par une hémorrhagie une certaine proportion de sang, on le place dans les conditions où il se trouverait s'il n'avait pas perdu la proportion de sang qu'on vient de lui restituer. Le temps et une alimentation convenablement dirigée feront le reste.

La seconde condition de succès consiste, avons-nous dit, à pratiquer l'injection du sang *le plus tôt possible* après qu'il a été extrait des vaisseaux. Du sang pris sur un animal et injecté *immédiatement* dans les vaisseaux d'un animal de même espèce ne détermine pas d'accident. S'il s'est écoulé quelques minutes ou même trente secondes, la mort peut être la conséquence de l'opération. Le sang retiré de ses vaisseaux, en effet, se coagule assez promptement (au bout de cinq à dix minutes en général), et alors même que le sang ne s'est pas complétement pris en masse, la coagulation commence par un *épaississement* du sang, qui n'est que le premier degré de la solidification de la fibrine. L'épaississement du sang ou la solidification de la fibrine entraîne, on le conçoit, dans la circulation et notamment dans la circulation des capillaires du poumon, des arrêts de circulation bientôt suivis d'asphyxie. C'est dans la difficulté de remplir cette seconde condition de l'opération que gît le principal danger de la transfusion.

Le procédé de transfusion, en même temps qu'il doit rendre impossible l'introduction de l'air dans les vaisseaux, doit donc être en même temps *rapide*, afin que le sang conserve autant que possible les propriétés du sang vivant. Afin de remplir cette double indication, Lower se servait d'un tube recourbé dont l'une des branches était fixée dans le bout cardiaque de l'artère carotide de l'animal qui fournissait le sang, et dont l'autre bout était fixé sur le bout cardiaque de la veine jugulaire de l'animal qui le recevait. Lorsque le sang transfusé était le sang veineux, l'ani

des extrémités du tube était introduite et fixée (sur l'animal qui fournissait le sang) dans le bout périphérique d'une grosse veine. Sur l'homme, il n'est guère possible de pratiquer la transfusion par ces procédés. D'une part, on n'ouvrira pas une artère sur un homme bien portant, et, en second lieu, on ne peut songer à pratiquer sur lui la ligature d'une veine importante, car cette ligature peut n'être pas sans danger. D'ailleurs, en ce qui concerne la provenance du sang, il n'est pas aussi nécessaire qu'il pourrait le sembler que ce soit du sang artériel. La transfusion du sang veineux chez les animaux réussit à peu près aussi bien que celle du sang artériel. Le vaisseau dans lequel on pratique l'injection étant une veine, le sang doit d'abord traverser les poumons et y être hématosé avant d'être envoyé aux organes.

La transfusion du sang sur l'homme s'opère à l'aide du sang extrait, suivant la méthode ordinaire, de la veine du bras d'une personne bien portante et de bonne volonté[1]. Ce sang est recueilli dans une seringue dont la canule pourvue d'un robinet a été préalablement fixée dans le bout central d'une veine du patient. Cette seringue est disposée de façon que le sang puisse se rendre dans son intérieur, le piston étant en place. Il faut avoir soin qu'il ne s'accumule point d'air entre la face intérieure du piston et le niveau supérieur du sang contenu dans la seringue. A cet effet, on peut employer une seringue pourvue latéralement d'un tube débouchant juste au-dessous du piston, et terminé supérieurement par un entonnoir dont le niveau est plus élevé que le piston. Le sang recueilli par l'entonnoir arrive ainsi dans la seringue, qu'il remplit *complétement*. Il faut encore avoir soin de chauffer l'appareil avant de le mettre en place, de manière qu'il se trouve à la température du sang (37 degrés centigrades), ou, ce qui est préférable, employer une seringue à double corps de pompe, et introduire par avance, dans le manchon enveloppant, un bain-marie qui maintienne la température de l'appareil au degré voulu. Il faut encore avoir soin de ne pousser l'injection qu'avec beaucoup de modération, et chercher à se mettre à cet égard dans les conditions normales de la tension veineuse (Voy. § 103).

§ 111.

Rapports de la respiration avec la circulation. — Nous avons précédemment montré comment et dans quelle mesure les mouvements mécaniques de la respiration agissaient sur la tension du sang artériel et sur le cours du sang veineux[2]. Mais là ne se borne pas l'influence de la respiration sur les phénomènes réguliers de la circulation.

[1] Il existe dans la science un certain nombre d'opérations de transfusion suivies de succès. M. Bérard a rassemblé quinze cas de ce genre dans son *Cours de physiologie*, t. III, p. 219.

[2] M. Donders, dans une suite de mémoires très-intéressants, a démontré que les poumons, par leur élasticité, font obstacle à la pression que l'air extérieur tend à exercer sur le cœur, dans l'intérieur de la poitrine. Dès lors la pression de l'air contre la surface extérieure du cœur est toujours plus petite que la pression de l'air dans les poumons. M. Donders a égale-

Les changements chimiques qui s'accomplissent dans le sang au con tact de l'air atmosphérique, sur la surface pulmonaire, ont sur les contrac tions du cœur une influence capitale.

Tuez un animal à sang chaud ; attendez que les mouvements respira toires soient complétement suspendus, et que les contractions du cœur ne consistent plus qu'en un frémissement à peine sensible : il suffira de ré tablir artificiellement la respiration pour réveiller immédiatement les contractions du cœur, et les voir persister pendant quelques heures. Ce phénomène, sur lequel nous reviendrons, tend à prouver que le sang doit être considéré comme le stimulus naturel qui met en jeu la contrac tilité du cœur. Il prouve de plus que le sang veineux qui aborde au cœur, lorsque la respiration est suspendue, est impropre à exciter les mouve ments *normaux*. En établissant une respiration artificielle, on redonne pour un temps au sang veineux les qualités du sang artériel. La circula tion, qui n'était plus entretenue, au moment où on commence l'expé rience, que par de *faibles* contractions du cœur, conduit vers cet organe un sang revivifié par l'air atmosphérique ; bientôt l'activité du cœur se développe sous cette influence, et la circulation pulmonaire se rétablit pour quelque temps, ainsi que la circulation générale. Il est probable dès lors que, le sang étant le stimulus des contractions régulières du cœur, la composition du sang (sujette à des variations) doit avoir de l'influence sur la fréquence et sur les autres qualités du pouls.

Il y a, au reste, entre les pulsations du cœur et les mouvements de la respiration, un balancement tel que le pouls et la respiration se maintien nent presque toujours dans un rapport sensiblement constant, quels que soient leur accélération ou leur ralentissement. Les pulsations du cœur sont toujours plus fréquentes que les mouvements respiratoires; mais les pulsations du cœur et les mouvements de la respiration augmentent ou baissent ensemble. Ainsi le nouveau-né a en moyenne 140 pulsations du cœur par minute; il fait moyennement 35 mouvements respiratoires. L'adulte, qui respire 15 ou 18 fois par minute, n'a que 70 pulsations dans le même temps. Lorsque l'accélération du pouls survient en dehors des conditions physiologiques, on remarque la même coordination entre les battements du cœur et les mouvements respiratoires. Il y a donc, en gé néral, 4 pulsations du cœur pour un mouvement respiratoire complet.

§ 112.

Influence du système nerveux sur la circulation. — Le système ner

ment démontré que la différence entre la pression de l'air contre le cœur et la tension de l'air dans les poumons est d'autant plus grande que les poumons sont plus distendus par l'air. Par conséquent, cette différence est au maximum pendant l'inspiration; par conséquent, au mo ment de l'inspiration le cœur tend à augmenter de capacité. Nouvelle preuve de l'action ac célératrice de la respiration sur le mouvement du sang veineux, et aussi de la dimin de tension qui survient au moment de l'inspiration dans les gros troncs artériels voisins du cœur (Voy. § 120).

veux tient sous sa dépendance plus ou moins immédiate tous les tissus contractiles. Il exerce dès lors sur la circulation une influence de premier ordre. Le cœur, organe musculaire par excellence, et le système capillaire, dans lequel les phénomènes de contractilité sont si évidents et si étendus, sont plus directement sous l'empire de l'influx nerveux que les artères et les veines. Les artères et les veines, dans beaucoup de circonstances, nous l'avons vu, mettent cependant aussi en évidence leurs propriétés contractiles.

L'influence qu'exerce sur les mouvements du cœur le système nerveux ne se présente pas dans des conditions aussi simples que celle qu'exerce, par exemple, le nerf d'un membre sur les muscles dans lequels il répand ses filets. Lorque, dans un membre, le nerf qui établit la communication entre un muscle et les centres nerveux est divisé, le muscle est paralysé, il ne peut plus se contracter, ni mouvoir le membre. Ce muscle, il est vrai, est encore capable de mouvements fibrillaires peu étendus, lesquels dureront un certain temps ; mais ces mouvements ne peuvent être mis en évidence que par la stimulation directe du muscle lui-même, ou par celle du bout du nerf qui s'y rend.

Le cœur n'est pas un muscle comme un autre, il n'a pas d'intermittences d'action analogues à celles des muscles volontaires; c'est un muscle perpétuellement en action. Lorsque les nerfs qui établissent la communication entre le cœur et les centres nerveux sont divisés, les contractions du cœur sont profondément modifiées, mais elles ne sont pas immédiatement suspendues. Le cœur continue encore à se mouvoir *spontanément*.

Non-seulement le cœur continue à battre pendant quelque temps, quand, séparé des liens qui le relient au système nerveux, il fait corps encore avec l'appareil circulatoire ; mais on peut l'enlever de la poitrine de l'animal, le placer sur une table, et constater qu'il continue à battre pendant assez longtemps. Ces mouvements durent une heure ou deux dans le cœur des très-jeunes animaux à sang chaud. Ils durent plus longtemps encore chez les animaux à sang froid. Lorsque ces mouvements *spontanés* ont cessé, le cœur est alors tout à fait analogue à un fragment de muscle séparé du corps de l'animal; on peut le faire contracter encore, comme un fragment de muscle ordinaire, pendant un temps variable (dépendant surtout de la température ambiante), en stimulant directement la fibre charnue à l'aide des excitants mécaniques, chimiques et surtout galvaniques.

Au chapitre des mouvements et de l'innervation, nous examinerons avec quelques détails quelles sont les conditions de la contractilité persistante du cœur, ainsi que celle des muscles ; ici, mentionnons simplement les faits, et disons que si le cœur, extrait du corps de l'animal, continue encore à se contracter spontanément, ou sous l'influence des excitants, cela tient très-vraisemblablement à ce qu'il emporte avec lui, dans l'épaisseur de son tissu, des éléments nerveux dont l'action ne s'épuise que peu à peu.

Le cœur reçoit des filets nerveux de deux sources : du pneumo-gastrique et du grand sympathique. Comme le grand sympathique tire son origine multiple dans toute l'étendue de la moelle épinière, il s'ensuit que l'action exercée sur les mouvements du cœur par ces deux nerfs procède de la moelle par le nerf grand sympathique, et du bulbe rachidien par le nerf pneumo-gastrique. De cette manière, l'influence nerveuse qui se fait sentir sur le cœur est puisée dans une grande étendue du système nerveux, et elle peut persister encore dans des mutilations qui comprennent des segments plus ou moins considérables de la moelle. La plupart des muscles de la vie de relation, tels que les muscles des membres, reçoivent, au contraire, leurs nerfs d'un point spécial de la moelle, et l'influence nerveuse se trouve suspendue pour ces muscles, lorsque ce point est lésé. Le cœur, en empruntant son principe d'action à presque tous les points du système nerveux, se trouve bien moins exposé aux causes de paralysie que les muscles de la vie animale.

Legallois, se basant sur des expériences devenues célèbres, a cru pouvoir localiser le principe de l'action du cœur dans la moelle épinière. Il avait observé que la destruction d'une partie de la moelle affaiblit la circulation, et que l'affaiblissement est d'autant plus prononcé que la destruction comprend des segments plus considérables de la moelle épinière. Il avait cru remarquer, d'autre part, que la destruction de la totalité de la moelle, y compris le bulbe, est subitement et constamment mortelle. Mais on sait parfaitement aujourd'hui que si les mouvements du cœur sont affaiblis par la destruction de la moelle et du bulbe, ils sont loin d'être suspendus, lorsqu'on a le soin d'entretenir la *respiration artificielle* de l'animal, en un mot quand on s'oppose à l'asphyxie mécanique qui est la conséquence de la destruction du bulbe (Voy. § 367). Les jeunes animaux peuvent ainsi vivre encore pendant plus de deux heures.

D'un autre côté, des expériences nombreuses ont appris que sur les animaux *décapités*, chez lesquels on entretient une respiration artificielle, le cœur continue de battre encore pendant deux heures au moins quand ils sont très-jeunes. Nous parlons des animaux à sang chaud, et non des animaux à sang froid, lesquels résistent beaucoup plus longtemps encore à la décapitation. Enfin, on peut, à l'exemple de M. Flourens, enlever sur de jeunes chiens à la fois l'encéphale, la moelle et la moelle allongée, et voir persister les contractions du cœur pendant une heure et même plus, quand on entretient une respiration artificielle. Ainsi donc, on ne peut pas dire que le cœur tire immédiatement son principe d'action ou de la moelle allongée, ou de l'encéphale. Mais il serait inexact de conclure de là que le cœur est indépendant du système nerveux, système qui tient partout sous sa dépendance plus ou moins directe tous les organes contractiles. D'ailleurs, si la circulation persiste après les mutilations dont nous parlons, cette persistance n'est que momentanée, et la circulation ne tarde pas à s'affaiblir et à se suspendre.

Dans les expériences dont nous venons de parler, expériences qui ont consisté à enlever tout le système nerveux central, le grand sympathique n'a pas été atteint, et l'on pourrait être tenté de rattacher à ce système, à l'exemple de Brachet, les contractions persistantes du cœur.

Il est bien certain cependant que le grand sympathique ne tient pas seul sous sa dépendance les mouvements du cœur. Les expériences de MM. Budge et Edouard Weber ont prouvé que le pneumo-gastrique agit directement sur cet organe. Si l'on fait passer le courant d'un appareil d'induction par le nerf pneumo-gastrique, les contractions du cœur se suspendent. Si l'expérience dure quelque temps, les contractions intermittentes du cœur reparaissent. Le passage du même courant dans les rameaux principaux du grand sympathique accélère les contractions du cœur. Ces expériences prouvent l'influence du système nerveux sur les contractions du cœur. Mais il serait difficile, dans l'état actuel de la science, d'en déduire le rôle précis que chacun de ces nerfs joue dans les mouvements rhythmiques de la circulation.

Le cœur est insensible à l'action des excitants, à moins que ces excitants ne soient très-énergiques [1]; en cela il ne diffère point des muscles de la vie organique, tels que les muscles de l'intestin, de l'utérus, etc. Le cœur ne diffère pas non plus des autres muscles intérieurs sous le rapport de ses connexions nerveuses; mais il en diffère sous le rapport de la structure anatomique de son tissu. Ses fibres charnues appartiennent, comme celles des muscles extérieurs, au système des *fibres striées*.

Un phénomène curieux a été récemment observé par M. Goll. Lorsque les nerfs pneumo-gastriques sont coupés sur l'animal vivant, la tension du sang dans l'arbre circulatoire n'est pas sensiblement modifiée [2]. Mais si, au lieu de couper ces nerfs, on les *irrite*, la tension du sang s'abaisse d'une manière remarquable. Cette tension, mesurée à l'hémodynamomètre, étant de 130 à 135 millimètres de mercure, elle s'abaisse à 104. Évidemment, l'irritation du nerf pneumo-gastrique agit ici sur les mouvements du cœur, de manière à atténuer l'énergie contractile de cet organe. Diverses substances introduites dans le sang produisent des effets analogues, en agissant sur le système nerveux central (Voy. § 95).

Le système circulatoire, artères, veines et capillaires, reçoit dans l'épaisseur de ses tuniques des filets nerveux provenant en grande partie du grand sympathique, et aussi des paires nerveuses rachidiennes qui accompagnent au tronc et dans les membres les divisions capillaires des vaisseaux. La contractilité des parois vasculaires est sous la dépendance de ces filets divers. Les fibres contractiles des vaisseaux ont, quant à leur

[1] On peut presser le cœur de l'animal vivant entre ses mains, sans que l'animal paraisse s'en apercevoir. Les *attouchements* qu'on pratique sur le cœur des individus atteints d'*ectopie* ne sont pas ressentis par les patients.

[2] La *section* des deux nerfs pneumo-gastriques entraîne immédiatement l'accélération des mouvements du cœur. En même temps que les mouvements s'accélèrent, l'*intensité des contractions* diminue.

structure, une grande analogie avec les fibres musculaires lisses, ou de la vie organique; la nature de la contraction est semblable aussi, dans les vaisseaux, à celle des muscles lisses; elle est successive, lente à s'établir et lente à s'éteindre.

C'est sous l'intervention du système nerveux que la contractilité des vaisseaux (principalement dans les capillaires et les artères et veines de petit calibre) détermine les afflux sanguins locaux, compatibles avec l'état physiologique. Tels sont, par exemple, l'afflux du sang dans la mamelle, pendant la période de la lactation; l'afflux du sang à la membrane muqueuse de l'estomac, au moment de la digestion; l'afflux ou la soustraction du sang dans les diverses parties exposées à des températures extrêmes; l'afflux du sang au visage, dans les émotions vives, etc.

M. Bernard et M. Brown-Séquart ont dernièrement démontré, par expérience, l'influence qu'exerce sur les circulations locales le système du grand sympathique en particulier Lorsqu'on pratique la section des filets cervicaux de ce nerf destinés aux artères de la face, les capillaires, privés de leur contractilité, se laissent distendre par le sang; les parties dans lesquelles se répandent ces artères offrent bientôt une congestion sanguine, accompagnée d'élévation dans leur température. Si l'on vient ensuite à irriter, à l'aide de l'excitation galvanique, le bout du nerf correspondant aux vaisseaux, l'injection se dissipe, et tout rentre dans l'ordre, par le rétablissement momentané de la contractilité vasculaire. La congestion et l'élévation de température reparaissent bientôt, quand l'excitation galvanique est supprimée.

---

§ 113.

De la circulation dans la série animale. — La circulation du sang présente, dans la série animale, des différences en rapport avec la configuration variée de l'appareil circulatoire. Dans les animaux, le cours du sang est principalement déterminé, comme chez l'homme, par un organe central contractile, ou cœur. Cet organe présente d'ailleurs des différences quant au nombre de ses cavités et quant à sa situation par rapport aux divers ordres de vaisseaux. Dans les animaux inférieurs, il n'y a plus de cœur, c'est-à-dire d'organe contractile central. Le sang circule dans des canaux plus ou moins compliqués. Au dernier degré de l'échelle animale, le système circulatoire n'est plus nettement distinct du système des organes de la digestion, dont les ramifications anastomosées tiennent lieu de vaisseaux et portent dans l'épaisseur des tissus les liquides de la digestion.

Mammifères et oiseaux. — C'est sur les mammifères que la circulation du sang a été découverte par Harvey (1618-1629). La circulation des mammifères et des oiseaux présente avec celle de l'homme une similitude à peu près complète. Il y a chez eux un cœur à deux oreillettes et à deux ven tricules, et, de plus, le cœur droit et le cœur gauche sont séparés par des cloisons complètes, de manière que le sang noir qui circule dans le cœur droit ne se mélange en aucun point avec le sang rouge mis en circulation par le cœur gauche. Les mammifères et les oiseaux sont, de même que l'homme, des animaux à *double circulation*. Ce sont aussi des animaux à *sang chaud* ou à température constante.

La figure 37 représente, d'une manière aussi simple que possible, la circulation du sang des mammifères (y compris l'homme) et des oiseaux. Le sang du ventricule gauche V est poussé vers les organes supposés en C; en ce point il devient sang veineux et arrive dans l'oreillette droite o'. Il passe dans le ventricule droit V'; du ventricule droit dans les poumons supposés en P. Là il devient sang artériel, et continue sa course vers l'oreillette gauche *o*, qui le transmet dans le ventricule gauche V; et ainsi de suite.

Fig. 37.

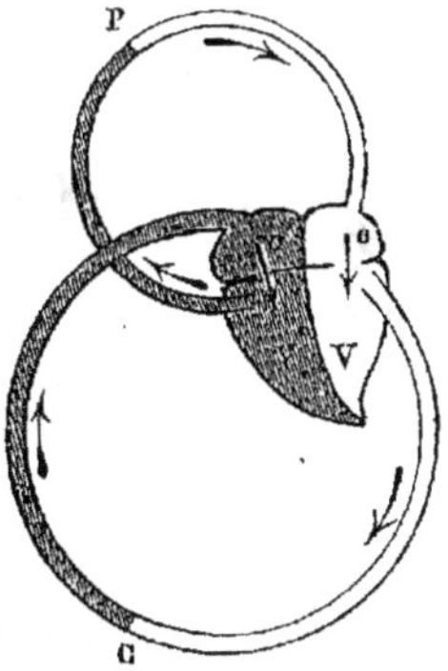

Dans la période embryonnaire, le cœur des mammifères et celui des oiseaux présente entre ses oreillettes des communications temporaires : il y a aussi, dans le même temps, mélange du sang des deux ventricules, à l'aide de vaisseaux qui disparaissent plus ou moins promptement après la naissance. Cette disposition, qui donne à la circulation des embryons des mammifères et des oiseaux une certaine analogie avec la circulation des reptiles, existe aussi chez l'homme pendant la période embryonnaire, et nous aurons occasion de l'étudier plus tard (Voy. § 412).

La disposition des vaisseaux artériels et veineux dans les oiseaux et les mammifères ne diffère pas sensiblement de ce qu'elle est chez l'homme. Le développement considérable des muscles qui meuvent le membre supérieur des oiseaux (transformé en ailes) fait que, chez ces animaux, l'artère qui correspond à la mammaire externe de l'homme l'emporte en volume sur la plupart des autres branches qui procèdent supérieurement de l'aorte. Aussi, chez l'oiseau, l'aorte se divise, presque à son origine, en trois troncs principaux. Les deux troncs situés à droite et à gauche fournissent les vaisseaux de la tête et ceux de la région pectorale correspondante. Le tronc situé au milieu descend dans la poitrine et constitue l'aorte descendante. Chez les oiseaux, les veines qui rapportent à l'oreillette droite le sang de toutes les parties sont aux nombre de trois. L'une correspond à la veine cave inférieure de l'homme (veine cave postérieure des mammifères). La veine cave supérieure de l'homme (veine cave antérieure des mammifères) est remplacée, chez les oiseaux, par deux veines qui s'ouvrent isolément dans l'oreillette droite et qui correspondent aux veines sous-clavières.

Le sang des mammifères et des oiseaux est rouge comme celui de l'homme. Les globules du sang des oiseaux sont constitués par des disques elliptiques, tandis que ceux du sang de l'homme et des mammifères sont formés par des disques circulaires[1].

Reptiles. — Chez les reptiles, la circulation n'est plus aussi complète que chez les mammifères et les oiseaux; le sang artériel et le sang veineux se mélangent en partie, soit dans le cœur lui-même, soit dans les points voisins du cœur. Les reptiles, ainsi que tous les animaux dont il nous reste à parler, sont des animaux à *sang froid*, ou à température variable.

Fig. 38.

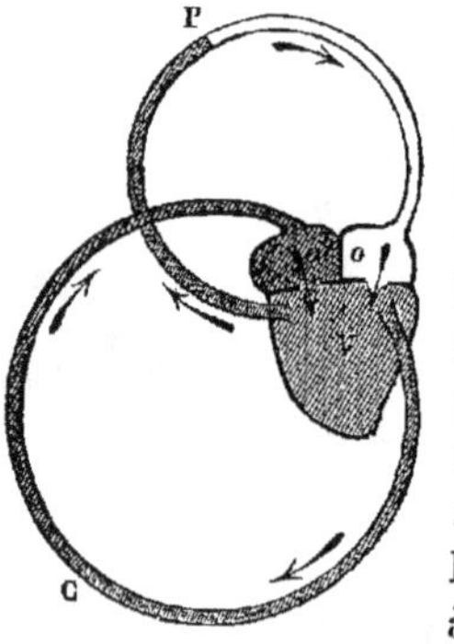

Le cœur des reptiles est en général composé de deux oreillettes et d'un seul ventricule (fig. 38); il en résulte que le sang de la petite circulation, qui vient du poumon P, où il a été artérialisé, arrive dans l'oreillette *o* et passe dans le ventricule V, où il se mélange avec le sang de l'oreillette *o'*, qui reçoit le sang veineux des organes. De cette manière, le sang du ventricule n'est ni du sang artériel ni du sang veineux, mais un sang mélangé. Ce sang mélangé est envoyé par les contractions du ventricule à la fois dans les organes C par le grand cercle circulatoire, et à la fois dans le poumon P par le petit cercle de la circulation.

Fig. 39.

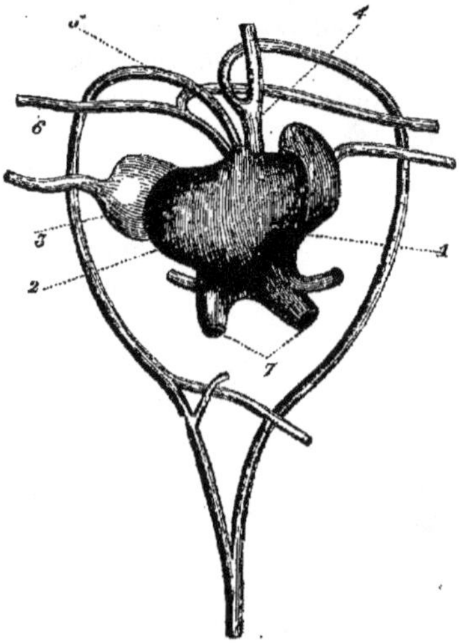

COEUR DE TORTUE.

1, oreillette droite. 2, ventricule unique. 3, oreillette gauche. 4, aorte droite. 5, aorte gauche. 6, artère pulmonaire divisée en deux branches. 7, veines caves.

Le sang n'est exclusivement veineux que dans la partie veineuse du grand cercle circulatoire compris entre les organes C et l'oreillette droite *o'* (fig. 38); il n'est exclusivement artériel que dans les veines pulmonaires du petit cercle circulatoire, c'est-à-dire entre les poumons P et l'oreillette gauche *o*. Dans l'aorte et ses branches (de V en C), ainsi que dans l'artère pulmonaire et ses branches (de V en P), le sang est mélangé. Les organes ne reçoivent, par conséquent, qu'un sang imparfaitement artérialisé; et le sang qui arrive aux poumons est déjà à demi hématosé par le mélange qui s'est fait dans le cœur.

Dans les reptiles il y a, la plupart du temps, deux crosses aortiques qui se réunissent, après un certain trajet, en une seule aorte ascendante (fig. 39)

[1] Le chameau, le dromadaire et l'alpaca ont les globules du sang elliptiques, comme les oiseaux.

Les crocodiles (qui appartiennent à l'ordre des sauriens) présentent une particularité remarquable. Le cœur offre, comme chez les mamifères et les oiseaux, quatre cavités distinctes : deux oreillettes et deux ventricules. Mais, par une disposition spéciale des artères (disposition qui rappelle le canal artériel de l'embryon des mammifères et des oiseaux), le sang artériel et le sang veineux se mélangent à quelque distance du cœur. A cet effet, le ventricule, indépendamment de l'artère pulmonaire, fournit un vaisseau volumineux qui se recourbe derrière le cœur et vient faire sa jonction avec l'aorte descendante, après que cette artère a fourni les branches de la tête ou carotides. De cette manière, il n'y a que les artères du tronc et de la partie postérieure du corps qui reçoivent un sang mélangé, et la tête reçoit du sang artériel pur.

Les reptiles ont le sang rouge, comme les mammifères et les oiseaux. Les globules du sang des reptiles sont elliptiques, comme ceux des oiseaux. Ils ont généralement un volume beaucoup plus considérable (les globules du sang de l'homme et des mammifères ont de 5 à 6 millimètres; ceux de la grenouille ont 2 millimètres dans leur plus grand diamètre).

Poissons. — Le cœur des poissons, généralement placé sous la gorge, présente une oreillette et un ventricule. Le cœur des poissons correspond au cœur *droit* des mammifères et des oiseaux; il n'est traversé que par le sang veineux. L'artère dorsale des poissons A (Voy. fig. 40) correspond au cœur gauche des animaux supérieurs. Cette artère contractile envoie le sang artériel dans les organes supposés au point C. Là, le sang devient veineux, gagne l'oreillette *o*, passe dans le ventricule V, qui le chasse vers les branchies B, où il redevient sang artériel. Des branchies il passe dans l'artère dorsale, et ainsi de suite. La circulation des poissons est plus complète que celle des reptiles, en ce qui concerne l'artérialisation du cœur. Tout le sang que l'artère dorsale pousse dans les organes a en effet passé par l'organe respiratoire; c'est du sang artériel pur.

Fig. 40.

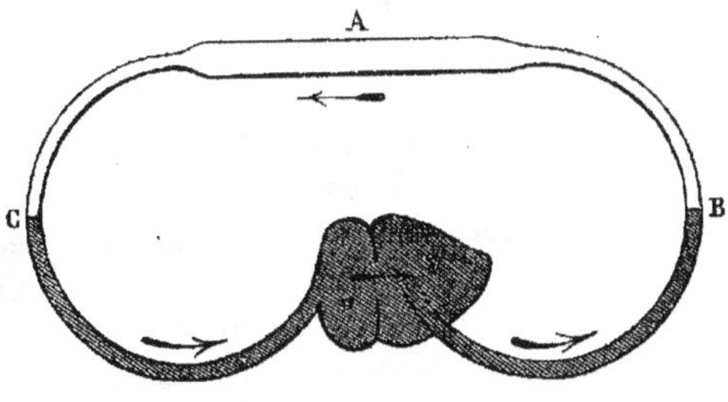

Les veines qui apportent le sang à l'oreillette du cœur se réunissent toutes en un tronc commun, qui porte le nom de sinus veineux (Voy. fig. 41). Le ventricule donne naissance à une seule artère, dite artère branchiale, et qui porte le sang aux branchies, en se ramifiant sur les lames branchiales. L'artère branchiale, immédiatement après son origine au ventricule du cœur, présente ordinairement un renflement ou bulbe contractile qui vient en aide à l'action du ventricule lui-même.

Le sang des poissons est rouge. Les globules du sang des poissons sont elliptiques et volumineux comme ceux des reptiles.

Fig. 41.

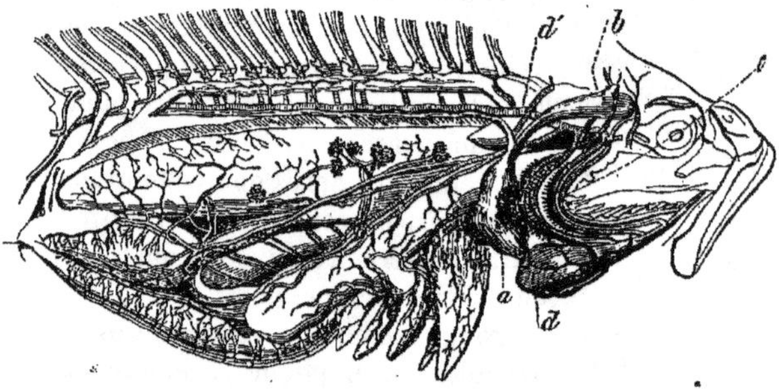

CIRCULATION D'UN POISSON OSSEUX.

a, sinus veineux inférieur. } Ces deux sinus communiquent entre eux et reçoivent toutes les veines du corps.
b, sinus veineux supérieur. }
d, cœur simple, composé d'une oreillette et d'un ventricule.
c, branchies recevant le sang veineux par l'artère branchiale.
d', aorte recevant le sang rouge qui vient des branchies (par les veines branchiales.

Mollusques (limaces, limaçons, huîtres, etc.). — La circulation des mollusques a une certaine analogie avec celle des poissons, avec cette différence que le cœur, au lieu d'être sur le trajet du sang veineux, est placé sur le trajet du sang artériel. Le sang qui a servi à la nutrition des organes (le sang veineux, par conséquent) gagne directement l'appareil respiratoire. Le sang, vivifié par la respiration, se dirige vers le cœur, qui l'envoie vers les organes. Le cœur est ordinairement composé d'un ventricule et d'une ou de deux oreillettes. Chez quelques mollusques, on rencontre sur les vaisseaux veineux qui vont pénétrer dans les branchies des renflements contractiles ou cœurs branchiaux. Le poulpe, qui offre cette disposition, n'a à son cœur aortique qu'une seule cavité ou ventricule.

Le sang des mollusques est incolore ou légèrement bleuâtre.

Crustacés (écrevisses, crabes, homards, etc.). — Le cœur des crustacés, comme celui des mollusques, est placé sur le trajet du sang artériel; il correspond au cœur gauche des animaux supérieurs. Ce cœur consiste en une cavité unique ou ventricule. Le sang, envoyé dans les organes par les artères qui font suite au cœur uniloculaire, gagne ensuite un système vasculaire peu régulier. Les cavités irrégulières dans lesquelles se répand le sang, tapissées par une fine membrane vasculaire, communiquent avec des sinus situés à la base des pattes. De là, le sang gagne les branchies; des branchies il revient au cœur par les vaisseaux branchio-cardiaques.

Le sang des crustacés est incolore, bleuâtre ou lilas.

Annélides. — Les annélides n'ont pas de cœur, quoiqu'ils aient un appareil circulatoire distinct. Le sang des annélides, qui est généralement rouge ou rosé, est mis en mouvement dans les canaux sanguins par les contractions des parois vasculaires. Il n'est guère possible de distinguer eux un sang artériel et un sang veineux, quoique le liquide qui circule dans les canaux vasculaires soit soumis à l'influence vivifiante de l'air atmosphérique dans les branchies. Il n'y a pas non plus de régularité bien marquée dans le cours du sang, et la direction des courants change souvent d'un moment à l'autre.

Insectes. — La circulation des insectes n'est pas encore suffisamment connue. Dans beaucoup de parties du corps, le sang n'est point renfermé dans des vaisseaux arrondis analogues à ceux des animaux supérieurs. Le sang, généralement incolore, n'est pas toujours distinct du fluide nourricier; il représente le fluide nourricier lui-même, qui, après avoir traversé les parois de l'intestin, se répand dans les interstices des organes, interstices tapissés par de fines membranes vasculaires. Il y a cependant, dans la plupart des insectes, un vaisseau central à parois arrondies, situé vers le milieu du corps, au-dessus du tube digestif. Ce vaisseau dorsal exécute des mouvements alternatifs de resserrement et de dilatation, mais il ne paraît point fournir de branches. Le fluide nourricier y pénètre par des ouvertures garnies de valvules qui permettent l'entrée et non la sortie des liquides. La sortie des liquides se fait sans doute au travers des parois du canal, au moment de la contraction. Il y a, du reste, dans d'autres parties des insectes, et notamment dans les pattes et les ailes, des courants liquides, quelquefois assez rapides : on ne sait pas s'ils dépendent du vaisseau dorsal. Ces courants, au reste, ne présentent pas une direction constante; les liquides n'éprouvent pas en ces points une révolution complète, mais plutôt une sorte de flux et de reflux.

Zoophytes. — La circulation des zoophytes est plus imparfaite encore. On distingue bien, chez quelques-uns, un système de canaux où circule le fluide nourricier (holothuries, oursins); chez d'autres, on constate encore que le système des vaisseaux qui distribuent le fluide nourricier est constitué par des appendices dépendant manifestement du tube digestif (méduses); mais il en est d'autres où le liquide nourricier se répand par une sorte d'infiltration successive des parois du tube digestif dans la trame des tissus, sans qu'on puisse distinguer les voies spéciales de distribution[1].

[1] Consultez particulièrement, sur la circulation : Harvey, *Exercitationes anatomicæ de motu cordis et sanguinis circulo*; Roterdami, 1661; — Spallanzani, *Expériences sur la circulation*, traduct. de Tourdes; in-8°, 1796; — Œsterreicher, *Versuch einer Darstellung der Lehre vom Kreislaufe* (Essai d'un traité sur la circulation); in-8°, Nuremberg, 1826; — Wedemeyer, *Untersuchungen über den Kreislauf des Blutes* (Recherches sur la circulation du sang); in-8°, Hannover, 1828, en extrait dans le *Journal des progrès des sciences et institutions médicales*, t. X, 1828; — Poiseuille, *Recherches sur la force du cœur aortique*; in-8°, 1828; — du même, *Recherches expériment. sur les causes du mouvemen tdu sang dans les vaisseaux capillaires*; in-4°, 1839; — du même, *Recherches expériment. sur le mouvement des liquides dans les tubes de très-petit diamètre*, dans les *Mémoires des savants étrangers*, publiés par l'Académie des sciences, t. IX, 1846; — Hering, *Schnelligkeit des Blutlaufs* (Vitesse du cours du sang), dans *Zeitschrift für physiologie* de Tiedmann et Treviranus, t. III, Heidelberg, 1828; 2e mémoire sur le même sujet, dans le même recueil, t. V, 1832; 3e mémoire, même sujet, dans *Archiv. für physiolog. Heilkunde* de Vierordt, Stuttgard, livraison du 15 janvier 1853;

CHAPITRE IV.

RESPIRATION.

§ 114.

Définition. — Division. — La respiration est cette fonction de l'écon-mie qui a pour but la transformation du sang veineux en sang artéri. Cette transformation s'accomplit par l'intermédiaire de l'air atmosphé-que. A cet effet, l'air est introduit dans l'intérieur du poumon, entre e contact médiat avec le sang veineux, lui communique une partie de lu même, lui enlève quelques principes, et le rend apte à nourrir et à vi-fier les organes. La respiration est une des fonctions dont la suspensi entraîne le plus rapidement la mort.

Le phénomène de la respiration, envisagé dans sa généralité, consi donc dans l'action exercée par l'air sur le sang. L'air atmosphérique e tourant le corps de toutes parts, cette action a lieu aussi sur toutes l surfaces de l'économie. Mais le peu de perméabilité de l'épiderme ch l'homme, les poils et les plumes qui recouvrent la peau de la plupart d animaux à double circulation, circonscrivent plus particulièrement l'actio de l'air atmosphérique sur la membrane muqueuse pulmonaire. Il n'e est pas de même chez un grand nombre d'animaux invertébrés à pe molle. Il n'y a pas toujours chez eux d'organe respiratoire spécial, r

en extrait dans la *Gazette hebdomad. de médec.*, 7 octobre 1853; — Rouanet, *Causes* *bruits du cœur*, thèse de Paris, 1832, n° 252; — du même, *Nouvelle Analyse des bruits* *cœur*; Paris, 1844; — Gerdy, article CIRCULATION, dans le *Dictionnaire de médecine en* lumes, t. VIII, 1854; — Schultz, *System der Circulation*; Stuttgard und Tubingen, 183 Hope, *Treatise on diseases of the art* (Traité des maladies du cœur); 3e édit., 1839; — S gler, *Symbolæ ad theoriam de sanguinis arteriosi flumine*; Marburg, 1843; — Mogk, *fluminis sanguinis in venarum cavarum systemata*; Marburg, 1843; — Volkmann et tenhein, *Observationes de sanguinis circulatione hemodromometri ope institutæ*; Hale, 18 — Garros, *Considérations sur le mécanisme de la circulation*; thèse de Paris, 1850, n° — A. W. Volkmann, *Die Hämodynamik nach Versuchen* (Hémodynamique expérimen in-8°, Leipzig, 1850; — J. V. Nega, *Beiträge zur Kenntniss der Function Atrio-ventri klappen, der Enstehung der Töne und Geräusche in demselben, etc.* (Du Jeu des valvules riculo-ventriculaires et des bruits du cœur); in-4°, Breslaw, 1852; — G. Joseph, *De sonorum cordis*; in-8°, Breslau, 1852; — Bidder et Weirich, *De cordis adspiratione Ex rimenta*; Dorpat, 1853; — Brunner, *Ueber die mittlere Spannung in Gefässystem* (T Tension moyenne du sang dans le système circulatoire); Zurich, 1854; — Donders, *Me nismus der Respiration und Circulation*; trois mémoires, dans *Zeitschrift für rationnelle dicin*, de Henle et Pfeufer, t. III et t. IV, nouvelle série, 1853 et 1854; — C. Ludwig, cha BLUTBEWEGUNG (Mouvement du sang), dans *Lehrbuch der Physiologie des Menschen*, t. p. 28; Leipzig et Heidelberg, 1855; — Vierordt, *Die Lehre vom Arterienpuls in gesunden* *kranken Zustande* (Traité du pouls dans l'état physiologique et dans l'état patholog in-8°, Brunswick, 1855.

la respiration s'exerce sur toutes les surfaces en contact avec l'air atmosphérique. La localisation de la respiration chez les animaux supérieurs n'est d'ailleurs pas absolue, et nous verrons qu'il y a bien réellement, par la peau de l'homme, une respiration rudimentaire. Chez les reptiles à peau nue, dont la respiration est peu énergique, la localisation de la respiration pulmonaire ou branchiale est bien moins tranchée, et l'action de l'air sur le sang, au travers de la peau, suffit, dans quelques cas, pour prolonger pendant longtemps l'existence, lorsque la respiration véritable fait défaut.

Chez l'homme et chez les animaux supérieurs, le poumon est constitué par d'innombrables canaux (bronches), qui se divisent et se subdivisent, et se terminent enfin dans des vésicules closes. L'air est, à chaque instant attiré dans ces canaux et ces vésicules tapissées d'une membrane muqueuse très-fine, dans l'épaisseur de laquelle rampe un réseau sanguin d'une admirable richesse. Réunissant en une seule, par la pensée, toutes les surfaces fractionnées de ces canaux et de ces vésicules, on peut envisager le poumon comme une vaste surface muqueuse en contact avec l'air atmosphérique, et sous laquelle circulent des vaisseaux. Dans les vésicules pulmonaires, le réseau vasculaire sanguin n'est séparé de la cavité vésiculaire (c'est-à-dire de l'air) que par une simple couche d'épithélium pavimenteux [1]. C'est donc au travers des parois d'un épithélium qui n'a qu'un centième de millimètre d'épaisseur que se font les échanges entre l'air atmosphérique et le sang.

L'acte régulier de la respiration pulmonaire ne peut s'accomplir qu'à la condition que l'air, altéré par son contact avec le sang dans le sein du poumon, soit remplacé par une nouvelle quantité d'air pur. Aussi l'air est-il, tour à tour, attiré dans la poitrine et repoussé au dehors. Un courant d'entrée et un courant de sortie se succèdent sans interruption. Ces mouvements d'entrée et de sortie de l'air sont déterminés par une série d'actes mécaniques, auxquels prennent part des leviers osseux et des muscles. Ces mouvements sont désignés sous le nom d'*inspiration* et d'*expiration*. Dans l'ordre logique, l'inspiration précède l'action chimique de l'air sur le sang, et l'expiration succède à cette action. Mais il y a avantage à rapprocher les faits de même ordre. C'est par l'ensemble des phénomènes d'inspiration et d'expiration, dits *phénomènes mécaniques* de la respiration, que nous commencerons. Les *phénomènes chimiques* de la respiration, comprenant l'examen des modifications subies par le sang, viendront ensuite.

[1] Les bronches d'un certain calibre (toutes celles qui ont plus de 1/2 millimètre de diamètre) sont tapissées, comme l'on sait, par un épithélium *cylindrique* pourvu de cils vibratiles.

SECTION I.

Phénomènes mécaniques de la respiration.

ARTICLE 1.

DE L'INSPIRATION.

§ 115.

Agents de l'inspiration. — Un homme adulte, bien portant, fait en moyenne 18 respirations par minute, c'est-à-dire qu'il inspire une certaine quantité d'air 18 fois par minute, et qu'il expire cet air le même nombre de fois, pendant le même temps. La durée moyenne d'un mouvement respiratoire complet, chez l'homme adulte, est donc d'un peu plus de 3 secondes. Il faut remarquer encore que le temps de l'inspiration et le temps de l'expiration ne sont pas égaux. L'expiration est toujours un peu plus longue que l'inspiration [1]. En s'observant avec attention, on constate que l'expiration peut se décomposer en deux temps. Dans la première moitié de l'expiration, le mouvement de retour est très-marqué. Dans la seconde moitié, l'expiration est à peine sensible, et il semble qu'il y ait un temps de repos. C'est ce temps de quasi-repos qui donne à l'expiration une durée un peu plus longue qu'à l'inspiration.

Les mouvements en vertu desquels l'air entre et sort du poumon ressemblent tout à fait au jeu du soufflet. La poitrine qui contient le poumon ne peut, pas plus que le soufflet, s'agrandir d'elle-même. L'air presse à l'intérieur du poumon par les ouvertures du nez et de la bouche, de même qu'il presse sur toute la surface extérieure du corps. Pour rompre cet équilibre, il faut nécessairement que des forces actives de dilatation interviennent. Les muscles chargés d'agrandir la cavité de la poitrine, et médiatement le sac pulmonaire appliqué contre elles, jouent, dans l'inspiration, le même rôle que la force musculaire des bras, qui écarte les deux parois opposées d'un soufflet, lorsqu'on veut le remplir d'air. Lorsqu'il est rempli d'air, le poumon, de même que le soufflet, se vide en revenant sur lui-même, en partie sous l'influence de l'élasticité des matériaux qui entrent dans sa composition, et en partie sous l'influence de forces musculaires actives, qui agissent en sens opposé des précédentes.

L'inspiration est le premier acte des phénomènes respiratoires : c'est par un mouvement d'inspiration que débute l'enfant qui naît à la lumière et à l'air atmosphérique. L'inspiration a pour résultat l'entrée de l'air dans l'intérieur du poumon : l'entrée de l'air est déterminée par l'*agrandissement* de la poitrine. L'agrandissement de la poitrine est amené par le mouvement des pièces osseuses mobiles de la cage thoracique, et ce

[1] M. Vierordt et M. Liebmann, en se servant de l'instrument figuré précédemment (fig. 55, page 208), à l'aide duquel un crayon fixé à la poitrine de l'animal figurait, sous forme d'une courbe ondulée, le mouvement de soulèvement et d'abaissement des côtes, ont établi expérimentalement que la durée de l'inspiration est à la durée de l'expiration : : 100: 1…

pièces osseuses sont mises en mouvement par les muscles. L'inspiration nécessite donc le jeu d'un grand nombre de parties.

Comment les pièces osseuses de la cage thoracique amènent-elles l'agrandissement de la poitrine? quels sont les muscles qui les meuvent? comment les poumons, librement suspendus dans la cavité de la poitrine, suivent-ils les parois de cette cavité dans son mouvement d'expansion? C'est ce que nous allons successivement examiner.

§ 116.

Agrandissement de la poitrine. — Mouvement des côtes et du sternum. — Au moment de l'inspiration, la poitrine se trouve augmentée dans tous ses diamètres, c'est-à-dire suivant son diamètre *antéro-postérieur*, suivant son diamètre *transversal*, et suivant son diamètre *vertical*.

Le squelette de la cage thoracique est formé en arrière par la portion dorsale de la colonne vertébrale, en avant par le sternum, et, sur les côtés, par les côtes. De ces diverses parties, l'une est immobile relativement aux autres : c'est la colonne vertébrale. Elle ne prend pas une part directe à l'agrandissement de la poitrine, mais elle sert de point d'appui aux leviers osseux. Les côtes et le sternum (qui fait corps avec les extrémités antérieures des côtes) sont mobiles. C'est par le jeu de ces pièces qu'est déterminé l'agrandissement antéro-postérieur et l'agrandissement transversal de la poitrine.

Au moment de l'inspiration, les côtes, qui étaient obliquement dirigées d'arrière en avant et de haut en bas, éprouvent un mouvement d'élévation. Le centre du mouvement étant à l'articulation costo-vertébrale, le mouvement d'élévation, très-peu étendu en arrière, devient d'autant plus grand qu'on s'approche plus près de leurs extrémités antérieures, c'est-à-dire à mesure qu'on examine des points de plus en plus rapprochés de l'extrémité du levier représenté par elles. Soit MN la colonne vertébrale (Voy. fig. 42), et Vz le sternum; soient a, b, c les côtes à l'état d'abaissement, et a′, b′, c′ les côtes soulevées. Il est aisé de se convaincre que le mouvement d'élévation des côtes entraîne une augmentation dans le diamètre antéro-postérieur de la poitrine; c'est-à-dire que la distance qui sépare la colonne vertébrale du sternum (ou la distance qui sépare la ligne MN de la ligne Vz) est augmentée quand les côtes sont soulevées.

Fig. 42.

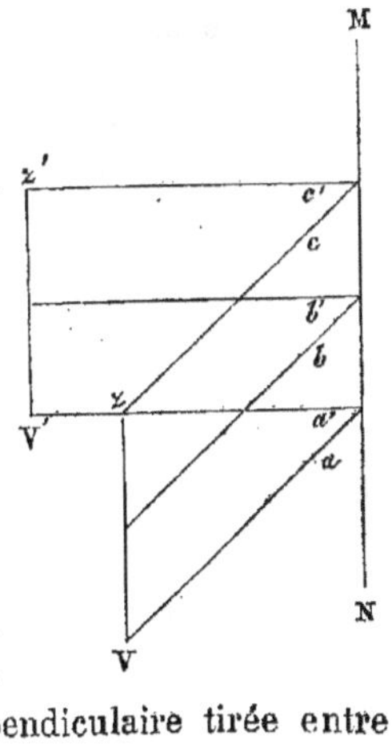

On peut se convaincre aussi, par un simple examen de la figure, que, pendant le mouvement d'élévation des côtes, les espaces intercostaux augmentent, c'est-à-dire qu'une perpendiculaire tirée entre deux côtes a plus d'étendue quand les côtes sont élevées que quand elles sont abaissées [1]. Nous reviendrons plus loin sur ce point.

Les côtes n'éprouvent pas seulement un mouvement d'élévation au moment de l'inspiration, elles décrivent encore une sorte de mouvement de rotation autour d'une corde *fictive*, qui réunirait l'extrémité vertébrale et l'extrémité sternale de la côte. Ce mouvement, peu prononcé dans les inspirations ordinaires, prend un grand développement dans les inspirations exagérées. C'est en vertu du mouvement de rotation dont nous parlons que la face externe de la côte, dirigée obliquement en dehors et en bas, dans l'état de repos de la poitrine, se redresse de manière à se présenter directement en dehors. Par ce mouvement se trouve agrandi le diamètre transversal de la cage thoracique.

Le sternum, auquel viennent en avant se fixer les côtes, associe entre eux ces leviers mobiles, et donne à leurs mouvements un caractère d'ensemble. On conçoit que le sternum (Voy. Vz et V'z', fig. 42) est élevé en même temps que les côtes, et que, de plus, il est projeté en avant, parce que les côtes, en s'élevant, agrandissent le diamètre antéro-postérieur de la poitrine. Ajoutons que ce mouvement de projection n'est pas le même pour tout le sternum. La partie inférieure de cet os est projetée plus en avant que la partie supérieure; en d'autres termes, à chaque inspiration le sternum s'éloigne plus de la colonne vertébrale en bas qu'en haut. Si les côtes avaient toutes la même longueur, comme sur la figure 41, il est évident que le mouvement de projection du sternum se ferait d'ensemble et d'une manière uniforme. Mais les côtes qui se fixent à l'extrémité inférieure du sternum, ayant plus de longueur que les côtes supérieures, décrivent, au moment de leur élévation (pour une même quantité de mouvement dans les articulations costo-vertébrales), un arc de cercle plus étendu que les côtes supérieures, et tendent, par conséquent, à augmenter davantage le diamètre antéro-postérieur dans la région de la poitrine à laquelle elles correspondent.

La figure 43 peut donner une idée de la projection en avant du sternum au moment de l'inspiration, c'est-à-dire au moment du soulèvement des côtes. Elle montre que l'agrandissement du diamètre antéro-postérieur de la poitrine est d'autant plus étendu que les côtes (c'est-à-dire les leviers mobiles) sont plus longues.

Supposons que les parties blanches de la figure représentent les côtes et le sternum à l'état de repos; supposons que la ligne AB représente un plan horizontal mené par l'extrémité sternale de la huitième côte; supposons que la ligne CD représente un plan horizontal tangent à l'extrémité supérieure du sternum. La ligne GH, qui coupe la ligne AB à l'extrémité sternale de la huitième côte, et qui coupe aussi la ligne CD

[1] Menez, en effet, sur la figure 42 une perpendiculaire entre les deux parallèles *a*, *b*, et une perpendiculaire entre les deux parallèles *a'*, *b'*; la dernière perpendiculaire aura plus de longueur que la première.

sommet du sternum, indique par conséquent la direction linéaire du sternum. Quand les côtes sont soulevées (comme les représentent les parties noires de la figure), c'est-à-dire quand la ligne AB est devenue *ab*, et quand la ligne CD est devenue *cd*, la ligne GH est devenue *gh*: en d'autres termes, enfin, la projection du sternum en avant est beaucoup plus marquée à sa partie inférieure qu'à sa partie supérieure. L'agrandissement du diamètre antéro-postérieur de la poitrine présente donc son maximum au niveau de l'extrémité inférieure du sternum. La distance qui sépare (sur la figure 43) la ligne MN de la ligne *mn* mesure ce maximum.

Fig. 43.

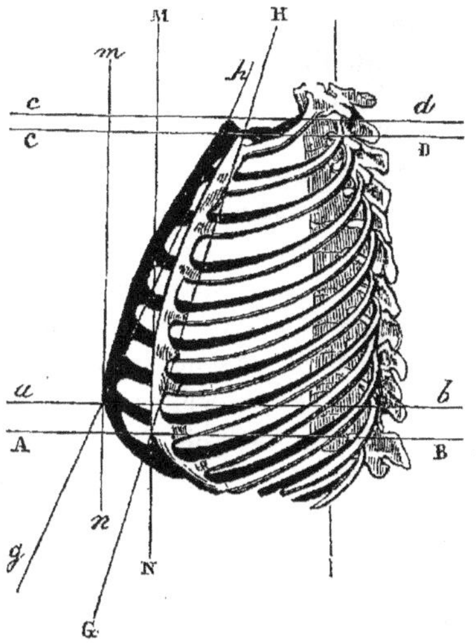

Les divers mouvements du sternum ne sont cependant pas rigoureusement en rapport avec l'étendue du mouvement d'élévation des côtes, parce que les cartilages qui réunissent en avant les côtes avec le sternum sont loin d'être inflexibles. Ces cartilages étant élastiques, le mouvement d'élévation des côtes peut être porté un peu plus loin que le mouvement d'élévation du sternum lui-même. C'est ce qu'il est facile de constater dans les efforts violents d'inspiration. Alors que le sternum, élevé de 3 centimètres environ, ne peut plus l'être davantage, l'extrémité chondrale de la côte peut être encore un peu soulevée, grâce à l'élasticité du cartilage qui la relie au sternum.

Dans les mouvements plus modérés de la respiration, l'élasticité des cartilages des côtes, quoique moins apparente, entre cependant en jeu. Les mouvements d'élévation des côtes et du sternum seraient très-limités, si le sternum était fixé d'une manière immobile à l'extrémité des côtes. Les cartilages costaux suppléent au peu de mobilité de l'articulation chondro-sternale.

La valeur de l'augmentation du diamètre antéro-postérieur et du diamètre transversal de la cage thoracique au moment de l'inspiration peut varier beaucoup. La plupart du temps cette augmentation de diamètre est très-limitée, parce que l'agrandissement de la cavité pectorale se fait principalement par l'accroissement du diamètre vertical, c'est-à-dire par le jeu du diaphragme (Voy. § 117). Dans les inspirations forcées, l'augmentation du diamètre antéro-postérieur, prise au niveau de l'extrémité inférieure du sternum, est d'environ 3 centimètres sur un homme adulte de taille moyenne et bien conformé. L'augmentation du diamètre transversal peut être portée, dans les mêmes conditions, un peu plus loin : cette augmentation peut être de 4 centimètres quand on prend cette mesure au niveau de la septième et de la huitième côte [1]. L'agrandissement du diamètre transversal étant dû au mouvement d'élévation du corps de la côte par rotation autour de la corde *fictive* qui passerait par ses deux extrémités, le soulèvement des côtes inférieures est plus efficace que celui des côtes supérieures pour augmenter le diamètre transversal de la cage thoracique, parce qu'à l'état de repos les côtes inférieures sont plus inclinées par en bas sur la corde *fictive* qui les sous-tend.

C'est encore dans les cartilages des côtes que se passe en grande partie, en avant, le mouvement de torsion en vertu duquel la côte, dont la face externe est inclinée vers le bas pendant l'expiration, se redresse, au moment de l'inspiration, sur la corde fictive dont nous parlons.

Les diamètres *antéro-postérieur* et *transversal* de la poitrine sont donc agrandis par les mouvements de la ceinture costo-sternale, déterminés par le jeu de ses muscles élévateurs. Quant au diamètre *vertical*, celui-ci est directement agrandi par l'action du muscle qui ferme par en bas la poitrine, c'est-à-dire par le diaphragme.

§ 117.

Rôle du diaphragme dans l'inspiration. — Le diaphragme est un muscle hémisphérique, convexe du côté de la poitrine et concave du côté de l'abdomen, dans son état de repos. Le diaphragme s'insère par sa circonférence à tout le pourtour de la base de la poitrine : en arrière, sur le corps des trois premières vertèbres des lombes, par deux faisceaux charnus, très-forts, désignés sous le nom de piliers, et à une arcade fibreuse étendue transversalement de l'apophyse transverse de la première vertèbre lombaire, au sommet de la dernière côte; sur les côtés, à la face postérieure des cartilages des six dernières côtes ; en avant, aux régions latérales de la face postérieure du sternum.

Lorsque le diaphragme se contracte, sa convexité diminue, et il tend de plus en plus à former un plan horizontal. La cavité de la poitrine se trouve augmentée de cette manière, suivant son diamètre vertical. Au moment où le diaphragme se contracte, en tendant à transformer sa convexité en un plan horizontal, les côtes sur lesquelles il prend en avant ses insertions sont activement soulevées par leurs élévateurs. Tandis que le diaphragme, en s'aplatissant, tend à augmenter le diamètre vertical de la poitrine, le soulèvement des côtes inférieures semblerait devoir diminuer ce diamètre. Mais le soulèvement des côtes a lieu *dans toute la cage thoracique prise en masse*, et même, en n'envisageant ce soulèvement que dans les côtes sur lesquelles le diaphragme s'insère, on peut constater

[1] Les mesures dont nous parlons peuvent être prises sur l'homme à l'aide de compas d'épaisseur appliqués sur la poitrine découverte de ses vêtements.

ter sur l'animal vivant que l'excursion par en haut des côtes inférieures est beaucoup moindre que l'aplatissement du diaphragme par en bas. Soit A, en effet (Voy. fig. 44), un plan oblique passant par l'extrémité inférieure du sternum et par la première vertèbre lombaire, pendant l'état de repos de la cage thoracique : soit D la position correspondante du diaphragme. Quand, au moment de l'inspiration, le plan A sera devenu *a*, au même moment D sera devenu *d*.

Fig. 44.

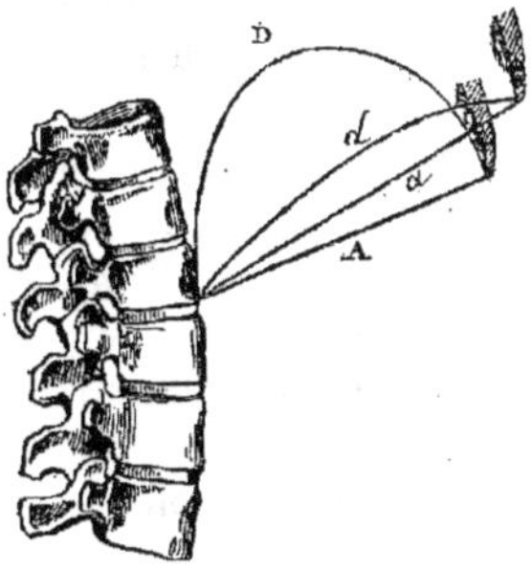

En même temps que le diaphragme s'aplatit activement, il repousse en bas et en avant, vers la région ombilicale, suivant la direction de son axe, les viscères abdominaux; les viscères abdominaux, à leur tour, poussent en avant la paroi abdominale, qui jouit d'une certaine élasticité. Aussi, au moment de l'inspiration, le foie et l'estomac, abaissés, se dégagent de dessous les côtes, et il y a un léger soulèvement du ventre.

Pour que le diaphragme puisse exercer son action inspiratrice, il est nécessaire que les divers points mobiles (côtes, sternum) sur lesquels vient s'insérer sa circonférence soient *fixés ;* il ne peut, en effet, diminuer ou effacer sa convexité qu'à cette condition. Lorsque toutes les parties sur lesquelles le muscle s'insère sont fixées et que le muscle entre en contraction, le résultat de toute contraction musculaire étant le raccourcissement des fibres charnues, et, d'un autre côté, le plus court chemin d'un point à un autre étant la ligne droite, la *courbe* que ces fibres décrivent tend nécessairement à se transformer en *droite*. Si les côtes n'étaient pas *fixées*, en ce moment, par la contraction de leurs élévateurs, on conçoit facilement qu'elles seraient tirées en arrière et abaissées, le diaphragme prenant son point fixe sur la colonne vertébrale, à l'aide de ses piliers. Dans ce cas, non-seulement le diaphragme n'effacerait pas sa convexité, mais encore le diamètre antéro-postérieur de la poitrine se trouverait diminué, et il n'y aurait pas inspiration.

Au moment de sa contraction, le diaphragme tend à effacer sa convexité, et c'est ainsi qu'il augmente le diamètre vertical de la poitrine. On a même cru autrefois qu'il pouvait devenir convexe, en ce moment, en sens opposé, c'est-à-dire du côté de l'abdomen. Cette supposition irrationnelle est tout à fait contraire à l'observation, et il est assez singulier qu'elle ait été un seul instant acceptée, quand il suffisait d'ouvrir l'abdomen d'un animal vivant pour décider la question. Or, que l'abdomen d'un animal vivant soit largement ouvert, ou que l'expérimentateur pratique une simple ouverture par laquelle il introduit son doigt, il peut s'assurer que non-seulement le diaphragme ne devient jamais convexe du côté de l'abdomen, mais il peut même constater que, dans les efforts les plus violents de l'animal, la voussure du diaphragme n'est jamais complétement effacée.

On a attribué au diaphragme la propriété de soulever les côtes inférieures au moment de l'inspiration. Cette action est tout à fait invraisemblable. Si le diaphragme soulevait les côtes, il aurait par là même le pouvoir d'augmenter les diamètres de la base de la poitrine (Voy. § 116); or, la contraction en vertu de laquelle il efface sa convexité lutte, au contraire, contre l'augmentation en ce sens, laquelle est déterminée et maintenue par d'autres muscles. La contraction du diaphragme ne peut pas amener des effets opposés. MM. Beau et Maissiat ont cru le fait démontré, parce qu'en coupant les muscles intercostaux sur l'animal vivant, depuis la colonne vertébrale jusqu'au sternum, ils ont vu persister alors, quoique plus faiblement, le mouvement d'élévation des côtes inférieures. Mais, sur l'animal dont les muscles intercostaux sont coupés, les côtes font toujours corps avec le sternum, et les côtes supérieures peuvent entraîner les autres dans leurs mouvements. Les expériences de M. Debrou ont montré, d'autre part, que la section du diaphragme n'empêche pas le mouvement d'élévation des côtes inférieures [1].

Il est difficile, il est même impossible de mesurer, chez l'homme, l'agrandissement du diamètre vertical de la poitrine amené par la contraction du diaphragme. Il est certain néanmoins que cet agrandissement varie beaucoup (de même que celui des autres diamètres) avec l'énergie des mouvements respiratoires. Il est permis d'affirmer aussi que c'est généralement à l'abaissement du diaphragme que la poitrine doit sa principale augmentation de capacité au moment de l'inspiration. M. Colin, qui a mesuré comparativement les divers diamètres de la poitrine pendant le mouvement de l'inspiration sur le cheval, estime en moyenne à 3 ou 4 centimètres l'agrandissement du diamètre transverse de la

[1] M. Duchenne (de Boulogne) croit avoir démontré, à l'aide de l'électrisation des nerfs phréniques, sur l'animal vivant, que la contraction du diaphragme a non-seulement pour effet d'augmenter le diamètre vertical de la poitrine, mais encore de porter les côtes inférieures en haut et en dehors, et d'augmenter ainsi les diamètres transverse et antéro-postérieur de la poitrine. Il nous est impossible de partager cette manière de voir. Lorsque, sur l'animal vivant, les excitateurs de l'appareil d'induction sont appliqués sur les côtés du cou, le passage du courant n'a aucune tendance à se *localiser* sur les nerfs phréniques (les nerfs ne sont pas meilleurs conducteurs du courant que les autres parties animales, ainsi que nous le démontrerons plus tard); les muscles inspirateurs autres que le diaphragme agissent en même temps, et les côtes soulevées par les muscles de l'inspiration fournissent au diaphragme les points fixes dont il a besoin pour remplir son rôle physiologique.

Quand, sur l'animal qu'on vient de mettre à mort, on excite *isolément* les nerfs phréniques séparés des parties voisines, les côtes n'étant plus soulevées et maintenues fixes par leurs élévateurs, la base du thorax rentre en dedans. Si cet effet est peu marqué tant que l'abdomen de l'animal mort est intact, cela tient à ce que la contraction du diaphragme, refoulant les organes abdominaux en bas et en avant, fait saillir le ventre, et à ce que cette poussée s'oppose plus ou moins complétement au mouvement de retrait des côtes. Mais quand on a supprimé le paquet abdominal, l'excitation des nerfs phréniques sur l'animal mort fait manifestement rentrer les côtes inférieures.

cage thoracique, tandis que l'augmentation du diamètre antéro-postérieur de la poitrine (correspondant au diamètre vertical chez l'homme) est de 10 à 12 centimètres. En d'autres termes, le diaphragme qui s'abaisse pour effacer sa voussure décrt sur le cheval une course de 10 à 12 centimètres. Une règle graduée introduite dans l'abdomen d'un cheval, appliquée par l'une de ses exrémités sur la concavité du diaphragme et maintenue mollement avecla main, s'abaissait, à chaque inspiration, d'une quantité qu'on mesurait à l'aide d'une tige métallique fixe servant de repère. La tige métallique fixe était enfoncée dans la seconde vertèbre lombaire, et tangente à l'appendice xyphoïde.

§ 118

Divers modes d'inspiration. — Dans les mouvements ordinaires de la respiration, l'agrandissement de la poitrine est dû, en grande partie, chez l'homme, au mouvement d'abaissement du diaphragme, associé à un léger mouvement d'élévation de la cage thoracique.

On peut, au reste, faire varier expérimentalement le mode de l'inspiration. Si l'on comprime fortement le thorax à la partie inférieure, l'agrandissement de la poitrine s'opère principalement aux dépens des portions supérieures de la poitrine. D'un autre côté, lorsqu'on respire très-fortement, tous les diamètres de la poitrine se trouvent augmentés simultanément, et le mouvement des côtes et le mouvement du diaphragme se trouvent portés à leurs dernières limites.

L'agrandissement de la poitrine ne se fait pas toujours de la même façon dans les mouvements de l'inspiration chez les divers animaux. L'abaissement du diaphragme et le soulèvement des côtes en sont bien les agents, mais ils n'y prennent pas toujours une part égale. Quelques animaux ont une respiration plus particulièrement *abdominale*, c'est-à-dire que la poitrine s'agrandit presque uniquement par abaissement du diaphragme. Chez d'autres, la cage thoracique est manifestement soulevée. Il suffit, pour s'en convaincre, de comparer, sous ce rapport, le bœuf et le cheval avec le chien et les animaux carnassiers.

Chez l'enfant, le diaphragme prend, en général, la plus grande part aux mouvements d'inspiration. C'est aussi le cas de la plupart des hommes adultes. Ils ont donc surtout la respiration dite abdominale. Chez la femme, au contraire, ainsi que l'ont fait remarquer MM. Beau et Maissiat, la respiration est plus pectorale, c'est-à-dire que l'élévation de la cage thoracique y entre pour une plus grande part. Ce mode de respiration, exagéré par la pression que le corset exerce sur la base de la poitrine, ne paraît pas cependant déterminé par lui. Il est en rapport, sans doute, avec les fonctions spéciales de la femme. Pendant la période de gestation, la femme trouve dans ce mode de respiration une sorte de compensation à la difficulté que rencontre le diaphragme à s'abaisser sur l'abdomen, distendu par le produit de la conception.

M. Hutchinson, et plus tard M. Sibson (à l'aide d'un instrument qu'il désigne sous le nom de *thoracomètre*), ont confirmé par des mesures précises les idées de MM. Beau et Maissiat. M. Sibson a observé de plus que, du côté gauche (côté du cœur), l'ampliation pectorale de l'inspiration est un peu moindre qu'à droite.

Par l'exercice, l'homme peut modifier plus ou moins profondément son type normal d'inspiration, c'est-à-dire, en d'autres termes, qu'il peut faire prédominer tel ou tel diamètre dans l'agrandissement de la cage thoracique. Les professeurs de chant recommandent généralement la *respiration ventrale*. C'est, en effet, la respiration abdominale (celle dans laquelle l'agrandissement de la poitrine a lieu aux dépens de l'abaissement exagéré du diaphragme) qui emmagasine la plus grande quantité d'air dans la poitrine, celle qui permet de soutenir le plus longtemps l'émission du son, et celle qui recule les interruptions nécessitées par le besoin de l'inspiration.

§ 119.

Des muscles qui agissent dans l'inspiration. — Les côtes et le sternum sont les leviers passifs de l'agrandissement de la poitrine; les muscles qui les meuvent en sont les agents actifs. L'inspiration dépense beaucoup plus de force que l'expiration. L'inspiration tend, en effet, à opérer le vide dans la poitrine et à amener, par conséquent, une rupture d'équilibre dans les pressions gazeuses intérieures et extérieures. Le nombre des muscles inspirateurs est aussi beaucoup plus nombreux que celui des muscles expirateurs. Dans les mouvements ordinaires de l'inspiration, l'agrandissement de la poitrine déterminé, chez l'homme, en grande partie, par le jeu du diaphragme, ne nécessite que l'intervention d'un petit nombre de muscles pectoraux; mais, dans les inspirations forcées, une foule de muscles, non-seulement de la poitrine, mais encore des parties voisines, entrent en jeu.

Muscles intercostaux externes et internes. — Les espaces intercostaux sont remplis par deux muscles dont les fibres s'étendent obliquement de la côte qui est au-dessus à la côte qui est au-dessous. Ces muscles ont peu d'épaisseur, mais ils agissent par un très-grand nombre de fibres, car les espaces intercostaux ont une assez grande longueur. Ils sont dirigés en sens inverse l'un de l'autre. Tandis que le muscle intercostal externe, envisagé sur un homme placé dans la situation verticale, a une direction oblique de haut en bas et d'arrière en avant, le muscle intercostal interne est dirigé obliquement de haut en bas et d'avant en arrière. De plus, le muscle intercostal externe remplit l'espace intercostal jusqu'à la colonne vertébrale, mais ne vient pas jusqu'au sternum, tandis que le muscle intercostal interne ne va pas jusqu'à la colonne vertébrale, et arrive jusqu'au sternum.

Il y a peu de muscles sur lesquels on ait aussi longuement disserté

Toutes les opinions possibles se sont produites relativement à leur action. Les uns ont vu dans ces deux muscles des inspirateurs, les autres les ont considérés tous les deux comme expirateurs. D'autres ont considéré les intercostaux externes comme des inspirateurs, et les intercostaux internes comme des expirateurs. Pour d'autres, les intercostaux externes sont expirateurs, et les internes inspirateurs. Pour d'autres encore, ces deux muscles sont à la fois inspirateurs et expirateurs. Enfin, on les a aussi considérés comme servant simplement à établir la continuité des parois thoraciques et à faire office de paroi élastique passive.

Évidemment cette dernière opinion ne saurait être fondée. Partout où il y a des muscles, ces muscles ont un rôle *actif* à remplir. Si ces parties avaient un rôle passif, elles ne seraient point musculaires, mais constituées par un tissu élastique, comme on en trouve en beaucoup de points de l'économie animale.

De ce qu'il y a dans les espaces intercostaux deux muscles dirigés en sens opposé, il est vraisemblable que ces deux muscles n'ont pas à remplir une action identique, qu'un seul et même muscle aurait suffi à exécuter. Il est donc déjà probable qu'ils ne sont ni inspirateurs ni expirateurs tous les deux, mais que l'un est inspirateur et l'autre expirateur.

Hamberger me paraît avoir établi le fait sur des preuves sans réplique, et fixé d'une manière positive le rôle de ces muscles. *Les muscles intercostaux externes sont inspirateurs, et les intercostaux internes sont expirateurs.* Il suffit, pour s'en convaincre, de jeter les yeux sur la figure 45.

Fig. 45.

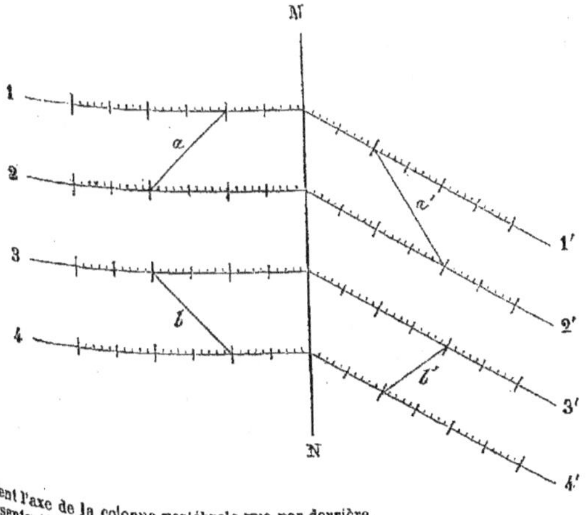

M, N représentent l'axe de la colonne vertébrale vue par derrière.
1, 2, 3, 4 représentent les côtes soulevées ; 1', 2', 3', 4', les côtes abaissées.
a, a' représentent une fibre du muscle intercostal *externe* dans l'état d'élévation et dans l'état d'abaissement des côtes.
b, b' représentent une fibre du muscle intercostal *interne* dans l'état d'élévation et dans l'état d'abaissement des côtes.

Supposons que 1', 2' représentent deux côtes à l'état de repos ou d'abaissement, et a' une fibre du muscle intercostal *externe*. Lorsque les côtes 1′, 2′ sont relevées, comme elles le sont en 1 et 2, il est vrai q… l'espace intercostal correspondant a augmenté suivant une perpendi… laire menée entre les deux côtes. Cependant la fibre s'est raccourcie, et les deux points d'attache de cette fibre sont moins distants l'un de l'… tre, ainsi qu'on peut le constater avec un compas. Puisque la fibre a… plus courte que la fibre *a′*, il s'ensuit que le mouvement d'élévation d… côtes correspond à la contraction ou à l'état actif de cette fibre. Le ra… courcissement du muscle intercostal externe coïncide avec l'élévatio… des côtes ; ce muscle est donc *inspirateur*.

Pour le muscle intercostal externe, la démonstration est tout à fa… analogue, en sens opposé. En effet, soit *b* une fibre du muscle inte… costal *interne* dans l'état d'élévation des côtes 3 et 4. Il est aisé de v… que, lorsque ces côtes sont abaissées, comme elles le sont en 3′ et 4… la fibre *b* est devenue *b′*, et qu'elle s'est raccourcie ; car les deux poin… d'attache de cette fibre sont moins distants l'un de l'autre. Donc la co… traction de l'intercostal interne coïncide avec l'abaissement des côte… donc le muscle est *expirateur*.

L'action inspiratrice des intercostaux externes et l'action expiratr… des intercostaux internes n'est efficace qu'autant que d'autres muscl… s'associent à leur action et créent des points *fixes* pour leurs contractio… Les côtes sur lesquelles vont se fixer les muscles intercostaux sont, e… effet, mobiles dans leurs articulations vertébrales. Si nous envisageon… en particulier, un espace intercostal, les muscles prenant leurs poin… d'appui sur des pièces également mobiles, la contraction musculaire te… drait à faire monter la côte qui est au-dessous, mais elle tendrait au… à faire descendre celle qui est au-dessus, et ainsi, de proche en proch… dans les espaces intercostaux voisins. C'est en envisageant ainsi les mu… cles intercostaux, isolément des autres puissances musculaires, qu'on… été amené à admettre que, leurs actions mutuelles se détruisant, leu… action résultante était nulle. Mais leur action n'est jamais isolée. Tout… les fois que la cage thoracique s'élève, comme les côtés font corps av… le sternum, le mouvement d'élévation ou d'abaissement se fait d'ens… ble, ou, si l'on veut, de proche en proche, mais d'une manière simul… née. L'action des muscles intercostaux s'accompagne donc toujours d… l'action concordante d'autres muscles.

L'action des muscles intercostaux externes n'est possible qu'autan… que la première côte est élevée et fixée, de même que les intercostau… internes n'agissent que quand les dernières côtes sont abaissées et fixé… Les scalènes, les sterno-mastoïdiens, le sous-clavier, le petit pector… jouent le rôle principal dans l'élévation et la fixation des premièr… côtes (Voy. fig. 47 et 48). Le carré des lombes et le grand oblique abai… sent et fixent les dernières côtes. (Voy. fig. 46 et 48.)

Surcostaux. — Ces muscles qui s'étendent, en forme de triangles a… longés, de l'apophyse transverse des vertèbres à la côte qui est au-de…

sous, sont élévateurs des côtes, comme les intercostaux externes, dont ils ont à peu près la direction (Voy. fig. 46). Leur action n'est pas, comme celle des intercostaux, subordonnée à l'action d'autres muscles, car ils ont à tous les moments un point d'appui fixe à la colonne vertébrale. Ces muscles contribuent à faire éprouver à la côte le mouvement de rotation en vertu duquel leur face externe est soulevée.

Fig. 46.

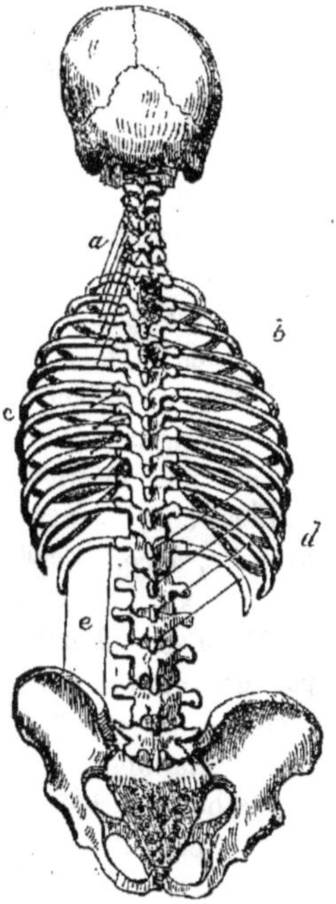

Fig. 47.

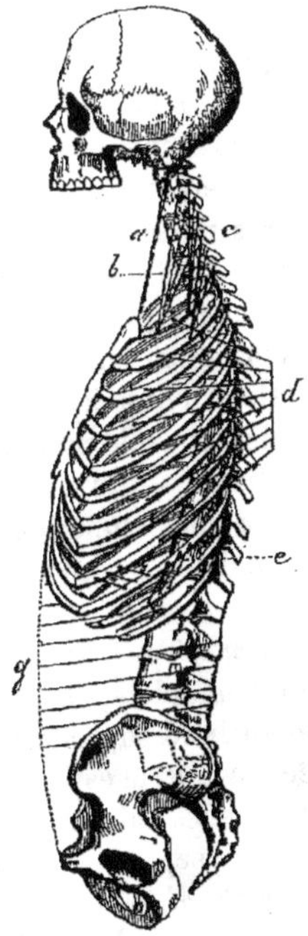

LIGNES REPRÉSENTANT LES RÉSULTANTES DES FIBRES MUSCULAIRES.

a, cervical descendant.
b, petit dentelé postérieur et supérieur.
d, petit dentelé postérieur et inférieur.
c, surcostaux. Ces muscles existent dans toute l'étendue de la cage thoracique ; il y en a de chaque côté, autant que de côtes.
e, carré des lombes.

a, sterno-cléido-mastoïdien.
b, scalène antérieur.
c, scalène postérieur.
d, grand dentelé.
g, transverse de l'abdomen.
e, trois fibres d'un intercostal externe.
f, trois fibres d'un intercostal interne.

Scalènes. — Le scalène *antérieur* (Voy. fig. 47) descend des tubercules antérieurs des apophyses transverses des troisième, quatrième, cinquième, sixième vertèbres cervicales à la face supérieure de la première côte. Le scalène *postérieur* (Voy. fig. 47) descend des tubercules postérieurs des apophyses transverses de toutes les vertèbres cervicales, moins l'atlas, et se termine en bas par deux extrémités, dont l'une se fixe à la surface supérieure de la première côte, et l'autre à la face supérieure de la seconde côte. Ces muscles épais et puissants ont pour fonctions d'élever et de fixer les premières côtes, et de fournir ainsi un point d'appui fixe aux intercostaux inspirateurs ou intercostaux externes.

Petit dentelé postérieur et supérieur. — Ce muscle (Voy. fig. 46), qui s'insère, d'une part, aux apophyses épineuses de la septième vertèbre cervicale et des trois premières vertèbres dorsales, et, d'autre part, à la face externe des deuxième, troisième, quatrième et cinquième côtes, est aussi un élévateur des côtes, mais un élévateur peu efficace.

Cervical descendant. — On désigne ainsi la portion cervicale du muscle *sacro-lombaire*, laquelle se fixe, d'une part, aux tubercules postérieurs des apophyses transverses des cinq dernières vertèbres cervicales, et, d'autre part, à l'angle des côtes (Voy. fig. 46). Ce muscle agit comme le muscle précédent, mais plus efficacement, sa direction se rapprochant plus de la perpendiculaire, relativement aux côtes.

D'autres muscles concourent encore à l'inspiration, mais ils n'agissent guère que dans les mouvements profonds de la respiration; ils n'ont pas, comme les précédents, d'insertions fixes à la colonne vertébrale, mais ils prennent leurs points d'attache sur des os, tels que la clavicule, l'omoplate et l'humérus, lesquels doivent être préalablement fixés, pour qu'ils puissent avoir une action efficace. Nous signalerons les suivants.

Sous-clavier. — Ce muscle se dirige de la face inférieure de la clavicule à la face supérieure de la première côte; il peut concourir à l'élévation de la première côte, et, par suite, à celle de la cage thoracique.

Grand dentelé. — Ce muscle (Voy. fig. 47) s'insère, d'une part, au bord spinal de l'omoplate, et, d'autre part, par des digitations, à la face externe et au bord supérieur des deux premières côtes. Quand l'omoplate est fixée, ce muscle est inspirateur par ses digitations inférieures, c'est-à-dire par celles qui vont obliquement, et de haut en bas, de l'omoplate aux sixième, septième, huitième et neuvième côtes.

Grand pectoral. — Ce muscle (Voy. fig. 48) s'insère, d'une part, à la lèvre antérieure de la coulisse bicipitale de l'humérus, et, d'autre part, aux cartilages des six premières côtes et à la partie interne du bord inférieur de la clavicule. Les faisceaux de ce muscle ne peuvent pas concourir tous à l'élévation des côtes, il n'y a guère que ceux qui vont se rendre aux quatrième, cinquième et sixième côtes [1].

Petit pectoral. — Ce muscle est mieux disposé pour concourir au mouvement d'élévation des côtes. Il se fixe, d'un côté, à l'apophyse coracoïde, et, de l'autre, à la face externe et au bord supérieur des troisième, quatrième et cinquième côte (Voy. fig. 48). Ce muscle peut agir dans l'inspiration par tous ses faisceaux.

Grand dorsal. — Parmi les faisceaux du grand dorsal, ceux qui s'insèrent

[1] Quand le bras est *élevé et fixé*, les insertions pectorales du muscle étant toutes plus basses que l'insertion humérale, le grand pectoral peut être considéré comme inspirateur par tous ses faisceaux.

rent aux apophyses épineuses des sept dernières vertèbres dorsales, aux apophyses épineuses des vertèbres lombaires, au sacrum et à la crête iliaque, ne peuvent pas être considérés comme inspirateurs. Mais les faisceaux qui se fixent par autant de languettes aux quatre dernières côtes, et, d'autre part, à la lèvre postérieure de la coulisse bicipitale de l'humérus, peuvent concourir aux mouvements forcés d'inspiration lorsque le bras est fixé, et surtout lorsqu'en même temps l'épaule est soulevée.

Sterno-cléido-mastoïdien. — Ce muscle (Voy. fig. 48), qui s'insère, d'une part, à l'apophyse mastoïdienne du temporal, et, d'autre part, à la partie supérieure du sternum et à la partie interne du bord postérieur de la clavicule, agit aussi dans l'inspiration en élevant la clavicule et le sternum lorsque la tête est fixée.

Sterno-hyoïdiens et *sterno-thyroïdens.* — Ces muscles peuvent entrer en jeu dans les inspirations très-laborieuses.

Un grand nombre d'autres muscles agissent dans les mouvements étendus de l'inspiration pour maintenir la fixité des pièces osseuses sur lesquelles les muscles précédents viennent s'insérer. Tels sont, entre autres, le *trapèze*, le *rhomboïde*, l'*angulaire de l'omoplate*, le *splénius*, les *complexus*, les *grands et petits droits postérieurs de la tête*, les muscles de la région *sus-hyoïdienne*, etc.

Fig. 48.

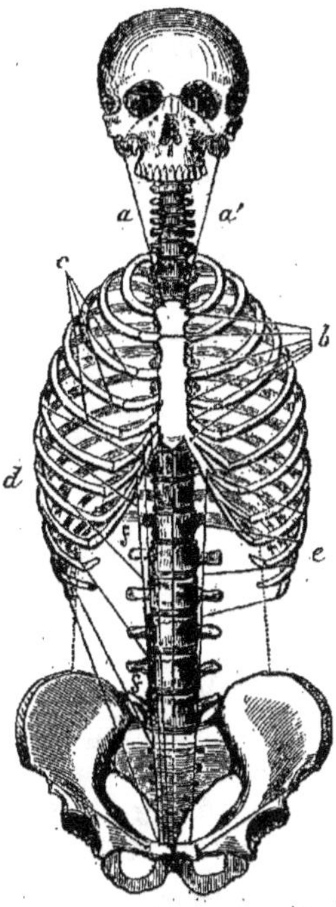

a, a', sterno-mastoïdien.
b, grand pectoral.
c, petit pectoral.
d, grand oblique.
e, petit oblique.
f, grand droit de l'abdomen.

§ 120.

Du poumon pendant l'inspiration. — Le poumon est tout à fait passif pendant l'inspiration. Les puissances musculaires qui déterminent l'agrandissement en tous sens de la cage thoracique sont les causes médiates de la dilatation du poumon lui-même. Cet organe, contenu en effet dans une cavité qu'il remplit entièrement, suit les mouvements d'ampliation de cette cavité, contre laquelle il est partout appliqué. L'espace qui sépare le poumon de la plèvre pariétale, c'est-à-dire la cavité des plèvres, étant vide d'air, le poumon suit les parois thoraciques pendant l'inspiration, comme s'il faisait corps avec elles. Lorsque la cavité des deux plèvres communique largement au dehors par des ouvertures ou des plaies qui établissent une communication avec l'air extérieur, les phénomènes de la dilatation de la cage thoracique ont lieu encore par l'intermédiaire des muscles de l'inspiration; mais le poumon, ayant sa surface aérienne et sa surface pleurale comprises entre deux pressions égales, reste immobile ; il ne suit plus les mouvements d'ampliation de la poitrine, les phénomènes de la respiration sont profondément troublés, et si l'ouverture est béante et porte sur les deux côtés de la poitrine, l'asphyxie survient promptement.

A chaque mouvement d'inspiration le poumon se trouve donc dilaté en tout sens, comme la cavité qui le contient. Au moment de l'inspiration et de l'ampliation du poumon, la cage thoracique se soulevant tandis que le diaphragme s'abaisse, le poumon glisse le long des parois thoraciques. Ce glissement a lieu entre la membrane séreuse qui recouvre la face extérieure du poumon et celle qui revêt la paroi intérieure de la poitrine. Ce mouvement de locomotion du poumon peut être facilement aperçu par transparence sur un animal vivant auquel on a enlevé les téguments et les muscles intercostaux, en respectant la plèvre pariétale. On voit, à chaque mouvement d'inspiration, le poumon *descendre* le long de la paroi pectorale. Le poumon suit, en effet, les mouvements du diaphragme qui s'abaisse; et, en second lieu, son mouvement de descente paraît plus considérable qu'il ne l'est en réalité, parce que les côtes, en se soulevant, se meuvent sur lui. Au moment de l'expiration, le poumon, qui reprend sa place, exécute un mouvement en sens contraire : il remonte le long de la paroi thoracique. Dans les expériences dont nous parlons, on constate également que le poumon est intérieurement appliqué contre la plèvre pariétale, et qu'il remplit complétement la cavité pectorale. Le mouvement de glissement du poumon, proportionné à l'étendue du mouvement d'inspiration, favorisé dans l'état normal par le poli des surfaces et la sérosité qui les humecte, s'accomplit sans bruit. Lorsque, à la suite des pleurésies, il s'est formé des brides, des fausses membranes ou des produits solides à la surface ou dans l'épaisseur de la séreuse, ce glissement se traduit souvent, à l'oreille appliquée sur la poitrine, par des bruits de frottement plus ou moins distincts.

Sur des chiens dont on a dénudé complétement les espaces intercostaux, en respectant la plèvre costale, on constate que dans les inspirations ordinaires, le poumon ne descend pas au-dessous de la septième côte. Lorsque l'animal fait une respiration exagérée, le poumon peut descendre jusqu'à la dixième. Ce qui prouve encore que les excursions du diaphragme, ou que l'agrandissement du diamètre vertical (antéro-postérieur chez les animaux) de la poitrine peuvent varier dans des limites étendues [1].

[1] On peut répéter ces expériences sur le cadavre de l'homme, ainsi que l'a fait M. Donders. On dénude les espaces intercostaux, en ayant soin de ne point léser la plèvre pariétale, et on remplace la contraction du diaphragme par l'insufflation trachéale. On voit ainsi que le poumon *descend* quand on l'insuffle, en refoulant par en bas le diaphragme, et l'on constate que la descente peut atteindre le niveau de la dixième côte, quand le souffle est très-énergique.

§ 121.

Béance des voies parcourues par l'air. — Au moment de l'inspiration, l'air remplit, à mesure qu'il se produit, le vide virtuel déterminé par la dilatation de la poitrine. L'air qui s'introduit dans le poumon entre par les fosses nasales et par la bouche, ou par les fosses nasales seules, traverse le pharynx, le larynx, la trachée, et s'engage ainsi jusqu'aux extrémités les plus reculées des bronches, en vertu de la pression atmosphérique. Si les conduits qui donnent passage à l'air atmosphérique n'étaient pas maintenus béants, soit par la rigidité des parois, soit par l'adhérence à des parties rigides ; si leurs parois, en un mot, étaient purement membraneuses et libres, ces parois tendraient, en vertu de la pression exercée contre elles, à se déprimer et à opposer à l'entrée de l'air un obstacle mesuré par cette pression elle-même.

La béance continuelle des conduits respiratoires est évidente dans les bronches, dans la trachée, dans le larynx, où elle est maintenue par des cerceaux cartilagineux de formes diverses, qui entrent dans la constitution des parois ; elle est évidente aussi à l'entrée des fosses nasales, dont les ailes mobiles sont doublées de cartilages. Dans l'intérieur des fosses nasales, le conduit est formé par des parois osseuses. La béance n'est pas moins évidente dans le pharynx, conduit commun aux organes de la digestion et à ceux de la respiration. Ce conduit, suspendu en quelque sorte à l'apophyse basilaire, est maintenu ouvert par des plans aponévrotiques résistants ; il ne revient activement sur lui-même qu'au moment de la déglutition, et les mouvements rapides, et pour ainsi dire convulsifs de la déglutition, ne suspendent le passage de l'air que pendant un temps très-court.

Les ailes du nez, qui sont mobiles, se dilatent *activement* au moment de l'inspiration, sous l'influence de leurs muscles dilatateurs (élévateurs de l'aile du nez et myrtiformes). Leurs mouvements de dilatation sont surtout marqués dans les inspirations énergiques et rapides. Alors, en effet, l'air extérieur pressant brusquement contre elles, à cause de la tendance au vide qui a lieu dans les poumons, la pression extérieure les déprimerait contre la cloison, si les muscles dilatateurs ne luttaient pour en maintenir l'écartement.

La dilatation *active* des narines est si intimement associée avec les mouvements de l'inspiration, qu'elle se manifeste encore, alors même qu'elle est devenue inutile. On remarque, en effet, sur les animaux auxquels on a coupé la trachée en travers, et chez lesquels les fosses nasales ne font plus partie des voies que doit traverser l'air, on remarque, dis-je, une dilatation concomitante des naseaux à chaque mouvement d'inspiration. On a signalé le même fait chez des hommes qui s'étaient coupé la gorge (c'est-à-dire la trachée). Il suffit, d'ailleurs, de se placer devant une glace et de faire une profonde inspiration, la bouche largement ouverte, pour constater que les ailes du nez s'écartent activement en ce moment, bien que les fosses nasales ne donnent point passage à l'air inspiré.

Ce qui a lieu à l'orifice extérieur des fosses nasales se reproduit également aux lèvres de la glotte. L'air qui s'introduit de haut en bas dans le larynx, au moment de l'inspiration, aurait de la tendance à déprimer les lèvres de la glotte et à fermer ainsi le passage de l'air, si cette ouverture n'était pas maintenue dilatée en ce moment, d'une manière active, par les muscles dilatateurs. Il suit de là que la paralysie de ces muscles entraîne souvent l'asphyxie; c'est ce qu'on observe fréquemment sur les animaux en expérience auxquels on coupe les nerfs pneumo-gastriques[1]. Le *cornage* des chevaux est déterminé par la dilatation incomplète des lèvres de la glotte au moment de l'inspiration. Sa cause doit être recherchée soit dans une altération des muscles dilatateurs de la glotte, soit dans une altération des nerfs laryngiens qui les animent.

ARTICLE II.

DE L'EXPIRATION.

§ 122.

Agents de l'expiration. — L'expiration est généralement moins laborieuse que l'inspiration. Dans les phénomènes ordinaires de la respiration, le retour au repos des agents actifs de l'inspiration et l'élasticité des poumons suffisent, en grande partie, pour la déterminer. Le cadavre, sur lequel le jeu des puissances musculaires a cessé, est *à l'état d'expiration*. Mais l'expiration nécessite souvent l'intervention de puissances actives. Ainsi, dans les expirations profondes et prolongées, les muscles dits expirateurs agissent en sens opposé des muscles inspirateurs, et peuvent diminuer les divers diamètres de la poitrine. Dans beaucoup de circonstances, l'expiration devient un phénomène complexe et nécessite, d'une manière évidente, l'intervention de puissances musculaires variées. Tels sont les efforts de la phonation et du chant, dans lesquels le courant de sortie de l'air est gradué, retardé, accéléré, etc.; tels sont les efforts violents des excrétions, de l'exercice musculaire, etc., dans lesquels l'air est momentanément conservé dans la poitrine dilatée, et d'où il s'échappe ensuite brusquement, quand l'effort a cessé. Tels sont encore une foule d'autres actes, tels que le bâillement, la toux, le rire, l'éternument, etc., dans lesquels interviennent les agents de l'expiration et ceux de l'inspiration, et sur lesquels nous reviendrons plus loin.

§ 123.

Du poumon pendant l'expiration. — Le poumon, avons-nous dit, est tout à fait passif pendant l'inspiration. Il agit, au contraire, d'une

[1] C'est pour cette raison que, sur les animaux auxquels on pratique la section des pneumo-gastriques, on a soin de pratiquer en même temps une ouverture à la trachée, au-dessous du larynx, pour assurer le maintien des phénomènes mécaniques de la respiration.

nière directe au moment de l'expiration. Il revient sur lui-même, en vertu de son élasticité.

On peut se convaincre aisément que le poumon est élastique. Il suffit pour cela d'insuffler, par la trachée, un poumon extrait du corps de l'animal. Le poumon, qui s'est dilaté sous l'effort de l'air, revient brusquement sur lui-même, aussitôt que l'insufflation a cessé.

La propriété élastique du poumon, étant une propriété de tissu, existe dans tous les moments de la respiration, aussi bien au moment de l'inspiration qu'au moment de l'expiration. Mais cette élasticité ne peut réagir sur l'air contenu dans la cavité pulmonaire que quand les puissances de l'inspiration qui ont lutté contre elle, et même qui l'ont surmontée temporairement, *cessent d'agir*. Le poumon, qui, pendant l'inspiration, avait accompagné, en quelque sorte malgré lui, les parois pectorales, obéit librement à son élasticité au moment de l'expiration, revient sur lui-même, et chasse l'air que l'inspiration avait fait pénétrer dans son intérieur. Le mouvement de retrait du poumon est borné par les dimensions de la cage thoracique, qui ne peut diminuer que dans certaines limites. Lorsque la poitrine est revenue sur elle-même (en vertu de la cessation d'action des muscles inspirateurs, et en vertu de l'action surajoutée des muscles expirateurs), le poumon n'a pas encore épuisé toute son élasticité. Il diminuerait encore de volume, si la cage thoracique, contre laquelle il est maintenu par le vide des plèvres, était capable de diminuer encore. Le poumon est donc toujours dans une sorte de tension forcée, même au moment de l'expiration, même sur le cadavre. Le fait peut être mis en évidence par une expérience très-simple : lorsqu'on ouvre la poitrine d'un cadavre, et qu'on établit ainsi l'équilibre des pressions entre la surface pleurale et la surface muqueuse des poumons, rien ne gêne plus l'élasticité pulmonaire, et le poumon, quoique à l'état d'expiration, revient encore sur lui-même d'une certaine quantité. Il suffit, pour s'en convaincre, de faire l'ouverture de la poitrine, le cadavre étant sous l'eau : le retrait élastique du poumon chasse au dehors des bulles d'air qui s'échappent par la bouche et par les fosses nasales du cadavre.

L'élasticité du poumon n'est donc jamais complétement satisfaite sur l'animal vivant, et cela assure l'énergie et la régularité de son mouvement de retour pendant l'expiration. C'est ainsi que dans nos machines un ressort agit avec plus de précision et d'uniformité lorsqu'on ne le laisse jamais agir jusqu'à sa limite de rétraction [1].

[1] M. Donders a mesuré la force élastique que possède encore le poumon alors qu'il est revenu sur lui-même au moment de l'expiration. A cet effet, il met à mort un animal; il adapte à la trachée un tube recourbé contenant de l'eau ou du mercure, après quoi il ouvre largement les deux côtés de la poitrine : les poumons obéissent librement à leur élasticité, l'air qu'ils contiennent presse sur le liquide contenu dans le tube recourbé, la colonne liquide s'élève du côté de la branche libre et représente la tension de l'air contenu dans le poumon; cette ten-

D'après ce qui précède, on peut se rendre compte de ce qui arrive lorsqu'on ouvre largement la poitrine. Il y a alors équilibre entre la surface intérieure et la surface extérieure des poumons. Cet organe n'est plus maintenu contre la paroi pectorale, puisque le vide des plèvres n'existe plus. Le poumon obéit en toute liberté à son élasticité, il se contracte sur lui-même et devient immobile. Il ne peut plus être dilaté au moment de l'inspiration, car il ne suit plus les parois de la cavité thoracique qui le contient. Il ne revient plus sur lui-même au moment de l'expiration, car son élasticité n'a pas été mise en jeu par sa distension excentrique. Si les deux côtés de la poitrine étaient ouverts, l'asphyxie serait imminente. Il est rare, heureusement, que les deux côtés de la poitrine soient simultanément ouverts, et le côté sain supplée aux fonctions du côté lésé.

Lorsque l'ouverture est peu étendue, l'épanchement qui se fait entre les lèvres de la plaie rend la suspension du jeu du poumon moins complète et prépare la guérison. Dans les plaies de poitrine qui ne sont obstérées ni par des épanchements, ni par le rapprochement des lèvres de la plaie, ni par les pièces du pansement, l'air entre et sort par la plaie à chaque mouvement d'inspiration et d'expiration. La cage pectorale est alternativement augmentée et diminuée par le jeu des muscles, mais le poumon du même côté reste sensiblement immobile. Lorsque l'ouverture est petite, l'entrée et la sortie de l'air sont souvent accompagnées d'un bruit de sifflement qui indique le passage de l'air par l'ouverture

sion sert de mesure à la force élastique du poumon. D'après une série d'expériences tentées sur des cadavres d'animaux et sur des cadavres humains, M. Donders conclut que la force élastique du poumon, après l'expiration, fait équilibre à une colonne mercurielle de 6 millimètres d'élévation.

Quand le poumon est distendu par de l'air insufflé, lorsqu'en un mot on a bandé au maximum ses éléments élastiques, son élasticité fait équilibre à une colonne mercurielle de 18 millimètres de hauteur environ. Voilà pourquoi le courant d'air de l'expiration est plus rapide au commencement qu'à la fin de l'expiration.

Les puissances actives de l'inspiration ont donc à vaincre une force qui va croissant à mesure que l'inspiration est plus avancée. Au commencement de l'inspiration, la force que les muscles de l'inspiration doivent surmonter peut être évaluée à une colonne mercurielle de 6 millimètres d'élévation, qui aurait pour base la surface *développée* de la poitrine : à la fin d'une inspiration profonde, les muscles de l'inspiration font équilibre à une colonne mercurielle de même base, mais trois fois plus haute.

M. Baerent a dernièrement répété les expériences de M. Donders sur des cadavres humains. Il est arrivé sensiblement aux mêmes résultats ; et il a noté de plus un fait qui met bien en lumière la supériorité des agents musculaires de l'inspiration sur ceux de l'expiration. Les expériences dont nous parlons ne se font plus sur le cadavre, mais sur l'homme vivant. On introduit et on fixe avec la main, dans une narine, la branche horizontalement coudée d'un manomètre à mercure, puis on ferme hermétiquement la narine du côté opposé, ainsi que la bouche. Les choses ainsi disposées, l'expérimentateur exécute un mouvement d'inspiration aussi énergique que possible, et il constate que l'inspiration *maximum* fait équilibre à une colonne de mercure de 70 à 85 millimètres. Une expiration *maximum*, au contraire, refoule le mercure en sens opposé, mais ne peut soulever qu'une colonne mercurielle de 55 à 65 millimètres.

Ce bruit est surtout marqué au moment de l'inspiration, laquelle est plus rapide et généralement plus énergique que l'expiration.

Le poumon n'est pas seulement élastique. Les conduits dans lesquels circule l'air sont pourvus de fibres contractiles, de nature musculaire. Ces fibres entourent les petites bronches d'une tunique continue ; on les trouve aussi dans la trachée, mais elles n'y existent plus que dans l'intervalle qui sépare les extrémités des cartilages incomplets. On peut mettre en évidence la contractilité des bronches à l'aide du galvanisme. Les petites bronches se prêtent mieux que les grandes bronches à ce genre d'expériences. On peut aussi, à l'exemple de M. Williams, rendre le fait très-évident, en multipliant, pour ainsi dire, le phénomène. A cet effet, on prend un poumon sur un chien qu'on vient de mettre à mort, on lie la bronche principale de ce poumon sur un tube métallique, puis, suspendant verticalement le poumon (Voy. fig. 49), on remplit d'eau colorée le poumon et le tube, dont la partie supérieure est en verre et graduée. Cela fait, on dirige un courant galvanique puissant ou un courant d'induction au travers du poumon, en appliquant l'un des pôles de la pile ou de l'appareil inducteur sur la surface du poumon, et l'autre pôle sur la partie métallique du tube (Voy. fig. 49). Le liquide contenu dans le poumon ne tarde pas à s'élever dans le tube gradué, poussé par en haut par la contraction des bronches stimulées par le courant.

Fig. 49.

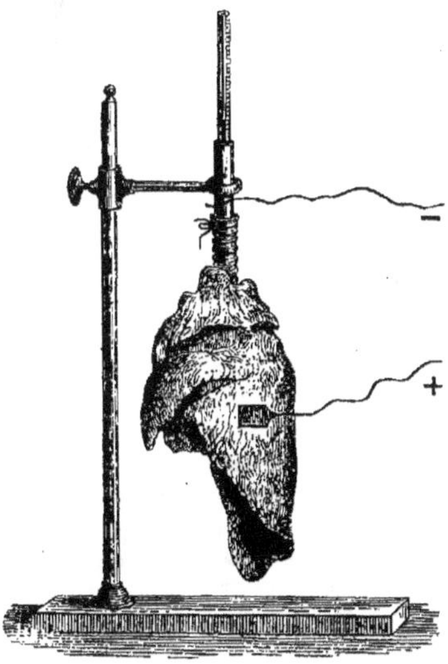

La contraction des bronches est lente, successive, comme celle des muscles de la vie organique. Il n'est pas probable dès lors qu'elle se manifeste d'une manière rhythmique à chaque expiration.

§ 124.

Des muscles qui agissent dans l'expiration. — Parmi les muscles expirateurs, il faut ranger les muscles *intercostaux internes* (Voy. § 119). La contraction de ces muscles n'est efficace, d'ailleurs, qu'autant que les côtes inférieures sont fixées par d'autres muscles; de même que les intercostaux externes n'agissent, pour soulever la cage thoracique, qu'autant que les premières côtes sont simultanément élevées et maintenues. Le muscle carré des lombes (Voy. fig. 46), qui s'insère, d'une part, à la partie postérieure de la crête iliaque et sur le ligament iléolombaire, et, d'autre part, au bord inférieur de la dernière côte, jouent pendant l'expiration, à peu près le même rôle que les scalènes pendant l'inspiration. Les fibres des muscles grand oblique, petit oblique et transverse, qui vont aux dernières côtes, contribuent aussi, en fixant les côtes inférieures, à rendre efficace la contraction des intercostaux internes[1].

Les muscles *sous-costaux*, constitués par des languettes musculaires situées vers l'angle postérieur des côtes, insérées, d'une part, à la face interne d'une côte, et, d'autre part, à la face interne de la côte sus-jacente, ont la direction oblique des intercostaux internes, dont elles semblent une dépendance.

Le muscle *triangulaire du sternum* s'insère, d'une part, sur les parties latérales de la face postérieure du sternum, et, d'autre part, sur la face postérieure des troisième, quatrième, cinquième et sixième cartilages costaux. La direction des languettes de ce muscle est la même que celle des intercostaux internes. Il doit être pareillement envisagé comme un muscle expirateur.

Le *petit dentelé postérieur et inférieur*, qui s'insère, d'une part, aux apophyses épineuses des onzième, douzième vertèbres dorsales, et aux apophyses épineuses des première et deuxième vertèbres lombaires

[1] M. Marcacci, professeur à l'université de Pise, et plus tard M. Sibson, ont analysé avec beaucoup de soin le rôle des muscles intercostaux *externes* et *internes*. Ces deux observateurs ont reproduit le théorème d'Hamberger; mais en consultant l'anatomie comparée et en s'aidant des données de la physiologie expérimentale, ils ont montré que si les intercostaux externes sont inspirateurs et les intercostaux internes expirateurs, cependant une petite portion de l'étendue des intercostaux internes (portion intercartilagineuse) doit être considérée comme inspiratrice.

Chez un certain nombre de mammifères, la portion cartilagineuse des côtes a beaucoup plus d'importance que chez l'homme. Chez les mammifères dont nous parlons, on peut dire qu'il y a en avant une côte cartilagineuse, comme en arrière une côte osseuse, mobiles l'une sur l'autre, dans l'articulation chondrocostale, et chacune douée de mouvements distincts. La colonne sternale est en quelque sorte en avant la reproduction de la colonne vertébrale en arrière. Les côtes osseuses et les côtes cartilagineuses possèdent chacune un appareil musculaire composé d'un muscle élévateur et d'un muscle abaisseur. L'intercostal interne n'est pas un seul muscle : sa partie *intercartilagineuse* représente pour le cartilage le muscle élévateur (inspirateur), le triangulaire du sternum en est l'abaisseur (expirateur). Le muscle intercostal externe représente d'ailleurs, comme chez l'homme, le muscle élévateur de la côte osseuse; et la portion interosseuse du muscle intercostal interne en est l'abaisseur.

La portion cartilagineuse du thorax a peu d'étendue chez l'homme. Les muscles qui y sont annexés (portion intercartilagineuse du muscle intercostal interne, muscle triangulaire du sternum) sont moins développés que chez les animaux; mais il est probable que les choses se passent chez l'homme comme dans les animaux, quoiqu'à un degré beaucoup moins marqué. M. Marcacci, qui a surtout insisté sur ces particularités et qui a cherché à les démontrer par expérience, rappelle un conseil déjà donné par Haller. Il n'est pas aisé d'étudier la mécanique respiratoire sur un animal vivant dont la respiration est calme et paisible; pour rendre ces mouvements plus énergiques et pour mettre en évidence les phénomènes signalés plus haut, il faut ouvrir largement la poitrine de l'animal du côté opposé à celui qu'on examine. Alors le poumon de ce côté s'affaissera, et les mouvements respiratoires du côté en expérience seront singulièrement exagérés.

et, d'autre part, au bord inférieur des neuvième, dixième, onzième, douzième côtes, est également un muscle expirateur (Voy. fig. 46).

La portion supérieure du *grand dentelé*, celle qui va se fixer aux deuxième et troisième côtes, peut concourir aussi aux fortes expirations (Voy. fig. 47). Comme ce muscle s'insère sur un os mobile (l'omoplate), il ne peut exercer cette action qu'autant que l'épaule est fixée. M. Sibson a établi expérimentalement le rôle expirateur de ce muscle sur les animaux quadrupèdes dont les membres antérieurs sont naturellement fixés pendant la station.

Les *muscles de l'abdomen* (*grand oblique, petit oblique, tranverse, grand droit* (Voy. fig. 47 et 48), agissent, dans les phénomènes de l'expiration, à des degrés très-divers. Dans les mouvements de la respiration modérée, ils réagissent surtout par leur élasticité. En effet, au moment de l'inspiration, le diaphragme a refoulé la masse intestinale en bas et en avant, et celle-ci a légèrement distendu les parois abdominales; ces parois reviennent sur elles-mêmes, par élasticité, au moment de l'expiration. Ces muscles concourent aussi à fournir un point d'appui fixe à la contraction des intercostaux internes. Dans les expirations forcées, ils tirent les côtes par en bas, et agissent d'autant plus efficacement qu'ils s'insèrent à une grande étendue de la partie antérieure des côtes. Ils peuvent encore, quand les côtes ont été abaissées autant que possible, s'aplatir activement sur les organes contenus dans le ventre, repousser ceux-ci du côté du diaphragme, exagérer ainsi la convexité de ce muscle alors relâché, et diminuer la cavité pectorale jusqu'à ses dernières limites. Le grand oblique s'insère, d'une part, à la crête de l'os iliaque et à l'arcade crurale, et, d'autre part, à la face externe des cinquième, sixième, septième, huitième, neuvième, dixième, onzième, douzième côtes. Le petit oblique s'insère, d'une part, à la crête de l'os iliaque et à la partie externe de l'arcade crurale, et, d'autre part, au bord inférieur des cartilages des neuvième, dixième, onzième, douzième côtes. Le transverse s'insère, d'une part, à la crête iliaque et à la partie externe de l'arcade crurale, et, d'autre part, à la face interne des septième, huitième, neuvième, dixième, onzième, douzième côtes, en entre-croisant ses insertions avec celles du diaphragme. Le grand droit s'insère, d'une part, au bord supérieur du pubis, entre l'épine et la symphyse, et, d'autre part, aux cartilages des cinquième, sixième, septième côtes et à la partie inférieure du sternum.

Les muscles *long dorsal* et *transversaire* épineux par les faisceaux, qui se dirigent obliquement de bas en haut, des vertèbres à l'angle des côtes ou à l'espace compris entre cet angle et l'articulation costo-transversaire, sont aussi des muscles expirateurs.

Dans les mouvements violents d'expiration, comme dans ceux d'inspiration, d'autres muscles encore peuvent entrer en action; tels sont, entre autres, ceux qui se rendent à l'omoplate, tels sont un grand nombre de muscles de la colonne vertébrale. Ces divers muscles s'associent encore d'une infinité de manières dans les diverses situations du tronc, pour fournir dans toutes ces attitudes des points fixes à l'action des muscles de la respiration.

§ 125.

Du bruit respiratoire. — Lorsqu'on applique l'oreille, nue ou armée d'un sthétoscope, sur la poitrine d'un homme sain, on entend un léger bruit qui correspond à l'entrée de l'air dans les poumons. Un second bruit plus faible que le premier, et la plupart du temps assez difficile à percevoir, correspond à la sortie de l'air ou à l'expiration.

On a donné le nom de *murmure respiratoire* ou *vésiculaire* au bruit produit par l'entrée et la sortie de l'air dans les poumons. Ce murmure est caractérisé, pendant l'inspiration, par une espèce de souffle léger, qui donne à l'oreille la sensation d'un mouvement d'expansion ou de dilatation, doux et moelleux. Le bruit produit par la sortie de l'air est à peine perceptible dans l'état normal, et il faut une oreille un peu exercée pour le saisir.

Le murmure respiratoire est dû aux frottements de l'air contre les parois des conduits aériens [1]. On conçoit que le frottement de l'air est plus grand pendant l'inspiration que pendant l'expiration. La durée de l'inspiration étant moindre que la durée de l'expiration (Voy. § 115), la vitesse du courant d'air est plus grande dans le premier temps que dans le second, et, par conséquent aussi, le frottement. Cette différence dans l'intensité des deux bruits est encore une conséquence de l'énergie plus grande des agents de l'inspiration (Voy. § 119).

Le murmure inspiratoire se prolonge pendant toute la durée de l'inspiration, tandis que le murmure expiratoire, à peine sensible, ne se fait sentir qu'au commencement de l'expiration : la plus grande partie de l'expiration est silencieuse, le courant d'air ayant peu de vitesse, surtout à la fin de l'expiration. On estime généralement que le *bruit de l'inspiration* est triple en durée environ du *bruit de l'expiration*.

La durée du bruit de l'expiration est quelquefois anormalement augmentée dans certains points du poumon. Elle peut égaler la durée du bruit de l'inspiration, elle peut même la surpasser et s'étendre à tout

[1] On a cherché à localiser l'origine du murmure respiratoire. M. Spittal et M. Beau placent cette origine aux lèvres de la glotte. Il est certain que l'air qui entre dans le poumon, ou qui en sort de cet organe, rencontre dans le larynx les cordes vocales, contre lesquelles il frotte. Une partie du bruit doit donc se produire en ce point. Mais la persistance du murmure respiratoire chez les individus et les animaux auxquels la trachée est largement ouverte au-dessous des cordes vocales, et les changements que l'état de dilatation ou de rétrécissement des bronches apporte à l'étendue et au timbre de ces bruits démontrent que la localisation du murmure respiratoire n'est pas possible, et qu'il est engendré dans toute l'étendue des conduits aériens. Ce bruit a sans doute plus d'intensité dans certains points que dans d'autres, comme, par exemple, aux cordes vocales et aux éperons des divisions bronchiques.

temps de l'expiration. Cette prolongation anormale du bruit expiratoire, désignée assez improprement sous le nom d'*expiration prolongée*, indique, en général, un obstacle local à la sortie de l'air, situé profondément sur le trajet des conduits aériens, ou un rétrécissement de ces conduits, et elle a en pathologie une importance d'autant plus grande que, précédant parfois toute autre manifestation morbide, elle présage souvent une affection grave (tubercules pulmonaires).

Lorsqu'on applique l'oreille ou le stéthoscope dans les points voisins de la racine des poumons, on entend un bruit qui diffère un peu du murmure respiratoire ou vésiculaire. Ce bruit, déterminé en ces points par le frottement de l'air sur les parois des gros tuyaux bronchiques, a reçu, en pathologie, le nom de *souffle bronchique*. Dans l'état normal, ce souffle se confond plus ou moins avec le murmure respiratoire général. Lorsque le poumon acquiert une densité anormale, par cause pathologique, ce souffle prend un certain développement, et comme le murmure vésiculaire est souvent suspendu, il devient prédominant, et se transmet par résonnance dans des points même éloignés du siége de l'induration.

En appliquant le stéthoscope sur le trajet cervical de la trachée-artère, on perçoit directement le bruit déterminé par le frottement de l'air contre cette partie des voies aériennes, et aussi le retentissement du bruit produit au-dessus (à l'ouverture glottique) et au-dessous (dans les bronches). Le murmure respiratoire a été désigné en ce point sous le nom de *souffle trachéal*.

Aux bruits respiratoires dont nous venons de parler, viennent s'en joindre d'autres, dont le siége n'est plus dans les poumons ni dans les bronches, mais dans les fosses nasales. Chez une personne bien conformée qui respire doucement et la bouche fermée, l'air entre et sort par les fosses nasales et produit un léger bruit, qui a principalement son siége dans la partie antérieure des fosses nasales. Ce léger bruit s'entend surtout dans le silence de la nuit ; il se complique souvent du mouvement oscillatoire des mucosités nasales agitées par le courant d'air. Quand la bouche est en même temps grande ouverte, le passage de l'air se trouve considérablement agrandi, et le bruit devient à peu près nul, à moins toutefois que n'interviennent les oscillations vibratoires du voile du palais. Dans ce dernier cas, le bruit augmente d'intensité et prend un autre caractère, le caractère du ronflement.

Les bruits respiratoires éprouvent, dans les maladies de l'appareil de la respiration, des altérations nombreuses. La dilatation ou le resserrement des canaux par lesquels entre et sort l'air atmosphérique ; l'état de la membrane muqueuse bronchique, celui de la substance pulmonaire, dont la congestion agit par refoulement sur les ramifications bronchiques voisines, ou dont la destruction partielle détermine dans le parenchyme pulmonaire des cavités anormales ; l'état de vacuité ou de plénitude des bronches, la nature des liquides qu'elles contiennent ;

la destruction de la plèvre pulmonaire et la communication anormale des canaux bronchiques avec la cavité des plèvres : toutes ces conditions nouvelles entraînent dans l'intensité, la durée, le siége et le timbre des bruits respiratoires, des modifications dont la connaissance est précieuse pour le médecin. L'ensemble coordonné de ces notions forme aujourd'hui, sous le nom d'auscultation, grâce aux immortels travaux de Laënnec, l'une des sources les plus fécondes du diagnostic. Mais ce n'est point ici le lieu de nous en occuper.

ARTICLE III.

DE QUELQUES ACTES DANS LESQUELS INTERVIENNENT LES AGENTS MÉCANIQUES DE LA RESPIRATION.

§ 126.

Les agents mécaniques de la respiration entrent en jeu dans une foule d'actes physiologiques. — Déjà, à propos du vomissement, de la défécation, de la préhension des liquides et du cours du sang veineux, nous avons insisté sur le rôle des puissances actives de l'inspiration et de l'expiration. Nous verrons plus tard ces agents intervenir aussi d'une manière spéciale dans la phonation, dans la locomotion, dans la miction difficile, dans l'expulsion du produit de la conception, etc. Nous signalerons seulement ici quelques actes qui se rangent plus naturellement dans les fonctions de respiration que dans les autres : tels sont le bâillement, le sanglot, le hoquet, le rire, le ronflement, la toux, l'expectoration, le crachement, l'éternument. La plupart de ces actes ont leur point de départ dans un état particulier du système nerveux, et l'excitant en vertu duquel le système nerveux met les puissances musculaires en jeu, pour les produire, est pour quelques-uns d'entre eux à peu près inconnu.

§ 127.

Bâillement. — Le bâillement survient dans des conditions diverses. Tantôt il est le signe du désœuvrement et de l'ennui, tantôt il annonce le besoin de sommeil ; d'autres fois il est l'expression d'un sentiment de malaise et de faiblesse, et il précède la syncope. Il consiste en une inspiration lente et profonde, la bouche étant grande ouverte. A l'inspiration succède une expiration lente aussi, et graduée. Pendant le bâillement, les voies nasales sont fermées à la sortie de l'air par l'application du voile du palais contre la paroi opposée du pharynx. La tension du voile du palais a lieu au commencement du bâillement et au moment où la bouche s'ouvre largement, et elle dure jusqu'au moment où le bâillement se termine par la fermeture de la bouche. On sent très-bien sur soi-même ce mouvement, en quelque sorte convulsif, du voile du palais, et il est facile de le constater directement en bâillant devant un miroir, tandis qu'on déprime légèrement la langue.

§ 128.

Hoquet. — Le hoquet est essentiellement déterminé par une sorte de convulsion du diaphragme. Il consiste en une inspiration brusque. Le diaphragme, en se contractant, s'abaisse rapidement. L'air se précipite alors dans la poitrine et fait entrer en vibration les lèvres de la glotte. La vibration des lèvres de la glotte est la cause déterminante du bruit particulier auquel on reconnaît de loin le hoquet. Il est probable que, dans ce moment, la contraction des muscles dilatateurs de la glotte ne se trouve plus harmonisée avec l'action inspiratrice du diaphragme convulsivement et anormalement contracté. Les cordes vocales relâchées, cédant sous la pression de l'air qui se précipite dans la poitrine, résonnent tout en diminuant l'ouverture par laquelle pénètre l'air, et rendent ainsi l'inspiration à la fois bruyante et anxieuse. Le hoquet se montre, la plupart du temps, chez les individus nerveux et chez les jeunes enfants dont l'estomac est rempli outre mesure. Il survient aussi aux approches de la mort, et il est d'un fâcheux présage.

§ 129.

Sanglot. — Le sanglot a une grande analogie avec le hoquet. Il est également déterminé par la contraction convulsive du diaphragme et par la résonnance des lèvres de la glotte. Il en diffère en ce que la contraction du diaphragme est *saccadée*, de manière que le bruit produit pendant l'inspiration aux lèvres de la glotte présente un caractère d'intermittence. De plus, la sortie de l'air pendant l'expiration qui suit présente aussi les mêmes caractères. La glotte résonne aussi de la même manière et suivant le mode intermittent, pendant l'expiration. Le sanglot est souvent accompagné de pleurs, et il persiste quelquefois assez longtemps chez les enfants, quand les pleurs ont cessé. Il survient dans les émotions vives et annonce un profond ébranlement du système nerveux.

§ 130.

Rire. — Le rire est caractérisé par des expirations résonnantes et saccadées, qui se succèdent avec rapidité. La résonnance ou le bruit du rire est déterminée, et par les vibrations des cordes vocales, et aussi par celles du voile du palais. Dans le rire, le bruit produit aux lèvres de la glotte ne l'est plus par le même mécanisme que dans le hoquet et le sanglot. Les lèvres de la glotte, convenablement disposées par leurs muscles tenseurs, rendent un son analogue à celui de la phonation : le rire est dit alors bruyant. Dans le rire modéré, les cordes vocales ne prennent plus part à la résonnance, et les vibrations du voile du palais subsistent seules. Au reste, on peut rire la bouche ouverte ou fermée.

Le *sourire* n'est qu'une expression particulière des muscles du visage, à laquelle les phénomènes de la respiration restent à peu près ou tout à fait étrangers.

§ 131.

Ronflement. — Le ronflement est caractérisé par la résonnance anormale de l'air dans les fosses nasales et le pharynx, les autres conditions de la respiration restant les mêmes. La résonnance du ronflement est généralement déterminée par les vibrations du voile du palais. Ces vibrations peuvent avoir lieu et pendant l'inspiration et pendant l'expiration. Le ronflement se produit à volonté. Il suffit de respirer par la bouche, de porter la langue en arrière et en haut, et d'inspirer et d'expirer avec une certaine énergie. En se plaçant alors devant un miroir, on constate aisément les vibrations du voile du palais. Le ronflement causé par les vibrations du voile du palais pendant l'expiration a lieu très-facilement, quand la bouche est ouverte ; quand la bouche est fermée, il a lieu encore, mais moins fréquemment ; la colonne d'air de l'expiration qui sort par le nez, quand la bouche est fermée, rencontrant le voile du palais suivant le plan incliné de sa face postérieure, n'a pas la même tendance à le faire osciller que la colonne d'air qui, sortant par la bouche, le soulève par sa face inférieure.

Le ronflement peut encore être produit par les liquides qui obstruent les cavités nasales et buccales. En général même, cette résonnance vient se joindre aux vibrations du voile du palais, et contribue à en modifier l'intensité ou le timbre d'une infinité de manières.

§ 132.

Toux. — La toux est caractérisée par une expiration brusque et sonore, précédée d'une inspiration profonde. La toux survient généralement à l'occasion d'un sentiment d'irritation ou de gêne sur un point de l'appareil respiratoire. L'homme qui va tousser inspire profondément et prend une sorte d'élan, afin de chasser ou de balayer par le courant rapide de l'expiration les mucosités des bronches. Au reste, la toux peut avoir lieu volontairement par action directe du système nerveux sur les muscles de la respiration, et sans intermédiaire d'une irritation locale de la muqueuse pulmonaire.

Le bruit de la toux est déterminé par les lèvres de la glotte, mises en vibration par le courant presque instantané de l'expiration.

L'expiration, au moment de la toux, est une expiration forcée. Dans les efforts de toux un peu énergiques, tous les muscles expirateurs entrent en contraction violente. Comme le fait très-bien remarquer M. Bérard, il y a deux temps dans le *son* de la toux. Le premier correspond au moment même où l'air est expulsé ; il est produit par les vibrations de la glotte ; le second a lieu à l'instant même où cesse l'effort brusque de l'expiration. Le timbre du bruit change de nature, et le son est produit par la rentrée brusque de l'air par la bouche et les fosses nasales, alors que les parois thoraciques, qui avaient été violemment ramenées en dedans par la contraction forcée des expirateurs, se restituent tout à coup par leur élasticité, à leur position moyenne d'équilibre. M. Bérard compare ingénieusement le son produit alors dans la poitrine à celui qui a pour cause le choc en retour produit par l'air dans une bouteille qu'on débouche vivement. Les deux bruits dont nous parlons se succèdent d'ailleurs avec une assez grande rapidité, et il faut une certaine attention pour les distinguer.

§ 133.

Expectoration et crachement. — L'expectoration qui accompagne souvent la toux est déterminée par le passage brusque de l'air au travers des canaux bronchiques. Le courant d'air ascendant balaye, en quelque sorte, les voies aériennes, entraînant avec lui les mucosités qui les obstruent. Lorsque ces mucosités sont épaisses et adhérentes aux parois muqueuses, la toux prend une énergie proportionnée à la puissance nécessaire pour les détacher; quelquefois ces efforts ne sont pas toujours suffisants, et il faut plusieurs quintes de toux pour faire successivement cheminer les mucosités jusque dans l'arrière-bouche.

L'expectoration n'est pas toujours accompagnée de toux. Lorsque les mucosités ou les crachats occupent la trachée, le larynx ou le pharynx, une expiration forcée suffit généralement pour les faire parvenir dans la bouche. Cette expiration est bruyante, accompagnée des vibrations du voile du palais, et parfois aussi de celles de la glotte. Le bruit produit ici a la plus grande analogie avec celui du ronflement pendant l'expiration.

Arrivées dans la bouche, les mucosités sont expulsées au dehors. Cet acte porte plus particulièrement le nom de crachement. A cet effet, la bouche se dispose d'une manière particulière. Le voile du palais s'applique à la partie postérieure du pharynx, de manière à interrompre la communication de la bouche avec les fosses nasales. La langue rassemble les mucosités à la partie antérieure de la bouche, puis elle se retire brusquement en arrière au moment où l'air, vivement chassé par un brusque mouvement d'expiration, chasse au dehors les mucosités rassemblées à l'ouverture de la bouche, restée demi-close pour augmenter la vitesse du courant d'air.

§ 134.

Éternument. — L'éternument est un acte généralement involontaire, souvent déterminé par une irritation vague du voile du palais. A cette sensation vague succède bientôt une inspiration profonde qui prépare le phénomène. Cette inspiration est suivie par une expiration brusque et sonore, qui est l'éternument proprement dit, mais qui n'en constitue cependant que la dernière phase.

L'expiration brusque de l'éternument se fait à la fois par la bouche et par les fosses nasales, et le courant d'air entraîne souvent au dehors, dans toutes les directions, les liquides buccaux et nasaux.

Le bruit de l'éternument, comme celui de la toux, est produit par la vibration des cordes vocales, et il est renforcé par les parties supérieures des voies respiratoires, en particulier par la résonnance de l'air dans les fosses nasales.

L'éternument est souvent précédé par une contraction, en quelque sor[te] spasmodique, des muscles de la face, qui donne au visage un caract[ère] particulier. Cet acte est parfois accompagné d'un effort violent des p[uis]sances respiratrices; et comme il est involontaire, on ne peut pas toujo[urs] en graduer la puissance. Aussi est-il quelquefois suivi d'ébranlemen[ts] dans la tête, de douleurs violentes dans la poitrine, et même quelque[fois] de ruptures vasculaires.

La cause de l'éternument est dans le système nerveux; mais l'exc[ita]tion primitive a souvent son point de départ dans une irritation des mem[]branes muqueuses. Dans le coryza, les muqueuses nasales irritées le d[é]terminent, et il est facile de le provoquer artificiellement, en chatouill[ant] le voile du palais ou l'intérieur des fosses nasales, à l'aide du doigt [ou] d'une barbe de plume.

SECTION II.

Phénomènes physico-chimiques de la respiration.

§ 135.

En quoi consistent ces phénomènes. — A chaque mouvement d'[in]spiration, une certaine quantité d'air atmosphérique pénètre dans l[es] poumons; à chaque mouvement d'expiration, une certaine quantité d'[air] est expulsée au dehors; mais l'air qui sort n'est pas identique avec l'[air] qui entre; il a subi dans la proportion de ses éléments constituants, [et] aussi dans ses propriétés physiques (température, état hygrométrique) des modifications qui se rattachent à des changements importants d[ans] la constitution du sang. Les modifications dans les qualités de l'air [ex]piré, et les changements correspondants dans la constitution du san[g], tels sont donc les deux termes du problème physico-chimique de la res[pi]ration.

ARTICLE I.

DE L'ALTÉRATION DE L'AIR PAR LA RESPIRATION.

§ 136.

Composition et analyse de l'air atmosphérique. — Pour bien com[]prendre les altérations qu'entraîne la respiration dans la constitution [de] l'air, et en mieux saisir la mesure, rappelons en quelques mots la com[]position normale de l'air.

L'air est un mélange d'oxygène et d'azote, dans des proportions [qui] sont sensiblement les mêmes sur tous les points du globe: dans les [val]lées et dans les plaines, dans les villes et dans les campagnes. L'air re[]

ferme, en outre, une quantité variable de vapeur d'eau, une petite proportion d'acide carbonique, et, en outre, mais en quantités infiniment petites, quelques autres gaz ou vapeurs [1].

Nous ne pouvons examiner ici dans tous leurs détails les procédés d'analyse de l'air ; mais il nous est impossible de les passer complétement sous silence. La physiologie, en effet, n'est arrivée à se former, sur les phénomènes physiques de la respiration, des idées exactes que le jour où les produits de l'expiration ont été soumis à des analyses rigoureuses. Or, les procédés à l'aide desquels on analyse l'air expiré ne diffèrent point des procédés employés pour l'analyse de l'air ordinaire. Toute la différence porte sur le moyen de recueillir les gaz. Nous aurons occasion plus loin de revenir sur les moyens employés pour recueillir les gaz de l'expiration, et sur les modifications à faire subir aux appareils.

L'analyse *quantitative* de l'air ne porte jusqu'à présent, d'une manière certaine, que sur les proportions relatives de l'oxygène, de l'azote, de l'acide carbonique et de la vapeur d'eau. Toute analyse de l'air comprend deux séries d'opérations distinctes. La première a pour but de déterminer les proportions de la vapeur d'eau et celles de l'acide carbonique ; dans la seconde, on dose l'oxygène et l'azote.

Dosage de la vapeur d'eau et de l'acide carbonique. — L'appareil dont on

Fig. 50.

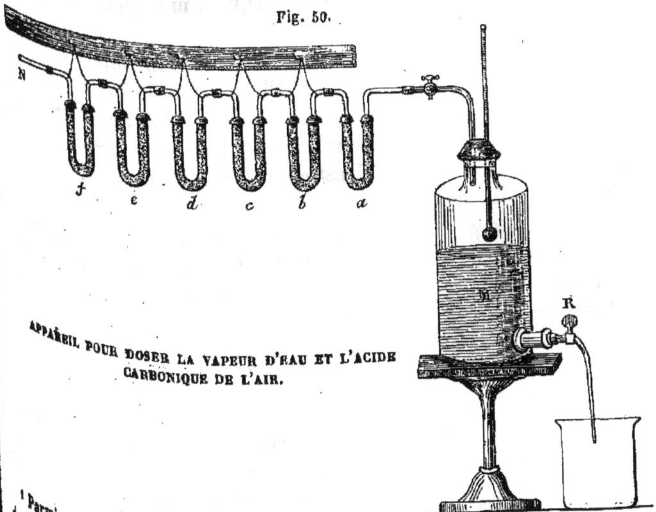

APPAREIL POUR DOSER LA VAPEUR D'EAU ET L'ACIDE CARBONIQUE DE L'AIR.

[1] Parmi ces substances, répandues en quantité infiniment petite dans les couches inférieures de l'atmosphère, les unes sont simplement divisées et suspendues par l'agitation des vents, les autres sont à l'état de gaz ou de dissolution. Parmi ces substances, on peut compter les gaz sulfureux, sulfhydrique ou ammoniaque, l'acide azotique en vapeur ; les émanations des végétaux et des animaux, par suite de leur décomposition ou de leurs fonctions ; les exhalaisons fournies par le travail des usines, par l'exploitation des mines, l'éruption des volcans, le voisinage des marais, et une infinité de poussières de toute espèce, etc.

se sert pour ce dosage est représenté fig. 50. Il se compose d'une sé- de tubes en U. Les uns, *f, e, b, a,* sont remplis de pierre ponce imbi- d'acide sulfurique, et les autres, *c, d,* contiennent des fragments d pierre ponce imbibés d'une dissolution de potasse caustique. Ces tubs pesés d'avance avec leur contenu, reliés les uns aux autres à l'aide d tubes de verre et de manchons imperméables de caoutchouc, form une chaîne qui vient se fixer, par l'une de ses extrémités, au somm d'un vase aspirateur M. Ce vase aspirateur, étant mis en action par l'o verture du robinet R, force l'air à pénétrer par l'extrémité N de la cha et à traverser les tubes en U. Dans son passage à travers ces tub l'air se dépouille complétement de sa vapeur d'eau dans les tubes sulf riques, et de son acide carbonique dans les tubes potassiques. Apr l'expérience, l'augmentation de poids des tubes *f, e, b, a* représente l quantité de vapeur d'eau fixée. L'augmentation de poids des tubes c, représente la quantité d'acide carbonique fixé. On sait, d'une autre pa quelle est la quantité d'air qui a traversé l'appareil, par la quantité d s'est abaissé le niveau de l'eau dans le vase aspirateur [1].

On arrive ainsi à constater (après les corrections de pression et d température) que 10,000 parties d'air contiennent de 4 à 6 parties d'a cide carbonique ; ce qui revient à dire que l'air contient 4/10,000 à 6/10,000 d'acide carbonique, par conséquent une quantité extrêmemen faible.

Quant à la quantité de vapeur d'eau contenue dans l'air, elle va dans des limites très-étendues, car elle dépend du degré de saturatio de l'atmosphère, et la saturation elle-même s'élève avec la températur Pour une température moyenne de 15 degrés centigrades, un mèt cube d'air contient, lorsqu'il est complétement saturé d'humidité, grammes de vapeur d'eau.

Dosage de l'oxygène et de l'azote. — On peut employer, pour déte miner les proportions d'oxygène et d'azote, divers procédés, tels que combustion du phosphore dans un espace clos, ou la combustion, da l'eudiomètre, d'un volume connu d'hydrogène mélangé à l'air atmosph rique. Un autre procédé d'analyse est celui qui consiste à détermine chaud l'oxydation du cuivre ; ce procédé permet de doser directemen et à la fois, le poids de l'oxygène et le poids de l'azote. L'appareil e ployé pour ce dosage est représenté fig. 51. La pièce principale de c appareil consiste en un tube de verre épais MN, rempli de cuivre mé lique en fragments. Ce tube est adapté, d'un côté, à un ballon A d'u certaine capacité, et, de l'autre, à deux tubes E, D, remplis de pier

[1] Le vase aspirateur est un vase rempli d'eau, qui porte à sa partie inférieure un robin ce robinet, terminé par un tube fin, laisse couler *goutte à goutte* l'eau du vase. L'air ne p arriver dans ce vase qu'en s'engageant par l'ouverture N et en traversant les tubes et l Chaque goutte d'eau qui s'écoule est remplacée par un volume d'air équivalent, puisé pa tube N dans le milieu qu'on veut analyser.

ponce imbibée d'acide sulfurique, et à un tube de Liebig C, rempli de

Fig. 51.

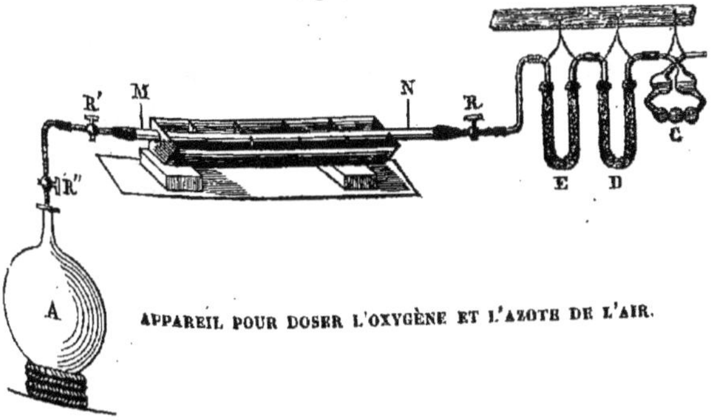

APPAREIL POUR DOSER L'OXYGÈNE ET L'AZOTE DE L'AIR.

potasse caustique en dissolution. On commence par faire le vide dans le ballon A et dans le tube rempli de cuivre MN. Le vide est maintenu dans l'appareil par les robinets R, R', R''. On chauffe alors le tube MN, convenablement disposé dans une auge de tôle, et l'on ouvre ensuite les robinets R, R', R'', qui permettent la rentrée de l'air dans l'appareil. Ces robinets doivent être ouverts d'une très-faible quantité, de manière que l'air aspiré par le vide du ballon ne parcoure l'appareil qu'avec une grande lenteur. L'air traverse alors, *bulle à bulle*, le tube C, où il se dépouille de son acide carbonique, et les tubes D, E, où il abandonne sa vapeur d'eau; il arrive dans le tube MN sur le cuivre chauffé, qui lui enlève son oxygène, et l'azote seul se rend dans le ballon. La différence entre le poids du tube MN, avant et après l'expérience, représente le poids d'oxygène fixé; la différence entre le poids du ballon vide et le poids du ballon après l'expérience représente le poids de l'azote qu'il contient. Après certaines précautions et corrections relatives aux pesées, on arrive à ce résultat, qu'à 76gr,9 d'azote correspondent 23gr,1 d'oxygène, c'est-à-dire que 100 parties d'air *en poids* renferment 76,9 d'azote et 23,1 d'oxygène. Le rapport *en volume* entre l'azote et l'oxygène se calcule facilement, en tenant compte des densités. En volume, l'air contient, pour 100 parties, 20,9 d'oxygène et 79,1 d'azote.

L'air atmosphérique entoure de toutes parts les animaux et les plantes et agit incessamment sur eux. L'influence qu'il exerce sur l'économie animale peut être envisagée sous trois points de vue principaux : 1° sous celui de la pression qu'il détermine comme fluide pesant; 2° sous le rapport de l'impression qu'en reçoit l'enveloppe tégumentaire extérieure; 3° enfin, relativement à ses effets sur le sang dans les poumons. Ces deux derniers points de vue se rattachent aux phénomènes de la respiration pulmonaire et cutanée. (Voy., pour l'autre mode d'influence, le chapitre MOUVEMENT, §§ 233 et 234.)

§ 137.

Quantité d'air inspiré et expiré. — La quantité d'air qui entre da les poumons pendant l'inspiration et celle qui sort pendant l'expirati ne se balancent pas exactement l'une l'autre. Cette quantité n'est pas a solument et rigoureusement la même, parce que le volume de gaz exp est un peu moins considérable que le volume de gaz inspiré; nous ve rons bientôt pourquoi. Pour le moment, nous pouvons faire abstractio de ces différences minimes.

A chaque expiration, le poumon ne se vide jamais complétement d l'air qu'il renferme; après l'expiration, même la plus forcée, le poum contient encore une quantité d'air assez considérable. A chaque inspir tion, l'air qui entre dans les poumons ne fait donc qu'*augmenter* la pr portion de celui qui y était contenu; et à chaque expiration il reste dans poumon une quantité d'air qui varie avec la capacité de la cage thoraciq

La quantité d'air qui entre dans le poumon à chaque inspiration et l quantité correspondante de l'air expiré ne peuvent pas être évaluées d' manière absolue. Elles varient avec les individus, elles varient avec capacité des poumons, elles varient avec les conditions extérieures; varient avec l'état de repos et l'état de mouvement; elles varient a l'énergie ou la faiblesse des mouvements respiratoires. Ceci nous expl pourquoi les évaluations données par MM. Davy, Allen et Pepys, Dal Bostock et Menzies, etc., ne sont pas les mêmes. Les chiffres qu'on p fournir en pareille matière ne peuvent donc avoir qu'une valeur appr mative.

Il importe cependant de poser ces chiffres : nous aurons souvent be d'y recourir dans les développements qui vont suivre. Plusieurs proc peuvent être employés pour arriver à cette évaluation. Ainsi on peut, exemple, expirer pendant un certain temps exclusivement par la bou au travers d'un tube recourbé plongeant dans un vase renversé sur cuve à eau. La quantité d'eau déplacée représente la quantité de gaz piré pendant un temps donné. Divisant alors ce nombre par le nom des expirations opérées dans le même temps, on a en volume la quan d'air rendu à chaque expiration. Il est vrai que l'attention soutenue l'observateur, dans l'accomplissement d'une fonction qui se fait ordi rement sans le concours de la volonté, constitue, dans ce procédé, cause d'erreur ; mais, avec de l'habitude, on peut se prémunir contre et se rapprocher d'une manière assez satisfaisante de la respiration male. Un autre procédé, signalé par M. Valentin, est basé sur ce fait, l'air qui sort du poumon, à une température donnée (comme nous le rons), est *saturé* pour cette température. Or, en évaluant la quantité d' qui correspondrait à la quantité de vapeur d'eau recueillie pendant certain nombre d'expirations, on peut ainsi calculer la quantité d'air rente à chaque expiration en particulier.

En combinant ces deux méthodes, qui fournissent, d'ailleurs, des résultats assez concordants, M. Valentin fixe en moyenne à 500 centimètres cubes d'air, c'est-à-dire, en d'autres termes, à 1/2 litre, la quantité d'air qui entre et sort des poumons à chaque mouvement respiratoire. M. Bérard, qui a fondu ensemble, dans une moyenne commune, les nombres fournis par MM. Goodwin, Bostock et Menzies, Davy, Herbst, est arrivé à un résultat à peu près analogue (à 27 pouces cubes, c'est-à-dire à peu près 1/2 litre [1]). M. Vierordt donne aussi, comme résultat d'un très-grand nombre d'observations, une moyenne sensiblement la même (507 centimètres cubes).

500 centimètres cubes, ou 1/2 litre, telle est donc en moyenne la quantité d'air *mis en circulation* dans le poumon, pendant chaque mouvement respiratoire normal.

Dans les mouvements exagérés de la respiration, cette quantité peut être portée bien plus loin. Ces mouvements exagérés ne constituent, il est vrai, que des phénomènes passagers et exceptionnels; mais ces évaluations ne sont pas absolument sans importance. Les procédés de mensuration sont au reste, ici, d'une grande simplicité; il suffit, en effet, de faire une inspiration *maximum* et une expiration *maximum* dans un réservoir convenablement disposé; on constate ainsi qu'une inspiration et une expiration forcées peuvent faire entrer dans les poumons et sortir de cet organe de 3 à 4 litres d'air (de 3000 à 4000 centimètres cubes).

M. Hutchinson a construit un appareil spécial pour ce genre d'expériences. Il donne à cet appareil le nom de *spiromètre*. Depuis, un grand nombre d'appareils de ce genre ont été proposés par MM. Vogel, Wintrich, Guillet, Bonnet, etc. Tous ces instruments ne sont, en réalité, que des réservoirs renversés sur l'eau, dans lesquels la pression est maintenue la même pendant toute la durée de l'expérience. Pour se servir de ces appareils, on fait faire à un individu une inspiration forcée et l'on fait expirer l'air (jusqu'aux dernières limites de l'expiration) dans un tube qui communique avec l'appareil. En opérant avec l'un ou avec l'autre de ces appareils, on constate que le volume d'air, qu'une inspiration *maximum* et qu'une expiration *maximum* peuvent mettre en circulation dans les poumons, est variable suivant les individus. C'est à ce volume variable que M. Hutchinson donne le nom de *capacité vitale des poumons*. M. Hutchinson a cherché à établir qu'il y a entre la capacité des poumons, la taille et le poids des individus (surtout la longueur des membres inférieurs) un rapport sensiblement constant; d'où il conclut que, connaissant les derniers facteurs du problème, on en peut induire le premier. M. Arnold, et plus récemment M. Bonnet (qui propose de remplacer l'expression de *spirométrie* par celle de *pneumatométrie*) sont arrivés à des ré-

[1] Si nous joignons à ces chiffres ceux fournis par MM. Allen et Pepys (327 centimètres cubes), et par Dalton (595 centimètres cubes), la moyenne générale reste à peu près la même, c'est-à-dire 1/2 litre.

sultats analogues à ceux de M. Hutchinson, c'est-à-dire qu'ils ont consti que la *capacité vitale* des poumons varie principalement avec la *taille de* individus. Voici les moyennes des résultats de M. Arnold, lesquels rep sent sur un nombre considérable de faits.

HAUTEUR DU CORPS EN CENTIMÈTRES.	CAPACITÉ VITALE DES POUMONS EN CENTIMÈTRES CUBES.
De 154,5 c. à 157 c.	2635 c.c
157 159,5	2841
159,5 162	2982
162 164,5	3167
164,5 167	3287
167 169,5	3484
169,5 172	3560
172 174,5	3634
174,5 177	3884
177 179,5	2842
179,5 182	4034

Les chiffres produits par M. Bonnet sont tout à fait concordants. Ain il trouve, pour les petites tailles, de 2 litres 1/2 à 3 litres (de 2500 à 300 centimètres cubes), pour les tailles moyennes 3 litres 1/2 (3500 cent mètres cubes), pour les grandes tailles 4 litres (4000 centimètres cubes M. Bonnet vérifie ainsi cette remarque de M. Arnold, savoir : qu'à part de trente-cinq ans, la capacité vitale des poumons va sans cesse en d minuant d'une faible quantité.

La grandeur de la circonférence du thorax influe également sur les ré sultats et aussi, ainsi qu'on pouvait le prévoir, les professions, le sexe, surtout le genre de vie, c'est-à-dire les habitudes corporelles.

Le fait annoncé par M. Hutchinson, et étudié depuis quelques anné avec beaucoup de persévérance, a pris une certaine importance en patho logie : on conçoit, en effet, que la diminution dans le volume d'air q l'individu peut mettre en circulation dans ses poumons, par exempl puisse indiquer que les phénomènes de la respiration ne s'accomplisse pas comme ils doivent s'accomplir dans l'état normal, appeler l'attentio du médecin ou sur l'état des poumons ou sur l'état de la cage thora que et servir de mesure à l'état pathologique.

Il ne faut ni s'exagérer la portée des services que la spirométrie pe rendre en pathologie, ni repousser systématiquement ce nouveau mod d'investigations, comme quelques-uns le font. Les recherches de M. Bu Ballot, celles de M. Fabius, celles de M. Donders prouvent, il est vra que la *capacité vitale* des poumons est subordonnée à des conditions ind viduelles si nombreuses, qu'il n'est guère possible d'arriver aujourd'hu à cet égard, à des déterminations rigoureuses. Mais il n'en est pas moin certain que toutes les affections du poumon diminuent la *capacité vita* des poumons.

§ 138.

Changements chimiques dans la constitution de l'air expiré.— L'air que nous expirons est moins riche en oxygène que l'air que nous avons inspiré. Il perd donc de l'oxygène pendant son passage dans les poumons. D'un autre côté, il contient une quantité d'acide carbonique beaucoup plus considérable. Quant aux proportions d'azote, tantôt elles sont à peu près les mêmes dans l'air expiré et dans l'air inspiré, tantôt les proportions de ce gaz sont légèrement augmentées dans l'air expiré.

De la quantité d'oxygène dans l'air expiré.—L'air expiré contenant moins d'oxygène que l'air inspiré, la quantité en moins représente la proportion d'oxygène enlevée à l'air atmosphérique et passée dans le sang, au travers des membranes du poumon.

Des recherches assez exactes ont été faites sur ce point par M. Davy et aussi par MM. Allen et Pepys. Ces derniers recueillaient les produits de l'expiration dans un gazomètre et en faisaient ensuite l'analyse. Les expériences plus récentes de MM. Brunner et Valentin offrent, à cet égard, des garanties plus sérieuses d'exactitude.

L'appareil employé par MM. Brunner et Valentin, pour mesurer chez l'homme la quantité d'oxygène contenue dans l'air expiré, est représenté fig. 52. Il consiste dans un vase à trois tubulures A, d'une contenance de

Fig. 52.

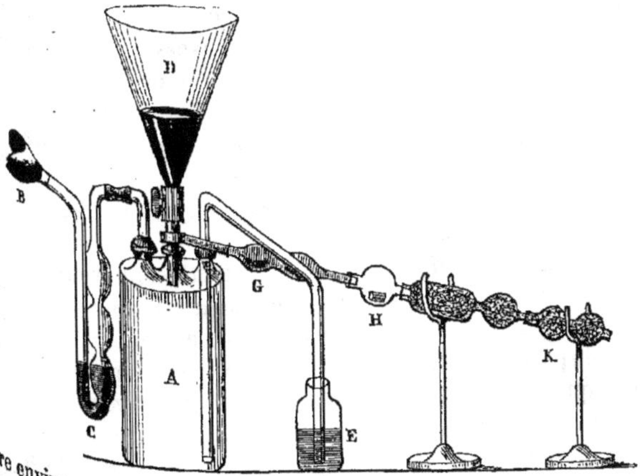

1 litre environ. Sur la tubulure du milieu est fixé un entonnoir à robinet D, rempli de mercure. Sur l'une des deux autres tubulures est fixé un tube recourbé et à renflements C, terminé à son extrémité par un embout B, destiné à s'appliquer hermétiquement sur la bouche. Ce tube recourbé contient, dans sa partie déclive, en C, de l'amiante imbibée d'acide sulfurique. La troisième tubulure donne passage à un tube recourbé, qui plonge librement dans un verre E rempli d'acide sulfurique. L'expé-

rimentateur applique hermétiquement l'embout B sur sa bouche, insp par le nez et expire par la bouche. L'air contenu dans le flacon A est d placé par l'air expiré, et sort en E, annonçant sa sortie par des bulles q éclatent à la surface de l'acide sulfurique. Au bout d'un quart d'heu on peut être certain que tout l'air atmosphérique a été chassé par dé cement, et que le mélange gazeux contenu dans le flacon A représ exactement les gaz de l'expiration [1]. On laisse alors refroidir l'appar Le contenu gazeux du flacon A ne renferme point de vapeur d'eau, et l'air expiré s'en est dépouillé pendant l'expérience, en traversant le t C : il renferme donc l'oxygène, l'azote et l'acide carbonique expirés. Re à doser la quantité d'oxygène contenue dans le mélange gazeux du fl con. A cet effet, on adapte à la tubulure moyenne du flacon A un tub renflements GH. Le tube G contient des fragments de chlorure de calci ou de la pierre ponce imbibée d'acide sulfurique ; il est destiné à arr les traces d'humidité qui auraient pu échapper au tube C. Le tube H co tient des fragments de phosphore. A la suite de H est un tube à ampo rempli de coton. On chauffe alors le tube à phosphore, et on ouvre lé rement l'entonnoir à mercure qui surmonte l'appareil. Le mercure tombe dans le flacon A déplace le mélange gazeux et le force à passer le tube à phosphore, où il se dépouille de son oxygène. L'oxygène se sur le phosphore, et forme de l'acide phosphorique, de l'acide phosp reux et de l'oxyde de phosphore. Ces produits se subliment sur les par du tube H, ou sont arrêtés par le tube à coton qui lui fait suite.

Le volume du mélange gazeux qui a traversé le tube à phosphore e indiqué par le volume du mercure qui l'a déplacé dans le flacon A. E comparant la quantité dont le tube à phosphore et les tubes à coton augmenté de poids, au volume du mélange gazeux qui a traversé le tu à phosphore, on obtient le poids d'oxygène contenu dans un volume d terminé du mélange gazeux. Le poids d'oxygène obtenu est réduit volume par un simple calcul.

En opérant ainsi, MM. Brunner et Valentin ont trouvé (moyenne d 34 expériences) que l'air expiré ne contient plus que 16,03 pour 100 volume d'oxygène. Or, l'air atmosphérique en contient 20,9 pour 100 a donc disparu, par absorption, 4,87 d'oxygène pendant la respiratio

Cette quantité n'est point uniforme dans les divers animaux à sa chaud. Les expériences de MM. Regnault et Reiset ont démontré q dans un temps donné, les animaux plus petits que l'homme, tels que chien, le lapin, les oiseaux, consomment, eu égard à leur poids, par respiration, une quantité d'oxygène plus considérable que l'homme. quantité d'acide carbonique exhalé dans le même temps est égaleme plus considérable. Le degré d'altération de l'air qui passe à chaque piration par les poumons diffère donc chez eux de ce qu'il est c

[1] Au bout de ce temps, en effet, il a passé environ 155 litres de gaz dans l'appareil (1/8 par expiration, et 18 expirations par minute).

l'homme. Cette énergie, plus grande dans la respiration, est liée à des conditions de température animale, sur lesquelles nous reviendrons plus loin. Elle tient sans doute aussi à l'étendue de la surface *développée* du poumon, comparée avec le poids du corps de l'animal. Ce qui est certain, c'est que la capacité du poumon est proportionnellement moindre chez l'homme que chez la plupart des quadrupèdes de petite taille.

Du reste, la quantité d'oxygène absorbé *pendant une respiration* est sujette à des modifications nombreuses ; elle est subordonnée, comme on le conçoit, à la *durée* du mouvement respiratoire. Il est loisible à l'homme de la faire varier à volonté ; il lui suffit pour cela de modifier ses mouvements respiratoires. En ralentissant beaucoup la respiration, c'est-à-dire en conservant l'air plus longtemps dans les poumons, la proportion de l'oxygène absorbé augmente. Elle était de 4,87 pour 100; elle peut s'élever alors à 7 et même à 7,5. (Valentin.)

De la quantité d'acide carbonique dans l'air expiré. — L'appareil employé par MM. Brunner et Valentin pour mesurer la quantité d'acide carbonique contenu dans l'air expiré par l'homme est le même que celui de la figure 52 (Voy. p. 293), avec cette exception, que l'on adapte à la suite du tube à phosphore, lorsque l'appareil est rempli par les gaz de l'expiration, un tube à renflement K (Voy. fig. 52) renfermant des fragments de pierre ponce imbibés d'une dissolution saturée de potasse caustique.

Lorsque le vase A est rempli par les produits gazeux de l'expiration, on ouvre l'entonnoir à mercure qui surmonte ce vase, et on détermine ainsi le passage des gaz au travers des tubes à analyse. Les produits gazeux s'échappent non-seulement au travers du tube à phosphore, mais encore au travers des tubes renfermant de la potasse caustique. Ces derniers tubes fixent l'acide carbonique, et des pesées comparatives, avant et après l'expérience, indiquent ses proportions.

Il résulte de 103 observations faites par MM. Brunner et Valentin, que la quantité d'acide carbonique contenue dans l'air expiré est de 4,267 (minimum 2,361, maximum 5,495) pour 100 en volume (l'air inspiré n'en contenait que 0,0004 ou 0,0006 de son volume). M. Vierordt, qui a tenté à cet égard près de 600 expériences, est arrivé, à peu de chose près, aux mêmes résultats. L'air expiré contient, suivant lui, en moyenne 4,336 (minimum 3,358, maximum 6,220) pour 100 en volume d'acide carbonique.

Le rhythme de la respiration a, sur la proportion d'acide carbonique contenue dans les produits de l'expiration, une influence marquée. Lorsque la respiration est très-accélérée, la proportion d'acide carbonique diminue notablement dans l'air expiré. Il semble que son exhalation n'ait pas le temps de se produire. Une respiration lente favorise, au contraire, la sortie de l'acide carbonique; précédemment nous avons vu que cette lenteur favorisait en même temps l'absorption de l'oxygène. M. Vierordt fait 60 mouvements respiratoires par minute : il n'y a que 2,4 pour 100 d'acide carbonique dans l'air expiré; il fait seulement 11 mouvements respiratoires dans le même temps : l'air expiré contient 4,34 pour 100 d'a cide carbonique; il conserve l'air dans les poumons pendant 20 second (3 mouvements respiratoires par minute); cet air en contient 6,5 pour 1 à l'expiration. La proportion d'acide carbonique contenue dans de l'a conservé dans les poumons pendant 60 secondes s'élève à 7,44 pour 10 M. Horn a fait sur lui-même les mêmes expériences.

La même condition qui fait varier la quantité d'acide carbonique exha par les poumons en un temps donné est accompagnée de variations co respondantes dans la quantité d'oxygène absorbé.

Absorption d'oxygène, exhalation d'acide carbonique constituent, a point de vue chimique de la respiration, deux termes liés l'un à l'aut Ils augmentent ou diminuent ensemble, de manière que leur rapp reste toujours à peu près le même. Ceci est vrai non-seulement dans l conditions exceptionnelles dans lesquelles se sont placés les observate qui ont expérimenté sur l'homme ou sur eux-mêmes, mais encore le mê résultat s'est produit dans les diverses recherches tentées sur la resp tion des animaux. Cette constance dans le rapport entre la quantité d'ox gène absorbé et la quantité d'acide carbonique exhalé tient en effet, no le verrons, à l'essence même des phénomènes de la respiration.

Dans leurs recherches chimiques sur la respiration des animau MM. Regnault et Reiset n'ont pas procédé comme MM. Brunner et V lentin. Les animaux sont introduits dans un volume d'air limité, dans l quel ils séjournent plusieurs jours. La composition de l'air est d'aille sans cesse ramenée à l'état naturel par le jeu des appareils. L'oxygè consommé par les animaux est restitué à l'air à mesure qu'ils le cons ment. L'acide carbonique produit est enlevé à mesure qu'ils le dégage Quant à l'azote, comme sa quantité varie peu, on ne l'apprécie qu'à la f de l'expérience. Dans ce mode d'expérimentation, l'animal se trouve placé dans un espace limité, clos de manière que rien ne s'en échappe il s'ensuit qu'on peut modifier à volonté les conditions de l'expérience on peut varier, par exemple, les proportions du mélange gazeux offert la respiration. Nous reviendrons à diverses reprises sur les résultats o tenus par MM. Regnault et Reiset; nous placerons seulement ici sous l yeux du lecteur l'appareil qui a servi à leurs expériences.

L'appareil employé par MM. Regnault et Reiset est représenté fig. 5 Il se compose de trois parties essentielles : 1° de l'espace dans lequel renfermé l'animal; 2° d'un condenseur de l'acide carbonique formé d la respiration; 3° d'un appareil qui remplace constamment l'oxygène sorbé par l'animal.

1° L'espace qui contient l'animal consiste en une cloche de verre A, 55 litres de capacité environ. La cloche A présente à sa partie inférie une ouverture destinée au passage de l'animal et fermée par un co vercle hermétiquement assujetti à l'aide d'un système de boulons. L cloche A est, en outre, enveloppée d'un manchon en verre BB'. Ce ma chon est rempli d'eau à une température déterminée, de manière que l'air de la cloche A est maintenu à une température sensiblement constante pendant l'expérience. La partie supérieure de la cloche A présente une tubulure qui donne passage à plusieurs tubes. Par le tube *e* la cloche

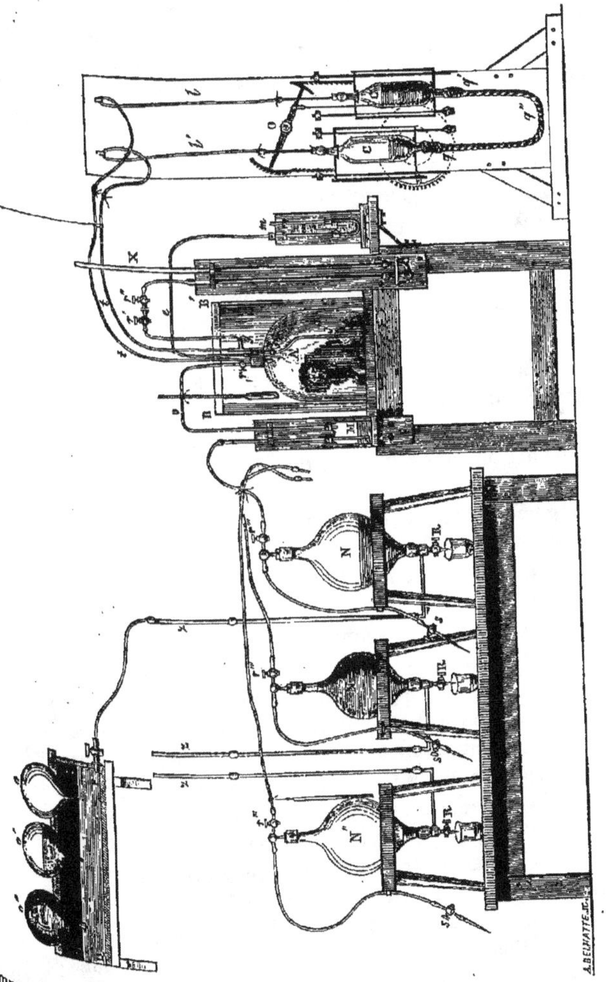

Fig. 53.

communique avec un manomètre à mercure *m*, qui donne à chaque instant la tension du gaz intérieur. Par les tubes *t*, *t*, la cloche A communique avec l'appareil condenseur d'acide carbonique. Le tube *v* sert à l'introduction, par le robinet *r*, de l'oxygène nécessaire au rétablissement de la composition normale de l'air.

2° L'appareil condenseur d'acide carbonique consiste en deux vases C, C', de capacité de 3 litres chacun. Ces deux vases contiennent chacun 1 litre 1/2 d'une dissolution de potasse, dont la composition et le poids sont connus, et communiquent entre eux par leurs tubulures au moyen d'un tube en caoutchouc *qq'q"*. Les tubulures supérieures des vases C et C' communiquent, par l'intermédiaire de longs tubes en caoutchouc *t*, avec les tubes *t* et *t*, et, par conséquent, avec la cloche A.

Les vases C et C' sont montés sur des cadres en fer, et ces cadres sont suspendus à un mouvement de va-et-vient annexé à l'appareil, et dont le centre est en O. Ces cadres sont guidés dans leur mouvement d'élévation et d'abaissement par des tringles de glissement. Lorsque la pipette C monte, la pipette C' descend, et comme la dissolution circule librement dans le tube en caoutchouc *qq'q"*, la pipette C se vide et la pipette C' se remplit. L'effet opposé se produit quand la pipette C descend et que la pipette C' monte. Lorsque le liquide passe de l'une des pipettes dans l'autre, il refoule l'air, dont il prend la place, du côté de la cloche A, tandis que l'air est aspiré de la cloche A vers la pipette qui se vide de liquide. Le jeu des pipettes C et C' attire donc et repousse donc à chaque instant l'air de la cloche A, et de plus, l'air qui retourne vers cette cloche a été débarrassé de l'acide carbonique par son contact avec la potasse.

L'une des pipettes attire l'air du sommet de la cloche par l'un des tubes *t*, l'autre pipette attire l'air de la région inférieure de la cloche par le prolongement *j* et *j'* de l'autre tube *t*. Ces deux prises d'air, situées à des hauteurs différentes, déterminent une agitation continuelle de l'air respiré par l'animal, et tendent ainsi à lui conserver une composition uniforme dans toute sa masse.

3° L'appareil destiné à fournir incessamment l'oxygène nécessaire à la respiration consiste en trois ballons de verre ou trois grosses pipettes N, N', N". Chacune de ces pipettes présente une tubulure supérieure et une tubulure inférieure. La tubulure supérieure est pourvue d'une monture métallique à deux branches; l'une des branches, pourvue du robinet *r*, est destinée à conduire l'oxygène vers la cloche qui contient l'animal. La seconde branche, pourvue du robinet *s*, est destinée à remplir les pipettes N, N', N" d'oxygène (avant l'expérience). La tubulure inférieure présente également une monture métallique à deux branches. L'une des branches, pourvue du robinet R, sert à laisser écouler le liquide des pipettes quand on les remplit d'oxygène. L'autre branche, composée d'une partie horizontale et d'une partie verticale *z*, sert à introduire dans les pipettes le liquide destiné à remplacer le gaz oxygène, quand celui-ci se dirige vers la cloche où est l'animal.

Le flacon M, placé sur le chemin de l'oxygène qui des pipettes N, N', N" se dirige vers la cloche A, contient une petite quantité de dissolution de potasse. On juge, par le passage des bulles de gaz à travers le liquide, de la rapidité avec laquelle marche le courant, c'est-à-dire de la rapidité avec laquelle l'animal consomme l'oxygène. En effet, toute diminution de tension, déterminée dans l'appareil par la fixation de l'acide carbonique dans les pipettes potassiques C, C', est aussitôt comblée par le courant gazeux des pipettes N, N', N″ vers la cloche A.

Le réservoir de liquide PQxx', placé à la partie supérieure et gauche de la figure, est destiné à fournir constamment aux pipettes N, N', N″ la quantité de liquide nécessaire pour maintenir la force élastique du gaz intérieur de ces pipettes égale à celle de l'atmosphère. Les ballons renversés o, o', o'', dans le réservoir PQxx', ont pour but de maintenir constant le niveau du liquide xx' dans le réservoir [1].

4° Enfin, à côté de la cloche A se trouve disposé un manomètre X, qu'on peut mettre en communication avec la cloche A, à l'aide des robinets r', r''. Ce manomètre, pourvu inférieurement d'un robinet, donne la possibilité de puiser, à un moment quelconque de l'expérience, un volume déterminé d'air dans la cloche A, pour le soumettre à l'analyse.

Dans leurs expériences, MM. Regnault et Reiset laissaient séjourner l'animal dans l'appareil jusqu'à ce qu'il eût transformé en acide carbonique 100 ou 150 litres d'oxygène; l'expérience avait une durée de douze ou quinze heures. Quelquefois elle était prolongée pendant deux ou trois jours.

Quand on veut faire une expérience avec l'appareil que nous venons de décrire, on commence par mettre en mouvement le mécanisme [2] des pipettes C, C' (préalablement garnies d'une quantité connue de dissolution potassique), et par remplir les pipettes N, N', N″ d'oxygène. On place l'animal dans la cloche, on scelle hermétiquement le couvercle qui couvre le trou par lequel on l'a introduit, puis on met en communication la pipette N avec le flacon laveur M, et, par conséquent, avec la cloche où est l'animal. L'acide carbonique, formé par la respiration, étant continuellement absorbé par les pipettes C et C', la tension du gaz diminue dans la cloche où est l'animal (le volume d'acide carbonique produit correspondant à un volume précisément égal d'oxygène) et la pipette N envoie dans la cloche un volume équivalent d'oxygène. De cette manière, l'animal se trouve dans un milieu dont la tension ne varie pas et dont la composition est sensiblement la même.

Quand la pipette N a livré tout son gaz, et qu'elle se trouve remplie par le liquide du réservoir PQ qui a pris sa place, on ferme le robinet r''' et on la remplace par une autre (par N', puis par N″). Si l'expérience dure longtemps, on peut remplir de gaz et épuiser successivement plusieurs fois chacune des pipettes d'oxygène.

Pour terminer l'opération, on fait une prise d'air dans la cloche A, à l'aide du tube manométrique X. L'analyse de cet air donne la composition

[1] Le liquide du réservoir PQ, de même que le liquide des pipettes NN'N″, est formé d'une dissolution concentrée de chlorure de sodium, qui n'exerce qu'un pouvoir dissolvant très-faible sur l'oxygène.

[2] Ce mécanisme peut être mû par un contre-poids, comme un mouvement de tournebroche.

du milieu gazeux qui entoure l'animal à la fin de l'expérience. On connaissait la composition de ce milieu au début de l'opération (air atmosphérique). La quantité d'oxygène fournie à l'animal est connue par le nombre des pipettes N qui sont vidées ; la quantité d'acide carbonique formée par lui est connue par l'augmentation de poids des pipettes C et i. La proportion d'azote contenue dans l'air, à la fin de l'expérience, est rapportée au volume de la masse gazeuse contenue dans l'appareil.

Les recherches de MM. Regnault et Reiset, précieuses par la rigueur des analyses et par le nombre des animaux sur lesquels elles ont porté, ne sont pourtant pas à l'abri de toute objection. Les échanges qui se font par la peau sont mis sur le compte de la respiration pulmonaire. Il est vrai que, sur les animaux couverts de poils et de plumes, ces échanges sont bien plus limités qu'ils ne le sont chez l'homme, et qu'on peut chez eux, et sans erreur sensible, attribuer la totalité de l'acide carbonique produit aux phénomènes de la respiration[1]. Une objection plus sérieuse, c'est que les animaux se trouvaient placés dans un milieu gazeux saturé de vapeur d'eau : on voyait, en effet, pendant la durée des expériences, l'eau ruisseler sur les parois de la cloche. D'une autre part, malgré les précautions prises pour absorber l'acide carbonique à mesure qu'il était formé, l'air renfermé dans la cloche, à la fin des expériences, contenait en moyenne 2 pour 100 d'acide carbonique. Cette proportion, qui n'est pas suffisante pour amener l'asphyxie, n'est probablement pas sans influence sur la nature des gaz exhalés par le poumon dans les derniers temps de l'expérience.

Pour placer l'animal dans une situation aussi rapprochée que possible de l'état normal, il serait préférable de le placer au milieu d'un courant d'air, déterminé par un appareil aspirateur amenant sans cesse de l'air neuf et entraînant sans cesse l'air vicié. L'expérience serait plus compliquée, il est vrai, et les masses de gaz à analyser seraient considérables ; mais nous dirons avec M. Gavarret : « L'établissement et l'entretien d'un courant constant d'air pur autour de l'animal ne permettrait pas peut-être d'atteindre un si haut degré de précision dans l'analyse des gaz expirés, mais on satisferait beaucoup plus sûrement aux exigences physiologiques du problème. »

§ 139.

Rapport entre la quantité d'oxygène absorbé et la quantité d'acide carbonique exhalé. — En moyenne, l'air expiré contient 4,87 d'oxygène en moins que l'air inspiré ; d'une autre part, il contient en moyenne 4,26 en plus d'acide carbonique[2]. Ces deux quantités (4,87 et 4,26), quoique

[1] Chez les mammifères et les oiseaux, l'exhalation cutanée de l'acide carbonique ne s'élève qu'au 0,008 de l'acide carbonique rendu par l'exhalation pulmonaire ; c'est du moins la moyenne des résultats de MM. Regnault et Reiset. Chez l'homme, au contraire, l'exhalation cutanée d'acide carbonique constitue la trente-huitième partie de l'exhalation pulmonaire. (Voy. § 156.)

[2] La quantité d'acide carbonique contenue dans l'air atmosphérique est si petite qu'on peut la négliger. Elle ne changerait pas ces moyennes.

à peu près égales, ne le sont cependant pas complétement. La quantité d'oxygène absorbé pendant la respiration l'emporte sur la quantité d'acide carbonique exhalé. Cette différence existe dans tous les cas. Lorsque la proportion d'acide carbonique exhalé par la respiration augmente et que la proportion d'oxygène absorbé augmente, ou lorsque la proportion d'acide carbonique exhalé diminue et que la proportion d'oxygène absorbé diminue (phénomènes qui marchent ensemble, ainsi que nous venons de le voir), il y a toujours un léger excès de l'absorption d'oxygène sur l'exhalation d'acide carbonique.

Voilà pourquoi, à la longue, le volume de l'air expiré ne représente pas complétement le volume de l'air inspiré. On peut donc dire, dans l'acception rigoureuse du mot, que l'animal *consomme* une certaine proportion d'air. Il est vrai que cette différence est comblée, en partie, par l'excès d'azote que les animaux rendent parfois par la respiration. Mais cette exhalation d'azote n'a pas lieu dans tous les moments, et quand elle a lieu, elle est trop faible pour établir une compensation complète. Il résulte du fait que nous signalons que des animaux placés dans un milieu atmosphérique limité finissent, à la longue, par en diminuer réellement le volume.

A quoi est dû cet excès d'absorption d'oxygène? L'acide carbonique expiré n'étant, en résumé, que le produit définitif de la combustion des éléments du sang aux dépens de l'oxygène inspiré, l'acide carbonique et l'oxygène devraient se correspondre volume à volume, car un volume déterminé d'oxygène qui brûle du charbon donne un égal volume d'acide carbonique. Mais les résultats de la combustion animale ne consistent pas seulement en acide carbonique, ils consistent encore en d'autres produits et particulièrement en eau. Une partie de l'oxygène inspiré est utilisée à la combustion de l'hydrogène : dès lors le volume d'acide carbonique exhalé en un temps donné ne représente jamais exactement le volume entier de l'oxygène absorbé.

§ 140.

Des causes qui font varier la proportion d'acide carbonique exhalé par le poumon en un temps donné. — Nous avons déjà signalé quelques-unes de ces conditions, telles que l'espèce à laquelle appartient l'animal, les différences individuelles tenant au développement des poumons, les rhythmes variés de la respiration. Mais d'autres causes, en assez grand nombre, peuvent faire varier ces proportions. Les mieux connues sont l'âge et le sexe des individus, la température ambiante, l'espèce et la quantité de l'alimentation, l'état d'inanition ou de nourriture insuffisante, l'état de mouvement ou de repos, l'état de veille ou de sommeil, la torpeur hibernale de quelques espèces animales. Ces conditions, en apparence si diverses, tiennent toutes à une cause générale qui est la même, c'est-à-dire à la quantité variable d'acide carbonique produit dans le sang en un temps donné, ou, autrement dit, aux combustions des éléments combustibles du sang.

Relativement au sexe et à l'âge, MM. Andral et Gavarret ont fait, ce rapport, des expériences nombreuses, qui établissent que l'ho exhale une quantité d'acide carbonique plus considérale que la fem et cette différence est surtout marquée entre trente et quarante Chez l'homme, la quantité d'acide carbonique exhalée va croissant huit à trente ans. A partir de trente ans, l'exhalation d'acide car nique commence à décroître. A l'époque de l'extrême vieillesse, l' halation d'acide carbonique est à peu près ce qu'elle était vers l'âg dix ans.

Chez la femme, l'exhalation de l'acide carbonique croît aussi jus la puberté. Quand la menstruation apparaît, elle reste stationnaire (conomie se débarrassant périodiquement, par les règles, d'une parti sang non comburé). Elle augmente à l'époque de l'âge de retour, pui décroît, comme chez l'homme, à mesure que la femme approche d vieillesse. Lorsque les règles de la femme sont suspendues, acciden ment ou pendant la durée de la grossesse, le chiffre de l'acide carbon exhalé par le poumon s'élève momentanément. Enfin, dans les deux et à tous les âges, la quantité d'acide carbonique exhalé par le pou est d'autant plus élevée que la constitution est plus forte.

On doit conclure des expériences précédentes que l'énergie des bustions qui s'exécutent dans le sang, sous l'influence de l'oxygè sorbé par la respiration, diminue avec les progrès de l'âge, depuis adulte jusqu'à l'extrême vieillesse. Mais il n'en faudrait pas conclure cette énergie est moindre chez les jeunes enfants que chez les adultes. les adultes, il est vrai, la proportion d'acide carbonique exhalé est forte, en un temps donné, que chez les enfants; mais il faut remar que le poids des uns est beaucoup plus grand que celui des autres. les expériences de MM. Andral et Gavarret, un enfant de huit ans ex en une heure, une quantité d'acide carbonique qui représente 5 gram de carbone brûlé; entre seize et quarante ans, la quantité d'acide ca nique exhalé dans le même temps est à peu près du double; elle r sente environ 10 grammes de carbone brûlé. Mais il est bien certain enfant de huit ans ne pèse pas la moitié d'un adulte (en moyenne, pèse pas même le tiers, d'après les tables de M. Quételet). Or, si nous portons à 1 kilogramme de poids du corps la quantité d'acide carbo produite en un temps donné, il est facile de voir, d'après les résulta MM. Andral et Gavarret, que dans l'enfance cette quantité est plus vée que dans l'âge adulte, et, *à fortiori*, que dans la vieillesse. Cela du reste, parfaitement en rapport avec l'activité des fontions nutri chez l'enfant, et avec la quantité proportionnellement plus grande de alimentation, laquelle est destinée à fournir les matériaux de com tion. Cette évaluation de la quantité d'acide carbonique produit en temps donné, rapportée à 1 kilogramme du poids de l'animal, sera d'une fois employée dans le cours de ce chapitre et des suivants, et est véritablement la manière la plus exacte de se rendre compte des phénomènes de combustion qui s'accomplissent dans l'économie.

La figure 54 représente l'appareil employé par MM. Andral et Gavarret dans leurs expériences. Cet appareil se compose de trois grands ballons de verre D, D', D'', reliés entre eux par un tube qui leur est commun et par

Fig. 54.

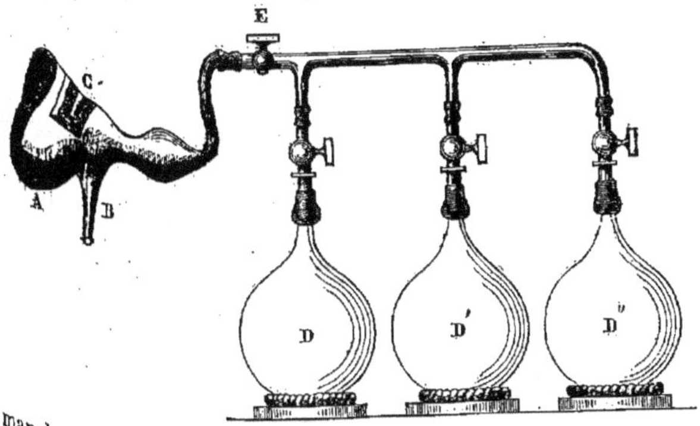

des manchons de caoutchouc. Avant de procéder à l'expérience, on détache le masque ABC, et on fait le vide dans les ballons, en mettant le robinet E en communication avec une machine pneumatique ou avec une pompe aspirante. Le vide étant poussé aussi loin que possible, on ferme le robinet E pour maintenir le vide, et on fixe à l'appareil le masque ABC, à l'aide d'un tube flexible terminé par un manchon en caoutchouc. Le sujet en expérience place alors son visage dans l'ouverture du masque. Cette ouverture est garnie, sur ses contours, d'un bourrelet de caoutchouc destiné à établir un contact hermétique avec le visage. Cela fait, on ouvre d'un certain degré le robinet E. Le vide des ballons force l'air extérieur à entrer dans l'appareil par le tube B, qui fait partie du masque. Le sujet en expérience respire dans le courant d'air; ce courant entraîne avec lui dans les ballons les produits de l'expiration. On gradue le courant d'air par le degré d'ouverture du robinet E, et de manière que les produits de l'expiration soient en totalité entraînés vers les ballons. L'aspiration exercée par les ballons pendant l'expérience tend à appliquer le visage, à le coller en quelque sorte contre le contour du masque, de manière que les produits de l'expiration n'ont aucune tendance à s'échapper au dehors, entre le visage et le masque. Les produits de l'expiration ne peuvent pas non plus sortir par le tube B, attendu la direction du courant d'air; cependant, pour plus de sûreté et pour s'opposer à tout courant rétrograde, on place à l'ouverture du tube B une petite sphère de liége qui, formant soupape, permet l'entrée de l'air et s'oppose à sa sortie. Il y a en C, sur le masque, un cadre supportant une lame de verre qui permet d'examiner le visage du sujet et de voir si l'expérience marche bien. On arrête l'expérience, avant que le vide des ballons ne soit complétement combi... en fermant le robinet E. On laisse ensuite refroidir l'appareil, et, après... corrections de pression et de température, on pratique l'analyse du m... lange gazeux contenu dans les ballons, d'après les procédés indiqués p... cédemment (Voy. § 136).

La quantité d'acide carbonique exhalée par un même individu v... aussi avec la température, mais dans des proportions assez limitées. Ce... quantité est moindre par une température élevée ; elle est plus gra... par une basse température. Dans les expériences de M. Valentin elle... été de 4,37 pour 100 pour une température moyenne de 0° (centigr.); et... 3,56 pour 100 pour une température de + 21°. Dans celles de M. Viero... elle était de 5 pour 100 pour une température de + 3° (centigr.); elle s'... abaissée à 4,2 pour une température de + 24° (centigr). Remarquons q... l'homme qui doit lutter contre le froid par sa chaleur propre a une te... pérature sensiblement constante. Il doit produire plus de chaleur quan... fait froid que quand il fait chaud. Les combustions respiratoires, et en p... ticulier la production de l'acide carbonique, se trouvent donc dans une... lation intime avec la température ambiante. Ajoutons encore que la qu... tité des matériaux de combustion ingérés (aliments) augmente aussi d'u... manière générale avec l'abaissement de la température.

L'élévation de la pression atmosphérique diminue un peu la proport... d'acide carbonique exhalé. Il est probable que ce résultat est dû à u... modification passagère dans les lois de l'endosmose et de l'exosmose... zeuse, dont le poumon est le siége.

Pendant le sommeil, la quantité d'acide carbonique produit s'abaisse... peu. Notons que le sommeil est caractérisé par le ralentissement de la c... culation et le calme des mouvements respiratoires.

La diminution de l'acide carbonique exhalé se montre aussi, mais d... des proportions considérables, pendant le sommeil hibernal des anima... Pendant ce sommeil prolongé, non-seulement les phénomènes mécaniq... de la respiration sont considérablement ralentis, mais encore les anima... demeurent, pendant un temps souvent très-prolongé, sans prendre auc... nourriture. La consommation de l'oxygène et l'exhalation de l'acide ca... bonique s'élevant et s'abaissant ensemble (§ 138), on peut se faire u... idée de la petite quantité d'acide carbonique exhalée pendant le somm... hibernal par les résultats numériques suivants. Un hérisson, qui cons... mait 1 litre d'oxygène quand il était éveillé, ne consommait plus q... $0^{lit},04$, ou même $0^{lit},02$ quand il était plongé dans le sommeil hiberna... pendant un même espace de temps (Saissy). Une marmotte qui, à l'ét... de réveil, consommait par heure et par kilogramme de poids du co... 1 gramme d'oxygène, ne consommait plus par heure, quand elle ét... plongée dans son sommeil d'hiver, que $0^{gr},04$ d'oxygène par kilogram... de poids de corps (Regnault et Reiset).

L'inanition, en supprimant le renouvellement des matériaux de la co...

bustion, diminue de la même manière la proportion d'acide carbonique exhalé par le poumon. L'alimentation insuffisante agit dans le même sens. Il en est de même aussi pour certaines espèces d'aliments. La nourriture féculente, par exemple, augmente la proportion d'acide carbonique exhalé. Des chiens nourris avec du pain donnent, en un temps donné, une proportion d'acide carbonique plus considérable que lorsqu'on les nourrit avec de la viande (Regnault et Reiset). Les féculents représentent, en effet, des aliments hydrocarbonés plus directement réductibles en acide carbonique et en eau que les aliments azotés, dont la combustion est généralement incomplète, et qui passent par une série de composés intermédiaires.

L'alcool et les boissons alcooliques exercent, sous ce rapport, une influence remarquable. Déjà M. Vierordt avait observé qu'après l'ingestion d'une certaine quantité d'alcool, la quantité d'acide carbonique exhalé diminue au bout de peu d'instants. Cette diminution dure deux ou trois heures, et les proportions normales de l'acide carbonique reparaissent ensuite. M. Duchek a fait, à cet égard, de curieuses expériences. Il a constaté que la diminution de l'acide carbonique dans les produits de l'expiration coïncide avec le temps que l'alcool met à disparaître du sang. L'alcool, aussitôt après son introduction dans le sang, se métamorphose en aldehyde, facile à reconnaître à son odeur spéciale. Or, l'aldehyde est un corps très-combustible, qui a plus de tendance à brûler que tous les autres principes du sang; il s'empare dès lors avec énergie de l'oxygène absorbé par la respiration et circulant avec le sang. Les produits de sa combustion sont, il est vrai, de l'acide carbonique et de l'eau, mais la proportion d'eau produite est plus grande, eu égard à la proportion d'acide carbonique, que dans la combustion de la plupart des autres matériaux combustibles, tels que le sucre et la graisse. M. Duchek ajoute que, pendant le temps qu'emploie l'aldehyde à brûler, les autres matériaux combustibles du sang, et, par exemple, les matières grasses, sont temporairement épargnés : il explique ainsi l'embonpoint des buveurs de profession.

On a aussi signalé l'abaissement du chiffre de l'acide carbonique expiré dans certains états morbides, en particulier dans le typhus. Il est probable qu'un pareil résultat doit se produire dans les affections qui altèrent profondément le jeu des fonctions et entravent les phénomènes de la circulation. Le choléra, caractérisé par un abaissement remarquable dans la production de la chaleur animale, est dans le même cas.

§ 141.

De la quantité d'azote dans l'air expiré. — L'air expiré contient quelquefois la même proportion d'azote que l'air inspiré. D'autres fois il y a un léger excès d'azote dans les produits de l'expiration : M. Despretz, M. Boussingault, MM. Regnault et Reiset l'ont nettement établi.

La quantité d'azote contenue dans l'air expiré est très-faible. Dans les expériences de MM. Regnault et Reiset, qui ont porté sur des chiens, des lapins et des oiseaux, c'est-à-dire sur des animaux carnivores et herbivores, elle n'a été en moyenne que les 5 millièmes de la quantité d'acide carbonique exhalé. Il n'y a pas eu de différences bien sensibles, sous ce rapport, entre les carnivores et les herbivores.

L'azote qu'exhale ainsi, en petite quantité, le poumon, provient-il des respirations antérieures qui l'auraient préalablement introduit dans le sang? Il est vrai que le fait a lieu dans des conditions exceptionnelles, et particulièrement sur des animaux soumis à l'inanition, car on note parfois une légère diminution d'azote dans les produits de l'expiration de ces animaux. Mais c'est là un fait rare et anormal. Dans la plupart des cas, l'exhalation d'azote étant seule observée, ce gaz ne peut provenir que du dedans. Il procède des transformations organiques des matières azotées, et il peut en être considéré comme l'un des produits ultimes[1].

§ 142.

De la température de l'air expiré.— L'air que nous inspirons est généralement à une température moindre que celle de notre corps[2], il n'y a d'exception à cette règle que dans les pays très-chauds. L'air qui entre dans les poumons, se trouvant en contact avec un organe plus chaud que lui, lui enlève de la chaleur et sort avec une température supérieure à celle qu'il avait à son entrée.

Le degré de température de l'air expiré varie naturellement avec la température de l'air inspiré. Lorsque celui-ci est *très-froid*, le réchauffement de l'air n'est pas tout à fait le même que quand la température extérieure se rapproche de celle du corps humain. Cependant il ne faut pas croire que la différence soit grande. Si l'on inspire par le nez et si l'on expire par la bouche, pendant quelque temps, au travers d'un tube contenant dans son intérieur un thermomètre (Voy. fig. 55), on constate

[1] Quelques auteurs (Spallanzani, Davy (1800), Provençal (1809)) avaient noté que l'air expiré contient un peu moins d'azote que l'air inspiré. Plus tard, Berthollet (1809), Nysten (1811), Dulong (1823), Despretz (1824), ayant noté une différence en sens contraire, les premiers résultats (peu nombreux d'ailleurs) furent considérés comme des erreurs d'analyse. Mais les recherches de MM. Regnault et Reiset, si précieuses sous le rapport de la rigueur des analyses gazeuses, montrèrent plus tard que si l'exhalation d'une petite proportion d'azote est la règle, ce n'est pourtant pas une règle sans exception. L'exception (c'est-à-dire l'absorption d'azote par la respiration) peut être reproduite à volonté. Il suffit pour cela de faire jeûner les animaux, c'est-à-dire, vraisemblablement, qu'il suffit de *diminuer* la proportion de l'azote mis en liberté dans le sang, en diminuant l'intensité des métamorphoses organiques. La quantité d'azote tenue en dissolution dans le sang se trouvant diminuée, ce liquide a une tendance (réglée par la solubilité des gaz) à se charger d'acide aux dépens de l'air atmosphérique. Allen et Pepys (1808), ainsi que M. Marchand (1845), ont fait voir autrefois qu'en faisant respirer des animaux dans une atmosphère artificielle composée d'oxygène, le dégagement d'azote par la respiration était plus abondant que dans l'air atmosphérique. Ce fait, de même que le précédent, est de nature à démontrer que le phénomène fondamental de l'acte respiratoire est réglé par les lois physiques. (Voy. plus loin, § 149.)

[2] La température du corps humain est en moyenne de +37° (centigr.).

que ce thermomètre s'élève à peu près constamment entre $+35^0$ et $+37^0$, pour une respiration modérée et pour une température extérieure comprise entre $+10^0$ et $+20^0$. Lorsque la température extérieure s'abaisse à zéro ou au-dessous, l'air expiré atteint encore, en moyenne, une température de 30^0.

La température de l'air expiré ne s'éloigne d'une manière notable de la température propre de l'individu que dans le cas où la respiration est *artificiellement* très-accélérée. L'air n'a pas alors le temps de s'échauffer au contact.

Fig. 55.

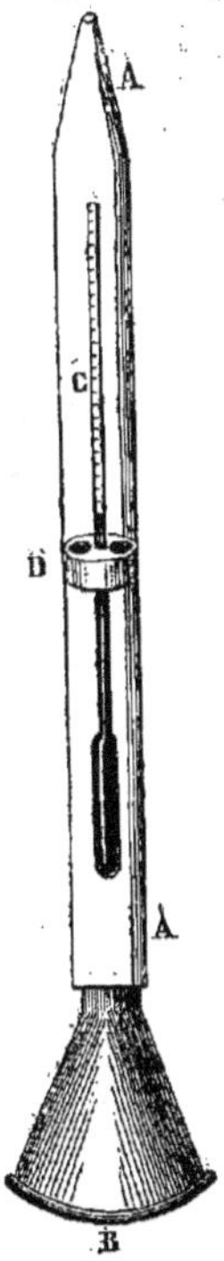

A, tube de verre parcouru par l'air expiré.
B, embout destiné à être appliqué sur la bouche.
C, thermomètre.
D, virole intérieure destinée à fixer le thermomètre.

§ 143.

De la vapeur d'eau contenue dans l'air expiré. — L'air qui sort du poumon à chaque expiration s'échappe chargé de vapeur d'eau. L'expérience de tous les jours le démontre clairement. Il suffit d'expirer pendant quelques instants sur une glace polie, pour que cette vapeur d'eau s'y condense sous forme de gouttelettes liquides. Lorsque la température extérieure est très-basse, la vapeur de l'air expiré se condense au moment même de sa sortie, et donne lieu à une sorte de brouillard, qui se dissipe bientôt en se répandant dans l'atmosphère.

La quantité de vapeur d'eau contenue dans l'air expiré est liée de la manière la plus intime avec le degré de température des gaz de l'expiration.

L'air expiré sort à l'état de *saturation* [1] ou à un état extrêmement voisin de la saturation, dans les respirations ordinaires. Or, l'air expiré ayant, en moyenne, une température qui s'éloigne peu de $+35^0$ à $+37^0$, la quantité de vapeur d'eau qu'il peut contenir est à peu près constante.

La quantité de vapeur d'eau émise par la respiration pourrait être évaluée immédiatement, en calculant la quantité de vapeur que contiendrait, *à saturation*, un volume d'air égal à celui de l'air expiré, supposé à une température moyenne de $+36^0$, en tenant compte, bien entendu, de l'état hygrométrique de l'air inspiré. L'air extérieur ne contient pas toujours, en effet, une quantité égale et déterminée de vapeur d'eau; cette quantité, au contraire, est très-variable, non-seulement pour des températures diverses, mais encore pour une même température.

[1] L'air est dit *saturé* de vapeur d'eau, lorsqu'il contient, pour une *température déterminée*, le maximum de vapeur qu'il peut contenir. Si l'on ajoute à de l'air *saturé* une nouvelle quantité de vapeur, celle-ci se condense immédiatement à l'état liquide. La quantité de vapeur qu'un même volume d'air peut tenir en dissolution augmente avec la température.

Il est plus simple d'évaluer d'une manière directe la quantité de vapeur d'eau contenue dans l'air expiré, en expirant dans un appareil à acide sulfurique ou dans un tube de Liebig analogue à celui employé pour le dosage de la vapeur d'eau contenue dans l'air atmosphérique (Voy. § 136). Pour que cette évaluation soit rigoureuse, il faut tenir compte aussi de la pression barométrique et de l'état hygrométrique de l'air. Il faut encore avoir soin, dans les épreuves de ce genre, comme, d'ailleurs, dans toutes celles qui portent sur la respiration, de ne pas exagérer les mouvements respiratoires. C'est là, en effet, la cause d'erreur la plus fréquente. Ajoutons que la quantité de vapeur d'eau émise par la respiration, en un temps donné, varie avec la taille des individus et la capacité pulmonaire.

M. Valentin a fait sur lui-même, pendant deux années, un grand nombre d'expériences sous ce rapport. Il conclut de ses expériences qu'il perd, en vingt-quatre heures, un peu moins de 400 grammes d'eau par le poumon. Mais M. Valentin n'est pas d'une constitution athlétique; il ne pesait que 54 kilogrammes à l'époque de ses recherches. Des expériences du même genre, faites sur des individus plus robustes et plus pesants, ont fourni des résultats en rapport avec la force des sujets. On peut établir, en moyenne, que l'homme perd, par vingt-quatre heures, par ses poumons, une quantité d'eau comprise entre 400 et 500 grammes. Il est remarquable que les chiffres auxquels Séguin est arrivé par une voie différente sont tout à fait concordants avec ceux-ci. Séguin, en défalquant la perspiration pulmonaire des produits de la perspiration totale, faite, en un temps donné, par la peau et les poumons, évalue la dernière à 15 onces, c'est-à-dire à 488 grammes par vingt-quatre heures.

Lorsque la température extérieure est très-basse, la température de l'air expiré s'abaissant un peu, et par conséquent aussi son point de saturation, il en résulte que la quantité d'eau rendue par le poumon diminue. M. Valentin a constaté directement le fait par expérience. Il a aussi trouvé que le nombre des inspirations et des expirations, qui a une certaine influence sur la quantité d'acide carbonique exhalé, n'en a presque aucune sur celle de la vapeur d'eau expirée en un temps donné. Pour 12 ou pour 40 respirations par minute, les résultats ont été sensiblement les mêmes. Dans les respirations précipitées, en effet, l'air s'échauffe moins dans les poumons; le point de saturation s'élève moins : chaque mouvement précipité d'expiration entraîne moins d'eau; de sorte qu'en définitive, la moyenne reste la même pour un même espace de temps.

La vapeur d'eau qui se forme à la surface du poumon, et que l'air expiré entraîne incessamment, enlève donc, en moyenne, au corps environ 1/2 kilogramme d'eau par vingt-quatre heures. Mais si nous songeons combien l'état hygrométrique de l'atmosphère est variable; si nous réfléchissons que l'air atmosphérique est quelquefois saturé, et que, dans ce dernier cas, l'air expiré ne se charge que de la quantité de vapeur d'eau correspondante à son élévation de température pendant son passage dans les poumons, il est aisé de se convaincre que l'évaporation pulmonaire est soumise à des fluctuations nombreuses, et que les conditions météorologiques ont sur l'économie une influence énorme. Quand l'air extérieur est saturé et qu'il possède une température égale ou supérieure à +37° (centigr.), la fonction d'exhalation du poumon peut même être suspendue momentanément, et transportée à la peau et dans le système urinaire.

L'eau entraînée, à chaque expiration, par le courant d'air qui traverse les ramifications humides des bronches, provient du sang, comme l'eau de toutes les sécrétions, comme l'eau de tous les liquides de l'économie. L'air s'en charge en passant à la surface de la muqueuse pulmonaire, et elle y est sans cesse remplacée.

Nous avons vu précédemment (Voy. §§ 136 et 139) que la proportion d'oxygène absorbé l'emportait d'une petite quantité sur la proportion d'acide carbonique exhalé. L'excès d'oxygène introduit dans l'organisme est évidemment destiné à brûler l'hydrogène des éléments organiques combustibles, et à former de l'eau. Mais il serait tout à fait inexact de regarder l'eau qui s'échappe par le poumon comme le produit unique de cette combustion en particulier. Il entre dans l'économie avec les boissons, et même avec les éléments solides [1], une grande quantité d'eau ; cette eau s'échappe par des voies nombreuses, et aussi bien par le poumon que par la peau, par les reins, et d'autres glandes encore. Il est d'ailleurs impossible de distinguer l'eau de combustion formée par l'oxygène absorbé dans la respiration, de l'eau universellement répandue dans l'économie ; cette eau, mélangée avec celle de tous les liquides et de tous les tissus de l'organisme, s'échappe par des voies d'élimination diverses. En outre, la quantité d'eau formée par l'oxygène absorbé dans la respiration, dans les vingt-quatre heures, est loin de correspondre à celle qui est éliminée dans le même temps par le poumon, et elle n'en formerait qu'une minime partie.

§ 144.

De quelques autres principes éliminés avec l'air expiré. — Les gaz de l'expiration contiennent une très-petite proportion de matière organique. Cette matière (analogue sans doute à celle que la vapeur d'eau qui s'élève d'un sol humide, couvert de débris organiques, entraîne avec elle sous le nom de *miasmes*) s'échappe avec la vapeur aqueuse de l'expiration. La matière organique dont nous parlons donne à l'air expiré une odeur particulière, odeur qui devient assez désagréable lorsque les produits de l'expiration sont recueillis et abandonnés pendant quelque

[1] La plupart des aliments solides : viande, pain, pommes de terre, légumes de toute espèce, renferment une grande quantité d'*eau*. Lorsqu'on les *dessèche*, ils perdent en effet plus de la moitié et souvent les trois quarts de leur poids, en eau qui se *vaporise*.

temps dans un réservoir fermé. Cette matière contribue, avec les substances organiques contenues dans les produits de la transpiration cutanée, à vicier l'air dans les espaces clos habités par l'homme, et entraîne, au même titre que les autres altérations de l'air, la nécessité d'une ventilation convenable. Il est probable, d'ailleurs, que, dans un certain nombre de maladies contagieuses ou infectieuses, cette matière suspendue dans l'air expiré constitue l'une des voies de transmission du mal.

Cette matière colore en jaune l'acide sulfurique au travers duquel l'homme expire pendant longtemps. C'est elle également qui colore en rose une solution concentrée de nitrate d'argent, dans les mêmes conditions.

Lorsque certains liquides ou principes volatils sont introduits dans le sang, par absorption ou autrement, le sang qui passe dans les poumons laisse échapper, avec la vapeur d'eau dont se charge l'air, une partie de ces principes. Cette élimination a lieu tant que les substances ne sont pas encore modifiées ou transformées par le travail de la nutrition. Lorsqu'on a pris une certaine dose d'alcool, l'air expiré contient pendant quelque temps des vapeurs d'alcool ou d'aldehyde, reconnaissables à leur odeur. Le principe volatil et odorant de l'ail s'échappe aussi en partie par la voie pulmonaire. Il en est de même pour l'éther, le chloroforme, pour le camphre, le musc, l'assa fœtida, etc.

Lorsque des gaz sont introduits dans le sang, le sang qui passe dans les poumons laisse également échapper ces gaz, s'ils sont impropres aux phénomènes de la nutrition. Ainsi, Nysten retrouvait dans les produits de l'expiration l'acide sulfhydrique et l'hydrogène injectés dans le sang[1].

On a quelquefois noté l'ammoniaque parmi les produits de l'expiration. Il est vrai que, dans quelques circonstances, ce gaz se rencontre dans l'air expiré. Mais sa source n'est pas dans le poumon. Il provient de plus haut; il est le résultat de la décomposition putride qui s'opère parfois soit aux dépens des parcelles alimentaires restées entre les dents après le repas, soit aux dépens des enduits morbides dont se couvrent la langue et les gencives, soit dans la carie dentaire. Des soins de propreté ou des lotions convenables de la bouche suffisent pour faire disparaître ces gaz.

ARTICLE II.

ACTION DE LA RESPIRATION SUR LE SANG.

§ 145.

Du sang. — L'étude du sang est du domaine de l'anatomie générale. Nous ne rappellerons ici que les points principaux de son histoire[2].

[1] Les injections de petites proportions de gaz (air atmosphérique, hydrogène, acide sulfhydrique) dans les vaisseaux sanguins causent sur l'animal un trouble passager, qui disparaît au bout de quelques heures. Lorsque la proportion dépasse pour le chien 50 ou 60 centimètres cubes, la mort en est la plupart du temps la conséquence (Voy. § 110).

[2] Voyez, pour plus de détails, notre article SANG, dans l'*Anatomie générale* de P.-A. Béclard, 3e édition, in-8°. Paris, 1852.

Le sang est un liquide légèrement alcalin, d'une couleur rouge plus ou moins foncée, d'une saveur légèrement salée, d'une odeur *sui generis*. Le sang est constitué par deux parties différentes. L'une est liquide, transparente : on la nomme *plasma* du sang ; l'autre consiste en une multitude de petites molécules microscopiques ou globules, lesquels nagent dans le plasma et sont entraînés avec lui dans le torrent de la circulation.

Le plasma contient une matière incolore, dissoute dans le sang *vivant*, et qui n'est autre que de la fibrine. Cette matière se coagule *spontanément*, quand le sang est extrait de ses vaisseaux ; et, en se coagulant, elle emprisonne les globules dans les mailles de son tissu. C'est au *coagulum*, contenant à la fois et les globules et la fibrine du sang, qu'on donne le nom de *caillot*. Le *sérum* est constitué par la partie liquide et non coagulable du plasma.

Les *globules* du sang sont de deux sortes : les globules rouges et les globules blancs.

Les globules rouges, infiniment plus nombreux que les autres, sont constitués, chez l'homme et chez la plupart des mammifères, par de petits *disques aplatis* un peu renflés sur leur circonférence. Les globules rouges sont constitués par une enveloppe et un contenu coloré. L'enveloppe, ainsi que le liquide visqueux contenu dans l'intérieur des globules, sont constitués par une substance albuminoïde, qui offre toutes les propriétés chimiques des matières azotées neutres. Quant à la matière qui donne au contenu sa couleur, cette matière n'existe dans le globule qu'en quantité très-faible. On lui a donné le nom d'*hématosine*. L'hématosine, ou matière colorante des globules, renferme une petite proportion de sesquioxyde de fer.

Les globules blancs, peu nombreux (M. Moleschott estime que le nombre des globules blancs est au nombre des globules rouges :: 1 : 400, et M. Hirt :: 1 : 1000 en moyenne), sont *sphériques* et *incolores*. Ces globules ont la plus grande analogie, sinon une identité complète, avec les globules du chyle et de la lymphe. Il est extrêmement probable que ces globules ne sont que les globules du chyle et de la lymphe, versés dans le torrent circulatoire par le canal thoracique, et qui n'ont pas encore disparu. Cela est d'autant plus probable, que le nombre de ces globules est manifestement plus considérable dans le sang des animaux, à l'époque où se fait l'absorption digestive, que dans toute autre période [1].

[1] Cette supposition, faite par nous il y a dix ans, et basée sur l'examen comparé du sang des animaux à jeun et des animaux en pleine digestion, vient de recevoir dernièrement une confirmation numérique. A l'aide de la méthode dite de Vierordt, perfectionnée par M. Welker (méthode qui consiste à compter les globules sur un micromètre quadrillé), à l'aide de cette méthode M. Hirt, ainsi que M. Marfels, ont constaté que le nombre des globules blancs, comparé au nombre des globules rouges, augmente après les repas. Ainsi, par exemple, dans les expériences de M. Hirt faites sur lui-même, tandis que la proportion des globules rouges aux globules blancs, quand il était à jeun, était :: 1 : 1500, cette proportion pendant la période digestive était :: 1 : 750.

Sur 1000 grammes de sang, il y a, en moyenne, 127 grammes de globules *desséchés*. Dans les 127 grammes de globules, l'hématosine est représentée par 2 grammes environ. L'imperfection des méthodes de séparation ne permet guère de déterminer exactement le rapport des globules *humides* avec le plasma du sang. On peut admettre cependant, en moyenne, que les globules, tels qu'ils circulent dans le sang vivant, représentent 50 pour 100 de la masse totale du sang.

La *fibrine* peut être obtenue directement par le *battage* du sang au sortir de la veine. Elle se rassemble alors sous forme de filaments solides, qu'on recueille, qu'on dessèche et qu'on pèse. La fibrine, qui joue un rôle capital dans la formation du caillot, n'existe cependant, dans le sang, qu'en très-petite quantité. Sur 1000 grammes de sang, il n'y a guère, en moyenne, que 2 ou 3 grammes de fibrine *desséchée*.

Le sérum du sang contient, à l'état de dissolution, une quantité assez considérable d'*albumine*. Lorsqu'on chauffe, en effet, le sérum à une température supérieure à +70° (centigr.), il se prend en masse par la coagulation de l'albumine. Sur 1000 grammes de sang, il y a, en moyenne, 78 grammes d'albumine desséchée.

Le sérum du sang, indépendamment de l'albumine, contient encore d'autres matières azotées ou non azotées, qu'on groupe généralement sous la désignation générale de *matières extractives*, de *matières grasses* et de *sels* divers. Joignons une grande proportion d'*eau* à tous ces éléments, et nous aurons du sang une idée complète.

Moyenne d'analyses du sang de l'homme (sang extrait des veines du bras).

	DUMAS.	BECQUEREL et RODIER.
Eau	790	779,0
Globules	127	141,1
Fibrine	3	2,2
Albumine	70	69,4
Matières extractives. } Matières grasses } Sels divers }	10	8,3
	1000	1000,0

Les *matières extractives* du sang s'obtiennent en évaporant le sérum à siccité. Ce résidu, traité par l'eau bouillante (l'eau ne dissout point l'albumine du sérum solidifié par la chaleur), abandonne à l'eau des matières solubles. Les unes sont à la fois solubles dans l'eau et l'alcool. Les autres sont solubles dans l'eau et insolubles dans l'alcool. Ces produits existent en petites proportions dans le sang. Ils sont incristallisables pour la plupart. Il est probable que ces matières sont des transformations de l'albumine et de la fibrine, et le premier degré des combustions élimnatoires. C'est parmi ces substances qu'il faut ranger : la *créatine*, la *créatinine*, l'acide *inosique*, les matières désignées par M. Mulder sous les noms d'oxyde de protéine, de tritoxyde de protéine, substances provenant de l'oxydation de l'albumine, et d'autres substances mal déterminées.

La recherche et le dénombrement exact des matières extractives, c'est-à-dire des substances organiques dissoutes dans le sérum, et autres que l'albumine et la fibrine, est l'un des *desiderata* de la physiologie actuelle. Des analyses, entreprises depuis quelques années dans cette direction, ont déjà fourni des résultats importants. Ainsi, on a signalé dans le sang des animaux et dans celui de l'homme la présence de l'urée, dans l'état physiologique (Simon, Verdeil)[1]. On y a trouvé encore certains principes absorbés par l'intestin, et non encore transformés ou éliminés (Voy. *Absorption*); on y a trouvé encore du sucre, non-seulement après l'absorption de cette substance, qui n'est que le dernier terme de la digestion des féculents, mais aussi d'une manière à peu près permanente (Voy. *Sécrétions, Fonctions du foie*, § 187). On a trouvé de la caséine dans le sang des nourrices. D'autres principes encore ont été signalés dans le sang, tels que les acides butyrique, lactique, hippurique, urique, formique, acétique, à l'état de combinaison saline avec les alcalis; mais des recherches nouvelles sont nécessaires pour décider si la présence de quelques-uns de ces principes dans le sang ne doit pas être rattachée à l'état pathologique.

Les *matières grasses* contenues dans le sang s'obtiennent en traitant par l'alcool et l'éther le résidu évaporé du sérum et du caillot; car les matières grasses existent dans le sérum, et aussi unies à la fibrine et aux globules. La dissolution alcoolique ou éthérée donne par évaporation les matières grasses du sang, qui sont : l'oléine, la margarine, les oléates et margarates alcalins, la séroline, la cholestérine, la graisse phosphorée, la cérébrine.

Les *sels* du sang s'obtiennent en faisant évaporer le sérum et en incinérant le résidu dans un creuset de platine; plus exactement encore, en évaporant et incinérant le sang dans la totalité de ses éléments.

Les matières extractives du sang, les matières grasses et les sels représentent, moyennement, environ 10 grammes en poids sur 1000 grammes de sang. Remarquons toutefois que la proportion des matières grasses peut varier dans des limites assez étendues. Ainsi, quoiqu'elles figurent généralement, dans la plupart des analyses, pour 2 ou 3 grammes sur 1000 grammes de sang, elles existent dans le sang en proportions beau-

[1] L'urée est l'un des produits du travail nutritif qui s'exécute dans toutes les parties, et cette substance résulte de l'oxydation des matières albuminoïdes soit des tissus, soit du sang lui-même (Voy. §§ 176 et 198). — La proportion de l'urée chez l'homme sain est de 0,16 pour 1000. Les circonstances qui entravent le travail éliminatoire de cette substance augmentent sa proportion dans le sang. Chez deux femmes atteintes d'aménorrhée, par exemple, elle s'est élevée à 0,29 et à 0,26 pour 1000. Le sang du placenta en contenait une fois 0,62 et une autre fois 0,28 pour 1000; le sang du fœtus 0,27 pour 1000. Dans la maladie de Bright, la proportion d'urée s'élève parfois jusqu'à 1,5 pour 1000, et dans le choléra à 0,6 ou 0,7 pour 1000. (Picard, Thèses de Strasbourg, 1856.)

coup plus considérables, au moment de l'absorption digestive, et en particulier quand l'animal a fait usage d'aliments gras. Les matières grasses peuvent s'élever alors, chez l'animal en expérience, jusqu'à 10 et 20 grammes pour 1000 grammes de sang. Le chiffre de la graisse contenue dans le sang est alors environ le tiers de celui de l'albumine.

Le sang renferme enfin une grande quantité d'eau. Cette eau infiltre les globules et tient en dissolution tous les matériaux solubles du sang. Sur 1000 grammes de sang il y a, en moyenne, environ 790 grammes d'eau.

Le sang de l'homme et celui de la femme, en prenant, bien entendu, les moyennes d'un grand nombre d'analyses, paraît différer, mais dans des limites peu étendues. Les différences qui ont été signalées ne portent guère que sur les globules. Le sang de la femme en contiendrait un peu moins que celui de l'homme. Les dernières périodes de la gestation sont caractérisées par une diminution notable dans la proportion des globules du sang de la femme; ceci nous explique l'état de fatigue et d'épuisement dans lequel tombent les femmes, dans les dernières semaines qui précèdent l'accouchement. Les troubles qui surviennent alors dans la santé de la femme ont été attribués à un état pléthorique; ils sont analogues à ceux qui surviennent chez les individus dont la constitution est débilitée par les saignées ou l'abstinence.

§ 146.

Des gaz du sang. — Le sang contient encore des gaz : ces gaz sont contenus dans le sang, à l'état de dissolution, à peu près comme l'air atmosphérique l'est dans l'eau ordinaire. Les gaz du sang sont au nombre de trois : l'*oxygène*, l'*azote* et l'*acide carbonique*. On démontre l'existence des gaz libres dans le sang, en plaçant ce liquide, au moment où il vient d'être extrait des vaisseaux de l'homme vivant, sous le vide de la machine pneumatique, ou en le faisant traverser par un courant d'hydrogène, qui agit par déplacement. L'existence des gaz dans le sang a été signalée d'abord par MM. Vogel, Brande, Stevens, etc.; elle a été mise hors de doute par les expériences de M. Magnus et par celles de M. Bischoff.

L'oxygène contenu dans le sang vient de l'air atmosphérique; l'acide carbonique et l'azote résultent des mutations et des combustions qui s'accomplissent dans l'économie. L'origine de ces gaz ressort de l'examen des produits gazeux de l'expiration (Voy. §§ 138, 141). L'air qui sort des poumons étant moins riche que celui qui y entre, et, d'un autre côté, l'air expiré contenant une proportion beaucoup plus considérable d'acide carbonique que celle qui est contenue dans l'air atmosphérique, et aussi un léger excès d'azote, il en résulte qu'il entre de l'oxygène dans le sang, et qu'il n'y entre ni acide carbonique ni azote. Ces deux derniers gaz sont, par conséquent, engendrés dans le sang par les phénomènes de la nutrition.

L'oxygène contenu dans le sang se trouve, en grande partie, uni arglobules. M. Lehmann avait déjà observé que du sang défibriné, contenant encore ses globules et battu au contact de l'oxygène, possède un grand pouvoir absorbant pour ce gaz, tandis que le sérum privé de ses globules en absorbe à peine un peu plus que l'eau. M. Harley a fait récemment sur ce sujet des expériences intéressantes. Il a dosé les proportions de gaz absorbés. Voici son procédé. Il prend une quantité déterminée de sérum du sang agité préalablement dans l'air, et il place ce liquide dans un vase gradué avec une atmosphère d'air dont le volume égale celui du liquide. Ce vase, hermétiquement clos, est abandonné à lui-même pendant vingt-quatre heures. Après quoi, le gaz qui surnage le sang est analysé suivant la méthode de Bunsen. Or, l'air atmosphérique, qui contenait au début 20,96 parties d'oxygène, n'en contenait plus que 16,74. Si, au lieu de sérum, on prend du sang frais préalablement défibriné et agité dans l'air, et qu'on le place en expérience dans les mêmes conditions, on trouve que l'air renfermé dans le flacon et surnageant le sang ne contient plus, au bout de vingt-quatre heures, que 11,33 d'oxygène. La fibrine paraît jouir aussi à un haut degré du pouvoir d'absorber et de fixer l'oxygène. M. Harley s'en est assuré par des expériences directes. De plus, quand on plaçait en expérience le sang non défibriné et simplement agité dans l'air, on trouvait qu'au bout de vingt-quatre heures la constitution du mélange gazeux surnageant était moins riche encore en oxygène.

§ 147.

Différences entre le sang veineux et le sang artériel. — Le sang veineux qui arrive de toutes les parties du corps au poumon, pour y subir l'influence vivifiante de la respiration, s'en retourne vers le cœur à l'état de sang artériel; il était d'une couleur rouge-brun : il est devenu d'un rouge vermeil. Ce changement de coloration, phénomène visible, et par conséquent saisissant, est le seul, à proprement parler, qui s'accomplisse dans le poumon d'une manière instantanée, ou du moins en un très-court espace de temps. D'autres modifications surviennent dans le sang, par suite de l'absorption de l'oxygène; mais ces modifications, qui commencent après cette absorption et qui en sont la conséquence, ont lieu pendant le temps que l'oxygène est en contact avec le sang, et, par conséquent, dans les diverses parties du trajet circulatoire. Ces modifications, dont l'origine est dans les phénomènes respiratoires, sont directement en rapport avec la production de la chaleur animale et avec les métamorphoses de la nutrition [1].

[1] Pour déterminer avec rigueur en quoi consistent les phénomènes chimiques de la respiration, c'est-à-dire pour caractériser le genre d'influence que l'air atmosphérique exerce sur la composition du sang dans les poumons, il ne serait pas inutile de posséder des analyses du sang, faites les unes sur le sang de l'artère pulmonaire, les autres sur le sang des veines pulmonaires. On conçoit en effet qu'il n'est pas tout à fait suffisant de comparer la composition du sang d'une artère (la carotide, par exemple) avec la composition du sang d'une veine (veine

La coloration vermeille que prend le sang en passant par le poumon est due incontestablement à l'absorption de l'oxygène de l'air. On sait, en effet, depuis longtemps, qu'en agitant du sang veineux dans une atmosphère d'oxygène, le sang prend presque immédiatement la teinte caractéristique du sang artériel. On sait aussi qu'en agitant du sang artériel dans une atmosphère d'acide carbonique, le sang devient foncé comme du sang veineux.

Bichat a fait à cet égard, sur le vivant, une expérience démonstrative que tous les physiologistes ont répétée depuis. On introduit et on fixe une canule à robinet dans la trachée d'un chien, et l'on ouvre une artère à l'animal. On laisse d'abord la respiration s'effectuer librement par le robinet ouvert, puis on tourne le robinet; la respiration est alors suspendue, et, avec elle, l'entrée de l'air dans les poumons. Le sang, qui coule vermeil par la plaie artérielle, perd peu à peu sa couleur rouge et, au bout de trente secondes, il est tout à fait analogue pour la couleur au sang veineux. On rouvre le robinet, et presque immédiatement le sang reprend la couleur vermeille qu'il possédait au début de l'expérience.

La couleur naturelle du sang est probablement celle qu'il possède dans le sang veineux, et la teinte rouge vermeille est communiquée au sang artériel par la combinaison instable de l'hématine (matière colorante des globules) avec l'oxygène. Cette manière de voir, mise en avant par M. Brücke, est au moins très-vraisemblable. Si, en effet, on chasse l'oxygène du sang artériel, soit en plaçant le sang sous le vide de la machine pneumatique, soit en faisant passer dans le sang un courant d'hydrogène ou d'azote qui agisse par déplacement, alors la matière colorante reprend sa couleur fondamentale et elle redevient foncée comme elle l'est dans le sang veineux. L'acide carbonique ne donne au sang une couleur foncée que parce qu'il déplace l'oxygène de sa combinaison avec la matière colorante, et non pas parce que ce gaz forme lui-même une combinaison foncée avec le pigment sanguin. En effet, prenez du sang, déplacez l'oxygène qu'il contient, en y faisant passer un courant d'acide carbonique, et placez ensuite ce sang foncé sous le vide de la machine pneumatique, la couleur foncée du sang n'est pas modifiée. Si la coloration foncée tenait

jugulaire, par exemple), pour se faire une idée parfaitement exacte des changements que l'air apporte dans la composition du sang dans les poumons. Il est vrai que nous savons, par l'analyse des produits expirés, que le sang veineux perd dans les poumons de l'eau et de l'acide carbonique, et qu'il gagne de l'oxygène, mais il n'est pas certain que les différences qui existent entre le sang artériel et le sang veineux, quand on examine ces deux sangs sur les vaisseaux *distants* du poumon, soient exactement les mêmes qu'à l'entrée et à la sortie du poumon. Il est extrêmement probable, au contraire, qu'il leur faut un certain temps pour se manifester. En outre, le sang veineux qui arrive du poumon par les cavités droites du cœur provient non-seulement des organes généraux, mais il vient des veines du foie et des veines intestinales, c'est-à-dire de deux systèmes vasculaires capables de modifier la composition générale du sang : l'un y verse incessamment du sucre, l'autre y verse d'une manière intermittente soit du sucre (aliments amylacés), soit de la graisse, soit des produits albuminoïdes. Les analyses dont nous parlons pourraient seules lever la difficulté.

l'influence de l'acide carbonique, il devrait prendre sa couleur rouge vermeille, à mesure que la machine pneumatique lui enlève l'acide carbonique.

Quoiqu'il ne nous soit pas donné d'assister, dans le système capillaire général, comme dans le poumon, aux phénomènes chimiques qui s'y accomplissent, il est permis néanmoins de déduire de ce qui précède que si le sang, au sortir de ce système, est redevenu du sang veineux, c'est-à-dire rouge noir, c'est qu'il a perdu de l'oxygène par suite des combustions de nutrition. Les pertes d'oxygène éprouvées par le sang ont lieu, pour la plus grande partie, dans le système capillaire, c'est-à-dire dans le point où la circulation est le plus lente (Voy. §§ 99, 100, 101); mais rien ne prouve que cette perte ne commence pas avant l'arrivée du sang dans les vaisseaux capillaires, c'est-à-dire dans l'arbre artériel lui-même, depuis le poumon jusqu'à la trame des organes. Il n'est pas certain, en effet, que le sang artériel qui va pénétrer dans le système capillaire général ait absolument la même coloration que celui qui sort du poumon.

La coloration du sang étant intimement liée avec l'espèce des gaz qu'il tient en dissolution, on doit s'attendre à trouver des différences entre le sang artériel et le sang veineux, eu égard à la proportion relative des gaz qu'ils contiennent. C'est, en effet, ce qui résulte des expériences de M. Magnus, confirmées par celles de M. Magendie.

Le sang artériel et le sang veineux, en communication directe l'un avec l'autre par les voies de la circulation, contiennent, il est vrai, les trois gaz que nous avons indiqués, c'est-à-dire de l'oxygène, de l'acide carbonique et de l'azote, mais le *mélange* gazeux n'est pas le même dans les deux sangs. Dans le système veineux, la proportion d'acide carbonique, comparée à la proportion d'oxygène, est relativement plus considérable que dans le sang artériel. Ainsi, par exemple, dans les expériences de M. Magnus, le sang artériel contient environ 38 parties d'oxygène pour 100 d'acide carbonique, tandis que le sang veineux ne contient que 25 parties d'oxygène pour 100 d'acide carbonique. Il est vrai que, dans quelques-unes des expériences de M. Magnus, les quantités *absolues* d'acide carbonique extraites du sang artériel l'ont quelquefois emporté sur celles obtenues du sang veineux. Mais le problème repose tout entier, non pas sur des quantités absolues, mais bien sur des quantités *relatives*, ou sur un rapport. En comparant la quantité d'acide carbonique à la quantité d'oxygène renfermée dans chacun des deux sangs, toujours on trouve, dans le tableau des expériences de M. Magnus, que la proportion *relative* d'oxygène est plus faible dans le sang veineux que dans le sang artériel.

Quant à l'azote qui existe dans les deux sangs, les proportions ne présentent rien de constant; il est, d'ailleurs, toujours en moindre quantité que l'oxygène et l'acide carbonique.

Nous avons établi plus haut (§ 143) que l'air expiré entraîne une certaine proportion de vapeur d'eau. Cette perte d'eau, aux dépens du sang veineux qui traverse le poumon, se traduit-elle par une diminution d'eau dans le sang artériel? Des expériences nombreuses ont prouvé que tantôt il y a quelques millièmes d'eau en plus dans le sang veineux; d'autres fois c'est le sang artériel qui en renferme un peu plus. Il n'y a donc rien de constant sous ce rapport[1]. Cela se conçoit aisément. Si le sang veineux abandonne une certaine proportion d'eau par son passage au travers du poumon, d'un autre côté, le sang artériel en abandonne aussi dans la trame des tissus, pour fournir l'eau des sécrétions et l'exhalation cutanée. L'évaporation pulmonaire et l'évaporation cutanée pouvant varier dans leurs rapports réciproques, ainsi que la quantité d'urine sécrétée en un temps donné, telle est vraisemblablement la cause de ces résultats variables. Chez quelques animaux couverts de poils, qui perdent relativement, par la peau, bien moins de vapeur d'eau que l'homme, il est certain qu'on rencontre souvent un peu plus d'eau dans le sang veineux que dans le sang artériel, et ce léger excès d'eau s'échappe par l'évaporation pulmonaire. Tels sont les chiens. Des expériences faites par nous, il y a quelques années, nous ont montré que le sang artériel du chien contient un peu moins d'eau que le sang veineux (moyenne : sang artériel, 759 eau; sang veineux, 795 eau).

La quantité d'eau contenue dans le sang veineux peut, d'ailleurs, l'emporter d'une manière très-manifeste sur celle du sang artériel. Il suffit, pour cela, d'analyser, non pas le sang veineux de la jugulaire, qui, provenant d'une grande quantité d'organes, résume à peu près la composition moyenne du sang veineux, mais il suffit d'analyser le sang de la veine porte chez un animal qui a bu abondamment (Voy. § 166).

Le sang artériel et le sang veineux, examinés sous le rapport de leurs principes constituants, présentent des différences de proportions qui ne portent que sur des quantités généralement très-faibles; ce qui tend à établir que les mutations qui s'accomplissent dans le sang sont lentes et successives. Ce qu'il y a de plus constant sous ce rapport, et ce qui ressort de la plupart des analyses du sang, c'est que le sang artériel renferme généralement un peu plus de globules que le sang veineux. Le sang veineux contient un peu plus de fibrine que le sang artériel. L'albumine se présente, dans les deux sangs, à peu près dans les mêmes proportions. Quant aux principes extractifs, auxquels on n'a pas accordé, jusqu'à présent, l'attention qu'ils méritent, ils semblent être un peu plus abondants dans le système veineux que dans le système artériel : c'est au moins ce qui résulte d'un petit nombre d'analyses comparatives.

Mais si les différences entre le sang artériel et le sang veineux générale-

[1] Si les analyses comparatives portaient sur le sang veineux *immédiatement* à son entrée dans le poumon, et sur le sang artériel *immédiatement* à sa sortie du poumon; il n'y a pas le moindre doute que la proportion d'eau évaporée dans l'inspiration serait accusée par l'analyse, et que le sang artériel serait, dans ces conditions expérimentales, moins riche en eau que le sang veineux.

sont minimes et difficiles à déterminer, il n'en est plus de même si nous considérons le sang veineux en lui-même. Le sang veineux, envisagé dans certains ordres de vaisseaux, présente des différences assez remarquables avec le sang veineux général. Cela se conçoit, car c'est par le sang veineux que sont introduits dans l'organisme une grande partie des produits de la digestion. Nous avons précédemment insisté sur ce point (§ 166). Je ne fais que rappeler ici le transport, par la veine porte, d'une partie des matières albuminoïdes, des matières sucrées, et des boissons. Nous verrons aussi plus loin (*Sécrétions*) que le sang qui sort de la rate, que celui qui sort du foie, a éprouvé des modifications remarquables dans sa composition. Il est d'ailleurs évident que le sang qui sort par les veines d'une glande n'est pas identique à celui que l'organe a reçu par ses artères, car il a abandonné dans la glande certains principes de sécrétion.

Les produits divers de la digestion portés par la veine porte et les chylifères vers le poumon, et de là dans le cœur et les artères, ne disparaissent pas, d'ailleurs, en un instant. On retrouve dans le sang les trois produits généraux et définitifs de la digestion : le sucre, les matières grasses, les matières albuminoïdes, et cela pendant plusieurs heures (Voy. §§ 64, 65, 66). La respiration, en introduisant de l'oxygène dans le sang, prend une part directe aux métamorphoses de ces substances.

§ 148.

De l'échange des gaz dans le poumon. — Envisagés dans leur caractère le plus essentiel, les phénomènes physico-chimiques de la respiration consistent en un véritable échange de gaz. L'oxygène de l'air atmosphérique, amené au contact de la membrane muqueuse du poumon, entre dans le sang ; tandis que, d'un autre côté, l'acide carbonique en dissolution dans le sang sort de ce liquide au travers des membranes. Ce phénomène d'échange est déterminé par la tendance que les gaz différents, mis en présence, ont à se mélanger, même lorsqu'ils sont séparés par des membranes animales.

Les phénomènes d'absorption et d'exhalation gazeuse dont les poumons sont le siége ont, avec les phénomènes d'endosmose des substances liquides une frappante analogie; il y a ici, comme dans l'endosmose des liquides, un courant d'entrée et un courant de sortie, déterminés par la tendance au mélange (Voy. § 74, 75).

On peut reproduire avec la plus grande facilité, par une expérience bien simple, le phénomène capital de la respiration. Prenez une vessie de cochon, remplissez cette vessie de sang veineux et placez-la sous une cloche remplie d'oxygène. Au bout de peu de temps, non-seulement une partie de l'oxygène a pénétré dans le sang au travers de la vessie, mais encore une certaine proportion d'acide carbonique est sortie du sang et a passé dans la cloche. Les volumes de gaz absorbés et exhalés se balancent à peu près comme dans la respiration elle-même, car le niveau gazeux est à peine changé dans la cloche. S'il y a une différence, elle se traduit comme dans la respiration, c'est-à-dire qu'il y a un peu plus d'oxygène absorbé que d'acide carbonique exhalé.

Des phénomènes analogues se produisent également si, au lieu de sang, on place tout simplement sous la cloche d'oxygène une vessie remplie d'eau chargée d'acide carbonique. Il ne faudrait pas employer, pour cette expérience, l'eau de Seltz du commerce, parce qu'elle contient une proportion d'acide carbonique supérieure à celle que contient le sang. L'eau de Seltz, en effet, est *sursaturée* d'acide carbonique. Il ne faut pas même que l'eau mise en expérience soit saturée ; elle doit se rapprocher le plus possible du sang et contenir seulement, comme lui, environ 1/5 de son volume de gaz. De cette manière, on est encore loin du point de saturation, et les échanges qui s'opèrent alors entre les gaz, au travers des parois de la vessie, ont une *certaine analogie* avec les phénomènes d'endosmose de la respiration.

§ 149.

De l'endosmose gazeuse. — L'expérience à l'aide de la vessie remplie d'eau de Seltz, ainsi que celle qui consiste à placer une vessie remplie de sang dans une atmosphère d'oxygène, constituent des phénomènes d'endosmose gazeuse ; mais ces phénomènes ne sont pas aussi simples qu'ils le paraissent au premier abord. D'un côté de la membrane, il y a un gaz libre, l'air atmosphérique, tandis que de l'autre côté le gaz acide carbonique est à l'état de dissolution dans l'eau ou dans le sang. L'endosmose respiratoire est donc assez complexe. Ceci demande quelques explications.

Plaçons-nous d'abord dans les conditions de l'endosmose *pure et simple*, et voyons comment les choses se passent. Prenons un appareil loculaire, dont les loges sont séparées l'une de l'autre par un diaphragme membraneux, et mettons, d'un côté, de l'acide carbonique gazeux, de l'autre côté de l'air atmosphérique ou de l'oxygène, et maintenons ces gaz, pendant toute la durée de l'expérience, sous des pressions égales : nous ne tarderons pas à nous apercevoir qu'il se forme un courant prédominant de l'acide carbonique vers l'air ou l'oxygène, *ou que, en d'autres termes*, l'endosmose marche avec énergie de l'acide carbonique vers l'air ou l'oxygène.

La figure 56 représente un petit appareil très-simple, dont nous nous sommes servi dans une série de recherches sur l'endosmose gazeuse. A est une cloche dans laquelle on recueille le gaz qu'on veut *opposer* à l'air atmosphérique. L'air atmosphérique est contenu dans l'endosmomètre recourbé B. Les deux gaz se trouvent séparés par une membrane humide fixée sur l'endosmomètre. Le petit index C est formé par une goutte d'eau colorée qui, maintenue adhérente au tube par capillarité, n'a point de tendance à obéir à la pesanteur. Lorsque le courant d'endosmose a lieu du gaz contenu dans la cloche A vers le gaz contenu dans l'appareil B, l'index C s'élève dans la direction de la flèche. Lorsque le courant d'endosmose se fait dans une direction contraire, l'index C s'abaisse dans le tube qui le contient. Il faut avoir soin, pendant l'expérience, de maintenir la constance de niveau entre le liquide de la cuve et le liquide intérieur engagé dans la partie inférieure de la cloche A, afin que le gaz contenu dans la cloche A supporte exactement la pression atmosphérique. Le gaz du réservoir B est, à tous les moments de l'expérience, soumis à la pression atmosphérique par le tube à l'index.

Fig. 56.

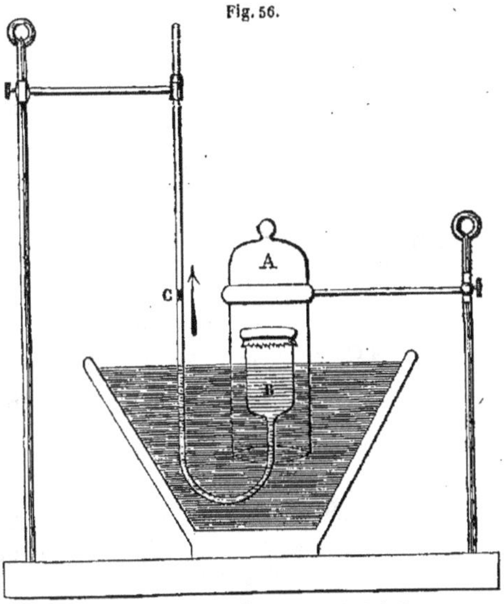

APPAREIL POUR L'ENDOSMOSE DES GAZ.

Lorsqu'on place de l'acide carbonique dans la cloche A, et de l'air atmosphérique dans l'endosmomètre B, le courant d'endosmose s'établit suivant la direction de la flèche (Voy. fig. 56) ; le volume d'acide carbonique qui passe dans la loge d'air l'emporte promptement sur le volume d'air qui passe dans la loge d'acide carbonique[1].

Dans le poumon, comme aussi dans les expériences d'endosmose, où l'on oppose à l'oxygène ou à l'air atmosphérique, non plus de l'acide carbonique libre, mais de l'acide carbonique *dissous dans un liquide*, le résultat n'est plus le même. Le volume d'oxygène qui passe d'un côté, et le volume d'acide carbonique qui passe de l'autre côté, se font presque équilibre ; il y a même un léger excédant en sens opposé, car il entre un peu plus d'oxygène dans le liquide qu'il ne sort d'acide carbonique (Voy. § 148). Ici intervient, en effet, un élément nouveau. Cet élément nouveau, c'est la différence de *solubilité* des gaz en présence. Tandis que l'oxygène est peu soluble dans l'eau, l'acide carbonique, au contraire, est un gaz très-soluble : 100 parties d'eau, qui ne dissolvent environ que 4 parties d'oxygène en volume, dissolvent, au contraire, 100 parties d'acide carbonique. L'eau ou le sang retiennent donc l'acide carbonique avec une certaine énergie et forment obstacle à la direction du courant d'endosmose. La force

[1] La direction du *courant prédominant* de l'endosmose gazeuse est régie, comme pour l'endosmose liquide, par les différences de chaleurs spécifiques. La chaleur spécifique de l'acide carbonique est 1,258, celle de l'air étant 1,000 et celle de l'oxygène 0,976. L'acide carbonique marche vers l'air et vers l'oxygène (Voy. § 74).

d'endosmose se manifeste néanmoins, mais elle ne surmonte l'obstacle qu'en partie. Ajoutons encore que l'acide carbonique, se trouvant dissous dans un liquide alcalin (le sang), n'y est pas *rigoureusement* à l'état de liberté, mais sans doute en combinaison légère avec les alcalis. Cette affinité constitue encore une résistance que doit vaincre l'endosmose gazeuse.

Il est encore deux autres conditions dont il faut tenir compte pour se faire une juste idée du problème compliqué de l'échange des gaz dans le poumon. De ces deux conditions, il en est une qu'il est difficile d'apprécier numériquement, c'est l'affinité que les organites solides du sang (globules), ainsi que la fibrine, présentent pour l'oxygène. Et cette affinité n'est probablement pas la même en tout temps (dans l'état normal et dans l'état pathologique).

L'affinité que les globules du sang et la fibrine présentent pour l'oxygène ne permet pas d'envisager le sang comme un liquide indifférent dans lequel le phénomène serait uniquement réglé par la différence de solubilité des gaz et par la force d'endosmose.

L'autre condition pourrait être plus aisément soumise au calcul, elle consiste dans les différences de tension que présentent les gaz contenus dans l'air et les gaz contenus dans le sang. Tensions également variables dans divers moments successifs, en vertu des circonstances météorologiques et en vertu des conditions physiologiques.

La respiration, en définitive, introduit sans cesse de l'oxygène dans le sang. L'oxygène circule avec le sang, est porté par lui dans le système capillaire, exerce, sur les principes avec lesquels il se trouve en présence des actions chimiques d'où résultent des produits variés. Ces produits sont expulsés, soit par les voies de sécrétion, soit par les voies d'exhalation. L'acide carbonique qui circule avec le sang, ainsi que l'azote, sont les résultats gazeux de l'action définitive des métamorphoses successives de la nutrition. Le sang s'en débarrasse au contact de l'air atmosphérique, dans une mesure proportionnée à leur production ; de telle sorte que la proportion des gaz contenus dans le sang se maintient à peu près la même.

L'introduction de l'oxygène dans le sang, et la sortie concomitante de l'acide carbonique s'accomplissent d'une manière continue, aussi bien pendant les mouvements d'expiration, que pendant les mouvements d'inspiration, car il reste toujours de l'air dans les poumons, même après l'expiration la plus énergique (Voy. § 137).

L'air modifié qui sort du poumon à chaque expiration ne correspond pas rigoureusement à l'air qui a été introduit dans la poitrine par une inspiration antécédente. Dans un mouvement respiratoire ordinaire, l'air qui s'engage dans le poumon y rencontre une proportion de gaz au moins égale à celle qui entre ; l'air inspiré se mélange avec l'air resté dans le poumon, et c'est une portion de ce mélange qui est expiré. Plusieurs conditions favorisent le *mélange* dont nous parlons. Chez l'homme, ordinairement placé dans la station verticale, et vivant dans un milieu géné ment moins chaud qu'il ne l'est lui-même, l'air extérieur est plus froid que l'air expiré, et que l'air qui reste dans le poumon après l'expiration. A mesure que l'air extérieur pénètre dans les bronches, l'air qui reste dans le poumon étant plus chaud tend à monter, l'air qui s'engage étant plus froid tend à descendre. Cette double tendance favorise puissamment le mélange. Il est remarquable que la plupart des animaux à respiration aérienne, chez lesquels la situation des poumons est moins *déclive* qu'elle ne l'est chez l'homme, élèvent la tête et le cou par en haut, comme pour favoriser la descente de l'air, toutes les fois que la respiration est laborieuse. La formation et l'expansion de la vapeur d'eau dans le poumon, ainsi que la différence des gaz en présence, favorisent aussi la diffusion et le mélange.

§ 150.

Remarques sur quelques théories de la respiration. — La découverte de l'exhalation d'acide carbonique par les poumons, et celle de la consommation d'une partie de l'oxygène de l'air dans la respiration, ont succédé de près à la découverte fondamentale de la composition de l'air atmosphérique. En 1777, Lavoisier, en comparant la respiration à une combustion, a même formulé de la manière la plus explicite la doctrine de la chaleur animale. Les phénomènes de combustion qui suivent l'introduction de l'oxygène dans le sang ne sont pas, à proprement parler, des phénomènes de respiration (ils sont plus spécialement du ressort de la nutrition, car ils ont lieu partout dans l'organisme); mais il n'en est pas moins vrai que Lavoisier a placé le problème de la chaleur animale sur ses véritables bases et ouvert à la science une voie des plus fécondes.

On trouve dans le mémoire publié quelques années plus tard par Lavoisier et par Séguin, que l'oxygène de l'air brûle l'hydrogène et le carbone du sang *dans le poumon;* de là, la formation et l'exhalation de l'acide carbonique et de l'eau. Cette idée d'une combustion ou oxydation *locale* a été longtemps partagée par les physiologistes. Mais les faits ont démontré, de la manière la plus manifeste, que la combustion des substances carbonées et hydrogénées de nos tissus et de nos humeurs a lieu dans toute l'étendue du cercle circulatoire. Le rôle spécial du poumon dans la respiration se borne, ainsi que nous l'avons dit, à des échanges gazeux au travers des fines parois des innombrables ramifications des bronches.

Deux ordres de preuves ont surtout contribué à démontrer que cette supposition d'une formation *locale* d'acide carbonique et d'eau dans le poumon n'est pas fondée. En premier lieu, les expériences suivantes : Spallanzani place des grenouilles, pendant plusieurs heures, dans un milieu d'hydrogène et dans un milieu d'azote (les animaux à sang froid résistent plus longtemps que les animaux à sang chaud à la privation d'air atmosphérique); ces animaux continuent à expirer de l'acide carbonique, comme s'ils étaient dans l'air. M. Edwards, M. Collard de Martigny, M. Bergmann, M. Bischoff, M. Marchand répètent ces expériences sur les grenouilles. Ils les placent soit dans le gaz azote, soit dans le gaz hydrogène, et ils obtiennent les mêmes résultats que Spallanzani. Il est évident que si un animal, plongé dans un milieu autre que l'oxygène, continue à exhaler de l'acide carbonique, c'est que ce gaz provient d'une source autre que d'une combinaison effectuée *instantanément* dans le poumon entre l'oxygène de l'air et le carbone des éléments du sang. L'autre ordre de preuves a été fourni par la découverte de la présence des gaz dans le sang, et en particulier de l'acide carbonique, d'où est résultée la démonstration directe que l'oxydation aux dépens de l'oxygène s'opère partout, puisque ses produits sont contenus dans la masse du sang et sur tous les points du trajet circulatoire. Dans les expériences citées de Spallanzani, l'acide carbonique a continué à être expiré dans les gaz hydrogène et azote, en vertu des lois physiques des échanges gazeux, et il a continué à être *produit* dans le sang, en vertu des combustions persistantes aux dépens de l'oxygène introduit dans ce liquide par les respirations antécédentes. Lorsque Spallanzani abaissait la température du gaz hydrogène près de 0, les combustions de nutrition qui avaient lieu dans le sang étaient très-ralenties, l'animal pouvait vivre jusqu'à 96 heures. Quand, au contraire, la température du milieu hydrogéné était moyenne, la production d'acide carbonique, et, par conséquent, la disparition de l'oxygène contenu dans le sang, s'accomplissaient plus vite : la grenouille ne vivait guère que quarante-huit heures.

D'après quelques physiologistes, l'acide carbonique de l'expiration proviendrait *en partie*, au moins, des carbonates alcalins du sérum. L'acide carbonique serait déplacé de ses combinaisons alcalines par des acides d'affinité plus puissante, c'est-à-dire les acides lactique ou acétique provenant, soit directement des produits absorbés de la digestion des aliments féculents et sucrés (Voy. §§ 39, 49, 54), soit des métamorphoses que le sucre absorbé en nature ou sécrété par le foie subit par suite de son oxydation à l'aide de l'oxygène atmosphérique, soit encore de la transformation d'autres matières contenues dans le sang[1].

Il est certain que les carbonates neutres à base alcaline (carbonates de potasse et de soude) mis en présence de l'acide carbonique, s'emparent d'un second équivalent de ce corps et passent à l'état de *bicarbonates*. De plus, les expériences de M. H. Rose ont démontré que les *bicarbonates* alcalins sont très-instables, et que, pour chasser le second équivalent d'acide carbonique et le faire repasser à l'état gazeux, il suffit de faire le vide

[1] MM. Robin et Verdeil ont noté dans les poumons (dans la substance même du poumon) la présence d'une substance quaternaire, cristallisable, à réaction acide, à laquelle ils ont donné le nom d'*acide pneumique*; d'après leur manière de voir, cet acide, qui existerait dans la masse des poumons, à la dose de quelques centigrammes, jouerait, relativement aux principes azotés, le rôle attribué à l'acide lactique pour les principes non azotés. Il faut dire que, d'après des travaux plus récents, la matière désignée sous le nom d'acide pneumique n'a rien de spécial; ce n'est qu'un mélange de *lactates* alcalins et de *taurine*, substances cristallisables qu'on retrouve dans le sang.

ou de faire passer au travers de la dissolution saline un courant gazeux quelconque ou un courant de vapeur d'eau. Il est donc possible, il est même probable qu'une partie de l'acide carbonique qui circule avec le sang est lâchement unie aux carbonates alcalins du sérum ; mais, d'après les expériences de M. Magnus, il n'est pas possible d'admettre que la totalité de l'acide carbonique du sang se trouve à l'état de combinaison, car la quantité totale d'alcali existant à l'état de carbonate dans le sang serait insuffisante pour cette fixation.

D'après M. Liebig, l'acide carbonique peut encore s'unir d'une manière instable avec d'autres éléments salins du sang (le phosphate de soude, par exemple). Ainsi, lorsqu'on a dissous dans un litre d'eau un centième de phosphate de soude, cette eau a acquis la propriété de dissoudre deux fois autant d'acide carbonique que l'eau pure à la même pression. Du reste, le gaz ainsi condensé se dégage dans le vide ou par l'agitation dans l'air.

Ces divers modes de fixation de l'acide carbonique sont à proprement parler de véritables dissolutions. On peut dire seulement que les sels alcalins du sang augmentent beaucoup le pouvoir dissolvant du sang pour l'acide carbonique. Cette sorte d'affinité des dissolutions salines, c'est-à-dire du sérum pour l'acide carbonique, d'une part, et celle des globules pour l'oxygène, de l'autre, rendent le problème des échanges de gaz qui ont lieu dans le poumon beaucoup moins simple que si l'air atmosphérique et les gaz de l'expiration n'étaient séparés les uns des autres que par une simple membrane humide. Mais ces diverses particularités ne changent rien aux phénomènes fondamentaux de la respiration. On peut se demander, il est vrai, quelle est la *source immédiate* de l'acide carbonique contenu dans le sang ; on peut se demander si la totalité ou une partie seulement de l'acide carbonique est lâchement unie aux carbonates et aux phosphates alcalins ; si, comme intermédiaire du déplacement de l'acide carbonique, il est nécessaire de faire intervenir l'acide lactique ou l'acide acétique, ou si la présence de l'air atmosphérique dans le poumon suffit pour déplacer l'acide carbonique. Ces diverses questions sont encore, il est vrai, du domaine de la controverse, mais l'échange des gaz qui constitue l'essence même de la respiration est à l'état de fait démontré.

Le rôle que jouent les globules dans le changement de coloration que subit le sang en traversant les poumons n'est pas non plus sans présenter quelque obscurité. Il est certain que le milieu liquide dans lequel ils se trouvent exerce une influence marquée sur le phénomène de la coloration vermeille du sang. Les sels du sérum sont parfaitement appropriés à l'artérialisation. Les globules contenus dans le sérum normal deviennent rutilants, lorsqu'on agite le sang dans l'oxygène. Le même phénomène se produit et semble favorisé, quand on agite dans l'oxygène du sang, auquel on a ajouté du sulfate du soude, du phosphate de soude, des carbonates alcalins, de l'acétate de potasse, de l'azotate de potasse, de l'acétate de plomb, du sulfate de zinc, etc. Si, au contraire, on verse dans le sang des acides minéraux, de l'acide arsénieux, de l'acide citrique, de l'acide malique, de l'alun, du sulfate de potasse, du nitrate d'argent, du sulfate de cuivre, etc., le sang devient brun ou noir, et il ne se colore plus en rouge vermeil quand on l'agite dans l'oxygène.

Dans ces deux séries d'expériences, le sang absorbe une certaine proportion d'oxygène : ce dont on peut s'assurer en plaçant ensuite le sang sous la machine pneumatique et en analysant le gaz qui s'en dégage. Est-il vrai que, dans le premier cas, l'affinité des globules pour l'oxygène persiste, que l'oxygène s'unit à eux et leur donne la teinte rutilante; tandis que, dans le second cas, l'oxygène absorbé se répand uniformément dans le liquide, l'affinité des globules pour l'oxygène étant détruite par les réactifs ? La chose, toute probable qu'elle est, n'en reste pas moins obscure ; les changements de coloration tiennent, en effet, à des causes qui se dérobent, pour la plupart, aux investigations de la chimie.

ARTICLE III.

DE LA SUSPENSION DE LA RESPIRATION, INFLUENCE DU SYSTÈME NERVEUX SUR LA RESPIRATION, ETC.

§ 151.

Asphyxie par cause mécanique. — Lorsque l'entrée de l'air dans les poumons est suspendue pendant quelques minutes chez l'homme, la mort devient imminente. L'homme, chez lequel l'ouverture des voies respiratoires plonge dans un liquide (submersion), dont le cou est comprimé de telle sorte que la trachée-artère se trouve oblitérée (suspension, strangulation), dont la cage thoracique fonctionne mal, ou dont les bronches sont oblitérées par des produits divers, succombe dans une période de temps subordonnée à l'obstacle apporté à l'entrée de l'air dans les poumons. Les premiers phénomènes qui surviennent sont caractérisés par des troubles du côté des organes des sens : bourdonnements d'oreilles, troubles de la vision, anxiété vive, vains efforts de respiration, vertiges, perte de connaissance. Le pouls ne tarde pas à se ralentir ; puis il devient petit, irrégulier. Les réservoirs naturels se vident souvent de leurs produits de sécrétion, par des contractions involontaires des muscles abdominaux. Si l'on examine le cadavre d'un individu qui a succombé à l'asphyxie, on trouve le système veineux gorgé d'un sang brun foncé, ainsi que le poumon et le cerveau.

§ 152.

Obstacles apportés à la respiration par la viciation de l'air atmosphérique. — Lorsque l'homme ou les animaux respirent, pendant un certain temps, dans un volume d'air *limité*, cet air ne tarde pas à être modifié chimiquement, dans la proportion de ses éléments constituants. A chaque

que mouvement respiratoire, une certaine quantité d'oxygène disparaît, et elle est remplacée par une quantité à peu près équivalente d'acide carbonique (Voy. § 138, 139). Au bout d'un temps variable, qui dépend et du nombre des individus et de la capacité de l'enceinte qui les contient, l'air est devenu irrespirable ou tout au moins nuisible.

Le défaut du renouvellement de l'air, dans des locaux d'une capacité insuffisante et non ventilés, a souvent amené les accidents les plus redoutables. En 1750, aux assises d'Old-Bailey, qui se tenaient dans une pièce de 30 pieds carrés, la plupart des juges et des assistants périrent asphyxiés; ceux qui survécurent étaient près d'une fenêtre ouverte. En 1756, au mois de juin, 145 prisonniers de guerre furent enfermés dans une salle de 20 pieds carrés : au bout de douze heures, 23 seulement sortirent vivants. Le même fait s'est reproduit plus d'une fois dans la cale des vaisseaux négriers. A la suite des malheureuses journées de juin 1848, les effets terribles de l'air confiné se sont fait sentir sur les prisonniers entassés dans les souterrains de la terrasse des Tuileries.

Indépendamment de l'acide carbonique, l'air confiné contient encore la matière organique de l'expiration et celle de l'exhalation cutanée, et il est probable que ces substances concourent, pour leur part, à déterminer les accidents qui surviennent. Cela est d'autant plus probable, que les individus qui ont survécu dans les circonstances que nous venons de rappeler ont, pour la plupart, été pris de fièvres graves, ce qui, généralement, n'a pas lieu chez les personnes asphyxiées par l'acide carbonique produit par la combustion du charbon et qu'on parvient à rappeler à la vie.

L'acide carbonique accumulé dans l'air altéré par la respiration est-il, à la manière de l'azote et de l'hydrogène, nuisible seulement parce qu'il tient la place de l'oxygène disparu, ou bien a-t-il par lui-même une action directe sur l'économie ? Les expériences de M. Collard de Martigny ont conduit la plupart des physiologistes à conclure que ce gaz exerce directement une influence toxique. Il a vu que des oiseaux, placés dans un mélange de 21 parties d'oxygène et 79 parties d'acide carbonique, y succombent en moins de 3 minutes, et qu'ils ne vivent guère au delà de 4 minutes dans un mélange de 79 parties d'oxygène et de 21 parties d'acide carbonique. Une atmosphère d'azote ou d'hydrogène, quoique ne contenant pas d'oxygène, n'entraîne, au contraire, la mort qu'au bout de 6, 8 ou 10 minutes. Les reptiles, qui vivent des jours entiers dans une atmosphère d'azote ou d'hydrogène, ne vivent guère plus d'un quart d'heure dans l'acide carbonique. Tous ces faits, si probants qu'ils paraissent, n'établissent pourtant pas d'une manière suffisante que l'acide carbonique agisse, pour déterminer la mort, à la manière d'un véritable poison. Si les animaux conservent plus longtemps leur vie dans une atmosphère d'hydrogène et d'azote que dans un mélange gazeux qui contient une forte proportion d'acide carbonique, cela tient vraisemblablement à ce que les échanges gazeux qui ont lieu dans le poumon se trouvent, dans ces circonstances, modifiés d'une façon différente. L'acide carbonique a une grande tendance à s'endosmoser *vers* l'hydrogène et l'azote, tandis que le courant se prononce très-faiblement de l'acide carbonique vers un mélange à parties égales d'oxygène et d'acide carbonique, ainsi que nous nous en sommes assuré plus d'une fois. Il est probable, dès lors, que, dans l'atmosphère d'azote ou d'hydrogène, le sang de l'animal peut se débarrasser, pendant un certain temps, de l'acide carbonique qu'il produit sans cesse, tandis que, dans l'atmosphère chargée d'acide carbonique, l'acide carbonique du sang a peu ou point de tendance à s'échapper ; il s'accumule, circule avec le sang, celui-ci prend assez promptement les caractères du sang veineux, et l'asphyxie survient.

Il est d'autres gaz que ceux que nous venons de signaler. Ces gaz, l'homme peut les respirer dans des circonstances spéciales, et de nombreuses expériences ont été tentées, à cet égard, sur les animaux, pour déterminer leur mode d'action.

L'oxyde de carbone, qui se produit toutes les fois que le charbon brûle *lentement* au contact de l'air, jouit de propriétés réellement toxiques. Il suffit de placer des oiseaux dans une atmosphère qui contient 4 ou 5 pour 100 de ce gaz, pour les faire périr à l'instant (M. Leblanc). Il est probable que, dans les cas d'asphyxie par le charbon, l'oxyde de carbone agit plus directement, pour déterminer la mort, que l'acide carbonique lui-même. En d'autres termes, il n'y a pas seulement asphyxie, mais encore empoisonnement. L'hydrogène sulfuré et l'hydrogène arséniqué agissent de la même manière et à dose beaucoup plus faible encore. L'hydrogène carboné et phosphoré, le chlore, le gaz nitreux ou rutilant, le cyanogène, l'ammoniaque gazeuse, etc., ont par eux-mêmes aussi une action délétère.

Pour compléter ce qui est relatif à l'influence du milieu gazeux dans lequel respirent les animaux, ajoutons qu'une atmosphère composée presque entièrement d'oxygène (96 parties pour 4 d'azote) entretient convenablement la vie. Les oiseaux, les cabiais, l'homme lui-même, peuvent vivre, sans paraître en souffrir, dans un milieu gazeux constitué exclusivement par de l'oxygène pur. Les animaux y vivent presque indéfiniment lorsqu'on a soin d'absorber à mesure l'acide carbonique produit (Lavoisier, Séguin, MM. Allen et Pepys, Regnault et Reiset, Delapane, etc.). L'homme, il est à peine besoin de le dire, ne se trouve jamais dans des conditions de ce genre, lesquelles sont purement du domaine de l'expérimentation.

§ 153.

De la mort par asphyxie. — Lorsqu'une cause mécanique quelconque s'oppose à la libre entrée de l'air dans les poumons, ou lorsque le milieu gazeux qui entoure l'animal ne contient pas d'oxygène ou n'en contient que des proportions insuffisantes, la sortie de l'acide carbonique du sang se trouve diminuée. Le sang se débarrasse incomplétement ou ne se débarrasse plus de ce gaz, dans son passage à travers les poumons; alors, recevant peu ou point d'oxygène et recevant toujours de l'acide carbonique (produit incessant des combustions de nutrition), il ne tarde pas à acquérir les qualités du sang veineux. A cet état, il est impropre, ainsi que l'a montré Bichat, à entretenir régulièrement les fonctions nerveuses. Des troubles du côté des organes des sens surviennent et ouvrent le cortége des phénomènes d'asphyxie. Cet effet est très-rapide. Il est extrêmement rare que l'homme qui a séjourné plus de 4 ou 5 minutes sous l'eau puisse être rappelé à la vie. L'action non vivifiante du sang veineux sur le système nerveux réagit d'ailleurs, par l'intermédiaire de ce système, sur les battements du cœur, qui, bien que persistants, n'en sont pas moins altérés dans leur énergie et dans leur rhythme : elle se complique aussi de l'embarras apporté à la circulation capillaire, et notamment à la *circulation capillaire dans les poumons*. Ce sont même ces derniers phénomènes, conséquence immédiate du trouble nerveux sur la circulation par suite de la non-oxygénation du sang, qui expliquent la *rapidité* de la mort, bien plutôt que la non-oxygénation du sang elle-même. L'absence d'oxygène, en modifiant la composition du sang, constitue, il est vrai, le point de départ et l'essence même de l'asphyxie; mais l'arrêt de circulation dans les poumons précipite le résultat.

Les animaux chez lesquels la respiration pulmonaire n'est pas établie, tels que les fœtus encore contenus dans le sein maternel, peuvent survivre à la mort de leur mère pendant un temps plus considérable. Lorsque Legallois asphyxiait des lapines pleines, en leur plongeant la tête sous l'eau, les fœtus renfermés dans le sein de la mère asphyxiée pouvaient être retirés vivants, 12, 15 et 20 minutes après la mort de leur mère. Dans ces expériences, cependant, l'oxygène faisait défaut au sang du fœtus, tout comme au sang de la mère; car les échanges gazeux ont lieu, dans le placenta, à peu près comme dans les poumons. Si les fœtus supportent plus longtemps la privation d'oxygène que les adultes, cela paraît tenir à la configuration de l'appareil respiratoire et circulatoire du fœtus. Chez le fœtus, en effet, ainsi que le fait remarquer M. Bérard, la masse du sang n'a point à traverser le poumon, comme chez l'adulte. Le trou de Botal et le canal artériel assurent la circulation pendant un certain temps; la mort ne survient que plus tard, c'est-à-dire lorsque le sang a consommé la plus grande partie de son oxygène, et par asphyxie proprement dite.

Ce qui se produit chez le fœtus encore contenu dans le sein de sa mère se produit également sur l'animal *nouveau-né*, pendant les premiers jours de son existence. On peut, en effet, plonger de jeunes chiens ou de jeunes chats dans de l'eau tiède, quelques heures après leur naissance, et les y laisser séjourner pendant une demi-heure, sans les faire périr. On peut même, comme l'a fait Buffon, répéter cette expérience plusieurs fois de suite sur le même animal, en ayant soin de le laisser respirer pendant un pareil espace de temps, au moins, entre chaque épreuve. Cette faculté se perd au bout de quelques jours. Il est vraisemblable qu'elle disparaît avec l'occlusion du trou de Botal et celle du canal artériel.

Ces faits nous expliquent comment des enfants nouveau-nés, retrouvés dans des mares ou dans des fosses d'aisances, ont pu être rappelés à la vie, alors que tout espoir de salut semblait perdu pour eux; comment un enfant caché sous les cendres (encore tièdes probablement) a pu être ranimé par une respiration artificielle, près d'une heure après y avoir été enfoui. Il faut donc se tenir en garde contre de pareils événements, et, lors même que le temps qui s'est écoulé depuis la submersion des nouveau-nés paraîtrait incompatible avec le maintien de la vie, essayer néanmoins tous les moyens usités en pareil cas.

L'asphyxie est plus prompte chez les animaux qui, en un temps donné, absorbent plus d'oxygène et dégagent plus d'acide carbonique, c'est-à-dire, en d'autres termes, chez lesquels les combustions de nutrition et la température animale sont le plus développés. Les mammifères et les oiseaux, animaux à sang chaud, résistent bien moins à l'asphyxie que les reptiles, les poissons et les mollusques, animaux à sang froid, qui peuvent supporter des jours, et même des semaines entières, la privation plus ou moins complète de l'air.

§ 154.

Influence du système nerveux sur la respiration. — Par les nerfs qu'il envoie aux muscles de l'inspiration et de l'expiration, et par ceux qu'il fournit au larynx et au poumon lui-même, le système nerveux exerce une influence capitale sur les phénomènes mécaniques de la respiration.

Les muscles inspirateurs et expirateurs reçoivent leurs nerfs de l'axe spinal, à des hauteurs diverses, et plus particulièrement des paires cervicales et des paires dorsales. Ainsi, le diaphragme est animé par le nerf phrénique, branche du plexus cervical. Le plexus cervical fournit aussi des filets aux scalènes, au grand dentelé, au sterno-mastoïdien, au trapèze, au rhomboïde, à l'angulaire de l'omoplate. Le plexus brachial, par ses branches collatérales, fournit à la plupart des muscles précédents, tels que les scalènes, le grand dentelé, le trapèze, le rhomboïde, l'angulaire de l'omoplate; il fournit aussi au sous-clavier, aux grand et petit pectoraux, à la partie supérieure du grand dorsal. Les paires dorsales fournissent aux intercostaux, aux sur et sous-costaux, aux grands et petits dentelés postérieurs, et aussi aux muscles grand oblique, petit oblique et transverse de l'abdomen. Ces derniers muscles, qui agissent surtout dans les mouvements forcés d'expiration, reçoivent encore leurs nerfs du plexus lombaire, ainsi que le carré lombaire. Il suit de là que les puissances musculaires de la respiration tirent leur principe d'action de presque toute l'étendue de la moelle épinière. Mais il est vrai de dire que les nerfs des muscles de la respiration proviennent, en majeure partie, de la moelle cervicale et de la partie supérieure de la moelle dorsale.

En coupant la moelle de bas en haut, on paralyse successivement les muscles abdominaux, les intercostaux, les pectoraux, etc., et enfin le diaphragme ; mais tant que la moelle cervicale est intacte et fait corps avec le système cérébro-spinal central, les principaux mouvements de là respiration sont encore possibles, alors même que les parties dorsales et lombaires de la moelle ne font plus corps avec la partie supérieure. Les accidents qui surviennent alors sont plus spécialement en rapport avec d'autres fonctions, telles que la circulation, et, par suite, la calorification.

Le nerf pneumogastrique, par les filets qu'il envoie au larynx (nerfs récurrents), et par ceux qu'il distribue dans les poumons, agit directement aussi sur les phénomènes respiratoires. Lorsqu'on coupe, sur les animaux, les deux nerfs pneumogastriques, au-dessus de l'endroit où ils fournissent les nerfs du larynx, il est assez rare que les animaux survivent, lorsqu'on n'a pas soin d'établir chez eux une ouverture à la trachée. Lorsqu'en effet les nerfs récurrents sont séparés des centres nerveux, les lèvres de la glotte paralysée sont poussées l'une vers l'autre par le courant d'air attiré dans le poumon au moment de l'inspiration. Le conduit de l'air se trouve alors obstrué, et l'asphyxie ne tarde pas à survenir, lorsqu'on n'ouvre pas à l'air une voie nouvelle, à l'aide de la trachéotomie.

Alors même qu'une fistule trachéale a été établie, la mort survient cependant chez les animaux auxquels les deux pneumogastriques ont été coupés, mais elle se fait attendre des jours et quelquefois des semaines. L'intégrité du pneumogastrique est donc nécessaire aussi à l'accomplissement normal des fonctions du poumon. Tout concourt à prouver qu'ici le nerf pneumogastrique n'a point d'influence directe sur les phénomènes chimiques de la respiration. Le défaut d'artérialisation du sang, qui survient, se produit *peu à peu* et par obstacle *mécanique* à l'endosmose gazeuse. L'élasticité du poumon, étant une propriété de tissu, existe encore, il est vrai, après la section des pneumogastriques, mais la *contractilité* des bronches est anéantie. La sécrétion de la membrane muqueuse qui tapisse les bronches persiste ; celles-ci ne peuvent plus s'en débarrasser par leurs contractions : de là leur accumulation. Ces mucosités accumulées apportent peu à peu un obstacle, de plus en plus insurmontable, aux échanges gazeux, et, en définitive, une *asphyxie lente* s'établit.

Ajoutons encore que la circulation est troublée aussi, dans le poumon, par la suppression d'influence du pneumogastrique sur les capillaires. Il en résulte des engouements sanguins et des infiltrations sanguines, qui compliquent et accélèrent le terme fatal. D'ailleurs, la suppression du pneumogastrique retentit aussi sur les contractions du cœur, et indirectement encore sur la circulation pulmonaire.

Tant qu'une partie des muscles de la respiration est en communication avec le centre nerveux cérébro-rachidien, la respiration, quoique affaiblie, peut continuer pendant un temps plus ou moins long. Mais lorsque la section de la moelle est faite plus haut, lorsqu'on la pratique sur le bulbe rachidien, soit au-dessus de l'origine des nerfs pneumogastriques, soit à quelques millimètres au-dessous (Voy. *Innervation*, § 367), toutes les puissances musculaires de la respiration sont anéanties en même temps ; l'immobilité absolue du diaphragme et de la poitrine entraîne une mort presque instantanée, à moins toutefois qu'on ne supplée au jeu des puissances musculaires qui font défaut, en pratiquant une respiration artificielle. Nous avons même vu précédemment (§ 112) qu'on peut entretenir pendant plusieurs heures, à l'aide d'une respiration artificielle convenablement pratiquée, la vie d'un animal auquel on a détruit tout le système nerveux central (encéphale et moelle).

La respiration est sous la dépendance d'une sensation de besoin analogue au sentiment de la faim et de la soif. C'est en vertu de cette sensation instinctive que s'accomplissent incessamment, pendant la veille et pendant le sommeil, et sans que nous en ayons conscience, les mouvements respiratoires. Cette sensation, dite *sensation du besoin de respirer*, devient bien évidente lorsqu'on suspend volontairement les phénomènes mécaniques de la respiration. Il arrive un moment où elle devient si impérieuse qu'elle est plus forte que la volonté. Attachée au sentiment instinctif de la conservation, cette sensation, interne, inexplicable, n'a pas plus son siége dans le poumon que les sensations de la faim et de la soif (Voy. §§ 3 et 5) n'ont le leur dans la bouche ou dans l'estomac.

La sensation du besoin de respirer a son point de départ dans le système nerveux. Les expériences faites sur les animaux vivants permettent de localiser dans le bulbe rachidien le siége de cette sensation. Un animal auquel les lobes cérébraux, le cervelet, les corps striés, les couches optiques, les tubercules quadrijumeaux, la protubérance annulaire ont été successivement enlevés, continue encore à exécuter des mouvements respiratoires. Si, sur un animal ainsi mutilé, on continue à enlever, de haut en bas, des rondelles nerveuses sur le bulbe rachidien, l'animal tombe comme frappé de la foudre quand on est parvenu au point du bulbe correspondant à l'origine des nerfs pneumogastriques. On est donc en droit de placer, par exclusion, le siége du besoin de respirer (autrement dit, le principe ou la source des mouvements respiratoires) dans le bulbe, ou, pour parler plus rigoureusement, dans la portion du bulbe comprise entre la protubérance annulaire et un demi-centimètre au-dessous de l'origine des nerfs pneumogastriques. C'est à cet endroit qu'on a donné le nom de *nœud* vital. Cette rondelle nerveuse correspond à l'espace qui sépare la première vertèbre cervicale de l'occipital ; et lorsqu'on veut faire périr instantanément un animal, c'est là qu'on fait pénétrer l'instrument tranchant.

SECTION III.

Respiration par la peau (évaporation ou exhalation cutanée).

§ 155.

En quoi la respiration par la peau diffère de la respiration par les poumons. — La peau de l'homme, et celle des animaux qui ont, comme lui, la peau nue, offre certaines analogies avec le poumon. Comme dans le poumon, en effet, le sang circule dans un réseau vasculaire très-riche, et ce sang, qui contient des gaz, se trouve en contact médiat avec l'atmosphère, au travers de la peau. La sortie de l'acide carbonique et celle de la vapeur d'eau, et, d'autre part, l'entrée de l'oxygène, doivent se produire et se produisent, en effet, sur toutes les surfaces molles en contact avec l'atmosphère. Aussi y a-t-il, chez l'homme comme chez beaucoup d'animaux, une sorte de respiration supplémentaire par la peau. Mais la peau de l'homme, indépendamment de ce que son derme a presque partout une épaisseur et une densité bien supérieures à celles du derme muqueux, est encore recouverte d'un épithélium pavimenteux stratifié et corné, qui limite beaucoup les phénomènes d'échanges. De plus, tout le sang passe par les poumons, tandis qu'une partie seulement du sang passe dans le système capillaire sous-cutané, une grande partie de ce liquide traversant en même temps tous les organes intérieurs (muscles, glandes, os, etc.). Il résulte de là que la quantité d'acide carbonique qui sort par la voie cutanée est assez minime, qu'elle ne correspond pas à la totalité de l'acide carbonique formé par les combustions capillaires, et que le sang qui remonte vers le cœur n'en offre pas moins les qualités du sang veineux.

Mais si la quantité d'acide carbonique exhalée par la peau est peu considérable chez l'homme, il n'en est pas de même de la vapeur d'eau. Celle-ci est très-abondante et l'emporte généralement sur la quantité de vapeur d'eau exhalée par le poumon dans le même temps, ainsi que nous l'établirons dans un instant. Et ici nous ne parlons pas de l'eau excrétée à l'état liquide sous forme de sueur, mais uniquement de cette évaporation invisible et continue qui se dérobe à la vue et qu'on a souvent désignée sous le nom de *transpiration insensible*. La respiration cutanée, envisagée dans son essence, est donc tout à fait analogue à la respiration pulmonaire. Mais elle en diffère, chez l'homme tout au moins, en ce sens que la quantité d'acide carbonique exhalé par la peau et la quantité d'oxygène absorbé sont beaucoup plus petites que dans le poumon, tandis que la quantité de vapeur d'eau qui s'échappe par évaporation cutanée est plus considérable.

La respiration cutanée n'introduisant dans le sang que de très-faibles quantités d'oxygène, et ne débarrassant ce liquide que de quantités également très-faibles d'acide carbonique, ne peut, dans aucun cas, suppléer la respiration pulmonaire de l'homme. Aussi ne peut-il survivre au delà de quelques minutes à la suspension des mouvements respiratoires. Il n'en est pas de même pour les animaux chez lesquels les besoins de la respiration sont moins impérieux, et chez lesquels les combustions de nutrition (et, par conséquent, la production de l'acide carbonique) sont lentes. Lorsque ces animaux, en général à sang froid, ont en même temps la peau nue et *humide*, la respiration cutanée peut suppléer celle-ci pendant un temps plus ou moins long. M. Edwards, ayant supprimé l'entrée de l'air dans les poumons des grenouilles, à l'aide d'un capuchon ciré fixé autour du cou de ces animaux, a constaté qu'elles peuvent vivre ainsi, au contact de l'air, un ou plusieurs jours; lorsque le même expérimentateur submergeait complétement des grenouilles et supprimait ainsi la respiration cutanée et la respiration pulmonaire, elles ne vivaient guère au delà de huit ou dix heures [1]. Chez les animaux à branchies et à peau molle, la respiration par la peau est généralement assez développée. Quant aux animaux sans appareil respiratoire distinct, il va sans dire que la respiration par les surfaces organiques molles atteint ici son plus haut degré de développement.

Les animaux à sang chaud, couverts de poils ou de plumes, ont une respiration cutanée plus restreinte que celle de l'homme.

§ 156.

De l'exhalation cutanée de l'acide carbonique et de l'absorption d'oxygène.—L'exhalation de l'acide carbonique par la peau a été établie expérimentalement, depuis longtemps, sur les animaux inférieurs, par Spallanzani. Des grenouilles auxquelles il avait enlevé les poumons n'en ont pas moins continué à exhaler de l'acide carbonique, pendant le temps qu'elles ont survécu. La réalité de ce phénomène chez l'homme peut être mise hors de doute par l'expérience suivante : lorsqu'on introduit la main et la partie voisine de l'avant-bras dans une cloche remplie d'air atmosphérique, renversée sur une cuve contenant de l'eau distillée, il suffit, au bout d'une demi-heure ou d'une heure, de retirer son bras et de verser dans cette atmosphère un peu d'eau de chaux, pour y déterminer un précipité de carbonate de chaux caractéristique.

On peut doser la quantité d'acide carbonique exhalée par la peau de l'homme dans un temps donné, en recueillant tous les produits de l'exhalation cutanée pulmonaire, et en déduisant de cette somme totale la quantité d'acide carbonique exhalée dans le même temps par le poumon (Voy. § 138). Pour recueillir ensemble les produits gazeux de l'exhalation cutanée et pulmonaire, il suffit de placer l'homme ou les animaux dans des enceintes fermées : d'un côté de cette enceinte arrive l'air et

[1] Si les grenouilles ont vécu encore dix heures à l'état de submersion, cela tient à une respiration rudimentaire à l'aide de l'air contenu dans l'eau. Dans l'eau privée d'air, la mort est plus rapide.

mosphérique destiné à subvenir aux fonctions de respiration pulmonaire et cutanée, et à placer ainsi l'individu dans des conditions sensiblement analogues à celles où il se trouve dans l'atmosphère; de l'autre côté s'opère, à l'aide d'un flacon aspirateur, le départ des produits de l'expiration cutanée et pulmonaire. Ces produits sont recueillis et dosés.

MM. Scharling et Hannover ont fait sur l'homme une série d'expériences. En tirant la moyenne des tableaux qu'ils ont donnés, on trouve que la quantité moyenne d'acide carbonique exhalée en un temps donné, par la peau, est à la quantité d'acide carbonique exhalée dans le même temps par le poumon :: 1 : 38. En d'autres termes, l'exhalation d'acide carbonique par la peau est 38 fois moindre que l'exhalation par le poumon.

L'exhalation d'azote par la peau, annoncée autrefois par M. Collard de Martigny, est considérée aujourd'hui comme un fait plus que douteux.

Il y a aussi, avons-nous dit, une petite proportion d'oxygène absorbée par la peau. La réalité de cette absorption peut être démontrée par une expérience très-simple. Prenez huit ou dix grenouilles, et, après leur avoir excisé les poumons, placez-les dans une cloche renversée sur le mercure et renfermant une quantité déterminée d'air atmosphérique. Au bout de vingt-quatre heures on retire les grenouilles, on fait pénétrer de l'eau de chaux dans la cloche pour absorber l'acide carbonique produit, et l'on constate, en mesurant de nouveau l'air atmosphérique à l'aide d'une cloche graduée, que son volume a diminué. La quantité d'oxygène disparu est à peu près équivalente à la quantité d'acide carbonique produit.

§ 157.

De l'exhalation de la vapeur d'eau par la peau. — Cette exhalation constitue une des fonctions les plus importantes de la peau. La réalité du phénomène a été constatée depuis longtemps. Il suffit de placer une partie quelconque du corps dans une enveloppe imperméable, pour qu'en très-peu de temps le milieu circonscrit se trouvant saturé, la vapeur d'eau se précipite, à l'état liquide, sur les parois intérieures de l'enveloppe. Les vêtements dont le corps de l'homme est couvert ne constituant pas des enveloppes imperméables, la vapeur d'eau exhalée par la peau s'échappe insensiblement par les pores de leurs tissus et se répand dans l'atmosphère. Le cuir est moins facilement perméable à la vapeur d'eau que les tissus de fil, de soie, de coton ou de laine : cela nous explique comment la transpiration insensible a de la tendance à se condenser, sous forme liquide, dans les parties qu'il recouvre (bottes et souliers). Le cuir, cependant, se laisse encore traverser par la majeure partie de la transpiration insensible. En effet, si l'on place l'extrémité inférieure, chaussée d'un bas et d'une botte, dans un large tube métallique hermétiquement appliqué sur le membre, à l'aide d'un manchon de caoutchouc, et si l'on refroidit ce tube à l'extérieur, la vapeur aqueuse de l'exhalation cutanée qui a traversé le tissu de la chaussure se condense, sous forme liquide, dans l'intérieur du tube.

Les chaussures de caoutchouc qui ont l'inconvénient d'entretenir l'humidité des pieds, doivent cette propriété à leur imperméabilité absolue. Les produits de la transpiration insensible se condensent à leur intérieur. C'est pour cette raison encore que les vêtements imperméables, dont nous nous couvrons pour nous garantir contre la pluie, ont le grave inconvénient de s'opposer à la diffusion, dans l'atmosphère, des produits gazeux de la transpiration cutanée. Ces produits accumulés sous le vêtement imperméable se condensent à leur paroi interne et entretiennent autour du corps une humidité d'autant plus malsaine, que l'air extérieur qui frappe à leur suface en abaisse la température.

Lavoisier et Séguin ont, les premiers, cherché à évaluer numériquement la proportion de la vapeur d'eau exhalée par la peau, en un temps donné. A cet effet, l'expérimentateur, dépouillé de ses vêtements, se plaçait dans une enveloppe ou sac gommé, qui l'entourait complétement. La respiration était entretenue par un tube hermétiquement enchâssé dans cette enveloppe, terminé d'un côté par un masque appliqué sur la bouche et les fosses nasales, et communiquant au dehors par son autre extrémité. De cette manière les produits de l'expiration pulmonaire étaient rejetés au dehors, et les produits de l'exhalation cutanée étaient seuls recueillis dans l'enveloppe. La différence entre le poids de l'enveloppe avant et après l'expérience représentait le poids de la vapeur d'eau condensée sous forme aqueuse dans son intérieur.

Ce mode d'expérimentation laisse quelque chose à désirer. Au bout de peu de temps, en effet, l'air intérieur du sac était *saturé*, et la déperdition par la peau se trouvait modifiée, ainsi que nous le verrons dans un instant.

Un procédé plus simple et aussi plus rigoureux, car le sujet de l'expérience se trouve dans les conditions normales, consiste à peser un individu débarrassé de ses vêtements, puis à recueillir les produits de l'exhalation pulmonaire pendant un temps donné (Voy. § 138). Après ce temps on pèse de nouveau l'individu. Le poids qu'il a perdu représente à la fois les produits de l'exhalation pulmonaire et les produits de l'exhalation cutanée. La quantité des produits de l'exhalation pulmonaire est connue, et on en déduit facilement la quantité de l'exhalation cutanée. Enfin, en retranchant de cette dernière quantité un poids d'acide carbonique égal à la 38me partie (Voy. § 156) de celle qui a été exhalée par les poumons dans le même temps, on obtient la quantité d'eau évaporée par la peau.

En opérant ainsi, on constate que la quantité d'eau évaporée à la surface de la peau est, en moyenne, de 1 kilogramme en vingt-quatre heures. La quantité d'eau exhalée par le poumon, pendant le même temps, étant de 400 à 500 grammes (Voy. § 143), nous en conclurons que l'évaporation cutanée débarrasse l'économie d'une quantité d'eau double de celle des poumons [1].

[1] Indépendamment de l'acide carbonique et de la vapeur d'eau, il s'échappe aussi, avec

§ 158.

Des causes qui font varier la quantité d'eau évaporée à la surface de la peau.— Les pertes en eau qui ont lieu à la surface de la peau sont soumises à des fluctuations nombreuses, subordonnées aux influences extérieures. La température et l'état hygrométrique de l'air ambiant jouent, à cet égard, un rôle capital. L'étude et la connaissance des conditions météorologiques sont, sous ce rapport, d'une haute importance en étiologie.

L'atmosphère au sein de laquelle nous vivons présente des états hygrométriques très-divers. Tantôt elle renferme des quantités de vapeur d'eau peu considérables, eu égard à sa température : elle est relativement *sèche*; tantôt, au contraire, elle renferme à peu près complétement, ou parfois même complétement, la quantité de vapeur qu'elle peut dissoudre à la température qu'elle possède : elle est alors près de son point de saturation ou tout à fait *saturée*. Lorsque l'atmosphère est saturée, l'air qui entoure le corps, n'ayant plus aucune tendance à se charger d'une nouvelle quantité de vapeur d'eau, entrave singulièrement l'évaporation cutanée et pulmonaire. Cette évaporation persiste encore, mais elle est considérablement amoindrie. Elle ne persiste qu'en vertu de l'excès de température du corps sur celle du milieu qui l'entoure. L'eau, concentrée en grande partie dans le corps, se porte vers ses autres voies d'échappement (sécrétion urinaire). Si la température extérieure de l'air saturé était la même que celle du corps de l'animal, l'évaporation cutanée et pulmonaire serait réduite à zéro. Lorsque ce cas se présente, l'évaporation cutanée et l'évaporation pulmonaire se trouvent nécessairement supprimées. Mais alors un nouveau phénomène survient, dont le résultat est de débarrasser l'économie de l'eau qu'elle ne peut plus perdre à l'état de vapeur. Les glandes sudorifères sécrètent une humeur qui s'écoule à l'état *liquide*, sous le nom de *sueur*[1].

Lorsque l'état hygrométrique de l'air est très-éloigné de son point de saturation, au contraire, l'évaporation cutanée et l'évaporation pulmonaire acquièrent toute leur activité. La quantité d'eau qui s'échappe par ces deux voies augmentant, celle qui est évacuée dans le même temps par les voies de sécrétion (par l'urine en particulier, qui est la plus abondante de toutes) diminue.

Dans les chaleurs de l'été, l'état hygrométrique de l'air est, *en général*, moins près de son point de saturation qu'en hiver, et, de plus, la tempé-

produits de l'exhalation cutanée, d'autres matières *volatiles* organiques, peu connues, et en quantité infiniment petite. Il est probable, d'ailleurs, que la majeure partie de ces produits s'accumule à la surface de la peau par sécrétion (*sécrétion de la sueur*), et que la vapeur d'eau de la transpiration cutanée s'en charge au moment où elle est exhalée. Ce sont ces matières qui constituent le fumet de divers gibiers, et celui de l'homme, dont le chien reconnaît aussi très-bien la piste. (Voy. *Sueur*, article SÉCRÉTION, § 182.)

[1] Voy., pour plus de détails, *Chaleur animale* (§ 167), et *Sécrétion*, article SUEUR (§ 182).

rature étant plus élevée, sa capacité de vapeur, pour arriver à saturation, est plus grande qu'en hiver. Aussi l'évaporation cutanée et pulmonaire est généralement plus élevée dans la saison chaude que dans la saison froide. M. Dalton a fait, à cet égard, des recherches d'où il résulte qu'en juin, la transpiration cutanée et pulmonaire ayant été de 64 onces d'eau en un temps donné, elle n'a été que de 37 onces au mois de mars dans un égal espace de temps. La quantité d'urine a été, au contraire, plus considérable en hiver qu'en été.

La quantité des boissons dont l'homme fait usage modifie les proportions de l'urine. Les pertes d'eau par évaporation cutanée et pulmonaire sont à peu près indépendantes de la quantité des boissons; elles sont intimement liées avec les conditions physiques extérieures, et variables comme elles. La sécrétion urinaire sert en quelque sorte de régulateur et rétablit l'équilibre.

Lorsque l'enveloppe tégumentaire est placée dans un milieu autre que celui avec lequel les poumons se trouvent en communication, et lorsque l'état hygrométrique de ces deux milieux est très-différent, les rapports normaux entre les deux évaporations peuvent être complétement changés. Lorsque les expérimentateurs se plaçaient dans une enveloppe imperméable, et, par conséquent, dans un milieu promptement saturé, tandis que les poumons communiquaient librement avec l'air extérieur, la quantité d'eau évaporée par le poumon était relativement plus considérable que la quantité d'eau évaporée par la peau. L'évaporation pulmonaire devenait égale et l'emportait même quelquefois sur la dernière.

Lorsque, à l'aide de moyens appropriés, on supprime sur les animaux l'évaporation cutanée, et qu'on s'oppose ainsi d'une manière absolue à la sortie de la vapeur d'eau et à celle de l'acide carbonique, il s'établit peu à peu des désordres graves, qui se terminent par la mort des animaux. Pour supprimer les fonctions de la peau, on a imaginé de mettre à nu, par la tonte du poil, la peau du chien, du mouton, du lapin, du cheval, et de recouvrir la surface rasée avec un vernis épais et siccatif. Les animaux ainsi préparés ont succombé au bout d'un temps variable: il est rare qu'ils aient survécu plus de 6, 8, 10 ou 12 heures. Après la mort, on trouve les tissus et les organes gorgés d'un sang noir, comme dans l'asphyxie. Il est probable que, dans ces cas, ce n'est pas à la rétention de l'eau qu'une mort aussi rapide doi être attribuée. La sécrétion urinaire constitue, en effet, une voie succédanée à cette évaporation supprimée. Il est plus probable que l'acide carbonique non expulsé, s'accumulant dans le sang, a amené à la longue une *asphyxie lente*. Il est vrai que la quantité d'acide carbonique exhalée par la peau est très-peu considérable, puisqu'elle n'est guère, chez l'homme, que la 38me partie de l'exhalation pulmonaire, et qu'elle est beaucoup moindre encore chez les animaux à poil; mais si l'homme était recouvert d'un vernis, il n'en est pas moins vrai qu'au bout du temps qu'il emploie à faire 38 mouvements piratoires (un peu plus de 2 minutes), il se serait accumulé dans son sang une quantité d'acide carbonique équivalente à celle qu'il rend *dans chaque expiration*. Le poumon, qui échange ses gaz avec l'air atmosphérique en vertu d'une loi physique, ne peut suppléer l'exhalation gazeuse de la peau. Lorsqu'une des deux voies d'élimination de l'acide carbonique est fermée, ce gaz s'accumule peu à peu dans le sang et détermine l'asphyxie (Voy. § 152).

Lorsque c'est la voie pulmonaire qui est fermée, l'asphyxie est rapide; elle est lente lorsque c'est la voie cutanée. Les poumons débarrassent en effet, en un temps donné, l'économie d'une quantité d'acide carbonique beaucoup plus considérable que la peau, et surtout que la peau des animaux à poils. Si l'expérience était praticable sur l'homme, il est très-probable que la durée de l'asphyxie cutanée serait 38 fois plus lente que la durée de l'asphyxie pulmonaire. Au lieu de durer 4 ou 5 minutes, elle durerait vraisemblablement de 2 heures 1/2 à 3 heures.

§ 159.

Hygiène de la respiration. — Ventilation. — Lorsque l'homme ou les animaux vivent à l'air libre, les modifications qu'ils font subir à l'air atmosphérique sont tout à fait insensibles, parce que l'océan de l'air est continuellement agité dans sa masse par les vents et par les courants déterminés par la radiation solaire. Mais lorsque l'homme s'abrite dans des demeures, lorsqu'il y place des animaux, lorsqu'en un mot le volume d'air expiré est limité, cet air ne tarde pas à être profondément modifié dans sa composition et dans ses propriétés. Il perd sans cesse de l'oxygène, et il se charge d'acide carbonique, de vapeur d'eau et des produits organiques de l'exhalation pulmonaire et cutanée. A ces produits il faut ajouter encore ceux qui proviennent des foyers de combustion trop souvent mal disposés, et ceux des combustibles d'éclairage (chandelles, lampes, bougies, etc.); produits qui contiennent, outre l'eau et l'acide carbonique, des gaz plus nuisibles, tels que l'oxyde de carbone, des hydrogènes carbonés, etc.

L'homme exécute 18 mouvements respiratoires par minute, et, à chaque mouvement respiratoire, il fait circuler 1/2 litre d'air dans les poumons (Voy. § 137); il en résulte qu'il utilise, en 1 heure, environ 500 litres d'air pour les besoins de sa respiration. D'une autre part, l'air qui sort des poumons contient 4,3 pour 100 d'acide carbonique (Voy. § 138). L'homme renfermé pendant une heure dans 500 litres d'air vicierait donc cet air, de telle sorte qu'au bout de ce temps, le milieu renfermerait environ 4,3 pour 100 d'acide carbonique, à supposer que chaque fraction d'air fût respirée d'une manière successive. A cette dose, l'air ne serait sans doute pas encore doué de propriétés immédiatement nuisibles, ainsi que le prouvent les expériences sur les animaux vivants, et l'homme pourrait encore tirer de cet air une certaine proportion d'oxygène. Mais il est certain qu'il en souffrirait, et qu'il pourrait en résulter pour lui des conséquences fâcheuses. Indépendamment de l'acide carbonique, en effet, l'homme rend de toutes parts, par le poumon et par la peau, des matières organiques en suspension dans la vapeur d'eau de ses exhalaisons. Ces matières jouent incontestablement dans l'air confiné un rôle important, et c'est à elles surtout que sont dus les effets funestes de l'encombrement (fièvres typhoïdes, contagions, etc.).

A moins que l'espace dans lequel l'homme se trouve renfermé ne soit extrêmement resserré et qu'il ne périsse ainsi en peu de temps par asphyxie, c'est surtout l'accumulation des produits organiques de l'expiration cutanée et pulmonaire qui est nuisible. Dans une salle de spectacle, dans un hôpital, dans une caserne, dans une salle d'assemblée, l'air, alors qu'il paraît le plus vicié à l'odorat et qu'il semble le plus irrespirable, ne contient guère au delà de 1 pour 100 d'acide carbonique. Longtemps avant que l'air atmosphérique dans lequel l'homme respire ne contienne 4 ou 5 pour 100 d'acide carbonique, cet air est devenu nuisible pour lui. Autant que possible, l'homme doit donc se placer dans des conditions qui le rapprochent le plus du milieu où il est appelé à vivre. Ces conditions, on pourrait les réaliser dans nos demeures, si l'on fournissait incessamment à l'homme une nouvelle quantité d'air prise au dehors, et si l'on enlevait aussi, au fur et à mesure, les produits gazeux de sa respiration ; si, en d'autres termes, il se trouvait placé dans un courant d'air continu, apportant sans cesse de l'air neuf, entraînant sans cesse l'air vicié. La plupart des systèmes de ventilation qui ont été proposés ont cherché à réaliser ce problème. Mais avant que les salles d'assemblée, ainsi que les hôpitaux, et surtout avant que toutes nos demeures particulières soient pourvues d'appareils ventilateurs quelconques, il s'écoulera sans doute encore un long temps.

Le problème de la ventilation est d'ailleurs assez complexe. Il faut tenir compte, en effet, et de la capacité des locaux, et du nombre des individus, et du temps qu'ils doivent y séjourner. Il faut tenir compte des diverses causes de viciation de l'air, telles que la quantité d'acide carbonique produit par le poumon, par la peau, par les combustibles d'éclairage, la quantité de vapeur d'eau fournie par la peau et le poumon, etc. En faisant entrer tous ces éléments dans le calcul, on peut établir qu'il faut, en moyenne, 10 mètres cubes d'air neuf par heure et par individu [1]. Per-

[1] Supposons, en effet, qu'il s'échappe en nombres ronds 4 pour 100 d'acide carbonique à chaque expiration. A 18 expirations par minute, chaque expiration étant de 1/2 litre, cela donne par heure et par individu 540 litres d'air expiré, ou 22 litres d'acide carbonique produit. On peut admettre que l'air ne doit jamais renfermer plus de 4 millièmes d'acide carbonique (l'air libre en renferme 10 ou 20 fois moins que cela); or, pour que cette proportion ne dépasse pas 4 millièmes, il faut environ à chaque individu et par heure 4 mètres cubes d'air neuf. Mais cette évaluation n'est pas suffisante. En effet, l'homme perd, par évaporation cutanée et pulmonaire, 1,500 grammes d'eau en vingt-quatre heures (§§ 143 et 157), soit 60 grammes par heure. Or, il faut 14 grammes de vapeur d'eau pour saturer 1 mètre cube d'air à la t

tout système de ventilation sagement conçu, on doit se proposer de fournir *au moins* cette quantité d'air. On conçoit, d'ailleurs, qu'en pareille matière, on ne pourra jamais pécher par excès; et si des considérations économiques ne dominaient la question, nous dirions qu'il faut fournir autant d'air que possible et se rapprocher de plus en plus des conditions de la respiration à l'air libre.

Il faut donc à l'homme confiné dans l'intérieur de ses demeures 10 mètres cubes d'air par heure, ou 240 mètres cubes d'air par vingt-quatre heures, pour éloigner toute chance fâcheuse de malaise ou de maladie. Il est facile de voir qu'aucune de nos salles d'assemblée ne remplirait ces conditions, si elles n'étaient constamment soumises à un système plus ou moins parfait de ventilation; et beaucoup d'entre elles laissent beaucoup à désirer sous ce rapport. Beaucoup de chambres à coucher, dans lesquelles nous passons 10 heures sur 24, sont très-insalubres, surtout lorsque le manque de cheminée diminue la ventilation qui s'opère par les joints des portes et des fenêtres. Précisons ces exemples par quelques chiffres. En supposant toute ventilation supprimée, il faudrait que l'espace *complétement clos* dans lequel l'homme passerait vingt-quatre heures consécutives fût au moins de 240 mètres cubes : en d'autres termes, cet espace devrait avoir plus de 6 mètres en tous sens. Si cet homme devait rester seulement 8 heures (c'est-à-dire environ le temps du sommeil) dans un espace complétement fermé, cet espace devrait avoir une capacité de 80 mètres cubes, c'est-à-dire environ $4^m,5$ en tous sens; et en supposant (ce qui est le cas le plus fréquent) que la pièce n'eût que $2^m,5$ d'élévation, elle devrait avoir près de 6 mètres en long et en large. Il est vrai qu'il s'opère toujours, dans les chambres les mieux closes, une ventilation assez efficace par les joints des portes et des fenêtres; de telle sorte que des pièces plus petites ne sont pas toujours insalubres. Mais combien de cabinets qui n'ont pas les dimensions dont nous venons de parler, et dans lesquels on entasse jusqu'à huit, dix et douze lits!

---

§ 160.

Respiration dans la série animale. — L'échange des gaz, qui constitue l'essence de la respiration, s'opère dans toute la série animale. Dans tous les points où le fluide nutritif ne se trouve séparé de l'air atmosphérique que par des membranes ou des tissus peu épais, cet échange a lieu. Il consiste toujours essentiellement dans une exhalation d'acide carboni-

pérature moyenne de +15°; donc 60 grammes de vapeur d'eau satureront près de 5 mètres cubes d'air. Or, l'homme ne peut rester impunément renfermé dans un espace saturé : il faudra donc lui fournir plus de 5 mètres cubes d'air. Nous pouvons admettre qu'à 8 mètres cubes d'air par heure, cette influence ne se fera pas sentir d'une manière fâcheuse. Ajoutons enfin à cette quantité 2 mètres pour l'alimentation des chandelles, bougies, lampes, becs de gaz, etc., qui brûlent librement dans les enceintes fermées où respire l'homme, et nous arrivons à une quantité moyenne de 10 mètres cubes par heure et par individu.

que et dans une absorption d'oxygène. Tantôt, comme chez les animaux supérieurs, l'échange des gaz est localisé dans des organes spéciaux traversés par la masse du sang, et entretenus dans un état d'humidité permanente (poumons, branchies) ; tantôt, comme aux degrés inférieurs de l'échelle animale, la respiration s'opère, à l'extérieur ou à l'intérieur de l'animal, sur les surfaces tégumentaires humides.

Mammifères. — L'organe respiratoire des mammifères, ou poumon, offre dans sa structure une très-grande ressemblance avec celui de l'homme. Les phénomènes de la respiration des mammifères ont avec ceux de l'homme une similitude à peu près parfaite. Il n'y a guère d'autre différence que celle qui résulte du type des mouvements respiratoires ou du mode d'agrandissement de la cage thoracique (Voy. § 118). Ajoutons que chez la plupart des mammifères, le revêtement pileux ou laineux qui recouvre la peau restreint beaucoup les échanges qui ont lieu à la peau. La respiration *cutanée* des mammifères (c'est-à-dire l'exhalation d'acide carbonique et de vapeur d'eau, et aussi l'absorption d'oxygène) est donc plus faible que chez l'homme [1].

Oiseaux. — Les oiseaux vivent dans l'air comme les mammifères, et respirent comme eux, à l'aide de poumons. Leur respiration présente toutefois des particularités remarquables. Au lieu de remplir la cavité thoracique, les poumons proprement dits n'occupent guère que la septième ou huitième partie de cette cavité. Les poumons de l'oiseau sont confinés dans la région dorsale de la cage pectorale, et appliqués contre les vertèbres dorsales par un plan membraneux et charnu, qui, se fixant de chaque côté aux côtes, offre sa concavité du côté du sternum et sa convexité du côté du poumon. Indépendamment de cette cloison, à laquelle on a souvent donné le nom de diaphragme, il y a un autre muscle membraneux qui occupe à peu près la position du diaphragme des mammifères. Ce diaphragme thoraco-abdominal, de même que la cloison précédente, n'isole pas d'une manière complète l'organe respiratoire, lequel envoie des prolongements et entretient des communications avec des parties accessoires ou sacs aériens, constitués par des cavités membraneuses.

De ces sacs aériens, quatre sont compris dans la poitrine et entre les deux diaphragmes, comme les poumons eux-mêmes : tels sont les deux *sacs diaphragmatiques antérieurs* et les deux *sacs diaphragmatiques postérieurs*. Un autre sac aérien impair, ou *sac thoracique antérieur*, est situé aussi dans la cavité pectorale, mais en dehors des diaphragmes. Il remplit la partie antérieure de la poitrine, derrière le sternum. Les autres sacs aériens sont situés hors de la cavité thoracique ; tels sont les deux *sacs cervicaux* ou *interclaviculaires*, et les deux *sacs abdominaux*.

[1] M. Regnault a montré, par une série d'expériences annexées à son travail sur la respiration, que chez les *mammifères* et chez les *oiseaux*, l'acide carbonique exhalé par la peau ne s'élève plus qu'au centième de celui que fournit l'animal par le poumon, et que cette proportion est souvent beaucoup plus faible encore.

Ces divers sacs aériens ne communiquent point entre eux, mais directement avec les bronches ; ils sont, en quelque sorte, des diverticules du poumon.

Les bronches qui établissent la communication entre les sacs aériens et les poumons de l'oiseau sont des bronches d'un assez gros calibre. Les principales divisions de la trachée, loin de s'enfoncer dans l'épaisseur du poumon et de s'y ramifier avant de s'ouvrir dans les sacs aériens, cheminent à la surface même du poumon, et viennent communiquer directement avec ces sacs. Ajoutons encore que dans le poumon de l'oiseau, les cerceaux cartilagineux des bronches sont la plupart incomplets, tandis que les cerceaux de la trachée forment des anneaux fermés, ce qui n'a pas lieu chez les mammifères. La structure du poumon des oiseaux n'est pas non plus semblable à celle du poumon des mammifères. Au lieu de se diviser isolément et de former, en définitive, comme chez l'homme, des culs-de-sac agglomérés, les bronches du poumon de l'oiseau s'anastomosent entre elles, et forment dans l'épaisseur du poumon un réseau de canaux parcourus par l'air, et qui a une certaine analogie avec les réseaux anastomosés des vaisseaux sanguins.

L'air qui a traversé le réseau bronchique et qui est parvenu dans les sacs aériens va plus loin encore. En effet, quelques-uns des sacs aériens dont nous avons parlé communiquent chez beaucoup d'oiseaux avec la cavité des os. Ainsi, l'air des sacs cervicaux pénètre dans le corps des vertèbres cervicales et dorsales et dans les côtes vertébrales ; l'air du sac thoracique s'introduit dans la clavicule, dans le sternum, dans l'omoplate, les côtes sternales et l'humérus ; l'air des sacs abdominaux communique avec le sacrum, les vertèbres coccygiennes, les os iliaques et les fémurs. Les sacs diaphragmatiques contenus avec les poumons, entre les deux diaphragmes, ne communiquent point avec les os.

Les communications des sacs aériens avec les os n'ont pas lieu chez tous les oiseaux ; on les observe particulièrement chez les oiseaux de haut vol. Beaucoup de gallinacés, de palmipèdes et d'autres oiseaux mauvais voiliers ne présentent point de communications de ce genre, ou seulement des communications partielles.

Les mouvements de l'inspiration s'opèrent chez les oiseaux par l'élévation des côtes et du sternum, et par la contraction des diaphragmes. Le diaphragme supérieur, en effaçant sa concavité, attire le poumon en avant, et le développe suivant le diamètre antéro-postérieur ; le diaphragme thoraco-abdominal, en s'abaissant, développe le poumon suivant le diamètre vertical. Les sacs diaphragmatiques compris entre les deux diaphragmes contribuent aussi (et plus énergiquement que le poumon lui-même) à attirer l'air dans leur intérieur : leur capacité se trouve, en effet, augmentée, au moment de l'inspiration, par l'écartement des deux diaphragmes. Les sacs aériens, situés en dehors des diaphragmes (par conséquent en dehors des puissances expansives), n'agissent point comme aspirateurs, au moment de la contraction des diaphragmes. Les sacs aériens inter-diaphragmatiques, dilatés au moment de l'inspiration, attirent, non-seulement l'air du dehors par la trachée, mais encore l'air des autres sacs aériens en communication avec eux par l'intermédiaire du poumon. Il résulte de là que les mouvements d'inspiration de l'oiseau ont non-seulement pour effet de faire pénétrer l'air extérieur dans les poumons et les sacs pulmonaires inter-diaphragmatiques, mais encore d'opérer une expiration partielle dans les autres cellules aériennes de l'oiseau.

Au moment de l'expiration, l'air contenu dans les sacs aériens inter-diaphragmatiques, pressé à la fois et par la réaction élastique du poumon et par le retour des deux plans charnus diaphragmatiques, ne s'échappe pas entièrement par la trachée, mais passe en partie dans les autres cellules. De cette manière, et par ce double jeu, se trouve agité et renouvelé l'air qui circule dans les parties les plus éloignées de l'organe respiratoire.

La partie la plus vasculaire de l'appareil respiratoire de l'oiseau est le poumon, et c'est là surtout que s'opèrent les échanges gazeux de la respiration. Les sacs aériens et les canaux des os, beaucoup moins vasculaires que le poumon, sont surtout en rapport avec le mode de locomotion de l'oiseau, et destinés principalement à diminuer sa pesanteur spécifique; mais il s'opère aussi, dans leur intérieur, une respiration supplémentaire.

Reptiles. — Les reptiles, ainsi d'ailleurs que les animaux dont il nous reste à parler, sont des animaux à sang froid. Leur respiration est beaucoup moins active que celle des mammifères et des oiseaux, et ils peuvent être privés plus ou moins longtemps d'air ou d'oxygène avant de succomber.

La plupart des reptiles ont une respiration aérienne, et respirent par des poumons. Parmi les reptiles à poumon, quelques-uns ont des *branchies* dans les premiers temps de leur vie (têtards de grenouilles, par exemple), et respirent comme des poissons, jusqu'au moment de leur métamorphose. Beaucoup de reptiles vivent à la fois dans l'air et dans l'eau, mais ils respirent encore par des poumons, et viennent à la surface respirer l'air atmosphérique. Il en est cependant quelques-uns qui sont réellement amphibies et qui conservent toute leur vie des branchies et des poumons (protées, axolots, sirènes).

Chez les reptiles à poumons dont la peau est nue (les grenouilles, par exemple), la peau est aussi un organe important de respiration. La peau envisagée comme organe de respiration, tient à la fois des poumons et des branchies : les échanges gazeux de la respiration cutanée peuvent s'opérer, non-seulement aux dépens de l'air atmosphérique, mais encore aux dépens de l'air contenu dans l'eau, ainsi que les expériences l'ont depuis longtemps prouvé. Il est probable que, chez quelques reptiles, la respiration cutanée est, dans l'air, aussi active que la respiration pulmonaire. Dans leurs expériences, MM. Regnault et Reiset ont observé que des gr nouilles privées de poumons consomment, dans le même temps, environ les deux tiers de la proportion d'oxygène absorbée par des grenouilles intactes. Les expériences de Spallanzani ont depuis longtemps appris que des grenouilles submergées peuvent vivre quelque temps dans l'eau renouvelée, tandis que dans l'eau bouillie (par conséquent privée d'air) elles meurent promptement. Nous avons déjà signalé, à cet égard, les expériences de M. Edwards (§ 155).

Les poumons de reptiles sont constitués par des sacs plus ou moins complétement cloisonnés, figurant parfois une sorte de tissu aréolaire à cellules communiquantes. Quoique le poumon des reptiles soit généralement volumineux, la surface développée de cet organe offre bien moins d'étendue que celle du poumon des mammifères et des oiseaux. Les reptiles n'ont point de diaphragme : leur thorax communique librement avec l'abdomen. Beaucoup d'entre eux n'ont point de côtes (fig. 57) : tels sont les batraciens. Il en résulte que chez les batraciens, les mouvements d'inspiration et d'expiration ne sont point soumis au jeu du thorax, comme chez les mammifères et les oiseaux. Le poumon des batraciens n'attire pas l'air par dilatation, au moment de l'inspiration, comme chez les mammifères et les oiseaux; aussi, l'air n'est que très-incomplétement renouvelé dans leurs poumons. Les batraciens inspirent l'air par une sorte de *déglutition*. Certains muscles dilatent activement la gorge : l'air entre par les narines, remplit la dilatation ou le gonflement de la gorge; puis les narines se ferment, la gorge se contracte en vertu de ses muscles propres et chasse l'air, par refoulement, du côté des poumons. Le retrait élastique du poumon et la contraction des muscles de l'abdomen président à l'expiration. Les reptiles inspirant l'air, non point par la dilatation de la cavité pectorale, mais par un refoulement de déglutition, il en résulte qu'ils respirent aussi bien, la poitrine et le ventre ouverts, que lorsqu'ils sont intacts. Il en résulte encore (ce qui paraît assez singulier au premier abord) que l'on peut rendre la respiration pulmonaire impossible, et par conséquent les asphyxier à la longue, en leur maintenant la bouche largement ouverte.

Fig. 57.

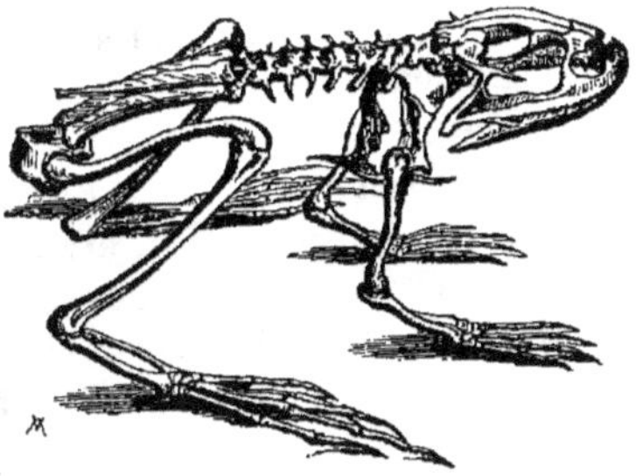

Poissons. — Les poissons respirent, à l'aide de leurs *branchies*, l'air contenu dans l'eau. De grands naturalistes ont pensé que les animaux qui vivent dans l'eau avaient le pouvoir de décomposer l'eau pour en extraire l'oxygène; mais l'expérience a prouvé depuis longtemps qu'en plaçant ces animaux dans de l'eau privée d'air, ils ne tardent pas à succomber.

L'air contenu dans l'eau fournit aux poissons l'oxygène dont ils ont besoin, et ils expirent de l'acide carbonique, ainsi qu'il est aisé de s'en assurer, en traitant par l'eau de chaux l'eau dans laquelle des poissons ont vécu pendant quelques jours. L'air contenu dans l'eau est d'ailleurs plus riche en oxygène que l'air atmosphérique, l'oxygène étant un peu plus soluble que l'azote[1].

Les branchies de poissons sont des organes disposés en forme de lamelles saillantes, très-vasculaires, fixées au bord externe des arcs branchiaux. Il y a généralement de chaque côté du cou quatre branchies composées chacune de deux lamelles. Dans les poissons cartilagineux il y en a quelquefois davantage (cinq ou sept). Les branchies sont ordinairement libres ou flottantes par un de leurs bords, c'est ce qui a lieu chez les poissons osseux. Chez les poissons cartilagineux, les deux bords des branchies sont fixés : l'un à l'arc branchial, et l'autre à la peau. Les poissons dont les branchies sont libres n'ont qu'une seule ouïe : ceux dont les branchies sont adhérentes ont au cou des ouvertures multiples, et ordinairement en nombre égal aux branchies (les lamproies, qui ont sept branches adhérentes de chaque côté, ont sept ouvertures le long du cou).

Lorsqu'on examine un poisson dans l'eau, on le voit alternativement ouvrir la bouche et les ouïes. En effet, le poisson, pour respirer, avale de l'eau par la bouche : l'eau, arrivée dans la gorge, passe au travers des fentes que laissent entre eux les arcs branchiaux, et parvient ainsi sur les branchies, qu'elle baigne ; l'eau cède au sang, au travers des parois vasculaires, une partie de l'air qu'elle renferme ; elle s'échappe ensuite par les ouvertures des ouïes.

La plupart des poissons respirent encore l'air atmosphérique qu'ils viennent avaler à la surface de l'eau. L'air ainsi avalé se trouve en contact avec les branchies, par conséquent avec une membrane vasculaire humide, et concourt à la respiration. Des poissons placés dans des récipients pleins d'eau, et qu'on empêche de venir respirer à la surface, à l'aide d'un diaphragme de gaze, finissent par succomber au bout d'un temps plus ou moins long.

Lorsque les poissons sont tirés hors de l'eau, ils périssent assez rapidement par asphyxie. Les lamelles branchiales, n'étant plus soutenues par l'eau, s'affaissent promptement, se laissent difficilement traverser par le sang, se dessèchent peu à peu au contact de l'air, et rendent l'endosmose gazeuse de plus en plus imparfaite. On peut prolonger leur vie en leur humectant sans cesse les branchies avec de l'eau, ou en les plaçant dans un milieu saturé d'humidité.

Mollusques. — Les mollusques vivent dans l'air ou dans l'eau ; leur respiration est pulmonaire ou branchiale. Les organes de la respiration présentent ici des formes et des situations très-variées.

[1] L'air atmosphérique contient 20,9 d'oxygène et 79,1 d'azote ; l'air contenu dans l'eau contient 32 d'oxygène et 68 d'azote.

Chez les mollusques *céphalopodes*, la respiration est aquatique. Les branchies sont symétriques, constituées par des lamelles divisées et subdivisées sous forme arborescente, et se trouvent cachées par le manteau dans une cavité spéciale. Cette cavité a des parois contractiles. Lorsqu'elle se dilate, l'eau entre dans son intérieur; lorsqu'elle se contracte, l'eau est chassée au dehors. Il y a, d'ailleurs, une fente pour l'entrée de l'eau, et un tube analogue à une sorte d'entonnoir pour la sortie du liquide.

Les mollusques *gastéropodes* respirent dans l'air ou dans l'eau. Chez ceux qui respirent dans l'air (telle est une partie des gastéropodes à coquille), l'organe respiratoire ou poumon est constitué par une cavité sur les parois de laquelle vient se ramifier l'artère pulmonaire. Cet organe se trouve placé dans le dernier tour de spire. L'air est amené au poumon sans que l'animal sorte de sa coquille, tantôt par un pertuis percé dans la coquille, tantôt par un canal placé entre le corps et la coquille. Les gastéropodes à coquille qui vivent dans l'eau ont des branchies. Tantôt l'animal est obligé de sortir son corps au dehors pour mettre l'organe branchial en contact avec l'eau (toupies, sabots, etc.), tantôt l'organe respiratoire est pourvu d'une sorte de canal en siphon, et il peut respirer sans sortir de sa coquille (paludines, littorines, nérites, volutes, buccins, cérites, porcelaines, etc.). Les gastéropodes tectibranches ont des branchies à moitié cachées par le manteau, et les gastéropodes nudibranches, tout à fait privés de coquilles, ont des branchies fixées à quelque partie du dos.

Les mollusques *acéphales* sont pourvus de branchies constituées par des feuillets striés en travers au nombre de quatre, et placées entre le manteau et le corps de l'animal.

Insectes. — Chez les insectes, animaux aériens, la respiration est moins localisée. La circulation de ces animaux est assez imparfaite (Voy. § 113); le sang n'est pas moins animé par un mouvement de révolution complète, et l'air va en quelque sorte à la rencontre du sang dans la plupart des parties de l'économie.

L'organe respiratoire des insectes est constitué par une multitude de canaux ou *trachées*, qui s'ouvrent à l'extérieur, sur les côtés de l'animal, et se ramifient dans son intérieur.

Tantôt les trachées sont simplement ramifiées, tantôt elles présentent, sur leur trajet, des renflements ou réservoirs à air. Les trachées sont maintenues béantes par une tunique spiroïde, de nature cartilagineuse. Leurs ouvertures extérieures, ou stigmates, ressemblent à de petites fentes ou boutonnières, parfois garnies de valvules. En général, il y a une paire de stigmates par anneau. L'air se renouvelle dans les trachées par les contractions alternatives de l'abdomen. La respiration des insectes est assez active, et leur température s'élève quelquefois d'une manière remarquable (Voy. § 161).

Arachnides. — Comme les insectes, les arachnides ont une respiration aérienne. Tantôt la respiration a lieu à l'aide de trachées, tantôt à l'aide de poches à air placées dans l'abdomen. Ces poches, sous le rapport de la disposition, ressemblent autant à des branchies qu'à des poumons. En effet, elles présentent dans leur intérieur une multitude de lamelles, sé lantes comme des feuillets branchiaux. Ces poches à air reçoivent l'a comme les trachées, par des stigmates placés sur les côtés ou à la fa inférieure de l'abdomen.

Annélides. — Les annélides ont généralement une respiration aqu tique. Les branchies des annélides varie beaucoup quant à leur forme et à leur pos tion. Tantôt elles forment, le long du corps de l'animal, des touffes placées de distance en distance (arénicoles), tantôt elles sont groupées autour des pattes, sous forme de tubercules branchiaux (néréides), tantôt l'ex trémité supérieure du corps est garnie d'une sorte de panache multibranche (serpules. Voy. fig. 58).

Fig. 58.

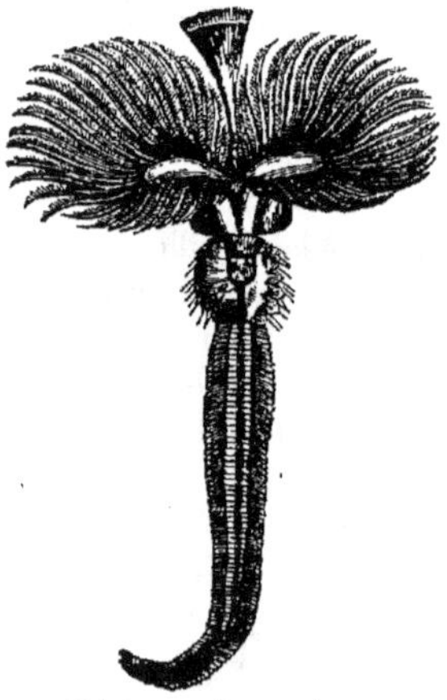

BRANCHIES D'UN ANNÉLIDE
(Serpula contortuplicata).

Les seuls annélides qui ne soient pas aqu tiques sont les lombrics (vers de terre). Ils vivent dans la terre humide et respirent par la surface générale du corps, et peut-être aussi par de petites poches placées à la partie in térieure du corps et communiquant au dehors par des pores.

Crustacés. — La plupart vivent dans l'eau et respirent par des branchies. Un certain nombre de crustacés manquent de branchies, et la respiration aquatique se fait par les parties du corps recouvertes d'une peau molle (souvent les pattes). Quelques crustacés vivent à l'air et respirent à l'aide d'une multitude de lamelles extérieures entretenues dans un état d'humidité permanente, qui ont la forme de branchies et qui fonctionnent comme des poumons.

Zoophytes. — Ces animaux aquatiques n'ont point en général d'orga nes spéciaux de respiration : les échanges gazeux se font par les diffé points de la surface tégumentaire interne et externe. On remarque, ce pendant, chez les holothuries, un canal ramifié particulier, naissant du cloaque, et analogue à une sorte de trachée. L'eau s'y introduit par le cloaque et en est expulsée de temps à autre par les contractions du canal. Chez les infusoires, on remarque à la surface du corps des cils vibratiles qui, par leurs mouvements, renouvellent l'eau aux dépens de laquelle l'animal respire[1].

[1] Consultez principalement sur la respiration : Hamberger, *Dissertatio de respirationis me chanismo et usu genuino*; Iéna, 1727, in-4°; — Lavoisier et Séguin, *Mémoires sur la res ration*, dans les *Mém. de l'Acad. des sciences*, 1789, p. 566, et 1790, p. 601; — Menzies (Rob. *Tentamen physiologicum de respiratione*; Edimb., 1790, in-8°; — Spallanzani, *Mém*

CHAPITRE V.

CHALEUR ANIMALE.

§ 161.

De la chaleur dans les animaux. — Tandis que les corps inorganiques se maintiennent en équilibre de température avec le milieu qui les entoure ou tendent à se mettre en équilibre avec lui, lorsqu'ils ont été artificiellement échauffés ou refroidis, les animaux, au contraire, présentent une température propre. En d'autres termes, tous les animaux

sur la respiration (*vers, tortues, lézards, salamandres, grenouilles, oiseaux, mammifères, homme*); dans *Rapports de l'air avec les êtres organisés*, publiés par Sennebier; 3 vol., 1807; les deux premiers volumes sont consacrés à la respiration; — Edwards, *Influence des agents physiques sur la vie*; in-8°, 1824, p. 1 à p. 98, p. 165 à 229, p. 312 à 344, p. 404 à 531; — Collard de Martigny, *Recherches expériment. et critiques sur l'absorpt. et l'exhalat. respiratoires*, dans *Journ. complém. des sciences médic.*, 1830, t. XXXVI, p. 225, t. XXXVII, p. 168; — Magnus, *Ueber die im Blute erhaltenen Gase, Sauerstoff, Stickstoff und Kohlensäure* (Des gaz contenus dans le sang, etc.), dans *Poggendorff's Annalen*, t. XL, 1837, p. 538; — Bischoff, *Experiment. chimico-physiol. ad illustrandam doctrinam de respiratione institut.*; Heidelberg, 1837, in-4°; — Andral et Gavarret, *Recherches sur la quantité d'acide carbonique exhalé par les poumons dans l'espèce humaine*, dans *Ann. de chim. et de phys.*, 3e sér., t. VIII, 1843; — Beau et Maissiat, *Recherches sur le mécanisme des mouvem. respirat.*, dans *Arch. de méd.*, 1842, t. XV, p. 397; 1843, 3e série, t. I, p. 274, et t. II, p. 264; — Leblanc, *Recherches sur la composition de l'air confiné*, dans *Ann. de chim. et de phys.*, 3e série, 1842, t. V, p. 223; — Sappey, *Recherches sur l'appareil respiratoire des oiseaux*; Paris, 1847, in-4°; — Vierordt, *Physiologie des Athmens mit besonderer Rüksicht auf die Auscheidung der Kohlensäure* (Physiologie de la respiration dans ses rapports avec l'exhalation de l'acide carbonique); Karlsruhe, 1845; — *ibid.*, article Respiration, dans *R. Wagner's Handwörterbuch*; — Hannover, *De Quantitate relativa et absoluta acidi carbonici ab homine sano et ægroto exhalati*; 1845, in-8°; — Erlach, *Versuche über die Perspiration einiger mit Lungen athmender Wirbelthiere* (Recherches sur la perspiration de quelques vertébrés à poumons); Bern., 1846; — F. Sibson, *On the Mecanism of the respiration*, dans les *Transact. philosoph.*, 1846, p. 528; — Valentin, chapitre Das Athmen (La Respiration), dans *Lehrbuch der Physiol. des Menschen*, 2e édit., 1847, Ier vol., p. 510 et suiv. Cet article renferme le résumé des expériences faites en commun avec Brunner; — Hutchinson, *On the capacity of the Lungs and on the respiratory functions*, dans *Transactions médico-chirurgicales*, 1846, t. XXIX, p. 137, et article Thorax, dans l'*Encyclopedie* de Todd, 1850; — Arnold, *Ueber die Athmungsgrösse des Menschen* (Sur la Capacité respiratoire de l'homme, etc.); Heidelberg, 1855, in-8°; — G. Liebmann, *Versuche über die Rhythmik der Athembewegungen* (Rhythme des mouvements respiratoires), Tubingen, 1856, in-8°, et dans *Vierordt's Arch.*, livr. 2e, 1856; — Schnepf-Bonnet-Guillet, *De la Spirométrie*, dans les *Comptes rendus de l'Institut*, 1856, t. I et II, nos 4, 18, 22; — Valentin, *Beiträge zür Kenntniss des Winterschlafs der Murmelthiere* (Sommeil hibernal de la marmotte), dans *Untersuchungen zur Naturlehre des Menschen*, etc., de Moleschott, 1re et 2e livr., 1856; — Moleschott et Schelske, *Ueber die Menge der Augeschiedenen Kohlensäure und die Lebergrösse bei nahe Verwandten Thieren* (De la Quantité d'acide carbonique expiré dans ses rapports avec le volume du foie), dans *Untersuchungen zur Naturlehre des Menschen*, 1re livr., 1856; — G. Harley, *On the condition of the oxygen absorbed into the blood during respiration*, dans *Philosophical Magazine and Journal*, vol. XII, no 81, 1856.

produisent en eux-mêmes de la chaleur, et la quantité de chaleur qu'ils produisent est généralement suffisante, malgré les pertes incessantes qui s'opèrent à leur surface par rayonnement ou autrement (Voy. plus loin), pour que leur température se maintienne au-dessus de celle du lieu ambiant.

Les animaux qui ont une nutrition active, dont la circulation est double, et qui respirent par des poumons, se distinguent entre tous par l'élévation de leur température propre ; on les désigne sous le nom d'animaux *à sang chaud*. Ces animaux produisent, en effet, une grande quantité de chaleur en un temps donné, et leur température est remarquablement plus élevée que la température moyenne de l'atmosphère.

Les oiseaux sont, de tous les animaux à sang chaud, ceux qui ont la chaleur la plus élevée. Leur température moyenne, qui oscille d'ailleurs de quelques degrés suivant les espèces, varie entre + 40° et + 44° (centigr.). Les oiseaux, indépendamment de ce qu'ils produisent beaucoup de chaleur (ainsi que le prouve leur consommation d'oxygène), sont recouverts d'une enveloppe de plumes, qui tend à limiter les pertes qui s'opèrent à leur surface. Après les oiseaux, viennent les mammifères. Leur température varie un peu, suivant les espèces, mais dans des limites circonscrites. Leur température moyenne oscille entre + 36° et + 40° (centigr.). La température moyenne de l'homme, qui appartient à la classe des mammifères, peut être évaluée à + 37° (centigr.). En outre, la température moyenne des animaux à sang chaud reste à peu près stationnaire ou *constante*, non-seulement quand le milieu qui les entoure possède une température inférieure à la leur, mais alors même que la température du milieu s'élève au-dessus de leur température propre. Cette faculté tient à des conditions complexes, que nous examinerons plus loin avec quelque détail.

Les animaux dits animaux *à sang froid*, au contraire, sont loin de présenter cette constance de température. Ils sont assujettis, sinon complétement, du moins d'une manière très-marquée, aux élévations et aux abaissements de température extérieure. Les animaux dits à sang froid produisent, il est vrai, de la chaleur; mais, la production de chaleur est chez eux bien moins considérable que chez les animaux à sang chaud. Les pertes incessantes qui s'opèrent à leurs surfaces sont presque suffisantes, dans la plupart d'entre eux, pour les rapprocher du point d'équilibre avec les milieux qui les entourent. C'est ainsi que les reptiles n'ont guère que 1 degré de température au-dessus du milieu environnant. Quelques reptiles, le *lacerta viridis*, par exemple, ont quelquefois une température supérieure de 5 à 7 degrés à celle du milieu ambiant; quelques autres, tels que les grenouilles, ne présentent parfois aucune différence de température avec l'air extérieur, et peuvent même, lorsqu'ils sont hors de l'eau, accuser un léger abaissement de température. Il faut remarquer que les premiers sont couverts d'écailles et qu'ils ont la peau sèche, tandis que les seconds ont la peau nue et constamment *humide*, et que les pertes de chaleur dues à l'évaporation sont, dès lors, plus considérables dans le second cas que dans le premier. On conçoit même que ces pertes puissent, dans des circonstances déterminées, amener un abaissement momentané de température au-dessous de la température ambiante (Voy. § 167).

Les poissons ont aussi une température très-peu supérieure à celle de l'eau dans laquelle ils vivent. L'excès de température de ces animaux ne s'élève guère au-dessus de +0°,5 à +1°. Les insectes, les mollusques, les crustacés, ne présentent également que des différences qui portent sur 1 ou 2 degrés, et plus souvent encore sur des fractions de degré. Dans quelques circonstances, la température des insectes et celle des reptiles s'élève d'une manière assez remarquable. Les abeilles qui vivent en ruches, par exemple, et les serpents qui couvent leurs œufs, peuvent offrir une température supérieure de 5, 7, 8 et jusqu'à 10 degrés au-dessus de l'atmosphère extérieure. Ces faits sont faciles à concevoir. Dans la ruche, qui représente un espace *limité*, les pertes de chaleur des abeilles, dues au rayonnement et au contact, échauffent peu à peu le milieu qui les entoure, et ce milieu une fois échauffé ne tarde pas à communiquer à l'insecte lui-même une partie de sa chaleur. Le serpent qui couve est à peu près dans le même cas. En se repliant en rond autour des œufs, il emprisonne au-dessous de lui un espace *limité*, ne communiquant plus librement avec le milieu ambiant. Cet espace s'échauffe par le rayonnement dû aux pertes de chaleur de l'animal, et il communique à l'animal une partie de la chaleur qu'il lui a empruntée.

En résumé, tous les animaux produisent de la chaleur, mais d'une manière très-inégale. Les mammifères et les oiseaux, qui en produisent beaucoup, ont généralement une température assez élevée, eu égard à la température moyenne du milieu atmosphérique; ils jouissent, en outre, de la faculté de conserver leur température propre, au milieu des élévations et des abaissements de température extérieure. Les reptiles, les poissons et les invertébrés, qui produisent peu de chaleur, ont, au contraire, une température peu différente de celle du milieu qui les contient, et ils sont soumis aux élévations et aux abaissements de la température extérieure. Au lieu de diviser les animaux en animaux à sang chaud et en animaux à sang froid, on peut donc aussi désigner les premiers sous le nom d'*animaux à température constante*, et les seconds sous celui d'*animaux à température variable*.

§ 162.

Moyen d'apprécier la température animale. — Lorsqu'on veut apprécier la température des parties extérieures de l'animal, on se sert généralement d'un thermomètre ordinaire. Lorsque l'instrument doit être introduit dans les orifices des cavités naturelles, on l'entoure ordinairement d'un tube engaînant, qui ne laisse libre que la boule thermométrique. Ce tube engaînant doit être transparent (en verre), pour permettre de lire les degrés sur l'échelle des divisions; il concourt à maintenir la solidité de l'instrument et à faciliter ainsi son introduction. En même temps, il supprime une des causes d'erreur, en s'opposant, dans une certaine limite, au refroidissement de la colonne mercurielle thermométrique, lorsqu'on retire l'instrument au dehors [1].

Lorsqu'on veut apprécier des différences minimes de température, on peut se servir d'un instrument plus délicat, c'est-à-dire d'un appareil thermo-électrique. Un thermomètre ordinaire, même avec un petit réservoir, possède, en effet, une masse encore suffisante pour *refroidir* sensiblement les parties dans lesquelles on le plonge. L'appareil thermo-électrique n'offre pas cet inconvénient : il fournit d'ailleurs aussi des notions que ne pourrait donner le thermomètre; car on peut, à l'aide d'aiguilles exploratrices, pénétrer facilement dans l'épaisseur même des tissus et jusque dans les canaux où circule le sang, et comparer ainsi les températures de toutes ces parties. MM. Becquerel et Breschet se sont servis d'un appareil de ce genre dans leurs recherches (Voy. fig. 59). Il consiste en une pile thermo-électrique combinée avec le galvanomètre.

Dans la pile thermo-électrique, comme chacun sait, l'intensité du courant est déterminée par les différences de température des soudures des couples. Quand on veut se servir de l'appareil thermo-électrique pour mesurer la température des animaux, on commence par établir la relation des déviations de l'aiguille du galvanomètre multiplicateur annexé à l'appareil, avec les différences de température des soudures des fils métalliques employés. Après quoi il suffit d'exposer l'une des soudures à une température connue (on maintient, en général, cette soudure dans un bain d'eau à une température constante), et d'introduire dans les tissus les aiguilles composées de deux métaux soudés qui représentent l'autre soudure. Il est facile, dès lors, de déduire de la déviation de l'aiguille du galvanomètre la température de cette dernière soudure, et par conséquent celle du tissu animal.

La pile thermo-électrique pour l'usage physiologique est donc généralement composée de deux aiguilles à soudure médiane (Voy. fig. 59, *ac* et *a'c'*). L'une de ces deux aiguilles est maintenue à une température

[1] Lorsque le thermomètre doit être employé à des recherches délicates de physiologie, il faut avoir recours à des instruments sur lesquels on puisse facilement noter des fractions de degré. On se sert à cet effet de thermomètres dont le tube d'ascension est d'un calibre très-fin et dont l'échelle est très-divisée : on peut apprécier ainsi des dixièmes et des vingtièmes de degré. Pour qu'un semblable thermomètre ne soit pas trop long, le point inférieur de l'échelle peut commencer à 20 degrés centigrades et le point supérieur se terminer à 50 degrés. Ces instruments (de même d'ailleurs que tout thermomètre) sont comparés par avance avec un étalon, et gradués sur lui.

M. Walferdin a récemment construit un thermomètre dont le tube d'ascension est d'un calibre si fin, qu'on peut distinguer sur l'échelle des centièmes de degré, et avec une loupe des *millièmes* de degré. L'échelle thermométrique de cet instrument ne comprend nécessairement qu'un très-petit nombre de degrés : chaque degré centésimal a de 5 à 6 centimètres de longueur.

constante et connue; l'autre aiguille est introduite dans les tissus de l'économie[1]. M. Becquerel ne s'est pas toujours servi du réservoir AA pour maintenir constante la soudure de l'aiguille *ac;* il plaçait souvent aussi la soudure de l'aiguille *ac* dans la *bouche du patient* en expérience. La température de la bouche est en effet, pour une expérience de peu de durée, au moins aussi constante que celle du bain sans cesse renouvelé du cy-

Fig. 59.

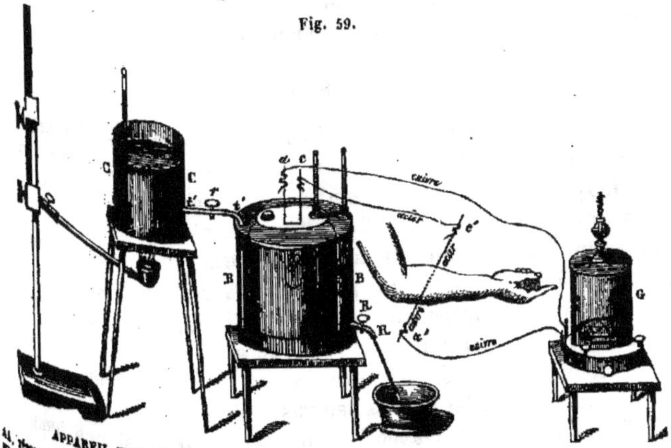

APPAREIL THERMO-ÉLECTRIQUE POUR MESURER LA TEMPÉRATURE ANIMALE.

AA, réservoir contenant de l'eau à 36°. Ce réservoir est placé dans :
BB, cylindre en bois, contenant également de l'eau. Ce bain est destiné à entretenir dans le réservoir AA une température constante.
CC, vase en fer-blanc rempli d'eau chauffé par une lampe. Cette eau est destinée à réchauffer le liquide contenu dans le cylindre BB et à maintenir sa température.
t't', tube d'entrée de l'eau chaude dans le cylindre BB.
r, robinet qui établit ou suspend la communication entre le liquide de CC et celui de BB.
RR, robinet qui donne écoulement au dehors, à une quantité d'eau égale à celle qui entre dans le vase BB.
ac, aiguille coudée placée dans le cylindre AA, chauffée, par conséquent, à 36°. La branche *c* de cette aiguille est en acier. La branche *a* est en cuivre. La soudure des deux métaux correspond au coude immergé dans l'eau.
c'c', aiguille droite composée de deux métaux (acier et cuivre). La soudure entre les deux moitiés de l'aiguille, c'est-à-dire entre les deux métaux, correspond à la partie moyenne, plongée dans l'épaisseur du bras.
G, multiplicateur interposé dans le courant.
a, b, pôles austral et boréal de l'aiguille aimantée.

lindre de bois BB. Un thermomètre, placé dans la bouche du sujet en expérience, indique d'ailleurs les variations qui pourraient survenir dans la température, et l'observation de ces variations indique les corrections à faire subir à l'expérience.

La température de l'enveloppe cutanée est assez difficile à obtenir à l'aide du thermomètre ordinaire, car le réservoir ne peut être appliqué

[1] M. Dutrochet s'est servi, dans ses recherches sur la température des insectes, d'aiguilles à soudures *termino-latérales*, c'est-à-dire qu'au lieu d'être soudés par le milieu, les deux métaux composant les aiguilles le sont par l'une de leurs extrémités (en *s*, par exemple, Voy. fig. X). Cette disposition ne change absolument rien à la théorie de l'appareil. C'est toujours la différence de température entre la soudure *s* (introduite dans le tissu animal) et la température maintenue constante d'une autre soudure comprise dans le circuit, qui donne la déviation galvanométrique.

Fig. X.

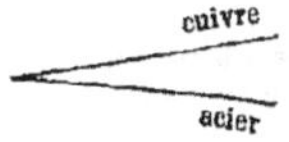

sur la région explorée que par une partie de sa surface. Les aiguilles thermo-électriques, bien disposées pour prendre la température des parties profondes, ne peuvent pas non plus être employées utilement à l'examen de la température de la peau ; ce qu'il faudrait ici évidemment, ce ne sont plus des *fils* soudés, mais des *lames* soudées. M. Gavarret a proposé d'employer à cette détermination deux couples thermo-électriques bismuth et cuivre, terminés à leur partie inférieure par un disque de bismuth doublé d'une mince lame de cuivre.

§ 163.

Température des diverses parties du corps humain. — La température moyenne du corps de l'homme, avons-nous dit, est de + 37° (centigr.). Cette moyenne résulte de l'ensemble des températures prises dans toutes les parties du corps ; mais les diverses parties n'ont pas tout à fait la même température. La production de chaleur ne se fait pas, en effet, également partout. Le sang et les parties très-vasculaires ont une température un peu plus élevée que les autres parties ; là, en effet, les phénomènes de combustion ont toute leur énergie.

Les membres éloignés du centre circulatoire ont une température moins élevée que le tronc ; les parties peu vasculaires, la surface de la peau continuellement en contact avec l'atmosphère, ont aussi une température moins élevée que les cavités extérieures formées par le rapprochement des parties, telles que l'aisselle et l'intervalle compris entre la partie supérieure des cuisses et le périnée. Enfin, les cavités intérieures, bouche, vagin, rectum, ont une température un peu supérieure aux cavités extérieures. Ainsi, par exemple, la température des pieds et des mains est généralement inférieure de 5 ou 6 degrés à celle des parties centrales. Elle s'élève peu au-dessus de 32 degrés. Tandis que la température de l'aisselle est de + 36°,5 ; celle de la bouche est de + 37°,2 ; celle du vagin, du rectum et de la vessie de + 38° à + 38°,5 [1].

[1] *Distribution de la température d'après Davy.* — La température des *parties superficielles* a été prise sur l'animal, en plaçant le réservoir du thermomètre dans des incisions sous-cutanées. La température des parties superficielles sur l'homme a été prise en plaçant le réservoir du thermomètre à la surface extérieure des parties.

AGNEAU QU'ON VENAIT D'ABATTRE.

Sur le tarse	32°,22
Sur le métatarse	36 ,11
Sur l'articulation du genou	38 ,89
Vers le haut de la cuisse	39 ,44
Sous la hanche	40 ,00
Au milieu du cerveau	40 ,00
Dans le rectum	40 ,56
Dans le sang de la veine jugulaire	40 ,84
Sous la face inférieure du foie	41 ,11
Dans le sang du ventricule droit du cœur	41 ,11
Dans le parenchyme du foie	41 ,39
Dans le parenchyme du poumon	41 ,39
Dans le sang de l'artère carotide	41 ,67
Dans le sang du ventricule gauche du cœur	41 ,67

HOMME VIVANT.

Sous la plante du pied	[illegible]
Entre la malléole interne et le tendon d'Achille	[illegible]
Sur le milieu du tibia	[illegible]
Sur le milieu du mollet	[illegible]
Dans le pli du genou	[illegible]
Au milieu de la cuisse, sur le trajet de l'artère fémorale	[illegible]
Sur le milieu du muscle droit antérieur de la cuisse	[illegible]
Au nombril	[illegible]
Sur la 6e côte à gauche (côté du cœur)	[illegible]
Sur la 6e côte à droite	[illegible]
Sous l'aisselle	[illegible]

Pour ce qui concerne la distribution de la température dans l'économie animale, on peut dire d'une manière générale, et en tenant compte de toutes les observations : que la température va croissant à mesure qu'on pénètre de l'extérieur à l'intérieur de l'animal, et à mesure qu'on s'avance de l'extrémité des membres vers leurs racines; on peut dire aussi que la température du tronc lui-même va croissant de ses extrémités vers le diaphragme, c'est-à-dire vers le cœur. Le sang est, en effet, ce qu'il y a de plus chaud dans l'économie, et nous verrons bientôt pourquoi.

Davy, en introduisant le réservoir de très-petits thermomètres dans les vaisseaux sanguins des animaux vivants; MM. Becquerel et Breschet, en poussant dans les vaisseaux sanguins leurs aiguilles thermo-électriques; et dernièrement MM. Bernard et Walferdin, en introduisant dans les vaisseaux de l'animal vivant des thermomètres métastatiques à très-petits réservoirs, ont constaté directement que le sang est plus chaud que tous les autres tissus de l'économie.

En comparant la température du sang de l'artère carotide à la température du sang de la veine jugulaire, Davy a trouvé que la température du premier sang l'emporte sur celle du second d'environ 2/3 de degré centigrade. La même observation a été faite par MM. Becquerel et Breschet. Ces derniers observateurs ont aussi noté que la température du sang de l'aorte l'emporte de 0°,8 sur la température du sang de la veine cave supérieure.

MM. Becquerel et Breschet ont encore signalé un autre fait : à savoir que la température du sang est un peu moindre dans les vaisseaux éloignés du cœur que dans les vaisseaux plus rapprochés.

De ces diverses observations, parfaitement exactes d'ailleurs, la plupart des physiologistes ont prématurément conclu que la température du sang artériel est *partout* supérieure à celle du sang veineux. Les recherches récentes de M. Bernard démontrent que cette conclusion absolue n'est pas fondée, et ces recherches concordent d'ailleurs parfaitement avec la doctrine qui place dans les phénomènes chimiques de la respiration les sources de la chaleur animale. Pour bien saisir les résultats des expériences de M. Bernard, il faut, par la pensée, partager le système circulatoire en trois sections.

Dans une première section nous comprendrons, d'une part, la crosse de l'aorte avec toutes les artères qui en partent, et, d'autre part, la veine cave et tous ses affluents. Ici, la température du sang veineux est inférieure à celle du sang artériel, lorsque l'observation est faite sur des portions de vaisseaux situées à *une même distance* du cœur. Ainsi, si l'on compare la température du sang de l'artère carotide à la température du sang de la veine jugulaire au même niveau, la première l'emporte sur la seconde d'une fraction de degré. Il en est de même si l'on compare la température du sang de l'artère humérale à la température du sang de la veine qui l'accompagne; de même, si l'on compare la température du sang de l'aorte à la température du sang de la veine cave supérieure, etc.

Dans la seconde section, comprenant d'une part l'aorte descendante avec toutes ses branches et, d'autre part, la veine cave inférieure et tous ses affluents, il n'en est pas tout à fait de même. S'il est vrai que dans les membres inférieurs le sang des veines se montre un peu moins chaud que le sang des artères examinées au même niveau ; s'il est vrai encore que le sang de la veine cave inférieure est un peu moins chaud que celui de l'artère aorte prise au même niveau, cela n'est vrai que jusqu'au point où vient s'aboucher la veine rénale dans la veine cave. En effet, le sang de la veine rénale est *plus chaud* que le sang de l'artère rénale; le sang des veines sus-hépatiques est *plus chaud* que le sang de la veine porte; le sang des veines sus-hépatiques est *plus chaud* même que celui de l'aorte au même niveau (c'est-à-dire pris à son passage par le diaphragme). Le sang des veines rénales et le sang des veines sus-hépatiques venant après un court trajet se verser dans la veine cave inférieure, il en résulte encore que le sang qui circule dans le segment de la veine cave inférieure compris entre l'oreillette droite et l'abouchement des veines rénales est plus chaud que le sang de l'aorte.

L'excès de température dans le sang des veines rénales et dans le sang des veines sus-hépatiques est amené par les phénomènes qui s'accomplissent dans le rein et dans le foie.

La dernière des sections en lesquelles nous avons divisé le système circulatoire comprend les cavités du cœur. Lorsqu'on recherche, sur l'animal *vivant*, la température du sang du ventricule droit (sang veineux) et la température du sang du ventricule gauche (sang artériel), on trouve, contrairement à ce qu'avait annoncé autrefois Davy, que la température du sang du ventricule droit l'emporte sur l'autre. Cela se conçoit aisément. D'une part, le sang des veines rénales et le sang des veines sus-hépatiques, échauffé par les phénomènes chimiques qui s'accomplissent dans le rein et dans le foie, est versé dans les cavités droites du cœur, et, d'autre part, le sang qui arrive aux cavités gauches du cœur revient du poumon, où il s'est refroidi au contact de l'air, car l'air expiré est plus chaud que l'air inspiré (Voy. § 142).

Ce qui a induit Davy en erreur (Davy, toujours si exact), c'est qu'il opérait sur des *animaux morts*. Lorsque le cœur est mis à découvert dans ces conditions, les parois du ventricule droit étant beaucoup *plus minces* que les parois du ventricule gauche, le sang contenu dans le cœur droit se refroidit plus vite au contact de l'air que le sang contenu dans le cœur gauche, et, au bout de peu d'instants, il est effectivement un peu moins chaud, ainsi qu'on peut le constater expérimentalement.

§ 164.

Des limites entre lesquelles peut varier la température de l'homme. — L'homme, qui vit dans des climats de température variée, n'éprou-

sous l'empire de ces températures diverses, que des différences très-minimes dans sa température propre. MM. Davy, Eydoux et Souleyet ont rassemblé, à cet égard, un très-grand nombre d'observations. Il y a, entre la température des individus qui habitent les pays les plus chauds et ceux qui habitent les pays les plus froids, à peine une différence de 1 degré en plus en faveur des premiers. Les différences de race et de couleur n'introduisent, à cet égard, aucun changement.

Il n'y a non plus qu'une différence assez faible dans la température de l'homme d'un même climat, examiné dans les diverses saisons. D'après Davy, pour une température extérieure de + 33°, l'homme a sous la langue une température moyenne de + 38°; pour une température extérieure de + 22°, sa température prise dans le même point est de + 37°,2; pour une température extérieure de + 6°, la température sous la langue est de + 36°,1.

Les degrés extrêmes de température extérieure n'ont donc qu'une influence très-limitée sur les variations de la température animale. Lorsque, par des moyens artificiels, on élève ou on abaisse considérablement la température du milieu, il survient des variations plus considérables dans la température de l'homme ou des animaux. Lorsqu'on place, par exemple, des animaux dans des étuves à + 60° ou à + 90°, leur température peut s'élever de 4, 5 ou 6 degrés au-dessus de leur température normale. L'homme s'est soumis parfois lui-même à des expériences de ce genre, et il a quelquefois observé une élévation de 3 à 4 degrés dans sa température. Il est rare, du reste, que la température s'élève autant chez lui que chez les animaux mammifères soumis à ce genre d'expériences, parce que la sueur qui inonde bientôt la surface de sa peau augmente les pertes de chaleur par évaporation, et parce que le malaise qu'il éprouve ne lui permet pas de conduire aussi loin l'expérience. Lorsqu'on pousse l'expérience sur les animaux jusqu'à la mort, ils succombent généralement lorsque leur température s'est élevée de 5, 6 ou 7 degrés au-dessus de leur température normale.

Lorsqu'on place des mammifères dans une atmosphère à 0°, ou dans des mélanges réfrigérants, leur température s'abaisse graduellement, et ils sont incapables de lutter longtemps contre une expérience un peu prolongée. Ce mélange leur soutire plus de chaleur qu'ils n'en peuvent produire, et ils ne tardent pas à succomber. La mort survient, en général, quand ils ont perdu un peu plus du tiers de leur température normale, c'est-à-dire environ 14 ou 15 degrés.

La perte de 14 à 15 degrés de température est aussi la limite extrême au-dessous de laquelle la chaleur des animaux mammifères ne s'abaisse guère avant leur mort, lorsqu'ils périssent par inanition (Voy. §§ 212 et 213), ou à la suite des maladies.

La température de l'homme est sensiblement égale à tous les âges de la vie. Si les enfants nouveau-nés se refroidissent facilement, et ont besoin de vêtements appropriés, cela tient à leur masse peu considérable (Voy. § 166), mais il n'en est pas moins vrai qu'ils possèdent une température égale à celle des adultes, c'est-à-dire de + 37° en moyenne. C'est ce qui résulte des recherches de M. Chisholm, et aussi des expériences nombreuses de M. Roger et de M. Mignot, qui ont pris la température, l'un de trente-trois enfants âgés de 1 à 7 jours ; le second, celle de quatorze enfants âgés de 3 à 7 jours. La différence entre les vieillards et les adultes est également insignifiante. D'après les recherches de J. Davy et celles de M. Roger, la température moyenne d'individus âgés de 72 à [illegible] ans ne diffère que de quelques dixièmes de degré en moins.

L'influence sexuelle n'est pas rigoureusement déterminée. Il faudrait pour l'établir des masses d'observations. Tout ce qu'on peut dire, c'est que si la femme a une température moins élevée que celle de l'homme, cette différence est très-minime et ne porte que sur des fractions de degré. L'état de maigreur ou l'état d'embonpoint, la stature du corps et la constitution, entraînent peut-être aussi des différences du même genre dans la température animale ; mais cela n'est pas nettement établi. Il est possible, d'ailleurs, que la production de chaleur, c'est-à-dire les combustions, se règle sur les quantités de chaleur perdue. Les individus qui portent sous la peau une couche épaisse de tissu adipeux, par exemple, couche mauvaise conductrice de la chaleur, produisent probablement moins de chaleur en un temps donné que les individus très-maigres, et l'équilibre de température se trouve ainsi maintenu. Il est certain qu'en général les individus maigres ont l'appétit plus développé que les individus très-gras, et introduisent ainsi dans leur intérieur une masse plus considérable de matériaux combustibles.

Pendant le sommeil, les fonctions de nutrition sont ralenties. Le pouls bat un peu moins vite ; la respiration est plus calme ; la température est aussi un peu moins élevée ; il y a, sous ce rapport, une différence d'environ 1 degré. L'exercice musculaire augmente la température animale, mais dans des limites également assez restreintes. MM. Becquerel et Breschet, à l'aide de l'appareil thermo-électrique, ont constaté une différence de 1 degré en plus dans le muscle biceps, au moment de sa contraction, et M. Davy avait déjà observé qu'après l'exercice, une promenade ou une course prolongée, la température, prise sur la peau, sous la langue, ainsi que la température de l'urine excrétée, était plus élevée de quelques fractions de degré. Le régime exerce une influence très-importante sur la température animale, on le conçoit aisément, puisqu'il introduit dans l'économie des matériaux de combustion. La privation partielle ou absolue des aliments entraîne, sous ce rapport, des abaissements considérables de chaleur (Voy. § 212).

Dans les *maladies*, l'élévation de la température du corps est en rapport avec l'accélération du pouls. L'élévation de température peut atteindre 4, 5 ou 6 degrés au-dessus de la température moyenne, mais elle ne dépasse pas ce terme. Nous avons vu plus haut que c'est aussi la limite d'échauffement du corps, lorsque celui-ci est plongé dans un milieu à température supérieure à la sienne. Dans les maladies, les sensations subjectives de *chaleur* ou de *froid* ne sont pas toujours des indices de l'élévation ou de l'abaissement de la température du corps. M. Martine avait déjà observé que, dans le frisson de la fièvre intermittente, la chaleur, loin d'être diminuée, est au contraire généralement augmentée. M. Gavarret a prouvé, plus récemment, que l'élévation de la température pouvait être portée, pendant cette période, jusqu'à 3, 5 ou 4 degrés au-dessus de la température normale. La température, au moment du frisson, est souvent aussi élevée que pendant la période de chaleur.

Lorsque l'homme succombe, la respiration et la circulation s'abaissent peu à peu, et avec elles la température. Les parties les plus éloignées du centre circulatoire, telles que les pieds, les mains, le nez, les oreilles, etc., se refroidissent les premières. Lorsque l'homme a succombé, son cadavre se refroidit peu à peu. La source de chaleur étant supprimée, le refroidissement rentre complétement dans l'ordre des phénomènes physiques. La promptitude du refroidissement dépend alors et de la température extérieure et de la conductibilité des tissus animaux pour le calorique, et des substances qui environnent le cadavre, et de l'état d'embonpoint ou d'émaciation, etc. Lorsque les parties extérieures sont à peu près arrivées à l'équilibre de température avec les corps environnants, les parties profondes conservent longtemps encore un certain degré de chaleur ; les tissus animaux sont, en effet, de mauvais conducteurs du calorique.

Est-il vrai que, dans des conditions particulières, la température propre de l'homme puisse s'élever au point de déterminer spontanément dans ses tissus une combustion vive, analogue à celle de nos foyers ? Certains cas de mort accompagnés d'une carbonisation plus ou moins étendue et plus ou moins profonde des tissus, alors que tout foyer extérieur de combustion paraissait faire défaut autour de la victime, ont fait supposer que la chose est possible. Il est bien certain que des matières végétales, accumulées en masse, s'échauffent parfois jusqu'à 90 et 100 degrés, et que leur échauffement peut être exceptionnellement porté jusqu'à l'inflammation spontanée. Mais l'homme et les animaux à température constante ne se trouvent point dans des conditions de ce genre. Bien loin de pouvoir s'élever au degré de la combustion vive, ou seulement à 100 degrés, leur température ne peut varier que dans des limites très-restreintes. Ce qui a contribué à entretenir l'erreur des combustions dites spontanées, c'est que le point de départ de la combustion disparaît parfois sans laisser de traces derrière lui : c'est ce qui arrive notamment lorsque le feu est communiqué aux pièces du vêtement par la flamme d'une lumière, ou par des allumettes chimiques. Il faut remarquer que ces faits de combustion se montrent surtout chez les personnes recouvertes d'une couche abondante de graisse sous-cutanée, ou sur des individus accoutumés aux excès alcooliques, et dans le moment même où les tissus sont imprégnés d'alcool. Des sources faibles de combustion qui, en tout autre temps et dans d'autres conditions, eussent été insuffisantes à brûler les tissus, ont trouvé alors un aliment à leur activité.

§ 165.

Sources de la chaleur animale. — Toutes les combustions chimiques qui s'accomplissent sous nos yeux donnent naissance à un dégagement de chaleur. Tantôt ce dégagement est rapide et le phénomène est saisissant, comme, par exemple, lorsque du bois ou du charbon se consument dans un foyer. Tantôt, au contraire, la combustion est *lente*, et la chaleur développée, se dissipant au fur et à mesure par rayonnement et par contact, ne frappe pas aussi directement les sens. C'est ce qui arrive, par exemple, toutes les fois qu'un bâton de phosphore se combine, par combustion lente, avec l'oxygène de l'air, ou lorsque des amas de substances végétales en fermentation absorbent l'oxygène de l'air. Mais dans ces derniers exemples, tout aussi bien que dans le premier, la quantité absolue de chaleur produite est proportionnelle à la réaction.

La production de la chaleur animale peut être comparée, d'une manière assez exacte, à ces combustions lentes.

Il y a incessamment de l'oxygène introduit dans l'organisme par la respiration ; il y a incessamment aussi de l'acide carbonique et de l'eau produits. Or, cette transformation de l'oxygène en acide carbonique et en eau est une véritable combustion, et toute combustion est accompagnée de chaleur. L'acide carbonique et l'eau ne sont pas, d'ailleurs, les seuls termes définitifs de la combustion animale. Il s'échappe encore, par diverses voies de sécrétion, des produits d'oxydations successives, quelquefois incomplètes, qui dégagent aussi une certaine proportion de chaleur (urée, acide urique et autres produits de sécrétion). La source de la chaleur animale devant être recherchée dans l'oxydation que subissent les matériaux du sang sous l'influence de l'oxygène absorbé, la respiration et la chaleur animale se trouvent unies ensemble par les liens les plus étroits.

La formation de l'acide carbonique et celle de l'eau sont les deux sources principales de la chaleur animale. Les oxydations incomplètes en vertu desquelles se forment certains produits de sécrétion n'y entrent, relativement, que pour une très-faible part.

Un animal envisagé pendant une période de temps déterminé (au commencement et à la fin de laquelle il présente la même température) expire pendant cette période, par le poumon et par la peau, une certaine quantité d'acide carbonique et d'eau ; or, pendant le même temps, il perd par rayonnement, par contact et par évaporation (Voy. § 166), une certaine quantité de chaleur qu'on peut mesurer. Si donc, connaissant la quantité de chaleur produite par la combustion du charbon pour former de l'acide carbonique, et la quantité de chaleur produite par la combustion de l'hydrogène pour former de l'eau (connaissance fournie par les expériences physiques) ; si, dis-je, nous mesurons la quantité de chaleur perdue par un animal pendant un temps donné, et si, d'une autre part, nous tenons compte de la chaleur dégagée dans la production de l'acide carbonique et de l'eau produits dans le même temps, nous devons arriver à une équation à peu près égale. C'est, en effet, ce qui arrive.

Lavoisier place un animal dans un calorimètre de glace, et il a soin d'entretenir un courant d'air pur autour de l'animal. Il note la quantité de chaleur perdue par cet animal, en un temps donné, en recueillant et pesant la quantité de glace fondue ; il note, d'un autre côté, la quantité d'acide carbonique produite par l'animal dans le même espace de temps, puis il calcule la quantité de glace qui aurait été fondue par la formation d'un poids d'acide carbonique égal à celui que l'animal avait expiré. Il conclut de ses expériences que, si l'on représente par 10 la quantité de chaleur engendrée par la respiration, en un temps donné, la quantité de chaleur abandonnée, pendant le même temps, par l'animal, est égale à 13. Dans les recherches de Lavoisier, l'animal avait donc dégagé plus de chaleur que la formation d'acide carbonique par la combustion du charbon n'en aurait produit dans le même temps. Mais Lavoisier fait remarquer, avec raison, que l'excès de chaleur produit par l'animal n'est probablement qu'apparent, et qu'il tient vraisemblablement à deux causes : 1° à ce que l'animal s'est refroidi dans l'appareil, et 2° à ce qu'il y a une certaine quantité d'oxygène employée à la formation de l'eau, c'est-à-dire à la combustion de l'hydrogène ; et il n'hésite pas à dire que « la respiration n'est qu'une combustion lente de carbone et d'hydrogène, en tout semblable à celle qui s'opère dans une lampe ou dans une bougie qui brûle, et que, sous ce rapport, les animaux qui respirent sont de véritables combustibles qui brûlent et se consument. » Les progrès de la science ont établi cette ingénieuse comparaison de Lavoisier sur des bases de plus en plus positives.

MM. Dulong et Despretz ont repris et complété les expériences de Lavoisier. Dans les expériences dont nous parlons, l'animal est placé dans un *calorimètre à eau* ; un gazomètre fournit l'air nécessaire à la respiration ; les produits de l'expiration sont reçus dans un autre gazomètre convenablement disposé. L'expérimentateur note la quantité de chaleur cédée à l'eau et à l'appareil ; en analysant les gaz contenus dans le gazomètre où ont été recueillis les gaz expirés, il connaît la quantité d'acide carbonique produite et la quantité d'oxygène consommée par l'animal. MM. Dulong et Despretz sont arrivés à ce résultat, que la chaleur produite dans l'animal par la combustion de l'oxygène et de l'hydrogène représente les 8/10 ou les 9/10 de la chaleur cédée au calorimètre. Déjà les deux rapports se rapprochent davantage d'une équation parfaite.

Mais les travaux de MM. Dulong et Despretz n'échappent pas aux objections qu'on peut adresser aux expériences de Lavoisier. Ils supposent, par exemple, que l'animal ne s'est pas refroidi dans l'appareil (parce que cet appareil ne contient pas de la glace, mais de l'eau), mais il est tout à fait présumable qu'un animal placé *au repos absolu, dans un courant d'air*, se refroidit, et il est plus que probable qu'il n'avait pas, en sortant de l'appareil (à la périphérie tout au moins), la température initiale.

Ajoutons que dans ces expériences les gaz de l'expiration ont été recueillis sous l'eau, c'est-à-dire sous un liquide qui dissout une proportion notable d'acide carbonique. Enfin, et cette objection est plus grave que les précédentes, les coefficients des chaleurs de combustion du carbone et de l'hydrogène, à l'aide desquels a été calculée la chaleur produite par la formation de l'acide carbonique et de l'eau, étaient estimés trop bas par Lavoisier et par MM. Dulong et Despretz.

Depuis cette époque, les chiffres de combustion du carbone et de l'hydrogène ont été fixés d'une manière plus rigoureuse par les travaux de MM. Favre et Silbermann, et les différences signalées par Lavoisier et par MM. Dulong et Despretz ont sensiblement disparu. En calculant, à l'aide des nouveaux chiffres de combustion du carbone et de l'hydrogène produits par MM. Favre et Silbermann, toutes les expériences qui ont été faites, on arrive à ce résultat remarquable, que la chaleur dégagée par la respiration d'un animal, en un temps donné, est, à peu de chose près, égale à celle qu'il perd dans le même temps.

Nous disons *à peu de chose près*, parce que l'égalité absolue n'a pas toujours été obtenue, et elle ne pouvait pas l'être. En effet, la production de la chaleur dans les animaux n'est pas une combustion directe de carbone et d'*hydrogène en nature*. Dans l'économie, ce n'est pas du carbone ni de l'hydrogène libre qui se brûlent ; c'est ou de la graisse, ou du sucre, et de l'albumine, ou de la fibrine, etc. Or, les recherches de MM. Favre et Silbermann nous enseignent que certains corps composés (alcool, acétone) produisent plus de chaleur par leur combustion directe que n'en produirait la combustion isolée de leurs composants, carbone et hydrogène.

Remarquons encore que dans toutes les expériences on a cherché à comparer la quantité de chaleur produite par l'animal à la quantité de chaleur qu'aurait fournie la combustion d'un poids de carbone et d'hydrogène équivalent à celui de l'acide carbonique et de l'eau formés ; mais on ne tient compte ainsi que des *combustions complètes* dont les produits s'échappent par le poumon et par la peau, et l'on sous-entend la *combustion incomplète* des éléments qui se séparent de l'économie à l'état d'urée, d'acide urique, de matières extractives de l'urine, d'acide choléique, d'acide carbonique, etc., produits qui s'échappent par les urines et les fèces. Or la quantité de chaleur afférente à la formation de ces produits nouveaux (formés aux dépens des matières albuminoïdes) ne peut pas être directement calculée, dans l'état présent de la science.

Quoi qu'il en soit, il est remarquable que plus les procédés de recherche se sont perfectionnés, et plus on a approché de l'égalité entre la quantité de chaleur produite et la quantité de carbone et d'hydrogène brûlée. Il est donc permis aujourd'hui (alors même que le problème ne peut pas être mathématiquement résolu) de regarder la production de la chaleur animale comme le *résultat des oxydations lentes qui s'accomplissent dans l'organisme*.

Quant au lieu où s'opèrent les phénomènes d'oxydation, il est évident que ces phénomènes ne s'accomplissent pas exclusivement dans le poumon, comme on l'a dit autrefois, mais partout où circule le sang, et notamment dans les capillaires, c'est-à-dire là où le sang circule avec le moins de rapidité et où il se trouve en contact avec les tissus, au travers de parois extrêmement minces. Les expériences de Spallanzani, d'Edwards et de M. Magnus le prouvent sans réplique (Voy. § 150). Le sang est en quelque sorte le foyer général de la chaleur. Le système circulatoire, analogue à une sorte de calorifère à eau chaude et à circulation continue, produit lui-même la chaleur et la porte partout où il pénètre.

Nous avons vu précédemment (Voy. § 163) que la température des diverses parties n'est pas exactement la même. Cette inégalité dans la répartition de la température est la conséquence de la variabilité des sources de chaleur et des sources de refroidissement. Tandis que la combustion des éléments du sang se fait dans la profondeur des organes et des tissus, la tendance à l'équilibre de température, ou, en d'autres termes, les pertes de chaleur, s'accomplissent à la périphérie. Les membres, dont la masse est moindre que celle du tronc, sont plus exposés que le tronc aux déperditions de chaleur; de là leur température moindre (et d'autant moindre qu'on descend de leurs racines à leurs extrémités). Les combustions s'accomplissant dans les capillaires, c'est-à-dire dans la trame de tous les tissus, il n'y a point de centre unique où se forme et d'où émane la chaleur : la température de chaque partie en particulier dépend de l'activité des combustions dont elle est le siége, et de la manière dont elle est exposée aux causes de refroidissement ou protégée contre elles. Dans les organes profondément placés (foie, reins), et par conséquent moins exposés au refroidissement que ne le sont les membres et les parois du tronc, la température du sang veineux qui sort de ces organes est supérieure à celle du sang artériel qu'ils reçoivent, et elle traduit en quelque sorte l'intensité des réactions chimiques dont ces organes sont le siége.

La production de la chaleur dans les plantes coïncide, comme chez les animaux, avec la production de l'acide carbonique. Dans l'état ordinaire, les parties vertes des plantes absorbent l'acide carbonique de l'air et exhalent de l'oxygène, sous l'influence de la radiation solaire : elles ne produisent pas de chaleur. Mais, au moment de la germination et au moment de la floraison, les plantes offrent, au contraire, une certaine analogie avec les animaux : elles dégagent de l'acide carbonique par une véritable combustion. Suivant M. Goeppert, une semence qui germe peut présenter une température supérieure de 5 à 25 degrés à celle de l'air ambiant. M. Dutrochet a également observé une élévation de 11 à 12 degrés au-dessus de la température extérieure, pendant la germination de l'*arum maculatum*. M. Van Beck a noté une élévation de 22 degrés pendant la floraison du *colocasia adorata*, et M. Vrolik a remarqué que la température de cette plante augmentait sous une cloche d'oxygène, et diminuait, au contraire, sous une cloche d'acide carbonique. Enfin M. Boussingault a démontré, à l'aide de l'analyse chimique, que, pendant la germination, le végétal embryonnaire brûle, comme l'animal, du carbone et de l'hydrogène.

Il n'est plus nécessaire aujourd'hui de réfuter longuement les diverses théories autrefois proposées pour expliquer la production de la chaleur animale. A une époque où l'on supposait que la force avec laquelle le cœur chasse le sang dans les vaisseaux était une force considérable, on attribuait la chaleur au frottement du sang contre les parois des canaux dans lesquels il circule. Mais, d'une part, on sait que la force du cœur est beaucoup moindre qu'on ne l'avait supposé, et, d'autre part, des expériences précises sur les mouvements des liquides ont démontré depuis longtemps que le frottement du sang contre les parois des vaisseaux est incapable de développer une chaleur sensible.

Le mouvement musculaire élève, il est vrai, localement la température des muscles, et peut même, quand il est général, élever la température de la plupart des organes (Becquerel et Breschet, Davy, Valentin, Vierordt, Lassaigne), mais c'est en accélérant le mouvement nutritif des parties, et non pas en vertu des frottements des tendons sur les poulies fibreuses, comme le croyaient les iatro-mécaniciens.

Bichat invoquait, comme source de la température animale, le passage de l'état liquide à l'état solide des éléments du sang dans la nutrition. Les expériences directes de Nicholson prouvent, en effet, que le sang, en passant de l'état liquide à l'état solide, dégage une petite quantité de chaleur, bien que le fait ait été nié par Hunter, par Davy et par M. F-nis. Mais comme le volume de l'animal ne s'accroît pas d'une manière continue, comme il est assujetti, au contraire, à une limite qu'il ne franchit point, il faut bien que la quantité des matériaux solides, qui reviennent liquides ou gazeux pour sortir par la voie des sécrétions et des exhalations ; il faut bien, dis-je, que cette quantité soit égale à celle des matériaux liquides, qui deviennent solides dans le même temps. Si, d'un côté, une certaine quantité de chaleur devient libre, d'un autre côté une quantité égale devient latente ; il n'y a donc point d'effet sensible produit.

Le rôle qu'on a voulu faire jouer au système nerveux dans la production de la chaleur animale n'est pas mieux justifié. M. Brodie, qui s'est constitué le principal défenseur de cette doctrine, s'appuyait sur des expériences que quelques personnes invoquent encore aujourd'hui. M. Brodie avait tiré de ses expériences les conclusions suivantes : 1° chez un animal auquel on a enlevé l'encéphale en le décapitant, et dont on entretient la vie à l'aide d'une respiration artificielle, le refroidissement arrive promptement, quoique les phénomènes chimiques de la respiration continuent à s'accomplir ; 2° un pareil animal (décapité et soumis à une respiration artificielle) se refroidit plus vite qu'un animal mort non décapité et qu'on abandonne à lui-même. Mais comment M. Brodie constatait-il que les phénomènes chimiques de la respiration continuaient à s'accomplir sur l'animal en expérience? Sur ce simple indice que le sang artériel continuait à être *rouge*. Evidemment ce caractère ne saurait suffire; du sang veineux extrait du corps de l'animal devient rouge et rutilant quand on l'agite avec de l'air, en vertu de l'action de l'oxygène sur les globules; mais de là aux réactions chimiques de l'oxygène, c'est-à-dire à l'oxydation des matériaux combustibles du sang, il y a loin. Ce dont il eût fallu tenir compte, ce qu'il eût fallu rigoureusement apprécier, c'étaient, d'un part, la quantité d'oxygène absorbé, et, d'autre part, *la quantité d'acide carbonique produit*. La seconde conclusion de M. Brodie est d'ailleurs tout à fait inexacte. Un animal décapité, dont on entretient artificiellement et *convenablement* la respiration, vit assez longtemps, et sa température baisse beaucoup moins rapidement que celle d'un animal mort qu'on abandonne à lui-même. Les expériences de Wilson Philips, celles de Hastings sont positives à cet égard ; elles ont montré, en outre, que si le courant d'air qu'on fait passer au travers des poumons est trop précipité, il contribue au moins autant à refroidir l'animal qu'à lui fournir l'élément comburant. Il faut donc avoir soin, dans ces expériences, de conduire avec lenteur les mouvements respiratoires. Du reste, il faut observer que des animaux qu'on a décapités, ou auxquels on a fait subir des lésions étendues du système nerveux central, ne vivent qu'un temps limité (trois ou quatre heures), et que leur température s'abaisse peu à peu ; mais il faut remarquer en même temps que la quantité d'oxygène absorbée et que la quantité d'acide carbonique exhalée diminuent en même temps, par suite des obstacles apportés à la respiration. Toutes les lésions graves du système nerveux, en effet, retentissent sur les phénomènes circulatoires, en ralentissant les mouvements du cœur et en modifiant puissamment les circulations capillaires.

Tandis que M. Brodie croyait pouvoir tirer de ses expériences les conclusions que la source de la chaleur animale est dans l'encéphale, M. Chossat plaçait cette source dans le système du grand sympathique. Mais les expériences sur lesquelles s'appuie M. Chossat sont si peu probantes et si singulièrement interprétées, que nous ne nous arrêterons pas à les réfuter.

§ 166.

De la quantité de chaleur produite en un temps donné. — On a souvent calculé la quantité de chaleur produite par l'homme en l'espace de vingt-quatre heures. Il ne faut pas oublier que toutes les évaluations proposées à cet égard sont des moyennes plus ou moins approximatives : elles ne sont pas et ne peuvent pas être, actuellement, absolument rigoureuses. Les chiffres obtenus reposent tous, en effet, seulement sur les quantités d'acide carbonique et d'eau produites par l'oxygène inspiré. En outre, le calcul est établi sur la quantité de chaleur qui résulterait de la combustion *directe* d'une quantité de charbon et d'hydrogène équivalente à celle de l'acide carbonique et de l'eau produits. Quoi qu'il en soit, comme la chaleur *calculée* est, ainsi que nous venons de le voir, très *rapprochée* de la chaleur réelle, il n'est pas sans intérêt de fixer les idées par quelques chiffres.

On peut admettre (en tenant compte des évaluations de MM. Brunner, Valentin, Andral, Gavarret, Dumas, etc.) que l'homme rend, en moyenne, par heure, une quantité d'acide carbonique équivalente en poids à 38 grammes environ[1]. Ces 38 grammes d'acide carbonique renferment 10 grammes de carbone environ, ou, ce qui est la même chose, ils correspondent à 10 grammes de carbone brûlé. D'un autre côté, pour 38 grammes d'acide carbonique produit, l'homme introduit 33 grammes d'oxygène dans ses poumons. De ces 33 grammes d'oxygène, il y a, en nombres ronds, 28 grammes utilisés à la combustion de 10 grammes de carbone. En supposant que l'excédant d'oxygène est tout entier employé à brûler de l'hydrogène pour former de l'eau, il y a dans le même temps $0^{gr},6$ d'hydrogène brûlé. Il y a donc, *en vingt-quatre heures*, 240 grammes de charbon brûlé et 15 grammes d'hydrogène brûlé. Or, il est facile, d'après cela, de calculer la quantité de chaleur produite pendant ce temps dans le corps humain.

1 gramme de charbon qui brûle produit une quantité de chaleur capable d'élever de 1 degré de température $8^{kil.},08$ d'eau. 1 gramme d'hydrogène qui brûle produit une quantité de chaleur capable d'élever de 1 degré $34^{kil.},5$ d'eau. En désignant sous le nom de *calorie* ou sous celui d'*unité de chaleur* la quantité de chaleur nécessaire pour élever de 1 degré de température 1 kilogramme d'eau, il s'ensuit que 1 gramme de charbon dégage, en brûlant, $8^{calories},08$, et 1 gramme d'hydrogène $34^{calories},5$.

Donc 240 grammes de charbon produiront, en brûlant, 1940 calories, et 15 grammes d'hydrogène donneront 518 calories ; au total 2458 calories ou unités de chaleur, ou, en nombres ronds, 2500. Ce qui revient à dire que la chaleur produite par l'homme, en l'espace de vingt-quatre heures, serait capable d'élever de 1 degré de température 2500 kilogrammes d'eau ; ou encore, qu'elle serait capable d'élever à la température de l'eau bouillante 25 kilogrammes d'eau à 0°.

L'homme possède une température à peu près constante. Les 2500 calories qu'il produit, en moyenne, par les combustions intérieures ne s'accumulent donc point en lui, mais se dissipent au dehors au fur et à mesure de leur production, de telle manière que sa température reste à peu

[1] Voy. les évaluations faites *en volume*, au chapitre de la RESPIRATION, §§ 138 et 159.

près stationnaire. Le mode suivant lequel l'homme perd incessamment la chaleur qu'il produit est multiple. En premier lieu, comme tous les corps chauds, il a de la tendance à se mettre en équilibre de température avec le milieu ambiant, il perd donc par *rayonnement*; en second lieu, le corps étant au *contact* d'un milieu généralement moins chaud que lui, il perd aussi de cette manière; en troisième lieu, l'*évaporation à* +37°, qui se fait constamment à la surface de la peau et des poumons, lui enlève aussi de la chaleur; en dernier lieu, les aliments, les boissons surtout, et aussi l'air qu'il respire, possédant généralement une température inférieure à celle du corps, il perd encore de sa chaleur en les échauffant.

Quelle est la part de ces pertes diverses, pour dissiper les 2500 calories produites en vingt-quatre heures ? On calcule qu'en moyenne, l'évaporation de 1kil.,5 d'eau par la voie pulmonaire et cutanée fait perdre à l'homme 775 calories. Les aliments, les boissons et l'air expiré lui en enlèvent à peu près 126. Il en perd, par conséquent, environ 1600 par rayonnement et par contact. Mais ce sont là des appréciations moyennes. Il faut supposer que l'air n'est point saturé d'humidité, que la température de l'atmosphère n'est ni trop basse ni trop élevée, mais d'environ + 20°. Nous allons voir, dans un instant, que les conditions extérieures ont une influence décisive sur la valeur de ces diverses causes de refroidissement; et qu'elles peuvent varier et se suppléer l'une l'autre dans des limites assez étendues.

Toutes les causes qui font varier les proportions de l'acide carbonique exhalé en un temps donné, et, par conséquent aussi, les proportions d'oxygène introduites dans l'organisme (§ 139), font osciller la quantité de chaleur produite. La nature et la proportion des aliments, lesquels fournissent les matériaux de la combustion, ont, sous ce rapport, une influence sur laquelle nous avons déjà insisté. C'est pour la même raison que la température de l'homme éprouve, dans le cours de vingt-quatre heures, des maxima et des minima qui correspondent tout à la fois, non-seulement à l'influence du jour et de la nuit, mais aussi à celle du repas. M. Gierse, qui a pris, à cet égard, les températures sous la langue, a observé que le matin, avant déjeuner, la température étant dans ce point de +36°,8, elle monte à +37°,1 après déjeuner. La température prise au même point étant de +37°,1 dans l'après-midi et avant le dîner, elle est de +37°,5 après le dîner ; puis elle s'abaisse peu à peu, pendant la nuit, jusqu'à +36°,8.

Les animaux hibernants (marmotte, hérisson, loir, chauve-souris, etc.), qui, pendant la torpeur hibernale, ne prennent point de nourriture, consomment une très-faible quantité d'oxygène dans le même temps, ainsi que Spallanzani l'a prouvé le premier[1] et que beaucoup d'autres observateurs l'ont constaté depuis. Lorsque le sommeil est complet, la respira-

[1] L'engourdissement hibernal est l'état normal et physiologique de la plupart des animaux à sang froid (ou animaux *à température variable*).

tion est presque supprimée. Ce qui le prouve, c'est que ces animaux peuvent vivre dans ces conditions 4, 5 et 8 heures dans l'acide carbonique pur. La circulation est aussi très-ralentie. La marmotte qui, à l'état de réveil, pendant l'été, a de 90 à 100 pulsations du cœur par minute, n'en a plus que 8 ou 10 pendant le même temps, lorsqu'elle est plongée dans le sommeil hibernal. La température des animaux hibernants s'abaisse avec les combustions de nutrition[1]. L'animal, produisant peu de chaleur pendant le sommeil hibernal, a une grande ressemblance avec les animaux à sang froid, et son corps a, en effet, une grande tendance à se mettre en équilibre de température avec le milieu ambiant. Si la température propre des animaux hibernants est généralement un peu supérieure à celle de l'air atmosphérique pendant leur sommeil d'hiver, c'est qu'ils ont soin de se réfugier dans des espaces limités et de s'y entourer de corps mauvais conducteurs. Lorsque ces animaux sont placés, pendant leur sommeil hibernal, au contact de l'air, à 0° ou au-dessous de 0°, on voit souvent leur température s'abaisser à + 5°, à + 4°, et même à + 2°.

Pendant le sommeil *naturel* des animaux, la respiration et la circulation sont beaucoup moins ralenties que pendant le sommeil *hibernal*. Cependant, pour être moins marquée, l'influence du ralentissement des fonctions de respiration et de circulation se fait néanmoins sentir par un léger abaissement de température. Cet abaissement est d'environ 1 degré chez l'homme. A cet abaissement de température correspond une diminution dans la quantité d'acide carbonique produit. M. Boussingault a vérifié le fait sur les oiseaux (tourterelles), et M. Scharling sur l'homme. D'après les recherches de M. Scharling, la quantité de charbon brûlée par un homme endormi est à la quantité de charbon brûlée par ce même homme éveillé :: 1 : 1,2. Il est certain, et beaucoup de faits le démontrent, qu'un homme qui dort est plus accessible au refroidissement qu'un homme éveillé ; et ce n'est pas sans danger qu'il s'exposerait, endormi, à des températures qu'il braverait à l'état de veille.

Davy, en mesurant la température sous la langue, avant et après un exercice un peu violent, a constaté après l'exercice une élévation de température d'une fraction de degré centigrade environ. MM. Becquerel et Breschet, à l'aide de l'appareil thermo-électrique, ont constaté que la température du muscle biceps pouvait s'élever de près de 1 degré pendant la contraction. Les recherches de MM. Valentin et Vierordt, sur l'homme, ont prouvé qu'à l'élévation de température causée par l'exercice correspondait une élévation dans les proportions de l'acide carbonique exhalé. M. Lassaigne est arrivé aux mêmes résultats sur le cheval.

[1] Un hérisson qui, à l'état de veille, consommait 1 litre d'oxygène, ne consommait plus, à l'état de sommeil hibernal, que 0l,04 dans le même temps (Saissy). Une marmotte qui consommait, par heure et par kilogramme de poids du corps, 1 gramme d'oxygène, ne consommait plus, quand elle était dans son sommeil d'hiver, que 0gr,04 d'oxygène par heure et par kilogramme de poids du corps (Regnault).

Les animaux mammifères et les oiseaux, qui ont, comme l'homme, une température constante, dissipent aussi dans l'atmosphère la chaleur qu'ils produisent et de la même manière. Mais ici se présente une difficulté qui, au premier abord, semble s'élever contre la doctrine des combustions, et que nous devons examiner. MM. Regnault et Reiset, dans leur remarquable travail sur la respiration des animaux, ont établi que la consommation d'oxygène et la production d'acide carbonique sont très-variables chez les mammifères et les oiseaux, quoique cependant la température de ces divers animaux soit à peu près la même. Ainsi, en rapportant la quantité d'oxygène consommé en un temps donné à une même quantité en poids de l'animal, ils ont trouvé, par exemple, que le chien consomme, par heure et par kilogramme d'animal, 1gr,18 d'oxygène, que les canards consomment 1gr,53 par kilogramme d'animal, que d'autres oiseaux (petits oiseaux) consomment jusqu'à 9 ou 13 grammes d'oxygène par kilogramme d'animal et par heure.

M. Valentin, dans plusieurs séries d'expériences du même genre, est arrivé à des résultats analogues; ainsi, tandis que pour 1 kilogramme du poids du corps, l'homme consomme par heure 0gr,62 d'oxygène, le lapin en consomme 0gr,8, les pigeons 1gr,3, les souris 10gr,87, le bec-croisé (oiseau) 10gr,97. La production d'acide carbonique suit exactement aussi la même progression. Le lapin et la souris, d'une part, le pigeon et le bec-croisé, d'autre part, ont pourtant la même température.

Cette anomalie apparente s'explique facilement. Il est évident que la masse des animaux joue un rôle des plus importants dans les phénomènes du refroidissement. Tandis que le volume moyen d'un lapin, calculé en centimètres cubes, est de 3370, celui de la souris n'est au contraire, que de 9,9; tandis que le volume du pigeon est de 317 centimètres cubes, celui du bec-croisé n'est que de 27. Plus la masse de l'animal est petite, plus est grand aussi le refroidissement en un temps donné, pour une même température. Un petit animal, dont la température est égale à celle d'un animal plus grand, doit donc, relativement à son poids, consommer plus d'aliments, absorber plus d'oxygène, former plus d'acide carbonique et produire plus de chaleur qu'un grand animal, car il a plus à lutter contre le refroidissement.

La température de l'enfant étant égale à la température de l'homme adulte, on doit conclure de ce qui précède que l'enfant doit produire, en un temps donné, plus de chaleur que l'adulte; car sa faible masse le place, sous le rapport du refroidissement, dans des conditions désavantageuses. C'est, en effet, ce qui arrive : 1 gramme d'enfant absorbe, en un temps donné, plus d'oxygène et brûle plus de matière qu'un gramme d'adulte, pour maintenir sa température propre (Voy. § 140). De là, l'activité des fonctions de nutrition chez l'enfant, la rapidité du pouls et celle des mouvements de la respiration. De là encore, la facilité avec laquelle il se refroidit. La nécessité des vêtements est donc plus impérieuse chez

24

le jeune enfant que chez l'adulte, pour résister aux abaissements de température extérieure.

§ 167.

De la résistance au froid et à la chaleur. — L'homme vit généralement dans des milieux dont la température est inférieure à sa température propre. Lorsque la température extérieure est très-inférieure à la sienne, la production intérieure de chaleur se proportionne dans une certaine limite aux pertes par rayonnement et par contact qui tendent à lui enlever une grande quantité de calorique. Les expériences de M. Letellier sur les mammifères ont, en effet, établi de la manière la plus concluante que les quantités d'acide carbonique en poids, produites en un temps donné, sont d'autant plus élevées que la température extérieure est plus basse. A cette production plus forte d'acide carbonique correspond naturellement l'absorption d'une quantité plus considérable d'oxygène. Cette absorption plus grande d'oxygène, par les températures très-basses, se trouve d'ailleurs en rapport direct avec les changements survenus dans les propriétés physiques de l'air, qui, sous le même volume, a, dans ces conditions, une densité plus élevée. A la production plus grande d'acide carbonique correspond aussi une alimentation plus abondante. L'alimentation joue, en effet, le rôle d'un véritable combustible intérieur.

Lorsque les abaissements de température extérieure sont poussés très loin, l'homme doit, pour lutter efficacement contre les pertes de chaleur, se couvrir de vêtements appropriés, se retirer dans des habitations ou se livrer à l'exercice.

Mais si l'on conçoit comment l'homme peut résister aux abaissements de température, il paraît plus difficile d'expliquer comment sa température reste sensiblement constante dans une atmosphère dont la température est supérieure à la sienne. Dans ce dernier cas, en effet, deux causes devraient puissamment concourir à accumuler en lui de la chaleur et élever sa température. D'une part, l'air extérieur tend à lui communiquer de la chaleur par contact et par rayonnement, et d'autre part l'homme produit incessamment en lui de la chaleur par les combustions intérieures. Aussi, les physiologistes ont-ils pensé, pendant longtemps, que l'homme et les animaux à sang chaud étaient incapables de vivre dans une atmosphère dont la température est plus élevée que la sienne. Mais il est évident qu'il y a des climats où la température s'élève souvent au-dessus de + 37°, et les expériences ont montré que les animaux et l'homme lui-même peuvent supporter (pendant quelque temps du moins) des températures artificielles beaucoup plus élevées.

Franklin a le premier donné une explication satisfaisante de ce phénomène. Lorsque la température ambiante s'élève au même degré ou à un degré supérieur à celui du corps, les pertes par contact et par rayonnement ne peuvent plus enlever de la chaleur au corps, et il ne peut plus perdre que par l'évaporation cutanée et pulmonaire. Mais cette évaporation elle-même n'est plus suffisante : les glandes sudorifères entrent en jeu, et le corps se couvre d'une sueur *liquide*. Le refroidissement produit par l'évaporation prend alors de grandes proportions [1].

Les expériences entreprises par MM. de La Roche et Berger viennent à l'appui de cette doctrine : elles démontrent que le froid produit par l'évaporation de la sueur suffit pour expliquer le maintien de la température de l'animal. En effet, si l'on introduit dans une étuve sèche chauffée entre + 50° et + 60° des grenouilles, des alcarazas et des éponges mouillées, au bout d'un quart d'heure, les éponges, les alcarazas et les grenouilles ont sensiblement la même température : cette température est de 15 à 20 degrés inférieure à celle de l'étuve. L'évaporation qui se fait à la surface de l'éponge et à la surface de l'alcarazas leur enlève donc plus de chaleur que la tendance à l'équilibre de température avec le milieu ne leur en communique. Dans l'expérience dont nous parlons, il est remarquable que la température des grenouilles, après s'être élevée comme celle des éponges et des alcarazas à + 37°, est restée stationnaire en ce point. La grenouille est recouverte d'une peau humide, et l'évaporation qui se fait à la surface du corps a agi sur elle comme sur les éponges dont nous parlons.

Dans les grandes élévations de la température extérieure, les animaux à sang chaud doivent donc dissiper, par l'évaporation de la sueur, une grande partie de la chaleur accumulée en eux.

Ceci nous explique comment des animaux, comment l'homme lui-même ont pu supporter, pendant quelque temps, des températures extrêmement élevées. M. Blagden a vu un homme rester 7 minutes dans une étuve à + 93° ; M. Berger en a vu un autre rester à peu près le même espace de temps dans une étuve à + 107° et + 109°; M. Tillet a vu une jeune fille rester pendant dix minutes exposée à une température de 112° (Réaumur).

Le pouvoir de résister aux élévations de température extérieure n'est *efficace* et *durable*, du reste, qu'autant que ces élévations se maintiennent dans des limites analogues à celles que nous présentent les climats. Dans les expériences dont nous venons de parler, les pertes par évaporation de la sueur ne s'opposent qu'incomplétement à l'accroissement de la température animale : celle-ci se manifeste sur les individus qui sortent des étuves par des élévations de quelques degrés au-dessus de la température normale, et l'expérience ne pourrait se prolonger pendant un temps un peu long sans compromettre bientôt la vie. M. Magendie a montré, par expérience, que les chiens succombent au bout de 18 minutes dans une étuve à + 120° ; au bout de 24 minutes, dans une étuve à + 90° ; au bout de 30 minutes, dans une étuve à + 80°. Les animaux succombent dans ces

[1] L'eau absorbe une quantité considérable de chaleur pour passer de l'état liquide à l'état gazeux. 1 gramme d'eau, *déjà échauffée* à 100°, absorbe, pour se vaporiser, une quantité de chaleur égale à celle qui serait nécessaire pour élever de 1 degré 540 grammes d'eau.

conditions lorsque leur température s'est élevée de 6 ou 7 degrés au-dessus de leur température normale (Voy. § 164).

Le pouvoir qu'ont les animaux de résister aux élévations de température diminue singulièrement avec l'augmentation de la vapeur d'eau contenue dans le milieu échauffé. Lorsque l'étuve dans laquelle se place l'homme est saturée de vapeur d'eau, il y peut à peine rester quelques instants dans des températures même très-inférieures à celles que nous venons de signaler, et sa température propre monte rapidement jusqu'à ses limites extrêmes. Lorsque l'espace est saturé, en effet, la source du refroidissement due à l'évaporation de l'eau à la surface cutanée est supprimée.

L'influence exercée sur la température animale par l'état hygrométrique de l'air a été bien mise en évidence par M. de La Roche. Si on place un animal dans une étuve saturée de vapeur et à une température même un peu inférieure à celle de l'animal, la température de celui-ci s'élève assez rapidement. Ainsi, un animal dont la température était + 40° est introduit dans une boîte contenant de l'air saturé à + 38°. Au bout de 40 minutes, on retire l'animal; sa température a monté à + 42°,4. (Quoique la température ambiante fût inférieure à la sienne, la température de l'animal s'est élevée de 2 degrés et demi; il a, en effet, continué à produire de la chaleur, tandis qu'une des voies de refroidissement était presque complétement supprimée.

§ 168.

Influence de la température extérieure sur l'économie animale. — L'homme et les animaux, ainsi que nous l'avons vu, ne peuvent séjourner *longtemps* sans inconvénient dans des milieux dont la température est plus élevée que la leur. Une température égale à celle de l'homme (+37°) peut être considérée, pour lui, comme le point limite de la résistance exempte de danger. L'homme lutte au moyen de l'évaporation cutanée contre l'élévation que la production interne de chaleur tend sans cesse à amener ; et lorsque la température extérieure se maintient longtemps en ce point, elle n'est pas sans exercer sur l'homme une influence qui peut se traduire par des dérangements plus ou moins graves de la santé.

Les plus hautes températures observées à l'air libre et à l'ombre se sont montrées au cap de Bonne-Espérance, à Manille, à Pondichéry, à Bassora, à Pékin, à Esné dans la haute Egypte, et dans les divers établissements du Sénégal. On a vu en ces lieux le thermomètre s'élever, à l'ombre, à + 34°, + 45°, + 47° (centigr.), et surpasser, par conséquent, la température de l'homme de 6 à 10 degrés. Dans ces conditions, l'homme ne peut s'exposer impunément à l'air libre. Il se réfugie dans ses demeures et cherche, par des moyens appropriés, à entretenir autour de lui un abaissement artificiel de température. L'abbé Gaubil rapporte (*Observations sur la physique* de Rozier, t. IV, p. 82) que, du 14 au 23 juillet 1743 le thermomètre s'étant élevé chaque jour au-dessus de + 40° (centigr.) dans la ville de Pékin, 11,400 personnes moururent de chaud dans la ville et les faubourgs.

Des températures moins élevées ont parfois déterminé des effets non moins redoutables, surtout lorsque l'homme s'est trouvé directement exposé aux ardeurs du soleil. Les corps d'armée en marche, et les esclaves qui travaillent aux rizières ou aux plantations du nouveau monde, ont été souvent cruellement éprouvés à cet égard.

La mort, étant la plupart du temps subite, survient très-vraisemblablement en vertu d'un trouble profond du système nerveux. L'annihilation des fonctions nerveuses est déterminée, soit par congestion sanguine, conséquence de l'accélération de la circulation, soit en vertu d'une compression, conséquence de la dilatation amenée par l'élévation de température dans les éléments nerveux de l'encéphale contenus dans la boîte inextensible du crâne. MM. de La Roche et Berger, lorsqu'ils se plaçaient dans l'étuve, en sortaient avec une céphalalgie violente et une grande faiblesse des membres; et les animaux sur lesquels on prolongeait l'expérience tombaient sur le sol dans une sorte d'état comateux.

L'expérience a montré que les animaux placés dans des mélanges réfrigérants pouvaient perdre, avant de succomber, plus du tiers de leur température (Voy. § 164). Aussi l'homme peut lutter bien plus avantageusement contre les abaissements que contre les élévations de la température extérieure. Dans leurs voyages près des pôles, les navigateurs ont été exposés à des températures extrêmement basses, auxquelles ils ont pu résister. Les capitaines Ross, Parry, Franklin, Back et autres, ont vu le thermomètre s'abaisser à — 48°, à — 49°, à — 56°. En ces lieux, la température extérieure présentait donc, avec celle du corps, la différence énorme de 80 à 90 degrés centigrades. Il est vrai qu'ici ce n'est que par les vêtements, par le feu, par la nourriture et par l'exercice que l'homme peut résister à la grande quantité de chaleur que le rayonnement tend à lui enlever. Lorsque tout ou partie de ces moyens de résistance fait défaut, il suffit de températures moins basses pour entraîner la mort. Dans le fatal hiver de 1812, nos malheureux soldats, privés d'abris, de pain et de vêtements, sont tombés en foule dans les plaines glacées de la Russie, et pourtant le thermomètre ne descendit pas au-dessous de — 35°.

L'action du froid se fait sentir bien plus énergiquement dans un air agité que dans un air calme. Dans le premier cas, en effet, l'atmosphère qui entoure le corps est à chaque instant renouvelée ; le rayonnement et le contact agissent sans cesse avec la même énergie pour soutirer au corps son calorique.

C'est encore par action directe sur le système nerveux que l'abaissement extrême de température agit pour amener la mort. Les désordres des organes des sens, le délire, la tendance invincible au sommeil, qui surviennent alors, le démontrent.

L'homme exposé aux élévations de température, alors même qu'il y résiste, éprouve cependant, dans ses diverses fonctions, certaines altérations que les expérimentateurs ont consignées dans leurs expériences. Ainsi, lorsque l'homme est resté 30, 20 ou 10 minutes dans des étuves à $+45^{0}$, à $+50^{0}$, à $+90^{0}$, le pouls, qui battait 75 pulsations à la minute, s'élève à 120, 145, 164. On a aussi noté, dans les mêmes circonstances, une accélération correspondante des mouvements respiratoires. A cette accélération des mouvements respiratoires ne correspond pas une activité analogue dans les phénomènes chimiques de la respiration. Les combustions intérieures, et par suite la production de l'acide carbonique, s'abaissent à mesure que la température extérieure s'élève (Voy. § 140), et tendent à lutter ainsi contre l'élévation de la chaleur propre de l'animal.

Les abaissements de température déterminent parfois la congélation des parties qui ne sont pas protégées contre le rayonnement par les vêtements. Le visage est dans ce cas. Les mains et les pieds, éloignés du cœur et situés aux extrémités du chemin parcouru par le sang, quoique recouverts par les pièces du vêtement, en sont aussi souvent atteints. Il se forme alors, dans la trame des tissus, de petits glaçons : ce qui n'empêche pas cependant que les parties ne puissent revenir à leur état normal. Mais il faut, pour cela, que le réchauffement soit *progressif*; et c'est pour cette raison que les frictions avec de la neige ou de l'eau froide ont été recommandées. Lorsque le réchauffement se fait brusquement, à l'aide de l'eau chaude ou d'autres moyens analogues, on voit survenir la destruction, par gangrène, des parties congelées. Il se produit alors dans les tissus ce qui arrive lorsque les rameaux congelés des plantes sont frappés par le soleil. Les liquides, en se congelant, ont mis en liberté dans les tissus les gaz qu'ils tenaient dissous. Une chaleur brusque dilate rapidement ces gaz, avant que les liquides congelés n'aient été reconstitués à l'état liquide, et les gaz, en se dilatant, brisent les parois délicates des vaisseaux capillaires.

L'homme peut vivre dans tous les climats. Les habitations dans lesquelles il s'abrite, les vêtements dont il se couvre, les aliments, le feu dont il fait usage, lui permettent de résister plus ou moins efficacement à l'abaissement de la température. Il peut aussi lutter contre les élévations de température ; mais son pouvoir de résistance est ici bien plus restreint. Ce n'est plus, en effet, par des moyens *en dehors de lui* qu'il peut s'accommoder aux milieux à température élevée dans lesquels il doit vivre. L'exagération de l'évaporation cutanée, en augmentant les pertes de chaleur et la diminution des aliments, en diminuant les sources de la chaleur, tendent, il est vrai, à le mettre en harmonie avec les milieux environnants. Mais les fonctions de la peau ne se mettent pas instantanément en équilibre avec ces conditions nouvelles, et d'ailleurs il n'en est pas le maître ; ajoutons qu'il n'est pas toujours suffisamment pénétré de la nécessité d'apporter dans son régime une grande sobriété.

Il résulte de là que si l'acclimatement dans les pays froids est, en général, facile et dépourvu d'inconvénients graves, l'acclimatation dans les pays chauds est beaucoup plus difficile et fertile en maladies [1].

CHAPITRE VI.

SÉCRÉTIONS.

§ 169.

Définition. — Organes de sécrétion. — Il n'est pas aussi facile qu'on pourrait le penser de définir rigoureusement ce que c'est qu'une sécrétion. Il est vrai qu'il y a dans l'organisme certains organes bien déterminés, d'une forme en général arrondie, auxquels on donne le nom de glandes, qui, pourvus d'un canal ou de plusieurs canaux excréteurs, déposent le produit liquide formé dans leur intérieur, soit sur les surfaces muqueuses, soit sur la surface cutanée ; tels sont, par exemple, le rein, le foie, les testicules, les mamelles, les glandes salivaires, lacrymales, le pancréas, etc. Mais il est d'autres organes dont la forme rappelle celle des glandes, et qui, riches en vaisseaux sanguins, reçoivent et rendent une grande quantité de sang, et sont cependant dépourvus de l'élément es-

[1] Sur la chaleur animale, consultez particulièrement : Spallanzani, *Mémoires sur la respiration*, dans le IIIe volume de l'ouvrage de Sennebier, intitulé *Rapports de l'air avec les corps organisés* ; Genève, 1807 ; — de La Roche, *Mém. sur les causes du refroidissement des animaux exposés à une forte chaleur* (*Journal de phys.*, t. LXXI, p. 289, 1810) ; — B. Brodie, *Recherches sur l'influence du système nerveux sur la chaleur animale*, dans *Philosophical Transactions*, 1811 et 1812 ; — Ch. Chossat, *Mémoire sur l'influence du système nerveux sur la chaleur animale*, dans *Annales de chim. et de phys.*, t. XCI, 1820 ; — Dulong, *De la Chaleur animale*, dans le *Journal de Physiologie* de Magendie, t. III, 1823 ; — Davy, *Observations sur la température animale*, dans *Annales de chim. et de phys.*, 1823, t. XII, p. 433 ; 1826, t. XXXIII, p. 181 ; 1845, t. XIII, p. 174 ; — Despretz, *Recherches expériment. sur les causes de la chaleur animale*, dans *Ann. de chim. et de phys.*, t. XVI, 1824 ; — P.-H. Bérard, article CHALEUR ANIMALE, dans le *Dictionnaire de médecine* en 30 vol., t. VII, p. 175, 1834 ; — Becquerel et Breschet, *Mémoires sur la chaleur anim.*, dans *Annal. des sciences natur. zoolog.*, t. III, p. 257 ; t. IV, p. 243, 1835 ; — Berthold, *Neue Versuche über die Temperatur der kaltblütigen Thiere* (Nouvelles recherches sur la température des animaux à sang froid) ; Gottingue, 1835 ; — Gavarret, *Recherches sur la températ. du corps dans la fièvre intermitt.*, dans le journal *l'Expérience*, 1839 ; — Roger, *Recherches expérimentales sur la température des enfants*, dans *Archiv. génér. de méd.*, années 1844 et 1845 ; — Favre et Silbermann, *Des chaleurs de combustion*, dans les *Comptes rendus* de l'Institut, t. XX et XXII, 1846 ; — Crébessac-Vernet, *Influence de la température sur l'économie animale*, Thèses inaug., Paris, 1846 ; — Wurtz, *De la Production de la chaleur dans les êtres organisés*, Thèses de concours, 1847 ; — Donders, *der Stoffswechsel als die Quelle der Eigenwarme bei Pflanzen und Thieren* ; Wiesbad., 1847 ; — Nasse, article THIERISCHE WARME (Chaleur animale), dans *Handwörterbuch der Physiologie* de R. Wagner, t. IV, 1853 ; — Gavarret, *De la chaleur produite par les êtres vivants*, 1 vol. in-12, 1855.

sentiel des glandes, je veux dire des canaux d'excrétion. Ces organes, quoique n'étant pas des glandes proprement dites, n'exercent pas moins une influence remarquable sur la constitution du sang, et doivent être examinés ici; tels sont la rate, les capsules surrénales, le corps thyroïde, le thymus. D'autres parties, en apparence plus éloignées des glandes que les précédentes, se présentent sous forme de sacs membraneux, à dimensions très-variables (séreuses splanchniques, membranes synoviales articulaires, etc.); ces sacs, pourvus à leur surface externe d'un réseau vasculaire plus ou moins abondant, contiennent dans leur intérieur des liquides qu'on peut envisager aussi comme des sécrétions. Enfin, le sang qui circule dans le réseau capillaire des organes laisse filtrer, au travers des parois délicates des vaisseaux et dans la trame de tous les tissus, le plasma nourricier.

Si l'on donnait le nom de sécrétion à la sortie de certains principes du sang au travers des vaisseaux, il n'y aurait pas de tissu pourvu de vaisseaux qui ne fût capable de sécrétion. Tous les tissus qui se nourrissent devraient être considérés comme des glandes; il n'y aurait plus dans l'économie que des glandes. Ce point de vue général a son utilité, sans doute, et il est vrai que l'on passe, par une transition insensible, des fonctions de sécrétion aux fonctions de nutrition proprement dites; mais nous ne pensons pas qu'il soit nécessaire cependant de confondre dans une description commune les actes sécrétoires et les actes nutritifs. Malgré les liens qui les unissent et malgré la dépendance étroite et réciproque qui existe entre eux, nous croyons qu'il est possible de conserver la division ancienne et d'analyser isolément ces deux ordres de phénomènes. Dans les phénomènes de nutrition l'organe qui se nourrit attire et fixe des matériaux analogues à sa propre substance. Dans les phénomènes de sécrétion, l'organe sécréteur ne forme pas, n'attire pas seulement des matériaux semblables à lui, car il n'y a point identité de composition entre la substance de la glande et le produit qu'elle sécrète. Ce qui distingue encore ces deux actes, c'est qu'ils s'accomplissent sans se confondre dans chaque organe de sécrétion.

La sécrétion s'exerce à l'aide de certains tissus *interposés* entre les vaisseaux sanguins et le liquide sécrété. Les membranes séreuses représentent le tissu *interposé* sous sa forme la plus simple: ce sont, en effet, de simples sacs, dont une des surfaces est en rapport avec les vaisseaux, et dont l'autre contient le produit de sécrétion. Dans les glandes simples ou follicules, le tissu interposé diffère de consistance et de texture avec les membranes séreuses : il se présente sous forme de petits sacs qui s'ouvrent sur les membranes muqueuses ou à la peau (Voy. fig. 60, A), et autour desquels rampent des vaisseaux. Les glandes en tubes, qui existent en quantité innombrable dans l'épaisseur des mem-

Fig. 60.

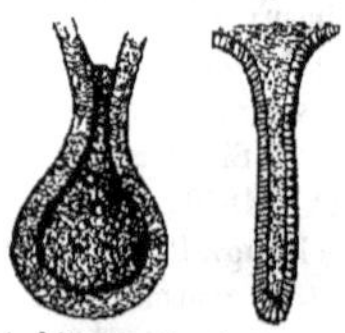

A, follicule sébacé.
B, glande en tube de l'intestin, ou de Lieberkuhn.

branes muqueuses, ont avec les précédentes une grande analogie; elles n'en diffèrent guère que par la forme. Elles se présentent comme de petits tubes en cœcum, qui s'ouvrent librement dans l'intestin (Voy. fig. 60, B).

Ces deux formes, forme vésiculeuse et forme tubuleuse, se répètent dans les glandes les plus composées, et ne sont, à un point de vue général, qu'une sorte d'artifice en vertu duquel les *surfaces* de sécrétion se trouvent *multipliées* dans des espaces circonscrits.

Les glandes composées peuvent être groupées, eu égard à la disposition de leurs éléments essentiels, en deux classes qui correspondent assez exactement aux deux formes simples représentées dans la figure 60. Dans les unes, les extrémités les plus reculées des canaux excréteurs se terminent, dans l'épaisseur de la glande, par des extrémités renflées en ampoule; ce sont, en quelque sorte, des follicules associés. Toutes ces glandes offrent entre elles une grande ressemblance, non-seulement dans l'élément glandulaire lui-même, mais encore dans le groupement des éléments. La figure 61, qui représente une glande salivaire, donne une bonne idée de toutes ces glandes, auxquelles on donne souvent le nom de glandes en grappe; telles sont les glandes lacrymales, les glandes salivaires, les glandes duodénales de Brunner, la glande mammaire, le pancréas. La seconde classe de glandes composées peut être envisagée comme le groupement d'éléments tubuleux, c'est-à-dire de cœcums simples ou ramifiés, libres ou anastomosés entre eux. Cette classe comprend les glandes les plus compliquées, tels sont le foie, le rein, le testicule (Voy. fig. 62).

Fig. 61.

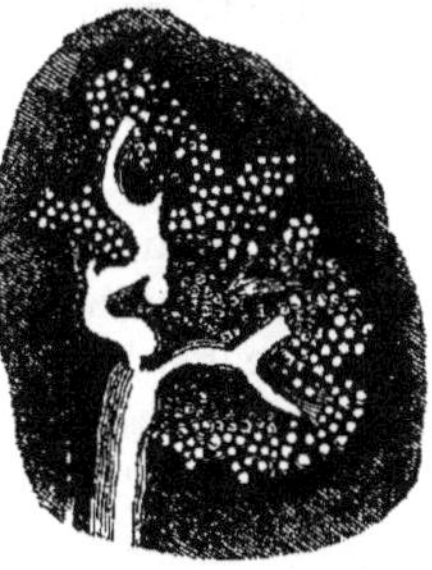

LOBE DE LA PAROTIDE.

Fig. 62.

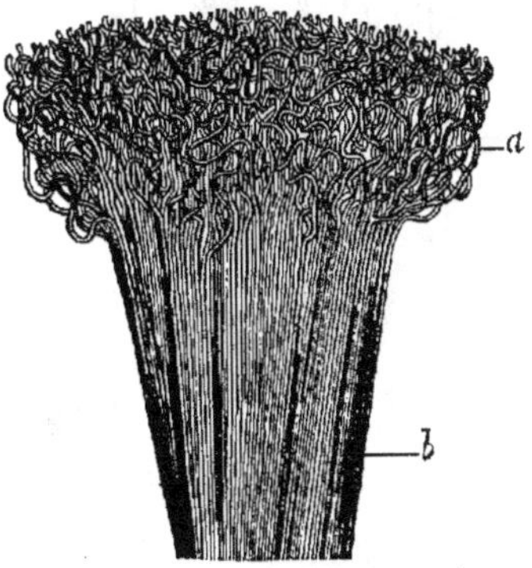

FRAGMENT DE REIN (d'après Müller).

a, circonvolutions des tubes urinifères dans la substance corticale.
b, les tubes urinifères devenus rectilignes dans la substance tubuleuse.

Une glande, si composée qu'elle soit, peut être réduite, par la pensée, en un tissu étendu en forme de membrane, libre d'un côté, et sous lequel circulent des vaisseaux sanguins. Les ramifications des canaux excréteurs des glandes, supposées développées par projection plane, présentent une surface d'une assez grande étendue, et qui est loin d'être la même pour toutes les glandes. Cette différence dans l'étendue de la surface sécrétante des glandes, liée surtout à la *quantité* des produits sécrétés, a été plusieurs fois calculée. On arrive à ces évaluations par l'observation microscopique. Connaissant le volume d'une glande, le nombre des canaux excréteurs contenus dans un espace déterminé, le diamètre des canaux excréteurs, ainsi que l'épaisseur de leurs parois, on arrive à fixer d'une manière approximative la surface intérieure de tous les canaux excréteurs, c'est-à-dire la surface de sécrétion[1].

Les glandes tubuleuses composées ont généralement un volume plus considérable que les glandes en grappe, et leur surface de sécrétion est par conséquent aussi, généralement plus étendue. Mais si l'on prend un centimètre cube de chaque glande, on arrive à constater qu'à égal volume, les glandes en grappe offrent presque toutes une surface de sécrétion plus étendue. Cela dépend sans doute de ce que les éléments sécréteurs en grappe sont plus serrés les uns contre les autres, et de ce que le tissu cellulaire interposé occupe plus d'espace dans les glandes tubuleuses. Cela dépend encore de ce que, dans les glandes tubuleuses composées, il y a, outre les canaux excréteurs, un autre élément glandulaire situé entre eux.

Outre les ramifications des conduits excréteurs, il existe, en effet, dans quelques glandes composées (foie et rein), et comme parties essentielles un élément spécial : je veux parler d'une multitude de vésicules ou corpuscules d'une nature particulière, placés au milieu des circonvolutions des canaux excréteurs et ne paraissant point communiquer avec eux (corpuscules du foie, corpuscules de Malpighi, du rein (Voy. §§ 174 et 181). Ces corpuscules jouent vraisemblablement dans les sécrétions un rôle capital : ces placés au milieu des entrelacements des vaisseaux qui se ramifient dans la glande ils se trouvent en contact avec le plasma du sang issu des parois des capillaires.

Fig. 63.

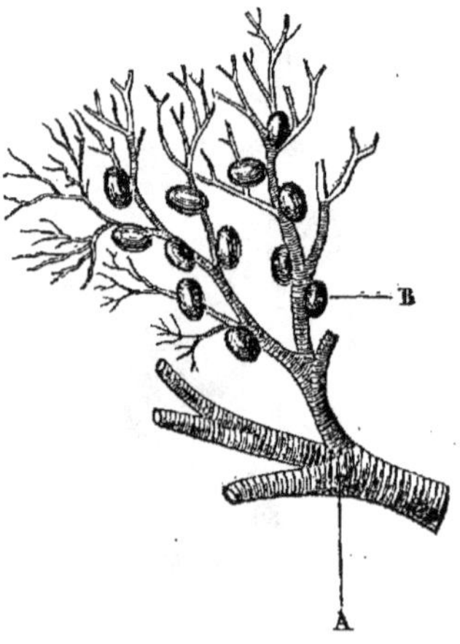

CORPUSCULES DE LA RATE.
A, artère splénique.
B, corpuscules de la rate appliqués sur les divisions de l'artère.

Le corps thyroïde, la rate, les capsules surrénales, le thymus, souvent désignés sous le nom de *glandes vasculaires sanguines*, n'ont point de canaux excréteurs ; ces organes présentent, dans leur épaisseur et au milieu du réseau vasculaire sanguin, des corpuscules ou vésicules closes, libres de toute connexion, et qui rappellent les corpuscules du foie ou cellules hépatiques (Voy. fig. 63). Si l'absence de canaux excréteurs ne permet pas de ranger ces organes parmi les glandes proprement dites, on ne p...

[1] On a trouvé ainsi que la surface sécrétante de chaque testicule est d'environ 45 centimètres carrés, celle de chaque parotide de 1m.ca.,8, celle du pancréas de 4 mètres carrés, celle de chaque rein de 9 mètres, etc.

s'empêcher cependant de les rapprocher des glandes; d'autant mieux qu'il y a dans l'économie un autre organe, constitué aussi par une base celluleuse et rempli de vésicules closes, et qui fonctionne manifestement à la manière d'une glande : tel est l'ovaire. Dans l'espèce humaine, l'ovaire est constitué par une trame celluleuse, au milieu de laquelle se trouve répandue une grande quantité de vésicules (vésicules de Graaf), à divers états de développement. A certaines époques, ces vésicules *s'ouvrent* à la surface de l'ovaire et laissent échapper dans la trompe le produit formé dans leur intérieur. A ce moment, l'ovaire est une véritable glande dont les trompes sont les canaux excréteurs. L'ovaire, d'ailleurs, dans un grand nombre d'espèces animales, consiste en un ou plusieurs tubes, plus ou moins ramifiés et repliés sur eux-mêmes, et constitue une véritable glande tubuleuse composée.

On trouve enfin, dans l'épaisseur des membranes muqueuses, des vésicules closes comprises dans l'épaisseur du derme muqueux. Ces follicules, n'ayant point de canaux excréteurs, ont de l'analogie avec les éléments vésiculeux des glandes vasculaires sanguines (rate, corps thyroïde, etc.). Les éléments qui entrent dans la constitution des plaques de Peyer ne sont que des follicules agglomérés de cette espèce. On ne sait pas encore d'une manière bien positive si le liquide contenu dans l'intérieur de ces vésicules sort par déhiscence ou rupture de l'enveloppe, ou par simple transsudation, pour se rendre à la surface muqueuse. De même, on suppose, sans l'avoir positivement démontré, que les cellules du foie, que les corpuscules des glandes vasculaires sanguines, transmettent leur produit par transsudation. Il serait possible, toutefois, que ces corpuscules se détruisissent sans cesse, à mesure qu'ils ont rempli leur rôle, et qu'ils se reconstituassent sans cesse aussi aux dépens du plasma épanché d'une manière continue dans les espaces intercellulaires[1].

Pour compléter ce qui est relatif à la disposition générale des éléments des glandes, nous dirons que, dans toutes les glandes proprement dites, les éléments glandulaires et les vaisseaux sanguins sont parfaitement indépendants. Les canaux excréteurs peuvent se mélanger, s'entre-croiser, s'accoler avec les vaisseaux sanguins, mais jamais il n'y a continuité entre eux. Il en est de même des éléments vésiculeux de quelques glandes composées et des glandes vasculaires (Voy. fig. 63), mais il n'y a qu'un simple accolement et non pas communication directe. Les échanges de matières, dans les phénomènes de sécrétion, se font au travers des parois des vaisseaux et des éléments glandulaires.

En résumé, la sécrétion consiste dans l'action qu'exercent, sur les portions du sang épanchées en dehors des parois capillaires, certains tissus dits *tissus glandulaires*. Dans toute sécrétion, le liquide accumulé dans le

[1] Il n'est question en ce moment que des éléments vésiculeux placés en dehors des canaux excréteurs des glandes, et non des cellules placées à la surface intérieure des canaux excréteurs eux-mêmes (Voy. § 170).

réservoir des glandes ou dans les canaux excréteurs est différent de celui dont il dérive.

Les glandes vasculaires sanguines, n'ayant point de canaux excréteurs, ne transmettent point au dehors d'elles de produit de sécrétion; elles exécutent leurs fonctions dans la trame de leur tissu, c'est-à-dire dans les espaces celluleux intervasculaires, remplis de vésicules spéciales; et le produit de leur action rentre dans la circulation par la voie de l'absorption.

§ 170.

Mécanisme des sécrétions. — Le sang est le liquide d'où procèdent toutes les sécrétions. Les sécrétions présentent ce caractère commun, qu'elles *commencent* par la sortie de la partie liquide du sang au travers des parois des vaisseaux capillaires sanguins. La sortie du plasma du sang est principalement déterminée dans le tissu des glandes, comme dans tous les tissus vasculaires, par la *tension* du sang dans le système sanguin (Voy. § 95.) Toutes les causes qui amènent la diminution de la tension du sang dans les vaisseaux amènent en même temps une diminution correspondante dans la *quantité* des liquides sécrétés. Un chien qui, à l'état normal, sécrète 11 grammes d'urine en 30 minutes, lorsque la tension du sang marque 135 millimètres de mercure à l'hémodynamomètre, ne sécrète plus que 2gr,36 d'urine pour un même espace de temps de 30 minutes, lorsque la tension du sang est descendue à 104 millimètres. Un autre chien qui, avec une tension du sang équivalente à 134 millimètres, sécrète 10 grains d'urine en 30 minutes, n'en sécrète plus, dans le même temps, que 4gr,9, lorsque la tension du sang s'est abaissée à 119 millimètres (M. Goll).

Dans les glandes, pas plus que dans les autres tissus, les éléments figurés du sang (globules du sang), ne pouvant traverser les parois des vaisseaux, et, d'un autre côté, les canaux excréteurs des glandes ne communiquant nulle part avec les vaisseaux sanguins, c'est uniquement des parties *liquides* du sang que procèdent toutes les sécrétions. Les diverses glandes puisent donc à une source commune; mais la *quantité* et la qualité des liquides sécrétés par chaque glande en particulier dépendent de l'élément glandulaire lui-même.

En ce qui regarde la *quantité* du liquide sécrété en un temps donné, il est certain qu'elle est subordonnée et à la surface sécrétoire et à la quantité de sang que reçoit la glande, c'est-à-dire à sa richesse vasculaire. Toutes les glandes, nous l'avons dit déjà, se distinguent par l'abondance de leurs vaisseaux; mais, parmi elles, il en est qui sont plus riches les unes que les autres. Les reins se distinguent sous ce rapport : on estime qu'ils reçoivent en un temps donné, trois fois plus de sang que les muscules. Une autre condition a évidemment aussi de l'influence sur la quantité du produit sécrété, je veux parler de la vitesse du cours du sang. Nous avons vu (§ 101) que cette vitesse pouvait être très-différente certaines parties du réseau capillaire; qu'elle était subordonnée à la longueur, au diamètre, et au rapport qu'il y a entre ces deux éléments; qu'elle dépendait aussi de la direction rectiligne ou coudée des vaisseaux. Toutes ces conditions ont certainement une grande influence sur les sécrétions; car les capillaires sont loin d'avoir le même diamètre dans les diverses glandes, ainsi qu'il résulte des tableaux publiés par M. Krause, et il n'est pas de glande où la disposition des réseaux capillaires se présente la même. Le réseau a, tantôt la forme de touffes, tantôt celle d'étoiles, tantôt celle d'hélices, etc.

D'autres causes accessoires peuvent avoir aussi une influence passagère sur la quantité des produits de sécrétion évacués en un temps donné; la contraction musculaire, par exemple, favorise la sécrétion salivaire dans le jeu des mâchoires.

Le système nerveux exerce sans doute aussi le même effet, en agissant sur les parois contractiles des canaux excréteurs des glandes. C'est à cette contraction qu'il faut, en partie, rapporter l'afflux de la salive dans la bouche, déterminée par la vue des aliments, et en partie aussi l'écoulement de la bile et du suc pancréatique dans le duodénum, au moment de la digestion stomacale. La contraction musculaire, dont les effets se montrent aussi, quoique d'une manière moins manifeste, dans d'autres glandes, agit en exprimant au dehors le liquide déjà sécrété et contenu dans les ramifications des canaux excréteurs. Le système nerveux agit aussi sur le réseau vasculaire qui parcourt les glandes en accélérant ou en retardant, par les divers états de contraction ou de dilatation des vaisseaux, la vitesse du cours du sang et la tension sanguine (Voy. § 172).

La quantité des liquides sécrétés tient aussi à la disposition des voies de la sécrétion. Dans les glandes proprement dites, les canaux excréteurs, adhérents au tissu cellulaire interposé, sont naturellement béants; ils représentent, en quelque sorte, des espaces creusés dans le tissu glandulaire, et ils n'opposent aucun obstacle à la sortie de la partie liquide du sang au travers des parois des vaisseaux sanguins. Les membranes séreuses, au contraire, qui représentent des sacs la plupart du temps à dimensions considérables (plèvres, péritoine), ne présentent dans leur intérieur qu'une quantité très-limitée de liquides, parce que leurs parois sont plus ou moins intimement appliquées les unes contre les autres; les organes qu'elles recouvrent, se correspondant par leurs faces contiguës, opposent une résistance permanente à l'issue de la partie liquide du sang dans leur intérieur.

Pour ce qui regarde la *qualité* des produits de sécrétion, la science n'est pas en mesure de donner des éclaircissements aussi satisfaisants. Quelques physiologistes pensent que toutes les substances qui entrent dans la composition des produits de sécrétion existent dans le sang, et que le rôle des glandes consiste uniquement à laisser filtrer ces substances dissoutes au travers de leur tissu.

Les matériaux que la partie dissoute du sang abandonne dans les glandes, et qui doivent être éliminés au dehors, procèdent, soit des principes azotés (matières albuminoïdes), soit des principes non azotés (matières grasses et sucrées). En définitive, les principes albuminoïdes sont transformés en urée, en acide urique, en acide cholique, en acide choléique (modifiés dans l'intestin en acide cholalique et en dyslisine), en acide sudorique, en acide carbonique et en eau; les matières grasses et sucrées sont transformées en acide carbonique et en eau. Ce sont là les produits définitifs et tels qu'ils sont expulsés au dehors, soit par le poumon, soit par les reins, soit par la peau, soit par l'intestin. Mais entre ces produits définitifs et les principes d'où ils dérivent, il est toute une série de produits intermédiaires qui paraissent se former, soit dans les glandes, soit dans certains organes qui, bien que n'étant pas des glandes, fonctionnent réellement comme tels, car ils concourent pour la plupart à la formation des produits de sécrétion. C'est ainsi, par exemple, que la *cérébrine*, la *lécithine*, l'acide *oléophosphorique*, la *cholestérine*, matières trouvées dans le cerveau, ne sont réellement que des degrés variés du dédoublement des matières grasses; l'acide *inosique*, la *créatine*, la *créatinine*, qu'on trouve dans les muscles, représentent l'un des premiers degrés des transformations éliminatoires des matières albuminoïdes; la *leucine*, l'*acide urique* et l'*hypoxantine*, qu'on trouve dans la rate, peuvent être également envisagés comme des modifications des matières albuminoïdes. On en peut dire autant des changements qu'éprouvent les matières albuminoïdes en se transformant en éléments constituants de nos tissus. La *gélatine*, par exemple, qui forme la base du tissu cellulaire et des os, l'*élasticine* du tissu élastique, la *chondrine* des cartilages, etc., sont autant de matières azotées déjà modifiées pour le départ sécrétoire. Ce serait donc se faire une idée incomplète des phénomènes de sécrétion, que de penser que tout le travail sécrétoire s'accomplit dans les glandes. Ces organes peuvent agir et ils agissent sur les parties liquides du sang, et d'une manière spéciale à chacun d'eux; mais le sang sur lequel leur action s'exerce est en perpétuelle métamorphose dans les divers organes et dans les divers tissus de l'économie. Aussi avions-nous raison de dire plus haut qu'à un certain point de vue, les fonctions de nutrition et de sécrétion se confondent.

A supposer que, dans l'avenir, la chimie démontre d'une manière positive que tous les éléments de sécrétions existent dans le sang (comme elle l'a déjà établi pour quelques-uns d'entre eux), il resterait encore à déterminer les causes de la diversité d'action des glandes. Pourquoi, par exemple, le foie sécrète-t-il l'acide cholique et l'acide choléique? pourquoi le rein sécrète-t-il l'urée? pourquoi l'estomac secrète-t-il la pepsine, etc.? Il est vrai que les qualités physiques des éléments du tissu glandulaire, leur épaisseur, leur perméabilité plus ou moins grande, et aussi la rapidité du cours du sang, se présentent, dans les diverses glandes, suivant des modes variés, et il est vrai encore que ces différences peuvent concorder avec la séparation de certains produits plutôt qu'avec celle de certains autres (il y a, en effet, des substances dissoutes qui traversent *inégalement* les filtres, et on conçoit qu'il puisse y avoir des filtres qui, suivant leur *épaisseur* et suivant le diamètre de leurs pores, laissent filtrer certains liquides et non certains autres); mais il n'en est pas moins vrai qu'une foule de questions restent encore irrésolues. Pourquoi, par exemple, lorsqu'on injecte certains sels dans le sang, les acides de ces sels ont-ils une tendance particulière à sortir avec la sécrétion du suc gastrique, tandis que leurs bases se retrouvent dans l'urine ? Pourquoi les solutions acides injectées dans le sang suivent-elles également aussi la voie stomacale ?

En somme, s'il est vrai que les conditions de structure et de circulation ont de l'influence sur la nature des produits sécrétés, il est évident aussi qu'il s'opère, dans la trame des glandes, des actions chimiques aux dépens du liquide exsudé hors des vaisseaux. Serait-ce que le tissu varié des glandes agit sur les liquides qui les imbibent, et comme autant de ferments divers, d'une manière analogue aux substances organiques que contiennent les sucs digestifs?

La difficulté que nous signalons est relative surtout aux principes caractéristiques des sécrétions. Pour ce qui regarde l'eau et un grand nombre de sels dissous, il est probable que les conditions de circulation des glandes et la nature de leur tissu règlent la proportion afférente à chaque glande en particulier. Il est, en effet, des sels communs à tous les liquides de sécrétion, et ces sels existent aussi dans le sang. Si quelques substances salines introduites dans l'économie paraissent s'échapper plutôt par certaines glandes que par certaines autres, il est vrai aussi qu'un certain nombre de sels s'échappent par les diverses voies de sécrétion, et que les proportions éliminées par diverses glandes sont sensiblement en rapport avec l'énergie comparée de leur pouvoir sécrétoire.

L'examen microscopique des extrémités les plus reculées des canaux excréteurs des glandes a donné naissance à une doctrine sur la formation des produits de sécrétion, aujourd'hui partagée par un grand nombre de physiologistes. Cette théorie, généralisée par M. Goodsir, a été depuis habilement soutenue par MM. Kölliker et Luschka; elle recule la difficulté, mais elle ne la résout point dans ce qu'elle a d'essentiel, ainsi qu'il est aisé de s'en convaincre.

Les canaux excréteurs des glandes, qu'ils soient terminés en cul-de-sac ou que, anastomosés ensemble, ils présentent à leur origine des anses sans extrémités libres; ces canaux, dis-je, n'en sont pas moins fermés de toutes parts dans l'épaisseur du tissu glandulaire. Le premier phénomène de la sécrétion consiste donc dans l'entrée du plasma du sang, sous forme liquide, dans l'intérieur des conduits glandulaires, au travers des parois de ces conduits. Le liquide, alors qu'il arrive en ce point, est-il en tout semblable au plasma du sang, ou bien a-t-il déjà subi, au contact des cellules répandues entre les circonvolutions des canaux excréteurs de certaines glandes, une modification particulière? Cela est probable (cela est certain pour le foie, tout au moins). Toujours est-il qu'une fois introduit dans l'intérieur des extrémités originaires des canaux excréteurs des glandes, ce liquide va se comporter d'une manière particulière, et qui offre une certaine analogie avec les phénomènes que présente le plasma du sang partout où il est déposé, c'est-à-dire que des phénomènes d'organisation vont se montrer. Prenons pour type des glandes d'une organisation assez simple, celles, par exemple, de la muqueuse stomacale ou glandes du suc gastrique. Voici ce qu'on observe dans ces glandes. Au sein du liquide plasmatique qui les remplit, on voit naître des corpuscules, noyaux de cellules futures. Autour de ces noyaux, le liquide plasmatique se groupe, par une sorte de procédé de segmentation analogue à la segmentation du jaune (Voy. *Développement de l'œuf*, § 402), et forme autour des noyaux de petites sphères, dont la partie extérieure se transforme bientôt en membrane. Les cellules à noyau, ainsi formées, constitueraient les véritables organes de la sécrétion. Le produit de la sécrétion se développerait dans l'intérieur de la cellule par une action propre de la cellule, action d'ailleurs aussi inconnue dans son essence que celle en vertu de laquelle le contenu de la cellule donne naissance à la substance propre des divers tissus de l'économie. Une fois formé dans la cellule, le produit de sécrétion s'échapperait de la cellule par rupture ou par dissolution de l'enveloppe, et le produit se mélangerait avec le plasma qui lui sert de menstrue.

Cette formation de cellules aux extrémités originaires des canaux excréteurs des glandes peut être observée avec facilité, non-seulement dans les glandes du suc gastrique, mais dans les glandes mammaires et dans le testicule. Dans les glandes mammaires, on observe en effet, aux extrémités des culs-de-sac glandulaires, une masse de cellules à noyau (Voy. fig. 64), lesquelles renferment deux, trois, quatre corpuscules plus petits, constitués par de la matière grasse. Ces corpuscules de matière grasse, arrivés à leur développement, constitueront les globules propres du lait, et deviendront libres plus tard par rupture ou dissolution de la cellule mère qui les contenait. Il arrive quelque chose d'analogue dans les canaux séminifères du testicule. Dans l'intérieur de ces canaux glandulaires apparaissent des cellules, et dans l'intérieur de ces cellules des cellules plus petites : ces dernières contiennent les germes des filaments spermatiques, ou spermatozoïdes, qu'elles mettent en liberté en se rompant [1].

Fig. 64.

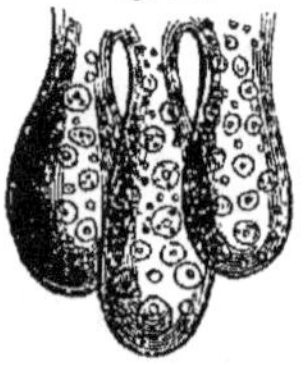

[1] Suivant M. Donders, la mucine, qui forme la partie essentielle de la salive, se forme aux dépens de la dissolution des *cellules épithéliales* qui tapissent l'intérieur des éléments glandulaires. Cette dissolution serait opérée par la réaction *alcaline* de la salive. M. Don-

Suivant quelques auteurs, toutes les glandes, les membranes séreuses elles-mêmes (plèvre, péritoine, péricarde), offrent aussi, comme intermédiaire de leur sécrétion, des cellules analogues aux cellules d'épithélium. D'après M. Luschka, les cellules de sécrétion des membranes séreuses sont transparentes, arrondies, pleines de liquide, tandis que les cellules d'épithélium, ou plaques de protection, sont aplaties et serrées les unes contre les autres. Ces cellules de sécrétion se rompent quand elles ont produit leur liquide : ce seraient elles qui donneraient aux membranes séreuses l'aspect *brillant* et *humide* qui les caractérise.

La sécrétion serait, dès lors, un phénomène organique en vertu duquel des cellules, diverses comme les produits de sécrétion eux-mêmes, agiraient d'une manière spéciale sur le liquide qui est dans leur intérieur, pour lui imprimer des modifications particulières et caractéristiques. Mais pourquoi se forme-t-il dans les divers organes de sécrétion, et aux dépens d'un liquide de même origine (plasma du sang), des cellules d'organisation et de fonctions différentes ? C'est ce que la doctrine dont nous parlons n'a pas encore expliqué : il reste toujours le même desideratum.

D'ailleurs, il faut dire que si la formation des cellules dans le liquide des canaux glandulaires est évidente dans les glandes mammaires, dans les canaux séminifères du testicule, dans les glandes salivaires, dans les glandes de l'estomac et aussi dans les glandes muqueuses de l'intestin, la chose est au moins douteuse dans les canaux excréteurs du foie, dans les canalicules du rein, et dans d'autres glandes. Il faut se défier ici de l'analogie. De ce que le lait, le sperme et le mucus, destinés l'un à l'alimentation, l'autre à la fécondation, le troisième à une action spéciale sur les aliments, de ce que ces trois liquides, dis-je, renferment des éléments organisés (globules du lait, filaments et globules spermatiques, globules du mucus), cela ne prouverait pas que l'urine, destinée absolument à l'élimination, présente les mêmes phénomènes d'organisation dans sa formation initiale [1].

§ 171.

Évacuation des produits de sécrétion. — Le liquide déposé à la surface intérieure des origines des canaux excréteurs des glandes est chassé

s'appuie sur ce que les dissolutions alcalines transforment les épithéliums en un liquide filant analogue à la salive, et sur ce que les jeunes cellules épithéliales prises dans les vésicules glandulaires élémentaires se dissolvent, à la longue, dans la salive alcaline (en vingt-quatre heures, par une température de 37°), tandis qu'il n'arrive rien de semblable quand on a neutralisé l'alcalinité de la salive.

[1] Lorsqu'on lie les canaux excréteurs des glandes, il arrive ou bien que les canaux excréteurs se rétablissent après la chute de la ligature, ou bien (quand cela n'a pas lieu) il arrive au tissu des glandes ce qui arrive à tous les autres tissus dont on entrave le mode d'action : la glande cesse peu à peu de sécréter, et son tissu finit par se résorber. On a vu le fait sur les glandes salivaires ; on a vu le foie, dont les canaux excréteurs étaient comprimés par des tumeurs, se transformer en une simple poche remplie de liquide. C'est aussi ce qui arrive au tissu musculaire privé d'action.

de proche en proche vers les canaux excréteurs d'un plus grand volume, par le *vis à tergo* de la production sécrétoire : force incessante, comme la sortie du plasma du sang hors des vaisseaux. Les canaux excréteurs des glandes concourent aussi, par les contractions de leurs tuniques, à la progression du liquide sécrété. La contraction des voies biliaires, des uretères, des conduits déférents, des conduits galactophores et des autres conduits du même genre, a été mise en évidence à diverses reprises, à l'aide de l'irritation galvanique. La contraction de ces conduits est analogue à celle des muscles de la vie végétative ou des muscles à *fibres lisses* (Voy. § 219). Elle est vermiculaire, lente à se produire et lente à s'éteindre.

Un certain nombre de produits de sécrétion, tels que l'urine, la bile, les larmes, le sperme, se rassemblent en tout ou en partie, avant d'être expulsés, dans des réservoirs (vessie, vésicule biliaire, sac lacrymal, vésicules spermatiques) où ils s'accumulent. Lorsque ces réservoirs sont remplis, ou bien à certaines époques déterminées, ces réservoirs (qui communiquent par des conduits d'excrétion, soit au dehors, soit sur des surfaces muqueuses) se vident, et par les contractions de leurs parois, et par celles des muscles voisins. Les muscles de l'abdomen et du périnée entrent en jeu dans l'urination et l'éjaculation, les muscles de la bouche dans l'expectoration, etc.

§ 172.

De l'influence des nerfs sur les sécrétions. — Les nerfs qui se rendent dans les glandes exercent une remarquable influence sur les sécrétions. Du petit nombre d'expériences qui ont été tentées sur ce point, on peut conclure que la section des nerfs qui se rendent à une glande a pour effet de retirer à l'humeur sécrétée les qualités qui la distinguent, et de la rapprocher d'une manière plus ou moins complète du sérum du sang. Les expériences fondées sur la section des nerfs ont été faites seulement pour quelques glandes. M. Krimer, M. Brachet, MM. Müller et Peipers ont examiné sous ce rapport la sécrétion urinaire. Lorsqu'on coupe tous les nerfs qui se rendent au rein, les matériaux propres de l'urine diminuent de proportion, et elle devient légèrement albumineuse. Les lésions profondes et étendues de la moelle ont des effets analogues; l'urine devient limpide comme de l'eau, et on la trouve très-peu chargée en principes extractifs.

Les nerfs qui vont au rein entourent l'artère rénale, et quelques filets sont intimement appliqués contre les tuniques artérielles. Des expérimentateurs, pour mieux assurer l'interruption de l'influence nerveuse sur la sécrétion de l'urine, ont divisé l'artère rénale et en ont lié les deux bouts sur un tube creux destiné à rétablir le cours du sang (M. Brachet); ou bien ils ont fortement serré l'artère rénale dans une ligature, de manière à amener la mortification des nerfs appliqués sur le vaisseau, et le cours sang a été rétabli dans la glande par le détachement des fils (MM. Müller et Peipers). Dans ces expériences, la sécrétion de l'urine a quelquefois été supprimée, d'autres fois elle a coulé, mais modifiée dans ses qualités; on y a trouvé de l'acide urobenzoïque. L'urine était, d'ailleurs, fortement colorée en rouge dans la plupart de ces expériences, probablement par suite d'épanchements sanguins.

Les expériences récentes de M. Bernard ont démontré, d'une manière plus claire encore, l'influence qu'exerce sur les sécrétions le système nerveux. Une piqûre faite au bulbe, dans le voisinage de l'origine des nerfs pneumogastriques, accumule le sucre dans le sang, par une sorte d'excitation sécrétoire du foie; et, peu après, le sucre apparaît dans l'urine sécrétée. La section des nerfs pneumogastriques, au contraire, entraîne la cessation de la formation du sucre dans le foie, et on ne retrouve plus de sucre après cette section dans les veines sus-hépatiques, qui en charrient à l'état normal (Voy. § 186). La section des nerfs pneumogastriques diminue la sécrétion du suc gastrique, ou tout au moins en modifie les propriétés. La section de la branche ophthalmique de la cinquième paire diminue aussi la sécrétion lacrymale. M. Ludwig a également démontré, par expérience, l'influence accélératrice qu'exerce sur la sécrétion de la salive l'excitation du nerf maxillaire inférieur et particulièrement de la branche linguale; et précédemment nous avons insisté sur l'influence qu'exerce, par action réflexe, la mastication et l'éveil du sens du goût sur la sécrétion salivaire (§ 38). Nous avons vu aussi que dans l'intervalle des digestions, il n'y a sur la membrane muqueuse de l'estomac d'autre liquide que du mucus; or, si l'on vient à exciter la muqueuse à l'aide de substances quelconques (aliments, poivre, sel, extrémité d'une sonde), aussitôt le suc gastrique afflue abondamment. Evidemment la sécrétion s'opère ici sous l'influence d'une impression transmise aux centres nerveux et réfléchie par action réflexe. Il est peu de glandes dont la sécrétion soit aussi manifestement intermittente que celle du suc gastrique; cependant la plupart d'entre elles présentent des intervalles d'activité et de repos relatif. Ce seul fait de l'intermittence ou de la rémittence des sécrétions est une preuve convaincante de l'influence qu'exerce le système nerveux sur les sécrétions.

L'excitation morbide des nerfs entraîne des effets analogues à l'excitation directe. Les névralgies des branches maxillaires de la cinquième paire sont souvent accompagnées d'un flux abondant de salive; celles de la branche ophthalmique déterminent parfois aussi une sécrétion abondante des larmes. C'est encore un phénomène très-commun des maladies nerveuses que la sécrétion de l'urine devient tout d'un coup très-abondante, claire comme de l'eau, et très-peu chargée en principes extractifs, etc.

Lorsqu'une sécrétion augmente ou qu'elle s'accomplit plus rapidement, ce sont presque toujours les matériaux eau et sels qui augmentent. La proportion des éléments organiques n'augmente pas dans la même proportion : ils restent à peu près les mêmes, ils peuvent même être diminués relativement.

Si le mode d'influence qu'exerce le système nerveux sur chaque glande en particulier n'est pas encore suffisamment déterminé, il est certain, tout au moins, que ce système joue ici un rôle important. Est-ce en changeant le degré de perméabilité des membranes que doit traverser le sang; est-ce en agissant sur les vaisseaux capillaires, en modifiant leur propriété contractile, que la section des nerfs trouble les sécrétions ? Cela est possible, surtout en ce qui concerne la quantité du liquide sécrété ; mais il est vraisemblable qu'une action d'un autre genre intervient. L'action nerveuse sur les sécrétions peut être comparée à la fonction chimique qu'exerce le courant galvanique. Il est vraisemblable que l'influence nerveuse est la même dans toutes les glandes, et que son rôle consiste à éveiller dans le tissu propre de la glande les propriétés spéciales que ce tissu possède. C'est ainsi que nous voyons, par exemple, le courant d'*une même pile* amener des phénomènes chimiques variés, suivant que ses deux *électrodes* plongent dans des milieux de composition différente.

§ 173.

Classification des sécrétions. — On a souvent cherché à classer les diverses sécrétions ; mais tous ces essais de classification ne peuvent être que très-imparfaits : il n'est presque pas une seule sécrétion, en effet, qui n'ait quelque chose de spécial et qui ne diffère des autres par certains côtés. En envisageant les sécrétions dans leurs produits et dans le rôle que ces produits sont appelés à jouer, on peut remarquer que les unes sont destinées à l'élimination pure et simple, et que, depuis le moment où ces liquides sont formés jusqu'à celui où ils sont expulsés au dehors, ils ne sont liés ni aux phénomènes de la nutrition, ni à l'accomplissement des fonctions de la vie animale. Telle est la sécrétion urinaire. Cette sécrétion est réellement *excrémentitielle,* mais à proprement parler elle est la seule. La sécrétion de la sueur se rapproche beaucoup de la précédente : le produit de la sécrétion est, en effet, déposé immédiatement au dehors sur la surface cutanée. Mais cette sécrétion n'est pas continue comme la sécrétion urinaire ; elle est intermittente, et elle joue, par rapport au maintien de la température animale, un rôle capital : elle en est, en quelque sorte, le régulateur (Voy. § 167).

Les sécrétions dont les produits sont déposés sur la muqueuse du tube digestif, telles que salive, mucus, suc gastrique, suc pancréatique, bile, suc intestinal, servent, d'une manière variée, à dissoudre et à métamorphoser les aliments. Si une partie de ces humeurs (particulièrement la bile), est rejetée au dehors avec le résidu non digéré de l'alimentation, on ne peut cependant pas les désigner sous le nom de sécrétions excrémentitielles, car la majeure partie rentre dans la circulation par les voies de l'absorption. La sécrétion des larmes, qui vient en aide aux phénomènes de la vision, en entretenant les milieux transparents de l'œil dans les conditions physiques nécessaires à l'accomplissement de la fonction visuelle, est dans le même cas. Il en est de même et de la sécrétion des glandes de Meibomius, qui enduit le bord libre des paupières d'un vernis gras qui s'oppose à l'écoulement des larmes sur les joues, et des follicules sébacés, qui revêtent la peau d'une couche grasse destinée à prévenir le dessèchement de l'épiderme sous l'action du milieu atmosphérique, etc.

On ne peut pas dire non plus que la sécrétion du sperme et la sécrétion du lait soient des sécrétions excrémentitielles, quoique leurs produits soient destinés à être expulsés au dehors à certaines époques. Ces produits de sécrétion ne sont pas nécessairement évacués; et, d'une autre part, ils sont destinés à la conservation de l'espèce.

Quelques produits de sécrétion ont reçu le nom de sécrétions *récrémentitielles*. Telles sont les sécrétions séreuses et synoviales, auxquelles on peut joindre celles des glandes vasculaires sanguines. Ces produits, en effet, rentrent dans le sang, au fur et à mesure de leur formation, et lient d'une manière étroite les phénomènes de sécrétion avec ceux de nutrition. Ce mode de sécrétion offre, en effet, une frappante analogie avec la production et la résorption des milieux liquides de l'œil et de l'oreille, avec la production et la résorption de la graisse, etc.

Un certain nombre de produits de sécrétion ont déjà été examinés. Telles sont les diverses sécrétions de la digestion (§§ 38, 40, 47, 50, 52). D'autres, tels que les larmes, le sperme, le lait, le seront dans le second et dans le troisième livre de cet ouvrage.

Nous nous occuperons seulement ici de l'urine, de la sueur, des fonctions du foie (le foie a d'autres fonctions que celles relatives à la digestion duodénale), des sécrétions séreuses, synoviales, sébacées, muqueuses, et enfin des fonctions encore assez obscures des glandes vasculaires sanguines.

ARTICLE I.

SÉCRÉTION URINAIRE.

§ 174.

Organes de la sécrétion urinaire. — L'urine est sécrétée par les reins. Ces organes, quoique n'ayant pas des dimensions très-considérables, se distinguent entre toutes les glandes par le volume de leurs vaisseaux sanguins et, par conséquent, par la quantité de sang qui les traverse en un temps donné. L'urine enlève, dans les vingt-quatre heures, à l'économie une quantité moyenne de liquide, qui peut être évaluée à 1 kilogramme ou à 1 kilogramme 1/2.

Les reins sont essentiellement constitués, outre les vaisseaux sanguins, qui apportent dans leur intérieur les matériaux de la sécrétion, par les *tubes urinifères*, et par les *corpuscules de Malpighi*.

Fig. 65.

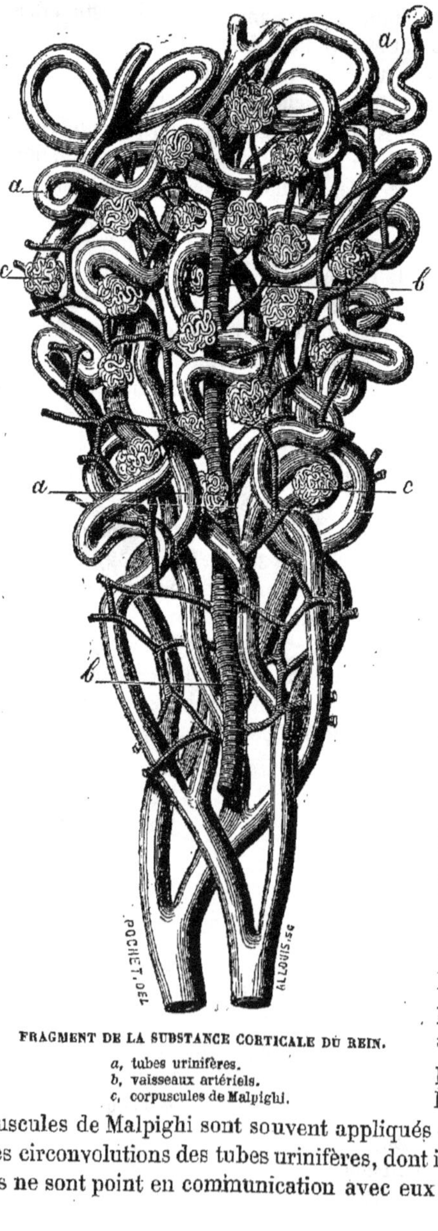

FRAGMENT DE LA SUBSTANCE CORTICALE DU REIN.

a, tubes urinifères.
b, vaisseaux artériels.
c, corpuscules de Malpighi.

Les tubes urinifères présentent, dans la substance corticale des reins, des circonvolutions analogues à celles de l'intestin, tandis que, dans la substance médullaire ou tubuleuse, ces tubes sont rectilignes.

Les corpuscules de Malpighi, placés au milieu des circonvolutions des tubes urinifères, n'existent que dans la substance corticale et dans les prolongements que cette substance envoie entre les pyramides de la substance médullaire. Les corpuscules sont placés sur le trajet des petites artères, et entourés de tous côtés par un réseau vasculaire extrêmement riche (fig. 65). Ces petits corps ne sont pas uniquement constitués par un pelotonnement de vaisseaux sanguins, ainsi que beaucoup d'anatomistes les décrivent; il y a dans leur centre une partie que l'injection des vaisseaux périphériques refoule et dissimule en partie, mais qu'elle ne pénètre point (fig. 66, c). Cette partie centrale est l'analogue des cellules hépatiques (Voy. § 184), et aussi, sans doute, des corpuscules des glandes vasculaires sanguines. Les corpuscules de Malpighi sont souvent appliqués et comme enchatonnés sur les circonvolutions des tubes urinifères, dont ils dépriment la paroi, mais ils ne sont point en communication avec eux (Voy. fig. 66).

Les tubes urinifères commencent dans la substance corticale du rein, par des culs-de-sac ; ou bien ils s'anastomosent entre eux, de manière à

Fig. 66.

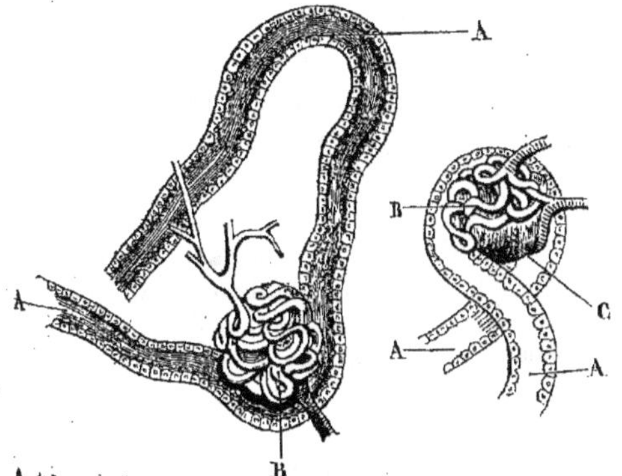

A, tubes urinifères, ou conduits urinifères, avec leur revêtement épithélial.
B, réseau artériel qui recouvre les *corpuscules de Malpighi*.
C, partie centrale, non injectable, des *corpuscules de Malpighi*.

former des anses à leur origine (Voy. fig. 62). Ces tubes, devenus rectilignes dans les pyramides de la substance tubuleuse, se réunissent entre eux, deux à deux, successivement, de manière qu'au sommet de la pyramide ou papille, ils se terminent, en définitive, par une vingtaine d'ouvertures (Voy. fig. 67). C'est par ces ouvertures que le produit de sécrétion, formé dans la substance corticale du rein, est versé dans les calices. Les calices, qui entourent à la manière de chatons le sommet de chaque pyramide, transmettent le liquide dans le bassinet, réservoir commun auquel l'uretère fait suite.

Fig. 67.

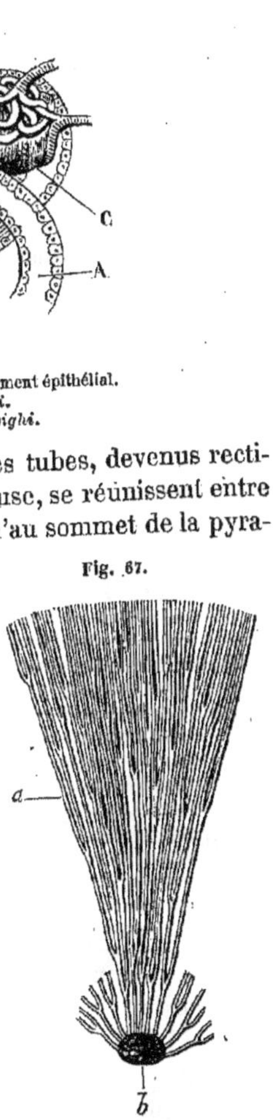

RÉUNION DES CONDUITS OU TUBES URINIFÈRES DANS LES PYRAMIDES DU REIN (d'après Schumlansky).

a, les tubes urinifères qui constituent la pyramide par leur accolement.
b, leur ouverture à la papille ou sommet des pyramides.

L'abondance du sang que le rein reçoit, l'enveloppement de chacun des corpuscules du rein par un réseau vasculaire, l'application immédiate des corpuscules sur les canaux urinifères, toutes ces conditions sont de nature à favoriser la rapidité et la quantité du liquide sécrété. Si nous comparons, sous ce rapport, le rein avec le foie, il est évident que ce dernier, eu égard à sa masse, reçoit beaucoup moins de sang que le rein, et, de plus, les cellules du foie n'ont pas *individuellement* des connexions aussi étroites avec les vaisseaux sanguins.

§ 175.

Écoulement des urines dans la vessie. — Expulsion de l'urine. — L'urine sécrétée s'accumule dans les tubes urinifères de la substance corticale [1]. A mesure que l'urine est sécrétée, les dernières portions poussent devant elles, dans les voies ouvertes de la sécrétion, le liquide qui les remplit. L'urine gagne ainsi les tubes urinifères des pyramides, et arrive dans les calices et dans le bassinet ; du bassinet, l'urine passe dans les uretères. Chez l'homme, qui se tient de quinze à dix-huit heures par jour dans la station verticale ou assise, la pesanteur exerce une certaine influence sur le cours de l'urine. Mais l'écoulement a lieu aussi dans le décubitus dorsal, et chez les animaux quadrupèdes.

Les uretères, destinés à transmettre les urines dans la vessie, concourent activement aussi à sa progression, par la contractilité de leurs parois.

La sécrétion de l'urine est *continue*. Il suffit, pour s'en convaincre, d'ouvrir l'abdomen d'un animal, et de fixer sur l'uretère un petit ballon de verre maintenu au dehors. Au bout de peu de temps, on voit l'urine couler goutte à goutte dans le réservoir, à des intervalles réguliers. L'urine s'écoulerait donc incessamment au dehors, s'il n'y avait sur le trajet des voies de l'excrétion un réservoir destiné à en rendre l'expulsion intermittente. Ce réservoir est la vessie.

L'urine pénètre goutte à goutte dans la vessie par les uretères, et elle s'y accumule. L'ouverture de sortie de la vessie (orifice vésical de l'urètre) se trouve clos par un sphincter placé à l'origine de l'urètre. Ce sphincter ne cède à la contraction des parois musculeuses de la vessie et à celle des parois de l'abdomen que lorsque la volonté intervient, ou lorsque la distension du réservoir est poussée à ses limites extrêmes. L'urine qui s'accumule dans la vessie ne peut rétrograder par les uretères. Ce retour n'a pas lieu quand la vessie est distendue par l'urine, ni même au moment où la vessie, contractée par ses fibres propres et par les muscles abdominaux, chasse le liquide qu'elle contient du côté de son orifice urétral. Le retour de l'urine dans les uretères est empêché, dans ces deux circonstances, par une disposition particulière. Les uretères, en effet, pour pénétrer dans la vessie, traversent les tuniques vésicales, de telle sorte que leur entrée, examinée à l'*extérieur* de la vessie, ne correspond pas à leur orifice *intérieur* : les uretères cheminent *obliquement* entre les tuniques de la vessie, pendant une distance de 3 centimètres environ. Il en résulte que la distension de la vessie par l'urine a une tendance naturelle à appliquer les unes contre les autres les parois de la portion

[1] On peut évaluer à 9 mètres carrés la surface sécrétoire des reins. En admettant qu'en moyenne il y a 1250 grammes d'urine sécrétée en vingt-quatre heures, il en résulte que 1 centimètre carré de surface du rein sécrète environ 1 centigramme 1/2 d'urine en vingt-quatre heures. La sécrétion de l'urine, quoique très-abondante, se fait donc d'une manière à peu près insensible sur *chaque point* de la surface du rein en particulier.

d'uretères engagée entre ses membranes. Cette tendance n'est, en aucun temps, plus prononcée qu'au moment où la vessie, se contractant sur la masse liquide qu'elle contient, détermine ainsi sur tous les points de l'organe (sur ceux qui correspondent au passage des uretères (comme sur les autres) une compression proportionnée à la force de la contraction.

Lorsque, par suite d'obstacles à la sortie de l'urine hors de la vessie, celle-ci se trouve soumise à une distension permanente, on a souvent remarqué que les uretères se dilatent et acquièrent des dimensions assez considérables. Ce n'est point par le reflux de l'urine du côté des uretères que ces faits doivent être interprétés, mais bien par la continuation de la sécrétion rénale. Lorsque, en effet, la vessie distendue ne peut plus recevoir d'urine, le liquide qui arrive incessamment par les uretères s'accumule de proche en proche dans ces conduits, ainsi que dans le bassinet et les calices, et finit à la longue par vaincre la résistance des parois de ces diverses voies d'excrétion et par amener des dilatations permanentes.

Ajoutons, pour compléter ce qui est relatif à l'écoulement de l'urine des uretères dans la vessie, que les orifices de ces deux conduits peuvent être rapprochés l'un de l'autre par les faisceaux de la tunique charnue de la vessie placés entre eux. La contraction de ces faisceaux, en rapprochant les parois internes des conduits, peut concourir à les dilater et à favoriser l'abord de l'urine dans la vessie, à la condition, toutefois, que la vessie ne soit pas remplie de liquide.

L'urine, arrivée dans la vessie, s'y accumule. Mais, en s'y accumulant, elle développe en quelque sorte ce réservoir musculo-membraneux qui, dans son état de vacuité, est plongé dans l'excavation du bassin. A mesure qu'elle se remplit, la vessie refoule les organes voisins et sort de la cavité pelvienne, qui ne peut plus la contenir, pour se porter dans la région abdominale. A ce moment, on peut en constater la présence au-dessus du pubis, à l'aide de la percussion. Lorsqu'elle est fortement distendue, elle peut s'élever jusqu'à 8 ou 10 centimètres au-dessus de la symphyse pubienne. Ce changement de position a été mis à profit dans les opérations où l'on se propose de pénétrer dans la vessie par la paroi abdominale. Il suffit, en effet, de la distendre par l'injection d'un liquide, pour la faire apparaître dans la région hypogastrique.

En général, le besoin d'uriner survient avant qu'il y ait dans la vessie tout le liquide qu'elle peut contenir. Lorsque, par des causes quelconques, nous résistons longtemps à ce besoin, et lorsque cette résistance devient une habitude, la vessie finit par augmenter dans ses dimensions. C'est pour cette raison, sans doute, que la vessie de la femme est souvent plus grande que celle de l'homme. La volonté, du reste, a ses limites, et elle devient impuissante à la longue. C'est surtout ce qu'on observe toutes les fois que l'abdomen, distendu par des tumeurs de diverse nature, ne permet pas le libre développement de la vessie. Dans la grossesse avancée, le besoin d'uriner est assez fréquent, pour la même raison. Les efforts divers, de rire, d'éternument, etc., entraînant la contraction des muscles de l'abdomen, déterminent souvent l'émission de l'urine, lorsque la vessie est remplie, etc.

Le besoin d'uriner est lié à une sensation interne dont le point de départ est dans la vessie, mais dont le siége est dans le système nerveux, comme celui de tous les besoins. Ce besoin n'est pas toujours lié à la réplétion de la vessie. Dans les maladies de cet organe, il se fait souvent sentir, alors qu'il n'y a que quelques gouttes d'urine dans le réservoir vésical.

L'émission de l'urine est déterminée par la contraction de la tunique charnue de la vessie, aidée de la contraction des muscles abdominaux. Les matières à expulser étant tout à fait liquides, l'aide des muscles abdominaux est ici moins nécessaire que dans la défécation, fonction qui a la plupart du temps pour but l'expulsion au dehors des matières solides (§ 35). La tunique musculaire de la vessie est assez épaisse. Cette tunique est constituée par des fibres circulaires, et aussi par des fibres en anses disposées de telle sorte que les courbes qu'elles décrivent embrassent le fond et les côtés de la vessie et viennent se terminer du côté du col vésical. Ces fibres charnues, alors qu'elles se pressent sur le liquide et le chassent vers l'urètre, prennent en même temps un point d'appui sur la masse liquide elle-même, et tendent ainsi à ouvrir le sphincter urétral.

La vessie, à elle seule, peut déterminer la sortie de la plus grande partie de l'urine contenue dans son intérieur. Lorsqu'on pratique des vivisections sur les chiens, il n'est pas rare de voir la vessie se vider, *alors que l'abdomen est largement ouvert*. Si l'on détache alors la vessie, et si on l'ouvre, on s'aperçoit que sa cavité a presque entièrement disparu, et l'on ne trouve plus que quelques gouttes de liquide dans son intérieur. Les parois musculaires, revenues sur elles-mêmes, donnent à la vessie du chien l'apparence d'une sorte de corps plein et dur. Sur l'homme, la vessie est moins musculeuse que sur le chien, et la contraction des muscles abdominaux est probablement nécessaire pour faire passer les dernières portions de l'urine dans l'urètre. La contraction des muscles abdominaux se joint souvent, d'ailleurs, à celle de la vessie, dès le début de la miction : cela a lieu principalement lorsque nous voulons précipiter le jet de l'urine, ou lorsqu'il y a des obstacles au cours du liquide le long du parcours urétral.

Lorsque nous voulons uriner, il s'écoule un certain temps (toutes les fois que la vessie n'est pas distendue outre mesure) entre le moment où nous *voulons* uriner et celui où l'urine apparaît. Les fibres musculaires de la vessie sont, en effet, de l'ordre des fibres lisses, c'est-à-dire de ces fibres dans lesquelles la contraction ne s'établit que d'une manière lente. Les contractions de la vessie ne sont cependant pas soustraites à l'influence de la volonté ; elles reçoivent leurs nerfs d'un plexus nerveux mixte.

Pendant que la vessie se contracte, aidée ou non des muscles abdominaux, les muscles du périnée, le bulbo-caverneux, l'ischio-caverneux et les muscles de Wilson sont relâchés. Lorsque le rôle de la vessie est terminé, c'est-à-dire lorsqu'elle a chassé l'urine qu'elle contenait du côté de l'urètre, les muscles précédents, groupés autour des portions membraneuses, bulbeuses et spongieuses de l'urètre, entrent en contraction pour débarrasser l'urètre du liquide contenu dans son intérieur, et pour expulser au dehors les dernières gouttes d'urine.

§ 176.

Composition de l'urine. — Urée, acide urique, etc. — L'urine est un liquide purement excrémentitiel, qui débarrasse l'économie d'une certaine quantité d'eau tenant en dissolution divers principes salins, et des substances azotées provenant de la décomposition des tissus. Elle concourt, avec l'exhalation cutanée et pulmonaire et l'excrétion des fèces, à entretenir l'équilibre organique. Si les gaz et les vapeurs de l'exhalation pulmonaire et cutanée constituent surtout le dernier terme des aliments respiratoires (aliments féculents, gras et sucrés), l'urine est la voie par laquelle sont principalement évacués les aliments albuminoïdes métamorphosés.

La *quantité* de l'urine est très-variable : elle peut être de 750 grammes ou de plus de 2000 grammes en vingt-quatre heures; elle peut même s'élever, dans l'état physiologique, à des proportions bien plus considérables, ainsi qu'on l'observe, par exemple, chez les buveurs de bière. La proportion des boissons a, en effet, une influence décisive sur la quantité d'urine sécrétée en un temps donné. Dans la saison chaude, dans les élévations de température, dans les exercices violents qui déterminent l'écoulement d'une sueur abondante, l'urine est, au contraire, considérablement diminuée. La quantité moyenne d'urine sécrétée en vingt-quatre heures peut être estimée à 1250 grammes environ [1].

L'urine est un liquide jaunâtre, d'une odeur particulière, plus ou moins limpide, pouvant varier, sous le rapport de la coloration et de la transparence, dans des limites très-étendues. Elle contient de l'eau, des substances organiques et des sels. La proportion de ces substances est subordonnée à l'alimentation et au genre de vie. L'urine se charge aussi des substances impropres à l'alimentation et en débarrasse l'économie.

[1] M. Kaupp a recueilli ses urines durant trente-six jours de suite, pendant lesquels il avait suivi un régime qu'on peut considérer comme normal. En divisant la quantité totale d'urine obtenue par 36, il est arrivé au chiffre de 1400 grammes environ. M. Beigel, en procédant de la même manière, fixe à plus de 1600 grammes la quantité d'urine évacuée dans les vingt-quatre heures. M. Draper, au contraire, n'obtient, par les mêmes procédés, que 1100 grammes d'urine dans les vingt-quatre heures. Il n'est pas inutile sans doute de faire remarquer que les deux premiers observateurs habitent l'Allemagne, le pays de la *bière*, et que le dernier est un Américain de New-York. Nous observerons encore que la température et, par conséquent, le climat ont une influence décisive sur les proportions d'urine sécrétées en un temps donné (Voy. § 158, *Sueur*). — Le chiffre de 1250 grammes, que nous avons fixé, est celui qui correspond à notre climat et à notre régime.

L'urine contient une grande quantité d'eau, de 93 à 95 pour 100 environ. Elle laisse, par conséquent, de 5 à 7 parties pour 100 de résidu solide, lorsqu'on l'évapore. Ce résidu, desséché, contient les sels et les substances organiques. Toutes les causes qui augmentent ou diminuent la quantité de l'urine portent principalement sur l'augmentation et la diminution de l'eau. L'urine du matin est plus chargée de matières solides que l'urine de la journée. Pendant les huit ou dix heures de son séjour dans la vessie, elle se débarrasse en effet, par résorption, d'une petite proportion de son eau.

La partie essentielle de l'urine est l'*urée*[1]. Cette substance azotée est à l'état de dissolution dans l'urine, et forme à elle seule la plus grande partie des matières organiques de l'urine évaporée. L'urée est une substance cristallisable, neutre, soluble dans l'eau et l'alcool, très-peu soluble dans l'éther, formant, avec quelques acides, des combinaisons salines cristallisables[2]. L'urée est de toutes les matières azotées connues la plus riche en azote. Elle en contient 46,7 pour 100. On peut la considérer comme l'un des produits de l'oxydation des matières albuminoïdes. L'urée offre un grand intérêt au point de vue physiologique : cette substance constitue le résidu final de la plus grande partie des matières albuminoïdes de l'alimentation et des tissus.

La quantité moyenne de l'urée contenue dans l'urine est de 2,2 pour 100, ou, si l'on veut, de 22 parties pour 1000. Dans les 1250 grammes d'urine rendus par jour, en moyenne, il y a donc 28 grammes d'urée[3].

La proportion de 28 grammes d'urée nous est applicable, parce qu'elle correspond à 1250 grammes d'urine évacués dans les vingt-quatre heures. Lorsque la proportion moyenne d'urine rendue en vingt-quatre heures est plus considérable, la quantité d'urée est plus élevée. C'est ainsi que MM. Kaupp et Beigel la fixent à 34 ou 36 grammes dans les vingt-quatre heures.

Comme on doit s'y attendre, le mode d'alimentation a une grande influence sur les proportions de l'urée. M. Lehmann se soumet, pendant huit jours de suite, au régime de la viande, et pendant quatre jours au régime exclusif des œufs (régime azoté) : il recueille ses urines dans les dernières vingt-quatres heures, et il y constate 53gr,19 d'urée. Pendant huit autres jours, M. Lehmann fait exclusivement usage d'une nourriture

[1] Tandis que l'urine du jour contient environ 20 pour 1000 d'urée, l'urine de la nuit (évacuée le matin, au sortir du lit) contient 30 pour 1000 d'urée.

[2] On prépare l'urée, dans les laboratoires, en évaporant de grandes quantités d'urine humaine jusqu'à consistance sirupeuse. On traite le résidu encore chaud par un poids d'acide azotique égal au sien. L'azotate d'urée qui s'est formé est desséché entre des feuilles de papier joseph. On le dissout dans l'acide azotique étendu, pour le purifier, et on le refait cristalliser par évaporation. On décompose ensuite l'azotate d'urée par le carbonate de baryte : il se forme de l'azotate de baryte, et l'urée est mis en liberté. On précipite par l'alcool l'azotate de baryte formé, et la dissolution alcoolique, convenablement évaporée au bain-marie, est enfin abandonnée à la cristallisation.

[3] 28 grammes d'urée renferment 13 grammes d'azote (l'urée contient 46,7 pour 100 d'azote).

végétale, et pendant les quatre derniers jours il ne mange que du sucre et du sucre de lait (régime non azoté); les urines des dernières vingt-quatre heures ne contenaient que 15gr,41 d'urée. Les 37 ou 38 grammes d'urée évacués en plus par M. Lehmann, dans sa première expérience, proviennent évidemment des matières azotées de l'alimentation. M. Frerichs nourrit les chiens avec leur nourriture habituelle (la viande), et il note la proportion d'urée; puis il leur donne pendant quelque temps des aliments non azotés, et il constate que la quantité d'urée produite dans ce dernier cas est la même que celle d'un animal qui *jeûne*. Enfin, les mêmes observateurs ont noté que l'exercice musculaire prolongé augmente aussi la proportion de l'urée dans l'urine, abstraction faite du régime.

On peut tirer de ces faits divers la conclusion que l'urée que renferme l'urine provient de deux sources. Une certaine partie provient de la décomposition des tissus azotés de l'organisme, et correspond au renouvellement de ces tissus. C'est cette partie de l'urée qui persiste à être sécrétée chez l'animal à jeun et chez l'animal qui fait usage d'une alimentation non azotée; c'est cette partie de l'urée que le mouvement musculaire augmente en accélérant les combustions de nutrition. Une autre partie de l'urée provient de l'oxydation directe d'une portion des aliments azotés.

L'influence des âges se fait sentir sur les proportions de l'urée, dans un sens analogue à celui de l'alimentation. Chez les enfants qui croissent, il y a dans le mouvement de nutrition une exagération qui se manifeste non-seulement par la proportion d'acide carbonique exhalé dans la respiration, ainsi que nous l'avons établi, mais aussi par la proportion de l'urée formée. Ainsi, tandis qu'un homme adulte excrète en vingt-quatre heures 28 grammes d'urée, un enfant qui croît (âgé de huit ans) excrète en moyenne, dans le même temps, 13 grammes d'urée. Il est vrai que cette proportion est moins considérable d'une manière absolue; mais si nous tenons compte du poids beaucoup moindre de l'enfant, nous arrivons à ce résultat, que la quantité d'urine (et d'urée) excrétée par lui en vingt-quatre heures est plus considérable que chez l'adulte. Si nous rapportons la proportion d'urée à une même quantité en poids de l'enfant et de l'adulte, nous trouvons que 1 kilogramme d'adulte correspond en vingt-quatre heures à 0gr,420 d'urée, tandis que 1 kilogramme d'enfant correspond, pendant le même temps, à 0gr,810 d'urée. Chez le vieillard, chez lequel la quantité des aliments consommés est moindre que chez l'adulte, l'urine ne renferme guère que 8 ou 10 grammes d'urée en vingt-quatre heures. La différence des sexes se fait sentir d'une manière moins marquée; elle est d'ailleurs en rapport avec l'activité, un peu moinz grande chez la femme, des phénomènes nutritifs. L'urine de la femme, comparée à celle de l'homme, renferme quelques grammes d'urée en moins dans les vingt-quatre heures[1].

[1] M. Beigel calcule que 1 kilogramme d'homme émet en vingt-quatre heures 21 centi-

L'urée n'existe pas seulement dans l'urine, on la retrouve aussi dans le sang. Les travaux de M. Simon, ceux de M. Verdeil, ceux plus récents de M. Picard, ne permettent plus le doute à cet égard. Il est vrai que, dans l'état physiologique, la quantité d'urée contenue dans le sang est très-faible : pour 1000 grammes de sang, il y a en moyenne de 0gr,16 d'urée. Mais il ne résulte pas moins de là que l'urée ne se forme pas localement dans le rein, et qu'elle s'engendre directement dans le sang par suite des métamorphoses de nutrition.

La petite proportion d'urée contenue dans le sang correspond-elle à toute l'urée sécrétée par le rein ? Il n'est guère possible de prouver la chose par expérience, mais les analyses récentes de M. Picard rendent la chose très-vraisemblable. M. Picard analyse sur deux chiens le sang de l'artère rénale et le sang de la veine rénale ; c'est-à-dire le sang qui entre dans le rein et le sang qui en sort. Sur le premier chien il trouve, pour 1000 grammes de sang, 36 centigrammes d'urée dans le sang de l'artère rénale, et seulement 18 centigrammes d'urée dans le sang de la veine rénale. Sur le second chien, il trouve, pour 1000 grammes de sang, 40 centigrammes d'urée dans le sang de l'artère rénale, et seulement 20 centigrammes d'urée dans le sang de la veine rénale, c'est-à-dire moitié moins d'urée dans le sang de la veine que dans le sang de l'artère.

Supposons maintenant avec M. Valentin (dont le calcul est basé sur la vitesse du cours du sang dans les artères et sur l'aire des vaisseaux du rein) que les reins soient traversés par 244 grammes de sang par minute, c'est-à-dire, en vingt-quatre heures, par 351,360 grammes de sang. Comme il y a, en moyenne, dans le sang humain, 16 centigrammes d'urée pour 1000 grammes, il en résulte qu'il y aurait 56 grammes d'urée contenus dans les 351,360 grammes de sang qui traversent le rein en vingt-quatre heures. Or, si le sang qui traverse le rein abandonne la moitié de l'urée qu'il contient, il en résulte qu'en vingt-quatre heures il doit passer 28 grammes d'urée dans les urines. Le calcul est parfaitement d'accord avec l'observation. Cela n'explique pas, il est vrai, pourquoi le rein a une tendance spéciale à donner issue à ce produit, à l'exclusion des autres glandes ; et nous rentrons, sous ce rapport, dans l'inconnu de toutes les sécrétions

On peut encore déduire d'autres faits la preuve que le rein exerce une action de séparation et non une action de formation spéciale. Lorsque les reins sont enlevés aux animaux, ceux-ci présentent bientôt un grand abattement, de la fièvre, des troubles nerveux, et ils succombent généralement du cinquième au sixième jour. Or, si l'on examine le sang de ces animaux, on y trouve une grande quantité d'urée. MM. Prévost et

mètres cubes d'urine, c'est-à-dire 0c.c.,87 par heure ; — 1 kilogramme de femme rend en vingt-quatre heures 13 centimètres cubes d'urine, c'est-à-dire 0c.c.,54 par heure. — M. Becquerel tire encore de 58 analyses les résultats suivants : en vingt-quatre heures un homme rend 35gr,6 d'urée, une femme en émet, dans le même temps, 27gr,6.

Dumas ont constaté sur le chat que cette quantité peut s'élever à 10 grammes pour 1,000 grammes de sang. L'absence de l'organe d'élimination a en quelque sorte accumulé dans le sang l'urée qui a continué à se former. L'accumulation de l'urée dans le sang et son apparition dans d'autres liquides de sécrétion arrivent également chez les animaux auxquels on a pratiqué la ligature des deux uretères. Dans les maladies où les fonctions urinaires sont profondément troublées, l'urée s'accumule aussi dans le sang (albuminurie, choléra, etc.) ; et de plus, l'élimination de l'urée tend à se produire dans des glandes ou dans des parties qui ne lui donnent pas passage ordinairement. Dans ces cas, on a rencontré l'urée dans les épanchements séreux de la plèvre, dans la tunique vaginale, dans le liquide céphalo-rachidien, dans les liquides de l'œil, dans la salive, dans la sueur.

On a dit dernièrement que la quantité d'urée dans le sang est augmentée, dans toutes les maladies accompagnées de fièvre, par l'exagération momentanée des combustions interstitielles ; mais c'est là une doctrine qui a besoin d'être appuyée sur de nouvelles observations.

Parmi les substances organiques azotées de l'urine, on trouve un autre corps qui offre avec l'urée une certaine analogie, mais qui, au lieu d'être neutre, offre une réaction acide. Cette substance, c'est l'*acide urique*. L'acide urique peut être envisagé comme un produit de combustion des matières azotées, moins *avancé* que l'urée. L'acide urique existe dans l'urine de l'homme et dans celle des animaux carnivores. La quantité de l'acide urique n'est guère que la vingtième partie de celle de l'urée. Tandis qu'il y a 22 grammes d'urée pour 1000 grammes d'urine, il n'y a guère que 1 gramme d'acide urique pour 1000 grammes d'urine. Dans les 1250 grammes d'urine rendus en vingt-quatre heures, il n'y a donc, en moyenne, que 1gr,25 d'acide urique[1].

L'acide urique consiste en petits cristaux blancs qui s'accumulent en groupes. Il est à peine soluble dans l'eau, et insoluble dans l'alcool et l'éther. Les sels formés par l'acide urique sont également à peu près insolubles. Tel est en particulier l'*urate de soude*, et c'est sous cette forme que se trouve l'acide urique dans l'urine humaine.

L'acide urique existe, à l'état libre ou à l'état d'urates alcalins, dans les excréments d'un grand nombre d'oiseaux (il forme la majeure partie du *guano*), dans les excréments de la tortue, dans ceux des serpents, dans ceux des insectes.

On prépare en général l'acide urique, dans les laboratoires, à l'aide des excréments de serpents, qui sont presque uniquement formés par cet acide. On mélange ces excréments avec leur poids de potasse caustique, on ajoute au mélange 15 parties d'eau, et on filtre. Le liquide filtré

[1] 1gr,25 d'acide urique correspondent à 0gr,4 d'azote (l'acide urique contient 34 pour 100 d'azote). La quantité d'azote évacuée avec l'acide urique par la voie urinaire est donc à peine la 30e partie de celle évacuée par l'urée (Voy. la note 3, p. 396).

tombe dans un vase qui contient de l'eau distillée, additionnée d'un quart d'acide sulfurique. Il se forme du sulfate de potasse qui reste en dissolution, et l'acide urique se précipite en cristaux au fond du vase.

Les conditions qui font varier les proportions de l'urée agissent aussi sur l'acide urique, mais plus faiblement. La nourriture animale longtemps soutenue augmente notamment les proportions de l'acide urique, mais en général seulement d'une fraction de gramme. L'acide urique, étant un produit d'oxydation des matières albuminoïdes moins avancé que l'urée, apparaît en plus grande quantité dans l'urine, quand les phénomènes de combustion diminuent. L'exercice, qui accélère les mouvements respiratoires et les combustions de nutrition, diminue la proportion d'acide urique contenue dans l'urine ; le repos et la vie sédentaire, qui tendent à diminuer les combustions de nutrition, augmentent les proportions d'acide urique. On remarque, pour la même raison, que les animaux sauvages, qui à l'état de liberté rendent peu d'acide urique dans l'urine, en rendent davantage dans l'état de domesticité.

Chez les animaux *herbivores*, l'acide urique est remplacé par un autre acide, l'acide *hippurique*. On trouve quelquefois des traces de ce dernier acide dans l'urine humaine, après un régime végétal prolongé. L'acide hippurique est uni aux alcalis dans l'urine des herbivores, et les sels qu'il forme sont solubles dans l'eau. L'acide hippurique est bien plus abondant dans l'urine des herbivores que ne l'est l'acide urique dans l'urine de l'homme et des carnivores. Il s'élève souvent à 10 ou 15 grammes pour 1000 grammes d'urine. L'acide hippurique présente cette propriété remarquable que, traité par les acides, il donne naissance à une nouvelle substance azotée (glycocolle ou sucre de gélatine), et à une substance non azotée (acide benzoïque). Il est remarquable aussi que si l'on mélange de l'acide benzoïque aux aliments d'un herbivore, la quantité d'acide hippurique contenue dans l'urine augmente.

Les autres matières azotées que contient l'urine n'y existent qu'en très-faibles proportions. Telles sont : la *créatinine* et la *créatine* (la créatine ne diffère de la créatinine, au point de vue chimique, que par deux équivalents d'eau). Telles sont diverses matières colorantes azotées, au nombre de trois, suivant M. Heller : une jaune ou *uroxanthine*, une rouge ou *uroïdine*, une bleue ou *uroglaucine*.

On a quelquefois signalé dans l'urine l'existence de l'acide lactique uni aux alcalis. Mais il ne paraît pas y en avoir dans l'urine normale. Son apparition est liée au défaut d'oxydation convenable du sang, toutes les fois que les phénomènes de la respiration sont entravés.

Il existe encore dans l'urine d'autres matières azotées non définies, non cristallisables, en assez forte proportion, et précipitables par le tannin, et qu'on désigne souvent sous l'expression générale de *matières extractives*. Ces matières, dont la composition n'est pas connue, augmentent souvent dans les maladies ; pendant l'inanition elles deviennent très-abondantes dans l'urine, et si abondantes que leurs proportions dépassent souvent celles de l'urée.

L'urine contient encore une proportion variable de *mucus* (pour la plus grande partie sécrétée par la muqueuse vésicale), et aussi des *lamelles d'épithélium*.

On a encore signalé, dans l'urine des bêtes bovines, d'autres acides organiques. Ces acides, unis à la soude, sont, d'après M. Stadler, des produits organiques non azotés ; ce sont les *acides damalique, damalurique, phénique, taurique*. On les rencontre quelquefois dans l'urine du cheval et quelquefois aussi dans l'urine humaine.

Comme produits non azotés de l'urine, signalons encore des traces de *matières grasses* (oléine, margarine, stéarine). Ces matières augmentent parfois dans la sécrétion urinaire, et forment une sorte de croûte très-mince qui surnage à la surface du liquide.

L'urine fraîche de l'homme et des mammifères contient, à l'état de dissolution, une petite proportion de gaz *acide carbonique*.

L'urine renferme enfin des *sels* divers, tels que : chlorure de sodium, chlorure de potassium, sulfate de potasse, phosphate de soude, phosphate de magnésie, phosphate de chaux, sulfate de chaux, des traces de silice, d'oxyde de fer et de manganèse. La quantité des matières salines évacuées par l'urine en vingt-quatre heures est, en moyenne, de 14 ou 15 grammes. Les analyses de M. Lehmann ont prouvé que la quantité de phosphate de chaux dans l'urine diminue chez les femmes pendant la période de la grossesse.

L'urine fraîche de l'homme et des animaux carnivores présente une réaction *acide*. Abandonnée à elle-même pendant un certain temps, l'urine devient alcaline, par la transformation de l'urée en carbonate d'ammoniaque[1], sous l'influence d'une fermentation due au mucus que ce liquide renferme. Cette transformation a lieu quelquefois dans la vessie, dans l'état pathologique ; l'urine qui est évacuée est alors alcaline, et elle présente une odeur ammoniacale. C'est à une fermentation du même genre qu'est due l'odeur désagréable qu'exhale le coucher des malades, lorsque l'urine imbibe les pièces de la literie.

L'urine des animaux herbivores est généralement *alcaline*. Elle doit cette alcalinité aux carbonates alcalins qu'elle contient en grande quantité. Ces carbonates, *suspendus* en partie à l'état de particules salines dans le liquide, rendent en général leur urine trouble (telle est en particulier l'urine du cheval).

Le régime a une grande influence sur l'état acide ou alcalin de l'urine. Lorsque l'homme se soumet au régime des herbivores, son urine devient

[1] Le carbonate d'ammoniaque ne diffère de l'urée que par deux atomes d'eau.

Urée.	$Az^4C^4H^8O^2$
2 atomes d'eau.	H^4O^2
Carbonate d'ammoniaque. . .	$Az^4C^4H^{12}O^4$

alcaline par l'accumulation des carbonates alcalins. C'est aussi sous l'influence exclusive de ce régime qu'on voit quelquefois apparaître l'aci-
hippurique dans l'urine de l'homme. Le régime de la viande, substitué
celui des végétaux, donne à l'urine des herbivores l'acidité de l'urine
carnivores. Un herbivore qui *jeûne* se nourrit en quelque sorte aux dépens de ses tissus, et présente une urine qui se rapproche de celle des
carnivores. Un jeune veau qui tette sa mère vit comme un animal carnivore : son urine, pendant cette période, ne renferme point d'acide hippurique ; mais on y trouve l'urée et l'acide urique dans des proportions
analogues à celles de l'urine de l'homme.

Le tableau suivant contient une analyse de l'urine de l'homme, d'après
M. Lehmann. Elle ne comprend pas toutes les substances que nous avons
indiquées, ni toutes les variations qui peuvent survenir ; mais elle indique
les rapports proportionnels des principales substances, pour un cas déterminé.

SUR 100 PARTIES.	ANALYSE de L'URINE HUMAINE. (Lehmann.)
Eau	932,0
Urée	32,9
Acide urique	1,1
Créatine, créatinine, etc.	1,5
Matières extractives	11,5
Mucus vésical	0,1
Sulfate de potasse, sulfate de soude	7,5
Phosphate de soude, phosphate acide d'ammoniaque.	4,0
Chlorure de sodium, chlorure d'ammonium	3,7
Phosphate de chaux, silice	1,1
Lactates	1,7

§ 177.

Du sucre et de l'albumine dans l'urine. — Le *sucre* (glycose) se rencontre
quelquefois dans l'urine. Lorsqu'il y existe en notable quantité, sa présence est liée à un état morbide, désigné sous le nom de *diabète*
ou *glycosurie*. Cependant, une nourriture riche en sucre et en fécule
peut faire apparaître une petite proportion de sucre dans l'urine, pendant les quelques heures qui suivent le repas, et sans trouble appréciable
de l'état physiologique (Voy. § 64, 78).

Le médecin est souvent appelé à décider la question de savoir s'il y a
ou s'il n'y a pas de sucre dans l'urine d'un malade. Il peut arriver à cette
constatation par des procédés très-simples. Le premier de ces procédés
est basé sur la propriété fermentescible du sucre, en présence du mucus
que contient naturellement l'urine. On sait que la fermentation du sucre
donne naissance à de l'acide carbonique et à de l'alcool. A cet effet, on
place l'urine d'épreuve dans un flacon A (fig. 68) qui communique

un autre flacon B, renfermant de l'eau de chaux. On ajoute à l'urine une petite proportion de levûre de bière pour favoriser la fermentation (cela n'est pas toujours nécessaire, quand les urines sont en même temps très-chargées de mucus). Le flacon A étant placé dans un bain-marie chauffé à +40° ou +45°, la réaction s'établit; l'acide carbonique produit par la fermentation sucrée se dégage vers le flacon B et annonce sa présence par un précipité blanc de carbonate de chaux. Le tube C plonge dans une éprouvette à pied, remplie d'eau de chaux; il est destiné à s'opposer à l'action de l'acide carbonique de l'air sur le liquide du flacon B.

Fig. 68.

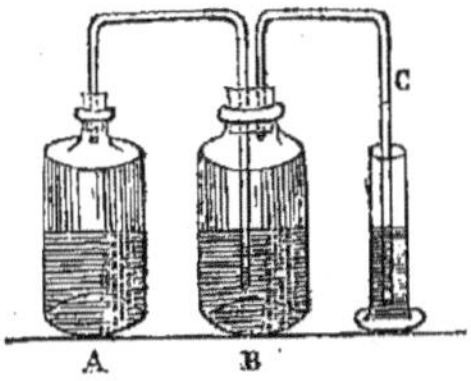

Le précipité de carbonate de chaux qui se forme dans le flacon B indique manifestement qu'il s'est dégagé de l'acide carbonique; mais cela ne suffit pas, à la rigueur, pour affirmer la présence du sucre. D'abord, ainsi que nous l'avons vu, il y a une petite proportion d'acide carbonique libre dans l'urine, et en second lieu, si l'urine n'est pas fraîche, il est d'autres combinaisons organiques qui pourraient fournir l'acide carbonique et induire en erreur. Il faut, comme contre-épreuve et lorsque la fermentation est terminée, placer le liquide du flacon A dans une cornue et le distiller au bain-marie. S'il y avait du sucre dans l'urine, il s'est formé de l'alcool, qui est resté mélangé avec le liquide du flacon A. Le point d'ébullition de l'alcool étant moins élevé que celui de l'eau, l'alcool passe le premier à la distillation (maintenue au-dessous de 100 degrés); on le recueille et on le reconnaît à ses caractères.

Voici un autre procédé qui peut servir à la fois à déceler le sucre et à en déterminer la quantité. Ce procédé est basé sur ce qu'en mélangeant à chaud une dissolution de glycose avec la liqueur bleue obtenue par un mélange de sulfate de cuivre, de tartrate de potasse et de potasse, la glycose a la propriété de précipiter de l'oxydule rouge de cuivre. Nous avons déjà mentionné plusieurs fois cette propriété (§§ 12, 39). La liqueur d'épreuve, dite de Trommer, est préparée par avance; on l'introduit, avec l'urine à examiner, au fond d'un tube fermé; on chauffe à la lampe jusqu'à l'ébullition (fig. 69), et l'on examine si le précipité rouge orangé caractéristique prend naissance. Lorsqu'on a constaté la présence du sucre par cette opération, on peut se proposer de doser la quantité de sucre que renferme l'urine. A cet effet, la liqueur bleue est ramenée à un titre déterminé, de manière, par exemple, que 100 centimètres cubes de cette dissolution soient complétement décolorés lorsqu'on les fait bouillir avec 1 gramme de glycose. Cette liqueur *titrée* peut être conservée, pour s'en servir au besoin. Lorsqu'on veut en faire usage, on mesure 100 centimètres cubes de cette liqueur dans une éprouvette gra-

Fig. 69.

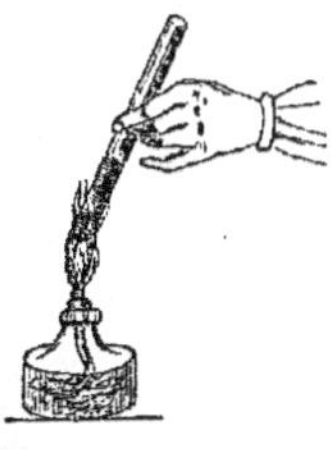

duée, et on les verse dans une capsule placée sur le feu; on chauffe, puis on verse successivement et peu à peu, à l'aide d'une burette divisée, l'urine dans la capsule. On s'arrête aussitôt que la décoloration exacte de la liqueur cuivrée est arrivée. La quantité d'urine nécessaire pour amener cette décoloration renferme précisément 1 gramme de glycose[1].

On peut encore déterminer très-exactement la proportion de sucre qui se trouve dans les urines diabétiques, en mesurant la déviation qu'elles produisent sur le plan de polarisation; à condition toutefois que l'urine ne contienne pas d'autres principes qui dévient aussi le plan de polarisation (l'albumine est de ce nombre). Dans ce cas il faut préalablement en débarrasser l'urine. L'instrument le plus généralement employé, en France, à ce genre de détermination, est le saccharimètre de M. Soleil[2].

L'urine des diabétiques peut contenir jusqu'à 100 et 134 parties de sucre pour 1000 (M. Bouchardat). La présence du sucre dans l'urine est le plus souvent accompagnée d'une augmentation considérable de la sécrétion urinaire, augmentation qui porte surtout sur la quantité de l'eau. (On voit parfois la quantité d'urine s'élever à 4, 5, 6 et 8 kilogrammes dans les vingt-quatre heures. Cette augmentation de la sécrétion urinaire est accompagnée d'une soif ardente.

La présence du sucre dans l'urine n'a pas d'influence notable sur les proportions normales de l'urée : tantôt celle-ci est augmentée, tantôt elle est diminuée.

Nous avons vu précédemment que les aliments féculents et sucrés pénétraient dans le sang sous forme de glycose (§ 64), et que, dans les moments qui suivent l'absorption d'une grande quantité de sucre, on pouvait même constater la présence d'une petite proportion de ce principe dans l'urine. On a pensé dès lors que le sucre de diabète provient d'une destruction incomplète (par défaut de combustion respiratoire) du sucre introduit dans le sang par l'absorption digestive, et l'on a cherché à combattre cette maladie grave en supprimant, dans le régime des malades, les aliments féculents et sucrés. Il est vrai que, par ce traitement rationnel, on arrive à diminuer la proportion du sucre dans l'urine, mais le succès n'est jamais complet. Le sucre, en effet, n'est pas seulement apporté dans le sang par l'absorption digestive, le foie a encore la propriété de sécréter du sucre et d'écouler ce sucre dans le sang par les veines sus-hépatiques (Voy. § 187). Ce sucre, continuellement formé dans le foie, est continuellement aussi, dans l'état normal, oxydé dans le sang par l'oxygène apporté par la respiration, et il n'apparaît point dans l'urine. Il

[1] Quand la proportion de sucre contenue dans l'urine est peu considérable, il est nécessaire de se débarrasser, soit de l'albumine qu'elle peut contenir (anormalement), soit des matières extractives qu'elle renferme à l'état normal. Ces matières peuvent, en effet, masquer les réactions caractéristiques du sucre. (Voy. plus loin § 187.)

[2] Nous ne pourrions, sans entrer dans de longs détails que ne comporte point cet ouvrage, exposer ici les bases sur lesquelles repose cet instrument. Le lecteur trouvera, à cet égard, les développements nécessaires dans le *Cours élémentaire de chimie* de M. Regnault, t. IV.

glycosurie dépend donc d'une lésion profonde des phénomènes de combustion ou de nutrition. Il est remarquable que les animaux plongés dans le sommeil hibernal, dont la respiration est alors lente et à peine sensible, présentent du sucre dans l'urine, *quoiqu'ils ne prennent point d'aliments.* La présence du sucre dans l'urine doit être attribuée ici à la sécrétion lente et persistante du foie, et à l'introduction d'une quantité insuffisante d'oxygène dans le sang.

L'*albumine* peut aussi se montrer anormalement dans l'urine. Sa présence, liée la plupart du temps à une altération profonde de la substance du rein, peut coïncider encore avec d'autres états morbides. Dans les maladies du cœur, dans quelques affections nerveuses, chez les femmes nouvellement accouchées, etc., on peut aussi rencontrer de l'albumine dans les urines. En général, dans ces derniers cas, l'albumine est en faible proportion, et elle ne se montre pas *d'une manière continue*, comme dans les maladies organiques des reins. L'albumine peut exister dans l'urine, dans des proportions très-variables, depuis 0,1 pour 1000 jusqu'à 30 pour 1000. Dans ces cas extrêmes, la quantité d'albumine contenue dans l'urine égale presque la moitié de celle qui existe dans le sang (il y en a environ 70 pour 1000 dans le sang).

La présence de l'albumine dans l'urine coïncide ordinairement avec la diminution de l'urée dans l'urine.

Lorsqu'on veut constater la présence de l'albumine dans l'urine, plusieurs procédés peuvent être employés. L'alcool ou la chaleur[1] suffisent, lorsque l'urine contient beaucoup d'albumine, pour déterminer un précipité caractéristique dans cette humeur ; mais lorsque l'urine ne contient que peu d'albumine, cette méthode est insuffisante. L'*alcalinité* de l'urine suffit en effet, malgré l'élévation de la température, pour maintenir à l'état de dissolution des quantités notables d'albumine. D'ailleurs, en chauffant, au fond d'un tube, une petite quantité d'urine, une partie de l'eau s'évapore, et il se forme alors des précipités salins qui, en troublant la liqueur, pourraient induire en erreur. Le seul procédé exact consiste à traiter l'urine *par la chaleur et par l'acide azotique.* On place l'urine dans un tube fermé, on y ajoute de l'acide azotique, *de manière à rendre la liqueur acide*[2], et on chauffe à la lampe (Voy. fig. 69). L'acide azotique précipite l'albumine, et, de plus, il dissout les autres précipités qui pourraient se former.

§ 178.

Dépôts de l'urine. — Calculs. — Il se forme souvent des dépôts dans l'urine, alors même que celle-ci est évacuée à l'état limpide. Ces dépôts

[1] A + 70° l'albumine se coagule.

[2] Il y a encore un avantage à ajouter à l'urine un excès d'acide azotique, c'est que l'acide urique déplacé de ses combinaisons avec les alcalis, et à peu près insoluble dans l'urine, se précipite quand on ajoute de faibles proportions d'acide azotique; tandis qu'il se redissout dans un excès d'acide azotique.

sont le plus ordinairement formés par l'acide urique et les urates alcalins. Cet acide et les sels qu'il forme, étant très-peu solubles (Voy. § 176), se précipitent au fond du vase lorsque l'urine se refroidit, pour peu que leur quantité se trouve augmentée. C'est ce qu'on observe fréquemment dans la plupart des maladies fébriles. L'urine est ordinairement colorée alors par un excès de la matière colorante rouge que nous avons désignée sous le nom d'*uroïdine*. D'autres dépôts, assez communs dans l'urine, sont formés de mucus et de lamelles d'épithélium. On trouve souvent, dans l'état pathologique, des dépôts formés par du pus ou par du sang (reconnaissables à leur globules caractéristiques, à l'aide du microscope); on rencontre quelquefois aussi des spermatozoïdes entraînés par l'urine dans son passage par le canal de l'urètre. Les sédiments pathologiques de l'urine contiennent souvent encore, indépendamment des substances précédentes, les matières salines qui entrent dans la composition des calculs. Tels sont, par exemple, l'oxalate de chaux, le carbonate de chaux, le phosphate ammoniaco-magnésien.

Des *calculs*, c'est-à-dire des dépôts *figurés* et d'un volume plus ou moins considérable, apparaissent souvent dans l'urine. La plupart du temps ils se forment et s'accroissent dans la vessie, c'est-à-dire dans le point des voies urinaires où l'urine séjourne le plus longtemps à l'état de repos. Les matières salines qui entrent dans la composition des calculs se trouvent adhérentes entre elles et en quelque sorte *cimentées* par les matières organiques de l'urine, et en particulier par le mucus. Un calcul, une fois formé, favorise l'application des dépôts nouveaux autour du noyau primitivement formé. Lorsqu'un calcul est abandonné un long temps dans la vessie, il peut ainsi acquérir des dimensions considérables. Des corps étrangers de toute nature, introduits dans les voies urinaires et tombés dans la vessie, agissent de la même manière, et deviennent souvent une sorte de centre autour duquel se déposent les matières salines.

Les calculs sont formés de matières salines diverses. Il est rare qu'ils soient exclusivement formés par une seule. De plus, le centre est souvent constitué par d'autres substances que la circonférence ou l'écorce : il y a eu en quelque sorte deux époques dans leur formation, coïncidant avec deux états différents de l'organisme. Les calculs prennent en général le nom de la substance qui domine dans leur composition. Sous ce rapport, on peut grouper les calculs les plus communs en trois classes principales : 1° calculs d'acide urique et d'urates; 2° calculs d'oxalate et de carbonate de chaux; 3° calculs de phosphate ammoniaco-magnésien.

Les substances trouvées par l'analyse dans les calculs urinaires sont : l'acide urique, l'urate de potasse, l'urate de soude, l'urate d'ammoniaque [1], le silicate d'ammoniaque, le benzoate [2] d'ammoniaque, le chlo-

[1] L'ammoniaque provient de la décomposition de l'urée.

[2] L'acide benzoïque provient sans doute de la formation anormale, dans l'urine de l'homme, de l'acide hippurique et de la métamorphose de cet acide. (Voy. § 176.)

hydrate d'ammoniaque, le carbonate de chaux, le phosphate de chaux, le silicate de chaux, l'urate de chaux, l'oxalate de chaux, le carbonate de magnésie, l'urate de magnésie, le phosphate ammoniaco-magnésien, l'alumine, l'oxyde de fer, le phosphate de fer, l'urée, la cystine, l'oxyde xanthique, et quelques autres substances organiques peu connues.

§ 179.

Élimination par l'urine d'un grand nombre de substances absorbées. — Indépendamment des substances alimentaires et des éléments des tissus dont les produits modifiés constituent les matières solides de l'urine, beaucoup de substances solubles, portées dans les voies de l'absorption, soit dans un but d'expérience, soit dans un but thérapeutique, soit dans un but d'empoisonnement, sont éliminées par les urines. Parmi les matières sur lesquelles a porté l'expérimentation, les unes apparaissent dans l'urine telles qu'elles ont été absorbées; d'autres sont décomposées par les actes digestifs ou par les combustions de nutrition, mais on peut encore reconnaître leurs éléments dans l'urine; d'autres, enfin, ne peuvent pas être retrouvées dans l'urine.

Les substances qu'on ne retrouve pas dans l'urine ont été décomposées dans le sang et peuvent être envisagées comme ayant joué le rôle d'aliments; d'autant mieux que ce sont des substances *organiques*. Tels sont l'alcool (Voy. § 144), l'éther, l'huile de Dippel, le camphre, les résines, la matière colorante de la cochenille, celle du tournesol, la chlorophylle, l'orcanette, la caféine, la théine, la théobromine, l'allantoïne, l'alloxantine, la phlorhizine, l'asparagine, l'amygdaline, le musc.

Parmi les substances non décomposées et qui apparaissent en nature dans l'urine, viennent se ranger des matières qui ne forment avec aucun des principes de nos tissus des composés insolubles, et qui ne sont ni facilement oxydables, ni aisément décomposables. Tels sont : les carbonate, azotate et sulfate de potasse; le ferro-cyanure de potassium; le borate de soude; le chlorure de barium; le silicate de potasse; les matières colorantes de l'indigo, de la gomme gutte, de la rhubarbe, de la garance, du bois de campêche, de l'airelle, de la carotte rouge, des mûres; les matières odorantes du genièvre, de la valériane, de l'assa-fœtida, de l'ail, du castoréum, du safran, de l'opium; quelques alcaloïdes végétaux, tels que la quinine et la strychnine.

Le sulfure de potassium est éliminé à l'état de sulfate de potasse. Les acides acétique, citrique, malique, tartrique, subissent dans le sang une combustion partielle, qui en transforme une partie en acide carbonique, d'où formation de carbonates alcalins. L'autre partie sort avec l'urine, soit à l'état de liberté, soit à l'état de combinaison avec des bases. La salicine se transforme en acide salicilique et en acide oxalique, et sort sous forme d'oxalates. L'acide tannique sort par l'urine, sous forme d'acide gallique, l'acide benzoïque sous forme d'acide hippurique, etc.

Dans ses recherches toxicologiques sur l'élimination des poisons, M. Orfila a constaté dans l'urine la présence des préparations d'or, d'argent, d'arsenic, d'antimoine, de zinc, de plomb, de bismuth. M. Becquerel a signalé la présence du fer dans l'urine des chlorotiques soumis à l'usage des préparations martiales. On a encore reconnu la présence de l'iode dans l'urine, après l'usage des préparations iodées, etc. Notons, en ce qui concerne les sels métalliques, que ces matières, étant susceptibles de former avec les tissus et les liquides de l'économie des composés insolubles, se fixent un temps plus ou moins long dans l'économie et ne se retrouvent immédiatement dans les urines que quand la proportion ingérée est grande. Leur élimination a lieu à la longue et par décomposition successive des composés formés. A un moment donné, il n'y en a généralement que des traces à peine sensibles dans l'urine, et on peut retrouver encore quelques-uns d'entre eux, après plusieurs mois, dans les organes intérieurs (foie, reins, etc.).

§ 180.

Rapidité avec laquelle les substances introduites dans le tube digestif apparaissent dans l'urine. — Cette vitesse souvent assez grande dépend de conditions multiples. Elle est en rapport et avec la nature de la substance et avec le moment de la digestion. Le passage dans l'urine des substances dissoutes ou des liquides ingérés est quelquefois assez prompt. A diverses reprises, et dernièrement encore, on a cherché des voies détournées pour expliquer ce passage [1]. Rien ne justifie cette manière de voir. La rapidité avec laquelle les substances absorbées paraissent dans l'urine est en rapport avec la vitesse de la circulation (Voy. § 107); et le temps, en général assez long, nécessaire à l'élimination de la substance, s'accorde parfaitement avec le rhythme lent et successif des phénomènes d'absorption.

Pour vider la question par expérience, il faut faire subir à l'animal une opération préliminaire. L'urine, en effet, à mesure qu'elle est sécrétée, s'accumule dans la vessie, et elle s'y rassemble avant d'être expulsée. Le temps précis du passage d'une substance dans l'urine ne peut être apprécié qu'autant qu'on a attiré l'uretère au dehors, et qu'on a fixé et maintenu à l'extérieur un petit ballon de verre, qui fait fonction de vessie artificielle. On peut alors *essayer* l'urine aussitôt qu'elle sort de l'organe excréteur.

La nature offre une voie d'expérimentation plus naturelle. C'est ainsi que M. Stehberger a institué une série d'expériences sur un jeune enfant atteint d'extroversion de la vessie. Dans ce vice de conformation, l'urine

[1] On a supposé, par exemple, que les substances absorbées par la veine porte, au lieu d'entrer dans le cercle circulatoire, pouvaient, après avoir passé dans la veine cave, y circuler par voie *rétrograde;* que de la veine cave, toujours par voie rétrograde, elles passaient dans les veines rénales, et de là dans le rein. Cette supposition est tout à fait invraisemblable.

coule sans cesse au dehors, et goutte à goutte, aussitôt qu'elle est sécrétée. Dans ces expériences, 15 minutes s'écoulèrent entre le moment de l'administration de l'indigo et de la garance et le moment de leur apparition dans l'urine ; 20 minutes pour la rhubarbe ; 25 minutes pour la solution de campêche ; 25 minutes pour la solution d'airelle ; 25 minutes pour la pulpe de casse, etc. Mais M. Stehberger n'a pas tenu compte, dans ses expériences, du moment de la digestion, c'est-à-dire de l'intervalle écoulé depuis la fin du dernier repas jusqu'au moment de l'administration de la substance d'épreuve. M. Erichsen, qui a eu soin de faire cette distinction, est arrivé à des résultats qui prouvent de la manière la plus claire que cette condition prime toutes les autres, et que c'est à elle surtout qu'est subordonnée la rapidité du passage dans l'urine des substances avalées. L'extroversion de la vessie a aussi servi de voie expérimentale à M. Erichsen. La substance employée par lui était le ferro-cyanure de potassium administré à la dose de 30 ou 40 grammes. Cette substance, administrée chez l'individu, après un intervalle de 11 heures depuis le dernier repas, s'est montrée dans l'urine au bout de 1 minute. Elle est apparue dans l'urine au bout de 2 minutes, lorsque l'intervalle entre le repas et l'expérience était de 4 heures. Lorsque cet intervalle était de 1 heure 1/2, le ferro-cyanure n'a paru dans l'urine qu'au bout de 6 minutes 1/2. Pour un intervalle de 1 heure seulement, le ferro-cyanure n'a paru dans l'urine qu'au bout de 14 minutes. Lorsque l'expérience a été pratiquée 25 minutes après le repas, le ferro-cyanure n'a paru dans l'urine qu'au bout de 16 minutes ; lorsqu'elle a été faite 2 minutes après le repas, il a fallu de 30 à 40 minutes pour que le ferro-cyanure apparût dans l'urine.

L'influence exercée par le moment de la digestion sur le temps que mettent les substances solubles à passer de l'intestin dans la vessie, cette influence ne s'exerce pas probablement d'une manière directe sur la sécrétion urinaire elle-même. C'est sans doute en ralentissant l'absorption, c'est-à-dire en modifiant la circulation de la veine porte (Voy. § 106), que la période digestive influe sur la rapidité du passage dans le sang (et secondairement dans l'urine) des matières contenues dans l'intestin.

Quant à la durée de l'élimination par la voie urinaire, elle est très-variable et dépend surtout de la nature de la substance. Certaines substances, en effet, qui ont de l'affinité avec les matières organiques ou avec les tissus du corps, forment, avec ces tissus, des combinaisons temporaires que le mouvement de la nutrition ne détruit que peu à peu, pour en expulser les résidus. A doses égales, le ferro-cyanure de potassium n'est complétement éliminé qu'en 3 heures 1/2, l'indigo en 4 heures 1/2, la rhubarbe en 6 heures 1/2, la solution d'airelle en 8 heures 3/4, la garance en 9 heures. La garance, on le sait, a une grande affinité pour le phosphate de chaux ; il est probable qu'elle se fixe dans le tissu des os, et que celui-ci ne la laisse disparaître que peu à peu. Nous venons de voir aussi que certains sels toxiques se fixent pendant un temps parfois assez long dans quelques tissus (foie, rein, etc.), et ne sont éliminés que très-lentement ; si lentement qu'on en retrouve encore des traces dans les organes au bout de plusieurs mois.

ARTICLE II.

ORGANES DE LA SÉCRÉTION.

§ 181.

Organes de sécrétion. — Dans l'état ordinaire, lorsque la température extérieure est moyenne, le sang ne perd par la peau que la quantité de liquide nécessaire à la formation de la vapeur d'exhalation (Voy. § 157). Dans ces conditions, l'eau qui sort pour se vaporiser s'échappe sur toute la surface de l'épiderme. Celui-ci, en effet, est appliqué d'un côté sur une membrane vasculaire (derme), et de l'autre en rapport avec l'atmosphère, milieu la plupart du temps non saturé. L'épiderme, n'étant pas tout à fait imperméable aux liquides, donne ainsi passage, au travers de sa substance, à une partie de l'eau du plasma exsudé hors des parois des capillaires sanguins.

S'il est vrai que les glandes sudoripares concourent à verser, d'une manière continue, à la surface de l'épiderme, une petite quantité de liquide qui se vaporise aussi au fur et à mesure qu'elle est sécrétée, il est certain, d'un autre côté, que ces glandes n'agissent avec toute leur énergie que dans les moments où la *sueur* s'écoule à l'état *liquide* à la surface du corps. Dans ce dernier cas, les glandes sudoripares entrent en jeu pour maintenir l'équilibre de température qui tend à être rompu, en fournissant promptement une grande quantité de liquide à l'évaporation et en augmentant ainsi temporairement les sources de refroidissement.

Un homme qui ne sue pas perd en moyenne par la peau, et dans les 24 heures, une quantité de vapeur d'eau équivalente en moyenne à 1 kilogramme (Voy. § 157), c'est-à-dire environ 40 grammes à l'heure. Un homme qui vient de faire une course rapide ou qui s'est livré à un exercice fatigant par une température extérieure élevée peut perdre 200 grammes de liquide en 1 heure. La perte peut être plus considérable encore (elle peut s'élever en 1 heure à 300, à 400, à 500, à 1000 grammes et plus encore), lorsqu'on se place, dans un but d'expérience, dans des étuves sèches, chauffées à une haute température. Ces quantités considérables de liquide sont fournies par les glandes sudoripares.

Les glandes sudoripares sont situées sous la peau, au milieu du tissu adipeux qui remplit les lacunes de la face profonde du derme. Ces glandes (Voy. fig. 70), formées par l'enroulement d'un tube terminé en cul-de-sac, se terminent par un canal excréteur (canal sudorifère) contourné en spirale, et qui traverse le derme et l'épiderme. Il est probable que la disposition en spirale des canaux excréteurs des glandes sudoripares est en rapport avec les pressions et les frottements que subit à chaque instant l'enveloppe cutanée. On conçoit qu'une spire puisse être comprimée suivant son axe, sans que le calibre intérieur du canal soit modifié : il n'en eût pas été de même pour un canal rectiligne. Les glandes sudoripares ont généralement 0mm,2 de diamètre [1]. Leur nombre est considérable. Il y en a environ huit cents par centimètre carré de surface à la paume de la main et à la plante du pied, et environ cent par centimètre carré de surface, sur tous les autres points de l'enveloppe cutanée.

Fig. 70.

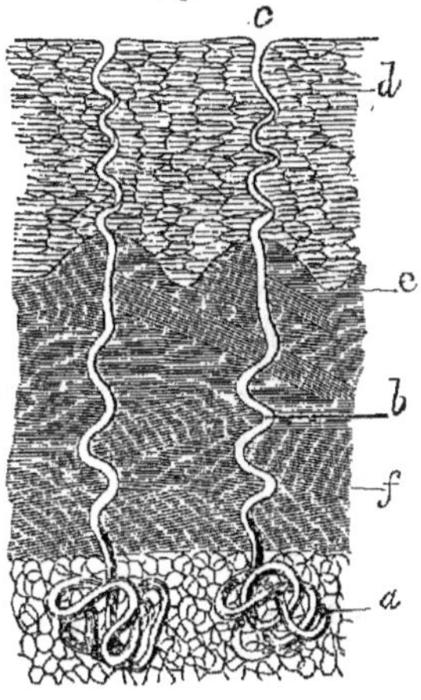

GLANDES SUDORIPARES.

a, corps de la glande plongé dans le tissu cellulo-graisseux sous-cutané.
b, conduit sudorifère.
c, ouverture de ce conduit à la surface de la peau.
d, épiderme.
e, papilles du derme.
f, derme.

La peau renferme encore, dans l'épaisseur de sa couche dermique, un autre élément glandulaire : ce sont les follicules sébacés. Ces organes se présentent sur certains points de l'enveloppe cutanée comme des éléments glandulaires simples (Voy. fig. 60, p. 376); dans d'autres points, ces glandes sont plus composées et présentent l'apparence de glandes en grappes rudimentaires.

Les glandes sébacées existent, comme les glandes sudoripares, dans tous les points de la peau ; excepté, cependant, à la paume des mains et à la plante des pieds. Leur nombre et leur volume est surtout remarquable au niveau des ouvertures naturelles, autour des ailes du nez, sur la conque de l'oreille, à l'entrée des organes génitaux de la femme, et autour de la couronne du gland. Le produit de ces glandes forme à la surface de la peau une sorte de vernis gras qui, mélangé avec la substance organique et les sels de la sueur, avec les lamelles épithéliales détachées de la surface du derme, et aussi avec la poussière sur les parties découvertes, rend nécessaires certains soins de propreté.

Partout où il y a des poils (il y a des poils sur la peau dans presque toutes les régions ; tantôt ils sont à l'état rudimentaire et constituent les poils *follets*, tantôt ils sont plus développés et constituent les cheveux, la barbe, les sourcils, les poils du pubis), partout où il y a des poils, les glandes sébacées s'ouvrent à la peau par l'intermédiaire du follicule pileux. Le follicule pileux est, en quelque sorte, leur canal excréteur, et c'est par lui que la matière sébacée arrive à la surface cutanée. La matière séba-

[1] Les glandes sudoripares du creux de l'aisselle sont remarquables par leur volume. Elles ont 1 millimètre et quelquefois 2 millimètres de diamètre.

cée paraît donc avoir pour rôle principal d'entretenir la souplesse du poil et de s'opposer à son dessèchement.

§ 182.

De la sueur. — Lorsqu'on veut se procurer la sueur nécessaire aux expériences, on peut recueillir ce liquide à l'aide d'éponges fines, lavées par avance à l'eau distillée et séchées à l'étuve : on en extrait la sueur ensuite à l'aide de l'expression et des lavages à l'eau. On peut exprimer le linge qui couvre le corps, lorsque celui-ci est fortement imprégné de sueur. On a encore conseillé d'enfermer un membre dans un appareil de verre ou de caoutchouc fermant hermétiquement et de recueillir le liquide qui se condense dans son intérieur. Mais le liquide recueilli d'après ce dernier procédé correspond surtout à la vapeur d'eau de l'*exhalation cutanée* (Voy. § 157).

Le travail chimique le plus complet sur la sueur est dû à M. Favre. L'analyse a porté sur des quantités de liquide considérables; aussi, certaines substances seulement indiquées, ou même jusqu'ici passées sous silence par les chimistes, ont été non-seulement mises en évidence, mais encore dosées avec une grande précision. M. Favre a souvent analysé, dans ses expériences, 40 ou 50 litres de sueur. Cette quantité énorme de liquide a été obtenue en plaçant les sujets en expérience dans une baignoire-étuve, autour de laquelle circulait en dehors un jet de vapeur d'eau.

Lorsqu'on fait évaporer la sueur, elle abandonne environ 99 parties d'eau pour 100; et il reste, par conséquent, 1 pour 100 de résidu solide. Ce résidu solide renferme de l'urée; un acide azoté particulier, auquel M. Favre donne le nom d'acide sudorique, et que d'autres chimistes désignent sous le nom d'acide hydrotique (cet acide de la sueur est uni aux alcalis sous forme de sels, *sudorates alcalins*); de l'acide lactique, sous forme de lactates alcalins; des matières grasses (provenant peut-être des glandes sébacées et entraînées avec la sueur); des sels, parmi lesquels le chlorure de sodium occupe le premier rang; les phosphates et les sulfates n'y existent qu'en très-petite quantité. Dans l'urine, nous avons vu que les phosphates et les sulfates égalent au moins la proportion du sel marin (Voy. § 176).

Nous donnons en tête de la page suivante une des analyses de M. Favre faite sur 10 kilogrammes de liquide.

POUR 10,000 GRAMMES.	SUEUR. (Favre.)
Eau	9955,73
Sudorates alcalins	15,62
Chlorure de sodium	22,30
Lactates alcalins	3,17
Chlorure de potassium	2,44
Urée	0,43
Matières grasses	0,14
Autres sels divers (sulfates, phosphates alcalins et terreux)	0,17

En comparant la sueur à l'urine, sous le rapport des matériaux organiques, on trouve, suivant M. Favre, le rapport suivant : 14 litres d'urine donnant 140 grammes de matières organiques, la même quantité de sueur n'en donne que 23 grammes. On pourrait, il est vrai, objecter à cette évaluation que la sueur examinée ici correspond à des transpirations forcées. Mais les analyses de M. Favre prouvent que le rapport entre la quantité de l'eau et celle des matières solides ne varie pas sensiblement aux diverses périodes de la sudoration. En faisant suer un individu à différentes reprises, et chaque fois pendant une demi-heure, les proportions relatives de l'eau et des matériaux solides se sont montrées à peu près les mêmes, dans chacune des périodes successives.

L'urée existe dans la sueur, comme dans l'urine, mais en proportion beaucoup plus faible[1]. La décomposition de l'urée en carbonate d'ammoniaque (Voy. § 176) explique pourquoi, dans beaucoup d'analyses, on a noté l'ammoniaque parmi les éléments de la sueur. Mais l'ammoniaque n'existe point dans la sueur fraîche, pas plus que dans l'urine fraîche et normale.

La sueur fraîche est légèrement acide. Elle doit cette acidité à deux acides volatils. D'après M. Redtenbacher et d'après M. Lehmann, ces acides sont l'acide caprilique et l'acide caproïque. Ces acides existent dans le beurre, ainsi qu'on le sait, unis à la glycérine ; ce sont des acides gras. On trouve encore dans la sueur de petites proportions d'acide formique et d'acide butyrique. Lorsqu'on chauffe la sueur pour en faire l'analyse, les divers acides volatils disparaissent et la sueur devient assez fortement alcaline (l'alcalinité est due à la soude). La sueur contient, en effet, une proportion de soude *réelle* plus considérable que l'urine.

M. Lehmann signale encore dans la sueur l'existence d'un autre acide de consistance grasse, auquel il donne le nom d'acide métacétonique ou acéto-butyrique. Cet acide, soluble dans l'alcool et dans l'éther, a une odeur de chou aigre.

[1] Dans l'*urémie*, c'est-à-dire lorsque la proportion d'urée contenue dans le sang est augmentée, la quantité d'urée contenue dans la sueur augmente également. Dans ces conditions, il n'est plus nécessaire d'opérer sur d'aussi grandes quantités de sueur pour mettre l'urée en évidence.

La poussière abondante que l'on enlève sur les chevaux avec l'étrille consiste dans les matières salines de la sueur, unies à des lamelles épithéliales[1].

§ 183.

Matière sébacée. — Cette matière est presque partout difficilement isolable des produits de la sueur, car elle ne forme sur la peau qu'un enduit imperceptible. Mais, dans quelques points, elle s'accumule en quantité plus ou moins considérable, par exemple, sous le prépuce, entre les petites lèvres et dans l'intérieur du conduit auditif externe, où elle forme le cérumen. On peut aussi recueillir la matière sébacée sur le corps des nouveau-nés, où elle forme un enduit d'une certaine épaisseur, auquel on donne le nom de *vernix caseosa*. Ces matières sont essentiellement constituées par l'oléine et la margarine, et par des oléates et margarates alcalins. La matière grasse sous-préputiale, ainsi que le cérumen des oreilles, renferment des traces de cholestérine. On y trouve encore une quantité assez considérable de lamelles d'épithélium, et une substance azotée indéterminée. Voici l'analyse du *vernis caséeux* des enfants, donnée par M. Bueck. Tout incomplète qu'elle est, elle indique la proportion relative des matières grasses.

SUR 100 PARTIES.	ANALYSE du VERNIX CASEOSA. (Bueck.)
Eau	84,45
Oléine, margarine	10,15
Épithélium, etc.	5,40

ARTICLE III.

FONCTIONS DU FOIE.

§ 184.

Sécrétion biliaire. — Le foie de l'homme est constitué par la réunion de lobules appliqués les uns contre les autres. Ces lobules, qui ont environ 2 millimètres de diamètre, ne sont pas arrondis, mais généralement polygonés par leur accolement. Les lobules du foie sont colorés en jaune et en rouge. La double coloration du foie n'est pas déterminée par deux substances particulières de couleur différente : elle dépend du sang contenu dans les ramifications vasculaires qui parcourent le foie, et de la bile

[1] D'après les recherches de M. Lehmann et celles de M. Schottin, la quinine, la salicine, l'iode, l'iodure de potassium, pris à l'intérieur, ne peuvent pas être retrouvés dans la sueur. Au contraire, l'acide tartrique, et surtout l'acide benzoïque et l'acide cinnamique, passent facilement avec les produits de la sueur.

déjà sécrétée, contenue dans les éléments sécréteurs du foie. Chaque lobule du foie, en effet, contient tous les éléments de la glande; on y trouve des vaisseaux sanguins, des canalicules hépatiques, et les cellules du foie. La figure 71 indique la disposition du réseau des canalicules biliaires, et la position centrale de la veine sus-hépatique. Il faut, pour compléter la constitution du lobule, ajouter par la pensée à la figure 71 le réseau vasculaire sanguin (veine porte, artère hépatique), dont les ramifications serpentent dans le lobule en s'entrecroisant avec le réseau des canalicules. Enfin, dans les intervalles du réseau vasculaire sanguin et du réseau des canalicules hépatiques, le *parenchyme* de l'organe est formé par des corps vésiculeux (cellules hépatiques) un peu aplatis, polygonés, de $0^{mm},01$ à $0^{mm},02$ de diamètre. Ces cellules (Voy. fig. 72, AA) jouent évidemment dans les fonctions sécrétoires du foie un rôle capital. On trouve dans leur intérieur un liquide qui offre avec la bile elle-même une grande analogie.

Fig. 71.

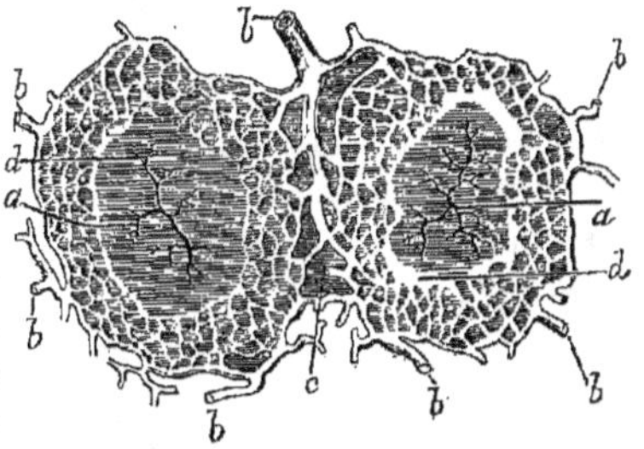

DEUX LOBULES DU FOIE.

a, veines sus-hépatiques occupant le centre des lobules.
b, canalicules hépatiques.
c, tissu cellulaire interlobulaire.
d, masse centrale du lobule où les canalicules ne sont pas distinctement injectés.

Le foie se distingue de toutes les autres glandes par la nature des sources où il puise les matériaux de sa sécrétion. Tandis que les autres organes glandulaires ne reçoivent que du sang artériel, le foie reçoit à la fois du sang artériel par l'artère hépatique, et du sang veineux par la veine porte.

Fig. 72.

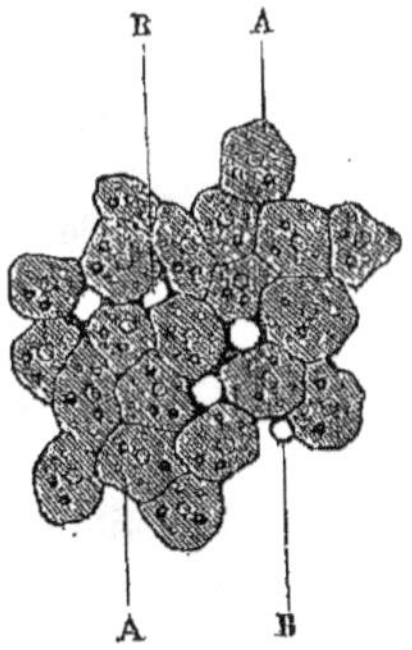

AA, corpuscules du foie, ou cellules hépatiques.
BB, coupe des canalicules hépatiques.

Le sang qui arrive au foie par la veine porte vient de deux sources différentes. Une des branches de la veine porte amène au foie le sang de l'estomac et de l'intestin. L'autre branche conduit vers le foie le sang qui vient de la rate. Le premier de ces deux sangs charrie pendant l'absorption digestive une partie des produits absorbés de la digestion (Voy. § 66). Le sang de la rate a subi dans sa constitution des modifications particulières (Voy. § 192). Bien que le sang qui arrive au foie par la veine porte présente dans sa composition des caractères spéciaux, on ne retrouve cependant pas en lui les éléments caractéristiques de la sécrétion biliaire elle-même. L'acide cholique, l'acide choléique n'existent ni dans le sang de la veine porte ni dans le sang général; du moins, dans l'état actuel de la science, on n'est pas parvenu à les mettre en évidence. Quant aux autres éléments de la bile, ils existent dans le sang en proportions variables, et on retrouve quelques-uns d'entre eux dans d'autres produits de sécrétion [1].

La choléstérine, les matières grasses et les sels de la bile existent en effet dans le sang; l'acide cholique, l'acide choléique et les matières colorantes de la bile, au contraire, paraissent se former dans le foie lui-même. Les grenouilles, qui peuvent survivre pendant plusieurs semaines à l'extirpation du foie, ne présentent pas non plus ces principes dans le sang (Moleschott), quand on examine ce liquide au moment où les animaux succombent.

Est-il vrai, comme quelques auteurs l'ont dit, que le sang de la veine porte et celui de la veine hépatique ne jouent pas le même rôle dans les fonctions hépatiques? Est-il vrai que le sang de l'artère hépatique serait surtout destiné aux fonctions de nutrition de la glande, tandis que le sang de la veine porte serait plus spécialement en rapport avec la sécrétion biliaire? C'est là une supposition qui ne repose sur aucun fait positif. S'il est vrai que le sang de la veine porte, en sa qualité de sang veineux, puisse être considéré comme impropre à la nutrition de l'organe, il n'y a aucune raison plausible pour refuser à l'artère hépatique le rôle que jouent les artères dans toutes les glandes, c'est-à-dire celui d'apporter des matériaux de nutrition et des matériaux de sécrétion. Toute sécrétion, ainsi que nous l'avons dit précédemment, s'effectue aux dépens du plasma du sang exhalé dans l'épaisseur de l'organe glandulaire, au travers des parois capillaires sanguines. La veine porte et l'artère hépatique se résolvent dans le foie en réseaux capillaires; ces deux réseaux concourent à l'exhalation du plasma, et l'organe sécréteur *travaille* pour ainsi dire sur ce mélange. Abernethy a rapporté un fait assez curieux; il s'agit d'une petite fille chez laquelle la veine porte, au lieu de pénétrer dans le foie, se portait directement dans la veine cave inférieure. Le foie ne recevait que l'artère hépatique, et cependant il y avait de la bile dans la vésicule biliaire. D'une autre part, on a rapporté aussi quelques observations d'*oblitération* de la veine porte, avec persistance de la sécrétion biliaire.

Les expériences tentées dans cette voie n'ont donné que des résultats

[1] Nous avons précédemment examiné la bile sous le rapport chimique (Voy. § [illegible]). Nous rappellerons seulement ici sa composition d'après M. Gorup-Besanez.

ANALYSE DE LA BILE HUMAINE.	GORUP-BESANEZ.	
	1er supplicié.	2e supplicié.
Eau	89,7	82,1
Cholate et choléate de soude	5,2	10,6
Matières grasses (choléstérine, oléine, margarine)	3,1	4,0
Mucus et matières colorantes	1,4	2,2
Sels	0,6	1,1

incertains. En général, la ligature de l'artère hépatique n'a paru diminuer que peu la sécrétion biliaire ; tandis que la ligature de la veine porte l'avait diminuée d'une manière plus marquée. Mais les animaux ont généralement succombé au bout de peu de temps aux suites de ces opérations, et, d'un autre côté, la quantité de bile sécrétée n'a pas été notée assez exactement pour qu'on puisse tirer de ces expériences des conclusions rigoureuses.

Lorsque la bile sécrétée s'est accumulée dans les canalicules hépatiques, elle s'écoule en dehors du foie par le canal excréteur commun ou canal hépatique. Arrivée dans le canal hépatique, la bile peut suivre deux voies différentes : ou bien s'engager immédiatement dans l'intestin par le canal cholédoque, ou bien remonter par le canal cystique dans la vésicule biliaire (Voy. fig. 73). Dans l'intervalle des digestions, la bile s'emmagasine dans la vésicule biliaire. L'orifice intestinal du canal cholédoque est, en effet, assez resserré, et ne laisse écouler dans l'intestin que quelques gouttes de bile par minute, ainsi qu'on l'a constaté plusieurs fois chez les animaux vivants. L'excédant de la sécrétion s'accumule de proche en proche et de bas en haut dans le canal cholédoque B, et dans le canal hépatique A (fig. 73). A mesure que le canal hépatique se remplit, le liquide monte aussi dans le canal cystique C, qui s'abouche obliquement sur le canal hépatique. Du canal cystique, la bile gagne la vésicule biliaire D. Dans l'intervalle des digestions, la bile ne coule directement du foie dans l'intestin que goutte à goutte, ou par une sorte de suintement. Au moment de la digestion, la bile, accumulée dans la vésicule biliaire, et rendue un peu plus dense par son séjour dans ce réservoir, est expulsée *activement* par la contraction de la vésicule [1], par la contraction des canaux cystique et cholédoque, et probablement aussi par la compression qu'exerce l'estomac rempli d'aliments sur les organes contenus dans l'abdomen. Ce qui prouve que les choses se passent ainsi, c'est que, chez l'animal *à jeun*, la vésicule est toujours distendue, tandis qu'elle est presque vide à une certaine époque de la période digestive (Voy. § 51).

Fig. 73.

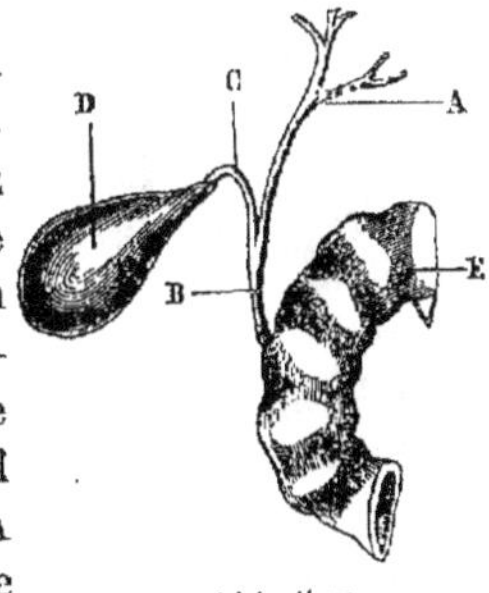

A, canal hépatique.
B, canal cholédoque.
C, canal cystique.
D, vésicule biliaire.
E, duodénum.

§ 185.

De la bile envisagée comme sécrétion excrémentitielle.—La bile n'est pas exclusivement destinée à exercer sur les aliments une action digestive. Une partie de cette humeur est, en effet, constamment expulsée au dehors avec le résidu alimentaire, et contribue à la formation des ma-

[1] Les contractions de la vésicule biliaire et des canaux hépatiques ont été constatées directement sur les animaux vivants par M. H. Meyer, et aussi par M. E. Brücke.

tières fécales. Chez le fœtus, dont le foie est très-développé, la sécrétion biliaire verse son produit dans l'intestin, quoiqu'il n'y ait pas d'alim[illegible] introduits dans l'intestin. La sécrétion du foie du fœtus, conduite [illegible] l'intestin par les canaux biliaires, est destinée à l'élimination; c'est [illegible] qui constitue le *méconium*. Dans l'engourdissement de leur somme[illegible] ver, les animaux hibernants, qui passent des semaines et des mois [illegible] nourriture, continuent néanmoins à sécréter de la bile, et la bile, [illegible] dans l'intestin, constitue presque à elle seule les fèces. Enfin, la q[illegible] de bile sécrétée dans les vingt-quatre heures, chez les animaux d[illegible] a forcé la bile à suivre un autre cours que la voie du tube digestif, [illegible] à prouver encore que cette humeur n'est pas exclusivement en ra[illegible] avec la digestion, mais qu'elle joue bien réellement un rôle extr[illegible] titiel analogue à la sécrétion de l'urine.

La quantité de bile sécrétée par le foie dans les vingt-quatre heu[illegible] été autrefois très-diversement appréciée. Des évaluations plus e[illegible] ont été faites, dans ces derniers temps, à l'aide d'animaux à fistu[illegible] liaires. L'établissement des fistules biliaires a surtout été pratiqué [illegible] chiens et sur les chats : c'est une opération qui n'est pas sans diffi[illegible] Voici comment on procède : on fait une incision de 5 centimètres [illegible] de la ligne blanche de l'animal, en partant de l'appendice xyphoï[illegible] vésicule biliaire se laisse immédiatement reconnaître par sa coule[illegible] vésicule est attirée au dehors et maintenue avec une anse de fil; [illegible] quoi, on cherche le canal cholédoque dans l'abdomen; on pose [illegible] une double ligature, et on en fait la section entre les deux ligature[illegible] reste plus ensuite qu'à ouvrir la vésicule biliaire par son fond, et à [illegible] les tuniques sur les lèvres de la plaie abdominale par des points [illegible] ture. On conçoit qu'après cette opération la bile ne peut plus s'[illegible] dans l'intestin; elle continue à être sécrétée par le foie, et, s'en[illegible] dans le canal hépatique et le canal cystique, elle se rend dans la v[illegible] et de là au dehors.

A l'aide de ces fistules, on peut directement observer la quan[illegible] bile sécrétée par le foie, dans un espace de temps donné. C'est ain[illegible] MM. Nasse et Platner estiment cette quantité à 150 grammes en [illegible] quatre heures, sur un chien de 10 kilogrammes. M. Blondlot ne [illegible] est vrai, cette quantité qu'à 40 ou 50 grammes dans le même [illegible] temps sur le chien; mais il ne nous fait pas connaître le poids [illegible] chien, ni, par conséquent, le volume approximatif du foie. Il n'e[illegible] certain non plus que, dans les expériences de M. Blondlot, toute [illegible] s'écoulât par la fistule. M. Stackmann a fait, sous ce rapport, [illegible] chats à fistules, une série de recherches qui ne laissent rien à dési[illegible] quantité de bile sécrétée en un temps donné est rapportée à 1 kilog[illegible] de poids du corps. Il résulte du tableau de ses expériences que [illegible] kilogramme de poids du corps donne, chez le chat, 0gr,65 de bi[illegible] heure, c'est-à-dire, en vingt-quatre heures, environ 15 grammes [illegible] logramme de poids du corps. Ce résultat est tout à fait concordant avec celui que MM. Nasse et Platner ont obtenu sur le chien[1]. Cette concordance permet d'appliquer ces données à l'homme, sans crainte de se tromper beaucoup, attendu que le foie est à peu près dans le même rapport avec la masse du corps dans l'homme, le chat et le chien[2]. Un homme d'un poids moyen de 60 kilogrammes sécrète donc environ 900 grammes de bile en vingt-quatre heures, c'est-à-dire à peu près 1 kilogramme; par conséquent, une quantité en poids qui se rapproche de la proportion d'urine évacuée (Voy. § 176).

MM. Nasse, Platner, Blondlot et Stackmann ne sont pas les seuls qui aient établi des fistules biliaires aux animaux. MM. Bidder et Schmidt ont, dans ces derniers temps, établi un grand nombre de fistules de ce genre sur des chats; M. Colin, sur des chevaux[3], sur des bœufs, sur l'âne, sur le mouton, sur le porc et sur le chien; M. Arnold, sur des chiens. Quelques faits nouveaux ont été mis en lumière. M. Colin a constaté, par exemple, que la sécrétion biliaire s'élève pour le cheval, en moyenne, à 5 kilogrammes en vingt-quatre heures (chiffre concordant avec les précédents, si on tient compte du poids de l'animal). Il a, de plus, observé que la sécrétion biliaire est à peu près continue, à la manière des sécrétions excrémentitielles. Nous avons vu que, sur l'animal vivant, l'évacuation de la bile dans l'intestin n'a lieu que goutte à goutte entre les repas, et qu'elle ne s'écoule avec abondance que dans la période digestive; mais il ne faut pas confondre la *continuité de la sécrétion* avec l'*intermittence* (ou plutôt la rémittence) *de l'excrétion*. Pendant la période de jeûne, la bile, qui continue à être sécrétée, s'accumule peu à peu dans la vésicule, et une petite portion seulement s'écoule dans l'intestin. Sur l'animal à fistule (que cette fistule soit pratiquée sur la vésicule, ou sur le conduit hépatique, quand la vésicule fait défaut), l'écoulement de la bile au dehors a lieu au fur et à mesure de sa sécrétion par l'orifice béant de la canule, et elle n'est pas retenue en dépôt.

MM. Bidder et Schmidt ont constaté que le rapport qui existe entre l'eau et les matériaux solides de la bile peut osciller dans des limites assez étendues, quand on fait varier à dessein la période de jeûne et d'alimentation, quand on augmente ou qu'on diminue la masse de nourriture ingérée, ou, enfin, quand on modifie la nature de l'alimentation. En un mot, ils ont cherché à reproduire sur les animaux à fistule biliaire des expériences analogues à celles qu'on a faites à cet égard relativement à la sécrétion urinaire[4]. Voici, en quelques mots, le résumé de leurs nombreuses recherches.

[1] Un chien qui pèse 10 kilogrammes donne 150 grammes de bile en vingt-quatre heures; il fournit donc 15 grammes de bile par chaque kilogramme de poids du corps.

[2] Le foie est, en poids, la trentième ou la quarantième partie du poids du corps.

[3] Le cheval et l'âne manquent de vésicule biliaire. La fistule s'établit sur le canal hépatique, dans lequel on place et on fixe une sonde dont on maintient l'extrémité libre au dehors.

[4] MM. Bidder et Schmidt, pour rendre plus concluants les résultats de leurs expériences,

Lorsqu'on supprime complétement les aliments, la quantité des matériaux solides de la bile diminue assez rapidement, sans cependant être complétement réduite à néant, car on trouve encore des proportions notables de matériaux solides dans la bile des animaux, après dix jours d'abstinence. L'influence du repas se traduit ainsi : quelque temps après l'ingestion des aliments, la proportion des matériaux solides de la bile s'élève. Cette élévation dure quelques heures (quelquefois jusqu'à dix ou quatorze heures), après quoi il y a une diminution rapide d'abord, et plus lente ensuite. L'élévation des matériaux solides est subordonnée, dans une certaine mesure, à la quantité de nourriture ingérée. Quant à la nature des aliments, voici ce qu'on observe : une alimentation exclusivement composée de matières grasses n'a aucune influence sur la sécrétion, ou plutôt tout se passe ici comme si l'animal n'avait point mangé, et la diminution des matériaux solides se prononce peu à peu, comme si l'animal était à jeun. L'alimentation féculente (pain et pommes de terre) élève très-peu la proportion des matériaux solides de la bile ; l'alimentation animale (viande) élève cette proportion au maximum.

Toute la bile sécrétée par le foie n'est pas, chez l'animal, évacuée avec les matières fécales ; une grande quantité (la majeure portion) rentre par résorption dans l'économie. C'est en partie pour cela que les animaux à fistule biliaire finissent par succomber. La mort des animaux à fistule biliaire tient sans doute aussi en partie à ce que la bile, n'arrivant plus dans l'intestin, se trouve supprimée comme suc digestif. Quelques animaux survivent en cet état pendant plusieurs mois, mais ils maigrissent et meurent à la longue.

Dans quelques cas rares, les animaux paraissent avoir survécu un très long temps à l'établissement d'une fistule biliaire ; mais il n'est pas démontré que l'écoulement de la bile ne se soit pas rétabli par l'intestin. On sait depuis longtemps que, chez les animaux auxquels on pratique la ligature du canal cholédoque, et qui survivent, les bouts du canal, divisés par la ligature, se cicatrisent l'un sur l'autre et rétablissent la continuité du canal, et, par conséquent, le cours de la bile. Le rétablissement des voies biliaires dans l'intestin s'opère aussi très-facilement chez les animaux à fistule biliaire ; tous les expérimentateurs l'ont noté. La persistance de l'écoulement de la bile par la fistule est loin d'être une preuve que le cours de la bile ne s'est pas rétabli en partie du côté de l'intestin.

§ 186.

De la bile dans les excréments. — Nous avons dit (§ 56) que les excréments résultaient de deux parties différentes : 1° du résidu réfractaire à la digestion ; 2° des éléments de la bile et du mucus intestinal.

n'ont point établi sur les animaux des fistules biliaires *permanentes*. On pourrait, en effet, attribuer à la permanence de la fistule et à l'épuisement qui en résulte pour l'animal les changements survenus dans la proportion des matériaux solides de la bile. Ils plaçaient les animaux dans les conditions expérimentales désirées, et ils pratiquaient la fistule au moment précis où ils voulaient examiner la bile.

Les éléments de la bile destinés à l'élimination ne parviennent pas à l'état intact jusqu'à l'extrémité inférieure du tube digestif. On retrouve dans les excréments l'acide cholique et l'acide choléique, mais modifiés; ces acides se transforment, en effet, dans leur parcours intestinal, en acide cholalique, en acide choloïdique et en dyslisine (Voy. *Bile*, § 50). Ce sont les principes colorants de la bile qui donnent aux matières fécales leur couleur caractéristique. Ces principes colorants sont modifiés aussi pendant le séjour des fèces dans l'intestin : de jaunes et de verts, ils sont devenus bruns. Les matières grasses qu'on retrouve dans les excréments proviennent en grande partie de l'excès contenu dans les matières alimentaires. Cependant une partie des matières grasses de la bile sort quelquefois avec les excréments. C'est ainsi qu'on a souvent constaté la présence de la cholestérine dans les fèces : cette matière existe surtout en quantité notable dans le méconium. Le mucus et l'épithélium, qui existent dans la masse fécale, proviennent des voies biliaires et de l'intestin.

Les matières fécalesp euvent varier beaucoup dans leur composition. Outre les principes de la bile et les matières réfractaires à la digestion, on y trouve encore le superflu alimentaire. C'est ainsi qu'indépendamment des matériaux de la bile, du mucus et des substances réfractaires à la digestion, on y trouve parfois du sucre, de la fécule, et même de l'albumine (Voy. § 56).

Un homme adulte et bien portant rend, en moyenne, de 150 à 200 grammes de matières fécales dans les vingt-quatre heures. Comme, dans le même temps, il y a une proportion beaucoup plus considérable de bile sécrétée, il est évident qu'une grande partie de cette humeur rentre dans les voies de la circulation, pendant son parcours intestinal.

Les 150 ou 200 grammes de matières fécales contiennent 35 ou 50 grammes de résidu sec; par conséquent, environ les 3/4 d'eau. Dans les 35 ou 50 grammes de matières solides ou desséchées, les substances organiques existent pour 32 ou 47 grammes, et les substances salines pour 2 ou 3 grammes seulement. Voici une analyse faite par Berzelius :

POUR 100 PARTIES.	EXCRÉMENTS. (Analyse de Berzelius.)
Eau	75,5
Résidu insoluble des aliments	7,0
Acide cholalique, acide choloïdique, mucus, matières grasses, etc.	14,9
Matières extractives	5,7
Albumine	0,9
Sels	1,2

Il y a, par conséquent, dans les 150 grammes de matières fécales évacuées chaque jour, environ 22 grammes d'acides cholique et choléique modifiés. Dans les calculs relatifs à la quantité de chaleur produite chez l'animal par les combustions de respiration (Voy. §§ 165 et 166), il ne faut pas oublier que l'acide cholique et l'acide choléique proviennent, comme l'urée, de l'oxydation des matières albuminoïdes. Une partie des substances albuminoïdes est donc évacuée, par la voie intestinale, à un état d'oxydation qui correspond à une certaine quantité de chaleur produite.

§ 187.

De la formation du sucre dans le foie. — Indépendamment de la sécrétion de la bile, le foie jouit encore d'une autre propriété, mise dernièrement en lumière par M. Bernard : je veux parler de la formation du sucre, ou glycose. Le sucre formé dans le foie n'est pas excrété avec les produits biliaires et ne sort pas du foie par le canal hépatique ; mais il s'échappe de cet organe par la voie sanguine, c'est-à-dire par les veines sus-hépatiques, qui le font passer dans la veine cave inférieure[1]. La formation du sucre dans le foie n'est pas un phénomène de sécrétion dans la rigueur du mot, car le sucre formé ne sera éliminé de l'économie qu'après avoir subi de nouvelles métamorphoses. Le sucre engendré dans le foie est analogue à ces produits intermédiaires dont nous avons parlé précédemment (Voy. p. 382), et qui constituent les phases diverses du travail sécrétoire ou d'élimination, travail qui se confond avec celui de la nutrition.

Lorsqu'on ouvre un chien et qu'on examine le sérum du sang pris dans les veines sus-hépatiques, on reconnaît manifestement la présence du sucre, à l'aide des procédés indiqués § 177. Si le chien sur lequel on expérimente avait fait usage d'une alimentation mixte, on pourrait penser que le sucre du sang des veines sus-hépatiques provient de la glycose absorbée par l'intestin (la digestion transforme en glycose les féculents) et portée au foie par la veine porte. Nous avons vu, en effet, que, dans la période digestive des féculents, non-seulement la veine porte, mais aussi les lymphatiques de l'intestin versent du sucre dans la masse du sang, et qu'on peut retrouver de fortes proportions de sucre dans le sang, dans tous les points du trajet circulatoire, pendant les quelques heures qui suivent (Voy. §§ 64 et 66). Nous avons même vu que le sucre ingéré en grande quantité dans l'intestin passait non-seulement dans le sang, mais encore dans l'urine, où l'on en pouvait constater la présence pendant plusieurs heures. Mais lorsqu'on a fait *jeûner* un chien pendant quelques jours, ou bien lorsqu'il est *nourri exclusivement de viande*, on trouve, même alors, que le sang des veines sus-hépatiques est toujours riche en sucre.

[1] Le travail sécrétoire des organes glandulaires ne doit donc pas seulement être envisagé dans les produits évacués par les canaux excréteurs. Si les procédés d'analyse du sang étaient plus avancés qu'ils ne le sont, il serait d'un haut intérêt d'examiner le sang veineux qui s'échappe de toutes les glandes, pour savoir si le sang qui a fourni dans la glande les produits de sécrétion n'a pas subi, dans sa composition et dans la nature de ses principes constituants, des changements *concomitants*.

L'analyse chimique du foie des mammifères, des oiseaux, des reptiles, des poissons, des mollusques, donne constamment du sucre, à moins que les animaux n'aient succombé à la suite d'une maladie avec fièvre. Il s'ensuit qu'il n'existe pas toujours du sucre dans le foie de l'homme, et même qu'il n'en existe généralement pas, parce que l'homme succombe, la plupart du temps, à la suite de maladies qui ont troublé plus ou moins profondément les fonctions de nutrition. Lorsqu'on peut examiner le foie d'individus qui ont succombé à une mort violente, le foie des suppliciés, par exemple, on trouve toujours du sucre dans le foie.

Le foie de veau contient en moyenne de 2 à 4 pour 100 de sucre. Le foie de l'homme (supplicié) en contient à peu près 1 ou 1 1/2 pour 100. Le foie de l'homme, pesant environ 2 kilogrammes, contient donc, en moyenne, de 15 à 20 grammes de glycose dans sa masse.

D'où vient le sucre contenu dans le foie ? Est-il formé sur place par une action propre de l'organe ? est-il apporté dans son tissu par les vaisseaux afférents du foie (veine porte, artère hépatique) ? Laissons pour un instant de côté l'artère hépatique. Il est vrai que le sang artériel renferme de très-faibles proportions de sucre : mais il est aisé de remonter à sa source, ainsi que nous l'allons voir dans un instant. Reste donc la veine porte.

La veine porte conduit-elle du sucre au foie ? Oui, toutes les fois que l'animal a fait usage d'une alimentation féculente ou d'une alimentation mixte, contenant des féculents. Nous avons insisté plus d'une fois sur ce fait. Mais lorsque l'animal a fait usage d'une alimentation exclusivement azotée, la veine porte conduit-elle de la glycose vers le foie ? Ici il faut s'entendre. S'il est vrai qu'on rencontre dans le sang de la veine porte de petites proportions de sucre, alors même que l'animal n'a consommé depuis longtemps que de la viande, cela n'a rien de surprenant, et surtout cela ne prouve en rien que ce sucre provienne de la digestion de la viande. L'action glycogénique du foie persiste chez un animal nourri de viande (il est même probable qu'elle s'exagère quand le sucre fait défaut dans les produits de la digestion, comme c'est le cas chez les carnivores). Le sucre formé dans le foie et versé dans la circulation n'est pas détruit instantanément dans le sang ; le sang artériel en contient d'une manière constante, même chez les carnivores, et on en rencontre dans le sang des veines qui font suite aux artères, car il ne disparaît pas complétement dans son passage au travers des capillaires généraux[1]. Certains états du

[1] Le sucre existe dans le sang des carnivores et dans le sang des herbivores, et dans tous les vaisseaux, mais en proportions variables. Le sucre du sang (qu'il provienne du foie ou des aliments féculents) ne disparaît pas instantanément dans le poumon, comme on l'a cru dans le principe, car on le trouve dans le sang artériel et dans le sang veineux. M. Chauveau fait jeûner pendant six jours quatre chevaux et quatre chiens, puis il pratique à chaque animal une saignée à la jugulaire et à la carotide, et il trouve sur le cheval 0gr,64 de sucre pour 1000 grammes dans le sang artériel, et 0gr,56 de sucre pour 1000 grammes dans le sang veineux; sur le chien, 0gr,32 de sucre pour 1000 grammes dans le sang artériel, et 0gr,24 pour 1000 grammes

poumon ou du système nerveux, en ralentissant les phénomènes de combustion de la matière sucrée en circulation dans le sang, ou en exagérant la fonction glycogénique du foie, peuvent d'ailleurs augmenter beaucoup la quantité de glycose qui circule avec le sang, et la proportion de glycose peut même devenir telle, qu'elle apparaît dans les produits de sécrétion et particulièrement dans la sécrétion urinaire (diabète sucré). De ce qu'il y a de petites proportions de sucre dans le sang de la veine porte d'un animal nourri de viande, en conclura-t-on, comme a cru pouvoir le faire dernièrement M. Figuier, que le sucre contenu dans le foie provient de l'alimentation par l'intermédiaire de la veine porte ? Mais jamais on n'a vu, jusqu'à ce jour, la viande se transformer en sucre dans l'intestin par les procédés digestifs. D'où proviendraient donc les traces de sucre signalées dans la veine porte d'un animal exclusivement nourri de viande, si elles ne venaient pas de la masse du sang, c'est-à-dire du sucre formé dans le foie et non complétement détruit dans son passage au travers des capillaires sanguins ?

Une autre objection, sur laquelle les adversaires de la doctrine de la glycogénie insistent plus particulièrement, est celle-ci : le sucre contenu dans le foie d'un animal nourri de viande a pu être amené dans ce viscère *à la suite d'un régime amylacé antécédent,* il a pu s'y accumuler, s'y condenser, pour ainsi dire, et ne s'écouler ensuite que plus tard et peu à peu dans la masse du sang par les veines sus-hépatiques. Des poisons minéraux absorbés dans l'intestin sont parfois localisés, et, en quelque sorte, emmagasinés dans le foie. — Mais d'abord, quelle différence entre le sucre et les substances minérales ! Beaucoup de ces dernières peuvent séjourner un très-long temps dans l'économie, sans être altérées par les liquides de l'économie vivante. Le sucre dissous dans les liquides animaux, au contraire, est éminemment altérable et fermentescible. Au fur et à mesure de sa formation, il disparaît pour se dédoubler et se constituer sous une métamorphose plus avancée. Si l'on soustrait le foie à l'influence du système nerveux ; si, en d'autres termes, on paralyse l'action saccharifiante du foie, en divisant au cou les deux nerfs pneumogastriques, et qu'on laisse jeûner l'animal, il ne faut pas plus de vingt-quatre à trente-six heures pour que le sucre qui était contenu dans le foie disparaisse.

Quand on conteste au foie le pouvoir de former du sucre aux dépens des éléments du sang, sous prétexte que certains aliments (féculents) sont transformés en sucre par les procédés digestifs, on oublie qu'un grand nombre d'animaux ne font point usage de féculents dans leur alimentation : tels sont les carnivores. Or, prenez un chien, nourrissez-le pendant deux mois, pendant quatre, six, huit mois *exclusivement avec de la viande,* puis mettez à mort l'animal ainsi alimenté, vous trouverez du sucre dans

dans le sang veineux. M. Chauveau a de plus constaté que les proportions du sucre étaient les mêmes dans le sang des autres artères et des autres veines, à l'exception des veines sus-hépatiques, dans lesquelles la proportion était *toujours* plus considérable.

son foie ; prenez le sang contenu dans les veines sus-hépatiques de ce chien, ce sang contient plus de sucre que le sang pris dans tout autre vaisseau : d'où vient ce sucre ? il faut bien qu'il se soit formé dans le foie. Pour qu'il n'en fût pas ainsi, et pour qu'il fût apporté dans le foie avec les matériaux de l'alimentation, que faudrait-il ? Il faudrait que la viande se transformât en sucre dans l'intestin par les actions digestives, et que le sucre fût porté vers le foie par la veine porte. Aussi, est-ce à cette dernière interprétation que quelques adversaires de la glycogénie hépatique se rattachent aujourd'hui; attribuant ainsi, sans preuve, à l'intestin un pouvoir qu'ils refusent au foie.

Dans un mémoire intitulé : *De la formation physiologique du sucre dans l'économie animale*, M. Sanson a dernièrement cherché à prouver que le foie ne forme pas de sucre, et que la matière sucrée ou *glycogène* qu'on rencontre dans le sang et dans divers tissus de l'économie (les muscles en particulier) provient, chez les herbivores, des principes amylacés des aliments, et, chez les carnivores, de la viande dont ils se nourrissent, et où la matière glycogène existerait toute formée. Par conséquent, suivant l'auteur, la source *unique* du sucre animal devrait être recherchée dans l'alimentation. — La conclusion de M. Sanson n'est pas justifiée par l'expérience. La matière glycogène que M. Sanson a rencontrée dans le sang et dans les muscles a été signalée depuis par M. Bernard, par M. Clément, par M. Poggiale; elle n'est autre que la dextrine provenant d'une alimentation richement amidonnée, absorbée à la surface de l'intestin, et circulant avec le sang avant de se transformer en sucre. Cette substance (dextrine) n'existe pas dans les muscles des animaux carnivores; elle n'existe pas non plus dans les muscles des animaux herbivores de boucherie, bœufs et moutons. On la rencontre d'une manière constante dans la viande de cheval, parce que l'animal fait usage de graines (avoine) dans son alimentation, c'est-à-dire d'une nourriture *très-richement amidonnée*. On peut, à volonté, faire apparaître de la dextrine dans le sang et les tissus des lapins, en les nourrissant avec de l'avoine ou avec du blé; et la faire disparaître de leur économie, en leur donnant pour aliment des feuilles et des racines. Les recherches de M. Sanson offrent de l'intérêt, car elles ont appris que certains aliments très-riches en fécule peuvent fournir de la dextrine à l'économie animale, c'est-à-dire entrer dans le sang et dans les tissus avant leur transformation en glycose, mais elles ne touchent en rien à l'action glycogénique du foie. La présence de la dextrine dans l'aliment dont le carnivore peut faire usage est un fait accidentel, tandis que la formation du sucre dans le foie est une action physiologique constante. — J'ajouterai que dans les expériences faites sur les carnivores (chiens), dans le but de décider si le sucre qui sort du foie est engendré par une action propre de cet organe, ou s'il ne proviendrait pas de l'alimentation, on a alimenté les chiens avec la *viande de boucherie*, et qu'on s'est par conséquent mis en garde contre l'apport extérieur de la matière sucrée. Je ferai remarquer encore que dans la polémique expérimentale engagée entre les partisans et les adversaires de la glycogénie hépatique, les premiers, pour rendre leurs expériences plus concluantes, alimentaient les chiens avec de la viande de boucherie bouillie, débarrassée par conséquent, par l'ébullition dans l'eau, de la dextrine qu'elle aurait pu contenir (la dextrine est extrêmement soluble). Or, la production du sucre dans le foie a lieu tout aussi bien quand on alimente les animaux avec de la viande cuite que quand on leur donne de la viande crue.

Si le sucre qui se trouve dans le foie, et qui s'échappe de cet organe par les veines sus-hépatiques, provenait exclusivement de l'alimentation, la privation des aliments devrait successivement diminuer la proportion du sucre du foie; l'abstinence prolongée devrait même le faire disparaître (puisque, d'après ce qui précède, il suffit de trente-six heures pour que le foie, paralysé dans son action saccharifiante, se débarrasse du sucre qu'il contenait). Or, il résulte des expériences de M. Poggiale que l'action propre du foie persiste sur l'animal à jeun, et que cette action n'est pas sensiblement ralentie dans les périodes successives de l'abstinence. Ainsi, après dix jours d'abstinence, M. Poggiale trouve dans le foie du chien 1,1 pour 100 de sucre; après quatorze jours d'abstinence 1,6 pour 100; après quinze jours 1,6 pour 100; après dix-huit jours 1,6 pour 100; après vingt et un jours 1,6 pour 100.

Une autre expérience de M. Bernard, expérience répétée et confirmée depuis par tous les physiologistes, est la suivante : on pratique sur un animal une piqûre sur le plancher du quatrième ventricule (bulbe rachidien), entre les racines des nerfs acoustiques et celles des nerfs pneumogastriques. Avant l'opération il n'y a dans le sang que de faibles proportions de matière sucrée, et on n'obtient qu'une réduction douteuse du liquide cupro-potassique; il n'y a pas trace de sucre dans l'urine. Une demi-heure, une heure, deux heures, trois heures après l'opération, il y a du sucre dans le sang en grande quantité (5 grammes pour 1000 grammes environ), et cette quantité est telle que le sang s'en débarrasse par la voie des sécrétions, tout comme si on avait injecté dans le sang du sucre en nature. On retrouve alors, en effet, du sucre, non seulement dans l'urine, mais dans plusieurs des sécrétions séreuses de l'économie. D'où vient ce sucre? il s'est formé quelque part; d'où qu'il vienne, il ne procède évidemment pas de l'alimentation, il a été formé dans l'animal lui-même, aux dépens de ses humeurs, c'est-à-dire du sang; et, jusqu'à présent, nous ne connaissons que le foie dans lequel cette transformation puisse s'opérer [1].

[1] Nous avons dit que la section des deux nerfs pneumogastriques au cou entravait la formation du sucre dans le foie, et qu'au contraire la piqûre du bulbe (qui n'est qu'un mode d'*excitation*) augmentait cette formation. Ces deux expériences établissent d'une manière générale l'influence du système nerveux sur la fonction glycogénique du foie. Ce sont là des faits d'expérience au-dessus de toute contestation. Mais on peut se demander maintenant par quelle voie l'influence nerveuse chemine des centres nerveux vers le foie. Cet organe, en effet,

Ce n'est pas tout. Il existe du sucre dans le foie du *fœtus*, par conséquent avant toute espèce d'alimentation par la voie intestinale. Il n'est pas probable, d'ailleurs, que le sucre contenu dans le foie du fœtus procède du sang maternel, car il n'existe pas encore dans le foie du fœtus de trois mois, et il ne commence guère à s'y montrer que quand le foie est complétement développé et qu'il peut fonctionner par lui-même, c'est-à-dire vers le quatrième ou cinquième mois de la vie intra-utérine.

M. Bernard a donc établi et nettement prouvé que le foie des animaux forme du sucre aux dépens des éléments du sang [1].

reçoit ses nerfs de deux sources : 1° des nerfs pneumogastriques (par les filets de ces nerfs qui concourent à la formation du plexus solaire) ; 2° du système du grand sympathique (principalement par les petits et grands nerfs splanchniques). M. Bernard a prouvé par expérience que ce n'est pas par une influence *directe* des nerfs pneumogastriques sur le foie que la formation du sucre est suspendue après la section de ces nerfs. Si, en effet, au lieu de couper ces nerfs au cou, on pratique la section au-dessous du poumon, entre le poumon et le foie, la formation du sucre persiste. Dans les deux cas (section des pneumogastriques au cou et section des pneumogastriques au-dessous de leurs branches pulmonaires), la moelle épinière est toujours en relation avec le foie par l'intermédiaire du grand sympathique. Ces connexions suffisent donc à l'entretien de la fonction glycogénique du foie, quand le poumon est en même temps lié au bulbe rachidien par l'intermédiaire des branches du pneumogastrique ; et elles ne suffisent plus quand le poumon est soustrait à l'influence du système nerveux. Il semble, comme le fait remarquer M. Bernard, que l'impression produite sur la muqueuse des bronches par l'air atmosphérique, impression transmise au bulbe par les branches pulmonaires des nerfs pneumogastriques, soit le point de départ de l'excitation qui se propage au foie, par une sorte d'action réflexe, en descendant vers lui par le bulbe, par la moelle spinale, et par les branches du grand sympathique.

[1] Un mot sur les procédés employés pour la recherche du sucre dans le sang, et sur quelques-unes des objections faites à ces procédés.

Lorsqu'on veut mettre en évidence le sucre dans le foie des animaux qu'on vient de mettre à mort, comme la proportion du sucre est ici relativement assez considérable, le procédé est des plus simples et n'exige pas une grande précision, surtout quand il ne s'agit que d'une analyse qualitative. On coupe le foie en petits morceaux, on le place dans une capsule, sur le feu, et l'on remue jusqu'à ce que les fragments soient tout à fait cuits et même un peu desséchés. Cette opération a pour but de coaguler les matières *albumineuses*. Après quoi on arrose avec de l'eau distillée, on broie dans un mortier et on jette le tout sur un filtre. Le décoctum filtré renferme les matières extractives du foie, le sucre du foie et les sels solubles. Ce décoctum, mélangé avec une dissolution de potasse, *brunit* par l'ébullition. Mélangé avec la liqueur de Trommer (dite improprement de *Frommherz*) et chauffé à la lampe, il *réduit le sel de cuivre* que cette liqueur renferme, et le précipité rouge caractéristique d'oxydule de cuivre apparaît. Enfin ce decoctum, additionné de levûre de bière, laisse dégager de l'*acide carbonique*, et il se forme de l'*alcool* dans la liqueur. Toutes ces réactions sont caractéristiques de la présence du sucre. Un rein, une rate, un poumon, un testicule, traités de la même manière, ne donnent point de sucre, ainsi qu'il est aisé de le constater.

Lorsqu'on cherche à mettre le sucre en évidence dans le sang, et qu'il y a dans ce liquide une grande quantité de sucre, on peut laisser coaguler le sang, décanter le sérum, étendre celui-ci d'eau distillée, se débarrasser de l'albumine par la chaleur, qui précipite l'albumine en flocons (l'addition d'acide acétique favorise cette précipitation), et essayer le liquide filtré à l'aide des réactifs que nous venons d'indiquer.

Mais lorsqu'il n'y a dans le sang ou dans le liquide animal qu'on examine (urine ou autres humeurs animales) que des *traces* de sucre, il faut procéder autrement. Les *matières extractives* de ces liquides pouvant, de même que l'albumine, masquer les traces de sucre et s'op-

Les deux questions suivantes se présentent naturellement à l'esprit: 1° Est-ce dans l'intérieur des vaisseaux du foie dans lesquels circule le sang que la métamorphose s'accomplit, ou bien est-ce en dehors des vaisseaux et dans le tissu du foie lui-même? 2° Quels sont les éléments aux dépens desquels se forme le sucre?

Les récentes recherches de M. Bernard permettent de répondre d'une manière satisfaisante à la première question que nous nous sommes posée. C'est bien dans la trame du foie et aux dépens des éléments du sang qui ont traversé les parois des capillaires et qui imprègnent le tissu du foie que s'accomplit la formation du sucre. Lorsqu'en effet on prend le foie d'un animal qu'on vient de tuer, et qu'on le soumet à un courant d'eau froide par la veine porte, au bout d'une heure l'eau sort limpide et ne contient plus de sucre. Si, au bout de quelques heures, on recommence le lavage, les eaux de lavage contiennent de nouveau du sucre. Ce phénomène dure environ vingt-quatre heures. Au lieu de laver le foie par les vaisseaux, on peut le couper en tranches et l'épuiser par l'eau: on arrive aux mêmes résultats. Il y a donc dans le foie, indépendamment de la proportion de sucre déjà formée et contenue dans les vaisseaux, une autre substance contenue dans l'épaisseur du foie, non encore transformée en sucre, et cette substance est capable, dans le foie abandonné à lui-même, d'éprouver la métamorphose glycosique, même après la mort.

Aux dépens de quels éléments se forme le sucre? M. Lehmann suppose

poser en particulier à la réaction cupro-potassique, il faut aussi s'en débarrasser. Voici le procédé indiqué par M. Lehmann. Le liquide animal est mélangé avec trois ou quatre fois son volume d'alcool à 90 ou 92 degrés (si l'on a affaire à du sang, on transforme ce sang en un gâteau solide, par la chaleur, et l'on en fait une bouillie, en la forçant à passer au travers d'une passoire à fines ouvertures. C'est cette bouillie qu'on mélange avec trois ou quatre fois son volume d'alcool). On sépare par filtration le décoctum alcoolique. Ce décoctum est évaporé après addition de quelques gouttes d'acide acétique. On reprend par l'alcool le résidu évaporé. Il se forme encore un précipité qu'on sépare par filtration. La solution alcoolique filtrée est alors traitée par une dissolution alcoolique de potasse. Si le liquide contient du sucre, il s'opère une séparation lente, et au bout de quelques heures un *précipité mou et gélatineux* se dépose au fond du vase. Ce précipité est formé d'une combinaison de sucre et de potasse (glycosate de potasse). Recueilli et dissous dans l'eau, il sert à la recherche du sucre, soit à l'aide du réactif cupro-potassique, soit à l'aide de la fermentation.

Quant à la valeur des divers réactifs, il faut dire que la preuve par fermentation est, de toutes les preuves de l'existence du sucre, la plus positive. Tout liquide additionné de levure de bière et qui, soumis à une température de 40 à 50 degrés, donne de l'acide carbonique et de l'alcool, renferme en effet manifestement du sucre. La couleur brune que donne la potasse aux liquides qui contiennent du sucre est une preuve beaucoup moins convaincante, et elle n'a de valeur qu'autant qu'elle se joint à d'autres. Quant à la liqueur de Trommer, indépendamment de ce que la présence de l'albumine et des matières extractives peut masquer la réaction, quand les proportions du sucre sont très-faibles, d'autre part, elle peut parfois, sans addition d'une liqueur sucrée, lorsqu'on la chauffe seule, précipiter de l'oxydule rouge de cuivre. Cela arrive lorsqu'elle a été longtemps conservée, ou bien lorsque l'acide tartrique employé à sa composition n'est pas parfaitement pur. Aussi faut-il toujours l'essayer avant de s'en servir, c'est-à-dire la faire chauffer à la lampe, dans un tube à expérience, pour voir si elle reste *limpide* et *bleue* malgré l'ébullition.

que la matière aux dépens de laquelle le sucre prend naissance dans le foie n'est autre que la fibrine du sang[1]. Dans le principe, M. Bernard supposait aussi que cette substance était de nature albuminoïde, mais de nouvelles recherches lui ont appris que le sucre du foie ne se forme pas *d'emblée* dans le tissu hépatique par la transformation directe de tel ou tel élément du sang, mais qu'il s'y trouve constamment précédé par une matière spéciale, ternaire, non azotée, analogue à l'amidon végétal, et capable de donner ensuite naissance au sucre par une sorte de fermentation secondaire. M. Bernard est parvenu à isoler cette matière, à laquelle il donne le nom d'*amidon animal*. Il suffit pour mettre à nu cette substance de filtrer à froid une décoction de foie coupé en tranches minces et de verser dans le produit filtré de l'acide acétique cristallisable en excès. Il se fait aussitôt un précipité blanchâtre, qui est la matière glycogène. Les matières azotées qui l'accompagnent dans la décoction du foie restent dissoutes dans l'acide acétique.

[1] M. Lehmann se base sur les analyses comparatives du sang de la veine porte et du sang des veines sus-hépatiques, c'est-à-dire sur l'analyse comparée du sang qui arrive au foie et du sang qui en part. D'après M. Lehmann, le sang pris dans les veines sus-hépatiques serait dépourvu de fibrine. La disparition de la fibrine dans le sang qui sort du foie et, d'autre part, l'apparition ou au moins l'augmentation du sucre dans ce même sang ont suggéré à M. Lehmann la supposition que le sucre du foie procède de la fibrine du sang. Il serait difficile de se soustraire à cette conclusion, si les analyses dont parle M. Lehmann n'étaient entachées d'une cause d'erreur sur laquelle nous avons appelé l'attention dès l'année 1848 (*Recherches expérimentales sur les fonctions de la rate et de la veine porte*, dans *Arch. gén. de médec.*). Lorsqu'on saigne un animal à la veine porte ou à la veine splénique, et *qu'on bat le sang au sortir de la veine*, on en retire la fibrine. Loin de contenir *peu* de fibrine, ainsi que le dit M. Lehmann, le sang splénique et le sang de la veine porte en contiennent, au contraire, une plus forte proportion que le sang veineux général. Nous nous sommes assuré, depuis, que le sang des veines sus-hépatiques en contient toujours aussi. Si, au lieu de retirer la fibrine du sang immédiatement après la saignée, on laisse le sang se coaguler spontanément, et si l'on cherche, au bout de quelques heures seulement, à isoler la fibrine, on ne trouve plus cette substance, ni dans le sang de la veine porte, ni dans celui des veines sus-hépatiques, ni surtout dans le sang de la veine splénique. Cela tient à ce que la fibrine du sang porte, du sang hépatique et du sang splénique n'a pas les mêmes propriétés que la fibrine du sang veineux général. Quand on extrait, par le battage, la fibrine du sang veineux général (sang de la veine jugulaire ou d'une veine d'un membre), chacun sait que la fibrine se prend en filaments élastiques qui s'accolent les uns aux autres, forme une petite masse qui, abandonnée au contact de l'air ou placée dans l'étuve, perd son eau, se dessèche et peut être ainsi conservée sans altération sensible pendant très-longtemps. La fibrine du sang de la veine porte, celle du sang splénique et celle du sang sus-hépatique n'est point élastique, ne se prend point en filaments, mais en petites masses grenues qui s'accolent difficilement; abandonnée au contact de l'air, cette fibrine *se liquéfie* au bout de quelques heures. La liquéfaction est même beaucoup plus prompte quand on la soumet à la température de l'étuve (80°). On remarque alors, en effet, qu'elle se ramollit presque immédiatement et devient diffluente avant de se dessécher. Lors donc qu'on cherche à isoler la fibrine du sang splénique, porte ou hépatique, il faut *nécessairement battre le sang au sortir de la veine*. Lorsqu'on laisse le sang splénique, porte ou hépatique se coaguler spontanément, et qu'on vient ensuite, au bout de vingt-quatre heures, ou même beaucoup moins, à laver ce caillot pour en extraire la fibrine (comme cela peut se pratiquer pour le sang veineux général), celle-ci n'est plus insoluble, elle disparaît avec les eaux de lavage, et il ne reste plus rien dans le nouet de linge où l'on avait placé la masse du sang.

En résumé, il se forme incessamment du sucre dans le foie, aux dépens de certains éléments du sang, déjà préparés à cette métamorphose par des dédoublements antérieurs. Ce sucre s'échappe du foie par les veines sus-hépatiques, pour se répandre et disparaître ensuite dans la masse du sang. Chez l'animal exclusivement nourri de viande, et chez l'animal à *jeun*, la glycose qui sort du foie par les veines sus-hépatiques provient de la totalité du foie. Chez l'animal qui a fait usage d'une nourriture exclusivement *féculente*, ou d'une nourriture *mixte*, il arrive de la dextrine et de la glycose au foie par la veine porte, qui les puise dans l'intestin; ces matières traversent le foie et s'écoulent, ainsi que la glycose formée dans le foie, par les veines sus-hépatiques, pour gagner la masse du sang. C'est surtout cette absorption du sucre formé dans l'intestin (par la digestion des féculents) qui augmente temporairement la quantité de sucre que le foie écoule vers le sang pendant la période de la digestion, augmentation qui se traduit pendant quelques heures par la présence de quantités notables de sucre sur tous les points du trajet circulatoire, et dans les cas d'alimentation sucrée exclusive jusque dans l'urine.

Que devient le sucre versé par le foie dans le sang veineux? Il est certain, tout d'abord, qu'il ne disparaît pas instantanément. Ce sucre est abondant dans les veines sus-hépatiques, dans la partie supérieure de la veine cave inférieure, et dans les cavités droites du cœur placées immédiatement après le foie, sur le trajet de l'ondée sanguine. Quand le sang a traversé le poumon, qu'il est revenu au cœur gauche, et que celui-ci l'a chassé dans l'arbre artériel, le sucre est en moins grande quantité dans le sang, ce qui tient, d'une part, à ce qu'il se trouve disséminé dans la masse totale du sang artériel, et à ce que le sucre étant un principe très instable et très-facilement altérable au contact des liquides animaux, il se dédouble et se métamorphose assez promptement. On peut encore constater la présence du sucre dans le sang veineux général, c'est-à-dire après que le sang a traversé le système capillaire. L'action continue du foie suffit pour entretenir à tous les moments dans la masse du sang de petites proportions de sucre[1], ainsi que le prouvent les recherches de M. Chauveau sur le sang des animaux à l'abstinence (Voy. la note de la page 423). J'ai à peine besoin de rappeler que chez les animaux herbivores, ou chez les carnivores nourris de *féculents*, le sang artériel et le sang veineux général contiennent beaucoup de sucre pendant les heures de l'absorption digestive.

Le sucre qui provient de la digestion des féculents et celui qui provient du foie disparaît peu à peu dans le sang, au fur et à mesure qu'il y est versé, car, d'une part, il ne s'accumule point dans ce liquide, et, d'autre part, on ne le rencontre point *normalement* dans les produits de sécrétion

[1] La recherche du sucre, quand elle est convenablement conduite, peut déceler des quantités de sucre presque impondérables. Quand on dissout dans de l'eau distillée un cent-millième de sucre, on peut encore le reconnaître.

excrémentitielles. Les derniers termes de la transformation du sucre sont de l'acide carbonique et de l'eau, qui s'échapperont par les diverses voies de sécrétion et d'exhalation. Quant à la question de savoir quelles sont précisément les diverses phases d'oxydation par lesquelles passe le sucre pour se résoudre en eau et en acide carbonique sous l'influence de l'oxygène absorbé par la respiration, la science n'est pas encore en mesure de donner à cet égard une réponse décisive. Tout le sucre subit-il les mêmes métamorphoses? Y a-t-il une partie du sucre qui se transforme en acide lactique, de même que nous voyons souvent le sucre ou les féculents introduits dans l'intestin donner naissance à de petites proportions d'acide lactique (Voy. § 54)? Y a-t-il une partie du sucre destiné à la transformation adipeuse? Cela est vraisemblable, tout au moins pour le sucre introduit dans l'organisme par la digestion intestinale. Chez les animaux herbivores à l'*engraissement*, les aliments féculents constituent la plus grande masse de l'alimentation. Est-il vrai encore qu'une partie du sucre de la digestion subisse dans le sein même du foie, et avant d'arriver aux veines sus-hépatiques, la transformation adipeuse, ainsi que le suppose M. Bernard. Ce sont là des faits qui ont encore besoin aujourd'hui d'une démonstration expérimentale.

Rappelons ici, pour compléter ce qui est relatif à la question du sucre, que la glycose résultant de la digestion intestinale des féculents ne gagne pas seulement la masse du sang par la veine porte, mais qu'une partie est portée vers la veine sous-clavière (vers la veine cave supérieure, par conséquent), par l'intermédiaire des vaisseaux chylifères et du canal thoracique. M. Colin, en pratiquant le premier des *fistules* au canal thoracique des grands animaux, et en examinant ainsi de grandes quantités de chyle, a mis ce fait, déjà signalé à diverses reprises, hors de toute contestation [1].

Dans l'état normal, avons-nous dit, le sucre fourni par les aliments ou formé par le foie ne se rencontre point dans les sécrétions excrémenti-

[1] M. Colin a voulu prouver plus encore. Ayant nourri pendant plusieurs semaines des herbivores exclusivement avec de la *viande*, et ayant recueilli de grandes quantités de chyle par des fistules pratiquées, soit au canal thoracique, soit au canal chylifère qui accompagne la grande veine mésaraïque, il a constaté la présence du sucre dans ce liquide; d'où il conclut qu'il se forme du sucre dans l'intestin aux dépens des principes constitutifs de la viande. La conclusion n'est pas justifiée. S'il se formait du sucre dans l'intestin aux dépens de la viande, on devrait retrouver ce sucre dans l'intestin. Or, jusqu'à présent, les efforts des chimistes les plus habiles ont échoué dans cette voie.

Il n'y a rien de surprenant, d'ailleurs, à ce que le chyle des grands animaux nourris exclusivement de viande contienne des traces de sucre. Le sang qui circule dans les vaisseaux sanguins renferme, nous l'avons vu, de petites proportions de sucre dans sa masse, car le sucre versé par le foie n'y est pas instantanément détruit; or, comme les lymphatiques se chargent dans la trame des organes du plasma du sang exhalé hors des vaisseaux, on conçoit que la lymphe contienne la plupart des éléments solubles du plasma. La grande proportion de liquide recueilli par M. Colin a pu d'ailleurs lui permettre de mettre en évidence le sucre, alors même qu'il n'y en avait que des quantités presque impondérables (Voy. la note, p. 430).

tielles. Mais il est une maladie grave dans laquelle on voit apparaître le sucre dans l'urine, et la plupart du temps aussi dans d'autres produits de sécrétion (dans les liquides des membranes séreuses en particulier), nous voulons parler du *diabète*. Cette maladie est caractérisée non-seulement par la présence du sucre dans l'urine, mais aussi par l'accumulation du sucre dans le sang. Et c'est même à cette accumulation qu'est vraisemblablement dû son passage dans l'urine, car, chez les animaux nourris exclusivement de matières sucrées, on constate le passage du sucre dans l'urine pendant les quatre ou cinq heures qui suivent le repas. Les analyses de M. Lehmann l'ont conduit à ce résultat, que lorsque le sang contient au moins 0,3 pour 100 de sucre (ou 3 grammes pour 1000 grammes), il en renferme alors une proportion supérieure à celle qui peut disparaître par les combustions de nutrition, et l'économie s'en débarrasse par la voie des sécrétions. Les lésions expérimentales du système nerveux (les piqûres du bulbe en particulier), ont pour effet d'augmenter la proportion du sucre dans le sang, et ont aussi les mêmes résultats, c'est-à-dire qu'on voit survenir chez les animaux un diabète artificiel.

A quoi tient l'accumulation du sucre dans le sang, point de départ de l'affection diabétique ? Est-ce à une formation exagérée du sucre dans le foie ? Est-ce à un défaut d'oxydation et de transformation du sucre versé dans le sang ? La réponse n'est pas facile, et on conçoit que le diabète puisse tenir à ces deux causes ou à l'une d'entre elles.

Lorsqu'on a piqué le bulbe rachidien au point indiqué précédemment, suivant le procédé de M. Bernard, il se peut faire que cette excitation nerveuse retentisse sur la sécrétion glycogénique du foie, que dès lors la quantité de sucre augmente dans l'organisme, que le sang en soit en quelque sorte saturé, et qu'il le laisse passer dans les urines. Une excitation morbide du système nerveux peut sans doute produire les mêmes effets. D'un autre côté, la lésion nerveuse retentit peut-être sur l'ensemble des fonctions de nutrition, d'où résulterait une oxydation incomplète du sucre versé dans le sang. Les expériences de M. Alvaro Reynoso ont montré la liaison qui existe entre la respiration, c'est-à-dire entre l'introduction de l'oxygène dans le sang et les phénomènes d'oxydation en vertu desquels le sucre incessamment versé dans le sang disparaît. Quand il existe une gêne prolongée dans l'accomplissement régulier des phénomènes respiratoires, le sucre s'accumule dans le sang et apparaît dans les urines. On sait encore que chez les animaux hibernants (marmotte, hérisson), l'urine chez lesquels la respiration est à peu près complétement suspendue, l'urine contenue dans la vessie renferme du sucre. La sécrétion du sucre dans le foie a continué à s'opérer, mais l'oxydation du sucre versé dans le sang ne s'est plus produite, ou ne s'est produite qu'incomplétement. (La quantité d'acide carbonique exhalée par les animaux hibernants est en effet considérablement diminuée. Voy. § 140.)

A l'époque où l'action glycogénique du foie n'était pas connue, (

où l'on pensait que tout le sucre qui arrive dans le sang provient de la digestion du sucre ou des féculents, on se flattait de guérir les diabétiques en supprimant dans leur alimentation les matières alimentaires qui se transforment en glycose par les actions digestives. Il est vrai qu'en administrant aux diabétiques du gluten et de la viande, on voit diminuer la proportion de sucre contenue dans les urines, et c'est là un traitement très-rationnel, car on supprime ainsi l'une des sources du sucre ; mais le traitement, quelque rigoureux qu'il soit, ne fait pas disparaître complétement le sucre de l'urine, et l'on conçoit aisément pourquoi. D'autres chimistes, au nombre desquels M. Mialhe, pensent que, quelle que soit la source du sucre, son oxydation dans le sang ne peut s'opérer qu'en présence des carbonates *alcalins ;* que dès lors l'accumulation du sucre dans le sang, et par suite son passage dans l'urine, est due au défaut d'*alcalinité* suffisante du sang. De là le traitement du diabète par les alcalins. Il est vrai qu'à la température de l'ébullition (de 90° à 100°), l'addition à la glycose d'alcalis libres métamorphose cette substance en matières ulmiques, qui, par une oxydation plus avancée, se transforment en eau et en acide carbonique ; mais, à la température du corps (37°), la glycose n'est pas sensiblement modifiée. M. Poggiale a démontré, dans une série d'expériences sur les animaux vivants, que, en administrant à des animaux des aliments féculents et sucrés, la quantité de sucre contenue dans le sang après la digestion est sensiblement la même, soit que ces aliments aient été administrés seuls, soit qu'on les ait mélangés avec du carbonate de soude. M. Poggiale a encore observé qu'une même proportion de glycose injectée dans le sang, avec ou sans addition de bicarbonate de soude, se retrouve également dans les urines [1].

ARTICLE IV.

SÉCRÉTIONS SÉREUSES ET SYNOVIALES.

§ 188.

Faible quantité du liquide contenu dans les cavités séreuses. — Le liquide qui humecte la surface intérieure des membranes séreuses est

[1] M. Poggiale nourrit un chien durant plusieurs jours avec de la viande. Pendant les quatre derniers jours, il administre chaque fois avec la viande 20 grammes de bicarbonate de soude. Trois heures après le dernier repas, il fait à l'animal trois saignées, l'une à la veine cave inférieure, l'autre aux veines sus-hépatiques, l'autre à l'artère crurale. Il trouve, pour 1000 grammes de sang, 0gr,9 de sucre dans le sang de la veine cave ; 0gr,2 de sucre dans le sang de l'artère crurale ; 1gr,5 de sucre dans les veines sus-hépatiques. — Un autre chien est soumis à une alimentation féculente. Pendant les quatre derniers jours, on administre avec la ration alimentaire 20 grammes de bicarbonate de soude. On trouve, pour 1000 grammes de sang, 1gr,5 de sucre dans le sang de la veine cave inférieure ; 0gr,4 de sucre dans le sang de l'artère crurale ; 2gr,5 de sucre dans les veines sus-hépatiques. — Dans d'autres expériences, où les aliments n'avaient point été additionnés de bicarbonate de soude, les résultats ont été absolument les mêmes.

destiné à favoriser le glissement des parties; il est généralement en très-faible proportion. Le péritoine, et les plèvres en particulier, ne présentent dans l'état normal que des quantités insignifiantes de liquide. Les sacs séreux ont partout leurs parois appliquées les unes contre les autres; il n'y a guère dans leur intérieur que la quantité de liquide nécessaire pour remplir les espaces vides que ces membranes interceptent entre elles, espaces peu considérables, et qui varient de lieu dans les divers déplacements du tronc et des organes splanchniques.

On a souvent parlé d'une vapeur séreuse que contiendraient les membranes séreuses : il n'y a rien de semblable dans les sacs séreux. La pression atmosphérique qui s'exerce sans cesse à la surface du corps applique la paroi abdominale contre les organes contenus dans l'abdomen; du côté de la poitrine, la colonne d'air qui presse à l'intérieur du poumon par les fosses nasales maintient constamment appliquées l'une contre l'autre la plèvre costale et la plèvre pulmonaire. La pression atmosphérique lutte donc contre la formation de ces vapeurs. La pression atmosphérique s'oppose aussi, dans une certaine mesure, à l'accumulation du liquide, que la tension sanguine tendrait à faire passer au travers des parois des vaisseaux capillaires dans les sacs séreux. Quelque chose d'analogue a lieu aussi pour les articulations : le poids de l'atmosphère, en appliquant les surfaces osseuses les unes contre les autres, et en venant en aide à la tonicité musculaire, limite l'accumulation du liquide dans l'intérieur des capsules synoviales articulaires. Dans les endroits où la sortie de la partie liquide du sang au travers des parois des capillaires ne rencontre pas d'obstacles, la sérosité s'échappe plus facilement et s'accumule. C'est ainsi, par exemple, qu'on trouve une proportion plus forte de sérosité dans les ventricules du cerveau et dans les diverses enveloppes de la moelle, parties profondément contenues dans un canal osseux résistant. Dans les extravasations morbides de sérosité qui ont lieu dans les plèvres et le péritoine, il est probable qu'indépendamment des obstacles à la circulation veineuse, qui en sont souvent la cause déterminante, vient encore se joindre une perméabilité anormale des parois vasculaires, qui permet à la tension du sang de s'exercer en toute liberté et de vaincre des obstacles devenus insuffisants [1].

§ 189.

Composition de la sérosité. — Les liquides séreux contiennent de l'eau, les sels du sang et un peu d'albumine : ils ne contiennent point de fibrine, ou ils n'en contiennent que des traces ; ils ne se coagulent point spontanément.

Les liquides contenus normalement dans les plèvres ou dans le péritoine sont en trop faible quantité pour qu'on puisse en faire l'analyse.

[1] Si un simple obstacle à la circulation suffisait à déterminer l'hydropisie, toute ligature de veine devrait amener l'épanchement au-dessous de la ligature. Il est loin d'en être ainsi.

les analyses faites sur ces liquides portent sur des humeurs pathologiques. Il est probable que, dans ces analyses, le chiffre de l'eau est plus élevé que dans la sérosité normale. Il ne faut donc accepter ces résultats que comme des approximations plus ou moins exactes. Voici l'analyse donnée par Berzelius.

SUR 100 PARTIES.	ANALYSE DE LA SÉROSITÉ. (Berzelius.)
Eau.	98,8
Albumine.	0,2
Substance organique soluble dans l'alcool, et lactate de soude.	0,2
Sels divers.	0,8

On a parfois constaté dans le liquide des membranes séreuses la présence de l'urée. Dans tous les cas où ce principe a été aperçu, il y avait en même temps hydropisie, et, par conséquent, état pathologique. M. Marchand l'a constaté dans le liquide accumulé dans le péritoine. MM. Mulder et Marcet l'ont rencontré dans le liquide céphalo-rachidien [1]. Dans l'analyse de M. Marchand, il y avait jusqu'à 0gr,4 d'urée pour 100 grammes de liquide. Nous avons vu précédemment qu'on trouve aussi parfois l'urée dans d'autres produits de sécrétion. Dans les cas d'ictère, on rencontre souvent les matières colorantes de la bile dans le liquide des hydropisies, et dans le diabète on y trouve du sucre.

Le liquide contenu dans les membranes séreuses du cadavre ne représente pas le liquide séreux normal. Après la mort, le sang s'est coagulé dans ses vaisseaux, il s'est séparé en une partie solide et une partie liquide. La partie liquide, ne contenant plus en dissolution la substance coagulable du sang (fibrine), est devenue plus aqueuse; elle s'échappe facilement, par imbibition, au travers des tissus, et tend à s'accumuler dans les espaces vides. La sérosité qu'on rencontre dans les membranes séreuses des cadavres ne peut pas toujours être considérée comme le résultat d'une séparation sur le vivant.

Synovie. — La synovie est plus consistante que la sérosité; elle en diffère surtout par la quantité plus considérable de l'albumine. Il est vraisemblable que l'analyse de la sérosité normale, si elle était possible, se rapprocherait de celle de la synovie. Celle-ci existe en quantité suffisante dans les articulations, pour qu'en rassemblant le liquide de plusieurs cavités articulaires on en puisse faire l'analyse chimique.

La synovie joue, dans les phénomènes de la locomotion, le rôle des matières employées pour favoriser le glissement des diverses pièces de nos machines. Elle maintient le poli des surfaces articulaires.

[1] Le rôle et la composition de ce liquide seront examinés au chapitre *Innervation*.

SUR 100 PARTIES.	ANALYSE de la SYNOVIE DU CHEVAL. (M. John.)
Eau.	92,9
Albumine.	6,4
Matières extractives, matières grasses, sels divers.	0,7

ARTICLE V.

SÉCRÉTION DU MUCUS.

§ 190.

Sources de la sécrétion. — Toutes les membranes muqueuses présentent à leur surface libre une humeur d'une consistance variée, en général visqueuse, et à laquelle on donne le nom de *mucus*. Cette humeur se présente non-seulement à la surface des membranes muqueuses, mais elle est sécrétée aussi dans les canaux excréteurs et dans les réservoirs des glandes ; aussi les divers produits de sécrétion en contiennent des proportions plus ou moins considérables. Le mucus n'est pas, comme le liquide qui lubrifie les membranes séreuses, formé seulement par les parties les plus ténues du sérum du sang. Cette humeur présente dans sa constitution des éléments particuliers, dits *globules* du mucus. Les globules du mucus ont, avec les globules ou cellules qui se forment spontanément dans toutes les exsudations plastiques, une grande analogie. L'analogie des globules du mucus avec les cellules originaires de l'épiderme cutané (c'est-à-dire avec les cellules qui constituent les couches profondes de l'épiderme) est frappante aussi. Le mucus se renouvelle incessamment sur les surfaces muqueuses, comme l'épiderme lui-même.

Indépendamment des globules arrondis du mucus, on trouve encore dans cette humeur une grande quantité de cellules d'épithélium plus ou moins déformées, présentant souvent l'apparence de l'épithélium à cylindre, le plus commun des épithéliums sur les membranes muqueuses.

L'épithélium des membranes muqueuses prend naissance, comme l'épiderme cutané et comme le mucus lui-même, aux dépens du plasma exhalé hors des capillaires qui circulent dans les couches superficielles du derme muqueux. L'épithélium qui revêt les membranes muqueuses et les mucus ont donc une origine commune. Il est probable que les cellules qui se forment dans le plasma exhalé hors des vaisseaux constituent, lorsqu'elles restent à l'état de liberté, la partie organique du mucus ou les globules du mucus, tandis que les cellules qui s'adossent entre elles forment le revêtement épithélial. Lorsque le revêtement épithélial des membranes muqueuses se détache, ses débris se mélangent avec le globules du mucus, et constituent avec eux la partie organique de l'humeur muqueuse.

Le mucus, se développant comme l'épithélium des membranes muqueuses, ne prend pas seulement naissance dans les follicules et dans les glandes en tube (glandes de Lieberkuhn) des membranes muqueuses ; il naît encore sur toute la surface libre de ces membranes. La sécrétion fournie par les glandes muqueuses se trouve donc partout mélangée avec le liquide qui sort au travers de la membrane muqueuse elle-même. Y a-t-il entre les liquides fournis par ces deux sources des différences de composition? C'est ce qu'il est impossible de décider. On ne sait pas non plus si le liquide fourni par les follicules clos de l'intestin (ces follicules constituent, par leur assemblage, les plaques de Peyer dans l'intestin grêle, et ils existent aussi à l'état d'isolement dans la plupart des membranes muqueuses), et qui s'échappe de ces follicules par transsudation ou déhiscence, on ne sait pas, dis-je, si ce liquide, mélangé avec celui qui provient des autres sources, est doué de propriétés spéciales. Il résulte de tout cela que le mucus est une humeur moins simple qu'elle ne le paraît au premier abord.

§ 191.

Composition du mucus. — Le mucus, outre ses éléments organiques (globules de mucus, cellules d'épithélium), contient encore de l'eau, des sels et quelques matières extractives dissoutes, peu connues. L'eau du mucus varie beaucoup dans ses proportions. C'est à la quantité plus ou moins considérable de ce liquide que l'humeur muqueuse doit de présenter d'assez grandes différences, suivant qu'on l'examine dans des régions différentes. Lorsque la sécrétion des membranes muqueuses est très-abondante, comme dans le coryza, par exemple, la quantité des substances organiques est réduite au minimum. Lorsque la sécrétion du mucus nasal est lente, le courant d'air qui traverse les fosses nasales tend à dessécher les liquides qui humectent la membrane muqueuse, et ce dessèchement détermine une sorte de concentration du mucus, qui va souvent jusqu'à la dessiccation, d'où formation dans le nez de croûtes muqueuses contenant peu d'eau et beaucoup de matières organiques.

Le mucus présente généralement une réaction neutre ou légèrement alcaline. Il se dissout très-difficilement dans l'eau; il est insoluble dans l'alcool et dans l'éther. Le mucus se dissout très-bien dans les solutions alcalines étendues. On peut le précipiter de ses dissolutions avec l'alcool ou avec l'acétate de plomb.

Le mucus traité par l'acide azotique donne, comme les substances albuminoïdes, de l'acide xantho-protéique. Les substances organiques du mucus se distinguent cependant des matières albuminoïdes, en ce qu'elles résistent énergiquement à l'action des sucs digestifs, lorsqu'on les soumet à une digestion artificielle. Au bout de vingt-quatre heures, le mucus placé dans le suc gastrique est encore intact. Il est probable, dès lors, que le mucus, adhérent à la surface des membranes muqueuses, protège les réservoirs contre l'action des liquides qu'ils contiennent. C'est probablement pour cette raison, par exemple, que le suc gastrique, qui attaque les aliments dans l'estomac, n'attaque pas la membrane muqueuse stomacale, protégée par un vernis muqueux incessamment renouvelé. Dans les cadavres d'individus morts d'accident, pendant la période digestive, on a quelquefois trouvé des perforations de l'estomac, déterminées vraisemblablement par une véritable digestion des membranes stomacales. Dans ces cas, le suc gastrique sécrété pendant la vie et accumulé dans l'estomac a sans doute agi, après la mort, sur les membranes stomacales, alors qu'elles ne sont plus protégées par la sécrétion muqueuse.

Le mucus a sans doute encore d'autres usages que les fonctions de protection, et il est possible qu'il agisse à la manière d'un ferment dans les phénomènes de la digestion. Les substances connues sous le nom de *diastase salivaire* et de *pepsine* sont des substances *complexes qui* contiennent le mucus (Voy. §§ 38 et 40); il n'est sans doute pas étranger aux actions de contact. Nous en dirons autant du suc intestinal (Voy. ...

Le mucus des fosses nasales est celui qui a été le plus étudié. Comme il est placé sur le courant de l'air inspiré, la quantité d'eau qu'il renferme est sujette à de grandes variations ; elle oscille ordinairement entre ... et 96 pour 100. Les mucus pulmonaire, vésical, intestinal, utérin, ... n'ont guère été étudiés. Lorsqu'ils sont évacués au dehors en ... quantité, ils sont la plupart du temps altérés dans leur nature et mélangés avec du pus.

SUR 100 PARTIES.	ANALYSE DU MUCUS. (Berzelius.)
Eau.	93,3
Matière organique libre du mucus. .	5,3
Matière organique unie à la soude. .	0,3
Extrait aqueux contenant des traces d'albumine et des sels.	0,3
Extrait alcoolique.	0,3
Chlorures de sodium et de potassium.	0,3

ARTICLE VI.

FONCTIONS DES GLANDES VASCULAIRES SANGUINES.

§ 192.

Rate. — La charpente de la rate est formée par une trame ... constituée par des lamelles diversement entre-croisées et donnant à l'ensemble de l'organe une grande ressemblance avec une éponge qui serait contenue dans une enveloppe fibreuse adhérente. Les lamelles croisées qui forment la charpente de la rate partagent cet organe en une multitude de loges incomplètes, communiquant les unes avec les autres, et qui lui donnent une certaine analogie avec les tissus caverneux ou érectiles.

Les vaisseaux artériels qui entrent dans la rate circulent dans les lamelles ou trabécules qui circonscrivent les cellules de la rate. Arrivés à l'état capillaire, ils se continuent avec les veines. Les veines naissantes présentent sur leurs parois une multitude d'ouvertures qui font communiquer leur calibre intérieur avec les cellules propres de la rate. De cette manière, le sang qui arrive à la rate ne s'écoule pas seulement dans la veine splénique, mais se répand aussi dans les espaces celluleux de la rate. Ces espaces celluleux peuvent être plus ou moins distendus par le sang; ces conditions diverses de réplétion sont subordonnées à l'état de la rate, car la rate est un organe contractile.

Il y a encore dans la rate des corpuscules d'une nature particulière (corpuscules de Malpighi). Ces corpuscules sont constitués par des vésicules délicates d'un demi-millimètre de diamètre, situées sur le trajet des capillaires artériels, mais n'ayant avec les vaisseaux sanguins aucune communication appréciable (Voy. fig. 63, page 378). On peut les observer sur la rate des animaux vivants ou récemment tués. Sur la rate de l'homme, on les aperçoit rarement, parce qu'au moment de l'observation, vingt-quatre heures après la mort, ils ont disparu : ils se sont détruits par putréfaction. Sur le cadavre des suppliciés, qu'on peut examiner peu après la mort, on constate leur présence avec facilité. Les corpuscules de la rate sont placés le long des capillaires artériels et font saillie sur les parois des cellules de la rate, que ces capillaires sillonnent en tout sens. Les corpuscules de la rate sont donc en quelque sorte baignés dans le liquide contenu dans les cellules spléniques, et c'est pour cette raison, sans doute, qu'ils se détruisent si facilement après la mort.

Le contenu des cellules de la rate est demi-liquide et assez complexe. La coloration de ce contenu varie suivant le moment de l'observation : cette coloration dépend de l'état variable des globules du sang qu'il renferme, car c'est aux globules du sang qu'il doit sa couleur. Ce sang, plus ou moins modifié, n'est pas placé directement dans le courant de l'ondée sanguine, et il n'est pas immédiatement chassé de l'organe. Le sang extravasé dans les cellules spléniques y séjourne, au contraire, un temps plus ou moins long, temps pendant lequel il subit des modifications assez importantes. Il prend une couleur violacée particulière, qui lui a fait donner le nom de *boue splénique*. Cette coloration est liée à un travail de décomposition du sang, qui porte spécialement sur les globules.

Nous avons entrepris, au commencement de l'année 1847, plusieurs séries d'expériences sur les fonctions de la rate. La rate reçoit une grande quantité de sang, et elle ne rend que du sang (elle n'a point de canal excréteur); c'est donc dans le sang lui-même qu'il fallait chercher l'explication de ses fonctions. Or, y a-t-il une différence appréciable entre le sang apporté par l'artère splénique et celui que la rate transmet à la veine splénique ? Tel est tout le problème, et il est assez remarquable que ceux qui ont autrefois écrit sur les usages de la rate ne s'en soient point préoccupés.

Dans nos expériences, nous avons pris sur le même animal (chiens et chevaux), et au même moment, une certaine quantité de sang dans la veine splénique, et une certaine quantité de sang dans la veine jugulaire. Le sang de la veine jugulaire a été pris comme terme de comparaison, parce que cette veine est superficielle, facile à ouvrir et à fermer, et surtout parce qu'étant proche du cœur, elle renferme un sang qui vient d'un grand nombre d'organes, et qu'à ce titre le sang qui circule dans son intérieur représente assez bien la composition moyenne du sang veineux. Or, le résultat le plus frappant de ces expériences, c'est la diminution du chiffre des globules du sang dans le sang extrait de la veine splénique. Cette diminution est, en moyenne, de 16 parties de globules. Ainsi, par exemple, le sang de la veine jugulaire ayant en moyenne 150 parties de globules pour 1,000 parties de sang, le sang de la veine splénique n'en a que 136. Lorsqu'on pratique les analyses quantitatives sur le sang de la veine splénique, on remarque, d'une autre part, que plus le chiffre des globules est élevé d'une manière absolue dans le sang de l'animal en expérience, plus la diminution de ces mêmes globules est grande dans le sang qui revient de la rate; et réciproquement, moins la quantité absolue des globules est forte, moins grande est leur diminution dans le sang de la veine splénique.

Si, au lieu de comparer le sang de la veine splénique au sang de la veine jugulaire, on comparait le sang de la veine splénique au sang de l'artère splénique, la différence serait plus grande encore. En effet, dans une autre série d'expériences, nous avons constaté ce que beaucoup d'autres ont signalé déjà, à savoir que le sang veineux général (sang de la veine jugulaire) est moins riche lui-même en globules que le sang artériel. C'est même pour cette raison que, dans nos expériences, nous n'avons pas comparé le sang de la veine splénique au sang de l'artère splénique; car si le sang de la veine splénique ne différait du sang de l'artère splénique que dans les mêmes proportions que le sang de la veine jugulaire ou de la veine crurale diffère du sang de l'artère carotide ou de l'artère crurale, cela n'apprendrait rien sur ses caractères spécifiques, en tant que sang splénique. Il fallait évidemment comparer le sang qui revient de la rate au sang *veineux général*, pour mettre en relief l'action propre de la rate.

Les globules du sang disparaissent donc dans la rate, bien loin de s'y former, comme on l'a dit quelquefois. Les recherches microscopiques de M. Kölliker sur la boue splénique sont venues confirmer les conclusions de notre travail. M. Kölliker a trouvé, en effet, que la boue splénique pouvait être envisagée, en partie, du moins, comme des amas de globules du sang à des périodes diverses de *destruction*. M. Moleschott, dans des expériences sur les grenouilles, a constaté pareillement que l'excision de la rate était suivie de l'accumulation des globules rouges du sang dans le système circulatoire.

M. Gray est arrivé aux mêmes résultats; c'est-à-dire qu'il a constaté la diminution des globules dans le sang qui revient de la rate. Il a trouvé, ainsi que nous, que cette diminution était proportionnelle à la richesse du sang en globules. L'inanition, qui diminue la proportion des globules du sang, diminue pareillement l'action destructive de la rate; cette action peut même alors être réduite à zéro, tandis que la diminution des globules est surtout remarquable chez les animaux bien nourris, qui ont un sang riche en globules.

L'observation microscopique a conduit pareillement M. Stinstra à cette conclusion que les globules du sang se détruisent dans la rate. Il a remarqué, en outre, que trois chiens et trois lapins auxquels il avait extirpé la rate pouvaient supporter plus facilement la privation des aliments que les animaux non dératés [1].

Cette destruction des globules du sang dans la rate communique-t-elle au sang qui revient par la veine splénique des qualités nouvelles? Oui; car, en même temps que les globules sont diminués, on peut noter une augmentation proportionnelle dans la quantité des éléments organiques du sérum. Ces produits dissous du sérum, augmentés dans le sang qui revient de la rate, sont vraisemblablement des produits nouveaux. C'est ce que l'analyse chimique seule peut décider [2]. Mais ce qui est certain (quelle que soit la nature des produits de la dissolution des globules du sang), c'est la dissolution, dans la rate, des globules eux-mêmes.

Ce qui est constant encore dans le sang qui revient de la rate, c'est l'augmentation du chiffre de la fibrine, c'est-à-dire de la portion de l'élément spontanément coagulable du sang [3]; ce qui tend à prouver que la

[1] M. Kölliker, dans des mémoires postérieurs, revient sur sa première manière de voir. Il pense que les globules blancs se forment dans la rate, et qu'ils peuvent devenir rouges dans la rate, dans le foie et dans la masse du sang. M. Schönfeld attribue aussi à la rate le pouvoir de former les globules. Comme on le voit, c'est l'ancienne opinion de M. Donné. M. Billroth, s'appuyant sur la ressemblance exposée par lui entre la structure de la rate et celle des ganglions lymphatiques, admet que les globules rouges naissent dans la rate, et les globules blancs dans les ganglions lymphatiques. M. Hirt et M. Vierordt (le premier, d'après l'examen du sang d'un veau qu'on venait d'abattre, le second, d'après l'examen du sang d'un supplicié), trouvant dans le sang de la veine splénique beaucoup plus de globules blancs que dans le sang des autres vaisseaux, concluent à la formation des globules blancs dans la rate. M. Hollander, dont nous avons précédemment rapporté les expériences (Voyez la note 3 de la page 160), envisage, au contraire, les globules blancs comme l'une des phases de la destruction des globules rouges. — Toutes ces idées, tirées de l'observation microscopique, dépendent d'un point de vue théorique, et n'ont point pour base l'expérience directe.

[2] MM. Frerichs et Stadler, M. Gorup-Besanez ont trouvé dans la rate de la leucine (probablement dérivée de l'hématine) de l'acide urique, de l'hypoxanthine. M. Cloetta a trouvé, en outre, dans le suc splénique deux autres corps azotés précipitables par les sels de plomb.

[3] La fibrine du sang de la veine splénique l'emporte en quantité sur la fibrine du sang ar-

fibrine du sang procède des globules et qu'elle est l'un des produits de leur métamorphose[1]. Nous avons dit déjà que la fibrine était probablement le premier degré d'oxydation de l'albumine, et aussi que l'oxygène qui circule avec le sang est particulièrement adhérent aux globules.

Le sang de la rate étant porté vers le foie (par la veine splénique, branche de la veine porte), il est probable que la matière colorante du sang, matière inhérente aux globules, mise en liberté dans la rate par la destruction des globules, concourt à la production des matières colorantes de la bile. Cela est d'autant plus vraisemblable que les lymphatiques superficiels de la rate (on ne connaît point de lymphatiques profonds dans la rate) charrient vers le canal thoracique une lymphe qui se distingue de la lymphe ordinaire par une coloration analogue à de l'eau rougie; et la plupart des micrographes signalent dans les cellules de la rate des amas de *granulations pigmentaires.*

Il est probable encore que les corpuscules de la rate qui font saillie sur les cellules spléniques, et qui sont au contact du sang en stagnation dans cet organe, concourent aux métamorphoses du sang, bien que nous ignorions le mode précis de leur action.

Les phénomènes de transformation des globules du sang dont la rate est le théâtre sont loin de s'accomplir dans cet organe d'une manière uniforme. Le caractère essentiel de la circulation du sang dans la rate, c'est l'*intermittence*. Lorsqu'on pratique des vivisections, on constate, en effet, dans la rate, des variations qui dépendent de son état de vacuité ou de réplétion sanguine. Tantôt elle est gonflée de liquide, tantôt elle est revenue sur elle-même et *ratatinée*. Tantôt le sang s'échappe en jet, quand on ouvre la veine splénique, tantôt il s'en écoule à peine quelques gouttes. Ces augmentations et ces diminutions de la rate sont évidemment en rapport avec la quantité de sang contenue dans les mailles de son tissu, et dépendent du départ, tantôt moins considérable, tantôt plus considérable de sang par le calibre de la veine splénique. La contractilité de la rate rend compte de ces phénomènes, et cette contractilité peut être mise en évidence de la manière la plus simple, en appliquant les deux pôles d'un appareil d'induction à chacune des extrémités de cet organe. Nous avons vu souvent la rate du chien vivant diminuer sous l'influence de cet excitant, de 1 ou 2 centimètres, dans son diamètre longitudinal. La contractilité de la rate est déterminée par les fibres musculaires lisses qui entrent dans la composition des lamelles de la charpente fibreuse, et

tériel et du sang veineux général; mais sa nature n'est pas tout à fait la même. Cette fibrine est peu élastique, elle se prend en *grains* plutôt qu'en *filaments*, et elle se détruit facilement par putréfaction, en donnant des produits liquides.

[1] L'analyse du sang de la veine splénique du cheval a également donné à M. O. Funke un excédant de fibrine. Ainsi, dans une première analyse, tandis que le sang de l'*artère* splénique contenait 2 parties de fibrine sur 1000 parties de sang, le sang de la *veine splénique* en contenait 5 parties pour 1000. Dans une seconde analyse, le sang de l'*artère splénique* contenait 1,7 de fibrine, et le sang de la *veine* splénique en contenait 4.

[illegible] offre tous les caractères de l'action des muscles de la vie organique : [illegible] lente à se manifester, lente à s'éteindre. M. Stinstra, qui a pareil[illegible] constaté la contractilité de la rate, a observé qu'elle se gonfle pen[illegible] le travail de la digestion et qu'elle diminue de volume chez l'animal [illegible]. M. Schönfeld a fait la même observation. Le volume de la rate [illegible], d'après ses expériences, deux heures environ après le repas. [illegible] accroissement maximum a lieu au bout de cinq heures; puis la rate [illegible].

Le volume de la rate variant sur l'animal vivant, à peu près de la même [illegible] que celui des tissus érectiles, la quantité de sang qui passe par la veine splénique n'est pas la même dans tous les instants, ni pour un [illegible] de temps déterminé. Le sang, séjournant plus ou moins longtemps [illegible] l'intérieur de la rate, ne s'échappe pas de cet organe dans des con[illegible] toujours les mêmes. C'est, en partie, pour cette raison, sans [illegible] que, dans nos expériences, les différences observées entre le sang [illegible]que et le sang veineux général ont souvent varié dans des limites [illegible] étendues[1].

[illegible] quelques physiologistes, la rate est un organe inutile, et elle [illegible] absolument à rien, parce qu'on peut l'enlever sur les animaux, [illegible] qu'ils succombent. Mais il y a dans l'organisme beaucoup de parties [illegible] peuvent être isolément retranchées, sans que la vie soit nécessaire[illegible] anéantie, ce qui ne veut pas dire que ces parties soient sans fonc[illegible]. L'organisation lutte en quelque sorte contre ces mutilations, et as[illegible] l'accomplissement des fonctions d'une autre manière et sur d'autres [illegible] de l'économie. « Dans le piédestal de la colonne Trajane, dit [illegible] dans l'introduction de son *Traité de chimie organique*, on peut [illegible] un ciseau chaque pierre, si l'on a soin de remettre à sa place, à [illegible] qu'on enlève l'assise suivante, la première assise qu'on avait re[illegible]. Peut-on conclure de là que cette colonne soit suspendue en l'air et [illegible] partie ne supporte celle qui est au-dessus? Non; et pourtant [illegible] rigoureusement démontré que chacune des pièces ne supporte rien, [illegible] les a toutes enlevées sans nuire à la stabilité de la colonne. » [illegible] qu'on enlève un rein à un animal, le rein qui reste peut entretenir la [illegible] urinaire, et l'animal survivre à l'opération; on n'en peut pas [illegible] que le rein supprimé était inutile. Il en est de même pour les [illegible] vasculaires sanguines; lorsque la rate est enlevée, d'autres or[illegible] analogues la suppléent, sans doute, dans ses fonctions.

[illegible] observations de M. Führer, de M. Adelmann et de M. Gerlach [illegible] à l'appui de cette manière de voir. M. Führer (sous la direction [illegible] Ludwig) enlève la rate à un chien; l'animal se rétablit. Au bout de [illegible], le chien est mis à mort, et on trouve les ganglions lymphati[illegible] abdominaux, pectoraux, cervicaux et céphaliques remarquablement

[1] [illegible] donné précédemment la moyenne. Les oscillations ont varié entre une di[illegible] globules de 37 au maximum et de 8 au minimum.

hypertrophiés. Le sujet de l'observation de M. Adelmann est une jeune femme de vingt-deux ans, opérée par M. Schulz, à Radom, en 1855. La rate, qui faisait hernie au dehors, au travers d'une plaie, suite de chute, fut excisée. Quatorze jours après l'opération, la plaie était cicatrisée, et au bout de trente jours la malade quittait l'hôpital, *florissante de santé* (suivant l'expression de l'opérateur); mais on constata que les ganglions axillaires s'étaient hypertrophiés : l'un d'eux avait le volume d'une noix. M. Gerlach a observé, sur une souris blanche, l'augmentation des ganglions lymphatiques abdominaux, après l'extirpation de la rate.

§ 193.

Capsules surrénales, corps thyroïde, thymus. — Ces trois organes présentent ce caractère commun, d'être formés par une charpente celluleuse entre les mailles de laquelle sont répandus en grand nombre des éléments vésiculeux, qui paraissent en constituer la partie fondamentale et essentielle (Voy. fig. 74). Ces éléments vésiculeux sont remplis par un liquide albuminoïde assez analogue au sérum du sang. De plus, ces organes reçoivent et rendent une grande quantité de sang par des artères et des veines volumineuses. Les uns et les autres manquent de canaux excréteurs. Les capsules surrénales et le corps thyroïde sont des organes permanents, c'est-à-dire qu'on les retrouve chez l'individu adulte aussi bien que chez l'enfant. Quant au thymus, cet organe s'atrophie à partir du moment de la naissance et à mesure que le poumon se développe. Sa disparition s'opère pendant la première enfance. A l'âge de deux ans il est considérablement réduit. A l'époque de la puberté, on n'en aperçoit plus que les vestiges, perdus au milieu du tissu cellulo-adipeux qui remplit la partie antérieure du médiastin.

Fig. 74.

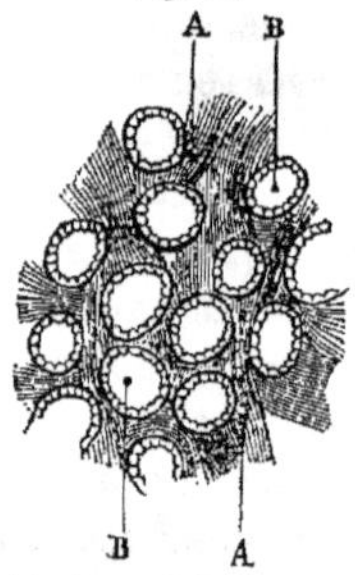

AA, tissu cellulaire.
BB, vésicules du corps thyroïde, pourvues d'un épithélium intérieur.

Les capsules surrénales, quoique persistantes chez l'adulte, sont loin d'avoir alors le développement qu'elles offraient chez le fœtus. Ces organes ne s'accroissent plus après la naissance et déjà même avant la naissance. Les capsules surrénales présentent, en outre, chez l'adulte, une certaine différence dans la consistance relative de leurs diverses parties. La substance périphérique est plus dense que la substance intérieure; celle dernière, plus foncée que l'autre, reçoit un plus grand nombre de vaisseaux et se ramollit facilement. Ces organes, parcourus par une grande quantité de sang, comme la rate, sont vraisemblablement en rapport avec la constitution du sang et lui font sans doute subir des modifications spéciales. Mais, dans l'état actuel de la science, on ne peut rien dire de plus précis.

M. Brown-Séquart a dernièrement annoncé que les lapins, les chiens, les chats et les cochons d'Inde succombent très-rapidement à l'extirpation des capsules surrénales, et, sans pouvoir préciser le rôle de ces organes, il est tenté de leur attribuer une influence de premier ordre dans les phénomènes de nutrition. M. Gratiolet, en répétant les expériences de M. Brown, a montré que des cochons d'Inde auxquels on a ouvert l'abdomen et tourmenté les parties voisines des capsules surrénales, sans cependant les enlever, succombent aussi rapidement que ceux auxquels on a excisé ces organes. MM. Berruti et Perosino concluent de leurs expériences sur les chevaux, que l'extirpation des capsules surrénales est une opération qui, ne pouvant être exécutée sans produire des hémorrhagies, la déchirure des nerfs et l'écrasement des ganglions semi-lunaires, est une cause de mort plus ou moins prompte par suite des lésions produites pendant l'opération. D'un autre côté, M. Philipeaux, en opérant sur des rats, est parvenu à extirper les capsules surrénales et à conserver les animaux en parfaite santé. Ainsi, d'une part, on peut enlever à certains animaux les capsules surrénales sans compromettre la vie, et, d'autre part, les animaux qui ne survivent pas à l'extirpation de ces organes succombent également aux lésions opératoires qu'il faut pratiquer pour arriver jusqu'à elles. L'obscurité qui entoure encore les fonctions des capsules surrénales n'a donc pas été dissipée par les expérimentations dont nous parlons.

On a cru remarquer, dans ces derniers temps, entre l'aspect particulier de la peau, auquel on donne en pathologie le nom de *peau bronzée*, et les altérations des capsules surrénales (tubercules, hypertrophie, ramollissement), une coïncidence dont on cherche encore l'explication.

Les fonctions du corps thyroïde sont tout aussi obscures que celles des capsules surrénales. On a souvent dit que les cris violents, que l'accouchement, que le coït, augmentaient le volume du corps thyroïde. Si on ne veut parler que d'un accroissement de volume *temporaire*, et renfermé dans des limites peu étendues, la chose est possible ; elle est même probable, attendu que les divers phénomènes dont nous parlons, étant accompagnés d'*efforts*, c'est-à-dire de suspensions saccadées des mouvements respiratoires, ont tous pour effet commun d'entraver, au moment où ils se produisent, la circulation dans les veines des parties voisines de la poitrine. Mais ces changements de volume ne sont, en aucun cas, comparables à ceux de la rate, dont le tissu réticulaire érectile est approprié à cette destination. A en juger par les altérations de nature que subit le corps thyroïde, lorsque l'individu se trouve dans des conditions hygiéniques défavorables (goître), on ne peut méconnaître que ce corps joue dans l'économie un rôle assez important dans les fonctions de nutrition. On peut cependant l'enlever sur les animaux, sans que ceux-ci succombent nécessairement. On a même vu survivre des chiens privés à la fois de la rate et du corps thyroïde[1].

[1] MM. Frerichs et Stadler, ainsi que M. Gorup-Besanez, signalent dans le corps thyroïde la présence de la leucine, de l'hypoxanthine, de l'acide lactique.

Le thymus, ayant acquis tout son développement au moment de la naissance et disparaissant ensuite, est vraisemblablement subordonné aux fonctions de nutrition de la première enfance, et peut-être à la période de *lactation*. Les jeunes mammifères sur lesquels on enlève le thymus se font remarquer par une extrême voracité, et par un amaigrissement rapide, suivi de mort. Il est vrai que, pour enlever cet organe, il faut faire subir à l'animal une mutilation grave. On aurait remarqué cependant que l'amaigrissement et la mort étaient plus rapides chez les animaux auxquels on avait enlevé le thymus, que chez d'autres animaux du même âge auxquels on avait pratiqué une mutilation équivalente, tout en laissant le thymus dans la poitrine [1].

---

§ 194.

Des sécrétions dans la série animale.—Les organes glandulaires qu'on rencontre dans la série animale peuvent être, comme chez l'homme, rapportés à deux types principaux. L'élément glandulaire est représenté ou bien par des petits sacs, ou bien par des tubes d'une grande ténuité. Le groupement varié de ces parties élémentaires, au sein d'une base celluleuse (base celluleuse destinée à les réunir, et dans laquelle circulent les vaisseaux qui apportent les éléments de la sécrétion, et aussi de la nutrition), donne naissance aux diverses glandes. La sécrétion envisagée en elle-même est d'ailleurs exactement semblable dans les animaux et dans l'homme; c'est du sang ou du liquide nourricier que procèdent ses divers produits, et le mécanisme de la fonction est tout aussi compliqué et enveloppé des mêmes obscurités. Les divers produits de sécrétion n'ont pas été examinés dans la série animale avec le même soin que chez l'homme. Exceptons, toutefois, les grands animaux, dont les produits de sécrétion ont souvent servi de base à l'analyse chimique, analyses que nous avons plus d'une fois reproduites. Le côté anatomique a été plus cultivé que le côté physiologique, et la structure des organes sécréteurs a été poursuivie jusqu'aux derniers échelons de la série animale. Nous ne pourrions, sans sortir des limites que nous nous sommes imposées, entrer ici dans des développements beaucoup mieux placés dans les traités d'anatomie comparée. Nous avons déjà présenté, à cet égard, quelques considérations sur les organes glandulaires annexés à l'appareil digestif (Voy. § 58); plus tard nous nous occuperons des organes glanduleux annexés aux fonctions de reproduction. Nous nous bornerons à rappeler quelques points essentiels, et à passer en revue les diverses autres sécrétions.

En ce qui regarde les organes de la sécrétion salivaire, remarquons que si chez les mollusques ils offrent la structure folliculeuse qu'ils ont

[1] M. Gorup-Besanez signale dans le thymus (c'est-à-dire dans le suc extrait du thymus de veau) la présence de la leucine, de l'hypoxanthine, de l'acide lactique, de l'acide acétique, de l'acide butyrique.

chez les vertébrés, ils ne sont plus constitués chez les insectes que par de simples culs-de-sac tubuleux. Dans les autres articulés, et dans les animaux placés plus bas dans l'échelle animale, les glandes salivaires n'existent plus d'une manière distincte. Les glandes *acineuses* peuvent donc passer aux glandes *tubuleuses*; et la forme des éléments sécréteurs paraît n'avoir qu'une importance secondaire dans le phénomène de la sécrétion. La forme tubuleuse semble être l'élément glandulaire le plus simple, car nous allons voir d'autres glandes plus compliquées se présenter aussi sous cette forme dans les animaux inférieurs.

Le pancréas apparaît pour la première fois chez les poissons. Il n'y a pas dans les animaux invertébrés d'organes qu'on puisse regarder comme les analogues de cette glande. Chez la plupart des poissons, le pancréas n'est pas constitué, comme chez les vertébrés supérieurs, par des éléments acineux; il consiste généralement en tubes appendus à l'intestin, dans les environs du pylore, et ces tubes sont tantôt simples et tantôt ramifiés. Chez quelques poissons, cependant, tels que la raie, l'anguille, le brochet, le pancréas offre une structure plus compliquée; il appartient, comme chez les vertébrés supérieurs, à la classe des glandes en grappes.

Le foie des vertébrés est à peu près identique, pour la structure, à celui de l'homme. Celui des mollusques, qui est généralement volumineux, présente aussi une grande analogie avec celui des vertébrés. Les insectes et les crustacés ont un foie composé de cœcums libres ou groupés sous forme lobée. Ces cœcums s'ouvrent dans l'intestin et y déposent le produit de leur sécrétion (Voy. fig. 25, page 135). Les cœcums biliaires tiennent en même temps lieu de glandes urinaires; on trouve souvent dans le liquide contenu dans leur intérieur de l'acide urique : ce qui tend encore à prouver que la bile, indépendamment du rôle qu'elle joue dans la digestion, est en même temps une humeur excrémentitielle.

Le rein de tous les vertébrés est formé par des tubes agglomérés. Mais le groupement de ces tubes n'est pas le même dans toutes les classes. Le rein des mammifères, semblable à celui de l'homme, présente d'une manière plus distincte, à sa surface, la trace du groupement des lobes qui le composent dans l'état embryonnaire. Pendant la période embryonnaire de l'homme et des autres mammifères, le rein est composé, en effet, de lobes adossés, dont le nombre égale celui des pyramides. Ces lobes sont constitués par une pyramide recouverte à sa base par les circonvolutions des tubes urinifères correspondant à la substance corticale, et le sommet de la pyramide s'ouvre dans un embranchement de l'uretère. Ces lobes s'accolent plus tard et se fondent entre eux, de manière à perdre leur indépendance. Le rein des oiseaux offre, pendant toute la vie, la disposition embryonnaire du rein des mammifères. Ajoutons que l'uretère, qui reçoit l'urine sécrétée par leur rein multilobé, ne s'assemble point dans un réservoir de dépôt; les oiseaux manquent de vessie, les organes urinaires n'ont point d'orifice distinct du canal intestinal. L'urine arrive dans le cloaque, et est évacuée avec les excréments qu'elle concourt à former : aussi, les oiseaux n'urinent point comme les mammifères. Les canalicules du rein des reptiles sont souvent disposés comme les barbes d'une plume sur leur tige commune ; dans quelques-uns d'entre eux, cependant, la disposition des canalicules urinifères a beaucoup d'analogie avec celle des poissons. Les uretères se rendent au cloaque. Les reptiles n'ont de vessie urinaire qu'exceptionnellement. Les reins des poissons sont constitués par des canalicules irrégulièrement contournés sur eux-mêmes, aboutissant à un canal commun ou uretère. Le rein des poissons est généralement très-volumineux ; il s'étend de chaque côté de la colonne vertébrale, dans toute l'étendue de l'abdomen. L'uretère présente une dilatation ou sorte de vessie, dont l'orifice extérieur aboutit derrière celle de l'anus et des organes reproducteurs.

La sécrétion urinaire s'opère chez les insectes, ainsi que nous venons de le voir, par les tubes annexés à la région pylorique de l'intestin. Chez les arachnides, on trouve aux environs de l'anus, et pénétrant jusque dans les segments supérieurs des pattes, des appendices en cul-de-sac, qui s'ouvrent aux environs de l'anus et qui sont sans doute des organes de sécrétion urinaire. L'organe sécréteur de l'encre des mollusques céphalopodes dibranchiaux (sèche) peut être aussi rangé parmi les organes de sécrétion urinaire ; cet organe, placé dans le voisinage du foie, débouche par son canal excréteur près de l'anus. La matière sécrétée (sépia) s'amasse dans les conduits excréteurs ; elle est souvent expulsée par l'animal, pour se dérober à la poursuite de son ennemi.

Beaucoup d'animaux offrent des organes de sécrétion qui manquent dans l'espèce humaine. Le castor, animal de l'ordre des rongeurs, présente, de chaque côté de l'orifice externe des organes génitaux urinaires, des poches glanduleuses que remplit à peu près complétement une humeur particulière. Cette humeur, d'une couleur jaunâtre et d'une consistance analogue à de la cire, devient friable comme une résine, lorsqu'elle est desséchée. Elle est sécrétée par les follicules nombreux contenus dans l'épaisseur des parois de la poche et dans les replis intérieurs qu'elle forme. Le castoréum est composé d'une matière cristallisable (castorine), de mucus, d'une huile odorante volatile, de quelques sels, etc. Le castoréum a une forte odeur qui tient le milieu entre celle du bouc et celle du musc.

Le musc est sécrété par le chevrotin, animal de l'ordre des ruminants. La bourse dans laquelle se dépose le produit de la sécrétion est située sous l'abdomen, et communique avec le prépuce, dont elle n'est, en quelque sorte, qu'un diverticule. L'humeur est sécrétée par la membrane muqueuse du sac ; elle est d'un brun noirâtre, onctueuse au toucher, et d'une odeur caractéristique. Le musc est composé par une huile volatile odorante, par des matières grasses de diverses sortes, du mucus, de l'albumine, des sels, etc. Le castoréum et le musc ont, par le lieu où s'opère la sécrétion, par le mode de sécrétion (sécrétion muqueuse), et par leur odeur pénétrante, une certaine analogie avec la sécrétion de la membrane muqueuse du prépuce des autres mammifères.

L'embranchement des articulés nous offre des sécrétions spéciales bien remarquables. Les insectes et les arachnides se distinguent surtout sous ce rapport.

Les abeilles (insectes hyménoptères) présentent au-dessus des anneaux de l'abdomen de petites poches qui sécrètent la cire, matière grasse *sui generis*. La cire sécrétée dans les poches glanduleuses sort au dehors par de petits orifices situés sous l'abdomen, dans l'intervalle des anneaux. Quant au miel, substance sucrée, que produisent aussi les abeilles, elles en puisent les éléments sur les glandes nectarifères des fleurs. La matière sucrée, sucée et avalée par l'abeille, subit dans ses organes digestifs une modification particulière, et est rejetée par la bouche, sous forme de miel. La cire ni le miel ne sont pas, ainsi qu'on l'a dit, puisés sur les végétaux par l'abeille, qui ne ferait que les déposer dans sa ruche, et sans l'intervention d'une modification de sécrétion. Des abeilles nourries exclusivement avec une dissolution de sucre continuent à produire de la cire et du miel. Il est évident que, dans ces conditions, elles ont *sécrété* ces produits aux dépens des matières sucrées.

Le ver à soie, ou bombyx du mûrier, insecte lépidoptère, s'entoure d'un cocon, ainsi que la plupart des lépidoptères, et c'est dans l'intérieur de ce cocon que s'opèrent les métamorphoses de la chrysalide. La matière soyeuse du cocon se forme dans des organes glanduleux, qui ont à peu près la même structure que les glandes salivaires. Le conduit excréteur de cette glande aboutit à un petit mamelon conique, qui s'ouvre à l'extrémité de la lèvre, et qui sert en quelque sorte de filière.

Les arachnides sécrètent aussi une matière soyeuse particulière, à l'aide de laquelle elles tissent leurs toiles (araignées), ou se construisent des abris (mygales). Les glandes sécrétoires des arachnides sont situées près de l'anus. Ce sont de petites poches qui communiquent au dehors de chaque côté de l'ouverture anale, par deux appendices tubuleux ou filières.

Beaucoup d'insectes et d'arachnides possèdent encore des organes spéciaux destinés à la sécrétion de venins. Chez l'abeille, le venin est sécrété par de petits organes en grappe, situés aux environs de l'anus, et dont le canal excréteur s'ouvre à l'extrémité inférieure de l'intestin. Cette humeur, poussée au dehors par l'animal, s'insinue le long du dard, par capillarité, dans la petite plaie faite par lui. Dans les araignées, le venin (dont l'action, bien moins vive, est manifeste cependant chez les petits animaux piqués par l'araignée) sécrété par une glande placée en arrière des mandibules, est versé au dehors par un petit canal dont est percé le crochet mobile qui termine la mandibule [1].

[1] Consultez, sur la fonction des sécrétions, les traités généraux de physiologie. La plupart des mémoires particuliers relatifs aux sécrétions sont basés sur l'anatomie de texture ou sur

CHAPITRE VII.

NUTRITION.

§ 195.

Définition. — La digestion, l'absorption, la circulation, la respiration ont pour but final de transformer et de fixer dans nos tissus les substances du dehors introduites dans l'organisme. Ces substances, modifiées par les sucs digestifs et par l'oxygène absorbé dans le poumon, font partie intégrante des liquides ou des solides de l'organisme pendant un temps variable, jusqu'à ce qu'elles soient expulsées hors de l'économie par la voie des sécrétions et des exhalations. La nutrition, envisagée d'une manière générale, consiste donc dans la série des transformations succes-

l'analyse chimique des produits de sécrétion. Nous signalerons particulièrement : J. Müller, *De Glandularum Structurâ in homine atque animalibus* ; 1830, in-fol. ; — Kiernan, *The Anatomy and Physiology of the Liver* (Anatomie et physiologie du Foie), dans *Philosophical Transactions* ; 1833 ; — Bardeleben, *De Glandularum ductu carentium Structura* ; Berlin, 1841 ; — A. Becquerel, *Séméiotique des urines* ; 1841 ; — Ludwig, *Beiträge zur Lehre von Mechanismus der Harnsecretion* (Mécanisme de la Sécrétion urinaire) ; Marburg, 1845 ; — Platner, *Ueber die Natur und den Nutzen der Galle* (Nature et Usages de la Bile) ; Heidelberg, 1845 ; — Fr. Will, *Ueber die Absonderung der Galle* (Sur la Sécrétion de la Bile) ; 1849 ; — Lehmann, *Lehrbuch der physiologisch. Chemie* (Traité de Chimie physiologique), t. II, p. 598 ; — Bibra, *Chemische Fragmente über die Leber und die Galle* (Fragments chimiques sur le Foie et la Bile) ; Brunswick, 1849 ; — Retzius, *Ueber den Bau der Leber* (Sur la Structure du Foie), dans *Muller's Archiv* ; 1849 ; — Hessling, *Histologische Beiträge zur Lehre von der Harnabsonderung* (Contribution à l'étude de la Sécrétion urinaire) ; Iéna, 1851 ; — H. Nasse, *Commentatio de Bilis quotidie à canis secretâ*, etc. ; Marburg, 1851 ; — Favre, *Recherches sur la composition de la Sueur chez l'homme*, dans *Arch. gén. de méd.* ; juillet 1853 ; — Luschka, *Zur Lehre von der Secretionszelle* (Sur la Doctrine de la Sécrétion par les cellules), dans *Archiv für physiologische Heilkunde*, de Vierordt ; 1re livraison de 1854 ; — Arnold, *Zur Physiologie der Galle* (Sur la Physiologie de la Bile) ; Manheim, 1854 ; — Bernard, *Nouvelle Fonction du foie chez l'homme et les animaux* ; in-4°, Paris, 1853 ; — le même, *Leçons de physiologie faites au Collége de France*, 1854-1855 ; in-8° ; ce volume est entièrement consacré à la fonction glycogénique du foie ; — Figuier, *Fonction glycogénique du Foie*, dans la *Gazette hebdomadaire de médecine*, p. 82, 122, 236, 290, 301, 753, 779 ; année 1855 ; — Bernard, *Formation de la matière glycogène dans le Foie*, dans la *Gazette hebdomadaire de médecine*, p. 239 et 480 ; année 1857 ; — Chauveau, *Recherches sur la question glycogénique*, dans les *Comptes rendus de l'Institut*, 1856, n° 21, et dans la *Gazette hebdomadaire*, p. 402, 1856 ; — le même, *Formation de la Glycose dans l'économie animale*, dans la *Gazette hebdomadaire*, p. 708, 1856, et p. [illegible], 1857 ; — Lehmann, *Analyses comparées du Sang de la veine porte et des veines sus-hépatiques*, dans *Arch. gén. de méd.* ; 1855 ; — Poggiale, *Action des Alcalis sur le Sucre dans l'économie animale*, dans les *Comptes rendus de l'Institut*, 1856, n° 5 ; — Pavy, *Ueber die normale Zerstörung des Zuckers im thierischen Organismus* (De la Destruction normale du Sucre dans l'économie), dans *Guy's Hosp. rep.*, et en extrait dans *Schmidt's Jahrbüch*, p. 275 ; 1856 ; — Kölliker et H. Müller, *Beitrage zur Lehre von der Gallensecretion* (Mémoire pour servir à l'histoire de la Sécrétion biliaire) ; Würzburg, 1856 ; — J. Picard, *De la présence de l'urée dans*

sives qu'éprouvent les substances nutritives, depuis le moment de leur entrée dans l'organisme jusqu'à celui de leur sortie ; aussi, les diverses fonctions que nous avons étudiées jusqu'ici sont des fonctions de nutrition. Nous envisagerons ici la nutrition dans un sens plus restreint. Nous avons vu précédemment comment les aliments introduits dans les voies digestives y subissent divers changements de nature et de composition ; comment ils parviennent, par absorption, dans le torrent de la circulation, directement par les veines, ou indirectement par les chylifères. Nous avons vu, d'un autre côté, comment l'oxygène de l'air est à chaque instant introduit dans le sang. Il nous reste à étudier les changements qui surviennent dans les matières absorbées, à déterminer la nature des produits définitifs de la nutrition, et aussi (autant que la chose est possible dans l'état actuel de la science) le mode suivant lequel les matériaux qui ont servi à la réparation des tissus ou des liquides de l'économie se modifient à leur tour, pour sortir au dehors par la voie des sécrétions.

Le sang est le milieu de tous les phénomènes de nutrition. C'est lui qui fournit les matériaux de réparation que la digestion renouvelle sans cesse ;

sang et de sa diffusion dans l'organisme ; Strasbourg, thèse 1856 ; — Beigel, *Untersuchungen über die Harn und Harnstoffmengen bei gewöhnlicher, knapper und reicher Diät*, etc. (Recherches sur l'Urine et l'Urée dans le régime ordinaire, le régime surabondant et la diète), dans *Nova acta Acad. nat. curios.*, XXV ; 1826 ; — Kaupp, *Beiträge zur Physiologie des Harns* (Mémoire pour servir à la Physiologie de l'Urine), dans *Archiv für physiolog. Heilkunde*, de Vierordt ; 1856 ; — Draper, *Ueber das Verhältniss der Harnstofferzeugung zur Muskelbewegung* (Rapport entre la formation de l'Urée et le mouvement musculaire) ; New-York, 1856 ; en extrait dans *Schmidt's Jahrbücher*, nº 10, p. 92.

— J. Béclard, *Recherches expériment. sur les fonct. de la Rate et de la veine porte*, dans *Annales de chimie et de physique*, 1847, et dans *Arch. gén. de méd.*, 1848 ; — Kölliker, article Spleen (Rate), dans *Todd's cyclopœdia of anat. and phys.*, t. IV, p. 722 ; juin 1849 ; — Ecker, art. Blutgefæssdrusen (Glandes vasculaires sanguines), dans *Wagner's Handwörterbuch* ; 1851 ; — Moleschott, *De la Formation des globules du Sang*, dans *Gaz. hebdom. de médec.*, t. I, p. 19 ; année 1853-1854 ; — Stinstra, *Commentatio physiologica de functione Lienis* ; Groningæ, in-8º, 1854 ; — Schönfeld, *Dissertatio physiologica de functione Lienis* ; Groningæ, in-8º, 1854 ; — Behm, *Ueber die Physiologie der Milz* (Physiologie de la Rate) ; Würzburg, 1854 ; — H. Gray, *On the Structure and the use of the Spleen*, dans *Med. chir. Review*, janv. 1855 ; — Fuhrer (sous la direction de M. Ludwig), *Ueber den physiologischen Ersatz der Milz* (Excision physiologique de la Rate), dans *Archiv für phys. Heilk.*, de Vierordt, 1855 ; — Sasse, *De Milt in hare Structuur en hare physiologische betrekking* (La Rate sous le rapport anatomique et physiologique) ; Amsterdam, 1855 ; — Kölliker, *Function der Milz*, dans *Verhandlungen der phys. medic. Gesselschaft in Würzburg*, 1856 ; — Adelmann, *Bemerkungen zur Extirpation eines Milztumors* (Observation d'extirpation d'une Rate herniée), dans le journal *Deutsche Klinik*, nº 17 ; 1856 ; — Gerlach, *Extirpation der Milz* (Extirpation de la Rate), dans *Deutsche Klinik*, nº 30 ; 1856 ; — Billroth, *Beiträge zur vergleichenden Histologie der Milz* (Mémoire pour servir à l'Histologie comparée de la Rate), dans *Muller's Archiv* ; 1857.

— Brown-Séquard, *Recherches expérimentales sur la physiologie et la pathologie des Capsules surrénales*, dans *Gaz. hebdom.*, p. 634, 635, 670 ; 1856 ; — Gratiolet, *Note sur les effets qui suivent l'ablation des Capsules surrénales*, dans les *Comptes rendus de l'Institut*, nº 9 ; 1856 ; — Berruti et Perosino, *Ablation des Capsules surrénales*, dans *Gaz. hebdom.*, p. 863 et 864 ; 1856 ; — Philipeaux, *De l'Extirpation des Capsules surrénales sur les rats albinos*, dans les *Comptes rendus de l'Institut* ; 1856 et 1857.

c'est lui qui reçoit, pour les conduire vers les organes d'expulsion, les matériaux usés par le jeu des organes.

§ 196.

Du liquide nutritif. — Le sang circule dans un système de canaux fermés. Les parties du sang qui doivent fournir les matériaux de la nutrition ne peuvent, par conséquent, sortir du système circulatoire que par transsudation au travers des parois des vaisseaux. La partie *liquide* du sang peut seule traverser les pores invisibles des tuniques vasculaires : les globules ne sortent point au dehors des vaisseaux. La partie liquide du sang ou plasma (Voy. § 145) constitue donc le liquide nutritif lui-même. Ce liquide, qui s'échappe au travers des parois des vaisseaux, et particulièrement des vaisseaux capillaires, dont les parois sont d'une extrême ténuité, humecte tous les tissus. La tension permanente à laquelle est soumis le sang dans les vaisseaux (Voy. § 95) entretient et régularise la sortie du liquide. Le liquide nutritif ou liquide nourricier (*lymphe plastique, lymphe coagulable, suc nourricier*), peut être comparé au liquide qui s'épanche dans les cavités libres, telles que les séreuses, les capsules synoviales ou les membranes de l'œil, à cette différence près que le liquide nutritif contient la plupart des éléments du plasma du sang, et en particulier la *fibrine*, qu'on ne trouve pas ou dont on ne trouve que des traces dans les liquides précédents. Le liquide de la nutrition peut être considéré comme un liquide albumineux et fibrineux, contenant des matières extractives, des sels divers et une petite proportion de matières grasses à l'état de sels. Dans l'état normal, le liquide nourricier est incolore ou faiblement coloré en jaune, comme le sérum du sang lui-même. Dans certains états morbides, les matières colorantes du sang (qui font corps avec les globules dans l'état normal), se dissolvant dans le plasma du sang, peuvent être portées dans le sein des tissus au travers des parois des vaisseaux, et donner lieu à des épanchements colorés en rose ou en rouge (pétéchies du scorbut).

Le sang, ou mieux, la partie liquide du sang (plasma) est donc le liquide nutritif utilisé pour tous les besoins de nutrition et de sécrétion. Le sang est dans un état de métamorphose perpétuelle ; d'un côté, il fournit les éléments des tissus et des produits de sécrétion ; et, de l'autre, il se régénère sans cesse, tant aux dépens des matières digestives absorbées dans l'intestin et versées dans sa masse par l'absorption, qu'aux dépens des matériaux régressifs puisés par le système lymphatique et par le système veineux dans la trame des tissus. La régénération du sang s'accomplit rapidement. Additionnons par la pensée la quantité d'urine, de salive, de bile, de suc pancréatique, de suc intestinal ; la quantité d'eau évaporée par la surface pulmonaire et par la surface cutanée en vingt-quatre heures ; ajoutons à cela l'albumine et la fibrine modifiées qui se fixent pendant le même temps dans les tissus, et nous arrivons à ce résultat, que cette quantité représente au moins la masse du sang en circulation. Il est vrai que la majeure partie de ces produits rentrent par absorption dans le sang, mais il n'en résulte pas moins que ce liquide est dans un état permanent de recomposition.

Parmi les éléments du sang, l'eau, les matières salines et les matières organiques dissoutes proviennent, soit du dehors par l'absorption digestive, soit du dedans par résorption ; mais il est d'autres éléments du sang qui, ne se montrant que dans le sang et ne sortant point du système circulatoire, accomplissent dans l'intérieur de ce système leur rôle mystérieux : nous voulons parler des globules. Les globules qui circulent dans les vaisseaux sanguins ne prennent pas une part immédiate à la nutrition, car ils ne font point partie du liquide nutritif. Ils jouent toutefois un rôle des plus importants : leur diminution dans le sang ou leur augmentation retentissent d'une manière directe sur les phénomènes de nutrition. Nous avons vu plus haut que l'oxygène introduit dans le sang par la respiration a une tendance particulière à se fixer sur eux. D'autre part, les globules se forment sans cesse aux dépens des matières organiques dissoutes dans le plasma sanguin, et ils se détruisent sans cesse dans le sang. Les globules rouges n'existent que dans le sang; mais où, et comment ces globules se forment-ils? Est-il vrai qu'ils commencent à apparaître dans le canal thoracique, et qu'ils ne seraient que les globules du chyle transformés? mais les globules *propres* du chyle sont composés de matières grasses; ils ont des dimensions très-diverses, ils sont *sphériques :* les globules du sang, au contraire, ont des dimensions sensiblement les mêmes ; ils sont constitués par de petites masses de matière albuminoïde (globuline); ils sont *aplatis et discoïdes*. Cette transformation, à laquelle on a cru autrefois, ne compte plus aujourd'hui que de rares partisans, et personne n'a pu fournir les preuves directes de cette prétendue métamorphose. Il est vrai que le chyle puisé dans le canal thoracique est parfois rosé, et que le caillot du chyle, exposé au contact de l'air ou de l'oxygène, prend une coloration plus rouge encore; mais cela tient à ce que le chyle recueilli sur l'animal dans les vivisections renferme toujours une certaine proportion de globules du sang, le reflux du sang veineux pouvant s'étendre assez loin dans l'arbre chylifère. Quand le chyle est recueilli suivant le procédé de M. Colin (c'est-à-dire à l'aide de fistules au canal thoracique), au bout de peu de temps le liquide qui s'écoule est semblable à la lymphe (il est lactescent pendant la digestion) : il ne renferme point de globules colorés et ne rougit plus quand on l'agite dans l'oxygène. Si les globules colorés du sang prenaient naissance dans le canal thoracique, la ligature de ce conduit devrait amener leur diminution dans le sang. En outre, dans l'ordre de l'évolution organique, la formation des globules rouges du sang précède évidemment celle du chyle et de ses éléments. Les globules du sang se développent donc dans le système sanguin. Quant à spécifier le point précis de leur formation, la chose n'est guère possible dans l'état actuel de la science ; et il n'y aurait rien de surprenant d'ailleurs à ce qu'elle s'accomplisse dans des points multiples [1].

Les globules du sang sont de tous les éléments albuminoïdes du sang le plus important, et celui à la constitution duquel toutes les autres substances azotées sont en quelque sorte subordonnées. Ils ont un commencement, une période d'état et une fin. Il faut aux globules du sang un certain temps pour réparer leurs pertes ; il leur faut aussi un certain temps pour se détruire ; d'où l'on peut conclure qu'ils vivent un certain temps. Fixer exactement leur durée n'est pas possible dans l'état actuel de la science, mais on peut présumer, d'après les expériences de M. Hollander, que leur existence ne dépasse pas quelques jours (Voy. p. 161). On sait d'ailleurs parfaitement que, quand, par une ou plusieurs pertes de sang, l'homme ou les animaux ont perdu une certaine proportion de globules, leur réparation ne s'effectue qu'après un temps plus ou moins long, et tant que cette reconstitution n'a pas eu lieu, la nutrition est languissante ; tandis que la réparation de l'eau, celle de la fibrine, celle de l'albumine et des éléments organiques et salins du sérum, se fait promptement. Ce qui prouve encore la destruction continue des globules du sang, c'est que, quand l'absorption digestive est supprimée ou amoindrie (inanition, nourriture insuffisante) (Voy. §212), le chiffre des globules s'abaisse fatalement.

Parmi les matières dissoutes dans le plasma, il en est donc au moins une partie qui a passé par l'état vésiculaire ou par la phase globulaire avant de s'échapper au travers des parois vasculaires pour servir à la nutrition. Les globules se développent sans doute aux dépens des matières

[1] On a dit que les globules prenaient naissance dans le sang, au moment du passage du sang dans les poumons, en s'appuyant sur ce que le sang artériel renferme un peu plus de globules que le sang veineux. Les expériences suivantes de M. Moleschott (confirmant une idée émise par nous autrefois) tendent à prouver que le foie est le lieu de formation des globules rouges. Cette doctrine s'accorde d'ailleurs parfaitement avec ce fait signalé par tous les observateurs, à savoir que le sang artériel est plus riche en globules que le sang veineux. Le sang qui vient du foie, en effet, s'écoule du côté du cœur droit, par conséquent vers les poumons, et gagne ensuite les cavités gauches du cœur.

Les expériences de M. Moleschott ont consisté à enlever le foie sur des animaux capables de résister longtemps à cette mutilation (les grenouilles, par exemple, peuvent survivre huit à quinze jours). Plus de cent grenouilles ont été ainsi préparées par M. Moleschott. Il a constaté que, tandis que sur la grenouille saine la proportion des globules blancs aux globules rouges est ::1:8 ; au contraire, sur les grenouilles privées de foie, ce rapport devient ::1:2.

Remarquons, en passant, que sur la grenouille le rapport *normal* entre les globules blancs et les globules rouges du sang est très-différent de ce qu'il est dans l'espèce humaine. D'après les recherches de M. Moleschott, le rapport du nombre des globules blancs aux globules rouges est en moyenne, chez l'homme adulte, ::1:400. Il est chez l'homme une maladie (qui deviendra moins rare sans doute, aujourd'hui que l'attention est fixée sur elle), qu'on désigne sous le nom de *leucocythémie*. Dans cette maladie, le rapport entre les globules blancs et les globules rouges peut devenir chez l'homme ::1:3, ou ::1:2, ou même ::1:1. Cette [illegible] tient vraisemblablement à ce que la rate et les autres glandes vasculaires sanguines hypertrophiées ont une puissance d'action exagérée. Mais ne pourrait-elle pas tenir encore à un défaut d'action du foie?

albuminoïdes introduites dans le sang par le travail de la digestion, et ils se détruisent en abandonnant de nouveau dans les parties liquides du sang et sous un nouvel état les matières qui les ont formés.

ARTICLE I.

PHÉNOMÈNES CHIMIQUES DE LA NUTRITION.

§ 197.

Métamorphoses des diverses substances introduites dans l'organisme par la digestion. — La digestion introduit dans l'organisme des éléments minéraux et des éléments organiques. Les éléments minéraux, tels que le soufre, le phosphore, le chlore, le silicium, le fluor, le calcium, le sodium, le magnésium, le fer, le manganèse, pénètrent, la plupart de temps, dans l'économie à l'état de sels. Les sels divers fournis par ces éléments sont dissous dans l'eau ou dans les liquides digestifs, et pénètrent en nature dans le sang. Quant aux matériaux organiques (d'origine animale ou végétale), ils y arrivent, ainsi que nous l'avons vu, sous forme de peptone ou d'albuminose (matières albuminoïdes), sous forme de matières grasses ou sous forme de glycose (sucre et féculents).

Ajoutons à ces divers principes une grande quantité d'eau, prise soit en nature, soit comme eau de composition de la plupart des matières de l'alimentation [1].

Les diverses substances prises comme aliments, et qui entrent dans le sang, sortent-elles nécessairement, après leurs métamorphoses au travers des parois des capillaires, pour se fixer dans les tissus et en faire partie intégrante ? C'est ce qu'il n'est pas permis d'affirmer. Il est probable, au contraire, que certains principes de l'aliment remplissent plus ou moins complétement leur rôle dans le sein même du torrent circulatoire. D'un autre côté, il ne serait pas moins inexact d'affirmer que les diverses substances alimentaires se bornent simplement à se métamorphoser dans le sang pour former les divers produits de sécrétion.

Pendant la période de *développement*, la fixation dans l'organisme des matières nutritives est démontrée par l'accroissement du corps. Dans l'amaigrissement qui suit l'inanition, le mouvement inverse est également démontré par les résultats. L'hypertrophie ou l'atrophie, qui surviennent partiellement dans certains organes et dans certains tissus, sont aussi des indices non équivoques d'accroissement et de décroissement, c'est-à-dire la conséquence de fixation de matière ou de départ de matière. La chose est moins évidente quand l'homme ou l'animal adultes se maintiennent à un état d'équilibre tel, que les substances qui entrent et celles qui sortent sont sensiblement égales en quantité. Mais il est vrai de dire que cet équi-

[1] L'eau, partout répandue dans l'organisme, constitue à peu près 75 pour 100 du poids du corps, lorsqu'on le dessèche.

libre n'est jamais absolu, et qu'il n'est que l'expression d'une moyenne qui embrasse généralement un certain nombre de périodes d'accroissement et de décroissement successifs.

§ 198.

Métamorphoses des matières albuminoïdes, ou aliments plastiques. — Les matières azotées de l'alimentation (§ 11), quelles que soient les modifications moléculaires qu'elles éprouvent au moment de leur absorption, se reconstituent promptement à l'état d'albumine (Voy. §§ 43 et 64), puisqu'on les retrouve déjà comme telles dans la veine porte, c'est-à-dire au commencement même de leur entrée dans le sang. L'albumine, parvenue dans le sang, prend part à la formation des globules, lesquels s'organisent au sein même de ce liquide, de la même manière que nous voyons les cellules organiques prendre naissance dans le cytoblastème originel. Il est probable que c'est dans les globules, et par l'intervention de l'oxygène absorbé dans les poumons, que se forme la fibrine du sang. La fibrine n'est, en effet, d'après M. Scherer, qu'un premier degré d'oxydation de l'albumine. Dans l'œuf des ovipares, la fibrine procède évidemment de l'albumine qui existe seule dans l'origine, et sa formation coïncide avec l'établissement de la respiration, c'est-à-dire avec l'absorption d'oxygène. On conçoit d'ailleurs comment la fibrine, engendrée par les globules du sang, devient libre dans le plasma, par la destruction incessante des globules.

Le liquide nutritif qui s'échappe des vaisseaux contenant de l'albumine et de la fibrine, on peut en inférer déjà que les matières albuminoïdes de l'alimentation n'accomplissent pas toutes leurs métamorphoses dans l'intérieur même du système vasculaire ou au sein du sang lui-même, mais qu'elles prennent part à la nutrition proprement dite. Les matières albuminoïdes justifient ainsi le nom d'*aliments plastiques* que nous leur avons donné (Voy. § 16).

La fibrine a une tendance naturelle à la formation solide. Lorsque les liquides qui la contiennent sont exhalés hors des vaisseaux, ils se solidifient et concourent à la réparation des tissus. La fibrine, incessamment formée dans le sang, est incessamment exhalée hors des vaisseaux avec le liquide albumineux qui la contient, et elle se coagule spontanément hors des vaisseaux. Il est probable que si la coagulation n'envahit pas celle qui circule dans le sang lui-même, c'est que la fibrine est exhalée au fur et à mesure de sa formation. Les 3 millièmes de fibrine qui se coagulent spontanément dans le sang extrait hors des vaisseaux par une saignée, au bout de dix à douze minutes (pour former le caillot), représentent vraisemblablement celle qui se serait exhalée au travers des parois capillaires, et coagulée dans le même espace de temps dans l'organisme. La fibrine, en sa qualité de matière coagulable, joue un rôle essentiel dans la nutrition des tissus, et elle peut être envisagée comme le point de départ des phénomènes d'organisation.

Il est probable que les divers composés albuminoïdes qui constituent les tissus procèdent de la fibrine. La plupart des tissus se distinguent, au point de vue chimique, de la fibrine du sang par une oxydation plus avancée. Il n'est pas possible pourtant d'affirmer que tous les tissus passent nécessairement par l'état intermédiaire de fibrine, et que quelques-uns d'entre eux ne procèdent pas directement de l'albumine que le plasma exhalé contient.

Les muscles, qui constituent une grande partie de la masse du corps (environ la moitié en poids), sont essentiellement constitués par la fibrine elle-même. La fibrine du sang est cependant déjà légèrement modifiée dans les muscles, quoiqu'elle ait sensiblement la même constitution élémentaire. On désigne quelquefois la fibrine des muscles sous le nom de *syntonine* (Lehmann), ou sous celui de *musculine* (Robin). C'est en quelque sorte une fibrine plus agrégée que la fibrine du sang. Une dissolution étendue d'azotate de potasse (1 partie de sel et 17 parties d'eau), qui dissout la fibrine du sang, ne dissout point la fibrine musculaire [1].

La base organique des divers autres tissus procède de la fibrine ou de l'albumine, en vertu de modifications peu connues (soit par une fixation d'oxygène et d'hydrogène dans les proportions de l'eau, soit par une fixation d'hydrogène et d'azote dans les proportions de l'ammoniaque). Ainsi prennent naissance les nombreux *tissus qui donnent par la coction de la gélatine* (tissu cellulaire proprement dit, tissu organique des os ou *osséine*, tissus des tendons, des ligaments, des membranes fibreuses, tuniques des vaisseaux, derme cutané, derme muqueux, membranes séreuses et articulaires); ainsi prend naissance la *chondrine*, qui forme la base des cartilages temporaires et des cartilages permanents; l'*élasticine*, qui forme la base des ligaments élastiques; la *neurine*, qui forme la partie centrale (axe central) des tubes nerveux, et qui ressemble beaucoup, par ses propriétés chimiques, à la fibrine musculaire.

Les tissus sont eux-mêmes, dans leur épaisseur, le théâtre de transformations chimiques variées, et passent par une succession de produits intermédiaires qui rentrent dans le sang sous forme soluble, où ils constituent ce qu'on nomme les *matières extractives*. Ces matières elles-mêmes, qui ne sont vraisemblablement que des degrés plus ou moins avancés d'oxydation des matières albuminoïdes, ne sont pas complétement connues. Cependant, à mesure que la science progresse, on est de plus en plus disposé à les envisager comme les produits d'oxydation successive

[1] La fibrine du sang n'est pas elle-même complétement semblable dans tous les points du trajet circulatoire. Celle du sang de la veine porte se distingue par une grande mollesse et par la facilité avec laquelle elle se liquéfie à l'air, tandis que la fibrine extraite dans le même temps sur le même animal et dans d'autres vaisseaux se dessèche; c'est en quelque sorte une fibrine naissante. (Voyez, pour plus de détails, *Mémoire sur la Rate et la veine porte*, dans les *Archives de médecine*, année 1848, P. J. Béclard.)

des tissus d'origine albumineuse, dont les derniers termes sont l'acide urique et l'urée. L'oxydation commence donc dans les vaisseaux (transformation de l'albumine en fibrine), se continue dans l'épaisseur des tissus eux-mêmes, aux dépens de l'oxygène exhalé hors des vaisseaux, avec les liquides qui le tiennent en dissolution, et elle s'achève ensuite dans le sang, quand les matériaux des tissus y rentrent à l'état de matières extractives. C'est ainsi, par exemple, que l'on trouve dans les muscles une série de produits (créatine, créatinine, acide inosique), qui ne sont que des degrés plus ou moins avancés de l'oxydation de la fibrine.

Comme dernier terme des métamorphoses des matières albuminoïdes, nous avons enfin l'urée et l'acide urique. L'acide urique lui-même (Voy. § 176) est un produit d'oxydation moins avancé que l'urée, et il y a dans l'urine d'autres matières extractives (très-variables en quantité) qui représentent des degrés moins avancés encore d'oxydation [1]. La plus grande partie des matières albuminoïdes traversent donc une série de métamorphoses, en vertu desquelles elles passent de l'état organique à l'état inorganique ou *cristallisable*, et c'est sous cette forme qu'elles sont rejetées au dehors par la voie des reins.

Les matières albuminoïdes ou matières azotées neutres ne se transforment pas intégralement en acide urique, en urée et en matières extractives de l'urine. La bile qui s'écoule dans l'intestin, et qui est expulsée avec les matières fécales, renferme des produits de combustion incomplète (acide cholique, acide choléique [2]), qu'on peut regarder aussi comme le résultat des métamorphoses des matières albuminoïdes, sous l'influence oxydante de l'oxygène. Il est vrai que les éléments de la bile sont plus riches en hydrogène et en carbone que l'urée et l'acide urique, et qu'ils contiennent moins d'azote; mais on peut cependant les rattacher aux produits de la décomposition des tissus azotés. On en peut dire autant de la très-faible proportion des matériaux azotés de la transpiration cutanée (Voy. § 182).

Nous avons vu que les animaux exhalent normalement une petite proportion d'azote (Voy. § 141). Il est donc probable que, dans la série de transformations qu'éprouvent l'albumine et ses dérivés, sous l'influence de l'oxygène, tout l'azote de ces substances n'est pas utilisé à la formation des produits nouveaux, et qu'une petite proportion s'échappe à l'état de liberté.

Rappelons encore que chez les animaux carnivores, qui font usage d'une nourriture exclusivement azotée, la formation du sucre dans le foie

[1] Lorsque les produits d'oxydation imparfaite dépassent dans le sang une certaine proportion, leur présence, généralement en rapport avec une gêne profonde de la respiration, se traduit par des phénomènes nerveux graves.

[2] L'acide cholique et l'acide choléique se transforment dans l'intestin en acide cholalique, en acide choloïdique et en dyslisine. C'est probablement aussi aux dépens des matériaux de la bile que prend naissance dans l'intestin une matière azotée cristallisable à laquelle M. Therson donne le nom d'*excrétine*.

ne peut s'opérer qu'aux dépens des matières albuminoïdes de l'alimentation, puisque les matières féculentes et sucrées font ici défaut. La distinction entre les aliments plastiques et les aliments respiratoires, fondée d'une manière générale, ne doit donc pas être considérée comme absolue.

§ 199.

Métamorphoses des aliments non azotés (ou hydrates de carbone).— Les matières féculentes de l'alimentation absorbées à l'état de sucre (glycose), et les matières grasses absorbées en nature, circulent pendant quelque temps avec le sang (Voy. § 164), et finissent enfin par disparaître. La disparition du sucre et de la graisse introduits par la digestion dans le sang est un phénomène de combustion lié à l'introduction incessante de l'oxygène par la voie des poumons, et la principale source de la chaleur animale. Le dernier terme de la combustion du sucre et des matières grasses consiste en eau et en acide carbonique, et ces produits sont éliminés de l'organisme par des voies diverses, c'est-à-dire par le poumon, par les reins et par la peau (Voy. *Respiration* et *Sécrétions*).

Il est probable que dans l'état normal, lorsque l'homme ou l'animal sont dans un équilibre parfait, c'est-à-dire lorsqu'ils n'augmentent ni ne perdent en poids, il est probable, dis-je, que les aliments dont nous parlons éprouvent leurs transformations successives dans le sang lui-même, et sont expulsés hors de l'organisme à l'état d'eau et d'acide carbonique, sans avoir fait partie intégrante de nos tissus. Lorsque l'animal augmente de poids, les aliments non azotés concourent pour une grande part (pour la plus grande part) à l'augmentation de son poids : on dit alors que l'animal *engraisse*. Les matières grasses s'accumulent dans les tissus, et elles s'entourent de vésicules spéciales. Non-seulement les matières grasses de l'alimentation peuvent former des dépôts adipeux dans l'organisme ; mais les féculents eux-mêmes, c'est-à-dire la glycose, peuvent se transformer en graisse. La réalité de ce dernier phénomène a été mise hors de doute par les expériences de M. Liebig. Voici entre autres un exemple bien concluant. Une oie maigre, pesant 4 livres, est mise au régime exclusif du maïs (riche en fécule). En trente-six jours, elle augmente de 5 livres, et, au bout de ce temps, on peut en extraire 3 livres 1/2 de graisse. Il est évident que la graisse ne s'est pas trouvée toute formée dans la nourriture, car les 24 livres de maïs employé ne contiennent pas leur millième de graisse en poids, et, d'autre part, l'oie maigre qui pesait 4 livres n'avait évidemment pas 3 livres 1/2 de graisse dans ses tissus.

La métamorphose des féculents, ou plutôt de la glycose (qui en est le produit final), en matières grasses, nous explique comment les animaux, tels que bœufs, moutons, cochons, etc., soumis à l'engraissement, se remplissent de tissu adipeux à l'aide d'une nourriture végétale, composée surtout de fécule (fourrages de toute espèce, orge, maïs, avoine, pommes de terre, etc.).

On ne connaît pas d'une manière précise la nature des métamorphoses ou dédoublements en vertu desquels le sucre se transforme en graisse. Il ne le peut toutefois qu'à la condition de perdre une certaine proportion d'oxygène, car les matières grasses sont moins riches en oxygène que le sucre [1].

On ne sait pas non plus avec certitude quelle est la série des transformations qu'éprouvent le sucre et la graisse pour se métamorphoser définitivement en eau et en acide carbonique. Il est probable cependant que l'acide lactique et l'acide oxalique qui s'unissent aux alcalis du sang, au fur et à mesure de leur formation, constituent les phases intermédiaires de l'oxydation du sucre et des matières grasses.

Lorsque les hydrates de carbone ont été déposés dans l'organisme sous forme de tissu adipeux, ce tissu joue, à son tour, le rôle d'un aliment respiratoire, quand ces aliments *font défaut* dans l'alimentation. Chez les animaux soumis à l'abstinence, la graisse diminue en peu de temps et finit bientôt par disparaître. On a comparé avec raison le tissu adipeux à une sorte d'aliment mis en réserve, destiné à compenser l'alimentation insuffisante, et à établir ainsi une sorte de balance. Le tissu adipeux, lorsqu'il rentre dans le sang pour suppléer les matériaux insuffisants de la respiration, n'y rentre pas à l'état de tissu adipeux, mais il subit dans le sein des organes des changements analogues à ceux qu'éprouve, par exemple, la fibrine des muscles, laquelle rentre dans le sang sous forme de produits nouveaux (créatine et créatinine). La décomposition de la graisse, fixée dans les organes à l'état de tissu adipeux, a lieu dans l'épaisseur même des tissus, très-probablement sous l'influence de l'oxygène exhalé hors des vaisseaux avec le plasma du sang, et en vertu d'une combustion lente. Les vaisseaux lymphatiques, qui charrient des matériaux de résorption, ne contiennent point de matières grasses libres.

Les animaux carnivores qui vivent exclusivement de chair sont remarquables par la faible quantité de graisse que renferment leurs tissus. Les interstices musculaires en sont presque complétement dépourvus, les masses charnues se dessinent nettement sous la peau, et le tissu cellulaire est presque partout réduit à l'état lamelleux et filamenteux. Les carnivores trouvent dans la chair des herbivores une quantité de graisse généralement suffisante aux besoins des combustions de respiration, et le foie, qui forme du sucre aux dépens des éléments du sang, concourt aussi à leur fournir des matériaux de même nature.

Rien ne démontre que le sucre formé dans le foie se transforme préalablement en matières grasses, qui seraient à leur tour brûlées par l'oxygène de la respiration. Le sucre formé dans le foie disparaît, au contraire, promptement dans le sang (Voy. § 186) : il est probable qu'il y est directement oxydé.

[1] A égale proportion de carbone, la graisse contient environ dix fois moins d'oxygène que les sucres.

La question de savoir si les aliments plastiques (albumine, fibrine, etc.) peuvent, dans quelques conditions, donner directement naissance à des matières grasses, lorsque les hydrates de carbone font défaut dans l'alimentation, est encore indécise. On sait, il est vrai, que la putréfaction des matières azotées peut donner naissance à de l'acide butyrique et à de l'acide valérianique (acides gras), mais il n'est pas démontré que les mêmes transformations s'accomplissent normalement et périodiquement dans l'organisme animal[1].

§ 200.

Rapport entre les aliments albuminoïdes et les hydrates de carbone. — Nous avons insisté précédemment (§ 15) sur la nécessité d'un régime à la fois azoté et non azoté. Les deux espèces d'aliments (plastiques et respiratoires) sont nécessaires, en effet, à l'entretien régulier des fonctions animales. Ce serait donc se faire une idée incomplète de la digestion et de la nutrition que d'estimer le pouvoir nutritif d'un aliment d'après sa richesse en azote, ainsi qu'on l'a prétendu quelquefois dans des tableaux dressés à cet effet. S'il est vrai que les principes azotés sont plus immédiatement nécessaires à l'entretien de la vie que les principes non azotés, parce qu'ils concourent à la rénovation des tissus, et qu'ils peuvent aussi, dans une certaine mesure, se transformer en aliments non azotés, tandis que les principes non azotés ne peuvent pas donner naissance aux tissus qui renferment de l'azote, il n'en est pas moins vrai cependant que les divers principes de l'alimentation ont leur importance relative et leur rôle spécial dans les phénomènes de la nutrition et de la chaleur animale.

La mesure suivant laquelle les principes albuminoïdes et les hydrates de carbone doivent entrer dans la constitution de l'aliment doit être estimée d'après les diverses excrétions de l'animal bien portant. En d'autres termes, les aliments doivent contenir de ces divers principes les proportions nécessaires pour correspondre aux diverses excrétions. D'après cette considération, on peut estimer que l'alimentation de l'homme doit contenir moyennement 1 partie d'albumine ou de matériaux analogues (aliments plastiques), et 3 parties de fécule ou de graisse (hydrates de carbone). Cette proportion correspond à la constitution moyenne du lait,

[1] Voici une relation intéressante entre l'exhalation de l'eau et de l'acide carbonique (par la peau et le poumon) et les fonctions du foie. Lorsqu'on a établi sur un animal une fistule biliaire, on constate, en recueillant et en analysant la bile qui s'échappe par la fistule, que les 10 centièmes de carbone et les 10 centièmes d'hydrogène contenus dans les aliments sont rejetés par cette voie. On constate également que ces 10 centièmes de carbone et d'hydrogène font défaut dans les produits de la respiration. Ceci prouve que la bile *normalement versée dans l'intestin et résorbée* fournit des éléments destinés à une combustion plus avancée (destinés à se transformer en eau et en acide carbonique). Quand on examine les urines d'un animal à fistule biliaire, on constate encore que l'azote est diminué dans l'urine de toute la proportion qui s'échappe par la fistule.

nourriture exclusive des jeunes animaux. Le lait contient, en effet, pour 10 parties de caséine (aliment plastique), 30 parties de sucre et de beurre (hydrates de carbone). Le tableau suivant, extrait des *Nouvelles Lettres* de M. Liebig, peut être consulté avec fruit. On verra, par l'examen de ce tableau, que l'emploi de certains aliments, à l'exclusion des autres, ne correspondrait pas aux conditions moyennes suivant lesquelles les divers principes de l'alimentation doivent être associés pour le régime normal de l'homme : nouvelle preuve que le régime mixte et la variété de l'alimentation sont nécessaires pour l'entretien régulier des fonctions (Voy. §§ 11, 12, 15, 16, 203, 204).

COMPOSITION DE DIVERS ALIMENTS.	MATIÈRES ALBUMINOÏDES (fibrine, caséine, albumine, gluten, légumine.)	HYDRATES DE CARBONE (graisse, sucre ou fécule.)
Lait	1	3
Lentilles	1	2,1
Fèves	1	2,2
Pois	1	2,3
Chair de mouton (gras)	1	3
Chair de porc (gras)	1	3
Bœuf	1	2
Froment	1	4,6
Avoine	1	5
Seigle	1	5,7
Orge	1	5,7
Pommes de terre	1	9
Riz	1	12
Sarrasin	1	13

§ 201.

Rôle des sels dans la nutrition.—Parmi les condiments dont l'homme fait usage dans son alimentation, le sel marin (chlorure de sodium) tient le premier rang[1]. L'homme en consomme en moyenne 1/2 gramme par jour dans ses aliments et ses boissons, et il ajoute environ, par la préparation culinaire, une dizaine de grammes de sel en nature. Le sel est d'un usage général, et les animaux eux-mêmes le recherchent. Il y a dans le corps de l'homme de 200 à 250 grammes de chlorure de sodium ou de sels équivalents. Il ne faut pas oublier que, parmi les sels du sang, le chlorure de sodium est le plus répandu, et que son intervention paraît nécessaire à la constitution de ce liquide, en entretenant son alcalinité et en maintenant à un degré déterminé le point de coagulation de l'albu-

[1] Le rôle des condiments acides, tels que vinaigre, citron, acides végétaux; celui des condiments âcres ou aromatiques, tels que oignon, ciboule, poivre, girofle, moutarde, câpres, cannelle, vanille, persil, cerfeuil, etc., n'est pas suffisamment déterminé; il est probable qu'ils agissent surtout en excitant la sécrétion du suc gastrique; quelques-uns d'entre eux (les acides) peuvent favoriser directement la dissolution des matières albuminoïdes (Voy. §§ 40, 41, 42).

mine[1]. Les sels alcalins du sang, et le chlorure de sodium en particulier, par la soude qu'il introduit sans cesse dans le sang, favorisent sans doute les métamorphoses des éléments organiques en présence de l'oxygène.

La suppression du sel dans l'alimentation est promptement suivie d'une altération grave de la santé. Quoique constituant l'un des éléments incombustibles du sang, le sel n'en est pas moins un aliment nécessaire. L'augmentation modérée du sel dans la ration alimentaire accélère les phénomènes de la nutrition et augmente le poids des animaux auxquels on l'administre. Il est vrai que lorsqu'on ajoute du sel à la ration alimentaire des animaux, la quantité des aliments mangée par l'animal est toujours plus considérable. Mais si l'on ramène la quantité en poids gagné par l'animal à la quantité d'aliments consommée, on constate que l'accroissement proportionnel est plus considérable chez les animaux soumis au régime salé. Des expériences nombreuses, continuées pendant des mois, ont été entreprises sur ce point par MM. Boussingault, Fartmann, Kaufmann, Mathieu de Dombasle, Dailly, Daurier, Lequin, etc. Il en résulte que si un lot de bestiaux augmente en moyenne, en une année, de 6 kilogrammes par 100 kilogrammes de foin consommé sans sel, un autre lot, soumis au régime du foin salé, augmente dans le même temps de 7 kilogrammes par 100 kilogrammes de foin consommé.

§ 202.

De l'eau dans les phénomènes de nutrition. — L'eau, partout répandue dans le corps humain, forme la base de toutes les humeurs et fait partie constituante de tous les tissus. Le corps humain contient environ 75 parties d'eau et 25 parties de substances solides supposées desséchées. L'eau est le menstrue liquide de toutes les absorptions, des sécrétions, de l'exhalation et des diverses opérations chimiques qui s'accomplissent dans l'organisme animal. L'eau maintient le sang dans l'état de liquidité nécessaire à la circulation, et les divers tissus dans l'état de souplesse ou de mollesse en rapport avec l'accomplissement de leurs fonctions. La vie animale (comme la vie végétale) n'est possible qu'à la condition que les tissus soient continuellement pénétrés de parties liquides. Tout ce qui est solide et sec est inerte ou privé de vie. L'eau dissout et met en présence les substances qui doivent réagir les unes sur les autres. L'eau est d'ailleurs, dans les diverses réactions de la chimie vivante, incessamment formée et incessamment détruite, ses éléments concourant aux métamorphoses des diverses combinaisons organiques.

L'eau a encore des usages physiques ou mécaniques. Comme elle est incompressible ou sensiblement incompressible, elle maintient le volume et la situation des parties et résiste avec énergie aux diverses causes de compression.

[1] A un certain degré d'alcalinité, on sait que les dissolutions albumineuses deviennent incoagulables par la chaleur.

L'eau contenue dans le corps humain est incessamment renouvelée par les boissons et incessamment évacuée par les diverses voies d'excrétion. La masse d'eau qui passe journellement dans le corps humain est considérable. L'eau qui s'échappe par les exhalations et les sécrétions n'est pas tout entière représentée par les boissons et l'eau des aliments. Si l'on additionne la quantité d'eau rendue en moyenne, dans les vingt-quatre heures, par la sécrétion urinaire, par l'évaporation cutanée et pulmonaire et par les selles, on constate que cette quantité est supérieure à la quantité d'eau introduite en nature avec les aliments et les boissons. L'eau qui s'échappe par ces diverses voies[1] peut être, en effet, évaluée à $2^{k},5$, tandis que la quantité d'eau avalée avec les boissons et les aliments[2] n'est, en moyenne, que de 2 kilogrammes. L'excédant de l'eau des exhalations et des sécrétions est dû à la formation de l'eau, dans les métamorphoses de la nutrition, aux dépens de l'oxygène de la respiration et de l'hydrogène des substances organiques. L'eau formée dans le corps humain aux dépens de l'oxygène absorbé par la respiration et de l'hydrogène des substances organiques est, au même titre que l'acide carbonique, l'un des produits ultimes de la nutrition et l'une des sources de la chaleur animale (Voy. § 165).

La quantité d'eau ou la quantité des boissons que l'homme avale journellement est beaucoup plus variable en apparence qu'en réalité. L'homme qui fait usage d'une alimentation presque exclusivement végétale boit peu, il est vrai, mais les végétaux dont il se nourrit sont riches en eau, et l'équilibre se trouve ainsi rétabli. La quantité des boissons est d'ailleurs soumise à des fluctuations nombreuses, qui dépendent de l'activité plus ou moins grande des évacuations, lesquelles, nous l'avons dit, développent, lorsqu'elles augmentent, le sentiment de la soif (§ 4). Dans les chaleurs de l'été, les transpirations abondantes qui se font par la peau font sentir le besoin de remplacer l'eau expulsée et de maintenir le sang dans son état normal de liquidité. Dans cette saison, la masse d'eau qui traverse le corps en un temps donné est notablement augmentée; dans certaines maladies (polyurie), elle peut s'élever au double, au triple et même plus haut encore, mais alors surviennent des désordres graves.

ARTICLE II.

STATISTIQUE CHIMIQUE DE LA NUTRITION.

§ 203.

Égalité entre ce qui entre et ce qui sort de l'organisme. — Lorsque les animaux vivent pendant un certain temps sans augmenter ou dimi-

[1] Pour l'évaporation pulmonaire, voyez § 143; pour l'évaporation cutanée, voyez § 157; pour la sécrétion urinaire, voyez § 179; évacuée avec les selles, voyez § 186.

[2] Les aliments, quelque consistants qu'ils soient, contiennent une grande quantité d'eau, qu'on peut évaluer en les soumettant à l'évaporation.

nuer de poids, il est évident que le poids de la nourriture consommée pendant ce laps de temps, ajouté à celui de l'oxygène inspiré, est égal à celui des diverses excrétions et exhalations. De plus, l'équation peut être établie non-seulement sur l'ensemble des substances consommées et sur celui des substances évacuées par les diverses voies d'expulsion, mais on peut aussi la poursuivre sur les éléments composants des *ingesta* et des *excreta*. Les évaluations dont nous parlons ont une certaine importance. Pour que l'homme et l'animal conservent leur poids et se maintiennent dans un état satisfaisant de santé, il faut que la réparation moyenne en vingt-quatre heures égale la perte moyenne faite dans le même laps de temps. La connaissance de ce rapport conduit naturellement à la fixation de la ration moyenne d'entretien, ou, en d'autres termes, à la quantité d'aliments nécessaire à l'homme pour entretenir convenablement sa vie. A cet égard, les chiffres empiriques les plus divers ont été tour à tour proposés. Tandis que Cornaro prétend qu'il ne faut à l'homme, dans les vingt-quatre heures, que 400 grammes de nourriture solide et 500 grammes de liquide, Haller pense qu'il faut environ 3 kilogrammes de nourriture solide et liquide, et Sanctorius prétend que l'homme en doit consommer 4 kilogrammes. Les déterminations réellement scientifiques ne sont venues que de nos jours.

M. Boussingault est le premier qui ait cherché à résoudre le problème par la voie expérimentale. La marche adoptée par M. Boussingault a été suivie depuis par M. Valentin, par M. Barral, par MM. Bidder et Schmidt.

M. Boussingault nourrit un animal, pendant un laps de temps déterminé, avec un poids connu de nourriture, et il dose les matières fécales, l'urine et les autres produits de sécrétion. Pour que les expériences soient plus rigoureuses, il faut, autant que possible, que le poids de l'animal n'augmente ni ne diminue, ou bien que l'expérience soit prolongée de manière que le poids final de l'animal concorde avec le poids initial. Il faut encore, avant de procéder à l'expérimentation, soumettre, pendant un mois au moins, l'animal à un régime composé des mêmes aliments, pour l'accoutumer en quelque sorte à l'épreuve qu'on veut tenter. Ces conditions préliminaires une fois accomplies, on procède à l'expérience. On trouvera, dans le tableau que nous donnons en tête de la page suivante, le résultat d'une épreuve faite par M. Boussingault sur le cheval, et qui dura trois jours et trois nuits. Le poids de l'animal était pris avant et après l'expérience; tout était disposé pour recevoir, sans perte, les urines et les excréments. Le poids de l'animal était pris aussi pendant l'expérience, et il donnait ainsi, au fur et à mesure, la perte en eau et en acide carbonique (exhalation pulmonaire et cutanée).

ALIMENTS CONSOMMÉS par LE CHEVAL EN 24 HEURES. — Avoine et regain.	PRODUITS RENDUS PAR LE CHEVAL EN 24 HEURES.		
	Urine et excréments (ou pertes *sensibles*).	Eau, acide carbonique et azote de l'exhalation cutanée et pulmonaire (ou pertes *insensibles*).	Rapport entre les pertes sensibles et les pertes insensibles.
Poids. . . . , 25^k,770	15^k,580	10^k,190	1:0,6
	25^k,770		

Il résulte de ce tableau que les pertes *sensibles* (urine, excréments) sont un peu plus élevées que les pertes *insensibles* (vapeur d'eau et acide carbonique). La différence est d'un tiers en sus. M. Valentin, qui a répété les mêmes expériences sur le cheval, est arrivé à un résultat à peu près analogue. Un cheval qui recevait par jour 42 kilogrammes de nourriture solide et liquide (30 kilogrammes eau, 12 kilogrammes nourriture solide) perdait 22^k,5 par les excréments et les urines et 19^k,5, par les pertes insensibles.

M. Valentin s'est pris lui-même comme sujet d'expérience. Il pesait avec soin les aliments qu'il consommait, recueillait ses urines et ses fèces; il se pesait quinze fois par jour, après s'être promené dans l'appartement pour faire disparaître toute humidité cutanée.

Le poids des pertes n'est pas toujours égal au poids de la nourriture consommée ; l'excédant correspond alors à une augmentation de poids de l'observateur[1]. Remarquons encore que le calcul, pour qu'il soit rigoureux, doit tenir compte (dans la colonne des *aliments*) du poids de l'oxygène inspiré, combiné plus tard, sous forme d'eau et d'acide carbonique, aux matières oxydées des pertes sensibles et insensibles. En ne tenant compte que de la nourriture solide et liquide ingérée pendant un certain temps, les pertes faites dans le même temps par les diverses voies d'exhalation et de sécrétion seraient toujours supérieures (alors même que l'homme n'aurait pas changé de poids) à la première quantité, parce que les produits exhalés à l'état d'acide carbonique et d'eau comprennent l'oxygène introduit dans le sang par la respiration.

La quantité d'oxygène absorbée en vingt-quatre heures par la respiration représente (d'après les recherches de M. Valentin et celles de M. Barral) environ le quart de la proportion des aliments solides et liquides, ou 25 pour 100.

En représentant par 100 les *ingesta* (comprenant les aliments solides et liquides, et l'oxygène absorbé) pendant l'espace de vingt-quatre heures

[1] Il suffit d'ailleurs, pour amener cet excédant, qu'une certaine proportion de matières fécales soit retenue dans l'intestin.

res, voici, suivant M. Barral, la proportion correspondante des *excreta* chez l'homme.

INGESTA.		EXCRETA.		
Nourriture solide et liquide.	Oxygène absorbé.	Urine et excréments (pertes *sensibles*).	Acide carbonique exhalé (pertes *insensibles*).	Eau exhalée (pertes *insensibles*)
75	25	35	30	35
100		100		

Comme on le voit dans ce tableau, le rapport entre les *pertes insensibles* et les *pertes sensibles* n'est pas le même chez l'homme que chez le cheval, ce qui tient à ce que chez le cheval (animal herbivore) la partie de l'aliment non attaquée dans l'intestin et rejetée avec les fèces est beaucoup plus considérable que chez l'homme. M. Barral faisait usage dans ses expériences (pratiquées sur lui-même) d'une alimentation mixte, composée de viande, pommes de terre, pain, lait, fromage, sucre, vin, eau-de-vie.

L'équation dont nous parlons peut être poursuivie, non-seulement dans les proportions prises en masse des substances introduites et des substances expulsées, mais dans leurs composants.

MM. Bidder et Schmidt ont fait à cet égard une série d'expériences sur des chats, auxquels ils donnaient de la viande maigre (ou dégraissée). La viande maigre contient 75 pour 100 d'eau, 20 pour 100 de matières albuminoïdes (fibrine, albumine, créatine), 4 pour 100 de matières grasses (infiltrant la substance des muscles), et 1 pour 100 de matières salines. Les chats consommaient en moyenne, en l'espace de vingt-quatre heures, une quantité de viande qu'on peut évaluer à 50 grammes par kilogramme de poids du corps (un chat de 5 kilogrammes, par exemple, consommait 250 grammes de viande). Les tableaux suivants représentent l'ensemble des résultats obtenus.

TABLEAU DES INGESTA.

CONSOMMATION par kilogramme de poids d'animal.	EAU.	MATIÈRES albuminoïdes et dérivées.	MATIÈRES grasses.	SELS.
50gr Viande........	37,350	9,780	2,370	0,510
21,125 oxygène inspiré.....	»	»	»	»
71gr,125, total des *ingesta*.				

TABLEAU DES EXCRETA.

MATIÈRES EXCRÉTÉES OU EXHALÉES par kilogramme de poids d'animal.	EAU.	ACIDE carbonique.	URÉE.	SELS.	BILE.
39gr,468 produits d'exhalation.	16,445	23,023	»	»	»
30 ,761 urine.	26,839	»	3,53	0,569	»
0 ,806 fèces.	0,681	»	»	0,039	0,135
71gr,125, total des *excreta*.					

Dans les tableaux précédents, la somme de l'eau des *excreta* l'emporte sur celle des *ingesta;* l'excédant représente l'eau formée par combustion dans les phénomènes chimiques de la nutrition.

Des expériences directes de ce genre n'ont pas encore été faites sur l'homme avec le soin qu'une semblable étude exigerait. Cependant les expériences précédentes, et aussi les diverses données fournies par l'observation directe sur les proportions d'acide carbonique formé par la respiration de l'homme, et sur la quantité d'urée et des autres matières azotées expulsées par la voie des sécrétions, permettent de poser les principes généraux suivants :

L'homme bien portant rend en vingt-quatre heures et en moyenne 28 grammes d'urée dans l'urine (Voy. § 176). Il expulse donc par cette voie environ 13 grammes d'azote. A cette quantité nous pouvons ajouter 1 ou 2 grammes pour l'azote expiré par les poumons ou avec les matières azotées de la transpiration cutanée. Ce n'est pas tout : il y a encore dans l'urine de l'acide urique et d'autres matières extractives azotées variables en quantité; il y a 22 grammes d'acide cholique et d'acide choléique (modifiés) expulsés dans les vingt-quatre heures par l'intestin ; ajoutons pour ces divers produits 5 grammes d'azote. Il en résulte que la nourriture doit contenir en moyenne 20 grammes d'azote au minimum, pour correspondre à la réparation normale.

L'acide carbonique expulsé par les poumons et par la peau dans les vingt-quatre heures équivaut en moyenne, nous l'avons vu, à 10 grammes de charbon brûlé par heure, ou à 240 grammes dans les vingt-quatre heures. Mais ces 240 grammes ne représentent pas exactement tout le carbone utilisé, car les matières organiques azotées des déjections solides et liquides (fèces, urine, sueur) renferment aussi du carbone (surtout les matériaux de la bile qui sont riches en carbone). Cette quantité de carbone peut être évaluée à 50 ou 60 grammes. La ration alimentaire doit donc contenir au minimum 300 grammes de carbone en vingt-quatre heures[1].

[1] Les substances alimentaires (matières albuminoïdes et hydrates de carbone) renferment aussi de l'hydrogène et de l'oxygène. L'oxygène et l'hydrogène sont contenus dans les produits expulsés, soit à l'état de combustion binaire, c'est-à-dire à l'état d'eau (nous avons vu, § 202, que l'eau des sécrétions et des exhalations l'emporte sur l'eau ingérée en valeur et

§ 204.

Ration alimentaire ou ration d'entretien. — La quantité d'aliments et de boissons nécessaire à l'homme bien portant, et pendant une pé-riode de vingt-quatre heures, doit donc être basée sur les pertes éprou-vées pendant le même temps ; en d'autres termes, la réparation est sub-ordonnée à la déperdition. Il va sans dire que la quantité variable des évacuations, quantité variable selon les saisons, les climats, suivant les différences individuelles, les différences d'âge et de sexe (Voy. §§ 140, 176), modifient les résultats. On ne peut établir sous ce rapport que des moyennes générales.

La ration alimentaire, avons-nous dit (§ 203), doit contenir au mini-mum 20 grammes d'azote et 300 grammes de carbone. Or, quelles sont les doses de matières alimentaires nécessaires pour correspondre à ces proportions ?

Prenons successivement comme type des aliments peu azotés le *pain*, et comme type des aliments riches en azote la *viande*. Avant de les asso-cier (association qui constitue le régime le plus convenable pour corres-pondre aux proportions nécessaires d'azote et de carbone), voyons quelles seraient les doses d'aliment nécessaires, soit avec le régime *exclusif* du pain, soit avec le régime *exclusif* de la viande.

100 grammes de pain, d'après les analyses de M. Payen, renferment, en nombre rond, 30 grammes de carbone et 1 gramme d'azote. Pour que ce régime contînt 20 grammes d'azote, il faudrait consommer en vingt-quatre heures 2000 grammes de pain, c'est-à-dire 2 kilogrammes (4 li-vres). Mais nous avons dit qu'il suffisait de 300 grammes de carbone pour la ration normale. Or, les 300 grammes de carbone nécessaires étant com-pris dans 1000 grammes de pain, il y a ici un excédant de 1000 grammes de pain sur ce qui aurait suffi pour le carbone. Cet excès ne peut être in-différent, et il fatigue, sans profit pour l'économie, les forces digestives. A cet excédant on pourrait substituer avec avantage (et on peut dire éco-nomiquement) une quantité bien moindre d'une substance riche en azote (viande, œufs, fromage). Aussi les habitants de la France qui se nouris-sent principalement ou presque exclusivement de pain joignent ordinai-rement et instinctivement à leur nourriture l'usage d'une substance très-azotée, le fromage.

Voyons maintenant ce qui résulterait pour l'homme du régime exclusif de la viande. D'après les analyses de M. Payen, 100 grammes de viande

renfermée dans les aliments), soit à l'état de combinaison organique avec l'urée, l'acide uri-que, les principes extractifs de l'urine, les éléments modifiés de la bile contenus dans les ex-créments et les éléments de la transpiration cutanée. On peut en déterminer la proportion par différence, lorsqu'on a directement dosé l'azote et le carbone. Ces deux derniers éléments (azote et carbone), constituant les parties fondamentales des principes alimentaires et des produits d'excrétion (urée et acide carbonique), ont généralement servi de base à tous les calculs qui ont été faits sous ce rapport.

(désossée) renferment 10 grammes de carbone et 3 grammes d'azote. Pour que ce régime contînt les 300 grammes de carbone nécessaires, il faudrait, dans les vingt-quatre heures, la quantité énorme de 3000 grammes (3 kilogrammes ou 6 livres). Il ne faudrait au contraire que 600 ou 700 grammes de viande pour correspondre aux 20 grammes d'azote nécessaires à la réparation. L'excès de viande ingéré, relativement à l'azote utile, serait ici d'environ 2200 grammes. Il est évident qu'un pareil régime, ainsi que le remarque judicieusement M. Payen, serait non-seulement très-onéreux, mais qu'il est impraticable dans l'état actuel de la production de la viande.

Une ration mixte, dans laquelle se trouvent associés le pain et la viande dans une mesure convenable, suffit au contraire à fournir les quantités de carbone et d'azote nécessaires; et l'on n'est plus obligé de consommer un excédant inutile (et vraisemblablement nuisible) ou de viande ou de pain. En effet :

	CARBONE.	AZOTE.
1000 grammes de pain renferment	300	10
300 grammes de viande.	30	10
1300 grammes de nourriture solide.	330	20

Donc 1 kilogramme de pain et 300 grammes de viande représentent une ration d'entretien très-convenable.

Les remarques que nous venons de présenter, à propos du pain et de la viande, nous les pourrions faire pour tous les aliments. Aussi n'est-il pas inutile au médecin, lorsqu'il veut varier l'alimentation dans un but déterminé, de consulter les tableaux d'analyses des diverses substances alimentaires, afin de combiner les matières de manière à satisfaire toujours aux 300 grammes de carbone et aux 20 grammes d'azote nécessaires[1].

Aux 1300 grammes de pain et de viande nécessaires (dans l'exemple que nous avons choisi) l'homme a encore besoin d'ajouter une proportion variable de boissons. Cette proportion peut être évaluée, en moyenne, à plus de 1 kilogramme dans les vingt-quatre heures. En somme, l'homme adulte et bien portant de nos climats consomme de 2k,500 à 3 kilogrammes de nourriture *solide* et *liquide* dans les vingt-quatre heures. La somme de toutes les évacuations et exhalations est, en moyenne, en effet, égale à ce chiffre. L'homme pèse environ 65 kilogrammes; la ration alimentaire est donc de la *vingtième* à la *vingt-cinquième* partie du poids de son corps[2]. Les animaux herbivores, qui doivent suppléer à la faible proportion de substances azotées que contiennent leurs aliments par la masse de nourriture ingérée (Voy. § 14), prennent généralement en dix ou douze fois

[1] M. Payen a publié des tableaux étendus de ce genre (Voyez la bibliographie de la *Nutrition*, à la fin de ce chapitre).

[2] Les expériences de M. Chossat sur l'inanition concordent parfaitement avec ces chiffres. Cet expérimentateur trouve, en effet, qu'un chien à l'inanition perd en poids, par vingt-quatre heures, le vingt-quatrième de son poids, au moins pendant les premiers temps de l'observation.

un poids de nourriture égal à leur poids. Les petits animaux, qui doivent produire beaucoup de chaleur pour résister au refroidissement (§ 166), et qui exhalent aussi, eu égard à leur poids, une quantité beaucoup plus considérable d'acide carbonique que les grands animaux, consomment, relativement à leur poids, une masse d'aliments encore plus considérable.

Les 2k,750[1] de la ration alimentaire de l'homme contiennent une quantité d'eau (tant l'eau prise en nature que l'eau *qui imprègne les aliments*) qu'on peut évaluer à 1k,800. Les 900 grammes de matière sèche correspondent aux principes azotés et non azotés de l'alimentation et se décomposent ainsi : 150 grammes de matière azotée sèche correspondant à environ 20 grammes d'azote, et 750 grammes de matière non azotée représentant 300 grammes de carbone. Voici la ration journalière du cavalier en France; elle s'accorde parfaitement avec ces chiffres.

RATION DU CAVALIER FRANÇAIS.		MATIÈRES AZOTÉES sèches.	MATIÈRES NON AZOTÉES sèches.
Viande fraîche. . .	125gr.	70	»
Pain blanc de soupe.	516	64	595
Pain de munition. .	750		
Légumineux[2]. . . .	200	20	150
	1k,591	154	745
Boisson : quantité variable.		»	»

ARTICLE III.

NUTRITION ET REPRODUCTION DES TISSUS.

§ 205.

Premières formations dans le plasma exhalé hors de ses vaisseaux. — Lorsque le liquide nourricier est exhalé hors de ses vaisseaux et qu'il se trouve en contact avec la fibre vivante, il offre une certaine tendance à s'organiser. Au milieu de ce liquide apparaissent des granulations élémentaires, qui se groupent sous forme de noyau; ce noyau représente une sorte de centre d'attraction; la matière environnante se groupe autour de lui et s'entoure d'une enveloppe : ainsi se trouvent constituées primitivement des cellules organiques. Les cellules, à leur tour, se multiplient suivant des modes divers, persistent un temps plus ou moins long à l'état originel, et forment par leur accolement le tissu lui-même, ou bien elles se transforment ou disparaissent, et à leur lieu et place pren-

[1] Nous prenons ici le chiffre de 2k,750, moyenne entre 2k,500 et 3 kilogrammes.

[2] Les légumineux sont des aliments très-riches en azote. Les 200 grammes de légumineux, joints aux 125 grammes de viande, forment un total de 325 grammes de matière humide ou 90 grammes de matière sèche, renfermant au moins 10 grammes d'azote (Voy. l'analyse des légumineux, p. 28). Le pain blanc et le pain de munition (1k,266) renferment les 10 autres grammes d'azote.

nent naissance des éléments fibreux ou tubuleux, variés comme les tissus eux-mêmes. L'étude de ces diverses métamorphoses est plus particulièrement l'objet de l'histologie. Nous n'envisageons ici que la nutrition des tissus *arrivés à leur développement complet*. A cette période, c'est-à-dire lorsque l'évolution des organes est terminée, la puissance formatrice est bien plus restreinte. Non-seulement des organes et des tissus nouveaux n'apparaissent plus, mais les pertes de substances de la part des tissus ou des organes ne se réparent pas ou se réparent très-incomplétement à l'aide d'un tissu de cicatrice, presque partout le même dans les tissus les plus divers.

§ 206.

De la nutrition dans les tissus vasculaires et dans les tissus invasculaires. — L'activité du mouvement nutritif est généralement en rapport avec la quantité des vaisseaux que reçoivent les organes, c'est-à-dire, en d'autres termes, avec la quantité du sang qui les parcourt. Les phénomènes de la nutrition sont plus marqués dans les muscles et les os qui reçoivent beaucoup de vaisseaux que dans les tendons et le tissu cellulaire, qui en reçoivent peu. Les glandes et le poumon se distinguent surtout par leur richesse vasculaire; mais l'abondance du sang qui les parcourt n'est pas seulement en rapport avec la nutrition, elle l'est aussi avec les fonctions de sécrétion et de respiration.

On peut encore remarquer que la richesse vasculaire d'un tissu est d'autant plus grande que les principes dont ce tissu a besoin pour sa nutrition sont en plus petite proportion dans le sang. Ainsi, le tissu osseux, qui fixe les sels calcaires contenus en petite quantité dans le sang, est parcouru par une grande quantité de sang; le tissu musculaire, qui fixe la fibrine contenue en petite proportion dans le sang, est pourvu également d'un grand nombre de vaisseaux.

Les tissus non vasculaires, tels que l'épiderme, les cartilages diarthrodiaux, les ongles, les dents, les poils, présentent dans leur accroissement et leur nutrition, quand on les compare aux précédents, des différences plus apparentes que réelles; le mode de leur nutrition ne diffère pas, au fond, de celui des tissus les plus vasculaires. C'est toujours aux dépens du plasma exhalé hors des vaisseaux que l'accroissement a lieu. Dans les tissus vasculaires, le plasma exhalé se répand dans les espaces intervasculaires du tissu et préside aux métamorphoses de la nutrition. Dans les tissus non vasculaires, le plasma qui s'exhale des vaisseaux situés dans le tissu vasculaire le plus voisin gagne de proche en proche le tissu invasculaire lui-même. C'est ainsi, par exemple, que les vaisseaux capillaires qui circulent dans les couches superficielles du derme fournissent les matériaux de réparation de l'épiderme, les matériaux de croissance de l'ongle et du poil, etc.

Dans les tissus dont nous parlons, les éléments de la nutrition arrivent toujours d'un même côté, c'est-à-dire du côté appliqué sur le tissu vasculaire; et les parties nouvelles, une fois formées, refoulent successivement les parties anciennes vers l'autre côté. Le mouvement de formation des tissus dits invasculaires ne diffère donc pas réellement de celui des tissus pourvus de vaisseaux : le liquide nutritif provient de la même source, et il arrive toujours par l'intermédiaire des vaisseaux.

Les divers tissus de l'économie animale peuvent être, sous le rapport de la nutrition, divisés en trois groupes. Dans un premier groupe de tissus, l'élément anatomique primordial ou la cellule constitue le tissu lui-même; en d'autres termes, ces tissus, qui comprennent les épidermes ou épithéliums et qui recouvrent les surfaces tégumentaires externes et internes, sont essentiellement constitués par le groupement d'une quantité innombrable de cellules de formes diverses et plus ou moins polygonées par leur adossement. Un second groupe de tissus est constitué par une substance amorphe fondamentale, analogue au plasma du sang lui-même, quoique présentant une certaine solidité. Au milieu de cette substance, on trouve des cellules ou corpuscules en plus ou moins grande abondance. Tels sont les cartilages et les os. Un troisième groupe comprend les tissus dans lesquels l'élément primordial ou la cellule a presque entièrement disparu, et où il n'existe plus qu'en vestiges. Ces tissus sont constitués essentiellement par des fibres. Ces fibres sont pleines, comme dans les muscles, le tissu cellulaire et ses dérivés; ou bien elles sont creuses, comme dans les nerfs, où elles se présentent sous la forme de véritables tubes.

§ 207.

Nutrition de l'épiderme et des épithéliums; poils, ongles. — L'épiderme et les épithéliums, qui recouvrent la surface du derme cutané et du derme muqueux, sont, pendant toute la vie de l'individu, à l'état de formation continuelle. Les éléments qui les composent sont, pendant toute leur durée, des éléments *embryonnaires,* si l'on peut ainsi parler. Le plasma du sang exhalé à la surface du derme cutané et du derme muqueux s'organise sous forme de cellules, et cette organisation ne va pas au delà.

Au fur et à mesure qu'il se renouvelle à sa surface profonde, c'est-à-dire du côté où il est en contact avec le suc nourricier, l'épiderme se détache à sa face superficielle sous forme d'écailles, qui sont entraînées avec les produits de la sueur ou de la transpiration cutanée. Les cellules épithéliales nées dans le liquide nourricier ou *blastème* sont d'abord sphériques; elles se polygonent et s'aplatissent, à mesure qu'elles sont refoulées vers le dehors. A la surface, elles sont tout à fait aplaties et forment de véritables écailles. Au reste, des changements chimiques ou métamorphoses de nutrition accompagnent les changements morphologiques des cellules épidermiques. Les jeunes cellules, ou cellules profondes de l'épiderme, étaient solubles dans l'acide acétique : les cellules superficielles sont devenues tout à fait insolubles dans cet acide, et ont pris une consistance cornée.

Il faut remarquer, au reste, que la production de l'épiderme est un travail d'accroissement et de développement continu, plutôt qu'un véritable travail de nutrition. Les parties, une fois arrivées à la surface, se détachent et tombent, et sont remplacées par des parties nouvelles. Il y a bien formation continue, mais les parties remplacées ne rentrent pas dans le torrent circulatoire, et leur élimination est immédiate.

Les épithéliums séreux, qui ont la forme polygonée ou pavimenteuse de l'épiderme cutané, mais qui ne sont ni stratifiés comme eux, ni placés aux surfaces extérieures, sont-ils soumis à une reproduction continuelle? Cela est moins clairement démontré. Si cette reproduction a lieu, il est évident que nous avons affaire ici à un travail de nutrition complète; les éléments détruits ou dissous pour faire place aux éléments nouveaux doivent nécessairement rentrer dans le torrent circulatoire.

L'épithélium qui recouvre les membranes muqueuses est généralement constitué par des cellules fusiformes, cylindriques ou coniques. Les cellules de l'épithélium des membranes muqueuses ont dans l'origine la forme sphérique, comme les cellules épidermiques; c'est en se développant qu'elles s'allongent, et que les cônes élémentaires se disposent en séries, dont la base regarde la surface de la membrane. Les membranes muqueuses, comme la peau, sont des membranes placées aux surfaces de l'individu; surfaces qui communiquent au dehors, soit par l'orifice buccal et nasal (intestins et poumons), soit par l'orifice anal, soit par l'orifice génital, soit par l'orifice mammaire. Il est très-probable que les cellules des épithéliums muqueux sont soumises à un renouvellement continuel. Les cellules d'épithélium qu'on trouve dans les liquides de sécrétion et dans les règles de la femme, la présence de ces cellules dans tous les mucus, mucus nasal, pulmonaire, vaginal, intestinal, etc., tendent à le démontrer; il est même probable que ces cellules forment la majeure partie de la matière organique du mucus (Voy. § 190).

L'épiderme et les épithéliums sont donc dans un état d'évolution perpétuelle. Ainsi se trouvent entretenues la souplesse et l'inaltérabilité de cette sorte de vernis organique. La peau et les membranes muqueuses, sans cesse en rapport avec l'air atmosphérique et avec les diverses substances introduites dans le tube digestif, et aussi avec les divers produits de sécrétion, se trouvent défendues par une couche protectrice sans cesse renaissante et toujours jeune, et sont ainsi protégées efficacement contre les diverses causes de destruction.

Les poils se nourrissent et se développent d'une manière tout à fait analogue à l'épiderme. Le poil s'accroît du côté de sa matrice ou de son follicule, seule partie où il soit en contact avec des parties vasculaires et par conséquent avec le liquide nourricier. Les cellules nouvelles repoussent les cellules anciennes, et par leurs transformations diverses donnent naissance à la substance corticale et à la substance médullaire du poil.

Les ongles se nourrissent et se développent aux dépens du derme vasculaire sous-jacent. L'accroissement en longueur se fait principalement dans la matrice de l'ongle, l'accroissement en épaisseur plus spécialement dans le derme placé sous la surface adhérente de l'ongle. Les cellules primordiales qui forment l'ongle s'aplatissent comme les cellules épidermiques, et les plaques qu'elles forment s'engrènent et s'imbriquent. La transformation cornée acquiert ici tout son développement.

L'épiderme, les épithéliums, les ongles et les poils procèdent des principes albuminoïdes du sang par une métamorphose peu connue. M. Scherer, qui a fait l'analyse de la plupart de ces substances, en les réduisant à leurs éléments constituants (oxygène, hydrogène, carbone, azote), a trouvé entre elles et le groupe des matières albuminoïdes une grande analogie de composition élémentaire. Ces tissus présentent, du reste, une remarquable résistance aux réactifs, et ils sont ainsi parfaitement appropriés à leurs fonctions de protection. Les acides ne les attaquent qu'à la condition d'être concentrés, et nous avons vu qu'ils résistent énergiquement aux sucs digestifs.

§ 208.

Nutrition des cartilages et des os. — Les cartilages, une fois développés, se nourrissent-ils aux dépens du plasma exhalé des vaisseaux voisins? Il est tout à fait impossible de répondre d'une manière affirmative. Lorsque les tissus vasculaires voisins du cartilage sont malades, il arrive souvent que le cartilage s'altère, s'amincit et se résorbe. Mais on ne peut conclure de l'état morbide à l'état sain, et il serait même fort possible que les phénomènes de résorption fussent précisément ce qui distingue l'état pathologique de l'état sain. Il n'est pas possible, dans l'état actuel de la science, de décider si la substance fondamentale des cartilages, originairement formée aux dépens du suc nourricier, se renouvelle incessamment par production et résorption continuelles. Ce qui est plus certain, c'est que des phénomènes d'organisation, c'est-à-dire des formations de cellules au sein de la substance fondamentale des cartilages, se continuent pendant la période adulte. Ajoutons que des fibres apparaissent quelquefois dans les cartilages à des périodes plus ou moins avancées de la vie, qu'on y voit aussi survenir la formation de vaisseaux, et l'ossification à un âge avancé.

Les phénomènes de nutrition dont les os sont le siége peuvent être partagés en deux périodes bien distinctes : 1° pendant que l'os s'accroît; 2° quand la croissance de l'os est terminée. Dans la première période, les os sont le siége d'un travail nutritif très-actif (Voy. plus loin, § 410). Les os, arrivés à leur développement *complet* (ce développement complet est tardif, il n'est guère terminé qu'à vingt-cinq ans accomplis), éprouvent-ils une formation et une résorption continuelles de substance? Les os se renouvellent-ils, en un mot, par nutrition? On a cru le démontrer plus d'une fois en administrant de la garance aux animaux, et en constatant que les os, d'abord colorés en rouge à leur surface, perdent peu à peu leur coloration à mesure qu'on s'éloigne du moment de l'administration de cette substance. On a même construit, d'après l'action de la garance sur les os vivants, une théorie de la nutrition des os. Cette doctrine consiste à représenter le périoste extérieur de l'os et le réseau vasculaire de la moelle comme antagonistes l'un de l'autre, et fonctionnant ainsi pendant toute la durée de la vie.

Lorsqu'on administre pendant quelque temps de la garance aux jeunes animaux, *dont les os ne sont pas encore développés,* les os se colorent en rouge. Puis, si l'on suspend pendant quelque temps l'usage de la garance, les couches osseuses de nouvelle formation recouvrent les précédentes, en sorte que sur une coupe horizontale de l'os on voit une zone rouge entourée d'une zone blanche. Si, au bout de quelque temps, on administre de nouveau de la garance aux animaux, les couches nouvelles qui se déposent étant de nouveau colorées en rouge, il s'ensuit que la coupe de l'os offre une zone blanche comprise entre deux zones rouges. La disposition des zones colorées, dans les expériences dont nous parlons, est en rapport avec la *croissance* de l'os *en épaisseur*. Ces expériences ne prouvent point qu'il y ait un dépôt continuel à la surface de l'os arrivé à son développement, et un départ continuel de substance dans les parties profondes par les vaisseaux de la moelle, car ces phénomènes ne se voient que sur les os des animaux *non encore développés*. Sur l'animal *adulte,* la coloration de l'os par la garance se manifeste seulement au bout d'un long temps dans toute l'épaisseur de l'os, et, une fois que l'os est coloré, la coloration persiste à peu près indéfiniment. Les expériences à l'aide de la garance ne peuvent fournir la preuve qu'il y ait dans les os de l'adulte un apport et un départ continuels de matière.

M. Chossat nourrit des pigeons avec des grains choisis un à un, de manière à supprimer les substances minérales de l'alimentation, et il remarque que les os de ces oiseaux deviennent minces et fragiles, tandis que si on leur donne en même temps des sels calcaires, il n'arrive rien de semblable. Mais le sang a besoin, pour remplir ses fonctions, d'une certaine somme d'aliments salins. Ces éléments, il les perd sans cesse avec les divers liquides de sécrétion, et il les emprunte sans cesse aussi aux aliments. Quand ces éléments font défaut dans l'alimentation, l'animal les emprunte à ses propres tissus et aux os en particulier, qui en contiennent de fortes proportions. Aussi ces expériences, tout en établissant la nécessité de faire entrer dans l'alimentation les diverses substances qui font partie des humeurs de sécrétion, ces expériences ne prouvent pas d'une manière positive que sur l'animal sain, qui fait usage d'un régime convenable, les sels calcaires de l'alimentation remplacent les sels unis à la matière organique des os, et que ce sont ces derniers qui s'échappent avec les produits de sécrétion. Ce qui est incertain pour la partie saline ou terreuse des os n'est pas moins incertain en ce qui regarde la substance organique. Depuis le moment où l'ossification a envahi la base cartilagineuse de l'os, et où cette base cartilagineuse a changé de nature pour devenir substance à base de gélatine, on ignore si cette substance organique d'une apparence à peu près amorphe, et parcourue par les nombreux vaisseaux qui sillonnent l'os, on ignore, dis-je, si elle se renouvelle incessamment.

Il est certain, toutefois, que le contact du sang est nécessaire à l'entretien de l'os. Lorsqu'en effet l'os de l'adulte se trouve dépouillé d'une partie de son périoste, et par conséquent d'une partie de ses vaisseaux, la portion d'os qui ne reçoit plus de sang devient pour l'organisme un corps étranger (séquestre), dont il se débarrasse par un travail éliminatoire : la portion invasculaire se sépare de l'os resté vivant. Il est certain encore que les os du vieillard avancé en âge ne sont pas en tout semblables à ceux de l'adulte. Le canal médullaire des os longs est devenu plus large, la substance de l'os est devenue plus compacte. Or, le premier effet n'a pu s'effectuer qu'à l'aide d'un travail de résorption, et le second que par un dépôt secondaire de substance osseuse au sein de l'os primitif. Mais il faut dire que ces phénomènes ne s'accomplissent qu'avec une extrême lenteur, et qu'à eux seuls ils ne constituent qu'un argument très-secondaire dans la question qui nous occupe.

Quant à la nécessité de l'imbibition des os par le plasma nourricier pour leur entretien régulier, remarquons que ce phénomène n'est particulier ni aux os, ni aux tissus animaux; il se montre dans le règne organisé tout entier, aussi bien dans les végétaux que dans les animaux. Les couches ligneuses du bois, une fois formées, s'ajoutent aux précédentes et ne se *détruisent* plus. Quoique conservant leur état originel pendant toute la vie du végétal, elles *vivent* néanmoins, et elles ont besoin du contact des liquides de la plante pour ne pas se nécroser et se transformer en *bois mort*.

§ 209.

Nutrition des muscles. — Nutrition du système nerveux. — Nutrition du tissu cellulaire (tissu cellulaire proprement dit, tendons, ligaments, membranes fibreuses, etc.). — Le mouvement de composition et de décomposition de la nutrition peut être invoqué pour le système musculaire avec plus de certitude que dans les tissus précédents. Indépendamment de ce que la fibrine, qui constitue la base essentielle du muscle, peut être considérée déjà comme un premier degré d'oxydation de l'albumine (Voy. § 198), on trouve encore dans les muscles des produits plus avancés de la combustion des matières albuminoïdes, qui semblent indiquer un travail de décomposition continue, en rapport avec le jeu des muscles et avec la production de la chaleur animale.

On peut encore invoquer, en faveur de la nutrition des muscles, l'influence de l'exercice et du régime sur l'accroissement des masses musculaires, et cela non-seulement sur l'animal dont le développement n'est pas achevé, mais encore, dans une certaine mesure, sur l'animal adulte. C'est même à l'aide de ces notions appliquées avec persévérance que l'homme a pu modifier, jusqu'à un certain point, les espèces animales, et amener dans quelques-unes d'entre elles la prédominance du système musculaire sur tous les autres systèmes organiques. Il est vrai que le régime n'amène pas à lui seul tous ces changements : les croisements, convenablement ménagés, contribuent aussi au résultat. Il est vrai encore que l'exercice et le régime ont surtout de la prise sur l'animal pendant la période de l'*accroissement;* mais la diminution et l'augmentation du système musculaire se montrent aussi d'une manière non équivoque chez l'homme et les animaux *adultes*. Un autre fait vient encore à l'appui du renouvellement de la substance fondamentale des muscles. Lorsque M. Chossat, dans ses expériences sur l'inanition, laissait périr les animaux, il constatait que la diminution de poids de l'animal, conséquence de l'abstinence prolongée, portait à la fois sur les parties liquides, sur la graisse et sur le *tissu musculaire*, qui avait généralement perdu près de la moitié de son poids; la plupart des autres tissus, et en particulier le tissu nerveux, n'avaient perdu de leur poids que des quantités insignifiantes.

Les muscles présentent parfois dans l'homme (et sans doute aussi chez les animaux) une perturbation de nutrition remarquable. Leurs éléments disparaissent peu à peu par résorption et ne sont plus remplacés (atrophie musculaire progressive). Souvent, à mesure que les éléments musculaires disparaissent, ils sont remplacés par un dépôt anormal de tissu adipeux au milieu des fibres musculaires restantes (atrophie musculaire graisseuse).

Rien ne démontre que le système nerveux soit assujetti à un renouvellement périodique. Il est même remarquable que les matières grasses du système nerveux, qui constituent, conjointement avec la neurine (dérivé de l'albumine), la base essentielle de leur substance, résistent aux résorptions de nutrition lorsqu'on fait jeûner les animaux.

Le tissu cellulaire et ses dérivés sont-ils bien réellement assujettis à un renouvellement périodique? La physiologie manque ici encore de preuves démonstratives.

§ 210.

Nutrition du tissu adipeux. — Ce tissu est celui dans lequel les phénomènes de la nutrition sont les plus évidents. La formation de la graisse est en rapport direct avec les conditions alimentaires. On peut, par le régime, augmenter ou diminuer ce tissu presque à volonté sur les animaux. L'accroissement en poids ou le décroissement de l'animal, lorsqu'il est soumis à l'*engraissement* ou à la diète, portent surtout sur l'accumulation ou sur le départ de la graisse. Le tissu adipeux est une sorte de dépôt qui sert de combustible quand les aliments respiratoires (hydrates de carbone) font défaut, et qui s'accumule quand ceux-ci sont en excès.

La graisse, envisagée au point de vue des phénomènes de nutrition et de la chaleur animale, est bien plutôt un dépôt transitoire qu'un véritable tissu. Ce dépôt s'accumule sous la peau et sous le péritoine. La différence qui existe entre les animaux maigres et les animaux doués d'embonpoint porte principalement sur l'épaisseur plus ou moins considérable de la couche graisseuse sous-cutanée, sous-péritonéale et intermusculaire. Les autres organes, tels que le cœur, les os, les poumons, le cerveau, etc., contiennent, il est vrai, aussi une certaine proportion de graisse; mais il est assez remarquable que chez les animaux maigres et chez les animaux gras ces proportions sont sensiblement les mêmes. C'est au moins ce qui résulte des expériences faites par M. Boussingault sur des canards. La graisse répandue sous la peau, sous le péritoine, entre les muscles et dans les espaces celluleux qui séparent les divers organes, est donc une substance de dépôt subordonnée aux besoins de la combustion animale.

Le tissu adipeux ne paraît pas nécessairement soumis à un travail de formation et de déformation continuelle. Pendant tout le temps que, traité par la ration d'*engraissement*, l'animal augmente en poids, il est évident que la graisse qui s'accumule dans ses points d'élection ne disparaît pas au fur et à mesure qu'elle est formée. La graisse nouvelle s'ajoute à la graisse ancienne, et cette dernière persiste à côté de la nouvelle tant que la quantité et la nature de l'alimentation sont de nature à fournir *en même temps* les matériaux combustibles nécessaires à la production de la chaleur animale. C'est précisément parce que la graisse déposée dans les tissus ne les abandonne qu'autant que l'alimentation n'est plus suffisante pour fournir les matériaux de combustion normale, qu'on peut *engraisser* les animaux, c'est-à-dire accumuler en eux le tissu adipeux. L'animal placé dans des conditions convenables d'alimentation peut donc conserver pendant un temps plus ou moins prolongé la graisse formée et déposée dans les tissus, sans qu'elle y soit nécessairement détruite.

La graisse qui s'accumule sous la peau, indépendamment de ce qu'elle constitue un réservoir de combustion ou de chaleur, protége encore le corps contre le refroidissement, à cause de ses propriétés peu conductrices. Il est remarquable que les causes qui augmentent les combustions de respiration (par conséquent la production de chaleur animale) diminuent en même temps la couche graisseuse sous-cutanée, et que celles, au contraire, qui diminuent les combustions de respiration, augmentent la couche mauvaise conductrice.

§ 211.

Reproduction des tissus. — La régénération des tissus et le mouvement de nutrition sont dans une corrélation étroite. On pourrait même, sans doute, conclure, dans une certaine mesure, des phénomènes de régénération des tissus aux phénomènes de la nutrition proprement dite. Nous ne parlons ici ni du développement des animaux inférieurs, qui apparaissent dans les infusions organiques, ni de la régénération de certaines parties du corps plus ou moins étendues, et avec tous les tissus qui les composent (pattes d'écrevisses, queues de lézards, de tritons, de salamandres, etc.). L'homme et les mammifères ne présentent rien de semblable.

Les tissus de l'homme qui se régénèrent le plus facilement et le plus évidemment sont les tissus dans lesquels le mouvement de composition et de décomposition n'est pas douteux; tels sont l'épiderme, les ongles, les poils. L'épiderme enlevé par des vésicatoires se renouvelle autant de fois qu'on le veut, et la coupe périodique des ongles et des cheveux est l'indice non équivoque d'une régénération permanente. Les pertes de substance peuvent être très-étendues, ou poussées jusqu'à la destruction complète; la régénération n'en a pas moins lieu. Un ongle arraché repousse, et des brûlures qui ont détruit l'épiderme d'un membre entier ou de parties plus ou moins étendues du corps sont réparées (lorsqu'elles n'entraînent pas la mort des individus) par une révivification complète de l'épiderme.

Les tissus épidermiques (y compris les ongles et les poils) sont les seuls qui se régénèrent aussi complétement et à tous les moments de la vie. Il est vrai que ces tissus sont essentiellement constitués par des éléments *embryonnaires* de développement.

Les os sont de tous les autres tissus ceux qui réparent le plus complétement leurs pertes de substance. Dans les solutions de continuité (fractures), les extrémités fracturées se réunissent par une cicatrice osseuse, qui a d'abord des caractères particuliers, mais qui, plus tard, ressemble à la substance osseuse elle-même. Pour que la consolidation ait lieu, les deux extrémités de l'os fracturé doivent être maintenues, autant que possible, en contact. Cependant la formation de la cicatrice osseuse peut encore s'opérer quand l'écartement n'est pas porté trop loin. Dans la consolidation des fractures, les matériaux de la consolidation ou de la régénération osseuse sont fournis par le plasma exhalé des vaisseaux de toutes les parties vasculaires voisines (c'est-à-dire de l'os lui-même, du périoste, des muscles, du tissu cellulaire, etc.).

On remarque parfois la régénération de fragments beaucoup plus considérables d'os. Lorsque, par suite de maladies des os, des parties même assez étendues du corps de l'os se séparent sous forme de séquestre, des productions osseuses de nouvelle formation viennent remplacer les portions éliminées. Généralement, ces parties nouvelles sont un peu différentes, quant à la forme, des parties qu'elles remplacent; mais bien que moins régulières que les segments osseux dont elles tiennent la place, elles en ont la structure et peuvent en remplir les fonctions.

Dans des recherches pleines d'intérêt, M. Heine a montré que la régénération des os peut s'accomplir dans des limites très-étendues, et que si les fragments des os notablement écartés les uns des autres ne se réunissent pas ordinairement par une substance osseuse, mais seulement par des adhérences fibreuses d'où résultent de fausses *articulations*, cela tient à la difficulté de maintenir l'immobilité absolue de l'os dans l'intérieur du membre fracturé, pendant le travail de la consolidation. Lorsque la résection d'une portion d'os long, ou même lorsque l'extraction complète d'un os long a lieu sur un membre pourvu de deux os, l'os restant maintient les parties en rapport comme une sorte d'attelle naturelle, et l'os réséqué ou même enlevé en totalité se régénère. C'est ainsi que le péroné, enlevé en totalité sur le chien, peut se reformer. Il en est de même d'une côte, les autres éléments osseux de la cage thoracique maintenant les rapports généraux des parties.

On rencontre parfois dans les tissus des ossifications accidentelles; mais, la plupart du temps, on désigne sous ce nom des productions qui n'ont avec les os d'autre ressemblance que l'aspect et la dureté, et qui sont simplement constituées par des dépôts amorphes de sels calcaires. Les véritables ossifications, celles qui ont la structure des os (c'est-à-dire celles qui sont pourvues de *canalicules* et de *corpuscules osseux* ou *cellules osseuses*), ne se montrent que sur les os eux-mêmes ou dans les tendons d'insertion des muscles, aux points où ces tendons viennent s'insérer aux os. On les rencontre aussi dans les cartilages anormalement envahis par l'ossification.

Parmi les tissus susceptibles de reproduction, nous signalerons encore le cristallin. Des faits nombreux tendent à établir que, sur les animaux et aussi sur l'homme, la lentille cristalline peut se régénérer, à la condition toutefois que la capsule cristalline n'ait pas été détruite ou enlevée. La capsule cristalline jouerait ici le rôle d'un véritable organe sécréteur.

Tous les autres tissus de l'économie ne réparent leurs pertes qu'autant que celles-ci sont très-peu étendues, et encore, la plupart du temps, le tissu de régénération n'est pas identique avec le tissu primitif. Le tissu de régénération ou de cicatrice, qui rétablit la continuité des parties, offre dans les divers tissus des caractères à peu près semblables (c'est un tissu fibreux plus ou moins dense), et lorsque l'ablation du tissu est étendue, la perte de substance n'est qu'incomplétement comblée par le tissu de cicatrice.

Le tissu cartilagineux ne se reproduit pas quand il a été détruit par les maladies ou quand on l'a enlevé artificiellement, dans un but d'expérience. Les solutions de continuité des cartilages se soudent entre elles par la formation d'un tissu de cicatrice ou tissu fibreux extrêmement dense et serré, ainsi que l'ont démontré les recherches de MM. Broca et Redfern. La cicatrice ne s'opère d'ailleurs que dans les fragments en contact, et le tissu interstitiel ne forme qu'une couche d'adhésion de peu d'épaisseur,

qui n'offre jamais les caractères du cartilage proprement dit. Dans quelques cartilages (cartilages des côtes, par exemple), le tissu fibreux
catrices du cartilage devient souvent le siége d'ossifications.

Le tissu musculaire détruit ne se reproduit point. Lorsqu'un
coupé en travers dans sa partie charnue, les lèvres de la solution
tinuité ont, en vertu de la tonicité musculaire, une tendance
l'écartement. Cet écartement se remplit de plasma, qui s'organise
forme de tissu de cicatrice (tissu cellulaire condensé ou fibreux
muscle divisé par un instrument tranchant ressemble, après la
à un muscle digastrique. La cicatrisation d'un muscle n'entraîne
muscle lui-même aucune altération notable de fonction, à moins
tissu intermédiaire de nouvelle formation ne contracte des
avec les parties osseuses, ou que, la perte de substance étant
le tissu nouveau ne comprenne une grande étendue du corps du

Les pertes de substance du système nerveux central ne se
pas. Les plaies qui intéressent les nerfs sont suivies d'accidents
la sensibilité et au mouvement des parties dans lesquelles ces
pandent leurs filets. Lorsque les nerfs sont simplement divisés,
en contact se réunissent par cicatrice. Cette cicatrice, un peu
formée en majeure partie d'un tissu cellulaire condensé. Au
temps assez long (plusieurs mois), on aperçoit dans l'intérieur
trice quelques fibres nerveuses (tubes nerveux primitifs) qui
plus ou moins complétement les fonctions du nerf. La cicatrice
deux bouts d'un nerf divisé s'opère encore lorsque les extrémités
peu éloignées l'une de l'autre. La cicatrice, d'abord allongée,
peu à peu; des tubes nerveux se forment dans son épaisseur,
tion du nerf se rétablit. Lorsque la solution de continuité est
mètre à 1 centimètre 1/2, les deux bouts du nerf divisé ne se
plus; ils se cicatrisent isolément, sous forme de bourrelet, et les
du nerf sont à jamais abolies.

Le rétablissement de la circulation (par cicatrisation des
vaisseaux divisés, ou par formation de vaisseaux nouveaux
termédiaire aux vaisseaux des deux parties séparées) est évident
cas assez nombreux où le nez et les oreilles, complétement
corps, ont pu être réappliqués sur le point de séparation, et
leur vitalité. C'est aussi par formation de voies circulatoires
des lambeaux autoplastiques adhèrent aux parties dénudées
quelles on les applique. Mais si la cicatrisation des vaisseaux
libre, et la formation de capillaires intermédiaires pour rétablir
nication vasculaire des parties, sont incontestables chez l'homme
plus douteux que des artères d'un certain volume aient pris
toutes pièces dans des points où il n'en existait pas auparavant
qu'on l'a cru voir quelquefois. Ce qui est probable, c'est que,
cas, les nouveaux vaisseaux, allant d'une partie à l'autre

lée, se sont formés par la dilatation des communications anastomotiques qui existaient auparavant à l'état capillaire. La dilatation des voies collatérales est d'ailleurs un phénomène très-fréquent, et on l'observe, la plupart du temps, après la ligature des grosses artères.

Le développement, de toutes pièces, des vaisseaux capillaires dans les tissus de formation nouvelle, est un fait surabondamment démontré. Les capillaires nouveaux, formés au sein du tissu pathologique par un mode analogue à celui du développement primitif du tissu vasculaire dans l'organisme normal en voie de développement, ces capillaires nouveaux, une fois formés, se relient avec les capillaires anciens des parties vasculaires voisines, et établissent la communication du tissu nouveau (la plupart du temps de nature celluleuse) avec les voies de la circulation générale.

La cicatrisation des canaux excréteurs divisés s'opère fréquemment aussi, à la condition que les extrémités séparées se trouvent en contact immédiat, ou qu'on les maintienne ainsi par des procédés appropriés. On observe souvent le rétablissement de la continuité des canaux excréteurs, à la suite des ligatures faites sur ces canaux, dans un but d'expérience, chez les animaux. Dans ces conditions, les tuniques du canal se tuméfient par un travail inflammatoire. Les bourrelets qui débordent de chaque côté de la ligature s'adossent, s'accolent et se réunissent par-dessus la ligature qui les enserre. La partie du canal étranglée par la ligature finit par se diviser, et la continuité du canal se rétablit. La cicatrisation des parois des canaux excréteurs, ainsi que celle des parois des vaisseaux, s'opère d'ailleurs à l'aide d'un tissu de cicatrice qui offre, avec la tunique celluleuse de ces canaux, une analogie de composition à peu près complète.

ARTICLE IV.

INANITION ET ALIMENTATION INSUFFISANTE.

§ 212.

Des effets de l'inanition sur les organes et les tissus. — La privation des aliments peut être supportée pendant un assez long temps par les animaux à sang froid, et aussi par les mammifères plongés dans le sommeil hibernal. Mais, chez l'homme, le besoin des aliments est impérieux, et il périt généralement au bout d'une semaine, quand il est soumis à l'abstinence complète [1]. Les enfants succombent plus promptement que les adultes à la privation des aliments. Rappelons que, chez les enfants, la production d'acide carbonique (c'est-à-dire les combustions de nutrition) est plus considérable, eu égard à leur masse, que chez les adultes,

[1] L'époque de la mort par abstinence est très-variable. Elle dépend de conditions multiples. Cette époque varie suivant l'âge, l'état de maigreur ou d'embonpoint, la température extérieure, etc. On a vu des hommes mourir de faim après quatre jours d'inanition; d'autres ont survécu huit jours, dix jours, et même quinze et vingt jours. Ces derniers faits sont des exceptions rares : on ne les a observés que sur des individus chez lesquels les pertes de chaleur et les pertes par exhalation cutanée étaient considérablement diminuées par le *séjour au lit*.

et que cette production plus grande d'acide carbonique est en rapport avec la chaleur animale et les causes de refroidissement (§§ 166, 167). Il en est de même pour les jeunes animaux, comparés aux animaux adultes.

La mort par inanition est plus lente chez les individus qui continuent à boire de l'eau, tout en se privant d'aliments solides. Les pertes liquides qui s'opèrent incessamment par les diverses voies d'excrétion (urine, évaporation cutanée et pulmonaire) expliquent ce résultat. La diminution de la partie liquide du sang dans l'inanition *complète* rend le sang épais et visqueux, et entrave plus promptement les phénomènes de la circulation capillaire.

L'inanition entraîne, chez l'homme, des désordres nombreux, qui se traduisent dans les divers systèmes organiques de l'économie, et s'accompagnent de troubles du côté du système nerveux, caractérisés par des hallucinations, par la perte plus ou moins complète de sommeil, par des intervalles d'excitations qui peuvent aller jusqu'au délire, suivis de périodes d'abattement et de stupeur

Le résultat le plus constant de l'inanition, c'est la diminution graduelle du poids du corps. M. Chossat, qui a fait un grand nombre d'expériences sur des pigeons, des tourterelles, des poules, des cochons d'Inde et des lapins, est arrivé à ce résultat, en moyenne, savoir : que l'animal succombe lorsqu'il a perdu les 4/10 de son poids, c'est-à-dire un peu moins de la moitié de son poids initial. Ce résultat ne manque pas d'importance, et comme il se reproduit constamment le même sur les animaux à sang chaud et même sur les animaux à sang froid, il est permis de l'appliquer à l'homme. Plusieurs influences peuvent modifier le chiffre posé par M. Chossat, et il le reconnaît lui-même. Parmi ces influences, le degré d'*obésité* et l'*âge* tiennent le premier rang. D'après les expériences de M. Chossat, les animaux très-gras peuvent perdre, avant de succomber, plus de la moitié de leur poids ; et cela se conçoit, puisque le tissu adipeux est celui qui fournit principalement les matériaux de la combustion quand les aliments font défaut. Les très-jeunes animaux succombent ordinairement quand ils ont perdu les 2/10 de leur poids initial.

La diminution du poids du corps est progressive. Cependant elle est généralement plus forte au commencement et à la fin de l'expérience. La plus grande diminution de poids au début tient surtout à ce que, le premier jour d'abstinence, l'animal expulse le résidu de l'aliment ingéré la veille. La plus grande diminution de poids vers la fin de la vie coïncide avec une augmentation plus ou moins grande des fèces, allant jusqu'à la diarrhée colliquative.

Chaque organe, ou plutôt chaque tissu, ne concourt point, dans les mêmes proportions, à la perte en poids du corps, et c'est là un des résultats les plus importants des recherches de M. Chossat. Les deux tissus qui ont perdu le plus, c'est-à-dire qui ont fourni les matériaux de combustion nécessaires à l'accomplissement de la vie de l'animal à l'inanition, sont en première ligne le tissu adipeux, et en seconde ligne le tissu musculaire. Au moment de la mort, le système adipeux avait généralement perdu les 9/10 de son poids; quelquefois même, on n'en découvrait plus trace. Le système musculaire était à peu près réduit de moitié. Ce résultat est important, car il prouve, ainsi que nous l'avons mentionné plus haut, que ces deux tissus sont ceux dans lesquels les phénomènes de nutrition (composition et décomposition) sont les plus actifs; il prouve aussi que l'alimentation et le régime bien dirigé doivent avoir prise sur ces deux tissus, et qu'on peut les modifier dans une certaine mesure et dans un but déterminé.

Le sang, renfermant les principes oxydés par la respiration et l'eau des sécrétions, se consume pendant l'inanition ; et, lorsque l'animal succombe, ce liquide a perdu généralement plus de la moitié en poids. La rate et le foie diminuent aussi notablement de poids; il est probable que cet effet est dû à la diminution du sang contenu dans la première, et à la diminution de la bile sécrétée dans le second. Les autres tissus, tels que les os, le système nerveux, les tissus cellulaire, fibreux, cartilagineux, etc., n'ont presque rien perdu de leur poids.

Un résultat non moins remarquable de l'inanition, résultat confirmé par les recherches de M. Lecanu et par celles de M. Gavarret, c'est que la proportion des globules du sang diminue peu à peu. Le médecin ne doit donc jamais perdre de vue que, dans les maladies où la diète est observée, la diminution des globules du sang marche silencieusement de pair avec les autres altérations morbides.

Il est probable (mais non encore suffisamment démontré) que les matières désignées sous le nom de *matières extractives* augmentent dans le sang pendant la période d'inanition [1].

M. Collard de Martigny, dans des recherches relatives aux effets de l'abstinence sur la composition et la quantité de la lymphe, a observé que, dans les premières périodes de l'inanition, la quantité de la lymphe qui circule dans le canal thoracique est considérable, et qu'elle est plus riche en fibrine; que dans les dernières périodes de l'inanition, au contraire, la quantité de la lymphe diminue graduellement, et qu'elle devient moins coagulable.

§ 213.

Influence de l'inanition sur les diverses fonctions. — L'homme ou l'animal à l'inanition continuent à expirer de l'acide carbonique. Ils brûlent donc leur propre substance ; on peut dire que tous les animaux vivent comme des carnivores, pendant la période d'abstinence. Dans leurs expériences, MM. Regnauld et Reiset ont remarqué, en outre, que les animaux à l'inanition absorbent souvent de l'azote. Cette absorption,

[1] Nous avons vu précédemment (§ 198) que les matières extractives correspondent, en grande partie, aux substances azotées qui rentrent dans le sang pour fournir les éléments des sécrétions.

circonscrite dans des limites restreintes, s'est presque constamment montrée chez les oiseaux, mais très-rarement chez les mammifères.

Les mouvements respiratoires deviennent plus lents, à mesure que l'abstinence se prolonge; vers la fin, la respiration s'accélère et devient haletante, il est vrai, mais la quantité d'acide carbonique exhalée va en diminuant.

La circulation suit les mêmes phases que la respiration. Le pouls s'affaiblit, ainsi que le choc du cœur contre les parois thoraciques. Plus tard, le pouls devient filiforme, presque imperceptible. La fréquence du pouls est d'ailleurs assez variable : tantôt il s'abaisse considérablement, tantôt on voit sa fréquence persister jusqu'au dernier soupir. Les changements qu'entraîne l'inanition dans la constitution du sang amènent dans les artères des bruits anormaux perceptibles à l'auscultation (bruits que l'on retrouve chez les sujets anémiques). Ces changements consistent essentiellement, ainsi que nous l'avons déjà indiqué, dans la diminution des globules du sang [1].

L'abstinence est accompagnée par un redoublement d'activité de l'absorption. L'absorption, en effet, puise dans les tissus (presque exclusivement dans les tissus adipeux et musculaires) des matériaux pour la réparation du sang et pour la production de la chaleur animale. D'après M. Struve, chez les malades soumis au traitement par l'abstinence, les produits morbides disparaissent les premiers. Les bords calleux des vices ulcères s'affaissent, les éruptions pâlissent, les ulcères purulents se dessèchent, etc. La diète peut fournir à la thérapeutique des secours précieux dans des cas d'épanchements divers; mais, pour les mêmes motifs, une diète rigoureuse pourrait ne pas être sans danger, s'il existait dans quelque partie du corps un foyer purulent de mauvaise nature.

Parmi les phénomènes qui accompagnent l'abstinence, l'un des plus importants est l'abaissement graduel de la température, depuis le commencement de l'abstinence jusqu'à la mort. Quand le combustible diminue dans le foyer, le feu devient moins actif. Ce décroissement continu de la température a été noté sur l'homme, et M. Chossat a examiné ce point de physiologie avec un soin tout particulier, sur les animaux à sang chaud. Il a trouvé qu'il y avait en moyenne un abaissement de 0°,3 par jour. Le dernier jour de la vie, le refroidissement prend subitement un accroisse-

[1] Les animaux plongés dans le sommeil hibernal et qui restent plusieurs mois sans prendre de nourriture diminuent peu à peu de poids (cette diminution de poids est proportionnellement moindre que dans toute autre période, car les combustions de nutrition sont très-ralenties, ainsi qu'on le constate par la faible quantité d'acide carbonique qu'ils exhalent). Mais ce que nous voulons faire remarquer ici, c'est l'influence qu'exerce la privation des aliments sur le chiffre des globules du sang. Le sang d'une marmotte, examiné par M. Vierordt, contenait, le 11 novembre, par millimètre cube de sang, 7,748,000 globules. Cette marmotte tomba en léthargie le 22 novembre.

Le 5 janvier, 1 millimètre cube de sang contenait. . 5,100,000 globules.
Le 4 février, — — . . 2,555,000 —

c'est-à-dire qu'en deux mois et demi d'abstinence les deux tiers des globules avaient disparu.

ment assez considérable, et enfin l'animal meurt généralement quand sa température s'est abaissée à + 25°, c'est-à-dire quand il a perdu 14 ou 16 degrés de température. Il est remarquable que c'est à peu près aussi à ce degré d'abaissement que la mort arrive quand les animaux sont plongés dans des mélanges réfrigérants (Voy. § 164).

Pendant l'inanition, la résistance au froid est diminuée chez les animaux : les différences de température extérieure retentissent plus directement sur leur température propre. Des animaux convenablement nourris présentent, par exemple, entre leur température de midi et celle de minuit, seulement une différence moyenne de 0°,75 en moins pour l'heure de nuit. Les mêmes animaux *à l'inanition* présentent, en moyenne, une différence de plus de 3 degrés, et l'oscillation est d'autant plus étendue que l'inanition est plus avancée.

Les sécrétions sont, pour la plupart, diminuées pendant l'abstinence. La salive, l'urine, le suc gastrique, la sécrétion du lait, sont dans ce cas. L'exhalation de l'eau et des gaz par les voies pulmonaires et cutanées, soumise à l'influence des lois physiques, persiste, au contraire, et c'est elle qui entraîne principalement le dessèchement et la perte en poids du corps.

L'abstinence prolongée entraîne dans le tube digestif des modifications signalées par tous les observateurs. L'estomac se rétracte peu à peu et diminue de volume ; on l'a vu n'avoir plus que le volume d'une anse du gros intestin. Lorsqu'on donne des aliments à un animal déjà affaibli par une abstinence prolongée, la totalité des aliments qu'il avale n'est pas toujours digérée, ni même conservée dans l'estomac. M. Chossat a constaté que chez les oiseaux l'aliment donné dans ces conditions s'entasse dans le jabot, et qu'il survient, la plupart du temps, des vomissements qui débarrassent l'estomac du trop-plein. D'autres fois les animaux n'ont pas tardé à succomber, et on a retrouvé dans leur estomac le grain non digéré. L'homme qui a été soumis à l'abstinence ne doit donc revenir que graduellement et avec des précautions très-grandes à une alimentation normale. Pour digérer, en effet, il faut du suc gastrique, et, pour fournir les éléments du suc gastrique, il faut que le sang présente certaines conditions de composition que l'inanition lui a enlevées.

§ 214.

De l'alimentation insuffisante. — L'alimentation insuffisante, lorsqu'elle est prolongée, entraîne les mêmes effets que l'abstinence. Dans l'alimentation insuffisante, l'organisme se détruit d'une quantité de sa substance propre proportionnée au déficit de l'aliment. Il subvient de son propre fonds à la dépense quotidienne, pour autant que l'aliment ne donne pas lui-même. La mort arrive lorsque l'animal a perdu les quatre dixièmes de son poids initial, et les désordres observés dans le cadavre sont les mêmes que dans l'abstinence. L'alimentation insuffisante et l'inanition agissent donc tout à fait de la même manière, à la rapidité près.

Mais entre l'inanition entraînant la mort dans un court espace de temps et l'alimentation complète ou normale, combien de degrés, combien de nuances, dont les effets plus ou moins immédiats se font sentir sur la santé, et qu'il est impossible de préciser! Nous avons cherché à fixer (§ 204), par quelques chiffres, la ration normale ou d'entretien. La moyenne que nous avons fixée offre un grand intérêt, sans doute, au point de vue administratif et pour un ensemble d'individus, mais dans l'application particulière elle souffre de nombreuses oscillations. L'âge, le sexe, la stature ou le poids du corps, l'exercice, le repos, le climat, la maladie, la convalescence, sont autant d'éléments qui font varier cette donnée.

L'alimentation peut n'être pas insuffisante par la *quantité*, et l'être par la *qualité*. Déjà nous avons montré comment les aliments non azotés pris isolément, et même en grande quantité, étaient insuffisants pour l'entre- tien de la nutrition; comment les aliments azotés pris isolément, quoique nourrissant mieux que les précédents, ne constituent pas, cependant, une nourriture complète. Répétons encore qu'il ne s'agit point ici d'une oppo- sition absolue entre les aliments exclusivement végétaux et les aliments exclusivement animaux, lesquels peuvent rigoureusement suffire à l'exis- tence de l'homme, les uns et les autres renfermant des principes azotés et des principes non azotés (Voy. §§ 11, 12, 14, 15, 16). Nous dirons toutefois, que si l'alimentation exclusive avec des matières végétales va- riées peut entretenir la vie, ce n'est qu'à la condition de contenir en pro- portion convenable les divers principes nécessaires à la nutrition. Comme, en général, les matériaux azotés sont moins abondants dans les aliments végétaux que dans les aliments animaux, ces derniers interviennent tou- jours d'une manière favorable dans le régime, et permettent de diminuer la masse de nourriture ingérée. En général, le régime exclusivement vé- gétal a d'ailleurs pour résultat de diminuer le poids des individus, et d'a- moindrir l'énergie musculaire. C'est ce qu'on observe parfois chez les personnes qui suivent rigoureusement les prescriptions du carême. M. Rummel, qui a dernièrement fait sur lui-même des expériences diété- tiques, se nourrit pendant dix jours consécutifs de végétaux, de bière et d'eau. Ces diverses substances prises par lui à discrétion ne l'empê- chent pas de perdre 2^{kil},8 de son poids [1].

[1] Nous avons précédemment insisté (§ 204) sur l'avantage qu'il y a pour l'homme à ... dans son alimentation les substances tirées des animaux aux substances tirées des végétaux. Il est à regretter que la production de la viande et des autres produits animaux (lait, œufs, fromages) soit, en France, tout à fait insuffisante pour subvenir à la ration normale et phy- siologique des trente-cinq millions d'habitants qu'elle renferme. C'est ce qu'il est aisé de prouver par quelques chiffres empruntés aux documents officiels publiés par le ministère de l'agriculture et du commerce.

Il est annuellement, en France, livré à la consommation 700 millions de kilogrammes de bœuf, vache, mouton, porc. Ajoutons 280 millions de kilogrammes de volaille, gibier, poisl'alimentation insuffisante (en quantité ou en qualité) est une cause puissante de maladie; et alors même que la santé n'est pas directement altérée par elle, elle place l'individu dans un état de faiblesse et de prédisposition fâcheuse aux diverses causes de maladies. Les maladies épidémiques et contagieuses, en particulier, exercent sur les individus débilités par le manque de nourriture des ravages désastreux.

L'influence de l'alimentation insuffisante sur la santé a, depuis longtemps, attiré l'attention des économistes. Messance, dans ses *Recherches sur la population*, entreprises en 1766 sur les registres des paroisses, a montré l'influence considérable et constante du prix du blé sur le nombre des maladies et des décès. Son travail, qui concerne Paris et quelques provinces de France et d'Angleterre, se termine par cette conclusion : « Toutes les fois que le prix du blé a augmenté, la mortalité est devenue plus forte, et *vice versâ*. » Prenant la statistique au point où Messance l'a laissée, M. Mêlier la conduit jusqu'en 1838, et il montre que les mêmes causes ont constamment produit les mêmes effets, effets atténués en partie de nos jours par les progrès de la culture et surtout par l'introduction de la pomme de terre.

Les années de disette n'exercent pas seulement leur influence dépopulatrice sur la génération présente, mais on aperçoit son influence dans la période vigésimale suivante, dans le nombre des jeunes gens appelés pour le tirage. Cette influence fâcheuse est donc manifeste aussi sur le nombre des naissances, et, par conséquent, sur le second terme dont se compose le mouvement de la population.

L'influence qu'exerce la misère sur la durée moyenne de la vie humaine ne doit pas être exclusivement recherchée, il est vrai, dans l'alimentation

son, œufs, lait, fromage, et nous obtenons un total de 980 millions de kilogrammes de viande ou de produits analogues.

La population de la France étant de trente-cinq millions d'individus, il en résulte qu'il n'y a par tête et par an que 28 kilogrammes de viande (ou produits analogues), c'est-à-dire 78 grammes par jour (2 onces). Cette quantité est tout à fait insuffisante. Elle est à peine le quart de la quantité qui serait nécessaire pour constituer la ration normale (Voy. § 204).

Si l'on compare la consommation de Paris à la consommation de la France, on trouve (documents de 1852) que la ville de Paris consomme annuellement 95 millions de kilogrammes de viande ou autres produits animaux ; ce qui représente par tête et par jour 260 grammes, c'est-à-dire à peu près la ration normale. Mais si nous retranchons cette consommation exceptionnelle du total de celle de la France, il en résulte que le déficit est plus marqué encore pour le reste de ses habitants. Sauf quelques exceptions, isolées dans la masse de la population française, la ration alimentaire de plus de trente millions d'hommes est donc loin d'être ce qu'elle devrait être, pour être conforme aux exigences de la science physiologique, et celle ci ne peut rester étrangère aux problèmes économiques, car ces problèmes touchent de près à la maladie, et par conséquent à la médecine.

Il nous est d'autant mieux permis de déplorer ce qui existe en France, que le desideratum de la science n'est point une chimère impossible à réaliser, comme quelques-uns semblent le croire ou plutôt affectent de le dire. En Angleterre, la consommation de la viande est telle, que chaque individu aurait, en moyenne, environ 280 grammes de viande à consommer par jour, c'est-à-dire à peu près la normale physiologique. Il en est de même dans le Wurtemberg et en Bavière.

insuffisante. D'autres conditions, telles que des vêtements incapables de préserver du froid, les logements insalubres par défaut de ventilation, l'encombrement, d'où la concentration des miasmes humains, etc., exercent aussi leur part dans les tristes destinées de l'indigence; mais il est incontestable que l'alimentation insuffisante est la cause la plus efficace de mortalité. M. Casper, économiste distingué de Berlin, a réduit en chiffres l'influence de l'aisance et de la pauvreté sur la durée moyenne de la vie, et il est arrivé à ce résultat, savoir : que sur 1000 individus nés au sein de l'aisance, 911 atteignent l'âge de quinze ans, tandis que, sur 1000 individus pauvres, 584 seulement parviennent à cet âge. L'influence de l'aisance et de la misère se poursuit également dans le même sens dans les âges suivants; mais la différence devient moins grande, d'une part, parce que les causes de maladie et de mortalité agissent avec moins d'énergie sur les adultes que sur les enfants, et, d'autre part, parce que les indigents qui survivent sont les seuls qui présentent une constitution relativement plus robuste que les autres.

A une époque qui n'est pas encore bien éloignée de nous (1846-1847), l'insuffisance des objets de consommation a amené dans les Flandres belges et dans quelques autres contrées de l'Europe une épidémie meurtrière, énergiquement caractérisée sous le nom de *fièvre de famine* par M. de Meersman, qui en a tracé le tableau. « Ce qui frappait d'abord, dit l'auteur auquel nous empruntons ces détails, c'étaient l'extrême maigreur du corps, la pâleur livide du visage, les joues creuses, et surtout l'expression du regard, dont on ne pouvait perdre le souvenir, quand on l'avait subi une fois... Les mouvements du corps étaient lents, la démarche chancelante, la voix presque éteinte. Interrogés sur les souffrances qu'ils enduraient, ces infortunés répondaient qu'ils ne souffraient point, mais qu'ils avaient faim!... »

Faire baisser le prix des objets de consommation, et le mettre à la portée de tous, c'est-à-dire perfectionner l'agriculture, favoriser l'acclimatation des animaux et des plantes comestibles, abaisser ou supprimer les tarifs de douane et d'octroi sur les denrées alimentaires, tels sont les premiers besoins de l'économie sociale; telles sont les questions vitales qui doivent dominer toutes les autres[1].

[1] Consultez particulièrement sur la nutrition : Liebig, *Chimie organique appliquée à la physiologie animale et à la pathologie*, traduct. française de Gerhardt; in-8°, 1842; — du même, *Lettres sur la chimie considérée dans ses applications à l'industrie, à la physiologie et à l'agriculture*, traduct. française de Gerhardt; gr. in-18, 1847; — du même, *Nouvelles lettres sur la chimie considérée dans ses applications à la physiologie, etc.*, particulièrement lettres XXXII, XXXIII, XXXIV et XXXV, traduct. française de Gerhardt; gr. in-18, [illegible] — Dumas et Boussingault, *Essai de statique chimique des êtres organisés*; 3e édit., in-8°, [illegible] — Chossat, *Recherches expérimentales sur l'inanition*; in-4°, 1843; — Boussingault, *Économie rurale considérée dans ses applications avec la chimie*, etc.; 2 vol. in-8, 1844; — Bouchardat, *De l'Alimentation des habitants des campagnes*, dans les *Annales d'agriculture*, décembre [illegible] 1848; — du même, *De l'Alimentation insuffisante*, thèse de concours, 1852; — [illegible]

LIVRE II.

FONCTIONS DE RELATION.

CHAPITRE I.

MOUVEMENTS.

§ 215.

Des diverses sortes de mouvements. — Les mouvements qui s'accomplissent dans l'économie animale sont nombreux et variés. Les mouvements les plus étendus et les plus saisissants sont les mouvements de totalité ou d'ensemble, c'est-à-dire les mouvements de locomotion en vertu desquels l'homme et les animaux changent spontanément leurs rapports avec les corps environnants et se meuvent dans les milieux qui les contiennent (marche, course, vol, natation). Un autre ordre de mouvements, qu'on pourrait appeler mouvements partiels ou mouvements sur place, et qu'on observe chez l'homme avec un degré de fréquence et de complexité varié presque à l'infini, consiste dans le changement de rapports respectifs des divers segments mobiles qui composent le squelette : changements de situation en vertu desquels le corps peut prendre les attitudes les plus diverses, et dans lesquels les membres jouent le principal rôle, quoique cependant le tronc lui-même n'y reste presque jamais étranger. Mais alors même que l'homme ou les animaux n'exécutent pas les mouvements étendus dont nous venons de parler, ils sont loin encore d'être immobiles. La cage thoracique est à chaque instant soulevée et abaissée, et

Expériences sur l'engraissement des oies, dans les *Annales de chim. et de phys.*, 3e sér., t. XIV, 1845; — Barral, *Statique chimique du corps humain; consommation des éléments*, dans les *Annales de chim. et de phys.*, 3e sér., t. XXV, 1849; — du même, *Statique chimique des animaux*; in-8°; Paris, 1850; — Ph. Scheffer, *De animalium, aqua iis adempta, Nutritione*; Marburg, in-8°, 1852; — Lehmann, *Précis de chimie physiologique animale*, traduction Ch. Drion; in-18, 1855; 3e partie, *Réactions chimiques de l'économie animale*, p. 294; — Payen, *Des Substances alimentaires, etc.*; in-18, Paris, 1854; — Rummel, *Ueber den Einfluss vegetabilischer Nahrungsmittel*, etc. (Influence de l'alimentation végétale), dans *Verhandlungen d. phys.-med. Gesselsch. in Wurzburg*, VI, 1856; — Poggiale, *Recherches sur la composition chimique et les équivalents nutritifs des aliments de l'homme*, dans *Gazette médicale*, 1856, n° 35; — Enzmann, *Die Ernährung der Organismen besonders des Menschen und der Thiere im hungernden Zustande* (De la Nutrition et de l'Inanition envisagées chez l'homme et les animaux); Dresde, 1856; — Hildesheim, *Die Normaldiät* (Du régime normal), essai physiologico-chimique; Berlin, 1856. — Voyez aussi la bibliographie du chapitre *Digestion*.

détermine par l'ampliation du poumon et par son retour à ses dimensions premières l'entrée et la sortie de l'air nécessaire à la respiration (Voy. §§ 116 et suiv., 122 et suiv.). Le tube digestif, l'estomac, se meuvent sur les aliments contenus dans leur cavité (§§ 29, 33, 34). A certains moments qui correspondent avec le sentiment de la faim et de la soif, l'aliment est amené à la bouche ou saisi par elle; la langue, les lèvres, les mâchoires, le pharynx se meuvent chacun à leur manière pour diviser l'aliment, pour le mâcher, l'avaler, etc. (§§ 21 et suiv.); et lorsque la digestion est achevée, le résidu de la digestion est expulsé par les puissances actives de la défécation (§ 35). A chaque moment le cœur se contracte sur le sang qui y afflue, et le fait progresser dans les artères (Voy. §§ 86 et suiv.). Les artères, les capillaires et les veines se meuvent sur ce liquide par un mouvement en retour, dû à l'élasticité de leurs parois, et aussi, dans certaines conditions, en vertu de la puissance contractile inhérente à leurs tuniques (Voy. §§ 96, 99, 102).

Les canaux excréteurs des glandes se meuvent sur les liquides de sécrétion pour les faire progresser du côté des surfaces cutanées ou muqueuses sur lesquelles le produit sécrété doit être déposé. Les diverses fonctions des organes des sens qui nous restent à passer en revue, la production du son de la voix, celle de la parole, nécessitent aussi des mouvements variés et plus ou moins complexes, non-seulement dans la position de l'organe du sens pris en masse, mais encore dans les rapports réciproques des diverses parties qui le constituent. Dans les fonctions de reproduction, enfin, la liqueur fécondante doit être portée dans l'intérieur des organes femelles; ces organes font progresser par leurs mouvements la semence du côté des ovaires, et l'ovule du côté de l'utérus. On peut dire d'une manière générale que toutes les fonctions de l'économie sont accompagnées de mouvements[1].

Les mouvements sont sous la dépendance du système musculaire; ils résultent, en d'autres termes, de la contraction des muscles. Dire que la contraction musculaire *détermine* le mouvement, cela ne veut pas dire toutefois que les parties pourvues de muscles soient les seules qui *se meuvent*. Lorsque la colonne vertébrale, inclinée en avant par le jeu des muscles abdominaux et ceux du cou, par exemple, se redresse sous l'influence des ligaments jaunes élastiques étendus entre les lames des vertèbres, ce mouvement de retour n'est point sous l'influence immédiate des muscles, et cependant il a *sa source* dans la contraction de flexion qui a bandé le tissu élastique; celui-ci revient sur lui-même avec une énergie proportionnée à la force de distension. Il en est de même dans le retrait rhythmique des artères. Elles reviennent par élasticité sur le sang, après la distension excentrique due à la contraction musculaire du cœur[2]. Nous aurons

[1] L'absorption elle-même fait à peine exception, puisqu'elle est subordonnée à la fois aux *courants* d'endosmose et à la pression due à la contraction musculaire (Voy. §§ 75 et suiv.)

[2] Les artères sont contractiles aussi (surtout les artères d'un petit calibre, ainsi que les

occasion de revenir sur le rôle important que jouent les tissus élastiques dans les phénomènes du mouvement.

Les muscles sont les agents actifs du mouvement. Dans les mouvements de la locomotion, les os sur lesquels les muscles s'insèrent en sont les leviers passifs. Ces leviers, articulés entre eux de manières diverses, changent de rapport les uns avec les autres, lorsqu'ils sont mus par la contraction musculaire, et déterminent les attitudes et les divers mouvements. En mouvant les leviers osseux sur lesquels ils s'insèrent, les muscles de la locomotion meuvent d'ailleurs en même temps toutes les parties qui, groupées autour des leviers, constituent avec l'os lui-même les résistances que doit vaincre la puissance contractile. Lorsque, le bras étant pendant, on soulève, par exemple, l'avant-bras sur le bras, la partie soulevée ou mise en mouvement est représentée par l'avant-bras et par la main pris dans leur ensemble (os, muscles, tissu cellulaire, vaisseaux, nerfs, peau) : la force motrice ou la puissance contractile est représentée par les muscles fléchisseurs de l'avant-bras sur le bras, c'est-à-dire le biceps et le brachial antérieur.

C'est donc par l'intermédiaire des leviers passifs (les os) que les muscles changent les rapports des parties dans les mouvements de la locomotion. Cependant il n'en est pas toujours ainsi. L'ampliation de la poitrine dans les mouvements de la respiration s'opère, il est vrai, en grande partie par l'intermédiaire des côtes soulevées par les muscles ; mais déjà nous voyons ici un muscle qui, *par lui-même*, et en changeant de forme (diaphragme), contribue à l'augmentation de la cavité pectorale. Les mouvements de la tunique musculaire du tube digestif, les changements de dimensions qui en résultent et la progression du bol alimentaire qui en est la conséquence, s'accomplissent directement aussi et sans l'intervention de leviers osseux. Le cœur agit de même d'une manière directe, pour faire progresser le sang dans l'arbre circulatoire. Les contractions de la vessie (miction), celles du rectum (défécation), celles de l'utérus (accouchement), agissent directement aussi sur leur contenu ; et s'il est vrai de dire que, la plupart du temps, les muscles de l'abdomen interviennent pour favoriser leur action, ce n'est point en mouvant les leviers osseux auxquels ces muscles s'insèrent qu'ils agissent alors, mais c'est surtout en changeant de forme, c'est-à-dire en tendant à devenir planes de convexes qu'ils sont.

§ 216.

Mouvements volontaires. — Mouvements involontaires. — Les muscles qui mettent les parties en mouvement par le jeu des leviers osseux ; en d'autres termes, les muscles de la locomotion sont pour la plupart soumis à l'empire de la volonté : on les désigne généralement sous le nom de muscles du *mouvement volontaire*, ou, avec Bichat, sous le nom de mus-

capillaires, et même les veines) ; mais leur contractilité n'entre pas en jeu, d'une manière rythmique, à chaque pulsation du pouls (Voy. §§ 96 et 101).

cles de la *vie animale*. Les muscles dont la contraction est soustraite à l'empire de la volonté (muscles de l'intestin, de la vessie, de l'utérus, etc.) ont été désignés sous le nom de muscles du *mouvement involontaire*, ou, avec Bichat, sous le nom de muscles de la *vie organique*. Les premiers de ces muscles sont surtout en rapport avec le jeu des fonctions de relation; les seconds avec celui des fonctions de nutrition. Cette distinction des muscles en muscles volontaires et muscles involontaires a été souvent attaquée depuis Bichat. Il est aisé, en effet, de se convaincre qu'un certain nombre de muscles sont tour à tour volontaires ou involontaires. Les muscles du thorax et de l'abdomen agissent sans cesse dans les phénomènes mécaniques de la respiration, et pendant la veille et pendant le sommeil, sans que nous en ayons conscience. Or, nous pouvons aussi à tout instant mouvoir ces mêmes muscles dans des directions et avec une intensité subordonnée à notre caprice ou à nos besoins. Dans l'acte si compliqué de l'accouchement, ne voyons-nous pas un grand nombre de muscles tour à tour volontaires et involontaires ? Nous pourrions encore citer d'autres exemples. Mais, malgré ses imperfections, nous pensons que cette classification doit rester dans la science. Outre qu'elle repose sur une vue d'ensemble d'une haute portée, elle est simple et vraie d'une manière générale. D'ailleurs, toutes les classifications qu'on a cherché à substituer à celle-là sont loin d'être plus rigoureuses, et elles ont généralement le défaut d'être beaucoup moins claires.

La composition intime de la fibre musculaire est-elle en rapport avec la nature de la contraction ? Oui, d'une manière générale; non, d'une manière absolue.

Chez l'homme et les vertébrés, les muscles de la locomotion, ou les muscles volontaires, sont rouges, et généralement composés de *faisceaux striés;* les muscles involontaires, moins colorés, sont généralement composés de *fibres lisses* (Voy. § 219). Il y a toutefois une exception remarquable. Ainsi, le cœur, quoique soustrait à l'influence de la volonté, est composé de faisceaux striés. Au reste, en descendant l'échelle animale, on voit de la manière la plus manifeste que la striation ou la non-striation de la fibre musculaire n'est pas nécessairement en rapport direct avec le mode volontaire ou involontaire de la contraction. Les muscles de la locomotion d'un grand nombre d'invertébrés, en effet, sont composés de fibres lisses, et, d'autre part, les cœurs lymphatiques des reptiles sont composés d'une tunique musculaire à faisceaux striés.

Beaucoup d'animaux inférieurs (infusoires, polypes, embryons d'animaux inférieurs) sont constitués à leur intérieur par une masse contractile demi-transparente, sans trace de fibres distinctes, qu'on désigne généralement sous le nom de *sarcode*. La substance musculaire, dans son état de plus grande simplicité, n'offre rien d'analogue ni aux faisceaux striés ni aux fibres lisses. Ces deux ordres différents d'éléments musculaires n'apparaissent que dans les animaux plus compliqués, où se dessien même temps un système nerveux. On peut dire que la nature volontaire ou involontaire de la contraction dépend bien moins de la structure intime des muscles que de la nature des nerfs qu'ils reçoivent. Chez l'homme en particulier, ainsi que chez les vertébrés, les muscles volontaires sont en relation avec les nerfs qui se détachent directement de l'axe cérébro-spinal, tandis que les muscles involontaires sont animés par le système ganglionnaire du grand sympathique.

Ce chapitre sera principalement consacré à l'étude des mouvements volontaires. Les mouvements involontaires ont été déjà examinés en partie dans le premier livre, aux diverses fonctions de nutrition, ou le seront plus tard (au chapitre de l'*innervation*); nous ne nous en occuperons ici qu'en ce qui concerne le mécanisme de la contraction musculaire.

Indépendamment des mouvements volontaires ou involontaires dont nous venons de parler, mouvements visibles et mesurables à l'œil, on peut encore observer chez les animaux, à l'aide du microscope, sur quelques points des surfaces muqueuses et dans les éléments de quelques tissus, un certain ordre de mouvements qui paraissent complétement indépendants du système nerveux. Ces mouvements, observables seulement au microscope, persistent dans les tissus séparés du corps de l'animal vivant, sont par là même en dehors des mouvements volontaires, et se rattachent évidemment aux fonctions de nutrition. Tels sont le mouvement *vibratile* et le mouvement *brownien*. Ces mouvements ne peuvent être observés chez l'homme et dans les animaux supérieurs que dans un petit nombre de tissus. Dans quelques animaux inférieurs, ils sont beaucoup plus fréquents et plus répandus.

SECTION I.

Mouvements de quelques parties élémentaires

(Mouvements visibles au microscope).

§ 217.

Mouvement brownien. — Lorsqu'on place sous le microscope des cellules pigmentaires prises dans les couches profondes de l'épiderme ou dans les mailles de la choroïde, on constate que les granulations pigmentaires contenues dans les cellules sont animées de mouvements variés. Les unes décrivent des trajets plus ou moins sinueux, d'autres tournent sur elles-mêmes autour de leur axe, ou autour d'un centre fictif. Les cellules qui contiennent la chlorophylle végétale présentent les mêmes phénomènes. Si le mouvement dont nous parlons s'observe plus particulièrement dans les cellules pigmentaires des animaux et dans les cellules vertes des végétaux, cela dépend sans doute de la *coloration* des molécules, qui facilite l'observation microscopique. Il est probable qu'elle a lieu aussi dans toutes les jeunes cellules (contenant un liquide non solidifié).

Le mouvement brownien n'est pas dû à la *position* des objets examinés, car il n'a pas lieu dans le même sens, pour une même cellule observée, mais bien dans les sens les plus divers. On a souvent attribué ce mouvement à un phénomène d'évaporation *inégale* qui, changeant la température de certaines molécules par rapport aux autres, entraînerait dans la masse du contenu liquide les mêmes mouvements moléculaires qu'on observe en un liquide chauffé dans un vase. Il est possible que les molécules suspendues dans le liquide des cellules organiques obéissent, dans leurs mouvements, à des changements partiels de température, car des mouvements analogues s'observent dans toutes les molécules suspendues au milieu des masses liquides en repos : la température, quelque fixe qu'elle paraisse, étant dans un état d'oscillation perpétuelle. Mais il est probable que les mouvements qu'on observe dans les cellules organiques obéissent encore à une autre cause. Il est probable, dis-je, que ces mouvements intérieurs sont déterminés aussi par les *courants d'entrée et de sortie* qui caractérisent les fonctions des cellules végétales et animales. Cela est d'autant plus probable que ces mouvements acquièrent toute leur intensité, lorsqu'on ajoute un peu d'eau aux cellules en observation et qu'on augmente ainsi l'énergie des courants d'endosmose. Il faut d'ailleurs remarquer que le mouvement brownien est un mouvement très-lent. Il ne nous paraît vif au microscope que parce que les instruments grossissants en augmentent considérablement l'étendue. Si la molécule organique qu'on observe décrit, par exemple, dans son mouvement, en une seconde, un espace équivalent à 2 millimètres pour un grossissement de 400 diamètres, il est évident que dans le même temps elle n'a réellement parcouru qu'un espace quatre cent fois moindre, c'est-à-dire 1/200e de millimètre.

§ 218.

Mouvement vibratile. — L'épithélium à cylindres qui tapisse quelques membranes muqueuses présente une particularité remarquable. Les cylindres qui le constituent portent à leur surface libre de petits appendices ou *cils vibratiles* (Voy. fig. 75).

Fig. 75.

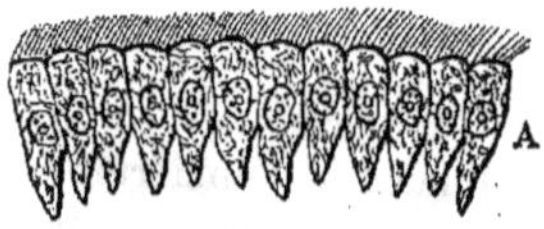

ÉPITHÉLIUM VIBRATILE.

A, cylindres de l'épithélium.
B, cils placés à la surface libre des cylindres.

Les cils vibratiles n'existent, chez l'homme et chez les mammifères, que sur l'épithélium du sac lacrymal, du canal lacrymal, des cavités nasales (y compris la cloison, les sinus frontaux, ethmoïdaux, maxillaires), de la trompe d'Eustache, au sommet du pharynx, à la face supérieure du voile du palais, dans le larynx, dans les bronches, aux lèvres et au col de l'utérus, à la face interne de cet organe et dans les trompes, dans les ventricules du cerveau, à l'origine des canalicules urinifères, et aussi, mais d'une manière transitoire, sur la surface des éléments de l'œuf dans les premières phases du développement.

L'épithélium vibratile est généralement plus répandu chez les animaux inférieurs. Dans beaucoup de reptiles, on trouve cet épithélium, non-seulement dans les voies de la respiration et de la génération, mais aussi dans la bouche, dans l'œsophage et dans le cloaque. Les invertébrés présentent aussi des cils vibratiles sur divers points des surfaces muqueuses, et quelquefois à la surface tégumentaire externe, sans qu'on puisse dire que la présence ou l'absence de ces appendices mobiles soit en rapport avec le degré d'élévation ou d'abaissement de l'animal dans l'échelle des êtres. Beaucoup d'invertébrés ne présentent point, en effet, de cils vibratiles. On rencontre aussi des cils vibratiles dans les plantes, principalement dans les cryptogames. Les spores des algues d'eau douce et des conferves, par exemple, sont couvertes de cils à l'aide desquels elles s'agitent vivement dans l'eau, au moment où elles se séparent de la plante mère, avant de gagner le fond du liquide, pour y suivre les phases de leur développement.

Les cils vibratiles animaux sont de petits appendices hyalins situés sur la surface libre des cellules de l'épithélium à cylindre. Chaque cellule en porte plusieurs : leur nombre varie entre six et douze par cylindre. Leur longueur moyenne est, chez l'homme, d'environ $0^{mm},0005$. Quant à leur diamètre, il est à peine le dixième ou le vingtième de leur longueur. Les cils vibratiles des animaux inférieurs ont souvent des dimensions beaucoup plus considérables.

Les cils vibratiles peuvent être facilement observés sur les membranes muqueuses extraites du corps des animaux vivants ; mais ils disparaissent promptement par putréfaction. On ne peut les examiner dans la profondeur de l'appareil respiratoire de l'homme que lorsque l'ouverture du cadavre a lieu quelques heures seulement après la mort ; chez les suppliciés, par exemple. On peut cependant se procurer de l'épithélium vibratile sur l'homme vivant. Il suffit pour cela de promener assez doucement l'extrémité d'une plume sur la partie profonde de la cloison nasale. On enlève ainsi un peu de mucus, qui entraîne avec lui des cellules d'épithélium vibratile, qu'on peut alors placer sous le microscope. La membrane muqueuse détachée de la voûte palatine d'une grenouille est surtout très-convenable pour bien étudier ce mouvement, et pour l'examiner sur des lambeaux étendus de membranes.

Quand on examine l'épithélium vibratile au microscope, on voit les cils qui le surmontent agités d'un mouvement spontané, qui consiste dans une succession d'inclinaisons et d'élévations. En général, un grand nombre de cils s'inclinent ensemble, se relèvent de même, et se meuvent dans le même sens ; on a comparé leur mouvement à celui que déterminerait un coup de vent sur les tiges d'un champ de blé.

Pendant ce mouvement d'abaissement et d'élévation des cils dans un sens déterminé, les liquides et les molécules suspendues dans les liquides placés à la surface des membranes muqueuses sont entraînés, par le relèvement successif des cils, dans un sens opposé à celui de leur abaissement. Si on place, par exemple, des poussières colorées dans le liquide dont on imbibe la pièce observée, on peut remarquer que les molécules de la matière colorante sont entraînées par le mouvement de l'épithélium vibratile de la grenouille avec une vitesse de $0^{mm},1$ à $0^{mm},2$ par seconde. La vitesse du mouvement imprimé au liquide est, d'ailleurs, subordonnée à sa densité : la vitesse des ondulations des cils vibratiles étant modifiée, on le conçoit, par le degré de résistance du liquide qui les baigne. Le nombre des inclinaisons des cils vibratiles en un temps donné est assez variable; il est de 75 à 150 par minute sur la mouche et la grenouille; de 250 à 300 dans le même temps sur le polype d'eau douce (le polype d'eau douce porte des cils vibratiles à la surface tégumentaire).

Le mouvement d'élévation et d'abaissement des cils (mouvement analogue à celui d'un doigt qui s'abaisse et se relève alternativement) est le mouvement le plus commun. MM. Valentin et Purkinje, qui ont étudié d'une manière toute spéciale ce point curieux d'anatomie microscopique, distinguent encore trois autres sortes de mouvements des cils : 1° un mouvement d'*entonnoir*, ou mouvement infundibuliforme, dans lequel la pointe libre du cil décrit une circonférence, et, par conséquent, le cil tout entier un véritable cône ; 2° un mouvement d'*oscillation*, dans lequel le cil décrit un mouvement de va-et-vient, comme un pendule dont le point fixe serait à l'insertion du cil sur le cylindre d'épithélium qui le supporte; 3° un mouvement *ondulatoire* dans lequel le cil décrit, en s'inclinant, des sinuosités analogues à celles que présenterait une banderole abandonnée au vent ou au courant de l'eau.

On remarque souvent que le sens du mouvement suivant lequel s'inclinent les cils change au bout d'un certain temps, pour s'opérer dans un sens opposé, et ainsi de suite plusieurs fois et à des intervalles à peu près réguliers. C'est ce qu'on observe très-facilement sur les branchies des moules.

Ce qu'il y a de plus remarquable dans le mouvement des cils, c'est qu'il est complétement en dehors de l'influence du système nerveux, lequel n'envoie point de filet dans l'épithélium; c'est qu'il persiste une heure et même deux heures, alors que les cellules de l'épithélium sont séparées du corps, même lorsquelles sont isolées les unes des autres.

Lorsqu'on place des cellules vibratiles extraites des fosses nasales de l'homme dans du sérum, le mouvement peut y persister plus de vingt-quatre heures. Ce mouvement s'éteint plus vite dans l'eau pure, parce que l'endosmose qui se fait vers la cellule épithéliale agit sur elle en la déformant. Chez les reptiles, le mouvement spontané des cils dure bien davantage encore. Si l'on a soin de préserver les cellules de l'épithélium vibratile de la tortue contre les effets du desséchement, le mouvement des cils se prolonge pendant *plusieurs semaines* après la mort de l'animal.

Le rôle physiologique des cils vibratiles, dans les espèces inférieures paraît surtout en rapport avec la respiration. Leur but est vraisemblablement de renouveler le liquide à la surface des membranes absorbantes, d'éloigner ainsi le liquide vicié par les produits de l'expiration de l'animal, et d'attirer le liquide voisin. On retrouve le mouvement vibratile dans l'appareil respiratoire des animaux supérieurs, mais il n'a plus ici qu'un rôle fort obscur. On peut dire cependant que le mouvement des cils, partout où on l'observe, est capable de faire progresser lentement le mucus et les autres substances déposées à la surface des membranes muqueuses. Il n'est pas impossible que le mouvement des cils vibratiles des trompes, dans l'espèce humaine, contribue à diriger l'ovule du côté de l'utérus, et que les cils qui se meuvent dans les petites bronches ne facilitent l'expulsion des mucosités pulmonaires. La direction de leur mouvement d'inclinaison permet au moins de le supposer. Mais il faudrait pour cela que ce mouvement ne fût pas alternatif dans ces divers points, ce qui n'est pas encore nettement établi. Dans les ventricules du cerveau de l'homme, qui sont tapissés non par une membrane muqueuse, mais par une simple couche de cellules d'épithélium à cylindres pourvues de cils vibratiles, on ne sait pas quel rôle les cils sont appelés à jouer.

Le mouvement des filaments mobiles qui existent dans la semence, et auxquels on donne le nom de *spermatozoïdes*, offre avec le mouvement des cils vibratiles une grande analogie (Voy. *Sperme*, § 392). Cette analogie est frappante surtout quand on examine des cellules d'épithélium vibratile isolées au milieu d'un liquide. L'action des cils sur le liquide détermine, dans la cellule isolée qui supporte les cils, une réaction en sens inverse, et on voit alors la cellule se mouvoir dans le liquide par une sorte de mouvement giratoire ou de translation.

SECTION II.

Des phénomènes de la contraction musculaire.

§ 219.

Des muscles. — Les muscles de l'homme et de la plupart des animaux vertébrés peuvent être divisés, eu égard à leur structure intime, en deux classes qui correspondent à peu près à celle des muscles volontaires ou involontaires. Les éléments des muscles volontaires ou extérieurs sont striés transversalement, c'est-à-dire perpendiculairement à leur longueur; les autres (muscles intérieurs) sont composés de fibres *lisses*.

A. *Composition élémentaire des muscles extérieurs.* — Quel que soit le volume d'un muscle de la vie animale, quel que soit celui des faisceaux (visibles à l'œil) de l'assemblage desquels il résulte, toujours les faisceaux du muscle peuvent être divisés en un certain nombre de parties élémentaires *bien définies*, se rencontrant partout à peu près sous les mêmes dimensions, et auxquels on donne le nom de *faisceaux primitifs*. Ces faisceaux primitifs ont reçu le nom de *faisceaux striés*, parce qu'ils présentent une disposition que n'offre aucun autre tissu de l'économie. Ces faisceaux sont striés, c'est-à-dire marqués en travers, et perpendiculairement à leur axe, de lignes horizontales très-rapprochées (Voy. fig. 76).

Fig. 76.

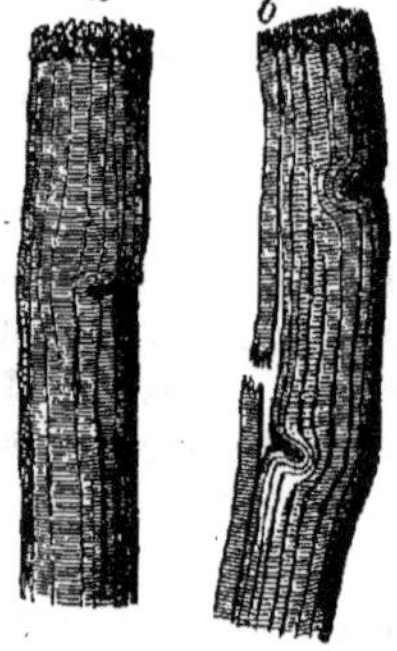

On désigne les éléments des muscles de la vie animale sous le nom de *faisceaux primitifs*, et non sous celui de *fibres primitives*, parce que par l'analyse microscopique on arrive à reconnaître que ces faisceaux primitifs renferment dans une enveloppe commune (ou sarcolemme) des éléments plus fins, auxquels on réserve le nom de *fibres primitives* ou *fibrilles musculaires*. Au reste, les faisceaux primitifs sont des parties bien définies qui ne résultent pas seulement de l'accolement de parties plus fines; ces parties sont contenues dans une enveloppe spéciale *amorphe* (sarcolemme) et constituent un petit système élémentaire au même titre que le tube nerveux ou la fibre du tissu cellulaire. Les *fibrilles* qui entrent dans la constitution du faisceau primitif se traduisent, au travers de la transparence du sarcolemme ou gaîne commune, par des lignes longitudinales, correspondantes à leur accolement. Les fibrilles sont réunies et *collées* entre elles par une substance amorphe.

Les faisceaux primitifs ont un diamètre oscillant entre $0^{mm},01$ et $0^{mm},03$. Ces faisceaux ne sont presque jamais tout à fait rectilignes sur le fragment de muscle qu'on observe : ils sont plus ou moins infléchis. C'est à ces inflexions que la chair musculaire doit de présenter à l'œil nu cet aspect *ridé* ou *ondé* qu'offre la surface d'un muscle lorsqu'on l'examine sur la direction des fibres charnues; cette disposition est surtout remarquable sur le filet de bœuf. Nous examinerons plus loin, avec détails, ces inflexions qui sont les vestiges persistants du raccourcissement du muscle. Elles sont représentées à l'état rudimentaire, fig. 76 (faisceau *b*), et au maximum de développement sur la figure 80, p. 515. Les inflexions dues à la contraction sont d'ailleurs plus éloignées les unes des autres que les *stries* proprement dites.

Les stries des faisceaux primitifs apparaissent, au microscope, sous la forme de petites lignes transversales *foncées*, tranchant sur la transparence des espaces interlinéaires. La *striation* transversale des faisceaux primitifs n'appartient pas à l'enveloppe, mais à ce qui est contenu dans la gaîne commune; elle est visible, par suite de la transparence du sarcolemme. Lorsqu'on isole les fibrilles, celles-ci conservent la striation en travers, ce qui prouve bien que ce sont elles qui sont striées. Les fibrilles ont environ $0^{mm},001$ de diamètre ; d'où il suit que dans un faisceau primitif de

0mm,01 de diamètre, il y en a environ une centaine, et environ 300 dans un faisceau de 0mm,03 de diamètre [1].

Les fibrilles extraites de la gaîne commune du faisceau primitif présentent une disposition striée, parce qu'elles offrent une multitude d'*ondulations très-fines*. La partie saillante de l'ondulation n'étant pas située sur le même plan d'observation que la partie rentrante, la première paraît *claire* à l'observation, et la seconde *foncée*. De là, la striation transversale. La fibrille musculaire est pleine, hyaline comme la fibre cellulaire, et on peut quelquefois l'observer sans ses ondulations caractéristiques. Lorsqu'on examine les faisceaux primitifs sur des muscles depuis longtemps *paralysés*, les faisceaux ne sont point striés en travers ; les fibrilles primitives ont perdu leurs stries, elles ne sont plus ondulées. Lorsqu'on examine les muscles d'individus épuisés par des affections chroniques et chez lesquels le système musculaire est depuis longtemps livré à l'inaction, les stries sont moins évidentes. Ceci montre qu'il y a une liaison directe entre la contraction des muscles et la striation des fibrilles, et que celle-ci n'est probablement, comme les inflexions à plus grandes dimensions qui portent sur le faisceau primitif lui-même, que les vestiges persistants de la contraction musculaire elle-même [2].

[1] Quelques anatomistes pensent que le faisceau primitif ne peut être séparé en fibrilles que par un artifice anatomique, et que les stries correspondent à la superposition de petits disques, de nature fibrineuse, mesurant toute l'épaisseur du faisceau primitif et empilés les uns sur les autres, dans la gaîne commune, comme de petites pièces de monnaie. La division des faisceaux primitifs en disques (constitués par l'adossement des petits segments cylindriques dont on les suppose composés) ne s'observe que sur des pièces qui ont macéré ou sur des muscles en voie de décomposition. Sur les muscles frais on ne voit rien de semblable. Il n'est pas de muscles striés sur les animaux supérieurs et sur l'homme, où l'on ne parvienne à mettre en évidence les *fibrilles* contenues dans les faisceaux primitifs quand les muscles sont frais.

Dernièrement M. Brücke, qui partage depuis longtemps (ainsi que MM. Remak, Dubois-Reymond, Ludwig, etc.) l'opinion de M. Bowmann sur la structure de la fibre musculaire, a cherché à montrer que les faisceaux primitifs des muscles sont composés de disques superposés de nature *alternativement* différente. En examinant le tissu musculaire sous le microscope, à l'aide de la lumière polarisée, il constate que l'une des substances jouit de la double réfraction, et l'autre de la réfraction simple, de telle sorte que l'une apparaît colorée en *bleu*, et l'autre est *purpurine* comme le fond. D'après M. Brücke, les fibres musculaires *lisses* (Voy. plus bas) jouiraient, dans toute leur masse, de la double réfraction : dès lors il n'y aurait point pour elles, comme pour les muscles striés, de disques alternants superposés.

Nous ne pouvons nous empêcher de faire remarquer que les observations photo-microscopiques ne tranchent point la question anatomique. Il serait inexplicable que la disposition alternante de deux substances à propriétés physiques différentes ne se montrât que dans les muscles striés et point dans les muscles lisses. Il est plus probable que la substance musculaire est une, et qu'elle jouit partout de la double réfraction. Dans les muscles lisses, le contenu est placé sur le même plan d'observation, la double réfraction existe dans toute la masse. Dans les muscles striés, les ondulations rectilignes ou hélicoïdes des fibrilles primitives changent à chaque instant et d'une manière régulière le plan d'observation. On conçoit dès lors que le microscope donne, suivant une succession régulière, la double réfraction du muscle et la réfraction simple du verre.

[2] Quel est le mode de l'*ondulation* des fibrilles? Est-il rectiligne (Will, Günther), ou bien se fait-il suivant une direction hélicoïde, de manière que les fibrilles ressembleraient à des

Si la striation transversale que présentent les faisceaux primitifs des muscles striés est due aux ondulations des fibrilles que ce faisceau primitif contient, on se demandera peut-être comment il se fait que, des ondulations appartenant à une grande quantité d'éléments groupés, apparaissent à travers la gaîne qui les contient, suivant des lignes régulièrement disposées. A cela on peut répondre que les fibrilles élémentaires ne sont pas *isolées* dans le faisceau primitif; qu'elles sont, au contraire, intimement *accolées* entre elles, si bien qu'il est difficile de les séparer; dès lors on conçoit que ces ondulations, n'étant que les vestiges persistants de la contraction en masse du faisceau musculaire primitif, soient disposées au même niveau, ou sensiblement au même niveau, pour toutes les fibrilles d'un même faisceau primitif.

La disposition striée des faisceaux primitifs des muscles de la locomotion n'existe pas seulement chez l'homme et les mammifères; on l'observe aussi dans les oiseaux, dans les reptiles et dans les poissons; aussi dans les muscles de la locomotion d'un grand nombre d'invertébrés, bien que, chez les poissons et chez les invertébrés, les muscles de la vie animale ne soient point colorés en rouge, comme chez l'homme et les animaux supérieurs.

Chez l'homme, les faisceaux primitifs ou striés existent dans tous les muscles soumis à l'empire de la volonté ou muscles de la vie animale; parmi les muscles intérieurs, il en est un cependant qui est composé des faisceaux striés; ce muscle est le *cœur*.

B. *Composition élémentaire des muscles intérieurs*. — Les muscles intérieurs, tels que la tunique musculeuse de l'intestin, de la vessie, de l'utérus, de la trachée-artère, des bronches, des canaux excréteurs des glandes, etc., présentent une composition élémentaire un peu différente.

Les fibres primitives des muscles intérieurs ne sont pas groupées, comme les précédentes, en *faisceaux primitifs*, c'est-à-dire qu'elles...

sortes d'hélices ou de tire-bouchons (Raspail, Reichert, Arnold)? La question n'est pas encore résolue.

Fig. 77.

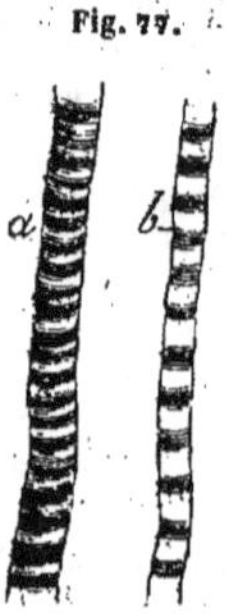

Quand on examine au microscope les muscles thoraciques ... on observe que les faisceaux striés se présentent sous deux aspects différents. Les uns apparaissent comme les représente la figure ...; les autres sont un peu différents (fig. 77, *b*); c'est-à-dire que les uns sont plus *larges*, ont les *stries plus rapprochées* et plus nettement marquées; les autres sont plus *étroits*, ont les *stries plus éloignées* ... *nettement marquées*. Il est permis de conclure de ces deux aspects que les premières de ces fibres (*a*) correspondent à l'état de contraction du muscle (diminution de largeur, augmentation d'épaisseur), et que les autres (*b*) correspondent à l'état de relâchement.

Ainsi que le remarque M. Kölliker, ce qui contribue encore à démontrer que la striation des fibrilles musculaires tient à une ... des fibres, c'est-à-dire, en d'autres termes, aux vestiges persistants de la contraction musculaire, c'est que les fibres du tissu cellulaire (qui sont *homogènes* et transparentes, comme on sait) se rétractent sous l'influence de l'électricité, et présentent souvent alors, au microscope, des *stries transversales* très-...

un muscle de la vie *végétative* et en le poursuivant dans ses éléments constitutifs, on arrive, par des décompositions successives, jusqu'à la fibre primitive, sans passer par le *faisceau primitif*. En d'autres termes, les fibres primitives des muscles intérieurs ne sont pas réunis en groupes définis entourés par une membrane spéciale, mais ces fibres primitives sont simplement accolées entre elles dans la masse d'un muscle par le tissu cellulaire général.

De plus, tandis que les faisceaux primitifs des muscles striés (avec les fibrilles qui les composent) mesurent toute la longueur du muscle et vont d'une extrémité à l'autre du corps charnu, les fibres primitives des muscles de la vie végétative ont, au contraire, des dimensions extrêmement faibles; elles n'ont guère plus de $0^{mm},04$ à $0^{mm},08$ de longueur, sur une épaisseur de $0^{mm},004$ à $0^{mm},006$ (aussi les désigne-t-on communément en histologie sous le nom de *fibres-cellules*).

Ces fibres sont *lisses*, c'est-à-dire qu'elles ne présentent point de striation en travers. Elles présentent parfois une apparence de séparation longitudinale dans leur contenu. Les fibres musculaires lisses sont répandues dans des points très-nombreux de l'économie, entremêlées avec le tissu cellulaire, et donnent aux tissus dans lesquels on les rencontre la puissance contractile. Les muscles intérieurs, qui circonscrivent presque tous des cavités ou des canaux (muscles de l'intestin, de la vessie, etc.), sont par conséquent composés de fibres qui sont bien loin de mesurer toute la circonférence des parties sur lesquelles elles se déploient. Les fibres musculaires lisses ont besoin, pour exercer leur action contractile sur ces parties, de se fixer, par leurs extrémités, à la membrane fibreuse (ou celluleuse condensée) qui forme la charpente de ces organes. C'est par l'ensemble combiné de leur contraction simultanée que les fibres lisses amènent le rétrécissement des cavités. C'est peut-être à cela, en partie, qu'est dû le mode spécial de la contraction de ces parties, laquelle est lente et successive. Les fibres musculaires lisses sont généralement moins rouges que les fibres striées; dans quelques organes elles sont tout à fait incolores.

Indépendamment des organes cités plus haut, les fibres musculaires lisses se rencontrent dans beaucoup de parties qui, par leur apparence, n'offrent pas les caractères du tissu musculaire, et auxquelles on a pendant longtemps refusé la contractilité. Ces fibres s'y trouvent répandues en quantité très-variable et entremêlées avec les éléments d'autres tissus, tels que les tissus cellulaires élastiques. Ainsi, par exemple, les fibres contractiles de l'iris, les fibres contractiles des vaisseaux (artères, capillaires, veines et lymphatiques), les fibres contractiles du sac lacrymal, des canaux lacrymaux, des vésicules séminales, de la vésicule biliaire, des canaux excréteurs des glandes, les fibres contractiles du dartos, les fibres contractiles qu'on rencontre dans l'épaisseur du derme (elles y déterminent la chair de poule), appartiennent aux fibres musculaires lisses.

Les limites qui séparent les fibres musculaires lisses des fibres musculaires striées ne sont pas nettement tranchées. A l'entrée des voies digestives, les faisceaux striés se prolongent jusque dans l'œsophage et ne font place que peu à peu aux fibres lisses. De même, à la partie inférieure du rectum, la tunique musculeuse de l'intestin présente des fibres striées dans ses portions les plus déclives.

La distinction des muscles en muscles striés et en muscles lisses est fondée, surtout dans les vertébrés. Si l'on trouve des muscles striés chez beaucoup d'invertébrés, on peut dire cependant que les muscles lisses y sont beaucoup plus répandus. La couleur des muscles est d'ailleurs un caractère tout à fait accessoire : les poissons, qui ont des muscles blancs, ont cependant des muscles striés ; il en est de même de la plupart des insectes ; presque tous les invertébrés ont des muscles peu ou point colorés.

Les animaux inférieurs, dans lesquels les divers tissus ne sont point nettement distincts les uns des autres, sont souvent constitués (les protozoaires, les rotatoires, etc.) par une masse contractile dans son ensemble. Les mouvements qui se passent ici dans la masse entière du corps, comme aussi dans les œufs des planaires qui s'allongent et s'étranglent en tous sens, ne sont point comparables à ceux qui s'accomplissent dans les animaux supérieurs, car il n'y a point chez les protozoaires de système nerveux distinct, tenant sous sa dépendance des tissus *divers*. Ces mouvements élémentaires sont bien plutôt de l'ordre des mouvements vibratiles (Voy. § 218).

§ 220.

De la contractilité musculaire. — La fibre musculaire est contractile, c'est-à-dire que, dans certaines conditions déterminées, elle rapproche ses deux extrémités et diminue ainsi de longueur. La contractilité d'un muscle a besoin, pour entrer en jeu, d'un *excitant*.

Tantôt l'excitant du mouvement est la volonté, par exemple, dans la plupart des mouvements de la locomotion; tantôt le stimulus agit localement sur le muscle lui-même, ou tout au moins sur des points sensibles et voisins du muscle, comme lorsque l'aliment excite de proche en proche par sa présence la contraction successive de la tunique musculaire de l'intestin. Dans ces divers cas, le système nerveux est l'intermédiaire obligé de la contraction. Les nerfs sont, en effet, les conducteurs de la volonté, et sans eux celle-ci est frappée d'impuissance; de même, le stimulus aliment n'agit, ainsi que nous le verrons, que par une action réflexe (Voy. *Innervation*, § 344), en vertu de laquelle la sensation obscure déterminée sur la muqueuse intestinale chemine par les nerfs vers le système nerveux central et est renvoyée, sous forme d'incitation motrice, vers le muscle sous-jacent par d'autres nerfs. Lorsque les conducteurs nerveux sont interrompus, la paralysie musculaire survient.

La volonté est l'excitant par excellence de la contraction musculaire dans les actes de la vie animale, et c'est elle qui entraîne les contractions les plus étendues et les plus soutenues; mais elle n'est pas le seul. On peut mettre en jeu la contractilité musculaire, en excitant, à l'aide des irritants *mécaniques*, *chimiques* ou *galvaniques*, les nerfs qui vont se rendre dans les muscles. Enfin, on peut encore mettre en jeu la contractilité musculaire à l'aide des mêmes excitants portés sur la fibre musculaire elle-même. La contraction qu'on obtient ainsi dans le muscle vivant est moins marquée et moins étendue, quoique évidente.

Le galvanisme constitue l'excitant expérimental le plus énergique, le plus délicat, et en même temps le plus facile à manier pour l'étude de la contractilité musculaire. On peut graduer cet excitant à volonté, en augmentant ou en diminuant l'intensité du courant de la pile. On peut le réduire presque à zéro, en employant une pile de petite dimension, ou en diminuant les actions chimiques de l'appareil; on peut augmenter considérablement l'intensité du courant, en se servant d'*appareils d'induction*. Ces appareils ont la propriété de déterminer dans les muscles des contractions violentes, et l'on peut aussi en graduer à volonté la puissance. Ils constituent aujourd'hui le moyen le plus généralement employé pour étudier les phénomènes de la contractilité musculaire[1].

Non-seulement les muscles se contractent sur l'animal vivant, lorsque l'excitant est appliqué sur les nerfs qui s'y rendent ou sur la fibre musculaire elle-même, mais les mêmes phénomènes se reproduisent pendant un certain temps sur l'animal pendant les quelques heures qui suivent la mort. Les mêmes phénomènes se produisent par conséquent aussi sur les muscles séparés du corps de l'animal vivant, sur les muscles d'un membre amputé, par exemple. Pour étudier les phénomènes de la contraction musculaire, on peut se servir et on se sert le plus souvent d'une patte de grenouille excisée sur l'animal vivant[2].

[1] On désigne sous le nom de *courants d'induction* les courants qui se développent dans des circuits *conducteurs fermés*, lorsque ces circuits *commencent* ou *cessent* de recevoir l'influence d'un courant. Les courants d'induction sont, par leur nature, des courants *presque instantanés*; mais on peut les rendre continus en multipliant considérablement, par des artifices mécaniques, le nombre des ruptures du courant inducteur. Les courants qui se développent dans le circuit fermé sont successivement de sens différent; mais on peut donner au *courant induit* une direction déterminée et constante, à l'aide d'un commutateur. Le courant inducteur peut être soit un courant galvanique, soit un aimant; car le courant dynamique de la pile et l'électricité statique de l'aimant ont, à l'intensité près, les mêmes propriétés quand ils *commencent* ou *cessent* d'agir sur les circuits fermés. Les appareils d'induction sont très-variés. (Voy., pour plus de détails, notre article sur les appareils d'induction, dans la *Gazette hebdomadaire de médecine et de chirurgie*, 27 décembre 1855, n° 52.)

[2] Chez les animaux à *sang froid*, la contractilité persiste beaucoup plus longtemps, après la mort, que chez les animaux à *sang chaud*. Il en est pour les muscles des animaux à sang froid comme pour la vie elle-même, laquelle persiste beaucoup plus longtemps lorsqu'on plonge ces animaux dans des gaz irrespirables ou lorsqu'on leur fait subir des mutilations étendues, etc.

Fig. 78.

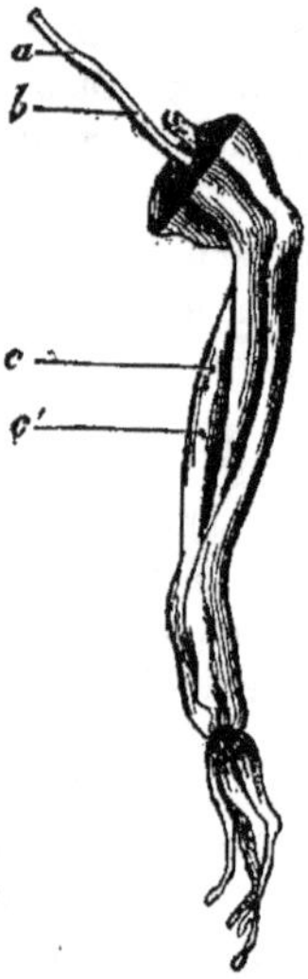

On peut donc, sur une patte de grenouille (Voy. fig. 78), déterminer des contractions dans les muscles, en excitant soit le nerf *a*, soit la cuisse *c*. Si l'on emploie le courant d'une pile ou celui d'un appareil d'induction, les deux pôles peuvent être appliqués de trois manières différentes sur la patte. On peut appliquer ces deux pôles seulement sur les muscles, c'est-à-dire en *c* et en *c'*; on peut les appliquer seulement sur le nerf, c'est-à-dire en *a* et en *b*; on peut enfin les appliquer à la fois sur le nerf et sur les muscles, en *a* et en *c*, par exemple. Dans ces trois positions, les muscles se contracteront; mais la contraction sera la plus énergique possible lorsque les deux pôles seront appliqués sur le nerf lui-même. Nous chercherons, dans un instant, comment on peut interpréter ces résultats.

§ 221.

Raccourcissement et gonflement des muscles pendant la contraction. — Lorsqu'on met en jeu la contractilité musculaire, le raccourcissement du muscle est le phénomène le plus saillant. Les deux extrémités se rapprochent l'une de l'autre. Lorsque l'une d'elles est fixée, l'extrémité mobile se rapproche de la précédente, entraînant avec elle les parties auxquelles elle adhère.

Le degré du raccourcissement musculaire pendant la contraction n'est pas le même lorsqu'on l'étudie sur des muscles qui font corps avec l'animal, ou sur des muscles séparés du corps; il est proportionné, en effet, au poids à mouvoir et à la disposition des leviers sur lesquels s'insèrent les muscles, ainsi que nous le verrons. De plus, la direction des fibres d'un muscle n'étant pas toujours parallèle à celle du tendon sur lequel les fibres viennent se fixer, le raccourcissement du muscle *pris en masse* n'est pas toujours égal à celui de chacune des fibres qui le composent.

Il n'est question en ce moment que du raccourcissement des muscles envisagés dans l'ensemble de leurs éléments et dans leurs connexions naturelles.

L'étendue de la contraction des muscles sur l'animal vivant peut être déterminée par mensuration directe sur des muscles rectilignes, en prenant sur leur continuité la distance de leurs deux points d'insertion, avant et après la flexion *maximum* des parties mobiles auxquelles ils s'insèrent. Ces mesures ont été prises avec soin par MM. Valentin et Gerber sur un grand nombre de muscles du cheval, du lapin et de l'homme. De ces recherches on peut conclure que, sur le vivant, les muscles ne perdent guère, dans leurs plus grands mouvements, que le quart ou le tiers de leur longueur, c'est-à-dire en moyenne les trois dixièmes. Ce résultat est

...ue que celui auquel avaient été conduits MM. Prévost et Dumas sur ...ouilles.

...ude de la contraction d'un muscle est proportionnée à sa lon-... Cela ne veut pas dire que les fibres charnues se raccourcissent ...and elles sont longues que quand elles sont courtes. Cela veut ...plement que si un faisceau musculaire de 24 centimètres de lon-...rd, par exemple, 6 centimètres de longueur pendant sa contrac-... faisceau de 12 centimètres perdra seulement 3 centimètres. Mais ...st pas moins vrai que l'un et l'autre se sont raccourcis, par rap-...ur longueur, d'une quantité identique, c'est-à-dire d'un quart ...exemple que nous avons choisi.

...me temps que le muscle se raccourcit, il augmente d'épaisseur. ...gmentation d'épaisseur est bien évidente au moment de la con-... du biceps brachial, laquelle suffit pour changer complétement la ...du bras ; elle ne l'est pas moins dans un grand nombre d'autres ..., et elle entraîne, dans la configuration des formes extérieures, des ...ments en rapport avec les diverses attitudes dont la connaissance ...est indispensable au peintre et au sculpteur.

...qu'un muscle se raccourcit, il devient plus dur, plus résistant sous ... qui le presse. Il gagne en épaisseur ce qu'il perd en longueur ; ...res termes, son volume *absolu* ne change pas. Cela se conçoit ...: les parties organiques pénétrées de liquides sont, comme les ... eux-mêmes, sensiblement incompressibles.

...me quelques physiologistes ont pensé que la masse du muscle di-...pendant la contraction musculaire, il n'est pas inutile de rap-...e expérience à l'aide de laquelle on peut facilement démontrer ...a point de diminution de volume pendant la contraction muscu-... qu'il n'y a point non plus augmentation, comme on l'a aussi quel-...soutenu. L'expérience qui consiste à plonger le bras dans un vase ...u, et à examiner si le niveau de l'eau varie pendant la contraction, ... pas conduire à des évaluations précises, parce qu'il est impossi-...rer d'une manière convenable le bras dans le liquide. Un pro-...aucoup plus exact consiste à renfermer dans un vase complétе-...ms, et rempli d'eau, la partie qu'on veut faire contracter (Voy. ...). On prend un flacon à large ouverture A, on le remplit d'eau, ...duit une patte de grenouille récemment préparée, puis on ferme ...ement le flacon avec un bouchon dans lequel est fixé un tube ... l'eau contenue dans le vase A communique librement avec l'eau ..., de sorte que la moindre variation dans le volume des parties ... dans le flacon devra se traduire dans le tube par une élévation ...issement du niveau de l'eau. Le calibre du tube C étant très-...tivement à la capacité du flacon, toute différence de volume ...ontenu du flacon A sera très-exagérée dans le tube C. Les choses ... cet état, les deux fils métalliques préalablement fixés au nerf D

Fig. 79.

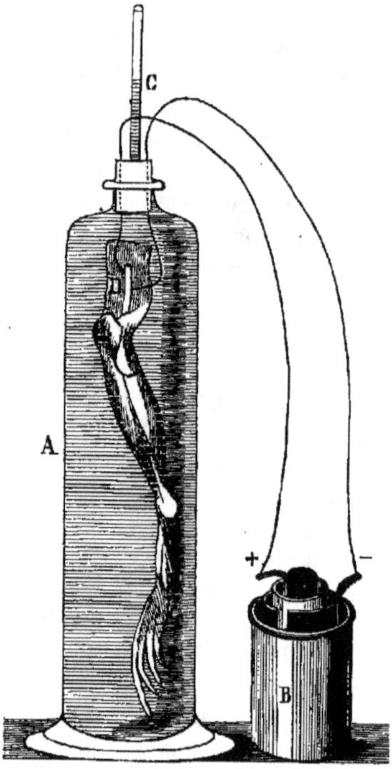

de la patte de grenouille sont mis en communication avec une pile B. A l'instant la patte se contracte, et cependant le niveau de l'eau du tube C *ne change pas* d'une manière sensible. On peut faire l'expérience sur une plus grande échelle, en plaçant dans le flacon plusieurs pattes de grenouilles : le résultat est le même.

Il ne faut employer dans cette expérience qu'un seul couple de Bunsen, et encore il faut qu'il ne soit que faiblement chargé d'acides. Le courant, en effet, doit être assez faible pour ne pas décomposer l'eau du flacon A, et pour ne pas compliquer le phénomène par un dégagement gazeux qui troublerait les résultats. Un courant très-faible suffit, d'ailleurs, pour faire contracter énergiquement les muscles mis en expérience.

§ 222.

La contractilité est-elle inhérente à la fibre musculaire ? — La *contractilité* est le pouvoir que présentent les muscles de se contracter sous l'influence d'un excitant, quel qu'il soit. On donne souvent à la contractilité ou à la propriété contractile des muscles le nom d'*irritabilité*. Cette dernière expression, très-vague, étant souvent appliquée aussi aux parties centrales et périphériques du système nerveux, pour exprimer l'excitabilité de ces parties, c'est à dessein que nous ne l'employons point dans ce chapitre. Mais il est bon d'avertir le lecteur que, dans beaucoup d'ouvrages, le mot *irritabilité* est souvent employé comme synonyme de *contractilité*.

Lorsqu'un excitant quelconque, appliqué directement sur un muscle, détermine la contraction du muscle, on peut supposer deux choses : ou bien l'excitant éveille directement la contraction musculaire, parce que la contractilité est une propriété de tissu inhérente à la fibre musculaire vivante; ou bien les nerfs sont la condition nécessaire de la contraction, et la liaison du muscle avec le système nerveux est la condition *sine quâ non* de la contractilité dans le muscle lui-même. Dans cette dernière supposition, l'excitation immédiate du muscle ne serait suivie de contraction que parce qu'elle agirait sur les filets nerveux répandus dans les intertiques des fibres musculaires. En d'autres termes, la question est celle-ci : le muscle possède-t-il en lui-même la propriété contractile, ou bien doit-il cette propriété à sa liaison avec les éléments nerveux qui le pénètrent ?

Haller pensait que la contractilité était une propriété inhérente à la fibre musculaire, et il est souvent question dans les ouvrages de physiologie de l'*irritabilité hallerienne*. Voici les deux principaux arguments de Haller : 1° le cœur arraché de la poitrine d'un animal vivant continue encore à se contracter spontanément ; 2° des lambeaux de chair *isolés* (par conséquent, séparés de leurs connexions avec le système nerveux) continuent à palpiter pendant un temps qui varie avec l'espèce à laquelle appartient l'animal, pour peu qu'on les irrite à l'aide d'excitants directs. Mais ces expériences ne sont pas concluantes ; elles ne prouvent point que les éléments nerveux que conserve dans son sein un muscle isolé n'entretiennent pas dans le muscle le pouvoir qu'il a de se contracter encore pendant quelque temps.

On a souvent cherché depuis Haller, surtout depuis l'introduction du microscope dans l'étude de la biologie, à distinguer l'action nerveuse de l'action musculaire. Lorsqu'après avoir pris un muscle sur le corps d'un animal vivant on sépare avec soin quelques faisceaux striés de ce muscle et qu'on les place sous le microscope, en les maintenant humectés avec du sérum pour s'opposer au desséchement, on peut, à l'aide des excitants, faire contracter ces faisceaux pendant quelques minutes. Mais peut-on affirmer que tous les éléments nerveux ont été détruits ? Il n'est pas possible, en procédant ainsi, d'obtenir la contraction dans les éléments d'un muscle, sans agir en même temps sur les éléments qui le pénètrent.

La pensée que l'excitant n'agit pas directement sur la fibre musculaire pour la faire contracter, mais qu'il s'exerce sur les éléments nerveux qui la pénètrent, a été longtemps entretenue par ce fait d'expérience vulgaire rapporté plus haut (§ 220), à savoir que, de toutes les manières de faire entrer en contraction un muscle, la plus efficace est d'appliquer l'excitant non sur le muscle même, mais sur le nerf qui s'y rend. En effet, quand, à l'aide de l'excitant mécanique ou galvanique, on excite directement un muscle, on ne produit dans la masse du muscle qu'un frémissement incapable de rompre l'équilibre des leviers auxquels le muscle est fixé ; l'excitation du nerf qui va au muscle, au contraire (et alors même que l'excitant est appliqué très-loin du muscle), fait contracter le muscle assez énergiquement pour déplacer les leviers de la locomotion, et simuler ainsi les mouvements déterminés par la volonté. Mais cette différence, qui est réelle, n'est pas essentielle : elle tient à ce que dans le premier cas l'excitant n'agit que sur les points voisins du lieu d'excitation, et ne fait entrer en jeu qu'un nombre de fibres musculaires insuffisant pour rompre l'équilibre des leviers osseux, tandis que, les nerfs se distribuant à *tous les éléments du muscle*, tous les éléments se trouvent excités en même temps par l'excitation du nerf, et éveillent ainsi la force totale du muscle.

Si l'excitant employé était le courant galvanique, on pourrait croire que la différence observée tient à une différence de conductibilité des deux tissus; mais ce serait là une fausse idée, car nous verrons plus loin que les nerfs ne conduisent pas mieux l'électricité que tout autre tissu, et que les muscles conduisent même mieux le courant de la pile que les nerfs. D'ailleurs, les mêmes faits se produisent quand on remplace l'excitant galvanique par l'excitant mécanique.

Cette différence dans les résultats, quand on excite directement au muscle ou quand on applique l'excitant sur le nerf qui s'y rend, tient à ce que la transmission de l'excitation se fait dans les muscles suivant d'autres lois que dans les nerfs. Lorsqu'une cause d'excitation agit sur un nerf, en un point quelconque de son trajet, l'état du nerf se modifie à partir du point excité par en bas et par en haut, et sur toute l'étendue de la fibre nerveuse (Voy. § 347). L'excitation de la fibre musculaire, au contraire, ne dépasse pas le voisinage du point excité, ainsi que le prouve manifestement une expérience bien simple, indiquée par M. Fick. Le muscle long du ventre de la grenouille reçoit deux nerfs: l'un par sa partie antérieure, l'autre par sa partie postérieure. Excitez le nerf antérieur, la partie antérieure des fibres musculaires se contracte seule; excitez le nerf postérieur, la partie postérieure des fibres musculaires se contracte seule. L'excitation de la fibre musculaire par l'intermédiaire du nerf ne franchit donc pas la distribution nerveuse elle-même et ne s'étend point, par conséquent, de la portion de fibre excitée à la portion de fibre qui ne l'est pas. C'est à cette propriété que MM. Fick, Moleschott, Ludwig, etc., donnent le nom de *force coercitive des muscles.*

Les faits que nous venons de rappeler ne sont pas de nature à résoudre le problème qui fait l'objet de ce chapitre. La question de savoir si la fibre musculaire possède ou ne possède pas en elle-même le pouvoir contractile reste entière : il faut chercher ailleurs sa solution.

Ce qui est certain d'abord, c'est que le muscle doit communiquer avec les centres nerveux par l'intermédiaire des nerfs, pour qu'il puisse se contracter *sous l'influence de la volonté*. Lorsque les nerfs d'un membre sont divisés, le membre est paralysé, l'action musculaire volontaire est suspendue, et toute irritation portée sur les centres nerveux laisse ce membre immobile; toute influence des centres nerveux est à l'instant anéantie, et elle l'est pour toujours, si le nerf ne rétablit pas plus tard sa continuité par cicatrice. Mais la *volonté*, c'est-à-dire l'incitation motrice venue de l'encéphale, n'est que l'un des modes d'excitation de la contraction musculaire. Elle est un excitant; mais il en est d'autres : le muscle peut encore se contracter sous l'influence d'excitants mécaniques, chimiques et galvaniques qui agissent *sur lui ou sur le nerf auquel il tient encore*, et nous rentrons dans les phénomènes décrits au paragraphe 220.

Les muscles qui ne renfermeraient pas de nerfs pourraient-ils se contracter? Quelques physiologistes font remarquer que certaines parties de l'embryon, en particulier le cœur, se meuvent dans l'origine (cœur de l'embryon de poulet du deuxième jour), alors qu'il n'existe pas encore de nerfs nettement dessinés établissant la communication avec le système nerveux central en voie de développement. Mais il faut dire qu'à l'époque dont nous parlons, les muscles eux-mêmes ne sont pas plus nettement constitués que les éléments nerveux eux-mêmes. Cet argument, invoqué pour douer la fibre musculaire de la propriété contractile, est analogue à celui qui consiste à comparer les muscles des animaux supérieurs aux tissus des animaux élémentaires doués de contractilité. Cette comparaison est tout à fait forcée. Dans les animaux supérieurs, il n'y a pas seulement *un tissu*, mais beaucoup de tissus différents, lesquels présentent des caractères propres. Les tissus nerveux cellulaire, musculaire, constitués ici à l'état d'isolement et de tissus distincts, sont représentés, dans les animaux élémentaires contractiles, par une seule et même substance douée de propriétés complexes. Les propriétés s'isolent comme les tissus eux-mêmes, à mesure qu'on s'élève dans l'échelle des êtres. L'examen des animaux supérieurs ne peut en rien nous apprendre quelles sont les propriétés qui se concentrent dans tels ou tels tissus en particulier : l'expérience seule peut nous instruire sur ce point.

Est-il possible de faire entrer directement en contraction un muscle dont tous les nerfs auraient été détruits, ou dont les nerfs auraient perdu tout pouvoir incitateur? Nous avons dit plus haut que la destruction de tous les éléments nerveux qui entrent dans la constitution d'un muscle est chose impossible, même en poursuivant le nerf jusque dans ses éléments microscopiques. On ne peut donc priver directement un muscle des éléments nerveux qui pénètrent dans son sein. Mais si l'on parvenait, par un moyen quelconque, à anéantir l'action des éléments nerveux qui pénètrent dans le muscle, on aurait trouvé le moyen d'exciter directement la fibre charnue, et d'isoler ainsi les propriétés du système musculaire des propriétés du système nerveux.

De nombreuses tentatives ont été faites en ce genre par MM. Müller, Sticker, Schön, Günther, Nasse, Stannius, Longet, Valli et Ritter. Ces expériences ont consisté à couper sur un animal vivant le nerf ou les nerfs qui se rendent à un muscle ou à un groupe de muscles, et à rechercher comment se comportent les muscles séparés de leurs liens avec le système nerveux central, quand on les interroge avec des excitants divers, à des époques plus ou moins éloignées de l'opération. Mais ces expériences, quelque nombreuses qu'elles aient été, ont toujours laissé la question indécise. Lorsque l'on coupe, par exemple, le nerf sciatique sur les animaux et qu'on excite le bout périphérique [1] du nerf, on détermine, pendant quelques jours encore, des contractions dans les muscles à travers lesquels ce nerf se distribue ; après quoi l'excitation du nerf cesse de faire contracter

[1] Le bout périphérique du nerf est celui qui envoie ses filets dans les muscles, c'est-à-dire à la périphérie. Il correspond à la portion du nerf séparée du centre nerveux.

le muscle. Le pouvoir que possède le nerf de faire contracter le muscle dans lequel il se répand se perd d'ailleurs de proche en proche, et du bout coupé vers la profondeur du muscle. Au bout de quatre à huit jours, l'excitation du nerf et même celle de ses rameaux principaux (poursuivis par la dissection jusque dans l'épaisseur du muscle) étaient incapables de réveiller la contractilité musculaire. La contractilité, cependant, n'était pas éteinte dans le muscle, et on pouvait la réveiller encore pendant longtemps, en excitant *directement* la fibre charnue. Il est vrai qu'alors elle était extrêmement faible, ce qui tenait vraisemblablement à ce que l'excitant n'agissait plus alors que sur le point touché (conséquence de ce que nous avons appelé la force coercitive des muscles). La contractilité musculaire, bien que très-affaiblie, persistait pendant des mois. Mais y persistait-elle indéfiniment? C'est ce qu'on n'avait pas clairement établi, et il était permis de l'attribuer, comme beaucoup l'ont fait, aux ramifications terminales des fibres nerveuses dans les muscles, alors surtout qu'on avait constaté que l'excitabilité des nerfs musculaires s'éteignait peu à peu du centre à la périphérie.

Les expériences précédentes ont toujours laissé dans le doute les physiologistes, jusqu'au jour où M. Bernard, en étudiant les effets du *curare* [1] sur les animaux, eut constaté que cette substance a le singulier effet d'anéantir absolument la propriété *excito-motrice* des nerfs, tout en laissant aux muscles la propriété de se contracter sous l'influence des excitants *directs*. La question de l'indépendance de la contractilité musculaire, débattue depuis Haller, a donc été jugée au moyen de cette sorte d'analyse physiologique spéciale qu'opère le curare. Voici les principaux faits observés par M. Bernard, répétés depuis par beaucoup de physiologistes. Pratiquez sur une grenouille une incision à la peau du dos et introduisez dans la plaie un petit fragment de curare sec ou en dissolution. Au bout de trois ou quatre minutes, l'empoisonnement est complet. Préparez alors la grenouille suivant le procédé de Galvani, c'est-à-dire, dépouillez les membres postérieurs et isolez les nerfs lombaires. Appliquez un excitant quelconque sur les troncs nerveux et sur les ramuscules nerveux, aussi près des muscles qu'on puisse les prendre, les membres postérieurs n'éprouveront aucune contraction; appliquez l'excitant sur les muscles eux-mêmes, ceux-ci se contractent à l'instant. Autre expérience : on découvre sur une certaine longueur le nerf sciatique à la partie supérieure de la cuisse d'une grenouille, et on coupe le nerf; on pratique ensuite la ligature des vaisseaux du même membre postérieur; après quoi on empoisonne l'animal, en plaçant un fragment de curare dans une incision faite à la peau du dos. Quand l'animal est empoisonné, on constate que les excitants appliqués sur tous les nerfs de l'animal

[1] *Curare*, poison végétal avec lequel les indigènes de l'Amérique méridionale empoisonnent leurs flèches. C'est une matière solide d'un brun très-foncé, d'aspect résineux, soluble dans l'eau. On suppose que c'est le suc d'une plante de la même famille que la noix vomique.

sont incapables de susciter des contractions dans les muscles, sauf le nerf sciatique du membre en expérience.

M. Bernard, et après lui M. Kölliker, ont constaté en outre que non-seulement le curare anéantit l'action excito-motrice des nerfs, sans nuire à la contractilité musculaire, mais que l'action du poison ne s'exerce que sur les filets nerveux excito-moteurs et non sur les filets sensitifs. Dans une grenouille partiellement empoisonnée, si l'on excite la peau du corps sur un point quelconque (même sur la peau des parties où a pénétré le poison), on fait naître des mouvements réflexes (Voy. § 344) uniquement dans le membre non empoisonné. Il est évident que les mouvements réflexes observés dans le membre sain, par irritation des parties empoisonnées, ne peuvent être transmis que par les nerfs sensitifs restés intacts[1]. C'est ce que l'expérience suivante démontre encore plus clairement. Sur une grenouille on pratique une incision au bas du dos et on isole les nerfs lombaires. On pose ensuite au-dessous d'eux une ligature à l'aide de laquelle on serre énergiquement tout le corps de l'animal, de telle sorte que la moitié antérieure du corps ne communique plus avec la moitié postérieure que par les nerfs lombaires, la ligature ayant étreint l'aorte et tous les vaisseaux sanguins. L'animal est alors empoisonné à l'aide d'un fragment de curare placé sous la peau du dos. Au bout de trois ou quatre minutes, les effets toxiques se sont étendus à toutes les parties de l'animal situées au-dessus de la ligature. Si l'on excite un point quelconque de la peau de la partie empoisonnée, aussitôt le train de derrière exécute des mouvements énergiques.

En résumé, on peut conclure de tous ces faits que la contractilité musculaire est une propriété inhérente à la fibre musculaire. Cette propriété peut être mise en jeu, soit sous l'influence nerveuse (volonté ou excitation sensitive réflexe), soit sous l'influence d'agents qui agissent directement sur elle, tels que l'action mécanique, l'action chimique, l'action galvanique.

§ 223.

De l'influence de l'abord du sang sur la contractilité musculaire. — L'influence de l'abord du sang dans les muscles dépend de l'espèce à laquelle appartient l'animal en expérience. La suspension de la circulation n'influe que d'une manière très-lente sur la contractilité des muscles des animaux à sang froid, des grenouilles, par exemple. Le train de derrière des grenouilles, séparé du corps, et même une cuisse de grenouille, séparée du bassin, ne reçoivent plus de sang; ces parties cependant conservent pendant vingt-quatre heures et même plusieurs jours (quand on

[1] Si l'on n'obtient pas de mouvement réflexe en pinçant la peau quand l'animal est *complétement* empoisonné, cela ne prouve pas que l'animal soit insensible, mais seulement que les nerfs moteurs sont partout devenus impropres à réagir sur les muscles par l'excitation sensitive réflexe, aussi bien que sous l'influence de la volonté.

les place dans un milieu humide, qui s'oppose au dessèchement) la propriété de se contracter sous l'influence des excitants.

Sur les animaux à sang chaud, l'interruption complète de la circulation est bientôt suivie d'un abaissement de température dans la partie où se distribuait le vaisseau qui a été lié ; elle s'accompagne plus tard de la coagulation de la matière liquide que contiennent les tubes nerveux primitifs, et aussi d'altérations de structure des fibres musculaires.

La ligature de l'artère principale d'un membre n'amène pas, la plupart du temps, des désordres bien notables dans la contractilité musculaire ; elle n'est guère suivie, ordinairement, que d'un peu d'engourdissement et d'une certaine faiblesse dans l'énergie des contractions volontaires, faiblesse qui disparaît à la longue. La stimulation directe de la fibre musculaire prouve, d'ailleurs, que celle-ci a conservé sa contractilité. La circulation collatérale qui s'établit après la ligature entretient ou rétablit les fonctions de nutrition dans le membre.

Lorsqu'au lieu de lier l'artère d'un membre, on porte la ligature sur le tronc même de l'artère aorte, on suspend d'une manière à peu près complète la circulation dans les membres postérieurs de l'animal[1]. Lorsqu'à la ligature de l'aorte on joint celle de l'artère crurale et de l'épigastrique, d'un côté, pour s'opposer aux circulations collatérales, la circulation du membre postérieur du même côté est tout à fait suspendue. Dans ces cas, les muscles de la jambe, essayés directement à l'aide des excitants mécaniques ou galvaniques, perdent généralement, au bout de quelques heures, leur contractilité (chez les animaux à sang chaud). Lorsque la contractilité musculaire a disparu dans les parties situées au-dessous de la ligature, on peut la faire reparaître en enlevant la ligature et en rétablissant le cours du sang.

Dans les expériences de ce genre, la nutrition des parties, aussi bien celle des nerfs que celle des muscles, est profondément troublée, et on n'en peut tirer aucune conclusion relativement au rôle comparé de la fibre musculaire et de la fibre nerveuse dans la localisation du phénomène de la contractilité musculaire. Il arrive ici ce qui a lieu dans les muscles des animaux à sang chaud qui viennent de succomber (§ 239), ou dans les muscles des animaux, *séparés* du corps de l'animal vivant. La contractilité dure encore quelques heures, puis elle s'éteint peu à peu avec la nutrition, c'est-à-dire avec la vie des organes.

[1] La ligature de l'artère aorte entraîne ordinairement la mort des animaux. Dans quelques cas, cependant, la circulation s'est rétablie peu à peu dans la partie postérieure du tronc et jusque dans les membres, en se frayant des voies collatérales, et la vie s'est rétablie. Ce sont ces résultats qui ont porté le célèbre chirurgien Astley Cooper à pratiquer la ligature de l'artère aorte chez l'homme. Cette tentative hardie a trouvé depuis des imitateurs. Elle n'a pas encore été suivie de succès.

§ 224.

Comment s'opère le raccourcissement des muscles au moment de la contraction.—Durée et périodes de la contraction.—Lorsque le muscle se raccourcit par le rapprochement de ses extrémités, la masse musculaire, envisagée dans son ensemble, gagne en épaisseur ce qu'elle perd en longueur. Mais les faisceaux primitifs des muscles (§ 219) ne se raccourcissent pas pour amener cet effet, comme des lanières de caoutchouc. En d'autres termes, ce n'est pas par une augmentation pure et simple de diamètre que les éléments contractés des muscles diffèrent des éléments à l'état de relâchement. Au moment de la contraction, les faisceaux primitifs des muscles diminuent de longueur par des *inflexions* successives (Voy. fig. 80). C'est ce qu'on peut voir facilement sur les muscles du ventre de la grenouille, qui, étant peu épais et par conséquent demi-transparents, peuvent être examinés au microscope. Il n'est besoin que d'un faible grossissement pour constater ce phénomène ; une lentille simple, qui augmente de vingt ou trente diamètres, suffit amplement. Les faisceaux primitifs qui entrent dans la constitution du muscle forment, au moment de la contraction, des sortes de *zigzags*. Cette dernière expression ne doit pas être prise à la lettre, parce qu'elle entraîne l'idée d'une succession d'angles à sommets *aigus*, tandis que les inflexions des faisceaux primitifs, constitués par des éléments d'une certaine mollesse, n'affectent pas précisément cette forme géométrique. Les sommets des inflexions sont *mousses* et *arrondis* (Voy. fig. 80) ; les parties rentrantes le sont moins : de même, par exemple, que dans la flexion de la jambe sur la cuisse, l'angle rentrant formé au point de jonction de la surface postérieure de la cuisse avec celle de la jambe est plus aigu que ne l'est le genou lui-même. MM. Prévost et Dumas ont mesuré, sur la grenouille, les intervalles de ces inflexions. Ils ont trouvé que ces intervalles, c'est-à-dire la distance qui sépare les sommets des angles d'inflexion, sont en moyenne de $0^{mm},2$.

Fig. 80.

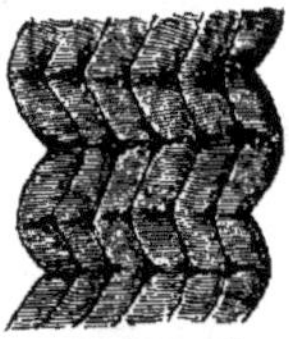

Les angles d'inflexion dont nous parlons persistent en général dans les muscles, pendant leur période de relâchement, mais naturellement à un degré beaucoup moins marqué, et simplement à l'état de vestiges. Ce sont ces inflexions qui se traduisent sur les faisceaux primitifs par des coudes plus ou moins prononcés, et par des plicatures sur la gaîne d'enveloppe de ces faisceaux (Voy. fig. 76, p. 500), lorsqu'on examine des muscles pris sur l'animal vivant et même sur l'animal mort, avant que la putréfaction se soit établie.

Nous avons dit précédemment (§ 219) que les ondulations des fibrilles renfermées dans les faisceaux primitifs, ondulations d'où résulte la *striation*, pouvaient être considérées comme les vestiges persistants d'une contraction en quelque sorte plus fine encore que la précédente. C'est, en effet, ce dont on peut se convaincre en examinant la contraction musculaire des muscles de la grenouille avec un fort grossissement. On constate alors que les *stries* se rapprochent les unes des autres à ce moment. Les fibrilles contenues dans la gaîne du faisceau primitif concourent donc aussi au raccourcissement du muscle.

Partant de ce principe, que la contractilité musculaire est subordonnée aux nerfs que reçoivent les muscles, MM. Prévost et Dumas ont cherché à se rendre compte des rapports existant entre les nerfs et les inflexions des faisceaux primitifs, rapports d'où résulterait la contraction musculaire. Voici l'explication qu'ils ont proposée. Suivant eux, à chaque angle de flexion des faisceaux musculaires correspondrait un tube nerveux primitif qui couperait la direction générale du faisceau suivant la perpendiculaire, et, comparant l'influence exercée par les nerfs sur les muscles à celle d'un courant galvanique qui traverserait le nerf au moment de la contraction, ils supposent que les faces obliques des inflexions s'attirent réciproquement, étant mis par leurs nerfs dans un état électrique différent. Dans leurs recherches, il est vrai qu'ils n'ont jamais pu constater dans les nerfs l'existence de courants analogues à ceux de la pile et agissant sur le galvanomètre [1].

L'agent nerveux diffère en effet, à certains égards, du fluide électrique ou galvanique, ainsi que nous le verrons plus tard ; mais, tout en n'assimilant pas les fonctions nerveuses aux fonctions électriques, il était permis de chercher des points de comparaison dans les phénomènes qui s'en rapprochent le plus (Voy. § 225).

MM. Prévost et Dumas admettent (comme MM. Valentin et Emmert) que les nerfs ne se terminent point, dans les muscles, par des extrémités libres, mais que, réduits à leurs derniers éléments (tubes nerveux primitifs), ceux-ci retournent sur eux-mêmes, pour revenir vers leur point de départ, dans le nerf qui les a fournis ou dans un autre nerf, en formant à la périphérie des *anses* de terminaison.

Les recherches plus récentes sur la terminaison des nerfs dans les muscles (Brücke, Wagner, Reichert, Kölliker) tendent à démontrer que les anses qu'on observe vers la périphérie des nerfs ne sont pas les terminaisons réelles des nerfs, mais seulement des plexus anastomotiques. Les tubes nerveux primitifs, arrivés à leur terminaison dernière, présenteraient, au contraire, des extrémités libres ou *mousses*. Il résulte des recherches de M. Reichert (sur les muscles sous-cutanés de la grenouille) que les fibres nerveuses élémentaires qui se distribuent dans un muscle sont au moins aussi plus nombreuses que les faisceaux primitifs du même

[1] Les nerfs ne fournissent point trace de courant, quand on recherche ces courants à leur surface. Nous verrons plus loin qu'on peut dans les nerfs, comme d'ailleurs dans la plupart des tissus pourvus de vaisseaux, constater la présence de *courants*, quand on les cherche suivant certains procédés.

muscle, et qu'en outre les ramifications nerveuses terminales *croisent* généralement la direction des fibres musculaires [1].

Durée de la contraction. — Lorsqu'un excitant agit sur le nerf qui va à un muscle, la contraction n'arrive pas *instantanément*. Elle se manifeste seulement après le court espace de temps nécessaire à la transmission nerveuse (Voy. § 349). Il en résulte que quand un excitant agit d'une manière instantanée, la contraction ne commence que quand l'excitant a disparu.

Lorsque la contraction du muscle débute, elle est d'abord vive, puis elle perd peu à peu de sa vitesse. Le raccourcissement atteint son maximum; après quoi le muscle reprend ses dimensions premières, et ce retour aux dimensions premières se fait en un espace de temps moindre que celui qui a été nécessaire au muscle pour atteindre son maximum de contraction. La durée de la contraction varie avec la quantité du raccourcissement, et surtout avec la résistance (ou le poids) que le muscle doit soulever : nous reviendrons plus tard sur ce point (Voy. § 237). Voici, pour fixer les idées, la moyenne des résultats obtenus par M. Helmholtz, à l'aide des muscles de la cuisse de la grenouille. A cet effet, le muscle en expérience est fixé solidement par son extrémité supérieure. A son extrémité inférieure est attaché un crayon, dont la pointe s'applique par un frottement très-doux sur la surface d'un cylindre vertical mû par un mouvement d'horlogerie et animé d'un mouvement circulaire uniforme (Voy. fig. 33, p. 208). Lorsque le muscle est sollicité par un excitant convenable à se contracter, on obtient la courbe représentée par la figure 81. En examinant cette figure, on constate que la vitesse de la contraction est la plus grande de 1 à 2, car elle est mesurée par *ab*; elle est moindre dans l'unité de temps qui suit, c'est-à-dire de 2 à 3, car elle est mesurée par *bc*, et elle va sans cesse en diminuant jusqu'au maximum. L'examen de la figure montre aussi que le retour du muscle aux dimensions premières se fait en un plus court espace de temps que celui qui a été nécessaire à la contraction, car ce retour s'accomplit dans les unités de temps comprises entre 6 et 9. Dans les expériences de M. Helmholtz il s'écoulait généralement 0^{seconde},02 entre le moment de l'application de l'excitant et le début de la contraction. Il s'écoulait 0$^{sec.}$,2

Fig. 81.

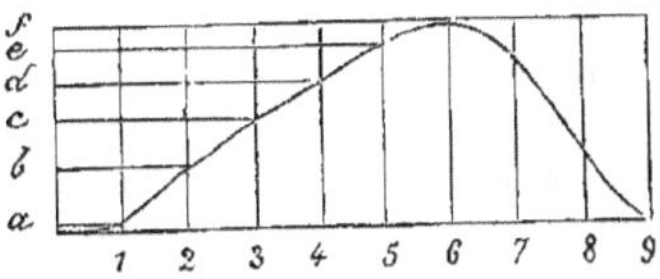

[1] MM. Meissner, Wedl, Walter, qui ont suivi les fibres nerveuses jusqu'aux faisceaux musculaires primitifs (dans les ascaris et les mermis), pensent que la fibre nerveuse se fond avec la fibre musculaire. C'est là un point encore obscur. Mais ce qui est bien certain, c'est que le nombre des fibres nerveuses contenues dans les nerfs égale au moins le nombre des éléments musculaires. Ainsi, le nerf moteur oculaire commun contient 15,000 tubes nerveux primitifs; le nerf moteur oculaire externe 2,000 (Rosenthal); le nerf médian 22,500; le nerf crural 35,400 (Harting).

depuis le début de la contraction jusqu'au maximum, et 0sec,1 depuis le maximum de contraction jusqu'au repos.

§ 225.

Des phénomènes électriques qu'on peut constater dans les muscles. — Sur un animal vertébré vivant ou récemment tué, découvrez un muscle, incisez ce muscle perpendiculairement à la direction de ses fibres charnues, et réunissez par un conducteur métallique la *surface de section* du muscle en expérience avec sa *surface intacte* ou *naturelle*: immédiatement il se développe un courant galvanique dans le fil conducteur interposé. Ce courant est faible. Pour le mettre en évidence, il faut se servir d'un multiplicateur ou galvanomètre très-sensible où le fil de la bobine décrive de quatre mille à six mille tours [1]. Lors donc qu'on met en rapport (à l'aide de certaines précautions, Voy. § 347) l'une des extrémités du fil d'un galvanomètre avec la surface de section d'un muscle, et l'autre extrémité du fil avec la surface naturelle du même muscle, un courant se manifeste dans le fil du galvanomètre et se traduit par une certaine déviation de l'aiguille aimantée. Les muscles de la grenouille donnent les déviations les plus considérables. Ce phénomène s'observe non-seulement dans un muscle qui fait partie de l'animal, mais encore dans le muscle complétement séparé du corps. Le courant qui se développe ainsi entre les deux surfaces du muscle se dirige dans le conducteur métallique interposé, de la surface naturelle du muscle vers la surface de section (c'est-à-dire dans la direction de la flèche supérieure de la figure 82). Dans l'épaisseur même du muscle, le courant, continuant sa marche, se dirige donc de la surface de section vers la surface naturelle, ou, ce qui est la même chose, *de l'intérieur du muscle à sa surface extérieure* [2]. Ce courant a été désigné sous le nom de *courant musculaire*. Disons tout de suite que les muscles ne sont pas les seules parties qui puisse développer des courants galvaniques. On obtient aussi des courants en mettant en rapport, à l'aide de conducteurs métalliques, des portions *différentes* d'un même organe. Mais c'est dans les muscles que ces phé-

Fig. 82.

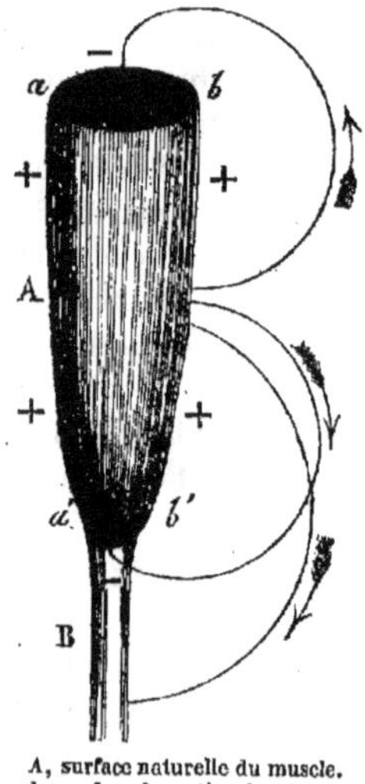

A, surface naturelle du muscle.
ab, surface de section du muscle.
a'b', terminaison des fibres musculaires sur le tendon B.

[1] Les phénomènes électriques des muscles sont bien supérieurs pour l'intensité à ceux qu'on met en évidence, par le même procédé, dans les nerfs. Pour ces derniers, le galvanomètre doit être beaucoup plus sensible encore.

[2] De même dans une pile voltaïque. Le courant marche, par exemple, du cuivre au zinc le long du conducteur métallique interposé; et il continue sa direction, au travers de la pile elle-même, en se dirigeant du zinc au cuivre.

mènes sont le plus développés. Ajoutons encore que le tendon recevant les extrémités de toutes les fibres musculaires d'un muscle, ce tendon, en communication avec les sections terminales de chaque fibre musculaire, peut être considéré comme la *surface de section* elle-même. Aussi, en joignant, à l'aide d'un conducteur, la surface naturelle du muscle avec le tendon de ce muscle (Voy. fig. 82), on obtient un courant dont la direction est la même que précédemment, c'est-à-dire que ce courant se dirige, dans le conducteur interposé, de la surface naturelle du muscle vers le tendon [1].

M. Dubois-Reymond a comparé, au point de vue de l'énergie du courant, les divers muscles de l'animal, et il a trouvé que le courant est d'autant plus intense que le muscle est destiné à exercer une action mécanique plus grande, que cette action soit volontaire ou involontaire.

La découverte de ces faits curieux, due à M. Dubois-Reymond, a conduit M. Matteucci à la construction de piles dites *piles musculaires*. La surface naturelle d'un muscle étant positive, par rapport à la surface intérieure ou surface de section, qui est négative, on conçoit qu'en disposant des tronçons musculaires (les tronçons de cuisses de grenouilles sont surtout propres à cette construction) de manière à former une chaîne dont les éléments se correspondent par des surfaces douées d'états électriques opposés, on arrive à former une véritable pile (Voy. fig. 83). Les choses étant ainsi disposées, il suffira de faire communiquer la *surface naturelle* du tronçon musculaire qui occupe l'une des extrémités de la chaîne avec la *surface de section* du tronçon musculaire placé à l'autre extrémité, pour obtenir un courant dirigé dans le sens de la flèche (Voy. fig. 83). Ce courant a d'ailleurs toutes les propriétés d'une pile voltaïque faible : non-seulement il dévie l'aiguille du galvanomètre, mais il peut servir à exciter les contractions sur d'autres préparations musculaires.

Fig. 83.

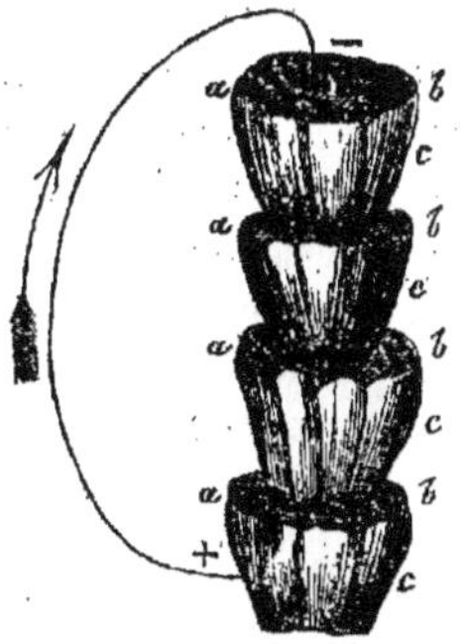

c, surfaces naturelles des muscles.
ab, surfaces de section des muscles.

Le courant musculaire ne peut être mis en évidence, suivant le procédé indiqué plus haut, que sur les muscles vivants, ou sur les muscles séparés de l'animal vivant, mais seulement pendant un certain temps. On remarque qu'il va peu à peu en décroissant d'intensité, et qu'il cesse complètement au moment de la rigidité cadavérique; c'est-à-dire, en d'autres termes, que le courant musculaire ne se manifeste que dans le tissu organique vivant. On sait en effet (Voy. § 226) qu'un muscle ne cesse pas de vivre en même temps que l'animal, et que les phénomènes de nutrition

[1] La loi du courant musculaire que nous venons d'énoncer est générale. M. Duboys-Reymond l'a vérifiée sur un grand nombre d'animaux à sang froid et à sang chaud, ainsi que sur les muscles de la jambe amputée de l'homme.

continuent dans un muscle séparé de l'animal vivant, jusqu'au moment de la rigidité cadavérique.

Le courant musculaire, et ce n'est pas le point le moins intéressant de son histoire, éprouve, au moment où le muscle entre en contraction sous l'influence d'un excitant quelconque, une modification bien remarquable. Au moment de la contraction du muscle le courant musculaire cesse, c'est-à-dire qu'un galvanomètre mis préalablement en rapport avec la surface naturelle et la surface de section du muscle cesse en ce moment d'être parcouru par un courant, et l'aiguille du galvanomètre revient au zéro du cadran indicateur. Si l'excitant qui fait entrer le muscle en contraction est un appareil d'induction capable de tétaniser le muscle, c'est-à-dire capable de déterminer dans le muscle une succession rapide de contractions, l'anéantissement et le rétablissement du courant musculaire font éprouver à l'aiguille du galvanomètre, tant que dure l'expérience, une succession non interrompue d'oscillations autour de son point d'équilibre.

Le phénomène désigné par M. Matteucci sous le nom de *contraction induite*, et par M. Dubois-Reymond sous celui de *contraction secondaire*, n'est que l'une des formes sous lesquelles se manifeste la cessation qu'éprouve le courant musculaire, sous l'influence de la contraction. Voici en quoi consiste ce phénomène. Lorsqu'on excite la contraction des muscles d'une cuisse de grenouille *c* (Voy. fig. 84) par l'excitation mécanique, chimique ou galvanique du nerf *a*, qui s'y distribue, non-seulement les muscles de la cuisse *c* entrent en contraction, mais encore dans le même instant le nerf *b* réagit sur les muscles de la cuisse *d*, et les muscles de cette cuisse se contractent. A son tour, la contraction des muscles de la cuisse *d* agit par influence sur le nerf *e* de la cuisse *h*, et entraîne la contraction des muscles de la troisième cuisse.

Avec des cuisses de grenouille disposées convenablement (Voy. fig. 84), on peut obtenir la contraction induite du premier ordre, en excitant simplement le premier nerf de la première cuisse à l'aide d'un extrait mécanique ou chimique. Pour obtenir celle du deuxième ordre, il faut avoir recours à la pile. On ne peut guère, d'ailleurs, aller au delà de la contraction du troisième ordre, quelle que soit la puissance de la pile employée.

Fig. 84.

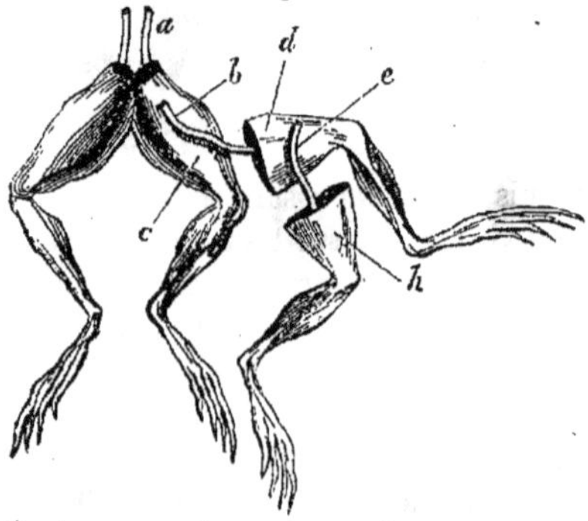

La contraction induite ne s'obtient pas seulement avec les muscles de la grenouille ; on peut la mettre en évidence encore avec les muscles du lapin, du chien, du chat, etc.; mais ici il est difficile d'obtenir au delà de la première série d'induction.

Voici comment on peut interpréter le phénomène de la contraction induite. Par le fait même de la contraction des muscles de la cuisse *c*, le courant musculaire est interrompu dans ces muscles ; cette interruption entraîne une rupture dans l'équilibre électrique du nerf *b* et partant la contraction des muscles de la cuisse *d* dans lesquels se distribue le nerf *b*. Les muscles de la cuisse *d* agissent de même relativement aux muscles de la cuisse *h*.

Il n'est pas nécessaire, pour mettre en évidence le courant musculaire, de recourir au galvanomètre. Une préparation *galvanoscopique* de grenouille peut remplacer cet instrument, quand il s'agit de constater le courant musculaire et non de le mesurer. Une préparation galvanoscopique n'est autre chose qu'une cuisse de grenouille fraîchement dépouillée de sa peau et à laquelle tient le nerf sciatique disséqué dans une certaine étendue. Pour constater le courant musculaire, il suffit de placer le nerf sciatique de la patte galvanoscopique sur la surface naturelle du muscle en expérience, et de toucher la surface de section du même muscle avec une autre partie du nerf sciatique. Aussitôt que ces deux contacts sont établis, la patte galvanoscopique se contracte. Cette expérience n'est autre que la célèbre expérience de Galvani (dite contraction sans métal) et qu'on opposa autrefois à Volta.

Le courant dit *musculaire*, nous l'avons dit il y a un instant, n'est pas spécial au tissu musculaire ; on le retrouve encore dans les nerfs, dans les masses nerveuses centrales, même dans les poumons, dans le foie, dans les reins. Ce courant se présente dans ces différents points avec des intensités plus faibles que dans les muscles. Il prend également naissance dans ces diverses parties, lorsqu'on réunit, à l'aide d'un conducteur métallique, la surface naturelle de ces organes avec leur surface de section.

Le courant musculaire et les divers courants qu'on peut ainsi mettre en évidence par un *artifice expérimental*, existent-ils, à l'état normal, dans les muscles et les autres tissus de l'animal vivant, lorsque ces parties sont *dans leurs rapports réguliers* et dans leur état d'intégrité ? Cela n'est pas probable ; car toutes les tentatives qui ont été faites n'ont pas encore prouvé d'une manière positive qu'il y ait de l'électricité à l'état dynamique dans le corps des animaux vivants.

Comment expliquer les traces d'électricité que le galvanomètre met en évidence lorsque les pôles sont placés dans des *parties diverses* d'un même tissu ? Si nous réfléchissons que les courants de l'électricité dynamique sont subordonnés à des actions chimiques, il est assez naturel d'envisager les courants qui se développent dans les circonstances dont nous parlons comme dépendant des phénomènes de nutrition ou de combustion, qui s'accomplissent partout dans nos tissus (les phénomènes de combustion et généralement toutes les décompositions chimiques sont accompagnés d'un dégagement d'électricité). Il est probable, en effet, que les combustions de nutrition d'un organe ne sont pas absolument égales à la *surface* d'un organe et dans l'*intérieur* de cet organe. Il résulte de là que si on établit, à l'aide des extrémités du fil d'un galvanomètre, une communication temporaire entre deux points chimiquement différents, l'excès du mouvement nutritif d'une partie sur celui de l'autre détermine un courant [1]. Mais ce courant est un courant *provoqué* et *artificiel*, et ce n'est qu'en mettant anormalement en communication des parties normalement distantes, qu'on parvient à le constater. La direction du courant observé est telle qu'on en peut induire que l'excès des réactions chimiques de nutrition a lieu à la surface de section, c'est-à-dire dans l'intérieur des organes, et que ces réactions sont moins actives aux surfaces naturelles. L'activité du mouvement de nutrition des muscles (Voy. §§ 209, 212 et 226) est en rapport avec l'intensité de ces courants, plus grande en ces tissus que partout ailleurs.

M. Pickford a dernièrement fait connaître des expériences curieuses qui viennent confirmer la doctrine précédente. M. Pickford prend un membre dépouillé de grenouille et le place pendant quelques minutes dans l'eau, à 37° (centigr.). Or, si on essaye alors ces muscles pour y constater la présence du courant musculaire, on constate que le courant a changé de direction : il ne chemine plus dans le muscle de l'intérieur à l'extérieur, mais bien de l'extérieur à l'intérieur (par conséquent dans le circuit métallique interposé, de la surface de section à la surface naturelle). Il semble que la température a eu (comme dans la plupart des réactions chimiques) pour effet de développer les métamorphoses de nutrition à la surface du muscle, de manière que les actions chimiques qui s'accomplissent en ce point l'emportent temporairement, quant à la quantité, sur celles qui se passent dans le sein du muscle. Au bout de peu de temps, d'ailleurs, le courant musculaire reprend sa direction [2].

D'après les différents faits observés par lui, et dont nous n'avons donné qu'une analyse très-succincte, M. Dubois-Reymond a cherché quelle disposition les parties constitutives des fibres musculaires devaient affecter pour rendre compte des effets produits. D'après lui, on peut admettre que chaque molécule organique dont se compose la fibre musculaire élémentaire est électrique naturellement, et qu'elle possède les deux électricités à l'état de liberté. Chaque fibre musculaire consisterait en une

[1] On fait naître, en effet, un courant dans le fil d'un galvanomètre, toutes les fois qu'on termine les pôles du galvanomètre par deux métaux *inégalement* attaquables par la solution dans laquelle on plonge ces pôles. L'intensité du courant peut être mesurée par les différences d'actions chimiques.

[2] M. Dubois-Reymond a constaté, par des recherches très-délicates, que les courants dont nous avons parlé ne sont pas les seuls qu'on puisse mettre en évidence dans les muscles. Lorsqu'on met en rapport avec les extrémités du fil du galvanomètre deux points pris sur la *surface de section* d'un muscle, ou deux points pris sur la *surface naturelle*, on n'obtient point de courant dans le circuit métallique. Mais cela n'a rigoureusement lieu que quand ces points sont *symétriques*. *Toute liaison établie entre deux points insymétriques de la surface d'un muscle* (que ces deux points insymétriques soient pris sur la surface de section ou sur la surface naturelle) est accompagnée d'un courant beaucoup plus faible que celui dont nous

succession de molécules dont la forme peut être quelconque, mais qu'il suppose être sphériques, et dont chacune aurait une zone équatoriale positive, et deux zones polaires négatives aux points où les molécules sont en contact (Voy. fig. 87). M. Dubois-Reymond nomme ces molécules *péripolaires*. Il résulterait, de cette disposition des molécules dans chaque faisceau élémentaire, un état électrique négatif des deux bases ou extrémités des faisceaux, et aussi sur toutes les sections transversales, et un état positif de la surface longitudinale du muscle entier ou de chaque élément du muscle. A l'aide d'un conducteur métallique disposé comme le représente la figure 87, on recompose donc des électricités opposées, d'où l'apparition d'un courant dirigé dans le sens de la flèche. Les éléments musculaires sont d'ailleurs très-faiblement polarisés, parce que la plus grande quantité de l'électricité qui se développe dans les parties se recompose de proche en proche, à l'aide du liquide nourricier qui infiltre les organes.

Fig. 87.

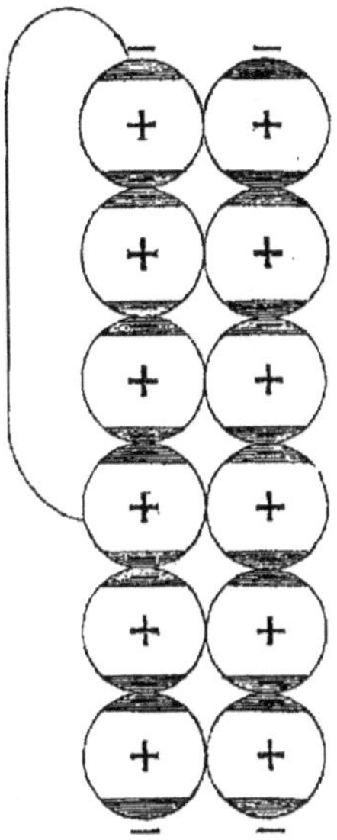

M. Dubois-Reymond admet dans le nerf lui-même une polarité analogue à celle de la fibre musculaire (car le nerf donne les mêmes courants *propres* que le muscle, et dirigés de même); d'où il conclut que lorsqu'un muscle se contracte, sa contraction est le résultat d'une modification dans l'état électrique moléculaire des fibres nerveuses, dans toute leur longueur, depuis leur origine dans les centres nerveux jusqu'à leur terminaison dans la masse musculaire. Cette modification qui s'accomplit dans le nerf entraîne une rupture d'équilibre dans le groupement électri-

avons jusqu'ici parlé, mais pourtant appréciable. Soit, par exemple, le cercle A (fig. 85), représentant la *surface de section* d'un muscle. Si les deux pôles sont appliqués en *a* et *b*, il

Fig. 85.

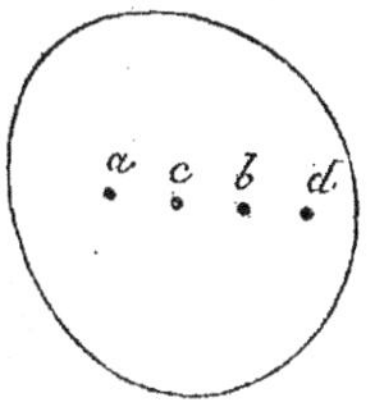

Fig. 86.

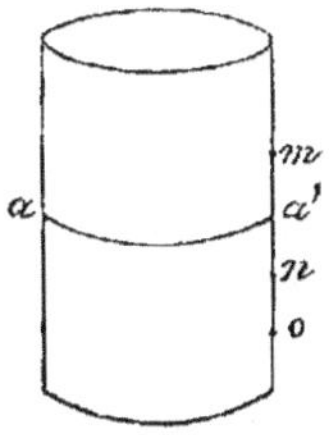

n'y a point de courant; mais s'ils sont appliqués en *a* et en *d*, il y a un courant. De même, soit le cylindre C (fig. 86) représentant la *surface naturelle* d'un fragment de muscle; si les deux pôles sont appliqués en *m* et en *n*, à égale distance du plan circulaire *aa'*, qui coupe le fragment de muscle en deux parties égales, on n'obtient pas de courants, mais si les pôles sont appliqués en *m* et en *o*, on obtient un courant.

que des molécules de la fibre musculaire ; ces molécules se correspondent alors par des pôles de *nom contraire*, d'où la contraction.

MM. Matteucci et Dubois-Reymond ont fait encore un très-grand nombre d'expériences, mais nous ne pourrions entrer, à cet égard, dans plus de détails sans sortir des limites de cet ouvrage. Ces faits, d'ailleurs, qui ouvrent de nouveaux horizons à la physiologie du système musculaire et à celle du système nerveux, ne peuvent pas être encore coordonnés d'une manière suffisamment précise pour constituer une doctrine complète.

§ 226.

Phénomènes chimiques qui accompagnent la contraction musculaire. — Les muscles développent une certaine quantité de chaleur au moment de leur contraction. Les recherches de MM. Becquerel et Breschet (§ 163), et celles plus récentes de M. Helmholtz, ont mis le fait hors de doute[1]. Les muscles, pendant leur contraction, comme aussi pendant leur état de repos, absorbent de l'oxygène, et forment de l'acide carbonique. Pendant la contraction musculaire, l'absorption de l'oxygène et l'exhalation de l'acide carbonique augmentent de plus du double.

MM. Dubois-Reymond, Liebig, Valentin et Matteucci ont démontré péremptoirement le fait, en plaçant les membres d'un animal dont les muscles étaient à découvert dans des espaces dont la composition gazeuse était connue. Des phénomènes chimiques ou d'oxydation s'accomplissent donc manifestement dans les muscles, et ces phénomènes s'exagèrent pendant la contraction. M. Helmholtz fait contracter un groupe de muscles à l'aide d'un appareil d'induction puissant, pendant longtemps, et jusqu'à épuisement; puis il examine la constitution chimique de la fibre musculaire, et il trouve que les matières solubles contenues dans le muscle (créatine, créatinine, acide inosique) ont augmenté de proportion, quand on compare ces muscles avec d'autres muscles laissés au repos sur le même animal. M. Dubois-Reymond constate, d'un autre côté, que quand un muscle est resté longtemps en repos, il a une réaction neutre, et que la réaction devient acide après des contractions répétées. L'absorption d'oxygène augmentée dans un muscle qui se contracte, a donc pour effet de transformer une partie de la fibrine de ce muscle en produit d'oxydation[2].

[1] D'après M. Helmholtz, au moment où la cuisse d'une grenouille se contracte énergiquement, il y a moyennement une élévation de température de 0°,16.

[2] La respiration musculaire utilise une grande quantité d'oxygène. Les muscles vivants et les muscles morts placés dans l'air absorbent *beaucoup plus* d'oxygène qu'ils ne rendent d'acide carbonique. La différence de l'excédant d'oxygène absorbé, par rapport à l'acide carbonique exhalé, est bien plus grande dans le muscle, que dans les phénomènes généraux de la respiration qui s'accomplissent dans le poumon. Les métamorphoses de nutrition qui s'accomplissent dans les muscles peuvent nous en rendre compte. On trouve, en effet, dans les muscles des produits d'oxydation très-nombreux. On y trouve de la créatine (Chevreul, Liebig), de la créatinine (Liebig), de l'hypoxanthine (Scherer), de l'acide inosique (Liebig), de l'acide formique, de l'acide lactique (Berzelius), de l'acide butyrique, de l'acide acétique (Scherer).

dans le mouvement musculaire généralisé, les produits de combustion formés dans les muscles sont versés dans le sang, où ils subissent une métamorphose plus avancée, pour être ensuite portés vers les voies d'excrétion; aussi avons-nous vu que dans l'*exercice* les produits de l'expiration et les produits de la sécrétion urinaire étaient augmentés.

Lorsqu'à l'exemple de M. Matteucci on plonge dans l'eau de chaux un groupe de muscles qui s'est contracté pendant longtemps, on remarque qu'il trouble bien plus abondamment cette eau (par la formation de carbonate de chaux) qu'un même groupe de muscles resté au repos.

Les muscles d'un animal mort continuent, pendant quelque temps, à exhaler de l'acide carbonique, et à absorber de l'oxygène, non-seulement pendant plusieurs heures, mais pendant plusieurs jours sur les animaux à sang froid (Valentin). L'exhalation d'acide carbonique et l'absorption d'oxygène continuent après que la contractilité des muscles a disparu; mais les proportions de l'échange gazeux ne sont plus les mêmes. L'exhalation d'acide carbonique et l'absorption d'oxygène persistent dans le muscle jusqu'à l'établissement de la putréfaction; elles continuent même alors (car il y a de l'oxygène absorbé dans la putréfaction, et de l'acide carbonique produit), mais il vient s'y joindre d'autres gaz, tels qu'oxyde de carbone, hydrogène carboné, hydrogène sulfuré, sulfhydrate d'ammoniaque. La contractilité musculaire dure plus longtemps dans les muscles renfermés dans l'oxygène que dans ceux qui sont placés dans l'air atmosphérique; elle dure moins longtemps lorsqu'ils sont placés dans l'acide carbonique, dans l'hydrogène et dans l'azote.

On remarque encore, quand on interroge les muscles suivant le procédé de M. Dubois-Reymond (Voy. § 225), que le *courant musculaire* obtenu en établissant une communication métallique entre la *surface naturelle* et la *surface de section* d'un muscle disparait, quand on a maintenu pendant longtemps les animaux (grenouilles) à la température de zéro; température qui a pour effet aussi de suspendre les échanges gazeux entre le système musculaire et l'air ambiant. Le développement d'électricité dans les tissus, de même que le développement de la chaleur, est donc manifestement subordonné aux actions chimiques.

§ 227.

Tonicité musculaire. — Fatigue musculaire. — Les muscles d'un animal vivant, alors même qu'ils sont dans le relâchement ou plutôt dans l'état de *non-contraction*, sont dans une sorte de tension permanente. Cette tension n'est pas aussi apparente dans les muscles des membres ou dans les muscles du tronc qui ont leurs deux extrémités attachées aux os que dans les muscles orbiculaires qui entourent les orifices des ouvertures naturelles, et qui sont isolés au milieu des parties molles. Ce n'est point par une contraction *permanente* (l'intermittence est le caractère général de la contraction musculaire, comme de la plupart des actes qui sont sous la dépendance du système nerveux) que les muscles *sphincters* ou orbiculaires ferment les orifices qu'ils circonscrivent; c'est en vertu d'un état de tension particulière que présente seul le tissu musculaire. Cette tension n'est pas comparable à celle que détermine un tissu élastique qui possède l'élasticité en raison de sa constitution propre. La tonicité est subordonnée, en effet, à certaines conditions qui ne paraissent pas inhérentes à la fibre musculaire elle-même. Elle est subordonnée à ses liaisons avec le système nerveux, et elle disparaît quand cette liaison est rompue. Aussi n'existe-t-elle plus dans les paralysies : de là l'évacuation volontaire des fèces, de l'urine, etc. La tonicité musculaire, quoique moins manifeste dans les muscles des membres, y existe également; elle maintient ces muscles dans un état de tension que l'équilibre des puissances musculaires contraires dissimule en partie. Elle devient évidente par le retrait des deux bouts d'un muscle, lorsqu'on le divise en travers sur l'animal vivant. Elle se manifeste encore par la distorsion de la face et celle de la langue dans l'hémiplégie faciale, les muscles du côté sain n'étant plus maintenus en équilibre par la tonicité des muscles du côté opposé. Il est remarquable que cet effet (la distorsion de la face) se manifeste *instantanément* et qu'elle devient ainsi un signe de l'épanchement encéphalique.

La rupture de la liaison des muscles avec les nerfs paraît donc suivie instantanément de l'abolition de la tonicité. Cette abolition est-elle immédiatement complète, ou, quoique très-amoindrie, la tonicité persiste-t-elle encore un certain temps dans le muscle, pour disparaître au bout de quelques jours en même temps que l'excitabilité des nerfs ? C'est ce que quelques faits tendent à faire supposer.

Si l'on détache par l'une de ses extrémités un muscle fraîchement préparé sur un animal vivant, si l'on attache à l'extrémité de ce muscle un poids déterminé, et si l'on note après cela sa longueur absolue, on remarque qu'après avoir fait passer un certain nombre de fois dans ce muscle le courant d'une pile un peu énergique, il a augmenté de longueur. La force tonique qui faisait équilibre à un certain poids a donc été vaincue en partie par les décharges successives qui ont traversé le muscle. Il est probable que, dans la fatigue qui suit l'exercice répété de la contraction musculaire, il arrive quelque chose de semblable. La fatigue musculaire qui survient après l'exercice prolongé a d'ailleurs une analogie à peu près complète avec le sentiment d'épuisement et de faiblesse qu'on éprouve dans un membre ou dans la masse musculaire du corps tout entier, lorsqu'on a soulevé ou mû des poids disproportionnés avec la puissance musculaire, ou tout au moins placés sur les limites de cette puissance.

L'expérience apprend encore que si l'on suspend, à l'extrémité d'un muscle frais et fixé à son autre extrémité, des poids successivement croissants, qu'on enlève ensuite, le muscle, qui reprenait ses premières dimensions pour des poids faibles, ne revient plus sur lui-même d'une même quantité pour des poids plus forts. A une certaine limite, la tonicité du muscle est complétement vaincue, le muscle allongé conserve son élongation et ne reprend plus ses dimensions premières.

Il est remarquable que les décharges galvaniques répétées, et aussi les excitants de toutes sortes appliqués au nerf qui se rend au muscle, ont sur le pouvoir excitateur du nerf les mêmes effets que sur la tonicité elle-même. C'est ainsi que la faculté excitatrice du nerf qui anime un muscle s'éteint beaucoup plus vite, quand on le fait traverser par de nombreuses décharges galvaniques, que quand on l'excite de loin en loin. La force tonique dans les muscles, ou plutôt leur état de tension, est donc dans une liaison intime avec le système nerveux ; elle n'est, pour ainsi dire, qu'un de ses modes d'expression.

La tonicité musculaire joue dans les divers mouvements des leviers osseux du squelette un rôle des plus importants. C'est à elle surtout que sont dues la *régularité* et la *mesure* dans le mouvement des parties mises en jeu par des muscles. Lorsque les muscles biceps et brachial antérieurs, par exemple, se contractent pour fléchir l'avant-bras sur le bras, le muscle triceps, placé à la partie postérieure du bras, quoique ne se contractant point (car ce muscle est extenseur), modère en quelque sorte le mouvement de flexion, le proportionne au but désiré, et lui donne la *précision* nécessaire aux divers actes que le membre supérieur doit accomplir. Il en est de même, réciproquement, quand, au lieu des muscles fléchisseurs, ce sont les extenseurs qui agissent activement ; ils trouvent dans la tonicité des fléchisseurs une résistance graduée et en quelque sorte régulatrice. Lorsque les muscles extenseurs d'un segment de membre sont paralysés, on constate, en effet, que le mouvement de flexion est saccadé, brusque, et qu'il dépasse le plus souvent le but assigné par la volonté. On observe des effets analogues, mais en sens opposé, dans la paralysie des fléchisseurs. M. Duchenne (de Boulogne), qui s'est beaucoup occupé des paralysies locales et des moyens thérapeutiques à leur opposer, remédie d'une manière très-ingénieuse à ce désordre des mouvements, en remplaçant les muscles paralysés par des lanières de caoutchouc qui, d'une part, ramènent le membre dans la position nécessaire au jeu des muscles non paralysés, et qui, d'autre part, graduent l'action de ceux-ci quand ils entrent en jeu.

§ 228.

Différences entre la contraction des muscles striés et celle des muscles lisses. — La contraction musculaire, telle que nous l'avons exposée jusqu'à présent, peut être étudiée surtout dans les muscles de la vie animale (muscles *striés*). Les muscles *lisses*, c'est-à-dire les muscles de l'intestin, de la vessie, de l'utérus, etc., etc., ne présentent pas, à proprement parler, de différences essentielles avec les précédents, en ce qui concerne les phénomènes de la contraction. On peut dire toutefois, d'une manière générale, que ces derniers muscles ne répondent pas, pour la plupart, d'une manière aussi énergique aux divers excitants. Les contractions de quelques-uns d'entre eux ne peuvent être éveillées que par des courants galvaniques très-énergiques. C'est ainsi, par exemple, que les fibres musculaires lisses des vaisseaux, les fibres musculaires répandues dans le derme cutané, celles des canaux excréteurs des glandes, celles des bronches, ne se contractent d'une manière évidente que sous l'influence d'un appareil d'induction d'une certaine puissance.

M. Dubois-Reymond a constaté dans les muscles lisses les mêmes phénomènes électriques que dans les muscles striés, mais ils sont beaucoup moins marqués.

Les muscles lisses, comparés aux muscles striés, présentent encore cette particularité, qu'en général ils se contractent d'une manière bien plus prononcée et bien plus étendue lorsqu'on applique l'excitant directement sur les fibres charnues; tandis que les muscles striés, nous l'avons vu, répondent bien plutôt aux excitations portées sur les nerfs qui les animent.

La contraction des muscles lisses présente encore quelques autres particularités. Tandis que la contraction des muscles striés cesse avec la cause d'excitation, celle des muscles lisses persiste un temps plus ou moins long après que l'excitant a cessé d'agir. La contraction s'établit dans les muscles striés un très-court espace de temps après l'application de l'excitant : il faut souvent plusieurs minutes pour que la contraction des fibres musculaires lisses se manifeste. Enfin, et ce caractère est à peu près général dans toute l'étendue de l'intestin et aussi dans les vaisseaux, la contraction affecte souvent un mode particulier dit *vermiculaire*, c'est-à-dire qu'elle occupe un espace généralement beaucoup plus étendu que le point excité, et qu'elle s'opère d'une manière successive. Nous avons insisté précédemment sur ces divers points (Voy. *Digestion*, §§ 29, 33, 3; *Circulation*, §§ 96, 100.)

Les fibres musculaires lisses entourant généralement des canaux membraneux ou des réservoirs, et n'ayant pas de points d'attache au squelette, leur contraction n'est point limitée par la rencontre des parties, et elle est généralement beaucoup plus étendue. C'est ainsi qu'en appliquant les deux pôles d'un appareil d'induction sur l'intestin, on peut diminuer le diamètre du canal de plus de 70 pour 100.

Aux extrémités du tube digestif (œsophage, rectum), qui contiennent des fibres striées, les caractères précédents sont beaucoup moins tranchés, et les phénomènes de la contraction se rapprochent de ceux de la contraction des muscles extérieurs.

§ 229.

De la persistance de la contractilité dans les muscles, quelque temps après la mort. — Un muscle séparé du corps de l'animal vivant conserve pendant quelque temps sa contractilité : il peut encore servir aux expériences. On conçoit qu'il en est de même des muscles de l'animal qui vient de périr.

Chez les animaux à sang froid, la contractilité persiste pendant plusieurs jours dans les muscles du corps après la mort, ou dans les muscles des membres après leur séparation du tronc. Après quatre, cinq et six jours, il n'est pas rare de trouver des muscles de grenouille qui se contractent encore sous l'influence des courants énergiques d'un appareil d'induction. C'est surtout dans les muscles des membres postérieurs que ces phénomènes s'observent, et principalement quand ces muscles ont été conservés dans un milieu saturé d'humidité, qui s'oppose à leur dessèchement.

La contractilité musculaire persiste beaucoup moins longtemps sur l'homme, les mammifères et les oiseaux, c'est-à-dire sur les animaux à sang chaud. Sur l'homme mort en pleine santé, sur les suppliciés, par exemple, elle n'existe que pendant les dix à douze heures qui suivent la mort, c'est-à-dire jusqu'à l'établissement de la *rigidité* cadavérique.

La température a une grande influence sur la disparition de la contractilité. Lorsque le corps se refroidit lentement, elle persiste beaucoup plus longtemps que lorsqu'il se refroidit brusquement.

Nysten a fait de nombreuses expériences sur la disparition de la contractilité musculaire. Bien que ses expériences n'aient pas été faites avec les instruments perfectionnés que la physique a mis de nos jours entre les mains des physiologistes, et qu'il assigne généralement un temps trop court à la disparition de la contractilité, cependant l'ordre relatif indiqué par lui pour la cessation de la contractilité dans les divers départements du système musculaire ne manque pas d'intérêt. Chez l'homme, le ventricule gauche perdrait le premier sa contractilité, puis viendrait le tube digestif, puis le ventricule droit, puis les muscles du tronc, puis les muscles des extrémités postérieures, puis ceux des extrémités antérieures, enfin les oreillettes. Cet ordre est à peu près le même chez les mammifères, chez les chiens en particulier.

Le milieu extérieur a une certaine influence sur la durée de la contractilité dans les muscles après la mort, ou sur celle des muscles séparés de l'animal. C'est ainsi que l'acide carbonique, le gaz ammoniac, l'hydrogène sulfuré, diminuent cette durée. Les solutions acides et alcalines, ainsi que l'alcool et l'éther, l'éteignent aussi très-promptement : très-étendues, ces solutions commencent, au contraire, par l'activer. Il en est de même de la température : lorsqu'elle est modérée, la contractilité se prolonge; mais lorsqu'elle est très-élevée ou très-basse, la contractilité disparaît assez promptement. Certains poisons agissent aussi sur la contractilité et l'anéantissent promptement ; tels sont les divers venins. L'acide cyanhydrique et les dissolutions des sels de strychnine ne paraissent pas la diminuer d'une manière bien sensible.

§ 230.

Rigidité cadavérique. — La roideur cadavérique n'est point une contraction active ni le dernier effort de la contractilité musculaire, comme on l'a dit souvent : lorsqu'elle s'établit, la contractilité a peu à peu diminué. La roideur cadavérique consiste en une dureté particulière du tissu charnu du muscle, dureté qui oppose une résistance assez vive aux divers mouvements de flexion qu'on cherche à imprimer aux parties. La rigidité cadavérique est tout à fait indépendante du système nerveux, car elle se manifeste sur des membres depuis longtemps paralysés. Elle s'empare des parties qu'on a séparées du système nerveux central par la section de leurs nerfs ; elle se manifeste également sur les animaux auxquels on a enlevé les centres nerveux.

Lorsque la rigidité cadavérique s'empare des muscles privés de vie, elle n'en change aucunement la *situation* au moment où elle apparaît. Elle les saisit, en quelque sorte, dans la position où ils se trouvent. Il n'est point vrai qu'en ce moment il se manifeste une contraction en vertu de laquelle les fléchisseurs agissent d'une manière active. Si les doigts sont ordinairement fermés sur la paume de la main, si les muscles tiennent fortement appliquée la mâchoire inférieure contre la supérieure, c'est que la rigidité cadavérique a surpris les parties en cet état. Lorsque les animaux meurent, ils étendent fortement les extrémités, l'encolure et la tête, et la roideur cadavérique s'empare du cadavre dans la position qu'il avait au moment où la vie l'a quitté.

La rigidité cadavérique est généralement plus prompte à se manifester dans les temps froids que dans les saisons chaudes, plus prompte lorsque le cadavre est abandonné à l'air que lorsqu'il est recouvert par les pièces de la literie : ce qui tient vraisemblablement à la rapidité plus ou moins grande du refroidissement. Les parties qui se refroidissent les premières sont aussi celles dans lesquelles la rigidité cadavérique s'établit d'abord. C'est ainsi qu'elle se montre d'abord à l'extrémité des membres, puis à leur racine, puis au tronc. On remarque aussi que la rigidité cadavérique est plus prompte et plus grande après la mort subite qu'après les maladies longues qui ont épuisé les sujets. Elle s'établit, en moyenne, de douze à dix-huit heures après la mort.

La rigidité cadavérique ne se produit pas seulement dans les muscles de la vie animale ; elle se montre aussi dans ceux de la vie organique. On peut, en particulier, la constater dans la tunique charnue de l'intestin. La rigidité cadavérique s'empare aussi des muscles des animaux à sang froid; mais, chez ces animaux, elle survient tard et dure peu. Il est facile de constater le fait sur les grenouilles et les lézards. On a aussi observé les phénomènes de la rigidité, après la mort, chez les mollusques, les insectes et les annélides.

La durée de la rigidité cadavérique est, comme l'époque de son appation, subordonnée à la température extérieure et au genre de mort. Elle se prolonge jusqu'au moment où la putréfaction s'établit. Elle peut durer douze heures ou plus.

En supprimant l'abord du sang dans les muscles, on peut déterminer sur l'*animal vivant* la rigidité des muscles. Si, à l'exemple de M. Stannius, on lie sur un lapin vivant l'aorte abdominale et l'artère crurale d'un membre, le membre se refroidit et la rigidité commence à apparaître environ trois heures après l'opération : au bout de cinq heures elle est complète. Si on enlève les ligatures et que l'animal survive, on voit la rigidité disparaître au bout d'une heure ou deux.

Mais ce n'est pas, comme le croit M. Stannius, par la mort des éléments nerveux contenus dans le muscle que la rigidité se manifeste. La rigidité est évidemment indépendante des nerfs et gît dans les muscles mêmes. Il suffit d'injecter dans les vaisseaux d'un membre de l'eau de chaux, de la potasse, du vinaigre, de l'eau salpêtrée, du carbonate de potasse, à l'état concentré, pour que le membre devienne rigide *en peu d'instants* : la température de la solution est indifférente. Ces faits, signalés par M. Kussmaul, ont été complétés par l'expérience suivante. On lie sur une grenouille vivante les vaisseaux d'un membre postérieur gauche, et on injecte ensuite de l'eau de chaux par l'aorte, près du cœur : la grenouille devient immédiatement rigide ; seul, le membre postérieur du côté gauche reste souple. L'excitation galvanique des nerfs lombaires donne naissance à des contractions dans les muscles du membre postérieur gauche, et non dans l'autre membre postérieur rigide.

Lorsqu'on a fait périr les animaux par le poison, on constate que ceux d'entre les poisons qui agissent sur le système nerveux, ou, en d'autres termes, qui tuent le système nerveux (le curare par exemple), n'influent en rien sur l'apparition et la durée de la rigidité cadavérique. Les poisons, au contraire, qui, sans agir sur l'excitabilité des nerfs, anéantissent la contractilité musculaire, amènent une rigidité cadavérique rapide.

M. Brown-Séquard et M. Kay ont constaté que si l'on injecte du sang frais et défibriné dans les vaisseaux d'un membre dans lequel la rigidité cadavérique est établie (soit sur des animaux qu'on a mis à mort, soit sur des cadavres de suppliciés), le tissu musculaire du membre reprend sa souplesse, et l'abord du liquide nourricier ramène le retour de l'état moléculaire du muscle compatible avec la contractilité fibrillaire. Quand on reproduit de temps en temps l'injection, on recule de beaucoup le moment définitif de la perte de la contractilité ; la contractilité n'est donc que dissimulée par la rigidité cadavérique et elle ne s'éteint pas aussitôt que celle-ci commence. Au reste, la contractilité a complétement disparu quand la roideur cadavérique cesse naturellement, la cessation de la rigidité cadavérique coïncidant avec les premiers phénomènes de la putréfaction dans le tissu musculaire et avec la décomposition du sang.

La rigidité cadavérique tient évidemment à une modification moléculaire qui s'accomplit dans le tissu musculaire, ou à une sorte de durcis-sement de la fibre charnue, succédant à la suspension de l'arrivée du sang et de la nutrition musculaire. On ne sait pas quelle est la nature du changement qui survient, mais on peut artificiellement le produire, ainsi que nous l'avons dit, à l'aide d'un grand nombre de substances.

On a souvent attribué la rigidité cadavérique à la coagulation dans le sein des muscles de la partie plastique du sang, c'est-à-dire de la fibrine (la coagulation du sang dans les vaisseaux après la mort est infiniment plus lente que dans le sang d'une saignée). On croit avoir remarqué que le genre de mort qui influe sur le moment de la coagulation du sang et sur le temps qui s'écoule depuis la coagulation du sang jusqu'à sa liqué-faction par putréfaction a la même influence sur le moment et sur la du-rée de la rigidité cadavérique [1].

SECTION III.

Mécanique générale des mouvements de locomotion.

ARTICLE I.

ORGANES PASSIFS DE LA LOCOMOTION.

§ 231.

Du squelette. — Le squelette de l'homme et des animaux vertébrés représente un tout symétrique, qui résulte de l'ensemble des os réunis entre eux par les articulations. Le squelette a la forme et les dimensions du corps entier, dimensions et forme qu'il détermine en grande partie. La dureté et la rigidité des pièces qui entrent dans la constitution du squelette lui permettent de servir de support, de fournir des enveloppes protectrices aux centres nerveux et vasculaires et aussi aux organes des sens, et surtout d'offrir des points d'attache aux muscles. Les articula-tions qui relient entre elles les diverses pièces osseuses du squelette don-nent à ces pièces une mobilité qui permet, ou des positions variées d'équi-libre, ou des mouvements, soit partiels, soit d'ensemble, dont l'étendue et la direction sont déterminées par la forme des surfaces osseuses qui se correspondent. Le squelette se divise en tronc et en membres.

La *colonne vertébrale* forme la base du tronc. Elle supporte en haut la tête, et s'engrène solidement en bas dans le bassin, avec lequel elle fait

[1] On a pensé aussi que la rigidité cadavérique de la fibre charnue survenait par suite de la suppression de l'oxygène, quand la fibre charnue a consommé celui qui est contenu dans le sang. On sait, en effet, que les muscles séparés de l'animal vivant absorbent de l'oxygène lors-qu'ils sont à nu ou recouverts seulement par une peau mince et molle (comme chez les gre-nouilles, par exemple). On suppose, dans cette manière de voir, que les injections de sang, ce fournissant aux muscles de l'oxygène dissous, redonnent pour quelque temps à la fibre mus-culaire sa souplesse et sa contractilité. Si cette supposition est fondée, il doit suffire, pour faire cesser la rigidité et ramener temporairement la contractilité, d'injecter dans les vaisseaux d'un membre rigide un liquide saturé d'oxygène et à la température du corps de l'animal

corps. La colonne vertébrale forme un axe à la fois solide et flexible ; elle représente une colonne osseuse, composée de vingt-quatre pièces superposées, et percée d'un canal central. Cylindrique en avant, cette colonne présente en arrière une crête saillante, résultant de la série des apophyses épineuses, et, sur les côtés, une série analogue appartenant aux apophyses transverses, série latérale qui, au niveau de la région dorsale, est prolongée sur les côtés et en avant par les côtes. La colonne vertébrale n'est pas rectiligne : convexe en avant à la région cervicale, concave à la région dorsale, et de nouveau convexe à la région lombaire, elle décrit trois courbures de sens successivement contraires.

Les vertèbres reposent les unes sur les autres. Le poids du tronc est supporté par le *corps* des vertèbres, c'est-à-dire par la partie située en avant du canal rachidien. La masse du corps des vertèbres augmente à cet effet depuis la région cervicale jusqu'à la dernière vertèbre lombaire, où elle est considérable. Les apophyses *articulaires* des vertèbres cervicales, ayant des faces à peu près horizontales, peuvent, il est vrai, concourir aussi à la sustentation des parties situées au-dessus d'elles; mais il n'en est pas de même des apophyses articulaires de la région dorsale et de la région lombaire, dont les surfaces d'articulation représentent des plans verticaux. Par conséquent, les surfaces articulaires des vertèbres dorsales et lombaires ne peuvent transmettre la charge du poids du corps. Les lames de la vertèbre, qui tendent à s'imbriquer sous l'effort des pressions verticales, les apophyses épineuses et les apophyses transverses ne sont pas non plus disposées pour soutenir la charge du tronc dans la station verticale. Cette charge est donc à peu près exclusivement répartie sur les corps des vertèbres. Il n'est pas exact de dire que *le canal vertébral dont sont creusées les vertèbres augmente la résistance de la colonne dans le sens vertical*, car le canal est en arrière de la colonne de sustentation (c'est-à-dire du corps des vertèbres), et non pas à son centre [1].

Les corps des vertèbres sont séparés les uns des autres par une substance élastique particulière (disques intervertébraux). Dans les mouvements de flexion de la colonne vertébrale et dans les mouvements de redressement (mouvements qui peuvent acquérir une certaine étendue par l'addition des mouvements partiels de chacune des vertèbres), le centre des mouvements partiels correspond à peu près au centre du corps de la vertèbre elle-même, et les disques intervertébraux s'infléchissent tour à tour en sens opposé, en remplissant successivement, en vertu de leur élasticité, les écartements causés par le mouvement en avant ou en arrière du corps de la vertèbre. Après une station prolongée, ou lorsqu'il a supporté de pesants fardeaux sur la tête, l'homme peut perdre 1 ou 2 centimètres de

[1] Le principe mécanique suivant : *de deux colonnes de même hauteur, et formées d'une même quantité de matière, mais dont l'une est pleine et dont l'autre est creusée d'un canal central, c'est la dernière qui est la plus résistante*; ce principe, dis-je, n'est pas applicable ici. Il l'est seulement aux os longs des membres.

sa taille. Les disques intervertébraux comprimés par le corps des vertèbres, étant élastiques et compressibles, perdent alors chacun une petite portion de leur hauteur verticale : nouvelle preuve que c'est bien le corps de la vertèbre qui constitue la colonne de sustentation et non les apophyses articulaires.

Quel est le rôle mécanique des *courbures* de la colonne vertébrale dans la station ? Une colonne élastique, courbée alternativement, offre une résistance à la pression égale au carré du nombre des courbures, plus 1. On peut donc dire [1] d'une manière générale que les courbures de la colonne vertébrale ont la propriété d'augmenter sa résistance dans le sens vertical. Mais ce principe ne doit pas être appliqué dans le sens absolu de cet énoncé. La colonne vertébrale n'est point formée par une *seule pièce*; elle n'est pas non plus un *ressort* constitué par une substance *homogène* dans tous ses points et *uniformément* élastique. Il est certain que les courbures de la colonne vertébrale ont encore pour effet de reporter une partie de la charge sur les parties molles, c'est-à-dire sur les divers moyens d'union des vertèbres entre elles.

La colonne vertébrale, articulée avec le sacrum qui lui fait suite, repose à la manière d'un coin entre les os coxaux. Le mode d'articulation du sacrum avec les os coxaux est telle, que le poids de la colonne vertébrale et celui des diverses parties du tronc, groupées autour de cette colonne, ne chargent pas le bassin seulement dans la direction verticale. Une portion de la charge agit dans le sens transversal et se trouve reportée sur les ligaments extrêmement puissants qui réunissent le sacrum aux os coxaux. Le poids des parties supérieures se trouve ainsi réparti sur les *diverses parties du bassin*. Le bassin transmet ce poids sur la tête des fémurs, qui le transmettent au sol par les membres inférieurs.

Les *membres* de l'homme ne sont pas, comme chez les quadrupèdes, disposés tous les quatre pour la station. Les membres inférieurs seuls sont destinés à supporter le poids du corps. Les membres supérieurs, dont les mouvements sont particulièrement en rapport avec le toucher et la préhension des objets, ne restent cependant pas tout à fait étrangers aux divers mouvements de la locomotion. C'est ainsi, par exemple, qu'en s'écartant du corps dans les divers mouvements de la marche et de la course, ils agissent à la manière de balanciers, en concourant à changer le centre de gravité. Quant aux membres inférieurs, sur lesquels est, en définitive, reporté le poids du corps, les divers segments qui composent ces membres, étant très-mobiles, seraient fléchis les uns sur les autres, dans la direction des surfaces articulaires suivant lesquelles ils se regardent, s'ils n'étaient maintenus dans la verticale par les puissances musculaires (Voy. *Station*, § 243).

[1] La résistance de la colonne vertébrale, dans le sens vertical, à supposer qu'elle n'eût qu'une seule courbure, serait représentée par $1\times1+1$, c'est-à-dire 2. Au contraire, la colonne ayant trois courbures, sa résistance dans le même sens devient $3\times3+1=10$ (c'est-à-dire cinq fois plus grande).

Les os des membres sont constitués par des colonnes creuses auxquelles on peut appliquer le principe de mécanique dont nous parlions il y a un instant, c'est-à-dire qu'*à égale quantité de matière* ils offrent plus de résistance avec la forme canaliculée qu'avec la forme pleine : ils réunissent ainsi la *force* à la *légèreté*. Les os des membres sont renflés à leurs extrémités, de manière à présenter une surface plus étendue d'implantation aux tendons des muscles ; la plupart des puissances musculaires prennent, en effet, leurs points d'attache au voisinage des articulations. Les renflements des os ont encore pour effet de changer la direction suivant laquelle agissent les puissances musculaires. Les renflements des extrémités des os, de même que les diverses éminences ou apophyses, qu'on rencontre plus ou moins développées sur divers points, ont pour effet de faciliter le jeu des puissances musculaires, surtout dans le commencement du mouvement, attendu que les muscles sont généralement disposés presque parallèlement aux leviers qu'ils doivent mouvoir.

§ 232.

Des articulations. — Les articulations des pièces osseuses du squelette peuvent être divisées en trois groupes principaux : 1° les *synarthroses* ou sutures, dans lesquelles les surfaces osseuses sont solidement *fixées* les unes aux autres (articulations de la voûte crânienne, par exemple) : nous n'avons pas à nous en occuper; 2° les *diarthroses*, constituées par des surfaces articulaires *contiguës*, figurées de manière à se mouler les unes sur les autres et à permettre des mouvements étendus : telles sont les articulations des membres; 3° les *amphiarthroses*, qui participent des deux groupes précédents.

Les articulations par *amphiarthroses* se rencontrent au pied (tarse), à la main (carpe), au tronc (colonne vertébrale et bassin), c'est-à-dire dans les parties qui supportent des chocs ou des pressions ; elles ne présentent guère que des mouvements obscurs ; elles amortissent les chocs et les pressions en décomposant le mouvement et en le reportant sur les parties ligamenteuses qui les unissent. A la colonne vertébrale, composée de nombreux segments, les mouvements des pièces osseuses s'additionnent et permettent des courbures d'ensemble, de sens divers, et assez étendues.

Les articulations par *diarthrose* sont parfaitement disposées pour les mouvements de la locomotion; on les rencontre dans les articulations des membres. Les unes présentent une tête à segment de sphère plus ou moins étendu, et ce segment est reçu dans une cavité : ces articulations peuvent exécuter les mouvements les plus divers, mouvements de flexion, d'extension, d'abduction, d'adduction, de circumduction (articulation coxo-fémorale, articulation scapulo-humérale), parfois même de rotation sur l'axe du membre (articulation coxo-fémorale). D'autres présentent un engrènement réciproque des surfaces articulaires, ou des sortes de poulies, et peuvent exécuter des mouvements en deux sens opposés, c'est-à-dire de flexion et d'extension (articulation du coude, du genou, du cou-de-pied, etc.). D'autres présentent des surfaces plus ou moins planes ou légèrement concaves ou convexes, et exécutent seulement des mouvements de glissement, ou de flexion et d'extension bornée, etc.

Les surfaces articulaires sont encroûtées de cartilages. Ces cartilages, compressibles et élastiques dans une certaine mesure, sont des coussinets protecteurs qui, par leur élasticité, modèrent les chocs et les frottements, et résistent aux pressions dans les divers mouvements de la locomotion ou dans l'équilibre de la station. Leur existence est tout à fait indispensable à l'exercice régulier des fonctions locomotrices : ce sont eux, en effet, qui assurent et conservent la *forme* des surfaces articulaires qu'ils recouvrent, et permettent ainsi l'accomplissement régulier des mouvements dévolus à chaque espèce d'articulation. En effet, que résulte-t-il de leur disparition ? Observons ce qui se passe chez l'homme et surtout chez le cheval, où l'usure des cartilages diarthrodiaux est un résultat presque constant des efforts auxquels il est soumis, efforts souvent disproportionnés avec la résistance normale de ses tissus. Il arrive, quand les cartilages ont disparu, que les *surfaces osseuses*, dépouillées de leur calotte protectrice, ne peuvent résister aux forces concentrées sur elles; elles obéissent et cèdent promptement aux pressions qui tendent à les déformer, et qui les déforment bientôt dans des sens variés et dans une plus ou moins grande étendue. Ces déformations apportent bientôt, dans la netteté, dans la direction et même dans la possibilité des mouvements, des entraves sans remède.

Les surfaces articulaires sont maintenues dans leurs rapports par des ligaments formés d'un tissu fibreux résistant, qui s'oppose efficacement aux déplacements, et humectées, comme les surfaces de frottement des machines, par un liquide particulier destiné à favoriser les glissements.

§ 233.

Influence de la pression atmosphérique sur les cavités articulaires. — MM. Weber ont démontré, par des expériences ingénieuses, que la pression atmosphérique maintient appliquée la tête du fémur dans la cavité cotyloïde, sans l'intervention des ligaments et des muscles qui entourent cette articulation, et ils ont tiré de cette démonstration des déductions pleines d'intérêt. Voyons d'abord l'expérience : les conclusions ensuite.

Un cadavre est placé sur une table, de manière que le bassin dépasse le rebord de la table et qu'il ait les jambes pendantes. On fait alors la section circulaire de toutes les parties molles qui entourent l'articulation coxo-fémorale (peau et muscles); puis on coupe la membrane capsulaire de l'articulation. Le membre ne bouge pas, il reste suspendu dans la cavité cotyloïde. Est-il retenu alors par le bourrelet cotyloïdien ou par le ligament rond inter-articulaire ? Non, car si l'on a pratiqué préalablement un petit trou dans le fond de la cavité cotyloïde par le dedans du bassin le fémur se dégage immédiatement hors de la cavité. Replacez la tête du fémur dans la cavité cotyloïde, et bouchez avec le doigt introduit dans le bassin le petit trou pratiqué d'avance au fond de la cavité cotyloïde, le membre reste de nouveau suspendu. Enlevez le doigt qui bouche le trou de la cavité cotyloïde, le membre retombe à l'instant. MM. Weber varient encore l'expérience. Ils pratiquent la section des parties molles de la cuisse, au niveau de l'articulation coxo-fémorale, y compris la capsule articulaire, coupent le fémur au-dessous de l'articulation, et suspendent au fragment du fémur, adhérent à l'articulation intacte, un poids de 1 kilogramme; puis ils font le vide dans une cloche convenablement fixée à l'aide d'un manchon de caoutchouc sur la racine de la cuisse. Aussitôt que l'air est raréfié à un certain degré, la tête du fémur abandonne la cavité cotyloïde. De là résulte la démonstration évidente que la pression atmosphérique maintient l'adhérence de la tête articulaire du fémur contre la cavité cotyloïde, et qu'elle est suffisante pour maintenir le poids du membre, lorsque ce membre oscille dans l'articulation[1]. D'où il suit que, dans la marche, la jambe qui oscille n'est pas *nécessairement* soutenue par la contraction des muscles et qu'elle peut se comporter en ce moment à la manière d'un pendule. On conçoit quel soulagement il en doit résulter pour l'action musculaire, force essentiellement intermittente[2].

La pression atmosphérique n'exerce évidemment un pareil effet sur

[1] C'est également en vertu de la pression atmosphérique que deux corps à surfaces planes, polies, humectées de liquide et appliquées hermétiquement au moyen du glissement de l'une sur l'autre, ne peuvent plus être séparés, suivant une traction perpendiculaire aux surfaces, que par un effort énergique.

[2] M. Giraud-Teulon, dans un ouvrage récent sur la mécanique animale, prétend que les expériences de MM. Weber, ayant été faites sur le cadavre, n'ont aucune valeur en ce qui concerne la physiologie de l'homme vivant, et il traite d'*aberrations* et d'*élucubrations inconcevables* les déductions qu'ont tirées de leurs recherches nos célèbres confrères de Munich. M. Giraud-Teulon affirme que dans la cavité cotyloïde il ne peut y avoir, sur le vivant, qu'une infériorité de pression équivalente à quelques millimètres, ou tout au plus à 1 ou 2 centimètres de mercure, infériorité de pression incapable de maintenir la tête du fémur appliquée contre la cavité cotyloïde. Aux expériences des frères Weber qu'oppose M. Giraud-Teulon? Des arguments.

« ... Qu'il en soit ainsi sur le cadavre, dit-il, c'est à merveille... On a alors en présence deux surfaces lisses et gluantes à une température où la tension des vapeurs est extrêmement faible. Il n'y a rien de surprenant à ce qu'elles se comportent comme nous voyons que le font deux plaques de marbre poli huilées, dont on a appliqué hermétiquement les surfaces, etc... »

Nous engageons M. Giraud-Teulon à répéter les expériences de MM. Weber dans un laboratoire dont l'atmosphère aura été élevée à la température de +37°; il constatera qu'elles donnent sensiblement les mêmes résultats qu'à la température ordinaire, c'est-à-dire que l'adhérence de la surface du condyle du fémur contre la surface de la cavité cotyloïde de l'os innommé suffit encore pour soutenir le poids du membre garni de toutes ses parties molles. Il est évident que, dans ces conditions, la tension de vapeur de la couche extrêmement mince de synovie interposée entre les surfaces articulaires est exactement la même que sur le vivant.

« Si, dit M. Giraud-Teulon, la tête du fémur était maintenue en rapport avec l'os iliaque par la pression de l'atmosphère et non par la tonicité musculaire, comment s'expliquerait-on que peut marcher un homme affecté de luxation spontanée de la cuisse sur l'os des iles? » —

l'articulation coxo-fémorale que parce que la cavité cotyloïde est vide, ou tout au moins parce que l'application des surfaces articulaires est assez intime pour que le poids du membre se trouve en entier soutenu par l'excès de pression extérieure.

Le même phénomène a-t-il lieu dans toutes les articulations mobiles? Il est extrêmement vraisemblable que les surfaces articulaires sont, dans bon nombre d'articulations, appliquées les unes contre les autres, bien moins par leurs ligaments, qui sont parfois assez lâches, que par la pression atmosphérique extérieure. Lorsqu'on fait *craquer* l'articulation des doigts avec les métacarpes, il faut exercer une traction perpendiculaire, ou saisir le doigt avec l'autre main, et agir par un mouvement de levier qui augmente la puissance. Le craquement indique la séparation des surfaces articulaires, et il faut pour arriver à ce résultat déployer une certaine force. Dans les jointures des membres, il arrive aussi que les surfaces articulaires se séparent les unes des autres (jusqu'aux limites compatibles avec la laxité ou avec la faible extensibilité des ligaments), et annoncent leur séparation par un bruit de *craquement*. Ici, la pression atmosphérique vaincue représente une colonne d'air d'une plus grande section; aussi ce résultat ne se produit que dans les efforts violents.

L'adhérence déterminée par la pression atmosphérique entre les surfaces articulaires est un adjuvant puissant des organes actifs de la locomotion, c'est-à-dire des muscles. Le jeu des muscles n'a pas à déplacer et à replacer sans cesse les surfaces articulaires dans les rapports de contact nécessaires aux divers mouvements. On conçoit, d'après cela, que les abaissements un peu considérables de la pression atmosphérique retentissent sur les mouvements de la locomotion et sont accompagnés d'un sentiment de gêne et de fatigue particulier. Ceci demande quelques mots d'explication.

§ 234.

Influence des variations de pression atmosphérique sur les mouvements de locomotion. — Le milieu atmosphérique qui entoure le corps n'agit pas seulement sur l'organisation en vertu de ses propriétés chimiques. L'air est un corps pesant composé de couches superposées de densité successivement décroissante à mesure qu'on s'élève. Tous les corps plongés dans l'atmosphère supportent le poids d'une colonne d'air qui

Mais qui ne sait qu'un homme ainsi désorganisé se sert de son membre avec difficulté et qu'il ne peut supporter un exercice *soutenu* qu'à la condition de se reposer souvent?

MM. Weber, et les physiologistes qui ont reconnu l'exactitude des expériences annoncées par eux, n'ont jamais perdu de vue, dans les divers temps de la locomotion, les propriétés passives et actives des muscles (élasticité, tonicité, contractilité). Seulement ils ont fait remarquer que, dans un certain moment de la marche *ordinaire* (quand celle-ci n'est ni accélérée ni retardée par la volonté), l'adhérence physique du fémur contre la cavité cotyloïde était un soulagement puissant pour la contraction musculaire, au moment où le membre oscillant quitte le sol pour se porter en avant.

pour hauteur la hauteur de l'atmosphère (équivalant à $0^m,76$ de mercure), et pour base la surface même du corps. L'homme supporte donc un poids considérable ; mais ce poids, agissant sur tous les points de la surface du corps, ne le presse pas plus de haut en bas que de bas en haut, pas plus de gauche à droite que de droite à gauche ; et si l'homme reste attaché au sol, ce n'est point en vertu de cette pression, mais parce que la *pesanteur* l'y retient.

Le poids de la colonne atmosphérique varie naturellement avec l'*altitude*; ce poids diminue même assez promptement, à mesure qu'on s'élève dans l'atmosphère, à cause de la densité rapidemente décroissant de l'air. A une hauteur de 6,000 mètres, hauteur à laquelle les aéronautes sont quelquefois parvenus, la pression atmosphérique est réduite de moitié. Dans diverses contrées du globe habité, l'homme et les animaux se trouvent, par rapport à la pression atmosphérique, dans des conditions assez différentes de celles où nous nous trouvons en France. La ville de Quito, par exemple, est située à 3,000 mètres d'élévation; la petite ville de Potosi, dans les Cordillères, est élevée de 4,000 mètres au-dessus du niveau de la mer; le village de Déba, dans les montagnes du Thibet, se trouve à une hauteur de 5,000 mètres. Or, dans ces diverses localités, les fonctions de nutrition, de respiration, de circulation des habitants de la montagne s'accomplissent comme chez les habitants de la plaine, et ils ne sont pas moins bien portants. Les plateaux qui entourent ces villes nourrissent des troupeaux qui ne paraissent point souffrir non plus. L'abaissement de la densité de l'air, en ces divers points, correspond cependant à une diminution considérable dans le poids qui presse de toutes parts sur le corps. En effet, la colonne d'air qui est équivalente à $0^m,76$ de mercure, et qui a pour base la surface du corps, pesant de 15,000 à 20,000 kilogrammes[1], cette colonne d'air ne pèse plus que 10,000 kilogrammes environ à 4,000 ou 5,000 mètres d'élévation; car, à cette élévation, la pression barométrique a diminué de près de moitié.

L'homme et les animaux peuvent donc supporter des variations de pression très-étendues, sans que les fonctions de la vie organique en souffrent. Il est vrai que, la densité de l'air étant diminuée, l'air introduit dans le poumon contient, à chaque inspiration, moins d'oxygène sous le même volume que dans la plaine; mais les mouvements de la respiration s'harmonisent avec ces conditions nouvelles. D'ailleurs, la pression s'exerce encore *dans tous les sens*, l'air pénètre dans toutes les cavités ouvertes (voies digestives, voies respiratoires), les gaz du sang se mettent en équilibre de tension avec l'air atmosphérique, et les conditions normales de l'échange gazeux ne se trouvent pas changées dans les poumons.

Les variations de pression du milieu atmosphérique dans les ascensions

[1] Une colonne d'air dont la base est de 1 centimètre carré pèse un peu plus de 1 kilogramme, et l'on peut estimer la surface *développée* du corps à peu près à 15,000 centimètres carrés.

sur les montagnes, ou dans les ascensions aérostatiques, ne sont généralement pas de nature, non plus, à produire d'accidents fâcheux du côté des fonctions de nutrition. La *rapidité* des ascensions aérostatiques, toutefois, place souvent l'homme *assez brusquement* dans l'air raréfié, pour que l'équilibre entre les gaz intérieurs et les gaz extérieurs ne s'établisse pas instantanément. Lorsque l'ascension a été très-considérable, il se manifeste quelquefois une certaine difficulté de respirer, des étouffements (par dilatation des gaz intestinaux qui pressent sur les poumons, en refoulant en haut le diaphragme), et des hémorrhagies locales sur les membranes muqueuses (probablement par distension brusque des gaz contenus dans les vaisseaux et par rupture des capillaires). Ces accidents, passagers d'ailleurs, ne se présentent pas chez les habitants de la montagne, parce que la tension intérieure des gaz est dans une harmonie ou dans un équilibre constant avec le milieu habituel, et que durant le temps qu'il emploie à se transporter de la plaine sur la montagne ou à descendre de la montagne dans la plaine, cet équilibre s'établit peu à peu.

Lorsque, au lieu d'être assis et sans mouvement dans le fond de la nacelle d'un aérostat, l'homme s'élève dans l'air, en gravissant *à pied* de très-hautes montagnes, il éprouve, à mesure que la raréfaction de l'air augmente, un sentiment tout particulier. Il lui semble que ses membres sont *plus lourds;* les membres inférieurs, en particulier, deviennent bientôt le siége d'une fatigue qui invite au repos. A peine s'est-il arrêté un instant, que cette fatigue disparaît pour reparaître au bout de peu de temps; et ainsi de suite. Voici, en effet, ce qui arrive : la pression atmosphérique n'étant plus suffisante pour maintenir appliquée la tête du fémur contre la cavité cotyloïde, et faire ainsi équilibre au poids du membre inférieur, l'action musculaire intervient pour maintenir le membre dans ses rapports articulaires. Cette action musculaire inusitée est promptement suivie du besoin de repos des muscles.

L'augmentation de densité de l'air produit des effets inverses. Tous ceux qui se sont soumis à l'influence de l'air comprimé ont été frappés par le sentiment particulier de bien-être qu'on éprouve alors. Les membres semblent *légers*, et les mouvements, plus faciles, paraissent exiger moins de force. Dans ces conditions, non-seulement la pression atmosphérique tient les surfaces articulaires appliquées les unes contre les autres, comme la pression atmosphérique normale; mais, en outre, les membres et le corps lui-même, plongés dans un milieu dont la densité est augmentée, et perdant en poids le poids du volume d'air qu'ils déplacent [1], sont, par conséquent, relativement plus légers. Les organes que les puissances musculaires ont à mouvoir, étant plus légers, offrent une résistance moindre aux déplacements et exigent une énergie moins grande des puissances contractiles.

[1] Tout corps plongé dans un liquide ou dans un gaz perd en poids le poids du volume du liquide ou du gaz déplacé (principe d'Archimède).

Cette influence se fait sentir, même pour des différences de pression peu considérables de la colonne barométrique. Dans les abaissements du baromètre, les muscles ayant à mouvoir des organes plus pesants, on dit alors que le temps est *lourd*, quoiqu'en réalité la pression exercée sur la surface du corps par la colonne atmosphérique soit moindre. De même, lorsque le baromètre monte, les mouvements s'exécutent avec une plus grande facilité.

§ 235.

Du rôle des tissus élastiques. — Parmi les organes passifs de la locomotion, les tissus élastiques annexés au squelette jouent un rôle des plus importants. Pour peu qu'on examine de profil un homme dans la station verticale, il est évident que le poids des organes placés dans la poitrine et dans l'abdomen l'emporte sur celui des organes placés derrière cette colonne. D'un côté, en effet, sont tous les viscères, de l'autre seulement quelques couches musculaires. On peut remarquer, en outre, que le poids des viscères agit (pour entraîner la colonne vertébrale en avant ou pour la fléchir) sur un bras de levier plus considérable que les masses musculaires placées dans les gouttières vertébrales. Celles-ci devraient donc se contracter avec énergie pour lutter contre la *pesanteur*, qui tend sans cesse à entraîner le corps en avant. Les *ligaments jaunes* (ligaments essentiellement élastiques), qui unissent entre elles, en arrière, les lames des vertèbres, concourent donc puissamment au maintien de la station verticale.

L'action musculaire, quelque intense qu'on la suppose, est une force essentiellement intermittente. Tout muscle ne se contracte qu'à la condition de se relâcher. Une contraction ne dure pas quelques minutes d'une manière permanente, sans amener bientôt un épuisement et une impuissance absolus. Une force *intermittente*, comme l'est la contraction musculaire, ne peut pas faire équilibre à une force *constante*, comme l'est la pesanteur, mais un ressort élastique (ligaments jaunes) remplit parfaitement cet office, tout en permettant les mouvements les plus variés.

C'est pour la même raison que dans les quadrupèdes, qui n'ont pas, comme l'homme, à lutter contre la pesanteur dans la station bipède, le tissu élastique est concentré à la région cervicale de la colonne vertébrale sous la forme d'un ligament puissant (ligament cervical) proportionné au poids de la tête qu'il soutient. Le cheval, qui tient sa tête haute et presque dans la verticale, et non suivant la ligne horizontale, comme le bœuf, le chien, et la plupart des autres quadrupèdes, a, indépendamment du ligament cervical postérieur, une série de ligaments jaunes à la colonne cervicale. Les rongeurs, qui affectent une certaine position assise, et qui rongent penchés en avant, ont des ligaments jaunes à la région lombaire. Les oiseaux, qui ont une partie du corps horizontale et l'autre verticale, ont des ligaments jaunes à cette dernière partie; témoin les échassiers, qui ont une série de ligaments jaunes à la région cervicale.

Le tissu élastique n'est pas seulement annexé aux portions osseuses du squelette, on le trouve aussi dans d'autres parties, où il joue également le rôle de ressort. C'est ainsi que dans les poumons et dans les artères il transforme une impulsion intermittente en un mouvement continu de va-et-vient. (Voy. §§ 23 et 94.)

ARTICLE II.

ORGANES ACTIFS DE LA LOCOMOTION.

§ 236.

Des muscles envisagés comme puissance active des mouvements. — Les muscles représentent la force motrice qui, dans la machine humaine, met en mouvement les leviers osseux. Les muscles agissent, pour produire le mouvement, de manières très-diverses. Les fibres qui composent le muscle représentent une multitude de forces partielles, dont le point d'application correspond à l'insertion du tendon qui les termine. Les tendons présentent, en général, un volume beaucoup moins considérable que le muscle lui-même. Tantôt ce tendon est placé dans l'épaisseur de la masse charnue, et reçoit successivement, sur les divers points de sa surface, l'implantation des fibres qui composent le muscle; tantôt le tendon représente une sorte de cône membraneux, qui s'étend sur le corps charnu du muscle, et reçoit l'implantation des fibres sur les divers points de sa surface intérieure. Ces deux dispositions sont généralement inverses aux deux extrémités d'un même muscle. Il en résulte que la longueur des diverses fibres qui entrent dans la composition d'un muscle est la même, puisque d'un côté les fibres charnues superficielles vont *plus loin*, tandis que du côté opposé elles s'insèrent *plus tôt* sur le tendon. L'égalité de longueur entre les diverses fibres qui entrent dans la constitution d'un muscle montre que la valeur du raccourcissement est sensiblement la même pour chacune d'elles. Cette disposition, toutefois, n'est rigoureusement vraie que pour les muscles dont les fibres charnues ont une direction sensiblement parallèle à celle du tendon, c'est-à-dire parallèle à la direction de la résultante. Dans beaucoup de muscles, la direction des fibres étant loin d'être la même que celle du tendon sur lequel elles s'insèrent, et l'obliquité suivant laquelle elles rencontrent ce tendon n'étant pas la même pour toutes les fibres, l'égalité de longueur des fibres n'existe plus, et la contraction de chacune d'elles n'a plus la même valeur absolue.

L'insertion des fibres charnues sur les leviers osseux, par l'intermédiaire des tendons, est, au point de vue mécanique, un artifice très-ingénieux, en vertu duquel un grand nombre de forces se trouvent fixées à des surfaces relativement très-peu étendues. De cette manière, les diverses forces qui agissent sur les leviers osseux peuvent être concentrées presque entièrement autour des articulations, sans pourtant en augmenler sensiblement le volume. Le groupement des insertions tendineuses autour des articulations, c'est-à-dire aux extrémités mêmes des leviers qu'elles doivent mouvoir, est une des conditions principales du mouvement. Les muscles, avec des insertions rapprochées du centre des mouvements, et pour une diminution peu considérable de leur longueur (au moment où ils se contractent), peuvent, en effet, déterminer des mouvements *prompts* et *étendus*.

Les tendons, qui reçoivent l'effort définitif des fibres musculaires, ont une force de résistance considérable et sont à peu près inextensibles.

Les fibres charnues s'insèrent quelquefois aux os par des plans fibreux ou aponévroses d'insertion, qui ne sont, à proprement parler, que des tendons membraneux. Les muscles, terminés par des aponévroses d'insertion, entrent ordinairement dans la constitution des parois mobiles des cavités du tronc (abdomen, par exemple), et ont souvent, à tous les moments de la contraction, leurs insertions attachées à des points fixes; ils ne font alors, en général, éprouver aux parties où on les rencontre que des mouvements analogues aux mouvements du diaphragme. Ils agissent principalement en effaçant leur convexité, et en se rapprochant de la forme plane.

D'autres aponévroses ne font pas partie intégrante des muscles, et jouent cependant, au moment de la contraction musculaire, un rôle des plus importants. Telles sont les aponévroses d'enveloppe des membres et les aponévroses *engaînantes* qui, fixées aux os, forment des *loges* aux muscles, dont l'action est simultanée. Ces gaînes aponévrotiques servent de coulisses de glissement au corps du muscle lui-même, quand il se contracte, et maintiennent la direction de la force pendant la contraction, direction que le mouvement du levier qui est mû tend à faire varier. Les coulisses de glissement des tendons remplissent le même office, et comme toute la force du muscle est ici concentrée sur la corde qui le termine, ces coulisses offrent généralement une résistance considérable (ligaments annulaires du carpe, du tarse, etc.).

La direction définitive suivant laquelle agit un muscle n'est pas toujours celle suivant laquelle le corps charnu agit sur le tendon qui lui fait suite. Ce tendon dévie souvent de sa direction primitive sur des gouttières osseuses, dans lesquelles il est maintenu par des ligaments, qui transforment ces gouttières en canal. L'action *efficace* du muscle se trouve alors transportée dans la direction de la portion réfléchie du tendon. Le long péronier latéral, qui glisse derrière la malléole externe et s'engage dans la gouttière du cuboïde, pour se porter au bord interne du pied, offre un exemple de ce genre. Le changement de direction est ici très-frappant, mais il se rencontre en beaucoup de points à l'état rudimentaire, et dans d'autres parties il se manifese à certains *moments* du mouvement.

§ 237.

De l'intensité d'action des muscles. — La détermination de la force avec laquelle les muscles se contractent n'est pas rigoureusement du ressort de la mécanique ; elle ne peut être appréciée que d'une manière approximative, attendu qu'elle dépend de conditions multiples qui ne se prêtent pas au calcul. La force déployée dépend, en effet, et du mode et de la grandeur de l'excitant, et de l'état du système nerveux, lequel conduit au muscle l'incitation motrice. Elle dépend encore du mode d'insertion des fibres charnues sur les tendons ; et comme, en réalité, il est à peu près impossible de fixer rigoureusement la direction des fibres, et, par conséquent, la part de chacune d'elles, il en résulte encore que l'analyse mécanique de la puissance comparée des muscles est un problème très-compliqué.

En admettant que chaque faisceau primitif des muscles est doué de la même puissance chez un même individu, pourrait-on évaluer approximativement la force comparative des muscles, en établissant un rapport entre le nombre de leurs faisceaux primitifs ? A supposer que ce dénombrement fût possible, cela ne suffirait pas encore. Nous avons dit précédemment que les muscles perdent en moyenne un tiers ou un quart de leur longueur, au moment de leur raccourcissement maximum. Mais il n'en résulte pas que toute fibre musculaire qui se contracte se raccourcisse de la même quantité. Le raccourcissement est plus grand *d'une manière absolue* dans un muscle à longues fibres que dans un muscle court[1].

Le *nombre* des fibres d'un muscle et la *quantité* du raccourcissement au moment de la contraction représentent les deux éléments dont il faut tenir compte pour déterminer d'une manière comparative la force dont ils sont doués, ou, en d'autres termes, la *quantité de mouvement* qu'ils peuvent imprimer aux leviers sur lesquels ils s'insèrent. Or, la quantité du raccourcissement étant proportionnelle à la longueur (Voy. § 221), il s'ensuit qu'on peut substituer le facteur *longueur* du muscle au facteur *raccourcissement*. De même, le diamètre, ou la *section* d'un muscle, croissant avec le nombre de ses fibres, la section comparée des muscles exprime le rapport proportionnel du nombre de leurs fibres. Il résulte de là que la *section* des muscles, multipliés par leur *longueur*, peut conduire au même résultat. Mais la section d'un muscle multipliée par sa longueur donne le volume du muscle. Le volume comparé des muscles ou leur *poids*, puisqu'ils sont composés d'une même substance, donnent donc sur leur force comparée des notions assez précises. On peut donc dire d'une manière générale que la force d'un muscle est d'autant plus grande que le poids de ce muscle, dégagé autant que possible de tout ce qui n'est pas la fibre charnue, est plus considérable.

[1] Un muscle de 20 centimètres, qui perd 5 centimètres en se contractant, diminue plus *d'une manière absolue*, que le muscle de 10 centimètres qui perd seulement 2 centimètres 1/2.

Nous ne parlons ici que de la force *comparée* des muscles. Quant à l'appréciation rigoureuse de la force *absolue* de la fibre musculaire, elle est entourée de difficultés à peu près insurmontables. Indépendamment des obstacles signalés plus haut, il faut ajouter, en effet, que sur l'animal vivant, dont toutes les parties sont en place, un muscle qui se contracte pour surmonter une résistance quelconque et pour mouvoir les leviers sur lesquels il se fixe, doit vaincre en même temps la tonicité musculaire de tous les éléments charnus qui lui sont plus ou moins directement opposés, résistance additionnelle impossible à préciser. De plus, dans les divers mouvements du corps, ou dans les efforts appliqués au déplacement ou au soulèvement des poids, les muscles agissent suivant des insertions plus ou moins défavorables sur les leviers osseux, et une assez grande partie de la force déployée se trouve ainsi consommée (Voy. § 238). Il est certain, toutefois, que la force déployée par la contraction musculaire est une force énergique. Dans les efforts violents, la contraction musculaire est assez puissante pour déterminer la rupture des tendons[1]. La contraction musculaire peut même amener la rupture des os, témoin la rupture transversale de la rotule, qui arrive par la seule action musculaire, lorsque le corps, forcément penché en arrière, est brusquement ramené dans la verticale par la contraction du muscle droit antérieur de la cuisse. Ces effets donnent, de la puissance maximum des muscles, une idée plus saisissante que n'en peuvent fournir les notions tirées de la grandeur des résistances que l'homme peut vaincre.

L'évaluation absolue de la puissance musculaire (ramenée à une unité commune, à celle, par exemple, d'un cylindre de 1 centimètre carré de section) n'est possible qu'avec des muscles ou des fragments de muscles séparés de l'animal vivant, et placés dans des conditions convenables. Mais il ne faut pas oublier que, dans les expériences de ce genre, le muscle est sollicité à se contracter sous l'influence de l'irritation mécanique ou galvanique, tandis qu'il est plus que probable que l'excitant naturel (système nerveux) agit sur l'animal vivant avec plus d'énergie. Ce qui ne permet pas non plus d'appliquer absolument à l'animal vivant les résultats obtenus de cette manière, c'est que, ainsi que nous l'allons voir, le raccourcissement *maximum* d'un muscle *isolé* est, la plupart du temps, beaucoup plus considérable que lorsque le muscle est en place. Les muscles, dans leur situation normale, ne diminuent guère que d'un tiers ou d'un quart de leur longueur totale (§ 221). Ils n'obéissent jamais à toute leur rétractilité, même lorsque les mouvements d'extension ou de flexion sont portés au maximum. L'étendue du mouvement est limitée alors, soit par la configuration des surfaces articulaires, soit par la rencontre des parties.

Quoi qu'il en soit, les résultats obtenus par ce procédé d'expérimenta-

[1] Il faut, pour rompre le tendon d'Achille, suspendre à son extrémité un poids de 500 à 600 kilogrammes.

tion ne manquent pas d'intérêt. Lorsqu'on excite, à l'aide d'une décharge un peu violente (appareil d'induction), un muscle séparé du corps de l'animal vivant (par exemple, la langue d'une grenouille ou un muscle de sa cuisse), après l'avoir suspendu et chargé d'un très-faible poids, on constate qu'il peut se raccourcir de la moitié ou des trois quarts de sa longueur. On constate encore, et ce résultat peut sans doute être appliqué à l'animal vivant, on constate que la grandeur du raccourcissement dépend de la charge ou du poids qu'on suspend à l'extrémité du muscle en expérience. L'appareil employé par M. Weber et M. Valentin dans ces recherches est représenté dans la figure 88. Le muscle en expérience (hyoglosse de la grenouille), figuré en A, est chargé de poids variés B. Les fils métalliques N et P introduisent le courant dans le muscle. On établit ou on rompt à volonté le circuit, en plongeant ou en retirant du verre *m* rempli de mercure le fil P' en communication avec l'un des pôles de l'appareil excitateur. Le fil CC', qui passe dans une boutonnière pratiquée au muscle, s'élève ou s'abaisse suivant le raccourcissement du muscle, et permet de noter la valeur du raccourcissement en rapportant les excursions du fil à l'échelle graduée R, fixée sur la tige montante de l'appareil.

Fig. 88.

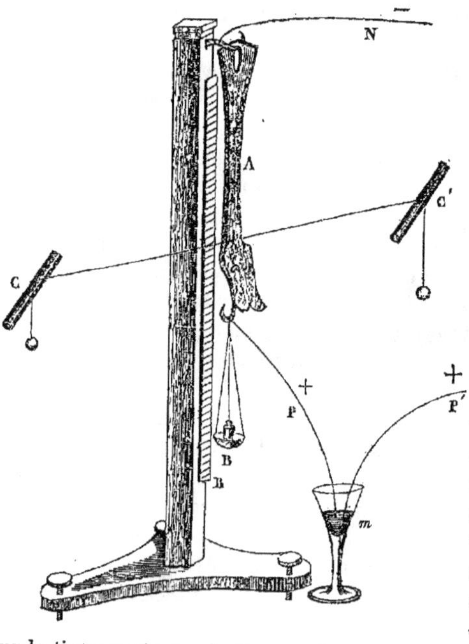

A l'aide de cet appareil ingénieux, on note que si le muscle est chargé d'un poids de 2 grammes, il se raccourcit de 23 millimètres quand on le fait contracter. Si on le charge de 10 grammes, il ne se raccourcit que de 18 millimètres. Pour des poids plus grands, le raccourcissement devient de moins en moins marqué. Avec un poids de 25 grammes, il n'est plus que de 1 millimètre. Enfin, quand le muscle est *surchargé* de poids considérables, le raccourcissement devient nul, et il disparaît pour toujours. Il faut remarquer que, dans ces diverses expériences, les charges ajoutées ont, en outre, augmenté chaque fois la longueur absolue du muscle en expérience.

Les expériences précédentes mettent encore en lumière un fait important. Soit, par exemple, une fibre musculaire de longueur *ab* (fig. 89) dans son état naturel. On ajoute un certain poids à cette fibre, et elle s'allonge de manière à devenir *ac*. Si, au moment où l'on fait passer le courant, elle reprend sa longueur primitive *ab*, la puissance contractile a précisément fait équilibre au poids extenseur. Le poids qu'il faut ajouter au muscle pour arriver à ce résultat est la mesure de ce que M. Weber appelle la *puissance d'équilibre*. La puissance d'équilibre varie nécessairement avec les muscles mis en expérience, car la longueur de distension varie avec la masse musculaire, par chaque centimètre carré de section du muscle. Le poids qui fait équilibre à la puissance contractile est généralement trente fois le poids du muscle en expérience.

Fig. 89.

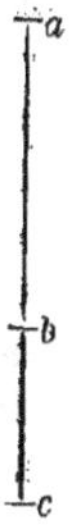

De ce qu'un muscle chargé d'un faible poids se raccourcit plus que le même muscle chargé de poids plus considérables, il ne faut cependant pas en inférer que le maximum de force déployée par le muscle qui se contracte correspond toujours au poids le plus faible. Ce maximum dépend aussi de la grandeur de l'allongement amené dans le muscle par le poids tenseur, et il est représenté par le rapport qui existe entre ces deux quantités. Ainsi, par exemple, dans l'expérience citée précédemment, un muscle (hyoglosse de grenouille) chargé de 2 grammes, et ayant une longueur de 33mm,8, s'est raccourci de 22mm,8 au moment de la contraction. Le même muscle, chargé de 10 grammes, ayant alors une longueur de 40mm,4, s'est raccourci de 18mm,3. Le même muscle, chargé de 20 grammes, et ayant une longueur de 44mm,5, s'est raccourci de 1mm,6. Le même muscle, chargé de 30 grammes, et ayant une longueur de 47mm,5, ne s'est raccourci que de 0mm,6. Dans le premier cas, la quantité de travail[1] est représentée par 52 ; dans le second cas, par 183 ; dans le troisième, par 32 ; dans le quatrième, par 18. Il résulte de là que l'effet maximum de la contraction ne correspond ni au poids le plus faible, ni au poids le plus fort, mais, dans l'espèce, au poids moyen de 10 grammes. Ce principe est fertile en applications au travail des moteurs animés.

[1] La *quantité de travail* s'obtient en multipliant le poids soulevé (ce sont les poids ajoutés au muscle) par le chemin parcouru (le chemin parcouru, c'est le degré de raccourcissement du muscle). Ainsi, 2×25,8=52 ; 10×18,5=183 ; 20×1,6=32 ; 50×0,6=18. L'unité dynamique, ou *kilogrammètre*, est représentée par l'élévation d'un corps pesant 1 kilogramme à 1 mètre de hauteur, et, par conséquent, le *grammillimètre* est représenté par l'élévation d'un corps pesant 1 gramme à 1 millimètre de hauteur. On peut donc dire que, dans le premier cas, la *force déployée* par le muscle est de 51,6 grammillimètres ; dans le second cas, elle est de 183 grammillimètres ; dans le troisième, de 32 grammillimètres ; dans le quatrième, de 18 grammillimètres.

§ 238.

Ce qu'on appelle le déchet musculaire. — Travail utile des muscles. — Lorsqu'un muscle ou un groupe de muscles associés se contractent pour mettre en mouvement les leviers sur lesquels ils s'insèrent, jamais le *résultat produit* n'est égal à la *force dépensée* par le muscle ou par les muscles en action. La différence qui existe entre le résultat produit et la force réelle dépensée par le muscle, cette différence existe dans toute machine, quelle qu'elle soit. Elle est due aux pertes déterminées par les *résistances passives*. Dans toute machine en mouvement, les résistances que doit vaincre la force motrice sont de deux espèces : les unes sont les résistances *utiles*, celles que la machine a pour objet de vaincre; les autres sont les résistances passives. Jamais une machine n'utilise intégralement toute la force motrice ; en d'autres termes, jamais une machine ne rend, sous forme de travail utile, tout le travail moteur initial. Plus la quantité de travail utile, comparée à une quantité donnée de la force motrice initiale, est grande, plus la machine est parfaite. Il en est absolument de même dans les phénomènes de l'action musculaire : le résultat produit n'est jamais égal à la force déployée par le muscle. La perte due aux *résistances passives* de la machine humaine est généralement désignée par les physiologistes sous le nom de *déchet musculaire.*

Le déchet musculaire, ou, ce qui est la même chose, les *résistances passives*, qui absorbent une partie de la puissance développée par les muscles, sont de diverses sortes. La plus générale, celle qui s'étend à tout le système, consiste dans les frottements des surfaces articulaires et dans ceux des tendons sur les coulisses de glissement. Ces frottements sont d'ailleurs, comme dans nos machines, atténués autant que possible par l'humeur synoviale, qui lubrifie les surfaces au contact.

Une autre cause de déchet musculaire, très-répandue aussi dans le système musculaire, c'est l'insertion plus ou moins oblique des fibres musculaires sur leur tendon commun. Il n'y a dans l'économie qu'un très-petit nombre de muscles à fibres parallèles aux tendons. Parmi les muscles qui se rapprochent le plus de cette disposition, tels que le biceps brachial, le demi-tendineux, etc., il n'y a même rigoureusement que les fibres qui occupent le centre du muscle qui soient parallèles au tendon. Dans un grand nombre de muscles, l'insertion oblique des fibres sur le tendon est très-prononcée, et c'est alors et surtout que cette résistance passive acquiert toute son énergie. On conçoit, en effet, que dans cette disposition, une certaine partie de la force se trouve anéantie par l'effort en sens contraire des fibres opposées. La résultante n'est donc jamais égale à la somme des composantes.

Une autre perte de travail est due au mode d'insertion des muscles sur les leviers qu'ils doivent mouvoir. Cette insertion est généralement désavantageuse. La force, en effet, est appliquée, dans la plupart des points, presque parallèlement aux leviers ; aussi, lorsque le muscle se contracte, une grande partie de la force tend à appuyer le levier directement contre son point d'appui dans l'articulation. Il est vrai que les renflements que présentent les extrémités des os, et aussi la présence, sur la continuité des os, d'éminences plus ou moins saillantes, atténuent une partie de ces résistances ; mais elles n'en sont pas moins assez considérables. Les résistances dont nous parlons ne sont pas les mêmes à tous les moments du mouvement. Ainsi, par exemple, dans la flexion de l'avant-bras sur le bras, la direction de la force (biceps), par rapport au levier en mouvement (avant-bras), change à chaque moment et se rapproche de plus en plus de l'angle droit. La perte de travail due au mode d'insertion des tendons sur les os diminue donc à mesure que le mouvement de flexion se prononce, et, vers la fin du mouvement, il y a une plus grande quantité de travail moteur d'utilisé [1]. Nous pourrions multiplier presque à l'infini les exemples de ce genre.

Les diverses pièces solides (os) autour desquelles sont groupées les puissances actives (muscles) ne sont point inflexibles et inextensibles dans le sens rigoureux du mot, d'où il résulte encore une certaine dérivation de force. Il est vrai que, dans les faibles charges qu'ils supportent ordinairement, cette perte peut être négligée.

Dans les divers mouvements de la machine humaine, il y a donc une certaine quantité de force consommée, et la contraction musculaire, lorsqu'elle entre en jeu, n'est pas seulement proportionnée au *travail utile*, elle l'est encore au *travail résistant*, expression par laquelle on désigne, en mécanique, la somme de toutes les résistances passives. C'est pour cette raison que les diverses expériences faites sur la puissance de contraction des muscles *isolés* (Voy. § 237) ne sont pas absolument applicables à l'animal vivant ; elles constituent seulement l'un des éléments du problème et non tout le problème. La valeur des résistances passives est d'ailleurs très-difficile à apprécier. Elle l'est dans les machines, et, à plus forte raison, dans l'organisme animal, où les forces composantes (fibres musculaires) se trouvent associées dans des directions presque infinies.

Il peut paraître singulier que dans la machine animale la force ne soit pas ménagée, et qu'une assez grande partie soit dépensée en pure perte. Mais tout étonnement cesse si on réfléchit qu'il y a dans le mouvement quelque chose de plus important que la force elle-même ; ce quelque chose, c'est le *mode* du mouvement, sa *vitesse*, qualités subordonnées, ainsi que nous allons le voir, au genre des leviers osseux, et, par conséquent, à l'agencement des segments dont se composent les membres. La force n'avait pas besoin d'être ménagée, car elle gît dans le volume des muscles (§ 237), et, grâce à la situation des muscles par rapport aux

[1] Remarquons, d'ailleurs, qu'en même temps aussi la contraction musculaire approche de ses limites et diminue, par conséquent, d'énergie.

leviers, ce volume peut augmenter sans nuire à l'accomplissement du mouvement.

§ 239.

Force mécanique de l'homme. — La force de l'homme peut être employée de bien des manières. L'homme peut, sans se déplacer, pousser ou tirer avec les mains en des sens divers; lorsqu'il agit dans le sens horizontal ou dans le sens vertical, il peut y joindre une partie du poids de son propre corps; l'homme peut également pousser ou tirer, en marchant ou en courant; il peut encore agir seulement par son poids, par exemple, lorsqu'il fait mouvoir les roues à chevilles des carrières.

La grandeur de la force que peut déployer l'homme varie beaucoup suivant la manière dont elle est appliquée. Le travail de l'homme, ainsi d'ailleurs que la contraction musculaire, est nécessairement intermittent, et il ne peut travailler qu'à la condition de se reposer. Dans le cas contraire, il s'épuise promptement, et le travail ultérieur en souffre d'autant. Lorsque l'homme travaille d'une manière continue, il ne doit exercer à chaque instant qu'une portion de la force maximum dont il est capable. L'expérience seule peut déterminer la grandeur de la force que l'homme doit déployer, et la vitesse avec laquelle doit être mû le point où cette force est appliquée, pour produire le plus de travail possible dans une journée. L'expérience a appris que le maximum de travail que peut fournir l'homme consiste dans l'élévation successive de son corps sur les échelons d'une roue à chevilles. La quantité de travail ainsi produite est équivalente à son propre poids multiplié par la hauteur totale à laquelle son corps aurait été élevé suivant la verticale, pendant tout le cours de la journée. On calcule qu'en agissant ainsi, un homme peut, en huit heures de travail effectif, produire dans la journée un travail équivalent à 260,000 kilogrammètres[1]. Lorsque la force de l'homme est appliquée de toute autre manière, lorsque, par exemple, il met en mouvement des manivelles diverses à l'aide de ses bras, il est rare que la quantité de travail produite dans le même temps s'élève au-dessus de 175,000 à 200,000 kilogrammètres.

L'homme n'applique pas toujours ses forces à un travail soutenu; il a besoin quelquefois de développer pour un instant une grande quantité de force. Il peut supporter sur ses épaules des charges considérables, mais à la condition que l'effort ne sera que d'une courte durée. L'homme

[1] Le kilogrammètre, ou *unité dynamique*, est le travail correspondant à l'élévation d'un corps pesant 1 kilogramme à 1 mètre de hauteur. Dans l'exemple que nous avons choisi, l'homme exécute dans sa journée un travail représenté par l'élévation à 1 mètre de hauteur d'un poids de 260,000 kilogrammes; ou, si l'on veut, un travail représenté par l'élévation à 260,000 mètres de hauteur d'un poids de 1 kilogramme; ou, si l'on veut encore, un travail représenté par l'élévation d'un poids de 65 kilogrammes (le poids de son propre corps) à 4,000 mètres de hauteur.

produit généralement la force maximum dont il est capable lorsqu'il soulève de terre un poids placé entre les jambes, ou bien, ce qui est la même chose, lorsqu'il exerce de bas en haut une traction sur un appareil dynamométrique fixé au sol. On estime qu'un homme adulte bien constitué fait alors un effort équivalent à 150 ou 200 kilogrammes. La femme a généralement une puissance moindre.

§ 240.

De l'effort. — Dans le dernier exemple que nous venons de choisir, comme toutes les fois que la contraction musculaire doit surmonter une résistance même beaucoup moindre, l'homme fait *effort*, c'est-à-dire que le jeu des muscles se trouve favorisé par un phénomène particulier de respiration. L'effort se produit d'ailleurs dans des conditions très-diverses, et avec des intensités variées. L'homme fait effort lorsqu'il veut soulever des fardeaux, pousser ou tirer des corps pesants, transporter son corps d'un point à un autre par le saut. L'homme fait encore effort pour vomir, pour aller à la garde-robe, pour chanter, pour crier, pour tousser; la femme, pour accoucher, etc.

Lorsque l'effort va se produire, on commence par faire une inspiration profonde, généralement proportionnée au degré de la résistance à vaincre; puis les muscles expirateurs se contractent à leur tour avec énergie. Mais au moment où ces derniers muscles entrent en action, les lèvres de la glotte se rapprochent par la contraction de leurs muscles constricteurs, et le chemin de l'air se trouve fermé [1]. Les muscles expirateurs, tendant à diminuer les divers diamètres de la poitrine, pressent sur les gaz contenus dans le poumon. La cage thoracique, pressée ainsi entre la résistance élastique des gaz contenus dans les poumons et la puissance active des muscles expirateurs, se trouve solidement fixée, et le tronc fournit un point d'appui solide aux muscles qui doivent se contracter pour surmonter la résistance.

La *fixation* de la cage thoracique, sur laquelle s'insèrent le plus grand nombre des muscles du tronc, et une partie des muscles des membres supérieurs, est donc ce qu'il y a de plus essentiel dans le phénomène de l'effort. La fermeture *absolue* de l'ouverture glottique ne s'observe que dans les efforts violents. Des efforts moins énergiques, comme ceux du chant ou de la toux, par exemple, s'opèrent manifestement sans que la glotte soit fermée, et on sait très-bien que l'homme ou les animaux auxquels on a pratiqué l'ouverture de la trachée au-dessous des cordes vocales sont encore capables d'efforts. La fixation de la cage thoracique, après une forte inspiration, est, en effet, possible encore dans une certaine mesure, quand la glotte est ouverte. L'air qui sort des pou-

[1] Le rapprochement des lèvres de la glotte s'aperçoit très-bien chez les animaux dont on a découvert la partie supérieure du larynx, et au moment où ils font *effort* pour se dégager des mains de l'expérimentateur.

mons, dans une expiration normale et tranquille, met un certain temps à franchir la voie *étroite* du larynx pour se porter au dehors. Lorsque les muscles expirateurs se contractent *brusquement* et *énergiquement*, la cage thoracique s'applique avec force sur les poumons, et l'air contenu dans ces organes, ne pouvant franchir instantanément le larynx, se trouve comprimé ; son ressort élastique augmente momentanément, d'où fixation, momentanée aussi, de la cage thoracique elle-même. Dans ce cas, il est vrai, la fixation est moins solide, et surtout l'effort est moins soutenu que lorsque la glotte est complétement fermée. Le mécanisme de l'effort n'en est pas moins le même. L'animal dont la trachée est ouverte peut, d'ailleurs, suppléer à la durée de l'effort par une succession de mouvements expiratoires énergiques.

L'effort consiste donc essentiellement dans la contraction énergique des muscles expirateurs et dans l'étroitesse des voies que doit parcourir l'air pour se porter au dehors. Au moment de l'effort, l'air comprimé dans les poumons sort avec bruit par la glotte, toutes les fois que celle-ci n'est pas fermée.

Le moucher et le cracher (§ 133) sont aussi accompagnés d'une sorte d'effort. La contraction énergique des muscles expirateurs augmente le ressort élastique de l'air contenu dans les poumons, et cet air s'échappe avec force, entraînant avec lui les mucosités qui doivent être expulsées. Les voies par lesquelles doit passer l'air pour se porter au dehors sont, d'ailleurs, rétrécies alors, non plus par les lèvres de la glotte, mais plus haut, par le rapprochement préalable des lèvres (cracher), ou par le pincement du nez (moucher); ce rétrécissement augmente d'autant la tension élastique de l'air comprimé par les muscles expirateurs, et par conséquent l'intensité du courant de sortie.

L'effort, étant déterminé par la contraction soutenue des muscles expirateurs, est souvent accompagné de la sortie involontaire des matières contenues dans les réservoirs naturels, et il préside aussi, la plupart du temps, à leur expulsion normale (Voy. §§ 35 et 175). Lorsque l'effort est énergique, il peut survenir des accidents graves, tels que la sortie des viscères en dehors de la cavité abdominale (hernies).

Au moment de l'effort, la circulation pulmonaire est remarquablement gênée. L'air renfermé dans le poumon, étant comprimé, oppose, en ce moment, obstacle à l'arrivée du sang dans le réseau capillaire. Celui-ci s'accumule dans le cœur droit, puis dans les veines, et, pour peu que l'effort se prolonge, les veines de la tête, du visage, du cou, des membres supérieurs, se distendent. On peut voir survenir alors des accidents hémorrhagiques du côté du cerveau, chez les individus prédisposés à l'apoplexie. L'air comprimé dans les poumons, au moment de l'effort, détermine parfois aussi la rupture des vésicules pulmonaires (emphysème).

ARTICLE III.

NOTIONS SUR LA COMPOSITION DES FORCES DANS LES MOUVEMENTS DE LA LOCOMOTION.

§ 241.

Des leviers. — Applications à l'économie animale. — On désigne sous le nom de *levier* une barre inflexible qui peut tourner librement autour d'un point fixe. La position du point fixe ou point d'appui, relativement à celle de la puissance appliquée au levier, et de la résistance qui lui est opposée, est très-variable.

On désigne sous le nom de bras de levier de la puissance la distance qui sépare le point d'appui du point d'application de la puissance. On désigne sous le nom de bras de levier de la résistance la distance qui sépare le point d'appui du point d'application de la résistance. *Pour qu'un levier soit en équilibre, c'est-à-dire pour que la puissance fasse équilibre à la résistance, il faut que ces deux forces soient, entre elles, dans le rapport inverse de leurs bras de levier.*

On distingue en mécanique trois sortes de leviers, d'après la position du point d'appui par rapport à la puissance et à la résistance.

Le levier du *premier genre* (Voy. fig. 90) est celui dans lequel le point d'appui A est placé entre la résistance R appliquée au point B, et la puissance P appliquée au point C. Dans ce levier, le bras de la puissance est AC, et le bras de la résistance est AB. Le point d'appui A peut être placé à égale distance des points B et C, cas dans lequel, les bras de la puissance et de la résistance étant égaux, la puissance P et la résistance R doivent être égales pour maintenir le levier dans l'équilibre. Lorsqu'au contraire le point d'appui A est plus rapproché de C, comme sur la figure 90, la puissance P doit l'emporter sur la résistance R pour lui faire équilibre. Si le point d'appui A était plus rapproché de B, ce serait le contraire. En d'autres termes, et d'après le principe posé plus haut, la position d'équilibre est représentée par la proportion suivante : P : R :: AB : AC; ou, encore (le produit des extrêmes étant égal au produit des moyens dans toute proportion) $P \times AC = R \times AB$. D'où il résulte que la puissance ou la résistance augmentent à mesure que leur bras de levier diminue, et réciproquement.

Fig. 90.

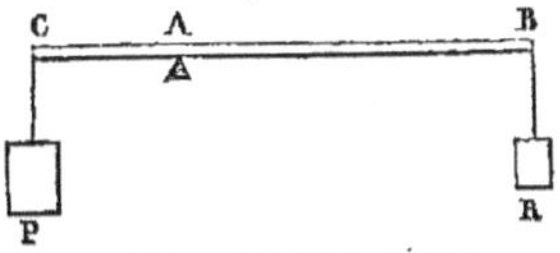

LEVIER DU PREMIER GENRE.

Le levier du premier genre se rencontre assez fréquemment dans l'économie animale. En ce qui concerne l'homme, on pourrait l'appeler le levier de la station. C'est dans l'équilibre de la station qu'on en trouve les plus nombreux exemples. Lorsque la tête est en équilibre sur la colonne vertébrale dans l'articulation occipito-atloïdienne (Voy. fig. 91),

Fig. 91.

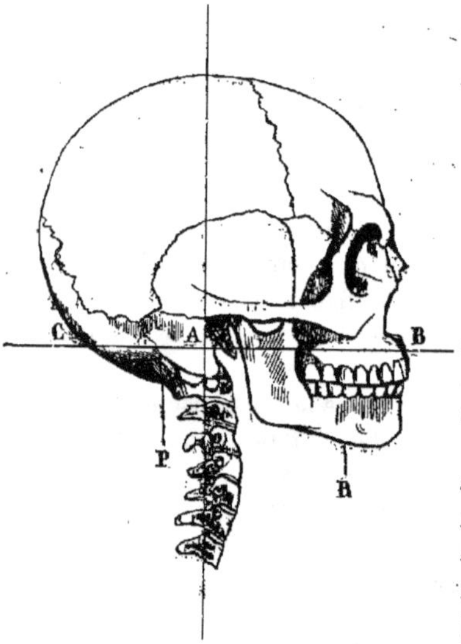

elle représente, en effet, un levier du premier genre, dont le point d'appui correspond à l'articulation en A. La résistance est placée sur le bras de levier AB et correspond au poids de la tête R, qui tend à tomber en avant. La puissance qui fait équilibre à la résistance est représentée, sur le bras de levier AC, par les muscles de la région postérieure du cou (le muscle grand droit postérieur de la tête P est seul conservé sur la figure 91). Lorsqu'au lieu d'être immobile sur la colonne vertébrale, la tête s'incline en avant ou en arrière, le levier qu'elle représente ne cesse pas d'être un levier du premier genre. Le point d'appui est toujours dans l'articulation, à condition que le mouvement se passe dans l'articulation de la tête, et que la colonne cervicale tout entière n'y prenne pas part, ce qui est le plus ordinaire; le point d'appui, dis-je, est toujours dans l'articulation occipito-atloïdienne; seulement, la puissance et la résistance changent réciproquement de position. Dans la flexion en avant, la puissance est dans les muscles antérieurs du cou, et la résistance est représentée par la tonicité des muscles de la région postérieure. Dans la flexion de la tête en arrière, au contraire, la puissance est dans les muscles postérieurs du cou, et la résistance dans le poids de la partie antérieure de la tête et dans la tonicité des muscles antérieurs du cou.

La colonne vertébrale, qui fait corps avec le bassin, et par conséquent le tronc entier, repose aussi sur les têtes des fémurs, suivant le levier du premier genre. Le point d'appui est à l'articulation; la puissance et la résistance, qui se font équilibre, sont représentées en avant par l'action des muscles, qui tendent à fléchir le tronc en avant, et en arrière par les muscles fessiers, qui empêchent le bassin d'obéir à l'action des fléchisseurs et de tourner autour de la tête du fémur.

Dans les mouvements des membres, le levier du premier genre est assez rare chez l'homme. Il est très-fréquent chez les animaux, et surtout chez les grands quadrupèdes. On l'observe chez eux dans les mouvements *d'extension* des membres. La puissance correspond aux muscles extenseurs, le point d'appui est à l'articulation, et la résistance est le poids du membre redressé. Le levier osseux représente chez les animaux un levier du premier genre, parce que l'extrémité de l'os sur laquelle vient s'apquer la puissance d'extension dépasse angulairement le centre du mouvement (c'est-à-dire l'articulation), lorsque le membre est fléchi. Il est vrai que le bras de la puissance est ici assez court, car il n'est mesuré que par la distance comprise entre l'insertion du muscle extenseur et le centre articulaire, c'est-à-dire par une apophyse osseuse de peu d'étendue; mais cette disposition, c'est-à-dire la brièveté du bras de la puissance par rapport à celui de la résistance, se rencontre presque partout. Elle existe au maximum dans le levier du troisième genre, le plus répandu dans les mouvements des animaux, et elle favorise singulièrement la vitesse du mouvement.

Dans les mouvements d'extension des membres chez l'homme, les extenseurs n'agissent pas, à proprement parler, sur les os à la manière de leviers du premier genre, parce que les saillies osseuses d'insertion sont loin d'être aussi prononcées chez lui que chez la plupart des animaux. Dans l'extension comme dans la flexion, les membres représentent généralement des leviers du troisième genre[1].

Le levier du *second genre* est celui dans lequel la résistance est entre le point d'appui et la puissance; aussi l'appelle-t-on quelquefois levier inter-résistant (Voy. fig. 92). Dans ce levier, le bras de la puissance est AB : ce bras est mesuré par la distance qui sépare le point où est appliquée la puissance P, du point d'appui A. Le bras de la résistance est AC : ce bras est mesuré par la distance qui sépare le point C, où est appliquée la résistance R, du point d'appui A. Il est aisé de voir que, dans ce levier, le bras de la puissance est toujours plus grand que celui de la résistance; car le premier mesure toujours toute la longueur du levier, tandis que l'autre n'en est jamais qu'une fraction plus ou moins grande. Une petite force appliquée à l'extrémité du levier de la puissance peut donc faire équilibre à des résistances considérables; et la puissance employée peut être d'autant moindre que la différence entre les bras de levier est plus grande. Ce levier est très-rare dans l'économie animale. Il est vrai qu'une petite force peut vaincre à son aide de grandes résistances; mais ce que

Fig. 92.

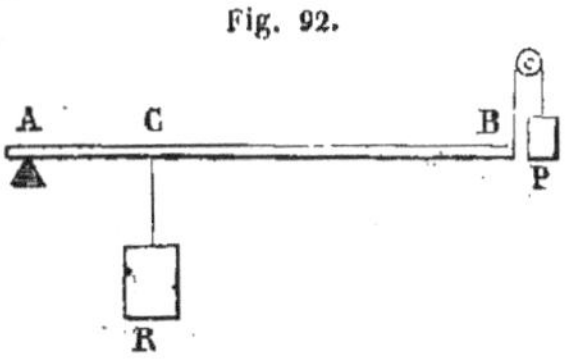

LEVIER DU SECOND GENRE.

[1] Cependant, à certains moments du mouvement d'extension des membres, le mode de levier se rapproche beaucoup du levier du premier genre. Ainsi, par exemple, quand l'avant-bras, d'abord fléchi sur le bras, est redressé par la contraction du triceps brachial, le cubitus forme un levier du troisième genre, au commencement du mouvement, attendu que l'insertion du triceps à l'olécrane est à ce moment située du même côté du point d'appui (articulation) que la résistance (avant-bras et tonicité des fléchisseurs); mais au moment où l'avant-bras ne forme plus qu'un angle droit avec le bras, l'olécrane est un peu en arrière de l'articulation, le bras de la puissance se trouve transporté de l'autre côté du point d'appui, et le cubitus devient un levier du premier genre. Le bras de la puissance reste toujours très-court d'ailleurs, relativement à celui de la résistance, et la vitesse du mouvement n'est pas sensiblement modifiée.

ce levier *fait gagner en force, il le fait perdre en vitesse*, et le déplacement de la résistance est toujours moindre que le chemin parcouru par la puissance. Les organes de la locomotion, au contraire, sont surtout disposés pour faire exécuter à la résistance des mouvements étendus, avec un déplacement assez faible de la puissance, c'est-à-dire avec un faible raccourcissement des muscles.

Fig. 93.

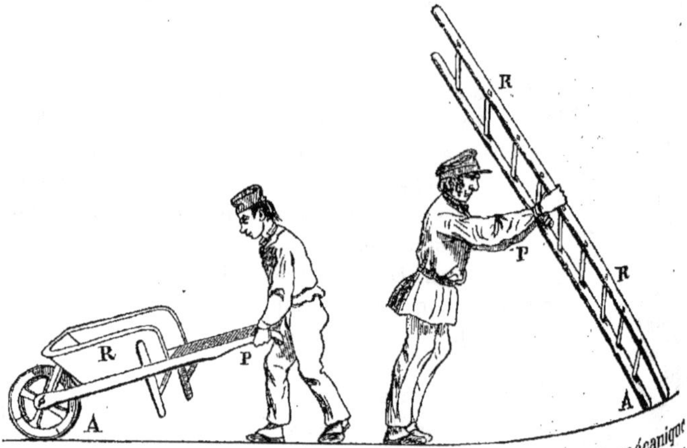

Le levier du second genre ne se rencontre guère dans la mécanique animale; mais c'est celui dont l'homme se sert le plus fréquemment dans le travail manuel. Cela se conçoit aisément, car, à l'aide de ce levier, il n'a à déployer qu'une force toujours moindre que la résistance qu'il veut vaincre. La plupart de ses instruments de travail peuvent être rattachés à ce genre de levier. La brouette, par exemple (Voy. fig. 93), est un levier dont le point d'appui est en A, à l'endroit où la roue touche le sol. La puissance P correspond au point où est appliquée la force musculaire de l'homme qui la soutient : le bras de la puissance est donc mesuré par AP. La résistance R est représentée par le poids des objets placés dans la brouette; le bras de la résistance est donc mesuré par AR. Plus la distance AR sera petite par rapport à la longueur AP, et moins l'homme aura d'efforts à faire; aussi, l'ouvrier a-t-il soin de disposer le chargement dans le fond de la brouette, afin de diminuer, autant que possible, le bras de la résistance AR. Lorsque l'homme cherche à dresser contre un mur une échelle (Voy. fig. 93), dont le pied A, appuyé à terre, représente le centre des mouvements qu'il lui imprime, il développe un effort bien moindre que s'il *soulevait* l'échelle pour la mettre en place[1], etc., etc.

[1] Dans cet exemple, le point d'appui est en A. La puissance appliquée en P est représentée par la force musculaire des bras aidée du poids du corps légèrement incliné en avant. La résistance RR est le poids de l'échelle, ou plutôt la portion du poids de l'échelle qui n'est pas supportée par le sol. Le bras de la puissance est représenté par la distance AP. Quant au bras

Le levier du deuxième genre, où la vitesse est sacrifiée à la force, ne se montre chez l'homme que dans une seule circonstance, c'est lorsqu'il soulève son propre corps, en s'élevant sur la pointe du pied. Le soulèvement du corps sur la pointe du pied a lieu, dans les mouvements de la marche, chaque fois que le pied se détache du sol. L'homme, pour soulever son propre poids, agit donc suivant le levier qui lui sert à soulever la plupart des corps pesants. Lorsque le corps est soulevé sur la pointe du pied, en effet (Voy. fig. 94), le point d'appui est en *a*, sur le sol, à la jonction des métatarsiens et des phalanges; la puissance *d* (muscles du mollet) est appliquée en *e* (nous pouvons la prolonger jusqu'en *c* dans sa direction). Le bras de la puissance est donc représenté par *ac*. La résistance, c'est le poids du corps soulevé, lequel poids fait effort sur le sol dans la direction du tibia, c'est-à-dire suivant la perpendiculaire *ob* : *b* est donc le point d'application de la résistance, et *ab* est le bras du levier de la résistance. Or, le bras de la puissance *ac* étant plus long que le bras de la résistance *ab*, la puissance déployée par les muscles du mollet pour soulever le corps est inférieure au poids du corps lui-même.

Fig. 94.

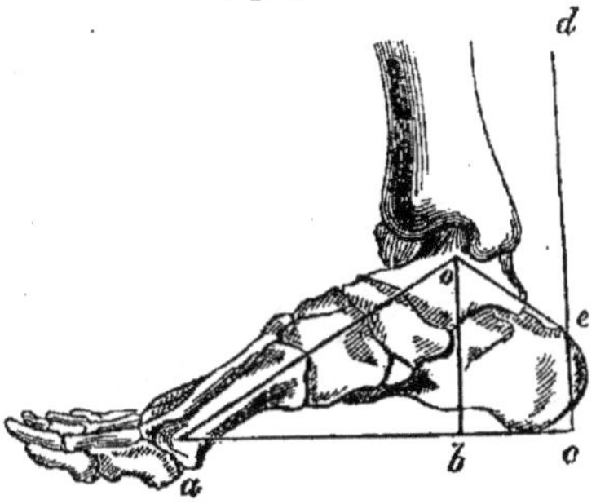

Le levier du *troisième genre* (Voy. fig. 95) est celui dans lequel la puissance est placée entre le point d'appui et la résistance. On l'appelle quelquefois levier inter-puissant. Dans ce levier, le bras de la résistance mesure la distance qui sépare le point d'appui A du point B, où est appliquée la résistance R. Le bras de la puissance mesure la distance qui sépare le point d'appui A du point C, où est appliquée la puissance P. Dans ce levier, ainsi qu'on peut le voir, le bras de la résistance est toujours plus long que le bras de la puissance, d'où il résulte que la puissance doit toujours être plus grande que la résistance pour lui faire équilibre. La

Fig. 95.

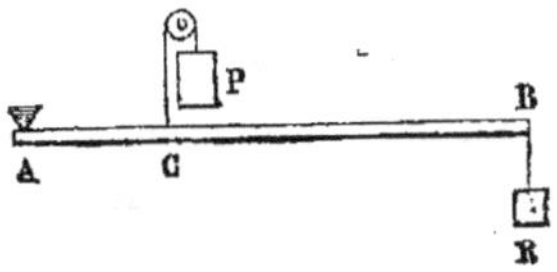

LEVIER DU TROISIÈME GENRE.

de la résistance, il n'est pas représenté par la distance qui existe entre le point A et la partie moyenne de l'échelle, qui résume son poids. Le poids de l'échelle (c'est-à-dire la résistance) agit suivant la perpendiculaire au sol, et par conséquent obliquement à la direction de l'échelle. Or, dans tout levier, lorsque la force qui lui est appliquée n'est pas dirigée perpendiculairement au bras de levier, la force est mesurée par la distance qui sépare la perpendiculaire abaissée du point d'appui sur sa direction. Dans l'exemple cité, il faut donc, par la pensée, abaisser par le milieu de l'échelle une verticale. Cette ligne verticale rencontrera le sol, et la distance entre ce point de rencontre et le point A sera précisément le bras de la résistance; or, il est aisé de voir qu'il sera moindre que celui de la puissance AP.

puissance appliquée en C étant représentée dans les leviers de l'économie animale par la contraction musculaire, l'intensité de la contraction doit donc être toujours plus considérable que la résistance à vaincre. Mais, par compensation, dans tous les mouvements du levier, le chemin parcouru par le point B est plus grand que le chemin parcouru par le point C. Aussi, *ce qui est perdu en force est gagné en vitesse*; et c'est là ce qui importe surtout dans les mouvements de l'animal.

Fig. 96.

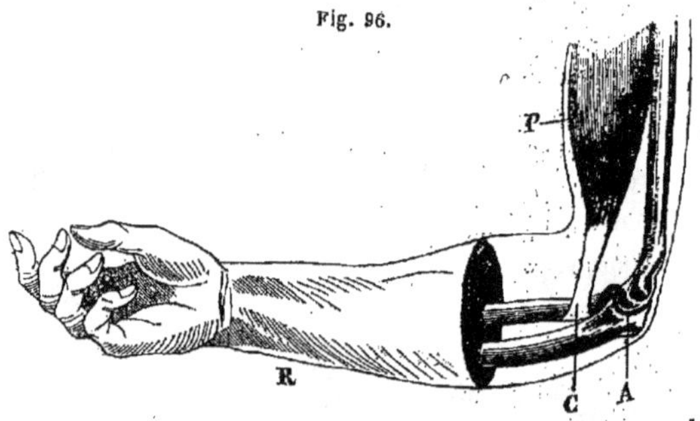

Le levier du troisième genre est, de beaucoup, le plus répandu dans l'économie; c'est le levier par excellence de la locomotion; on le trouve dans la plupart des mouvements partiels ou d'ensemble, et particulièrement dans les mouvements de flexion. En voici quelques exemples. Dans la flexion de l'avant-bras sur le bras (Voy. fig. 96), le point d'appui est dans l'articulation du coude A. La puissance P (muscles fléchisseurs, représentés ici par le biceps) est appliquée au point C. Le bras de la puissance est donc mesuré par la distance qui sépare le point A du point C. La résistance est représentée par le poids de l'avant-bras. Le poids de l'avant-bras et de la main a sa résultante ou son centre de gravité vers la partie moyenne, en R. Le point d'application de la résistance correspond donc au point R, et le bras de la résistance est mesuré par la distance qui sépare le point d'appui A du point R. On conçoit que la longueur du bras de la résistance augmente quand la main soulève en même temps des corps pesants, parce que le centre de gravité de l'avant-bras se trouve transporté du côté de B. Le bras de la résistance AR est toujours plus long que le bras de la puissance AC; d'où il résulte que le point R et le point B décrivent, autour du point A comme centre, des arcs de cercle beaucoup plus étendus que le point C; d'où il résulte encore que, pour un faible raccourcissement du muscle P, la main éprouve un mouvement très-étendu.

Ce que nous venons de dire pour la flexion de l'avant-bras sur le bras, nous pouvons le répéter pour la flexion de la jambe sur la cuisse (Voy. fig. 97). Dans ce mouvement, le point d'appui est dans l'articulation du genou A. La puissance P, représentée sur la figure par les muscles de la patte d'oie (couturier, droit interne, demi-tendineux), est appliquée en C. Le bras de la puissance est donc AC. La résistance est représentée par le poids de la jambe soulevée, et le bras de la résistance est mesuré par la distance qui sépare le point A du point R. De plus, on voit aussi que quand le point C, attiré par la contraction des muscles, décrit un petit arc de cercle autour du point A comme centre, le pied B, placé à l'extrémité du levier de la résistance, décrit un arc de cercle beaucoup plus étendu autour du même point A.

Fig. 97.

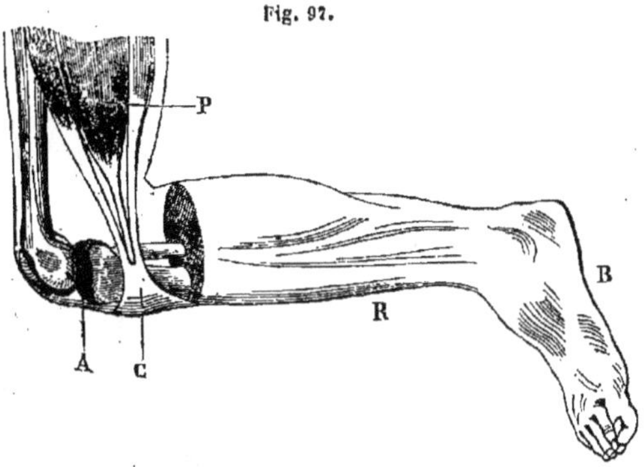

Dans la plupart des mouvements d'extension, les membres de l'homme se comportent aussi comme des leviers du troisième genre. Lorsqu'en effet le droit antérieur de la cuisse (continué par l'intermédiaire de la rotule et des ligaments de la rotule jusqu'à la tubérosité du tibia) se contracte pour redresser la jambe, la puissance contractile agit sur son tendon suivant la direction réfléchie du ligament rotulien; le point d'application de la puissance se trouve à la tubérosité du tibia, le point d'appui du mouvement se trouve dans l'articulation, et la résistance est encore à la jambe. Cette résistance est tantôt le poids de la jambe elle-même, comme quand nous sommes assis les jambes *pendantes* et que nous les étendons sur les cuisses; tantôt, au contraire, la résistance est représentée par les muscles postérieurs de la jambe, qui luttent contre l'extension.

En résumé, que les mouvements s'accomplissent suivant le levier du premier genre ou suivant celui du troisième genre, ce qu'il y a de plus remarquable et de plus général, dans les mouvements des leviers osseux de l'homme ou des animaux, c'est la longueur du bras de la résistance, comparée à la brièveté du bras de la puissance.

Remarquons encore que la *direction* suivant laquelle la puissance agit sur le bras de levier doit être prise en grande considération dans le mouvement. Quand la direction de la force est perpendiculaire au levier qu'elle doit mouvoir, elle est le plus favorablement disposée : à mesure que sa direction devient plus oblique par rapport au bras de levier, l'effet produit diminuant de plus en plus, la puissance doit augmenter de plus en plus pour continuer à faire équilibre à la résistance. Soit, par exemple, un levier ABC (Voy. fig. 98), dont le centre de mouvement est en A. La force P, appliquée perpendiculairement au point C, fait équilibre à la résistance R, appliquée au point B; mais si la puissance P est détournée de la perpendiculaire, si elle agit dans la direction CP', elle ne fera plus équilibre à la résistance R, ou bien il faudra, pour maintenir l'équilibre, qu'elle augmente d'intensité. A mesure que la force CP se rapprochera de CD, la plus grande partie de l'effort qu'elle exerce sera détruite dans le point d'appui ; et enfin, si elle agissait suivant CD, toute la force serait consommée en A.

Fig. 98.

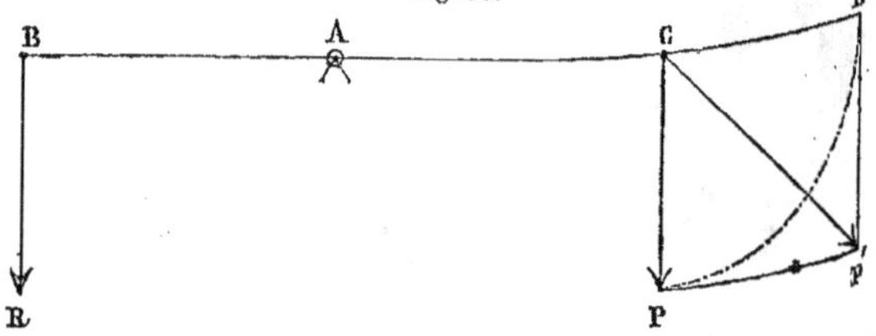

Or, pour peu qu'on réfléchisse aux mouvements de flexion ou d'extension des membres, on s'aperçoit que la puissance musculaire n'agit suivant la perpendiculaire aux leviers qui doivent être mus que dans certains moments du mouvement. Lorsque commence la flexion de l'avant-bras sur le bras, la puissance musculaire représentée par le biceps est loin d'être perpendiculaire au radius ; elle est, au contraire, très-oblique. Elle ne lui devient perpendiculaire que plus tard. Dans les mouvements de flexion, le mouvement est, en général, d'autant plus favorisé que les muscles arrivent vers leur limite de contraction. Dans les mouvements d'extension, la puissance agit, pendant toute la durée du mouvement, suivant une direction oblique, voisine de la parallèle au levier. Voilà pourquoi, sans doute, la force des extenseurs l'emporte sur celle des fléchisseurs. Le poids des premiers, comparé à celui des seconds, est, en effet, comme 11 : 5. Leur force *absolue* est donc le double de celle des fléchisseurs (Voy. § 237).

Nous avons vu précédemment que les extrémités renflées des os ont pour effet de diminuer l'obliquité de la puissance sur les leviers. Ce serait, par conséquent, se faire une idée fausse de la direction *réelle* de la puissance musculaire par rapport aux os qu'elle met en mouvement, que de l'apprécier suivant la direction du *corps charnu* des muscles. Le tendon d'insertion, alors même qu'il ne décrit autour du renflement articulaire qu'un arc de cercle de peu d'étendue, change la direction définitive de la puissance, au point d'application, d'une quantité bien plus grande qu'on ne serait tenté de le penser au premier abord.

§ 242.

Centre de gravité du corps humain. — La pesanteur agit verticalement de haut en bas sur tous les corps ; en d'autres termes, tous les corps sont pesants. Les poids des différentes molécules, dont l'ensemble constitue les corps, représentent donc autant de forces agissant suivant la verticale. Ces forces sont sensiblement parallèles les unes aux autres, et ont en conséquence une *résultante* commune. Le point du corps qui résume toutes ces forces différentes, ou, autrement dit, le point d'application de la résultante, se nomme le *centre de gravité* de ce corps. Tout corps soutenu par son centre de gravité est nécessairement en équilibre. Lorsque le corps repose sur une surface ou sur un plan, il est en équilibre toutes les fois que la verticale qui passe par son centre de gravité tombe perpendiculairement sur sa *base de sustentation*.

L'homme n'est en équilibre qu'autant que la verticale qui passe par son centre de gravité tombe dans la base de sustentation représentée par les pieds, ou dans le parallélogramme construit aux limites de ses pieds, lorsque ceux-ci sont écartés.

Le centre de gravité de l'homme doit être pris en grande considération dans la station et dans les mouvements de la locomotion : de sa position, en effet, résulte l'équilibre ou la chute du corps.

La détermination expérimentale du centre de gravité n'offre pas de sérieuses difficultés. Si nous partageons le corps de l'homme (supposé debout) par un plan idéal perpendiculaire, qui le divise en deux parties égales, l'une droite, l'autre gauche, nous pouvons admettre que chacune de ces parties a sensiblement le même poids. Le centre de gravité du corps humain occupe donc ce plan. Si, maintenant, ainsi que l'a fait Borelli, on place l'homme sur une surface horizontale mobile, à la manière d'une balance (Voy. fig. 99), on constate que

Fig. 99.

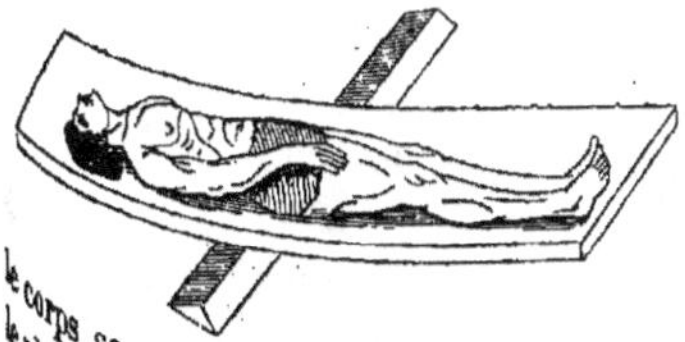

le corps se maintient en équilibre lorsque le plan vertical qui passe par le point d'appui de l'appareil divise en même temps la dernière vertèbre lombaire, à peu près par sa partie moyenne. Il en résulte que le centre de gravité du corps est situé à la ren-

Fig. 100.

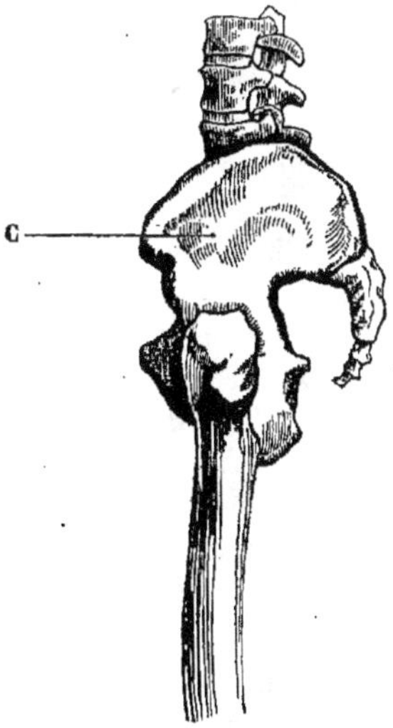

contre du plan vertical qui partage en deux le corps, et du plan horizontal qui partage la dernière vertèbre lombaire. De plus, comme le tronc est en équilibre sur les têtes des fémurs, le centre de gravité se trouve aussi sur le plan qui coupe verticalement le bassin, en passant par l'axe de rotation du bassin sur les têtes des fémurs. Le centre de gravité est donc déterminé par le point de rencontre de ces trois plans [1]; il correspond en un point idéalement placé dans l'*aire intérieure* du bassin, en G (Voy. fig. 100, p. 561). Ce point est situé à un centimètre environ au-dessus d'un plan horizontal qui passerait par le promontoire (c'est-à-dire par l'angle saillant formé par l'articulation de la dernière vertèbre lombaire avec le sacrum).

SECTION IV.

Des attitudes, et des mouvements de locomotion en particulier.

ARTICLE I.

DE LA STATION.

§ 243.

Station verticale. — L'état de mouvement éveille dans la pensée l'idée d'une force en action, comme l'état d'immobilité est généralement synonyme pour nous d'inactivité. Dans l'immobilité, il y a cependant, la plupart du temps, des forces qui entrent en jeu; seulement, ces forces, agissant dans des sens opposés, se balancent et se font équilibre. Lorsqu'on envisage un homme qui se tient debout sur les deux pieds, le corps est à l'état d'*équilibre*, mais les puissances musculaires ne sont pas inactives; elles agissent dans des sens divers, et se balancent réciproquement pour maintenir le corps dans la verticale. Le corps de l'homme et celui des animaux n'est, à proprement parler, à l'état de repos, que lorsqu'il est étendu sur le sol ou sur des corps plans, obéissant ainsi librement aux lois de la pesanteur.

La condition essentielle pour que l'équilibre de la station soit possible, c'est que la ligne qui passe par le centre de gravité du corps tombe sur la base de sustentation. La verticale menée du centre de gravité du corps à la base de sustentation peut, d'ailleurs, rencontrer celle-ci sur des points divers de son étendue, en sorte que le tronc peut s'incliner à droite, à gauche, en arrière, en avant, d'une certaine quantité, sans que l'équilibre de la station soit détruit. Lorsqu'au lieu d'être rapprochés, les pieds sont écartés l'un de l'autre, la base de sustentation, étant élargie de tout l'écartement des pieds, permet au tronc des inclinaisons beau-

[1] Le centre de gravité est donc le point de rencontre du plan perpendiculaire antéro-postérieur, plan partageant le corps en deux moitiés symétriques, du plan latéral perpendiculaire passant par l'axe qui réunit les têtes des fémurs, et du plan horizontal déterminé par expérience.

coup plus étendues, dans le sens de l'écartement des pieds. Lorsque, par exemple, les pieds sont écartés latéralement, le tronc peut se balancer à droite et à gauche, transportant alternativement la charge sur chacune des limites de cette base, limites correspondantes à l'appui des pieds. Lorsque les pieds sont écartés en avant et en arrière, le tronc peut se déplacer dans le sens antéro-postérieur, etc.

Fig. 101.

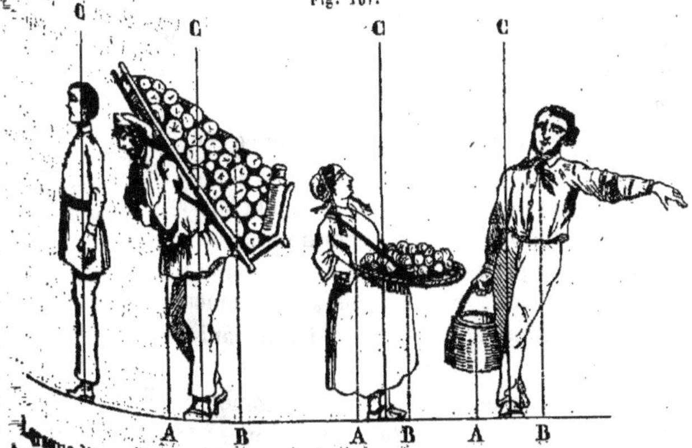

Lorsque l'homme ajoute à son propre poids des poids étrangers, lorsqu'il porte, par exemple, des fardeaux, il est obligé de prendre certaines attitudes caractéristiques, pour que le centre de gravité de son corps, réuni avec le poids additionnel, soit toujours dans la verticale qui passe par la base de sustentation. C'est ainsi que l'homme qui porte une charge de fardeaux ou toute autre sur ses épaules incline le tronc en avant, de manière à faire équilibre, par le poids du tronc[1], au poids qui tend à transporter le centre de gravité en arrière, et à maintenir ce centre dans la verticale qui passe par les pieds. Supposons, par exemple, que le centre de gravité de la charge qu'il porte sur ses épaules passe par la verticale B (Voy. fig. 101), et que cette charge égale 40 kilogrammes ; il faut, pour que l'équilibre de la station se maintienne, que le poids du tronc, que l'homme projette instinctivement en avant pour ne pas tomber, il faut, dis-je, que la résultante du poids du tronc tombe sur le sol de l'autre côté du point d'appui, en A, par exemple. La position sera la moins fatigante et la plus assurée, lorsque le déplacement du tronc de l'autre côté du point d'appui fera précisément équilibre au poids additionnel. Si nous supposons que le tronc pèse 40 kilogrammes (comme la charge elle-même), la verticale B, qui passe par le centre de gravité de la *charge*, et

[1] Le poids du tronc (séparé des membres) est d'environ 40 kilogrammes. Le centre de gravité du tronc (supposé détaché des membres inférieurs) correspond, dans la poitrine, à un point placé dans le plan qui couperait la poitrine au niveau de l'appendice xyphoïde. Il ne faut pas confondre le centre de gravité du *tronc* avec celui du *corps entier*.

la verticale A, qui passe par le centre de gravité du *tronc*, devront tomber à égale distance du point d'appui placé sur la verticale C. L'homme représente tout à fait, en ce moment, un levier du premier genre. Le poids de la charge B et le poids du tronc A se font mutuellement équilibre sur le point d'appui des pieds. En d'autres termes, le centre de gravité définitif (représentant la composition de B et de A) se trouve sur la verticale C qui passe par l'appui des pieds.

Lorsqu'au lieu d'être supportée en arrière, la charge se trouve appliquée en avant, dans un éventaire, par exemple, le corps prend une attitude opposée (Voy. fig. 101). Le tronc se renverse en arrière, de manière à faire équilibre au poids additionnel.

L'homme qui porte un fardeau à la main se renverse de côté, pour la même raison (Voy. fig. 101). De plus, lorsque le poids qu'il porte est lourd, il tient généralement soulevé et étendu le bras du côté opposé. En agissant ainsi, il augmente la longueur du bras de levier situé du côté où il s'incline, et il n'a pas besoin d'incliner autant le tronc pour faire équilibre au poids soulevé [1]. Dans les divers mouvements de locomotion, les bras ne restent pas inactifs et agissent d'une manière analogue par leurs déplacements.

Mécanisme de la station. — Lorsque l'homme est immobile et dans la station verticale proprement dite, la tête repose sur l'articulation occipito-atloïdienne, et représente un levier du premier genre, dont le point d'appui est dans l'articulation. Comme la tête a une faible tendance à tomber en avant, en raison de son poids, les muscles postérieurs du cou représentent la puissance, et le poids de la tête placée à l'autre extrémité du levier représente la résistance à laquelle ces muscles font équilibre. Il est vrai que cette résistance est très-peu considérable, car la tête est presque en équilibre. Ordinairement, d'ailleurs, la tête n'est pas parfaitement droite sur la colonne vertébrale ; elle est légèrement inclinée en avant, et sa flexion est limitée par la résistance des ligaments jaunes placés entre les vertèbres cervicales. La résistance de ces ligaments à la distension fait en partie équilibre au poids de la tête, et elle se trouve ainsi soutenue par une contraction musculaire très-légère.

La colonne vertébrale, solidement fixée dans le bassin, transmet à celle-ci une partie le poids des parties groupées autour d'elle. Les vertèbres, d'ailleurs, reposent les unes sur les autres, comme des leviers du premier genre dont le point d'appui correspond au corps de la vertèbre, dont la puissance est représentée par les muscles des gouttières vertébrales, et dont la résistance est représentée par le poids des organes contenus dans les cavités pectorale et abdominale. Le bras de la résistance étant très-grand relativement au bras de la puissance, qui est très-court, les muscles postérieurs du tronc auraient besoin d'être dans une contraction énergique

[1] Le soulèvement du bras tend, en effet, à augmenter le bras de levier et à reporter ainsi le centre de gravité du tronc plus loin de la verticale C.

et permanente, pour empêcher le tronc de s'incliner en avant, si les ligaments jaunes de la colonne vertébrale ne luttaient efficacement contre cette inclinaison. La contraction des muscles postérieurs du tronc est donc à peu près nulle dans la station verticale, alors surtout que le tronc, un peu incliné en avant, fait effort sur les ligaments jaunes distendus.

L'action musculaire est plus directement en jeu dans les membres pour maintenir la direction verticale du corps. En effet, par l'intermédiaire du bassin, avec lequel la colonne vertébrale fait corps, le poids du tronc repose sur les membres inférieurs, et ceux-ci, composés de segments mobiles les uns sur les autres, ont une tendance naturelle à se fléchir dans leurs articulations.

Lorsqu'on cherche à placer un cadavre dans la situation verticale, le tronc peut être maintenu dans cette position à peu près sans secours étranger, tandis que les membres se dérobent, pour ainsi dire, sous la charge du corps. C'est aussi ce qui arrive lorsque l'homme perd connaissance, c'est-à-dire lorsque la contraction musculaire fait défaut.

Le poids du corps repose sur les têtes des fémurs; or, pour empêcher que le tronc ne tourne en avant ou en arrière autour de l'axe fictif qui passe horizontalement par les têtes des fémurs, il faut que les puissances et les résistances qui se fixent sur le bassin et sur la cuisse, tant en arrière qu'en avant, soient dans un état de tension ou d'équilibration continuelle. Le bassin repose donc sur les têtes des fémurs, suivant un levier du premier genre, dont le point d'appui est dans l'articulation, et dont la résistance et la puissance, qui se font équilibre, sont représentées par les muscles qui vont du bassin à la cuisse, soit en avant, soit en arrière. La disposition de la capsule articulaire de l'articulation coxo-fémorale est telle, que le mouvement de flexion du corps en avant, sur la cuisse, a une tendance naturelle à s'exercer, et ce mouvement peut s'opérer en ce sens dans une grande étendue. Aussi, les muscles placés à l'arrière, et destinés à empêcher le bassin de tourner en avant sur les têtes des fémurs, sont très-puissants : ce sont les muscles fessiers. Quant aux muscles placés en avant de l'articulation, ils n'ont, en général, presque rien à faire dans la station verticale, surtout lorsque le corps est légèrement porté en arrière, lorsqu'il est *cambré*, comme on dit. En effet, la capsule d'articulation présente en avant un faisceau fibreux de renforcement qui bride la tête du fémur, lorsque l'extension de la cuisse sur le bassin est portée à un certain degré, et qui limite alors le mouvement. L'effort modérateur placé en avant du levier est remplacé par la résistance des ligaments articulaires.

Le fémur transmet le poids du corps sur l'extrémité supérieure du tibia. Ici encore nous avons affaire à un levier du premier genre, dont les bras de levier sont très-courts. Le point d'appui est dans l'articulation. La puissance est représentée par les muscles extenseurs de la jambe sur la cuisse (droit antérieur de la cuisse en particulier), lesquels s'opposent à la flexion du genou. Si l'articulation du genou était une articulation mobile en tous sens, la résistance correspondrait aux muscles fléchisseurs de la jambe sur la cuisse, qu'on pourrait regarder comme les puissances modératrices appliquées en arrière, à l'autre extrémité du bras de levier; mais le jeu de ces muscles n'est pas nécessaire quand la jambe est tout à fait étendue sur la cuisse, c'est-à-dire quand le membre inférieur est bien vertical; l'effort modérateur ou résistant est représenté en ce moment par les ligaments postérieurs et les ligaments croisés de l'articulation du genou, lesquels ne permettent pas le renversement de la jambe sur la cuisse en avant.

Le tibia repose enfin sur l'astragale, encore suivant un levier du premier genre, dont la résistance et la puissance, qui se font équilibre, sont figurées par les muscles extenseurs et fléchisseurs du pied sur la jambe. Dans cette articulation, le mouvement n'est point borné en avant ni en arrière par des ligaments résistants. La contraction musculaire peut donc seule assurer la station. De plus, le corps, pour rendre son équilibre plus stable et pour ne pas reposer tout entier sur la projection verticale du tibia, c'est-à-dire sur le talon, mais pour répartir également son poids sur toute l'étendue de la base de sustentation ; le corps, dis-je, s'incline légèrement sur l'articulation tibio-astragalienne pour reporter en avant la projection verticale du centre de gravité, d'où il suit que le corps a une certaine tendance à tomber en avant, et que les muscles qui s'opposent à ce mouvement, c'est-à-dire les muscles du mollet, sont dans un état de tension permanente. La saillie du calcanéum en arrière accroît d'ailleurs leur énergie, en augmentant la longueur du bras de levier sur lequel ils agissent.

Le pied, enfin, transmet au sol le poids du corps, non pas par tous les points de sa surface inférieure, mais par le talon, par l'extrémité des métatarsiens et aussi par son bord externe. La charge du corps est ainsi transmise au sol par une sorte de voûte, composée d'os qui peuvent éprouver les uns sur les autres de légers mouvements. La voûte du pied est composée d'os (tarse et métatarse) multiples, reliés ensemble par des ligaments puissants. La charge du corps, qui tend à écraser la voûte du pied, se trouve donc décomposée dans des articulations nombreuses, et reportée en partie sur les ligaments qui unissent les pièces osseuses : d'où résultent pour le pied une souplesse et une élasticité, destinées surtout à amortir les chocs de la marche et de la course.

En résumé, la station exige la contraction active des muscles, et particulièrement des muscles des membres; c'est pour cette raison qu'elle est fatigante à la longue. Lorsque l'homme reste longtemps debout, il prend en général ce qu'on appelle la position *hanchée*, c'est-à-dire qu'il reporte le poids de son corps sur un seul membre, tandis que l'autre est légèrement fléchi. En agissant ainsi et en changeant de jambe, c'est-à-dire en reportant alternativement la charge sur l'un des membres inférieurs, non seulement il repose le membre qui ne travaille pas, mais encore, dans nouvelle attitude qu'il prend, le membre sur lequel il s'appuie fatigue moins que dans la station sur les deux jambes. La contraction musculaire, destinée à lutter contre la flexion du bassin sur la cuisse et de la cuisse sur la jambe, est à peu près nulle dans cette position, et la contraction des muscles du mollet, destinée à s'opposer à la chute du corps en avant, est aussi beaucoup amoindrie. En effet, dans cette situation, le corps est légèrement incliné de côté et aussi un peu en arrière. L'articulation de la hanche de ce côté est dans l'extension extrême : dans cette position, la tension du faisceau antérieur de la capsule articulaire et celle du ligament antérieur de l'articulation sont portées au maximum. Les muscles qui relient antérieurement le bassin à la cuisse n'ont donc point à lutter contre le renversement du bassin en arrière. Quant aux muscles de la partie postérieure, c'est-à-dire les fessiers, leur action est rendue inutile par la légère inclinaison du corps en arrière, le bassin n'ayant plus, dans cette position, la moindre tendance à tourner en avant. Le genou du côté hanché est porté également dans l'extension maximum. Les ligaments postérieurs de l'articulation fémoro-tibiale, et aussi les ligaments croisés situés dans l'articulation, sont dans un état de tension qui soulage la contraction des muscles.

Dans la position hanchée, en outre, la bande aponévrotique puissante qui, déployée sur les muscles de la partie externe de la cuisse, se fixe à la fois sur le bassin, sur le grand trochanter et à la tubérosité supérieure du tibia, forme une sorte de sangle tendue contre laquelle est reportée une partie du poids. Le corps est maintenu dans la situation qui convient à la tension des ligaments articulaires et à celle de la bande *iléo-trochantéro-tibiale* par le membre du côté opposé, lequel, un peu fléchi et reposant légèrement à terre presque par son seul poids, sert en quelque sorte de régulateur, et, par des mouvements insensibles, tend à ramener le corps dans la position convenable et à le maintenir ainsi dans son équilibre. Les muscles du mollet, qui dans la station ordinaire sur les deux pieds luttent contre le renversement du corps en avant, sont soulagés aussi dans la position hanchée, parce que le membre opposé, en même temps qu'il est légèrement soulevé, est aussi porté un peu en avant, et sert ainsi d'arc-boutant en ce sens. Dans la station hanchée enfin, le corps, incliné sur le côté et un peu en arrière, exerce surtout sur l'articulation tibio-astragalienne un effort latéral, c'est-à-dire dans une direction où le déplacement est empêché par les ligaments articulaires, et par la disposition des surfaces articulaires, c'est-à-dire par la malléole externe.

La station verticale, ou sur deux pieds, est propre à l'homme. De même que tout concourt chez lui à rendre cette attitude possible et même facile, tout concourt pareillement, chez les animaux qui se rapprochent le plus de lui, à la rendre difficile ou impossible. Les muscles des membres, qu'on pourrait appeler les muscles de la station, c'est-à-dire les extenseurs du pied sur la jambe, et de la cuisse sur le bassin, forment, dans l'espèce humaine, des saillies (fesses et mollets) qu'on ne rencontre au même développement dans aucune espèce animale [1]. Ses pieds larges à segments mobiles, qui peuvent s'appliquer et se cramponner, pour ainsi dire, sur le sol, ainsi que la largeur de son bassin (Voy. fig. 102 et 103), concourent puissamment aussi à augmenter la solidité de l'appui. D'un autre côté, la longueur disproportionnée des membres inférieurs comparés aux membres supérieurs, la longueur relative de leurs segments, la position des yeux, la brièveté du cou, etc., indiquent clairement que l'attitude à quatre pattes n'a jamais pu être l'attitude *naturelle* de l'homme, comme on s'est quelquefois plu à le dire.

Fig. 102.

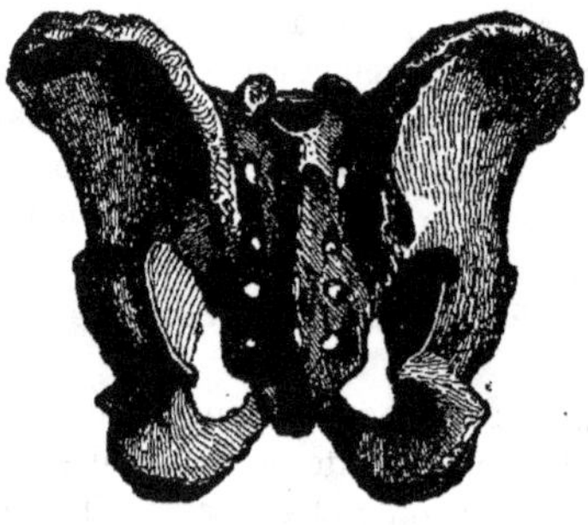

BASSIN DE L'HOMME.

Fig. 103.

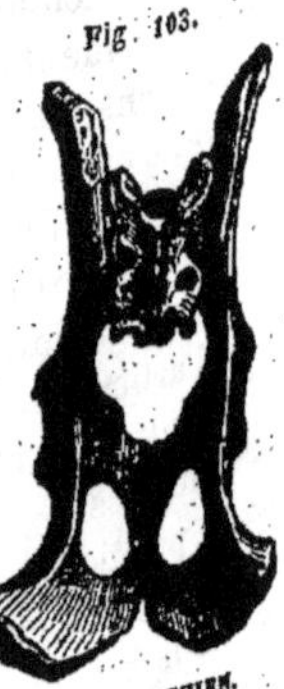

BASSIN DU CHIEN.

§ 244.

Station sur un seul pied. — Station sur la pointe des pieds. — Station sur les genoux. — Station assise. — Station couchée. — Dans la station sur deux pieds, la base de sustentation, nous l'avons dit, est représentée par le parallélogramme construit sur les limites des deux pieds. Dans la station sur un seul pied, ou plutôt sur une seul jambe, la base de sustentation est très-diminuée, car elle n'est plus représentée que par la surface du sol couverte par le pied. Comme le centre de gravité doit passer par la base de sustentation, c'est-à-dire par le pied appuyé sur le sol, le corps s'incline du côté de la jambe appuyée pour lui transmettre le poids du corps. L'équilibre de la station sur un pied est peu stable. Cet équilibre est possible, il est vrai, et, ainsi que nous l'allons voir, le corps est alternativement porté par une seule jambe dans tous les mouvements de progression ; mais pour peu que cette attitude se prolonge, elle devient extrêmement fatigante. Le poids à supporter par le membre est double, en effet, du poids ordinaire; les muscles, continuellement en action pour mainte-

[1] Si les fessiers sont très-développés chez quelques quadrupèdes (croupe du cheval, par exemple), le mollet fait absolument défaut. Nous avons vu que presque tout l'effort actif de la station *bipède* est concentré dans les muscles du mollet. Les oiseaux, qui se tiennent sur deux pieds, présentent une disposition toute spéciale (Voy. § 250).

nir le membre dans sa rectitude, ne peuvent se reposer en reportant alternativement la charge d'un membre sur l'autre, comme cela a lieu dans la station prolongée sur deux jambes; et enfin, la petitesse de la base de sustentation oblige à des efforts musculaires énergiques pour maintenir le centre de gravité dans la perpendiculaire à la surface de sustentation. Aussi la station sur un seul membre détermine promptement des tremblements, et ne tarde pas à devenir impossible.

La station sur la pointe des pieds, c'est-à-dire sur cette portion de la surface plantaire des pieds comprise entre la tête des métatarsiens et l'extrémité libre des orteils, est à peu près aussi fatigante que la précédente, et tout aussi peu naturelle. La base de sustentation se trouve très-réduite, et dans la position particulière que prend alors le pied, les muscles du mollet sont dans une contraction violente, qui ne peut durer que quelques instants. La station sur la pointe d'un seul pied est plus fatigante encore et plus difficile. Ici comme toujours, en effet, la verticale abaissée du centre de gravité doit passer par la base de sustentation, et la base de sustentation est alors considérablement diminuée. La projection du tronc en avant et la projection en arrière du membre inférieur libre, qui accompagnent, la plupart du temps, cette attitude, n'en changent point les conditions d'équilibre : la résultante du poids de la partie projetée en avant, et la résultante du poids de la partie projetée en arrière, doivent toujours être dans des rapports tels que leur composante passe par la base de sustentation.

Lorsque l'homme est à genoux et qu'il tient le corps droit, le centre de gravité tombe perpendiculairement le long des fémurs sur les genoux, et le poids du corps se trouve ainsi presque exclusivement supporté par une base de sustentation de peu d'étendue, arrondie et mal disposée à cet effet. Cette situation est fatigante, et le genou ne tarde pas à devenir douloureux sous la charge du corps. Cette position est moins fatigante quand, inclinant le bassin en arrière et l'appliquant sur les talons, on déplace le point où vient tomber le centre de gravité et on répartit la charge sur la base de sustentation tout entière. (La base de sustentation est mesurée alors par le parallélogramme construit entre les quatre points du sol où touchent les deux genoux et les deux pointes des pieds.)

Lorsque l'homme est assis et non appuyé par le dos, la situation de la tête et du tronc est la même que s'il se tenait debout. La colonne vertébrale, ordinairement plus incurvée en avant, pèse de tout son poids sur les ligaments jaunes (Voy. § 243). Les cuisses et les jambes n'ont rien à supporter. L'effort est tout entier concentré dans les muscles qui s'opposent à la flexion du bassin sur les cuisses. L'équilibre est d'ailleurs facile. D'une part, le centre de gravité du corps est très-bas placé, car il correspond presque à la base de sustentation, et, en second lieu, la base de sustentation elle-même est généralement assez étendue, puisqu'elle mesure toute la partie du corps supportée par le siége. Si, au lieu d'être assis sur une surface plane, l'homme était assis sur un bâton ou sur une corde, et les jambes pendantes, l'équilibre deviendrait très-difficile, parce que la ligne verticale du centre de gravité aurait beaucoup de peine à être maintenue dans la base de sustentation; si les pieds de l'homme touchaient en même temps la terre, l'équilibre deviendrait au contraire facile, parce que la base de sustentation serait alors beaucoup plus large (elle serait, en effet, représentée par toute la surface graphique construite entre les pieds, et conduite aux deux extrémités de la ligne d'appui du siége).

Lorsque l'homme est assis, et qu'en même temps il est renversé sur un dossier plus élevé que sa tête, le tronc se trouve soutenu; il repose sans fatigue, et il n'aurait aucun effort à faire, si les membres, appuyés sur le sol, ne se fatiguaient un peu sous la pression des parties supérieures. Lorsque l'homme supporte en même temps ses membres inférieurs sur un plan incliné, il serait absolument comme s'il était couché, n'était la fatigue qui résulte à la longue de la pression correspondante à la portion du poids du tronc supportée par les fesses.

Dans la situation couchée, le poids du corps se trouve réparti sur une large surface, et aucune partie n'est comprimée par le poids des autres. Cependant, lorsque le décubitus a lieu sur des plans tout à fait résistants, le poids du corps ne touchant à la surface sur laquelle il repose que par un petit nombre de points (les points les plus saillants), la pression qu'exerce le poids du corps peut être douloureusement ressentie aux points de contact, parce qu'elle ne se répartit pas sur une surface assez étendue. Les matelas élastiques, matelas de laine, de crin, de plume, d'eau, d'air, ne nous paraissent *doux au coucher* que parce que, prenant la forme du corps qu'ils supportent, celui-ci repose par la plus large surface possible.

L'action musculaire est nulle dans la station couchée, qui est l'attitude du repos et celle du sommeil. L'habitude et aussi divers états morbides influent sur les diverses positions que prend l'homme pendant le sommeil; mais, quelle que soit la position du tronc, on remarque que, chez l'homme endormi, les membres sont dans un état de *demi-flexion*. On a souvent dit que cet état était dû à l'énergie plus considérable des muscles fléchisseurs, sans songer que les muscles sont à l'état de repos pendant le sommeil [1]. Si les membres sont à l'état de demi-flexion pendant le sommeil, c'est que cet état est celui qui s'accommode le mieux avec le relâchement des fléchisseurs et celui des extenseurs. Si les membres étaient tout à fait droits, les extenseurs seraient dans le raccourcissement maximum et les fléchisseurs dans l'extension maximum; si les membres étaient tout à fait fléchis, les fléchisseurs seraient dans le raccourcissement maximum, et les extenseurs dans l'extension maximum. La demi-flexion des membres est donc la situation moyenne du repos pour les muscles fléchisseurs et

[1] Il est démontré, au contraire, que la masse des muscles extenseurs, et par conséquent leur puissance contractile, est plus considérable que celle des fléchisseurs (Voy. § 237).

pour les muscles extenseurs, et c'est dans cette situation que le repos des muscles place les membres.

ARTICLE II.

DES MOUVEMENTS DE PROGRESSION.

§ 245.

De la marche. — Dans la marche, comme d'ailleurs dans tous les actes de progression, il faut distinguer dans le corps deux parties: l'une, qui est *portée* par les membres inférieurs : cette partie est le tronc supporté par les deux têtes des fémurs; et une autre partie, qui *supporte* le tronc, et qui, en même temps, lui communique le mouvement : cette partie est représentée par les membres inférieurs.

Le corps est transporté en avant par le rôle alternatif des deux jambes, dont l'une supporte le poids du corps, tandis que l'autre est dirigée en avant. Lorsqu'on examine attentivement un homme qui marche, on peut décomposer un double pas en plusieurs temps successifs. Dans un premier temps, le corps repose sur les deux jambes, le pied gauche placé en avant, je suppose, et le pied droit en arrière; dans un second temps, le corps n'est plus appuyé que sur le membre gauche, tandis que l'autre, suspendu dans l'espace, se dirige en avant; dans un troisième temps, le corps s'appuie de nouveau sur les deux membres; dans un quatrième temps, le membre droit touche terre et supporte seul le poids du corps, tandis que le membre gauche se dirige en avant pour replacer le corps dans la position du départ.

Examinons ce qui se passe pendant ces divers temps de la marche. Au moment où l'homme se dispose à marcher, le corps est appuyé sur les deux membres, mais inégalement; le centre de gravité tombe verticalement sur le talon du pied placé en avant, que nous supposerons être le pied gauche, lequel va porter bientôt tout le poids du corps. Le pied placé en arrière, que nous supposerons être le pied droit, est un peu soulevé et n'appuie sur le sol que par l'extrémité du métatarse et les phalanges. Aussitôt que l'homme part, il incline légèrement le tronc en avant, et le pied droit se soulève, du métatarse à l'extrémité des phalanges, en se déroulant, pour ainsi dire, sur le sol, de manière à s'étendre complétement sur l'articulation tibio-tarsienne. Ce mouvement d'extension du pied du membre placé en arrière soulève le bassin, et, par conséquent, le tronc, suivant la direction du membre agissant, c'est-à-dire dans une direction oblique de bas en haut et d'arrière en avant. Il en résulte que le centre de gravité est à la fois porté en avant et en haut. Le membre gauche reçoit, de plus en plus, le poids du corps, à mesure que l'extension du pied situé en arrière devient plus complète. Au moment où le pied droit, situé en arrière, est arrivé à sa limite d'extension sur la jambe, le poids du corps tout entier repose sur le membre gauche. Celui-ci, qui était oblique par rapport au tronc au moment du départ, se trouve alors dans la perpendiculaire, et le centre de gravité passe par sa base. Alors, le membre droit peut quitter le sol sans que l'équilibre soit détruit, et le second temps commence.

Le membre gauche, qui supporte maintenant le poids du corps, était, au moment du départ, plus ou moins fléchi ; mais, à mesure que le centre de gravité a été poussé en avant par le détachement du pied droit, il a été poussé aussi en *haut*, ainsi que nous l'avons dit. Le membre gauche s'est donc étendu, tandis que le bassin montait, poussé en haut par le pied droit. Au moment où le membre gauche supporte la charge du corps, il s'allonge encore par le jeu de ses muscles propres et se met dans l'extension complète. Ce léger allongement final suffit pour que le pied droit, qui ne touchait plus terre que par l'extrémité de sa pointe, quitte le sol. Or, aussitôt que le membre inférieur droit quitte le sol, il obéit à la pesanteur, qui tend à le ramener en avant, et il oscille dans l'articulation coxo-fémorale, à la manière d'un pendule (Voy. § 233), et sans que la contraction musculaire entre nécessairement en jeu. Pendant qu'il oscille et se dirige en avant, le membre inférieur droit n'est pas dans l'extension, il est, au contraire, *à demi fléchi* dans l'articulation du genou ; et c'est surtout pour cela que le balancier qu'il représente ne rencontre pas le sol par son extrémité, dans son oscillation pendulaire.

La légère flexion de l'articulation du genou, du membre qui oscille, n'est pas (dans la marche ordinaire), déterminée par une contraction musculaire, active, elle est le résultat de deux causes. En premier lieu, le membre inférieur, pris dans son ensemble, représente un pendule à deux segments (cuisse et jambe), réunis par une charnière mobile (articulation du genou). Or, la cuisse constitue un pendule plus court que le membre envisagé dans sa totalité ; elle tend donc à osciller plus rapidement[1] que le membre entier ; dès lors, à l'instant où le pied quitte le sol, il y a un moment de retard dans l'oscillation de la jambe par rapport à la cuisse. De là, dans l'articulation mobile du genou, une tendance à la flexion. On peut faire directement l'expérience avec un pendule composé de deux parties réunies par une charnière mobile : on constate que ce pendule se fléchit légèrement dans la charnière, au moment du mouvement. En second lieu, s'il est vrai, comme nous l'avons dit (§ 244), que dans l'état de relâchement des fléchisseurs et des extenseurs, la situation moyenne du repos des muscles est un état de demi-flexion, la suspension de toute contraction musculaire dans le membre oscillant vient en aide au jeu de pendule dont nous parlons, en favorisant la légère flexion des

[1] On sait que la durée des oscillations d'un pendule est en raison directe de sa longueur. Plus un pendule est long, plus la durée des oscillations est grande ; plus un pendule est court, plus il oscille vite.

divers segments du membre inférieur, flexion qui a pour effet de faire éviter au pied qui oscille la rencontre du sol [1].

Lorsque le membre droit a décrit une demi-oscillation, le talon se trouve verticalement au-dessous de la tête du fémur; le membre prend terre du talon vers la pointe. Pendant que le membre droit oscillait, le pied gauche a commencé à se soulever de terre; aussi, au moment où le pied droit touche terre, le pied gauche ne porte plus sur le sol que par l'extrémité des métatarsiens et l'étendue des phalanges. Pendant le second temps de la marche, temps qui correspond à l'oscillation pendulaire, le bassin éprouve donc aussi un mouvement de translation par le soulèvement du talon du pied qui supporte le corps.

Le troisième temps s'accomplit exactement comme le premier. Le membre gauche se soulève et se détache du sol, tandis que le membre droit supporte de plus en plus le corps. Le quatrième temps s'accomplit comme le deuxième, à l'exception que c'est le membre gauche qui oscille. Quand le membre gauche touche terre, nous nous retrouvons à la position du départ, et le double pas est achevé.

Pendant les mouvements des membres inférieurs, les membres supérieurs ne restent pas inactifs. Ils agissent à la manière de balanciers, et contribuent aussi, pour leur part, à l'équilibre. Il est vrai qu'ils ne sont pas indispensables à la marche : celle-ci, en effet, peut s'opérer les bras étant croisés, ou placés derrière le dos, et les manchots peuvent marcher aussi; mais lorsque les bras sont immobiles pendant la marche, on peut remarquer que le tronc éprouve un léger mouvement de rotation autour du fémur de la jambe appliquée au sol. Lorsque les bras oscillent librement, au contraire, ce mouvement est réduit au minimum, ou même à zéro, parce que le bras du côté de la jambe qui oscille se porte en arrière, pendant que la jambe se porte en avant. Or, tandis que le mouvement de la jambe qui oscille tend à entraîner un léger mouvement de torsion du bassin sur la tête du fémur du membre appliqué au sol, le

[1] M. Duchenne (de Boulogne) a cherché à démontrer que les mouvements oscillatoires des membres inférieurs ne peuvent être produits dans le second temps de la marche sans l'intervention de la contraction musculaire. Ses arguments sont tirés de l'observation des faits pathologiques. Il a remarqué que, consécutivement à la paralysie ou à l'affaiblissement des muscles fléchisseurs de la cuisse sur le bassin, ou des muscles fléchisseurs de la jambe sur la cuisse, ou des muscles fléchisseurs du pied sur la jambe, il survient un grand trouble dans le second temps de la marche. Mais, à supposer que la paralysie soit bien nettement localisée dans les muscles fléchisseurs, est-ce bien nécessairement le défaut de *contraction* musculaire qui rend ici difficile le transport du membre d'arrière en avant? Dans l'état *normal*, quand le membre placé en arrière est arrivé à l'extension maximum et qu'il se détache du sol, les extenseurs *cessent d'agir*; le membre inférieur a donc une tendance instantanée à prendre la position *moyenne d'équilibre qui s'accommode le mieux avec le relâchement des extenseurs et des fléchisseurs*. En d'autres termes, la *tonicité* des fléchisseurs, qui avait été portée à ses dernières limites par l'extension du membre, ne suffit-elle pas quand l'extension cesse (aidée qu'elle est d'ailleurs par le mouvement pendulaire du levier brisé qui représente le membre), pour fléchir le membre inférieur dans ses articulations mobiles, et pour faire éviter au pied la rencontre du sol ?

mouvement de projection en sens opposé du bras du même côté neutralise cet effet. Le poids du membre supérieur est plus faible que celui de la cuisse, il est vrai, et, par conséquent, la *quantité de mouvement* dont il est animé par le balancement est moindre que celle du membre inférieur, mais il peut cependant lui faire équilibre, parce qu'il est attaché à l'extrémité d'un bras de levier plus considérable [1].

Nous avons dit que le centre de gravité est poussé en avant et en haut par l'extension du membre inférieur placé en arrière. C'est de la succession de ces mouvements que résulte le déplacement horizontal. Sur un homme qui marche, on peut aisément constater le déplacement du centre de gravité suivant la verticale. A chaque détachement du pied du talon vers la pointe, on voit le corps s'élever; on le voit s'abaisser chaque fois que le pied oscillant reprend terre par sa plante. Ces oscillations sont faciles à voir lorsqu'on observe sur un mur l'ombre projetée par un homme qui marche au soleil, et ce n'est pas d'aujourd'hui qu'on a comparé aux flots de la mer les grands rassemblements d'hommes en mouvement. La valeur de l'oscillation verticale est d'environ 3 centimètres pendant la marche ordinaire.

L'homme qui marche, avons-nous dit, incline son corps en avant. Cette inclinaison, qui tend à faire passer la ligne du centre de gravité du tronc en avant des têtes des fémurs qui le supportent, est caractéristique de tous les mouvements de progression. Elle est destinée à lutter contre la résistance de l'air; et, en même temps, le tronc se trouve ainsi placé dans la direction oblique suivant laquelle se fait l'allongement du membre arc-bouté. Le corps penché en avant n'est pas rigoureusement en équilibre sur les têtes des fémurs, la résistance de l'air en supporte une partie. Il arrive ici ce que nous observons toutes les fois que nous tenons une tige rigide en équilibre sur le bout du doigt, et que nous voulons la mouvoir dans l'espace. Cette tige, pour conserver son équilibre, doit être inclinée du côté du mouvement, et déviée, par conséquent, de la verticale, afin que la résistance de l'air ne la renverse pas en sens opposé. C'est le mouvement qui la maintient en place, car, à l'état de repos, l'équilibre serait incompatible avec la position oblique qu'elle occupe. La position oblique que nous donnons à la tige rigide que nous voulons mouvoir, de même que l'inclinaison que nous donnons au tronc sur les fémurs lorsque nous le déplaçons, ont une valeur telle, que la tendance de chute en avant se mesure sur la résistance de l'air; d'où l'équilibre. Si la tige rigide était maintenue *droite* (au moment du mouvement) sur le doigt qui la supporte, elle tomberait bientôt en arrière sous la résistance de l'air; si le tronc était maintenu dans la verticale sur les fémurs, au moment du mouvement

[1] Le bras de levier auquel est appendue la jambe oscillante est mesuré par la distance qui sépare les deux têtes des fémurs. Le bras de levier auquel est appendu le bras oscillant du même côté est mesuré par la perpendiculaire menée de l'épaule à la rencontre de la verticale passant par la tête du fémur du membre reposant sur le sol.

il ne tomberait pas en arrière, il est vrai, sous la résistance de l'air, mais il marcherait bien moins commodément, parce qu'il lui faudrait lutter contre cette résistance par la contraction des muscles qui fléchissent en avant le bassin sur les cuisses.

La *longueur* du pas est mesurée par la grandeur du déplacement horizontal du centre de gravité. Ce déplacement étant produit par l'allongement du membre arc-bouté sur le sol, il sera d'autant plus considérable que le membre agira sur le tronc dans une direction plus oblique et qui se rapprochera plus de l'horizontale; et cette direction se rapprochera d'autant plus de l'horizontale que le centre de gravité sera plus rapproché de terre par l'écartement des jambes.

La *durée* du pas dépend de deux conditions : premièrement, du temps employé par le membre appuyé à se détacher du sol, c'est-à-dire à s'étendre dans ses articulations, en transportant le poids du corps; secondement, du temps nécessaire à la demi-oscillation du membre qui a quitté le sol. Or, de ces deux quantités, la première est plus variable que la seconde : l'oscillation du membre ayant une durée toujours la même, ou à peu près toujours la même, dans la marche ordinaire [1].

Quant à la *vitesse* du déplacement, c'est-à-dire la grandeur du chemin parcouru en un temps donné, il est évident qu'elle dépend de la *longueur* du pas et de sa *durée*. Elle est en raison directe de la longueur du pas et en raison inverse de sa durée. L'homme peut marcher avec une assez grande vitesse. Pour cela, il augmente la longueur du pas et il cherche à en diminuer la durée. Celle-ci dépendant du temps nécessaire à l'extension du membre, et du temps nécessaire à l'oscillation du membre flottant, il peut agir sur ces deux quantités, en étendant ses articulations avec plus ou moins de promptitude, et en accélérant le transport en avant du membre flottant par l'action des muscles fléchisseurs. Il peut même arriver à supprimer presque complétement le temps employé à l'extension ; il lui suffit pour cela d'opérer l'extension *complète* du membre qui touche le sol, pendant que l'autre membre flotte. De cette manière, lorsque le membre oscillant vient prendre terre, l'autre membre a terminé son extension et se détache immédiatement du sol. Le double pas ne dure alors que le temps nécessaire au transport en avant de chaque membre flottant, et le corps ne touche réellement le sol que par un seul pied à la fois. Cette espèce de marche accélérée tient le milieu entre la marche et la course, mais elle est très-fatigante. La vitesse maximum du déplacement peut être ainsi portée, suivant MM. Weber, à $2^{m},60$ par seconde. Si l'homme progressait ainsi pendant une heure, il pourrait parcourir un peu plus de 8 kilomètres.

[1] La durée de l'oscillation est proportionnelle à la longueur du membre; elle ne varie que dans des limites très-faibles, suivant les divers individus. Elle peut varier aussi un peu suivant le degré d'élévation ou d'abaissement du centre de gravité pendant la marche. Dans les pas *longs*, le centre de gravité est, en effet, plus bas placé que dans les pas *courts*.

La vitesse de la marche, au lieu d'être accélérée, peut être retardée de diverses manières. En premier lieu, on conçoit qu'en augmentant le temps pendant lequel les deux jambes reposent ensemble sur le sol on puisse ainsi retarder à volonté la marche à des degrés très-divers. En second lieu, le ralentissement peut être amené aussi par le mode d'oscillation du membre suspendu. Si ce membre, en effet, ne prend pas terre aussitôt qu'il se trouve dans la verticale, c'est-à-dire au bout de la demi-oscillation pendiculaire ; s'il décrit, en un mot, plus d'une demi-oscillation, le temps employé par le membre pour dépasser la verticale et pour revenir à la verticale par un mouvement en sens opposé sera autant de perdu pour la vitesse de la marche. Cette manière de marcher n'est donc point un mode régulier de progression. La marche est également plus lente et aussi plus fatigante lorsque, par exemple, le membre suspendu, ayant décrit plus d'une demi-oscillation, s'étend brusquement à l'extrémité de sa course par la contraction des extenseurs, et s'appuie ainsi sur le sol, soit par la pointe, soit par la plante, comme on le voit faire quelquefois dans les exercices militaires. Le temps nécessaire pour que la jambe dépasse la verticale de l'oscillation et le travail musculaire nécessaire pour la placer dans l'extension, au moment où elle va toucher le sol, ralentissent le pas tout en augmentant la fatigue musculaire.

La marche peut être supportée assez longtemps par l'homme, à la condition qu'elle s'opère sur un sol uni, ou sur un plan légèrement incliné par en bas. Lorsque le plan est incliné par en haut, les efforts musculaires qu'il doit faire pour soulever à chaque pas le centre de gravité, suivant une ligne ascensionnelle parallèle au plan incliné, ajoutent à l'effort ordinaire tout le travail musculaire correspondant à l'élévation (mesurée sur la verticale) d'un poids égal à celui du corps, depuis le point de départ jusqu'au point d'arrivée.

Lorsque l'homme monte des rampes inclinées, ou des escaliers, le transport du corps met en jeu, non-seulement les muscles extenseurs de la jambe placée en arrière, comme dans la marche horizontale, mais aussi les muscles extenseurs du membre placé en avant (surtout les muscles antérieurs de la cuisse), lesquels travaillent beaucoup moins dans la progression horizontale. Il en est à peu près de même lorsque l'homme marche sur un sol plan, mais mouvant; il faut à chaque pas qu'il replace son corps à la surface du plan, ce qu'il ne peut faire que par un soulèvement alternatif de son propre corps. Ces deux modes de progression sont, pour cette raison, lents et fatigants.

§ 246.

De la course. — Dans la marche lente, le corps, nous l'avons vu, est soutenu entre chaque pas simple par l'appui des deux pieds; dans la marche précipitée, le corps n'est plus soutenu que par un seul pied à la fois, celui qui supportait le corps se détachant du sol au moment où l'autre s'y pose. Le corps ne quitte donc jamais *complétement* la terre pendant la marche. Dans la course, au contraire, à certains moments, le corps se sépare complétement du sol. C'est en cela surtout, bien plutôt que par la vitesse de la progression, que la course diffère de la marche précipitée, car on peut courir moins vite qu'on ne marche. Pendant la course, le corps touche alternativement le sol par chaque pied, et à chaque fois qu'un pied quitte le sol, le corps est projeté en haut et flotte librement dans l'air. La projection du corps dans l'espace s'opère dans la course comme dans le saut ; la course est une marche précipitée, entrecoupée de sauts.

Lorsque l'homme se dispose à courir, il reporte tout le poids du corps sur le membre placé en avant (soit le membre gauche) ; l'articulation de la hanche, l'articulation du genou et l'articulation tibio-tarsienne sont fléchies, et le pied ne touche le sol que par l'extrémité des métacarpiens et par les phalanges. Le membre placé en arrière (soit le membre droit) est à peine posé sur le sol, et tout prêt à l'abandonner. Au moment du départ, le membre gauche, qui supporte le poids du corps, se redresse subitement dans ses articulations. Cette extension subite agit à la manière d'un ressort, et a pour effet de communiquer au corps une quantité de mouvement telle, qu'il se détache du sol comme une sorte de projectile. Pendant que le corps est suspendu en l'air, les deux jambes flottent à la manière de pendules. Le membre droit a commencé son oscillation au moment même du départ, c'est-à-dire au commencement de l'extension des articulations du membre gauche ; sa demi-oscillation est terminée avant celle du membre gauche. Le membre droit prend terre aussitôt que la tête des métatarsiens (sur lesquels il va se poser) est dans la verticale qui passe par la tête des fémurs. Le membre droit, en prenant terre, se fléchit dans ses articulations, se redresse brusquement et jette le corps dans l'espace, avant que l'oscillation du membre gauche ne soit terminée ; et ainsi de suite.

Pendant la course, le centre de gravité est ordinairement très-abaissé par la flexion des membres inférieurs, et le corps est fortement incliné en avant. Il résulte de là que l'impulsion oblique de bas en haut et d'arrière en avant, communiquée au corps par le membre qui se détend, a plus de tendance à s'exercer dans le sens horizontal que dans le sens vertical, et la longueur de l'espace parcouru entre les deux pieds, qui touchent successivement le sol, en est augmentée. Le déplacement communiqué au corps dans le sens vertical pendant les sauts de la course est, par la même raison, d'une valeur moindre que le déplacement correspondant de la marche. Tandis que dans la marche, en effet, l'oscillation verticale est de 3 centimètres environ, ce déplacement oscillatoire n'est guère que de 2 centimètres dans la course.

La *vitesse* de la course, c'est-à-dire la grandeur du déplacement (suivant l'horizontale) du centre de gravité du corps, dépend de la longueur des sauts de la course et de leur durée. Nous venons de dire que la longueur du saut pouvait être plus considérable que celle du pas; c'est en partie pour cela que la course est une allure plus vive que la marche. Mais c'est surtout parce que les jambes oscillent *ensemble* que les sauts de la course sont plus précipités que les pas de la marche. Dans la marche la plus vive, l'intervalle qui sépare l'application sur le sol de chaque pied pris en particulier se compose, en effet, au minimum, de la durée nécessaire à deux transports successifs des membres inférieurs. Dans la course, ces transports s'opèrent en partie simultanément dans les deux membres. D'où il résulte que, dans un même intervalle de temps, l'homme peut exécuter un plus grand nombre de sauts qu'il n'aurait exécuté de pas. La vitesse maximum du déplacement horizontal en une seconde peut être portée, dans la course la plus rapide, à $7^m,6$, suivant MM. Weber. Si une pareille vitesse pouvait être soutenue pendant longtemps, l'homme parcourrait 27 kilomètres en une heure.

Mais une course aussi précipitée n'est possible que pendant quelques secondes, ou quelques minutes. Avant même que la fatigue des muscles ne vienne faire obstacle au mouvement, l'homme éprouve un étouffement, des palpitations ou un point de côté qui l'arrêtent forcément. Lorsque l'homme veut courir longtemps ou soutenir, comme l'on dit, une course de longue haleine, il règle la vitesse du déplacement de manière à parcourir, dans l'intervalle d'une heure, environ 12 kilomètres de distance (trois lieues). La course réglée ou course de *résistance* est celle des coureurs de profession, celle des pompiers qui vont à l'incendie, etc.; on la désigne souvent sous le nom de course *gymnastique*. Dans la course gymnastique, comme dans la course vive, le corps quitte complétement le sol, et exécute une série de sauts successifs. Mais les jambes sont moins fléchies que dans la course accélérée; en conséquence, le centre de gravité du corps est placé moins bas, et le corps est aussi beaucoup moins incliné en avant. Il résulte de là que l'impulsion communiquée par le membre qui se détache du sol agit dans une direction moins oblique, et que le corps s'élève davantage à chaque saut dans la verticale. Ce que le saut gagne du côté de la verticale, il le perd suivant l'horizontale, et, par conséquent, suivant le sens du déplacement.

La projection exagérée du corps dans le sens vertical amène encore le ralentissement de la course d'une autre manière. Quand la jambe qui oscille se trouve dans la verticale qui passe par les têtes des fémurs, le corps a été soulevé en haut d'une quantité telle que cette jambe ne peut pas toucher terre en ce moment, parce que le corps n'a pas encore opéré son mouvement de descente. Quand le corps est descendu et que la jambe oscillante touche terre, cette jambe a dépassé la verticale qui passe par les têtes des fémurs; elle a décrit par conséquent *plus* d'une demi-oscillation. La jambe qui touche terre, après avoir ainsi dépassé la verticale qui passe par les têtes des fémurs, ne supporte complétement le poids du corps que quand celui-ci vient, en vertu de sa vitesse acquise, se placer dans la verticale qui passe par les métatarsiens appliqués sur le sol. Pendant le temps qu'emploie le corps à venir se placer dans la verticale qui passe par la base de sustentation (métatarsiens appliqués au sol), le corps est, pour ainsi dire, encore suspendu en l'air, et il ne repose *franchement* sur la jambe qu'au moment où celle-ci peut lui servir d'appui résistant pour le saut suivant. Dans la course de *résistance*, le temps employé par les jambes à décrire le surplus d'une demi-oscillation, et l'augmentation du temps pendant lequel le pied repose sur le sol concourent donc aussi au ralentissement de la course, lorsqu'on la compare à la course accélérée.

§ 247.

Saut. — Le mouvement en vertu duquel le corps quitte terre dans la course constitue une première espèce de saut. Nous n'y reviendrons pas. Mais on peut sauter encore autrement. Les deux membres inférieurs reposant ensemble sur le sol peuvent *s'étendre ensemble*, et les pieds quitter le sol en même temps. Le corps projeté par la détente subite des deux membres peut être élevé suivant la verticale : c'est le saut vertical sur place. Le corps peut être élevé obliquement de bas en haut et d'arrière en avant, ou de bas en haut et d'avant en arrière, de manière à décrire une parabole ; parabole dont la courbe d'ascension est déterminée par l'impulsion des membres l'emportant sur la pesanteur, et la courbe de descente, par la pesanteur l'emportant sur la force d'impulsion. Tel est le saut à pieds joints, en avant ou en arrière. Une autre manière de sauter, très-connue aussi, est celle qu'on désigne sous le nom de saut en largeur, avec élan. Disons un mot sur le mécanisme particulier de ces divers modes de déplacement.

Lorsque le corps doit s'élever par un saut vertical sur place, les pieds se rapprochent et le corps se fléchit fortement dans toutes ses articulations. La jambe est fléchie sur le pied, la cuisse sur la jambe, le tronc sur la cuisse ; la colonne vertébrale elle-même exagère sa courbure antérieure. Le pied repose sur le sol par la tête des métatarsiens et les orteils.

Les choses étant en cet état, le corps se redresse brusquement dans toutes ses articulations, exactement comme une tige élastique qu'on presserait sur le sol par une de ses extrémités et qu'on abandonnerait ensuite à elle-même. La détente du corps réagit sur l'appui solide du sol et détermine un mouvement ascensionnel, capable de vaincre le poids du corps et de l'élever au-dessus de terre. L'impulsion communiquée au corps par la brusque extension des articulations, et par le soulèvement rapide du pied, diminue à mesure que le corps s'élève ; et quand il est arrivé au plus haut point de sa course, il redescend par l'effet de la pesanteur. L'élévation à laquelle on peut ainsi porter le corps dépend de plusieurs conditions. Elle dépend du *poids* du corps, de *l'étendue* du redressement et de la *rapidité* avec laquelle le mouvement de redressement s'opère. Le degré de flexion du corps au moment préparatoire et le degré d'énergie de la contraction des extenseurs sont les principales conditions de l'élévation du saut, et expliquent les inégalités individuelles que présente ce mode de déplacement. L'étendue du redressement dépend, dans une certaine mesure, de la longueur des membres inférieurs. Plus les articles de ces membres ont de longueur, plus la valeur du redressement qui suit la flexion est considérable. La plupart des animaux sauteurs (non-seulement parmi les vertébrés, mais encore parmi les insectes) sont remarquables par la longueur des membres postérieurs.

On conçoit aisément que le saut est plus facile sur un sol résistant que sur un sol humide ou mouvant. Au moment, en effet, où le corps se redresse en pressant le sol, une partie de l'effort de redressement se perd dans le sol, en le déprimant. Le saut est, au contraire, singulièrement favorisé par l'élasticité du plan sur lequel reposent les pieds, comme dans l'exercice du tremplin, par exemple. Alors, en effet, le ressort bandé par le poids du corps ajoute à l'impulsion communiquée par la détente des articulations l'impulsion due à son retour élastique, au moment où le corps l'abandonne.

Lorsqu'on veut sauter en large à pieds joints, on prend à peu près la même position que pour sauter en hauteur, c'est-à-dire que le corps se fléchit dans les articulations; seulement la flexion du tronc sur le bassin est exagérée. Le pied repose sur le sol, soit par la plante entière, soit seulement par l'extrémité antérieure des métatarsiens et des phalanges. La flexion de la jambe sur le pied tend, il est vrai, à relever le talon, dans ce mode de progression comme dans les précédents; la position à plat du pied sur le sol, avant le saut, ne peut donc être maintenue que par un certain effort; mais lorsque le corps repose sur la plante entière des pieds, le saut y gagne en étendue. Au moment où le corps quitte terre par l'extension subite du pied, la cuisse ne s'étend point sur la jambe, ni le corps sur le bassin, comme dans le saut vertical; le corps reste, au contraire, fortement incliné en avant. En même temps, les bras sont violemment projetés dans le même sens. La résultante de l'effort d'extension du pied contre le sol se produit dès lors dans une direction oblique de bas en haut et d'arrière en avant.

Dans le saut en arrière, les membres inférieurs sont pareillement fléchis dans leurs articulations, ainsi que le bassin sur les cuisses; mais la colonne vertébrale est droite. Au moment du départ, le pied quitte le sol, non pas du talon vers la pointe, mais de la pointe vers le talon, tandis que la colonne vertébrale et la tête sont vivement rejetées en arrière. Ce mode de déplacement a beaucoup moins d'étendue que le précédent. En effet, il ne peut guère être secondé par les bras, et, de plus, les mouvements d'extension de la colonne vertébrale sont assez bornés.

Dans le saut en large avec élan, la vitesse acquise par le corps au moment où il se détache du sol s'ajoute à l'impulsion du saut lui-même, et augmente beaucoup l'étendue de l'espace franchi. Dans ce mode de déplacement, les pieds ne sont pas sur la même ligne au moment où ils quittent la terre ; c'est le membre placé en arrière qui en se détendant détermine surtout le saut. Aussitôt que les pieds ont abandonné la terre, les membres inférieurs s'étendent vivement en avant, et les membres supérieurs sont projetés également dans le même sens. Le corps et aussi les membres qui font partie du corps étaient animés, au moment du saut, par une certaine quantité de mouvement ; cette projection des bras et des jambes augmente donc encore le résultat.

§ 248.

Du grimper. — Ce mode de déplacement nous donne avec les animaux une certaine ressemblance, attendu que les membres supérieurs prennent part à la progression. Quelquefois la part des membres supérieurs est aussi grande et même plus grande que celle des postérieurs.

Lorsque l'homme grimpe le long d'un plan incliné, il saisit avec ses mains les aspérités du sol, et tire à lui la partie inférieure du corps du côté des mains. Les membres inférieurs ne restent pas inactifs. Après s'être préalablement raccourcis et fixés au sol par les orteils, ils s'étendent et poussent ainsi le corps par en haut, tandis que les bras l'attirent.

Lorsque l'homme grimpe sur un arbre, les bras constituent d'ordinaire les principaux agents de l'ascension. Il commence, en effet, par saisir les branches avec les mains, ou par entourer le tronc avec les bras, puis le corps est attiré vers les mains ou vers les bras par la contraction des muscles de l'épaule. Quand ce mouvement est opéré, l'arbre est alors saisi entre les jambes et les cuisses ; le tronc se repose sur ce nouveau point d'appui, les mains et les bras sont reportés plus haut, se fixent, et attirent de nouveau le corps par en haut. L'exercice dont nous parlons est assez fatigant, parce que les muscles des bras et de l'épaule doivent à chaque instant supporter et élever la charge du corps. Les membres inférieurs, en se fixant dans les temps d'arrêt, constituent surtout des points d'appui et permettent aux membres supérieurs de se reporter plus haut. Rigoureusement, les membres inférieurs concourent cependant aussi à la progression ascensionnelle. Au moment, en effet, où les jambes embrassent solidement l'arbre, le bassin (et par conséquent le corps) se relève sur l'articulation du genou par l'extension de la cuisse. Lorsque l'arbre offre un grand diamètre, ce mouvement est peu sensible ; il l'est davantage sur un arbre de moyenne grosseur.

Le mode de déplacement de l'homme, dans le grimper, offre une grande analogie avec la progression des chenilles, celle des sangsues et celle de beaucoup d'animaux rampants, qui commencent par fixer une des extrémités de leur corps et qui attirent vers ce point les autres parties, ou bien les projettent en avant (Voy. § 250).

§ 249.

Natation. — La natation offre avec le saut une certaine analogie. Il y a cette différence, toutefois, que l'eau ne fournit pas aux membres qui se détendent la même solidité d'appui que le sol; une partie de la force d'impulsion est perdue.

Le poids spécifique de l'homme l'emportant un peu sur celui de l'eau, il ne se maintient à la surface que par l'agitation du liquide. Lorsque l'homme est sans mouvement, il tend à gagner le fond; c'est ce qu'on peut facilement observer sur le cadavre [1]. La différence entre le poids du corps et celui du volume d'eau déplacé est assez faible. Dans les profondes inspirations, l'air contenu dans la poitrine diminue assez le poids spécifique du corps pour qu'il devienne plus léger que l'eau. L'homme n'a donc besoin que de faibles mouvements pour se maintenir à la surface du liquide, et ces mouvements ne sont même rigoureusement nécessaires qu'au moment de l'expiration. C'est ce dont on peut se convaincre en se renversant sur le dos, en inclinant la tête en arrière, et en soulevant la poitrine vers le niveau de l'eau. Au moment de l'inspiration, on peut rester immobile, mais il faut agiter les mains par un léger mouvement latéral et de haut en bas, au moment de l'expiration pour ne pas descendre.

Lorsqu'on veut progresser dans l'eau, on peut se placer dans des situations diverses. Les positions qui conviennent le mieux à la natation sont celles dans lesqelles le corps est allongé plus ou moins horizontalement dans les couches supérieures du liquide. Il peut, d'ailleurs, être étendu soit sur le ventre, soit sur le dos. La natation sur le ventre est la plus commune. La natation sur le dos est plutôt une attitude de repos; elle n'est pas comparable à la première pour la rapidité.

Lorsque l'homme placé sur le ventre veut s'avancer dans le liquide, il place d'abord ses membres dans la flexion; les talons sont rapprochés du côté des fesses, la pointe des pieds tournée en dehors (position la plus naturelle de flexion); les mains, appliquées l'une contre l'autre par leurs faces palmaires, sont appliquées en avant, à la partie antérieure de la poitrine. Alors, par un mouvement rapide, il étend ses membres, de manière à représenter une ligne rigide. Les pieds ont frappé l'eau par la face plantaire et aussi, mais plus obliquement, par la face postérieure des cuisses et la face antérieure des jambes; le corps est poussé en avant; les mains, en s'allongeant suivant leur tranche, ont présenté à l'eau le moindre obstacle possible au mouvement de progression. L'effort de progression a eu à vaincre la résistance offerte à la surface de la poitrine.

[1] Les cadavres flottent souvent sur l'eau; mais c'est là un effet de la putréfaction, qui tient au développement de *gaz* dans l'intérieur des cavités splanchniques. Ces gaz, augmentant le *volume* du corps sans augmenter sensiblement son poids, diminuent par conséquent sa *pesanteur spécifique*.

dans la direction du mouvement; la force déployée par les membres postérieurs a été en partie absorbée par la résistance incomplète du fluide. En résumé, cependant, l'impulsion produite par la détente des membres postérieurs, déduction faite des pertes, a été assez efficace pour faire progresser le corps dans l'eau.

Au mouvement d'extension succède le mouvement de flexion. Les cuisses et les pieds se replacent dans la position initiale; mais, tandis que leur extension avait été brusque, leur flexion se fait avec une certaine lenteur, afin de ne pas frapper l'eau en sens opposé. Quant aux bras, ils se séparent pendant ce temps l'un de l'autre; les mains se mettent à plat, et viennent, en décrivant un mouvement circulaire, se rejoindre sous la poitrine. Pendant ce deuxième temps de la natation, les membres antérieurs ne restent pas inutiles. Les mains, en effet, en décrivant leur courbe pour se rapprocher, pressent sur l'eau de haut en bas, et, en même temps, suivant une direction légèrement oblique en arrière, et font l'office de véritables rames. De cette manière, le corps se trouve maintenu à la surface du liquide, et l'impulsion communiquée au corps par les membres postérieurs est continuée.

Le mouvement de progression dans la natation sur le dos s'opère par l'extension rapide des membres postérieurs, qui frappent l'eau par la plante du pied, par la partie postérieure des cuisses et par la partie antérieure de la jambe. Pendant tout le temps de la natation, les mains, placées à plat sur les côtés du corps, exécutent de légers mouvements destinés à soutenir le tronc à la surface de l'eau. Souvent les bras, préalablement étendus à angle droit, sont rapprochés vivement sur les côtés du corps, en même temps que les membres postérieurs s'étendent, et contribuent à la progression. On rend ainsi ce mode de natation plus rapide qu'il ne l'est ordinairement; mais il en résulte que, les mains ne faisant plus l'office de rames de soutien, la tête s'enfonce facilement au-dessous du niveau de l'eau, surtout quand l'impulsion des membres postérieurs se fait horizontalement au lieu de se faire suivant une direction oblique de bas en haut.

§ 250.

Des mouvements dans la série animale. — Les mouvements des animaux dépendent, comme ceux de l'homme, de l'action des puissances musculaires sur des segments mobiles diversement disposés. Chez les animaux vertébrés, les segments mobiles sont les os; mais, dans beaucoup d'animaux inférieurs, les parties sur lesquelles viennent se fixer les muscles sont des organes de diverse nature. Tantôt ce sont des leviers cornés ou testacés dont le squelette est intérieur ou extérieur aux puissances motrices, tantôt ce sont des anneaux, tantôt des appendices de diverse nature, tantôt le derme cutané lui-même. Les organes de locomotion sont d'ailleurs accommodés au milieu dans lequel l'animal est appelé à vivre. Quand il se meut sur le sol, il est généralement pourvu de membres plus ou moins nombreux et composés d'un nombre variable d'articles. Quand il se meut dans l'air, ses membres antérieurs sont souvent modifiés sous forme d'ailes (oiseaux), ou bien, tout en présentant un certain nombre de membres destinés à la locomotion terrestre, l'animal présente en outre à la partie supérieure du corps des appendices ailés qui n'ont plus leur analogue dans les animaux supérieurs (insectes). Quand l'animal se meut dans l'eau, ses membres, profondément modifiés et réduits à la partie qui correspond aux phalanges des mammifères, n'offrent plus que des rayons réunis par une membrane (nageoires des poissons). Enfin, beaucoup d'animaux qui vivent sur la terre ou dans l'eau, ou à la fois sur la terre et dans l'eau, n'ont pas de membres apparents et se meuvent par des mouvements de totalité, etc.

Station et progression des quadrupèdes. — La station des quadrupèdes est plus solide que celle de l'homme. Leur base de sustentation, représentée par le parallélogramme tracé entre les quatre points par lesquels ils touchent le sol, offre, en effet, une grande étendue (Voy. § 243). La station quadrupède n'est, pas plus que la station bipède, une attitude passive, et si l'animal la supporte plus longtemps que l'homme, elle détermine néanmoins la fatigue. Dans la station quadrupède, les muscles *extenseurs* des membres doivent en effet lutter, par leur contraction, contre le poids du corps, qui tend à fléchir les segments des membres dans leurs diverses articulations. Chez les quadrupèdes comme chez l'homme, la contraction musculaire se trouve soulagée, au moment de la sustentation, par certaines parties ligamenteuses sur lesquelles se répartit une portion de la charge. Tel est, entre autres, chez les solipèdes et chez les ruminants, l'appareil fibreux, très-solide, désigné sous le nom de *ligament suspenseur du boulet*, ligament qui tend à prévenir la flexion de la région digitée sur le métacarpe dans les membres antérieurs, et sur le métatarse dans les membres postérieurs.

Le cheval offre, dans son mode de station, quelque chose d'analogue à la *station hanchée* de l'homme (Voy. § 243). Dans l'état le plus ordinaire, il ne repose *franchement* que sur trois pieds. L'un des membres postérieurs est légèrement fléchi et ne touche le sol que par la *pince*.

Les mouvements des quadrupèdes peuvent être, comme chez l'homme, distingués en mouvements sur place et en mouvements de locomotion. Parmi les premiers, on peut signaler l'attitude en vertu de laquelle les quadrupèdes se dressent momentanément sur leurs pieds de derrière. Ce mouvement, connu chez le cheval sous le nom de *cabrer*, se produit chez lui assez difficilement; il est beaucoup plus facile chez le singe et chez l'ours, et par l'éducation on peut aussi accoutumer le chien à ce genre d'exercice. Cet exercice ne dure généralement que peu de temps. Chez le cheval, il est rare que le centre de gravité puisse se placer dans la verticale de la base de sustentation; aussi a-t-il une tendance naturelle à retomber sur ses pieds de devant aussitôt que l'effort d'élévation est arrivé à ses dernières limites. Lorsque le redressement a été porté au point qu'il se trouve en équilibre sur les sabots de derrière, cet équilibre ne peut durer qu'un instant, parce que la masse du corps est si grande, par rapport à l'étroitesse de la base de sustentation, qu'il suffit d'un faible mouvement du tronc pour déplacer le centre de gravité. Aussi arrive-t-il très-souvent alors que le moindre effort du cavalier décide la chute du cheval. Le chien, qui a moins de masse et qui écarte les pattes, le singe et l'ours, qui ont la plante du pied beaucoup plus étendue, peuvent rester plus longtemps dans cette position; mais elle devient promptement fatigante pour eux, parce qu'ils n'ont point, comme l'homme, les muscles si puissants du mollet, qui s'opposent à la chute en avant. Lorsque l'animal quadrupède veut se dresser sur les pieds de derrière, il détache du sol la partie antérieure du corps par un mécanisme analogue à celui du saut (§ 247), c'est-à-dire qu'il étend les membres antérieurs par un mouvement brusque, accompagné d'une contraction violente des muscles des gouttières vertébrales. L'animal qui veut se dresser a besoin d'un moment de préparation, pendant lequel il fléchit préalablement les membres antérieurs dans leurs articulations, pour les étendre brusquement ensuite.

Le cheval, l'âne, le mulet, se dressent souvent sur leurs membres antérieurs par un mouvement opposé au précédent, comme, par exemple, dans la *ruade*. Mais ce mouvement d'élévation, accompagné d'une projection violente en arrière des membres postérieurs, est promptement suivi du retour au sol des membres soulevés, le centre de gravité de l'animal n'étant jamais porté aussi près de la verticale que dans le mouvement opposé. L'animal qui veut ruer commence par abaisser la tête et par incliner l'encolure, pour reporter autant que possible en avant le centre de gravité. Puis un mouvement rapide d'extension dans les muscles des membres postérieurs élève la croupe, tandis que les membres qui ont quitté le sol obéissent à leur extension maximum. Chacun sait qu'en élevant la tête de l'animal, il a une grande difficulté à exécuter ce mouvement.

Dans les mouvements de *progression* des quadrupèdes, les jambes quittent alternativement le sol par des mouvements d'extension analogues à ceux de l'homme, et, comme chez lui, le membre qui a quitté terre se dirige en avant dans un état de demi-flexion. Ajoutons que dans la plupart des mouvements de progression, c'est principalement dans les membres postérieurs que se développe la puissance qui fait progresser le corps en avant.

Les allures du cheval ont été mieux étudiées que celles des autres quadrupèdes. Chacun sait que le cheval peut aller au pas, à l'amble, au trot ou au galop. L'allure la plus lente, le pas, et l'allure la plus rapide, le galop, sont communes à presque tous les animaux. Lorsque le cheval commence le *pas*, ses pieds se détachent du sol dans l'ordre suivant : le membre antérieur droit, je suppose, puis le postérieur gauche, l'antérieur gauche, le postérieur droit. Pendant tout le temps qu'il marche, il a toujours deux pieds en l'air et deux pieds sur le sol d'un même côté. Ce n'est qu'au moment où le cheval *entame* le pas que, partant d'abord d'un seul pied, il repose pendant un instant sur trois jambes. L'*amble*, ou le *pas relevé*, n'est qu'une sorte de pas précipité, caractérisé par le jeu alternatif des deux membres du même côté. A tous les moments de cette allure, le cheval a deux pieds levés et deux pieds à l'appui du même côté. Le *trot* est une allure dans laquelle deux membres, en diagonale, sont successivement et simultanément levés et appuyés. Le *galop* est l'allure la plus rapide du cheval; c'est une succession de sauts dans lesquels le corps quitte tout à fait le sol pendant un temps variable. Le corps, qui retombe, fait entendre quatre ou trois battues, suivant que les pieds touchent le sol les uns après les autres, ou que deux d'entre eux le touchent simultanément. Dans les sauts du galop, comme dans tous les sauts auxquels peut se livrer le cheval, c'est par la détente des membres postérieurs qu'il se détache du sol. Dans l'allure du galop, le cheval peut atteindre à une grande vitesse : il n'est pas rare de rencontrer des bêtes de course qui font quatre kilomètres en cinq minutes.

Les quadrupèdes, de même que l'homme, sont capables de se mouvoir dans l'eau ou de nager. La natation est chez eux plus facile que chez l'homme. D'une part, ils conservent dans l'eau leur position naturelle; d'autre part, ils se soutiennent et progressent dans l'eau de la même manière que dans la locomotion à la surface du sol.

Quelques mammifères, tels que les chauves-souris, ont les os du métacarpe et les phalanges du membre supérieur démesurément allongés et réunis entre eux par une membrane. Ces animaux peuvent s'élever dans l'air à la manière des oiseaux, et le mécanisme de leur progression est le même. D'autres, tels que les galéopithèques, présentent sur les côtés du corps des replis membraneux étendus entre les quatre membres, lesquels peuvent soutenir un instant l'animal en l'air lorsqu'il s'élance d'une branche à une autre; mais il ne peut les utiliser à un véritable vol.

Du vol. — Des animaux ailés. — De la station des oiseaux. — Le vol n'est pas très-différent de la natation (Voy. § 249). Il y a toutefois cette différence essentielle, que le milieu dans lequel se meut l'animal est ici beaucoup moins dense. Le poids du fluide qu'il déplace est infiniment moindre que son propre poids, et il doit faire, pour se soutenir en l'air, des efforts très-énergiques.

Les oiseaux se distinguent, entre tous les animaux à ailes, par la puissance de leur vol. La charpente osseuse et les muscles locomoteurs sont appropriés chez les oiseaux à ce mode de progression. Le sternum, sur lequel s'insèrent les muscles du vol, prend chez eux un développement considérable, et forme une sorte de bouclier qui recouvre le thorax et partie de l'abdomen. On remarque en outre, à la partie moyenne du sternum, une crête longitudinale et saillante (le *bréchet*), qui multiplie les points d'intersection des muscles et en même temps donne une direction favorable à la puissance musculaire. L'épaule, chez les oiseaux, est également disposée de la manière la plus favorable à la puissance des ailes; l'omoplate est en effet réuni et fixé au sternum, non-seulement par la clavicule, mais encore par l'apophyse coracoïde, prolongée, chez les oiseaux, sous forme d'un os plus fort et plus résistant que la clavicule elle-même. Les os des bras et de l'avant-bras diffèrent peu de ceux de l'homme, à l'exception que le radius et le cubitus sont immobiles l'un sur l'autre. La main se compose de deux petits os suivis de deux métacarpiens terminés par deux ou trois doigts rudimentaires. Les plumes des ailes se fixent sur la main, sur l'avant-bras et sur le bras. Celles qui naissent du bras diffèrent peu des autres plumes de l'oiseau ; on les désigne sous le nom de *tectrices;* celles de l'avant-bras et de la main, désignées sous le noms de *rémiges*, sont les véritables plumes du vol ; elles forment par leur superposition étalée un plan continu et résistant. C'est de la longueur des rémiges, bien plus que de la longueur des os du membre supérieur, que dépendent la longueur des ailes et la puissance du vol.

Lorsque l'oiseau veut *s'envoler*, il élève l'humérus et, avec lui, l'aile entière. Puis il déploie l'avant-bras sur le bras, le métacarpe sur l'avant-bras, et aussitôt que l'aile est étendue, il l'abaisse subitement. L'air brusquement refoulé résiste, et représente un point d'appui sur lequel l'oiseau s'élève. Avant qu'il ne soit parvenu au plus haut point de sa course, avant, par conséquent, que l'attraction terrestre ne le ramène à terre, il reploie sur lui ses ailes abaissées, puis il soulève de nouveau l'humérus, étend et frappe l'air, et ainsi de suite. L'aile de l'oiseau, qui frappe l'air pour s'élever dans l'atmosphère, n'agit pas suivant un plan horizontal, mais, au contraire, dans une direction oblique de haut en bas et d'avant en arrière. Il en résulte que, tout en s'élevant, il progresse en avant. Lorsque l'oiseau veut s'élever dans la verticale, il éprouve une certaine difficulté, parce que ses ailes sont tellement disposées, que leur jeu tend naturellement à la progression. Beaucoup d'entre eux ne peuvent s'élever qu'en *volant contre le vent*.

Lorsque l'oiseau est un grand voilier, le *départ* est quelquefois assez difficile, à cause de l'envergure des ailes. La plupart du temps il fléchit alors ses membres inférieurs, les redresse vivement, et s'élève ainsi au-dessus du sol par un véritable *saut*. Au moment où il est en l'air, il déploie rapidement ses ailes, afin de frapper l'air avant de retomber à terre. On voit souvent aussi ces oiseaux s'avancer sur une saillie au moment de s'envoler.

Lorsque l'oiseau vole, le centre de gravité du corps correspond au niveau des ailes. Le poids du corps se dispose autour de l'axe fictif qui passerait par les deux épaules, de manière à se trouver équilibré en avant et en arrière de cet axe. C'est pour cette raison que l'oiseau tend généralement le cou en avant. Il faut remarquer encore que la plus grande partie du poids de l'oiseau est placée plus près de son ventre que de son dos, à cause des masses musculaires épaisses dont est garni son sternum[1]; d'où il résulte que le centre de gravité est placé bas dans l'oiseau, ce qui assure sa stabilité dans l'air.

Lorsque l'oiseau a frappé l'air de son aile, l'aile se présente par sa *tranche* dans le sens du déplacement horizontal, et n'apporte pas d'obstacle à la progression. Quant à la queue, projetée en arrière, elle sert à l'oiseau de *gouvernail*. La queue, ordinairement étalée, sert surtout à l'oiseau à rendre son vol plus oblique ou plus horizontal; elle peut lui servir aussi à changer la direction latérale de son vol, en s'inclinant à gauche ou à droite. Les oiseaux qui n'ont qu'une courte queue projettent ordinairement leurs pattes en arrière, pour la suppléer.

Plus les ailes sont grandes, plus est grande aussi la masse d'air frappée à chaque coup d'aile, et moins les oiseaux ont besoin de répéter le mouvement. Les oiseaux à vol puissant agitent bien plus lentement leurs ailes que les autres; ils peuvent même, lorsque leur envergure est considérable relativement à la masse de leur corps, se soutenir quelque temps en l'air, les ailes étendues, ou plutôt ne descendre que lentement, à la manière d'un parachute, suivant une succession de plans obliques. On dit alors que l'oiseau *plane*.

Les oiseaux nagent plus facilement que les mammifères; leur pesanteur spécifique étant moindre que le volume d'eau qu'ils déplacent, ils se tiennent naturellement à la surface : ils n'ont à opérer que les mouvements de progression. Il y a beaucoup d'oiseaux aquatiques; ces oiseaux ont généralement les pieds palmés et transformés ainsi en une véritable rame. Parmi ces oiseaux, il en est dont les ailes sont devenues tout à fait rudimentaires, et dont la natation est le mode principal de progression. D'autres sont à la fois bons nageurs et bons voiliers. Ces derniers sont ceux qui font les voyages les plus lointains. Ils peuvent traverser les mers. On estime que les oiseaux bons voiliers peuvent faire 80 kilomètres à l'heure.

Les oiseaux reposent sur le sol sur deux pieds. Ce sont des bipèdes à la manière de l'homme. Aussi, les oiseaux ont-ils le bassin large, les os des hanches très-développés, et leurs pattes sont-elles naturellement écartées l'une de l'autre. Pour que l'oiseau se tienne en équilibre, il faut nécessairement que le centre de gravité tombe sur la base de sustentation. Nous avons dit plus haut que le centre de gravité de l'oiseau correspond au niveau des épaules; or, les membres inférieurs de l'oiseau sont attachés en

[1] Non-seulement les muscles *abaisseurs* de l'aile sont fixés au sternum de l'oiseau, mais encore les muscles *élévateurs*. Ces derniers produisent un effet opposé aux précédents, parce que leur tendon, avant de s'insérer sur l'humérus, passe sur une poulie de réflexion qui change la direction de leur puissance.

arrière et assez loin de l'épaule ; s'il ne tombe pas en avant, cela dépend de l'angle formé par la flexion de la cuisse sur la jambe et de la jambe sur le tarse, d'où il résulte que les doigts s'avancent *en avant* du point où tomberait la verticale qui passerait par les épaules de l'oiseau. La station, loin d'être une position fatigante pour l'oiseau, est au contraire pour lui une attitude de repos, et la plupart d'entre eux se perchent pour dormir : en même temps ils s'affaissent sur leurs membres. La branche sur laquelle ils reposent est alors embrassée par les doigts. Les muscles fléchisseurs des phalanges, passant derrière l'articulation tibio-tarsienne, ont une tendance naturelle à amener les doigts dans la flexion, quand les segments du membre inférieur s'inclinent les uns sur les autres. Le poids du corps, qui tend à amener la flexion du membre inférieur, tend donc en même temps à fléchir les doigts, et l'oiseau serre sans aucun effort la branche sur laquelle il repose.

Parmi les invertébrés, les insectes forment une classe innombrable d'êtres *ailés*. Les insectes ont généralement deux paires d'ailes articulées aux anneaux du thorax (tels sont les abeilles, les papillons, etc., etc.). Les ailes sont formées par un repli cutané très-fin, constitué par un tissu épidermique soutenu par des nervures cornées. Quelquefois, l'une des deux paires est solide et opaque, et forme à l'autre paire une sorte d'étui ou d'enveloppe protectrice qui la recouvre au repos. Les ailes *solides* (élytres) sont d'ailleurs diversement colorées; elles sont couleur marron dans le hanneton, vert-émeraude, gris, noir, rouge, etc., dans d'autres insectes. Il y a quelques insectes qui n'ont qu'une paire d'ailes : les ailes postérieures qui manquent sont remplacées par deux filets mobiles, souvent terminés par une extrémité renflée, et qu'on désigne sous le nom de *balanciers*.

Des animaux aquatiques. — Parmi les animaux aquatiques, les poissons se distinguent en première ligne. Les poissons appartiennent à l'embranchement des vertébrés ; ce qui les caractérise spécialement, c'est que leurs membres, profondément modifiés, sont transformés en nageoires. Parmi les nageoires, il en est qui, placées sur la ligne médiane (au dos, au ventre ou à la queue), et par conséquent impaires, ne correspondent pas aux membres. Les nageoires pectorales et les nageoires ventrales, placées sur les côtés de l'animal et disposées par paires, représentent les membres des autres vertébrés. Les nageoires ventrales, qui correspondent aux membres postérieurs, ne sont pas toujours placées en arrière des nageoires pectorales, c'est bien plutôt leurs connexions et leur composition que leur situation qui les caractérisent. Les nageoires pectorales, comme les nageoires ventrales, sont formées de rayons cartilagineux ou osseux, entre lesquels se trouve étendu un repli de la peau. La nageoire pectorale repose sur une série de quatre ou cinq petits os comparables aux os du carpe, qui, à leur tour, sont fixés à deux os plus larges, qui ne sont que le radius et le cubitus très-élargis. Le radius et le cubitus viennent enfin s'articuler à une ceinture osseuse, qui représente à la fois l'humérus et l'omoplate. Dans la nageoire ventrale, on reconnaît moins facilement les connexions du membre abdominal. Les poissons, en effet, n'ont pas de bassin, tandis qu'ils ont une poitrine et des côtes. La nageoire ventrale est ordinairement portée par un seul os triangulaire. Tantôt cet os se fixe à la ceinture osseuse de la nageoire pectorale, tantôt il n'est relié que de loin au squelette par des ligaments, et la nageoire ventrale paraît suspendue dans les chairs.

Les masses musculaires des poissons, placées de chaque côté du corps, ont surtout pour but de fléchir le corps latéralement dans l'un et l'autre sens. C'est aussi principalement en frappant latéralement et alternativement l'eau, par les mouvements de la queue et du tronc, que le poisson progresse dans l'eau. Les nageoires verticales du dos et du ventre augmentent d'autant la surface du corps dans les mouvements de latéralité, et concourent ainsi à la progression. Les nageoires pectorales et ventrales ne servent guère qu'à maintenir l'équilibre de l'animal; elles peuvent concourir aussi à modifier la direction.

Les poissons présentent, pour la plupart, une poche remplie de gaz, ou *vessie natatoire*, qui leur est d'un grand secours dans la natation. Cette poche communique quelquefois avec le tube digestif; mais d'autres fois elle est close de toutes parts. La vessie natatoire peut être comprimée par les mouvements des côtes, et, suivant le volume qu'elle présente, elle donne au corps du poisson une pesanteur spécifique inférieure ou supérieure à celle de l'eau, et il peut ainsi sans mouvements monter à la surface de l'eau ou s'enfoncer dans sa profondeur. La vessie natatoire manque, en général, chez les poissons qui vivent dans la vase, et qui viennent rarement à la surface de l'eau.

Il est des poissons sans nageoires. Ces poissons, comme d'ailleurs la multitude innombrable d'animaux inférieurs que renferme l'océan des mers, se meuvent dans le liquide par les mouvements propres du corps. Le mode de progression n'est pas très-différent de celui des poissons. C'est par des mouvements rapides obliques, à gauche et à droite, que le corps s'avance, suivant la résultante de tous les efforts successifs.

Des animaux rampants. — Beaucoup d'animaux à sang froid, quoique pourvus de membres, se traînent sur le sol plutôt qu'ils ne marchent. Les serpents, les limaces, les vers de terre, les sangsues, d'autres animaux encore, sont dépourvus de membres et s'avancent réellement en *rampant*. La reptation peut donc être incomplète ou complète. Lorsque l'animal qui rampe est pourvu de membres (crapauds, pipas, iguanes, crocodiles, etc.), la progression a lieu comme chez les animaux quadrupèdes, avec cette différence que l'abdomen et le thorax touchent le sol et glissent à sa surface pendant le mouvement. D'autres fois l'animal projette ses deux membres antérieurs en avant, les fixe, et attire à eux la masse du corps pour recommencer ensuite. Ce mode de progression est le seul possible chez les reptiles qui n'ont qu'une paire de membres. Le mouvement de progression des serpents a une certaine analogie avec celui-là. En effet, le serpent a toujours, au moment du mouvement, une partie du corps immobile, tandis que les autres portions de son corps s'avancent sur cette partie qui lui sert d'appui. Lorsqu'il veut se mouvoir, il rapproche la queue de la tête par une succession de mouvements latéraux, puis la partie postérieure du corps s'applique à son tour au sol, et c'est le côté qui correspond à la tête qui se dirige en avant. Le mouvement que le serpent exécute sur le plan horizontal, la chenille l'exécute sur le plan vertical. Sa tête étant fixée, elle rapproche sa queue près de la partie antérieure du corps, en soulevant en cercle la partie moyenne du corps. Puis la queue se fixe, et toute la partie soulevée du corps se développe en avant, sur le point d'appui de la queue. Quand le développement est achevé, la queue se rapproche de la tête de nouveau fixée, et ainsi de suite. La plupart des chenilles ont des pattes rudimentaires ou des soies qui aident leur progression, en favorisant l'adhérence successive des divers points de leur corps.

Le ver de terre et la limace progressent comme les chenilles, avec cette différence que leur corps ne quitte pas, à proprement parler, le sol. Les points fixes et les points mobiles, très-rapprochés les uns des autres, changent successivement de position de la queue à la tête et de la tête à la queue, et donnent à l'ensemble du mouvement le caractère *vermiculaire*. La sangsue, qui progresse de la même manière, quand elle est sur le sol, offre, à chacune de ses extrémités, une ventouse qui facilite l'adhérence de sa tête et de sa queue. Parmi les insectes dépourvus d'ailes, quelques-uns se distinguent par un nombre considérable de pattes, attachées aux anneaux du thorax et de l'abdomen. Les iules en ont cinquante ou soixante paires, quelques scolopendres jusqu'à soixante-quatorze paires. La progression de ces animaux est décomposée ainsi en une multitude de mouvements partiels, correspondants à chacun de leurs anneaux, et rappelle le mouvement vermiculaire des annélides [1].

[1] Consultez principalement sur les mouvements : Joh. Alph. Borelli et Joh. Bernouilli, *De Motu animalium ac de Motu musculorum, etc.*; Hagæcomitum, 1743; — Prévost et Dumas, *Mémoire sur les phénomènes qui accompagnent la contraction musculaire*, dans le *Journal de Physiologie*, t. III, 1823; — Gerdy, STATION et MOUVEMENTS, dans *Physiologie médicale*, t. I, 1re part.; Paris, 1832; — Purkinje et Valentin, *De Phænomeno generali et fundamentali motus vibratorii*, etc.; Breslau, 1835; — Longet, *Recherches expérimentales sur les conditions nécessaires à l'entretien et à la manifestation de l'irritabilité musculaire*, etc.; Paris, 1841; — E. et W. Weber, *Mécanique des organes de la locomotion*, avec atlas (traduct. de Jourdan); Paris, 1843; — Maissiat, *Études de physiologie animale*; in-4°, Paris, 1843; — Prechtl, *Untersuchungen über den Flug der Vögel* (Recherches sur le vol des oiseaux); in-8°, Wien, 1846; — Matteucci, *Leçons sur les phénomènes physiques des corps vivants* (traduct. franç.); in-18, Paris, 1847; — Colin, *Traité de physiologie comparée des animaux domestiques*, t. 1er, chapitres ATTITUDES, MOUVEMENTS PROGRESSIFS, UTILISATION DES FORCES MUSCULAIRES; Paris, 1854; — Delaunay, *Cours élémentaire de mécanique théorique et appliquée*; in-18, Paris, 1851; — Helmholtz, *Ueber den Stoffverbrauch bei der Muskelaction* (Consommation de matière pendant l'action musculaire), dans *Müller's Archiv*, 1845; — du même, *Ueber die bei der Muskelaction entwickelte Wärmemenge* (Quantités de chaleur développées pendant l'ac-

CHAPITRE II.

VOIX ET PAROLE.

§ 251.

Définition. — On donne le nom de *voix* au son que l'homme et les animaux supérieurs font entendre en chassant l'air de leurs poumons, au travers du larynx convenablement disposé. La parole, dont l'homme est seul en possession, consiste dans certaines modifications apportées aux sons de la voix par les parties qui surmontent le larynx, c'est-à-dire par le pharynx, la bouche, le voile du palais, les fosses nasales, la langue, les dents, les lèvres. La parole, en d'autres termes, est la *voix articulée*.

La voix est le lien qui réunit entre eux la plupart des mammifères et des oiseaux lorsqu'ils vivent en société ou qu'ils se recherchent au moment de l'accouplement. La parole est pour l'homme l'agent de communication le plus rapide et le plus puissant; et le chant, qui n'est que la voix modulée, ajoute encore à sa puissance les charmes de l'harmonie.

ARTICLE I.

DE LA VOIX.

§ 252.

Organes de la voix humaine. — L'appareil de la voix se compose de trois parties essentielles : 1° d'organes destinés à chasser l'air au travers du larynx, et qui remplissent dans la production de la voix l'office de soufflets d'orgues : ces organes sont les *poumons;* 2° du *larynx*, dans lequel l'air, chassé par les poumons, vient résonner sur certaines parties dites *cordes vocales;* 3° du *tuyau vocal*, c'est-à-dire de tout ce qui surmonte

tion musculaire); — Stannius, *Untersuchungen über Leistungsfähigkeit der Muskeln und Todtenstarre* (Recherches sur la contractilité et la rigidité cadavérique), dans *Archiv für physiologische Heilkunde*, de Vierordt, XI; — Brown-Séquard, *Sur la rigidité cadavérique et la contractilité musculaire*, dans les *Comptes rendus de l'Institut*, juin, août 1851; — Valentin, *Action réciproque des muscles et de l'air atmosphérique*, dans *Archiv für physiologische Heilkunde*, de Vierordt, décembre 1855; en extrait dans la *Gazette hebdomadaire de médecine et de chirurgie*, 11 avril 1856; — Matteucci, *Recherches sur les phénomènes physiques de la contraction musculaire*, analyse dans la *Gazette hebdomadaire de médecine et de chirurgie*, 25 avril 1856; — Duchenne (de Boulogne), *De l'Électrisation localisée; applications physiologiques*; in-8°, Paris, 1855; — Matteucci, *Fenomeni fisici e chimici della Contrazione muscolare*; Turin, in-8°, 1856; — Kussmaul, *Ueber die Todtenstarre*, etc. (Sur la rigidité cadavérique), dans *Prager Vierteljahrschrift*, 1855, t. II, p. 67; — Bernard, *Analyse physiologique des propriétés des systèmes musculaire et nerveux, à l'aide du curare*, dans les *Comptes rendus de l'Institut*, 1856; — Brücke, *Ueber den Bau der Muskelfasern* (Sur la Structure des fibres musculaires), dans les *Comptes rendus de l'Académie des sciences de Vienne*; 1857, t. XXV; — A. Fick, *Ueber theilweise Reizung der Muskelfaser* (Sur la Contraction partielle des fibres musculaires), dans *Untersuchungen zur Naturlehre*, etc., de Moleschott, t. II, p. 62, 1857; — Giraud-Teulon, *Principes de mécanique animale, ou Étude de la locomotion chez l'homme et les animaux vertébrés*; in-8°, Paris, 1858.

le larynx (pharynx, bouche, fosses nasales). Le rôle que jouent les poumons, au moment de l'expiration, a été exposé précédemment (Voy. §§ 122, 123, 124). Rappelons en quelques mots la disposition et le rôle du larynx et du tuyau vocal.

Le larynx de l'homme, situé en avant du cou, se trouve placé sur le parcours des voies respiratoires. Il consiste en une charpente cartilagineuse composée de plusieurs pièces mobiles réunies entre elles par des articulations et par des ligaments. Ces pièces mobiles peuvent être mues par des muscles; ces muscles sont animés par des nerfs; enfin, le larynx est tapissé à son intérieur par une membrane muqueuse, comme la trachée qu'il surmonte, et comme le pharynx dans lequel il vient s'ouvrir.

Fig. 104.

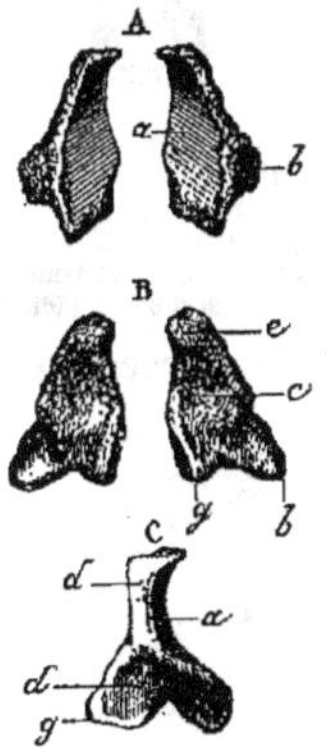

CARTILAGES ARYTÉNOIDES (position normale, grandeur naturelle).

A, cartilages aryténoïdes vus par derrière.
a, face postérieure.
b, apophyse *postérieure externe.*
B, cartilages aryténoïdes vus par devant.
b, apophyse *postérieure externe.*
c, face antérieure.
e, tubercule de la face antérieure, où s'insèrent les cordes vocales supérieures.
g, apophyse *antérieure interne,* où s'insèrent les cordes vocales inférieures.
C, un cartilage aryténoïde vu par sa face interne.
dd, face interne.
a, face postérieure.
g, apophyse *antérieure interne.*

Les cartilages du larynx sont au nombre de quatre : deux impairs, le cartilage thyroïde et le cartilage cricoïde (*a*, *b*, fig. 105, 106, 107); et deux paires, qui sont les cartilages aryténoïdes [1] (Voy. fig. 104). Il faut encore ajouter à ces cartilages l'épiglotte, qui, ordinairement soulevée au-dessus de l'orifice du larynx, s'applique sur lui à la manière d'un couvercle au moment de la déglutition (Voy. § 26). Le cartilage cricoïde surmonte, comme un anneau complet, le premier cartilage de la trachée-artère; le cartilage thyroïde surmonte le cartilage cricoïde, et vient s'articuler avec lui sur les côtés. Les cartilages aryténoïdes surmontent pareillement le cartilage cricoïde et viennent s'articuler sur sa partie postérieure, plus élevée que l'antérieure (Voy. fig. 106).

Les cartilages du larynx, mobiles les uns sur les autres, peuvent être déplacés par des muscles, et leurs déplacements ont pour effet de mettre les *cordes vocales*, placées à l'intérieur du larynx, dans un état de tension ou de relâchement qui détermine la nature du son produit.

La plupart des muscles du larynx sont groupés autour des cartilages aryténoïdes, et ont un point d'insertion à ces cartilages. Tels sont : 1° le muscle *aryténoïdien*, muscle impair (Voy. fig. 105, *d*), situé derrière les cartilages aryténoïdes, dont il couvre la face postérieure : ce muscle est composé de deux couches de fibres, une couche superficielle, formée de

[1] Il y a encore, au sommet des cartilages aryténoïdes, deux petits cartilages dits cartilages de Santorini, et, dans l'épaisseur des replis aryténo-épiglottiques, des noyaux cartilagineux appelés cartilages de Wrisberg; mais ces cartilages, qui n'existent chez l'homme qu'à l'état rudimentaire, n'ont point un rôle déterminé dans les phénomènes de la voix.

38

Fig. 105.

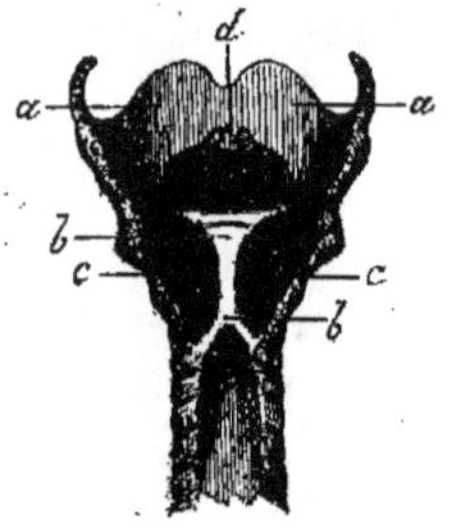

aa, cartilage thyroïde.
bb, cartilage cricoïde.
cc, muscles crico-aryténoïdiens postérieurs.
d, fibres obliques et transverses du muscle aryténoïdien.

Fig. 106.

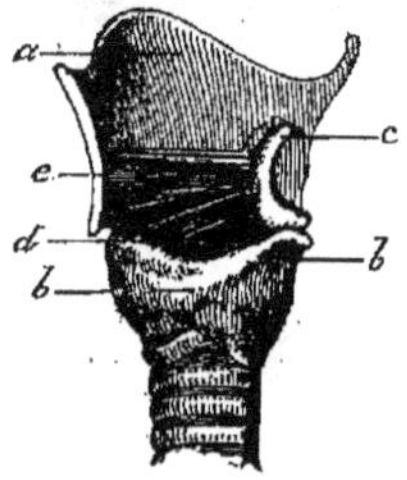

a, cartilage thyroïde.
bb, cartilage cricoïde.
c, cartilage aryténoïde.
d, muscle crico-aryténoïdien latéral.
e, muscle thyro-aryténoïdien.

fibres obliques qui s'insèrent aux bords externes des cartilages aryténoïdes, et une couche profonde formée de fibres transverses, qui s'insèrent sur les faces postérieures des cartilages aryténoïdes; 2° les *crico-aryténoïdiens postérieurs* (Voy. fig. 105, *cc*), muscles pairs situés à la partie postérieure du cartilage cricoïde, s'insérant, d'une part, à une grande partie de la face postérieure de ce cartilage, et, d'autre part, à l'apophyse postérieure externe du cartilage aryténoïde (Voy. fig. 104, *bb*); 3° les *crico-aryténoïdiens latéraux*, muscles pairs, profondément situés sous le cartilage thyroïde, dont il faut enlever une partie pour les bien apercevoir (Voy. fig. 106, *d*) : ces muscles s'insèrent, d'une part, à la partie latérale et supérieure du cartilage cricoïde, et, d'autre part, à l'apophyse postérieure externe du cartilage aryténoïde; 4° les *thyro-aryténoïdiens*, muscles pairs situés dans l'intérieur même du larynx, sur les parois latérales duquel ils font saillie; ils forment la partie charnue des cordes vocales inférieures : ces muscles s'insèrent, d'une part, à l'angle rentrant du cartilage thyroïde, et, d'autre part, à l'apophyse antérieure interne du cartilage aryténoïde (Voy. fig. 106, *e*, fig. 104, *f*); 5° enfin les muscles *crico-thyroïdiens*, les seuls qui ne s'insèrent point aux cartilages aryténoïdes : ces muscles sont situés à la partie antérieure du larynx. Ainsi que leur nom l'indique, ils s'insèrent, d'une part, à la face antérieure du cartilage cricoïde, et, d'autre part, au bord inférieur et aux petites cornes du cartilage thyroïde (Voy. fig. 107, *cc*).

Fig. 107.

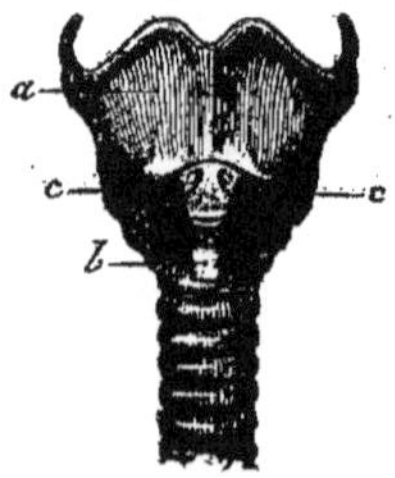

a, cartilage thyroïde.
b, cartilage cricoïde.
cc, muscles crico-thyroïdiens.

Outre les mouvements intérieurs qui s'accomplissent dans le larynx par l'action des muscles précédents (mouvements qui ont pour effet d'augmenter ou de diminuer le degré d'ouverture de la glotte, d'augmenter ou de diminuer la tension des replis musculo-membraneux qui la bordent), cet organe peut encore être *élevé* ou *abaissé* en totalité par des muscles extrinsèques, principalement par les muscles sus et sous-hyoïdiens. Le larynx est lié à l'os hyoïde par la membrane thyro-hyoïdienne et par le muscle thyro-hyoïdien, et il suit les mouvements d'élévation ou d'abaissement de cet os.

Les replis intérieurs du larynx, auxquels on donne le nom de cordes vocales, sont au nombre de deux de chaque côté : les *cordes vocales supérieures* et les *cordes vocales inférieures*. Les cordes vocales supérieures font à peine saillie dans l'intérieur du larynx; elles sont formées de faisceaux fibreux peu nombreux, qui s'insèrent dans l'angle rentrant du cartilage thyroïde, et, d'autre part, au tubercule de la face antérieure du cartilage aryténoïde (Voy. fig. 104, *e*). Ces faisceaux fibreux sont recouverts par la membrane muqueuse qui tapisse l'intérieur du larynx.

Les cordes vocales inférieures sont beaucoup plus importantes que les précédentes. Quand on regarde le larynx par son orifice supérieur, on aperçoit la saillie qu'elles forment dans le larynx (Voy. fig. 108, *ee*), tandis que celle des cordes supérieures, placées plus près de l'orifice, est moins marquée. Les cordes vocales inférieures ont la même direction et les mêmes insertions que les muscles thyro-aryténoïdiens. Les cordes vocales inférieures, en effet, contiennent une partie de ce muscle dans leur épaisseur.

Fig. 108.

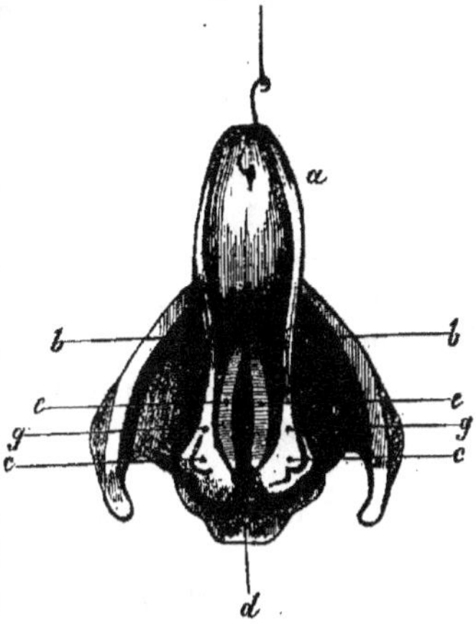

GLOTTE (vue par la partie supérieure du larynx).

a, épiglotte soulevée.
bb, cartilage thyroïde.
cc, cartilages aryténoïdes (vus en raccourci).
gg, replis aryténo-épiglottiques, étendus du sommet des cartilages aryténoïdes à la base de l'épiglotte, et limitant l'ouverture du larynx dans le pharynx.
d, cartilage cricoïde.
ee, les deux lèvres de la glotte (cordes vocales inférieures).

Indépendamment des fibres charnues du muscle thyro-aryténoïdien, la corde vocale inférieure contient des fibres parallèles résistantes, élastiques, occupant le bord libre de la corde vocale. La corde vocale inférieure est, d'ailleurs, comme la corde vocale supérieure, tapissée par la membrane muqueuse du larynx.

Les cordes vocales ne sont donc pas libres, ainsi que leur nom semblerait l'indiquer, mais adhérentes aux parois du larynx et faisant saillie dans la cavité du larynx par leur bord interne. L'espace ou l'intervalle qui sépare les cordes vocales inférieures l'une de l'autre constitue la *glotte*[1]. Les cordes vocales inférieures contenant un muscle dans leur épaisseur, et, d'autre part, les autres muscles du larynx pouvant mouvoir les cartilages les uns

[1] On donne quelquefois, mais à tort, le nom de *glotte* à l'*ouverture du larynx dans le pharynx*, c'est-à-dire à l'ouverture bornée par les replis aryténo-épiglottiques. On a aussi désigné sous le nom de *glotte* l'intervalle qui sépare les deux cordes vocales supérieures, comme celui qui sépare les deux cordes vocales inférieures. On a dès lors distingué une glotte *supérieure* et une glotte *inférieure*. Mais les cordes vocales inférieures étant les seuls organes nécessaires à la production du son, et le nom de *glotte* étant inséparable de l'idée de voix, nous désignerons seulement ainsi l'ouverture circonscrite par les bords libres des cordes vocales inférieures. Les dimensions de la glotte varient suivant les sexes et suivant les âges; et elles sont en rapport avec les divers caractères de la voix. La glotte a 25 millimètres de longueur, en moyenne, chez l'homme adulte, et environ 20 millimètres chez la femme.

sur les autres, la glotte est susceptible de s'agrandir, de se rétrécir; ses bords eux-mêmes peuvent être tendus ou relâchés, etc.

La glotte est, dans l'état naturel des parties, la portion la plus rétrécie du larynx. On peut distinguer à la glotte deux parties : l'une, antérieure, est bordée par les deux cordes vocales inférieures; l'autre, postérieure, est comprise entre les cartilages aryténoïdes (Voy. fig. 104). Ces deux parties sont continues, sans ligne de démarcation; mais il ne faut pas oublier que la première est seule membraneuse, la seconde étant cartilagineuse. On peut donner à la portion antérieure le nom de glotte *interligamenteuse*, et à la seconde le nom de glotte *intercartilagineuse*. La première de ces portions, la plus étendue, est la seule qui serve à la voix; la seconde, qui mesure à peine le tiers de la fente glottique, est plus spécialement en rapport avec la respiration, ainsi que nous le verrons.

On désigne sous le nom de *ventricules du larynx* l'espace compris entre les cordes vocales supérieures et inférieures d'un même côté. La profondeur des ventricules du larynx dépend du degré de saillie des cordes vocales. La cavité intérieure des ventricules du larynx est plus large que leur ouverture, et elle présente une *arrière-cavité*, qui se prolonge jusqu'aux insertions de l'épiglotte.

Rôle des muscles du larynx. — Il y a donc dans le larynx neuf petits muscles; quatre pairs, savoir : les *crico-aryténoïdiens postérieurs*, les *crico-aryténoïdiens latéraux*, les *thyro-aryténoïdiens*, les *crico-thyroïdiens*; et un impair, le muscle *aryténoïdien*, qu'on pourrait appeler l'*ary-aryténoïdien*, pour rappeler ses insertions. Les muscles du larynx, lorsqu'ils agissent, ont pour effet, d'une manière générale, de modifier la largeur de la glotte, la longueur et la tension des cordes vocales, c'est-à-dire de faire varier les dimensions des portions essentielles du larynx dans un but vocal ou dans un but respiratoire. Mais l'action spéciale de chacun des muscles pris en particulier n'est pas aussi facile à déterminer qu'on pourrait le penser. Ces muscles sont, en effet, situés profondément; il est difficile de les mettre à nu sur le vivant. Enfin, le larynx n'est pas seulement l'organe de la phonation, il fait encore partie de l'arbre aérien, et tout ce qui entrave, même pour un instant, les phénomènes respiratoires, amène chez l'animal des accidents de suffocation qui compliquent l'observation.

Aussi un certain nombre d'auteurs, rebutés par les difficultés de la méthode expérimentale, ont-ils cherché à déterminer l'action de ces muscles d'après leurs attaches et d'après la connaissance des surfaces articulaires. C'est pour ce motif qu'il a régné quelques divergences sur leur mode d'action. Aujourd'hui que la méthode expérimentale a prévalu partout où elle est possible, on sait d'une manière positive l'action des muscles du larynx, grâce surtout aux travaux de MM. Longet, Harless et Merkel. La méthode expérimentale employée ici est basée sur ce fait que les muscles entrent en contraction quand on excite convenablement les nerfs qui vont se répandre dans leur tissu. Or, on met le larynx à découvert, on dissèque attentivement, et on coupe les filets nerveux qui vont à certains muscles du larynx, sauf les filets qui vont aux muscles dont on veut connaître l'action. Puis on excite le tronc du nerf qui envoie à ces muscles (nerf récurrent), et on observe quels changements surviennent dans les diverses parties du larynx, et en particulier dans la glotte, autour de laquelle ces muscles sont groupés. On peut encore mettre à mort un animal, découvrir le muscle dont on veut connaître l'action, le galvaniser directement, et observer l'effet produit.

Les muscles *crico-aryténoïdiens postérieurs* ont pour effet, en prenant leur point d'insertion fixe sur le cartilage cricoïde, de faire exécuter aux cartilages aryténoïdes un mouvement de rotation dans leur articulation cricoïdienne, en vertu duquel les apophyses antérieures des cartilages aryténoïdes (et par conséquent les insertions postérieures de la vocale inférieure) se trouvent portées en dehors. Les crico-aryténoïdiens postérieurs sont donc les dilatateurs de la glotte. La glotte, limitée par les cordes vocales, représente une sorte de triangle isocèle, dont le sommet correspond aux insertions antérieures des cordes vocales fixées dans l'angle rentrant du cartilage thyroïde. Les insertions antérieures des cordes vocales sont fixes; ce sont donc les insertions postérieures des cordes vocales fixées aux cartilages aryténoïdes qui, en s'éloignant ou en se rapprochant du plan médian, augmentent ou diminuent l'ouverture de la glotte.

Les muscles *crico-aryténoïdiens latéraux* ont pour effet, en prenant leur point d'insertion fixe sur le cartilage cricoïde, de faire exécuter aux cartilages aryténoïdes un mouvement de rotation dans leur articulation cricoïdienne, en vertu duquel les apophyses antérieures des cartilages aryténoïdes se trouvent portées en dedans. Les crico-aryténoïdiens latéraux sont donc les constricteurs de la glotte, et nous pouvons ajouter qu'ils sont les constricteurs de la glotte *interligamenteuse*.

Le muscle *ary-aryténoïdien* a pour effet, lorsqu'il se contracte, de rapprocher tellement les deux cartilages aryténoïdes, que ceux-ci se touchent par leur face interne, et que, par conséquent, la glotte intercartilagineuse disparaît. Le muscle ary-aryténoïdien est donc constricteur de la glotte; et nous pouvons ajouter qu'il est le constricteur de la glotte *intercartilagineuse*. C'est surtout sur l'action de ce muscle que les divergences se sont produites. Quelques auteurs, guidés par des vues théoriques, ont supposé qu'exerçant son action aux limites de ses insertions, c'est-à-dire sur les bords externes des cartilages aryténoïdes, et tirant sur ces bords, il faisait pivoter les cartilages aryténoïdes dans leur articulation cricoïdienne, de manière à porter en dehors les insertions postérieures des cordes vocales. L'expérience n'a pas justifié cette supposition. Les cartilages aryténoïdes se portent de masse l'un vers l'autre lorsqu'on fait contracter ce muscle : ce qui s'explique facilement par la *laxité extrême* des ligaments des articulations aryténo-cricoïdiennes.

Les muscles *thyro-aryténoïdiens* sont composés d'un certain nombre de faisceaux : 1° faisceau thyro-aryténoïdien externe, allant du cartilage aryténoïde au cartilage thyroïde, en dehors de la saillie de la corde vocale; 2° faisceau thyro-aryténoïdien interne, allant du cartilage aryténoïde au cartilage thyroïde, dans l'épaisseur de la corde vocale; 3° faisceau *ary-syndesmien*, procédant du cartilage aryténoïde, et allant se fixer sur les divers points de la portion fibreuse de la corde vocale. Ces muscles complexes sont les plus importants en ce qui concerne la phonation. Tandis que les crico-aryténoïdiens latéraux, et l'ary-aryténoïdien placent la glotte dans les conditions de la phonation, en rapprochant les cordes vocales, les muscles thyro-aryténoïdiens *tendent* (à des degrés divers comme leur contraction) les cordes vocales et changent leur *densité*, de manière à déterminer la hauteur du son, et peut-être à modifier le timbre de la voix. Les muscles thyro-aryténoïdiens sont, en définitive, tenseurs des cordes vocales.

Les muscles *crico-thyroïdiens*, quoique placés en dehors du larynx, et par conséquent assez loin des cordes vocales, agissent néanmoins comme les précédents, c'est-à-dire qu'ils sont tenseurs des cordes vocales. En prenant, en effet, leur point fixe sur le cartilage cricoïde, ils font exécuter au cartilage thyroïde un mouvement de bascule en vertu duquel ce cartilage culbute pour ainsi dire en avant sur le cartilage cricoïde, d'où tension des cordes vocales élastiques (tension passive par allongement).

En résumé, on peut diviser les muscles du larynx en deux groupes. Le premier comprend les *crico-aryténoïdiens postérieurs*, les *crico-aryténoïdiens latéraux*, et l'*ary-aryténoïdien*, lesquels ont au moins un point d'insertion aux cartilages aryténoïdes, et agissent sur ces cartilages, lâchement articulés avec le cartilage cricoïde (qui est fixe relativement à eux), de manière à leur faire exécuter une série de mouvements qui ont pour effet soit d'augmenter, soit de diminuer l'ouverture glottique. Le second groupe comprend les muscles *thyro-aryténoïdiens* et *crico-thyroïdiens*, qui ont pour effet de modifier la tension des leviers de l'ouverture.

Lorsqu'on fait à un animal une incision au devant du cou, qu'on pratique une large incision au-dessus du cartilage thyroïde, et qu'on attire le larynx au dehors à l'aide d'une érigne, de manière que l'œil plonge dans son intérieur, on constate que l'ouverture circonscrite par les lèvres de la glotte éprouve deux sortes de mouvements. Quand l'animal est au repos, la glotte est modérément ouverte (comme elle l'est sur le cadavre : cet état représente le repos des muscles); mais, à chaque effort d'inspiration, elle se dilate, et cette dilatation s'exagère lorsque la respiration est gênée. Lorsque l'animal veut crier, c'est-à-dire lorsqu'il dispose sa glotte pour l'émission du son, on constate que les lèvres de la glotte se rapprochent au contact, et elles restent ainsi rapprochées pendant tout le temps que l'animal émet le son. La fermeture n'est pas absolue, car l'air qui produit le son la traverse, mais il y a tendance à la fermeture, et c'est la colonne d'air chassée par le poumon qui, pour se faire jour, en faisant vibrer les bords de la glotte, maintient entre elles, pendant tout le temps que dure le son, une ouverture linéaire. Aussitôt que l'animal cesse de crier (c'est-à-dire de produire de la voix), la glotte reprend ses dimensions normales, par la cessation d'action de ses constricteurs.

Les muscles qui, d'une part, disposent la glotte pour la production du son, c'est-à-dire qui ferment la glotte, et les muscles qui, d'autre part, augmentent l'ouverture normale de la glotte au moment de l'inspiration, constituent deux séries de muscles qui n'ont rien de commun au point de vue physiologique. Les uns sont des muscles phonateurs, les autres des muscles respirateurs. Il y a donc dans le larynx des muscles étrangers à la production de la voix.

Les muscles *respirateurs* sont ceux qui agissent au moment de l'inspiration pour empêcher les lèvres de la glotte de se rapprocher sous l'influence de l'action aspirante du poumon (Voy. § 121). Ces muscles n'agissent point dans la phonation; ils sont tout à fait étrangers à la production de la voix, car ils placent la glotte dans des conditions complétement opposées à celles de la production du son. Ce sont les crico-aryténoïdiens postérieurs.

Les muscles *phonateurs* sont les muscles qui mettent la glotte dans les conditions nécessaires à la production du son, c'est-à-dire qui rapprochent les lèvres de la glotte, de telle sorte que la colonne d'air chassée par le poumon puisse acquérir au niveau de cette ouverture rétrécie une vitesse suffisante pour faire entrer en vibration les cordes vocales. Ces muscles sont, en d'autres termes, les constricteurs de la glotte, savoir : les crico-aryténoïdiens latéraux et l'ary-aryténoïdien.

Aux muscles phonateurs précédents, qui placent la glotte dans les conditions favorables à la phonation, il faut ajouter les *phonateurs par excellence*, c'est-à-dire ceux qui agissent sur la tension, sur la longueur, sur la consistance et sur l'épaisseur des cordes vocales elles-mêmes, savoir : les thyro-aryténoïdiens et les crico-thyroïdiens.

Les muscles crico-aryténoïdiens latéraux et l'ary-aryténoïdien sont des muscles phonateurs, parce qu'ils mettent la glotte dans les conditions voulues pour la production du son. Les muscles thyro-aryténoïdiens et les muscles crico-thyroïdiens agissent sur la longueur, sur la consistance et sur l'épaisseur de la corde vocale elle-même, et sont les muscles *phonateurs par excellence,* car ils donnent aux cordes vocales des qualités telles qu'elles peuvent, par leurs vibrations variées, parcourir les divers degrés de l'échelle des tons.

Un mot encore sur les changements que les muscles thyro-aryténoïdiens et crico-thyroïdiens font éprouver aux cordes vocales. Les cordes vocales peuvent être raccourcies par le rapprochement de leurs insertions : ce raccourcissement est opéré par les muscles thyro-aryténoïdiens; elles peuvent être allongées par l'écartement de leurs insertions : cet allongement est opéré par les muscles crico-thyroïdiens. Quand les cordes vocales sont raccourcies, elles deviennent en même temps plus épaisses; quand les cordes vocales sont allongées, elles deviennent en même temps plus minces, et leur bord est plus tranchant.

La tension des cordes vocales, bien plus que leur longueur, qui en définitive ne peut varier que dans des limites peu étendues, est l'élément le plus essentiel de la production du ton de la voix. Les cordes vocales peuvent être tendues de deux manières : ou *activement* ou *passivement*. La tension active est sous l'influence des muscles thyro-aryténoïdiens, la tension passive sous l'influence des muscles qui tendent à augmenter la longueur des cordes vocales, c'est-à-dire sous l'influence des muscles crico-thyroïdiens. Dans la tension active, il y a raccourcissement, et l'on conçoit que les fibres musculaires qui entrent dans l'épaisseur des cordes vocales sont contractées ou tendues, tandis que les fibres élastiques sont relâchées. Dans la tension passive, il y a allongement; les fibres élastiques sont tendues, et les fibres musculaires ne sont pas contractées. Au reste, quand la tension passive, qui bande les fibres élastiques, s'opère, on conçoit que les fibres musculaires qui entrent dans l'épaisseur de la corde vocale puissent en même temps se contracter, de sorte que ces deux modes de tension peuvent se manifester simultanément.

Le problème de la phonation est donc très-compliqué ; et il est impossible de ne pas remarquer que les expériences qui ont été faites sur le larynx humain laissent toujours après elles quelque chose d'indéterminé, attendu que l'on n'a jamais pu obtenir sur le cadavre que la *tension passive* des cordes vocales.

Les nerfs moteurs des muscles du larynx viennent de deux sources : 1° du laryngé supérieur, qui fournit seulement les filets des crico-thyroïdiens; 2° du laryngé inférieur ou récurrent, qui anime tous les autres muscles du larynx. Les laryngés (supérieur et inférieur) sont des branches du nerf pneumogastrique ; mais, ainsi que nous le verrons plus tard, ce n'est pas ce dernier nerf, mais bien le nerf spinal, dont les filets sont mélangés à ceux du pneumogastrique, qui paraît tenir sous sa dépendance les mouvements musculaires en rapport avec la production de la voix (Voy. *Nerf spinal,* § 360).

§ 253.

Du son. — L'air chassé par les poumons produit le son en traversant la glotte. Mais pour comprendre comment le son se produit et comment il se module pour donner à la voix humaine son *étendue* et ses caractères, nous avons besoin de rappeler quelques principes de physique.

Le son est le résultat d'oscillations imprimées aux molécules des corps élastiques, lorsque, sous l'influence d'un choc ou d'un frottement, ces molécules ont été dérangées de leur état d'équilibre. Pour que le mouvement vibratoire des corps devienne *son* pour l'homme, il lui faut un nerf *spécial* (nerf acoustique), destiné à transmettre l'impression au sensorium. C'est même, à proprement parler, à la sensation particulière excitée dans l'organe de l'ouïe par les vibrations des corps qu'on donne le nom de *son*. Un sourd qui touche un corps vibrant sent, par la peau, un frémissement tactile, qui ne peut en aucune façon lui donner l'idée du son. Il faut aussi, pour que le *son-sensation* ait lieu, qu'il y ait entre le corps vibrant et l'oreille un milieu intermédiaire qui le transmette à l'oreille. Ce milieu intermédiaire est généralement l'air atmosphérique, fluide élastique qui entre lui-même en vibration au contact du corps sonore ; mais ce peuvent être aussi des liquides ou des solides, car tous ces corps transmettent le son. Lorsqu'on place un timbre mû par un mouvement d'horlogerie sous la cloche d'une machine pneumatique, on entend très-bien le bruit de la sonnerie, tant que la cloche est pleine d'air ; mais, à mesure qu'on fait le vide sous la cloche, le son diminue d'intensité, et il devient nul quand le vide est fait.

Lorsqu'un corps vibre, ses molécules éprouvent des oscillations de condensation et de dilatation successives. Ces oscillations de condensation et de dilatation se transmettent à l'air, et déterminent également, dans les couches de l'air, des ébranlements de condensation et de dilatation, lesquels ébranlements se transmettent enfin aux organes de l'ouïe et nous donnent la sensation du son.

Les vibrations sonores se transmettent dans les gaz, dans les liquides et dans les solides ; mais leur vitesse de propagation n'est pas la même dans ces divers milieux (Voy. *Sens de l'ouïe*).

Un son peut être *fort* ou *faible ;* il peut être *élevé* ou *bas ;* il peut *résonner d'une certaine manière* à l'oreille (le son d'une flûte ne ressemble pas à celui du violon, alors même qu'ils exécutent la même note ; le son d'une flûte d'ébène ou d'une flûte de cristal n'est pas non plus le même) : on peut donc distinguer dans le son trois qualités, qui sont l'*intensité*, la *hauteur*, le *timbre*.

L'intensité du son dépend de l'*amplitude* des vibrations du corps sonore, mais non pas de leur nombre. Des sons semblables quant à l'élévation peuvent avoir des intensités variées, représentées dans la musique instrumentale ou dans le chant par les mots *pianissimo*, *piano*, *forte*, *fortissimo*, etc.

La hauteur du son dépend du *nombre* des vibrations exécutées par le corps sonore dans un espace de temps déterminé ; en une seconde, par exemple. Le *do* de la quatrième corde du violon fait 512 vibrations par seconde ; le *do* de l'octave supérieure fait 1024 vibrations pendant le même espace de temps.

On voit, par l'exemple que nous venons de prendre, que lorsque deux corps qui vibrent exécutent dans le même temps un nombre de vibrations qui est dans le rapport de 1 à 2, ces deux corps sont à l'octave l'un de l'autre.

Les nombres de vibrations qui correspondent aux diverses notes de la gamme sont entre eux dans les rapports suivants :

do	ré	mi	fa	sol	la	si	do_2
1	$\frac{9}{8}$	$\frac{5}{4}$	$\frac{4}{3}$	$\frac{3}{2}$	$\frac{5}{3}$	$\frac{15}{8}$	2

C'est-à-dire que do_2 contient le double de vibrations de *do*, que *ré* contient le même nombre de vibrations que *do* plus 1/8, que *mi* contient le même nombre de vibrations que *do* plus 1/4, etc., etc. On peut voir encore, en examinant le tableau précédent, que les *intervalles* qui séparent chaque note ne sont pas mesurés par un nombre égal de vibrations. Le *do* que nous avons choisi étant de 512 vibrations par seconde, le *ré* suivant aura 512×9/8, le *mi* aura 512×5/4, le *fa* aura 512×4/3, le *sol* aura 512×3/2;... le do_2, enfin, aura 512×2.

On dit de deux sons qu'ils vibrent *à l'unisson* lorsqu'ils sont produits par un même nombre de vibrations par seconde, quel que soit le corps vibrant. L'oreille exercée peut apprécier cette concordance avec une grande rigueur. En se servant d'instruments particuliers (roue dentée de Savart et sirène de M. Cagniard-Latour), on peut vérifier la justesse des appréciations de l'ouïe et démontrer que deux sons se trouvent à l'unisson parfait au moment où les *compteurs* de ces deux instruments indiquent le même nombre de vibrations dans le même intervalle de temps.

Toute vibration des corps élastiques produit un ébranlement que nous percevons comme son ; mais la faculté d'*apprécier* le son a ses limites. Lorsque le nombre des vibrations d'un corps sonore est inférieur à 32 vibrations simples par seconde, il n'est plus perçu comme son par l'oreille; telle est donc la limite des sons *graves*. Lorsque le nombre des vibrations est supérieur à 70,000 vibrations simples par seconde, il éveille encore, il est vrai, une sensation dans l'organe de l'ouïe, mais il devient tout à fait impossible de distinguer ce son d'un autre son qui serait plus élevé. Telle est donc la limite des sons *aigus* que peut apprécier l'oreille humaine.

Quant au timbre du son, il dépend de la *nature* du corps vibrant ou de la nature des corps avec lesquels le corps vibrant se trouve en contact de vibration. Malgré tous les efforts qui ont été faits pour déterminer les causes du timbre, la science en est aujourd'hui encore réduite à cet énoncé un peu vague.

§ 254.

Des instruments à cordes. — Des instruments à vent. — Appliquons les notions qui précèdent à quelques-uns des instruments de musique les plus répandus, nous comprendrons mieux ensuite le jeu des diverses parties de l'organe vocal, qui, lui aussi, est un instrument non sans analogie avec ceux que l'art construit.

Tous les instruments de musique peuvent être partagés en deux classes. Une première classe comprend les instruments à cordes ; une seconde classe renferme les instruments à vent.

Instruments à cordes. — Dans les instruments à cordes, tels que le violon, le violoncelle, la harpe, etc., le son est produit par les vibrations de cordes tendues, vibrations déterminées soit à l'aide du doigt, soit à l'aide d'un archet frotté de colophane. L'intensité du son produit dépend de l'amplitude de l'oscillation de la corde ; la hauteur du son dépend du nombre de vibrations exécutées par la corde en une seconde [1]. Le nombre de vibrations dépend, et de la grosseur de la corde, et de sa longueur, et de sa tension, et même de sa densité. On sait d'une manière précise quel degré d'influence chacune de ces conditions apporte au nombre des vibrations qu'une corde exécute en un temps donné, et, par conséquent, apporte à la hauteur du son. L'organe de la voix humaine est pourvu de parties vibrantes, ou cordes vocales, dont la tension peut varier, dont la longueur peut varier, dont la densité et même la grosseur peuvent varier, par suite de la contraction des muscles du larynx.

Lorsqu'une corde entre en vibration, non-seulement elle le fait dans son ensemble, mais encore elle peut se diviser en un certain nombre de parties dites *aliquotes*, qui vibrent séparément et sont séparées entre elles par des points où les vibrations de la corde sont à peine sensibles et qu'on nomme *nœuds de vibrations*. Ces points peuvent être regardés comme fixes. Or, la longueur d'une pareille corde, lorsqu'elle vibre ainsi, doit être estimée, non pas d'après sa longueur totale, mais d'après la distance qui sépare un nœud de vibration d'un autre nœud, et cette distance est ce qu'on nomme *ventre de vibration*. La séparation du corps vibrant en parties aliquotes est bien plus fréquente dans les membranes qui vibrent que dans les cordes, ainsi que l'apprend l'expérience qui consiste à faire entrer en vibration une membrane placée sur un cadre qu'on frotte avec un archet de violon. Dans cette expérience, en effet, on voit le sable fin, dont on a d'avance saupoudré la membrane, fuir les parties vibrantes, c'est-à-dire les ventres de vibration, et se rassembler dans les parties peu ou point vibrantes, où il forme des dessins symétriques. Les cordes vocales, lorsqu'elles vibrent, représentent autant des membranes que des cordes, et il est probable, dès lors, que ce phénomène doit s'y produire également.

[1] Les cordes qui vibrent, ainsi que les verges élastiques de toute nature, éprouvent deux sortes d'oscillations : des oscillations *transversales*, c'est-à-dire perpendiculaires à leur longueur ; ce sont celles qu'on voit distinctement à l'œil nu et qui se traduisent, en vertu d'une illusion d'optique, par une sorte de renflement ou *ventre de vibration* ; les autres s'opèrent suivant le sens longitudinal du corps vibrant ; elles sont peu apparentes dans une corde tendue. Lorsqu'on passe les doigts frottés de colophane sur une petite tige de bois arrondie, et dans le sens de la longueur, le son qu'on entend est produit par des vibrations *longitudinales*. L'étude de ces dernières vibrations est du domaine de l'acoustique pure. Nous ne nous occupons que des vibrations *transversales*, les seules nécessaires à la théorie des instruments.

Les principales lois auxquelles obéissent les cordes tendues, relativement au nombre de vibrations qu'elles produisent en un temps donné, sont les suivantes :

1° La tension d'une corde étant constante, le nombre de ses vibrations, dans un même temps, est en raison inverse de sa longueur. En d'autres termes, une corde qui a une longueur 2, donnant, par exemple, le son *do*, la même corde donnera le son do_2 si sa longueur est réduite à 1, toutes les autres conditions restant les mêmes.

2° Le nombre des vibrations qu'exécute une corde augmente avec sa tension ; ce nombre est directement proportionnel à la racine carrée des poids qui la tendent. Ainsi, par exemple, une corde qui supporte un poids de 1 kilogramme et qui donne le son *do* donnera le son do_2, si l'on change le poids de 1 kilogramme contre un poids de 4 kilogrammes, toutes les autres conditions restant les mêmes.

3° Toutes choses égales, d'ailleurs, le nombre des vibrations qu'exécute une corde est en raison inverse du rayon de la corde et inversement proportionnel à la racine carrée de sa densité. Cette dernière loi aurait sans doute, dans les applications à la voix humaine, la même importance que les deux premières, s'il était possible d'apprécier la valeur des changements d'*épaisseur* et de *densité* qui surviennent dans les cordes vocales inférieures, par suite de la contraction des muscles qu'elles renferment dans leur épaisseur. Mais il faut avouer que la science physiologique est à peu près muette sur ce point.

Ajoutons, en ce qui concerne les instruments à cordes, une considération essentielle : c'est que ces divers instruments ne produiraient que des sons d'une très-faible intensité si les cordes n'étaient pas fixées sur des corps *résonnants* qui, vibrant à l'unisson, enflent considérablement le son et ont une utilité au moins égale au corps vibrant initial. Une corde métallique, fixée de part et d'autre à un mur de pierre, *résonne à peine* lorsqu'on la fait vibrer en la dérangeant de son état d'équilibre. Une même corde, de même longueur, à tension égale, placée sur la boîte d'un violon, d'une basse ou d'une guitare, rendra un son *plein*, qu'on entendra à une grande distance. Par elles-mêmes, ne l'oublions pas, les cordes ne produisent que des sons d'une faible intensité. Ce qui est vrai pour les cordes métalliques est plus vrai encore pour les cordes formées de substances moins denses, pour les cordes composées de matières organiques, les cordes à boyau, par exemple.

Instruments à vent. — Dans les instruments à vent dont les parois sont suffisamment résistantes, tels que la flûte et le flageolet, on admet généralement que le son est produit par la colonne d'air elle-même. L'air renfermé dans les tuyaux de ces instruments n'est pas seulement le véhicule du son, il est le corps sonore lui-même. La hauteur du son dépend de la longueur et de la tension des masses d'air ébranlées, de la même manière que dans les vibrations *longitudinales* des verges solides.

Dans ces instruments, la grandeur de l'embouchure par laquelle entre le vent a de l'influence sur la hauteur du son produit, c'est-à-dire sur le nombre des vibrations sonores. La vitesse du courant d'air et aussi les dimensions du tuyau ont également sur la hauteur du son une influence capitale.

§ 255.

Des instruments à anche rigide. — Des instruments à anche membraneuse. — Parmi les instruments à vent, quelques-uns se distinguent des autres par la nature de l'embouchure : tels sont le hautbois, le basson, la clarinette, etc. Dans ces instruments, dits *instruments à anche*, une languette ou deux languettes, fixées par une de leurs extrémités au corps de l'instrument, sont libres par l'autre extrémité engagée dans la bouche. Placées sur le passage du courant d'air, ces languettes peuvent exécuter de courtes oscillations, être mises en *vibration*. On a beaucoup disserté pour savoir si, dans ces instruments, la vibration de la languette ou des languettes de l'anche était cause ou effet du son. Voici comment on peut résumer les opinions qui se sont produites à cet égard : 1° d'après une première manière de voir, le son des instruments à anche serait produit par les vibrations de l'*anche* elle-même, mise en vibration d'une manière mécanique par le courant d'air, à peu près comme l'est la corde du violon sous l'archet qui l'ébranle ; 2° dans une autre hypothèse, on admet que le son est produit dans ces instruments exactement comme dans les autres instruments à vent, c'est-à-dire par les chocs dus à l'écoulement de l'air lui-même ; les oscillations de la lame seraient *consécutives* à l'ébranlement de l'air et ne feraient que régler la périodicité de l'écoulement ; en un mot, le son serait produit ici absolument comme dans la sirène, c'est-à-dire par les chocs intermittents de la veine aérienne contre l'air extérieur.

Nous ne pourrions examiner ici les diverses questions que ce problème soulève, sans entrer dans des considérations étrangères à notre sujet ; nous ne dirons qu'un mot. Il est vrai que la languette d'une anche, séparée du corps de l'instrument et frottée avec un archet, ne rend qu'un son très-faible ; mais cela prouve-t-il que le son initial ne soit pas produit par ses vibrations? Nullement. J'ajoute même que la première hypothèse est la plus probable, car le son que rend l'anche séparée du corps de l'instrument est *identique* pour la hauteur avec celui que rend l'instrument quand elle est en place. La *faiblesse* du son produit par l'anche *isolée* ne lui est pas particulière ; il en est de même pour toutes les cordes et les tiges vibrantes séparées de leurs appareils de renforcement. Cette faiblesse du son fait place immédiatement à un son fort lorsqu'on fait vibrer l'anche dans un courant d'air, ou qu'on la place sur un appareil résonnant (caisse à air, par exemple). Dans la deuxième hypothèse, comment d'ailleurs expliquer le son du cor, celui de la trompette et du trombone? Dira-t-on que le son est produit par l'*écoulement* de l'air au travers de l'ouverture des lèvres ? N'est-il pas manifeste, au contraire, que pour faire *parler* ces instruments, les lèvres, qui représentent en ce moment une anche véritable, doivent entrer d'abord en vibration ? Dira-t-on que les lèvres ne vibrent que consécutivement ? Ce n'est pas soutenable.

Quelle que soit, au reste, la théorie à laquelle on se rattache, il n'en est pas moins certain que l'organe de la voix humaine, en tant du moins qu'organe formateur du son, a la plus grande analogie avec l'anche des instruments dont nous parlons. Soit que les lèvres de la glotte ne vibrent que parce que l'air leur communique ses vibrations initiales, soit qu'elles vibrent d'abord pour transmettre ensuite leurs vibrations aux couches d'air qui les environnent, cela importe peu, et c'est là, suivant nous, une question tout à fait oiseuse dans l'étude de la voix humaine. Ce qui est incontestable, c'est que les cordes vocales *vibrent* pendant que la voix se produit, et que les divers états de *tension* dans lesquelles se trouvent ces cordes influent de la manière la moins *équivoque* sur la hauteur du son.

M. Müller, qui a fait sur la voix humaine une foule d'expériences ingénieuses, a imaginé un petit instrument qui offre avec les anches de nos instruments une grande analogie; seulement, les languettes rigides de l'anche sont remplacées par des membranes *élastiques tendues*. Les figures 109 et 110 représentent deux de ces instruments, dans lesquels les languettes de caoutchouc sont fixées sur l'ouverture d'un tube métallique. Ces languettes, n'étant libres que par *un de leurs bords*, offrent, avec les cordes vocales du larynx, une analogie que le simple examen des figures 109 et 110 suffira à faire comprendre. M. Müller a fait, le premier, à l'aide des anches membraneuses élastiques, des expériences précieuses pour l'interprétation des phénomènes de la voix humaine, et tous ceux qui sont venus après lui n'ont guère fait que suivre la voie expérimentale qu'il avait ouverte. L'anche membraneuse de la figure 109 est composée d'une seule membrane élastique, couvrant la moitié de l'orifice du tuyau ; l'autre moitié de l'orifice est couverte par une peau rigide; on a soin de laisser, entre la membrane et la plaque, une fente pour le passage de l'air. La figure 110 représente une anche membraneuse double, composée de deux membranes de caoutchouc, laissant encore entre elles une fente plus ou moins large. Cette disposition a plus d'analogie avec la glotte que l'autre, et ce sont les résultats qu'on obtient avec cette anche que nous allons résumer brièvement.

Fig. 109.

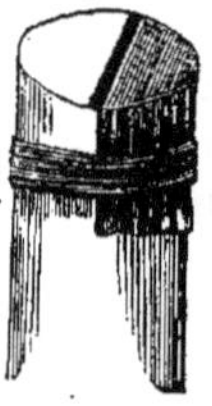

Fig. 110.

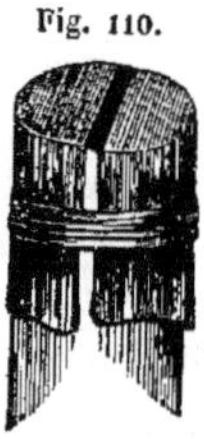

On peut faire *parler* l'anche, c'est-à-dire lui faire produire des sons, soit en soufflant par l'extrémité libre du tuyau, soit en aspirant l'air par cette même extrémité. Cette première expérience, qu'on peut faire à l'aide de la bouche, et que chacun peut répéter facilement, permet déjà de constater une différence dans le son produit. Quand l'air passe au travers de l'anche *par aspiration*, le son produit est plus *grave* que celui qu'on obtient en *soufflant*. Dans le premier cas, l'air, mis en vibration par l'anche, traverse le corps du tuyau; dans le second cas, il se répand librement dans l'air, à mesure qu'il s'échappe par la fente membraneuse. Lorsqu'on *souffle* dans une anche membraneuse, après avoir ajouté de l'autre côté de l'anche un corps de tuyau, cette addition, on le conçoit, a également pour effet de faire baisser le ton; toutes les autres conditions restant les mêmes, l'abaissement du ton peut être porté à un demi-ton, ou même à un ton entier.

Pour étudier les autres propriétés de l'anche membraneuse, et aussi afin de graduer le courant d'air et d'en bien apprécier l'influence, on place les anches des figures 109 et 110, ou encore celle de la figure 111, sur un cylindre creux (Voy. fig. 111), qu'on adapte à l'ouverture d'une soufflerie. On obtient alors les résultats suivants : 1° de même que pour les cordes et les lames élastiques, le son gagne en hauteur quand la tension des lèvres de l'anche membraneuse augmente; 2° lorsqu'on empêche les deux lèvres d'une anche membraneuse de vibrer dans toute leur longueur, en couvrant avec un corps rigide (et perpendiculairement à la fente) la moitié de l'anche, la moitié restante de l'anche fait entendre l'octave du son que rendait primitivement l'anche entière : nouvelle analogie avec le mode d'élévation du ton dans les cordes; 3° la largeur de la fente qui sépare les lèvres de l'anche membraneuse n'a pas d'influence sensible sur l'élévation du ton. L'anche membraneuse *ne parle plus* quand l'ouverture est *trop large*, parce que le courant d'air n'a plus assez d'énergie pour la faire vibrer.

Fig. 111.

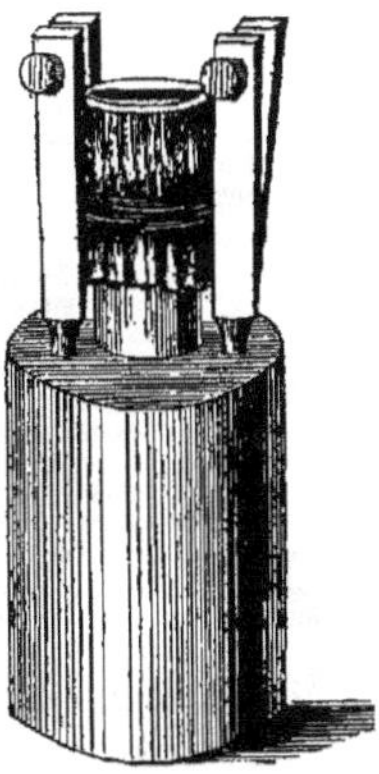

Enfin, lorsqu'on force le courant d'air, le ton s'élève un peu. Ici le résultat est différent de celui qu'on obtient avec les cordes. Voici à quoi tient ce phénomène, qui ne constitue, à vrai dire, qu'une différence apparente et non réelle. Il ne faut pas oublier que les membranes d'une anche de caoutchouc ne sont *vibrantes* que parce qu'elles sont *tendues* d'une certaine quantité; mais elles peuvent, alors même qu'elles sont à un état de tension déterminé, elles peuvent, dis-je, en vertu de leur élasticité, qui est grande, être *soulevées* par un courant d'air violent, et leur *tension* augmenter d'autant. Il est naturel qu'alors les *effets de l'augmentation de tension* se manifestent.

M. Harless a répété et confirmé les expériences de M. Müller dans tous leurs points essentiels. Il s'est servi, dans ses recherches, d'un appareil assez compliqué et qui se rapproche plus que les précédents de l'organe

Fig. 112.

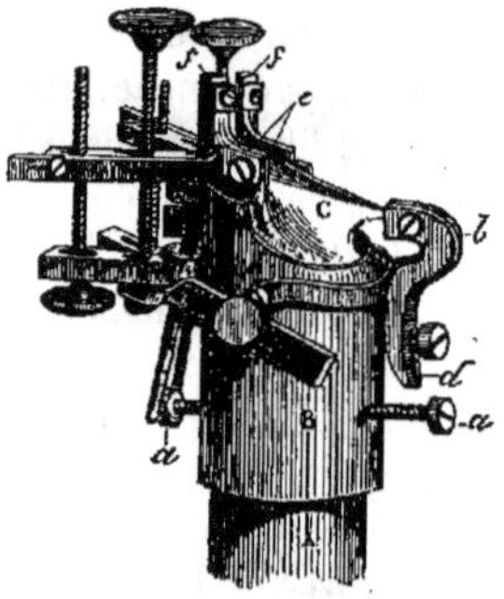

A, tuyau par lequel arrive l'air.
B, pièce circulaire fixée sur A par les vis *a*, *a*.
C, appareil vocal (ou lames vocales) formé soit en caoutchouc, soit à l'aide de la tunique d'une grosse veine.
b, pièce servant à la fixation des lames vocales. La mortaise *d* permet à la pièce *b* des mouvements d'élévation et des mouvements de bascule.

Le reste de l'appareil est destiné à suppléer au jeu des cartilages aryténoïdes. Il consiste en un système de vis et de leviers appliqués au point sur lequel les lames vocales viennent se fixer en *e*, *e*. Ce système peut écarter ou rapprocher les bords de la glotte ou même lui donner les formes les plus variées. Les parties solides *f*, *f*, remplaçant les cartilages aryténoïdiens, peuvent représenter, par des mouvements de rotation, une véritable glotte interaryténoïdienne. A l'aide de ce système, on peut aussi donner aux lames vocales des tensions aussi variées qu'on le veut; changer leur tension *pendant* la production du son, etc.

de la voix humaine. Cet appareil mérite à plusieurs égards le nom que lui a donné M. Harless, celui de *larynx artificiel*. L'inspection de la figure 112 suffira pour en donner une idée au lecteur.

M. Merkel, dans un ouvrage tout récent sur la voix humaine, a fait usage d'appareils qui rappellent les anches membraneuses de M. Müller. Seulement il a cherché à donner aux lèvres membraneuses qui bordent l'ouverture par laquelle on chasse le vent plus de ressemblance avec les cordes vocales que n'en ont des lames de caoutchouc ordinaires. Au lieu de simples membranes tendues, il se sert de membranes repliées et pour ainsi dire doublées (il les appelle *duplikater-bänder*), pour imiter autant que possible la duplicature du revêtement élastique de la corde vocale sous-jacente à la muqueuse.

Tantôt il a placé les plis fermés le long de l'ouverture (Voy. fig. 113); tantôt les ouvertures des plis correspondaient à l'ouverture glottique (Voy. fig. 114).

Dans d'autres séries d'expériences, M. Merkel a cherché à entourer les lames membraneuses des anches simples à l'aide d'un double revêtement (fragments de cartes) (Voy. fig. 115).

Fig. 113.

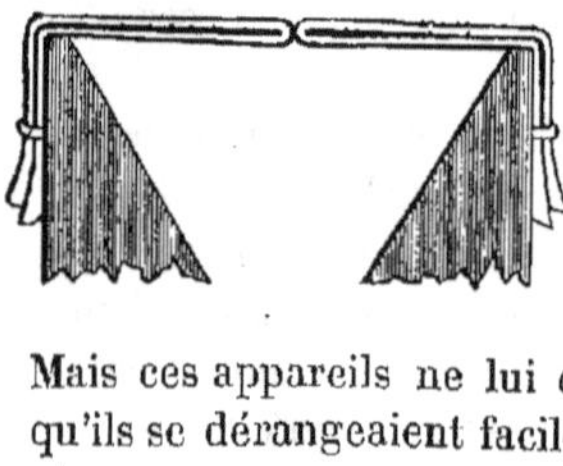

Fig. 114.

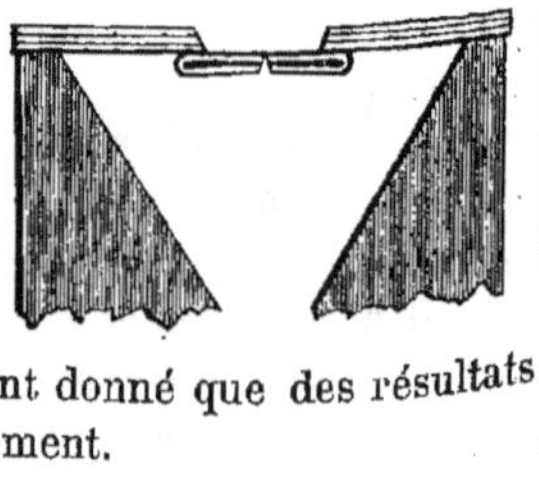

Fig. 115.

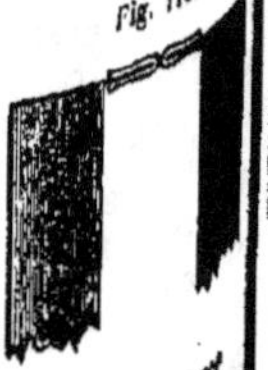

Mais ces appareils ne lui ont donné que des résultats peu sûrs, parce qu'ils se dérangeaient facilement.

§ 256.

Expériences directes sur le larynx du cadavre. — Rôle des cordes vocales inférieures. — Ainsi que nous l'avons dit déjà, la glotte, c'est-à-dire l'ouverture circonscrite par le bord libre des cordes vocales inférieures, est le siége véritable de la voix humaine. La glotte représente l'ouverture de l'anche membraneuse dont nous venons de parler : les poumons et la trachée représentent le soufflet qui porte le vent au travers de la glotte. Le vent, en passant sur les lèvres de la glotte convenablement rapprochées l'une de l'autre par les muscles du larynx, fait entrer ces lèvres en vibration. La cavité du larynx sus-jacente aux cordes vocales inférieures, le pharynx, la bouche, les fosses nasales, représentent le tuyau vocal. Ce tuyau vocal correspond à l'appareil de renforcement des instruments à cordes.

Fig. 116.

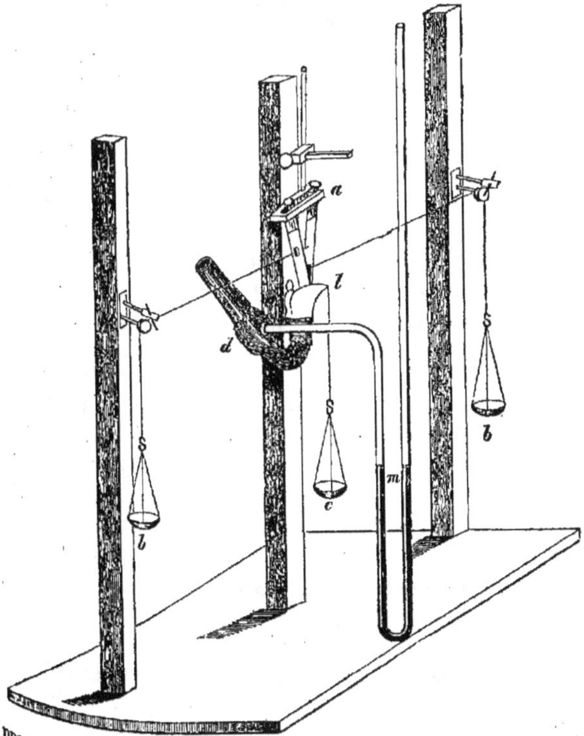

La preuve expérimentale que les sons sont produits dans le larynx comme dans les anches membraneuses a été fournie par M. Müller. A cet effet, le larynx est fixé par le cartilage cricoïde contre le montant du milieu de l'appareil représenté par la figure. 116. Le plateau de balance *c*, suspendu au bord *l* du cartilage thyroïde, est chargé de poids variés qui, agissant à la manière des muscles crico-thyroïdiens, font basculer le cartilage thyroïde sur le cartilage cricoïde, et *tendent* les cordes vocales. Le petit appareil *a*, fixé également au montant du milieu, est pourvu de deux lames mobiles qui entrent dans le larynx, et qui agissent à l'aide des poids placés dans les plateaux de balance *bb*, de manière à simuler l'action des muscles crico-aryténoïdiens latéraux, et à rapprocher les lèvres de la glotte. On fait arriver le vent au travers de la glotte par le tuyau *d*, lequel représente la trachée. Un soufflet adapté au tuyau *d* est destiné à pousser l'air dans le larynx, et représente le poumon. En même temps que l'air s'engage dans le larynx par le tuyau *d*, il pénètre aussi dans un manomètre *m* rempli de mercure : la différence de niveau du mercure indique la pression de l'air à son passage par la glotte.

Dans ces expériences, on observe que le larynx détaché du corps peut exécuter tous les tons qui correspondent au registre de la voix humaine, c'est-à-dire environ deux octaves et demie. On peut enlever toutes les parties du larynx *sus-jacentes* aux cordes vocales inférieures, et obtenir encore les mêmes résultats. Toutes les fois qu'on ajoute des poids dans la balance *c*, c'est-à-dire toutes les fois qu'on augmente la tension des cordes vocales, le son s'élève. Le relâchement complet des cordes vocales correspond au son le plus bas.

Le larynx du cadavre n'offre pas un rapprochement suffisant de ses cordes vocales pour qu'on puisse le faire *parler*; on n'obtient guère alors qu'un souffle rauque qui ne ressemble en rien à la voix. Il faut un degré de rapprochement assez prononcé des cordes vocales pour que la voix puisse se produire. Ce degré une fois obtenu à l'aide du compresseur *a*, on peut le maintenir invariable et observer néanmoins tous les phénomènes d'élévation du ton en tendant successivement, d'une manière croissante, les cordes vocales à l'aide de poids ajoutés dans la balance *c*.

Lorsqu'on augmente la force du soufflet, cette augmentation se fait sentir, comme sur les anches en caoutchouc, de deux manières : 1° par un renforcement dans l'intensité du son ; 2° par une légère élévation dans la hauteur. Cette élévation est due, comme dans les anches membraneuses précédemment étudiées, à l'augmentation de tension des cordes vocales amenée par l'intensité du courant d'air.

§ 257.

Timbre et renforcement de la voix. — Lorsqu'une ouverture a été pratiquée à la trachée-artère, au-dessous du larynx, et que l'air ne suit plus, pour sortir de la poitrine, la voie laryngienne, l'aphonie en est la conséquence. Dans toutes les lésions, au contraire, qui portent au-dessus du cartilage thyroïde, et quelque larges qu'elles soient, la voix n'est pas détruite. Ces faits, ainsi d'ailleurs que les expériences précédentes, démontrent surabondamment que la voix a son siége dans le larynx, et que, de plus, elle se forme au niveau de la glotte. Cependant les parties qui surmontent la glotte ne restent pas étrangères à la production de la voix, en ce sens qu'elles la *renforcent* et qu'elles concourent à lui donner le *timbre* qui la caractérise.

Pour ce qui est du timbre, il faut remarquer que chez l'homme qui parle, une grande quantité de parties entrent en vibration à l'unisson de son produit à la glotte. Ainsi, non-seulement le pharynx, les fosses nasales, la bouche, mais encore la poitrine, et jusqu'aux corps solides sur lesquels repose l'homme qui parle, entrent en vibrations. Ces vibrations, on peut les constater soi-même, en appliquant sa main sur une caisse en bois, pendant que l'on parle. On sent alors très-distinctement les vibrations que la main transmet à la caisse par voie de continuité. Le timbre de la voix résulte donc d'un certain nombre d'éléments divers, qu'il est impossible de préciser, et ce timbre peut varier suivant les conditions particulières dans lesquelles on se trouve. La voix du vieillard n'est pas celle de l'adulte. Le développement du larynx et les modifications qu'il subit avec l'âge portent principalement sur la constitution des cartilages. Ceux-ci deviennent moins élastiques et s'incrustent d'ossifications partielles qui parfois les envahissent complétement. On dit des vieillards qu'ils ont la *voix cassée*. La nature des corps résonnants solides qui supportent les cordes vocales, et qui reçoivent les premiers les vibrations communiquées, parait donc jouer ici un rôle important. Les modifications moins profondes du timbre de la voix, à l'aide desquelles cependant l'oreille distingue facilement, sans les voir, les personnes qui lui sont connues, tiennent à des conditions moins appréciables et multiples. Elles tiennent probablement à la conformation individuelle de la bouche, des fosses nasales et de leurs sinus[1].

Fig. 117.

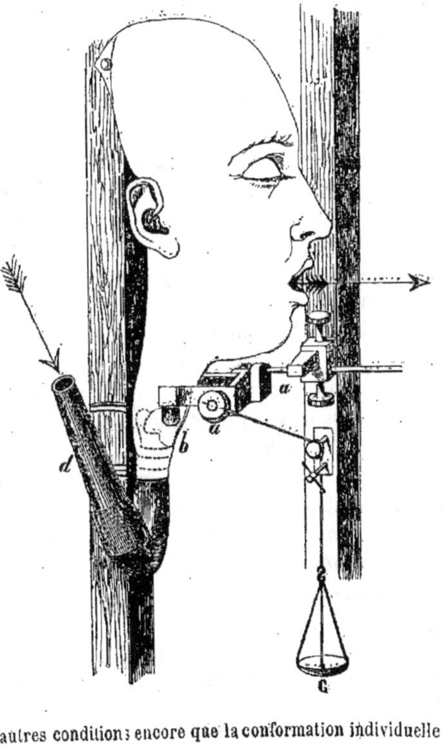

Lorsque, au lieu d'expérimenter sur un larynx complétement séparé du corps de l'individu, on pratique sur un cadavre ce qu'on appelle la *coupe du pharynx*, de manière à ménager toutes les parties qui surmontent le larynx, et par conséquent le trajet pharyngien, buccal et nasal de la voix, on peut fixer la pièce sur un appareil analogue à celui de la figure 116, et l'utiliser pour faire sur la voix humaine les mêmes expériences que précédemment. Seulement, dans ce dernier cas, le compresseur a (Voy. fig. 117) presse *ex*-

[1] Le timbre tient évidemment à d'autres conditions encore que la conformation individuelle

térieurement par deux petites languettes sur le larynx *b*. Il est destiné pareillement à diminuer l'ouverture de la fente glottique. Les poids placés dans le plateau de balance C ont pour effet, en reportant leur traction au sommet du cartilage thyroïde, de faire basculer celui-ci et de tendre les cordes vocales. L'embout *d*, fixé à la trachée, sert à introduire l'air qui doit faire parler l'appareil. En procédant de cette manière, il est difficile de constater le degré d'ouverture de la glotte, ainsi que la pression de l'air qui passe par l'appareil; aussi, cette méthode ne convient pas pour des expériences de *précision*, mais elle montre l'influence qu'exercent les parties sus-jacentes au larynx pour *renfler* la voix et lui donner les caractères de *timbre* qui la rapprochent de la voix vivante.

On peut s'assurer sur soi-même, par une expérience bien simple, de l'influence qu'exercent sur le son les parties qui surmontent le larynx, pour en modifier le timbre. Ouvrez la bouche et rendez un son quelconque, puis, tout en soutenant le son, fermez la bouche : l'air s'échappe alors par les fosses nasales seules, et le timbre est à l'instant profondément modifié.

§ 258.

Usage des cordes vocales supérieures. — Des ventricules. — De l'épiglotte. — Les cordes vocales supérieures ne sont pas nécessaires à la phonation. Les expériences précédentes prouvent, en effet, qu'on peut obtenir les divers tons de la voix humaine, lorsqu'on ne conserve plus dans le larynx mis en expérience que les cordes vocales inférieures.

Les cordes vocales supérieures restent-elles pareillement inactives dans la production du son chez les animaux? Lorsqu'on examine l'intérieur du larynx sur un chien ou sur un chat vivant, on remarque, il est vrai, que les cordes vocales supérieures se tendent et s'approchent de la ligne médiane, et ce rapprochement est surtout remarquable sur le chat; mais on peut les enlever sans que la phonation soit détruite; et les troubles qui surviennent alors dans certaines qualités du son peuvent être attribués à l'opération aussi bien qu'à l'ablation de la corde elle-même. Il n'y a pas lieu d'être surpris qu'une seule paire de cordes vocales puisse servir à la formation de la voix humaine. Les oiseaux, qui de tous les animaux ont la voix la plus étendue et la plus variée, n'ont pourtant que des cordes vocales simples.

Les ventricules du larynx sont, comme toutes les cavités que traverse le son avant de sortir au dehors, destinés sans doute à renforcer la voix. Quelques auteurs leur font jouer un rôle capital dans la formation des sons eux-mêmes (Voy. § 264). Mais l'expérience n'est pas d'accord avec ces suppositions hypothétiques.

du larynx et de toutes les parties qui vibrent à son unisson. Un même individu, c'est-à-dire un même larynx, peut à volonté modifier le timbre de sa voix. N'est-il pas des acteurs qui savent parfaitement imiter la voix des autres? Évidemment ils ne le peuvent qu'à la condition de faire varier le timbre de leur voix. Nous verrons dans un instant (§ 261) que l'homme qui chante peut aussi modifier à volonté le timbre de sa voix.

L'épiglotte se place-t-elle horizontalement au-dessus de l'ouverture du larynx, dans certains moments de la voix ou du chant? La chose n'est pas prouvée. Cependant les interprétations ont devancé la démonstration expérimentale du phénomène lui-même. Ainsi, d'après quelques auteurs, l'abaissement de l'épiglotte sur l'ouverture laryngienne coïnciderait avec le renflement de la voix dans le chant; cet abaissement permettrait d'augmenter l'intensité du son sans augmenter en même temps sa hauteur. L'épiglotte jouerait l'office des diaphragmes, qui s'abaissent sur l'extrémité des instruments à vent et qui ont pour effet d'en faire un peu baisser le ton. Il est certain que, dans les expériences sur les larynx humains, l'intensité du courant d'air élève un peu le ton, en augmentant la tension des cordes vocales, sous-tendues en ce moment par des poids (Voy. § 256). Mais il n'est pas certain que, sur le vivant, l'augmentation dans la force du soufflet pulmonaire, au moment où l'on veut enfler le son, ne coïncide pas avec un relâchement *proportionnel* des muscles tenseurs des cordes vocales qui rétablirait l'équilibre.

On a encore doué l'épiglotte d'un autre office. On a pensé qu'elle pouvait agir à la manière des couvercles élastiques qu'on place au-dessus des anches dans les tuyaux d'orgue, couvercles qui ont la propriété de rendre le son *tremblé*, sans en changer la hauteur. Cela n'est pas invraisemblable. Chacun sait que le voile du palais, mobile à la manière de l'épiglotte, peut entrer en vibration à volonté et produire un ronflement qui n'est pas sans analogie avec le tremblement du son laryngien.

§ 259.

Mouvements d'élévation et d'abaissement du larynx. — Nous avons dit précédemment que l'addition des tuyaux au-dessus des anches membraneuses avait pour effet de faire baisser la hauteur du ton. Si les expériences représentées ci-dessus (fig. 116 et 117) étaient faites avec deux larynx parfaitement semblables, pourvus de cordes vocales de même longueur et également tendues par des poids, le ton obtenu ne serait pas identique dans les deux cas. Dans le larynx surmonté de toutes les parties supérieures du tuyau vocal (Voy. fig. 117), le ton obtenu serait plus bas que dans le larynx détaché du corps. Le pharynx, la bouche et les fosses nasales, qui représentent le tuyau vocal de l'anche membraneuse de la glotte, ont donc certainement pour effet de rendre le ton plus bas qu'il ne serait si ces parties n'existaient pas. Mais, sur l'homme vivant, le pharynx, la bouche et les fosses nasales font partie intégrante et *permanente* de l'organe de la voix, et si ces parties font éprouver aux sons qui ont traversé la glotte un abaissement de ton quelconque, cet abaissement est *permanent*, et ne change en rien les conditions de la voix humaine. Le tuyau vocal, il est vrai, n'est pas toujours absolument de la même longueur, et l'on peut se convaincre aisément, en chantant devant une glace, que le larynx s'abaisse dans les sons graves et s'élève dans les sons aigus; mais on peut remarquer aussi que ce déplacement est minime et qu'il atteint à peine un demi-centimètre dans les excursions maxima. L'allongement ou le raccourcissement qui en résulte sur l'ensemble du tuyau vocal peut être à peu près envisagé comme nul au point de vue des modifications qui en pourraient résulter pour la hauteur du ton. Cette élévation ou cet abaissement ne sont d'ailleurs pas constants, et dépendent autant du timbre dans lequel on chante que de l'élévation ou de l'abaissement du ton. M. Segond explique l'élévation du larynx dans les sons aigus, en attribuant au constricteur inférieur, au moment où il agit pour élever le larynx, la propriété de tendre les cordes vocales inférieures en concourant à faire basculer le cartilage cricoïde sur le cartilage thyroïde.

§ 260.

Étendue de la voix humaine. — Lorsque l'homme parle, c'est-à-dire lorsqu'il se sert de la voix articulée, le registre des sons qu'il emploie est peu varié et ne dépasse guère une demi-octave. Lorsqu'il chante, au contraire, sa voix parcourt une échelle beaucoup plus étendue. Une bonne voix moyenne est ordinairement de deux octaves à deux octaves et demie. Un chanteur très-exercé peut gagner en sus environ une octave. Mais la voix de l'homme est loin de correspondre aux mêmes degrés de l'échelle des tons. Quoique par l'exercice il puisse s'étendre dans le registre d'en haut ou dans celui d'en bas, le chanteur possède un certain nombre de notes en rapport avec l'organisation de son larynx, et qui correspondent aux diverses voix de *basse-taille*, de *baryton*, de *ténor*, d'*alto*, de *soprano*.

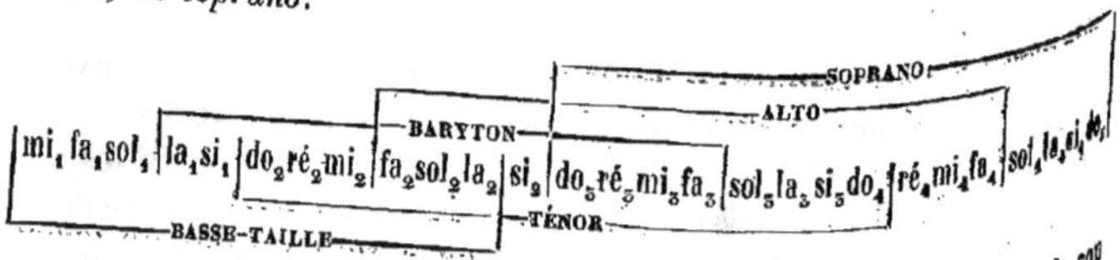

Le son le plus bas de l'échelle des tons de la voix humaine est le son mi_1, qui correspond à 160 vibrations par seconde. Le son do_5, le plus élevé, correspond à 2048 vibrations [1]. La voix de basse-taille, celle de

[1] Le son do_5 correspond au *do* de la quatrième corde du violon, c'est-à-dire à 512 vibrations par seconde (Voy. § 253). Par conséquent, do_4 correspond à 1024, do_5 à 2048, tandis que do_2 correspond à 256 vibrations. Voici le registre entier de la voix humaine, avec les nombres de vibrations correspondants :

		mi_1 160	fa_1 170,5	sol_1 192	la_1 213,5	si_1 240
do_2 256	$ré_2$ 288	mi_2 320	fa_2 341	sol_2 384	la_2 427	si_2 480
do_3 512	$ré_3$ 576	mi_3 640	fa_3 682	sol_3 768	la_3 854	si_3 960
do_4 1024	$ré_4$ 1152	mi_4 1280	fa_4 1364	sol_4 1536	la_4 1708	si_4 1920
do_5 2048.						

baryton et celle de ténor appartiennent particulièrement à l'homme ; les voix d'alto, de soprano, de contralto, de mezzo-soprano, sont généralement des voix de femmes. Cependant la castration, qui entrave le développement du larynx, peut donner à l'homme la voix de la femme, et il n'est pas rare de rencontrer des femmes qui ont des voix de ténor.

La voix d'une femme, celle d'un enfant, celle d'un adulte ont des caractères tranchés, que personne ne méconnaît. Les modifications dans l'étendue et dans le registre *ordinaire* de la voix, qui apparaissent à l'époque de la puberté, se prononcent d'une manière brusque, comme le développement de la caisse vocale elle-même. Les voix de l'enfant, de la femme et de l'adulte ne se ressemblent pas non plus entièrement, alors même qu'ils chantent ensemble dans le même registre ; elles se distinguent par des qualités de timbre qui tiennent surtout à la nature des pièces vibrantes du larynx, car l'ensemble général de la charpente du corps qui vibre à l'unisson est constitué, à tous les âges, à peu près de même.

Ajoutons que la production de la voix, quant à l'élévation des tons, est dans une liaison intime avec la longueur des cordes vocales. La voix de l'enfant se produit dans un petit larynx, c'est-à-dire dans un larynx à cordes vocales petites ; la voix de la femme et celle du ténor se produisent dans des larynx moins développés que ceux des barytons et des basses-tailles.

§ 264.

Modification du timbre. — Voix de poitrine, voix de fausset ou voix de tête, voix claire, voix sombrée. — Ces diverses qualités de la voix, résultant de modifications dans le *timbre*, sont peu connues quant à leur cause essentielle, et on ne peut guère se livrer, à cet égard, qu'à des suppositions. Le même individu peut, à volonté, parler ou chanter en timbre clair ou en timbre sombré, comme il peut se servir de la voix de poitrine, ou de la voix de fausset, pour produire des sons de *même hauteur*. Dans la voix sombrée et dans la voix claire, les modifications dans le timbre ne dépendent pas de la nature du corps mis en vibration ; il reste le même, et ce sont toujours les cordes vocales qui produisent le son. Les changements qui surviennent alors doivent être principalement recherchés dans le tuyau vocal (pharynx, bouche, fosses nasales). Mais dans la voix de fausset ou *voix de tête*, comme on l'appelle quelquefois, le corps vibrant lui-même n'est-il pas changé, et le larynx représente-t-il toujours une anche membraneuse ?

Chacun sait qu'on désigne sous le nom de *voix de poitrine* cette voix à timbre *plein* et *sonore*, accompagnée d'un frémissement vibratoire de la cage thoracique, qu'on sent très-bien, en appliquant la main sur la poitrine. Les sons de la voix de poitrine constituent les sons de la *voix ordinaire*. La *voix de fausset*, au contraire, est caractérisée par un son *doux* et *flûté*. La voix de fausset met le larynx en possession d'un registre de sons moins étendus que celui de la voix de poitrine, mais pouvant monter là où la voix de poitrine ne peut atteindre. Tous les tons de la voix humaine ne peuvent être produits dans les deux registres. Cependant dans les tons hauts il y a un bon nombre de notes qui peuvent être émises à volonté dans les deux registres. Il y a par conséquent, sur la limite des deux registres, un certain nombre de sons qui, composés du même nombre de vibrations, peuvent ne différer que par le timbre.

Quel est le mécanisme de la voix de fausset ? M. Müller a proposé une explication qui ne nous paraît pas très-satisfaisante, et qui est d'ailleurs en désaccord avec ce que nous savons sur les lois qui président aux oscillations des corps vibrants. Il pense qu'au moment où la voix de poitrine passe à la voix de fausset, les cordes vocales deviennent immobiles dans leur portion externe ou adhérente, et que leurs bords libres seuls entrent en vibration.

L'explication de MM. Diday et Pétrequin nous paraît plus rationnelle, et elle ne manque pas d'ailleurs d'une grande vraisemblance. Au moment où se produit la voix de fausset, la glotte se placerait, en vertu de la contraction des muscles qui la doublent, dans un état de tension tel, que les cordes vocales ne pourraient plus vibrer à la manière d'une anche. Son contour ressemblerait alors à l'ouverture d'une flûte, et, comme dans les instruments de ce genre, ce n'est plus par les vibrations des bords de l'ouverture, mais par celles de l'air lui-même, que le son serait produit[1].

Dernièrement, M. Segond a cherché à localiser la voix de fausset dans les parties supérieures du larynx. De même que la voix dite de poitrine serait produite par les vibrations des cordes vocales inférieures, la voix de fausset ou de tête le serait par les vibrations des cordes vocales supérieures. Cette manière de voir repose sur des expériences pratiquées sur des chats, auxquels la section des cordes vocales supérieures a fait perdre le miaulement. Mais il faut dire que la section des cordes vocales inférieures produit exactement le même résultat. Chez le chat, d'ailleurs, les cordes vocales supérieures font dans le larynx une saillie assez considérable. Chez l'homme, les replis rudimentaires de la muqueuse, auxquels on donne le nom de cordes vocales supérieures, sont trop peu

[1] Voici quelques faits tirés de l'observation qui viennent à l'appui de la doctrine de MM. Diday et Pétrequin : 1° la résonnance de la cage thoracique dans la voix de poitrine et sa non-résonnance dans la voix de fausset semblent indiquer qu'il y a en effet ici une différence dans le mécanisme, et que si l'une est déterminée par les vibrations des cordes vocales, l'autre se produit d'une autre manière; 2° les chanteurs conviennent que la voix de poitrine dans les notes d'en haut est bien plus fatigante que la voix de tête; 3° les sons de la voix de poitrine peuvent être émis *forts* ou *faibles*, c'est-à-dire avec des intensités variées à volonté; les sons de la voix de tête, au contraire, ne peuvent être produits sans être intenses, ce qui semble bien indiquer que l'énergie du courant d'air est le principal élément de leur production; 4° M. Garcia fait remarquer que, pour une même quantité d'air inspiré, une même note peut être *tenue* plus longtemps en registre de poitrine qu'en registre de fausset, ce qui indique manifestement une *dépense* d'air plus considérable dans le second cas que dans le premier.

saillants pour se trouver sur le courant de la colonne d'air expirée. Les cordes vocales inférieures, au contraire, font toujours une saillie beaucoup plus considérable vers le plan médian, et dirigent le courant d'air qui passe par l'ouverture de la glotte, principalement dans l'axe du tuyau laryngien, c'est-à-dire en dedans des cordes vocales supérieures.

La voix a quelquefois le timbre dit *nasonné*. Le nasonnement peut se produire de deux manières : ou bien le son s'échappe par les fosses nasales, tandis que la bouche est fermée, ou bien le son s'échappe par la bouche, tandis que l'on oblitère avec ses doigts les fosses nasales. Dans le premier cas, le nasonnement est faible, il mérite plutôt le nom de *grognement*. Dans le second cas, il est très-prononcé. En effet, ce qui détermine le timbre du nasonnement, c'est bien moins l'écoulement de l'air par les fosses nasales que son *retentissement* dans les fosses nasales. Lorsque le son ne peut s'échapper que par la bouche, alors que l'orifice antérieur des fosses nasales est fermé, l'air *retentit* dans toute l'étendue des fosses nasales. Lorsqu'un coryza un peu violent a tuméfié la muqueuse de l'orifice antérieur des fosses nasales, et qu'on a le nez *bouché*, l'air ne s'écoule plus par les fosses nasales, mais il y résonne ; on parle *du nez*, ainsi qu'on le dit vulgairement. Par une raison analogue, le grognement qu'on produit en faisant passer le son par les fosses nasales, et qui rappelle le grognement si familier du chien, est produit surtout par la *résonnance* de l'air dans la bouche *fermée*.

Le chant peut se produire en timbre *clair* ou en timbre *sombré*. Les Français ne chantent guère que dans le premier timbre, qui est le timbre normal. Le timbre sombré, qui donne à la voix de quelques chanteurs italiens un si grand charme, dépend de causes à peu près inconnues. Ce qu'il y a de plus remarquable, c'est que le chanteur peut à volonté chanter en timbre clair ou en timbre sombré ; celui-ci dépend donc de la disposition particulière qu'il donne à ses organes vocaux. M. Segond explique ainsi le mécanisme de la voix sombrée : le larynx est très-abaissé ; le pharynx a, par conséquent, toute sa capacité, et, au moment de l'émission du son, le voile du palais se rapproche légèrement de la base de la langue, de manière que le son, tout en s'échappant par la bouche, va résonner dans la partie supérieure du pharynx sous la voûte basilaire.

§ 262.

Du bruit de sifflet. — Lorsque l'homme porte ses lèvres en avant et les contracte de manière à conserver entre elles une ouverture arrondie, il peut *siffler* et produire des sons de hauteur diverse. Avec un peu d'exercice, il peut même ainsi parcourir près de deux octaves et exécuter des airs variés. Les lèvres font ici l'office de glotte ; car l'air arrive *non résonnant* à l'orifice buccal, et c'est là seulement que le son se produit. Bodart, en parlant du bruit de sifflet, a désigné très-justement les lèvres ainsi disposées sous le nom de *glotte labiale*. On peut siffler pendant l'expiration et pendant l'inspiration ; les fosses nasales, qui restent ouvertes, servent en quelque sorte de trop-plein et permettent de siffler d'une manière soutenue, sans que la respiration soit gênée.

Il est probable que dans le bruit de sifflet, le son est produit, non par les vibrations des lèvres, comme dans la formation du son dans la glotte laryngienne, mais par l'écoulement de l'air à travers la petite ouverture circonscrite par elles. En un mot, les lèvres ne représentent probablement pas ici une anche membraneuse, mais plutôt, comme dans la voix de fausset, une ouverture analogue à celle d'un instrument à vent. D'une part, il est certain que les vibrations des lèvres sont à peu près insensibles au moment du sifflement, et en second lieu, comme l'a montré M. Cagniard-Latour, on peut produire les sons du sifflet dans une étendue d'environ une octave, en remplaçant les lèvres par de petits disques de liége présentant des ouvertures de 5 millimètres de diamètre, c'est-à-dire le diamètre ordinaire de l'ouverture des lèvres disposées pour le sifflement. Enfin, dans l'action de siffler, comme aussi dans la production du son dans les instruments à vent, l'intensité du courant d'air a une influence remarquable sur la hauteur du ton.

§ 263.

De la respiration dans ses rapports avec la voix. — Le plus ordinairement, la voix se fait entendre au moment de l'*expiration*. Le son produit aux lèvres de la glotte traverse les parties supérieures du tuyau vocal, où il prend le timbre qui caractérise la voix humaine, ou bien il est *articulé*, et il devient alors la *parole*. Dans les circonstances ordinaires, les sons ne se produisent guère pendant l'*inspiration* que dans les mouvements convulsifs des muscles respiratoires, c'est-à-dire dans le *rire*, le *sanglot*, le *hoquet* (Voy. §§ 128, 129, 130). On peut, si l'on veut, reproduire artificiellement ces divers sons. On peut aussi, avec un peu d'exercice, reproduire pendant l'inspiration une grande partie ou la totalité des sons formés ordinairement par le courant de l'expiration. En faisant ainsi résonner la glotte, on peut même dépasser le registre des tons aigus de l'expiration. Il n'y a, au reste, rien d'essentiellement différent dans la production du son dans ces deux circonstances. Le son se produit toujours aux lèvres de la glotte et de la même manière. Le soufflet et le porte-vent sont seulement déplacés ; au lieu d'être le poumon et la trachée-artère, ils sont représentés par l'air extérieur et par le tuyau vocal ; et nous avons déjà vu précédemment qu'on peut tout aussi bien faire parler une anche membraneuse en *soufflant* dans le tube sur l'extrémité duquel elle est appliquée, qu'en *attirant* l'air extérieur au travers de la glotte artificielle qu'elle représente.

Lorsqu'on expérimente sur le larynx humain détaché du corps et fixé sur une soufflerie, et qu'on cherche à faire vibrer les cordes vocales inférieures, on remarque qu'elles peuvent entrer en vibration, que la glotte *inter-aryténoïdienne*[1] soit fermée ou qu'elle soit ouverte. Le rapprochement des bords de la glotte cartilagineuse inter-aryténoïdienne est, il est vrai, une condition avantageuse, mais sa fermeture n'est pas *nécessaire* à la production du son. Il en est de même sur le vivant. Lorsqu'on examine l'intérieur du larynx sur un chien qui *crie*, on observe souvent alors, en arrière des cordes vocales rapprochées et vibrantes, une ouverture triangulaire-allongée ou ovalaire, bordée par les apophyses antérieures des cartilages aryténoïdes. On a fait la même observation sur des hommes qui s'étaient coupé la gorge au-dessus du larynx, et il s'ensuit que la partie de la glotte comprise entre les cartilages aryténoïdes est étrangère à la production du son.

A quoi peut tenir la persistance de l'ouverture glottique inter-aryténoïdienne au moment de la production de la voix ? Il est extrêmement probable que, dans l'état ordinaire, la glotte inter-aryténoïdienne reste toujours ouverte, de sorte que le mouvement d'expiration pulmonaire trouve là une sorte d'échappement naturel, au moment où les cordes vocales tendues et rapprochées opposent à sa sortie un certain obstacle. Chez un certain nombre de personnes qui ne sont pas très-exercées dans l'art du chant, le son produit n'est pas toujours pur, et l'on entend souvent en même temps un bruit expiratoire qui en altère la netteté ; ce bruit est vraisemblablement produit par l'échappement de l'air au travers de l'ouverture inter-aryténoïdienne. C'est probablement pour cette raison aussi que quelques personnes ne peuvent parler en public sans *s'épuiser* promptement, l'air emmagasiné dans le poumon se trouvant dépensé en pure perte par l'ouverture inter-aryténoïdienne. L'art de chanter ou l'art de parler en public, c'est-à-dire l'art de *ménager son vent*, art qui ne s'apprend que par un exercice plus ou moins long, ne résiderait-il pas dans la faculté qu'on acquerrait alors de maintenir fermée, au moment de l'expiration, la glotte inter-aryténoïdienne, et de forcer ainsi tout l'air du poumon de passer entre les lèvres de la glotte proprement dite ?

Quant à la forme que prend la *glotte proprement dite* (l'espace compris entre les cordes vocales) au moment de l'émission de la voix, elle est la même sur le vivant que celle qu'il faut lui donner sur le cadavre pour obtenir des sons à l'aide d'un courant d'air d'une intensité modérée, c'est-à-dire que les lèvres de la glotte se rapprochent l'une de l'autre, et ne laissent entre elles, sous la pression du vent qui les fait vibrer, qu'un espace linéaire de 1 ou 2 millimètres de diamètre. C'est ce que Mayo et Rudolphi ont constaté sur un homme à la suite d'une blessure au cou qui siégeait au-dessus du larynx.

L'air qui arrive à la glotte, au moment de la parole ou au moment du chant, a une tension supérieure à celle de l'expiration ordinaire. La pa-

[1] On désigne sous le nom de *glotte inter-aryténoïdienne* la partie postérieure de l'ouverture glottique, celle qui est comprise, non pas entre les cordes vocales, mais entre les cartilages aryténoïdes (Voy. § 252).

role et le chant sont toujours, en effet, accompagnés d'un effort (Voy. § 240). La tension de l'air expiré, modérée dans les efforts de la parole, est équivalente alors à une colonne de 2 ou 3 centimètres de mercure; cette tension s'élève à 6 ou 7 centimètres dans les efforts du chant; elle peut s'élever à 20 ou 24 centimètres dans les cris violents ou au moment des efforts de l'expectoration et de l'éternument (Voy. §§ 133 et 134).

§ 264.

Remarques sur quelques théories de la voix humaine. — La doctrine de la voix humaine, telle que nous l'avons exposée, est, au moins dans ce qu'elle a d'essentiel, celle qui a été proposée et développée par M. Müller, et, plus tard, par M. Harless et M. Merkel. C'est elle, suivant nous, qui se rapproche le plus des phénomènes naturels, et c'est la seule qui ait pour elle l'expérience *directe*. Toutes les autres sont plus ou moins spéculatives, et leurs auteurs se sont toujours efforcés de comparer l'organe vocal de l'homme à un instrument de musique *déterminé*. Suivant nous, c'est à tort. Aucun instrument ne peut être comparé à l'organe de la voix humaine, ou plutôt l'organe de la voix humaine renferme plusieurs parties qu'on peut comparer à diverses sortes d'instruments. Les lèvres de la glotte représentent, en effet, une anche membraneuse élastique, et jusqu'à présent ces anches n'ont été appliquées à aucun instrument de musique. De plus, l'anche membraneuse de la glotte n'est pas une anche aussi simple que les anches de caoutchouc, car les cordes vocales inférieures représentent des lames, non-seulement élastiques, mais encore *contractiles* par elles-mêmes, c'est-à-dire susceptibles tout à la fois de se *tendre*, de se *gonfler* et de *modifier leur état moléculaire*. Ces deux dernières qualités, en changeant leur *épaisseur* et leur *densité*, entraînent vraisemblablement sur le vivant des modifications dans la voix que la tension artificielle des cordes vocales, à l'aide de poids, ne peuvent nous donner. Cela est d'autant plus vraisemblable que les cordes vocales suivent pour l'élévation du ton, la loi des vibrations des anches solides ou des verges; et nous savons que, dans les anches solides et dans les verges, l'épaisseur et la densité de la matière n'est pas indifférente (Voy. §§ 254 et 255).

Si la glotte, où se forme le son, peut être comparée à une anche membraneuse, le tuyau vocal, où le son se modifie, rappelle, d'autre part, le corps de tuyau des instruments à vent. Et enfin, s'il est vrai que, dans le registre de la voix de fausset, le son se produit d'une autre manière que dans la voix naturelle ou voix de poitrine, on voit combien l'assimilation de l'organe de la voix à un instrument de musique en particulier laisse à désirer.

L'instrument de la voix humaine a été tour à tour et à diverses reprises comparé à un instrument à cordes ou à un instrument à vent. Si l'on ne veut envisager ces diverses théories qu'au point de vue seulement de l'*origine du son*, et non pas comparer le larynx dans son entier à un instrument plutôt qu'à un autre instrument, il est certain que la vérité est dans l'une de ces deux opinions. Dans les anches membraneuses, le corps vibrant étant les lèvres de l'anche, et le *ton* étant subordonné au nombre des vibrations, c'est-à-dire à leur tension, ces anches ont plus d'analogie pour l'*origine du son* avec les instruments à cordes qu'avec les instruments à vent. C'est ce qu'avait bien vu Dodart, dans quelques passages de ses écrits tout au moins, car ses Mémoires renferment plus d'une contradiction. Ainsi, il dit quelque part que le *ton* de la voix a pour cause les vibrations de la glotte, vibrations dont le nombre dépend, non de la dimension de l'ouverture, mais de la tension des cordes vocales; il dit bien encore que les lèvres de la glotte se mettent en branle, comme lorsqu'un vent impétueux fait vibrer les bords d'un carreau de papier mal collé sur le châssis qui le supporte [1]; mais, plus loin, il semble renoncer à sa doctrine, et il accorde à la *vitesse* et à la *pression* de l'air, à sa sortie par l'ouverture de la glotte, une influence telle sur l'élévation du *ton*, qu'on est tenté de supposer qu'il ne tient plus compte du degré de tension des cordes vocales.

On a beaucoup reproché à Ferrein d'avoir comparé les lèvres de la glotte à des cordes de violon. Il est vrai que les lèvres de la glotte ne sont point des cordes dans la rigueur du mot, et qu'elles ressemblent beaucoup plus à des anches membraneuses de caoutchouc; mais les anches de caoutchouc n'avaient pas encore été inventées, et on ne peut prendre ses points de comparaison que parmi les objets connus. Ferrein connaissait assez l'anatomie, et il l'a bien prouvé, pour savoir que les cordes vocales ne sont pas des fils arrondis fixés à leurs extrémités et libres sur leur parcours, vibrantes à la manière des cordes d'un violon ou d'une guitare; s'il s'est servi de cette comparaison, c'était pour rendre sa pensée plus claire; c'était, surtout, pour indiquer que la production du son était due aux *vibrations* des lèvres de la glotte, et que la condition principale de l'élévation ou de l'abaissement du ton dépendait de la *tension* différente des cordes vocales. Voilà pourquoi il a dit : « Les lèvres de la glotte sont des cordes capables de trembler et de sonner comme celles d'une viole. L'archet est l'air qui les met en jeu; l'effort de la poitrine, c'est la main qui promène l'archet, etc. »

Les auteurs qui ont comparé la voix humaine à un instrument à vent ont ordinairement choisi la flûte comme point de comparaison. La réalité des vibrations des lèvres de la glotte, au moment de la production du son, nous paraît la meilleure réfutation à opposer à cette comparaison. D'autres l'ont comparée à ce petit instrument à vent désigné sous le nom d'appeau [2]. Cette comparaison, proposée par M. Savart, a été reprise et

[1] De là la théorie de Dodart, dite du *châssis bruyant*.

[2] L'appeau est une petite caisse de métal ou d'ivoire, percée d'un trou sur deux des parois opposées. En soufflant par l'une des ouvertures, l'air s'écoule par l'ouverture opposée, en mettant en vibration l'air intérieur, et engendre des sons, *variés comme l'intensité du courant de l'air.*

habilement défendue par MM. Masson et Longet. Mais, dans cette théorie, il faut faire plusieurs suppositions démenties par l'expérience. Il faut supposer, d'abord, que l'air est le véritable producteur du son, et que les vibrations des lèvres de la glotte ne sont que consécutives aux vibrations de l'air, ce qui est au moins contestable (Voy. §§ 254 et 255); en second lieu, il faut supposer que les cordes vocales supérieures, ou toute autre partie située plus haut, peuvent représenter la paroi supérieure de l'appeau, dont la glotte et les cordes vocales inférieures représenteraient la paroi inférieure. Si l'on considère les cordes vocales supérieures comme faisant office, par leur rapprochement, de la paroi supérieure de l'appeau, comment expliquer la voix des oiseaux chanteurs qui n'ont que deux cordes vocales? Si l'on considère comme faisant office de paroi supérieure de l'appeau la bouche ou les fosses nasales (dont les ouvertures naturelles sont plus étroites que leurs cavités), comment expliquer qu'avec un larynx dépourvu de toutes les parties qui le surmontent, on puisse, en soufflant par la trachée, faire parcourir au *ton* le registre entier de la voix humaine? Comment expliquer que, dans les expériences représentées fig. 116 et 117, l'intensité du courant d'air ne fasse pas monter le ton d'une manière sensible, pour une même tension des cordes vocales, et pour une même ouverture de la glotte? Comment expliquer que la section des nerfs qui animent les muscles de la glotte sur l'animal vivant soit suivie d'aphonie, alors que l'appeau, que représenterait l'organe vocal, se trouve à peine modifié, et que la vitesse et l'énergie de l'expiration devraient compenser, et au delà, les modifications survenues dans l'ouverture de la glotte? Comment expliquer qu'une simple incision sur le bord libre d'une corde vocale chez l'animal vivant ou qu'une simple ulcération de la glotte dans les maladies du larynx entraînent des changements profonds dans la production du son et l'impossibilité absolue des tons élevés? Comment expliquer que l'infiltration séreuse des cordes vocales abolisse presque complétement la voix? Comment expliquer que dans les expériences sur le larynx des cadavres, le *dessèchement* des cordes vocales (quand celles-ci ne sont pas humectées convenablement et maintenues par conséquent élastiques) entraîne promptement l'aphonie? Comment expliquer qu'un poids, même très-faible, placé sur les cordes vocales du larynx du cadavre, ou qu'une simple mucosité déposée sur elles pendant la vie, apportent un trouble profond dans l'émission de la voix? etc.

ARTICLE II.

DE LA PAROLE.

§ 265.

Parole. — Voyelles. — Consonnes. — La parole est la voix articulée. La voix est formée dans le larynx par les cordes vocales, aussi bien chez les mammifères que chez l'homme; mais elle n'est articulée que chez lui, bien que les organes de l'articulation situés le long du tuyau vocal, c'est-à-dire le pharynx, les fosses nasales, le voile du palais, la langue, les joues, les dents et les lèvres, existent chez les mammifères ainsi que chez l'homme. Ici intervient donc un acte intellectuel. Les idiots et les crétins ne poussent souvent que des cris inarticulés, quoique le son produit dans le larynx traverse aussi le tuyau vocal. Les sourds-muets ont aussi un larynx régulièrement conformé, et pourtant ils ne produisent que des sons ou des cris; à force de persévérance on parvient seulement à leur faire prononcer imparfaitement quelques mots.

Les modifications que l'homme doit imprimer au tuyau vocal pour transformer la voix ou le son en paroles sont donc des mouvements volontaires, que l'imitation, secondée par le sens de l'ouïe et par l'intelligence, lui apprend à reproduire.

La parole est un produit de l'intelligence humaine, qui ne reçoit du larynx que le son ou l'intonation : cela est si vrai, que la parole peut se passer de la voix, peut se passer du son, peut se passer de larynx. Nous pouvons, en effet, parler sans qu'il se produise aucun son aux cordes vocales : c'est ce qui arrive toutes les fois que nous parlons, comme on dit, *à voix basse*, ou que nous chuchotons à l'oreille de notre voisin; l'air expiré et *aphone* n'est que modifié, c'est-à-dire articulé par la bouche, les dents, la langue, les fosses nasales. Qu'emprunte donc la parole à la voix? Elle ne lui emprunte que le son. Pour parler à haute voix, le larynx est nécessaire ; pour parler à voix basse, il ne l'est plus. Aussi peut-on parler bas aussi bien dans l'inspiration que dans l'expiration, et alors évidemment que le larynx n'entre point en jeu. Il résulte encore de là, que quand la trachée est coupée en travers ou que l'opération de la trachéotomie a été pratiquée, alors que la *voix* est anéantie, la *parole* dite à voix basse ne l'est pas. Beaucoup de faits de ce genre ont été signalés. L'un des plus remarquables l'a été dernièrement (*Gazette médicale*, 1856) par M. Bourguet. L'homme dont il est question avait cherché à se suicider en se coupant la gorge. Cet homme, qui ne respirait plus par le larynx, mais par une canule placée dans la trachée, pouvait encore parler *à voix basse*. Quand il voulait parler, les joues s'aplatissaient; la langue, les dents et les lèvres entraient en action. Comme le tuyau vocal n'était plus traversé par le courant d'air pulmonaire, cet homme exécutait des mouvements particuliers des joues, pour emmagasiner l'air extérieur dans son *instrument à parole*. Il pouvait parler aussi bien dans l'inspiration que dans l'expiration, et sans interruption, ce qui se conçoit à merveille, puisque son instrument n'avait plus rien de commun avec l'arbre pulmonaire.

Les faits dont nous venons de parler sont bien de nature à montrer que, dans la production de la parole, il s'ajoute au son vocal produit dans le larynx un élément psychique des plus importants; mais ce mode de parler est en définitive exceptionnel. La parole ordinaire s'exécute à voix *haute*, et c'est elle qui doit nous occuper. Elle résulte de la combinaison du son laryngien avec des positions spéciales du pharynx, du voile du palais, de la langue, des joues, des dents et des lèvres.

Les signes sonores qui servent à l'homme pour communiquer avec ses semblables se composent de voyelles et de consonnes. Ces sons, diversement associés, composent les syllabes ; celles-ci, combinées de diverses manières, composent des sons articulés d'une certaine durée, qui sont les mots. Les voyelles se distinguent surtout des consonnes, parce qu'elles arrivent presque toutes formées de la glotte ; ce sont des sons laryngiens presque purs, tandis que les consonnes exigent un travail plus ou moins compliqué des parties supérieures du tuyau vocal.

Voyelles. — La formation des diverses voyelles dépend des formes que prend le tuyau vocal, quand il est traversé par le son.

Les modifications qu'éprouve le tuyau vocal dans la formation des diverses voyelles portent principalement sur sa longueur. Willis a fait autrefois des expériences sur ce sujet, et M. Brücke en a dernièrement tenté de semblables. Elles consistent à reproduire les sons correspondant à chacune des voyelles, en allongeant ou en diminuant de longueur un tube ajouté à l'extrémité d'une languette vibrante. Il suffit donc de changements survenant dans la longueur du tuyau vocal, pour donner à un même son qui sort de la glotte tantôt la valeur de *a*, tantôt celle de *e*, de *i*, de *o*, de *u*.

u. — Pour la production de l'*u*, le tuyau vocal est allongé au maximum : 1° par le déplacement des lèvres en avant, et 2° par l'abaissement du larynx (la racine de la langue se porte, en effet, fortement en arrière, ce qui ne peut avoir lieu que par l'abaissement du larynx).

i. — Pour la production de l'*i* le tuyau vocal est diminué au maximum. De plus, le calibre du tuyau vocal est rétréci par l'application de la face dorsale de la langue contre le voile du palais et la voûte palatine (Voy. fig. 118). Ce rétrécissement explique sans doute la plus grande résonnance des parties solides de la tête, résonnance qui donne à l'*i* son caractère spécial.

Fig. 118.

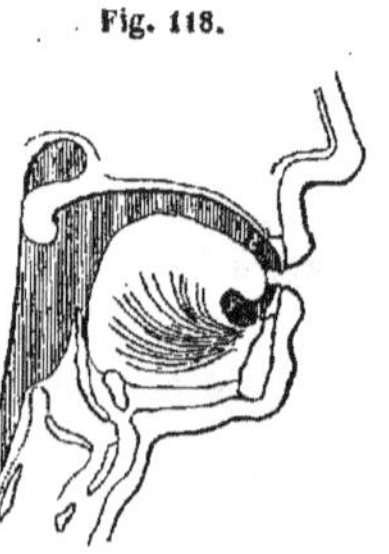

Fig. 119.

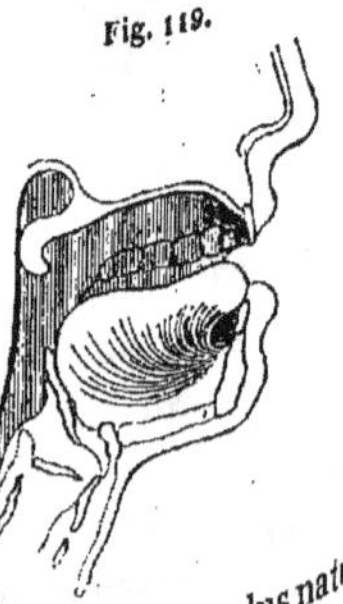

a. — Dans le son de l'*a* le tuyau vocal est dans son état le plus naturel, il n'exige aucun effort; car c'est celui que produit le larynx, la bouche étant modérément ouverte, ainsi que les mâchoires et les lèvres. Le tuyau vocal est plus court que pour l'*u* et plus long que pour l'*i*. Dans la production du son de l'*a*, la langue, à l'état de repos complet, est normalement appliquée sur le plancher inférieur de la bouche (Voy. fig. 119).

Toutes les autres voyelles sont des transitions entre *u, a, i*. Ainsi, par exemple, disposez la bouche pour le son de l'*a*, puis, élevez la langue contre la voûte du palais, et de plus en plus, de manière à rétrécir successivement le tuyau vocal, et vous avez *ê, è, é, i*.

D'autres voyelles, souvent désignées sous le nom de *composées*, diffèrent des précédentes par un retentissement plus complet du son dans les fosses nasales; ce sont les voyelles *an, in, on, un*.

Consonnes. — La prononciation des consonnes présente ce caractère général, qu'il y a quelque part dans le canal buccal un rétrécissement permanent ou une fermeture qui, cessant instantanément, imprime au son venu du larynx un caractère particulier.

Lorsqu'on compare les consonnes aux voyelles, on constate que, pour plusieurs d'entre elles, le son ne peut pas être soutenu comme pour les voyelles. Quelques consonnes pouvant être soutenues à la manière des voyelles, on les a divisées en *consonnes soutenues* et *consonnes non soutenues*.

Consonnes soutenues. — Les mouvements du tuyau vocal déterminent à eux seuls quelques-unes d'entre elles, et la glotte n'entre point en jeu pour les produire. Telles sont les consonnes *s, ch, r, f, th* des Anglais. Le son *s* se produit avec la langue appliquée en avant contre le palais, les dents rapprochées; le son *ch* se produit avec la langue appliquée contre le palais par sa partie moyenne, les dents rapprochées; le *f* se produit les dents supérieures étant presque appliquées sur la lèvre inférieure; le *th* des Anglais se produit lorsque la pointe de la langue s'applique sur l'arcade dentaire supérieure. Le *r* est déterminé par des mouvements vibratoires imprimés au voile du palais. En joignant l'intonation de la voix, c'est-à-dire le son laryngien, au son produit par le passage de l'air dans le tuyau vocal, le *s* devient *z*, le *ch* devient *j*, le *f* devient *v*. Lorsqu'on chuchote à voix basse, il est à peu près impossible de prononcer le *z*, le *j* et le *v*; aussi, dans les mots qui comportent ces lettres, on dit alors *s* pour *z*, *ch* pour *j*, *f* pour *v*, et les Allemands font souvent cette substitution dans la parole à haute voix.

Consonnes non soutenues.— Ce sont *p, b, m, d, t, l, n, k, q, g, gn, x*. L'articulation des trois consonnes *p, b, m* est produite par l'occlusion des lèvres, suivie de l'ouverture subite du tuyau vocal, au moment de la production du son laryngien. La prononciation de *d, t, l, n* est produite par le détachement de la pointe de la langue appliquée contre la voûte palatine. Le son de *m* et de *n* se distingue des autres par une résonnance plus prononcée de l'air dans les fosses nasales. Dans la production du *d* et du *t*, l'application de la pointe de la langue se fait tout à fait en avant de la voûte palatine, au collet des dents de la mâchoire supérieure (Voy. fig. 120). Dans la production de l'*l* et de l'*n*, l'application de la langue a lieu plus en arrière (Voy. fig. 121). L'articulation de *k*, *q*, *g*, *gn* est produite par le détachement de la langue appliquée d'abord contre le palais par sa partie moyenne (Voy. fig. 122). L'articulation de la lettre *x* résulte de la combinaison des deux consonnes *gz* (*exil*), ou de celle des deux consonnes *gs* (*exposition*). Remarquons que la plupart des consonnes non soutenues ne peuvent devenir son qu'à la condition d'être jointes à la voyelle qui les suit, et que dans la parole à haute voix elles ne prennent naissance dans le tuyau vocal qu'avec l'émission du son laryngien.

Fig. 120.

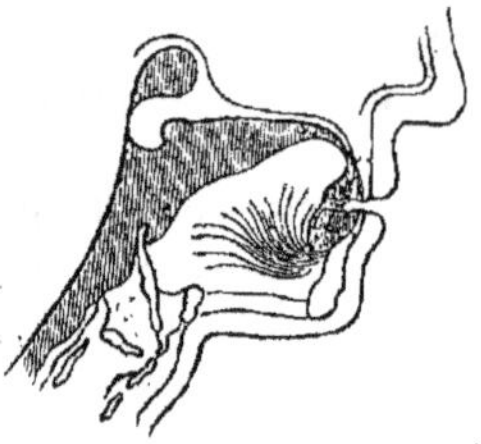

Fig. 121.

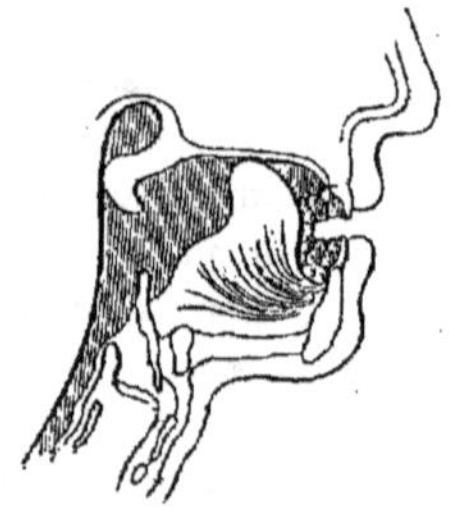

Fig. 122.

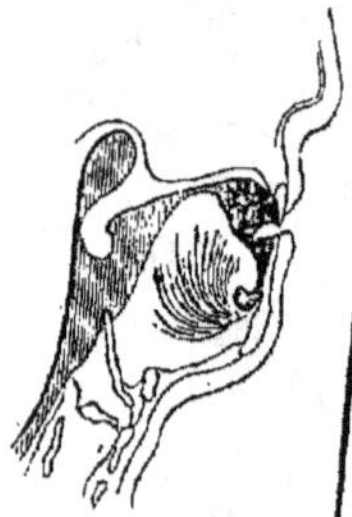

En somme, le son laryngien traversant la bouche et les fosses nasales, et principalement la bouche, les formes que celle-ci peut prendre dépendent des organes mobiles qui la forment ou qu'elle renferme. L'articulation des sons exige donc tout particulièrement le concours de la langue et des lèvres, et surtout le concours de la langue : l'expression de *parole* et de *langage* sont synonymes. Quelque importante que soit la langue pour l'articulation des sons, on a vu cependant, après des opérations chirurgicales, ou par suite d'un vice de conformation originel, cet organe disparaître à peu près totalement, sans que la parole ait été abolie. Le jeu des lèvres a pu, jusqu'à un certain point, suppléer au manque de la langue, mais seulement par un exercice et un apprentissage prolongés.

§ 266.

De la ventriloquie. — Du bégayement. — On désigne sous le nom de *ventriloquie* une aptitude spéciale que possèdent certaines personnes de produire des sons *articulés*, c'est-à-dire de parler à haute voix en conservant la bouche fermée ou immobile lorsqu'elle est ouverte; et, en même temps, d'imprimer à leur voix un timbre tel, que la voix paraît plus éloignée qu'elle ne l'est réellement. Nous avons dit précédemment que l'on pouvait produire des *sons* à la glotte, et pendant l'inspiration et pendant l'expiration ; mais entre les sons simples de la voix et du chant et les sons articulés de la parole, il y a une différence notable, et il est assez difficile de concevoir comment la parole dans l'engastrimysme peut se produire, ainsi qu'on l'a dit, au moment de l'inspiration. On comprend aisément qu'on puisse produire des sons pendant l'inspiration par les vibrations de la glotte, mais on ne voit pas aussi bien quels seraient, dans ce cas, les organes de l'*articulation*. Remarquons cependant que, pour un certain nombre de consonnes, le son glottique n'est donné qu'après que le tuyau vocal s'est disposé pour la production de la consonne. On conçoit dès lors la possibilité de produire, avec beaucoup d'exercice, un certain nombre d'articulations pendant le temps de l'inspiration. Au reste, la plupart du temps, les soi-disant ventriloques[1] produisent leur voix au moment de l'expiration, et c'est en graduant la sortie de l'air, en donnant à la voix un son étouffé, et en conservant une immobilité des lèvres aussi complète que possible, qu'ils peuvent produire une illusion qu'augmente encore leur pantomime.

Quant au bégayement, chacun sait que cette imperfection de la prononciation consiste dans une difficulté particulière à articuler certaines consonnes, d'où des temps d'arrêt, suivis de sortes d'explosions du son. Cette difficulté se produit, tantôt pour certaines consonnes, tantôt pour certaines autres; elle n'est d'ailleurs pas constante, et se reproduit surtout dans des conditions morales particulières. Le véritable siége du bégayement n'est point dans les muscles de la langue, mais dans le système nerveux qui les met en mouvement. La section des muscles de la langue, que quelques chirurgiens avaient imaginée pour guérir le bégayement, peut bien amener la paralysie de quelques portions de la langue par la section des nerfs compris dans l'incision, mais non pas rendre aux bègues l'articulation des sons.

---

§ 267.

De la voix dans la série animale. — Parmi les vertébrés, les mammifères, les oiseaux, quelques reptiles, ont un larynx, c'est-à-dire un organe disposé pour la production du son. Les poissons, dont la respiration est branchiale et non pulmonaire, n'ont pas de voix. Il en est de même des invertébrés. Parmi ces derniers, quelques-uns cependant font entendre des sons très-aigus (cigale, cricri, etc.), mais par un mécanisme tout à fait différent de celui de la voix humaine.

Mammifères. — Les mammifères peuvent produire des sons variés. Le cheval hennit, le chien aboie, le chat miaule, l'âne brait, le taureau mugle, le cochon grogne, le lion rugit, etc. Les modifications de la voix chez les mammifères tiennent à la conformation particulière du larynx, et surtout à celle des cavités situées au-dessus de la glotte, c'est-à-dire l'appareil de renforcement du son, appareil résonnant qui varie suivant

[1] En particulier *l'homme à la poupée*, que chacun a pu voir à Paris, sur les théâtres et dans les cafés.

la forme et la profondeur des fosses nasales, celle des sinus, celle des parties supérieures du pharynx, celle des ventricules du larynx, la conformation de la bouche, etc. Quant à la production du son lui-même, elle est tout à fait la même que chez l'homme. Le son est produit par les vibrations des lèvres de la glotte. Les cordes vocales supérieures, déjà rudimentaires chez l'homme, manquent chez un certain nombre de mammifères, qui n'ont qu'une seule paire de cordes vocales correspondantes aux cordes vocales inférieures de l'homme.

La glotte du cheval est bordée par des cordes vocales simples, assez développées, et surmontées de chaque côté par des ventricules dont l'entrée est large. La glotte vocale du cheval ne mesure guère que la moitié de la fente glottique ; la glotte inter-aryténoïdienne est plus développée que chez l'homme. Le hennissement est produit par une succession de mouvements expiratoires saccadés. La tension des cordes vocales diminue pendant la durée d'une expiration complète : les premières saccades sortent en son aigu, les dernières en son grave.

Le larynx de l'âne diffère peu de celui du cheval : il n'y a ici aussi que deux cordes vocales. Les ventricules du larynx sont développés, mais ils n'ont qu'une entrée fort étroite. La voix de l'âne présente une particularité assez remarquable ; elle commence au moment de l'inspiration par un son aigu, et elle se termine à l'expiration par un son plus grave.

Le larynx du bœuf présente d'assez grandes différences avec le larynx des solipèdes. La glotte est courte, les cordes vocales sont à peine détachées sur la surface du larynx ; il n'y a pas de ventricules. La voix du bœuf est beaucoup plus imparfaite que celle du cheval. Elle consiste en un mugissement sourd, ou *beuglement*, assez grave de ton, et très-peu varié.

Le chien a des cordes vocales inférieures nettement détachées et minces sur leur bord. Les supérieures sont à peine indiquées. Les ventricules sont amples, leur ouverture est étroite. La voix du chien est très-variée dans ses divers modes d'expression ; tantôt il aboie, tantôt il gronde, tantôt il hurle, tantôt il gémit, tantôt il fait entendre une sorte de hennissement de joie. L'échelle des tons qu'il parcourt est assez étendue.

Le chat se distingue des autres mammifères, et aussi de l'homme, par le développement presque égal des cordes vocales inférieures et supérieures. Le miaulement du chat commence par un son très-aigu, qui devient de plus en plus grave, à mesure que la bouche, d'abord ouverte, se ferme. La voix du chat offre, comme celle du chien, une certaine étendue diatonique. Le pouvoir que possède le chat de produire des sons de hauteur variée est surtout remarquable quand il est en chaleur ; sa voix ressemble alors, à s'y méprendre, aux cris d'un enfant. On ne sait pas, d'une manière certaine, quel rôle jouent les cordes vocales supérieures du chat. Si leur lésion amène des troubles dans la voix, la lésion des cordes inférieures en amène de plus profonds encore. Il est probable que ces dernières sont chez lui, comme chez les autres mammifères, l'organe essentiel de la *production* du son (Voy. § 261).

Le cochon a un larynx qui se distingue surtout par l'insertion antérieure des cordes vocales inférieures, insertion qui se fait au bord trachéal du cartilage thyroïde. Les cartilages aryténoïdes du cochon sont soudés supérieurement; les cordes vocales sont rudimentaires; les ventricules sont profonds et ne communiquent avec l'intérieur du larynx que par une fente étroite. Le cochon a deux sortes de cri : l'un assez grave, ou *grognement*, est le plus habituel; l'autre, très-aigu, est poussé par le cochon lorsqu'on le maltraite et lorsqu'on l'égorge. On peut facilement reproduire le grognement du cochon, en disposant une tête de cochon comme dans l'expérience représentée fig. 117. Il suffit alors de souffler d'une manière saccadée par l'ouverture inférieure de la trachée. Ce bruit correspond au relâchement à peu près complet des lèvres de la glotte, et le timbre particulier qu'il prend est dû à la disposition des fosses nasales. Pour obtenir les sons aigus, il suffit de déterminer la tension des cordes vocales, en ajoutant des poids dans la balance (Voy. fig. 117). Si, au lieu d'une tête de cochon, on dispose de la même manière une tête de chien, on peut obtenir des sons qui ont avec le grondement ou l'aboiement de cet animal une grande analogie; il suffit pour cela de varier le mode d'insufflation.

Beaucoup d'autres mammifères ont une voix, mais la plupart d'entre eux n'en font pas aussi fréquemment usage : tels sont le cerf, le lapin, le lièvre, etc. Les animaux qui hurlent et qui se font entendre la nuit à de grandes distances ont généralement les ventricules du larynx développés. Quelques singes du nouveau continent se distinguent surtout sous ce rapport. Les alouates, ou singes hurleurs, qui vivent en troupes à la Guyane, ont un os hyoïde terminé de chaque côté par un renflement osseux logé dans les apophyses montantes du maxillaire inférieur. Ce renflement osseux, qui est creux, communique avec les ventricules du larynx prolongés sous l'épiglotte et sous la membrane thyro-hyoïdienne, et donne à la voix un timbre tout particulier.

Oiseaux. — Les oiseaux ont deux larynx : un *larynx supérieur* et un *larynx inférieur*. Le larynx supérieur, qui occupe la place du larynx des mammifères, et qui est placé à l'ouverture supérieure des voies respiratoires dans le pharynx, ne sert à la voix que d'une manière accessoire. Les cartilages thyroïdes, cricoïdes et aryténoïdes sont ici rudimentaires. L'ouverture par laquelle le cartilage thyroïde s'ouvre dans le pharynx peut être augmentée ou diminuée par les muscles groupés autour d'elle; mais elle ne mérite pas, à proprement parler, le nom de glotte. Le véritable larynx des oiseaux est le *larynx inférieur*. Celui-ci est placé à la partie inférieure de la trachée, au point où la trachée se divise en bronche droite et gauche. Le larynx inférieur se compose de plusieurs parties : 1° d'un renflement dont les parois sont en partie osseuses et en partie membraneuses, et qui correspond à la partie inférieure de la trachée. Ce renflement porte le nom de *tambour*. Le tambour est divisé, au point de jonction des bronches, par une traverse osseuse surmontée par une membrane mince, de forme semi-lunaire. 2° Au point où les deux orifices supérieurs des bronches communiquent avec le tambour, ils sont bordés chacun par deux lèvres ou cordes vocales, dont l'une est la plupart du temps plus développée que l'autre. Il y a, en outre, entre les divers anneaux du larynx inférieur, des muscles plus ou moins nombreux qui ont pour but de tendre les divers replis membraneux qu'ils soutiennent. Ces muscles existent à peine chez les gallinacés ; il y en a une paire dans l'aigle, le vautour, la buse, le coucou, etc. ; il y en a trois paires dans le perroquet ; il y en a cinq paires dans les oiseaux qui modulent le mieux leur chant, tels que le rossignol, la fauvette, le serin, le pinson, etc. Ces muscles ont tous une insertion commune à la trachée, et ils se fixent d'autre part aux premiers anneaux de la bronche correspondante à chaque glotte. Indépendamment de ces muscles *intrinsèques*, il y a encore d'autres muscles chargés d'abaisser la trachée, et de diminuer ainsi la longueur du tuyau vocal. La longueur du tuyau vocal peut être d'ailleurs modifiée aussi par l'action des muscles élévateurs de l'os hyoïde, lequel est relié au cartilage thyroïde, comme chez les mammifères. Les élévateurs et les abaisseurs de la trachée ne sont pas sans influence non plus sur la tension ou le relâchement des lèvres glottiques du larynx inférieur ; quand les premiers agissent, ils tendent ces lèvres, tandis que les seconds les relâchent.

Ce qui prouve bien manifestement que le larynx inférieur est l'organe vocal des oiseaux, c'est que la voix ne paraît pas sensiblement modifiée quand on coupe la trachée au-dessous du larynx supérieur (chez un mammifère, cette section est suivie de l'aphonie complète). D'un autre côté, on peut produire des sons assez variés avec le larynx inférieur des oiseaux, après qu'on a enlevé le larynx supérieur.

La voix des oiseaux se produit, comme chez les mammifères, par les vibrations des lèvres glottiques. Le rôle de la membrane semi-lunaire qui surmonte la traverse osseuse du tambour n'est pas très-bien déterminé ; il est probable, cependant, qu'elle entre aussi en vibration au moment où la voix se produit. Le tambour est un organe de renforcement analogue aux ventricules du larynx des mammifères. Les différences de longueur du tuyau vocal, déterminées par le jeu des muscles abaisseurs et élévateurs de la trachée, ont bien plus d'étendue chez les oiseaux que chez les mammifères. Elles entraînent sans doute quelques modifications dans la hauteur du ton (Voy. § 255).

Reptiles. — Parmi les reptiles, quelques-uns ont une véritable voix : tels sont les grenouilles, les crapauds et d'autres batraciens. La cavité du larynx présente sur les côtés des replis membraneux, qui, partant de la base des cartilages aryténoïdes, méritent, à proprement parler, le nom de cordes vocales. C'est là que se produit le bruit du *coassement*. Les gre-

grenouilles mâles présentent en outre, de chaque côté du cou, sous l'oreille, un appareil de renforcement consistant en une poche membraneuse élastique, qui s'ouvre dans la bouche sur les côtés de la langue, et qui se gonfle quand l'animal coasse.

Bruits produits par les insectes. — Les insectes produisent des bruits remarquables, en général, par leur acuité. Les insectes respirent par des trachées, et n'ont rien qui ressemble à un larynx. Le bruit qu'ils produisent résulte soit du frottement de quelques parties du corps les unes contre les autres, soit d'ébranlements déterminés par le jeu des muscles sur des organes spéciaux. Quelques insectes produisent le bruit en frottant leurs cuisses dentelées contre le bord externe de leurs élytres ; d'autres frottent leurs élytres contre les anneaux de l'abdomen, ou les anneaux du thorax les uns contre les autres. D'autres, comme les cigales, présentent sur les côtés du corps une petite membrane sèche, tendue sur un cadre corné, à laquelle ils impriment des oscillations répétées, à l'aide de muscles qui agissent sur la membrane de la même manière que les muscles de la chaîne des osselets de l'ouïe sur la membrane du tympan, c'est-à-dire par des mouvements répétés de tension et de détente. D'autres insectes produisent des bruits qui ne dépendent pas du jeu de leurs organes, mais bien de chocs plus ou moins précipités contre les corps sur lesquels ils sont placés : tels sont divers insectes qui rongent le bois, et qui frappent soit avec leurs mandibules, soit avec l'extrémité de leur abdomen un corps résistant [1].

[1] Consultez principalement sur la voix : Dodart, *Sur les causes de la voix de l'homme et de ses différents tons*, dans les *Mémoires de l'Acad. des sciences de Paris*, années 1700, 1706, 1707 ; — Ferrein, *De la Formation de la voix de l'homme*, dans *Mém. de l'Acad. des sciences de Paris*, année 1741 ; — J. Müller, *Traité de physiologie*, chap. Voix et parole, t. II ; — Diday et Pétrequin, *Sur le mécanisme de la voix de fausset*, dans *Gaz. méd. de Paris*, année 1844 ; — J. B. Liskowius, *Physiologie der menschlichen Stimme, für Aertze und Nichtärtze* ; in-8°, Leipzig, 1846 ; — Man. Garcia, *Mémoire sur la voix humaine* ; in-8°, Paris, 1847 ; — L. A. Segond, *Sur la parole, sur les mouvements du larynx, sur les modifications du timbre de la voix humaine, sur la voix inspiratoire* (*ventriloquie*), dans *Archiv. génér. de méd.*, 1847 et 1848 ; — Harless, article Stimme (Voix), dans *Handwörterbuch der Physiologie* de R. Wagner, 1853, t. IV ; — Brücke, *Grundzüge der Physiologie und Systematik der Sprachlaute* (Principes fondamentaux d'un système naturel de la parole) ; Wien, in-8°, 1856 ; — du même, *Nachschrifte zu Prof. J. Kudelka's Abhandlung*, etc. (Réponse au Mémoire du professeur Kudelka), dans les *Mémoires de l'Acad. impériale de Vienne*, t. XXVIII, année 1858 ; — C.-L. Merkel, *Anatomie und Physiologie des Menschlichen Stimm und Sprach-Organs* (Anatomie et physiologie des organes de la voix et de la parole chez l'homme) ; in-8° de 950 pages ; Leipzig, 1857.

CHAPITRE III.

SENS DE LA VUE.

§ 268.

Définition. — La vue ou la vision est une sensation particulière qui nous décèle la présence des corps, et nous donne la notion de plusieurs de leurs propriétés sensibles (couleur, figure, volume, état de repos ou de mouvement, etc.). Les objets qui impressionnent l'organe de la vision agissent à distance; ils n'entrent point en contact immédiat avec l'organe du sens, l'œil ne les touche point. Il y a, entre l'œil qui voit et les objets qui sont vus, un agent intermédiaire, véritable excitateur de l'œil. Cet agent intermédiaire, qui vient *impressionner* les parties sensibles de l'œil, est la lumière. On peut donc définir la vue : le sens à l'aide duquel nous connaissons les corps *lumineux* (que ceux-ci soient lumineux par eux-mêmes ou par réflexion).

Pour que les phénomènes de la vision s'accomplissent, trois conditions sont nécessaires. Premièrement, les corps doivent être lumineux : ce qui revient à dire que l'*excitant* du sens de la vue est indispensable à son action. En second lieu, la membrane sensible (rétine) sur laquelle vient agir la lumière doit être intacte et communiquer avec le système nerveux central par l'intermédiaire d'un conducteur (nerf optique), chargé de transmettre les impressions jusqu'au sensorium. Troisièmement enfin, il faut encore qu'entre la membrane sensible à la lumière et l'objet lumineux existe un appareil qui rassemble les rayons émanés des objets éclairés, et reproduise sur cette membrane l'image de ces objets. Cet appareil est le globe de l'œil.

Diverses parties accessoires de l'œil concourent aussi, mais indirectement, à l'accomplissement de la sensation visuelle. Tels sont les muscles oculaires, qui donnent au globe de l'œil sa mobilité; les glandes lacrymales, les paupières, les cils et les sourcils, qui conservent aux milieux transparents de l'œil les qualités nécessaires au passage des rayons lumineux à travers leur substance.

§ 269.

Rôle du globe de l'œil. — La présence d'un appareil spécial (globe de l'œil) placé sur le trajet des rayons lumineux, entre l'excitant (lumière) et la membrane sentante (rétine), a, dans les phénomènes de la vision, une importance capitale, et dont il est facile de se rendre compte. On peut se convaincre, en y réfléchissant un instant, que si l'appareil optique, représenté par le globe de l'œil, était réduit, à l'instar du sens de l'odorat et du goût, à une simple membrane sensible (représentée ici par la rétine), la vision des objets extérieurs serait complétement abolie.

Nous savons, en effet, que la lumière rayonne dans toutes les directions; et si nous supposons un point lumineux, isolé dans l'espace, nous ne concevons pas un seul point de l'espace où il soit invisible, et dans lequel, par conséquent, il n'envoie ses rayons. Au lieu de l'espace infini, envisageons par la pensée une rétine, ou bien un écran MN (Voy. fig. 123), et supposons que cet écran reçoive sur sa surface les rayons émanés d'un point lumineux *a;* ce point éclairera *toute* la surface MN. Supposons un second point lumineux *b,* placé près du premier, celui-là éclairera également et simultanément *tous* les points de la surface MN; un troisième point lumineux *c* éclairera de même également et en même temps *tous* les points de la surface MN.

Fig. 123.

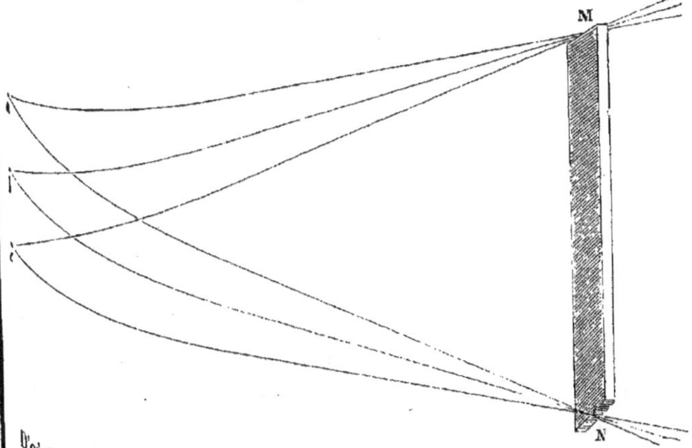

D'où il résulte que chacun des points d'un objet lumineux ferait naître, dans le même temps, la sensation de lumière sur la totalité du plan représenté par la membrane sentante. Les cônes lumineux M*a*N, M*b*N, M*c*N, irradiés de chacun des points *a*, *b*, *c*, se superposant les uns aux autres et agissant simultanément sur toutes les parties du plan MN, chacune des sources lumineuses *a*, *b*, *c* ne pourrait être distinguée comme source séparée, ni, par conséquent, être rapportée à sa position relative. En supposant donc une rétine *nue*, dépourvue d'appareil optique, il est évident que la *figure* des corps ne pourrait nous être donnée par le sens de la vue; tout au plus aurions-nous (comme quelques animaux inférieurs, dans lesquels le sens de la vue n'est, à proprement parler, que le sens de la lumière) la notion vague et confuse de la clarté du jour et de l'obscurité de la nuit. De là la nécessité, en avant de la rétine, d'un organe transparent et réfringent qui réunisse et contracte en foyers chacun des faisceaux de lumière émanés des divers points d'un objet; de telle sorte qu'ils agissent, non plus sur la surface entière de la rétine, mais sur des points isolés et déterminés de cette surface, et qu'ils s'y disposent suivant le même ordre. Tel est, en effet, le rôle du globe de l'œil. Le globe de l'œil, composé de milieux transparents et réfringents, agit donc à la manière de la lentille LR (Voy. fig. 124). Lorsque les cônes de lumière émanés des points *a*, *b*, *c*, ont traversé la lentille LR, ils ne frappent plus le plan MN que suivant les points *a'*, *b'*, *c'*, au lieu d'en éclairer confusément toute la surface[1].

Fig. 124.

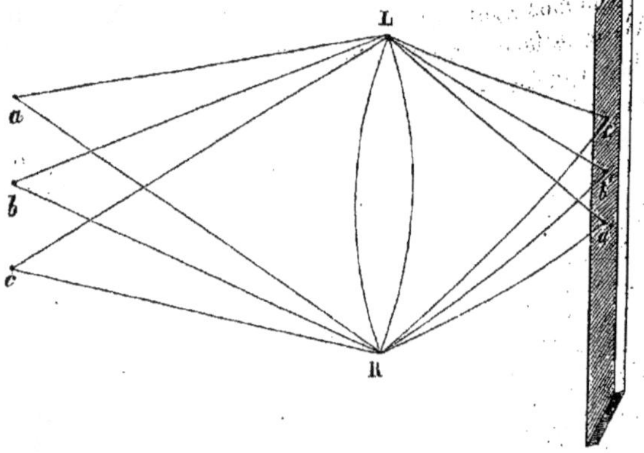

Nous suivrons, dans l'étude du sens de la vue, l'ordre naturel des phénomènes; nous étudierons d'abord le mécanisme de la vision ou la théorie de la formation des images dans l'œil, c'est-à-dire que nous envisagerons le globe de l'œil comme appareil d'optique. Nous examinerons successivement ensuite le rôle que jouent dans la vision la rétine, le nerf optique et l'encéphale, et enfin les différentes parties de l'appareil protecteur du globe oculaire.

§ 270.

Le globe de l'œil. — Rappelons en deux mots la constitution du globe oculaire. La charpente du globe de l'œil est essentiellement formée par une coque fibreuse blanche, opaque, la *sclérotique* (Voy. fig. 125, *a*), laquelle présente en avant une ouverture dans laquelle vient s'enchâsser la *cornée transparente b*. La sclérotique, membrane épaisse et résistante, donne à l'œil sa forme et sa solidité, et contient, appliquées contre elle, deux autres membranes beaucoup plus fines, qui se terminent sur les contours de la cornée transparente; l'une, immédiatement appliquée sur

[1] Les lentilles, en faisant *converger* les rayons lumineux émanés des objets, renversent en même temps les images des objets. Nous étudierons plus loin ce phénomène, et aussi son interprétation dans la vision.

La sclérotique, porte le nom de *choroïde* (*c*, fig. 125). Les vaisseaux qui pénètrent dans le globe de l'œil serpentent dans l'épaisseur de la choroïde, évitant ainsi le champ de la vision.

En dedans de la choroïde et appliquée contre elle (la troisième, par conséquent, par ordre de superposition), existe la *rétine* (*d*, fig. 125), membrane de nature nerveuse, qui peut être envisagée comme l'épanouissement du *nerf optique* (*o*, fig. 125), lorsque celui-ci a traversé en arrière les deux membranes précédentes, dans le voisinage de l'axe antéro-postérieur de l'œil.

Fig. 125.

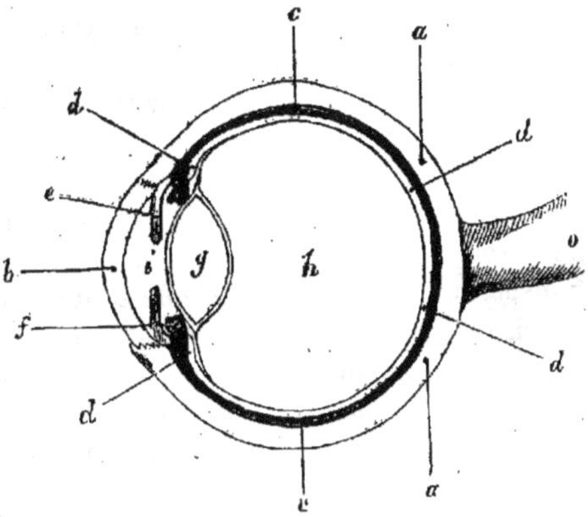

COUPE PERPENDICULAIRE DU GLOBE DE L'OEIL.

aa, sclérotique. *b*, cornée transparente. *cc*, choroïde. *dddd*, rétine. *e*, iris. *f*, procès ciliaire. *g*, cristallin. *h*, corps vitré. *i*, humeur aqueuse.

Au point où la cornée s'unit à la sclérotique et dans l'intérieur du globe de l'œil, deux replis s'étendent perpendiculairement à l'axe visuel. L'un, situé plus en avant que l'autre et qu'on peut apercevoir par transparence au travers de la cornée, porte le nom d'*iris* (*e*, fig. 125) : c'est un diaphragme contractile, présentant au centre une ouverture nommée *pupille*, qui peut s'agrandir ou se rétrécir par la contraction de ses fibres. L'autre repli, placé derrière l'iris, et s'avançant beaucoup moins que lui vers l'axe central de l'œil, ne peut être aperçu que par la dissection du globe oculaire : c'est le corps ciliaire avec ses replis ou procès ciliaires (*f*, fig. 125) ; il se termine vers la circonférence du cristallin, auquel il sert en quelque sorte de chaton. Le *cristallin* (*g*, fig. 125) est une lentille transparente contenue dans une capsule membraneuse également transparente ; il est placé de champ, en arrière et à une très-petite distance de l'iris. Entre la face postérieure de la cornée et le cristallin existe un espace (*i*, fig. 125) rempli par l'*humeur aqueuse*. Cet espace est divisé par l'iris en deux compartiments qui communiquent l'un avec l'autre par l'ouverture de la pupille. Ces deux compartiments forment la chambre antérieure et la chambre postérieure de l'œil[1]. Enfin, entre la face postérieure du cristallin et la rétine existe une autre humeur transparente (*h*, fig. 125), remplissant la plus grande partie de la cavité du

[1] L'espace compris entre la face postérieure de l'iris et la surface antérieure du cristallin (c'est-à-dire la chambre postérieure) est extrêmement petit. On peut considérer l'iris et le cristallin comme se touchant *presque*. Sur la figure 125, l'iris est beaucoup trop éloigné du

globe de l'œil. Cette humeur, contenue dans un réseau membraneux extrêmement fin et transparent, se présente dans son ensemble comme un corps demi-solide, et porte le nom de *corps vitré*.

La lumière qui doit arriver à la rétine a donc à traverser une succession de milieux transparents qui sont, à partir d'avant en arrière, la cornée transparente, l'humeur aqueuse, le cristallin et le corps vitré. Mais, en traversant ces différents milieux, les rayons lumineux, émanés des objets éclairés, ne frappent pas la rétine sur le prolongement de la direction suivant laquelle ils arrivent à la surface du globe oculaire. La physique nous apprend, en effet, que lorsqu'un rayon de lumière traverse un corps transparent, ce rayon se dévie de sa direction. Il ne poursuit sa marche primitive que dans deux circonstances : 1° lorsque le rayon lumineux tombe perpendiculairement sur la surface du milieu transparent; 2° lorsque le milieu transparent dans lequel il s'engage présente une *réfrangibilité* semblable à celle du milieu d'où il vient. Or, ces deux conditions, qu'on peut réaliser par l'expérience, en recevant des rayons parallèles de lumière sur des surfaces planes, ou en leur faisant traverser des milieux d'une réfrangibilité semblable, n'existent point pour les milieux transparents de l'œil. Le globe de l'œil est terminé en avant, c'est-à-dire au point où la lumière vient le frapper, par une surface courbe, de telle sorte que la plupart des rayons qui viennent frapper cette surface la rencontrent sous des incidences plus ou moins obliques, et sont, par conséquent, déviés. En second lieu, les différents milieux solides et liquides de l'œil ont une réfrangibilité supérieure à celle de l'air atmosphérique, d'où procèdent tous les rayons de lumière qui arrivent à l'œil; bien plus, cette réfrangibilité varie dans chacun des éléments transparents de l'œil.

Or, comment les rayons de lumière qui arrivent à la surface de la cornée sont-ils déviés? Quelle est leur marche dans l'intérieur du globe de l'œil? Où s'arrêtent-ils définitivement? Ces diverses questions supposent, pour être résolues, la connaissance de quelques lois fondamentales de physique qu'il faut d'abord rappeler.

§ 271.

De la réfraction. — Propriétés des prismes et des lentilles. — Lorsque des rayons lumineux passent obliquement d'un milieu dans un autre milieu, ils changent de direction, tout en restant dans le plan d'incidence. Ils se rapprochent de la perpendiculaire élevée au point d'incidence, quand le milieu dans lequel ils entrent est plus réfrangible que le milieu d'où ils sortent; ils s'en éloignent, au contraire, si le milieu dans lequel ils entrent est moins réfrangible que le milieu d'où ils sortent. Ce phénomène de déviation des rayons lumineux porte le nom de *réfraction*. Ainsi, par exemple, lorsque le rayon de lumière R (Voy. fig. 126) entre de l'air dans l'eau, au lieu de suivre sa direction primitive R′, il se rapproche de la perpendiculaire (ou normale) P élevée au point d'incidence O, et il prend la direction OR″.

Fig. 126.

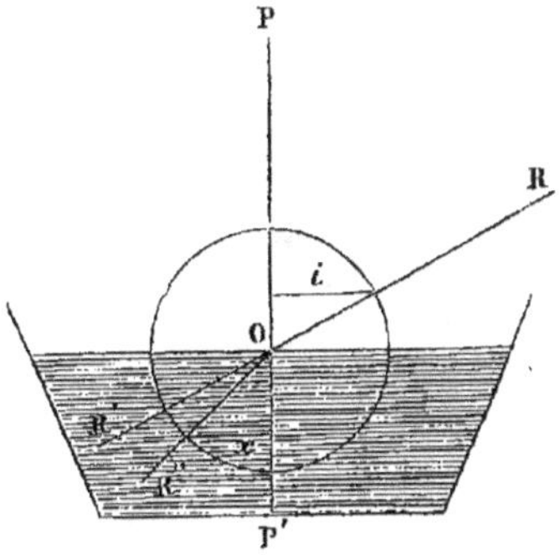

Si nous appelons angle d'incidence l'angle ROP compris entre le rayon incident R et la perpendiculaire P élevée au point d'incidence, et angle de réfraction l'angle P′OR″ compris entre le rayon réfracté et la perpendiculaire au point d'incidence, nous pouvons à volonté faire varier l'inclinaison du rayon incident sur la surface du milieu réfringent : le rapport qui existe entre le sinus de l'angle d'incidence et le sinus de l'angle de réfraction ne change pas, c'est-à-dire, en d'autres termes, que le sinus de l'angle de réfraction croît comme le sinus de l'angle d'incidence et diminue comme lui [1]. Ainsi, lorsqu'un rayon lumineux passe de l'air dans l'eau, si, pour une inclinaison donnée du rayon incident, le sinus de l'angle d'incidence est 4 et le sinus de l'angle de réfraction 3, pour une inclinaison plus grande du rayon incident, le sinus de l'angle d'incidence étant 8, le sinus de l'angle de réfraction sera 6. Chacun des termes de la fraction augmentant et diminuant dans les mêmes proportions à mesure qu'on fait varier l'incidence, le rapport reste invariablement le même. Dans l'exemple que nous avons choisi, 4/3 est devenu 8/6, or 8/6=4/3 : le rapport des sinus n'est donc pas changé. C'est à ce rapport invariable entre le sinus de l'angle d'incidence et le sinus de l'angle de réfraction qu'on a donné le nom d'*indice de réfraction :* l'indice de réfraction de l'eau est par conséquent 4/3. On conçoit comment on parvient, en faisant successivement passer un rayon de lumière dans les divers corps transparents, à mesurer leurs indices de réfraction. Il y a dans ces diverses déterminations un milieu commun, qui est l'air; par conséquent ces divers rapports sont parfaitement comparables entre eux.

Lorsque la lumière traverse de part en part un corps réfringent à faces parallèles, les rayons qui sortent du corps, ou les rayons réfractés, suivent une direction parallèle à celle des rayons incidents. Soit en effet MN une masse de verre à faces parallèles (Voy. fig. 127); le rayon R pénètre dans cette masse sous une certaine incidence et, en la traversant, *se rapproche* de la perpendiculaire P élevée au point d'incidence A. En sortant du verre, le rayon réfracté R′ *s'éloigne* de la perpendiculaire P′ élevée au point d'émergence B, d'une quantité précisément égale. L'angle formé

[1] Le sinus de l'angle d'incidence est mesuré, fig. 126, par la perpendiculaire i abaissée du rayon incident sur la normale PP′. Le sinus de l'angle de réfraction est mesuré par x, perpendiculaire abaissée du rayon réfracté sur la normale PP′.

Fig. 127.

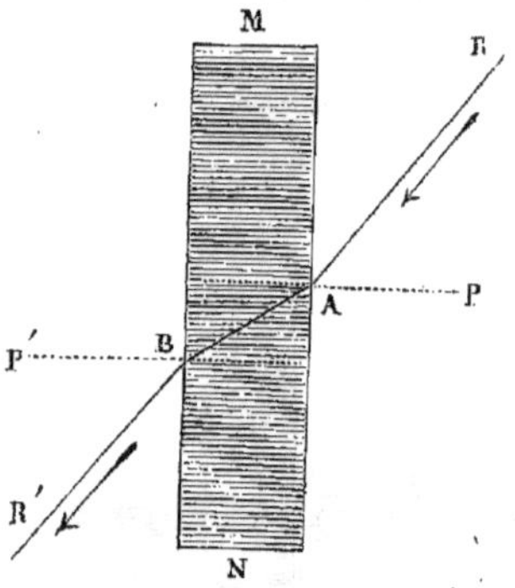

par le rayon incident avec la perpendiculaire au point d'incidence, est égal à l'angle formé par le rayon émergent avec la perpendiculaire au point d'émergence; donc ces deux rayons sont parallèles.

L'écartement parallèle entre le rayon émergent et le rayon incident devient plus grand à mesure que la masse réfringente à faces parallèles augmente d'épaisseur. Si la masse de verre était très-peu épaisse, l'écartement serait presque réduit à zéro; et la direction du rayon émergent coïnciderait presque avec celle du rayon incident. Lorsque le rayon incident arrive dans une direction presque perpendiculaire à la surface réfringente, le rayon réfracté, qui sort parallèlement de l'autre côté du corps réfringent, est très-peu distant du rayon incident. Pour de faibles obliquités du rayon incident on peut même admettre que le rayon émergent est *sensiblement* sur le prolongement du rayon incident.

Toutes les fois que la lumière traverse de part en part un milieu réfringent dont les faces d'incidence et d'émergence ne sont pas parallèles, le rayon émergent éprouve une déviation angulaire plus ou moins considérable. Soit un prisme de verre ou d'eau M (Voy. fig. 128); le rayon R, réfracté au point d'incidence *a*, se rapproche de la perpendiculaire P, et traverse le prisme suivant *ab*. Au point d'émergence *b*, il s'éloigne de la perpendiculaire P′, et suit enfin la direction R′. Le rayon R éprouve par conséquent, sur chacune des faces du prisme, une déviation *dans le même sens*, et sa direction définitive se trouve considérablement modifiée. Cette propriété du prisme explique pourquoi, lorsqu'on voit les objets à travers un prisme dont la base est placée en bas, ces objets paraissent relevés. En effet, soit un objet placé au point R (Voy. fig. 128) et qu'on regarde à travers le prisme, l'œil étant placé en R′. Cet objet sera vu suivant la projection du rayon R′, et par conséquent rapporté au point O. Quand on regarde les objets à travers un prisme dont le sommet est dirigé en bas, les objets paraissent au contraire abaissés. Il suffit, pour s'en convaincre, de retourner la figure 128.

Fig. 128.

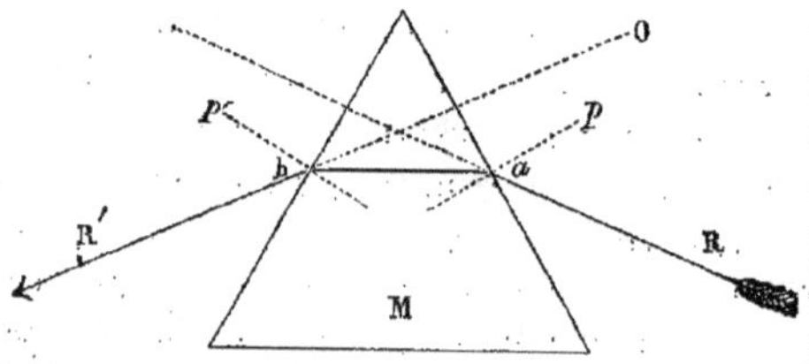

Lorsque la surface du milieu réfringent est convexe, on peut la considérer comme composée d'une infinité de petites surfaces planes, dont toutes les perpendiculaires aux plans d'incidence passeraient par le centre de la sphère, à supposer que la surface convexe fût un segment de la sphère. Or, il est facile de concevoir que, quelle que soit l'inclinaison des rayons qui, partis d'un point lumineux, tombent sur une surface réfringente de cette nature, ces rayons doivent tendre à se rapprocher du centre. Mais ce rapprochement serait peu considérable, et la réunion en un même lieu des différents rayons émanés de la source lumineuse ne pourrait s'opérer qu'à une assez grande distance en arrière du corps transparent, si celui-ci était terminé à sa face postérieure par une surface plane.

Un milieu transparent, compris entre deux surfaces sphériques convexes en sens opposé, est bien plus propre à concentrer en un même point les divers rayons émanés d'un point lumineux situé en avant de lui. Un corps semblable porte le nom de *lentille*, et le point où il fait converger les rayons qui le traversent porte le nom de foyer. Une simple figure fera comprendre cette propriété des lentilles (Voy. fig. 129).

Fig. 129.

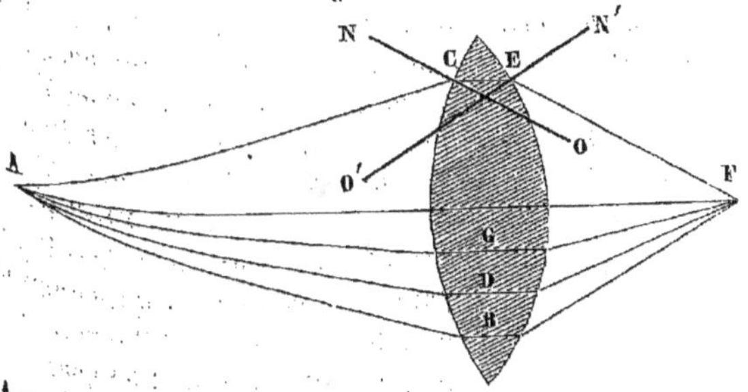

Soit A un point lumineux placé devant une lentille. Parmi les rayons lumineux que le point A envoie dans toutes les directions, prenons le rayon AC. Arrivé au point C, ce rayon rencontre la lentille suivant une certaine incidence. En pénétrant dans le verre, dont la réfrangibilité est plus grande que celle de l'air, le rayon AC se rapprochera de la perpendiculaire au point d'incidence NO. Sa direction primitive, qui était AC, deviendra CE. Le rayon CE, arrivé au point d'émergence E, passe du verre dans l'air. La réfrangibilité de l'air étant moins grande que celle du verre, le rayon s'éloignera de la perpendiculaire au point d'émergence N'O', et il prendra la direction EF. Il en est de même pour les divers rayons B, D, G. Le point F, placé sur le prolongement de l'axe de la lentille, est le foyer où tous ces rayons viennent converger. Quant aux rayons qui s'engagent, suivant l'axe de la lentille, dans la direction AF ou dans des points infiniment rapprochés de cet axe, comme alors l'angle d'incidence est nul, l'angle de réfraction est nul également; par conséquent ils ne sont point déviés, et ils suivent la direction primitive.

A l'aide d'expériences très-simples, ou par le calcul, on démontre que la position du foyer des lentilles, c'est-à-dire le point où viennent converger les rayons émanés d'un point lumineux, varie avec la distance de la source lumineuse. Pour un point lumineux éloigné de la lentille d'une quantité infinie, et dont les rayons arrivent, par conséquent, à la lentille suivant une direction parallèle, le lieu de leur rencontre pour une lentille biconvexe (la seule dont nous nous occupions ici) se nomme *foyer principal;* il est invariable. Pour tous les points lumineux non situés à l'infini, il y a de l'autre côté de la lentille formation d'un foyer qui s'éloigne d'autant plus de la lentille, que le point lumineux se rapproche davantage. Lorsque le point lumineux arrive à une distance égale à celle du foyer principal, les rayons qui sortent de l'autre côté de la lentille ne se rencontrent plus, ils deviennent parallèles, ou, en d'autres termes, ils ne se rencontrent qu'à l'infini.

Les lentilles jouissent encore d'une propriété que nous devons rappeler, et dont il est facile de se rendre compte par une simple construction géométrique; c'est que tout rayon incident, quelle que soit son incidence, *lorsqu'il passe par le centre d'une lentille biconvexe*, sort de la lentille parallèlement à lui-même, et se comporte, par conséquent, comme s'il avait traversé un corps réfringent à faces parallèles. Soient, en effet, une lentille MN (Voy. fig. 130), C et C' les centres de courbure de chacune des faces de cette lentille. Menons, des centres de courbure C et C', les rayons CD et C'D', de manière que ces rayons soient parallèles entre eux. Supposons en D un plan tangent à la lentille (par conséquent perpendiculaire à CD); supposons en D' un autre plan tangent à la lentille (par conséquent perpendiculaire à C'D') : ces deux plans seront donc parallèles entre eux. Or, le rayon lumineux R, entrant et sortant de la lentille par deux points placés sur deux plans parallèles, ce rayon sortira de la lentille parallèle à lui-même (Voy. 127, p. 638). Vu la faible épaisseur des lentilles, on peut négliger la petite déviation parallèle des rayons; tout rayon qui passe par le *centre optique* d'une lentille peut être considéré comme traversant cette lentille en ligne droite. Ainsi, par exemple, on admet que les rayons A, B, C, D (Voy. fig. 131), qui passent par le centre optique O de la lentille MN, sont transmis de l'autre côté de la lentille, en A', B', C', D', sans déviation sensible. Nous reviendrons plus d'une fois sur ce principe.

Fig. 130.

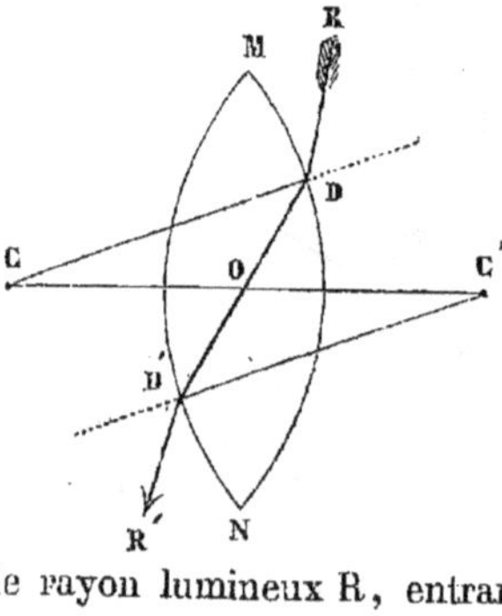

Fig. 131.

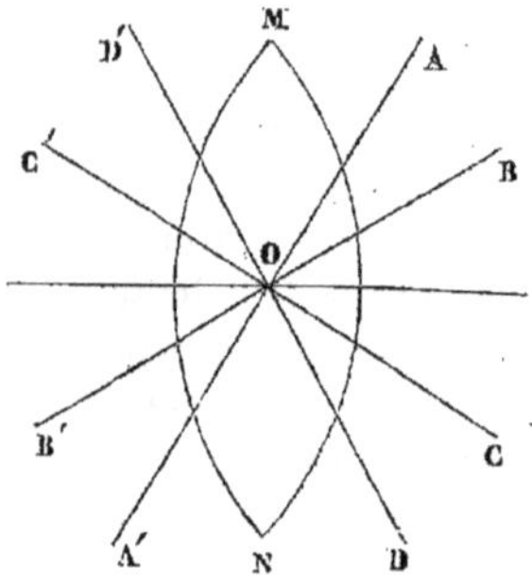

centre optique des lentilles est toujours situé sur leur axe, mais il n'est pas toujours au centre de l'épaisseur de la lentille. Le centre optique ne correspond mathématiquement au centre de l'épaisseur des lentilles que dans les lentilles biconvexes, où les rayons de courbure de chacune des faces sont égaux. Lorsque les faces de la lentille ont des rayons de courbure différents, le centre optique est plus rapproché de la surface de la lentille, dont le rayon de courbure est plus petit.

§ 272.

De la formation des images. — Jusqu'ici nous n'avons envisagé le pouvoir réfringent des lentilles que dans le cas supposé où la source de lumière est un simple point lumineux. Si l'objet éclairé a une certaine étendue, les rayons lumineux envoyés par chacun des points de cet objet viennent se projeter en arrière de la lentille, de manière à représenter exactement les divers points de cet objet et à en reproduire l'image. Supposons, en effet, trois points pris au hasard sur un corps quelconque, ABC (Voy. fig. 132) : chacun de ces trois points rayonne en tous sens dans l'espace; mais les seuls rayons dont nous ayons à nous occuper sont ceux compris dans l'aire de la lentille MN. Ce sont les seuls qui, étant réfractés, reproduiront, en arrière de la lentille, la représentation des points d'où ils émanent. Chacun des points A, B, C enverra à la lentille un faisceau de lumière, dont le sommet est au point lumineux, et dont la base est à la lentille. Les rayons lumineux, que chaque point éclairé envoie à une lentille *circulaire*, représentent, par conséquent, un véritable *cône* lumineux. Chacun des rayons de ces cônes sera réfracté suivant les lois que nous avons précédemment établies; et ces cônes viendront se réunir en foyers distincts, de telle sorte que chaque foyer correspondra à chacun des points lumineux primitifs. Ce que nous disons de trois points lumineux, nous pouvons l'étendre à un nombre infini de points pris sur le corps ABC. Ces divers points, reproduits en arrière de la lentille, donneront, en résumé, l'image du corps lui-même.

Fig. 132.

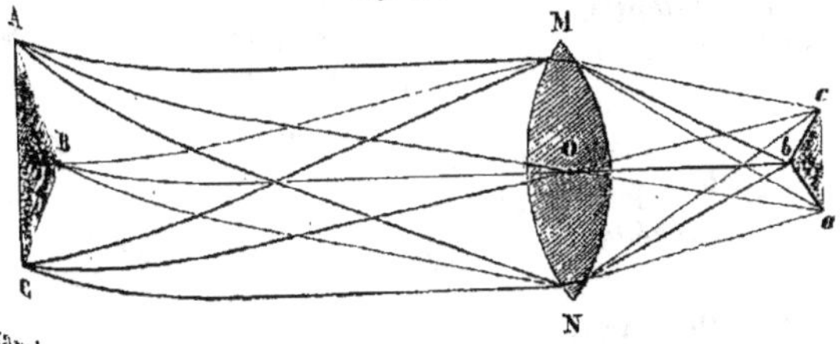

En examinant la figure 132, on remarquera que les cônes de lumière MAN, MBN, MCN, émanés des points lumineux A, B, C, correspondent à autant de cônes réfractés MaN, MbN, McN, dont la base est à la lentille et les sommets aux points correspondants de l'image. Or, comme chaque cône lumineux renferme un nombre *infini* de rayons, il y a quelque part, dans chacun des cônes MAN, MBN, MCN, un rayon qui passe nécessairement par le centre optique de la lentille. Ce rayon est AO*a*, pour le cône MAN; BO*b*, pour le cône MBN; CO*c*, pour le cône MCN. Comme, d'autre part, les rayons qui passent par le centre optique ne sont déviés que d'une quantité si petite qu'on peut la considérer comme nulle (Voy. plus haut, fig. 131), il s'ensuit que ces rayons non déviés, partis des points lumineux A, B, C, et arrivés aux points *a*, *b*, *c*, expriment à eux seuls la résultante de chacun des cônes lumineux qui procèdent des différents points de l'objet. Voilà pourquoi, lorsqu'on ne cherche que les résultats, on peut faire abstraction du cône lumineux considéré dans sa totalité, et ne tenir compte que du rayon de ce cône qui passe par le centre optique de la lentille. Comme, enfin, chaque cône lumineux se termine en un seul point sur l'image, le rayon du cône qui passe par le centre optique de la lentille résume à lui seul, en définitive, le cône lumineux lui-même.

On remarquera encore, en examinant la figure 132, que l'image qui se forme derrière la lentille est *renversée*, et cela est la conséquence naturelle des propriétés des lentilles et de la direction rectiligne des rayons des cônes qui passent par le centre optique de la lentille. L'inclinaison suivant laquelle ces rayons viennent rencontrer la lentille, se prolongeant sans déviation sensible jusqu'au terme de leur course, qui est le foyer ou l'image, il en résulte que les points placés à la partie inférieure de l'objet occupent la partie supérieure de l'image, et *vice versâ*. On conçoit également que le point placé dans l'axe même du système occupe la même position relative dans l'objet et dans l'image.

§ 273.

De l'œil considéré comme lentille. — Les milieux transparents de l'œil, pris dans leur ensemble, c'est-à-dire les parties transparentes comprises entre la convexité antérieure de la cornée et la convexité en sens opposé du corps vitré (convexité déterminée à la partie postérieure de l'œil par la forme même du globe oculaire); les milieux transparents de l'œil, dis-je, représentent un appareil lenticulaire à couches diverses, tantôt liquides, tantôt solides, mais qui, toutes, offrant une réfrangibilité supérieure à celle de l'air atmosphérique, jouent, par rapport aux rayons lumineux qui arrivent à la surface de la cornée, le rôle d'une lentille, et doivent former, quelque part en arrière d'eux, les images des objets extérieurs. Les notions précédentes trouvent ici leur application, et donnent l'explication générale des phénomènes de déviation que subissent les rayons lumineux avant d'arriver à la rétine.

Si nous entrons plus avant dans l'examen des conditions physiques de la vision, nous ne tardons pas à nous apercevoir que l'œil se distingue sous deux rapports principaux des appareils ordinaires d'optique, ou platôt que l'œil est le plus merveilleux appareil d'optique que nous puissions imaginer.

En effet, la rétine étant la membrane sentante, celle sur laquelle doit se peindre l'image des objets, et le corps vitré étant appliqué contre la rétine, il en résulte : 1° que le foyer des rayons lumineux émanés des divers points de l'objet a eu lieu à la partie postérieure de l'appareil réfringent, sur cette surface postérieure elle-même, appliquée qu'elle est sur la surface de la rétine ; 2° qu'à quelque distance que soit placé l'objet sur lequel s'exerce la vision, le foyer ou l'image devant toujours se trouver sur la rétine, cela ne peut arriver que par des modifications intérieures de l'œil, c'est-à-dire par une accommodation des milieux réfringents eux-mêmes. Nous examinerons ces deux points avec quelques développements ; ils comprennent la partie la plus importante du problème de la vision.

Dans nos instruments d'optique, le foyer ne se trouve pas ordinairement à la surface postérieure de la lentille. La construction de nos lentilles biconvexes est telle, qu'il se trouve placé à une certaine distance. Si, dans l'œil humain, le foyer se trouve à la surface même des milieux transparents, cela tient à ce que la lentille, représentée par tous les éléments réfringents de l'œil, est une lentille *composée* dont les diverses couches ont des réfrangibilités différentes. La réfrangibilité la plus forte appartient au cristallin, lequel se trouve placé, non au centre de l'œil, mais en avant du centre (Voy. fig. 125). Le cristallin, situé derrière la cornée et l'humeur aqueuse, et en avant de l'humeur vitrée, peut être considéré comme une lentille dans une autre lentille. Or, la réfrangibilité de l'humeur aqueuse, celle de la cornée et celle du corps vitré, étant sensiblement la même (Voy. § 274), le cristallin joue, par rapport aux rayons qui traversent ces trois milieux, le rôle que jouerait une lentille placée dans un milieu homogène, l'air atmosphérique, par exemple : avec cette différence, toutefois, que les rayons qui entrent dans l'œil provenant de l'air atmosphérique, l'humeur aqueuse et la cornée concourent aussi, pour leur part, à la convergence totale. Ainsi, quoique placée à la surface postérieure de l'humeur vitrée, l'image des objets extérieurs n'en est pas moins située à une certaine distance de la lentille réfringente par excellence, le cristallin ; et cette distance est mesurée par la distance qui sépare la face postérieure du cristallin de la face antérieure de la rétine, c'est-à-dire par toute l'épaisseur de l'humeur vitrée.

La formation, au fond de l'œil ou sur la rétine, de l'image des objets extérieurs, est un fait que l'on peut constater directement, en plaçant devant un œil dont on a enlevé une partie de la sclérotique, pour lui donner plus de transparence, un corps lumineux ou un objet fortement éclairé. En examinant alors la face postérieure de l'œil, on constate directement la formation de l'image. On enlève, par exemple, sur un œil de bœuf les couches superficielles de la sclérotique, puis on l'enchâsse dans un écran opaque (Voy. fig. 133). L'observateur place cet écran entre son œil et la flamme d'une lampe, ou la flamme d'un bec de gaz, de manière que la cornée de l'œil de bœuf soit tournée vers la source lumineuse.

Fig. 133.

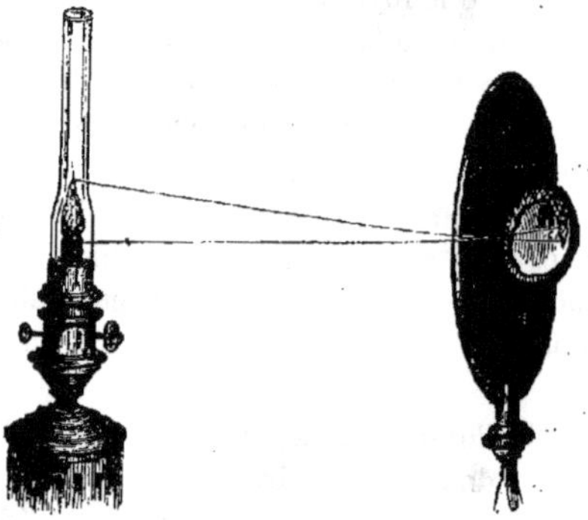

§ 274.

Dimensions des diverses parties du globe oculaire. — Rayons de courbure. — Indices de réfraction. — Les physiciens et les physiologistes ne pouvaient se contenter de ce résultat empirique; ils ont cherché et mesuré les dimensions des diverses parties de l'œil, leurs rayons de courbure, leurs indices de réfraction. A l'aide de ces données, on a pu assigner à chacun des milieux transparents de l'œil le rôle qui lui appartient, et donner ainsi une analyse complète des phénomènes physiques de la vision.

Voici, d'après M. Pouillet, les dimensions moyennes des diverses parties de l'œil humain :

Rayon de courbure de la sclérotique	10 à 11	millimètres.
Rayon de courbure de la cornée	7 à 8	—
Diamètre de l'iris	11 à 12	—
Diamètre de la pupille	3 à 7	—
Épaisseur de la cornée	1	—
Distance de la cornée au cristallin	5	—
Rayon de courbure de la face antérieure du cristallin	7 à 10	—
Rayon de courbure de la face postérieure du cristallin	5 à 6	—
Épaisseur du cristallin	5	—

Voici, d'après M. Krause, les dimensions des mêmes parties. Les mesures sont plus détaillées, et concernent spécialement les épaisseurs et les diamètres. Je transcris ici les moyennes en chiffres ronds :

Dimensions du globe de l'œil.

Diamètre dans l'axe optique	24	millimètres.
Diamètre horizontal	25,5	—
Diamètre vertical	24	—

Épaisseurs des diverses parties de l'œil dans la direction de l'axe optique.

Cornée transparente	1	millimètre.
Humeur aqueuse	2,5	—
Cristallin	7	—
Corps vitré	12,5	—
Rétine et choroïde réunies	0,2	—
Sclérotique	1,3	—

Épaisseurs des diverses parties du cristallin.

Couche molle antérieure	2	millimètres.
Couche moyenne antérieure	1,3	—
Noyau	2	—
Couche moyenne postérieure	1	—
Couche molle postérieure	0,7	—

Enfin, MM. Brewster et Chossat ont déterminé les indices de réfraction des différents milieux de l'œil. Voici les moyennes de leur calcul :

Air	1
Cornée	1,33
Humeur aqueuse	1,33
Capsule cristalline	1,35
Couche extérieure du cristallin	1,35
Couche moyenne	1,38
Noyau	1,41
Corps vitré	1,33

A l'aide de ces résultats numériques, on peut se rendre compte de la mesure suivant laquelle chacune des parties transparentes du globe oculaire influe sur la déviation des rayons lumineux. On remarquera d'ailleurs que la cornée, l'humeur aqueuse et l'humeur vitrée présentent le même indice de réfraction, et que, par conséquent, le cristallin se trouvant enclavé entre des milieux également réfringents, son action convergente propre est nette et isolée [1].

§ 275.

Centre optique de l'œil. — Nous venons de dire, il y a un instant, que les milieux transparents de l'œil pris dans leur totalité, cornée, humeur aqueuse, cistallin, humeur vitrée, représentent une lentille réfringente *composée* dont le foyer est sur la rétine, c'est-à-dire, par conséquent, au point correspondant à la face postérieure du corps vitré. Les milieux réfringents de l'œil pris *dans leur totalité* doivent, comme toute lentille, présenter un point situé sur l'axe antéro-postérieur de l'œil où s'entrecroisent tous les axes des cônes lumineux qui entrent dans l'œil (Voy. § 272); ce point est le *centre optique* de l'œil. La position de ce point dé-

[1] Il n'y a pas, mathématiquement parlant, une égalité parfaite entre les indices de réfraction de l'humeur aqueuse, de la cornée et de l'humeur vitrée. Cette différence apparaît dans la troisième décimale que nous avons omise. Mais cette différence est si petite, d'une part et les mesures qu'on peut prendre sur des parties aussi délicates que les milieux transparents de l'œil sont si difficiles à établir d'une manière rigoureuse, que nous avons cru pouvoir négliger cette légère différence.

pend, et de la courbure de la face antérieure de la lentille composée dont nous parlons, et de la courbure de la face postérieure de ce même ensemble de milieux réfringents. La courbure de la face antérieure est donnée par le rayon de courbure de la cornée, la courbure de la face postérieure est donnée par le rayon de courbure de la sclérotique (la courbure de la rétine est la même que celle de la sclérotique qui forme, en arrière, la charpente solide du globe oculaire). La position du centre optique dépend, d'après ce que nous avons dit précédemment, du rapport de ces deux courbes (Voy. § 271); il doit être placé sur l'axe de l'œil, et plus rapproché de la cornée que de la rétine. Mais la constitution de la lentille formée par tous les milieux transparents de l'œil n'est pas identique ; la substance du cristallin est plus réfringente que les autres, et sa face postérieure appartient à un rayon de courbure plus petit que la face antérieure : le cristallin tend donc à reporter un peu en arrière le centre optique de l'œil. En tenant compte de ces diverses conditions, on trouve que le centre optique occupe le point C (Voy. fig. 134 et 135); il est situé dans l'intérieur du cristallin, dans un point voisin de sa face postérieure. C'est par conséquent en ce point C que vont se croiser les axes des cônes lumineux qui vont former foyer sur la rétine. La figure 134 représente deux de ces cônes : dans l'un, *b*A*e*, le rayon qui passe par le centre optique est *x*; dans l'autre cône *b*B*e*, le rayon qui passe par le centre optique est *x'*.

Fig. 134.

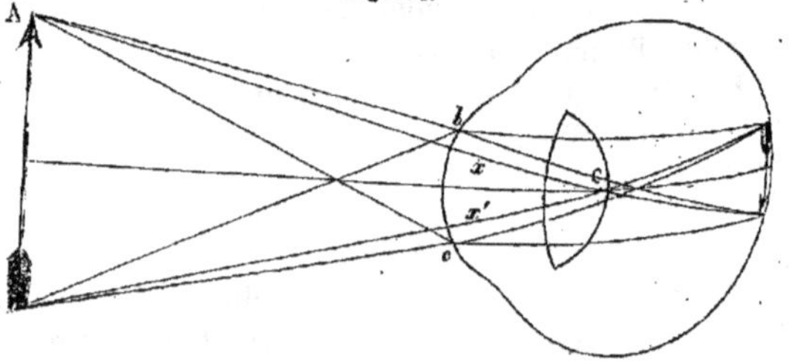

Le centre optique de l'œil n'est pas au centre du cristallin, comme on le figure souvent. Il ne faut point oublier, en effet, que le cristallin n'est pas *isolé* dans l'œil comme la lentille d'une loupe simple, mais qu'il forme seulement une *partie* de l'appareil réfringent.

Fig. 135.

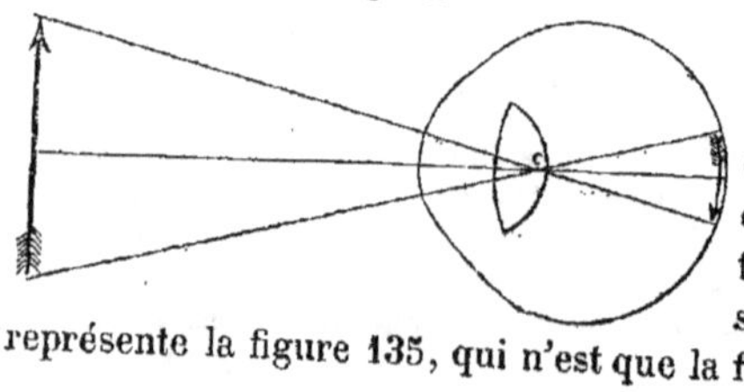

Les cônes lumineux qui vont former l'image sur la rétine ayant pour résultante le rayon qui passe par le centre optique de l'œil (C), nous nous contenterons désormais de figurer seulement ce rayon comme le représente la figure 135, qui n'est que la figure 134 simplifiée.

§ 276.

Rôle de la cornée et de l'humeur aqueuse. — Le rôle que jouent la cornée transparente et l'humeur aqueuse, à en juger par leur indice commun de réfraction, doit être sensiblement le même. La convexité de la cornée transforme le système *cornée-humeur aqueuse* en un milieu à surface courbe antérieure. La direction que prennent les rayons lumineux dans ce système réfringent dépend donc à la fois, et du rayon de courbure de la cornée, et de l'indice commun de réfraction. Tout rayon tombant sur la cornée et réfracté par elle se rapproche de l'axe antéro-postérieur de l'œil, et ne change plus de direction dans l'humeur aqueuse. Il s'en faut que tous les rayons qui traversent la cornée transparente et la chambre antérieure de l'œil concourent ultérieurement aux phénomènes de la vision. Une grande partie, la plus grande partie d'entre eux, arrivant à la face antérieure du diaphragme opaque tendu derrière la cornée (iris), sont *réfléchis* par lui au dehors, traversent en sens inverse la chambre antérieure de l'œil et la cornée transparente. C'est par ces rayons réfléchis que nous connaissons la forme et la couleur de l'iris. Il n'y a que les rayons qui tombent dans l'ouverture centrale de l'iris qui continuent leur trajet dans l'intérieur de l'œil et concourent à la vision : l'iris ne laisse donc pénétrer dans l'œil que les rayons lumineux situés dans le voisinage de l'axe antéro-postérieur de l'œil. Nous verrons dans un instant l'importance de cette disposition pour la netteté de l'image.

§ 277.

Rôle du cristallin. — Le cristallin, étant plus réfringent que l'humeur aqueuse, continue, sur les rayons qui lui arrivent de l'humeur aqueuse, l'action convergente. Lorsque les rayons réfractés par le cristallin arrivent à la face postérieure de cette lentille, ils passent dans le corps vitré, c'est-à-dire dans un milieu moins réfringent ; ils tendent, par conséquent encore, à la convergence (Voy. fig. 129). Le rayon de courbure de la face postérieure du cristallin est d'ailleurs plus petit que celui de la face antérieure (Voy. § 282) ; d'où il résulte que la réfraction des rayons est plus efficace, pour la convergence, à la sortie du cristallin qu'à leur entrée. Telle est l'action du cristallin pris en masse, tel est son rôle final ; mais si nous poussons plus loin l'analyse, nous voyons que l'action du cristallin n'est pas aussi simple qu'elle le paraît d'abord. Pour se rendre compte de la complication du problème, il suffit de se rappeler que la substance de cette lentille croît en densité de la surface au centre ; que chacune de ses parties offre des indices de réfraction qui croissent et décroissent suivant l'axe antéro-postérieur de l'œil ; qu'en outre, les rayons de courbure de ses diverses parties ne sont pas les mêmes. Nous ne pouvons entrer ici dans l'analyse mathématique du phénomène ; il nous suffira de dire que cette différence dans la densité et les courbures des couches successives du cristallin a pour objet de remédier à l'imperfection des images telles qu'on les obtient avec des lentilles à courbures simples, composées d'une substance homogène. L'imperfection de l'image obtenue à l'aide de nos lentilles de verre tient à ce que les rayons qui frappent les points voisins de la circonférence de la lentille se réunissent au foyer plus près de la lentille que les rayons qui la traversent dans les points voisins du centre. C'est ce qu'on appelle en optique l'*aberration de sphéricité*. Nous reviendrons sur ce point (Voy. § 281).

§ 278.

Rôle du corps vitré.— L'indice de réfraction du corps vitré étant moindre que celui du cristallin, il s'ensuit, ainsi que nous l'avons dit, que la convergence des rayons lumineux qui ont traversé la lentille cristalline augmente encore au moment où ils s'engagent dans le corps vitré, car ils tendent à s'écarter de la normale au point d'émergence (Voy. § 274 et fig. 129). La marche des rayons lumineux dans le corps vitré est tout à fait comparable à celle que suivent des rayons lumineux qui, à leur sortie d'une lentille, convergent au foyer, en traversant un milieu de même composition que celui qui les contenait avant leur entrée dans la lentille. Le cristallin, en effet, est placé au sein d'une atmosphère transparente, composée de milieux (humeur aqueuse et humeur vitrée) qui réfractent la lumière d'une quantité sensiblement égale. Il en résulte que le degré de convergence des rayons lumineux à leur entrée dans le cristallin est à leur degré de convergence à leur sortie, comme le degré de convergence des rayons à l'entrée d'une lentille de verre placée dans l'air est à leur degré de convergence à leur sortie dans l'air. Or, la propriété d'une lentille de verre, ainsi qu'il a été exposé précédemment, est de faire converger les rayons placés dans l'air atmosphérique de manière à les réunir en foyer; et cette convergence est la conséquence non-seulement de la réfraction des rayons à leur entrée dans la lentille, mais encore de la réfraction à leur sortie. Il en est de même pour le cristallin envisagé dans ses rapports avec l'humeur aqueuse et l'humeur vitrée.

§ 279.

Usages du pigment.— La surface interne de la choroïde est couverte, dans toute son étendue, par une substance noire ou pigment choroïdien. Cette substance recouvre aussi la face postérieure de l'iris (elle prend en ce point spécial le nom d'*uvée*). La rétine recouvrant la choroïde et s'étendant jusqu'aux procès ciliaires, il s'ensuit que le pigment est partout *sous-jacent* à la rétine. Il n'est à découvert qu'à la face postérieure de l'iris que ne recouvre pas la rétine (Voy. fig. 125).

On a dit qu'on apercevait le pigment au travers de la demi-transparence de l'iris, et que c'était lui qui, par sa coloration plus ou moins foncée, déterminait la couleur des yeux. Il n'en est rien. La *coloration* des yeux tient à la présence et à l'arrangement particulier d'autres molécules pigmentaires. Il est certain que l'iris des yeux bruns, gris, noirs, bleus, verts, offre exactement le même aspect lorsqu'on l'envisage par sa face postérieure; il est toujours coloré en noir, et il est impossible de distinguer par ce côté les yeux bleus des yeux noirs.

Le pigment fait l'office, dans l'œil humain, de cet enduit noir que nous étendons à l'intérieur de tous nos instruments d'optique. La lumière qui pénètre dans l'œil ne peut exercer son effet utile, qu'autant que les rayons qui ont frappé la rétine et qui ont produit sur elle l'impression visuelle sont *annulés* ou absorbés, ce qui est la même chose. Si les rayons qui tombent sur la rétine, membrane nerveuse semi-transparente, eussent rencontré derrière elle une surface sur laquelle ils auraient pu se réfléchir[1], ces rayons réfléchis, en retraversant la rétine d'arrière en avant et suivant des directions variées, auraient jeté la plus grande confusion dans les phénomènes de la vision. Le pigment manque, plus ou moins complétement, dans les yeux des albinos; c'est à cette cause qu'est due chez eux l'imperfection de la vision.

Le pigment de la choroïde a donc pour usage d'absorber ou d'anéantir les rayons qui ont impressionné la rétine.

Le pigment placé à la face postérieure de l'iris a pour office d'annuler les rayons *réfléchis* par les milieux transparents situés derrière lui. Quelque transparent que soit un corps, en effet, jamais il ne donne passage d'une manière absolue à toute la lumière qui le traverse, il en *réfléchit* toujours une portion. L'uvée s'oppose donc à ce que les rayons réfléchis par les milieux transparents de l'œil soient réfléchis une seconde fois et renvoyés à la rétine.

§ 280.

Rôle de l'iris. — L'iris est un diaphragme opaque, percé à son centre d'une ouverture qui peut s'agrandir ou se rétrécir. L'iris est donc contractile, et les variations dans les dimensions de la pupille dépendent de sa concentration ou de sa dilatation. La dilatation de la pupille ne doit pas être considérée comme un état passif, ou comme la cessation d'action des mouvements de contraction de l'iris. On s'en ferait ainsi une fausse idée. L'agrandissement de la pupille, tout aussi bien que son rétrécissement, est une contraction de l'iris. Les fibres contractiles de l'iris affectent, en effet, deux directions : les unes sont circulaires et bordent l'ouverture pupillaire, à la manière d'un sphincter; les autres s'étendent, comme des rayons, du centre à la circonférence, et adhèrent avec l'iris à la coque de l'œil. Les premières déterminent, par leur contraction, une diminution dans l'ouverture de la pupille; la contraction des secondes augmente cette ouverture. Ces deux ordres de fibres agissent iso-

[1] La lumière qui frappe les corps polis et tous les corps qui ne sont pas complétement noirs se réfléchit en tout ou en partie, suivant un angle de réflexion égal à l'angle d'incidence.

lément dans quelques circonstances. La belladone détermine une dilatation permanente de l'iris en paralysant ses fibres circulaires. L'amaurose agit dans le même sens. La strychnine, et quelques maladies du système nerveux, qui ont pour effet de porter le resserrement de la pupille à ses dernières limites, agissent au contraire en paralysant les fibres rayonnées.

On a beaucoup discuté pour savoir si les mouvements de l'iris sont de la nature des mouvements musculaires, ou, en d'autres termes, si les fibres qui le composent sont de la même nature que les fibres constituantes des muscles. Si, au point de vue anatomique, la question a pu être agitée, elle ne pouvait pas l'être sous le rapport physiologique. L'iris exécute des mouvements : ces mouvements sont subordonnés, dans l'état physiologique, à l'intégrité de sès liens avec le système nerveux, et lorsque ces liens sont rompus, on peut encore, pendant un certain temps, réveiller directement les contractions par l'application de l'électricité : voilà bien évidemment tous les caractères de la contraction musculaire. Il appartenait d'ailleurs aux anatomistes de nos jours de démontrer que l'iris n'est point analogue aux tissus érectiles auxquels on l'avait hypothétiquement comparé, mais qu'il est constitué par des fibres *lisses*, semblables, quant à leur aspect microscopique et quant à leurs réactions chimiques, à celles des muscles de la vie organique (Voy. § 219).

A l'exemple des divers muscles de la vie organique, la contraction de l'iris est complétement involontaire, et elle se manifeste sous l'influence d'un excitant intérieur. Ce qu'est le sang pour le cœur, le bol alimentaire pour la couche musculeuse de l'estomac et de l'intestin, la lumière l'est pour l'iris. Mais ici il faut remarquer une chose : dans l'estomac ou dans le cœur, l'excitant agit directement sur la partie qui doit se contracter, parce que cette partie est sensible à l'excitant en même temps que contractile.

L'iris est contractile, il est vrai, mais il est insensible à l'excitant lumière, comme d'ailleurs la plupart des parties de l'organisme. La rétine seule jouit de cette propriété. Il en résulte que ce n'est pas sur la partie contractile elle-même qu'agit l'excitant, et que les mouvements de l'iris ne sont qu'indirectement excités par lui. Il en résulte encore que les mouvements de l'iris sont indissolublement liés à l'intégrité de la rétine. Toutes les fois que, par le fait d'une maladie, ou à la suite de la section du nerf optique, la rétine est privée de ses propriétés, l'iris se trouve paralysé.

L'iris, en tant qu'organe contractile, augmente ou diminue le champ de la pupille, et laisse ainsi entrer au fond de l'œil une *quantité* plus ou moins considérable de rayons lumineux. L'iris sert à graduer, par conséquent, l'intensité de la lumière qui parvient à la rétine. Il suffit, pour s'en convaincre, d'examiner ce qui se passe dans la pupille d'une personne qui regarde successivement des objets diversement éclairés. Lorsque l'œil se dirige sur des corps très-éclairés, la pupille se resserre ; lorsqu'il se tourne vers des objets peu éclairés, la pupille se dilate. Lorsque l'œil cherche à distinguer les objets au milieu d'une obscurité presque complète, la pupille est à son maximum de dilatation. Si l'on approche vivement une lumière près d'un œil dont on ouvre brusquement les paupières, le resserrement de la pupille est porté à son plus haut point.

L'iris est donc chargé de ne laisser pénétrer dans l'œil que la quantité de lumière proportionnée à la sensibilité de la rétine. La rétine a besoin, pour entrer en jeu avec toute sa perfection, d'une intensité moyenne de lumière, en deçà et au delà de laquelle ses fonctions ne s'exécutent qu'imparfaitement. C'est pour cette raison, pareillement, que les substances qui agissent sur l'économie, en émoussant la sensibilité de la rétine, déterminent un agrandissement dans le champ de la pupille : celles, au contraire, qui exagèrent cette sensibilité, occasionnent le resserrement de l'ouverture pupillaire.

On a attribué à l'iris deux autres usages : on a pensé 1° qu'il servait à corriger l'aberration de sphéricité du cristallin, et 2° que ses mouvements étaient liés aux divers degrés de convergence des rayons lumineux qui viennent frapper l'œil, de telle sorte que l'état de la pupille aurait de l'influence sur la vision des objets placés à diverses distances. Ces deux suppositions paraissent très-contestables. Un examen rapide suffira à le démontrer.

§ 281.

De l'aberration de sphéricité. — On appelle aberration de sphéricité des lentilles cette imperfection dans la netteté de l'image résultant de ce que *tous* les rayons lumineux qui traversent les lentilles ne viennent point concourir rigoureusement en un même foyer. Ce phénomène est une conséquence nécessaire des courbures des lentilles et de l'homogénéité de leur substance.

Les rayons AB, AB′ (Voy. fig. 136), placés dans le voisinage de l'axe de la lentille, étant presque perpendiculaires à la lentille, viennent former leur foyer en C. Les rayons AD, AD′ qui rencontrent la lentille sur des points voisins de sa circonférence, ont une incidence plus oblique ; ils sortent du milieu réfringent avec une

Fig. 136.

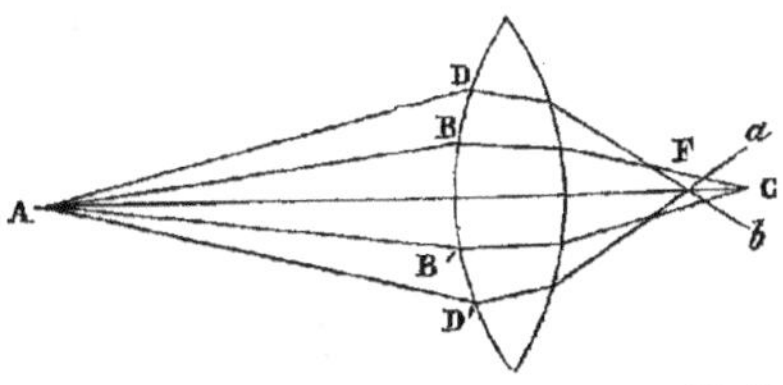

convergence plus forte et se réunissent en avant des premiers, en F. Si l'on reçoit sur un plan, placé en C, les rayons BB′ émanés du point A, ils seront représentés sur le plan par un point ; les rayons DD′, émanés du même point A, seront représentés sur le plan placé en C, non plus par un point, mais par un cercle de diffusion correspondant à la base du cône *aFb*.

On remédie à l'aberration de sphéricité, dans la construction des instruments d'optique, en plaçant au-devant des lentilles des diaphragmes opaques percés d'un trou. Ces diaphragmes suppriment les rayons marginaux, et ne laissent pénétrer dans la lentille que les rayons centraux ou voisins du centre (Voy. fig. 137, et comparez avec la figure 138). Par ce moyen on donne de la *netteté* aux images, mais il est aisé de voir qu'en même temps on *diminue leur éclat*, car on supprime une partie de la lumière irradiée du corps lumineux.

Fig. 137.

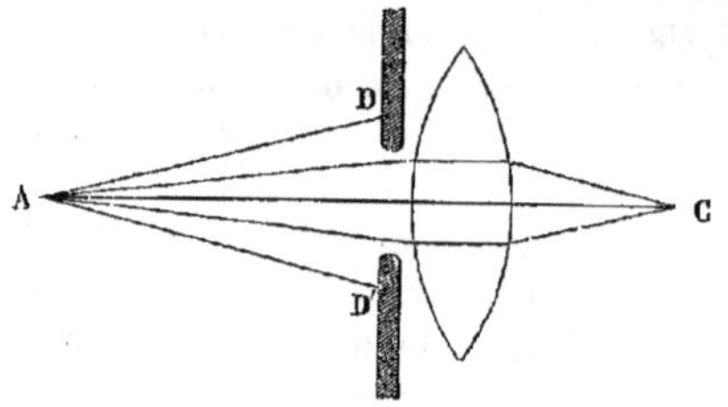

§ 282.

Le cristallin dans ses rapports avec l'aberration de sphéricité. — On a comparé l'iris aux diaphragmes des instruments d'optique, et on a pensé qu'il avait pour usage de corriger l'aberration de sphéricité du cristallin; mais ce n'est là qu'une supposition hypothétique qui repose sur la prétendue identité qui existerait entre le cristallin et une lentille ordinaire. Or, ces deux appareils diffèrent essentiellement. Avant de chercher l'organe destiné à remédier à l'aberration de sphéricité du cristallin, il eût fallu démontrer que le cristallin est soumis à cette imperfection, comme les lentilles de nos instruments. Or, l'absence d'homogénéité dans les couches de la lentille cristalline et la diversité des courbures de ses couches successives ne permettent en aucune manière l'assimilation du cristallin avec une lentille de verre, constituée par une substance homogène. Le cristallin est, par lui-même, une lentille aplanétique, c'est-à-dire une lentille telle que tous les rayons qui la traversent se rendent au même foyer. La densité du noyau central du cristallin rapproche le foyer des rayons centraux ; la moins grande réfrangibilité de la partie périphérique du cristallin éloigne le foyer des rayons marginaux, et cela proportionnellement à leur distance de l'axe de l'œil; les foyers tendent donc à concorder à la même distance du cristallin, et à se confondre. De cette manière, le cristallin fait converger au même foyer tous les rayons qui le traversent, et les images ne gagnent point en netteté aux dépens de leur éclat.

Soit MN (Voy. fig. 138) la lentille cristalline extraite des milieux de l'œil qui l'entourent. Soient 1, 2, 3 trois couches emboîtées dont la réfrangibilité croît du dehors au dedans, c'est-à-dire de 1 vers 3. Supposons que le rayon AB, placé dans le voisinage de l'axe, vienne, après avoir traversé les trois couches du cristallin, former son foyer en C. Le rayon marginal AE, qui, dans une lentille ordinaire, aurait formé son foyer en x, se trouve rejeté en C par le peu de réfrangibilité de la couche 1. Le rayon AD, moins marginal que le précédent, a moins de tendance, par conséquent, à rapprocher son foyer de la lentille. Dans une lentille homogène, son foyer correspondrait au point x'; mais il est rejeté pareillement en C, parce qu'il ne traverse que les couches 1 et 2 (comparez avec la figure 136).

Fig. 138.

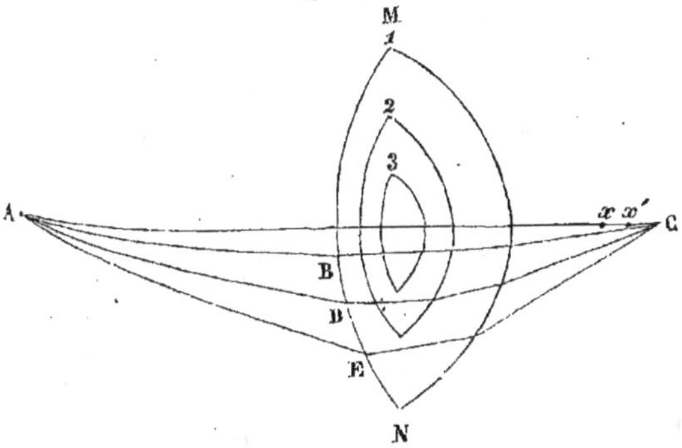

Quand on envisage l'iris comme un diaphragme destiné à remédier à l'aberration de sphéricité du cristallin, on semble oublier que l'ouverture de la pupille augmente ou diminue à chaque instant avec le degré de clarté des objets lumineux. A mesure que le champ de la pupille augmente, et que, par conséquent, une plus grande quantité de rayons marginaux s'engagent dans le cristallin, les phénomènes de l'aberration de sphéricité de cette lentille devraient se produire et s'exprimer par du trouble dans la vision. Il n'en est rien. La vue des objets n'est pas altérée d'une manière sensible par les changements dans les dimensions de l'ouverture de la pupille. La vision est aussi nette lorsque la pupille est dilatée que lorsqu'elle est contractée.

Il est vrai que l'iris, même au moment de sa dilatation maximum, couvre toujours une petite partie de la circonférence du cristallin, et s'oppose ainsi, d'une manière permanente, à l'entrée des rayons marginaux les plus excentriques. Il est donc possible, sans qu'on puisse cependant l'affirmer, que l'iris agisse sur la portion *toujours masquée* du cristallin, à la manière des diaphragmes placés dans les lunettes aplanétiques.

§ 283.

Des dimensions de la pupille dans la vision des objets rapprochés et dans celle des objets éloignés. — Lorsque les yeux sont alternativement dirigés sur des objets éloignés et sur des objets rapprochés, on peut remarquer que l'iris ne reste pas immobile. La pupille se dilate pour les objets éloignés et se resserre pour les objets rapprochés. Voici l'explication qu'on a donnée de ce fait. Les rayons envoyés à l'œil par un objet éloigné étant moins divergents que ceux qui émanent d'un objet rapproché, la dilatation de la pupille aurait pour but, dans le premier cas, de laisser pénétrer dans l'œil les rayons qui ont à traverser les couches du cristallin les plus distantes du centre, et, dans le second cas, le resserrement de la pupille aurait pour but de ne laisser pénétrer dans l'œil que les rayons centraux. On a pensé, dès lors, que ces variations de l'iris avaient pour effet de faire concorder toujours le foyer ou l'image au même point, pour une distance quelconque de l'objet. Cette explication ne peut pas être admise. Elle suppose, en effet, que les divers degrés, dans l'ouverture de la pupille, auraient le pouvoir d'éloigner ou de rapprocher le foyer des rayons formés derrière le cristallin; elle admet, par conséquent, que la lentille cristalline est, comme nos lentilles de verre, une lentille homogène à plusieurs foyers ; ce qui, nous l'avons vu, n'est pas exact. D'une autre part, une expérience bien simple démontre que la *grandeur* de l'ouverture pupillaire *restant invariable*, l'image des objets placés à des distances variées se forme cependant d'une manière parfaitement *nette* au foyer de la rétine. Faites sur une carte une ouverture *un peu plus petite seulement* que la pupille; appliquez cette carte aussi près que possible du globe de l'œil (Voy. fig. 139), et observez successivement des objets placés à des distances *diverses*. Vous distinguerez également bien les objets; et cependant vous avez remplacé la pupille par une ouverture invariable. Cette simple expérience vous apprendra encore le véritable rôle de la pupille dans la vision.

Fig. 139.

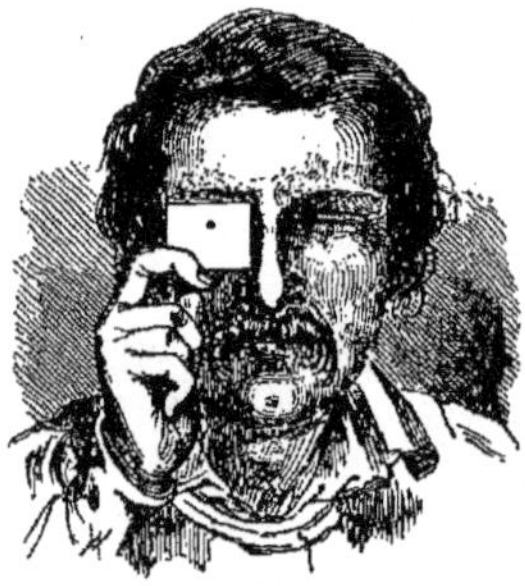

Lorsque vous regardez par l'ouverture de la carte, les objets éloignés ne perdent point leur *configuration*, qui reste nette ; mais ils perdent beaucoup de leur *clarté*. Le but de la dilatation de la pupille dans la vision des objets éloignés, c'est de suppléer à la diminution dans la clarté des objets. La clarté des objets s'affaiblit, en effet, nécessairement, avec leur éloignement; car la proportion des rayons lumineux envoyés à l'œil par l'objet diminue en proportion de la distance.

En résumé, le champ de la vision augmente et diminue avec le degré de clarté des objets lumineux. Le champ pupillaire augmente quand un objet est peu éclairé, afin de recevoir la plus grande quantité possible de rayons lumineux; il diminue pour les objets plus rapprochés, pour que l'œil ne soit point blessé par une clarté trop vive : telles sont les véritables fonctions de l'iris. Cela est si vrai que si l'œil se fixe sur un objet très-éloigné, qui est en même temps très-lumineux, la pupille, loin de se dilater, se contracte; et réciproquement, si l'œil se fixe sur un objet très-rapproché et très-peu éclairé, la pupille, loin de se contracter, se dilate.

§ 284.

Accommodation de l'œil pour la vision aux diverses distances. — La membrane nerveuse, sur laquelle a lieu l'impression de la lumière, étant la rétine, les images des objets doivent nécessairement se former sur la rétine, et toujours sur la rétine. Or, dans nos instruments d'optique, l'image formée au foyer se rapproche de la lentille quand l'objet lumineux s'éloigne; l'image s'éloigne de la lentille, au contraire, quand l'objet lumineux se rapproche (Voy. § 271). Comment se fait-il que dans l'œil l'image coïncide toujours au même point, et qu'elle soit toujours à la rétine pour toutes les distances de l'objet? Disons-le tout d'abord, c'est parce qu'il s'opère dans les milieux transparents de l'œil des modifications particulières, suivant que l'objet lumineux s'éloigne ou se rapproche; en un mot, parce que l'œil *s'accommode* pour la vision aux diverses distances.

On conçoit que les changements dans les milieux transparents de l'œil puissent s'accomplir de diverses manières; soit par des variations dans la longueur de l'axe antéro-postérieur de l'œil, portant plus particulièrement sur le segment oculaire postérieur; soit par des déplacements du cristallin; soit, enfin, par des changements appropriés dans les courbures des divers milieux réfringents de l'œil.

Tous les auteurs ne sont pas d'accord sur la manière dont se produisent ces changements intérieurs, et quelques-uns même ont contesté que ces changements aient lieu. Ainsi, par exemple, M. Magendie, examinant, par transparence, l'image d'une lumière au fond de l'œil d'un lapin albinos (Voy. fig. 133), et voyant que cette image *persistait*, quand il éloignait ou rapprochait la lumière, conclut de cette expérience que les milieux de l'œil sont tellement disposés que, sans qu'on puisse s'en rendre compte par les lois de la physique, le foyer de l'image est invariable pour toutes les distances de l'objet. Cette conclusion ne découle pas nécessairement du fait observé. Dans l'expérience précitée, l'œil, détaché de ses connexions naturelles, ne peut plus, il est vrai, éprouver de changements intérieurs; mais l'image de la bougie a pu se former ailleurs que sur la rétine, sur un point quelconque de l'espace qui sépare le cristallin de la rétine, et ne pas paraître changer de place pour l'observateur, qui n'en a la connaissance que par la transparence des parties.

Quelques physiologistes (M. Lehot et d'autres après lui) vont plus loin : ils prétendent qu'il n'est pas nécessaire, sur le vivant, que les images tombent sur la rétine; qu'elles se forment dans l'intérieur du corps vitré, et que, par conséquent, les foyers des images peuvent occuper des positions diverses, sans qu'il soit nécessaire d'invoquer l'adaptation de l'œil pour la vision aux diverses distances. Cette théorie ne mérite pas d'être discutée. Si la rétine apercevait les *images* à distance dans le corps vitré, on ne voit pas pourquoi elle n'apercevrait pas tout aussi bien à distance les objets extérieurs eux-mêmes; et à quoi bon, alors, tous les milieux réfringents de l'œil? Des expériences plus concluantes, pour la solution de cette question, seraient celles de M. du Haldat, car elles ont été faites à l'aide du cristallin lui-même. Ces expériences établiraient que les images des objets placés au devant d'un cristallin de bœuf, enchâssé à l'ouverture d'une chambre obscure, sont toujours placées au même foyer, quelle que soit la distance des objets. Mais ces expériences sont faciles à reproduire au moyen d'une petite chambre noire à daguerréotype disposée à cet effet. On peut se convaincre aisément, par soi-même, que l'image reçue sur l'écran transparent qui forme foyer, *quoique visible* pour une position invariable de l'écran et pour les distances variées de l'objet, est *bien plus nette* dans certaines positions que dans certaines autres. Si l'on dirige le cristallin de bœuf, formant l'objectif de la chambre noire, vers un objet qui occupe les derniers plans du paysage, il faut rapprocher l'écran de l'objectif pour obtenir une *image nette;* il faut, au contraire, éloigner l'écran de l'objectif pour obtenir l'*image nette* d'une maison placée sur les premiers plans du paysage. Il faut donc agir absolument de la même manière qu'avec l'objectif ordinaire du daguerréotype.

M. Pouillet a émis une théorie qui repose sur l'inégalité de densité ou de réfrangibilité des différentes couches de cristallin. Il pense que, parmi les rayons qui traversent le cristallin, il n'y en a qu'une partie qui se réunissent en foyers sur la rétine. Pour les objets rapprochés, les rayons passant par le centre viendraient seuls converger en foyers à la rétine; pour les objets éloignés, les rayons passant par la circonférence du cristallin viendraient seuls converger en foyers à la rétine. Dans le premier cas, le rétrécissement de la pupille, qui accompagne la vision des objets rapprochés, interceptant les rayons marginaux, l'image au foyer résulte de la totalité des rayons réfractés par le cristallin. Dans la vision des objets éloignés, l'élargissement de la pupille permettant aux rayons marginaux de former image à leur point de convergence sur la rétine, les foyers des rayons centraux se trouvent alors situés en avant de la rétine, et ne concourent point à la formation de l'image. Mais on comprend difficilement, dans cette théorie, comment les rayons, après avoir formé leur foyer en avant de la rétine, et poursuivi, après leur rencontre, leur marche dispersive (Voy. § 281, et fig. 136), pourraient ne pas apporter du trouble dans la netteté de l'image, alors qu'ils tomberaient sur la rétine en cercles de diffusion. Cette doctrine suppose, en second lieu, que le cristallin est soumis à l'aberration de sphéricité, et qu'il y a une relation intime entre le degré d'ouverture de la pupille et le phénomène de la vision distincte à diverses distances; or, ces deux suppositions ne sont pas fondées (Voy. §§ 282 et 283).

Nous pourrions multiplier le nombre des citations. Treviranus, M. Mile, M. Vallée, M. Sturm [1], etc., admettent aussi, tout en se plaçant à des points

[1] La doctrine de M. Sturm a joui pendant quelque temps d'une grande faveur parmi les physiciens. Sa démonstration est toute théorique et basée sur l'analyse mathématique. Sa

de vue différents, que la structure du globe oculaire est telle que le foyer des images est toujours à la rétine, sans qu'il soit besoin d'invoquer des déplacements dans la position relative des milieux transparents de l'œil. Il nous suffira de signaler quelques expériences très-simples, pour démontrer la *réalité* des changements qui s'opèrent dans l'intérieur de l'organe de la vue pour la vision à diverses distances.

1° Placez deux objets de petite dimension, deux épingles, par exemple, à des distances différentes et dans la même direction (Voy. fig. 140). Regardez alternativement chacune d'elles; vous constaterez que l'épingle la plus rapprochée paraît *nébuleuse* quand vous fixez la plus éloignée, et réciproquement. Il en résulte que l'image de l'objet qui n'est pas *directement* fixé par l'œil ne correspond pas mathématiquement à la rétine; l'image de cet objet se traduit alors sur cette membrane, non par des *points focaux*, mais par des *cercles de diffusion*. Il résulte encore de cette expérience, qu'il dépend de nous, par un effort de volonté, de modifier les conditions intérieures de l'œil, pour *accommoder* la distance focale à la distance de l'objet.

Fig. 140.

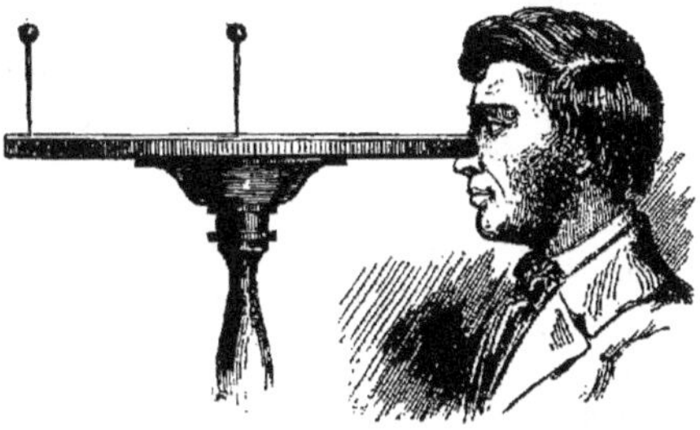

2° Fixez, par la pensée, un objet imaginaire placé entre vos yeux et le livre que vous lisez; à l'instant vous sentez qu'il s'opère dans votre œil un effort qui devient parfois douloureux, et vous ne voyez plus les lettres imprimées que comme une masse confuse.

3° Si vous fixez pendant longtemps un objet très-rapproché, il faut un certain temps pour que l'œil redevienne apte à distinguer les objets éloignés : c'est ce qui arrive particulièrement quand on a fait usage de la loupe pendant quelques heures.

Il s'accomplit donc un changement dans l'œil; mais de quelle nature est ce changement? Par quel mécanisme s'opère-t-il? Toutes les suppo-

teur a cherché à prouver qu'on peut concevoir un système lenticulaire tel que les images pourraient toujours être reçues sur un écran placé à une distance invariable, pour toutes les distances de l'objet.

Les milieux réfringents de l'œil, dit M. Sturm, n'étant point terminés par des courbes sphériques, mais par des courbes paraboliques, il s'ensuit que le foyer des rayons lumineux, en arrière du cristallin, n'a pas lieu en un point unique, mais que les rayons forment des faisceaux condensés de très-petit diamètre et de très-petite longueur, et *compris entre deux foyers*. Or, suivant M. Sturm, il suffit que des tranches quelconques, prises sur la longueur de ces faisceaux, correspondent à la rétine, pour que l'image suffisamment nette de l'objet y soit représentée (ces faisceaux ayant des dimensions analogues aux éléments constituants de la rétine). M. Sturm ajoute que, même *en deçà* ou *au delà* des foyers des faisceaux, une image nette peut se produire, attendu que dans les *points voisins* des foyers les faisceaux ont une dimension sensiblement la même que dans l'espace interfocal.

sitions ont été faites; mais ce n'est que depuis peu que la question est entrée dans la voie expérimentale.

Les uns ont pensé que la courbure de la cornée pouvait augmenter, par suite de la compression du globe oculaire par la contraction des muscles droits; mais l'examen le plus attentif de la cornée, à l'aide d'une lunette micrométrique, dont on amène le fil vertical tangent à la cornée, ne permet pas d'apprécier ce prétendu changement de courbure, qui correspondrait à la vision des objets rapprochés. Les recherches d'Young ayant établi que ces changements, pour être efficaces, devraient apporter au rayon de courbure de la cornée une variation de 5 à 7 millimètres, ces changements seraient très-visibles s'ils étaient réels. Young, après avoir combattu l'hypothèse des variations de courbure de la cornée transparente, pour l'explication de la vision distincte à diverses distances, remplace par une autre hypothèse celle qu'il vient de renverser. Il compare le cristallin à un muscle qui aurait en lui-même la propriété de modifier, par ses contractions, ses diverses courbures. Or, s'il y a dans l'économie animale une partie à coup sûr non musculaire, certes c'est le cristallin.

On a pensé que la distance qui sépare la rétine du cristallin pourrait être diminuée ou augmentée par l'état de contraction ou de relâchement des muscles droits et des muscles obliques de l'œil. Cette opinion est encore aujourd'hui celle de beaucoup de physiologistes. Le globe oculaire reposant en arrière sur un plan aponévrotique concave, solidement fixé à la base de l'orbite, on conçoit que la contraction simultanée et graduée des quatre muscles droits puisse, en comprimant l'œil d'avant en arrière sur le plan aponévrotique résistant, diminuer l'axe antéro-postérieur de l'œil, et par conséquent la distance qui sépare le cristallin de la rétine. On conçoit également que la contraction des muscles obliques puisse agir en sens contraire et augmenter cette distance. Vu le peu de compressibilité des liquides, il faut admettre, dans cette hypothèse, que les membranes du globe oculaire, et en particulier la sclérotique, qui en forme la charpente solide, sont doués d'une certaine élasticité. Si cet allongement ou ce raccourcissement de l'œil, suivant son axe antéro-postérieur, a réellement lieu, comme on le pense, il doit, sous peine d'être inefficace, ne pas être circonscrit dans des limites trop restreintes. De plus, les partisans de cette doctrine ne disent pas si ces variations portent sur tous les éléments transparents de l'œil pris en masse, ou seulement sur certains éléments pris en particulier. Cette explication est donc assez vague et ne repose d'ailleurs sur aucun fait bien constaté.

L'œil est une lentille composée à très-court foyer. Si le cristallin était susceptible de se mouvoir, dans sa totalité, par un mouvement de translation en avant ou en arrière, il lui suffirait de parcourir un trajet très-peu considérable pour accommoder le foyer des rayons lumineux à toutes les distances possibles de l'objet : aussi quelques physiciens ont-ils placé, dans les changements de position de totalité de la lentille cristalline, les phénomènes de l'accommodation. Mais les chambres de l'œil sont remplies par l'humeur aqueuse; la translation en avant du cristallin en masse est-elle possible?

Elle ne pourrait l'être qu'autant que l'humeur aqueuse passerait librement du segment antérieur de l'œil dans le segment postérieur pour prendre la place laissée libre par le cristallin. Il est vrai que M. Ribes a décrit, et que d'autres ont admis, sur les contours du cristallin, de petits canaux par lesquels le passage du liquide pourrait s'opérer; mais c'est en vain qu'on cherche sur les yeux frais les canaux de M. Ribes; personne depuis n'a pu les mettre en évidence. Ajoutez que le cristallin est fixe en arrière, et que sa capsule est intimement adhérente aux membranes du corps vitré.

La doctrine de l'adaptation n'est véritablement entrée dans le domaine de la démonstration rigoureuse que dans ces dernières années. M. Cramer, en Hollande, et M. Helmholtz, en Allemagne, ont, chacun de leur côté, démontré par des expériences ingénieuses la nature et le siége des changements qui s'accomplissent dans l'œil.

M. Cramer a eu recours à une méthode basée sur un fait connu depuis longtemps déjà, d'après les observations de Sanson et de Purkinje, mais qu'on n'avait pas encore cherché à utiliser pour cette recherche. On sait que lorsqu'on place la flamme d'une bougie à une certaine distance d'un œil sain, on peut apercevoir dans l'œil trois images de cette flamme. L'image antérieure A est *droite*, et est engendrée par réflexion à la surface antérieure de la cornée; l'image moyenne M est *renversée* et petite : elle est engendrée par la face postérieure du cristallin, agissant comme miroir concave; l'image postérieure P est *droite :* elle est engendrée par la face antérieure du cristallin. Il est évident que la position respective de ces diverses images dépend de la nature et du degré de courbure des miroirs concaves ou convexes qui les engendrent. Si, à certains moments déterminés, les rayons de courbure des milieux transparents de l'œil éprouvent des changements, ces changements seraient accusés dans les images qui leur correspondent par un changement de position. Or, c'est précisément ce qui arrive. Supposons que l'œil du sujet en expérience fixe d'abord un objet placé à 100 mètres de distance, et qu'il fixe ensuite un objet placé à 1 mètre : l'observateur remarque qu'au moment où le sujet regarde un objet plus rapproché, il y a dans l'image P une *locomotion*, en vertu de laquelle elle se rapproche du côté de la bougie[1]. Les deux autres images restent sensiblement immobiles. L'image P se rapprochant du côté de l'observateur, c'est que la surface antérieure du cristallin s'est déplacée en avant; si les deux autres images n'ont pas changé leur position relative, c'est que la surface postérieure du cristallin et la cornée n'ont pas changé de position. D'où M. Cramer conclut que, dans la vision des objets rapprochés, le cristallin change de forme en devenant

[1] L'image P se rapproche par conséquent de l'image M.

de plus en plus convexe en avant. Le phénomène dont nous parlons peut s'observer à l'œil nu ; mais on peut le rendre beaucoup plus sensible en se servant de l'ophthalmoscope (Voy. fig. 146, p. 669), instrument à l'aide duquel on peut amplifier de cinq, dix ou vingt diamètres les images observées.

M. Helmholtz a constaté, comme M. Cramer, les changements de position des images de Sanson. Mais il a fait plus : à l'aide d'un instrument d'une grande précision, il a mesuré, à 1/100e de millimètre près, les variations de la grandeur de l'image correspondantes aux variations dans le rayon de courbure de la face antérieure du cristallin ; il a montré dans quelles limites ces changements ont lieu ; il a prouvé par le calcul que ces changements sont tout à fait en harmonie avec les lois de l'optique, et qu'ils expliquent parfaitement la vision distincte aux diverses distances.

M. Helmholtz a encore prouvé que la face postérieure du cristallin, quoique ne se déplaçant pas comme l'antérieure, augmente cependant de convexité, ce qui se traduit par un changement de grandeur dans l'image correspondante M. Il a enfin remarqué, de même que M. Hueck, que l'iris est en même temps légèrement projeté en avant dans sa partie pupillaire, et qu'il prend par conséquent une forme légèrement convexe.

De ces diverses observations il résulte que le cristallin, au moment de l'accommodation, tend à se rapprocher de la forme sphérique. L'épaisseur de la lentille qu'il représente augmente, et les bords de la lentille cristalline sont déprimés et se rapprochent vers le centre.

Les changements de forme du cristallin sont donc démontrés par des expériences précises et rigoureuses. La question qui se présente maintenant est celle-ci : quels sont les agents qui déterminent ces changements ?

On sait, depuis les recherches de M. Brücke, celles de M. Browman et celles plus récentes de MM. Reeken, Rouget et Sée, qu'il y a dans l'intérieur de l'œil des reptiles, des oiseaux, des mammifères et de l'homme un muscle, désigné par M. Brücke sous le nom de *tenseur de la choroïde*, et par M. Browman sous le nom de *muscle ciliaire*. Ce muscle forme une sorte d'anneau aplati, dont les fibres ont généralement une direction antéro-postérieure. Le bord antérieur de ce muscle, ou sa petite circonférence, répond à l'union de la cornée avec la sclérotique ; son bord postérieur, ou sa grande circonférence, se confond insensiblement avec les couches extérieures de la choroïde, et on peut suivre ses fibres jusque vers la partie moyenne de cette membrane. On conçoit que ce muscle, en se contractant, refoule vers le centre les bords du cristallin et augmente ainsi le diamètre antéro-postérieur de la lentille. Quant aux procès ciliaires, constitués par un appareil vasculaire très-riche, leur rôle n'est pas nettement déterminé. Ou bien ils sont destinés à compenser par leurs divers états de réplétion ou de vacuité les différences de capacité qui résultent des mouvements internes de l'œil ; ou bien (comme l'a ingénieusement exposé M. Rouget) ils prennent eux-mêmes une part active aux mouvements distendus par le sang, sous l'influence de la contraction du muscle ciliaire, qui les placerait dans une sorte d'état érectile, ils représenteraient un coussin élastique destiné à répartir uniformément la pression du muscle ciliaire sur le pourtour du cristallin [1].

Lorsque nous regardons successivement des objets placés à des distances diverses, nous avons parfaitement conscience qu'il s'accomplit dans notre œil un changement accompagné d'un véritable effort. Or, cet effort est d'autant plus sensible que les objets sont plus rapprochés; il devient même douloureux lorsqu'ils sont très-rapprochés. Si, après avoir fixé pendant longtemps des objets très-rapprochés, nous jetons les yeux sur des objets situés à des distances considérables, sur un vaste panorama, par exemple, nous sentons comme une sorte de *détente* et comme une sensation de bien-être. La construction optique de l'œil paraît donc disposée de telle sorte que, dans l'état de repos de l'œil, le foyer des rayons lumineux sur la rétine correspond à la vision des objets éloignés, et que l'effort d'accommodation s'opère à mesure que la distance des objets diminue. Or, à mesure que la distance des objets à l'œil diminue, la distance de l'image à la lentille cristalline augmentant, il s'ensuit que l'effort qui a lieu concorde parfaitement avec les fonctions du muscle tenseur de la choroïde, dont les contractions déforment le cristallin et augmentent son diamètre antéro-postérieur. C'est une locution vulgaire et qui ne manque pas de vérité que de dire de la vision attentive des objets rapprochés, qu'elle *tire* les yeux.

Ainsi, de même que le globe oculaire se meut dans l'orbite, pour aller en quelque sorte à la recherche des images (comme la main se dirige vers les corps qu'elle veut saisir), de même les milieux réfringents de l'œil se meuvent aussi, mais d'une quantité infiniment plus petite, pour se mettre en rapport avec les objets diversement éloignés.

§ 285.

De l'aberration de réfrangibilité ou du chromatisme. — Nous avons précédemment établi que le cristallin n'était pas soumis, comme les lentilles homogènes, à l'aberration de sphéricité; nous ajouterons que l'œil humain n'est pas soumis non plus à l'aberration de réfrangibilité ou chromatisme.

[1] Au premier abord, on pourrait objecter à la théorie de l'adaptation, telle que nous venons de l'exposer, que les opérés de la cataracte peuvent cependant voir encore à des distances diverses. Mais c'est là une supposition inexacte. Si l'absence du cristallin n'empêche pas la vue de se rétablir en partie, il n'en est pas moins vrai qu'elle est toujours plus ou moins confuse, qu'elle n'est jamais parfaitement nette, et que les points focaux des images qui tombent sur la rétine la rencontrent constamment par des cercles de diffusion plus ou moins étendus, suivant la distance des objets. M. de Graefe, qui s'est livré à cet égard à de récentes recherches, a conclu, d'une série d'expériences tentées à l'aide de l'*optomètre* (Voy. § 286), que les individus privés de cristallin par des opérations chirurgicales ont perdu la faculté de l'accommodation.

On appelle *chromatisme* le phénomène qui se produit lorsque la lumière traverse des substances transparentes, dont les faces correspondantes ne sont pas parallèles. On sait qu'elle se décompose alors en sept couleurs primitives, qui sont le violet, l'indigo, le bleu, le vert, le jaune, l'orangé, le rouge. Les substances transparentes, taillées en forme de prisme, jouissent de cette propriété au suprême degré. La décomposition de la lumière blanche par les prismes tient à ce que les couleurs primitives qui la composent sont inégalement réfrangibles. Soit un faisceau de lumière L (Voy. fig. 141) traversant un prisme P, placé dans une chambre obscure, la base tournée en haut; le faisceau sera décomposé et viendra former sur l'écran E une image colorée dite *spectre solaire*. La couleur violette, qui est la plus réfrangible, occupera le sommet du spectre, tandis que la couleur rouge, qui est la moins réfrangible, occupera la partie inférieure de l'image colorée.

Fig. 141.

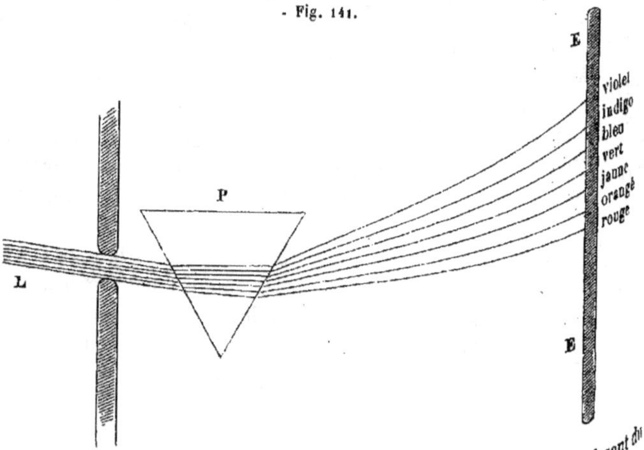

Les lentilles décomposent aussi la lumière blanche; elles jouissent du pouvoir dispersif, mais à un plus faible degré. Dans le voisinage du centre, les faces de la lentille pouvant être considérées comme sensiblement parallèles, les images reproduites par elle ne sont point sensiblement colorées; mais à mesure qu'on s'éloigne du centre, l'inclinaison des faces de la lentille se prononce, et la dispersion se produit. Aussi les images formées au foyer des lentilles simples sont *irisées* sur leurs bords; elles sont soumises au chromatisme.

Dans l'œil, les divers milieux transparents qui le composent corrigent réciproquement leur pouvoir dispersif, à l'aide de leur densité et de leurs courbures différentes. C'est par l'examen attentif de l'œil humain qu'Euler découvrit les lois de l'achromatisme, et voilà pourquoi, dans les instruments d'optique, on associe les lentilles, afin d'obtenir des images qui ne soient point irisées sur leurs bords, comme celles qu'on obtient avec des lentilles simples. Les instruments ainsi corrigés sont dits *achromatiques*. L'œil est achromatique.

L'achromatisme de l'œil est la conséquence de l'absence d'aberration de sphéricité dans la lentille cristalline (Voy. §§ 281 et 282). Dans toute lentille où la distance focale des rayons réfractés est la même pour tous les rayons, il n'y a point de chromatisme ou de couleurs irisées sur le contour des images. Les bordures colorées n'apparaissent qu'avec les cercles de diffusion, conséquence des distances focales inégales. Or, comme dans l'œil tout est disposé de façon que l'image, qui n'est que l'ensemble des foyers, se produise toujours au même point, et d'une manière parfaitement nette pour toutes les distances de l'objet éclairé, nous pouvons dire que l'œil est parfaitement achromatique.

Quelques physiologistes ont combattu cette manière de voir. Voici l'expérience qu'ils invoquent. Soit un champ blanc sur un fond noir (Voy. fig. 142). Si vous fixez le champ blanc de la figure 142, il se détache vivement sur le fond noir sur lequel il est placé, et ses bords sont nets et non colorés; mais si vous regardez un point imaginaire placé entre l'œil et le champ blanc; si, comme on le dit, vous regardez dans le vide, c'est-à-dire si vous adaptez votre vue pour la vision distincte d'un point qui serait placé en avant du plan d'observation, le champ blanc ne tarde pas à vous apparaître confusément, et ses bords deviennent colorés. Cette expérience prouve-t-elle que l'œil n'est point achromatique? Nullement. Elle prouve, au contraire, que l'œil est disposé pour l'achromatisme, puisque, pour constater les phénomènes du *chromatisme*, il faut se placer en dehors des conditions de la vue normale, puisqu'il faut, en un mot, pour faire apparaître les zones colorées, *s'efforcer de voir un objet sans le regarder*.

Fig. 142.

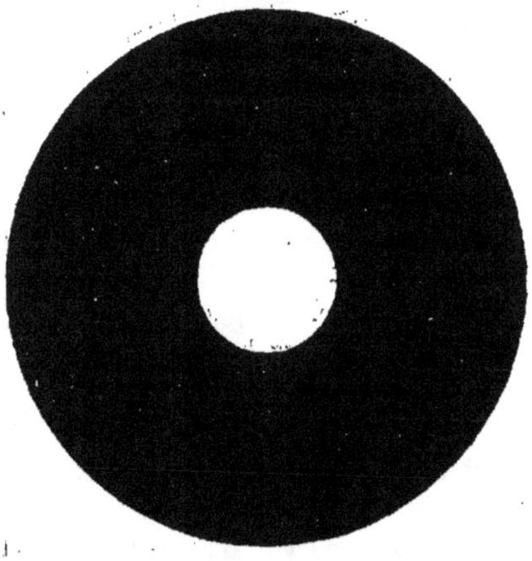

C'est exactement comme si l'on prétendait que le foyer des images n'est pas situé à la rétine, parce qu'un objet éloigné, placé sur la projection d'un autre objet plus rapproché que l'on regarde, ne donne sur la rétine que des cercles de diffusion et, par suite, une image confuse (Voy. § 284 et fig. 140).

§ 286.

Limite de la vision distincte des objets rapprochés. — Myopie. — Presbytie. — Optomètre et optométrie. — L'œil aperçoit les corps lumineux placés dans l'espace à des distances infinies, et s'accommode par ses changements intérieurs à la vision des objets successivement plus rapprochés. Mais le pouvoir d'accommodation de l'œil a des limites. Lorsque l'augmentation des courbures du cristallin est portée à ses dernières limites, et que l'objet se rapproche encore de l'organe de la vision, la vue cesse d'être possible, au moins d'une manière nette, et nous n'avons plus sur la rétine que l'image confuse des objets. Dans ces circonstances, comme on le conçoit, la confusion vient de ce que les foyers de l'image ne se réunissent plus à la rétine mais derrière elle, et que les cônes ne tombent plus sur la rétine par leur sommet, mais par des cercles de diffusion.

Soit AB (Voy. fig. 143) un objet *très-rapproché* du globe oculaire. Le cône de lumière qui part du point A, pris sur cet objet, ne formerait son foyer qu'en *a*, c'est-à-dire derrière la rétine. Il en est de même du point B, dont le foyer tomberait en *b*, et ainsi de tout autre point pris sur le corps AB. Les cônes de lumière rencontrent donc la rétine, non plus suivant des points focaux, mais suivant de petits cercles de diffusion qui ont pour diamètre *xx'* dans la figure 143. La confusion est d'autant plus grande que les cercles de diffusion sont plus grands et que le foyer réel est plus éloigné de la rétine. La *vision distincte* cesse d'être possible chez la plupart des hommes, pour toutes les distances moindres de $0^m,2$.

Fig. 143.

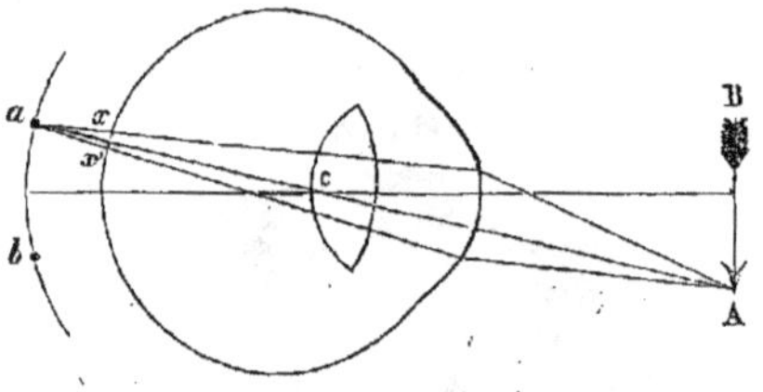

Il est quelques personnes qui ont la faculté de voir très-distinctement les objets à des distances beaucoup plus petites, à $0^m,1$, par exemple, et quelquefois à des distances moindres encore; on dit de ces personnes qu'elles sont *myopes*. D'autres ne peuvent rapprocher les objets à une distance de $0^m,5$, ou $0^m,6$, sans cesser de les voir distinctement; ce sont les *presbytes*. Ajoutons que si les myopes ont l'avantage de voir les objets de plus près que les hommes doués d'une vue ordinaire, ils ont le désavantage, bien autrement fâcheux, de ne voir que d'une manière confuse tous les objets situés en dehors des limites restreintes de leur vision distincte. Les presbytes sont mieux partagés que les myopes. Ils voient confusément ce qui les touche de près, mais leur champ visuel peut s'étendre au loin.

Les myopes étant obligés de rapprocher les objets pour les voir distinctement reculent ainsi le foyer de l'image (Voy. § 271). Ce qui rend leurs yeux défectueux, c'est donc que les rayons lumineux qui traversent les milieux réfringents de l'œil se réunissent *en avant* de la rétine lorsque les objets sont situés à une certaine distance des yeux. Les yeux presbytes sont, par contre, ceux dans lesquels les rayons réfractés se réunissent en arrière de la rétine, pour les objets rapprochés.

A quoi tiennent ces deux imperfections? Elles pourraient dépendre ou d'un changement dans la courbure normale des milieux réfringents de l'œil, ou de l'impossibilité où se trouverait l'œil de s'accommoder aux diverses distances. Dans le premier cas, l'excès de courbure, et par conséquent de réfringence, entraînerait la myopie : la diminution de courbure, et par conséquent de réfringence, entraînerait la presbytie. Dans le cas, au contraire, où on devrait attribuer la myopie et la presbytie au défaut d'adaptation de l'œil aux diverses distances, il faudrait admettre que les changements intérieurs qui s'accomplissent dans l'œil sont, dans ce cas, impossibles ou incomplets.

Malgré l'autorité imposante de M. Müller, qui penche vers cette dernière supposition, nous pensons, avec la plupart des physiologistes, que la myopie et la presbytie tiennent à des variations anormales de courbure dans les milieux transparents de l'œil. Les moyens à l'aide desquels on remédie aux vices de la vision tendent à le démontrer. Chacun sait qu'on corrige ces imperfections par l'emploi des lunettes; que la vue presbyte est modifiée par des verres convexes, qui rapprochent le foyer de la lentille représentée par l'œil, et que la vue myope est corrigée par des verres concaves, qui l'éloignent. Or, si à l'aide des lunettes le myope et le presbyte n'ont pas toujours une vision aussi complète que celle des bons yeux, ils ont cependant le pouvoir de distinguer nettement des objets situés à des distances variées. Le pouvoir d'accommoder l'œil à la distance des objets n'est donc pas anéanti. Si la myopie et la presbytie tenaient au défaut d'adaptation de l'œil, il s'ensuivrait nécessairement que les verres concaves ou convexes diminueraient ou augmenteraient la distance de la vision nette d'une quantité donnée et invariable, qui dépendrait du rapport entre la réfringence de la lentille employée et celle de l'appareil optique représenté par l'œil. Il faudrait au myope ou au presbyte autant de lunettes qu'il voudrait distinguer d'objets. On ne voit pas ce qu'on gagnerait à leur emploi, si, en effet, elles n'avaient d'autre but que de déplacer le point de la vision distincte et de le transporter à une distance invariable[1].

Une expérience très-ingénieuse, due à M. Scheiner, et que chacun

[1] La vision des objets devient confuse, disons-nous, pour toutes les distances moindres de 0m,2, et la confusion augmente à mesure que cette distance diminue. C'est ce dont il est facile de se convaincre en plaçant la page d'un livre très-près des yeux. Les caractères cessent alors d'être visibles, et l'œil ne distingue plus qu'une masse confuse. Mais si, conservant la même distance entre l'œil et le livre, on interpose une carte percée d'un *simple trou* d'épingle, aussitôt les caractères redeviennent visibles. Cette expérience, indiquée par Lecat dans son *Traité des sensations*, a été diversement interprétée depuis. Lecat me paraît toutefois en avoir donné l'explication la plus satisfaisante. Il attribue la production de l'image, dans ce cas, à l'*inflexion* de la lumière sur les bords de l'ouverture de la carte. L'inflexion ou la diffraction de la lumière au bord de l'ouverture rapprocherait une partie des rayons

peut reproduire à volonté, permet de déterminer, avec une grande exactitude, le point précis de la limite de la vision distincte. Comme cette limite, ainsi que nous l'avons dit, n'est pas la même chez les divers individus, on conçoit l'utilité de l'expérience de M. Scheiner, et l'application qu'on en peut faire dans le choix raisonné des lunettes. Voici cette expérience : on pratique dans un écran (dans une carte, par exemple), et dans *la direction horizontale*, deux trous d'épingles, à une distance moindre que le diamètre de la pupille. On applique l'écran devant l'un des yeux, et on regarde au travers des trous une ligne noire, perpendiculaire, tracée par avance sur une feuille de papier blanc, ou un fil noir collé perpendiculairement sur le carreau d'une fenêtre bien éclairée. Quand l'observateur est très-rapproché de la ligne, celle-ci paraît double; elle n'est vue simple qu'à une certaine distance, qui est précisément la limite de la vision distincte. Lorsque la distance augmente, la ligne n'est plus vue simple ; elle redevient double.

Voici ce qui se passe dans l'œil (Voy. fig. 144). Soit A un point pris sur la ligne noire; soit B la coupe de l'écran. Le cône de lumière qui rayonne du point A vers l'œil se trouve partagé en deux, par la partie de l'écran intermédiaire aux deux trous. Le point A envoie donc, par les trous de l'écran, deux petits cônes qui traversent isolément les milieux réfringents de l'œil. Dans la figure 144 l'objet est supposé *très-rapproché* du diaphragme; dès lors les cônes lumineux se réunissent derrière la rétine (Voy. plus haut fig. 143), et chacun vient former sur la rétine un petit

Fig. 144.

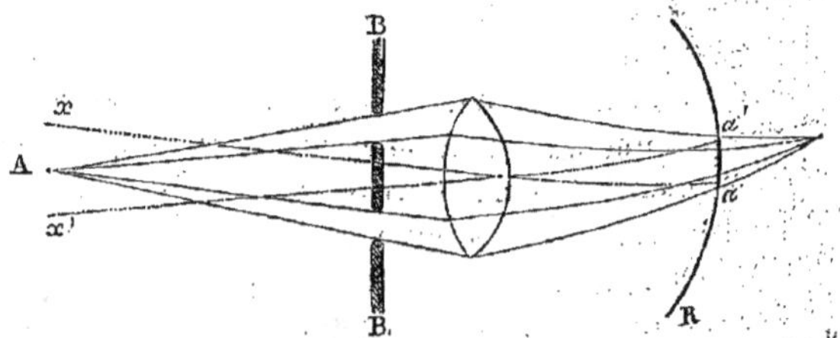

vers le centre, et contribuerait à augmenter la convergence. Le foyer où l'image qui, sans cette intervention, tomberait derrière la rétine, se trouverait ainsi reportée en avant.

L'image ainsi produite ne présente, d'ailleurs, qu'une faible intensité, et cela se conçoit. D'une part, le diaphragme interposé entre l'œil et l'objet élimine une grande quantité de rayons lumineux, et, d'une autre part, il n'y a que les rayons *infléchis vers le centre de l'ouverture* qui forment l'image. Les rayons *infléchis vers le dehors*, tombant sur l'iris, ne servent point à la vision. L'image produite présente aussi des *dimensions plus grandes* que lorsqu'on regarde l'objet à l'œil nu et à la distance de la vision distincte. Cette amplification de l'image tient à ce que l'œil, placé dans ces conditions exceptionnelles, aperçoit l'objet sur la projection des rayons infléchis. En d'autres termes, ce n'est pas l'objet lui-même qu'on voit alors, mais une image virtuelle de l'objet. L'inflexion agit ici absolument comme la lentille d'une loupe simple.

cercle de diffusion en a et a'. Le point A est vu double, et chaque image un peu amplifiée est reportée dans la direction des rayons x et x', suivant le centre optique de l'œil.

Lorsque le point A est *beaucoup plus éloigné* de l'écran (Voy. fig. 145), les petits cônes de lumière qui passent par les trous de l'écran se réunissent en avant de la rétine, et, poursuivant leur marche après leur intersection, viennent également frapper la rétine par deux cercles de diffusion a et a' : le point A est vu double, et chaque image est également reportée dans la direction des rayons x et x' [1].

Fig. 145.

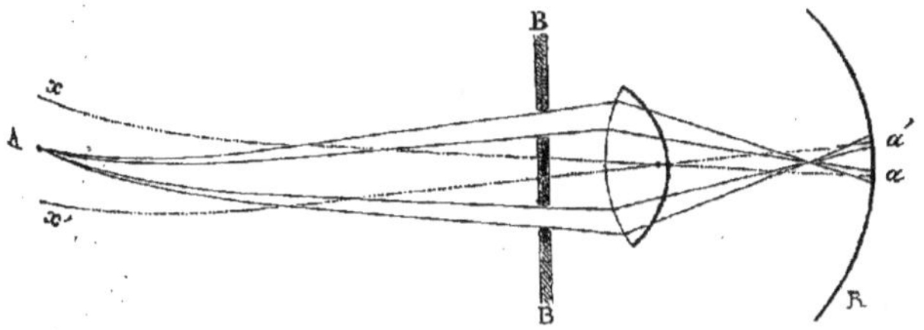

Quand le point A est moins rapproché du diaphragme qu'il ne l'est dans la figure 144, et quand il est moins éloigné qu'il ne l'est dans la figure 145, il arrive un moment où il est vu simple. Cela a lieu quand les deux cônes partis du point A éprouvent dans l'œil une convergence telle qu'au lieu de tomber en arrière ou en avant de la rétine, ils correspondent précisément à cette membrane par leurs sommets réunis.

La distance qu'il faut donner à l'objet pour qu'il soit vu simple à l'aide du diaphragme à deux ouvertures dépend, comme on le conçoit, du degré de convergence des milieux transparents de la lentille oculaire, et elle varie comme elle. Si donc on monte le diaphragme à deux ouvertures sur un châssis ; si l'on fixe perpendiculairement un fil sur une lame de verre dépoli, et si l'on dispose le châssis et la lame de verre sur un axe commun et gradué, de manière à pouvoir les rapprocher ou les éloigner l'un de l'autre, au moyen d'un mouvement de vis, on a ainsi un instrument auquel on a donné le nom d'*optomètre*. A l'aide de cet instrument, on peut mesurer la limite de la vision distincte, calculer avec une grande précision la direction des rayons lumineux dans l'œil, et vérifier un grand nombre de problèmes d'optique.

M. Ruete a proposé de remplacer les lunettes par l'optomètre, dans les diverses épreuves du recrutement où l'on se propose de vérifier si la myopie est ou n'est pas simulée.

[1] La preuve que les choses se passent ainsi, c'est que si, *au moment de l'observation*, on ferme l'ouverture de droite de l'*écran* B, c'est l'image de gauche x' qui disparaît dans l'expérience représentée fig. 144 ; tandis que, dans l'expérience représentée fig. 145, c'est l'image de droite x qui disparaît, quand on ferme l'ouverture de droite.

§ 287.

L'impression a lieu sur la rétine. — Du punctum cæcum. — Après avoir passé en revue les phénomènes physiques de la vision, et analysé les conditions nécessaires à la formation des images, il nous reste à exposer le rôle que jouent la rétine et le nerf optique, relativement à l'impression et à la transmission de la lumière.

Et d'abord, sur quelle partie de l'œil se fait l'impression de la lumière? La rétine est-elle la membrane sensitive chargée de recevoir cette impression? Aujourd'hui cela ne fait plus question. La structure nerveuse de cette membrane, sa continuité avec le nerf optique, et, par le nerf optique, avec l'encéphale; la présence constante d'un nerf spécial, et de son expansion sensitive, dans tout organe du sens, ne permettent pas le doute à cet égard.

A une autre époque, un physicien célèbre, Mariotte, et un physiologiste distingué, Lecat, émirent des doutes sur le rôle de la rétine, et transportèrent à la choroïde la faculté de l'impression. Cette opinion reposait sur les arguments suivants : 1° une expérience, faite pour la première fois par Mariotte, prouverait que la partie centrale de la rétine, celle qui correspond à l'insertion du nerf optique, est insensible; 2° le seul point du fond de l'œil où la sensation de la lumière ferait défaut est le seul où la choroïde manque (la choroïde est percée en ce point pour laisser passer le nerf optique); 3° la demi-transparence de la rétine laisse pénétrer les rayons lumineux à travers son épaisseur jusqu'à la choroïde; 4° un certain nombre de physiologistes d'alors plaçaient le siége de la sensibilité dans la pie-mère, et ils croyaient avoir démontré la continuité de la choroïde avec la pie-mère cérébrale.

L'expérience de Mariotte consiste à tracer, à la même hauteur et à 15 centimètres de distance, deux cercles[1] blancs de 3 centimètres de rayon, sur un tableau noir. On se place ensuite en face du tableau, et, fermant l'œil gauche, on fixe le cercle du côté gauche avec l'œil droit : on voit ainsi, non-seulement le cercle que l'on fixe, mais encore celui qui est placé à côté; mais si on s'éloigne peu à peu du tableau, il arrive un point où l'on n'a plus que la sensation d'un seul cercle, le cercle du côté gauche, sur lequel la vue est fixée; le cercle droit cesse d'être vu. Or, le point où l'on ne voit plus qu'une seule image est précisément celui qui correspond à la projection des rayons de l'objet qui cesse d'être vu sur la partie de la rétine qui donne insertion au nerf optique. Ce qui le prouve, c'est qu'en s'éloignant de nouveau, la vision des deux objets reparaît, à mesure que le foyer des images change de place sur la rétine.

Cette insensibilité de la rétine dans le *punctum cæcum* est loin d'être absolue, comme l'expérience précédente tendrait à le faire supposer. La

[1] Nous disons deux *cercles*, et non pas deux circonférences. Ce qu'il y a de mieux, c'est de découper deux cercles de papier et de les coller sur un tableau ou sur un fond noir.

sensibilité visuelle est obscure en ce point, mais elle existe encore. Si, en effet, on substitue un corps en ignition à celle des deux images qui disparaît, il n'est plus possible de transformer la sensation des deux objets en une seule. Un corps vivement éclairé impressionne donc encore la portion la moins sensible de la rétine.

On peut concevoir pourquoi la rétine présente au *punctum cæcum* une sensibilité obtuse. Les rayons lumineux qui tombent en ce point traversent, comme d'ailleurs sur toute l'étendue de la rétine, les éléments nerveux semi-transparents sur lesquels ils exercent leur action ; mais la rétine n'étant point doublée en ce point par la choroïde et son pigment, la lumière n'est point *annulée* après avoir produit son effet utile ; elle est, en partie, renvoyée par réflexion au travers de la membrane qu'elle vient de traverser, et il en résulte une confusion qui nuit à la formation de l'image en ce point. Voilà, sans doute, pourquoi l'insertion du nerf optique sur l'œil ne se fait point dans l'axe visuel, mais sur les côtés, de manière que le siége des images ne corresponde point *en même temps* sur celle même portion des deux rétines, dans les conditions ordinaires de la vision (Voy. § 293).

Toutes les fois que la vision s'exerce, nous l'avons dit déjà (Voy. § 279), une petite quantité des rayons lumineux qui entrent par la pupille pour gagner la rétine sont *réfléchis* par les milieux transparents de l'œil. Une partie des rayons réfléchis tombent sur la face postérieure de l'iris (sur l'*uvée*) où ils sont annulés, une autre partie est reportée au dehors par l'ouverture pupillaire elle-même. Cette proportion de lumière réfléchie au dehors est trop peu considérable dans l'état ordinaire pour que nous puissions, à son aide, prendre connaissance des parties profondes de l'œil ; d'autant plus que l'observateur, en se plaçant devant l'œil qu'il examine, empêche celui-ci d'être suffisamment éclairé.

Fig. 146.

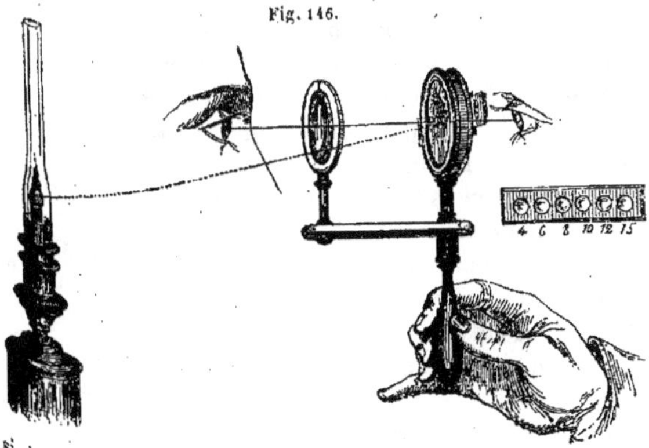

Mais si, à l'aide d'un miroir convenablement éclairé, on concentre vers l'œil une grande quantité de lumière, et si l'observateur se place de telle manière, que n'étant point sur le trajet des rayons lumineux qui se dirigent vers l'œil qu'il observe, il se trouve cependant sur le trajet des rayons lumineux réfléchis par l'œil, il peut ainsi apercevoir le fond de cet organe. L'observateur peut en outre amplifier l'image du fond de l'œil à l'aide d'un jeu de lentilles placé en arrière du trou central du miroir par lequel il observe, et apercevoir ainsi le réseau sanguin de la rétine (c'est-à-dire les ramifications de l'artère et de la veine centrale de la rétine). Quand l'œil en observation est très-fortement éclairé par le miroir (*ophthalmoscope*), on peut même distinguer le point qui correspond à l'entrée du nerf optique dans l'œil (*punctum cæcum*) ; dans ce point, la rétine, dépourvue de pigment à sa face postérieure, se distingue des parties voisines par une apparence plus éclairée.

MM. Helmholtz, Ruete, Donders, Coccius, Follin, Meyerstein, etc., etc., ont proposé des ophthalmoscopes qui diffèrent les uns des autres par leur construction, mais qui reposent tous sur le principe que nous venons d'établir. La figure 146 représente l'ophthalmoscope que M. Follin a fait construire d'après les données de M. Coccius. C'est un des plus commodes dans l'application.

§ 288.

Nature de l'impression visuelle. — Vision subjective. — La nature de l'impression causée sur la rétine par la lumière est complétement inconnue. On peut l'envisager toutefois comme un ébranlement moléculaire, en rapport avec les ondulations de la lumière. Cet ébranlement *sui generis*, déterminé dans la rétine par la lumière, peut être mis en jeu autrement que par son excitant naturel, c'est-à-dire qu'on peut imprimer à la rétine, au travers des membranes et des milieux transparents de l'œil, des ébranlements physiques, qui se traduisent par des sensations *subjectives* de lumière. Ainsi, en se plaçant dans une obscurité complète, et en comprimant fortement le globe oculaire d'avant en arrière ou sur les côtés, on aperçoit des lueurs plus ou moins intenses, ou des figures lumineuses de diverses formes. Il arrive souvent aussi que, lorsqu'on tourne brusquement les yeux dans l'obscurité, et par un mouvement forcé, on voit apparaître un grand arc lumineux, qui disparaît à l'instant. Dans les efforts qui ont pour conséquence l'afflux du sang vers la tête, le réseau sanguin de la rétine agit par compression sur la portion nerveuse de la membrane et détermine la sensation d'arborisations lumineuses. Ces images lumineuses constituent une des preuves de la spécialité d'action des nerfs des organes des sens. Quel que soit l'excitant à l'aide duquel on cherche à réveiller la sensibilité d'un nerf de sens, celui-ci répond par la sensation qui lui est propre. Dans le phénomène particulier dont nous parlons, la sensibilité de la rétine (expansion du nerf optique) se trouve mise en jeu par compression mécanique.

L'étude des sensations subjectives de lumière offre un grand intérêt, et nous aurons occasion d'y revenir plus loin, dans la discussion de certains points encore controversés de la vision. Pour le moment disons seulement que la tache lumineuse qui apparaît dans l'œil comprimé a une *forme* analogue à celle du *corps comprimant*. Si l'on comprime l'œil avec la pulpe du doigt, la tache lumineuse, ou le *phosphène*[1], a la forme d'une sorte de croissant; l'extrémité du doigt appliquée à plat sur un des points de la circonférence du globe oculaire agit, en effet, principalement suivant la courbe parabolique qui le termine. Si l'on comprime l'œil avec l'extrémité arrondie d'un crayon, la tache lumineuse est *arrondie;* si l'on taille en carré l'extrémité du crayon, la tache lumineuse est *carrée;* si l'on taille cette extrémité en triangle, la tache est *triangulaire*. Les sensations *subjectives* de la rétine ne donnent donc pas seulement la sensation de lumière, elles fournissent encore des *images* lumineuses subordonnées à la forme de l'excitant. Pour reproduire ces diverses expériences, il faut avoir soin de ne comprimer le globe oculaire que très-modérément. Une compression violente détermine, il est vrai, des taches lumineuses d'un grand éclat; mais comme cette compression s'étend par irradiation à toutes les parties de la rétine, celle-ci, ébranlée en masse, donne des effets généraux qui masquent le phénomène.

§ 289.

Durée de l'impression et de la transmission. — La lumière n'agit point d'une manière instantanée sur l'organe de la vision. L'ébranlement de la rétine a une certaine durée; une fois ébranlée, elle ne revient à son état de repos qu'après un laps de temps qui est loin d'être inappréciable. En second lieu, lorsque la lumière a ébranlé la rétine, l'impression reçue par celle-ci a besoin, pour être transmise au sensorium, d'un espace de temps qu'on peut déterminer. Il peut arriver, par conséquent : 1° que nous ayons encore la sensation d'un objet, alors que celui-ci a cessé d'impressionner la rétine; 2° que l'objet qui a impressionné la rétine disparaisse, avant même que la sensation ne soit perçue.

La durée de l'impression et celle de la transmission donnent naissance à un certain nombre d'*illusions d'optique*. Lorsque nous imprimons à un corps incandescent un mouvement rapide de rotation, il semble que nous voyons devant les yeux une circonférence *continue;* lorsqu'une fusée volante s'élance dans les airs, elle semble conduire à sa suite une longue traînée de feu; lorsqu'une voiture se meut avec une grande rapidité, les rayons qui réunissent la circonférence des roues avec les moyeux disparaissent; lorsque les cordes vibrantes résonnent, elles paraissent amplifiées à leur partie moyenne. Évidemment, dans tous ces cas, l'illusion dépend de la *persistance* des impressions, alors que, par son mouvement

[1] C'est ainsi que M. Serres, d'Uzès, désigne les images lumineuses subjectives. M. Serres a écrit dernièrement sur ce sujet un livre rempli d'expériences et de considérations ingénieuses. (Voyez la bibliographie du chapitre *Vision*.)

de translation, l'objet vient successivement impressionner de nouvelles parties de la rétine.

De même, nous attribuons à l'éclair qui déchire la nue une durée qu'il n'a pas réellement; et, de plus, comme la lueur de l'éclair est instantanée, et que la sensation visuelle ne l'est pas, il s'ensuit qu'au moment où nous le *voyons*, il a déjà disparu, etc.

La durée des impressions de la rétine a été mesurée par divers observateurs. On peut l'évaluer en moyenne à 1/3 de seconde.

Il est un petit appareil des cabinets de physique, connu sous le nom de *phénakisticope* (ou phantasmoscope), qui traduit d'une manière saisissante la *persistance* et la *durée* des impressions de la rétine. Il consiste en un disque sur lequel, à des points voisins de la circonférence, on a quinze ou vingt fois figuré un homme ou un animal, pris aux *divers moments successifs* de la course ou du saut. Lorsqu'on imprime à ce disque un mouvement rapide de rotation (lorsqu'il décrit une circonférence entière en moins de 1/3 de seconde), et qu'on regarde dans une glace, au travers d'ouvertures multiples disposées sur le disque, l'homme ou l'animal semble courir ou sauter. En effet, au moment où chaque représentation figurée vient frapper la rétine, l'impression de celles qui la précèdent n'est pas éteinte.

Lorsqu'un corps *opaque,* mû par un mouvement rapide de translation, parcourt un espace égal à son diamètre, en un temps moindre que celui de la durée de l'impression de la rétine, il échappe complétement à la vue. Remarquez d'abord que, quelque rapide que soit la course d'un corps *lumineux*, jamais il ne passe inaperçu. Si une balle, si un boulet lancés par une arme à feu ne peuvent pas être vus, c'est précisément parce que ce sont des corps *opaques*. En effet, l'impression qu'un corps opaque détermine sur la rétine est, relativement à la ligne atmosphérique qu'il parcourt, une privation de lumière. Or, en un endroit quelconque de son trajet, la sensation de la portion de l'espace éclairé que parcourt le corps persiste sur la rétine pendant le temps qu'emploie ce corps à franchir un espace égal à son propre diamètre. Par conséquent, la sensation de l'espace éclairé n'éprouve point d'intermittences; elle persiste sur tous les points du trajet que parcourt le corps, et celui-ci passe inaperçu : telle est la raison pour laquelle nous ne voyons pas une balle de fusil ou un boulet de canon, lorsqu'ils sont dans toute la rapidité de leur course.

§ 290.

Dimensions des objets visibles. — Pour être *visibles*, les objets doivent avoir une certaine dimension. Lorsque ces dimensions sont trop faibles, les objets cessent d'être perceptibles à l'œil; ils ne peuvent plus être vus qu'à l'aide d'instruments grossissants. Quelque considérable que soit le volume d'un corps, il y a pareillement *des détails* de structure qui échappent à l'œil, et que peut seul nous révéler le microscope.

Pourquoi y a-t-il des objets qui se dérobent à notre vue? Est-ce que tous les corps, quelque petits que nous puissions les imaginer, ne rayonnent pas de toutes parts dans l'espace la lumière qu'ils reçoivent? Est-ce que les rayons ne traversent pas les milieux transparents de l'œil et ne viennent pas peindre sur la rétine l'image de ces corps? Certainement tous ces phénomènes ont lieu, et cependant nous n'avons pas la notion de ces objets. Il y a donc des images qui se peignent sur la rétine et qui ne l'impressionnent point. Voici à quoi tient ce phénomène.

La rétine, comme toutes les membranes et tous les tissus, est constituée par des *éléments anatomiques* qui, pour être très-petits, n'en ont pas moins des dimensions finies et mesurables. Les éléments de la rétine (j'entends les éléments essentiels, car il entre aussi dans sa composition des vaisseaux capillaires et un tissu cellulaire unissant, etc.) sont les mêmes que les éléments du nerf optique dont elle est l'épanouissement. Elle est constituée par des fibres nerveuses, qui ont chez l'homme $0^{mm},003$ de diamètre. Or, chacune de ces fibres ne transmet et ne peut transmettre à l'encéphale qu'une seule impression en même temps. Il s'ensuit que, lorsque deux points A et B (Voy. fig. 147) d'un objet sont assez rapprochés l'un de l'autre pour que l'angle opposé par le sommet qu'ils sous-tendent sur la rétine soit mesuré par une distance *ab*, moindre de $0^{mm},003$, ces deux points A et B cesseront d'être visibles séparément; ils tomberont alors tous les deux sur une même fibre nerveuse primitive, et ne donneront lieu qu'à une impression mixte. On comprend qu'à plus forte raison, tous les points de l'objet compris entre A et B ne pourront pas être vus. Il en est de même des corps qui, dans leur totalité, occupent dans l'espace des dimensions telles, que les rayons émanés des points les plus extrêmes de leur diamètre de figure ne mesurent sur la rétine que des distances moindres de $0^{mm},003$.

Fig. 147.

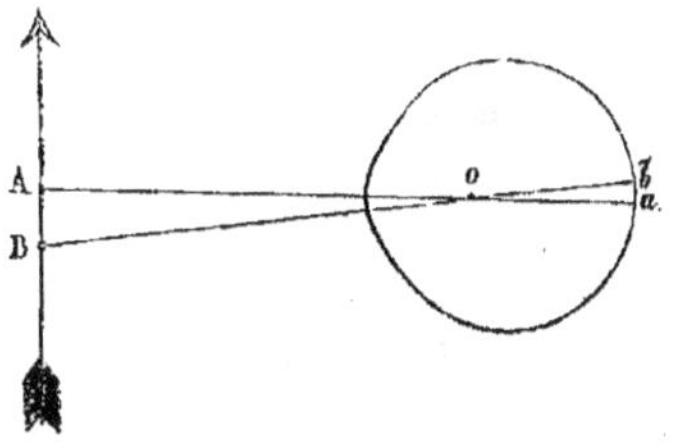

Traduisons par un exemple ces données anatomiques. Nous avons dit que la limite la plus rapprochée de la vision distincte était, en moyenne, de 2 décimètres (Voy. § 286); quelle dimension doit avoir un objet placé à cette distance pour être visible? Evidemment une dimension telle que la distance qui sépare ses deux points les plus extrêmes, dans l'image produite sur la rétine, ne soit pas inférieure à $0^{mm},003$. Dans la figure 147, la ligne A*a* et la ligne B*b* représentent les deux rayons des cônes de lumière qui, partant des points A et B, se croisent en *o* au centre optique de l'œil, et vont tomber sur la rétine. L'angle *boa* et l'angle B*o*A sont égaux, car ils sont opposés par le sommet. La distance du centre optique de l'œil à la rétine est connue (elle est d'environ 13 millimètres); le calcul est facile. Le triangle *boa* est au triangle B*o*A comme 13 millimètres (distance de la rétine *ab* au centre optique *o*) sont à 2 décimètres (distance de l'objet au centre optique *o*). Or, si l'angle *boa* a pour mesure sur la rétine 0mm,003, l'angle BoA aura pour mesure, en AB, 0mm,05 (c'est-à-dire 1/20 de millimètre). L'expérience directe prouve également que les corps qui n'ont que 1/20 de millimètre (0mm,05) sont placés à la limite extrême de la vision.

Lorsque deux points lumineux, pris sur un objet, sont situés à une distance moindre que 0mm,05, l'impression produite sur la rétine par chacun d'eux n'étant pas distincte, il en résulte que, si l'un des points lumineux est coloré d'une façon et l'autre point coloré d'une autre façon, nous n'avons qu'une sensation mixte produite par le mélange des deux couleurs. Deux substances diversement colorées et mélangées, après avoir été réduites à un état de division tel que les molécules colorées aient moins de 0mm,05 du diamètre, ne donnent que l'impression de la couleur résultant du mélange, alors même que chaque particule a conservé son caractère propre. C'est ainsi que, grâce aux propriétés de la rétine, nous pouvons, avec les sept couleurs du spectre réduites en poudre impalpable, réaliser par des mélanges la série indéfinie des couleurs composées.

§ 291.

De la vue droite avec des images renversées. — L'une des conséquences de la construction optique de l'œil, c'est que les images des objets sont renversées sur la rétine (Voy. fig. 124, 132, 133). Or, c'est un phénomène qui n'a pas peu embarrassé les physiologistes et les philosophes que de savoir pourquoi nous voyons les objets *droits*, quoique leur image soit *renversée* au fond de l'œil.

Buffon a prétendu que, primitivement, nous voyons les objets renversés, et que le toucher et l'habitude peuvent seuls nous faire acquérir les connaissances nécessaires pour rectifier cette erreur. Cette explication a été donnée aussi par Lecat; mais aucun fait ne prouve qu'il en soit ainsi. Cheselden a rapporté dans les *Transactions philosophiques* l'observation très-intéressante d'un aveugle-né qui recouvra la vue, et il n'a point remarqué dans son jeune opéré ce prétendu redressement des images.

M. Müller, reproduisant l'ancienne opinion de Berkeley, soutient que, puisque nous voyons tout renversé, nous n'avons pas besoin d'une explication de la vision droite. Rien, avait dit Berkeley, ne peut être renversé quand rien n'est droit, car les deux idées n'existent que par opposition. M. Müller, et d'autres avec lui, se sont laissé entraîner, à leur insu, dans le monde idéal de Berkeley, et ils ont oublié que, pour l'évêque de Cloyne, les objets visibles ne sont pas extérieurs, qu'ils n'ont ni figure, ni position, ni étendue. Pour nous, qui vivons dans le monde des réalités, nous pensons que les objets existent, qu'ils ne sont pas une simple modalité de notre être, et qu'il y a une parfaite ressemblance entre l'étendue, la figure et la position des corps révélés par la vue, et les médes qualités des corps perçus par le toucher. Lorsque nous disons qu'un objet est dirigé d'une certaine façon par rapport à l'horizon, ce n'est pas seulement parce que la vue nous le montre tel, mais encore parce que nous savons et que nous pouvons constater, à l'aide du toucher et *les yeux fermés*, que l'objet en question présente, avec notre corps, exactement les mêmes relations. D'un autre côté, nous savons aussi, à n'en pas douter, que la représentation de cet objet, qui affecte avec notre corps une position déterminée, se trouve disposée sur la rétine dans une situation précisément inverse. Il nous est donné, en effet, dans nos expériences, de voir *directement* cette image imprimée sur la rétine (Voy. fig. 133, p. 644). A moins de récuser le témoignage du toucher, et de prétendre qu'il ne nous donne que des notions fausses sur la *position* des objets, il est impossible de se soustraire à cette double évidence.

Lorsqu'on demande pourquoi nous voyons les objets droits et non renversés, n'est-ce pas comme si l'on demandait pourquoi nous voyons les objets tels qu'ils sont réellement, et non tels que leurs images se peignent sur la rétine? Telle est, en effet, la véritable question.

L'image que l'objet détermine sur la rétine, telle que nous l'apercevons sur un œil disséqué, ne représente que les divers points de la rétine impressionnés par la lumière. Ce n'est point la rétine elle-même, et *comme étendue figurée*, que nous percevons dans la vision, pas plus que ce ne sont les modifications de la membrane pituitaire que nous *sentons* dans l'odorat, pas plus que ce ne sont les modifications de la membrane auditive que nous *entendons*. C'est la lumière que nous voyons, c'est l'odeur que nous sentons, c'est le son que nous entendons. De même, ce que nous sentons dans le toucher, ce sont les objets extérieurs qui mettent en jeu la sensibilité. S'il en était autrement, les organes des sens ne seraient point disposés pour leur fin providentielle ; nous ne saurions acquérir la certitude du monde extérieur, et la vie ne serait qu'un rêve perpétuel. Le son, le choc, la lumière, laissent dans l'esprit une idée d'extériorité que rien ne peut dominer, et jamais un homme de sens commun ne prendra pour de simples modalités de son être les effets que ces agents déterminent en lui.

La tendance naturelle, invincible, à reporter à leur véritable source, et non sur le point de l'organisme où ils exercent leur impression, les agents qui mettent en jeu les organes des sens, est si puissante, que lorsque, par hasard, ces organes entrent en action en l'absence de leurs excitants naturels et par suite d'une cause anormale (hallucinations, songes), nous rapportons au dehors de nous les impressions qu'ils transmettent au sensorium.

L'impression une fois produite, la rétine transmet à l'encéphale la notion de la *direction* des rayons lumineux qui viennent frapper chacune de ses parties élémentaires. L'impression du rayon de lumière a lieu, en effet, grâce à la demi-transparence de la rétine, dans toute l'épaisseur de cette membrane, depuis la face postérieure du corps vitré jusqu'à la choroïde enduite de son pigment. L'impression n'a pas lieu, par conséquent, sur une surface mathématique. Quoique la rétine soit très-mince, l'impression se fait suivant une ligne qui traverse l'épaisseur de cette membrane, et qui indique la *direction linéaire* du rayon de lumière. C'est dans cette direction qu'est rapporté chaque rayon lumineux qui frappe la rétine. C'est ainsi que nous voyons les objets tels qu'ils sont réellement, c'est-à-dire tels que le toucher nous les montre par rapport aux parties de notre corps. En un mot, les objets sont vus droits, *parce que nous voyons chacun de leurs points suivant la projection des rayons lumineux qui impressionnent la rétine* [1].

Voici une expérience bien simple, qui prouve de la manière la plus évidente que la rétine ne transmet pas au sensorium *l'image* telle qu'il nous est donné, dans nos expériences, de la voir imprimée sur elle, mais qu'elle nous donne la notion de l'*objet lui-même*. Fixez pendant longtemps, et jusqu'à la fatigue, un corps sombre, se détachant sur un fond éclairé, un clocher, par exemple, sur un ciel lumineux; puis, fermez les yeux et placez-vous dans l'obscurité: l'image du clocher persistera dans les yeux fermés, pendant une minute au moins, et donnera lieu à divers phénomènes (Voy. § 295); mais ce qu'il nous importe de remarquer en ce moment, c'est qu'alors que les yeux sont fermés, l'image du clocher se présente exactement dans les mêmes rapports avec notre corps que lorsque les yeux étaient ouverts. Ainsi, le sommet du clocher est toujours *en haut* et sa base *en bas*. L'ébranlement de la rétine qui, *en l'absence de l'objet*, persiste seul en ce moment pour nous en donner l'idée, cet ébranlement n'est pas perçu à l'état d'*image peinte sur la rétine*. S'il en était ainsi, à l'instant même où nous fermons les yeux, le clocher devrait nous paraître renversé, car c'est de cette manière que *son image est peinte* au fond de l'œil.

§ 292.

De la vue simple avec les deux yeux.—Axe optique.—Angle optique. —Comment se fait-il que les objets nous paraissent simples, alors qu'ils déterminent deux images correspondantes à chacun des yeux? Comme on voit à peu près aussi bien un objet avec un seul œil qu'avec le secours des deux yeux, on a pensé que, dans la vision, il n'y avait jamais qu'un seul œil qui agissait à la fois. Cette explication, proposée par Gassendi et développée par Gall, s'appuie sur des faits qui ne manquent pas d'une certaine valeur. Il est positif qu'il y a des individus chez qui la portée des yeux est fort inégale, et qui se servent alternativement, et sans s'en ren-

[1] Dans la vision nous rapportons toujours la position d'un corps (et par conséquent la position *des diverses parties d'un même corps*) sur la projection des rayons qui viennent frapper la rétine. C'est en vertu de ce même principe qu'un prisme placé au-devant de l'œil élève ou *abaisse* les objets que nous regardons au travers de sa masse transparente.

être compte, de l'un ou de l'autre œil pour distinguer des objets situés à des distances variées. Il est certain également que les individus affectés de strabisme ne voient les objets qu'avec un seul œil, tantôt l'un, tantôt l'autre, et que, lorsqu'ils cherchent à embrasser le même objet avec les deux yeux, celui-ci devient double. Mais ce ne sont là que des faits particuliers qui n'embrassent pas l'ensemble des phénomènes.

Il est un fait incontestable, c'est que, pour que la vision simple s'accomplisse, il faut que les yeux soient dirigés de telle façon que leurs axes optiques AC, BC (Voy. fig. 148) convergent vers l'objet, et se réunissent sur lui en C. Il faut, en d'autres termes, que le sommet de l'*angle optique* ACB soit sur le corps observé [1]. Lorsque ces conditions ne sont pas remplies, l'objet devient double. La diplopie (ou vue double) des strabiques ne tient pas à une autre cause. On peut constater la vérité de ce fait par quelques expériences bien simples.

Fig. 148.

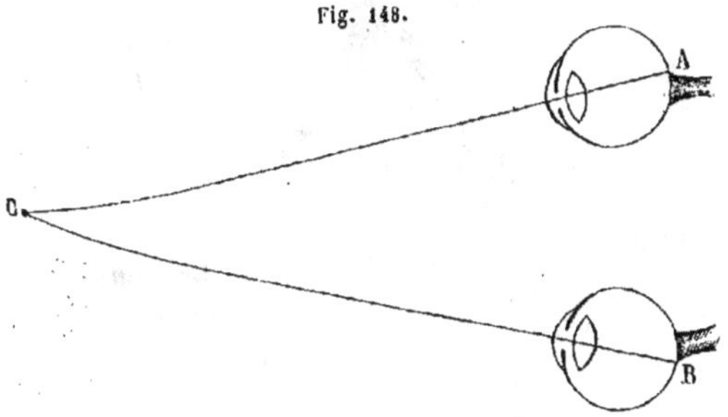

Tandis que vous fixez un objet, déplacez l'un des yeux et changez son axe optique en appuyant avec la pulpe du doigt sur le globe de l'œil. A l'instant même l'objet devient double ; le sommet de l'angle optique n'est plus à l'objet, et chacun des yeux transmet à l'encéphale une impression séparée.

Si vous conservez dans le champ de la vision un objet médiocrement éloigné, tout en dirigeant vos regards d'une manière plus précise sur un objet intermédiaire plus rapproché, l'objet le plus éloigné devient double. Réciproquement, si vous fixez l'objet le plus éloigné, tout en conservant l'objet intermédiaire dans le champ de la vision, l'objet intermédiaire devient double. Dans le premier cas, comme dans le second, l'objet qui devient double a cessé d'être au sommet de l'angle optique [2].

Autre exemple très-saisissant. Prenez un crayon un peu long ; appliquez l'une des extrémités du crayon entre les deux yeux, à la racine du

[1] On désigne sous le nom d'*angle optique* l'angle ACB formé par les axes optiques de l'œil dirigés vers un même point. Le sommet de l'angle optique est donc toujours à l'objet ; il varie avec la distance de l'objet. Il ne faut pas confondre l'*angle optique* avec l'*angle visuel* (Voy. § 298).

[2] Ces expériences sont surtout faciles à reproduire à l'aide de corps de petites dimensions : avec un crayon, par exemple, placé debout sur une table.

nez ; maintenez-le dans la direction horizontale à l'aide de la pulpe du doigt (Voy. fig. 149) ; puis fixez successivement, à l'aide des deux yeux, des points divers de la longueur du crayon. La partie du crayon située au delà de l'intersection des deux axes optiques deviendra double, et, suivant que vous regarderez les points *a*, *b*, *c*, *d*, vous obtiendrez les apparences 1, 2, 3, 4 ; en d'autres termes, à partir du point qu'on fixe, le crayon semble se bifurquer, et on peut faire, pour ainsi dire, voyager la bifurcation à volonté, en changeant successivement le sommet de l'angle optique.

Fig. 149.

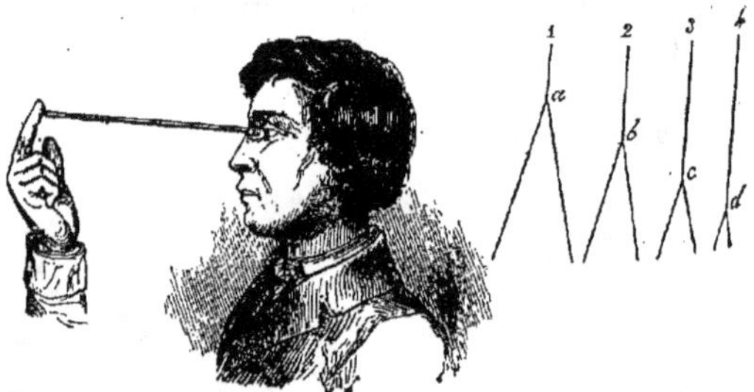

La direction des axes optiques de chacun des yeux a une influence telle dans le phénomène de la vision *simple*, qu'on peut, à l'exemple de M. Wheatstone, transformer en une seule la sensation des deux images produites dans chacun des yeux par des objets semblables. Il suffit, pour cela, de placer devant les yeux deux cylindres creux, A et B (Voy. fig. 150), et de les diriger au-devant de deux corps semblables, *a*, *b* (deux petites sphères, par exemple), de telle façon que l'angle que formeraient ces cylindres, si on prolongeait leur direction, tomberait au delà des deux objets, en *c*, par exemple. On n'a plus alors que la sensation d'un seul objet, et cet objet est rapporté au point de rencontre des deux axes optiques, en *c*.

Fig. 150.

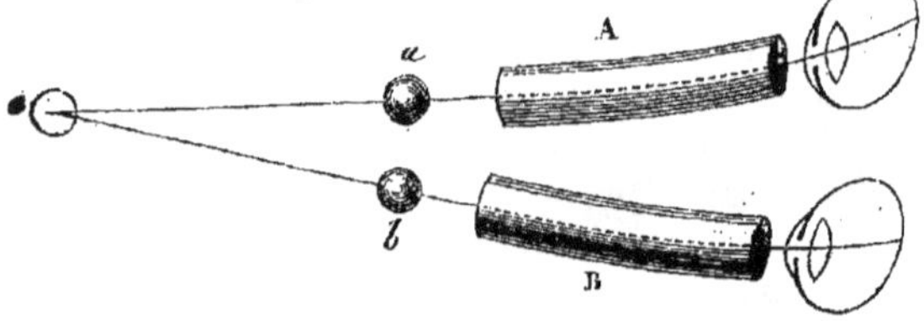

§ 293.

Doctrine des points identiques. — Pour que la vision simple à l'aide des deux yeux ait lieu, il est donc indispensable que les axes optiques de chacun des yeux soient inclinés d'une quantité déterminée par rapport à un plan vertical placé entre l'un et l'autre ; ou, ce qui revient au même, il faut que les images soient reçues sur des points *identiques* ou *harmoniques* des deux rétines. Il y a, en effet, dans chaque rétine, des points déterminés qui ne transmettent au sensorium qu'une seule et même impression, alors qu'ils agissent ensemble. Quand d'autres points des deux rétines entrent simultanément en jeu, ils transmettent au sensorium des impressions isolées, et la vue est double.

Quels sont les points *identiques* des deux rétines? Il est facile de les déterminer par une construction géométrique très-simple, en tenant compte des mouvements des axes oculaires dans la vision des objets diversement situés par rapport à l'observateur. Pour la vision des objets placés en haut ou en bas de l'horizon visuel, le mouvement des yeux étant symétrique, les points identiques sont également symétriques, et se correspondent, en haut et en bas, sur chacune des deux rétines; mais pour la vision des objets situés à gauche ou à droite de l'observateur, il n'en est plus de même : tandis que l'un des yeux se dirige en dedans, l'autre se dirige en dehors. Il en résulte que c'est la partie interne d'une rétine qui correspond à la partie externe de l'autre, et réciproquement. En d'autres termes, si l'on détachait les yeux et si l'on superposait les deux rétines sans changer leur position normale, les points *identiques* seraient mathématiquement en contact les uns avec les autres. La figure 151 peut donner une idée de la distribution des points identiques des rétines : ces points correspondent dans les deux yeux aux lettres de même valeur.

Fig. 151.

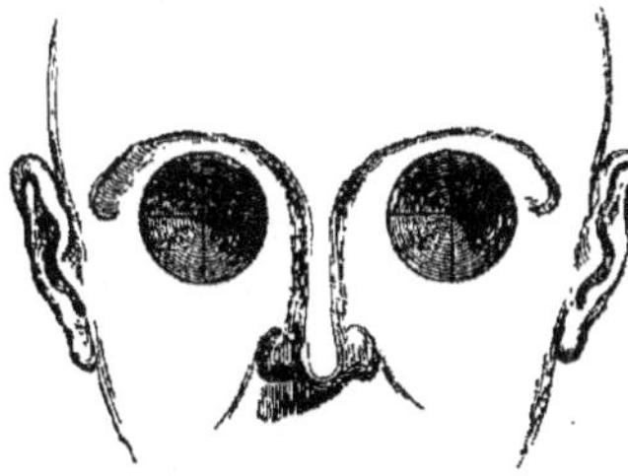

Deux points *identiques*, pris sur les rétines, sont donc ceux qui correspondent à un angle optique déterminé. Soit un objet situé en un certain point C (Voy. fig. 152, p. suiv.), et fixé par les deux yeux G et D ; cet objet impressionne les deux rétines en *a* et *a'*; les deux points *a* et *a'* sont *identiques*. Si les yeux fixaient le point D, les points identiques seraient en *b* et *b'*; si les yeux fixaient le point E, les points identiques des deux rétines seraient en *c* et *c'*. On voit également, par l'inspection de la figure, que, quand les yeux passent de la position *a*C*a'* à la position *b*D*b'*, c'est-à-dire quand les yeux se dirigent à droite vers le point D, c'est la partie externe de la rétine de l'œil gauche et la partie interne de la rétine de l'œil droit qui se trouvent impressionnées. De même, quand les yeux passent de la position *a*C*a'* à la position *c*E*c'*, c'est la portion interne de l'œil gauche et la portion externe de l'œil droit qui entrent en jeu.

Les sensations *subjectives* de la vision (Voy. § 288) sont parfaitement en harmonie avec la doctrine des points identiques. En effet, si l'on presse les deux yeux en même temps *en dehors*, ou en même temps *en dedans*, on donne naissance à deux images lumineuses distinctes et assez éloignées l'une de l'autre; mais si l'on presse en même temps l'un des deux yeux à l'*angle externe* et l'autre à l'*angle interne*, les deux images paraissent, en quelque sorte, sauter l'une sur l'autre et tendent à se superposer. La fusion des deux taches lumineuses n'est pas toujours complète, et elles débordent souvent l'une sur l'autre, parce qu'il est difficile de comprimer exactement des parties identiques des deux rétines. On peut, cependant, en tâtonnant, arriver à fondre les deux images lumineuses en une seule.

Fig. 152.

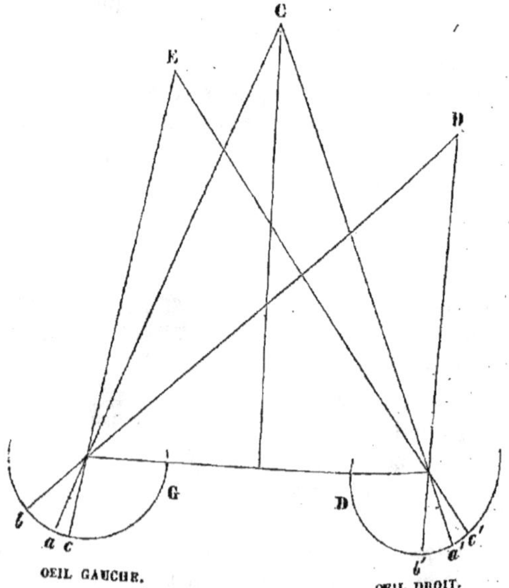

Maintenant, on se demande naturellement comment il se fait que les impressions produites sur certains points de la rétine, dits points identiques, ne transmettent à l'encéphale qu'une seule impression.

C'est là, il faut l'avouer, un phénomène au delà duquel nous ne pouvons remonter, et qui a sa cause dans les propriétés mêmes du système nerveux. Ce qu'on peut dire de plus vraisemblable, c'est que les points identiques des deux rétines correspondent à un même côté de l'encéphale; l'entre-croisement partiel des nerfs optiques dans le chiasma permet tout au moins de le supposer. La figure 153 montre comment on peut se représenter la part que prend chaque nerf optique à la constitution des deux rétines. Si chaque nerf optique fournit à la fois le segment interne d'une rétine et le segment externe de l'autre rétine, on conçoit que les points identiques correspondent à un même nerf optique, par conséquent à un même côté de l'encéphale.

Fig. 153.

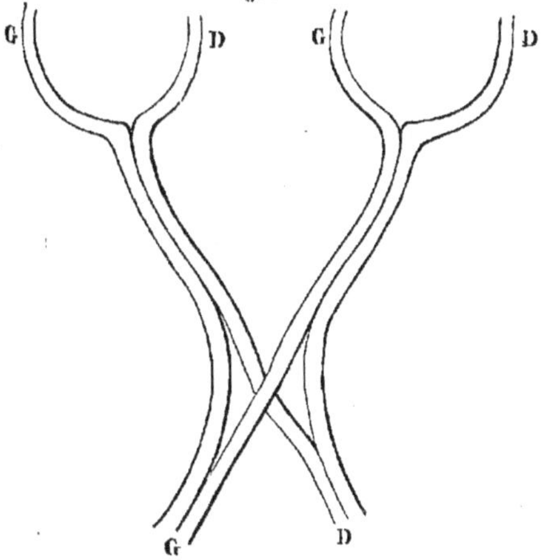

Cette distribution du nerf optique, en quelque sorte en *partie double*, n'est pas, au reste, une simple supposition. L'anatomie a débrouillé en partie la disposition des éléments nerveux dans le chiasma, et la pathologie a parfois donné des preuves à l'appui.

Il est une altération de la vue, singulière et rare, qu'on nomme *hémiopie* ou *amaurosis dimidiata*. Cette altération de la vue, observée chez des personnes atteintes d'hypocondrie ou de quelque autre affection nerveuse, consiste en ce que les objets paraissent comme *coupés* par moitié. Les individus atteints d'hémiopie ne voient plus que la moitié gauche ou la moitié droite des objets. Tout se passe, dans cette paralysie de la rétine, exactement comme si les points identiques de chaque rétine étaient frappés de paralysie dans les segments qui correspondent à un même nerf optique.

§ 294.

Du stéréoscope. — De la vision des objets à trois dimensions. — M. Wheatstone, dans le but de déterminer les conditions de la vue simple avec les deux yeux, a fait un grand nombre d'expériences, et imaginé un appareil très-ingénieux aujourd'hui dans toutes les mains, nous voulons parler du stéréoscope. Cet instrument peut avoir des formes très-diverses : la figure 154 (p. suiv.) représente une des plus simples. On fait aujourd'hui des stéréoscopes à dimensions réduites, et qui ressemblent à des lunettes de spectacle. Le stéréoscope, tel que M. Wheatstone l'a d'abord construit, est composé de deux miroirs plans *ob*, réunis par un angle saillant en *c*, et formant ensemble un angle de 90 degrés. De chaque côté des glaces sont disposés deux plans *d*, *e*, angulairement placés. Ces plans, garnis d'une coulisse, sont destinés à recevoir les représentations graphiques qui doivent se réfléchir dans la glace correspondante. L'observateur se place du côté de l'angle saillant formé par la rencontre des deux miroirs, et applique ses yeux sur les deux ouvertures *mn*, placées à une distance telle qu'il puisse recevoir dans chacun de ses yeux l'image reproduite par chaque miroir.

La construction du stéréoscope a été simplifiée. Les miroirs ont été supprimés; ils étaient tout à fait inutiles. Le stéréoscope, aujourd'hui si répandu, consiste simplement en une boîte de bois, au fond de laquelle on place (sur le même plan) les deux images avec un écartement tel que chacune puisse se peindre isolément dans l'œil correspondant; chaque œil est dirigé vers l'image placée de son côté par deux ouvertures disposées comme elles le sont en *m n*, dans la figure 154.

Fig. 154.

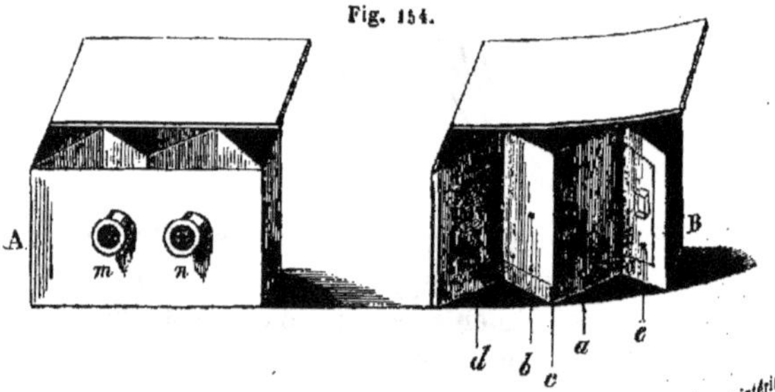

A, stéréoscope.
B, le même stéréoscope, dont la paroi antérieure *mn* est enlevée, pour montrer la disposition intérieure.
a, b, miroirs réunis par un angle saillant.
c, angle saillant formé par la réunion des miroirs *a* et *b*.
d, e, écrans sur lesquels on applique les images.

Lorsque deux images placées au foyer du stéréoscope sont tout à fait semblables, soient deux carrés, par exemple, ou deux triangles égaux; comme, d'une part, la distance de chaque rétine à l'objet est égale; comme, d'autre part, l'inclinaison de chaque globe oculaire est égale aussi, les points identiques ou homologues des deux rétines entrent en jeu, et l'image paraît simple. Elle se trouve située au point de jonction des deux axes optiques, exactement comme dans l'expérience représentée dans la figure 150, p. 678.

Si, au lieu de deux figures *semblables*, on place dans le stéréoscope les deux projections *différentes* d'un solide (telles qu'elles seraient vues par chacun des deux yeux *isolément*, en supposant le solide placé au point de jonction des axes oculaires), l'observateur n'aura également que la notion d'une *seule* image, et cette image fera naître en lui la sensation d'un corps solide, c'est-à-dire la sensation du relief : l'illusion sera complète. Au lieu d'être des figures géométriques, les deux représentations, peintes ou dessinées, peuvent être de toute autre nature. Elles peuvent consister en paysages ou en portraits, exécutés préalablement en double, à l'aide de deux appareils photographiques, où les axes des deux verres objectifs

sent la même direction qu'auraient les axes optiques de chaque œil pour la distance donnée de l'objet. En présentant les deux épreuves, ainsi obtenues, au foyer du stéréoscope, on obtient l'illusion du relief à un haut degré.

On peut même, sans l'aide du stéréoscope, transformer en une seule les deux images d'un solide, telles qu'elles seraient vues par chacun des yeux. Soient en effet (Voy. fig. 155) ces deux projections; regardez perpendiculairement les deux projections à une distance de 15 centimètres, dans un endroit bien éclairé, et placez perpendiculairement entre vos yeux un écran (une feuille de papier, par exemple), de manière que chaque image soit reçue dans l'œil correspondant. A l'instant, la double image se trouve transformée en une seule, et la sensation d'un *cône tronqué,* c'est-à-dire d'un solide, devient manifeste. Avec un peu d'exercice et d'attention, on peut arriver au même résultat, en supprimant l'écran et en fixant avec attention les deux images.

Fig. 155.

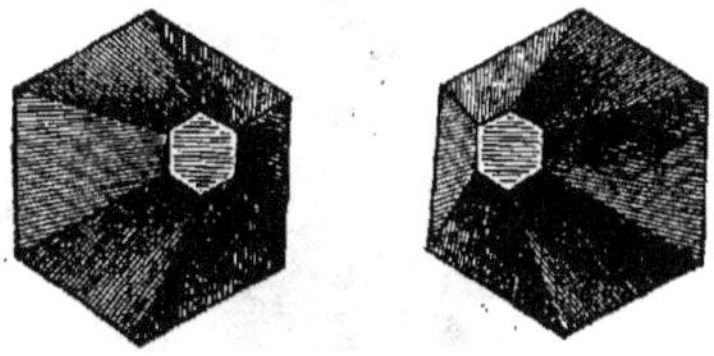

Le stéréoscope, donnant l'apparence du relief à des représentations dessinées ou peintes sur des surfaces planes (carton ou papier), produit donc une *illusion* d'optique, mais une illusion réellement saisissante. Le stéréoscope a donné beaucoup à réfléchir. Prouve-t-il, comme on l'a dit, que ce n'est qu'avec les deux yeux qu'on peut avoir une perception nette du *relief* des corps, c'est-à-dire de leurs trois dimensions? Mais les borgnes ont, tout comme nous, la notion des corps solides, et il nous suffit de fermer l'un des yeux pour constater immédiatement que nous n'avons pas perdu le pouvoir de distinguer le relief.

L'idée de solidité et de relief n'a pas sa source dans l'organe de la vision. L'idée de solidité et de relief est dans l'esprit. Elle y a été introduite par le toucher, qui peut seul nous la fournir.

Le sens de la vue ne peut nous donner que des idées de *surfaces diversement éclairées.* Mais ce que peut faire le sens de la vue, c'est d'attacher aux divers *modes d'éclairement* des diverses parties des objets l'idée de changement de plans fournie par le toucher, et d'acquérir ainsi par l'habitude des notions de perspective non raisonnées, mais sûres et précises.

La preuve démonstrative que l'idée de *solidité* est liée de la manière la plus étroite aux modes d'éclairement des surfaces nous est fournie par un instrument très-ingénieux de M. Wheatstone, connu sous le nom de *pseudoscope*. La figure 156 (p. suiv.) représente cet instrument tel que le construit M. Duboscq. Il consiste en une sorte de lorgnette dans laquelle les verres oculaires sont remplacés de chaque côté par un prisme. Les prismes dévient les rayons lumineux (Voy. fig. 128, p. 638), de telle sorte que l'image qui correspondrait dans la vue naturelle à la partie gauche de l'œil correspond à la partie droite, et réciproquement. Cet instrument fait voir *en creux* les objets en relief, et *en relief* les objets en creux. L'artifice de cet instrument consiste à retourner l'image, et en retournant l'image il retourne en même temps les *ombres*.

Fig. 156.

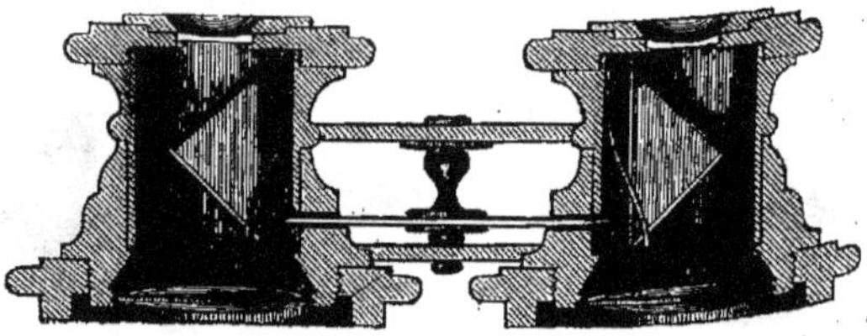

On a dit, et on a répété, que les expériences du stéréoscope étaient contradictoires avec la doctrine des points identiques de la rétine. Deux images différentes sur chaque rétine (les deux images du stéréoscope représentent des projections un peu différentes l'une de l'autre) ne peuvent donner naissance à une image unique sans que des points insymétriques des deux rétines aient été impressionnés en même temps; donc, dit-on, la doctrine des points identiques n'est pas fondée. Le stéréoscope ne prouve rien de semblable, et il est fait bien plutôt pour confirmer que pour renverser la théorie dont nous parlons : c'est ce qu'il nous sera aisé de démontrer en peu de mots.

Fig. 157.

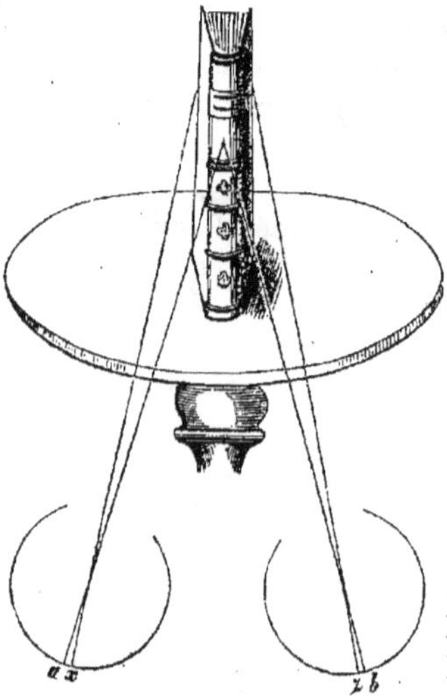

Prenez un livre relié, de médiocre épaisseur; entr'ouvrez-le très-légèrement; placez-le debout sur une table, le dos tourné vers vous, et placez-vous en face, à une distance assez rapprochée (Voy. fig. 157). Les yeux, fixés sur le dos du livre, voient en même temps *les deux plans fuyants* placés de chaque côté, et correspondants aux deux couvertures. Sans changer de place, fermez l'œil droit, il ne restera plus dans le champ visuel de l'œil gauche que le dos du livre, plus le plan fuyant placé à la gauche du livre. Rouvrez l'œil droit et fermez l'œil gauche, il ne reste plus dans le champ visuel que le dos du livre, plus le plan fuyant placé à droite du livre. L'image qui se forme au fond de chaque œil a donc une partie commune, qui est le dos du livre; de plus, l'œil gauche a en outre l'image du plan fuyant de gauche; l'œil droit, l'image du plan fuyant de droite. Or, il est évident que la partie commune des deux images, c'est-à-dire le dos du livre, frappe en ce moment des points identiques des deux rétines *a*, *b* (Voy. fig. 157), tandis que les deux plans fuyants forment au fond de l'œil des images *isolées* qui tombent en *x* et *z*. Ces deux points, étant situés *tous les deux en dedans* des précédents, ne sont pas des points identiques (Voy. § 293). Aussi, tandis que les parties *a*, *b* de la rétine donnent une seule image du dos du livre, les parties *x*, *z*, au contraire, fournissent chacune leur image particulière dans la sensation. Les plans fuyants du livre *pourraient indifféremment ne pas se ressembler*; comme leur perception est isolée dans chacun des yeux, ils sont aperçus *tous les deux* et donnent naissance à deux images distinctes qui concourent à la perception totale[1].

En somme, la notion de solidité est liée à la combinaison de l'impression commune faite dans les deux yeux avec les impressions particulières faites dans chaque œil en particulier. Le stéréoscope fournit, *toute faite*, la combinaison de ces impressions diverses. Voilà pourquoi l'illusion est si grande. La vue ne peut, je le répète, nous donner l'idée de solidité elle-même; mais l'habitude que nous a donnée le toucher de reconnaître comme des *solides* certains corps qui font naître simultanément dans nos yeux une impression commune et des impressions isolées, cette habitude, dis-je, fait que la solidité des corps devient pour nous inséparable d'un mode déterminé de vision.

§ 295.

Des images consécutives. — Nous avons vu précédemment que l'impression produite sur la rétine par une cause instantanée avait une certaine durée, et que cette durée n'était jamais moindre de 1/3 de seconde. Mais l'ébranlement déterminé dans la rétine par un objet lumineux peut durer beaucoup plus. La durée de cet ébranlement est généralement proportionnée au temps pendant lequel agit l'excitant. Fixez la lumière d'une bougie ou d'une lampe, puis supprimez tout à coup l'excitant, soit en éteignant la lumière, soit en appliquant la main sur les yeux, l'impression produite par l'objet persistera pendant plusieurs secondes et même pendant plusieurs minutes, pour peu que la contemplation de la lumière ait duré longtemps. Substituez à la lumière de la bougie ou de la lampe

[1] On peut varier cette expérience. Ainsi, on peut mettre le livre à plat sur la table et le disposer de manière que les deux yeux, étant fixés sur lui, embrassent *en même temps* sa surface et une de ses tranches, et seulement sa surface quand un des yeux est fermé. Il est évident que, dans ce cas, il y a encore une image commune aux deux yeux (la surface du livre) et une image particulière à l'un des yeux (la tranche). Les deux premières frappent des points identiques et se superposent, pour n'en former qu'une. La seconde, reçue seulement dans un des yeux, n'est perçue que par lui : elle participe à l'image totale, suivant sa position relative.

un corps vivement coloré (en rouge, par exemple), et les mêmes phénomènes se reproduiront.

Les images, transmises dans ces circonstances au sensorium, portent le nom d'images *consécutives*. Ces images présentent des phénomènes curieux. Dans les premiers moments, les images consécutives sont identiques aux images réelles ; mais, au bout de quelques instants, ces images, tout en conservant leur forme, prennent une *coloration nouvelle*; cette coloration nouvelle elle-même ne tarde pas à disparaître, et la coloration primitive reparaît ; puis survient de nouveau la coloration accidentelle, et ainsi de suite, jusqu'au moment où l'image disparaît par le retour au repos de la rétine.

Si l'on compare la coloration des images primitives avec celle des images consécutives auxquelles les premières donnent naissance, on constate que les couleurs consécutives sont complémentaires [1] des couleurs primitives. Ainsi, dans l'exemple que nous avons choisi, la couleur de l'image lumineuse consécutive au rouge sera le vert.

Les images *subjectives* (Voy. § 288) produites par la pression du globe oculaire présentent également des colorations variées. L'ordre dans lequel elles se succèdent n'est pas toujours le même : cela dépend de la sensibilité de l'individu, de la durée et de l'intensité de la compression. Lorsque les *phosphènes* sont déterminés par une pression violente, ils parcourent presque toutes les couleurs du spectre, et le repos de la rétine (c'est-à-dire la couleur *noire* ou l'absence de couleur) n'arrive qu'après des oscillations nombreuses. Le point de départ des phosphènes, quant aux alternatives de coloration, peut être assimilé à celui de la couleur blanche. Lorsqu'en effet on fixe le soleil (source de lumière blanche), on remarque aussi que les images consécutives parcourent les diverses couleurs du spectre, et que la rétine n'arrive au repos qu'après des oscillations nombreuses, pendant lesquelles les mêmes colorations reviennent et disparaissent à plusieurs reprises, sans ordre bien manifeste.

§ 296.

Des illusions de coloration. — Jusqu'ici, nous n'avons parlé que des images consécutives qui apparaissent dans le champ de la vision quand les yeux se sont fermés; mais il peut aussi se produire des *illusions de coloration* et des images consécutives lorsque les yeux restent ouverts.

Voici, entre autres, un phénomène bien curieux et qui vient encore à l'appui de la doctrine des points identiques. Si l'on place perpendiculaire-

[1] Les sept couleurs du spectre solaire qui, par leur réunion, donnent la lumière blanche, sont réductibles en trois couleurs principales, le *jaune*, le *bleu*, le *rouge*. Les autres couleurs du spectre, le *violet*, l'*indigo*, le *vert*, l'*orangé*, pouvant être produites par le mélange des précédentes, sont dites *couleurs mixtes*. D'où il résulte que l'association d'une couleur principale avec l'une des couleurs mixtes (provenant elle-même du mélange des deux autres couleurs principales) correspond à l'association des trois couleurs principales, c'est-à-dire au blanc. On donne le nom de *couleurs complémentaires* à deux couleurs, l'une principale et l'autre

ment un écran entre les yeux, et si l'on reçoit isolément dans l'œil gauche un faisceau de lumière rouge et dans l'œil droit un faisceau de lumière verte, on ne perçoit qu'une seule impression, celle de la lumière *blanche*. Il en est de même pour tous les faisceaux de lumière qui représentent deux couleurs complémentaires. Les portions identiques des deux rétines ne donnent, en effet, naissance qu'à une seule image, et celle-ci résultant de la superposition de deux couleurs complémentaires, il en résulte la

bleue, lesquelles, recomposées entre elles, donnent du blanc. Le vert est complémentaire du rouge, l'orangé est complémentaire du bleu, le violet est complémentaire du jaune. On peut, pour fixer les idées, disposer les couleurs du spectre autour d'un cercle, de manière que les

Fig. 158.

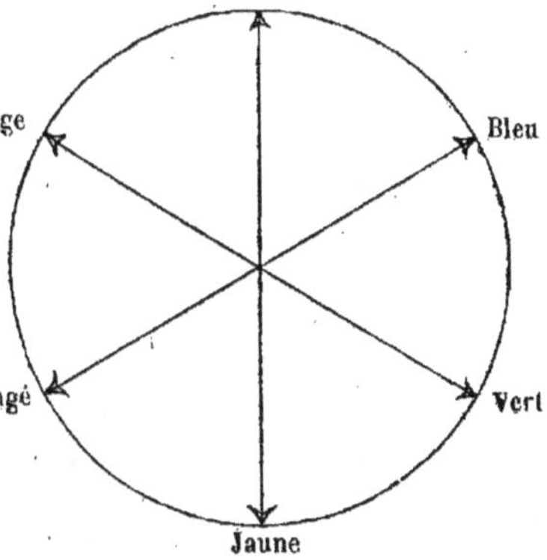

couleurs complémentaires se correspondent aux extrémités des diamètres (Voy. fig. 158). Les couleurs voisines les unes des autres dans la figure 158 peuvent être associées entre elles, et

Fig. 159.

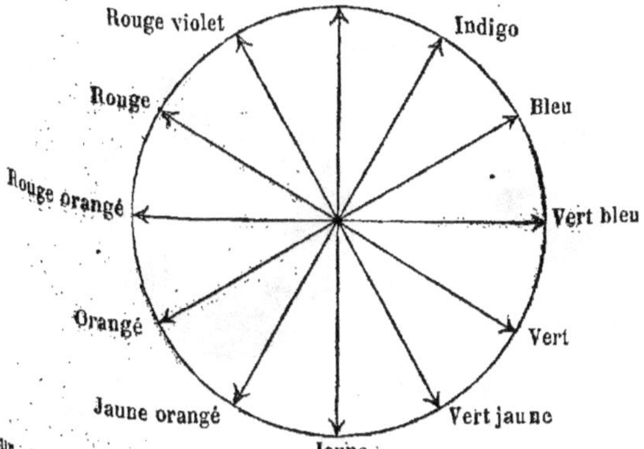

la couleur résultante est également complémentaire des couleurs correspondantes pareillement associées (Voy. fig. 159).

sensation de la lumière blanche. Ce fait nous explique comment, sous certaines conditions d'incidence, les signaux de lumière sur les chemins de fer (généralement ces signaux consistent en feux rouges et verts) ont pu induire en erreur les conducteurs de trains et leur faire croire à des feux de lumière blanche, alors que ces feux étaient diversement colorés.

Si, après avoir longtemps fixé un écran de couleur rouge, on porte les yeux sur le plafond blanc d'un appartement, on voit apparaître sur le plafond une tache verte qui bientôt devient rougeâtre, puis de nouveau verte, et ainsi de suite, etc. On peut varier les conditions du phénomène en choisissant d'autres couleurs; les résultats se reproduisent toujours les mêmes, c'est-à-dire que la couleur complémentaire apparaît sur le champ blanc.

§ 297.

Couleurs et images par irradiation. — Applications aux arts. — L'ébranlement communiqué à la rétine par la lumière ne se traduit pas seulement par la persistance plus ou moins durable des impressions de la rétine et par l'apparition des couleurs consécutives; l'ébranlement se transmet *au delà* des points de la rétine, qui sont directement frappés par la lumière. C'est ce dernier phénomène qui donne naissance à ce que les physiciens appellent *images par irradiation* et *couleurs par irradiation*.

Cette extension des effets de la lumière dans les points voisins de ceux qui sont soumis à son action immédiate explique pourquoi de deux cercles du même rayon, tracés sur des fonds différents, celui dont la surface est noire et le fond blanc (Voy. fig. 160, A) paraît plus petit que celui dont la surface est blanche et le fond noir (Voy. fig. 160, B). Dans le premier cas A, l'ébranlement de la rétine est bien plus intense pour le fond et empiète sur l'image du cercle noir; dans le second cas B, l'ébranlement causé par le cercle blanc empiète sur l'image du fond. C'est pour la même raison que les compositeurs d'imprimerie se trompent, dans le principe, sur la véritable grandeur des o.

Fig. 160.

A B

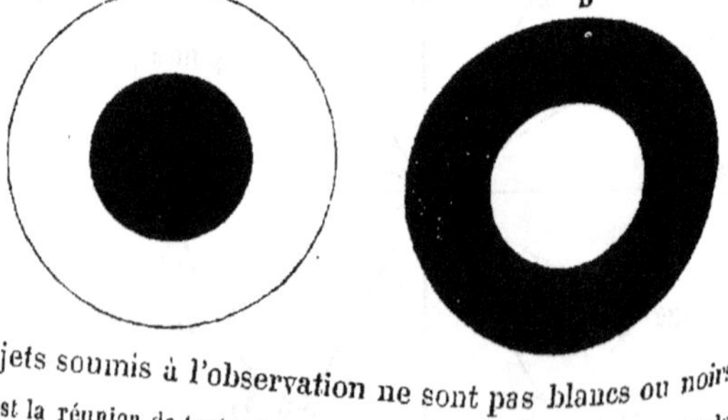

Si les objets soumis à l'observation ne sont pas blancs ou noirs[1], s'il-

[1] Le blanc est la réunion de toutes les couleurs; le noir est l'absence de toute lumière et par conséquent de toute couleur. Le blanc et le noir, seuls, n'ont par conséquent point de couleurs complémentaires.

sont colorés d'une manière quelconque, l'irradiation déterminée sur la rétine ne consiste plus simplement alors dans l'extension de l'image qui donne à la dimension des objets un accroissement apparent, il survient un autre effet. Les parties de la rétine ébranlées par irradiation, ou par voisinage, semblent se mettre dans un état opposé avec celles qui sont directement frappées par la lumière, et ce n'est pas la couleur de l'objet qu'elles reproduisent, mais sa couleur complémentaire. Les objets paraissent entourés d'une bande colorée, dite bande ou couleur par *irradiation*. Pour vérifier le fait, il suffit de considérer d'une manière soutenue un disque rouge vivement éclairé sur un fond blanc. Au bout de quelques minutes, on voit apparaître autour du disque rouge une couronne verte plus ou moins foncée. Si le disque était d'une autre couleur, l'auréole serait complémentaire de cette couleur.

Cette propriété remarquable de la rétine dans la sensation visuelle a été mise à profit et dans la peinture et dans l'industrie des tissus. Elle montre comment on peut augmenter la valeur des tons par de simples associations de couleurs, comment, au contraire, on peut diminuer cette valeur ou éteindre les couleurs, ainsi qu'on le dit, de manière à donner à l'œil, tantôt l'éclat et la vivacité du coloris, tantôt la douceur et le fondu des teintes.

Deux couleurs complémentaires, placées l'une près de l'autre, semblent, en effet, beaucoup plus riches en couleur que lorsqu'elles sont séparées. La raison en est simple : chacune d'elles réveille sur ses limites la sensation de la couleur qui la borde et augmente d'autant son éclat. Deux ou plusieurs couleurs qui ont à peu près le même ton perdent de leur valeur lorsqu'elles sont placées les unes près des autres ; car, loin d'augmenter leur éclat, l'auréole par irradiation, qu'elles déterminent sur la rétine, ne fait qu'amortir leur impression.

§ 298.

Notions fournies par le sens de la vue sur l'état de repos ou de mouvement des corps, sur leur distance, sur leur grandeur. — De l'angle visuel. — La rétine ne nous fait rigoureusement distinguer que la quantité, la direction et la couleur des rayons lumineux qui viennent frapper notre œil. Cependant, avec des données aussi peu nombreuses, nous pouvons porter sur les objets que nous voyons des jugements extrêmement variés. Non-seulement nous jugeons de leur forme et de leur coloration, mais encore nous apprécions leur grandeur, leur distance, leur état de repos ou de mouvement. La rétine à elle seule ne saurait nous donner toutes ces notions, qui sont le résultat de l'éducation ; mais ces appréciations étant associées par l'habitude à certains mouvements ou à certains états de l'œil, ces mouvements et ces états deviennent ensuite les éléments mêmes de nos jugements.

Ainsi, à l'aide du sens de la vue, on juge de l'état de repos ou de l'état de mouvement des corps, en partie par la fixité ou le déplacement de l'image sur la rétine, c'est-à-dire par la direction permanente ou variable des rayons lumineux; en partie, aussi, par le mouvement des yeux qui suivent l'objet quand cet objet se meut. Cela est vrai, du moins, pour les corps qui se meuvent en travers de l'axe optique. Quand le mouvement a lieu dans la direction même de l'axe optique, l'image n'est point déplacée sur la rétine, et si la vue nous donne alors l'idée d'un déplacement, c'est parce que l'image diminue ou augmente sur la rétine, et que l'idée de grandeur est toujours liée à celle de distance. Cette liaison entre la grandeur et la distance des objets n'est nulle part plus saisissante que dans la fantasmagorie. Des figures, dont la grandeur augmente et diminue rapidement sur un plan immobile, paraissent s'avancer ou s'éloigner quand tous les objets intermédiaires, capables de servir de points de comparaison, ont disparu. D'un autre côté, toutes les fois que la distance de l'objet à l'œil est assez considérable pour qu'un rapprochement ou un éloignement de l'objet, à cette distance, ne puisse se traduire sur la rétine par une augmentation ou une diminution sensible dans les dimensions de l'image, il paraît immobile. Si la réflexion nous avertit que l'objet peut se mouvoir, s'il s'agit, par exemple, d'une personne qui marche devant nous à une très-grande distance, ou d'un vaisseau placé en pleine mer, il est impossible d'affirmer si la personne ou le vaisseau s'éloignent ou se rapprochent.

Les notions que nous donne la vue, relativement au mouvement des corps, nous exposent à une foule d'illusions qui ne tiennent point aux impressions de la rétine, mais à des appréciations inexactes, que la réflexion seule peut détruire. C'est ainsi que le voyageur qui descend en bateau le cours d'une rivière croit voir fuir la rive; c'est ainsi que, placé dans un waggon de chemin de fer, immobile sur la voie, le voyageur se croit entraîné en sens opposé d'un convoi qui croise celui où il se trouve; c'est ainsi que le soleil paraît tourner autour de la terre et la lune se mouvoir en sens inverse des nuages, etc. L'image produite sur la rétine s'est réellement mue dans tous ces cas, mais la réflexion seule peut nous enseigner si ce mouvement de translation de l'image est dû au mouvement de l'objet ou au mouvement de l'observateur, l'un ou l'autre de ces mouvements déterminant sur la rétine identiquement les mêmes effets.

Dans le principe, les notions relatives à la *distance* des objets sont confuses, et le sens de la vue a besoin, sous ce rapport, d'une véritable éducation, ainsi que le prouvent et l'observation des enfants nouveau-nés et celle de l'aveugle-né auquel Cheselden rendit la vue. Cette éducation s'accomplit sans réflexion et d'une manière en quelque sorte nécessaire : les animaux ont, comme l'homme, la notion des distances. Nous avons vu précédemment que, pour la vision des objets placés à des distances diverses, il se passait dans l'œil des changements organiques qui avaient pour résultat de faire coïncider toujours les foyers des divers points de image à la surface de la rétine. Ces mouvements, destinés à accommoder l'œil à la distance de l'objet, et l'effort qui les accompagne, s'associent avec la distance de l'objet qui les occasionne, et deviennent ainsi les signes et en quelque sorte la mesure de cette distance.

On désigne sous le nom d'*angle visuel* l'angle sous lequel est vu un objet, c'est-à-dire l'angle formé au centre optique de l'œil (Voy. fig. 161), par les rayons partis des extrémités de l'objet[1]. L'angle AcB est donc l'angle visuel sous lequel est vu l'objet AB. Si l'objet AB est transporté en A'B', l'angle visuel devient A'*c* B'; l'angle visuel diminue, par conséquent, avec la distance de l'objet. Mais le degré d'ouverture de l'angle visuel, on le conçoit, ne fournirait à lui seul que des notions trompeuses sur la distance, car le corps *ab*, plus rapproché de l'œil que A'B', sous-tend exactement le même angle. C'est donc surtout, ainsi que nous le disions, la conscience du mouvement d'*accommodation* qui s'accomplit dans notre œil pour la vue des objets diversement distants qui nous sert de guide.

Fig. 161.

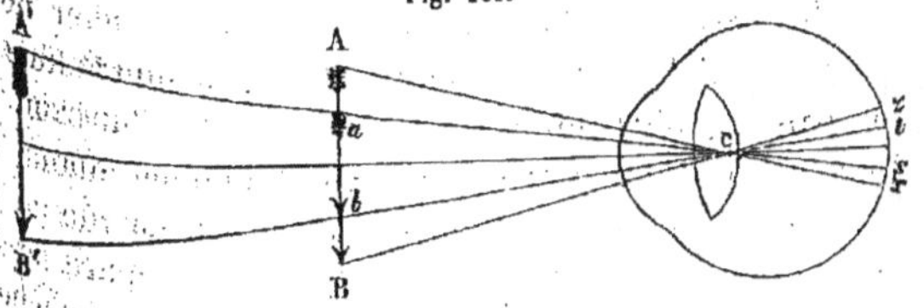

La quantité des rayons lumineux que chaque objet envoie à l'appareil de la vision contribue aussi à nous faire juger de la distance des objets. Nous savons, en effet, qu'à mesure qu'un objet s'éloigne ses détails nous échappent, il devient moins net, moins éclairé, la quantité de lumière qu'il envoie à l'œil diminuant en raison du carré des distances. L'état de ... d'un même objet, placé successivement à des distances diverses et ...é par la rétine, est donc aussi un signe de distance. Ici la sensibilité de la rétine joue le principal rôle.

Comment jugeons-nous de la *grandeur* des objets? Si cette notion n'était ...aux dimensions de l'image produite sur la rétine, tous les objets ... dans un même *angle visuel* (Voy. fig. 162, p. suiv.), donnant sur la rétine une image d'égale mesure, seraient sentis comme des objets de mêmes dimensions. Les objets AB, CD, EF, GH, KL, très-différents de grandeur, placés à des distances diverses, et compris dans le même angle visuel AcB, forment en effet des images égales *xz* sur la rétine. Mais la ... distance intervient. Or, l'expérience nous apprend que plus un objet s'éloigne, plus son image devient petite sur la rétine; il en résulte que bien que l'image de AB soit égale sur la rétine à l'image de KL, nous

[1] On peut également, on le conçoit, mesurer l'angle visuel du côté opposé, c'est-à-dire du côté de la rétine. En effet, l'angle AcB (Voy. fig. 161) est égal à l'angle *xcz*, opposés qu'ils sont par le sommet. Pour la même raison, l'angle A'cB' = l'angle *tcs*.

conclurons que le corps AB est plus grand que le corps KL, lorsque nous aurons *jugé* qu'il est plus éloigné.

Fig. 162.

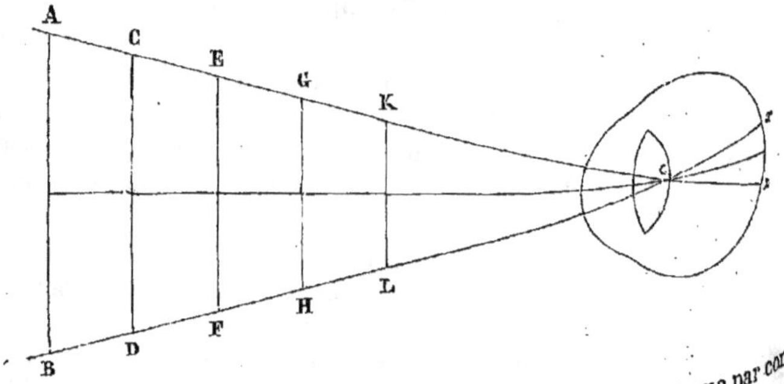

Les idées de grandeur et de petitesse des corps n'existent que par comparaison. Dans l'état ordinaire, nous jugeons ces dimensions par opposition, c'est-à-dire parce que l'organe de la vue embrasse en même temps un certain nombre d'objets : c'est pour cette raison que la lune au zénith nous paraît beaucoup plus petite que lorsqu'elle est à l'horizon. De même, nous ne pouvons juger de la distance réelle d'un objet quand il n'existe pas d'objets intermédiaires ou de points de repère. La vue ne peut nous donner aucune idée de la distance prodigieuse qui sépare le soleil et la lune de la terre, et nous croyons presque toucher à un clocher dont le sommet se détache sur le ciel au travers d'une fenêtre ouverte, quand nous n'apercevons ni les champs, ni les prés qui nous séparent de lui.

La notion de la *forme* des corps est une notion simple, en tant qu'il ne s'agit que des surfaces, c'est-à-dire de la hauteur et de la largeur des objets, et elle tient à la situation réciproque des points affectés de la rétine. Mais nous ne connaissons la solidité, ou la troisième dimension des corps, que par le toucher. La *mémoire* donne aux corps que l'on envisage les faces qu'on apercevrait si on changeait leur situation. Les impressions de la rétine ne peuvent nous donner que la notion des surfaces (Voy. § 294). Alors même que nos yeux embrassent en même temps les faces d'un corps angulairement inclinées les unes par rapport aux autres, la rétine ne reçoit que les projections *planes* de ces diverses faces. Les dimensions de ces faces sur la rétine varient suivant l'inclinaison sous laquelle elles sont vues. Ce sont les dimensions respectives de ces faces, les conditions variables de lumière et d'ombre résultant de leur inclinaison, et aussi les points impressionnés de la rétine (Voy. §§ 293 et 294) qui réveillent l'idée de solidité *introduite dans l'esprit par le toucher*.

§ 299.

Transmission des impressions par le nerf optique.— Les impressions de la rétine sont transmises à l'encéphale par le nerf optique et seulement par le nerf optique. Les branches du nerf trijumeau, qui se rendent au globe oculaire et qui donnent à la conjonctive sa sensibilité et aux milieux transparents de l'œil les condition sorganiques en vertu desquelles leurs qualités dioptriques sont entretenues, agissent en favorisant et en assurant les fonctions de la rétine, mais ne peuvent, en aucun cas, suppléer le nerf optique. Lorsque celui-ci est coupé, détruit ou comprimé par une altération ou une tumeur placée sur son trajet, la vue est anéantie, ou profondément troublée.

Le nerf optique, de même que la rétine, dont il n'est que la continuation, est complétement insensible aux irritations mécaniques. Les chirurgiens qui ont pratiqué l'extirpation de l'œil ont constaté le fait sur l'homme ; les physiologistes l'ont souvent piqué, pincé et cautérisé sur les animaux, sans déterminer de sensation douloureuse.

L'irritation et la section du nerf optique ne causent point de douleur, mais elles déterminent des effets analogues à ceux qu'on obtient en comprimant la rétine par un coup porté sur l'œil, ou par une pression vive du globe oculaire. Cette irritation, cette section, donnent lieu à une sensation subjective de lumière. Le nerf optique révèle donc sa fonction spéciale sous l'influence des irritations mécaniques.

Lorsqu'on a pratiqué la section du nerf optique, et, par conséquent, rompu les communications qui existaient entre la rétine et l'encéphale, l'iris est devenu immobile et s'est dilaté (Voy. § 280). Si, dans ces conditions, on excite le bout du nerf optique qui tient à l'encéphale, l'iris se contracte. La sensation de lumière, déterminée dans l'encéphale par l'excitation du nerf optique, produit sur l'iris, par l'intermédiaire du nerf moteur oculaire commun, les mêmes effets que la sensation de lumière transmise par la rétine elle-même. Lorsque le nerf moteur oculaire commun, qui tient sous sa dépendance les mouvements de l'iris, est également coupé en arrière du ganglion ophthalmique, l'iris est devenu immobile et le phénomène ne se produit plus.

Les nerfs optiques, nés isolément de chaque côté de l'encéphale, se réunissent avant de pénétrer dans les globes oculaires, et forment un entre-croisement tout particulier, désigné sous le nom de *chiasma*. Dans l'homme et les mammifères, l'entre-croisement n'est pas total, il n'est que partiel. Il est probable que l'entre-croisement ne devient total que dans les animaux chez lesquels la position des yeux sur les parties latérales de la tête ne permet jamais aux yeux de fixer en même temps le même objet. L'entre-croisement partiel est en rapport avec la vision simple au moyen des deux yeux (Voy. §§ 292, 293).

Lorsqu'après la section d'*un seul* nerf optique on excite le bout cérébral du nerf, on observe que les *deux iris* se contractent. La sensation subjective de lumière, qui détermine, en pareil cas, la contraction de l'iris, a été transmise aux deux côtés de l'encéphale, chaque nerf optique contenant, en arrière du chiasma, les éléments des deux rétines. De même, lorsqu'on a mis à découvert sur un mammifère les tubercules quadrijumeaux, on remarque que l'excitation des tubercules *d'un seul côté* entraîne des contractions dans *les deux* iris.

Les nerfs optiques transmettent l'impression de la lumière aux points de l'encéphale où ils prennent naissance, c'est-à-dire aux tubercules quadrijumeaux (Voy. § 369).

§ 300.

Des mouvements du globe de l'œil. — Le globe de l'œil est mis en mouvement par six muscles, qui sont les quatre muscles droits et les deux obliques. Grâce à ces mouvements, le champ de la vision est singulièrement augmenté, et l'homme peut, sans changer sa position, embrasser une étendue considérable, qui s'agrandit encore par les mouvements de la tête sur la colonne vertébrale, et des vertèbres cervicales entre elles.

Des noms divers, tirés de l'action qu'ils exercent sur le globe de l'œil, ont été donnés aux muscles qui le meuvent. C'est ainsi que le droit externe a reçu le nom d'*abducteur*, le droit interne celui d'*adducteur*, le droit supérieur celui d'*élévateur*, le droit inférieur celui d'*abaisseur*, les deux muscles obliques les noms de *rotateurs*. La plupart de ces dénominations ne donnent pas de l'action des muscles de l'œil une idée bien précise. Il n'est pas exact de dire que l'œil est abaissé ou qu'il est élevé, ni qu'il se porte en dedans ou en dehors; l'œil ne subit aucun transport d'un lieu dans un autre. Tous les mouvements du globe de l'œil sont des mouvements de rotation, et, par conséquent, tous les muscles de l'œil sont des muscles *rotateurs*, dans l'acception rigoureuse du mot. L'œil, maintenu en avant par les voiles palpébraux, et en arrière par un plan aponévrotique concave, ne peut que rouler, en quelque sorte, dans cette capsule, solidement fixée au pourtour osseux de l'orbite. Les mouvements qu'exécute le globe de l'œil, analogues à ceux qu'exécuterait une sphère pleine mobile dans une sphère creuse, peuvent être rapportés à trois directions principales : la direction horizontale, la direction verticale, la direction antéro-postérieure. Les mouvements de l'œil se passent autour de trois axes fictifs : un *axe horizontal*, un *axe vertical*, un *axe antéro-postérieur*. Les muscles droit supérieur et droit inférieur meuvent le globe de l'œil autour de l'axe horizontal; les muscles droit externe et droit interne le meuvent autour de l'axe vertical; les muscles grand et petit oblique le meuvent autour de l'axe antéro-postérieur. Le grand et le petit oblique s'insérant sur la partie externe du globe oculaire, le mouvement de rotation opéré par le premier s'accomplit de dehors en dedans, celui qu'imprime le second s'opère de dedans en dehors. On comprend aisément comment ces divers muscles, en associant leurs contractions, produisent des mouvements de rotation variés à l'infini, et dirigent ainsi la cornée dans tous les sens imaginables [1].

[1] Le muscle grand oblique agissant sur l'œil par l'intermédiaire de la poulie de réflexion

Beaucoup de physiologistes attribuent aux muscles moteurs du globe oculaire le pouvoir de changer, par leurs contractions, les dimensions antéro-postérieures du globe de l'œil, de faire varier ainsi la distance qui sépare la rétine du cristallin, et d'accommoder l'œil au degré d'éloignement des objets. Les uns prétendent que les contractions des muscles droits ont pour effet d'aplatir le globe oculaire sur lequel ils s'enroulent, et d'allonger ainsi son diamètre antéro-postérieur. Les autres pensent qu'en appliquant fortement l'œil contre la capsule fibreuse qui le soutient, les muscles droits déterminent, en se contractant, un changement précisément inverse, et amènent un raccourcissement dans le diamètre antéro-postérieur. Le même désaccord règne en ce qui concerne l'action des muscles obliques. Ces changements dans la forme du globe de l'œil, pris en masse, sont donc loin d'être prouvés, et nous avons vu précédemment (§ 284) qu'ils ne sont nullement nécessaires pour expliquer l'accommodation de la vue aux diverses distances. J'ajouterai encore que si l'accommodation, pour la vision à diverses distances, était sous l'influence des agents qui impriment à l'œil des directions diverses, il en résulterait que la contraction des muscles de l'œil agirait à la fois sur l'étendue des diamètres et sur la direction du globe oculaire, et on comprendrait difficilement que l'œil pût se mouvoir sans qu'il ne survînt du trouble dans la vision, car il n'y a aucune relation entre la *distance* et la *direction* des objets.

Les muscles de l'œil sont animés par trois nerfs : le nerf moteur oculaire commun, qui répand ses filets dans les muscles droit supérieur, droit inférieur, droit interne et petit oblique ; le nerf moteur oculaire externe, qui anime le muscle droit externe ; le nerf pathétique, qui se porte au muscle grand oblique. On s'est demandé pourquoi les muscles de l'œil recevaient leurs nerfs de tant de sources différentes, et pourquoi un seul et même nerf, le nerf moteur oculaire commun, par exemple, n'envoyait pas ses filets à tous les agents musculaires qui meuvent le globe oculaire. Diverses explications ont été proposées. Il est probable que cette disposition est en rapport avec ce que nous avons appelé les points identiques des rétines. En effet, dans les mouvements de rotation du globe oculaire autour de l'axe horizontal, c'est-à-dire dans la rotation vers le haut ou vers le bas, les points identiques des deux rétines étant symétriquement situés au-dessus et au-dessous de l'axe horizontal, les muscles droits supérieurs agissent ensemble ainsi que les muscles droits inférieurs, et l'harmonie des mouvements est assurée par l'action d'un seul et même nerf, le nerf moteur oculaire commun. Mais, dans les mouvements de rotation du globe oculaire autour de l'axe vertical et autour de l'axe an-

tache à l'arcade orbitaire, et son insertion mobile sur le globe oculaire ayant lieu au côté externe et en même temps *postérieur* de ce globe, il s'ensuit que la direction de la portion résultante de ce muscle tend non-seulement à faire éprouver au globe de l'œil un mouvement de rotation autour de l'axe antéro-postérieur de l'œil, mais en même temps aussi (à supposer qu'il agisse seul) à porter légèrement la pupille en dehors et en bas.

téro-postérieur, les points identiques des deux rétines ne se meuvent plus symétriquement; les deux muscles qui meuvent l'œil autour de l'axe vertical, ainsi que les deux muscles qui le meuvent autour de l'axe antéro-postérieur, reçoivent chacun leurs nerfs d'une source différente. Le droit externe d'un côté agit avec le droit interne du côté opposé, pour faire exécuter la rotation autour de l'axe vertical, et ils reçoivent leurs nerfs, l'un du moteur oculaire commun, l'autre du moteur oculaire externe. Le grand oblique d'un côté agit, dans les phénomènes de la vision, avec le petit oblique du côté opposé, pour faire exécuter la rotation autour de l'axe antéro-postérieur; ils reçoivent leurs nerfs, l'un du pathétique, l'autre du moteur oculaire commun.

Le nerf moteur oculaire commun participe en conséquence à tous les mouvements de l'œil. Il agit seul sur le globe oculaire dans les mouvements symétriques d'élévation et d'abaissement, qui présentent aux objets des points identiques des deux rétines; il agit avec le nerf moteur oculaire externe pour les mouvements associés autour de l'axe vertical; il agit avec le nerf pathétique pour les mouvements associés autour de l'axe antéro-postérieur.

§ 301.

Orbites. — Les orbites creusées dans les parties supérieures de la face représentent des cavités protectrices, qui abritent l'organe de la vision. Les orbites qui contiennent l'œil, les paupières qui le recouvrent, les sourcils qui le surmontent, et l'appareil lacrymal qui l'humecte, ont un but commun de protection : leur ensemble a reçu le nom de *tutamina oculi*.

La cavité osseuse de l'orbite est une sorte de pyramide à quatre pans, dont le sommet, situé en arrière, correspond au trou qui donne passage au nerf optique, et dont la base, obliquement coupée d'avant en arrière et de dedans en dehors, sert de support aux paupières. Le globe de l'œil n'occupe que la partie la plus évasée de cette cavité osseuse; toute la partie rétrécie de l'orbite est remplie par les muscles, les nerfs et les vaisseaux de l'œil, et aussi par un coussinet graisseux qui garnit tous les interstices, et concourt (ainsi que le plan aponévrotique concave dont nous avons parlé) à maintenir l'œil dans sa situation fixe et à faciliter ainsi ses mouvements. Lorsqu'une partie de ce tissu adipeux a été résorbée, le globe de l'œil s'enfonce un peu dans l'orbite. C'est ce qui arrive dans toutes les maladies longues et lorsque l'amaigrissement est considérable.

Les orbites sont obliquement dirigées en dehors, d'une quantité telle, que si on prolongeait par la pensée leurs axes du côté postérieur, ils se rencontreraient à l'apophyse basilaire de l'occipital. La direction des axes optiques de l'œil n'est pas la même que celle des orbites. La vision des mêmes objets avec les deux yeux détermine en effet dans les axes optiques une convergence plus ou moins prononcée vers le plan médian.

le nerf optique, qui suit à peu près, dans son trajet, l'axe de l'orbite, ne correspond donc pas exactement au prolongement des axes optiques, et son point d'insertion sur le globe oculaire se fait un peu en dedans de cet axe. Le *punctum cæcum*, placé à l'insertion du nerf optique sur la rétine (lequel n'est doué, nous l'avons vu, que d'une sensibilité obscure pour la lumière), n'étant pas situé dans l'axe optique, il en résulte que dans les mouvements associés des deux yeux, lorsque l'image produite au fond de l'un des yeux correspond à cette partie peu sensible de la rétine, l'image produite en même temps au fond de l'autre œil n'y correspond pas.

§ 302.

Sourcils. — Les sourcils sont formés par une éminence de l'os frontal, par le muscle sourcilier, par la peau qui recouvre ce muscle, et par des poils courts dirigés en dehors et plus ou moins abondants, suivant les individus et suivant les races. Les peuplades méridionales ont généralement les sourcils plus épais que les peuplades du Nord. L'homme et le singe sont les seuls êtres, à proprement parler, qui aient des sourcils; quelques animaux présentent cependant en ce point des poils longs et roides. Les sourcils atténuent l'intensité des rayons lumineux venus d'en haut, et protégent l'œil contre la lumière directe du soleil. L'homme augmente la saillie qui forme le sourcil en les *fronçant* par la contraction du muscle sourcilier, et protége ainsi plus efficacement le globe de l'œil. La saillie sourcilière, et surtout les poils du sourcil, enduits d'humeur sébacée, détournent la sueur du front du champ de la vision. Les sourcils contribuent aussi à l'expression de certains sentiments. Ils s'élèvent et s'écartent l'un de l'autre dans l'expression de la joie et de l'espérance; ils s'abaissent et se rapprochent dans l'expression de la colère et de la crainte. Les mouvements du sourcil sont sous la dépendance du nerf facial ou de la septième paire, qui anime la plupart des muscles de la face.

§ 303.

Paupières. — Les paupières sont des voiles mobiles, destinés à soustraire momentanément l'organe de la vision à l'action de la lumière. Elles sont au nombre de deux chez l'homme. Quelques animaux ont trois paupières : deux sont transversales, comme chez l'homme; la troisième est verticale : on désigne souvent cette dernière sous le nom de *membrane clignotante*. Chez les oiseaux, cette membrane s'avance au-devant de l'œil, de l'angle interne vers l'angle externe, et recouvre complétement le globe oculaire. Chez les ruminants et les solipèdes, elle recouvre seulement une partie du globe de l'œil, et elle est pourvue à sa base d'un cartilage irrégulier et d'un coussinet graisseux. Dans l'espèce humaine, la membrane clignotante n'existe qu'à l'état rudimentaire : elle est réduite à un simple repli de la conjonctive dans l'angle interne de l'œil.

Des deux paupières de l'homme, la supérieure est plus développée que l'inférieure; et à elle seule elle recouvre environ les trois quarts du globe oculaire au moment de l'occlusion. Les paupières renferment dans leur épaisseur une portion du muscle orbiculaire, des cartilages (*cartilages tarses*), un tissu cellulaire dépourvu de graisse, et dont la laxité est en rapport avec la fréquence et la rapidité du mouvement ; à l'extérieur, les paupières sont recouvertes par la peau ; à l'intérieur, par un repli de la conjonctive, qui tapisse aussi le globe de l'œil. Leur bord libre est pourvu de poils ou cils ; les paupières contiennent encore dans leur épaisseur, entre les cartilages tarses et la conjonctive, un appareil glandulaire (glandes de Meibomius), dont le produit de sécrétion est versé par des canaux excréteurs au nombre de trente ou quarante sur le bord libre des paupières. Le bord libre des paupières, ainsi que les cils, se trouvent ainsi enduits d'un vernis gras, analogue à la matière sébacée.

L'humeur de Meibomius retient les larmes sur le globe de l'œil, et s'oppose à leur écoulement sur la joue, tandis qu'elles cheminent vers l'angle interne de l'œil, pour s'engager dans les points lacrymaux et gagner les fosses nasales. Les cartilages tarses, placés dans l'épaisseur des paupières, ont un double effet. En premier lieu, ils conservent la forme des paupières et s'opposent à leur renversement dans les mouvements qu'elles exécutent; secondement, ils appliquent uniformément les paupières à la surface du globe oculaire, et étalent ainsi le liquide protecteur (larmes) avec régularité, dans les mouvements de clignement. Les mammifères n'ont que des cartilages tarses rudimentaires, représentés par une petite bande cartilagineuse, placée près du bord libre des paupières : cette bande s'oppose au plissement en travers de la paupière, au moment de la contraction de l'orbiculaire des paupières ; chez eux, le *corps clignotant*, pourvu d'un cartilage, concourt d'ailleurs à étaler les larmes sur la cornée.

Les paupières peuvent se rapprocher ou s'écarter, c'est-à-dire se fermer ou s'ouvrir. Le mouvement d'occlusion est sous l'influence du muscle orbiculaire des paupières; le mouvement contraire est sous l'influence du muscle élévateur de la paupière supérieure. La paupière supérieure agit surtout dans ces divers mouvements ; la paupière inférieure n'y concourt que pour une très-faible part. Elle s'élève un peu au moment de l'occlusion, en vertu de la contraction active du muscle orbiculaire qui entre dans son épaisseur; elle s'abaisse légèrement au moment de l'ouverture, par la cessation d'action du muscle orbiculaire. Elle peut d'ailleurs être encore légèrement abaissée, lorsque le globe oculaire se tourne en bas, entraînée qu'elle est par le repli conjonctival qui l'unit au globe de l'œil.

Pendant le sommeil, les paupières se ferment et restent fermées sans que la volonté intervienne. Il n'est pas probable, cependant, qu'en ce moment le muscle orbiculaire soit dans un état *permanent* de contraction (la permanence dans la contraction ne s'observe nulle part : Voy. §§ 220, 245). La tonicité du muscle orbiculaire l'emporte vraisemblablement sur celle du muscle releveur de la paupière supérieure, et l'équilibre du repos des muscles est en faveur du premier (Voy. § 227).

Ces mouvements d'occlusion et d'ouverture des paupières sont soumis à la volonté. Le premier est sous l'influence du nerf facial ou de la septième paire, qui anime le muscle orbiculaire; le second est sous l'influence du nerf moteur oculaire commun ou de la troisième paire, qui anime le muscle élévateur de la paupière supérieure. Pendant l'état de veille, ces deux muscles agissent tour à tour, de même que les muscles respiratoires, sans que nous en ayons conscience, pour déterminer ce qu'on appelle le *clignement*.

Le clignement a pour effet d'étendre continuellement les larmes à la surface de l'œil et d'entretenir cet organe dans des conditions d'humidité favorables à la vision : il survient par action réflexe, et sous l'influence d'une sensation qui a son point de départ à la surface de la conjonctive. Lorsqu'on résiste volontairement au clignement, cette sensation, ordinairement non perçue, devient un sentiment de picotement assez vif, qui entraîne bientôt le besoin irrésistible de l'occlusion des paupières. La section intra-cranienne du nerf de la cinquième paire, qui entraîne l'abolition de la sensibilité de la conjonctive, entraîne comme conséquence l'abolition du besoin de cligner (Voy. chap. *Innervation*, § 345).

En résumé, les mouvements des paupières permettent à l'œil de se soustraire à l'action incessante de la lumière, quoique cependant nous puissions encore alors distinguer, au travers des voiles palpébraux, la clarté du jour de l'obscurité de la nuit. Ces mouvements mettent le globe oculaire à l'abri du contact des corps extérieurs et s'opposent à l'introduction des corps étrangers d'un petit volume ; ils étalent à la surface de l'œil une humeur lubréfiante (larmes), et ils concourent à diriger cette humeur vers l'angle interne de l'œil dans le canal nasal.

Les cils qui garnissent les paupières concourent avec les sourcils, et plus efficacement qu'eux, à soustraire l'œil à l'influence d'une lumière trop vive ; ils servent encore à retenir les poussières qui voltigent dans l'atmosphère, et s'opposent à leur entrée dans l'œil.

§ 304.

Appareil lacrymal. — L'appareil lacrymal se compose, chez l'homme, de plusieurs parties : 1° la *glande lacrymale*, glande acineuse, analogue pour la composition aux glandes salivaires (Voy. § 169), logée en partie dans la cavité de l'orbite, vers la paroi externe et supérieure, dans la fossette dite lacrymale, et en partie dans l'épaisseur de la partie externe de la paupière; 2° les *canaux excréteurs* de la glande lacrymale, qui s'ouvrent isolément, au nombre de huit ou dix, du côté externe, à la face postérieure de la paupière supérieure ; 3° les *points lacrymaux*, un pour chaque paupière; ces points sont de petites ouvertures placées à l'angle interne de l'œil, sur le bord libre des paupières : le point lacrymal de la paupière supérieure regarde en bas; le point lacrymal de la paupière inférieure regarde en haut ; l'ouverture des points lacrymaux est en même temps inclinée vers le globe de l'œil ; 4° les *conduits lacrymaux*, étendus des points lacrymaux au sac lacrymal; ces conduits, très-fins, occupent l'épaisseur des paupières, entre la conjonctive et le muscle orbiculaire des paupières; le supérieur se dirige en haut, l'inférieur en bas; après quoi, ils se coudent l'un et l'autre, deviennent horizontaux et vont s'ouvrir dans le sac lacrymal sur sa paroi antérieure, au-dessous du tendon de l'orbiculaire des paupières; 5° le *sac lacrymal*, placé à l'angle interne de l'œil, dans la gouttière lacrymale ; 6° le *canal nasal*, creusé dans les os de la face et tapissé par une membrane muqueuse, faisant suite à celle du sac lacrymal et des conduits lacrymaux; ce canal est cylindrique, un peu aplati sur les côtés, légèrement incurvé, et fait communiquer le sac lacrymal avec les fosses nasales, dans le méat inférieur desquelles il vient s'ouvrir.

Les larmes, sécrétées par les glandes lacrymales, sont formées par un liquide clair, limpide, inodore, légèrement salé. Les larmes contiennent environ 99 parties d'eau sur 100, du chlorure de sodium, des phosphates de soude et de chaux, des traces de quelques autres sels, et une petite proportion de matière organique. Les larmes, sécrétées par les glandes lacrymales, sont incessamment versées à la surface du globe oculaire; elles sont étendues à sa surface par les mouvements des voiles palpébraux, gagnent les points lacrymaux, les conduits lacrymaux, le sac lacrymal, le canal nasal, et entrent dans les fosses nasales, où elles se mélangent avec les mucosités de ces cavités. Dans l'état ordinaire, la quantité des larmes est telle, qu'elle suffit à la lubréfaction de l'œil : une petite partie, exposée à l'air sur la surface du globe de l'œil, est entraînée par évaporation ; le faible excédant s'écoule par les fosses nasales, par les voies que nous avons indiquées. Lorsque la quantité des larmes est anormalement augmentée sous l'influence des impressions morales vives (douleur ou joie), les voies étroites des points lacrymaux et des conduits lacrymaux ne suffisent plus à entraîner l'excédant du côté des fosses nasales, et les larmes, accumulées à la surface du globe de l'œil, s'écoulent sur la joue, malgré le vernis gras dont est enduit le bord libre des paupières. En ce moment, d'ailleurs, la quantité des larmes qui traversent les points lacrymaux, les conduits lacrymaux, le sac lacrymal et le canal nasal est notablement augmentée, ainsi que le prouve le besoin de se moucher, qui accompagne le larmoiement. Dans l'état normal et pendant la veille, les larmes, étalées à la surface oculaire par le mouvement de clignement, doivent se diriger vers l'angle *interne* de l'œil, pour s'engager dans les points lacrymaux, et de là dans les fosses nasales. Les larmes sont dirigées du côté interne de l'œil, et par la direction du bord libre de la paupière inférieure, qui forme un plan incliné en dedans, et par le mouvement de clignement lui-même, car, au moment où il se produit, la commissure externe des paupières se porte légèrement en dedans.

Arrivées à l'angle interne de l'œil, les larmes passent dans les points lacrymaux, qui, inclinés vers la surface du globe de l'œil, baignent dans le liquide. Le diamètre capillaire des conduits lacrymaux et la tendance au vide qui se forme dans le canal nasal au moment de l'inspiration suffisent à les y faire pénétrer. Au moment du clignement, les paupières, qui se rapprochent, pressent sur le globe oculaire, par conséquent sur les larmes qui humectent la conjonctive, et le liquide s'échappe par la seule voie qui lui est offerte, c'est-à-dire par les points lacrymaux. Les larmes passent des conduits lacrymaux dans le sac lacrymal, et, de là, dans le canal nasal, d'où elles s'introduisent enfin dans les fosses nasales. Ajoutons qu'au moment du clignement, le muscle orbiculaire des paupières, en se contractant, exerce sur le sac lacrymal une pression qui doit favoriser l'écoulement des larmes dans le canal nasal.

Pendant le sommeil, la sécrétion des larmes est vraisemblablement très-ralentie; l'écoulement vers les fosses nasales est favorisé par la pesanteur, du côté opposé à celui sur lequel a lieu le décubitus. Les larmes cheminent alors de l'angle externe de l'œil vers l'angle interne, le long des replis conjonctivaux qui réunissent le globe de l'œil aux paupières[1]. Les larmes sécrétées du côté du décubitus remontent, par accumulation successive, du côté de l'angle interne de l'œil et gagnent ainsi les points lacrymaux. Il est vrai de dire cependant que l'occlusion des paupières est rarement assez complète pour que le cours des larmes puisse surmonter les effets de la pesanteur. La plupart du temps, les larmes s'écoulent au dehors, du côté du décubitus, sur l'angle externe de l'œil, et, au réveil, on retrouve sur cette partie le résidu salin de leur évaporation.

---

§ 305.

De la vue dans la série animale. — L'appareil de la vision et les conditions optiques de l'œil sont à peu près les mêmes dans la classe des *mammifères* que dans l'espèce humaine; il n'y a guère de différence que dans le volume relatif du globe oculaire, et dans l'ouverture pupillaire, qui, à l'état de resserrement, prend quelquefois une forme allongée, au lieu de la forme circulaire[2]. Quelques animaux, qui passent la plus grande partie de leur vie sous terre, sont remarquables par la petitesse du globe

[1] On a dit aussi que les paupières fermées ne se joignaient que par la lèvre externe de leur bord libre, et qu'il en résultait ainsi un petit canal triangulaire dont le globe de l'œil formerait une des parois. Cela est bien douteux.

[2] Cette fente est allongée *transversalement* chez le cheval et chez la plupart des animaux domestiques. Elle est allongée *verticalement* chez le chat et chez la plupart des carnassiers nocturnes.

de l'œil : telles sont les taupes. Chez d'autres, qui vivent dans l'eau (cétacés), le cristallin a de l'analogie avec celui des poissons et se rapproche de la forme sphérique. La différence entre la réfrangibilité de l'eau dans laquelle vivent ces animaux et la réfrangibilité des milieux transparents de l'œil est, en effet, beaucoup moindre qu'entre celle de l'air atmosphérique et celle des humeurs de l'œil des animaux aériens. La convergence des rayons derrière la lentille cristalline eût été beaucoup amoindrie chez les animaux aquatiques, si l'exagération des courbures du cristallin n'eût rétabli l'équilibre.

La choroïde de l'œil des mammifères offre souvent, dans le fond de l'œil et au-dessous de la rétine, une tache brillante à reflets métalliques, à laquelle on a donné le nom de *tapis*, et qui, réfléchissant en partie la lumière qui a traversé la rétine, donne aux yeux des animaux, envisagés sous certaines incidences, un éclat tout particulier. Le tapis est vert doré chez le bœuf, jaune doré chez le chat, bleu argenté chez le cheval, etc. Le tapis doit nuire à la netteté de la vision des objets (Voy. § 279), mais il donne sans doute aux animaux une sensibilité plus vive à la lumière, la rétine étant *retraversée* en ce point par une partie de la lumière qui n'a point été absorbée par la choroïde. En vertu de cette disposition, les animaux peuvent, sans doute, se guider mieux que l'homme dans une demi-obscurité.

L'œil est placé chez les mammifères dans des orbites dont la direction est telle que les yeux sont dirigés plus ou moins directement sur les côtés. Il n'y a guère que l'homme, les singes et les oiseaux de proie nocturnes dont les orbites sont disposés de manière que la vue s'exerce en avant et simultanément avec les deux yeux. Quelques poissons présentent cependant aussi les deux yeux sur le même côté du corps, soit à la partie dorsale, soit sur l'un des côtés.

L'appareil lacrymal des mammifères se compose d'une glande lacrymale, simple ou double, placée à l'angle externe de la cavité orbitaire. Les carnassiers, les rongeurs, les pachydermes, quelques ruminants, présentent en outre, à l'angle interne de la cavité orbitaire, sous l'origine de la membrane clignotante, une autre glande, dite *glande de Harder*, laquelle fournit une humeur épaisse et blanchâtre, qui s'accumule souvent à l'angle correspondant des paupières. Cette glande existe aussi en vestiges chez les solipèdes. Les larmes sont prises également par des points lacrymaux qui les conduisent, par un sac lacrymal et un canal nasal, à l'entrée des cavités nasales. Quelques rongeurs, les lièvres en particulier, ont les points lacrymaux remplacés par une fente en forme de croissant, qui établit une large communication entre la surface conjonctivale et les fosses nasales. Les cétacés, qui vivent dans l'eau, et dont l'œil est, comme celui des poissons, continuellement lubrifié par le liquide ambiant, n'ont point d'appareil lacrymal.

Les *oiseaux* ont le sens de la vue très-développé. Ceux d'entre eux qui planent à de grandes hauteurs dans l'atmosphère paraissent distinguer très-nettement des objets de petit volume placés à la surface du sol. Les oiseaux présentent dans le centre du globe oculaire un repli rayonné qui s'avance du fond de l'œil vers la face postérieure du cristallin et auquel on donne le nom de *peigne*. Ce repli, infiltré de pigment choroïdien, est formé par un prolongement de la choroïde et recouvert à sa surface par une expansion de la rétine. Il augmente l'étendue de la surface sentante, mais on ignore de quelle manière il peut concourir à la vision. Les oiseaux de haut vol, qui aperçoivent les objets à de grandes distances, ont, en général, le cristallin peu bombé; ceux qui vivent ordinairement dans l'eau, et qui plongent pour poursuivre leur proie, ont un cristallin à surfaces plus convexes; il se rapproche de celui des cétacés et des poissons.

Les oiseaux ont des glandes lacrymales ordinairement doubles : l'une située à l'angle externe de l'œil, l'autre à l'angle interne (glande de Harder). Les larmes s'écoulent par deux trous situés à l'angle interne de l'œil, passent dans le sac nasal, et de là dans les fosses nasales.

Les *reptiles* ont souvent trois paupières : quelquefois, cependant, les paupières manquent complétement (serpents); le globe oculaire est alors, comme chez les poissons, recouvert seulement par une conjonctive transparente. Il y a chez la plupart d'entre eux des glandes lacrymales rudimentaires. Le cristallin a des formes variables; les reptiles aquatiques l'ont beaucoup plus bombé que les reptiles terrestres. Chez quelques reptiles, on trouve aussi un vestige de peigne. Quelques reptiles inférieurs, tels que les protées et les cécilies, qui vivent dans les eaux des cavernes obscures et souterraines, ou qui se creusent des trous dans les lieux sombres et humides, ont des yeux rudimentaires, formés par une capsule remplie d'un liquide transparent, tapissée intérieurement par une expansion nerveuse, et recouverte de pigment à la surface extérieure : le point de la capsule dirigé à la surface en est seul dépourvu. Les yeux sont cachés sous les téguments, au milieu du tissu cellulaire sous-cutané : ces animaux n'ont qu'une vue très-imparfaite.

Les *poissons* manquent de paupières. Leurs yeux, continuellement baignés par le liquide ambiant, sont dépourvus d'appareil lacrymal. Les yeux des poissons sont grands, peu mobiles; le cristallin est sphérique; leur cornée presque plate, l'iris très-peu contractile. La rétine des poissons carnassiers, qui poursuivent leur proie et paraissent la distinguer à d'assez grandes distances, présente des plis rayonnés qui rappellent le peigne des oiseaux. Les yeux des myxines, comme ceux des protées, sont placés sous les téguments et même sous les muscles; ils sont constitués également par une capsule, enduite extérieurement et, dans une certaine étendue d'un pigment foncé. Les myxines [1] distinguent probablement seule-

[1] Il y a, dans la plupart de nos cours d'eau, une myxine très-commune, longue de 5 à 6 centimètres, et de la grosseur d'un ver de terre, à laquelle on donne vulgairement le nom de *chatouille*, et dont les pêcheurs se servent pour amorcer.

ment la clarté du jour de l'obscurité de la nuit, comme d'autres animaux inférieurs. La peau et les muscles placés au devant de l'œil ne sont pas des diaphragmes tout à fait opaques ; il suffit, en effet, de placer sa main entre les yeux et la lumière du soleil ou celle d'une lampe pour distinguer encore la lueur de la source lumineuse.

Parmi les *articulés*, les insectes et les crustacés ont des yeux d'une structure toute particulière. Leurs yeux, dits *composés* ou *à facettes*, sont constitués par l'agglomération d'un nombre considérable de petits tubes rayonnés ou de cônes divergents, dont l'ensemble vient se terminer à la surface, suivant une courbe plus ou moins étendue. Ces cônes, terminés à leur base libre par de petites cornées à formes polygonales, renferment dans leur intérieur une humeur analogue au corps vitré, reçoivent un filet nerveux à leur extrémité profonde, et sont enduits à leur intérieur par un pigment foncé (Voy. fig. 163). Chacun des deux yeux, qui n'a que quelques millimètres de diamètre, renferme souvent de dix à vingt mille de ces petits tubes. La cornée, qui ferme chacun de ces petits cônes, est enduite elle-même de pigment sur la plus grande partie de son étendue, excepté au centre, où elle présente un point transparent que la lumière peut traverser.

Fig. 163.

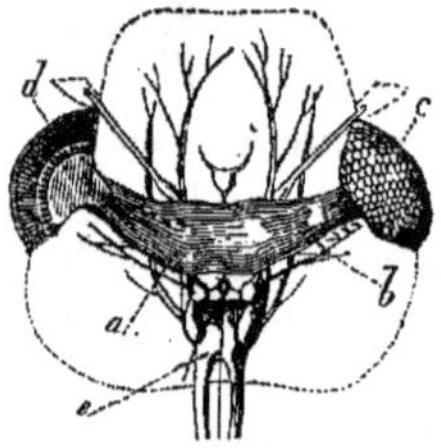

YEUX A FACETTES (insectes).
c, œil entier.
d, œil divisé horizontalement pour montrer la direction des cônes.
a, b, nerfs optiques.
e, ganglion céphalique.

Les yeux à facettes, quoique différant assez notablement des yeux des animaux supérieurs, donnent néanmoins aux insectes et aux crustacés des images assez exactes des objets extérieurs. Les cônes, étant divergents et disposés comme les rayons d'un segment de sphère, ne laissent parvenir à la terminaison nerveuse placée dans leur fond que les rayons dirigés *suivant leur axe*. Tous les autres rayons, qui tombent plus ou moins obliquement sur les parois intérieures enduites de pigment, sont absorbés. La représentation de l'image se fait, par conséquent, sur des milliers de points, qui correspondent chacun à des points *isolés* de l'objet extérieur. L'image de cet objet se trouve en quelque sorte représentée par une mosaïque d'une extrême finesse, dont chaque segment microscopique correspond aux dimensions des éléments nerveux placés à l'extrémité profonde des cônes.

L'appareil optique placé au devant du nerf de la vision des insectes a donc sensiblement les mêmes effets que le globe oculaire des animaux supérieurs (Voy. § 269). Il est vrai, cependant, que si la vision des insectes et des crustacés est assez nette, une grande quantité de lumière se trouve absorbée par les parois des cônes, et la clarté des objets doit y perdre.

On conçoit que l'étendue du champ visuel, avec les yeux à facettes, dépend du segment de sphère représenté par l'ensemble des cônes. Le prolongement de l'axe des cônes les plus extérieurs détermine cette étendue; sur un œil plat, elle est bien moindre que sur un œil convexe.

Dans la vue de près ou de loin, avec les yeux à facettes, l'*accommodation* n'est pas nécessaire, car l'objet qui envoie la lumière suivant l'axe du cône est toujours vu distinctement comme point.

L'œil à facettes des crustacés *aquatiques* est le même que celui des crustacés *terrestres* et des insectes.

Les articulés n'ont pas tous des yeux à facettes. Quelques-uns, les annélides en particulier, ont des yeux *simples*, constitués par une rétine enduite extérieurement de pigment, un corps vitré et une cornée.

Dans beaucoup d'insectes et dans quelques crustacés, les deux espèces d'yeux coexistent. Les yeux simples, au nombre de trois, ou plus, sont le plus souvent placés sur le sommet de la tête, entre les deux yeux à facettes. Il est probable que les yeux simples ne voient que de près, et sont surtout en rapport avec la vue de l'aliment, tandis que les autres yeux, donnant à l'animal la notion des corps éloignés, le dirigent dans son vol ou dans ses mouvements.

Les yeux composés des crustacés sont généralement portés sur un pédicule mobile, inséré au fond d'une fossette particulière. Ce pédicule peut, par ses mouvements, augmenter l'étendue du champ visuel.

Les *mollusques* céphalopodes ont des yeux analogues à ceux des animaux supérieurs. Les poulpes et les seiches ont deux gros yeux logés dans les parties latérales de la tête, composés d'une sclérotique, d'une choroïde, d'une rétine, d'une cornée, d'un corps vitré, d'un cristallin; il y a quelquefois des rudiments de paupières. Les gastéropodes (limaçons, etc.) ont les yeux portés sur des pédoncules saillants, mais ces yeux sont moins parfaits que les précédents : ils ne consistent guère qu'en une vésicule, enduite de pigment, remplie d'une humeur vitrée, et présentant en avant un point transparent. Quelques mollusques acéphales, et peut-être aussi quelques *animaux rayonnés*, présentent sur quelques points du corps des vésicules enduites de pigment, qu'on désigne quelquefois sous le nom de *points oculaires*, et qui leur donnent sans doute la faculté de distinguer la lumière du jour de l'obscurité de la nuit [1].

[1] Consultez principalement sur le sens de la vue : Lecat, *Traité des sensations et des passions*; Paris, 1767, t. II, *De la Vue*, p. 299; — Olbers, *Dissertatio de oculi mutationibus internis*; Göttingen, 1780; — Young, *On the Mechanism of the eye*, dans *Philosophical Transactions for the year* 1801; part. 1, London; — Chossat, *Sur la courbure des milieux réfringents de l'œil*, dans *Annales de chim. et de phys.*; 2e série, année 1819, t. X, p. 337; — du même, *Sur le pouvoir réfringent de l'œil*, dans *Annales de chim. et de phys.*, 2e série, 1818, t. VIII, p. 217; — Purkinje, *Beobachtungen und Versuche zür Physiologie des Sehens* (Observations et expériences sur la physiologie de la vue); Prag., 1819; — du même, *Beobacht. und Vers. zür Phys. der Sinne* (Observat. et expér. sur la phys. des organes des sens); Prag., 1825; — J. Müller, *Zür Vergleichenden Physiologie des Gesichtsinnes des Menschen und der Thiere*, etc. (Sur la physiol. comparée du sens de la vue chez l'homme et chez les animaux); Leipzig, 1826, et chap. *Vue*, tome II de sa *Physiologie*; — Wollaston, *On semi-decussation of the optic nerves*, dans *Philosoph. Transact.*, p. 229; London, 1824; — Plateau, *Essai d'une*

CHAPITRE IV.

SENS DE L'OUÏE.

§ 306.

Définition. — Organe de l'ouïe. — L'ouïe est le sens qui nous donne la notion du son.

Le *mouvement vibratoire* des corps peut être perçu, par l'homme, par d'autres organes que celui de l'audition. Ainsi, il peut sentir à l'aide du toucher les oscillations d'une corde qui vibre; et le son du canon peut ébranler à distance le corps d'un sourd, de même qu'il brise les vitres, sans qu'on puisse dire qu'il est *entendu*. Le mouvement vibratoire des corps n'est donc pas le *son* lui-même, physiologiquement parlant. Il ne devient son qu'à la condition d'impressionner l'organe de l'ouïe, animé par un nerf spécial, dit nerf acoustique. Il en est de même pour les autres organes des sens. Lorsqu'un aveugle-né reconnaît, au toucher, les *couleurs artificielles* déposées sur les corps, il n'a pas plus la notion des couleurs que le sourd n'a celui du son : il ne voit pas par le bout des doigts, mais il sent des surfaces *polies* et des surfaces plus ou moins *rugueuses*; et il a appris qu'on donne à ces diverses surfaces des noms de couleurs différentes.

L'organe de l'ouïe, ou l'oreille, se compose, chez l'homme, de trois parties : 1° oreille externe, ou pavillon et conduit auditif externe; 2° oreille moyenne ou caisse du tympan; 3° oreille interne ou labyrinthe.

Le pavillon de l'oreille de l'homme est une lame cartilagineuse assez irrégulière, présentant des éminences et des dépressions diverses, pour

théorie générale sur les apparences visuelles qui succèdent à la contemplation des objets colorés, dans *Annales de chim. et de phys.*, 2e série, 1835, t. LVIII, p. 337; — W. Wolkmann, *Neue Beiträge zur Physiologie des Gesichtsinnes* (Nouvelles Contributions à la physiologie du sens de la vue); Leipzig, VI, 1836; — A. Hueck, *Die Bewegung der Krystallinse* (Des mouvements du cristallin); Dorpat, 1839; — Chevreul, *De la loi du contraste simultané des couleurs*, etc.; Paris, 1839; — Wheatstone, *Sur un phénomène remarquable et inobservé de la vision avec les deux yeux*, extrait des *Philosoph. Transact.* de Londres, dans *Annales de chim. et de phys.*, 3e série, 1841, t. II, p. 330; — Vallée, *Théorie de l'œil*; Paris, 1844; — du même, *Précis sur l'œil et la vision*; Paris, 1854; — Serre (d'Uzès), *Essai sur les phosphènes, ou anneaux lumineux de la rétine*; in-8°, fig.; Paris, 1853; — Listing, article *Dioptrik des Auges* (Dioptrique de l'œil), dans *Wagner's Handwörterbuch der Physiologie*, t. IV, p. 485; — Th. Ruete, *Lehrburch der Ophthalmologie* (Traité d'ophthalmologie); Braunschweig, 1854; — Cramer, *Het accommodatie Vermogen der Oogen* (Sur le pouvoir d'accommodation de l'œil); Harlem, 1853; — Helmholtz, *Ueber die im Auge eintretende Veränderungen bei abgeänder Accommodation* (Des Changements qui surviennent dans l'œil dans l'accommodation variée), dans les *Comptes rendus mensuels de l'Académie de Berlin*, février 1853; — M. Sée, *De l'accommodation de l'œil et du muscle ciliaire*, thèse pour le doctorat, n° 133, Paris, 1856; — Giraud-Teulon, *Mécanisme de la production du relief dans la vision*, dans l'ouvrage cité (*Principes de mécanique animale*), p. 445-483; Paris, 1858.

peut être mû, mais dans de très-faibles limites, par les muscles auriculaires, en haut (auriculaire supérieur), en avant (auriculaire antérieur), en arrière (auriculaire postérieur). Le muscle auriculaire antérieur a aussi, et surtout, pour effet d'attirer à lui la petite languette cartilagineuse triangulaire située en avant du conduit auditif, à laquelle on donne le nom de *tragus*, et d'agrandir ainsi l'ouverture du conduit auditif externe.

La lame cartilagineuse qui compose le pavillon est formée de plusieurs pièces réunies entre elles par des ligaments fibreux et par des muscles rudimentaires. Les diverses pièces du pavillon peuvent donc rigoureusement *jouer* les unes sur les autres; mais tous ces mouvements sont fort obscurs chez l'homme et imperceptibles.

Fig. 164.

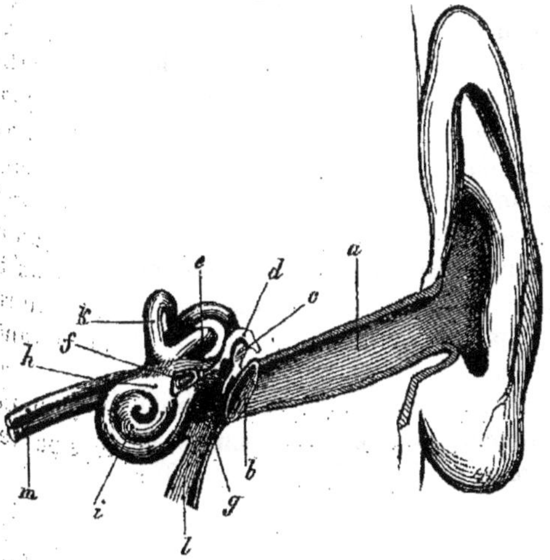

APPAREIL AUDITIF (grandeur naturelle).

a, conduit auditif externe.
b, membrane du tympan.
c, marteau.
d, enclume.
e, lenticulaire.
f, étrier dont la base recouvre la fenêtre ovale du vestibule.
(*c*–*f* : Osselets de l'ouïe.)
g, fenêtre ronde.
h, vestibule.
i, limaçon.
k, canaux semi-circulaires.
l, trompe d'Eustache.
m, nerf acoustique (branche vestibulaire et branche limacéenne).

Le conduit auditif externe (Voy. fig. 164 *a*), cartilagineux en dehors, osseux en dedans, se termine à la membrane du tympan. Il a une longueur d'environ 3 centimètres, et il est légèrement coudé par en haut. La membrane du tympan (Voy. fig. 164, *b*) est tendue, à l'extrémité du conduit auditif externe, sur un cadre osseux qui fait corps avec l'os temporal. Cette membrane n'est pas placée perpendiculairement à l'extrémité du conduit; elle fait, avec la paroi inférieure de ce conduit, un angle de 45 degrés environ.

Les osselets de l'ouïe contenus dans la caisse du tympan adhèrent entre eux par des articulations. La chaîne continue qu'ils forment mesure toute l'étendue transversale de la caisse du tympan. Elle se fixe au côté externe, à l'aide du manche du marteau (Voy. fig. 164 *c*), sur la paroi interne de la membrane du tympan. A l'autre extrémité de la chaîne, la base de l'étrier vient s'appliquer sur la fenêtre ovale (Voy. fig. 164, *f*).

La caisse du tympan, bornée en dehors par la membrane du tympan, présente, en dedans, les deux ouvertures qui la font communiquer avec l'oreille interne ou labyrinthe. Ces deux ouvertures sont la fenêtre ronde et la fenêtre ovale (Voy. fig. 164, *g*, *f*). Ces deux orifices sont fermés par des membranes, et la fenêtre ovale est, de plus, couverte par la base de l'étrier. La caisse du tympan n'offre rien de remarquable en haut et en bas. En arrière, elle présente l'ouverture des cellules mastoïdiennes, qui sont à peu près pour l'oreille ce que sont les sinus pour les fosses nasales. En avant, la caisse du tympan présente l'orifice de la trompe d'Eustache, qui établit sa communication avec l'arrière-gorge (Voy. fig. 164, *l*).

L'oreille interne, ou labyrinthe, est formée de trois parties : une centrale ou vestibule (fig. 164, *h*), une antérieure ou limaçon (fig. 164, *i*), une postérieure ou canaux semi-circulaires (fig. 164, *k*). Les canaux semi-circulaires communiquent avec le vestibule. Ils sont renflés en ampoules aux points de communication. Le limaçon communique aussi avec le vestibule, mais seulement par une de ses *rampes* (le limaçon est formé par deux canaux osseux spiroïdes, qui forment ensemble deux tours et demi de spire et communiquent seulement au sommet). L'autre rampe aboutit à la caisse du tympan ; son orifice, fermé par une membrane, n'est autre que la fenêtre ronde.

C'est dans le labyrinthe que viennent s'épanouir les branches du nerf acoustique. Ses ramifications nerveuses sont baignées par le liquide dont ces cavités sont remplies (Voy., fig. 165, p. 716).

§ 307.

Notions d'acoustique applicables à l'audition. — Déjà, à propos de la voix humaine, nous avons signalé la plupart des propriétés du son (Voy. § 253). Nous ajouterons ici quelques données, spécialement applicables à l'organe de l'ouïe.

Les vibrations d'un corps sonore qui se communiquent à l'air ambiant ou à tout autre milieu, gazeux, liquide ou solide, se transmettent, comme la lumière, dans toutes les directions. Il en résulte que l'*intensité* du son décroît rapidement avec la distance, et que ce décroissement s'opère comme le carré de la distance. Mais si l'intensité du son décroît rapidement lorsque celui-ci se propage *librement* dans toutes les directions et dans un espace indéfini, il n'en est plus de même lorsque les ondes sonores sont dirigées dans un espace limité, dans un tube cylindrique, par exemple. Les ondes sonores qui s'engagent dans un tube de ce genre, suivant la direction de son axe, conservent indéfiniment, sauf la petite perte due aux frottements, la même intensité; car à tous les points du cylindre les tranches d'air qui résonnent ont une même mesure, celle de la section du cylindre.

Le son se propage dans les milieux gazeux, dans les milieux liquides et dans les milieux solides, car tous ces corps peuvent vibrer; mais sa vitesse de propagation n'est pas la même; tandis qu'elle est d'environ 333 mètres par seconde dans l'air tranquille, elle est de 1,400 ou 1,500 mètres dans l'eau, et de 3,000 mètres environ dans les solides.

Les membranes vibrent comme tous les corps; elles peuvent entrer en vibration, soit par percussion directe, à l'aide d'un corps solide, soit par influence, lorsqu'on fait vibrer, par exemple, un corps sonore dans leur voisinage; en d'autres termes, elles sont aptes à recevoir les vibrations que l'air leur transmet. Ces vibrations deviennent très-sensibles sur les membranes tendues, par les dessins qu'offre, au moment où elles vibrent, la poussière dont on les couvre. En général, le nombre des ventres et des lignes nodales est en rapport avec celui des vibrations (Voy. § 254). Des *pressions différentes*, appliquées à chacune des faces d'une membrane tendue, exercent une influence capitale sur son pouvoir résonnant. En effet, si on fait le vide dans un vase dont l'ouverture supérieure est fermée par une membrane, il devient très-difficile de faire vibrer cette membrane, c'est-à-dire d'y faire apparaître les dessins dont nous parlions. Si l'on augmente la tension de l'air à l'intérieur du vase, la même difficulté se présente, les conditions sont, en effet, les mêmes; dans ce dernier cas seulement, l'excès de pression est à la face interne de la membrane, au lieu d'être à sa face externe.

La propagation des vibrations des corps gazeux aux corps solides et aux corps liquides, celle des corps solides aux corps liquides, etc., a été étudiée avec soin par M. Müller. Voici une série de résultats expérimentaux qu'on consultera avec fruit:

I. Les ondes sonores des corps solides se transmettent avec plus de force à d'autres corps solides mis en communication avec eux qu'à l'eau; mais la transmission des ondes a bien plus d'intensité quand elle s'opère des corps solides à l'eau, que quand elle s'opère des corps solides à l'air.

II. Les ondes sonores de l'air se transmettent très-difficilement à l'eau; mais elles se communiquent très-facilement à ce liquide par l'intermédiaire d'une membrane tendue.

III. Des ondes sonores qui se propagent dans l'eau, et qui traversent des corps solides limités, ne se communiquent pas seulement avec force aux corps solides, mais encore se transmettent des surfaces de ce corps dans l'eau, de manière que le son dans l'eau, au voisinage du corps solide, est entendu *fort* là où il eût été entendu faible d'après la seule transmission dans l'eau.

IV. De minces membranes conduisent le son dans l'eau sans affaiblissement, qu'elles soient ou non tendues.

V. Des masses d'air résonnent dans l'eau, lorsque l'air est renfermé dans des membranes ou des corps solides, et produisent ainsi un renforcement considérable du son.

VI. Les ondes sonores qui passent de l'air dans l'eau, par l'intermédiaire d'une membrane tendue, sont transmises sans changement dans la hauteur du ton.

VII. Les ondes sonores se transmettent de l'air à l'eau, sans changement notable d'intensité, alors même que les membranes se trouvent tendues sur un corps solide résistant, qui est *seul* en contact avec le liquide.

§ 308.

Rôle de l'oreille externe. — La partie essentielle de l'organe de l'ouïe est l'oreille interne, dans laquelle viennent se ramifier les expansions du nerf acoustique ; c'est la partie où s'opère l'impression. Les autres parties (oreille moyenne et oreille externe) doivent être envisagées comme des organes de perfectionnement.

Les corps de toute nature pouvant transmettre le son, les os de la tête et le rocher pourraient encore remplir ce rôle si l'oreille externe et l'oreille moyenne faisaient défaut, et la notion du son ne serait pas perdue pour cela ; c'est ce qu'on observe dans beaucoup d'animaux. L'oreille externe et l'oreille moyenne de l'homme et des animaux supérieurs sont vraisemblablement des appareils en rapport avec les diverses *qualités* du son, l'intensité, la hauteur et le timbre.

L'oreille externe (conque et conduit auditif) peut être regardée comme un organe collecteur du son. On considère que l'inclinaison la plus favorable du pavillon de l'oreille avec les parois latérales de la tête est celle qui représente un angle de 30 à 45 degrés.

La perte du pavillon de l'oreille n'empêche pas l'audition, et la *hauteur* des sons n'en est pas non plus modifiée. La perte du pavillon n'entraîne qu'une certaine dureté de l'ouïe, c'est-à-dire qu'elle ne nuit qu'à l'intensité du son. Le pavillon de l'oreille est donc un cornet acoustique, et on peut s'en convaincre en dirigeant artificiellement la conque du côté où l'on veut distinguer un son confus; mais c'est un cornet qui est loin d'avoir chez l'homme la puissance qu'il a chez les animaux, où non-seulement il jouit d'une grande mobilité, mais où il offre une forme conique beaucoup plus favorable à la collection des sons.

Quant à la forme singulière de la conque auditive, elle est encore une énigme pour la physiologie. On a dit que le pavillon à peu près immobile de l'homme, et dont la forme se rapproche plutôt d'un plan que d'un cornet, était mal disposé pour renvoyer les ondes sonores dans le conduit auditif, et qu'il paraissait plutôt destiné à les amortir qu'à les renforcer. On a dit aussi que les dimensions variées des saillies et des dépressions du cartilage auriculaire, ainsi que sa composition assez complexe (il est composé de plusieurs cartilages réunis par des ligaments fibreux), devaient l'empêcher de vibrer jamais *à l'unisson* d'aucun son (Voy. § 253); vibrations propres qui eussent été nuisibles à l'audition. On a dit enfin que cette forme était destinée à présenter, dans toutes les directions possibles, une surface perpendiculaire à la direction des ondes sonores, et à diriger toujours une portion des ondes vers l'orifice du conduit auditif externe.

Les recherches expérimentales faites sur lui-même par M. Schneider donnent gain de cause à cette dernière supposition. M. Schneider bouche le conduit auditif externe de l'une de ses oreilles (soit l'oreille gauche) avec un petit tampon de coton, puis il remplit toutes les anfractuosités de la conque auditive du même côté avec une composition liquide (1 partie de cire, 3 parties d'huile), de manière qu'après le refroidissement, la conque est transformée en une surface plane. Après quoi il enlève le coton qui préservait les parties profondes contre l'introduction de la composition circuse, et le conduit auditif externe redevient libre. Écoutant alors un corps sonore placé derrière lui ou devant lui, à égale distance des deux oreilles, l'observateur constate que ce corps est beaucoup mieux entendu par l'oreille droite, dont la conque est restée libre, que par l'oreille gauche. Si l'observateur tourne alors son oreille gauche du côté d'où vient le bruit, il arrive *tout à coup* un moment où il entend aussi bien avec cette oreille qu'avec l'autre : c'est le moment où le conduit auditif externe se trouve dans la direction précise du corps résonnant. D'où il résulte que la conque auditive, à peu près inutile pour tous les sons qui nous arrivent dans la direction même de l'oreille, est très-utile pour tous les sons qui nous arrivent en avant et en arrière, et dans toutes les directions obliques par rapport à l'axe du conduit auditif externe. Lorsque M. Schneider remplissait les conques auditives de ses deux oreilles avec la composition en question, il ne pouvait plus distinguer si le son provenait du côté gauche ou du côté droit, toutes les fois qu'il n'était pas dans la direction du conduit auditif. Les divers phénomènes dont nous venons de parler étaient plus marqués encore lorsque la face interne de la conque auditive était enduite comme la face externe, lorsque, en d'autres termes, la conque tout entière était noyée dans la composition cireuse.

Les ondes sonores s'engagent dans le *conduit auditif externe* et se dirigent vers la membrane du tympan; elles y circulent dans un canal à peu près cylindrique et ne perdent rien de leur intensité (Voy. § 307). Les vibrations sonores du conduit auditif externe proviennent de plusieurs sources : les unes ont pénétré directement du dehors, d'autres ont été réfléchies par le pavillon de l'oreille; enfin, pour ne rien omettre, d'autres encore ont été communiquées à l'intérieur du canal par ses parois cartilagineuses et osseuses. Les vibrations des parois cartilagineuses et osseuses du canal proviennent, soit de la conque, par continuité de tissu, soit directement de l'air extérieur, et cheminent à travers les os, en même temps que les vibrations aériennes parcourent le conduit auditif externe. D'après ce que nous avons dit précédemment (Voy. § 307), il est évident que les vibrations *solides* parviennent plutôt à la circonférence de la membrane du tympan que les vibrations *aériennes* n'arrivent à la surface de la même membrane.

§ 309.

Membrane du tympan. — Osselets de l'ouïe. — Cette membrane reçoit les vibrations sonores par sa circonférence (vibrations des parois solides du canal auditif externe) et par sa surface (vibrations aériennes du canal). Il est probable que ce double mode d'influence contribue à faire entrer plus facilement la membrane en vibration.

La membrane du tympan favorise la transmission du son, d'une part, parce qu'une membrane tendue est plus facilement impressionnable aux ondes sonores qu'un corps plein, et, en second lieu, parce que les ondes sonores se transmettent *ensuite* plus facilement à des corps solides sur lesquels la membrane est tendue [1].

La tension de la membrane du tympan est subordonnée à la chaîne des osselets de l'ouïe, laquelle établit d'un autre côté la *continuité* de la membrane avec les parties profondes de l'oreille. Les osselets de l'ouïe sont au nombre de quatre : le *marteau*, l'*enclume*, le *lenticulaire*, l'*étrier* (Voy. fig. 164, p. 707). Ces petits os, articulés entre eux, éprouvent de légers mouvements, déterminés par les muscles du marteau et de l'étrier. Ces mouvements sont circonscrits dans de faibles limites, car le commencement de la chaîne est adhérent, par le manche du marteau, à la surface interne de la membrane du tympan, et la fin de la chaîne adhère, par la base de l'étrier, à la membrane de la fenêtre ovale. La chaîne des osselets est donc une sorte de tige qui traverse la caisse du tympan à la manière de l'*âme* des instruments; mais elle en diffère par sa mobilité.

Les muscles de la chaîne des osselets sont au nombre de trois : le *muscle interne du marteau*, le *muscle de l'étrier* et le *muscle antérieur du marteau*. Le muscle interne du marteau s'insère sur le manche du marteau; en se contractant, il tire la membrane du tympan en dedans, avec le marteau qui adhère à cette membrane. On peut, à juste titre, le désigner sous le nom de *tenseur* de la membrane du tympan. Le muscle de l'étrier, qui s'insère au collet de l'étrier, applique, lorsqu'il se contracte, la base de l'étrier sur la fenêtre ovale. Il est, par l'intermédiaire de la chaîne des osselets, l'antagoniste du muscle tenseur de la membrane du tympan. Quant au muscle antérieur du marteau, qui vient se fixer au sommet de l'apophyse grêle de cet os, il est aussi un antagoniste du muscle tenseur de la membrane du tympan.

La membrane du tympan peut donc être tendue par les muscles de la chaîne des osselets. Cette tension est involontaire, car la contraction du

[1] Savart a démontré ces deux points par l'expérience directe.

muscle interne du marteau est soustraite à l'influence de la volonté [1].

L'expérience directe a appris que, lorsqu'une membrane tendue vibre sous l'influence des ondulations sonores aériennes qui lui arrivent, elle rend toujours un même son (celui qui correspond à sa tension), quelle que soit la hauteur du son aérien qui la met en branle. L'expérience a encore appris qu'une membrane tendue, et au contact de l'air sur ses deux faces, entre le plus facilement possible en vibration quand le son aérien qui la met en branle est *à l'unisson* de celui qu'elle produirait si on la faisait vibrer directement. Il est donc probable que la membrane du tympan proportionne sa tension de manière à vibrer à l'unisson des sons qui lui arrivent. La membrane du tympan aurait dès lors le pouvoir de *s'accommoder* par ses degrés divers de tension aux tons qui lui arrivent, de manière que celui-ci puisse être entendu distinctement. Il en serait ici de la *sensation distincte de l'ouïe* comme de la *vision distincte*, pour l'exercice de laquelle les milieux transparents de l'œil (le cristallin) *s'accommodent* à la distance des objets.

Les expériences montrent encore qu'une membrane tendue vibre difficilement, même pour des sons d'une *grande intensité*, quand ceux-ci sont inférieurs pour la hauteur à ceux que rendrait la membrane elle-même pour le degré de tension qu'elle possède. Il est donc probable que la membrane du tympan est mise dans un état de tension forcée toutes les fois qu'un son très-intense et de nature à blesser l'ouïe se produit. La membrane du tympan et les muscles qui la meuvent peuvent être, sous ce rapport, envisagés comme des organes protecteurs du sens de l'ouïe.

La membrane du tympan n'est pas indispensable à l'exercice du sens de l'ouïe. Elle peut être perforée et l'ouïe n'en persister pas moins. Les osselets de l'ouïe peuvent aussi disparaître sans que le sens de l'ouïe soit absolument aboli ; mais la perception des principales qualités du son est profondément troublée.

§ 310.

Trompe d'Eustache. — La trompe d'Eustache, s'ouvrant dans le pharynx, établit une communication entre l'air extérieur et l'air intérieur de la caisse du tympan. L'existence de la trompe est constante chez tous les animaux qui ont en même temps une caisse du tympan. La trompe est destinée à maintenir l'*air intérieur* de la caisse à la même pression, ou sensiblement à la même pression que l'air extérieur. Les différences de pression entre les deux surfaces des membranes entravent en effet le jeu des vibrations. Toute membrane tendue vibre *au mieux*, c'est-à-dire le plus facilement, quand elle est pressée sur ses deux faces par des pressions égales (Voy. § 307).

Lorsque nous nous transportons brusquement dans un milieu d'une

[1] Quelques personnes peuvent, dit-on, contracter à volonté le muscle interne du marteau et tendre ainsi la membrane du tympan. Ce sont des exceptions rares.

densité différente, nous éprouvons une surdité passagère, parce que l'équilibre ne s'établit pas immédiatement entre le milieu extérieur et la caisse du tympan. La communication par la trompe n'est ni béante ni largement ouverte : cet équilibre ne s'opère qu'au bout d'un certain temps[1]. C'est ce qu'on observe quand on descend sous l'eau dans la cloche à plongeur ; c'est ce qu'on observe encore quand on s'élève en ballon et qu'on se trouve *brusquement* transporté dans des couches d'air d'une densité inférieure à celles de la surface du sol.

L'oblitération de la trompe entraîne une dureté de l'ouïe qui peut devenir très-grande. La communication de la caisse du tympan avec l'extérieur étant rompue, la petite quantité d'air qui y existait se trouve peu à peu absorbée. Lorsque le canal de la trompe n'est pas complétement oblitéré, on remédie à cette imperfection par des injections d'air.

La trompe sert donc à établir la communication de l'air extérieur avec la caisse, et aussi à écouler vers le pharynx les mucosités de la caisse. A-t-elle encore d'autres usages? Est-ce par la trompe que l'homme qui parle entend sa propre voix? La trompe augmente-t-elle la résonnance du son à la manière du tuyau des instruments à vent?

On peut objecter à la première supposition que la trompe est moins bien disposée pour transmettre le son que les parties dures qui l'environnent. D'ailleurs, nous nous entendons parler, surtout par les ondes sonores aériennes qui viennent frapper l'oreille externe, quand l'air résonnant est sorti au dehors. Quand nous entendons le son de notre voix, ce n'est pas seulement le *son laryngien*, tel qu'il arrive de la glotte dans le pharynx, que nous entendons, mais c'est la *voix articulée*, c'est-à-dire le son modifié par la langue, les lèvres, les dents, etc. Quant à la seconde supposition, elle n'est pas admissible ; il faudrait, pour cela, que la trompe fût un canal béant largement ouvert, ce qui n'est pas, au moins chez l'homme. On ne voit pas d'ailleurs en quoi cela pourrait servir à l'audition ; on voit bien mieux, au contraire, en quoi cela pourrait lui nuire.

§ 311.

Oreille interne. — Les vibrations sonores arrivent à l'oreille interne par plusieurs voies, soit par l'air de la caisse, soit par la chaîne des osselets de l'ouïe, mise en vibration par les vibrations de la membrane du tympan, soit enfin par les parois osseuses de la cavité du tympan.

Les vibrations des parois osseuses qui entourent la cavité du tympan proviennent, soit des oscillations vibratoires des diverses parties de l'oreille externe, soit des vibrations générales des os de la tête. Lorsque nous plaçons une montre entre les dents, le tic-tac du balancier arrive à

[1] La trompe communique avec l'arrière-gorge par un conduit qui, dans sa partie profonde, est extrêmement étroit. Ce conduit est ordinairement fermé : il ne s'ouvre guère que pendant les mouvements de déglutition, mouvements qui font exécuter au pavillon de la trompe des excursions assez considérables. (Warthon Jones, Toynbee, Menière, J. Jago.)

l'oreille externe avec bien plus de force que lorsque la montre est placée à côté de la bouche, à une même distance de l'oreille externe. Dans cette expérience une grande partie des vibrations est transmise par les dents à l'os maxillaire supérieur, et de proche en proche jusqu'au rocher et au labyrinthe. Dans les conditions ordinaires de l'audition, il y a donc aussi une partie des vibrations qui sont transmises par les os à l'oreille interne. Il est vrai que dans l'audition normale le corps vibrant n'est pas relié avec l'oreille interne par une succession continue de solides, comme dans l'expérience précédente. L'air ambiant est l'agent ordinaire de transmission du son, et nous savons que les vibrations se transmettent moins facilement d'une manière directe aux solides, qu'ils ne se transmettent à ces mêmes parties solides à l'aide des membranes tendues qu'elles supportent (§ 307). Il en résulte que, dans les conditions de l'audition ordinaire, les ondes transmises directement par les os du crâne ont une intensité moindre que celles qui parviennent à l'oreille interne par l'oreille externe et moyenne.

Les ondes sonores qui, de l'intérieur de la caisse du tympan, se transmettent à l'oreille interne peuvent suivre deux voies différentes : la voie aérienne, ou bien la voie des osselets. Les ondes aériennes frappent sur la paroi interne de la caisse du tympan où se trouve la fenêtre ronde, et les oscillations se transmettent à la membrane qui ferme cette fenêtre. Les vibrations qui arrivent à la fenêtre ovale lui sont, au contraire, particulièrement et directement transmises par la chaîne des osselets, qui les ont reçues eux-mêmes de la membrane du tympan. La membrane qui obstrue la fenêtre ronde de l'oreille interne a pour effet de faciliter la transmission à l'oreille interne des vibrations aériennes de la caisse du tympan, et elles n'en changent point le ton (Voy. § 307, II et VI). Les oscillations qui parviennent à la fenêtre ovale par l'intermédiaire de la chaîne des osselets doivent avoir plus d'intensité que les autres, car ce sont des oscillations de solides. Par la même raison aussi, les ondes sonores qui arrivent à la fenêtre ovale du vestibule par la chaîne des osselets doivent parvenir plus tôt à leur destination que celles qui arrivent au limaçon par la fenêtre ronde (§ 307).

La fenêtre ovale s'ouvre dans le vestibule; la fenêtre ronde s'ouvre dans le limaçon. Les ondes sonores qui s'introduisent dans le vestibule et celles qui s'introduisent dans le limaçon arrivent, en résumé, dans le liquide de l'oreille interne. Le vestibule et les canaux semi-circulaires contiennent à leur intérieur des parties membraneuses continues entre elles, qui représentent un sac dans le vestibule et des tubes membraneux dans les canaux semi-circulaires (Voy. fig. 165, *d,d',f,f,f*). Le vestibule et les canaux semi-circulaires membraneux représentent, en quelque sorte, un autre vestibule et d'autres canaux semi-circulaires inclus dans le vestibule et dans les canaux semi-circulaires osseux. Cette oreille *interne membraneuse*, sur laquelle viennent se diviser les branches vestibulaires du nerf acoustique, et qui est remplie de liquide (endolymphe), n'adhère pas aux parois osseuses : elle en est séparée par un liquide (périlymphe). Le limaçon n'a pas de partie intérieure membraneuse ; il ne contient qu'un seul liquide, qui communique avec la périlymphe du vestibule par l'aqueduc vestibulaire du limaçon.

Fig. 165.

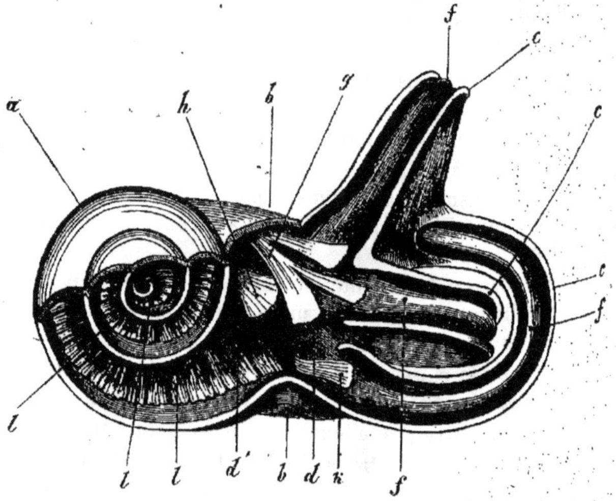

OREILLE INTERNE.

a, limaçon.
bb, vestibule osseux.
ccc, canaux semi-circulaires osseux.
d, vestibule membraneux (utricule).
d', vestibule membraneux (saccule).
fff, canaux semi-circulaires membraneux.
g, branche nerveuse du vestibule membraneux, allant à l'utricule et aux ampoules des canaux semi-circulaires supérieur et horizontal.
h, branche nerveuse du vestibule membraneux allant au saccule.
k, branche nerveuse allant à l'ampoule inférieure du canal semi-circulaire inférieur.
lll, anses nerveuses terminales de la branche limaçéenne sur la lame spirale du limaçon.

Le liquide intérieur du vestibule membraneux et des canaux semi-circulaires membraneux, c'est-à-dire l'endolymphe, contient une poussière fine, dite poussière auditive, composée par des cristaux microscopiques de carbonate de chaux. Il est probable que cette poussière a pour but d'augmenter la *secousse* auditive, et, par conséquent, l'impression que les vibrations du liquide opèrent sur les ramifications nerveuses (Voy. § 307, III).

Les vibrations qui passent de la périlymphe à l'endolymphe n'éprouvent aucun affaiblissement en traversant les parois de l'oreille interne membraneuse (Voy. § 307, IV).

On a cherché à fixer le rôle de chacune des trois parties fondamentales de l'oreille interne ; mais on n'a guère émis sur ce sujet que des suppositions sans preuves.

Le vestibule et les canaux semi-circulaires sont plus essentiels, sans doute, que le limaçon, car les premiers sont plus constants que le dernier chez les animaux. Le vestibule et les canaux semi-circulaires qui lui font suite, recevant surtout les ondes sonores par l'intermédiaire de la chaîne des osselets, c'est-à-dire les ondes sonores de la membrane du tympan et du conduit auditif externe, on a pensé qu'ils étaient surtout en rapport avec les vibrations sonores qui frappent et traversent l'oreille externe. Le limaçon, au contraire, enchâssé dans les parties solides de la tête, dépourvu de sac membraneux intérieur, et ne communiquant avec l'oreille externe que par l'intermédiaire de la colonne d'air de la caisse tympanique, a paru plus propre à recevoir les vibrations qui parviennent à l'oreille interne par les os de la tête.

On a dit que la fenêtre ronde ne devait transmettre au limaçon que des ondes sonores d'une faible intensité, et qu'elle était destinée à suppléer la fenêtre ovale dans les moments où la base de l'étrier, fortement appliquée sur la membrane qui la ferme par la contraction du muscle de l'étrier, ne permettait plus à cette membrane d'entrer en vibration. C'est là une supposition toute gratuite. Chaque fenêtre a son rôle à remplir.

M. Auzoux fait remarquer que les liquides qui emplissent l'oreille interne de l'homme et des animaux supérieurs sont entourés de parties solides, et que si l'oreille interne ne communiquait avec la caisse du tympan que par la fenêtre ovale, les mouvements vibratoires communiqués par la chaîne des osselets au liquide de l'oreille interne eussent été très-limités, les liquides étant sensiblement incompressibles. Au contraire, l'existence de la fenêtre ronde et l'élasticité de la membrane qui la ferme permettaient à la membrane de la fenêtre ovale de céder sous la pression des mouvements de l'étrier. En d'autres termes, la pression exercée sur le liquide de l'oreille interne, au niveau de la fenêtre ovale, par le moyen de la tige des osselets, cette pression, disons-nous, serait transmise par le liquide du vestibule au liquide de la rampe vestibulaire, du liquide de la rampe vestibulaire au liquide de la rampe limacéenne (puisqu'au sommet du limaçon ces deux rampes communiquent ensemble); enfin, du liquide de la rampe limacéenne à la membrane de la fenêtre ronde, qui, étant élastique, cède du côté de l'oreille moyenne, sous l'influence de cette pression. Après quoi, l'élasticité de l'air contenu dans la caisse faisant l'office d'un ressort, la membrane de la fenêtre ronde reprend sa place au moment même où la base de l'étrier cesse de presser sur la fenêtre ovale. Il résulterait de là une succession de mouvements de va-et-vient, ou de vibrations isochrones avec les vibrations transmises dans le liquide par la chaîne des osselets. Cette doctrine, en harmonie avec le rôle de la membrane du tympan et avec la nécessité de l'existence de l'air dans la caisse tympanique, pour l'exercice normal de l'audition, mériterait d'être étudiée expérimentalement, et elle est incontestablement un progrès dans l'étude encore si peu avancée de l'audition, et dans la fixation du rôle des diverses parties de l'oreille interne.

On a dit que le limaçon était l'organe qui nous permettait d'apprécier la hauteur du ton; que la lame spirale du limaçon, lame moitié osseuse, moitié membraneuse, entrant en vibration avec les liquides qui la baignent, transmettait aux nerfs qui s'épanouissent à sa surface (Voy. fig. 165) une impression correspondante à l'idée du ton. Mais l'impression causée sur les nerfs du vestibule et des canaux semi-circulaires, par les vibrations des liquides et des parties membraneuses du vestibule et des canaux semi-circulaires, est la même pour un même ton, car elle correspond, là aussi, à un nombre de vibrations donné. On ne voit donc pas trop comment les nerfs qui s'épanouissent sur la lame spirale jouiraient, à cet égard, d'une aptitude que ne partageraient pas les branches nerveuses du vestibule et des ampoules des canaux semi-circulaires[1].

M. Kölliker a constaté que les fibres nerveuses terminales du limaçon ne sont qu'appliquées sur la lame spirale du limaçon, et qu'elles flottent ainsi librement dans le liquide qui le remplit. Comme, d'un autre côté, les branches nerveuses terminales du vestibule et des ampoules des canaux semi-circulaires se trouvent contenues dans l'épaisseur des membranes vestibulaires et ampullaires, il en résulte une certaine différence dans la manière dont chacune des branches nerveuses reçoit l'impression; mais il n'est guère possible de dire en quoi cette différence peut consister.

On a attribué aux canaux semi-circulaires la propriété de nous faire apprécier la direction du son. On s'est fondé surtout sur leur direction variée, qui correspond aux trois dimensions des corps (hauteur, longueur et largeur); mais il faudrait d'abord démontrer que nous jouissons de la faculté d'apprécier la direction du son autrement que par un acte de réflexion, ou que par la différence entre l'intensité des ébranlements produits dans chaque oreille (Voy. § 313).

§ 312.

De la durée de l'impression auditive. — Estimation de la hauteur du son. — La durée de l'impression auditive n'est pas instantanée, et elle ne s'éteint pas immédiatement avec la cause qui l'a fait naître. Il en est ici absolument de même que dans la vision (Voy. § 289).

La durée de l'impression auditive peut être mesurée d'une manière approximative par la limite inférieure des sons perceptibles. Nous avons vu (§ 253) que cette limite correspondait à 32 oscillations simples par seconde. La durée de l'impression auditive peut donc être estimée 1/32 de seconde. La démonstration directe peut être facilement fournie à l'aide

[1] M. Auzoux suppose que la finesse de l'ouïe pourrait bien dépendre de l'*étendue du limaçon*. En coulant dans le conduit auditif externe de l'alliage d'imprimerie, on obtient en relief la forme des diverses parties de l'oreille externe et en particulier du limaçon (la chaleur du métal en fusion suffit pour carboniser le tissu osseux, qu'on détache ensuite par fragments). Or, il est aisé de constater que les dimensions et même la forme de cet organe varient beaucoup suivant les individus. Tantôt le limaçon décrit 1 tour 1/2 de spire, tantôt 2, tantôt 2 1/2, tantôt 3.

de la roue dentée de Savart, ou de la sirène de M. Cagniard-Latour, instruments dans lesquels le *son* est formé par une succession de *chocs*, au lieu de l'être par une succession de vibrations élastiques. Lorsque les chocs de ces deux instruments ne dépassent pas 32 par seconde, l'oreille distingue ces chocs ; lorsque leur nombre dépasse 32, l'oreille ne perçoit plus qu'un *son continu*, parce que la durée de l'impression produite par chacun des chocs sur la membrane auditive est plus grande que l'intervalle qui les sépare. Le phénomène qui se produit ici est tout à fait analogue à celui en vertu duquel l'*œil* voit une circonférence ignée continue lorsqu'on fait tourner rapidement un charbon en ignition.

La possibilité de distinguer les uns des autres les différents tons varie singulièrement suivant les individus. Chacun distingue aisément les tons de la gamme et même les demi-tons, les dièzes et les bémols placés entre deux notes consécutives ; mais lorsque deux tons sont très-rapprochés, il faut une oreille exercée pour les distinguer l'un de l'autre ; il faut, comme on le dit, avoir l'oreille musicale. La finesse de l'ouïe peut être, à cet égard, portée très-loin par l'exercice. M. Seebeck affirme qu'on peut arriver ainsi à distinguer un son qui ne diffère d'un son voisin que par 1/1200 dans le nombre des vibrations. Une oreille exercée distingue également deux sons différents qui résonnent ensemble, alors même que les sons sont consonnants ou harmoniques.

§ 313.

Estimation de l'intensité du son. — De la direction et de la distance du son. — MM. Renz et Wolf ont dernièrement cherché à apprécier par expérience quel est le degré de sensibilité de l'organe de l'ouïe pour l'appréciation de l'intensité des sons. Une montre est placée sur un support vertical matelassé, support disposé de manière à pouvoir se mouvoir dans une glissière sur un plateau horizontal. En avant du support contre lequel est appliquée la montre est un écran fixe, également matelassé en avant et en arrière pour s'opposer à toute réflexion des ondes sonores. Au centre de l'écran fixe est un trou qui correspond horizontalement au centre de la montre, et par lequel les ondes sonores du mouvement de la montre sont transmises à l'oreille. Les lois de la propagation du son étant, en ce qui regarde l'intensité, les mêmes que pour la propagation de la lumière, il s'ensuit que l'intensité du son de la montre décroît comme le carré de la distance de la source sonore à l'oreille, ce qui permet de comparer les intensités.

Voici les résultats les plus saillants de ces expériences : 1° L'éloignement qu'il fallait donner à la montre pour que le son ne fût plus perçu variait suivant les jours, ce qui prouve que la sensibilité de l'organe auditif n'est pas toujours la même (il en est ainsi sans doute pour tous les autres organes des sens). 2° Lorsque deux sons de différente intensité sont entendus immédiatement l'un après l'autre, la sûreté du jugement porté sur leur intensité comparative s'accroît avec l'accroissement dans la différence d'intensité des deux sons. 3° Toutes les autres circonstances étant égales, lorsque la différence d'intensité de deux sons est dans le rapport de 10 à 7, on peut encore les distinguer l'un de l'autre. Deux sons, l'intensité de l'un étant représentée par 10, tandis que l'intensité de l'autre le serait par 9, ne peuvent plus être distingués l'un de l'autre. D'où il résulte que le pouvoir de distinguer l'*intensité* du son est beaucoup moins étendu que le pouvoir d'en distinguer la *hauteur*.

La direction du son peut être appréciée, ainsi que nous l'avons fait pressentir, en la rapportant du côté de l'oreille la plus ébranlée, et aussi par le mouvement instinctif qui nous porte à chercher, par le déplacement du corps, le point de l'espace qui correspond à la plus grande intensité du son. Lorsque l'homme renfermé dans sa demeure entend les bruits du dehors ou le passage lointain d'une voiture, s'il peut affirmer que le bruit se passe dans la rue, parce que le maximum d'intensité du bruit qui parvient à son oreille correspond à ce côté de l'appartement qu'il occupe, il lui est impossible cependant de décider à quelle extrémité de la rue il a lieu. Il lui serait également impossible d'affirmer que le bruit se rapproche ou s'éloigne, si la réflexion, qui ne dépend pas du sens de l'ouïe, ne l'avait depuis longtemps accoutumé à juger qu'un son fort qui s'affaiblit est un son qui s'éloigne, et qu'un son faible qui devient plus intense est un son qui se rapproche. La distance du corps sonore n'étant présumée que par les divers degrés d'intensité du son, l'appréciation de la distance du son est donc une opération de l'esprit.

Lorsque le ventriloque fait successivement entendre des voix qui paraissent sortir de la cave, du grenier, de la cheminée ou de la rue, ce sont ses intentions, exprimées par sa voix naturelle ou par sa pantomime, qui expliquent les *illusions de direction*. Il a d'ailleurs soin d'enfler ou de diminuer le son pour faire naître l'*illusion de distance*.

§ 314.

Nerf de l'audition. — Le nerf qui préside au sens de l'ouïe est le nerf auditif. Ce nerf reçoit sur ses expansions vestibulaires et limacéennes l'impression des vibrations sonores, et les conduit à l'encéphale. La branche vestibulaire est la plus importante; elle correspond à la partie fondamentale de l'oreille. On a vu quelquefois la branche limacéenne détruite avec le limaçon chez l'homme, sans que le sens de l'ouïe ait été aboli, ni même troublé d'une manière profonde dans ce qu'il y a d'essentiel; nouvelle preuve que le limaçon n'est pas, dans l'oreille interne, le seul appréciateur du son.

La destruction totale du nerf acoustique entraîne la perte de l'ouïe. Les lésions du nerf acoustique, et son irritation directe, paraissent éveiller de la douleur chez les animaux. On sait que les ébranlements violents du nerf acoustique dans les sons d'une *intensité extrême* sont douloureux, même lorsque les vibrations sonores sont transmises au travers de l'organe auditif. Il est probable que la sensation auditive, déterminée par l'excitation directe du nerf auditif, présente le même caractère; c'est une sorte de sensation auditive exagérée. Lorsque l'on comprend l'oreille interne dans un courant galvanique un peu énergique, en plaçant l'un des pôles dans le conduit auditif externe, et l'autre dans l'arrière-bouche, du côté de la trompe d'Eustache, le passage du courant fait naître un *bourdonnement* continu.

Le sens de l'ouïe est sujet, comme le sens de la vue, à des sensations *subjectives*. Lorsqu'un bruit longtemps prolongé a frappé l'oreille, lorsqu'on a voyagé pendant plusieurs jours dans une voiture sur le pavé, il reste souvent dans l'oreille une sensation de roulement, qui ne disparaît qu'après le repos du sommeil. Les sons un peu intenses font naître à leur suite dans l'oreille un bruit particulier, dit *tintement* d'oreille, qui rappelle les images consécutives de la vision. Les sensations subjectives de l'audition sont communes dans l'insomnie, dans l'indigestion et dans toutes les congestions vers le cerveau. Les hallucinations de l'ouïe sont les plus communes et les plus variées.

---

§ 315.

Du sens de l'ouïe dans la série animale. — La partie essentielle et fondamentale du sens de l'ouïe correspond à l'oreille interne de l'homme. A mesure qu'on descend l'échelle animale, les parties accessoires du sens de l'ouïe, telles que la conque auditive, le canal auditif externe, la membrane du tympan, la caisse du tympan, les osselets de l'ouïe, disparaissent. L'oreille interne, qui se montre seule dans les animaux inférieurs pourvus du sens de l'ouïe, se présente aussi chez eux avec une complication qui va sans cesse en décroissant. Le limaçon, les canaux semi-circulaires peuvent disparaître, et l'organe de l'ouïe n'est plus représenté alors que par le *vestibule membraneux*, c'est-à-dire par un sac rempli de liquide, dans lequel nagent de petites concrétions calcaires plus ou moins volumineuses; et sur les parois internes de ce sac viennent se ramifier les expansions d'un nerf spécial. Le sac auditif est placé profondément dans l'épaisseur des parties osseuses, cartilagineuses ou testacées, ou sous les parties molles, et les vibrations sonores (aériennes ou aquatiques, suivant que l'animal vit dans l'air ou dans l'eau) parviennent au sac en mettant en vibration les parties qui le recouvrent.

Mammifères. — L'appareil auditif des mammifères diffère peu de l'appareil auditif de l'homme, et le sens de l'ouïe est généralement très-développé chez eux. L'appareil collecteur du son, c'est-à-dire la conque auditive, présente, chez la plupart d'entre eux, une *forme* et une *mobilité* qui leur permettent de percevoir des sons de faible intensité, et d'en apprécier assez exactement la direction.

En dirigeant en arrière le cornet auditif, les animaux timides peuvent fuir devant le danger, et proportionner leur course à l'intensité du bruit. Le cornet auditif dirigé en avant concourt, avec le sens de l'odorat, à guider les animaux chasseurs qui poursuivent leur proie. Tantôt le cornet auditif, formé par des cartilages plus ou moins épais et solides, est droit (cheval, âne, chat, lièvre, lapin, etc.); tantôt les cartilages plus minces sont plus ou moins étalés, et les oreilles retombent sur les côtés de la tête (chien de chasse, chien épagneul, éléphant, etc.) : dans ce dernier cas, l'animal qui écoute soulève la portion pendante de la conque, de manière que, tantôt elle touche sur les côtés de la tête par son bord postérieur, tantôt par son bord antérieur, etc.

Le canal auditif externe est plus ou moins long, suivant les espèces. Tandis qu'il mesure chez les solipèdes et les ruminants 5 ou 6 centimètres, il est très-court chez les carnassiers. La cavité du tympan, séparée du canal auditif externe par la membrane du tympan, présente des différences peu essentielles, qui ne portent que sur ses dimensions. Chez quelques animaux, les cellules osseuses mastoïdiennes et les cellules osseuses supérieures ont un grand développement, et augmentent d'autant sa cavité. La trompe d'Eustache, courte et assez étroite chez les bœufs et la plupart des ruminants, est très-dilatée chez le cheval, où elle forme ce qu'on appelle les *poches gutturales*. La chaîne des osselets, le vestibule osseux, les canaux semi-circulaires osseux le vestibule membraneux, les canaux semi-circulaires membraneux, et enfin le limaçon ne présentent rien de particulier. Comme chez l'homme, la cavité du tympan communique avec le vestibule par l'intermédiaire de la fenêtre ovale sur laquelle s'applique la base de l'étrier, et avec le limaçon par l'intermédiaire de la fenêtre ronde. Les muscles qui meuvent les osselets de l'ouïe, c'est-à-dire le muscle interne du marteau et le muscle de l'étrier, acquièrent chez nos grands animaux domestiques (le cheval et le bœuf) un développement qui permet de les bien étudier.

Oiseaux. — L'appareil de l'ouïe est à peu près aussi complet chez les oiseaux que chez les mammifères, sauf le pavillon de l'oreille, qui fait défaut. Le conduit auditif externe, placé sur les côtés de la tête, est formé par un canal ostéo-membraneux qui traverse le temporal. La caisse du tympan, séparée de ce conduit par une membrane du tympan, offre un grand développement, parce qu'elle communique avec les cellules osseuses dont sont creusés presque tous les os du crâne. La caisse communique avec l'arrière-bouche, par l'intermédiaire des trompes d'Eustache, formées dans toute leur étendue par un canal osseux revêtu d'une membrane muqueuse. Les trompes se réunissent ensemble au point où elles correspondent avec l'arrière-bouche.

L'oreille interne des oiseaux est formée d'un vestibule, de canaux semi-circulaires et d'un limaçon. Celui-ci est peu développé, et il ressemble à celui des lézards et des serpents. Il n'est point contourné en spirale, mais formé d'un canal osseux terminé en cul-de-sac, presque droit. Il est d'ailleurs partagé, par une cloison délicate qui règne dans le sens de sa longueur, en deux rampes (rampe vestibulaire, rampe tympanique) comme celui des mammifères.

Reptiles. — Les reptiles n'ont ni conque auditive, ni canal auditif externe. La membrane du tympan est à fleur de tête ou cachée sous la peau. Elle n'existe pas toujours, quelques reptiles inférieurs (protées, cécilies, axolots, tritons) étant dépourvus de caisse du tympan. Lorsque la caisse existe, ce qui est le cas le plus fréquent, elle communique généralement d'une manière très-large avec l'arrière-bouche. La trompe d'Eustache est tellement évasée, que la caisse semble une sorte de diverticulum de la gorge. Les osselets de l'ouïe sont souvent réduits au nombre de deux. Lorsque la membrane du tympan manque, ces osselets, fixés du côté de l'oreille interne sur la fenêtre ovale, s'attachent de l'autre côté au derme cutané.

L'oreille interne est complète chez les reptiles pourvus d'écailles, c'est-à-dire les sauriens et les ophidiens (lézards, crocodiles, serpents); elle est composée d'un vestibule, de canaux semi-circulaires et d'un limaçon. Chez eux, l'oreille interne communique, par conséquent, avec la cavité du tympan, par la fenêtre ovale (fenêtre vestibulaire), et par la fenêtre ronde (fenêtre limacéenne). Le limaçon est d'ailleurs non contourné, et à peu près droit. Chez les reptiles dépourvus d'écailles, c'est-à-dire les batraciens (grenouilles, crapauds, etc.), il n'existe pas de limaçon ni, par conséquent, de fenêtre ronde. L'oreille interne, réduite au vestibule et aux canaux semi-circulaires, ne communique plus avec le tympan que par la fenêtre ovale. Les reptiles nus, dépourvus de caisse du tympan, dont nous avons parlé plus haut, manquent également de limaçon. Le liquide contenu dans l'oreille interne des reptiles contient, comme celui des oiseaux et des mammifères, une poussière composée de cristaux calcaires microscopiques. Cette poussière ne se présente sous forme de petites pierres d'un certain volume que dans les reptiles les plus inférieurs.

Poissons. — Les poissons n'ont ni oreille externe, ni caisse du tympan, ni limaçon. Leur oreille est réduite à la partie membraneuse du vestibule et des canaux semi-circulaires. Tantôt il y a trois canaux semi-circulaires, tantôt il y en a deux, tantôt il n'y en a qu'un. Le vestibule et les canaux semi-circulaires représentent un ensemble membraneux fermé de toutes parts. Comme il n'y a plus ni osselets de l'ouïe, ni cavité du tympan, il n'y a ni fenêtre ovale ni fenêtre ronde. Tantôt l'oreille interne membraneuse est logée dans la substance cartilagineuse des os de la tête (poissons cartilagineux); tantôt elle est en partie engagée dans les os du crâne, et libre en partie dans la cavité crânienne, et appliquée contre l'encéphale (poissons osseux). L'oreille interne membraneuse reçoit les expansions du nerf auditif, et est remplie d'un liquide dans lequel on trouve des concrétions calcaires d'un volume plus ou moins considérable.

Articulés. — Les insectes ne présentent rien qui ressemble à un appareil d'audition, et pourtant ces animaux paraissent, en beaucoup d'occasions, être sensibles aux ébranlements sonores. Il est probable que chez ces animaux, comme d'ailleurs chez les rayonnés et chez beaucoup de mollusques, les vibrations sonores peuvent être senties, non comme son, mais comme ébranlement du toucher.

Les crustacés ont un appareil auditif placé, de chaque côté, à la base des antennes extérieures; il consiste en un petit sac membraneux rempli de liquide, et sur lequel vient s'épanouir un nerf spécial.

Mollusques. — Les céphalopodes dibranchiaux (poulpes, sèches, calmars) sont les seuls mollusques dans lesquels on ait constaté, d'une manière positive, l'existence de l'appareil auditif. Il consiste en deux petits sacs membraneux, placés de chaque côté dans l'épaisseur du cartilage céphalique. Le sac, rempli de liquide, contient une pierre relativement volumineuse, et sur ses parois membraneuses vient se distribuer un nerf spécial[1].

[1] Consultez particulièrement sur le sens de l'ouïe : E. H. Weber, *De Aure et Auditu hominis et animalium*; Leipzig, 1820; — F. Savart, *Recherches sur les usages de la membrane du tympan et de l'oreille externe*, dans *Journ. de physiol.* de Magendie, 1824, t. IV; — du même, *Leçons de physique professées au Collége de France (Acoustique)*, dans le journal l'*Institut*, année 1839; — J. Müller, chapitre *Sens de l'ouïe*, dans son *Traité de physiologie*, t. II; — Esser, *Mémoire sur les diverses parties de l'organe auditif*, dans *Annales des sc. naturelles*, t. XXVI, Paris, 1832; et dans *Archiv. génér. de méd.*, Paris, t. XX et t. XXII; — G. Breschet, *Recherches anat. et physiol. sur l'organe de l'ouïe et l'audition dans l'homme et les animaux vertébrés*; Paris, 1836, in-4°, fig.; — du même, *Recherches anat. et physiol. sur l'organe de l'audition chez les oiseaux*; Paris, 1837, in-8°, et atlas; — du même, *Recherches anat. et physiol. sur l'organe de l'ouïe des poissons*; Paris, 1838, in-4°, fig.; — C. G. Lincke, *Handbuch der theoretischen und practikischen Ohrenheilkunde* (Manuel théorique et pratique des maladies de l'oreille); Leipzig, 1837, in-8°, t. I; — Kölliker, *Ueber die letzten Endigungen des Nervus cochleæ und die Function der Schnecke* (Sur les dernières Terminaisons du nerf auditif et sur la Fonction du limaçon); in-4°, Würtzburg, 1854; — Harless, article *Hören* (ouïe), dans *Wagner's Handwörterbuch der Physiologie*, t. IV, p. 447; — Schneider, *Die Ohrsmuschel, und ihre Bedeutung beim Gehör* (la Conque auditive et sa signification dans l'audition); dissertation, Marburg, 1855; — Kramer, *Zur Physiologie des menschlichen Ohres* (Physiologie de l'oreille humaine), dans *Froriep's Notizen*, t. III, n° 9, p. 129 et 145, année 1856; — Renz et Wolf, *Versuche Ueber die Unterscheidung differentes Schallstarken* (Estimation de l'intensité du son; Recherches expérimentales), dans *Vierordt's Archiv.*, 1856, p. 185; — Bruhns, *Ueber das deutliche Hören* (De l'audition distincte); Dissertation, Göttingen, 1857; en extrait dans *Bericht ueber die Fortschritte der Physiologie im Iahre*, 1857; de Henle et Meissner, p. 583; — Auzoux, chapitre *Audition*, dans *Leçons élémentaires d'anatomie et de physiologie*; in-8°, 2e éd., 1858, p. 289.

CHAPITRE V.

SENS DE L'ODORAT.

§ 316.

Définition. — Des odeurs. — Le sens de l'odorat est celui qui nous donne la notion des odeurs. Quant à dire ce qu'il faut entendre par l'odeur d'un corps, la chose n'est pas aussi aisée à définir qu'elle semble. Pour les uns, les odeurs sont une sorte de mouvement vibratoire des corps se propageant comme un fluide impondérable, et transmis à la membrane muqueuse olfactive. Pour d'autres, les odeurs sont des particules impalpables des corps, des vapeurs, ayant assez d'analogie avec les gaz odorants. Cette dernière opinion, la plus généralement adoptée, est aussi celle qui paraît la plus vraisemblable. Certaines substances odorantes perdent, en effet, avec le temps, leur odeur, et, avec leur odeur, les parties volatiles auxquelles cette odeur était attachée. La diminution dans le poids des matières odorantes exposées au contact de l'air, quelque faible qu'elle soit, tend aussi à le démontrer.

Des quantités extrêmement faibles de matières odorantes suffisent pour réveiller sur la membrane muqueuse des fosses nasales la sensation de l'odeur. L'expérience de tous les jours le démontre. Du papier qui a contenu du tabac ou du musc s'imprègne des parties odorantes volatiles de ces substances, conserve pendant des mois ou des années leur odeur caractéristique, et réveille la sensibilité de la muqueuse olfactive. En diluant une substance odorante avec de l'eau, jusqu'à ce qu'elle soit devenue inappréciable pour l'odorat, on peut estimer ainsi à quelle dose elle cesse d'être odorante. On peut également introduire un volume donné de gaz odorant dans un volume donné d'air atmosphérique et essayer le mélange à l'odorat, jusqu'aux limites extrêmes de la sensibilité olfactive. On pourrait, de cette manière, grouper en série les gaz et les liquides odorants, et dresser une sorte de table des odeurs, d'après leur degré d'énergie sur la membrane olfactive, qui vaudrait bien la plupart des classifications proposées en ce genre. L'hydrogène sulfuré est encore sensible à l'odorat dans un mélange d'air atmosphérique, qui n'en contient que deux millionièmes de son volume. L'organe de l'odorat est un réactif plus sensible que ceux de la chimie : l'homme reconnaît encore par l'odorat la présence de certains corps, placés à dessein dans l'air, alors que les réactifs de la chimie sont impuissants à les déceler. Ne nous étonnons pas, dès lors, si la plupart des altérations de l'air déterminées par la présence des matières odorantes sont encore enveloppées d'obscurités, si le parfum des fleurs, et si beaucoup d'autres odeurs ne peuvent pas être mises en évidence d'une manière positive, à l'aide des moyens dont nous disposons aujourd'hui.

§ 317.

Organe de l'odorat. — Siége de l'odorat. — L'organe de l'odorat consiste essentiellement en une membrane muqueuse vasculaire douée d'un grand nombre de nerfs, et appliquée sur les parois osseuses des fosses nasales. Cette membrane se développe sur des cornets (cornets supérieurs, moyens, inférieurs), et dans des sinus (sinus frontaux, ethmoïdaux, maxillaires, sphénoïdaux), c'est-à-dire sur des parties saillantes et dans des anfractuosités qui multiplient sa surface. Les animaux, qui ont l'odorat plus développé que l'homme, présentent une muqueuse nasale plus étendue, c'est-à-dire des saillies et des enfoncements plus nombreux.

Le siége réel de l'odorat ne s'étend pourtant pas à toute l'étendue de la membrane muqueuse qui recouvre les fosses nasales et ses dépendances. Les sinus ne paraissent que des parties de perfectionnement ou des sortes de *diverticulum*, destinées à *emmagasiner*, en quelque sorte, l'air odorant, en le plaçant en dehors du courant de l'inspiration et de l'expiration, et à *prolonger* ainsi l'impression. Le véritable siége de l'odorat n'existe que sur les parties de la membrane muqueuse des fosses nasales, dans lesquelles vont se distribuer les nerfs olfactifs, c'est-à-dire les parties les plus supérieures. Telle est la membrane qui recouvre la voûte des fosses nasales, celle qui revêt les parties supérieures des parois des fosses nasales, jusqu'à la naissance des cornets moyens, et la partie supérieure de la cloison. La figure 166 représente la distribution du nerf olfactif dans la cloison nasale.

Fig. 166.

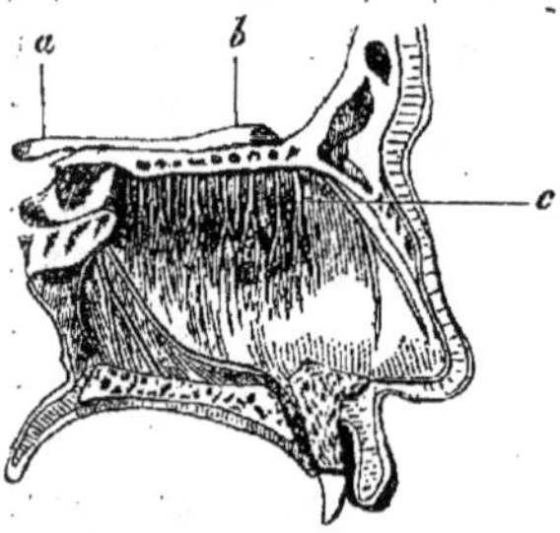

a, nerf olfactif.
b, bulbe terminal du nerf olfactif.
c, distribution du nerf olfactif sur la cloison nasale.

On peut, par expérience, démontrer que toutes les parties de la membrane muqueuse des fosses nasales ne sont pas aptes à sentir les odeurs. Il suffit pour cela de placer dans les fosses nasales un tube de verre un peu fin, communiquant avec un vase d'où se dégage un gaz odorant. Lorsqu'on place le tube presque horizontalement sur le plancher inférieur des fosses nasales, l'air inspiré par le tube ne donne pas lieu à la sensation de l'odeur ; lorsque le tube est dirigé par en haut, du côté de la voûte des fosses nasales, l'odeur est vivement perçue ; il faut avoir soin cependant, dans cette expérience, de ne pas engager le tube par en haut, aussi loin qu'il peut aller. Quand il se rapproche de la voûte des fosses nasales, l'odeur devient, en effet, à peine perceptible. Le courant d'air entraîne alors rapidement l'air odorant dans les poumons, et il est hors de la portée des sinus où il semble qu'il doive *s'accumuler* pour affecter, *pendant un certain temps*, les nerfs placés au sommet de l'appareil olfactif.

Les sinus ne paraissent donc pas inutiles à l'olfaction, ainsi que nous le disions en commençant, mais ils ne jouent qu'un rôle accessoire en prolongeant la durée de l'impression. La membrane qui les tapisse est, en elle-même, incapable de recevoir l'impression odorante ; elle ne reçoit pas de filets nerveux du nerf olfactif, et c'est à peine si l'on y peut suivre les filets nerveux provenant d'autres sources. Les sinus frontaux et maxillaires, mis à découvert chez l'homme, à la suite d'opérations chirurgicales, ont paru tout à fait insensibles à l'impression de substances très-odorantes, qu'on en approchait avec précaution.

§ 318.

De l'olfaction dans ses rapports avec la respiration. — Pour que les odeurs produisent leur impression particulière sur la membrane muqueuse olfactive, il faut que l'air, qui en est le véhicule, soit mis en circulation dans les fosses nasales par les mouvements respiratoires. Lorsque nous sentons une odeur agréable, nous multiplions coup sur coup les mouvements inspiratoires pour remplir les diverses parties des fosses nasales et y accumuler l'air odorant. Il est aisé de constater qu'en pareil cas l'odeur persiste dans le nez, quelques instants encore après la suppression de la substance odorante. Si l'on a inspiré un corps très-odorant, qu'on ferme les narines immédiatement après, et qu'on continue ensuite à inspirer et à expirer par la bouche, il semblerait d'après cela que le gaz odorant, qui reste renfermé pendant quelque temps dans les fosses nasales, dût éveiller, pendant tout ce temps, la sensation de l'odeur qui lui est propre; il n'en est rien cependant; la sensation ne dure guère plus, alors que si l'on avait laissé l'air circuler librement dans le nez. Le sens de l'odorat paraît donc s'émousser promptement par la répétition d'une même impression. La facilité avec laquelle on s'accoutume à une odeur, si bien même qu'elle devient inaperçue, est connue de tout le monde. C'est encore pour cette raison que les personnes affectées de maladies des poumons ou du larynx, ou de caries dentaires, et dont l'haleine exhale une odeur désagréable, ne s'aperçoivent pas elles-mêmes de la fétidité des gaz expirés. Il ne faut pas conclure de là, comme on l'a fait quelquefois, que l'odoration n'est possible que dans les mouvements inspiratoires, et qu'elle ne se produit pas dans les mouvements d'expiration. Si la muqueuse nasale des personnes dont nous parlons reste insensible aux odeurs qu'elles exhalent, cela tient à ce que la persistance de l'impression a amorti, et, à la longue, aboli la sensation. Lorsqu'au moment d'une mauvaise digestion, on expulse les gaz de l'estomac par le nez, on perçoit parfaitement l'odeur de ces gaz.

Si l'on ferme avec ses doigts les fosses nasales, au moment de l'inspiration, et si l'on fait passer le courant d'air odorant par la bouche, pour le rendre ensuite par le nez, la sensation produite de cette manière sur la membrane muqueuse olfactive est beaucoup moins vive que lorsque l'air odorant a pénétré tout d'abord dans les fosses nasales, au moment de l'inspiration. Cela tient, très-vraisemblablement, au mécanisme différent de l'inspiration et de l'expiration. Au moment de l'inspiration, le vide qui tend à se former dans la poitrine attire l'air des parties supérieures, c'est-à-dire celui des fosses nasales et de tous leurs sinus, avec une certaine énergie. L'air du dehors, attiré pour combler le vide qui tend à s'opérer dans les parties supérieures du trajet respiratoire, a donc une grande tendance à renouveler l'air des sinus et à y faire pénétrer ainsi l'air odorant. Au moment de l'expiration par le nez, au contraire, l'air qui vient des poumons passe par la partie la plus large des fosses nasales et n'a qu'une très faible tendance à déplacer l'air contenu dans les anfractuosités nasales pour s'y substituer.

Le nez, placé comme une sorte de cornet ostéo-cartilagineux à la partie antérieure et supérieure des fosses nasales, concourt à la perfection du sens de l'odorat, en dirigeant vers la voûte des fosses nasales le courant de l'inspiration. L'air inspiré se brise ainsi contre la voûte, et sa dispersion dans les sinus se trouve favorisée. Lorsque le nez manque, l'olfaction est profondément troublée, parce qu'au moment du vide inspiratoire, le courant d'air suit le plus court chemin pour arriver aux poumons, en glissant le long du plancher inférieur des fosses nasales. On remédie à cette infirmité à l'aide d'un nez artificiel, qui joue le même office que le nez naturel.

Le rôle capital que jouent les phénomènes mécaniques de la respiration, dans l'exercice de l'odorat, nous explique comment on peut se rendre presque insensible aux odeurs qu'on veut éviter, ou du moins en atténuer considérablement l'impression sans fermer les fosses nasales. Il suffit, pour cela, de respirer largement la bouche ouverte, de manière que le courant d'air passe presque entièrement par la bouche. L'air des cavités nasales est alors à peine renouvelé et la sensation considérablement affaiblie. En fermant complétement les narines avec les doigts, et en respirant et en expirant seulement par la bouche, l'air n'est plus renouvelé dans les fosses nasales, et l'odeur passe inaperçue.

§ 319.

Différences dans la sensibilité olfactive. — L'impressionnabilité aux odeurs n'est pas la même chez tous les individus. Elle peut varier dans des limites très-étendues. Ces différences dépendent et de l'habitude et de l'état du système nerveux. Beaucoup de substances, odorantes pour certaines personnes, sont tout à fait sans odeur pour d'autres; tel est le parfum peu développé de certaines fleurs, du réséda et des violettes, par exemple. De même que certaines personnes sentent ce que d'autres ne sentent pas, de même les animaux dont l'odorat est développé ont la notion de beaucoup d'odeurs que nous ne soupçonnons même pas. C'est ainsi que le chien reconnaît à la piste l'odeur de son maître, quelques heures après son passage, et alors même que d'autres personnes ont passé par les mêmes lieux. C'est ainsi que les chiennes en chaleur exhalent une odeur que le mâle reconnaît de loin, et qui lui fait souvent parcourir d'assez grandes distances.

Il est des substances qui affectent agréablement l'odorat de certaines personnes, et qui sont désagréables ou même repoussantes pour d'autres; l'assa-fœtida est de ce nombre, et nous pourrions citer mille autres exemples. Les odeurs, même les plus suaves pour la plupart des autres hommes, deviennent pour quelques-uns le sujet de répulsions qui peuvent aller jusqu'à la syncope. Je ne parle pas ici de l'effet prolongé des odeurs fortes, qui amènent chez la plupart des hommes la migraine, la nausée et l'évanouissement.

Chacun sait que les odeurs éveillent souvent les désirs vénériens. Elles sont un excitant puissant du système nerveux, et la thérapeutique pourrait, sans doute, les utiliser.

§ 320.

Nerf olfactif. — Le nerf olfactif, ainsi que nous l'avons dit, est le nerf qui donne à la muqueuse la sensibilité spéciale qui la rend apte à recevoir l'impression des odeurs. C'est lui qui transmet à l'encéphale les impressions reçues par la membrane muqueuse, dans laquelle il distribue ses expansions périphériques. L'absence congénitale du nerf olfactif est toujours accompagnée d'une *anosmie* complète; il en est de même de sa destruction morbide. On peut détruire le nerf olfactif sur les animaux sans produire de désordres trop graves. Pendant cette opération, les animaux se montrent insensibles aux irritations qui portent sur ce nerf. Il est assez difficile de prouver, alors, que l'odorat a disparu chez eux, car on ne sait trop à quel signe reconnaître leur insensibilité sous ce rapport; cependant, tout concourt à prouver que la faculté de percevoir les odeurs est anéantie. Lorsqu'on place un flacon d'ammoniaque sous le nez d'un animal ainsi opéré, il est vrai qu'il se débat, qu'il se gratte le nez avec les pattes; mais l'ammoniaque émet, comme on sait, des vapeurs qui irritent vivement toutes les membranes muqueuses. Si la sensibilité olfactive de la muqueuse nasale a disparu, la sensibilité générale n'en persiste pas moins, car celle-ci est sous l'influence du nerf de la cinquième paire. Il arrive en ce moment à la muqueuse nasale ce qui arrive aussi à la membrane conjonctive; elle est vivement excitée, et l'animal cherche à se débarrasser de la cause d'excitation.

Le sens de l'odorat est sujet à des sensations *subjectives*, mais ces sensations sont moins connues et moins fréquentes que celles de l'ouïe et de la vue. Les hallucinations du sens de l'odorat, chez les aliénés, portent presque toujours sur des sensations d'odeurs désagréables; ils se plaignent presque constamment alors qu'on leur donne des aliments corrompus ou mélangés de matières fécales.

Quant à la direction suivant laquelle les odeurs parviennent au sens de l'odorat, il est évident que ce sens est tout à fait impuissant à nous la faire connaître. Lorsque les odeurs nous sont apportées par les vents, le sens de l'odorat n'est pour rien dans le jugement que nous portons sur leur direction, et, en pareille matière, on risque fort, d'ailleurs, de se tromper.

§ 321.

Du sens de l'odorat dans la série animale. — Le sens de l'odorat est généralement plus développé chez les mammifères que chez l'homme. Les cornets présentent, chez la plupart d'entre eux, des prolongements osseux papyracés, qui multiplient beaucoup l'étendue de la membrane muqueuse pituitaire. Les sinus frontaux sont très-spacieux; la plupart des autres sont rudimentaires. Les volutes osseuses plus ou moins compliquées, dont l'ethmoïde est découpé, remplacent en grande partie les sinus ethmoïdaux.

C'est principalement au développement du cornet inférieur que les ruminants, les carnivores et les rongeurs doivent la multiplication des surfaces olfactives. Chez les premiers, le cornet inférieur se divise à son bord libre en deux lames papyracées, dont l'une se recourbe et s'enroule par en haut et l'autre par en bas. Chez les seconds (chiens, lièvres, lapins), le cornet inférieur se divise et se subdivise en lames et en lamelles, qui rappellent la disposition des lames et lamelles du cervelet. Chez le chien, l'ethmoïde, découpé en lames, multiplie considérablement, dans la partie supérieure des fosses nasales, la surface olfactive. Chez le cheval, les cornets sont moins compliqués : le supérieur se recourbe en lame de haut en bas, et l'inférieur de bas en haut.

Le nez des mammifères est généralement peu détaché des os de la face. Chez les solipèdes et les ruminants, les naseaux, qui jouissent d'ailleurs d'une certaine mobilité et d'une grande sensibilité, proéminent peu en avant. Chez le cochon, le sanglier, la taupe, la musaraigne, le nez se prolonge en avant, sous forme de groin ou de museau; chez l'éléphant et le tapir, le prolongement acquiert de plus grandes dimensions, le nez se transforme en trompe, et devient surtout un organe de toucher.

La plupart des mammifères présentent, sur le plancher inférieur des fosses nasales, dans le voisinage de l'insertion de la cloison perpendiculaire, et dans l'épaisseur de la pituitaire, un organe allongé, probablement de nature glanduleuse, auquel on donne le nom d'*organe de Jacobson*. Ce corps, très-petit dans les carnassiers, est plus développé dans les ruminants, et plus encore dans les rongeurs; il reçoit des filets nerveux du nerf olfactif et du nerf de la cinquième paire. On suppose que cet organe (qui manque chez l'homme) est en rapport avec l'olfaction; mais on ignore complétement quel est son mode d'influence.

Oiseaux. — Les oiseaux n'ont pas de sinus ; ils ont de chaque côté trois cornets simples. La surface olfactive n'offre donc point un grand développement. Les lobes olfactifs d'où procèdent les nerfs de l'olfaction sont pourtant assez développés. Les oiseaux de proie, et les palmipèdes qui vivent de poissons vivants, se distingent surtout sous ce rapport. Les oiseaux ne paraissent pas cependant avoir une grande finesse d'odorat. C'est bien plutôt la vue, excellente chez eux, que l'odorat qui les guide, quand ils recherchent leur nourriture.

Reptiles. — Les reptiles ont des cavités nasales peu spacieuses, constituées par deux canaux s'ouvrant à l'extérieur par des narines et communiquant avec la bouche par deux trous dont est percée la voûte palatine. Chez les reptiles nus, les canaux nasaux sont simplement recouverts par la membrane muqueuse. Chez les reptiles écailleux, on trouve des cornets plus ou moins développés. Les nerfs olfactifs des reptiles gagnent la narine correspondante par un canal osseux et cartilagineux spécial, creusé dans les os du crâne.

Poissons. — Les poissons vivant dans l'eau, l'appareil olfactif n'est pas disposé pour être traversé par le courant d'air de la respiration. Cet appareil consiste chez eux en deux petites cavités terminées en cul-de-sac, s'ouvrant au dehors par deux ouvertures ou narines. Le fond de ces sacs est généralement garni de plis, tantôt groupés comme des rayons autour d'un point central, tantôt rangés en feuillets parallèles. Ce sac reçoit les filets nerveux du nerf qui se détache du lobe olfactif de l'encéphale. L'eau qui apporte les odeurs sur la membrane olfactive des poissons ne peut être que lentement renouvelée, car il n'y a pas de courant continu d'entrée et de sortie. L'odorat est chez eux très-imparfait.

Invertébrés. — On ne connaît pas l'organe de l'odorat des articulés (insectes, arachnides, crustacés), des mollusques et des rayonnés. Il est certain cependant qu'un certain nombre d'invertébrés, et en particulier les insectes, ne sont pas dépourvus du sens de l'olfaction. Les mouches, les abeilles et les fourmis sont attirées de loin par le miel, le sucre, la viande, etc. Quelques physiologistes pensent que ce sont les antennes ou les tentacules qui sont ici le siége de l'odorat. Le sentiment de Cuvier est plus vraisemblable. Il pense que l'olfaction des insectes s'effectue sur les stigmates, petits bourrelets renflés, placés à l'ouverture des trachées, sur le passage du courant d'air de la respiration [1].

[1] Consultez principalement sur le sens de l'odorat : H. Cloquet, *Osphrésiologie, ou Traité des odeurs, du sens et des organes de l'olfaction* ; in-8°, Paris, 1821 ; — F. Bidder, *Neue Beobachtungen über die Bewegungen des Weichen Gaumens und über der Geruchsinn* (Nouvelles Observations sur les mouvements du voile du palais et sur le sens de l'odorat) ; Dorpat, 1838 ; — Aug. Duméril, *Des Odeurs, de leur nature et de leur action physiologique* ; thèse pour le doctorat ès sciences, Paris, 1840.

CHAPITRE VI.

SENS DU GOUT.

§ 322.

Définition. — Le sens du goût est celui qui nous donne la notion des saveurs. La saveur est la sensation particulière qui résulte de l'action des corps sapides sur l'organe du goût. Les corps n'agissent sur le sens du goût qu'à l'état liquide[1]. Toutes les fois que le corps placé dans la bouche est complétement insoluble, il ne fait naître sur la langue que la sensation du toucher. Il ne faut pas confondre avec la sensation gustative les impressions que font naître sur la langue les corps *froids*, les corps *chauds*, les corps *acides, alcalins, astringents*; ces corps agissent aussi, et de la même manière, sur d'autres membranes muqueuses, sur la conjonctive, par exemple; ce sont des sensations tactiles de contact, de constriction, de température.

§ 323.

Siége et organe du goût. — L'organe principal du goût est la langue. Cependant, toutes les parties de la langue ne paraissent pas également aptes à l'impression des saveurs; et de plus, d'autres parties que la langue peuvent certainement transmettre les impressions gustatives. La langue possède à sa surface une membrane muqueuse pourvue de papilles nombreuses, de formes différentes à sa pointe et à sa base, et riches en vaisseaux et en nerfs. Les papilles qui se trouvent à la pointe sont fines et dites filiformes; sur le dos de la langue, elles sont plus volumineuses et ont généralement une forme conique; enfin, en arrière, elles se présentent sous une apparence particulière, qui leur a fait donner le nom de caliciformes, c'est-à-dire qu'elles sont constituées par une papille disposée en forme de couronne, du milieu de laquelle surgit une papille plus grosse, enchatonnée lâchement dans la couronne. Les papilles de la langue sont très-développées, et, comme une sorte de gazon épais, elles peuvent retenir les liquides sapides dans leurs intervalles et prolonger la sensation du goût. La disposition caliciforme surtout paraît très-propre à cet usage.

[1] M. Stich a dernièrement publié une série d'expériences, d'où il résulte que les *substances gazeuses* peuvent aussi stimuler le sens du goût. M. Stich a étudié, sous ce *rapport*, la vapeur de chloroforme, la vapeur d'acide acétique, l'hydrogène sulfuré, l'acide carbonique, le protoxyde d'azote. Dans toutes ces expériences, le nez était hermétiquement fermé. L'hydrogène sulfuré, le protoxyde d'azote et les vapeurs de chloroforme ont un goût *sucré*; l'acide carbonique et les vapeurs d'acide acétique un goût légèrement *acide et agréable*. M. Stich s'est assuré que l'action des gaz avait bien lieu sur le sens du goût, et non sur le sens de l'odorat, en répétant ces expériences sur des personnes qui avaient perdu le sens de l'odorat.

et c'est aussi la partie postérieure de la langue qui jouit de la sensibilité gustative la plus prononcée.

A diverses reprises, on a tenté un grand nombre d'épreuves pour assigner quelles sont, dans la bouche, les parties sur lesquelles peut s'opérer la sensation gustative. L'expérimentation n'est pas aussi facile qu'on pourrait le penser. Pour essayer chaque partie de la membrane muqueuse de la bouche, il faut se servir de matières sapides dissoutes, ou tout au moins solubles, et il est difficile de s'opposer à leur diffusion dans des points voisins de ceux sur lesquels porte l'expérimentation.

Les procédés consistent à déposer, à l'aide de petites éponges fixées à des tiges de baleine, ou à l'aide de pinceaux fins, ou à l'aide de tubes de verre retenant les liquides par capillarité, des substances sapides sur divers points de la bouche. Dans leurs recherches sur le sens du goût, MM. Guyot et Admyrault ont imaginé un procédé assez ingénieux pour isoler la partie libre de la langue et pour la soustraire momentanément à l'action des substances d'épreuve : ils l'entouraient d'un petit sac de parchemin ramolli, qui s'appliquait hermétiquement sur elle.

MM. Vernière, Guyot et Admyrault, Panniza, Valentin, Schirmer, etc., se sont principalement livrés à cette recherche.

La langue est non pas l'unique siége du goût, comme on le pensait autrefois (Boerhaave, Duverney), mais le principal. Encore la langue tout entière n'est pas sensible à l'impression des saveurs : elle ne l'est qu'à la base dans une assez grande étendue, à la pointe et sur les bords. Cette sensation est nulle sur la partie moyenne de la face supérieure, et à la face inférieure de la langue.

Il y a longtemps qu'on a fait remarquer que des sujets auxquels on avait enlevé la langue, ou que de jeunes enfants privés de langue dès le moment de leur naissance, n'avaient pas perdu toute sensation gustative (de Jussieu, 1718). Les expériences ont également démontré que les piliers antérieurs du voile du palais sont très-sensibles aux impressions gustatives, ainsi que la portion membraneuse du voile du palais la plus rapprochée de la voûte palatine.

Les autres portions de la muqueuse du voile du palais, les piliers postérieurs, la luette, la muqueuse qui recouvre la portion osseuse de la voûte palatine, la muqueuse des joues, des lèvres, des gencives sont insensibles aux impressions sapides.

Ainsi, en résumé, la pointe, les bords et la base de la langue, les piliers antérieurs du voile du palais et une partie très-circonscrite du voile du palais, telles sont les parties qui paraissent être chez l'homme le siége du sens du goût. Il faut même remarquer qu'à l'exception de la pointe et des bords de la langue, où le sens du goût ne paraît exister que comme une sentinelle avancée destinée à nous renseigner sur les substances alimentaires, il faut remarquer, dis-je, que le siége du sens du goût est surtout placé à l'arrière-bouche, et qu'il forme, au niveau de l'isthme du gosier, une couronne ou une sorte d'anneau complet constitué en bas par la base de la langue, sur les côtés par les piliers antérieurs du voile du palais, et en haut par la partie correspondante du voile du palais. La plus grande étendue des surfaces gustatives sensibles est placée au point où les substances sapides passent de la bouche dans le pharynx; et en s'observant avec quelque soin, on remarque que le sens du goût est surtout prononcé au moment de la déglutition.

Les substances amères, à saveur très-prononcée, telles que la coloquinte, ont surtout été employées dans ce genre d'expériences. Les matières sucrées, salées et acides peuvent l'être également. Les sensations gustatives, déterminées par les substances salées, sucrées ou acides, apparaissent plus vite que la sensation des amers; mais la sensation de l'amer, plus lente à se produire, persiste beaucoup plus longtemps. Il ne faut pas oublier que beaucoup de substances alcalines, acides, astringentes, âcres, déterminent des sensations tactiles et non des sensations gustatives.

Une précaution indispensable pour assurer la rigueur des résultats dans ce genre d'expériences, c'est de fermer le nez avec les doigts, afin de ne point rapporter au sens du goût ce qui appartient à l'odorat (Voy. § 326). Les expérimentateurs n'ont pas toujours tenu compte de cette condition essentielle.

§ 324.

Causes adjuvantes qui favorisent la gustation.— Lorsqu'on cherche, par expérience, à déterminer si une partie de la langue ou de la bouche est sensible aux saveurs, on est obligé de se placer dans des conditions qui ne sont pas tout à fait celles de l'état normal. On dépose, en effet, la substance sapide dans tel ou tel point, et on attend le résultat, la bouche ouverte et immobile, afin que les substances sapides ne se répandent pas au delà du point en expérience. Il n'en est pas de même lorsque le goût s'exerce. En ce moment, au contraire, la langue s'applique plus ou moins fortement au palais et se promène dans les diverses parties de la cavité buccale. L'application de la langue contre la voûte palatine favorise certainement le goût. Quand on a déposé une substance sapide, même sur les parties incontestablement douées de la sensation, le goût se prononce bien plus fortement quand on ferme la bouche et qu'on presse la langue contre le palais. Ce n'est pas le palais qui goûte en ce moment, l'expérience directe est positive à cet égard; mais l'application de la langue comprime les papilles gustatives et exagère leur action par le frottement, sans qu'on puisse s'en rendre un compte bien exact.

La déglutition, qui fait passer dans le pharynx les aliments divisés par la mastication, favorise la sensation gustative; elle exprime et fait, en quelque sorte, passer à la filière le bol alimentaire sur les parties les plus sensibles de l'appareil gustateur. La mastication, par ses frottements répétés et par le jeu incessant de la langue et de toutes les parties molles, vient en aide au sens du goût ; la salive, en dissolvant les matières sapides solubles et non dissoutes, favorise aussi l'exercice du sens.

De même que le sens de l'odorat, le sens du goût a besoin, pour s'exercer bien complétement, d'une impression lente et répétée. Le gourmet qui veut acquérir quelques données précises sur le goût d'une substance sapide promène cette substance dans toutes les parties de la bouche, et ne l'avale qu'après un contact prolongé.

§ 325.

De l'étendue du goût et de ses variétés. — Le goût est un sens beaucoup moins fin que l'odorat, c'est-à-dire qu'il n'apprécie la saveur des substances sapides qu'à des doses beaucoup plus élevées que le sens précédent (Voy. § 316). On peut s'en convaincre en dissolvant dans l'eau les substances sapides et en cherchant quel degré de dilution il faut donner à ces substances pour qu'elles cessent d'être appréciées comme saveurs. Une dissolution sucrée, qui ne contient que 1 pour 100 de sucre, est tout à fait *insipide*. Lorsque de l'eau distillée ne contient que 1/2 pour 100 de sel marin, elle paraît également tout à fait sans saveur[1]. Les dissolutions très-amères conservent de la saveur, alors qu'on les étend d'une plus grande quantité de liquide; mais, ici encore, le sens du goût reste bien loin en arrière du sens de l'odorat. L'amertume d'une dissolution d'extrait de coloquinte n'est plus perçue par le goût, quand la dissolution ne contient que 1 partie d'extrait pour 5000 parties d'eau.

La sensibilité gustative est extrêmement variable. Certaines personnes semblent à peu près indifférentes à la nature et à la qualité des mets; d'autres, au contraire, se livrent avec immodération aux jouissances de la table. Toutefois, il faut prendre garde ici de confondre les sensations du goût avec les sensations de l'odorat; car ce qu'il y a de plus savoureux, de plus subtil dans le sens du goût, ne lui appartient pas, mais dépend du sens de l'odorat.

§ 326.

Rapports du goût avec l'odorat. — Lorsqu'on mange de la viande, du pain, du lait, du beurre, de l'huile, on distingue assez nettement si la viande est de la viande de bœuf, de mouton, de veau ou de gibier, si le beurre est de bonne ou de mauvaise qualité, si l'huile a goût d'olive ou si elle a goût de noix; cependant les sensations agréables ou désagréables qu'on ressent alors cessent complétement lorsqu'on ferme les fosses nasales, et qu'on s'oppose ainsi à l'introduction des vapeurs odorantes dans les fosses nasales par la partie supérieure du pharynx (Voy. § 318). Si l'on continue à manger les substances dont nous venons de parler, *le nez fermé*

[1] C'est ainsi que l'eau ordinaire (de rivière, de puits, de fontaine), qui renferme souvent 2 à 3 pour 1000 (c'est-à-dire 20 ou 30 grammes par kilogramme) de matières salines, nous paraît tout à fait sans goût. Elle est d'ailleurs pour nous une boisson beaucoup plus hygiénique que l'eau distillée.

et les yeux bandés, il est complétement impossible d'en distinguer aucune. Il est tout à fait impossible de distinguer également, de cette manière, si l'on boit de l'eau ou du vin : le bouquet caractéristique du liquide a disparu. Les aliments paraissent alors sans goût ; on ne ressent que leur saveur *salée* ou *sucrée.* Il en est de même quand on boit du café, du thé, du chocolat, et qu'on se place dans les mêmes conditions expérimentales. Tout arome disparaît, il ne reste plus que la saveur *amère* ou *sucrée,* suivant la manière dont ces boissons sont accommodées.

Le même phénomène se produit lorsqu'un coryza (rhume de cerveau) a rendu la muqueuse nasale insensible aux odeurs. Les seules saveurs qui persistent alors sont les saveurs *sucrées, amères, salées, acides.* Le sens du goût est donc bien plus restreint qu'il ne nous paraît, et la plupart des jouissances qu'il semble nous procurer ne lui appartiennent pas.

Le sens du goût ne reconnaît, par conséquent, que quatre sortes de substances sapides, ou que quatre qualités des corps : l'*amer,* le *sucré* (ou le doux), l'*acide,* le *salé.*

§ 327.

Rapport du goût avec la digestion. — Le siége du goût, étant particulièrement situé à la base de la langue, se trouve en quelque sorte associé avec la déglutition. L'attrait des sensations gustatives nous invite à la déglutition et, par conséquent, à la réplétion de l'estomac. Quant à la sensation de *dégoût* qui survient, dit-on, quand l'estomac est convenablement rempli d'aliments, il faut avouer qu'elle est assez trompeuse et qu'elle se trouve souvent en défaut. Les animaux ont, sous ce rapport, beaucoup plus de raison que l'homme, ou, pour mieux dire, plus d'instinct.

La merveilleuse aptitude que possèdent les animaux de repousser les aliments nuisibles et de choisir ceux qui leur conviennent ne dépend pas du sens du goût, mais du sens de l'odorat ; elle ne succède pas à la préhension de l'aliment, mais elle la précède.

§ 328.

Des nerfs du goût. — Des sensations subjectives du goût. — La langue reçoit ses filets nerveux de trois sources principales (Voy. fig. 167) : du nerf lingual, branche de la cinquième paire ; du nerf glosso-pharyngien et du nerf hypoglosse. La langue reçoit encore des filets nerveux, qui viennent du nerf facial, par l'intermédiaire de la corde du tympan [1].

Le nerf hypoglosse, qui répand ses filets dans les muscles de la langue (Voy. fig. 167), est le nerf qui préside à ses mouvements ; il est évidemment tout à fait étranger à la sensation du goût (Voy. § 361).

Le nerf lingual traverse la langue et vient, au contraire, se terminer spécialement à la muqueuse qui recouvre la langue depuis sa pointe jusqu'à la jonction des deux tiers antérieurs avec le tiers postérieur. La mem-

[1] Voyez, pour les usages de la corde du tympan, le paragraphe 357.

brane muqueuse qui recouvre le tiers postérieur de la langue reçoit ses filets du nerf glosso-pharyngien.

Fig. 167.

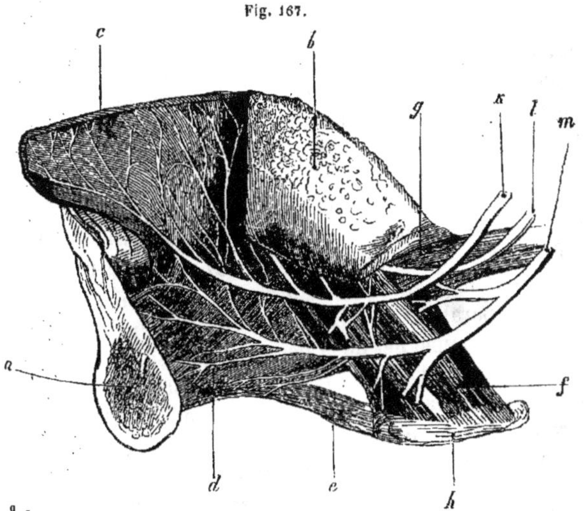

a, coupe de l'os maxillaire inférieur.
b, face dorsale de la langue.
c, coupe verticale de la langue.
d, muscle génio-glosse.
e, faisceau hyoïdien du muscle génio-glosse.
f, muscle hyo-glosse.
g, muscle stylo-glosse.
h, os hyoïde.
k, nerf lingual.
l, nerf glosso-pharyngien.
m, nerf hypoglosse.

M. Panniza et M. Valentin, qui refusent à la pointe de la langue la sensibilité gustative, pour la localiser sur la base de la langue et aux piliers du voile du palais, considèrent naturellement le nerf glosso-pharyngien comme le nerf du goût, et ne donnent au nerf lingual que la faculté de percevoir les impressions tactiles, lesquelles sont très-vivement ressenties à la pointe de la langue, ainsi que nous le verrons plus loin.

M. Panniza a tiré de ses expériences les conclusions suivantes. 1° L'excision des nerfs hypoglosses n'est accompagnée que de la paralysie des muscles de la langue ; la sensibilité tactile et la sensibilité gustative sont conservées : observation répétée depuis par tous les physiologistes. 2° L'excision des deux nerfs linguaux anéantit la sensibilité tactile de la langue : le mouvement et la sensibilité gustative seraient conservés. Le chien mange avec plaisir de la viande, du pain et du lait ; mais il les rejette, si on mélange ces matières avec une décoction de substance très-amère, de coloquinte, par exemple. 3° L'excision des deux nerfs glosso-pharyngiens est suivie de l'anéantissement du goût. Les mouvements et la sensibilité tactile sont seuls conservés. L'animal mange tout ce qu'on lui donne sans la moindre répugnance. A l'état normal, il éprouve un insurmontable dégoût pour la coloquinte ; or, un animal auquel on a coupé les deux nerfs glosso-pharyngiens mange indifféremment de la viande qui a séjourné dans une macération de coloquinte, et il boit même le liquide.

Mais, depuis les expériences de M. Panniza, d'autres observateurs ont noté que les résultats qui suivent la section des divers nerfs de la langue ne sont pas aussi tranchés que le physiologiste italien les décrit. MM. Alcock et John Reid, par exemple, qui ont aussi coupé sur les chiens les glosso-pharyngiens, ont remarqué que l'animal ne montre, quand on lui présente des aliments imprégnés de coloquinte, qu'un peu moins de dégoût qu'auparavant. D'ailleurs, M. Panniza, pour douer le nerf glosso-pharyngien de la fonction gustative, conteste nécessairement les propriétés gustatives de la pointe et des bords de langue. Or, il est constant que ces parties sont aussi le siége du goût, et il est certain que le nerf glosso-pharyngien ne va pas jusque-là, et que ces parties sont sensibilisées par le nerf lingual. Ajoutons encore qu'il y a dans la science plusieurs faits de paralysie du nerf de la cinquième paire (d'où procède le nerf lingual), accompagnés de la perte de la sensibilité tactile *et du goût*, à la pointe et sur les bords de la langue du côté paralysé; tandis qu'en arrière cet organe avait conservé ses deux modes de sensibilité.

Remarquons encore que si le nerf glosso-pharyngien était le nerf exclusif de la gustation, il est certain que tous ses filets ne posséderaient pas la faculté gustative, car il donne la sensibilité tactile à la muqueuse linguale et pharyngienne, dans une étendue bien supérieure au siége du goût; il serait donc tout au moins un nerf à double fonction et il se distinguerait par là des autres nerfs des organes des sens dont nous avons parlé jusqu'ici. Cette double fonction du nerf glosso-pharyngien rend toute naturelle la supposition que le nerf lingual, tout en étant un nerf de sensibilité tactile, préside en même temps à la sensibilité gustative des parties antérieures de la langue, là où cette sensibilité existe.

Le sens du goût donne quelquefois lieu à des sensations *subjectives*. On range généralement parmi les sensations gustatives de ce genre celles qu'on fait naître en appliquant sur la langue les deux pôles d'une pile. Cependant il est probable que la sensation est provoquée ici par *décomposition* des liqueurs salines de la bouche. On croit avoir remarqué, en effet, que le goût *acide* est perçu au pôle positif, et le goût *alcalin* au pôle négatif; or, c'est précisément de cette manière que se groupent les acides et les bases dans la décomposition des sels par le courant galvanique. La sensation dure, d'ailleurs, pendant toute la durée du courant, de même que l'action chimique.

Des sensations *subjectives* du goût peuvent être éveillées par des modifications purement nerveuses; mais la plupart du temps la sensation n'est subjective qu'en apparence, et elle s'opère à l'aide des substances déposées dans l'intérieur de la bouche par les sécrétions. Dans le diabète sucré, la plupart des malades n'accusent point de goût sucré dans la bouche, et quand cela a lieu on peut mettre en évidence le sucre déposé par sécrétion dans les liquides buccaux. Le sucre qui circule dans les vais-

vaisseaux sanguins des diabétiques, et qui se trouve en contact, par transsudation, avec les nerfs du goût, dans l'épaisseur même de la langue, ne paraît pas éveiller la sensation gustative. On pourrait, il est vrai, objecter que l'absence du goût sucré chez les diabétiques, dont le sang contient du sucre, dépend de l'habitude qui aurait émoussé la sensation ; mais, s'il en était ainsi, on ne comprendrait pas que les diabétiques reconnussent le sucre aussi bien que les personnes saines, quand il en existe dans leurs aliments ; et c'est ce qui arrive. Les sensations subjectives du goût ne paraissent donc pas s'opérer aux dépens des liquides placés dans l'*épaisseur* des organes de la gustation. S'il en était autrement, nous aurions sans cesse le goût du sang ; or, ce goût n'est éveillé que lorsque le sang est épanché dans la bouche même.

---

§ 329.

Du sens du goût dans la série animale. — Le sens du goût est beaucoup moins développé chez les animaux que chez l'homme. Ce n'est pas le sens du goût, mais bien le sens de l'odorat, qui les guide dans le choix des aliments, car ce choix précède la préhension de l'aliment. L'incertitude qui existe encore sur le siége précis du sens du goût, chez l'homme, est plus grande encore à mesure qu'on descend dans la série animale. Il est vraisemblable que la partie supérieure des voies digestives (pharynx), qui partage chez l'homme, avec la base de la langue, la propriété de transmettre les impressions du goût, préside seule à cette sensation chez la plupart des espèces animales où la langue fait défaut, ou bien chez ceux où cet organe, transformé en appareil de préhension, est corné ou armé d'appendices en forme de dents.

La langue des *mammifères* ressemble, en général, à celle de l'homme. La langue du chien est couverte de papilles molles et nombreuses, comme dans l'espèce humaine. Celle des grands ruminants, celle du chat et des animaux du même genre, présentent des papilles inclinées en arrière, renfermées dans un étui corné, plus ou moins épais. Quand l'animal ruminant broute, ces papilles concourent à fixer la langue sur la touffe d'herbe qu'il veut saisir ; quand l'animal carnassier lèche la proie qu'il a déchirée, la surface rugueuse de la langue tend à faire sortir le sang dont il se délecte. D'autres mammifères ont la langue à peu près dépourvue de papilles ; tels sont les fourmiliers, les échidnés, les cétacés, etc.

Les *oiseaux* ont le sens du goût assez obtus ; ils avalent leur nourriture presque sans la mâcher. Leur langue est généralement dure et demi-cartilagineuse, surtout du côté de la pointe. Les granivores, en particulier, se distinguent sous ce rapport. Les oiseaux de proie, qui vivent de chair, ont la langue plus charnue.

Quelques *reptiles* ont une langue épaisse et charnue ; mais elle est plus souvent mince, protractile, quelquefois bifide, et constitue principalement chez eux un organe de préhension destiné à saisir les insectes dont ils se nourrissent.

Les *poissons* ont une langue rudimentaire. Chez beaucoup d'entre eux elle est à peine mobile, et garnie, comme la plupart des autres parties de la cavité buccale, de prolongements cornés ou osseux, qui servent à l'animal à retenir la proie. Si les poissons sont encore doués du sens du goût, celui-ci doit être confiné à la partie supérieure des voies digestives.

On peut en dire autant des invertébrés : il n'y a plus rien chez eux qui ressemble à la langue. Si la notion des saveurs existe chez eux (les insectes l'ont sans doute), elle a son siége dans les parties molles de la bouche, des suçoirs ou des trompes [1].

CHAPITRE VII.

SENS DU TOUCHER.

§ 330.

Définition. — Le sens du toucher, répandu sur toute l'enveloppe cutanée, est celui qui nous fournit les notions les plus nombreuses et les plus variées. Le toucher est le premier des sens; il est en même temps le plus répandu dans l'échelle animale, et il subsiste seul quand les autres ont disparu. Nous lui devons la sensation de *douleur* causée par les agents mécaniques, sensation que les autres organes de sens sont incapables de transmettre au sensorium, car ils ne la ressentent point. Le toucher nous avertit de la *présence* des corps ; il nous éclaire sur leur *forme*, sur leur *consistance*, sur leur *poids*, sur leur *température*. Le toucher nous fait connaître la *situation* des corps par rapport à notre propre corps et par rapport aux corps environnants, et conduit ainsi l'esprit, par une transition insensible, à la notion du *nombre*, à celle de *l'étendue* et à celle de *l'espace*. Le toucher, en nous fournissant les preuves les plus démonstratives de

[1] Consultez spécialement sur le sens du goût : Chevreul, *Des différentes manières dont les corps agissent sur l'organe du goût*, dans le *Journal de physiologie* de Magendie, t. IV, 1824; — W. Horn, *Ueber den Geschmacksinn des Menschen, etc.* (Sur le sens du goût chez l'homme); Heidelberg, 1825; — A. Vernière, *Sur le sens du goût*, dans le *Répert. génér. d'anat. et de physiol.* de G. Breschet, t. IV, 3e trimestre; Paris, 1827; ou dans le *Journal des progrès, etc.*, t. III et t. IV, 1827; — E. Picht, *De gustus et olfactus nexu, praesertim argumentis pathologicis et experimentis illustrato*; Berlin, 1829; — Panniza, *Ricerche sperimentali sopra i nervi*; in-8o, Pavie, 1834; — J. Guyot et Admyrault, *Mémoire sur le siége du goût chez l'homme*; Paris, 1830; — même sujet, dans les *Archives générales de médecine*, 2e série, t. XIII, 1837; — Bidder, article *Schmecken* (Goût), dans *Wagner's Handwörterbuch*, t. III, p. 1, 1846; — Schirmer, *Nonnullæ de gustu disquisitiones*; Dissertatio; Greifswald, 1856; — Stich, *Beiträge zur Kenntniss der Chorda Tympani*, dans *Annalen des Charité-Krankenhauses*; Berlin, 1857, p. 59; — du même, *Ueber die Schmeckbarkeit der Gase* (Sur la saveur des gaz), dans le même recueil; 1857, p. 105.

l'existence des corps, nous distingue et nous sépare par là même du monde extérieur, et nous donne la conscience de notre existence propre.

Le toucher peut s'exercer par toute la surface de la peau, par toutes les parties du corps dites *sensibles;* mais certains départements de l'enveloppe générale possèdent, ainsi que nous le verrons, une finesse que n'ont pas les autres. La peau qui recouvre la paume des mains, et surtout la face palmaire des doigts, se distingue sous ce rapport, et comme elle se trouve en même temps développée sur des segments mobiles qui peuvent embrasser les corps et se mouler à leur surface, elle est par excellence le siége du toucher.

En général, nous ne *touchons* guère les objets qu'avec les mains; d'autres parties, telles que les lèvres, la langue, jouissent d'une sensibilité au moins égale à la sienne; mais elles sont accommodées à d'autres fonctions, et, par conséquent, moins disposées à cet usage. Quant aux autres parties du corps, généralement recouvertes par les vêtements, le toucher y est beaucoup plus obscur.

On a souvent donné le nom de sensibilité *tactile* à la sensibilité générale, et limité le sens du *toucher* à la sensibilité de la paume de la main. Cette distinction est vague et mal déterminée. L'attention est nécessaire à l'exercice de tous les organes de sens, à l'exercice du toucher, comme à celui de la vue et à celui de l'ouïe. Le son d'une pendule qui frappe les heures passe souvent inaperçu à l'oreille, et dans une grande contention d'esprit les yeux parcourent machinalement le texte d'un livre sans le lire réellement. Il en est de même du toucher; il ne mérite véritablement ce nom que lorsqu'il est accompagné d'un degré d'attention suffisant. Il y a entre le tact et le toucher la même différence qu'il y a entre voir et regarder, entendre et écouter. Ces mots, qui expriment des choses différentes, correspondent pourtant aux mêmes organes de sens. Il en est de même pour le sens du toucher; son organe (la peau animée par les nerfs) est le même partout; il ne diffère en divers points que par le degré de la sensibilité; mais les notions qu'il fournit sont essentiellement les mêmes.

Le toucher existe donc, à des degrés divers, sur toutes les surfaces tégumentaires sensibles. La peau et l'extrémité de la langue sont des organes de toucher par excellence; mais la conjonctive, les fosses nasales, la bouche, le gosier, la partie supérieure de l'œsophage, la fin de l'intestin, le vagin, le canal de l'urètre, sont sensibles aussi, quoique plus obscurément, à l'impression des corps extérieurs. Toutes ces parties reçoivent directement leurs nerfs de l'axe cérébro-spinal.

Les surfaces tégumentaires internes, c'est-à-dire les membranes muqueuses de l'intestin, de la vessie, des canaux excréteurs des glandes, ne nous donnent jamais de véritables notions de toucher. La membrane interne des vaisseaux est dans le même cas. Nous ne sentons pas le sang circuler dans nos vaisseaux, pas plus que nous ne sentons l'aliment cheminer dans l'intestin. Les surfaces tégumentaires internes sont sensibles cependant, mais leur sensibilité est *obscure* comme celle de toutes les parties qui reçoivent leurs nerfs du système ganglionnaire du grand sympathique. La sensibilité des membranes tégumentaires internes ne nous donne point les notions du toucher proprement dit, mais elle peut se traduire comme *douleur*.

La peau, réellement organisée pour le toucher, ne peut d'ailleurs exercer efficacement son action qu'autant que les impressions sont circonscrites dans certaines limites. Lorsque ces limites sont dépassées, la sensation du toucher devient facilement aussi une sensation de *douleur*, devant laquelle toutes les appréciations du toucher disparaissent.

§ 331.

Diverses sortes de toucher. — Pour peu qu'on réfléchisse un instant à la manière dont le toucher s'exerce, on ne tarde pas à se convaincre que la sensibilité cutanée ne peut nous donner, *à elle seule*, toutes les notions qu'on lui attribue. Lorsque nous touchons un corps et que nous jugeons qu'il est chaud ou qu'il est froid ; lorsque, promenant notre main sur la surface d'un corps, nous jugeons de sa forme et de son volume, la sensibilité cutanée est seule venue en aide ici à notre jugement. Mais lorsque nous disons d'un corps qu'il est *résistant*, qu'il est *dur* ou qu'il est *mou*; lorsque nous jugeons qu'il est *pesant* ou qu'il est *léger*, évidemment ces notions ne nous sont pas fournies par la sensibilité cutanée seule; elles supposent une certaine somme de force musculaire déployée, soit pour constater la résistance ou la cohésion du corps, soit pour s'opposer à sa chute en raison de sa gravité. C'est le sentiment instinctif du degré de contraction musculaire qui nous sert de mesure pour l'appréciation de ces diverses qualités du corps. Le toucher comprend donc deux ordres de phénomènes : les uns sont circonscrits à la sensibilité cutanée, les autres mettent en jeu tout à la fois la sensibilité cutanée et la contraction musculaire. La contraction des muscles, qui survient ici comme auxiliaire de la sensibilité cutanée, lui est subordonnée. Partout, ainsi que nous le verrons, les phénomènes moteurs sont intimement liés dans leurs manifestations avec les phénomènes de la sensibilité.

Le toucher n'est possible qu'autant que les nerfs qui se distribuent à la peau sont dans leur état d'intégrité. Si une paralysie des nerfs de *sensibilité* (Voy. § 342), du membre supérieur, par exemple, a rendu la peau de la main tout à fait insensible, et aboli ainsi le toucher, l'homme non-seulement ne distingue plus à l'aide de son membre ni la forme des corps, ni leur température, mais il n'est plus averti de leur présence, et il les laisse tomber quand on les dépose dans sa main sans qu'il s'en aperçoive. L'homme a perdu, avec la sensibilité, le pouvoir d'associer la contraction musculaire nécessaire pour soutenir le poids du corps; mais la vue peut venir en aide au membre qui, paralysé du sentiment, conserve encore son mouvement. Averti de la présence du corps qu'on place dans sa main, le patient peut le soutenir alors sans le laisser échapper; ses yeux font en quelque sorte l'office de la sensibilité tactile qui fait défaut, et lui donnent la mesure de la contraction nécessaire pour le maintenir en équilibre. La paralysie de la sensibilité dans les membres inférieurs, avec conservation du mouvement, est accompagnée pareillement d'un grand trouble de la locomotion. L'homme ne sent plus alors le sol sur lequel il marche, et la notion du point par lequel il touche terre faisant défaut, l'équilibre devient très-difficile à conserver[1]. La vue, il est vrai, peut lui venir en aide dans une certaine mesure; mais il lui faut une longue éducation, et la progression dans les ténèbres est presque impossible.

On a cherché dernièrement, en s'appuyant sur des faits pathologiques, à séparer la *sensibilité tactile* de la *sensibilité-douleur*, et on a pensé que la transmission de ces deux ordres d'impressions cheminait par des éléments nerveux différents, qui pouvaient être isolément paralysés. Cette manière de voir n'est pas suffisamment justifiée. Les impressions du toucher et les impressions de la douleur ne sont que des modes différents d'expression, ou, en d'autres termes, que des degrés divers de sensibilité. Il y a, il est vrai, des paralysies incomplètes de la sensibilité dans lesquelles les attouchements de la peau ne sont pas ressentis, et dans lesquelles le pincement de la peau et les piqûres ne causent point de douleur et n'éveillent que l'impression de simples attouchements; mais, dans l'ivresse de l'éther et du chloroforme, n'assistons-nous pas d'une manière en quelque sorte graduée à l'extinction de la sensibilité? Quand l'ivresse commence, les attouchements commencent par n'être plus sentis; quand l'ivresse est plus avancée, les piqûres, les brûlures, les plaies par instruments tranchants sont encore senties, mais sans douleur; enfin, quand l'ivresse est complète, la sensibilité est complétement abolie.

§ 332.

De l'organe du toucher. — La peau est par excellence l'organe du toucher, à la condition qu'elle soit en communication avec le système nerveux. Toutes les parties de la peau ne sont pas douées cependant de la sensibilité tactile. La couche superficielle, ou l'épiderme, couche dépourvue de vaisseaux et de nerfs, est tout à fait insensible, et destinée seulement à protéger la couche profonde (derme) sur laquelle elle se déploie. Les véritables organes du toucher sont les *papilles* (Voy. fig. 168),

Fig. 168.

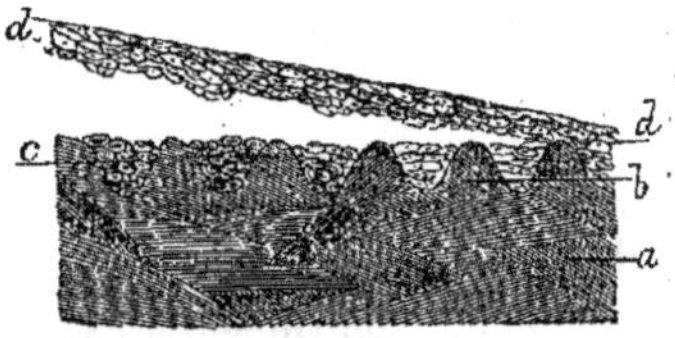

FRAGMENT DE PEAU.

a, derme.
b, papilles du derme.
c, cellules profondes de l'épiderme.
d, cellules superficielles de l'épiderme.

[1] Pour que l'homme qui marche conserve son équilibre, il faut nécessairement que la verticale qui passe par le centre de gravité de son corps tombe en même temps sur la *base de*

saillies situées à la superficie du derme, constituées, comme le derme auquel elles appartiennent, par un tissu cellulo-fibreux assez résistant, dans l'intérieur duquel circulent des vaisseaux et des nerfs. M. Wagner et M. Kölliker ont dernièrement constaté que toutes les papilles cutanées ne reçoivent pas de nerfs, comme on l'avait cru jusqu'à présent. Par conséquent, il y a des papilles *tactiles* et des papilles qui ne le sont point (Voy. fig. 169, 170, 171). M. Meissner a décrit aussi dans les papilles

Fig. 169.

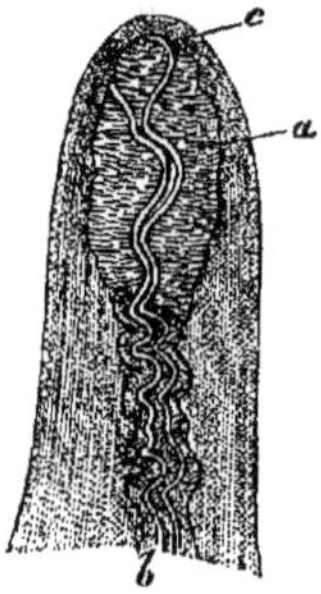

Fig. 170.

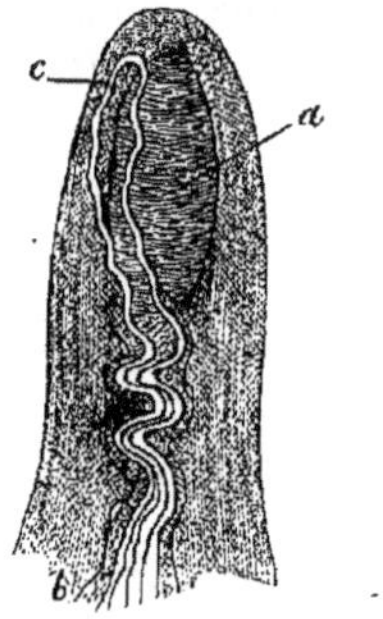

Fig. 171.

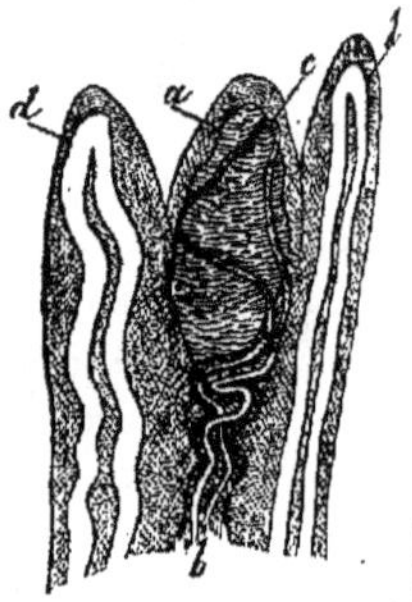

Fig. 169 et 170, deux papilles isolées. — Fig. 171, trois papilles réunies.
a, renflement en forme de pomme de pin existant dans les papilles pourvues de nerfs.
b, tubes nerveux primitifs entrant dans les papilles pourvues de nerfs.
c, anse terminale des tubes nerveux primitifs.
d, anse vasculaire dans les papilles dépourvues de nerfs.

pourvues de nerfs un renflement particulier (Voy. *a*, fig. 169, 170). M. Wagner attribue à ce renflement la nature nerveuse, et il suppose qu'il n'est que l'extrémité terminale, renflée, des tubes nerveux primitifs. M. Kölliker a montré que ce renflement, qui a la forme d'une sorte de petite pomme de pin, est situé, il est vrai, dans toutes les papilles *pourvues de nerfs*, mais que les nerfs ne s'y terminent point ; ceux-ci, réduits à leurs éléments primitifs, circulent autour de la papille, *s'appliquent simplement* sur le petit corps dont nous parlons et se terminent soit par des anastomoses en anses, soit par des extrémités libres. Le petit renflement placé dans les papilles pourvues de nerfs est constitué par un tissu fibreux plus résistant que celui qui compose le reste de la papille. M. Kölliker lui donne pour usage de servir de soutien au filet nerveux au moment du toucher, et d'empêcher ce filet de céder et de *fuir*, pour ainsi dire, sous les impressions tactiles. Ce petit corps, qui existe dans toutes les papilles *sensibles*, aurait une certaine analogie, quant au rôle qu'il joue, avec les ongles. On sait que ceux-ci, en effet, dans le toucher avec la main, contribuent à l'exatitude de l'application de la pulpe du

sustentation, c'est-à-dire sur l'espace couvert par la plante des pieds, ou sur le parallélogramme qui les réunit. Dans l'état normal, la *sensibilité* de la plante du pied, en nous donnant la notion des points du sol *touchés*, et par conséquent en nous faisant connaître leurs relations avec notre corps, maintient instinctivement le centre de gravité du corps dans la verticale qui passe par la base de sustentation.

doigt sur les objets explorés, en formant un plan de soutènement opposé à la compression [1].

Les papilles cutanées sont très-visibles à la langue, où l'épiderme leur forme une sorte d'étui, et leur conserve ainsi leur indépendance. Partout ailleurs, les papilles de la peau sont couvertes plus ou moins complétement par l'épiderme, de manière que leur individualité disparaît. A la paume des mains, et particulièrement à l'extrémité palmaire des dernières phalanges, elles sont disposées suivant des lignes courbes qui forment des séries concentriques visibles à l'extérieur. Dans les autres points de la peau, elles sont irrégulièrement distribuées, et tout à fait dissimulées par l'épiderme.

La peau seule peut nous donner ce qu'on peut appeler les notions *délicates* du toucher. M. T. Weber a démontré par l'expérience directe sur l'homme (dont le bras et l'avant-bras dénudés par un phlegmon présentaient les muscles *à nu*) que les parties dépourvues de peau ne ressentent point les impressions du toucher, ni même des pressions faibles. Il faut comprimer les muscles assez énergiquement pour que leur sensibilité entre en jeu. Les différences de température de l'eau, entre 0° et 40°, ne sont point ressenties. Lorsque l'eau est à une température plus élevée, le patient éprouve simplement un sentiment de douleur.

Les nerfs sensibles, touchés partout ailleurs qu'à leur extrémité périphérique dans la peau, ne donnent point les sensations du toucher, mais celles de la douleur, et de plus, la détermination du lieu de la douleur ne correspond point au lieu où le nerf cutané est impressionné sur son parcours. Le sentiment de la douleur est rapporté en un certain point qui correspond à la terminaison périphérique des filets nerveux du nerf; en d'autres termes, c'est la partie dans laquelle se termine le nerf sensible *qui souffre*. Submergez complétement le coude et les parties voisines du bras et de l'avant-bras dans de l'eau à 0°, au bout de quelques instants vous ressentirez dans les doigts, non pas un sentiment de température, mais un sentiment de douleur, principalement le long des branches terminales du nerf cubital, dans les derniers doigts. Le nerf cubital est, en effet, assez superficiel au coude et facilement accessible, par conséquent, au refroidissement. Chacun sait pareillement que quand on froisse ou que l'on comprime le nerf cubital à son passage derrière l'épitrochlée, on ressent immédiatement une douleur vive dans le petit doigt et l'annulaire. Lorsque les amputés souffrent dans leurs moignons, la douleur nerveuse est rapportée aux extrémités périphériques du nerf du moi-

[1] Les papilles de la peau sont donc, les unes pourvues de nerfs, les autres pourvues de vaisseaux. Les papilles pourvues de corpuscules sont les seules qui reçoivent des nerfs ; les papilles dépourvues de corpuscules sont les seules qui reçoivent des vaisseaux.

Les papilles de la face palmaire des doigts ont en moyenne 0mm,05 de longueur : il y en a en cette région cinquante environ par millimètre carré de surface. M. Meissner calcule qu'il y a une papille nerveuse sur quatre papilles.

gnon, et par conséquent dans le membre qui fait défaut. Ces faits ne doivent point être perdus de vue en pathologie. Ils nous expliquent pourquoi la partie dite *douloureuse* par le patient n'est pas toujours celle où siége le mal.

§ 333.

Différences du toucher dans les diverses parties de la peau. — La couche épidermique qui recouvre les papilles du derme n'offre pas partout la même épaisseur. Dans certains points, la couche épidermique est très-mince, comme aux lèvres, par exemple; dans d'autres, elle est très-épaisse, et les papilles cutanées se trouvent comme noyées dans l'épiderme. Le talon, par exemple, offre une couche épidermique de 4 ou 5 millimètres d'épaisseur, et quelquefois même de 1 centimètre. Certaines impressions qui déterminent de la douleur sur des parties recouvertes d'un épiderme très-fin ne causent sur d'autres parties qu'un simple sentiment de toucher.

Une partie qui a perdu son épiderme transforme en douleur tous les attouchements : c'est ce qu'on observe souvent sur le derme dénudé des vésicatoires. Les papilles en elles-mêmes, et lorsqu'elles sont dépourvues de leur épiderme protecteur, ont donc une sensibilité exagérée, qui, loin de favoriser la délicatesse du toucher, lui fait au contraire obstacle.

Le degré de sensibilité de la peau offre de grandes variations suivant les régions, quand on l'estime à la manière de M. Weber. Ce moyen d'estimation très-ingénieux consiste à chercher quelle distance il faut donner à deux pointes qui touchent en même temps la peau, pour que ces deux pointes produisent deux impressions séparées et soient senties *isolément*. Ce procédé donne bien la mesure de la *finesse* du toucher. Ouvrez un compas, appliquez les pointes de ce compas sur les lèvres, appliquez-les ensuite sur la joue ou sur le dos de la main, etc., et vous constaterez que si les deux pointes ont été senties *distinctement* sur les lèvres, avec un écartement de 4 millimètres, par exemple, cet écartement ne donnera sur les joues que la sensation d'un seul contact, et il faudra, pour que la double sensation se produise en ce point, que l'écartement des pointes soit porté à 8 ou 9 millimètres environ. Ces expériences ont été faites par M. Weber sur tous les points du corps; il est loisible à chacun de les répéter, et de constater la réalité des résultats.

La possibilité de distinguer ainsi deux impressions simultanées varie beaucoup suivant les régions, et on peut sous ce rapport construire une véritable échelle de sensibilité. Il faut dire que cette échelle n'est pas absolument invariable pour tous les individus, et qu'on peut aussi observer sur soi-même des différences qui ne sont pas les mêmes à tous les moments; mais, ce qui importe dans ces déterminations, c'est bien moins leurs valeurs absolues que leurs valeurs relatives.

La partie la plus sensible à ce genre d'expérience, c'est la pointe de la langue. Celle-ci distingue les deux impressions lorsque l'écartement des pointes du compas n'est que de 1 millimètre. La partie la moins sensible est la région du dos. Dans cette partie, on ne distingue les deux impressions que quand elles sont séparées par la distance relativement considérable de 50 millimètres environ : cette région est donc, en quelque sorte, cinquante fois moins sensible que la pointe de la langue. L'extrémité des doigts de la main (c'est-à-dire la face palmaire de la dernière phalange) vient après la langue : elle distingue deux impressions, séparées seulement de $1^{mm},5$ l'une de l'autre ; elle est donc à peu près aussi sensible que la langue. Les autres phalanges des doigts ne distinguent les deux impressions qu'à une distance de 3 millimètres : c'est aussi le degré de finesse de la sensibilité des lèvres. Celui des joues et des paupières est beaucoup moindre : il est de 7 à 9 millimètres. La différence qui existe entre la finesse des impressions du toucher à la peau des joues et à la peau des lèvres rend compte d'un phénomène singulier. Prenez un compas ; ouvrez-le, je suppose, de 4 ou 5 millimètres, puis placez les pointes sur la joue. En ce lieu, l'écartement n'est pas apprécié, et le contact ne détermine qu'une seule impression. Mais maintenez le compas contre la joue, tout en le descendant du côté des lèvres ; aussitôt que le compas arrive dans le voisinage des lèvres, il semble que le compas *s'ouvre*, parce qu'en ce point la sensibilité est capable d'apprécier *les deux* impressions des pointes.

Le degré de sensibilité de la peau, ainsi mesuré à l'aide du compas, prouve que la sensibilité va toujours en décroissant des extrémités des membres vers le tronc. Ainsi, la finesse du toucher est moindre à l'avant-bras qu'à la main, moindre au bras qu'à l'avant-bras. Elle est moindre à la jambe qu'au pied, moindre à la cuisse qu'à la jambe. En comparant les membres entre eux, on constate également qu'elle est moindre au membre inférieur qu'au membre supérieur. On constate encore qu'elle est moindre à la face dorsale de la main et du pied qu'à leur face plantaire, moindre à la face dorsale des membres que dans le pli des articulations, etc.

A quelles causes attribuer les différences dont nous venons de parler ? Évidemment ces causes sont d'ordre nerveux. Elles sont sans doute en rapport avec la richesse ou la pauvreté, en nerfs, des divers départements de la peau. Depuis que MM. Wagner et Meissner ont démontré l'existence des papilles pourvues de nerfs et des papilles sans nerfs, ce n'est plus le nombre des papilles, mais bien celui des papilles nerveuses qu'il faudrait comparer dans les diverses régions. On trouverait sans doute ainsi que l'échelle de la sensibilité et celle de la richesse en papilles pourvues de nerfs représentent deux séries parallèles correspondantes.

Les récentes expériences de M. Czermak ont déjà jeté quelque jour sur ce sujet. Cet observateur a dernièrement comparé la finesse du toucher de l'enfant à celle de l'adulte, en se servant de la méthode du compas. Sur quatre enfants de dix à douze ans, il a trouvé que l'écartement qu'il faut donner aux pointes de l'instrument (pour que les deux impressions tactiles soient isolément senties) peut être diminué chez les enfants, et cela dans toutes les régions. Ces expériences confirment le calcul de M. Harting, qui, en étudiant la distribution des nerfs dans la peau de l'enfant, est arrivé à ce résultat, que la quantité des fibres nerveuses primitives est plus grande chez l'enfant que chez l'adulte, pour une même surface de peau.

M. Czermak a encore constaté que la finesse du toucher de la peau du ventre n'est pas la même chez la femme, avant et pendant la grossesse, c'est-à-dire quand la peau n'est pas distendue, ou quand elle l'est. Il a fait les mêmes observations sur des points de la peau artificiellement distendus. Ces divers résultats sont conformes aux précédents. La distribution nerveuse de la peau n'est pas changée, tandis que la surface à laquelle correspond cette distribution augmente.

L'inégalité dans la puissance tactile de la peau introduit des différences très-remarquables dans les jugements que nous portons sur la *forme* et même sur le *volume* des corps. Appliquez sur la langue l'extrémité d'un crayon taillé en triangle, reportez ensuite cette extrémité sur la joue. Dans le premier cas vous avez la sensation d'un corps de *forme* triangulaire; dans l'autre, une sensation de contact pure et simple, ou celle d'un corps mousse tout au plus. Prenez une natte de cheveux, appliquez-la sur la joue, vous n'en sentirez pas les *détails;* appliquez-la sur les lèvres, ou sur la langue, ou bien appliquez-y la pulpe des doigts, ces détails deviennent distincts.

Dans les points de la peau où la finesse du toucher est le moins développée, on se trompe également sur le volume du corps, *tel que la main nous le donne,* parce qu'en effet, la distance *minimum* suivant laquelle nous pouvons reconnaître deux points séparés nous sert d'unité de mesure. Ainsi, lorsque, par exemple, nous sentons distinctement les deux pointes d'un compas écartées de 9 millimètres et placées sur la joue, il nous est impossible d'apprécier le degré d'écartement; ou bien, si nous le comparons avec les notions les plus habituelles fournies par le toucher des doigts, nous jugeons cet écartement beaucoup plus petit qu'il n'est. Dans nos jugements, en effet, nous rapportons tout à une commune mesure, c'est-à-dire à la sensibilité de la main, qui devient ainsi une sorte d'arbitre. Aux deux pointes du compas on peut substituer un corps d'un petit volume. On conçoit, d'après cela, que si on l'applique, par exemple, dans le dos ou sur d'autres régions d'un toucher peu délicat, il devient impossible d'acquérir, non-seulement sur sa forme, mais même sur son volume, des notions conformes à celle que nous donne le toucher des mains ou des lèvres.

§ 334.

Appréciation de la température.— Lorsqu'un corps placé à la surface de la peau paraît chaud ou froid, ce n'est jamais que par une appréciationtion comparative avec la chaleur de notre propre corps que nous portons un jugement (la chaleur animale est, en moyenne, de + 37°). Le corps nous paraît chaud quand sa température l'emporte sur celle de la main qui le touche ; il paraît froid dans le cas contraire. Le plus souvent la main, comme d'ailleurs tous les organes éloignés du centre de la circulation, est à une température inférieure de quelques degrés à la température moyenne du corps (§ 163) ; il en résulte que les corps qui accusent, au thermomètre, une température de + 37° + 36° + 35° + 34°, nous paraissent chauds à la main. On conçoit aussi comment des corps peuvent paraître chauds quand on les applique sur certaines parties de la peau, et froids quand on les applique sur d'autres ; comment la main est parfois chaude par rapport au visage, tandis qu'elle est froide par rapport aux aisselles ou à la face interne des cuisses. Dans tous ces cas nous ne jugeons que des différences.

Le toucher des corps ne peut, en aucun cas, remplacer les appréciations rigoureuses et absolues du thermomètre ; il ne peut pas non plus nous faire sentir les différences légères de température. En essayant successivement, à l'aide du toucher, un même corps diversement échauffé, il est rare qu'on puisse distinguer des différences plus petites que 2 ou 3 degrés centigrades.

Cette appréciation est d'ailleurs très-limitée, et n'est possible que pour des températures qui s'éloignent peu, en plus ou en moins, de la température normale du corps. Pour des températures relativement très-chaudes ou relativement très-froides, le pouvoir de distinguer les différences de température est très-borné ; le sentiment *douleur* masque alors le résultat de l'impression tactile.

La *nature* du corps joue un rôle capital dans l'appréciation de la température et dans le jugement que nous pouvons porter à l'aide du toucher. Tous les corps, en effet (nous ne parlons pas des corps vivants), ont une tendance naturelle à se mettre en équilibre de température avec les corps qui les avoisinent. Lorsque nous saisissons avec les mains un corps *bon conducteur* de la chaleur, il nous paraît plus froid qu'un autre, parce qu'il enlève à la main plus de chaleur qu'un autre corps mauvais conducteur. Les métaux, qui sont de bons conducteurs, nous paraissent plus froids que les pierres et le bois, quoique leur température absolue soit rigoureusement la même. Un métal *échauffé* nous paraît également plus chaud qu'un corps non métallique, porté à la même température.

La chaleur spécifique des corps conduit à des erreurs analogues dans les appréciations de la température à l'aide du toucher. Chauffez à un égal degré de température une masse de zinc, une masse de cuivre et une masse de mercure ; le cuivre et le zinc paraîtront plus chauds que le mercure. La chaleur spécifique du cuivre et du zinc est plus considérable que celle du mercure ; ils ont absorbé plus de chaleur que le mercure pour s'élever d'un certain nombre de degrés, ils en rendent conséquemment davantage pour s'abaisser d'un même nombre de degrés[1]. D'où il faut conclure que la température des corps ne nous est pas donnée par le toucher comme par le thermomètre. Ce que nous sentons par le toucher, ce sont les *pertes* ou les *acquisitions* de chaleur éprouvées par la peau, au contact du corps.

Il est impossible de se rendre un compte exact du mécanisme de la sensation de température à l'aide du toucher. Lorsque la main touche un corps chaud, elle gagne de la chaleur, les papilles s'échauffent; lorsque la main touche un corps froid, elle perd de la chaleur, les papilles se refroidissent. De là, sans doute, un mouvement obscur de dilatation ou de contraction des papilles et des éléments nerveux qu'elles renferment.

L'impression de chaleur ou de froid éprouvée par la peau est proportionnée à l'étendue de la surface du contact. Un corps d'une température plus élevée qu'un autre, et qui ne touche la peau que par quelques joints, n'éveille pas aussi vivement la sensation de température qu'un autre corps d'une température moins élevée, et qui touche la peau sur une grande surface.

Les degrés extrêmes de température déterminent des sensations douloureuses qui peuvent aller jusqu'à la brûlure, jusqu'à la congélation. La douleur de la brûlure est une des plus vives que l'homme puisse ressentir. Lorsqu'un corps très-chaud est touché par la peau, l'épiderme et le derme se dessèchent, et ce dessèchement peut être porté jusqu'à la désorganisation. Lorsque le corps ressent un grand degré de froid, il survient des frissons, des tremblements ou des claquements de dents, et le toucher se trouve alors fort affaibli. Cet affaiblissement est dû, sans doute, à un commencement de solidification de la moelle nerveuse contenue dans les tubes nerveux primitifs.

La sensibilité à la température est celle qui s'évanouit le plus tard dans les paralysies incomplètes de la sensibilité. Darwin parle de paralytiques qui avaient perdu la possibilité de distinguer par le toucher la forme et les aspérités des corps et qui pouvaient encore percevoir par la peau la notion de la chaleur. Des observations de ce genre ont été faites de nos jours. Elles ne prouvent pas cependant (comme on a cru pouvoir le conclure) qu'il y ait un sens pour la température, et un sens pour le toucher, sens qui seraient dévolus à des nerfs de sensibilité spéciale différente.

§ 335.

Appréciation de la résistance et du poids. — Ainsi que nous l'avons dit, le degré de solidité d'un corps, l'obstacle que ce corps oppose au déplacement, ou l'effort commandé par son poids exigent l'intervention de la contraction des muscles. Si le toucher entre en jeu, en ce moment,

[1] Chaleur spécifique du cuivre 0,09; chaleur spécifique du zinc 0,09; chaleur spécifique du mercure 0,03.

pour nous faire connaître en même temps les autres propriétés du corps, il n'en est pas moins vrai que c'est le degré de la contraction musculaire qui nous éclaire sur les qualités de dureté, de mollesse, de résistance, de poids.

Remarquons que, dans le toucher proprement dit, alors que nous ne prenons connaissance que de la forme ou de la température d'un corps, la contraction des muscles est étrangère, il est vrai, au jugement que nous formons sur ces qualités, mais qu'elle *intervient* encore pour promener successivement la main sur les diverses parties de l'objet, ou pour fléchir les doigts qui l'embrassent.

Lorsque les corps soutenus dans la main sont d'un poids médiocre, le sentiment de la contraction musculaire nécessaire pour faire équilibre à son poids nous conduit à des appréciations assez exactes, que l'exercice rend plus rigoureuses. La différence qui existe entre un poids de 100 grammes et un poids de 105 grammes peut être assez facilement appréciée ainsi, à l'aide de la main droite; la main gauche est beaucoup plus inhabile à ce genre d'expériences; cela dépend sans doute de l'habitude. Pour des poids très-lourds, ou pour des poids très-légers, nous ne pouvons acquérir ainsi que des notions très-imparfaites.

§ 336.

Illusions du toucher. — Chatouillement, etc. — La main de l'homme est placée à l'extrémité d'un levier mobile qui la dirige dans tous les sens; elle est fractionnée en segments nombreux, opposables, chacun en particulier, à l'un d'entre eux (pouce); elle peut ainsi prendre les positions les plus diverses, varier et multiplier ses points de contact avec les objets : elle est un organe de toucher par excellence. Lorsqu'on saisit avec chaque main un corps différent, ces deux corps ne confondent point leur impression en une impression unique; ils sont perçus chacun en particulier. La main peut, cependant, fournir une illusion assez singulière. Lorsqu'on promène sur une table un petit corps arrondi, une boule de cire, par exemple, avec la pulpe des doigts indicateur et médius rapprochés l'un de l'autre, on sent bien distinctement un corps arrondi, et on ne sent qu'un seul corps; mais si l'on engage l'indicateur sous le médius, de manière à placer le petit corps dans l'angle formé par la rencontre du bord externe de l'indicateur et du bord interne du médius, immédiatement il semble que l'on touche *deux* corps arrondis au lieu d'un. On peut constater le même phénomène en croisant le médius avec l'annulaire, ou l'indicateur avec l'annulaire, ou l'annulaire avec le petit doigt, ou le médius avec le petit doigt, ou l'indicateur avec le petit doigt, etc.

L'illusion dont nous parlons tient évidemment au changement artificiel apporté à la *distance normale* des surfaces sensibles. On peut la faire naître encore en plaçant un corps sphérique entre les deux genoux croisés; ou, comme l'a indiqué récemment M. Czermak, en introduisant ce corps sphérique entre les lèvres. Tant que les deux lèvres sont dans leurs rapports normaux, le corps paraît unique : aussitôt que l'expérimentateur change le rapport normal des deux bords libres des lèvres en tirant l'une à gauche et l'autre à droite, le corps semble double, et la distance supposée entre les deux corps est estimée d'autant plus grande que les lèvres se correspondent par des points plus éloignés.

Aristote avait déjà donné une explication satisfaisante de ce phénomène. Il dépend très-certainement de ce que les filets nerveux de chaque département de la surface sentante périphérique sont dans un rapport constant et déterminé avec le cerveau, rapport qu'il n'est pas en notre pouvoir de changer. Dans l'expérience de la main et dans celle des lèvres, chaque surface sentante donne la notion d'une demi-sphère solide *complétée par l'imagination*. Quand les parties sentantes (les deux doigts ou les deux lèvres) sont dans leur situation normale, les deux surfaces sphériques senties se regardent et concourent toutes deux à la sensation d'un corps unique. Quand la position respective des parties sensibles n'est plus normale, chaque partie impressionnée donne l'idée d'une sphère appliquée à chaque partie, par conséquent de deux sphères.

Dans les opérations de la rhinoplastie, quand on renverse par en bas un lambeau de la peau du front pour former un nez, c'est par la même raison que les attouchements sur le nez nouveau ne sont pas rapportés entre les yeux et la bouche, mais au front.

Le *chatouillement* est une sensation particulière du toucher, accompagnée souvent d'un rire involontaire et convulsif. Certaines parties de la peau sont, à cet égard, plus sensibles que d'autres, et ce ne sont pas celles qui sont les plus sensibles au toucher. La plante du pied, en effet, se distingue surtout sous ce rapport, et elle juge assez mal de la forme des objets. On peut exciter la sensation du chatouillement sur les parties latérales du nez, sous le dessous des yeux avec les barbes d'une plume, tandis que la pulpe des doigts est à peu près insensible à ce genre d'excitation. Les sensations voluptueuses du tact sont du même genre ; elles constituent, en quelque sorte, le pendant de la douleur, et ne sont peut-être qu'un ébranlement nerveux contenu dans certaines limites. Les parties les plus finement douées pour le toucher éprouvent vivement les sensations voluptueuses.

Les sensations *subjectives* du toucher sont fréquentes. C'est à elles qu'il faut rapporter la plupart du temps le sentiment de la douleur, et nous ne pourrions indiquer leurs divers modes sans passer en revue le cadre nosologique : tantôt ce sont des douleurs de pression ou de tension, tantôt des douleurs lancinantes, tantôt ce sont des sensations de froid ou de fraîcheur, tantôt des sensations de chaleur, etc., etc. [1].

[1] Nous avons déjà fait remarquer (Voy. § 337) que les sensations subjectives de chaleur et de froid ne sont pas toujours accompagnées de l'élévation ou de l'abaissement de la température animale.

§ 337.

Du sens du toucher dans la série animale. — Le toucher n'existe pas chez les animaux avec la même perfection que chez l'homme. Chez eux, la sensibilité, répartie sur la membrane dont la surface de leur corps est couverte, s'exerce la plupart du temps d'une manière passive, et mérite plutôt le nom de sensibilité tactile que celui de toucher proprement dit. Les poils (crins, soies, laine), les plumes, les enveloppes cornées ou calcaires, qui recouvrent le corps de beaucoup d'animaux, n'abolissent pas la sensibilité tactile, autant qu'on pourrait le penser, car ces parties transmettent aux tissus sensibles sous-jacents les ébranlements qu'ils éprouvent, mais ils limitent singulièrement le nombre des notions que l'animal peut tirer du contact des corps. Il est averti de leur présence, mais la température et la forme ne peuvent être appréciées par lui que d'une manière très-imparfaite.

Parmi les *mammifères*, quelques-uns présentent certaines parties plus ou moins bien disposées pour le toucher. Le singe a ses quatre membres terminés par des mains, disposition qui a valu à l'ordre tout entier le nom de *quadrumanes;* mais ces mains présentent de nombreuses imperfections. Les singes ne peuvent mouvoir leurs doigts séparément : leur pouce, beaucoup plus court, ne peut être opposé aussi aisément aux autres doigts, et la paume des mains, servant en même temps à la progression, se couvre d'un épiderme calleux. Quelques singes ont la queue *prenante*, c'est-à-dire que cet organe très-mobile leur sert à embrasser les corps et à les saisir comme avec une main.

Les solipèdes, les ruminants, les carnivores, chez lesquels l'extrémité des membres est terminée par un sabot simple ou double, ou par des griffes et par une peau calleuse, n'ont, à l'aide du pied, qu'un toucher très-imparfait. La sensibilité, émoussée par la substance cornée, s'accommode en ce point avec les fonctions locomotrices; mais elle n'est pas cependant tout à fait abolie, et on conçoit que l'animal puisse avoir avec le pied la notion distincte de la *résistance*, de la *solidité* et de la *consistance*. Chez les animaux dont nous parlons, la corne repose d'ailleurs sur un derme dont l'élément papillaire est très-développé, et qui doit, par conséquent, ressentir avec une certaine vivacité les ébranlements communiqués par le sol ou par les corps extérieurs. Chez les solipèdes et les ruminants, les lèvres reçoivent une grande quantité de nerfs; elles sont très-mobiles chez les premiers, et sont utilisées pour le toucher.

Les carnivores (le chien, par exemple) ont l'ouverture des fosses nasales garnie d'un tissu dépourvu de poils, toujours humide, très-sensible, qui leur sert aussi à toucher les objets. Chez le cochon, le sanglier, l'éléphant, le tapir, la taupe, la musaraigne, le nez, prolongé en forme de groin ou de trompe, constitue un organe de toucher qui acquiert chez l'éléphant une grande perfection.

Quelques animaux présentent sur la lèvre supérieure des poils longs et roides, qui transmettent aux tissus sensibles sur lesquels ils s'implantent les ébranlements qu'ils reçoivent : telles sont les moustaches du chat, du rat, du phoque, etc. Les piquants du hérisson et du porc-épic avertissent aussi, de la même manière, l'animal de la présence des corps extérieurs.

Les *oiseaux* couverts de plumes, et dont les membres antérieurs sont transformés en ailes pour le vol, ont les pattes couvertes d'écailles à la face dorsale et tapissées inférieurement par une peau peu riche en nerfs et sur laquelle s'étend un épiderme épais et résistant : ils n'ont, par les pattes, qu'un toucher très-imparfait. Lorsque l'oiseau veut toucher, c'est en général le bec qui lui sert à cet usage. Implanté dans un derme riche en filets nerveux, le bec transmet les ébranlements qu'il reçoit, à la manière de la corne du sabot du cheval et des enveloppes solides des articulés.

Les *reptiles* n'ont point d'organe spécial du toucher. Ceux qui sont recouverts d'une peau nue et humide (batraciens) paraissent doués d'un toucher plus délicat que ceux qui ont le corps revêtu d'écailles. Quelques reptiles, dont la langue est très-protractile, s'en servent, sans doute, non seulement comme organe de préhension, mais aussi comme organe de toucher. Chez les serpents, le corps tout entier peut remplir un pareil office, en s'enroulant autour des corps.

Quelques *poissons* présentent sur les côtés de l'ouverture buccale des prolongements plus ou moins développés nommés *barbillons*. Ces prolongements reçoivent des nerfs, et sont de véritables organes de toucher. Les nageoires, et particulièrement celles qui sont placées sur les côtés, et qui sont suspendues dans les chairs (Voy. § 250), peuvent aussi transmettre les impressions tactiles.

Les *articulés*, recouverts de tests cornés (insectes) ou calcaires (crustacés), sentent les ébranlements du dehors par toute l'enveloppe de leur corps ; ils présentent aussi du côté de la tête des prolongements (*antennes* ou *palpes*) qui jouissent d'un toucher plus délicat. Lorsqu'on touche ces prolongements, l'animal se déplace vivement, se retourne en boule ou s'envole, etc. Les *mollusques* et les *zoophytes*, dont la peau est généralement molle et humide, ont une sensibilité obtuse répandue sur toute la surface du corps. Quelques-uns d'entre eux présentent des prolongements très-développés et souvent multiples (*bras* ou *tentacules*), qui paraissent doués d'une sensibilité plus vive que le reste du corps ; tels sont les céphalopodes, les polypes, les hydres, etc. [1].

[1] Consultez principalement sur le sens du toucher : E. H. Weber, *De Subtilitate tactus diversa in diversis partibus sensui ac dicatis*, dans l'ouvrage intitulé : *De Pulsu, Resorptione, Auditu et Tactu. Annot. anatom. et physiolog.*; in-8°, Leipzig, 1834; — Belfield Lefèvre, *Recherches sur la nature, la distribution et l'organe du sens tactile*; Paris, 1837; — Gerdy, *Mémoire sur le tact et les sensations cutanées*, dans le journal *l'Expérience*, année 1842 ; — Beau, *Recherches cliniques sur l'anesthésie, suivies de considérations sur la*

CHAPITRE VIII.

FONCTIONS DU SYSTÈME NERVEUX (INNERVATION).

SECTION I.

Propriétés générales du système nerveux.

§ 338.

Rôle du système nerveux. — Le système nerveux, composé de masses centrales et de prolongements périphériques répandus dans les diverses parties de l'organisme, est le siége de la sensibilité générale, celui des perceptions sensoriales et des facultés intellectuelles et affectives ; il est l'agent incitateur des mouvements volontaires et involontaires ; et il tient sous sa dépendance, dans une certaine mesure, les fonctions de nutrition.

§ 339.

Composition et structure. — Tubes nerveux, corpuscules nerveux. — Le système nerveux des animaux vertébrés se compose d'un axe central renfermé dans le canal rachidien et dans la cavité du crâne (axe cérébro-rachidien), et de prolongements périphériques (nerfs), qui établissent la communication entre les organes sensibles ou contractiles et le centre perceptif et excitateur. Les nerfs sont donc surtout des conducteurs.

La division dont nous parlons n'est pas aussi tranchée qu'on pourrait le penser. En effet, les conducteurs nerveux qui partent de l'axe cérébro-rachidien, ou qui y arrivent, ne se perdent pas dans la masse nerveuse, mais continuent leur trajet dans l'épaisseur même de l'axe cérébro-rachidien, de manière à donner à certaines parties des centres nerveux le rôle de conducteurs. D'une autre part, les nerfs eux-mêmes présentent, sur leur trajet périphérique, des masses isolées ou *ganglions;* organes peu volumineux, il est vrai, mais qui offrent dans leur structure et leurs fonctions une certaine analogie avec les centres nerveux eux-mêmes.

Les animaux sans vertèbres, et par conséquent sans canal rachidien et sans cavité crânienne, manquent d'axe cérébro-rachidien. Leur système nerveux central n'est plus composé que de ganglions, reliés entre eux par des filets de communication qui établissent l'unité du système ; c'est

sensibilité, dans les *Arch. génér. de médecine*, 4e série, t. XVI ; Paris, 1848 ; — A. Kölliker, *Ueber den Bau der Cutispapillen und die sogenannten Tastkörperchen R. Wagner's* (Sur la structure des papilles et sur celle des corpuscules du tact), dans *Zeitschrift für Wissenschaftliche Zoologie von Siebold und Kölliker*, 1er vol., 1re livrais., 1852 ; — Weber, *Ueber den Mangen des Tastsinns an Theilen die von der Haut entblöst sind* (Disparition du toucher sur les parties dépourvues de peau), dans *Archiv. für phys. Heilkunde* de Vierordt, 3e livrais., 1855.

de ces ganglions que procèdent les prolongements périphériques, c'est-à-dire les nerfs qui vont se distribuer dans les organes.

Les nerfs sont composés par des éléments microscopiques bien définis, auxquels on donne le nom de *tubes nerveux primitifs*. Les tubes nerveux sont formés de trois parties : 1° une enveloppe, sans structure apparente; 2° une substance intérieure, demi-liquide, ou *moelle nerveuse;* 3° une fibre molle, centrale, placée au centre de la moelle nerveuse. Les tubes nerveux, accolés entre eux suivant la direction longitudinale du nerf et réunis par un tissu cellulaire assez résistant (névrilemme), constituent le nerf lui-même. Les tubes nerveux primitifs présentent des dimensions assez variables, suivant les régions où on les examine. Ces dimensions peuvent varier de $0^{mm},001$ à $0^{mm},02$ de diamètre. Les tubes nerveux les plus fins se rencontrent dans les nerfs des organes des sens, dans les racines postérieures des nerfs rachidiens et dans les filets du nerf grand sympathique[1].

Sur un nerf pris chez l'animal vivant, c'est-à-dire sur un nerf *tout à fait frais*, les *tubes nerveux* apparaissent, au microscope, comme de petits cylindres *transparents homogènes* (Voy. fig. 172, *a*). Il est difficile, il est même impossible de distinguer l'un de l'autre le contenant et le contenu. Mais, au bout de peu de temps, la *moelle nerveuse* intérieure, qui était fluide, se *coagule* d'une manière plus ou moins régulière, et alors le tube nerveux primitif devient variqueux (Voy. fig. 172, *b*). La coagulation de la moelle nerveuse donne souvent aux tubes nerveux l'apparence représentée dans la figure 173, *a*. Après la coagulation spontanée de la moelle nerveuse, on aperçoit parfois dans le tube primitif une partie centrale plus claire, qu'on peut quelquefois isoler, et à laquelle on a donné le nom d'*axe central* des tubes nerveux (Voy. fig. 173, *b*).

Fig. 172.

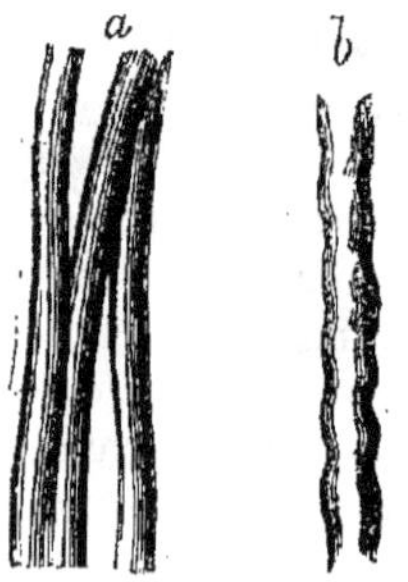

FIBRES OU TUBES NERVEUX PRIMITIFS.

a, fibres nerveuses prises sur l'animal vivant.
b, fibre nerveuse devenue variqueuse après la mort.

Cet axe existe vraisemblablement dans tous les tubes nerveux primitifs, et en constitue sans doute la partie la plus essentielle. Si on ne l'aperçoit pas toujours distinctement dans les tubes primitifs, après la coagulation de la moelle nerveuse, c'est que cette coagulation altère les rapports normaux des parties et masque leur présence. Sur les nerfs pris chez l'animal vivant, l'axe cylindrique n'est pas visible, non plus que l'enve-

[1] Il n'y a point, dans les branches du nerf grand sympathique, de tubes nerveux spéciaux, qui mériteraient le nom de *fibres nerveuses grises* ou de *fibres nerveuses organiques*, ainsi que quelques auteurs les ont admis, plutôt pour le besoin d'une explication physiologique que conformément à l'inspection microscopique. Celle-ci ne montre, dans les branches du nerf grand sympathique, que des tubes nerveux primitifs généralement d'un petit calibre, mais en tout semblables à ceux des autres nerfs. La gangue celluleuse, qui réunit les éléments nerveux les uns aux autres, est plus abondante dans ces nerfs que dans les autres.

loppe du tube primitif lui-même, parce que toutes ces parties sont transparentes. Mais, à l'aide de certains réactifs, on peut faire apparaître presque instantanément l'axe central. En imbibant la pièce avec de l'acide gallique ou de l'acide chromique, on parvient assez facilement au résultat.

Fig. 173.

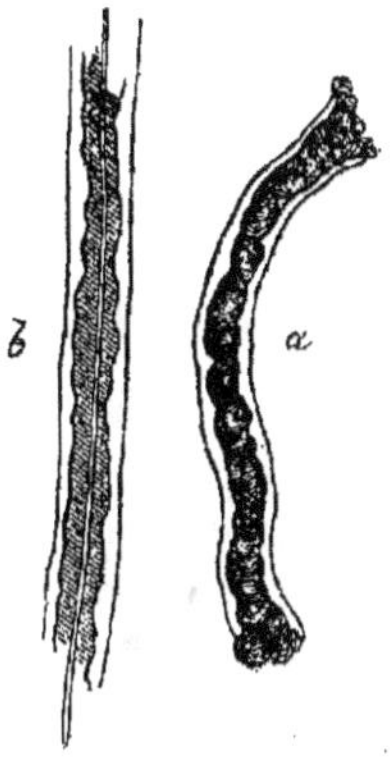

L'axe central des tubes nerveux primitifs est constitué par une substance albuminoïde, qui offre à peu près les mêmes réactions que la fibrine. La moelle nerveuse placée entre cet axe et la gaîne du tube nerveux primitif est formée par une substance grasse. Sur le vivant, les axes fibrineux des tubes nerveux primitifs sont donc entourés d'une huile demi-solide qui les *isole* des axes des tubes voisins.

Les centres nerveux contiennent aussi des tubes nerveux primitifs. Ce sont eux qui composent les parties *blanches* des centres nerveux. Le tissu cellulaire interposé entre les tubes nerveux est bien plus mou dans l'épaisseur des centres nerveux que dans les nerfs, et les tubes ne peuvent pas être séparés aussi aisément les uns des autres sans déchirure; mais leur structure est la même.

Les parties *grises* des centres nerveux contiennent, outre les tubes nerveux (qui circulent aussi dans leur épaisseur), des éléments vésiculeux; ce sont les corpuscules nerveux ou cellules nerveuses (Voy. fig. 174). Ces éléments se rencontrent également dans les ganglions.

Les cellules nerveuses sont des cellules à enveloppe très-fine, remplies d'un contenu finement granulé, et pourvues d'un noyau. Leurs dimensions sont très-variables : elles ont depuis $0^{mm},005$ jusqu'à $0^{mm},1$ de diamètre. (Elles sont, dans ce dernier cas, sur la limite des objets visibles à l'œil nu.)

Un point de science qui laisse encore à désirer est celui qui concerne les connexions des cellules nerveuses avec les tubes nerveux primitifs. Ce qui est bien certain, c'est que ces connexions existent. Les travaux de MM. Ehrenberg, Valentin, Purkinge, Müller, Stannius, Remak, Hannover, Will, Günther, Robin, Wagner, Stilling, Schilling, Kölliker, Bidder, Owsjannikoff, Kupffer, Lenhossek, etc., le démontrent de la manière la plus évidente. Mais un certain nombre de questions restent encore irrésolues et demandent de nouvelles recherches. Toutes les cellules nerveuses communiquent-elles avec des tubes nerveux, et n'en est-il point de libres ou d'indépendantes (Voy. fig. 174, *a*)?

Il est des tubes nerveux qui paraissent n'avoir qu'une seule communication avec les cellules nerveuses, de manière que ces cellules semblent être l'origine renflée de ces tubes; cette disposition (fig. 174, *b*) est-elle réelle, ou n'est-elle qu'une apparence trompeuse qui dépendrait de la rupture d'autres communications amenée par la préparation de l'objet placé sous le microscope?

Fig. 174.

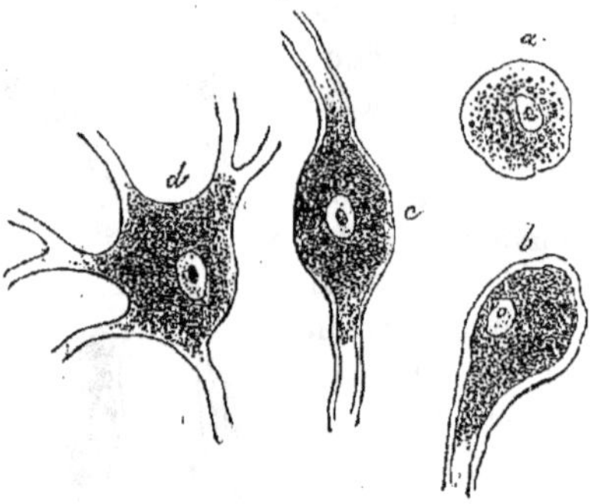

Ce qui paraît mieux démontré, c'est que parmi les cellules il en est qui sont pourvues seulement de deux prolongements (fig. 174, *c*), c'est-à-dire que la cellule se trouve sur le trajet d'un tube nerveux, lequel s'abouche par une extrémité et sort par l'autre. (Ce mode de communication a été particulièrement rencontré dans les ganglions placés sur le trajet des racines postérieures des nerfs rachidiens. Robin, Wagner.) Ce qui résulte encore de la plupart des observations microscopiques, c'est que les cellules nerveuses qui entrent dans la composition de la substance grise de la moelle et de l'encéphale présentent des prolongements multiples (Voy. fig. 174, *d*) qui, pour n'avoir pas été suivis très-loin, vu la délicatesse des parties, n'en sont pas moins les vestiges de communications multiples avec les tubes nerveux. Les cellules dont nous parlons présentent généralement trois ou quatre prolongements.

Ajoutons encore que, d'après des recherches récentes (Jacubowitsch et Owsjannikoff), les cellules nerveuses paraissent pouvoir être divisées en deux classes qui diffèrent anatomiquement et physiologiquement (Voy. § 343).

§ 340.

Du cours des tubes nerveux. — Origines et terminaisons. — Les tubes nerveux qui entrent dans la composition des nerfs s'accolent les uns aux autres, ainsi que nous l'avons vu. L'inspection microscopique montre que les tubes nerveux ne commencent point ou ne finissent point dans les nerfs, mais qu'ils se prolongent dans leur continuité, depuis l'axe central d'où ils émanent, jusqu'à l'organe dans lequel ils se répandent. Accolés dans les nerfs, ils ne communiquent point les uns avec les autres. Lorsqu'une branche se détache d'un nerf pour se porter à un autre, c'est-à-dire lorsque deux nerfs s'anastomosent, les tubes ne s'abouchent point entre eux, comme les vaisseaux sanguins; ils passent simplement d'une branche à l'autre, en continuant, dans la nouvelle branche à laquelle ils s'accolent, leur trajet indépendant.

Comment les tubes nerveux qui ont cheminé dans les nerfs se comportent-ils dans les centres nerveux (moelle et cerveau)? Rien n'autorise à admettre que les tubes nerveux primitifs présentent des extrémités libres; toutes les observations, au contraire, démontrent que ces tubes sont partout continus à eux-mêmes. On ne trouve dans les centres nerveux que des accolements ou des circonvolutions de tubes nerveux, mélangés avec les cellules (s'abouchant avec elles) sans solution de continuité.

Comment les nerfs se terminent-ils à la périphérie ? Les tubes nerveux ont-ils des extrémités *libres* dans les organes, ou bien se réfléchissent-ils par des *anses* de retour pour revenir vers leur point de départ ? On a cru pendant quelque temps que la disposition en anses était générale. On l'avait constatée dans les papilles de la peau (fig. 169 et 170), et on croyait être certain aussi qu'elle se montrait dans les muscles; mais, ainsi que nous l'avons dit précédemment (§ 224), ces anses ne sont vraisemblablement pas le dernier terme de la distribution périphérique des tubes nerveux. On sait d'ailleurs positivement que les tubes nerveux se terminent par des extrémités libres, légèrement renflées dans les corpuscules de Pacini, qui existent à la paume de la main et à la plante du pied. Les terminaisons périphériques des nerfs n'ont pas été étudiées avec autant de soin dans les autres tissus, et la science laisse encore à désirer sous ce rapport. On a constaté dans beaucoup d'organes que les tubes nerveux primitifs, arrivés à l'état d'isolement (après les divisions successives du tronc nerveux), se dépouillent de leur gaîne, de telle sorte que l'axe central lui seul représenterait l'extrémité terminale [1].

On peut donc systématiser d'une manière générale l'ensemble du système nerveux, et considérer ce système comme formé par une multitude innombrable de tubes microscopiques accolés dans les centres nerveux, et qui vont s'isolant à la circonférence pour se terminer dans les divers tissus. D'après cette manière de voir, les tubes nerveux des nerfs se continuent dans la moelle épinière, dont ils forment la substance blanche, parviennent au cerveau, s'y épanouissent, entrent en relation avec les cellules nerveuses de la substance grise, puis redescendent par la moelle pour se reporter dans les nerfs. Mais, comme nous verrons plus tard que l'ablation du cerveau n'entraîne pas la suppression de toute influence nerveuse sur le corps de l'animal décapité, et comme, d'une autre part, la moelle, quoique plus particulièrement conductrice, exerce néanmoins par elle-même une action propre sur les organes, on suppose que tous les tubes nerveux ne remontent pas jusqu'au cerveau, pour entrer en relation avec la substance grise de l'encéphale ; on pense que quelques-uns d'entre eux ne dépassent pas la moelle, circulent dans la substance grise de cet organe, entrent en relation avec les cellules nerveuse de cette substance, et sortent de la moelle pour se reporter dans les nerfs. Ces tubes ont été quelquefois décrits sous le nom de fibres transversales de la moelle épinière (Voy. § 346).

[1] Cette disposition pourrait expliquer comment les divers points de la peau sont sensibles, quoique tous les points ne reçoivent pas de filets nerveux. L'*axe central* s'étant dépouillé de la matière grasse isolante qui l'entoure, l'agent nerveux ne serait plus isolé à l'extrémité de ses conducteurs, et il existerait en ces points une sorte d'atmosphère nerveuse répandue dans les parties intermédiaires.

§ 341.

Transmission des impressions sensitives. — Transmission de l'excitation motrice. — L'examen le plus superficiel des fonctions nerveuses démontre qu'il y a dans ce système deux sortes d'actions, ou, pour exprimer la chose plus clairement, deux sortes de *courants*, l'un qui marche de la périphérie vers le centre, c'est-à-dire des organes vers les centres nerveux; l'autre qui marche du centre à la périphérie, c'est-à-dire des centres nerveux vers les organes. Lorsque j'approche ma main ou mon doigt trop près du feu, et que je le retire pour éviter la brûlure, l'impression de température déterminée par le foyer de combustion à la surface de la peau chemine par les nerfs jusqu'au centre nerveux, où elle est perçue; puis le centre nerveux réagit, et les muscles entrent en contraction sous l'influence de l'excitation motrice dirigée en sens opposé.

Ce qui prouve que les nerfs sont bien les conducteurs de l'impression sentie à la peau, ce qui prouve qu'elle n'a pas cheminé par d'autres tissus, c'est qu'il suffit que les nerfs soient divisés en un point quelconque de leur trajet pour que cette transmission se trouve suspendue. La transmission n'ayant plus lieu, l'impression n'est plus transportée aux centres nerveux ; elle n'est plus sentie, la douleur est comme non avenue.

Ce qui prouve que l'excitation motrice se transmet par les nerfs aux parties contractiles, c'est que, si le nerf ou les nerfs *moteurs* de la partie sont divisés sur un point quelconque de leur trajet, la volonté est devenue impuissante à faire mouvoir le membre; celui-ci ressent encore la douleur, mais il ne peut plus s'y soustraire.

Autre exemple : lorsque l'œil est frappé par une vive lumière qui vient faire impression sur la rétine, celle-ci, transmise au cerveau par le nerf optique, réagit en sens opposé par les nerfs ciliaires, et l'iris se contracte, etc.

Les fibres nerveuses [1], dans lesquelles les impressions cheminent de la périphérie au centre par un courant *centripète*, et celles dans lesquelles les impressions cheminent du centre à la périphérie par un courant *centrifuge*, sont accolées entre elles dans la plupart des nerfs, et aussi dans les parties conductrices des centres nerveux; elles ne sont isolées et distinctes qu'en quelques points seulement, ainsi que nous l'allons voir. C'est parce que ces deux sortes d'éléments sont groupés et intimement réunis ensemble dans la plupart des nerfs, que leur section entraîne le plus souvent et l'*insensibilité* et la *privation du mouvement volontaire* dans les parties où ces nerfs vont se distribuer.

Dans les exemples que nous avons choisis, l'excitant *chaleur* et l'excitant *lumière* peuvent être remplacés, on le conçoit, par tout autre exci-

[1] Nous employons ici, et nous emploierons dans le cours de cet article, l'expression de *fibres nerveuses*, parce que c'est l'expression la plus usitée; mais il ne faut pas oublier que les fibres nerveuses sont de véritables *tubes* remplis de deux matières différentes (Voy. § 339).

tant de la sensibilité ; les phénomènes produits sont identiques. La stimulation peut même être portée, non plus sur les expansions périphériques des nerfs, mais sur un point quelconque de leur trajet; le résultat ne change point. Ainsi, lorsqu'on met à nu un nerf *sensitif* sur un point quelconque de son parcours, et qu'on vient à exciter mécaniquement ou chimiquement ce nerf, on éveille sur l'animal une sensation de douleur, tout comme si on avait excité la partie sensible d'où il procède. Lorsqu'on vient à exciter, au contraire, un nerf *moteur* sur un point quelconque de son parcours, la sensibilité n'entre point en jeu, mais les parties contractiles, dans lesquelles ce nerf va répandre ses filets, se contractent à l'instant.

Si l'on excite un nerf mixte, c'est-à-dire un nerf contenant à la fois des fibres sensitives et des fibres motrices, il se développe instantanément deux effets partant du point excité : l'un suit la direction centrifuge et fait contracter les muscles, l'autre suit la direction centripète et éveille la sensibilité.

§ 342.

De la distinction des fibres nerveuses sensitives et des fibres nerveuses motrices dans les nerfs rachidiens. — Les impressions sensitives et l'excitation motrice cheminent donc en sens inverse et par deux ordres d'éléments différents. Cette distinction est fondamentale dans l'étude du système nerveux, et nous y reviendrons plus d'une fois. Il est nécessaire de nous y arrêter un instant et d'établir le fait sur des données expérimentales positives.

L'existence, dans le système nerveux, de deux sortes d'éléments, les uns présidant à la sensibilité, les autres au mouvement, avait été pressentie et supposée plus d'une fois par les physiologistes; elle n'a reçu la consécration expérimentale que de nos jours. Le physiologiste anglais Charles Bell (1811), en établissant que les fibres nerveuses conductrices du sentiment et les fibres conductrices du mouvement sont *groupées isolément* dans le point où les nerfs se détachent de la moelle épinière, et qu'elles jouissent de propriétés bien distinctes, a fait une des plus belles découvertes de la physiologie.

MM. Magendie, Müller, Valentin, Longet, et beaucoup d'autres, ont répété les expériences de Charles Bell; ils les ont étendues et complétées. Si le fait fondamental, mis en lumière par ces expériences, a soulevé dans le principe une opposition qui n'a jamais manqué aux grandes découvertes, cette opposition même, en multipliant les expériences, a contribué à rendre le fait plus évident encore.

La démonstration peut être faite sur tous les vertébrés. On l'a tentée le plus souvent sur les reptiles, parce que ces animaux sont faciles à se procurer, parce que le procédé opératoire est plus simple, parce qu'enfin ce sont des animaux à sang froid, qui supportent longtemps, sans périr, la plupart des mutilations. Mais l'expérience faite sur de grands mammifères, quoique plus difficile à pratiquer, est bien plus probante, en ce qui concerne les applications à l'espèce humaine ; et, en opérant avec soin, on peut conserver les animaux vivants pendant des journées entières.

Voici comment on procède. On ouvre le canal rachidien, par la partie postérieure (supérieure chez les animaux quadrupèdes), en coupant d'abord les parties molles et en divisant ensuite avec précaution les lames vertébrales à l'aide de ciseaux à lames très-fortes. La dure-mère rachidienne, mise à nu par l'ouverture du canal rachidien, est incisée. Les *racines postérieures* des nerfs, recouvertes par le feuillet viscéral arachnoïdien, apparaissent. On coupe très-doucement, avec des ciseaux fins, les insertions du ligament dentelé sur les parties latérales de la moelle, afin de parvenir sur les *racines antérieures* des nerfs. Cela fait, on laisse reposer pendant quelque temps l'animal, puis on procède à l'expérience. Celle-ci peut être faite soit sur les racines *intactes*, soit sur les racines *divisées*. Elle consiste à les exciter tour à tour à l'aide de stimulants quelconques et à examiner les résultats. La stimulation peut avoir lieu à l'aide des agents mécaniques, des agents chimiques ou des agents galvaniques. L'excitation mécanique est préférable ; c'est celle qui donne les résultats les plus nets et les plus tranchés. Le courant galvanique ne doit pas être employé ici (du moins pour mettre en évidence les propriétés dont nous parlons). Quand ce courant, en effet, dépasse une certaine limite, il survient dans l'action nerveuse un phénomène particulier, dont nous parlerons bientôt (§ 347 et § 348) et qui complique les résultats.

La moelle étant mise à nu sur l'animal vivant, et les racines postérieures et antérieures des nerfs conservant leurs connexions naturelles avec la moelle, voici ce qu'on observe. Si l'on vient à toucher avec la pointe d'un scalpel ou à presser légèrement avec les mors d'une pince la *racine postérieure*, l'animal accuse immédiatement, par ses cris et son agitation, une vive douleur. Il cherche souvent à fuir, c'est-à-dire qu'il exécute des mouvements ; mais ces mouvements sont des mouvements d'ensemble qui ne portent pas plus spécialement sur les membres ou sur les parties auxquelles correspond la racine du nerf rachidien en expérience que sur toute autre partie. Ces mouvements généraux correspondent à la sensibilité mise en jeu et ne sont pas sous l'influence immédiate de l'excitant. Si l'on excite la *racine antérieure* seule, l'animal ne crie ni ne s'agite, il reste tout à fait impassible. Le membre dans les muscles duquel vont se distribuer les branches nerveuses correspondantes au nerf rachidien en expérience éprouve, au contraire, immédiatement un mouvement convulsif : toutes les autres parties restent dans le repos.

Déjà on peut conclure de ce premier fait que la racine antérieure est une racine de mouvement, c'est-à-dire qu'elle éveille la contraction dans les muscles, et que la racine postérieure est une racine de sensibilité.

c'est-à-dire qu'elle conduit aux centres nerveux l'impression *douleur*. Mais en modifiant l'expérience, on peut se convaincre encore, de la manière la plus claire, que la direction du courant nerveux suivant lequel cheminent les impressions qui mettent en jeu la sensibilité n'est pas la même que la direction du courant excito-moteur; le premier est bien centripète, c'est-à-dire qu'il marche dans la racine postérieure, en se dirigeant *vers la moelle* (en venant, par conséquent, des branches périphériques du nerf, ou des organes, vers les centres nerveux), tandis que le second est bien centrifuge, c'est-à-dire qu'il marche dans la racine antérieure du nerf, en se dirigeant de la moelle *vers les organes*.

Fig. 175.

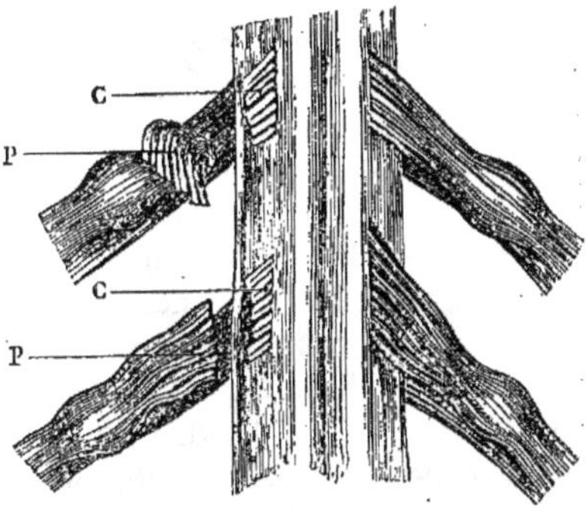

MOELLE VUE PAR SA PARTIE POSTÉRIEURE.
PP, bout *périphérique* de la racine postérieure après la section.
CC, bout *central* de la racine postérieure après la section.

En effet, la racine postérieure d'un nerf rachidien étant divisée par sa partie moyenne (Voy. fig. 175), si l'on irrite le bout périphérique P, on n'obtient rien, l'animal ne bouge ni ne crie; pas le moindre mouvement convulsif dans la partie correspondant au nerf en expérience. Si l'on irrite le bout central C de la même racine, il se produit une douleur vive, une grande agitation [1].

La racine antérieure du nerf étant à son tour divisée par sa partie moyenne (Voy. fig. 176), l'irritation du bout central C n'est point ressentie par l'animal et ne détermine aucun mouvement. L'irritation du bout périphérique P n'est point non plus ressentie, mais elle est suivie d'un mouvement convulsif dans la partie correspondant aux divisions terminales du nerf.

Fig. 176.

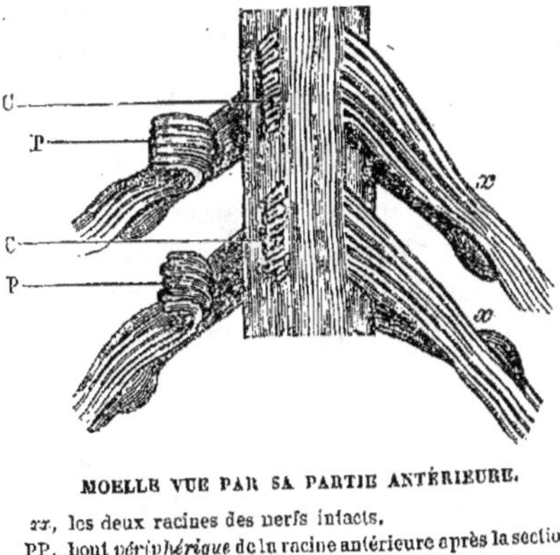

MOELLE VUE PAR SA PARTIE ANTÉRIEURE.
xx, les deux racines des nerfs intacts.
PP, bout *périphérique* de la racine antérieure après la section.
CC, bout *central* de la racine antérieure après la section.

Les nerfs sont donc composés de deux sortes de filets nerveux : filets nerveux pour la

[1] Le bout *périphérique* de la racine *divisée* ne tient plus aux centres nerveux; il correspond aux organes ou aux tissus, c'est-à-dire qu'il est continu avec la section du nerf qui se distribue dans les parties. Le bout *central* est celui qui tient à la moelle; il n'est plus en communication, par conséquent, qu'avec les centres nerveux.

sensibilité, filets nerveux pour le mouvement. Au sortir du canal rachidien, les deux racines des nerfs se sont accolées et ne forment plus qu'un tronc commun, d'où procèdent les branches nerveuses. Dans ces branches, les deux éléments *sensitifs* et *moteurs* sont intimement confondus et forment ainsi des nerfs *mixtes*.

Au moment de leur distribution terminale dans les organes, les éléments nerveux d'ordre différent tendent à s'isoler. Les nerfs, pénétrant dans les parties sensibles et dans les parties contractiles, abandonnent les filets sensibles aux organes doués de sensibilité (la peau, par exemple), et les filets moteurs aux organes contractiles (muscles). Il ne faudrait pas croire, cependant, que la distribution des filets sensitifs ou moteurs soit exclusive. Les organes contractiles, ou les muscles, quoique doués d'une moindre sensibilité que la peau, ne sont pas complétement insensibles aux impressions mécaniques ; et, d'ailleurs, nous savons qu'ils répondent, par la contraction, à l'*excitation directe* (§ 220) : ils contiennent donc aussi des tubes nerveux de sensibilité. Il en est de même de la peau ; il est vrai qu'elle reçoit presque exclusivement des filets de sensibilité ; mais le derme contient, parmi ses faisceaux fibreux, des *fibres musculaires lisses*, qui lui donnent un certain degré de rétractilité ; elle possède donc aussi, mais en faible proportion, des fibres nerveuses motrices. La proportion des éléments sensitifs ou moteurs est subordonnée au rôle des tissus dans lesquels ces éléments vont se terminer ; et ce n'est que dans la profondeur des tissus et à leurs confins périphériques que les deux éléments nerveux, jusque-là confondus, se partagent inégalement entre eux.

Les nerfs qui se détachent de la moelle épinière constituent donc des nerfs mixtes, aussitôt après la réunion de leurs racines, et il est impossible de constater isolément, ensuite, leurs propriétés motrices et leurs propriétés sensitives sur les divers points de leur trajet. Il n'en est pas de même des nerfs qui naissent de l'encéphale. Plusieurs d'entre eux présentent, pendant un assez long trajet, soit des propriétés motrices comme les racines antérieures des nerfs, soit des propriétés sensitives comme les racines postérieures des nerfs rachidiens. Ici encore apparaît la division fondamentale du système nerveux en ses deux éléments fonctionnels. L'un des nerfs crâniens, surtout (nerf trijumeau ou de la cinquième paire), ressemble beaucoup, par son mode d'origine, aux nerfs rachidiens, et comme il conserve, pendant la plus grande partie de sa distribution, l'indépendance de ses racines, il se prête facilement à l'expérience (Voy. § 355).

L'expérimentation sur les nerfs crâniens vient corroborer les résultats obtenus sur les racines des nerfs rachidiens, et comme les résultats peuvent être obtenus ici par de simples plaies sans étendue, ils répondent à cette objection souvent répétée : qu'il n'est pas permis de conclure que tous les effets observés dans le système nerveux d'un animal, affaibli par des vivisections, se fussent manifestés de la même manière, si l'animal était resté dans son état normal.

L'anatomie ne montre aucune différence appréciable entre les éléments des racines postérieures et ceux des racines antérieures des nerfs rachidiens. Ce sont les mêmes tubes nerveux primitifs. L'inspection microscopique montre seulement que leur diamètre est plus fin dans les racines postérieures que dans les racines antérieures. Ce qui différencie mieux, anatomiquement, les racines antérieures et les racines postérieures, c'est que ces dernières présentent sur leur trajet, à un centimètre environ de la moelle, un renflement ou ganglion (Voy. fig. 175 et 176, p. 763). C'est immédiatement après ce ganglion que les deux racines des nerfs se réunissent pour former le tronc commun. Le ganglion situé sur la racine postérieure des nerfs rachidiens ne paraît pas traversé par tous les filets nerveux de la racine postérieure. Il est, d'ailleurs, constitué par des tubes nerveux diversement enchevêtrés, et par des corpuscules nerveux en relation avec eux (Voy. fig. 174 *c.*, p. 758). Les nerfs crâniens, doués de sensibilité, présentent aussi, à peu de distance de leur origine, des renflements du même genre. Au point de vue physiologique, la signification de ces ganglions nous échappe complétement. On ne peut pas admettre que c'est à leur existence que les racines des nerfs doivent leurs fonctions de sensibilité. Lorsqu'on excite, en effet, le bout *central* de la racine postérieure d'un nerf (Voy. fig. 175, C), l'animal est aussi sensible à cette excitation qu'à celle du nerf intact; pourtant le ganglion n'est plus alors sur le chemin de l'impression sentie.

§ 343.

De la distinction des fibres nerveuses motrices et des fibres nerveuses sensitives dans l'axe cérébro-spinal. — Les nerfs se détachant de la moelle épinière par deux ordres de racines à fonctions distinctes, il était permis de penser que les *faisceaux* de la moelle épinière (sur lesquels les racines prennent leur insertion, ou plutôt, physiologiquement parlant, dans lesquels *plongent* les racines postérieures et d'où *émergent* les racines antérieures), il était permis de penser que ces faisceaux avaient aussi des fonctions distinctes. Avant tout, il faut remarquer ici que, des parties à fonctions différentes entrant dans la composition d'un même cylindre (moelle), l'expérimentation doit être conduite avec beaucoup de circonspection, pour ne pas attribuer les fonctions d'une partie du cylindre nerveux à d'autres parties voisines. En mettant la moelle à découvert sur un animal, et en comprimant, par exemple, les faisceaux postérieurs, on applique en même temps les faisceaux antérieurs contre la paroi opposée du canal rachidien, et on obtient des résultats qui peuvent induire en erreur.

En agissant avec toutes les précautions convenables sur une moelle mise à découvert et *intacte*, on constate que les faisceaux (ou cordons) postérieurs [1] de la moelle sont *sensibles*, tandis que les faisceaux (ou cordons) antérieurs sont *insensibles* : tous les expérimentateurs sont d'accord sur ce point.

L'excitation des *faisceaux latéraux* fait naître de la douleur et du mouvement, comme celle des nerfs mixtes ; d'où on peut conclure que les tubes nerveux d'ordre différent ne marchent point ici à l'état d'isolement, mais qu'ils sont plus ou moins mélangés entre eux.

Au lieu de laisser la moelle épinière intacte, on peut l'interroger, soit après l'avoir divisée en travers par une section complète, soit après avoir divisé isolément certains faisceaux, en laissant les autres intacts. Ces deux modes d'expérimentation, dont le premier a été pratiqué particulièrement par M. Longet et l'autre par M. Brown-Séquard et par M. Schiff, ne donnent pas des résultats aussi contradictoires qu'on a paru le croire dans ces derniers temps. C'est ce dont on peut se convaincre en comparant les résultats.

Lorsqu'on a *divisé complétement* la moelle d'un *animal mammifère*, et qu'on excite sur le *bout qui tient à l'encéphale* les cordons antérieurs, l'animal n'accuse point de douleur et ne bouge point. Si l'on excite sur ce même bout les faisceaux postérieurs, l'animal se plaint. L'excitation du *bout caudal* de la moelle fait contracter les muscles du train postérieur quand cette excitation porte sur les cordons antérieurs. L'excitation des cordons postérieurs du même segment ne donne point lieu à des contractions (ni à de la douleur, car toutes les communications sont rompues avec l'encéphale). Pour que les résultats dont nous parlons soient tranchés, deux conditions sont nécessaires : 1° il faut laisser reposer l'animal après la section de la moelle, pour se mettre en garde contre l'action réflexe de la moelle (Voy. § 344) ; 2° il faut que l'excitation porte sur la partie des cordons qui avoisine les sillons médiaux antérieurs ou postérieurs, c'est-à-dire le plus loin possible des cordons latéraux, où les effets de la sensibilité et du mouvement ne sont plus nettement distincts.

Nous avons à peine besoin d'ajouter que dans les expériences où l'on pratique la section complète de la moelle épinière, les parties situées au-dessous de la section sont frappées à la fois de la paralysie du sentiment et de la paralysie du mouvement volontaire, car toute communication est rompue entre l'encéphale et les organes sensibles et contractiles.

Lorsque, à l'exemple de M. Brown-Séquard, on divise sur l'animal vivant les cordons postérieurs de la moelle épinière dans la région dorsale en respectant les autres parties de la moelle [2], on constate après la section :

[1] Les *faisceaux postérieurs* de la moelle comprennent l'espace qui existe entre le sillon médian postérieur de la moelle et la ligne d'insertion des racines postérieures.

Les *faisceaux antérieurs* de la moelle comprennent l'espace qui existe entre le sillon médian antérieur de la moelle et la ligne d'insertion des racines antérieures.

Les *faisceaux latéraux* comprennent l'espace qui existe, sur les côtés, entre les deux séries d'insertions des racines antérieures et postérieures.

[2] Remarquons de suite que les faisceaux de la moelle ne sont pas des *cordons* dans la ri-

que la surface de section du segment caudal (du cordon postérieur) est *plus sensible* que la surface de section du segment céphalique; 2° que la sensibilité des parties situées au-dessous de la section (la sensibilité des membres postérieurs, par exemple) persiste.

Quand la section comprend à la fois les cordons postérieurs de la moelle et la substance grise, la surface de section du segment caudal des cordons postérieurs est devenue insensible, et les organes situés au-dessous de la section partielle de la moelle ont perdu toute sensibilité. Dans ce dernier mode d'expérimentation, les organes placés au-dessous de la section communiquent encore avec l'encéphale par l'intermédiaire des cordons antérieurs : si donc les organes placés au-dessous de la section sont devenus insensibles, on peut déjà conclure que les cordons antérieurs ne sont point des conducteurs de sensibilité. Les expériences de M. Longet et celles de M. Brown-Séquard sont ici parfaitement concordantes[1].

La sensibilité persistant dans les parties sous-jacentes à la section des cordons postérieurs de la moelle, cela prouve que les racines postérieures des nerfs rachidiens ne se réfléchissent pas, ou, en d'autres termes, ne [illegible]ndent pas par en haut et ne remontent pas directement vers l'encéphale, pour former les cordons postérieurs de la moelle. Cette supposition avait déjà été démentie, d'ailleurs, par les recherches anatomiques. MM. Schilling, Kölliker, Owsjannikoff, Lenhossek, etc., ont directement montré qu'aux points où les racines des nerfs (les antérieures comme les postérieures) se détachent de la moelle épinière, elles procèdent en totalité des cornes antérieures et postérieures de la substance grise. La transmission de la sensibilité des organes situés au-dessous de la section des cordons postérieurs peut donc encore s'opérer par la substance grise, lorsque les cordons postérieurs sont divisés.

Ainsi que le remarque M. Brown-Séquard, la communication des filets nerveux des racines des nerfs rachidiens avec la substance grise de la moelle épinière n'a pas seulement lieu au niveau même du détachement des racines, mais *dans une certaine étendue, par en haut et par en bas*. La surface de section du segment caudal du cordon postérieur de la moelle étant plus sensible que la surface de section du segment céphalique, on peut même en conclure que, parmi les filets des racines qui se dirigent dans la substance grise, la proportion des filets descendants l'emporte sur la proportion des filets ascendants. (Voy., pour plus de détails, § 366.)

Dans la moelle, le siége de la sensibilité et du mouvement est donc

... du mot. Accolés intimement les uns aux autres et confondus sur leurs limites, il est difficile, pour ne pas dire impossible, dans les expériences sur l'animal vivant, de couper exactement en travers des parties qui n'ont point de limites anatomiques exactes.

[1] Les expériences de M. Brown-Séquard et de M. Schiff ont prouvé aussi que les cordons antérieurs sont *insensibles* à l'excitation directe; elles ont encore prouvé que la substance grise est également *insensible* à l'excitation directe.

moins nettement tranché que dans les racines des nerfs rachidiens.

Dans l'encéphale, les tubes nerveux irradiés de la moelle traversent un certain nombre de renflements (cervelet, protubérance annulaire, tubercules quadrijumeaux, couches optiques, corps striés), et viennent enfin s'épanouir dans les hémisphères cérébraux. Ici, les éléments nerveux du mouvement et ceux de la sensibilité sont plus intimement mélangés; aussi, dans les expériences sur les animaux vivants, l'excitation des divers renflements encéphaliques (bulbe rachidien, protubérance, pédoncules du cervelet et du cerveau, couches optiques, corps striés) éveille à la fois des phénomènes de sensibilité et de mouvement.

En résumé, et d'une manière générale, la substance grise prise dans les divers points des centres nerveux (substance grise de la moelle, substance grise des hémisphères cérébraux et du cervelet, substance grise interposée au milieu des divers renflements encéphaliques) paraît insensible à l'excitation directe; et pourtant elle peut conduire les impressions sensitives. D'une autre part, la substance blanche est sensible dans certains points à l'excitation directe (cordons postérieurs de la moelle, racines postérieures des nerfs, certaines portions blanches des renflements encéphaliques). Dans d'autres points, la substance blanche est insensible, mais son excitation entraîne le mouvement des organes auxquels elle correspond (cordons antérieurs de la moelle, racines antérieures des nerfs, certaines portions blanches des renflements encéphaliques). Enfin, dans la masse principale de l'encéphale (hémisphères cérébraux), la substance blanche est tout à la fois insensible et incapable de déterminer le mouvement sous l'influence des excitants. Nous trouvons ici une masse pourvue de propriétés qui rappellent celles des nerfs des organes des sens.

MM. Jacubowitsch et Owsjannikoff ont dernièrement soumis à l'Académie des sciences de Saint-Pétersbourg une série de recherches microscopiques sur l'origine des nerfs, dans lesquelles ils se sont proposé de démontrer qu'il y a dans la substance grise des centres nerveux, dans l'encéphale, ainsi que dans la moelle, deux classes de *cellules nerveuses*, différant les unes des autres anatomiquement et physiologiquement. Les cellules avec lesquelles communiqueraient les tubes nerveux du mouvement seraient de *grandes cellules*, d'un diamètre trois ou quatre fois plus considérable que celui des autres. Les cellules des tubes nerveux de sensibilité seraient *beaucoup plus petites*, claires, gris-blanchâtre [1].

[1] M. Kölliker avait déjà décrit les grandes cellules (0mm,1 de diamètre) dans les cornes antérieures de la substance grise de la moelle. Suivant MM. Jacubowitsch et Owsjannikoff, la substance grise des hémisphères cérébraux ne contient que de *petites cellules*; les nerfs olfactif, optique, acoustique, procèdent de *petites cellules*; il en est de même de la portion ganglionnaire du nerf de la cinquième paire; la portion non ganglionnaire du nerf procède de *grandes cellules*. Tous les autres nerfs encéphaliques naîtraient à la fois de grandes et de petites cellules, mais dans des proportions variées. D'après les mêmes auteurs, la substance

§ 344.

De l'action réflexe. — Des sympathies. — On donne le nom d'action réflexe à la propriété du système nerveux en vertu de laquelle des *mouvements* succèdent à des *impressions*, sans que ces impressions aient été senties ou *perçues*.

Dans les mouvements que nous avons passés en revue précédemment (Livre II, chap. Ier), ceux-ci étaient précédés d'une sensation dont le mouvement était en quelque sorte la réponse. Lorsqu'au contraire une impression chemine sur les fibres sensitives vers la moelle ou vers l'encéphale, et qu'elle se *réfléchit*, dans une direction centrifuge, sur les filets moteurs, sans que l'homme ou les animaux en soient avertis, le système nerveux opère ce qu'on appelle une *action réflexe*.

L'action réflexe est un mode d'action très-fréquent du système nerveux. On peut mettre sur son compte la plupart des mouvements involontaires. L'action réflexe a d'ailleurs besoin, pour entrer en jeu, que les nerfs soient en communication avec les centres nerveux. Elle suppose la participation du système nerveux central, tout comme pour les impressions perçues et les mouvements volontaires. Le mouvement de clignement, en vertu duquel la paupière s'abaisse périodiquement sur le globe oculaire pour étaler les larmes à sa surface, se produit par action réflexe. L'impression est ici le contact de l'air, qui tend à dessécher la conjonctive et détermine involontairement la contraction de l'orbiculaire des paupières. Le cheminement du bol alimentaire depuis l'œsophage jusqu'au rectum est déterminé par une action du même genre. L'aliment impressionne les filets nerveux sensitifs, sans que cette impression soit perçue, et la couche musculaire sous-jacente entre en contraction. C'est par action réflexe que sont mus les liquides dans les canaux excréteurs contractiles des glandes, etc.

Le pouvoir réflexe a son siége dans l'axe cérébro-spinal ; mais, tandis que l'action nerveuse dans laquelle interviennent la sensibilité *perçue* et le mouvement *volontaire* exige, pour se manifester, la *continuité* de l'axe cérébro-spinal, et disparaît lorsque l'encéphale est séparé de la moelle, le pouvoir réflexe, au contraire, est bien moins localisé. Il suffit que les nerfs sur lesquels cette action s'exerce tiennent à un *tronçon* de l'axe cérébro-spinal, pour qu'il se manifeste. Lorsqu'on décapite un animal à sang froid et qu'on excite vivement un de ses membres, ce membre se contracte. Il est évident que le courant centripète n'a pas pu dépasser la moelle, et qu'il s'est transformé dans la moelle en un courant centrifuge ou réflexe. D'un autre côté, lorsqu'on décapite un mammifère et qu'on vient immédiatement à irriter la conjonctive, la paupière se ferme. L'ac-

grise du cervelet renfermerait dans sa couche superficielle de *grandes cellules*, et dans sa couche profonde de *petites cellules*. Les cellules des hémisphères cérébraux communiqueraient entre elles par des prolongements. Il en est de même pour les cellules du cervelet.

tion réflexe s'est opérée par le nerf de la cinquième paire (nerf sensible), et par le nerf de la septième paire (nerf moteur). Il est vrai qu'ici il est plus difficile d'affirmer que l'impression n'a pas été *sentie* et que le mouvement n'a pas été *voulu*. Cependant, comme toutes les causes qui suspendent l'arrivée du sang à l'encéphale entraînent immédiatement la perte de connaissance, et partant l'insensibilité, il est permis de penser qu'on a affaire ici à une action réflexe de la moelle allongée.

Les phénomènes de l'action réflexe peuvent être étudiés avec beaucoup d'avantage sur les animaux à sang froid, décapités ou même séparés en fragments plus ou moins nombreux. Sur les animaux à sang chaud, le pouvoir réflexe disparaît très-promptement ; il existe réellement, mais la constatation des phénomènes ne peut être faite qu'immédiatement après les mutilations.

Les phénomènes de l'action réflexe ne se bornent pas à faire naître le mouvement dans les parties excitées, ils mettent souvent en jeu *un grand nombre* de parties.

Lorsqu'on opère sur un animal à sang froid, voici ce qu'on observe. Vient-on à saisir vivement, entre les mors d'une pince, la patte d'une grenouille décapitée, ou bien à brûler cette patte avec un corps en ignition ou avec un acide énergique, on voit survenir, non pas seulement un mouvement convulsif dans la patte excitée, mais une contraction simultanée des quatre membres. L'intensité de l'excitant a une influence manifeste sur le degré du mouvement produit. Le point sur lequel porte l'excitation n'est pas non plus sans importance. L'irritation de la surface cutanée donne des effets bien plus marqués que tous les autres points, et que les viscères intérieurs en particulier. On remarque que l'animal a besoin d'un moment de *repos* pour répondre par de nouvelles contractions à l'excitant. On remarque encore qu'une seule excitation suffit pour amener des mouvements qui *se répètent* quelquefois pendant quelques secondes. Du reste, le mouvement qui succède à l'irritation des parties perd peu à peu de son énergie. Au bout de quelque temps, l'excitation d'un membre n'entraîne bientôt plus que la contraction de ce membre lui-même, et à la fin, le mouvement est seulement borné aux muscles sous-jacents à l'irritation.

Au lieu de décapiter simplement l'animal, on peut diviser le tronc par la partie moyenne, et les membres postérieurs de l'animal se contractent encore sous l'influence de leur excitation directe. Le pouvoir réflexe est bien évidemment alors localisé dans le fragment de moelle auquel appartiennent les nerfs qui vont se répandre dans la partie excitée. On ne confondra pas ce qui arrive ici avec la contractilité des muscles, séparés du corps de l'animal vivant (contractilité qui survient en dehors de l'influence de la moelle, Voy. § 220), car les contractions par action réflexe n'ont pas lieu seulement dans la cuisse touchée, mais encore dans la cuisse du côté *opposé*.

Toutes les fois que l'encéphale et la moelle sont enlevés sur l'animal vivant, toute trace d'action réflexe disparaît. La contraction fibrillaire due à la contractilité des muscles a bien encore lieu localement, mais jamais on ne voit la contraction survenir dans des lieux *voisins* ou *éloignés* du point excité. L'action réflexe disparaît également toutes les fois que la partie de l'axe cérébro-spinal, correspondante aux nerfs de la partie excitée, est détruite ou enlevée. Lorsque, sur un animal vivant, on excite la muqueuse du voile du palais ou du gosier avec la barbe d'une plume, on fait naître des mouvements involontaires de déglutition ou de vomissement. Après la décapitation, c'est-à-dire après l'enlèvement du bulbe rachidien, centre d'où procèdent les nerfs du pharynx, l'excitation du gosier ne fait plus naître de mouvement.

L'abolition de l'action réflexe sur l'animal, dans les parties correspondantes à la destruction de l'axe cécrébro-spinal, prouve que les ganglions du grand sympathique, qui persistent après cette mutilation, ne peuvent pas être envisagés comme de petits centres nerveux, agissant en vertu d'une action propre, comparable à celle de l'axe cérébro-spinal.

Lorsque sur une grenouille décapitée, dont la moelle est intacte, on vient à exciter les viscères, on voit survenir les mêmes phénomènes qu'après l'excitation de la peau, c'est-à-dire que les membres sont agités de mouvements, moins vifs il est vrai, mais cependant très-évidents. Lorsque les parties de la moelle dans lesquelles vont se rendre les filets de communication du grand sympathique ont été enlevées, l'excitation des viscères est incapable de faire de nouveau mouvoir, par action réflexe, les membres d'une grenouille décapitée, car la chaîne nerveuse est absolument abolie entre les viscères et les membres. Les muscles des viscères sont devenus également incapables de se mouvoir par action réflexe.

Lorsque sur un animal décapité on partage la moelle, non pas par une section perpendiculaire à sa longueur, mais en la divisant longitudinalement en deux moitiés, l'une droite et l'autre gauche, l'action réflexe persiste; mais elle se montre uniquement dans le côté excité. Elle peut être bornée aux parties excitées; elle peut aussi se traduire par des mouvements dans des parties autres que la partie excitée, mais toujours du même côté que l'excitation. Ainsi, en pinçant fortement le membre postérieur, le membre antérieur du même côté peut entrer en contraction.

Les actions réflexes peuvent être groupées en deux classes principales. Les unes se rattachent principalement aux fonctions de la vie de relation; les autres se rattachent plus particulièrement aux fonctions de la vie de nutrition. C'est à ce dernier groupe qu'appartient cet ordre de phénomènes désignés assez vaguement en physiologie sous le nom de *sympathies*.

En effet, lorsqu'on examine dans l'économie vivante les mouvements dus à l'action réflexe, il est aisé de se convaincre que ces mouvements peuvent se produire, soit sur des muscles de la vie animale, soit sur des muscles de la vie organique. Presque tous les mouvements des muscles intérieurs, ainsi que nous l'avons dit, sont de cet ordre; mais un certain nombre de mouvements involontaires des muscles du tronc ou des membres sont aussi produits de la même manière ; telles sont, par exemple, les convulsions qui succèdent à la présence des vers dans le tube intestinal, les crampes, les contractions spasmodiques des muscles des membres, du diaphragme, etc., succédant à des irritations non perçues des organes intérieurs, etc. S'il est vrai que nous pouvons contracter à volonté les muscles respiratoires, augmenter et diminuer l'amplitude de leur action, il n'est pas moins vrai que, la plupart du temps, ces mouvements s'accomplissent d'une manière involontaire, et pendant le sommeil, et pendant la veille. Les mouvements respiratoires succèdent à une impression, la plupart du temps non sentie, mais qui ne tarde point à se transformer en une sensation douloureuse, lorsque le besoin de respiration n'est pas satisfait. Les actes mécaniques de la respiration soustraits, la plupart du temps, à l'empire de la volonté, se produisent donc par une véritable action réflexe. Un apoplectique qui a perdu connaissance et qui approche la main de sa tête, un homme endormi qui agite ses membres, exécutent des mouvements du même ordre.

Les phénomènes dits *sympathiques* rentrent dans les mouvements par action réflexe. Tout phénomène de sympathie, quel que soit son point de départ dans le système nerveux périphérique, exige, pour son accomplissement, que l'excitation produite se transmette, par l'intermédiaire des nerfs, aux centres nerveux, les seuls qui soient aptes à réfléchir l'excitation.

Les sympathies qu'entretiennent entre elles les diverses parties d'un organe ou d'un tissu, et que la pathologie met souvent en évidence, se propagent par l'intermédiaire du système nerveux. Les mouvements produits alors par action réflexe sont moins évidents que ceux dont nous avons parlé jusqu'à présent, mais ils n'en sont pas moins réels. C'est par une *réaction* qui porte particulièrement sur les tuniques *contractiles* des vaisseaux que les phénomènes de nutrition et de sécrétion se trouvent modifiés sur des points plus ou moins éloignés du tissu ou de l'organe malade, et que l'inflammation se propage. On peut se rendre compte ainsi de la transformation du coryza en catarrhe, de la gonorrhée en orchite; c'est ainsi que les maladies de l'œil passent d'un côté à l'autre, que le rhumatisme parcourt un grand nombre d'articulations, que, dans l'état physiologique et pathologique, la mamelle se gonfle en même temps que l'utérus, etc.

§ 345.

Mouvements involontaires succédant à une impression sentie. — L'action réflexe proprement dite consiste en un mouvement involontaire succédant à une impression non sentie. On peut rapprocher de ces phénomènes d'autres mouvements qui surviennent d'une manière *involontaire* à l'occasion des sensations perçues, sensations dont le siége peut être plus ou moins éloigné des parties qui se meuvent. Ainsi, par exemple, lorsqu'on irrite la luette ou le voile du palais avec la barbe d'une plume, il survient bientôt des mouvements involontaires de vomissement, mouvements qui mettent en jeu des muscles de la vie organique (estomac), et des muscles de la vie animale (diaphragme, muscles abdominaux).

Lorsqu'on excite la membrane pituitaire, on détermine l'éternument, c'est-à-dire la contraction involontaire des muscles de l'appareil respiratoire. Lorsqu'une parcelle d'aliment est entrée dans la partie supérieure du larynx, il survient une toux involontaire, destinée à la rejeter au dehors. La plupart des efforts de toux, succédant à une irritation ou à un picotement *senti*, sont du même genre. On en peut dire autant du tremblement des membres et du claquement des dents, qui surviennent à la suite d'une vive impression de froid à la surface cutanée.

Le mouvement involontaire, succédant à des sensations perçues, peut se montrer, non-seulement sur les muscles de la vie animale, mais aussi, quoique plus rarement, sur des muscles de la vie organique. Les sensations douloureuses qui ont lieu à la peau accélèrent presque toujours les mouvements du cœur, et les impressions morales, qui déterminent des dérangements d'entrailles, agissent vraisemblablement en accélérant les contractions du tube digestif.

§ 346.

Comment on peut se rendre compte de l'action réflexe, et des phénomènes analogues. — Pour qu'une impression, ou pour qu'une irritation portant sur une partie sensible soit perçue ou sentie par l'animal, et pour qu'il réagisse volontairement, il faut que la partie sensible communique avec la moelle, et que la moelle communique avec l'encéphale. Si l'on pratique une section qui interrompt la communication de la moelle avec l'encéphale, l'impression ne sera plus *sentie*, et le mouvement *volontaire* sera anéanti. Le siége de la sensibilité et le point de départ des mouvements volontaires sont donc dans l'encéphale et non dans la moelle.

Puisqu'un animal décapité exécute des mouvements des membres et du tronc, quand on excite un point de la peau, l'action réflexe n'a évidemment pas son siége dans l'encéphale, car la *moelle* suffit seule alors à la manifestation. Mais cette action n'est pas seulement possible dans la moelle, car le *tronçon céphalique* de l'animal peut exécuter aussi des mouvements quand on l'excite convenablement. Donc, le siége de l'action réflexe n'est pas localisé dans un point particulier du système nerveux, comme le sont la sensibilité et le principe des mouvements volontaires. L'action réflexe a son siége dans *toute* la longueur de la moelle et dans la moelle allongée[1]. Les sections multiples de la moelle, laissant à chacune des parties correspondantes aux segments nerveux la possibilité de se contracter sous l'influence des excitants directs, le prouvent manifestement.

Il est donc probable que les fibres nerveuses, qui des organes se rendent à l'axe cérébro-spinal ; il est probable, dis-je, que ces fibres ne remontent pas toutes vers l'encéphale, par l'intermédiaire de la moelle épinière. Un certain nombre d'entre elles s'arrêtent dans la moelle et se réfléchissent vers les organes, sans remonter jusqu'au cerveau. Comme, d'un autre côté, l'excitation d'un membre postérieur, sur un animal *décapité*, fait contracter non-seulement ce membre, mais encore le membre postérieur voisin et même le membre ou les membres antérieurs, il est probable que les fibres nerveuses, qui des organes vont à la moelle, se dirigent dans la moelle dans des directions diverses et se réfléchissent ensuite vers les organes, les unes par le même nerf, d'autres par le nerf opposé, d'autres par des paires voisines, d'autres, enfin, par des paires plus ou moins éloignées.

La moelle renfermerait dès lors, non-seulement les conducteurs de la sensibilité et du mouvement volontaire, qui se dirigent vers l'encéphale ou qui en descendent, mais encore l'assemblage assez compliqué de fibres qui, ne remontant pas jusqu'au cerveau, constituent des conducteurs de sensibilité non perçue et d'incitations motrices involontaires.

Quel que soit le trajet parcouru par les conducteurs de l'action réflexe dans la moelle épinière et dans la moelle allongée, il est certain que la connexion des conducteurs ou tubes nerveux avec la substance grise de la moelle épinière, et avec les amas de substance grise de la moelle allongée, est nécessaire à leur action. La substance grise (qui n'est, en somme, que l'assemblage des cellules nerveuses) est le centre ou la condition *sine quâ non* de l'action nerveuse ; c'est dans son sein que les conducteurs centripètes se transforment en conducteurs centrifuges. Au reste, la nécessité de cette connexion entre les tubes nerveux et la substance grise n'est pas propre aux conducteurs nerveux de l'action réflexe; elle est générale dans le système nerveux, et les conducteurs de la sensibilité perçue et du mouvement volontaire y sont soumis aussi dans les points spéciaux du système nerveux auxquels ils correspondent. La substance blanche des centres nerveux est constituée, en effet, ainsi que les nerfs, par l'accolement des tubes nerveux primitifs, c'est-à-dire par des éléments conducteurs (de sentiment ou de mouvement), et la seule substance qui appartienne en propre aux *centres*, c'est la substance grise, ou l'ensemble des cellules nerveuses. Partout les tubes nerveux (soit à l'état de cordons nerveux, soit à l'état de masses nerveuses) établissent une communication entre les organes moteurs et sensibles et les masses

[1] Quand la moelle allongée est détruite sur le segment céphalique de l'animal, tout mouvement réflexe est anéanti dans cette partie. Les hémisphères cérébraux n'en sont donc point le siége.

nerveuses *grises*. Aussi a-t-on considéré avec raison la substance grise comme le centre fondamental de l'action nerveuse, comme le foyer même de l'innervation. La moelle, la moelle allongée, le cerveau et tous ses renflements possèdent, dans leur épaisseur ou à leur surface, des amas de substance grise plus ou moins étendus, auxquels viennent aboutir et d'où partent les conducteurs nerveux des impressions et du mouvement. Le centre où aboutissent les fibres nerveuses qui apportent l'impression, et d'où rayonnent les fibres qui déterminent le mouvement, est donc partout la substance grise. D'après cela, le siége réel de l'action réflexe est dans la substance grise de la moelle et de la moelle allongée, et dans toute l'étendue de cette substance.

§ 347.

Des phénomènes intimes de l'action nerveuse. — Lorsqu'on examine la substance cérébrale, ou la moelle épinière, ou le tissu des nerfs au moment où un animal éprouve et manifeste une vive douleur, ou au moment où il exécute des mouvements, l'œil ne peut absolument saisir aucun changement ni dans les centres nerveux, ni dans les nerfs. Le transport des impressions du dehors au dedans, et le transport des incitations motrices du dedans au dehors, démontré par l'expérience (Voy. §§ 341, 342), n'est donc accompagné d'aucun phénomène particulier visible à l'œil.

Diverses hypothèses ont été invoquées successivement pour expliquer le transport des impressions et de l'incitation motrice dans les nerfs. On a parlé de changements moléculaires qui accompagneraient tous les phénomènes de sensibilité ou de mouvements. On a comparé les nerfs à des cordes tendues dont les extrémités, placées à la périphérie, transmettraient les impressions par des sortes de vibrations centripètes, tandis que d'autres nerfs, ou les mêmes, par des vibrations en sens opposé, transmettraient le mouvement aux muscles. On a supposé que les nerfs étaient parcourus par des courants de liquides, et on les a assimilés à des espèces de vaisseaux particuliers. On a fait circuler aussi, dans l'intérieur des nerfs, une sorte de fluide impondérable qui, sous le nom d'*esprits animaux*, a joué un grand rôle dans les ouvrages physiologiques ou philosophiques du dix-septième et du dix-huitième siècle. Toutes ces suppositions n'ont pas besoin aujourd'hui d'être réfutées. Nous ferons remarquer seulement que, si l'anatomie de structure a démontré que les tubes nerveux contiennent une substance demi-solide ou *moelle nerveuse*, cela ne confirme en rien la doctrine d'une prétendue circulation de liquides dans les nerfs. La substance que renferment les nerfs est, en effet, d'une consistance telle qu'elle ne peut se prêter à des mouvements analogues à ceux du sang dans ses vaisseaux; et d'ailleurs le système nerveux manque d'organe d'impulsion.

Ce qui est certain, c'est que la moelle nerveuse et l'axe que contiennent les tubes nerveux doivent être dans leur état d'intégrité, pour que les phénomènes de l'action nerveuse puissent se produire ; il faut de plus qu'il y ait *continuité* des tubes nerveux. La *contiguïté* ne suffit pas aux phénomènes de transmission, soit du courant centripète, soit du courant centrifuge. Si, en effet, le nerf AB (Voy. fig. 177) est divisé dans sa continuité par une section S, l'excitation portée sur le bout B, qui correspond aux organes, ne se transmet plus en A vers les centres nerveux; et réciproquement, l'excitation qui porte sur le point A ne réveille plus la contraction des organes du côté de B. On a beau maintenir en contact les deux bouts de la section au point S, le nerf a perdu ses fonctions conductrices centripètes et centrifuges. Le nerf perd également ses propriétés conductrices, lorsqu'au lieu de le diviser en travers, on applique simplement sur lui une ligature. La ligature, comme la section, interrompt également, en effet, la *continuité du contenu* des tubes nerveux. Ces deux expériences suffisent pour démontrer que l'assimilation des nerfs avec les conducteurs métalliques de nos appareils galvaniques n'est pas fondée; car dans une pile le *rapprochement* des deux extrémités du conducteur suffit pour rétablir la continuité du courant.

Fig. 177.

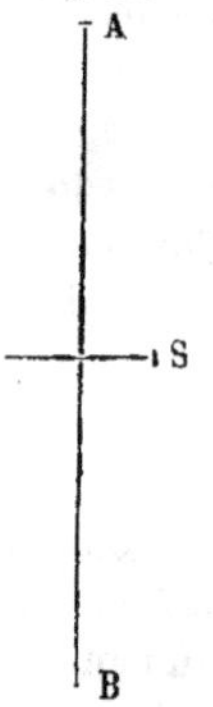

D'autres expériences démontrent encore, de la manière la plus claire, que si les phénomènes de l'action nerveuse ne manquent pas d'analogie avec les phénomènes électriques, ce n'est pas en comparant les nerfs aux conducteurs métalliques de nos appareils électro-dynamiques qu'on peut arriver à établir un parallèle utile.

Quoique les nerfs soient très-sensibles à l'*excitation* galvanique, ainsi que nous l'avons dit plusieurs fois déjà, et que cette excitation soit la plus propre à réveiller la sensibilité dans les filets sensitifs, et le mouvement dans les filets moteurs, cela ne veut pas dire que les nerfs soient de bons conducteurs de l'électricité. Cela tient à d'autres conditions, sur lesquelles nous reviendrons dans un instant.

Les nerfs *sont de mauvais conducteurs de l'électricité* : l'expérience la plus simple le démontre aisément. Supposons que le courant d'une pile très-faible passe par un fil métallique et qu'un galvanomètre soit compris dans le circuit, l'aiguille du galvanomètre sera déviée d'une certaine quantité, proportionnée à la section du fil et à l'intensité du courant de la pile. Interposons maintenant dans le courant un segment de nerf : immédiatement le courant cesse de passer, et l'aiguille du galvanomètre revient au zéro du cadran indicateur.

Les nerfs ne conduisent pas mieux l'électricité que de l'eau légèrement salée; or, l'eau, ainsi qu'on le sait, conduit des millions de fois moins bien que les métaux, à égalité de section. Les nerfs ne conduisent pas mieux l'électricité que les autres parties animales, et il y a des parties animales qui conduisent beaucoup mieux le courant que les nerfs eux-mêmes : les muscles sont dans ce cas. M. Matteucci estime que les muscles conduisent l'électricité quatre fois mieux que les nerfs[1]. Les nerfs conduisent l'électricité, à peu près comme les tendons, et sensiblement de même qu'un fil de coton, ou de toute autre matière, imbibé d'eau salée. Lorsqu'autrefois on voulait assimiler les courants nerveux aux courants des piles, on disait que les nerfs étaient de bons conducteurs ; on commençait par affirmer un fait inexact.

Les nerfs, bien que mauvais conducteurs du courant de la pile, n'en présentent pas moins, lorsqu'on les interroge d'une certaine manière, des traces d'électricité. Ils ont cela de commun avec les muscles et avec d'autres organes (Voy. § 225). Ainsi, quand on réunit à l'aide d'un conducteur métallique la *surface naturelle* d'un nerf avec sa *surface de section*, on obtient un faible courant qui chemine dans le courant métallique interposé de la surface naturelle du nerf vers la surface de section ; c'est aussi la direction du courant des muscles. De même que pour les muscles, le circuit métallique interposé n'est traversé par aucun courant, quand on touche deux points *symétriques* de la surface de section, ou deux points *symétriques* de la surface naturelle ; il est traversé, au contraire, par un courant très-faible, quand ces points sont *insymétriques* (Voy. § 225, fig. 85 et 86).

Les propriétés électriques des nerfs sont plus difficiles à mettre en évidence que les propriétés électriques des muscles, et les courants qu'on obtient ainsi sont extrêmement faibles, ce qui s'accorde avec ce que nous savons sur les actions chimiques qui président à la nutrition des parties, celles-ci étant beaucoup moins actives dans les nerfs que dans les muscles. Il s'ensuit que, pour constater dans les nerfs les propriétés dont nous parlons, M. du Bois-Reymond a dû recourir à des instruments d'une sensibilité extrême. Le galvanomètre multiplicateur dont il s'est servi est composé d'un fil de cuivre de 0mm,1 de section, faisant de 10,000 à 15,000 tours. De plus, pour que les indications fournies par ce multiplicateur, *extrêmement sensible*, ne fussent pas trompeuses, il fallait que l'aiguille du multiplicateur ne *bougeât* pas, quand les deux extrémités du fil étaient plongées dans un liquide *indifférent*. Pour remplir cette condition, M. du Bois-Reymond fait communiquer les deux extrémités du fil du galvanomètre avec deux lames de platine (Voy. fig. 178, *p*, *p'*) maintenues *à poste fixe*, par deux supports isolants, dans deux verres V, V' remplis d'une dissolution concentrée de chlorure de sodium[2]. Dans les deux verres V et V' plongent deux petites masses de papier à filtre (Voy. fig. 178, *m*, *m'*, et fig. 179) complétement imbibées de la même dissolution de chlorure de sodium. Avant de procéder à l'expérience, on met en rapport les deux petits paquets *m*, *m'*, en appliquant sur eux un autre paquet *n* (également formé de papier imbibé) ; c'est-à-dire qu'on ferme ainsi le circuit

[1] D'après M. Eckhard, les muscles conduisent 1 fois 1/2 mieux que les nerfs.

[2] Les lames de platine *pp'* sont enduites de vernis dans les portions qui ne sont pas immergées, et aussi au point qui correspond au contact de l'air avec le niveau du liquide.

humide de la figure 178. Si l'aiguille du galvanomètre *ne bouge pas, c'est*

Fig. 178.

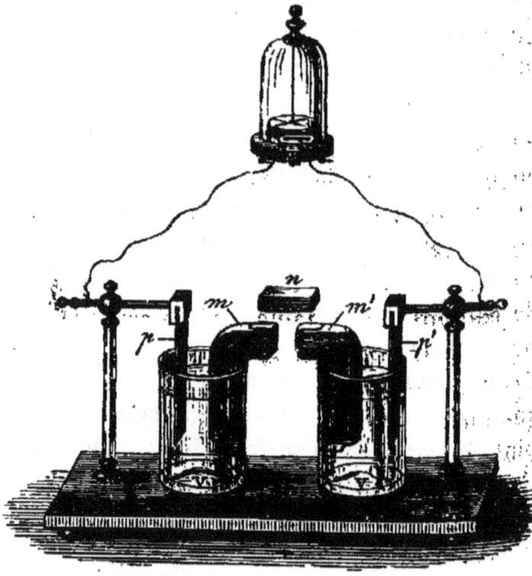

qu'il n'y a pas trace de courant dans l'appareil, et tout est convenablement disposé pour l'expérience. On enlève le paquet *n*, et c'est à son lieu et place qu'on dispose le nerf ou toute autre partie animale sur laquelle on veut expérimenter. De cette manière, on évite les contacts métalliques. Comme la solution saline qui imbibe les masses de papier *m, m'* pourrait agir par imbibition sur le nerf ou sur les parties animales d'épreuve, et les altérer, on place sur chaque paquet *m, m'* un fragment de vessie (Voy. fig. 180, *c, c'*) préalablement imbibé d'une dissolution d'albumine ou de sérum du sang (analogue par conséquent au liquide normal qui infiltre les tissus animaux).

Fig. 179.

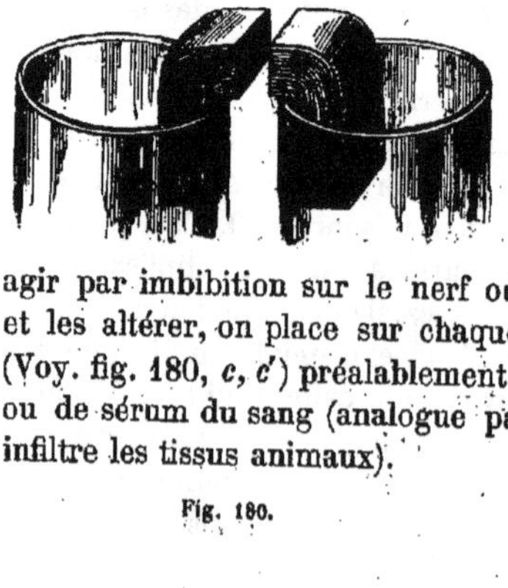

Fig. 180.

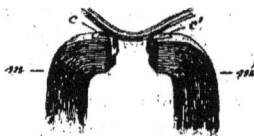

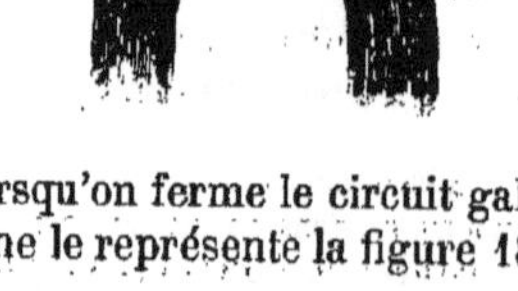

Fig. 181.

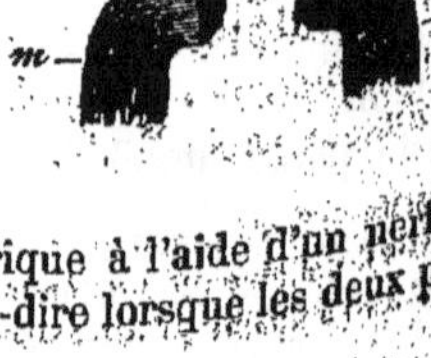

Lorsqu'on ferme le circuit galvanométrique à l'aide d'un nerf disposé comme le représente la figure 180, c'est-à-dire lorsque les deux pôles humides *m*, *m'* du galvanomètre touchent deux points pris sur la *surface naturelle* du nerf, l'aiguille du galvanomètre reste immobile et n'accuse point le passage du courant. Lorsque, au contraire, le circuit galvanométrique est fermé à l'aide du nerf disposé comme le représente la figure 181, c'est-à-dire lorsque l'un des pôles (*m*) touche la *surface de section* du nerf, et l'autre pôle (*m'*) la *surface naturelle* du nerf compris dans le circuit, l'aiguille du galvanomètre accuse le passage d'un courant dont la direction est celle que nous avons indiquée.

Lorsqu'on ne cherche pas à déterminer la *direction* et l'*intensité* du courant dont il est question, et qu'on veut simplement le constater, on peut se servir aussi d'une *patte galvanoscopique*. C'est tout simplement une patte de grenouille séparée de l'animal et à laquelle on conserve adhérent le nerf sciatique sur la plus grande longueur possible (Voy. fig. 182). Cette patte est isolée sur un plateau de verre ; on applique l'extrémité du nerf (*surface de section*) sur la masse de papier imbibé *m'*, tandis qu'une portion de la *surface naturelle* du nerf repose sur une autre masse *m*. Les deux masses de papier reposant dans une auge commune remplie d'une dissolution de chlorure de sodium, le circuit humide se trouve fermé par le nerf, et le courant qui se développe se traduit dans la patte de grenouille par une contraction.

Fig. 182.

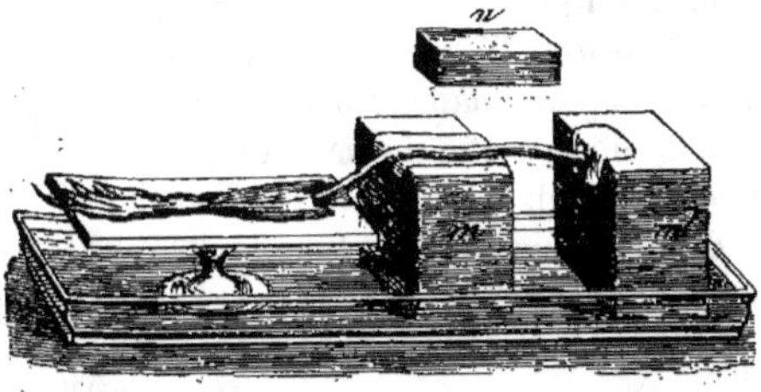

Nous avons dit que les nerfs sont d'assez mauvais conducteurs du courant voltaïque (ils ne sont pas meilleurs conducteurs que les autres tissus); d'autre part, les *courants provoqués* dont nous venons de parler ne peuvent être obtenus, de même que les courants musculaires, que par un artifice expérimental, et il est probable que dans les *nerfs normaux*, pas plus que dans les muscles, ces courants ne sont jamais à l'état de liberté (Voy. § 225).

Mais les nerfs jouissent d'une propriété qu'ils possèdent seuls et que ne partage aucun autre tissu; cette propriété, que M. du Bois-Reymond désigne sous le nom de *force électro-tonique*, dénote en eux l'existence à l'*état statique* d'une force particulière.

Voici comment on peut mettre en évidence cette propriété remarquable. Soit N un fil humide (Voy. fig. 183), avec lequel le galvanomètre B se trouve en rapport par ses deux extrémités *c* et *d*. Faites passer un

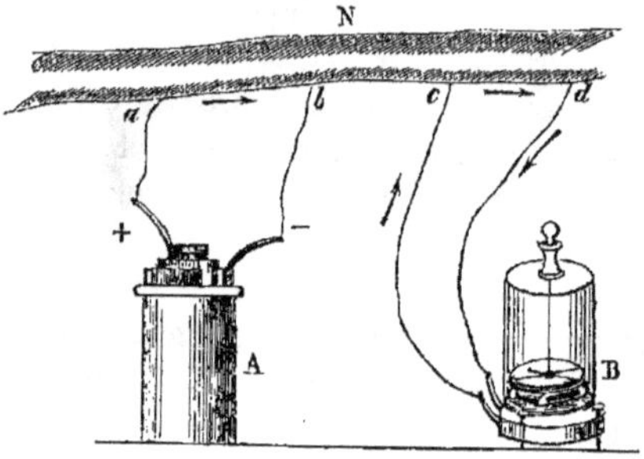

Fig. 183.

courant dans le fil N, en appliquant les deux pôles d'une pile en *a* et en *b*; il est évident que le galvanomètre ne bougera pas. Le courant de la pile passera tout entier dans le segment du fil humide interposé entre les pôles de la pile *a* et *b*. Maintenant, supposons que N, au lieu d'être un fil humide, représente un nerf vivant, et que l'expérience soit disposée exactement de la même manière. Au moment où le courant de la pile A passera par le nerf N, le galvanomètre B accusera en même temps le passage d'un courant, dont la direction est figurée par les flèches (Voy. fig. 183); c'est-à-dire que non-seulement le segment du nerf compris entre les deux points d'application des pôles de la pile est traversé par un courant, mais encore le nerf *tout entier* est traversé en ce moment par un courant de même sens.

On peut tirer de cette expérience la conclusion que les molécules du nerf sont, pendant le repos du système nerveux, dans une *état statique d'équilibre*, et qu'elles passent à l'*état électro-dynamique*, au moment où le courant passe. De plus, on peut en inférer encore que ce changement a lieu en même temps dans toute l'étendue du nerf; car non-seulement on constate qu'un courant apparaît dans le nerf, quand on place le galvanomètre d'essai *au-dessous* de la partie du nerf comprise dans le courant de la pile, mais il se montre également quand on place le galvanomètre *au-dessus* de la partie du nerf soumise à l'action du courant.

L'état moléculaire du nerf *à l'état statique* a été représenté par M. du Bois-Reymond par une succession de molécules péripolaires (Voy. fig. 184, A). L'état *dynamique* correspondrait à un changement dans l'état électrique des molécules nerveuses, en vertu duquel celles-ci se polariseraient comme les molécules liquides d'une pile, en se correspondant par des pôles de nom contraire (Voy. fig. 184, B).

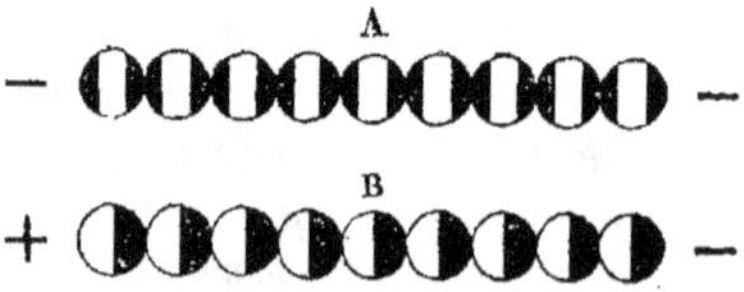

Fig. 184.

De ces diverses expériences, M. du Bois-Reymond conclut que, dans les phénomènes de l'action nerveuse, il suffit qu'un changement moléculaire se développe sur un point même très-circonscrit d'un circuit nerveux, pour entraîner dans toute l'étendue périphérique du nerf un changement moléculaire, d'où résulte le développement d'un courant nerveux.

On conçoit aisément comment la *force électro-tonique* a servi à M. du Bois-Reymond pour expliquer les phénomènes de la contraction musculaire induite (§ 225). Soit en effet (Voy. fig. 185) une patte de grenouille G placée sur un support de verre, et dont le nerf sciatique *a* est *appliqué* contre le nerf sciatique *b* d'une autre patte de grenouille. Lorsqu'on plonge le pôle *p* de la pile M dans le vase *v* rempli de mercure, c'est-à-dire, en d'autres termes, quand on fait passer un courant voltaïque dans le nerf *b* par les points *x* et *x'*, toute l'étendue du nerf *b* est parcourue en ce moment par un courant (d'après l'expérience représentée fig. 183). Mais l'état modifié du nerf *b* réagit (quand la pile n'est pas trop faible) sur la force électro-tonique du nerf *a*, dont l'équilibre est rompu; d'où le développement, dans le nerf *a*, d'un courant qui fait entrer la patte G en contraction.

Fig. 185.

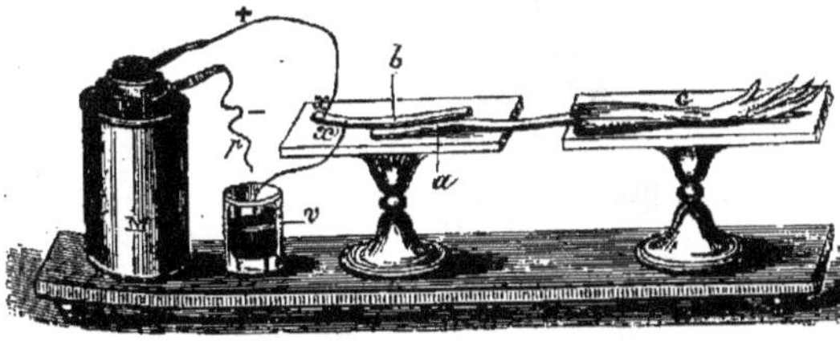

La force électro-tonique peut nous donner la clef d'un autre phénomène, jusqu'ici inexpliqué, et auquel M. du Bois-Reymond donne le nom de *paradoxe de contraction*. Supposons que le nerf A (Voy. fig. 186) se divise dans son trajet en deux branches *m* et *b*; si, à l'aide d'une pile *un peu forte*, on fait passer un courant par les points *c* et *d*, non-seulement l'état électrotonique de la fibre nerveuse *eb* sera modifié, mais de proche en proche aussi celui des autres fibres du nerf, de telle sorte que non-seulement la fibre *eb* fera contracter les parties musculaires dans lesquelles se répandent ses filets terminaux, mais les fibres *m* feront aussi contracter les muscles dans lesquels elles se répandent, si ce sont des fibres nerveuses motrices; ou elles réveilleront la sensibilité, si ce sont des fibres nerveuses sensitives. Il résulte de là que, lorsqu'on veut mettre en évidence les propriétés spéciales des racines des nerfs rachidiens, il faut plutôt avoir recours à l'excitation mécanique qu'à l'excitation galvanique; ou bien, quand on emploie celle-ci, il faut que la pile soit *très-faible* (Voy. § 342). Quand on emploie une pile trop forte dans ce genre d'expériences, il arrive que les racines excitées réagissent au delà du ganglion intervertébral sur les fibres nerveuses de la racine opposée, et font naître simultanément les effets de l'excitation des deux racines, c'est-à-dire des résultats mixtes qui introduisent une cause d'erreur dans les résultats [1].

Fig. 186.

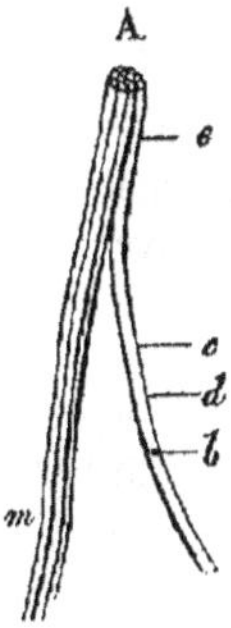

[1] C'est ainsi qu'on a cru que les *racines antérieures* des nerfs rachidiens jouissaient d'une

Les propriétés *électro-toniques* des nerfs cessent avec la coagulation du contenu des tubes nerveux.

§ 348.

Action de l'électricité sur le système nerveux. — Le courant galvanique est l'excitant le plus propre à mettre en jeu l'action nerveuse, et cela dépend très-probablement des propriétés dont nous venons de parler. Alors que les excitants mécaniques et chimiques ne sont plus capables de réveiller la contraction dans les parties contractiles ou la douleur dans les parties sensibles, l'application du galvanisme a encore ce pouvoir.

L'électricité, envisagée comme agent excitateur des fonctions du système nerveux, a des propriétés communes avec les excitants mécaniques et chimiques. Comme eux, elle fait naître la *douleur* quand on l'applique aux nerf sensitifs ou aux éléments sensitifs des centres nerveux; comme eux, elle excite le mouvement, quand on l'applique aux nerfs moteurs ou aux éléments moteurs des centres nerveux; comme eux, elle fait naître *à la fois* le mouvement et la douleur, quand on l'applique à un nerf mixte ou aux éléments mixtes des centres nerveux; comme eux, elle éveille la sensation de lumière, quand on l'applique à la rétine ou au nerf optique, la sensation du son quand le courant traverse le nerf acoustique, etc.; mais, en outre, l'électricité dynamique a des propriétés que n'ont pas les autres excitants.

Lorsqu'on applique la pointe d'un scalpel ou un agent chimique sur un nerf, la sensibilité ou le mouvement des parties sont mis en jeu pendant toute la durée de l'excitation. La disparition de la douleur, ou celle du mouvement, concorde avec la suppression de l'excitant. Il n'en est pas de même avec le courant de la pile. En général, le résultat (douleur ou mouvement) se montre *au moment* de l'application de l'électricité : il ne se manifeste plus pendant que le courant passe ; il peut apparaître de nouveau *au moment* où le courant *cesse* de passer. L'électricité n'est donc pas, pour le système nerveux, un excitant tout à fait analogue aux excitants chimiques ou mécaniques; preuve nouvelle qu'il y a entre la force nerveuse et la force électro-motrice certains rapports que les progrès de la science tendent de jour en jour à rendre plus frappants.

certaine sensibilité, parce que dans quelques conditions leur excitation est accompagnée de signes non équivoques de douleur sur l'animal en expérience. Mais toute trace de sensibilité disparaît dans les racines antérieures quand la racine postérieure correspondante est coupée. Dans les expériences dont nous parlons, la sensibilité a cheminé par la racine postérieure, en vertu d'un phénomène analogue à celui qui est représenté dans les figures 185 et 186. Il n'est point nécessaire d'invoquer ici, comme on l'a fait, l'existence de filets *sensitifs récurrents* qui remonteraient du ganglion intervertébral vers la moelle, par les racines antérieures.

Quand on a coupé la *racine antérieure* d'un nerf rachidien, et qu'on excite par le galvanisme le bout qui tient au ganglion intervertébral, on constate quelquefois aussi des signes de sensibilité, quand la racine postérieure est intacte. Ceci est encore une conséquence de ce que M. du Bois-Reymond désigne sous le nom de *paradoxe de contraction*.

La *direction* suivant laquelle se propage le courant électrique qui traverse un nerf joue un rôle important dans la manière dont il réagit sur les nerfs. L'*intensité* du courant de l'appareil électro-moteur employé détermine aussi des effets variables comme elle. C'est surtout pour n'avoir pas tenu suffisamment compte de cette dernière condition, que les expérimentateurs se sont souvent trouvés en désaccord sur les effets des appareils voltaïques appliqués à l'étude des courants nerveux.

Les courants employés par les physiologistes (par MM. Marianini, Nobili, Matteucci, Longet, Martin-Magron, Rousseau, etc.) étaient des courants à forte tension et à intensité variable, dont la force électro-motrice n'avait pas été mesurée par avance. M. J. Regnauld a dernièrement proposé de faire usage, dans les recherches d'électro-physiologie, de courants très-faibles produits par une pile thermo-électrique bismuth et cuivre, où l'on peut à volonté augmenter ou diminuer le nombre des couples. Cette pile, dont chaque couple n'a guère qu'une tension équivalente à 1/150e de la pile de Daniell, offre encore cet avantage que la différence des températures des soudures pouvant facilement être maintenue invariablement de 100 degrés (eau bouillante, glace fondante) pendant toute la durée de l'expérience, on a ainsi à sa disposition un courant tout à fait constant.

Le procédé de M. Regnauld a ce double avantage de permettre d'étudier l'action sur le système nerveux de courants peu intenses et constants, et de les graduer en faisant concourir l'effet d'un nombre plus ou moins grand de couples.

Lorsqu'on fait passer un courant dans un nerf, on peut opérer de deux manières. Ou bien le courant est dirigé du centre à la périphérie (c'est-à-dire que le pôle + de la pile est placé sur le nerf du côté du centre nerveux, et le pôle — du côté de la périphérie); on dit alors que le courant employé est *direct*. Ou bien le courant est dirigé de la périphérie au centre (c'est-à-dire que le pôle + de la pile est placé du côté périphérique, et le pôle — du côté central); on dit alors que le courant est *inverse*.

Supposons d'abord que le nerf excité par le courant soit un nerf *mixte* (le nerf sciatique de la grenouille séparé des tissus voisins, par exemple). Voici ce qu'on observe (Regnauld, Bernard) :

1° Il faut au moins deux couples bismuth et cuivre pour obtenir des effets sensibles, et quelquefois il faut en employer jusqu'à sept, ce qui prouve déjà que l'excitabilité du système nerveux n'est pas la même chez tous les individus, ni probablement à tous les moments.

2° Le passage de l'électricité dynamique dans le nerf doué de toute son excitabilité détermine la contraction des muscles qu'il anime à la *fermeture* du courant *direct*.

3° Le passage de l'électricité dynamique dans le nerf doué de toute son excitabilité détermine la contraction des muscles qu'il anime à la *fermeture* du courant *inverse*. La force nécessaire pour amener ce résultat dépasse toujours celle qui amène la contraction à la *fermeture* du courant direct.

4° Pendant tout le temps que le courant passe et au moment de l'*ouverture* du courant (direct ou inverse) on n'observe rien.

Quand on agit, non plus sur le nerf intact, mais sur le nerf sciatique séparé de ses communications avec la moelle (ou sur un animal dont on a détruit la moelle), voici ce qu'on observe : 1° contraction à la *fermeture* du courant *direct*; 2° contraction à l'*ouverture* du courant *inverse*.

Lorsqu'au lieu d'employer des courants faibles et gradués on augmente l'énergie des courants en se servant dès l'abord d'un grand nombre de couples, on obtient les résultats notés par la plupart des observateurs, c'est-à-dire des contractions à la fermeture et à l'ouverture du courant direct, aussi bien qu'à la fermeture et à l'ouverture du courant inverse[1].

Jusqu'ici il n'a été question que des nerf *mixtes*. Quant aux nerfs *moteurs* et aux nerfs *sensitifs*, nous ne possédons sur ce point que les résultats obtenus par MM. Matteucci et Longet, à l'aide du courant de la pile ordinaire appliqué sur les racines antérieures et sur les racines postérieures des nerfs rachidiens. Les expérimentateurs, il est vrai, ont négligé les effets multiples du *commencement* des expériences (effets qui dépendent surtout de l'énergie du courant employé), pour ne tenir compte que des effets qui se manifestent au bout de quelque temps lorsque, suivant leur expression, le système nerveux est pour ainsi dire déchargé. Pour

[1] M. Nobili a publié sur ce sujet un mémoire bien connu des physiciens et des physiologistes. Il faisait usage d'une pile au moins équivalente, pour l'énergie, à cinquante des couples de la pile de M. Regnauld. Les faits observés par lui et par ceux qui ont répété ses expériences dépendaient très-probablement de la force excessive déployée dès l'origine pour exciter les nerfs. M. Nobili partage en cinq périodes le degré d'excitabilité des nerfs sous l'influence du courant de la pile.

1re PÉRIODE.	Courant direct.	Fermeture..	Contractions égales.
		Ouverture..	
	Courant inverse.	Fermeture..	
		Ouverture..	
2e PÉRIODE.	Courant direct.	Fermeture...	Contraction.
		Ouverture ...	Contraction.
	Courant inverse.	Fermeture...	0.
		Ouverture ...	Contraction.
3e PÉRIODE.	Courant direct.	Fermeture...	Contraction.
		Ouverture ...	0.
	Courant inverse.	Fermeture...	0.
		Ouverture ...	Contraction.
4e PÉRIODE.	Courant direct.	Fermeture...	Contraction.
		Ouverture ...	0.
	Courant inverse.	Fermeture...	0.
		Ouverture ...	0.
5e PÉRIODE.	Courant direct.	Fermeture...	0.
		Ouverture ...	0.
	Courant inverse.	Fermeture...	0.
		Ouverture ...	0.

cette raison, leurs expériences ne manquent pas d'intérêt, mais elles auraient besoin d'être reprises à l'aide de la pile graduée de M. Regnauld. MM. Matteucci et Longet, en faisant agir isolément le courant sur les racines motrices et sur les racines sensitives des nerfs (sur le cheval, le chien, le lapin, la grenouille), ont constaté que les phénomènes varient avec la direction du courant, suivant les racines en expérience.

Lorsqu'on fait passer par les racines *motrices* un courant *direct*, la contraction des muscles correspondants à la racine motrice en expérience n'a lieu qu'à la *rupture* du courant. Lorsqu'on fait passer par les racines motrices un courant *inverse*, la contraction des muscles n'a lieu qu'au moment de l'*établissement* du courant.

Lorsqu'on fait passer le courant de la pile par les racines postérieures ou *sensitives* des nerfs, la sensibilité est mise en jeu au moment de la rupture du courant *inverse*. Elle n'est point mise en jeu au moment de l'interruption du courant *direct*.

Dans les expériences de MM. Matteucci et Longet sur les racines postérieures, la sensibilité s'est manifestée au moment de l'*établissement* du courant, que celui-ci fût direct ou inverse. Nous ferons remarquer ici, qu'*au moment* où l'on applique les fils conducteurs de la pile, on ne peut se mettre en garde contre l'effet mécanique de l'*attouchement*, lequel suffit pour éveiller la sensibilité de la racine.

Notons que dans toutes ces expériences, comme dans toutes celles où l'on se sert du courant de la pile pour exciter le mouvement ou la sensibilité, les résultats obtenus sont d'autant plus marqués que l'*écartement* des deux pôles appliqués sur le nerf est plus grand, ou, en d'autres termes, que la portion de longueur de nerf comprise dans le courant est plus grande. Lorsque les deux pôles de la pile sont appliqués, de chaque côté du nerf, aux deux extrémités d'une ligne qui couperait ce nerf perpendiculairement à sa longueur, les effets sont peu marqués ; il arrive même parfois qu'il ne se produit point de contraction dans les muscles quand on agit ainsi. Ce résultat, signalé par la plupart des observateurs, concorde avec les recherches et les déductions de M. du Bois-Reymond.

Non-seulement les courants des piles hydro-électriques et des piles thermo-électriques ont été utilisés à la recherche des propriétés des nerfs, mais on a encore souvent fait usage des courants d'induction, qui ne sont en définitive qu'une succession rapide de courants interrompus. Ces courants entraînent à chaque rupture et à chaque fermeture du courant inducteur (toujours doué d'une certaine énergie) une succession tellement rapide de contraction dans les muscles où vont se porter les nerfs excités, que ces organes sont, pendant tout le temps du passage du courant, dans un état de contraction permanente ou dans une sorte d'état tétanique. Les courants d'induction sont précieux pour le physiologiste ; ils lui fournissent, il est vrai, un excitant plus puissant que le courant ordinaire des piles, et à leur aide on est parvenu à découvrir dans les tissus des propriétés contractiles jusqu'alors considérées comme douteuses; mais ces courants sont par là même plus impropres encore que les courants hydro-électriques à l'analyse rigoureuse des propriétés des nerfs dans leurs rapports avec les courants électro-dynamiques[1].

MM. Eckhard, Pflüger, Rosenthal, ont cherché dans de nombreuses séries d'expériences à pousser plus loin l'étude des propriétés incito-motrices des nerfs dans leurs rapports avec les courants électro-dynamiques. Nous répéterons ce que nous avons dit précédemment, à savoir que les résultats de ces expériences n'auront réellement toute leur valeur que quand on aura gradué rigoureusement la dose d'électricité (en d'autres termes la quantité de force électro-motrice) employée. Nous transcrirons néanmoins ici les résultats de ces expériences, curieux sous plus d'un rapport.

On découvre un nerf et on comprend un segment plus ou moins étendu de ce nerf dans le courant d'une pile de force moyenne. Le muscle dans lequel se distribue le nerf se contracte au moment où le courant vient à être fermé; puis, pendant tout le temps que le courant passe dans le nerf, le muscle reste au repos. C'est là le fait connu et dont nous avons parlé. Mais de plus, dit M. Eckhard, pendant tout le temps que dure le passage du courant dans le nerf, l'*excitation du nerf* sur un autre point de son parcours (au-dessus ou au-dessous) n'est plus capable de faire entrer en contraction le muscle dans lequel il répand ses filets.

M. Pflüger objecte que le résultat annoncé tient à ce que M. Eckhard s'est servi dans ses expériences d'un *courant trop fort;* que si, au contraire, on emploie un courant faible, l'excitabilité du nerf, bien loin d'être

[1] Il n'est question dans ce chapitre que des applications *immédiates* de l'électricité sur le *tissu nerveux lui-même*. C'est seulement ainsi que, au point de vue physiologique, on peut se former, relativement à l'influence des courants électriques et aux rapports de ces courants avec les courants nerveux, des idées justes et précises. Mais on peut encore éveiller la sensibilité et le pouvoir incito-moteur des nerfs, en appliquant l'électricité dans des points plus ou moins distants des nerfs, à la surface tégumentaire, par exemple. Ces expériences ont surtout été tentées dans un but thérapeutique. Les appareils dans lesquels l'électricité se trouve à l'état statique ou de *tension* sont ceux qui déterminent sur le système nerveux les effets de commotion les plus énergiques. L'électricité accumulée sur des conducteurs et à un état de forte tension traverse facilement les tissus et généralise plus aisément ses effets. Aussi, toutes les fois qu'on veut agir sur l'ensemble du système nerveux, a-t-on recours à la machine électrique ou à la bouteille de Leyde. Les appareils d'électricité dynamique, tels que les divers appareils d'induction, sont préférables quand il s'agit de faire des applications localisées. L'application du courant, indépendamment des effets de sensibilité, éveille la contractilité du tissu musculaire sous-jacent, et comme les tissus qui recouvrent les nerfs sont aussi bons si ce n'est meilleurs conducteurs de l'électricité que les nerfs eux-mêmes, le courant se transmet aux branches nerveuses voisines par l'intermédiaire des tissus ambiants (peau et muscles). Il s'ensuit que la contraction, qui ne se manifeste qu'entre les deux points touchés par les électrodes, quand le courant est faible, se généralise au contraire aux muscles voisins ou éloignés, animés par le nerf ou les nerfs compris dans le courant d'induction, quand celui-ci a une tension suffisante.

anéantie ou même amoindrie par le passage du courant, est au contraire augmentée. Ceci, pour le dire en passant, prouve bien la nécessité de se servir dans toutes les expériences de ce genre de *courants d'une commune mesure*.

M. Rosenthal, qui (après MM. Eckhard et Pflüger) a cherché quelle influence le courant *direct* et le courant *inverse* d'une pile faible exercent sur un nerf lorsqu'ils le traversent pendant un certain temps, formule ainsi ses conclusions en forme de loi : Tout courant constant, qui traverse pendant un certain temps un nerf, place ce nerf dans des conditions telles que son pouvoir incito-moteur est augmenté pour l'ouverture d'un courant semblable à celui qui agit et pour la fermeture d'un courant de sens opposé ; le pouvoir incito-moteur du nerf en expérience est au contraire diminué pour la fermeture du premier et pour l'ouverture du second.

Ces phénomènes tendent à établir entre l'action nerveuse et l'action électrique une analogie de plus. Mais indépendamment des différences déjà signalées entre ces deux agents, en voici une autre qui n'est pas moins remarquable.

§ 349.

Vitesse de transmission des courants nerveux. — Cette transmission, si on l'envisage dans ses rapports avec celle de l'électricité, est infiniment plus lente. Il semble que les changements moléculaires des filets nerveux aient besoin d'un certain temps pour se produire. M. Helmholtz a fait le premier sur ce sujet un grand nombre d'expériences sur les grenouilles. L'appareil employé par M. Helmholtz est très-simple et très-ingénieux. Il consiste en une pile dans le circuit métallique de laquelle est compris un galvanomètre. La durée des oscillations de l'aiguille est calculée par avance. Une patte de grenouille est introduite dans le circuit, et tellement disposée, que le plus faible raccourcissement de la patte, amené par la contraction de ses muscles, produit la rupture du courant entre la pile et le galvanomètre. A l'aide d'un artifice mécanique, l'excitation du nerf de la patte est *simultanée* avec la fermeture du courant du galvanomètre. La patte se contracte et le courant se rompt. Le chemin parcouru par l'aiguille du galvanomètre, au moment de la rupture, indique le temps employé par le courant nerveux pour amener la contraction du muscle. En procédant ainsi, M. Helmholtz a reconnu que la vitesse du courant nerveux était d'environ 32 mètres par seconde [1].

M. Valentin a dernièrement répété les expériences de M. Helmholtz, à l'aide d'un appareil d'une grande précision, et fondé sur les mêmes prin-

[1] La vitesse de l'électricité est, d'après les évaluations de M. Wheatstone et celles de M. Fizeau, à peu près la même que celle de la lumière, c'est-à-dire de plus de 500,000 kilomètres (ou 500 millions de mètres) par seconde. La vitesse des courants nerveux sur leurs conducteurs (nerfs) serait donc environ seize millions de fois moins rapide que celle des courants électriques sur les conducteurs de nos machines.

cipes. Cet appareil consiste essentiellement en un *chronomètre* à deux cadrans. Ce chronomètre est mis en marche par un mouvement d'horlogerie. L'aiguille du *premier* cadran exécute un tour complet en 10 secondes; ce cadran étant divisé en 100 degrés, chaque degré correspond à 1/10 de seconde. L'aiguille du *second* cadran exécute une révolution complète pendant que celle du premier parcourt 1 degré; et comme ce deuxième cadran est divisé aussi en 100 parties, chaque degré correspond ici à 1/1000 de seconde.

L'aiguille du premier cadran se meut librement; mais la marche de l'aiguille du second cadran peut être momentanément suspendue sous l'influence d'un *électro-aimant*, lorsqu'un courant voltaïque, convenablement dirigé, parcourt l'hélice métallique qui entoure la masse métallique de l'électro-aimant.

Ceci posé, voici comment on procède à l'expérience. On prend une patte de grenouille, dont on ne conserve que la masse musculaire du mollet (Voy. fig. 187), le nerf sciatique, le tendon d'Achille et un fragment d'os.

Fig. 187.

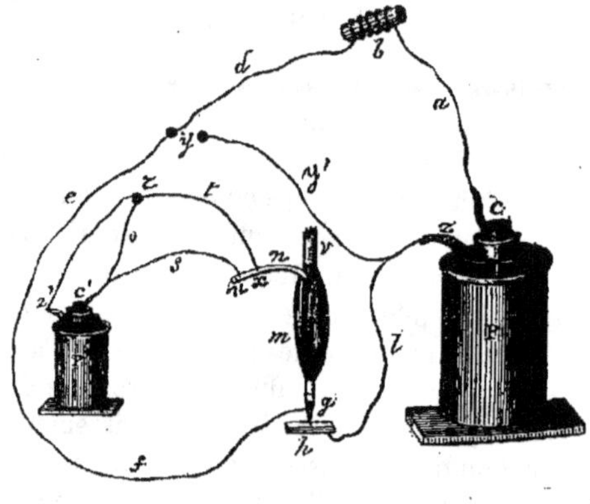

On suspend la patte de grenouille sur un montant en bois, à l'aide du fragment d'os *v*, et on adapte à l'extrémité inférieure du tendon d'Achille un petit cylindre composé d'une matière isolante (ivoire), terminé inférieurement par une pointe métallique *g*. Cette pointe métallique affleure une lame métallique *h*, convenablement maintenue au contact de *g* par des vis et par un ressort (de telle manière que le plus faible raccourcissement du muscle *m*, même un raccourcissement de 1/10 de millimètre, entraîne la rupture du contact entre *g* et *h*).

En examinant la figure 187, on voit que le courant de la grande pile P (courant fort) peut circuler le long d'un conducteur métallique fermé, suivant *cabdefghlz*. Ce courant est destiné à transformer la petite masse de fer *b* en électro-aimant, et à suspendre pendant sa durée la marche de l'aiguille du deuxième cadran, au mécanisme duquel elle est annexée. Le courant de la petite pile P′ (courant faible) est destiné au nerf *n*, dont l'excitation sera suivie de la contraction du muscle *m*. Le courant de la pile P′ peut suivre deux directions. Il peut se diriger soit dans la direction *c o r z′*, soit dans la direction *c′ s u x t r z′*. Comme ce courant est très-faible, il a bien plus de tendance à suivre la première direction que la seconde. En effet, dans la première direction, tout le circuit est métallique, tandis que dans la seconde il rencontre la résistance du fragment du nerf (*u x*) interposé. Aussi, quand les courants sont disposés comme ils le sont dans la figure, le courant passe tout entier par *c′ o r z′*; il ne suivra la direction *c′ s u x t r z′* que quand on viendra à rompre la communication du fil métallique *o* avec le point *r*.

L'expérience consiste précisément dans la rupture du contact *r*. L'expérimentateur rompt la communication de *o* avec *r* à l'aide d'un mécanisme particulier, qui lui permet de noter sur le chronomètre le *moment* précis de la rupture. Le courant de la pile P′ passe immédiatement par le segment de nerf *u x* ; il se développe dans le nerf *n* un courant nerveux, le muscle *m* se contracte, le contact *g h* est rompu (par la contraction du muscle), le courant de la grande pile P cesse de passer, le cylindre de fer doux *b* perd son aimantation, et l'aiguille du second cadran commence à se mouvoir. Au moment où l'expérimentateur a rompu le contact *o r*, une petite sphère métallique, convenablement disposée (et qui n'est point représentée sur la figure), s'échappe et tombe d'une certaine hauteur. Au moment où la sphère métallique tombe en *y*, le circuit métallique de la grande pile P se trouve fermé *par elle*, suivant *c a b d y y′ z* ; le cylindre de fer doux *b* devient de nouveau un aimant, et l'aiguille du second cadran s'arrête.

Une série d'expériences préliminaires avait fait connaître la *durée de chute* de la sphère métallique. Le temps que le courant nerveux a employé pour parcourir le fragment de nerf et amener la contraction musculaire peut donc être facilement calculé : il est égal à la durée de chute de la sphère métallique diminuée de la fraction de temps pendant laquelle l'aiguille du second cadran du chronomètre s'est mue. Or, cette dernière fraction de temps est fournie par l'instrument lui-même, car elle correspond au point où l'aiguille du second cadran s'est arrêtée.

Les résultats de M. Valentin concordent d'une manière complète avec ceux de M. Helmholtz.

Certains phénomènes, sur lesquels nous avons déjà appelé l'attention dans l'histoire des sensations, et en particulier dans celle de la vue et de l'ouïe, peuvent au reste conduire à des résultats analogues, et prouver aussi que les courants nerveux sont relativement assez lents. En effet, si le bruit produit par les chocs successifs des dents d'une roue contre une languette métallique se transforme, pour l'oreille, en un *son continu*, quand le nombre des chocs est de 32 par seconde, cela tient sans doute à ce que le temps qu'il faut à l'impression, pour cheminer de l'oreille au centre de perception par le nerf acoustique, est plus considérable que l'intervalle compris entre deux chocs successifs. Lorsqu'un pianiste exécute sur son instrument une cadence aussi rapide que sa volonté peut le lui permettre, il ne dépasse pas dix chocs par seconde. Chaque mouvement du doigt se compose de deux temps; il faut, en effet, que les *extenseurs* le relèvent et que les *fléchisseurs* l'abaissent. Les nerfs transmettent ici l'excitation motrice du centre à la périphérie vingt fois par seconde, par des conducteurs nerveux, dont on peut évaluer la longueur à 1 mètre. On pourrait donc estimer ici la vitesse du courant nerveux à 20 mètres par seconde, si la contraction musculaire s'opérait instantanément sous l'influence de l'excitant, et s'il n'y avait un certain temps de consommé pour qu'elle puisse se produire. Lorsqu'on applique la pulpe du doigt sur la circonférence d'une roue dentée, on peut *sentir* les inégalités de la roue jusqu'au moment où il passe environ 80 dents sous le doigt par seconde. La vitesse de l'impression, qui chemine du doigt à l'encéphale, est donc ici de 1/80 de seconde, pour une longueur de 1 mètre (distance du doigt à l'encéphale), ou de 80 mètres par seconde.

De tout ceci, on peut conclure que si la véritable valeur de la vitesse du courant nerveux n'est pas rigoureusement déterminée par expérience *chez l'homme vivant*, il n'en est pas moins vrai que cette vitesse est *infiniment moins considérable* que celle de l'électricité ou de la lumière.

§ 350.

Des poissons électriques[1]. — Quelques poissons présentent, sur divers points du corps, des appareils particuliers, qui offrent une certaine ressemblance avec des piles voltaïques. A l'aide de ces appareils, les poissons électriques peuvent, lorsqu'ils sont touchés, ou même spontanément, donner naissance à des décharges qui offrent, avec celles de nos machines, une remarquable analogie. Les conducteurs métalliques, placés en contact avec leurs corps, transmettent l'action électrique comme les conducteurs de nos appareils. Les corps non conducteurs interceptent cette action. On peut même faire briller l'étincelle électrique, lorsqu'on fait passer la décharge de la torpille ou celle du gymnote par des circuits métalliques *interrompus*. Enfin, le courant qui traverse les fils métalliques de conducteurs (mis en rapport convenable avec les organes électriques

[1] Alors que la bouteille de Leyde et le courant dynamique de la pile n'étaient pas connus, on nommait les poissons électriques poissons *trembleurs*. On supposait que la commotion qu'ils faisaient éprouver était causée par des vibrations rapides analogues à celles des corps sonores en *vibration*. On sent combien cette explication était peu satisfaisante.

Les poissons électriques sont : les *torpilles* (*torpedo Risso, torpedo unimaculata, torpedo marmorata, torpedo Galvanii*), le *silure* (*silurus electricus*), le *gymnote* (*gymnotus electricus*), le *tetraodon electricus*, le *trichiurus electricus*.

Dans ces dernières années, on a découvert les propriétés électriques dans d'autres poissons encore, qui sont : *gymnaschus niloticus, mormyrus longipinnis, mormyrus oxyrhynchus, mormyrus dorsalis*.

ces poissons) peut produire tous les effets des courants électro-dynamiques : il donne la commotion, il produit des élévations de température dans les fils, il aimante les aiguilles d'acier introduites dans les tours de spire des conducteurs.

L'organe électrique des *torpilles*, placé de chaque côté du corps de l'animal, est composé d'une série de colonnettes ou prismes dirigés perpendiculairement, du dos de l'animal vers son ventre. Ces prismes, au nombre d'environ 500, dans chaque appareil, sont essentiellement composés de *parties membraneuses* et de *liquides albumineux* interposés. La partie membraneuse consiste dans une quantité considérable de petits diaphragmes, ou lamelles superposées et empilées les unes sur les autres. Les lamelles sont en nombre considérable, car les prismes ayant 4 centimètres de hauteur contiennent de 1,500 à 2,000 diaphragmes. Ces petits diaphragmes, qui n'ont guère que $0^{mm},004$ d'épaisseur, sont séparés les uns des autres par des espaces de $0^{mm},02$ remplis par le liquide. Cet appareil reçoit des nerfs qui, venant s'appliquer contre la surface inférieure des diaphragmes, baignent ainsi dans le liquide de l'espace situé au-dessous d'eux.

L'appareil électrique du *gymnote* (anguille de Surinam) a de l'analogie avec le précédent; il est placé aussi sur les côtés du corps de l'animal, mais ses dimensions sont beaucoup plus grandes, car il a environ 60 centimètres de longueur. En outre, les diaphragmes adossés dans les séries de pyramides n'ont point leurs surfaces disposées comme ceux de la torpille; ces lamelles sont perpendiculaires à la direction du corps, de sorte que l'une de leurs surfaces regarde la tête et l'autre la queue. Aussi, tandis que dans la torpille le courant est dirigé de la surface dorsale à la surface ventrale, dans le gymnote le courant est dirigé de la tête à la queue. En d'autres termes, l'extrémité dorsale des pyramides de l'appareil de la torpille représente le pôle positif, tandis que dans le gymnote ce pôle correspond à l'extrémité céphalique de l'organe.

Il y a, de chaque côté du corps du gymnote, environ quarante-huit séries de diaphragmes. Chaque série contient environ 4,000 diaphragmes sur lesquels sont appliqués des filets nerveux ; ces diaphragmes sont également séparés par des espaces remplis de liquide.

Les diaphragmes de l'appareil du gymnote sont plus compliqués que ceux de la torpille. M. Pacini, qui a étudié dernièrement ces organes avec beaucoup de soin, a reconnu qu'ils étaient formés de deux parties superposées : l'une qu'il appelle *corps cellulaire*, et l'autre, très-fine, qu'il appelle *lamelle fibrillaire*. Ces deux éléments membraneux sont aussi séparés l'un de l'autre par un liquide. M. Pacini, qui cherche à établir la ressemblance de ces organes avec des piles, compare la membrane fibrillaire à la cloison de porcelaine poreuse qui sépare les deux liquides en réaction dans la pile de Bunsen.

L'organe électrique du *mormyrus longipinnis*, dernièrement décrit par

M. Kölliker, est analogue aux précédents; il est formé par quatre séries de diaphragmes placés longitudinalement sur les côtés de la queue, deux de chaque côté. Chacune de ces séries est composée de 140 à 150 diaphragmes, séparés les uns des autres par des intervalles de 0mm,1 remplis d'un liquide albumineux.

L'organe électrique du *silure* a été étudié par M. Pacini. Il présente des caractères particuliers qui le distinguent des précédents; il n'est point formé de séries parallèles et symétriques. Il se compose de plans membraneux entre-croisés dans toutes les directions, et formant par leurs entre-croisements des alvéoles octaédriques d'une capacité d'environ 1 millimètre cube, et remplis d'un liquide albumineux. En outre, cet organe forme une masse alvéolaire, qui enveloppe *tout le corps de l'animal*, moins les nageoires et l'extrémité du museau. Il s'ensuit que l'animal est plongé dans son organe électrique comme dans un sac. Le silure étant complétement enveloppé par son organe électrique, le courant de décharge n'a pas de direction déterminée; il peut sortir d'un point quelconque de sa surface. Dans le silure il y a une masse abondante de tissu adipeux, qui forme une couche continue interposée entre l'appareil électrique et le corps de l'animal. Le silure, entouré d'un tissu *mauvais conducteur*, se trouve ainsi *isolé* au milieu de son appareil. Les autres poissons électriques, dont l'appareil est placé de chaque côté du corps, ne présentent point de masses analogues de tissu adipeux, parce que la direction du courant a une tendance naturelle, au moment de la décharge, à compléter son circuit au travers de l'appareil lui-même, comme dans les piles dont on met les pôles en rapport; tandis que, au contraire, dans le silure, enveloppé *de toutes parts* par l'appareil, le courant aurait, à chaque décharge, traversé le corps de l'animal par le chemin le plus court.

Ce qu'il y a de bien remarquable dans tous les poissons dont nous venons de parler, c'est que la décharge de l'organe électrique est *volontaire*. On peut toucher impunément un poisson électrique, même en mettant en rapport les deux pôles opposés de l'organe électrique, sans ressentir aucune commotion; mais si on vient à irriter l'animal, la décharge peut se produire et se répéter à chaque irritation.

Nos appareils électriques ne nous offrent rien de semblable. Si nous touchons un réservoir où se trouve accumulée de l'électricité à *l'état de tension*, la décharge a lieu *au moment même* du contact. D'un *autre côté*, si nous établissons la communication entre les deux pôles *d'un appareil* électro-dynamique, le passage du courant s'opère d'une *manière continue*.

Au bout de quelque temps, et à la suite de commotions répétées, la décharge des poissons devient de plus en plus faible, ce qui prouve que l'électricité fournie par l'appareil ne se produit pas instantanément, et qu'il lui faut un certain temps pour s'y accumuler. Après plusieurs heures de repos, le courant a repris toute sa force. Il est donc vraisemblable que l'électricité renfermée dans l'appareil électrique des poissons s'y trouve à l'état de tension ou à l'état *statique*. Mais il reste toujours à démontrer pourquoi l'électricité accumulée dans l'appareil ne se reconstitue pas nécessairement, quand on établit la communication entre le pôle positif et le pôle négatif de l'organe, et comment le système nerveux, qui est en communication avec lui, par des nerfs volumineux, pour lui donner ou lui retirer cette propriété. Parmi les faits jusqu'à présent connus de l'électricité, c'est le magnétisme qui offre le plus d'analogie avec ce phénomène singulier. Sur un aimant, en effet, l'électricité se trouve accumulée aux deux pôles et s'y maintient à l'état statique, tant que l'aimant est en repos. On a beau joindre les deux pôles de l'aimant à l'aide de conducteurs métalliques, ceux-ci n'accusent le passage d'aucun courant, et ne déterminent aucune commotion. Il n'en est plus de même lorsque l'aimant est mû par un mouvement rapide : son électricité passe alors immédiatement à l'état dynamique ; elle détermine des courants dans les conducteurs convenablement placés, et elle excite des commotions, etc.

Il est remarquable que lorsque le poisson lance sa décharge, sous l'influence des nerfs qui vont se porter à l'organe électrique, les nerfs agissent par action centrifuge, exactement comme quand ils déterminent la contraction des muscles.

L'appareil électrique des poissons est un appareil spécial, qui n'a point son analogue dans les animaux vertébrés. Cet appareil, qui sert aux poissons de moyen d'attaque ou de défense, est, il est vrai, sous l'influence du système nerveux ; mais il n'est pas le système nerveux lui-même. On n'a jamais observé de phénomènes analogues à ceux des poissons électriques sur les animaux vertébrés, dépourvus d'un *organe électrique* spécial. Le rôle du système nerveux, dans ses rapports avec l'organe électrique des poissons, paraît consister à mettre cet appareil dans les conditions nécessaires pour que l'électricité développée par les phénomènes chimiques de la nutrition se maintienne en ce point à l'état de séparation, et ne se recombine pas sur place, comme cela a lieu dans la trame de tous les tissus (Voy. §§ 225 et 226). Lorsque les nerfs qui se rendent à l'organe électrique sont divisés, ou lorsque le lobe nerveux d'où ces nerfs se détachent est enlevé (ce lobe est placé à la partie supérieure de la moelle, où il forme un renflement qu'on peut comparer aux olives du bulbe rachidien), l'organe électrique perd promptement ses propriétés.

§ 351.

Influence du système nerveux sur les fonctions de nutrition. — Les fonctions de nutrition, c'est-à-dire celles de respiration, d'absorption, de sécrétion, etc., se rencontrent dans tous les êtres organisés ; elles sont communes aux animaux et aux végétaux. Ce qui distingue essentiellement les animaux des végétaux, c'est le *mouvement* et la *sensibilité*. Le système nerveux est propre aux animaux. Il tient sous sa dépendance les organes du mouvement ; c'est le système nerveux qui anime les muscles, et leur permet de mouvoir les parties solides sur lesquelles ils se fixent; c'est lui qui donne la sensibilité aux organes, et établit ainsi entre l'animal et le monde extérieur les rapports les plus variés. Mais le système nerveux est-il sans influence sur les fonctions de nutrition?

La plante immobile sur le sol où elle a pris racine absorbe, respire, sécrète et se nourrit sans intermédiaire d'un système organique analogue au système nerveux. L'animal qui naît prend naissance aux dépens d'un blastème originaire uniforme; les tissus se développent et s'accroissent alors que le système nerveux n'existe pas encore, et ce système lui-même se développe et s'accroît comme eux. Sur l'animal et sur l'homme, arrivés à leur complet développement, la suppression ou la section des nerfs d'une partie, d'un membre, par exemple, qui entraîne dans ce membre la paralysie de la sensibilité et celle du mouvement, n'entraîne pas nécessairement la suspension des phénomènes de la nutrition, et le membre, quoique séparé de ses liens avec le système nerveux, continue encore à vivre.

Ce n'est pas à dire pourtant que le système nerveux soit sans influence sur les fonctions de nutrition. Les fonctions les plus essentielles de la vie organique sont accompagnées de *mouvements* chez l'animal. La respiration et la circulation en particulier ne sont possibles qu'autant que le jeu des puissances musculaires, qui agrandissent la cage thoracique, sont dans leur état d'intégrité. Il suffit de léser sur l'animal vivant certains points du système nerveux pour entraîner la cessation des mouvements de la poitrine, et pour amener immédiatement la mort. La cessation des mouvements de l'estomac, de ceux des intestins, entraîne pareillement, en peu de temps, des désordres graves dans la digestion. Les lésions de l'axe cérébro-spinal retentissent promptement sur les *mouvements* du cœur, et amènent une profonde perturbation dans la circulation, ou même sa cessation quand elles sont très-étendues, etc.

En dehors de l'influence exercée par le système nerveux sur les mouvements des organes dans l'accomplissement des fonctions de nutrition, l'expérience démontre que les sécrétions sont plus ou moins modifiées (Voy. § 172) lorsque les nerfs qui se rendent aux organes sécréteurs sont divisés. La nutrition elle-même (tout au moins celle des tissus dans lesquels le mouvement nutritif est actif) est manifestement, à un certain degré, sous la dépendance des nerfs. (Voy., pour plus de détails, § 377.)

Il y a des animaux qui, placés aux degrés inférieurs de l'échelle zoologique, ne présentent point de système nerveux distinct, et qui, cependant, vivent et se nourrissent. On n'en tirera pas la conclusion que le système nerveux est étranger aux fonctions de nutrition chez les animaux supérieurs pourvus de ce système. Les animaux inférieurs dont nous parlons, en effet, présentent des mouvements manifestes; ils sont composés d'un tissu homogène et contractile : en tirera-t-on la conclusion que le système nerveux, qui fait ici défaut, est étranger aux mouvements des muscles dans les animaux supérieurs?

SECTION II.

Propriétés des diverses parties du système nerveux.

ARTICLE I.

DES NERFS.

§ 352.

Nerfs rachidiens. — Nerfs crâniens. — Les nerfs qui se détachent de l'axe cérébro-rachidien ont été divisés par les anatomistes en nerfs rachidiens et en nerfs crâniens, c'est-à-dire en nerfs qui se détachent du centre nerveux contenu dans le rachis, et en nerfs qui se détachent du centre nerveux renfermé dans la boîte crânienne. Cette division n'est pas seulement anatomique, elle est encore physiologique. Tandis que tous les nerfs rachidiens se comportent de même, et naissent par deux ordres de racines ayant des propriétés spéciales, les nerfs crâniens n'ont, pour la plupart, qu'une origine simple ou une seule racine ; ceux qui naissent par deux ordres de racines, et qui se rapprochent ainsi des nerfs rachidiens, offrent d'ailleurs dans leur distribution ultérieure des caractères propres que ne présentent point les nerfs rachidiens.

Les nerfs *rachidiens*, au nombre de 31 paires (8 cervicales, 12 dorsales, 5 lombaires, 6 sacrées), après s'être détachés de la moelle par deux ordres de racines (Voy. fig. 175 et 176), l'une antérieure, l'autre postérieure, convergent vers le trou de conjugaison, et se réunissent bientôt en un tronc commun. Les racines d'origine du nerf ont à peine mélangé leurs filets en un tronc commun, que ce tronc se divise à sa sortie du trou de conjugaison en deux branches terminales, lesquelles contiennent à la fois des filets sensitifs et des filets moteurs. Les nerfs rachidiens, à leur sortie du trou de conjugaison, sont donc des nerfs *mixtes*.

Les nerfs rachidiens, peu après leur réunion en un tronc commun, se divisent en deux branches qui divergent à la sortie du trou de conjugaison. L'une des branches se porte en avant, l'autre en arrière.

Les *branches postérieures* se portent dans les muscles postérieurs du tronc et dans la peau de cette région. Les *branches antérieures* se portent dans les muscles et dans la peau de la partie antérieure du tronc et forment les plexus cervicaux, brachiaux, lombaires et sacrés qui alimentent les muscles et la peau du cou, des membres supérieurs et des membres inférieurs.

Les nerfs rachidiens président à la contraction des muscles du tronc et des membres ; ils donnent aux muscles la sensibilité obscure qu'ils présentent ; ce sont eux enfin qui donnent à la peau du tronc, à celle des membres et à celle de la partie postérieure de la tête, la sensibilité tactile qui lui est propre. Le segment antérieur de la tête reçoit ses filets sensitifs d'un nerf crânien (le nerf de la cinquième paire, ou trijumeau).

Les nerfs *crâniens* naissent dans des points variés de l'encéphale, et sortent par les trous de la base du crâne. Il y a douze paires de nerfs crâniens (classification de Sœmmering), qui sont : 1° les nerfs *olfactifs*; 2° les nerfs *optiques;* 3° les nerfs *moteurs oculaires communs*; 4° les nerfs *pathétiques*; 5° les nerfs *trijumeaux;* 6° les nerfs *moteurs oculaires externes*; 7° les nerfs *faciaux;* 8° les nerfs *auditifs;* 9° les nerfs *glossopharyngiens*; 10° les nerfs *pneumogastriques;* 11° les nerfs *spinaux;* 12° les nerfs *hypoglosses.*

Les nerfs olfactif, optique et acoustique nous ont déjà occupé (Voy. §§ 320, 299, 314), dans l'étude des sensations. Nous avons vu que l'excitation mécanique, chimique ou galvanique éveille en eux la sensation qui leur est propre. Ils agissent alors comme conducteurs, à la manière des autres nerfs; ils reportent dans les points de l'encéphale où ils se terminent l'impression reçue à leur extrémité périphérique, et c'est dans l'encéphale lui-même que l'impression devient lumière, son, etc. Lorsqu'un de ces nerfs est détruit sur un point quelconque de son trajet intracrânien, la sensation disparaît. La portion du nerf qui reste adhérente à l'organe de sens, et qui est séparée de l'encéphale, a perdu ses propriétés conductrices. Le point réel de l'encéphale où vont se terminer les nerfs olfactifs n'est pas très-bien connu [1]. On ne peut guère poursuivre les racines de ce nerf au delà de la partie postérieure du lobe antérieur du cerveau, dans le fond de la scissure de Sylvius. Le nerf optique paraît se terminer dans les tubercules quadrijumeaux (Voy. § 369). Le nerf auditif paraît se terminer au bulbe rachidien, dans l'épaisseur de la substance grise placée à la face postérieure du bulbe. Le siége *encéphalique* des divers organes des sens n'est donc pas encore suffisamment déterminé.

§ 353.

Nerf moteur oculaire commun. — Ce nerf se détache des pédoncules cérébraux à l'endroit où les pédoncules sortent de la protubérance annulaire. L'origine de ce nerf a lieu sur l'étage inférieur des pédoncules cérébraux. Le nerf moteur oculaire commun va se distribuer à *tous* les muscles de l'œil, sauf le droit externe et le grand oblique, c'est-à-dire qu'il donne le mouvement au droit supérieur, au droit inférieur, au droit interne, au muscle petit oblique et au releveur de la paupière supérieure; de plus, il fournit au ganglion ophthalmique ce qu'on appelle sa courte

[1] L'origine des nerfs, aux points où ils *se séparent* des centres nerveux, ne représente que leur origine *apparente*. Les tubes nerveux primitifs (Voy. § 339) qui entrent dans la composition des nerfs entrant aussi dans la composition des centres nerveux, il y a continuité du nerf au centre nerveux. On peut donc suivre, plus ou moins profondément, les fibres d'un nerf dans le centre nerveux lui-même. C'est ce qu'on appelle poursuivre son origine *réelle*. C'est une recherche difficile, attendu le peu de consistance de la substance nerveuse.

racine. Cette racine, après avoir traversé le ganglion, donne naissance aux nerfs ciliaires qui vont à l'iris. C'est à ces nerfs que l'iris doit de pouvoir diminuer l'ouverture de la pupille : ils président à la contraction du sphincter irien. Lorsque le nerf moteur oculaire commun est coupé sur les animaux, ou lorsqu'il est détruit ou comprimé par des tumeurs sur le vivant, on voit survenir la *paralysie* des muscles de l'œil et la dilatation permanente de la pupille.

La paralysie des muscles dans lesquels se distribue le nerf moteur oculaire commun se traduit à l'extérieur par un *prolapsus* de la paupière supérieure, dû à la paralysie du muscle releveur de la paupière supérieure; il s'ensuit aussi un *strabisme externe*. Le strabisme externe s'explique aisément par la paralysie du muscle droit interne et par la persistance de la tonicité (Voy. § 227) dans le muscle droit externe resté intact.

On a quelquefois signalé exceptionnellement des rameaux nerveux du nerf moteur oculaire commun, qui se rendaient dans le *droit externe* et dans le grand oblique. Dans l'appréciation symptomatique de la lésion nerveuse, le prolapsus de la paupière supérieure et la dilatation de la pupille devront donc passer avant le strabisme.

Le nerf moteur oculaire commun est un nerf de mouvement. Mais ne contient-il que des filets moteurs, et ne renferme-t-il pas quelques filets de sensibilité?

Lorsqu'on excite le nerf moteur oculaire commun sur les animaux, dans la cavité orbitaire, les animaux accusent de la douleur; le nerf est légèrement *sensible*. Cette sensibilité est-elle empruntée au nerf ophthalmique dans le trajet intracrânien, le long du sinus caverneux, ainsi que le pense M. Longet, ou bien est-elle due à une petite proportion de fibres sensitives destinées à la sensibilité musculaire? C'est ce qui n'est pas parfaitement déterminé. Les recherches de MM. Jacubowitsch et Owsjannikoff sur l'origine réelle des nerfs encéphaliques s'accorde mieux avec la dernière supposition.

Chez l'animal récemment tué, il est facile de montrer l'influence motrice de ce nerf sur les muscles de l'œil; il suffit d'exciter le nerf avec une pince ou avec les pôles d'une pile pour exciter des contractions dans tous ces muscles, et aussi dans l'iris.

Les expérimentateurs (M. Nuhn en particulier) ont constaté pareillement sur l'homme décapité que l'excitation du nerf moteur oculaire commun entraîne la contraction de la pupille.

§ 354.

Nerf pathétique. — Ce nerf a son origine apparente en arrière des tubercules quadrijumeaux, sur les côtés de la valvule de Vieussens. Le nerf pathétique est destiné à un seul muscle de l'œil, le muscle grand oblique. Lorsqu'on vient à exciter ce nerf dans l'intérieur du crâne, sur un animal récemment tué, on aperçoit sur le globe oculaire un léger mouvement de rotation de dehors en dedans ; et, lorsque la voûte osseuse de l'orbite est enlevée, on constate directement que ces mouvements sont déterminés par les contractions du muscle grand oblique.

§ 355.

Nerf trijumeau (ou trifacial, ou de la cinquième paire). — Le nerf trijumeau naît de l'encéphale par *deux racines*. Il offre, sous ce rapport, avec les nerfs rachidiens une certaine analogie. L'une de ces racines est, en effet, une racine sensitive, et l'autre une racine motrice. Ces deux racines ont leur origine apparente au même point, sur les côtés de la protubérance annulaire, là où les fibres transversales de la protubérance prennent le nom de pédoncules cérébelleux moyens.

L'expérience a prouvé, de la manière la plus certaine, que la *petite* racine de ce nerf est une racine motrice, tandis que la *grosse* racine est une racine sensitive. La grosse racine, ou racine sensitive, présente, comme les racines postérieures des nerfs rachidiens, un renflement ganglionnaire peu après son origine. Ce renflement est connu sous le nom de ganglion de Gasser. La réunion de la portion sensitive du nerf trijumeau avec sa portion motrice n'a lieu qu'au delà du ganglion, comme pour les nerfs rachidiens. Mais ce qui établit entre les nerfs rachidiens et le nerf trijumeau une différence essentielle, c'est que la portion ganglionnaire ou sensitive du nerf trifacial ne se réunit pas entièrement à la portion non ganglionnaire pour former un nerf mixte. Loin de là, il n'y a qu'une faible partie de la portion ganglionnaire du nerf qui se réunisse à la portion non ganglionnaire pour former la branche *maxillaire inférieure*. Les deux branches supérieures du nerf de la cinquième paire sont exclusivement fournies par la racine sensitive : ce sont la branche *ophthalmique* et la branche *maxillaire supérieure*.

Les branches ophthalmique et maxillaire supérieure sont donc des nerfs sensitifs, tandis que la branche maxillaire inférieure est un nerf mixte.

Le nerf de la cinquième paire donne, par sa branche supérieure (ophthalmique), la sensibilité au globe oculaire, à la conjonctive, à la muqueuse nasale et à ses sinus, à la peau du front jusqu'à la partie supérieure de la tête, à la paupière supérieure, à la partie supérieure du nez. Par sa branche moyenne (maxillaire supérieure), il donne la sensibilité à la muqueuse nasale, à la trompe d'Eustache, à la partie supérieure du pharynx, au voile du palais, à la voûte palatine, aux gencives, aux dents, à la paupière inférieure, à la partie inférieure du nez, aux joues jusqu'aux lèvres. La branche inférieure du nerf de la cinquième paire (nerf maxillaire inférieur) donne la sensibilité à la peau des tempes, à une partie de l'oreille externe, à la partie inférieure du visage, à la lèvre inférieure, au plancher inférieur de la bouche, aux deux tiers antérieurs de la langue. Cette branche donne le mouvement, par ses filets nerveux, aux muscles temporaux, masséters, ptérygoïdiens externes et internes, ventres antéteurs des digastriques, mylo-hyoïdiens, tenseurs du palais (péristaphylins externes). En résumé, la cinquième paire donne la sensibilité à presque tous les téguments cutanés et muqueux de la tête (voy. fig. 188). Elle donne le mouvement à un groupe de muscles qui agissent pendant la mastication.

Fig. 188.

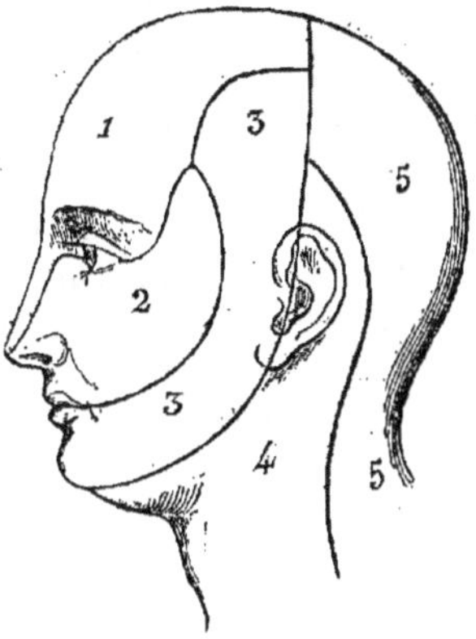

1, distribution cutanée de la branche ophthalmique.
2, distribution cutanée de la branche maxillaire supérieure.
3, 3, distribution cutanée de la branche maxillaire inférieure.
4, distribution cutanée des branches antérieures des nerfs cervicaux.
5, 5, distribution cutanée des branches postérieures des nerfs cervicaux.

On peut exciter directement le nerf de la cinquième paire dans l'intérieur du crâne, après avoir soulevé le cerveau avec précaution; on constate ainsi que la portion ganglionnaire est douée d'une vive sensibilité.

La section intracrânienne du tronc entier de la cinquième paire, au moment de son passage sur le sommet du rocher, entraîne immédiatement l'abolition de la sensibilité de toutes les parties que nous venons de signaler, et la paralysie des muscles auxquels il donne des filets.

La section intracrânienne du nerf de la cinquième paire s'opère à l'aide d'un petit instrument très-délié, qu'on introduit en avant du conduit auditif externe, en perforant l'os temporal, après avoir mesuré par avance, dans le crâne ouvert d'un animal de même espèce, la profondeur à laquelle il faut faire pénétrer l'instrument, et la direction qu'il faut lui donner pour diviser le nerf. Cette section est accompagnée d'une *très-vive* douleur, ce qui établit directement encore que ce nerf est doué d'une grande sensibilité. D'un autre côté, lorsque, après avoir enlevé le cerveau sur un animal, on détache les origines du nerf de la cinquième paire de la protubérance, on peut exciter le bout périphérique de la grosse racine sans déterminer le moindre mouvement dans les parties auxquelles va se distribuer ce nerf. Lorsque l'irritation porte sur la petite racine, les muscles auxquels va se porter le nerf maxillaire inférieur entrent en contraction, et comme ces muscles sont principalement des muscles *masticateurs*, la mâchoire inférieure se rapproche de la supérieure. Cette expérience, souvent répétée par les observateurs, prouve que la partie sensible du nerf correspond à la grosse racine, et la partie motrice à la petite. Elle prouve encore que, dans le nerf maxillaire inférieur, la portion nerveuse qui fait contracter les muscles vient de la petite racine du nerf trijumeau, car l'irritation de la grosse racine qui, elle aussi, concourt à la formation du nerf maxillaire inférieur, n'est suivie d'aucun mouvement dans les muscles de la mâchoire.

C'est à la racine non ganglionnaire du trijumeau, et à la portion motrice du nerf maxillaire inférieur, qui lui fait suite, que Bellingeri a donné le nom de *nerf masticateur*. Cette dénomination est plutôt physiologique qu'anatomique, car elle s'applique à un nerf qui n'est pas isolé dans toutes les parties de son trajet. Il est vrai que les filets fournis aux muscles et ceux qui vont se distribuer à la peau et aux muqueuses peuvent être souvent suivis à l'aide du scalpel et rapportés à leur véritable origine, c'est-à-dire à la racine motrice ou à la racine sensitive, et qu'on peut ainsi, à la rigueur, séparer le nerf maxillaire en ses deux parties composantes, sensitive et motrice, depuis son origine jusqu'à sa terminaison. Mais il faut dire que la dissection peut induire en erreur, car elle est, en quelques points tout au moins, un peu artificielle. La véritable distribution des fibres sensitives et des fibres motrices du nerf maxillaire inférieur est bien plus rigoureusement déterminée par l'expérience, qui consiste à irriter directement la racine motrice du nerf de la cinquième paire après l'enlèvement du cerveau. La dissection des rameaux du nerf maxillaire inférieur aurait toujours laissé quelque incertitude dans l'esprit, pour savoir quels sont les filets du nerf maxillaire inférieur qui viennent de la racine ganglionnaire, et quels sont ceux qui viennent de la racine non ganglionnaire ; c'est en se conformant aux résultats fournis par les expériences physiologiques que l'anatomie est parvenue à rapporter les divisions de ce nerf à leur véritable source.

Influence du nerf de la cinquième paire sur les organes des sens. — Lorsque le nerf de la cinquième paire a été coupé sur un animal dans l'intérieur du crâne, la sensibilité et le mouvement ont disparu dans les parties animées par ce nerf. Le mouvement de clignement ne s'opère plus sur l'œil du côté correspondant à la section du nerf de la cinquième paire. La sensibilité de la conjonctive est en effet anéantie : la sensation de picotement déterminée par le contact de l'air sur cette membrane n'est plus sentie, le besoin de cligner n'existe plus. On peut promener les barbes d'une plume, appliquer la pulpe du doigt sur le globe de l'œil, l'animal n'en a pas connaissance, et les paupières restent immobiles.

Quand l'animal survit à l'opération, on constate qu'au bout de quelques jours la cornée devient opaque ; elle s'ulcère même parfois, et l'œil se perd en se vidant. Dans le principe, on a pensé que cette altération de l'œil devait être attribuée au dessèchement de l'œil (par cessation du mouvement de clignement, alors que les larmes ne sont plus étalées à la surface du globe oculaire), et à l'action irritante des poussières et des autres influences extérieures. Mais M. Magendie, qui, le premier, avait observé les désordres dont nous parlons, avait déjà constaté que, soit la section du nerf de la septième paire (suivie de la paralysie du sphincter des paupières), soit l'excision des paupières, opérations qui mettent à découvert le globe oculaire, quoique suivies d'ophthalmie, ne sont pas capables de produire dans le globe oculaire une affection semblable à celle qui résulte de la section de la cinquième paire. MM. Snellen et Donders ont confirmé la justesse de cette observation, et, comme M. Magendie, ils ont constaté pareillement que l'extirpation de la glande lacrymale n'entraîne point l'opacité de la cornée.

Les désordres qui surviennent dans la nutrition du globe de l'œil tiennent donc évidemment à la suppression d'action de la branche ophthalmique de la cinquième paire.

Le mode de cette action, resté jusqu'à ce jour assez obscur, nous semble avoir été dernièrement élucidé, avec beaucoup de sagacité, par M. Snellen. L'auteur, après avoir constaté d'abord que des tissus dont les nerfs ont été coupés sont tout aussi capables que les autres de s'enflammer sous l'influence des agents mécaniques et chimiques, montre par des expériences que des irritations mécaniques peuvent, après la section du nerf facial (nerf de la septième paire), donner lieu à des altérations de nutrition qui ne diffèrent en rien de celles qui suivent la section du trijumeau. M. Snellen constate également, comme l'avait déjà observé M. Schiff, que l'application d'une suture aux paupières (d'un animal dont on a coupé le nerf de la cinquième paire), pour empêcher le contact de l'air, retarde un peu, mais n'empêche ni le développement, ni l'intensité de l'inflammation oculaire. L'expérimentateur se demande alors si les corps étrangers et durs, contre lesquels l'animal se choque à chaque instant avec son globe oculaire découvert et privé de sensibilité, ou avec son globe oculaire insensible, couvert de paupières également insensibles, ne seraient pas capables de produire une inflammation de la cornée avec ses suites. L'auteur imagine alors un nouveau procédé. Après avoir coupé le nerf de la cinquième paire à un lapin et fermé les paupières du côté lésé par une suture, il fixe au devant de l'œil par quelques fils l'oreille du même côté (l'oreille *reste encore sensible* après la section du trijumeau). De cette façon l'œil se trouve soustrait aux influences traumatiques. Dans une première expérience, la cornée resta parfaitement transparente jusqu'au sixième jour, moment où les fils de la suture tombèrent avec la suppuration des paupières. Les fils étant tombés, le pus s'est amassé dans l'œil entr'ouvert, la cornée est devenue opaque et les phénomènes ordinaires n'ont pas tardé à se manifester. Dans une autre expérience, au moment où les fils se relâchèrent, on renouvela les points de suture, et le succès fut tel que, jusqu'au dixième jour, c'est-à-dire jusqu'au moment de la mort de l'animal, la cornée garda son état normal. M. Snellen tire de ses expériences la conclusion que les altérations qui surviennent au globe de l'œil, à la cornée en particulier, sont l'effet d'une cause traumatique, alors que l'œil, privé de sensibilité, a perdu la faculté de se soustraire aux influences du dehors.

M. Schiff a tout récemment répété les expériences de M. Snellen. Sur cinq lapins, les résultats généraux (consignés dans la thèse de M. Hauser) ont été sensiblement les mêmes [1].

[1] M. Schiff signale, en outre, l'injection des vaisseaux de l'iris et de la conjonctive comme

La cinquième expérience de M. Schiff est surtout saisissante. On pratiqua sur un jeune lapin la section du nerf trijumeau des deux côtés, et on conserva l'animal par l'alimentation artificielle (il faut alimenter artificiellement l'animal, car la sensibilité de la muqueuse buccale et le jeu des mâchoires sont abolis). L'œil gauche fut fermé par suture et protégé par l'oreille. L'œil droit fut seulement fermé par suture. Le cinquième jour, dans la matinée, l'animal fut trouvé mort (de faim). La cornée de l'œil gauche était saine; la cornée de l'œil droit était opaque.

La section du rameau carotidien, qui établit la communication entre le ganglion cervical supérieur du grand sympathique et le ganglion ophthalmique, entraîne aussi des altérations de nutrition dans l'œil, mais elles ne sont pas à beaucoup près aussi marquées. Elles consistent particulièrement dans l'injection des vaisseaux de l'iris et de la conjonctive (Voy. § 377).

Un phénomène souvent observé après la section du nerf de la cinquième paire dans l'intérieur du crâne, c'est le *rétrécissement* de la pupille, rétrécissement qui diminue peu à peu. Or, le même phénomène survient aussi sur les animaux auxquels on a coupé le filet carotidien, qui fait communiquer le ganglion ophthalmique avec le ganglion cervical du grand sympathique; il est, dès lors, assez probable que la section intracrânienne de la cinquième paire a en même temps porté sur le filet de communication dont il est question, filet qui passe très-près des racines de la cinquième paire [1]. Le rétrécissement momentané de la pupille peut être expliqué par la paralysie des *fibres rayonnées* de l'iris, lesquelles sont sous l'influence du grand sympathique (Voy. § 373), et par la persistance de l'action tonique du *sphincter* de l'iris, lequel est sous l'influence du nerf moteur oculaire commun (Voy. § 353).

Lorsque le nerf de la cinquième paire est coupé dans l'intérieur du crâne, il survient aussi des troubles dans l'organe de l'odorat, troubles qu'il assez difficile d'expliquer. L'expérience apprend peu de chose à cet égard, car tout ce qui est relatif aux odeurs est difficile à bien apprécier sur l'animal. On sait seulement qu'alors la muqueuse nasale éprouve des modifications de nutrition. Elle rougit, elle devient molle et saignante, la sécrétion en est augmentée (Schiff); et l'odorat paraît très-affaibli. On sait qu'un simple coryza suffit pour altérer profondément l'odorat.

La paralysie de la cinquième paire est quelquefois accompagnée d'une certaine dureté de l'ouïe. La section intracrânienne de ce nerf sur les

conséquence de la lésion de la cinquième paire, et comme *prédisposition* à l'inflammation du globe de l'œil, lorsque celui-ci n'est pas protégé par la paupière et par *l'oreille*. Mais il n'est pas démontré que la paralysie des vaisseaux (d'où l'injection) ne soit ici, comme ailleurs, déterminée par la portion du filet du grand sympathique qui procède du rameau carotidien, et qui se rend au ganglion ophthalmique, filet qui passe sur le sommet du rocher, dans le voisinage de la cinquième paire.

[1] M. Schiff, qui a observé le rétrécissement de la pupille sur le lapin, ne l'a point observé sur le chat et sur le chien. Cela ne tiendrait-il pas au rapport un peu différent du filet anastomotique du grand sympathique?

animaux apprend peu chose sur ce point[1]. Si l'ouïe est troublée, cela provient sans doute de la cessation d'influence des filets nerveux qui se détachent du ganglion otique (venant indirectement du nerf maxillaire inférieur), et qui vont se porter au vestibule, c'est-à-dire à la membrane qui contient les *liquides auditifs*.

S'il est vrai que le nerf lingual (branche du maxillaire inférieur) tient sous sa dépendance non-seulement la sensibilité tactile de la langue, mais encore la sensibilité gustative de ses bords et de sa pointe, il est évident que la section intracrânienne de ce nerf entraîne à la fois l'abolition de ces deux modes de sensibilité (Voy. §§ 323, 328).

Lorsque le nerf de la cinquième paire est coupé, la sécrétion de la salive est ralentie. L'excitation du nerf augmente, au contraire, cette sécrétion, ce dont on s'est convaincu sur des animaux chez lesquels on avait établi des fistules aux canaux de Sténon[2]. La glande sous-maxillaire et la glande sub-linguale reçoivent leurs nerfs du ganglion sous-maxillaire et du ganglion sub-lingual, et ces ganglions sont en communication avec le nerf lingual de la cinquième paire, et avec la corde du tympan de la septième paire, auxquels il faut joindre quelques filets du grand sympathique accolés à l'artère linguale et à ses divisions. La glande parotide reçoit des filets de la branche auriculo-temporale de la cinquième paire, et probablement de la septième paire par l'intermédiaire du ganglion otique (Voy. § 377).

§ 356.

Nerf moteur oculaire externe. — Ce nerf, qu'on pourrait appeler aussi nerf abducteur de l'œil, se répand dans le muscle droit externe. La distribution de ce nerf dans un seul muscle, tandis que le nerf moteur oculaire commun se distribue dans les autres muscles de l'œil, est vraisemblablement en rapport avec le mode d'association des mouvements des deux yeux dans l'exercice de la vision.

L'expérience qui consiste à exciter directement ce nerf dans l'intérieur du crâne est une expérience difficile. Ce nerf naissant sur les confins postérieurs de la protubérance, à l'endroit où les faisceaux du bulbe (continuation des faisceaux antérieurs de la moelle) s'engagent sous les fibres transversales de la protubérance, on ne peut parvenir jusqu'à lui qu'en soulevant toute la masse encéphalique. Avec beaucoup de pré-

[1] Quand on coupe le nerf de la cinquième paire dans l'intérieur du crâne, il arrive souvent qu'on coupe en même temps le nerf acoustique. Il faut donc se méfier des résultats.

[2] Lorsqu'on se propose d'activer la sécrétion des glandes salivaires par l'excitation du nerf de la cinquième paire, il faut que l'excitant (on s'est particulièrement servi dans ces expériences du courant de la pile ou du courant des appareils d'induction) soit appliqué sur les branches correspondantes aux glandes en expérience, et il faut que ces branches soient intactes. Lorsque les branches ont été coupées, ce n'est pas, comme on pourrait le croire, l'excitation du bout périphérique, mais bien celle du bout central, qui active la sécrétion (Voy. pour plus de détails, § 377).

cautions, M. Longet a constaté que l'animal paraît insensible à son excitation.

Lorsqu'on a enlevé le cerveau, on peut exciter le bout périphérique du nerf à l'aide d'excitants variés, et constater directement qu'il fait contracter le muscle droit externe, et qu'il entraîne le globe oculaire en dehors. Lorsque ce nerf est paralysé isolément sur l'homme vivant, la pupille se trouve portée en dedans en vertu de la tonicité persistante du muscle antagoniste (le muscle droit interne).

§ 357.

Nerf facial. — Le nerf facial se détache, en dehors du précédent, dans le sillon de séparation de la protubérance annulaire et du bulbe. Il s'engage bientôt dans l'aqueduc de Fallope, et sort du crâne par le trou stylo-mastoïdien. Le nerf facial anime les muscles occipital, auriculaire postérieur, auriculaire supérieur, auriculaire antérieur, frontal, sourcilier, orbiculaire palpébral, grand zygomatique, petit zygomatique, canin, élévateur propre de la lèvre supérieure, élévateur commun de l'aile du nez et de la lèvre supérieure, myrtiforme, transverse du nez, pyramidal, orbiculaire des lèvres, buccinateur, triangulaire, carré, muscle de la houppe du menton, peaucier, ventre postérieur du digastrique, stylo-hyoïdien, muscle interne du marteau, muscle de l'étrier.

Lorsqu'on excite les principales branches du nerf facial qui se distribuent à la face, l'animal se montre très-sensible à l'excitation ; lorsqu'on le prend à sa sortie du crâne, c'est-à-dire au-dessous du trou stylo-mastoïdien, il est sensible encore, mais beaucoup moins. La sensibilité de ce nerf à la face provient en très-grande partie des filets sensitifs de la cinquième paire, qui presque partout marchent accolés avec lui, et sont confondus dans le même névrilemme. Ces deux nerfs, en effet, se distribuent ensemble à presque toutes les parties molles du visage : l'un (nerf facial) abandonne surtout ses filets dans les muscles, l'autre (nerf de la cinquième paire), laissant dans les muscles quelques filets de sensibilité, se porte en majeure partie dans les téguments cutanés et muqueux.

Le nerf facial, à son origine, est-il un nerf purement moteur ? est-il irritable ? sensible ? La démonstration directe n'est pas facile, quoiqu'elle ait été annoncée. Pour aller exciter le nerf facial à son origine, sans détruire le cerveau, il faut, en effet, soulever celui-ci et le renverser, pour découvrir la partie antérieure du bulbe rachidien. Or, cette expérience n'est guère possible sans déchirure, et l'animal est alors tellement abattu, qu'on ne peut guère tirer de conclusions positives de l'expérimentation ; mais on peut chercher à résoudre le problème par voie indirecte.

Les paralysies de la cinquième paire, qui entraînent la perte de la sensibilité dans les téguments de la face, ne sont point accompagnées de la perte du mouvement. Réciproquement, dans la paralysie du nerf facial, qui entraîne la paralysie du mouvement, la sensibilité des téguments est conservée du côté correspondant de la face.

Lorsque le nerf de la cinquième paire a été coupé dans le crâne, les branches du nerf de la septième paire, qui se répandent à la face, sont devenues très-peu sensibles à l'excitation, et quelques-unes même ne paraissent plus l'être. C'est donc principalement l'adjonction de la branche auriculo-temporale de la cinquième paire au niveau du trou stylo-mastoïdien, celle des filets sus-orbitaires, sous-orbitaires, et mentonniers de la cinquième paire, au niveau des trous de même nom, qui communiquent au nerf facial la vive sensibilité que montre l'animal *intact*, lorsqu'on irrite les branches de la septième paire. Mais il n'en faut pas conclure que le nerf facial est absolument insensible.

Le nerf facial est *légèrement* sensible à sa sortie du trou stylo-mastoïdien, alors qu'il n'a pas encore reçu les anastomoses du nerf de la cinquième paire, et, de plus, sa sensibilité n'est pas éteinte complétement lorsque le nerf de la cinquième paire a été divisé dans le crâne. Cette sensibilité obscure, le nerf facial la doit à des filets propres, qui font partie de son tronc originel.

Lorsqu'on examine les origines du nerf facial, on remarque qu'il se détache du bulbe par deux racines : l'une, qui constitue la plus grande partie du nerf; l'autre, très-petite, qui lui est tout à fait accolée. Est-ce cette petite racine (nerf de Wrisberg) qui lui donne la sensibilité obscure dont il jouit, et la petite intumescence qu'on observe au *coude* du nerf facial, en son trajet dans l'aqueduc de Fallope, est-elle un renflement ganglionnaire analogue à celui qu'on observe sur les racines postérieures des nerfs rachidiens et sur la racine sensitive de la cinquième paire? Ce sont là des suppositions qui ne sont pas suffisamment démontrées [1]. Mais ce qui ressort de l'expérience, c'est que le nerf facial n'est pas exclusivement moteur avant ses anastomoses avec la cinquième paire, et qu'il est légèrement sensible par lui-même [2].

[1] Quelques expériences récentes de M. Bernard tendent à faire supposer que le nerf intermédiaire de Wrisberg n'est pas complétement assimilable à la racine sensitive de la cinquième paire. Ce nerf devrait être envisagé, au moins en partie, comme une racine du système sympathique encéphalique, et l'intumescence gangliforme du nerf de la septième paire devrait être considérée comme un ganglion de ce système (Voy. § 377).

[2] Il ne faut pas forcer les faits et vouloir se faire sur les propriétés exclusivement sensitives ou exclusivement motrices des nerfs des idées trop absolues. La distinction est nette et tranchée pour les racines originaires des nerfs rachidiens; elle l'est aussi pour les branches du nerf de la cinquième paire; mais la distinction est loin d'être aussi tranchée pour la plupart des autres nerfs crâniens. La localisation des tubes nerveux conducteurs du mouvement dans tels ou tels nerfs n'est en rien nécessaire à la doctrine de Charles Bell; ces éléments différents conservent leur signification, alors même qu'ils sont accolés dans les nerfs, alors même qu'ils sont accolés dans les centres nerveux. Tantôt ils apparaissent distincts au moment où les nerfs se séparent des centres, tantôt ils sont accolés au lieu d'être séparés. Les tubes nerveux ne s'anastomosant point entre eux, cela importe peu. Les tubes nerveux, qu'ils marchent séparément vers leur destination ultérieure, ou qu'ils se rassemblent et se rappro-

Au reste, le nerf facial est le seul qui fournisse des filets moteurs aux muscles de la face. On peut, après avoir mis à mort un animal et lui avoir enlevé l'encéphale, irriter mécaniquement le bout périphérique du nerf facial, et faire contracter ainsi les muscles du visage. Dans les paralysies du nerf facial, les muscles d'un côté de la face étant paralysés, les muscles du côté sain entraînent le visage de leur côté, en vertu de leur force tonique, et la face prend une expression particulière.

Influence du nerf de la septième paire sur les organes des sens. — Quand le nerf est paralysé sur l'homme, ou quand on l'a coupé sur un animal, à la sortie du trou stylo-mastoïdien, le muscle orbiculaire des paupières ne se contracte plus, les paupières ne peuvent plus s'abaisser sur le globe de l'œil. L'œil du côté paralysé paraît même plus grand que l'autre, en vertu de la tonicité persistante du muscle releveur de la paupière supérieure animé par le nerf moteur oculaire commun. Il peut résulter de cette paralysie des troubles graves dans la vision, et il y a ordinairement un état inflammatoire chronique de la membrane conjonctive, par suite du contact prolongé de l'air. Les muscles du globe de l'œil peuvent toutefois suppléer en partie le mouvement de clignement ; ce n'est plus la paupière qui étale les larmes sur le globe de l'œil, c'est l'œil lui-même qui se meut sous la paupière. Les larmes s'écoulent sur la joue, parce que les points lacrymaux n'ont plus leur direction normale (Voy. § 304).

Dans les paralysies du nerf facial, on a souvent observé un affaiblissement remarquable de l'odorat, qu'il est assez difficile d'expliquer. On l'a attribué à la paralysie des muscles qui entourent l'orifice extérieur des narines, paralysie qui, tout en n'empêchant pas le courant d'air de traverser les fosses nasales, s'opposerait à l'écartement actif des narines, qu'on regarde comme une cause adjuvante assez essentielle de l'odorat[1].

Le nerf facial anime les muscles des osselets, c'est-à-dire le petit muscle de l'étrier, et le muscle interne du marteau. La paralysie du nerf facial est quelquefois accompagnée d'une sensibilité douloureuse de l'audition, qui dépend sans doute de ce que la membrane du tympan ne peut plus remplir son rôle protecteur (Voy. § 309).

Le nerf facial fournit, un peu avant sa sortie par le trou stylo-mastoïdien, un rameau assez volumineux, qu'on désigne sous le nom de *corde*

chent dans un névrilemme commun, n'en conservent pas moins, jusqu'à leur terminaison, les propriétés qui leur sont propres. Les filets sensitifs du nerf de la cinquième paire et les filets moteurs du nerf facial, réunis entre eux dans les branches auriculo-temporales, susorbitaires, sous-orbitaires et mentonnières, ne président pas moins, les uns à la sensibilité des parties, et les autres au mouvement musculaire. Ces filets seraient accolés entre eux et formeraient un tronc unique dès le moment où ils se séparent des centres nerveux, que cela ne changerait point le rôle qu'ils sont appelés à jouer.

[1] On peut aussi attribuer l'influence du facial sur l'odorat au filet qui se détache du coude du facial, sous le nom de grand nerf pétreux superficiel (filet supérieur du nerf vidien), et qui, après avoir traversé le ganglion sphéno-palatin, va se répandre dans les fosses nasales, en formant la plus grande partie du nerf naso-palatin. Le nerf facial exercerait sur l'odorat une influence du même ordre que le nerf de la cinquième paire (Voy. § 355).

du tympan. Ce rameau traverse de part en part la caisse du tympan, et sort du crâne par un petit orifice situé au voisinage de l'épine du sphénoïde. Ce nerf s'accole au nerf lingual et va se terminer avec lui dans la membrane muqueuse de la langue. Beaucoup de suppositions ont été faites sur le rôle de ce nerf singulier, mais il faut bien dire qu'il reste encore à cet égard à éclaircir plus d'une obscurité.

On a constaté parfois des altérations du goût dans le côté de la langue correspondant au nerf facial paralysé. Ces altérations ont été notées à diverses époques. Tels sont les faits rapportés par MM. Roux, Bernard, Henoch, Romberg, etc. M. Stich, dans un mémoire publié récemment, passe en revue tous les faits de ce genre, et fait remarquer que dans les cas où on a observé le trouble du goût, la cause de la paralysie du nerf facial siégeait toujours sur un point plus ou moins périphérique du nerf facial. Le goût n'est point troublé au contraire quand le siége de la cause paralysante se trouve à la base de l'encéphale. M. Stich en conclut que si la corde du tympan a de l'influence sur le sens du goût, elle le doit à des filets du trijumeau accolés à elle et fonctionnant comme nerfs du goût[1]. Ce qui est certain, c'est que la corde du tympan, quelle que soit l'origine réelle des filets de gustation qu'elle renferme, a une influence propre dans l'appréciation des saveurs. Un homme auquel on avait enlevé la moitié de l'os maxillaire inférieur avec la corde du tympan et le nerf facial immédiatement à sa sortie du trou stylo-mastoïdien, le nerf lingual *étant conservé*, sentait très-bien la saveur d'une dissolution concentrée de sel appliquée par M. Stich à l'aide d'un pinceau, sur la pointe et sur les bords du côté correspondant de la langue. Mais tantôt il accusait une sensation acide, tantôt une sensation sucrée. Il en fut de même avec l'extrait de quassia amara, dont la saveur amère ne fut pas nettement distinguée. La détermination des diverses saveurs était au contraire parfaitement nette à la base de la langue dans les points correspondants aux divisions du nerf glosso-pharyngien.

Lorsqu'on excite directement sur les animaux vivants la corde du tympan, on n'observe pas le moindre frémissement dans les muscles de la langue. D'une autre part, cette excitation éveille chez l'animal des signes manifestes de sensibilité. La corde du tympan contient donc des filets de sensibilité, et elle exerce sur le goût et sur la sensibilité tactile de la langue le même rôle que la branche linguale de la cinquième paire, dont elle partage la distribution.

Le rôle que joue la corde du tympan, dans la sécrétion des glandes

[1] M. Stich suppose que les filets de la cinquième paire ne s'accolent pas seulement à la corde du tympan après la sortie de la base du crâne; mais il pense que, à la partie supérieure même du rocher, le nerf facial reçoit des anastomoses de la cinquième paire qui l'accompagnent pendant son trajet de l'aqueduc dans Fallope. Cette supposition a déjà été faite autrefois par M. Longet, qui a cherché à expliquer de cette façon la *sensibilité* du tronc du nerf facial à sa sortie du trou stylo-mastoïdien.

sous-maxillaires, tend à la rattacher d'une autre part au système du grand sympathique (Voy. § 377).

Quant aux mouvements des muscles du voile du palais, ils ne sont point, comme on l'a cru, sous l'influence du nerf facial. La galvanisation du nerf facial dans le crâne ne fait point contracter ces muscles, tandis que la galvanisation du nerf glosso-pharyngien et celle du nerf pneumogastrique les fait manifestement entrer en contraction. M. Debrou, par d'habiles dissections, a d'ailleurs démontré que le nerf glosso-pharyngien anime la plupart de ces muscles [1].

§ 358.

Nerf glosso-pharyngien. — Le nerf glosso-pharyngien tire son origine des côtés du bulbe, au-dessus du pneumogastrique. Ce nerf est manifestement mixte dès son origine, c'est-à-dire composé de filets sensitifs et moteurs. Lorsqu'on excite ce nerf sur l'animal vivant, aussitôt après sa sortie du crâne, sur le chien ou sur le chat, on obtient de faibles signes de sensibilité. Les recherches anatomiques de M. Debrou et les expériences physiologiques de M. Volkmann prouvent que ce nerf tient sous sa dépendance quelques muscles du pharynx et du voile du palais (stylo-pharyngiens, constricteur moyen, péristaphylins internes et palato-staphylins).

Le nerf glosso-pharyngien ne donne pas seulement des filets aux muscles et des filets de sensibilité à la muqueuse des parties où il distribue ses filets; il communique aussi à la base de la langue la sensibilité gustative dont elle jouit. La faible sensibilité de ce nerf tient sans doute à ce qu'une grande partie de ses filets est dévolue à la sensibilité spéciale du goût (Voy. § 328).

§ 359.

Nerf pneumogastrique. — Le nerf pneumogastrique, né sur les côtés du bulbe rachidien, au-dessous de l'origine du glosso-pharyngien, sort du crâne par le trou déchiré postérieur, en compagnie du glosso-pharyngien et du spinal, fournit des rameaux au pharynx, au larynx, au cœur, aux poumons, à l'estomac, et tient ainsi sous sa dépendance trois grandes fonctions de l'économie : la respiration, la circulation et la digestion.

Le nerf pneumogastrique, au moment où il sort du crâne par le trou déchiré postérieur, est accolé au nerf spinal, et il présente sur son trajet un petit renflement ganglionnaire. Plus tard, le spinal n'est plus seulement accolé à ce nerf, mais il lui fournit une branche anastomotique assez considérable. De plus, ces deux nerfs naissent de la moelle dans des points différents; tandis, en effet, que le pneumogastrique se détache du bulbe rachidien sur le prolongement de la ligne qui, à la moelle, donne

[1] Nous avons vu plus haut (§ 355) que le péristaphylin externe reçoit ses filets de la racine motrice du nerf maxillaire inférieur (branche de la cinquième paire).

insertion aux racines postérieures des nerfs, le nerf spinal se détache du faisceau latéral de la moelle cervicale et du bulbe. La présence d'un ganglion sur le pneumogastrique, son absence sur le spinal, le mode d'origine de ces deux nerfs, et un certain nombre de faits que nous analyserons bientôt, ont porté quelques physiologistes à confondre ces deux nerfs en une seule description, et à les comparer à une paire rachidienne, dont le pneumogastrique serait la racine sensitive, et le spinal la racine motrice. Ces deux nerfs, en se fondant ensuite ensemble (en partie au moins), formeraient par leur accolement un certain nombre de branches mixtes.

Cette manière de voir, proposée par M. Bischoff et habilement soutenue par M. Longet, a été, il y a déjà longtemps, abandonnée par M. Bischoff, comme contraire aux faits.

Il est certain, en effet, et toutes les expériences faites depuis ce temps le démontrent, que le nerf pneumogastrique est un nerf *mixte*, dès son origine encéphalique. La sensibilité du nerf pneumogastrique ne fait doute pour personne. Lorsqu'on l'irrite ou lorsqu'on le coupe sur un point quelconque de son trajet, les animaux accusent une vive douleur. Mais ce qui prouve que ce nerf n'est pas seulement un nerf de sentiment, c'est que son irritation dans le crâne, alors qu'il n'a encore reçu ni l'anastomose du spinal, ni celle d'autres nerfs, c'est que cette irritation, dis-je, détermine des contractions dans les muscles constricteurs supérieurs et inférieurs du pharynx, dans les muscles palato-staphylins et péristaphylins internes (Bischoff et Reid), et aussi dans les muscles de l'œsophage et de l'estomac (Valentin). De plus, les animaux sur lesquels on a pratiqué l'ablation complète des nerfs spinaux dans le crâne [1] présentent encore des mouvements dans les parties où vont se distribuer les branches du pneumogastrique. Ce dernier argument, il est vrai, ne constitue pas une certitude; mais seulement une présomption, attendu que le nerf pneumogastrique pourrait emprunter des filets moteurs à ses autres anastomoses, au-dessous du trou déchiré postérieur. Mais l'excitation directe du pneumogastrique dans le crâne ne peut laisser subsister aucun doute à cet égard.

La facilité avec laquelle on peut couper au cou le nerf pneumogastrique, et aussi l'importance de sa distribution (cœur, poumons, estomac), ont depuis longtemps engagé les physiologistes à examiner les effets de cette section. Rappelons que, lorsqu'on coupe le nerf pneumogastrique au cou, on ne tranche pas seulement le nerf, tel qu'il se détache du bulbe rachidien : le tronc du pneumogastrique, au cou, contient le faisceau interne du spinal qui fait corps avec lui; il a reçu aussi quelques filets anastomotiques (provenant du glosso-pharyngien et de l'hypoglosse). La section au cou du nerf pneumogastrique, en supprimant l'action de ce nerf,

[1] Voy. § 360, à l'article du nerf spinal, le procédé mis en usage à cet effet par M. Bernard.

supprime en même temps celle des autres fibres nerveuses qui lui sont accolées.

Influence du nerf pneumogastrique sur la digestion et l'absorption. — Le nerf pneumogastrique, envoyant par sa branche pharyngienne des rameaux aux muscles du pharynx, contribue à la déglutition. La section du pneumogastrique au cou ne trouble pas la déglutition pharyngienne, parce que cette section a toujours lieu au-dessous de l'origine de la branche pharyngienne. Pour couper le nerf pneumogastrique au-dessus de la branche pharyngienne, il faudrait remonter profondément sous la mâchoire : nul doute qu'alors la déglutition ne fût très-gênée.

Au reste, ce n'est pas seulement par les filets du pneumogastrique que sont animés les muscles du pharynx. S'il est vrai que l'excitation du pneumogastrique dans le crâne fait contracter le constricteur supérieur et le constricteur inférieur, l'excitation du spinal dans le crâne fait également contracter les constricteurs du pharynx, et avec plus d'énergie que le pneumogastrique lui-même [1]. M. Bernard a noté, dans ses expériences, une certaine gêne de la déglutition après l'ablation des nerfs spinaux.

L'œsophage et l'estomac reçoivent leurs nerfs de sensibilité et de mouvement du nerf pneumogastrique et du nerf spinal. L'irritation du nerf pneumogastrique dans le crâne amène quelquefois des mouvements non équivoques dans les parties dont nous parlons ; celle du spinal également. Ces filets sont confondus dans le pneumogastrique pris au cou. En paralysant le mouvement, la section du nerf pneumogastrique au cou entrave les phénomènes de la déglutition œsophagienne et suspend l'influence mécanique de l'estomac sur la digestion (Voy. §§ 26 et 29). La masse alimentaire n'est plus successivement promenée dans l'estomac, et ses diverses parties ne sont plus soumises à l'action des sucs digestifs. Quand on retire cette masse de l'estomac d'un animal dont les nerfs pneumogastriques sont coupés, on trouve que sa surface est en partie chymifiée, mais le centre est à peu près intact.

L'action du nerf pneumogastrique sur la digestion ne paraît pas être bornée exclusivement à ces phénomènes mécaniques. Sur des chiens à fistule gastrique, on peut constater que la quantité du suc gastrique est généralement diminuée après la section des pneumogastriques. La réaction acide de ce suc persiste, quoique plus faiblement. Le lait injecté dans l'estomac se coagule encore.

Lorsque l'aliment est avalé sans être divisé, il reste souvent trois ou quatre jours dans l'estomac (Nasse). Les aliments réduits en bouillie et introduits à petites doses successives dans l'estomac d'animaux dont les nerfs pneumogastriques sont coupés peuvent encore être digérés et servir

[1] Le glosso-pharyngien fait aussi contracter le constricteur moyen (Voy. § 358). Le grand sympathique fournit aussi des filets au larynx. C'est, en définitive, du plexus pharyngien formé par des filets du spinal, du pneumogastrique, du glosso-pharyngien et du grand sympathique, que procèdent les nerfs du pharynx.

à la réparation. Si les animaux succombent fatalement au bout d'un temps plus ou moins long à la section des pneumogastriques, cela tient surtout à l'influence exercée par ces nerfs sur d'autres organes, sur les poumons, par exemple[1].

La disparition des aliments liquides, placés dans l'estomac des chiens dont les pneumogastriques sont coupés, prouve que l'absorption n'est pas suspendue. On peut objecter, il est vrai, que l'absorption s'est produite dans l'intestin. Mais quand on injecte des substances vénéneuses dans l'estomac des chiens dont on a lié le pylore et dont les pneumogastriques sont coupés, cette section n'empêche pas le poison de pénétrer dans les vaisseaux et d'amener l'empoisonnement. Il y a peut-être un peu plus de lenteur dans le phénomène; la section des nerfs entraîne, en effet, dans les circulations locales, des effets de congestion qui ralentissent le cours du sang (Voy. § 112). Il ne faut pas oublier que dans quelques animaux (le cheval, par exemple) l'estomac absorbe très-peu, même quand les nerfs pneumogastriques sont intacts (Voy. § 60).

M. Pincus a dernièrement pratiqué la section des nerfs pneumogastriques, non pas au cou, comme les expérimentateurs qui l'ont précédé, mais sous le diaphragme, vers l'extrémité inférieure de l'œsophage, près de l'estomac. Ce nouveau mode d'expérience, mis en usage sur des chiens et sur des chats, a conduit l'auteur à des résultats curieux. Les animaux étaient à jeun depuis vingt-quatre heures, au moment de l'opération; et immédiatement après on leur faisait avaler du lait. On mettait à mort l'animal au bout de vingt-quatre ou trente heures, et on trouvait : 1° le lait *non coagulé* dans l'estomac; 2° le liquide stomacal était non pas acide, mais *alcalin;* 3° la membrane muqueuse était fortement hyperhémiée, et on trouvait même des hémorrhagies interstitielles sous la membrane muqueuse. Ce triple résultat a été constant.

La section des nerfs pneumogastriques, au cou, et celle des mêmes nerfs au niveau de l'orifice œsophagien de l'estomac entraînent donc des résultats très-différents. L'auteur fait remarquer, avec raison, que les changements profonds dans la sécrétion (qui d'*acide* est devenue *alcaline*, et, par conséquent, impropre à la digestion stomacale), et dans la coloration de la membrane muqueuse (par injection vasculaire), doivent être attribués dans ces expériences, non pas à la section du pneumogastrique, mais à celle des rameaux du grand sympathique qui, dans toute la portion thoracique des pneumogastriques, viennent se joindre aux troncs de ces deux nerfs et les accompagnent dans leur distribution ultérieure. Les expériences de M. Pincus sur les diverses portions viscérales du grand sympathique, dont il sera question plus loin (§ 377), démontrent que les lésions du grand sympathique sont, tout le long de l'intestin, suivies des mêmes effets.

[1] On a vu des chiens survivre à cette section une, deux, trois, quatre, cinq, six, sept et huit semaines. (Expériences de M. Sédillot, et expériences plus récentes de M. Nasse, 1855.)

Influence du pneumogastrique sur les mouvements du cœur. — On sait que le cœur reçoit ses nerfs de deux sources : des filets cardiaques du pneumogastrique et de la portion cervicale du nerf grand sympathique. Lorsque les deux pneumogastriques ont été coupés sur l'animal, il survient une accélération remarquable des battements du cœur. Cet effet n'est pas déterminé seulement par l'agitation et l'émotion inséparables de toute opération : il persiste pendant les jours qui suivent. Le nombre des battements du cœur est souvent presque doublé. M. Nasse a constaté qu'ils s'élèvent de 100 à 130 ou 190 sur les chiens. En même temps que les battements du cœur augmentent de fréquence, ils perdent de leur énergie. Les nerfs pneumogastriques exercent donc une certaine influence sur les mouvements du cœur, mais ils ne les commandent pas absolument, puisque ceux-ci persistent. Nous avons vu déjà (Voy. § 222) que le cœur arraché de la poitrine d'un animal vivant, et par conséquent séparé de ses connexions nerveuses, non-seulement avec les pneumogastriques, mais encore avec le grand sympathique, continue encore à se contracter spontanément pendant quelque temps.

Quel genre d'influence le nerf pneumogastrique exerce-t-il donc ici? MM. Ed. Weber et Budge, ayant fait passer le courant énergique d'un appareil d'induction par le tronc du nerf pneumogastrique des mammifères, des oiseaux et des poissons, ont observé un fait des plus curieux. Le cœur suspend ses contractions aussitôt que le courant passe dans le nerf pneumogastrique. Le pneumogastrique et le spinal paraissent, du reste, jouir à cet égard des mêmes propriétés, car le même phénomène se produit, soit qu'on applique l'excitant électrique aux racines du pneumogastrique, soit qu'on l'applique aux racines du nerf spinal. Le grand sympathique, excité de la même manière, ne donne rien de semblable; au contraire, les contractions du cœur sont alors accélérées. Lorsque le cœur ne reçoit plus l'influence des nerfs pneumogastriques, après la section de ces nerfs, l'action du grand sympathique, qui persiste seule, peut nous expliquer jusqu'à un certain point l'accélération des mouvements du cœur. Dirons-nous que l'effet du pneumogastrique sur le cœur est de le mettre au repos, tandis que le grand sympathique aurait une action contraire, et que c'est de l'association de ces deux actions contraires que résulte le *rhythme* des mouvements du cœur ? Mieux vaut avouer que, dans l'état actuel de la science, le mode d'action du pneumogastrique et du spinal sur les mouvements du cœur, quoique manifeste, n'est pas bien connu.

Ce qui rend encore la solution de ce problème plus obscure, c'est que si, sur un animal *récemment tué*, on vient à exciter mécaniquement au cou le nerf pneumogastrique, après avoir ouvert la poitrine pour mettre le cœur à nu, on voit survenir des contractions partielles dans les faisceaux charnus du cœur. L'excitation du nerf produit ici, sur les muscles du cœur, le même effet que l'excitation de tous les autres nerfs produit sur les muscles dans lesquels ils se terminent.

Influence du pneumogastrique sur la respiration. — Lorsqu'on a coupé les deux pneumogastriques sur un animal, il survient, la plupart du temps, un trouble immédiat de la respiration, et tous les signes de la suffocation apparaissent. Les animaux ne succombent point après la section d'un seul nerf pneumogastrique : on n'observe alors chez eux qu'un changement dans le timbre de la voix et un trouble passager de la digestion. On a plus d'une fois pratiqué chez l'homme la section d'un nerf pneumogastrique dans un but chirurgical. M. Fano a dernièrement rapporté l'observation d'une résection de l'un des nerfs pneumogastriques, pratiquée accidentellement chez l'homme par Roux. Il s'agissait d'une tumeur cancéreuse siégeant sur le côté du cou. Un fragment de l'artère carotide et du nerf pneumogastrique furent enlevés. L'homme succomba, il est vrai, au bout d'une semaine, mais à d'autres accidents qu'à ceux de la résection du nerf pneumogastrique. On ne remarqua absolument rien d'anormal dans la *mécanique* respiratoire, et on ne trouva rien de pathologique dans les poumons après la mort. La seule chose observée fut une modification dans le timbre de la voix.

Si l'animal est jeune, il succombe en peu d'instants, après la section des deux nerfs pneumogastriques. Les animaux plus âgés résistent mieux, mais ils ne tardent pas, en général, à succomber par asphyxie, au bout de peu d'heures, ou tout au plus de quelques jours. L'asphyxie est due à la paralysie des muscles de la glotte. Les lèvres de la glotte ne s'écartant plus l'une de l'autre, à chaque mouvement respiratoire, par la contraction de leurs muscles dilatateurs ; l'air, qui se précipite dans le vide amené par la dilatation pulmonaire et qui s'engage avec une certaine force dans l'orifice comparativement étroit du larynx, déprime les cordes vocales *sans résistance*, et tend à obturer le conduit aérien. Cette difficulté de respirer augmente les efforts d'inspiration de l'animal, et les effets dont nous parlons s'exagèrent encore [1]. C'est pour cela que dans toutes les expériences où l'on veut prolonger la vie de l'animal, on fait une large incision à la trachée au-dessous du larynx.

Malgré cette opération accessoire, les animaux succombent souvent très-rapidement, et ce n'est que par un hasard heureux qu'on peut les conserver vivants pendant un mois ou deux. Quand on pratique l'autopsie des animaux qui, quoique pourvus d'une ouverture à la trachée, ont succombé en quelques heures, on trouve des parcelles alimentaires engagées dans le larynx et jusque dans les bronches, et il est évident que ce sont ces corps étrangers qui, obstruant l'arbre aérien, ont déterminé l'as-

[1] Chez les *vieux* animaux la glotte inter-aryténoïdienne, comprise entre les apophyses cartilagineuses et résistantes des aryténoïdes, présente, ainsi que l'a remarqué M. Longet, une ouverture *constante*, alors même que les cordes vocales sont appliquées l'une contre l'autre. La rigidité des cartilages aryténoïdes s'oppose à leur affaissement sous la pression de l'air inspiré. Chez les jeunes animaux, le peu de développement des apophyses antérieures des cartilages aryténoïdes et la souplesse de toutes les parties du larynx font qu'au moment de l'inspiration la glotte se ferme à peu près complétement.

phyxie. La section des pneumogastriques a, en effet, non-seulement privé du mouvement les muscles de la glotte, mais elle a rendu insensible la muqueuse laryngienne, et l'animal ne cherche pas à se débarrasser par des efforts d'expiration des substances qui ne mettent plus en jeu la sensibilité de la muqueuse, et dont il n'a pas conscience. On a proposé, pour remédier à ce genre de mort, de placer dans l'incision pratiquée à la trachée une canule recourbée, volumineuse, qui, remplissant le calibre intérieur de l'arbre aérien, permet le libre accès de l'air extérieur et s'oppose mécaniquement à l'entrée dans les voies aériennes des aliments qui traversent le pharynx.

Les nerfs qui animent les muscles du larynx sont les laryngés supérieurs et les laryngés inférieurs ou récurrents. Dans la section du nerf pneumogastrique au cou, les laryngés supérieurs ne sont pas toujours compris dans la section; ils peuvent continuer d'être en relation avec l'encéphale; mais ils n'animent qu'un seul muscle du larynx, et encore ce muscle n'est pas un dilatateur (Voy. § 252); tandis que le laryngé inférieur, qui se détache beaucoup plus bas du pneumogastrique, à la partie supérieure de la poitrine, est toujours situé au-dessous de la section cervicale du pneumogastrique.

Le tronc du nerf pneumogastrique comprend au cou, ainsi que nous l'avons dit déjà, les filets anastomotiques du spinal. Or, les filets par lesquels les nerfs laryngés communiquent le mouvement aux muscles du larynx proviennent-ils exclusivement du nerf pneumogastrique, ou exclusivement du nerf spinal, ou de l'un et de l'autre? Deux voies expérimentales peuvent conduire à la solution de cette question : 1° l'excitation dans le crâne des racines originaires du nerf pneumogastrique et des racines originaires du nerf spinal; 2° la destruction du nerf spinal, suivant le procédé de M. Bernard. L'excitation directe de la racine du nerf pneumogastrique dans le crâne, sur l'animal fraîchement décapité, fait naître des contractions, non-seulement dans les muscles précédemment énumérés, mais encore dans les crico-aryténoïdiens postérieurs. L'excitation de la racine du spinal amène pareillement des contractions dans la plupart des muscles du larynx. D'un autre côté, l'ablation complète du nerf spinal est suivie de troubles profonds dans la voix (Voy. § 360); mais la respiration continue, et la glotte offre encore un libre passage à l'entrée et à la sortie de l'air. Il résulte de là que les muscles du larynx reçoivent des filets moteurs à la fois du pneumogastrique et à la fois du spinal. Les filets du pneumogastrique ont pour effet, sans doute, ainsi que le remarque M. Bernard, de mettre le larynx dans les conditions de dilatation nécessaires à la respiration, tandis que les filets empruntés au nerf spinal, par les nerfs laryngés, sont en rapport avec les mouvements des muscles amenant la fermation de la glotte, lorsque cet organe doit produire la phonation.

Le nerf pneumogastrique fournit à la trachée, aux poumons et aux bronches de nombreuses branches, qui, se réunissant à des branches venues de la portion cervicale du grand sympathique, forment un plexus autour de la racine des poumons et accompagnent les bronches dans leurs subdivisions terminales. La plupart des expérimentateurs sont d'accord pour attribuer la mort lente des animaux, après la section des nerfs pneumogastriques, aux désordres qui surviennent du côté des poumons. Peu après cette section, les mouvements respiratoires perdent de leur fréquence ; il n'est pas rare de voir diminuer leur nombre de moitié. Nous avons souvent observé que, quelques minutes après la section des pneumogastriques, le nombre des mouvements respiratoires, qui était chez les lapins de 70 à 80 avant l'opération, tombait brusquement à 40 et même à 30 par minute.

Si l'on pratique l'autopsie des animaux qui ont succombé, on trouve un engouement pulmonaire, accompagné d'engorgement sanguin, des exsudations séro-œdémateuses, et même l'hépatisation de la pneumonie. Les bronches sont remplies de mucosités, les vaisseaux sanguins sont gonflés de sang. Le mucus bronchique a empêché l'arrivée de l'air jusqu'aux extrémités radiculaires, et l'échange des gaz, qui constitue l'essence de la respiration, est devenu de plus en plus impossible; l'animal a succombé à une asphyxie lente.

Pourquoi les bronches, qui ne sont plus animées par le nerf pneumogastrique, ont-elles alors une tendance anormale à l'engorgement muqueux? On a fait observer que les fibres musculaires des bronches animées par le nerf pneumogastrique [1], étant paralysées par la section de ce nerf, ne pouvaient plus expulser les mucosités continuellement sécrétées à leur surface. Mais il n'est pas probable que, dans l'état normal, la membrane muqueuse des bronches sécrète des mucosités qu'elle écoulerait par l'orifice supérieur du larynx. M. Traube suppose que les mucosités de la partie supérieure des voies digestives, ainsi que les liquides de l'alimentation, s'engagent dans le larynx, où elles ne sont plus senties, et, de là, dans les extrémités des bronches, dont elles amènent peu à peu l'engorgement. L'explication de M. Schiff, appuyée par les recherches de MM. Wundt, Panum et Arnsperger, nous paraît plus vraisemblable : il attribue la mort à l'engorgement sanguin, qui survient par paralysie des vaisseaux; engorgement d'où résultent des épanchements interstitiels et une double pneumonie. Les altérations inflammatoires des poumons ont été constatées d'ailleurs par la plupart des observateurs.

M. Snellen a dernièrement constaté, sous la direction de M. Donders, d'Utrecht, qu'en appliquant sur le tronc du nerf pneumogastrique un courant d'induction, non-seulement on obtient l'effet signalé par MM. We-

[1] Les bronches sont contractiles, et, de plus, leur contractilité est manifestement sous l'influence du nerf pneumogastrique. Il suffit, pour s'en convaincre, d'ouvrir la poitrine d'un animal, de lier la trachée sur un tube, d'emplir le poumon par ce tube avec de l'eau à 30 ou 40 degrés centigrades, et de faire passer un courant galvanique un peu énergique par les deux nerfs pneumogastriques au cou. On voit, au bout de peu d'instants, le liquide monter dans le tube, en vertu de la rétraction des bronches.

ber et Budge, savoir : la suspension momentanée des mouvements du cœur, mais aussi la suspension momentanée des mouvements respiratoires. Cette suspension momentanée se produit pendant l'inspiration, c'est-à-dire pendant l'état actif des puissances respiratoires. Après quelques instants de repos, survient un certain nombre de mouvements courts et précipités. M. Snellen a constaté de plus (et c'est un phénomène à ajouter à beaucoup d'autres du même genre déjà signalés par M. Bernard) que le courant nerveux ne chemine pas dans la même direction pour agir sur les mouvements du cœur et pour agir sur la mécanique respiratoire. Lorsqu'en effet on a coupé le nerf pneumogastrique, on constate que l'excitation du bout périphérique agit sur les mouvements du cœur et est sans action sur les mouvements respiratoires, tandis que l'excitation du bout central du nerf agit sur les mouvements respiratoires et est sans action sur les mouvements du cœur. L'influence du nerf pneumogastrique sur le cœur chemine donc des centres nerveux vers l'organe contractile; l'influence qu'exerce le nerf pneumogastrique sur la mécanique respiratoire chemine donc du poumon vers les centres nerveux, qui réagissent à leur tour sur les nerfs qui se rendent aux muscles de la cage thoracique.

Influence du pneumogastrique sur l'action glycogénique du foie. — Lorsque les deux nerfs pneumogastriques sont coupés sur un animal, la sécrétion du sucre dans le foie se ralentit promptement et s'arrête bientôt. Si l'on recueille le sang des veines sus-hépatiques quelques jours après cette section, on ne trouve plus dans le sang de ces veines le sucre qu'elles charrient à l'état normal (Voy. § 187). D'un autre côté, on peut augmenter momentanément, chez un animal sain, la sécrétion du sucre par l'excitation du nerf pneumogastrique. D'après M. Bernard, à qui nous devons presque tout ce qui se rattache à la formation du sucre dans le foie, l'action du système nerveux sur la fonction du foie s'opère sous l'influence du nerf pneumogastrique, et cette influence s'exerce non pas dans la direction *centrifuge*, mais dans la direction *centripète*. Lorsqu'en effet on a supprimé, sur un animal, la sécrétion du sucre par la section des pneumogastriques, ce n'est pas en excitant les bouts périphériques des pneumogastriques qu'on peut voir cette sécrétion reparaître, mais c'est en excitant les bouts supérieurs des pneumogastriques, ceux qui tiennent au bulbe. Dans cette expérience, le foie n'étant plus lié au système nerveux que par le nerf grand sympathique, l'excitation transmise au bulbe a été reportée au foie par les branches du plexus hépatique.

C'est donc par l'intermédiaire du nerf grand sympathique que le système nerveux central tient sous sa dépendance l'action glycogénique du foie. Le foie, en tant qu'organe sécréteur du sucre, se trouve dans les conditions des autres glandes, dont la fonction sécrétoire est particulièrement sous la dépendance du même nerf, ainsi que nous le verrons bientôt (Voy. § 377). Quant au rôle du nerf pneumogastrique, il consiste à porter vers la portion des centres nerveux où il aboutit une incitation sécrétoire dont l'animal n'a pas conscience. Cette incitation ne paraît pas avoir son point de départ dans le foie. L'expérience suivante tend tout au moins à le faire supposer. La section des nerfs pneumogastriques au cou, avons-nous dit, ralentit promptement et arrête bientôt la formation du sucre dans le foie, parce que l'incitation sécrétoire n'est plus transmise au bulbe. Mais si, au lieu de couper les nerfs pneumogastriques au cou, on les coupe dans la poitrine, au-dessous du point où les nerfs ont fourni les branches pulmonaires, l'action glycogénique du foie persiste. Sur un animal ainsi opéré les poumons sont encore en communication avec le bulbe par l'intermédiaire des nerfs pneumogastriques ; d'où il est permis de penser que l'incitation sécrétoire prend naissance dans le poumon. Il est probable qu'on peut la rattacher à l'action de l'air atmosphérique sur le sang dans les poumons, ou en d'autres termes au phénomène de l'hématose.

§ 360.

Nerf spinal. — Le nerf spinal, ou *nerf accessoire de Willis*, se distingue de tous les nerfs crâniens par la singularité de ses origines. Chez l'homme, il naît sur les côtés du bulbe, et ses insertions multiples s'étendent inférieurement le long de la moelle cervicale jusqu'au niveau de la cinquième paire cervicale environ. Dans quelques mammifères, et, entre autres, dans le cheval, les insertions de ce nerf descendent jusqu'au niveau de la première paire dorsale. L'insertion a lieu sur le faisceau latéral de la moelle, beaucoup plus près des racines postérieures que des antérieures. Le nerf, ainsi constitué par la réunion de nombreux filets, remonte dans le crâne, d'où il ressort par le trou déchiré postérieur, intimement accolé au nerf pneumogastrique. Pendant son passage dans le trou déchiré postérieur, il se partage en deux parties : une branche externe, qui reste libre, et une branche interne, qui s'accole et s'unit au nerf pneumogastrique. Il est remarquable que la branche interne ou anastomotique du nerf spinal correspond à la partie du nerf qui se détache du bulbe rachidien, tandis que la branche externe, ou branche libre, correspond aux filets de ce nerf qui se détachent le long de la moelle cervicale.

Lorsqu'on excite le nerf spinal dans son trajet intrarachidien, il se montre insensible aux irritations mécaniques. Lorsqu'on excite le nerf spinal dans son trajet intracranien, il offre des traces de sensibilité. D'autre part, lorsqu'on excite, à sa sortie du trou déchiré postérieur, la branche *externe* du nerf spinal, elle se montre insensible comme la portion intrarachidienne du nerf auquel elle fait suite. D'où on peut conclure que le nerf spinal est surtout un nerf moteur.

Déjà (§ 359) nous avons indiqué les divers muscles à la contraction desquels le nerf spinal préside, par sa branche interne ou anastomotique, conjointement avec le nerf pneumogastrique. Quant à sa branche externe, elle se porte en dehors et va se diviser dans les muscles trapèze et sterno-cléido-mastoïdien, en s'associant avec les branches du plexus cervical.

L'anastomose du nerf spinal avec le pneumogastrique dans le trou déchiré lui-même ne permet pas de le couper au cou, au-dessus de l'anastomose. D'autre part, les origines multiples de ce nerf rendent sa section intracranienne complète presque impossible, ou bien il faut faire subir aux animaux une mutilation telle qu'ils succombent en peu d'instants. M. Bernard a imaginé un procédé très-ingénieux, à l'aide duquel il est possible d'enlever complétement ce nerf sur l'animal vivant, et d'étudier ainsi les modifications qui surviennent sur les animaux, après son enlèvement. Ce procédé consiste à saisir le spinal à sa sortie du trou déchiré postérieur, et à opérer, *par arrachement*, la destruction de toutes ses origines[1]. Dans toutes ses expériences, M. Bernard a d'ailleurs vérifié, par l'autopsie des animaux, que l'extirpation était complète. Il n'est pas nécessaire de pratiquer une incision à la trachée pour entretenir la respiration.

Le premier résultat de ces expériences, c'est que les animaux survivent à l'extirpation du nerf spinal. Le nerf spinal étant enlevé, les mouvements auxquels préside le nerf pneumogastrique persistent. Le spinal ne représente donc pas l'élément moteur d'une paire nerveuse, dont le pneumogastrique serait l'élément sensitif. Tout ce qu'on observe alors chez l'animal au repos, c'est *la disparition de la voix* et *une certaine gêne de la déglutition.*

Après l'arrachement d'un seul nerf spinal, la voix devient rauque; après l'arrachement des deux nerfs spinaux, l'aphonie est complète. Quand l'animal veut faire entendre un son, il ne parvient qu'à produire un *souffle expiratoire*, comme quand on expire avec force, mais point de voix. Quant à la respiration, elle continue à s'opérer comme à l'état normal, *même sur les très-jeunes animaux.*

Les filets du spinal qui entrent dans la constitution des nerfs laryngés ont donc sur les muscles du larynx une influence, qu'avec M. Bernard nous appellerons *vocale*. Ils sont destinés à donner à l'ouverture de la glotte et à la tension des cordes vocales les conditions propres au son, au moment où la glotte devient organe de la voix par la volonté de l'animal. En d'autres termes, les muscles du larynx forment un système moteur qui peut réaliser deux fonctions distinctes, parce que les deux puissances nerveuses motrices qui l'animent sont séparées à leur origine encéphalique et indépendantes dans la transmission de leur influence. Le larynx est tour à tour un organe de phonation et un organe de respiration; l'appareil musculaire laryngien est tantôt un appareil vocal, quand le spinal l'excite; tantôt un appareil respiratoire, quand le pneumogastrique seul l'influence (Voy., pour plus de détails, § 252).

[1] La méthode de M. Bernard donne des résultats complets sur les chats et les lapins. Elle échoue presque toujours sur le chien, ainsi qu'il le remarque lui-même.

La gêne de la déglutition, qui survient après l'ablation des nerfs spinaux, s'explique naturellement par la suppression des filets nerveux que le spinal envoie aux muscles du pharynx (Voy. § 359). La déglutition n'est d'ailleurs pas abolie, à cause de la persistance des filets pharyngiens provenant du pneumogastrique et du glosso-pharyngien (Voy. §§ 358 et 359). Si on n'observe point la gêne de la déglutition après la section du nerf pneumogastrique au cou, là où le spinal a déjà fourni sa branche anastomotique, c'est que la section a lieu au-dessous de l'origine du rameau pharyngien.

Lorsqu'au lieu de détruire le nerf spinal dans son entier, on pratique seulement la section de sa *branche externe*, en conservant la branche interne anastomotique, la voix et la déglutition restent tout à fait intactes; seulement les muscles trapèzes et sterno-cléido-mastoïdiens, dans lesquels va se distribuer la branche externe du spinal, sont paralysés en partie[1]. Le thorax n'est plus maintenu aussi solidement *comme point fixe, au moment de l'effort* (Voy. § 240) : les animaux n'exécutent plus qu'avec peine les mouvements qui exigent une certaine énergie de contraction.

Il va sans dire que l'ablation totale du nerf spinal, amenant également la paralysie incomplète des sterno-mastoïdiens et des trapèzes, entraîne les mêmes effets dans les phénomènes du mouvement.

§ 361.

Nerf hypoglosse. — Ce nerf se détache du bulbe rachidien sur le prolongement du sillon collatéral antérieur de la moelle. Il paraît être essentiellement moteur. Le nerf hypoglosse est le plus reculé des nerfs crâniens; il sort du crâne par le trou condylien antérieur. On peut arriver sur lui, en laissant l'encéphale dans son état d'intégrité, par l'intervalle qui sépare postérieurement l'occipital de la première vertèbre. On peut ainsi se convaincre qu'en l'excitant à son origine, il est tout à fait insensible à l'excitation. Le nerf hypoglosse est toujours sensible au cou, mais en ce point quelques fibres nerveuses se sont accolées au tronc principal, pendant son trajet. Le nerf hypoglosse s'anastomose, en effet, avec le pneumogastrique, et largement avec les deux premières branches du plexus cervical.

Le nerf hypoglosse anime les muscles de la langue (hyo-glosse, stylo-glosse, génio-glosse). Par sa branche descendante, à la formation de laquelle concourent les deux premières paires cervicales, il anime les muscles omoplato-hyoïdiens, sterno-hyoïdiens, thyro-hyoïdiens.

Lorsqu'on coupe le nerf hypoglosse sur l'animal vivant, le mouvement de la langue est aboli. La sensibilité tactile et gustative de l'organe persiste. Le chien auquel on présente à boire cherche en vain à *laper*. En abolissant les mouvements de la langue, la section du nerf hypoglosse

[1] Leur paralysie n'est pas complète. Ces muscles reçoivent encore des filets nerveux par l'intermédiaire du plexus cervical et du plexus brachial.

gêne beaucoup aussi la déglutition (Voy. § 26). Lorsque le nerf hypoglosse vient d'être coupé, et qu'on excite le bout périphérique du nerf, on fait naître des contractions dans les muscles de la langue et dans ceux que nous avons énumérés.

ARTICLE II.

FONCTIONS DE L'AXE CÉRÉBRO-SPINAL.

§ 362.

Composition. — Membranes. — Le système nerveux central, contenu dans le canal rachidien et dans la boîte encéphalique, contient un élément de plus que les nerfs : il renferme de la substance grise. La substance blanche des centres nerveux est constituée par des tubes primitifs semblables à ceux qu'on trouve dans les nerfs (Voy. § 339). La substance grise est formée par les cellules nerveuses, et aussi par les tubes nerveux qui circulent au milieu d'elles (Voy. § 339). Ce sont les cellules nerveuses assemblées en masse qui donnent aux parties du système nerveux où on les rencontre une teinte grise. Cette teinte tient à ce que les cellules contiennent un pigment particulier. Elle est plus ou moins prononcée, selon l'abondance plus ou moins grande des cellules colorées relativement à l'élément tubuleux.

Dans la moelle, la substance grise est rassemblée au centre. Elle se trouve placée plus particulièrement à la surface, dans le cerveau et le cervelet. Cependant, on la rencontre aussi dans la profondeur de l'encéphale, par exemple, dans l'épaisseur de la protubérance, dans celle des tubercules quadrijumeaux, dans la couche optique, etc. La substance grise paraît être partout *insensible* à l'irritation directe ; mais elle n'en joue pas moins dans le système nerveux central un rôle capital, quoiqu'il ne nous soit pas donné d'en pénétrer le mystère. C'est elle qui établit la différence entre les nerfs et les centres nerveux. Les nerfs, composés de filets nerveux conducteurs de sentiment, et de filets nerveux conducteurs de mouvement, se continuent avec la substance blanche des centres qui leur fait suite, et entrent en communication dans les centres nerveux avec la substance grise. Quand ces communications sont rompues, toutes les propriétés des nerfs s'évanouissent.

La substance blanche de la moelle est formée par l'accolement des fibres nerveuses, qui vont s'isolant ensuite pour donner naissance aux nerfs rachidiens. Il est moins facile de se rendre compte de la masse considérable de la substance blanche des hémisphères cérébraux, quand on la compare à celle de la moelle épinière. Pour admettre, en effet, que les fibres de la substance blanche de la moelle, et celles de la substance blanche de l'encéphale, sont continues les unes avec les autres, il faut admettre que ces fibres décrivent dans l'encéphale de nombreuses circonvolutions. La différence qui existe entre la masse de la substance blanche de l'encéphale et celle de la moelle a porté quelques anatomistes à supposer qu'il y avait dans le cerveau des fibres propres, qui ne se continueraient pas avec celles de la moelle et des nerfs. C'est un point qu'il n'a pas encore été possible de décider. Quant à la substance grise, elle n'est certainement point *continue* dans son ensemble ; les amas de cellules qui la constituent sont placés, tantôt au centre (moelle, protubérance, couches optiques, etc.), tantôt à la surface (hémisphères cérébraux, cervelet, corps striés, etc.). Ici, la continuité n'était pas nécessaire ; elle n'est point, en effet, un *conducteur* de sentiment ou de mouvement ; c'est en elle que s'accomplit l'action nerveuse.

L'axe cérébro-spinal est entouré par des membranes protectrices, ou *méninges*, qui sont du dehors au dedans la *dure-mère*, l'*arachnoïde*, et la *pie-mère*. La dure-mère, membrane fibreuse résistante, douée, en certains points seulement, d'une faible sensibilité, forme dans la cavité du crâne des cloisons solidement fixées aux os. Ces cloisons soutiennent le cerveau dans les diverses attitudes et dans les ébranlements de la locomotion. L'arachnoïde, membrane séreuse destinée à favoriser les mouvements obscurs du cerveau, ne contient dans sa cavité qu'une quantité très-faible de liquide, ainsi d'ailleurs que les autres membranes séreuses (Voy. § 148). Le liquide dit *céphalo-rachidien*, liquide propre au système nerveux central, n'est pas contenu dans l'intérieur du sac représenté par la séreuse. Ce liquide est placé sous le feuillet viscéral de l'arachnoïde, entre ce feuillet et la pie-mère. La pie-mère est une membrane cellulo-vasculaire, presque entièrement formée par des vaisseaux : elle est, en quelque sorte, la membrane nourricière de l'axe cérébro-spinal. Les vaisseaux qui arrivent au système nerveux, au lieu de pénétrer immédiatement dans son épaisseur, se répandent à sa surface, se divisent à l'infini dans la pie-mère, et pénètrent, à l'état capillaire, dans la substance délicate du cerveau et de la moelle. La pie-mère du cerveau peut concourir aussi, dans une certaine mesure, à la protection de l'organe, car elle offre quelque résistance à la déchirure. Quant à la pie-mère de la moelle, elle forme à cette partie de l'axe nerveux une enveloppe très-résistante, qu'on pourrait comparer au névrilemme des nerfs, si elle n'était en même temps très-vasculaire.

§ 363.

Liquide céphalo-rachidien. — Lorsqu'on a coupé les muscles du dos à un animal vivant, enlevé les lames vertébrales, et mis ainsi à nu la moelle entourée de ses membranes, on constate qu'en pratiquant une piqûre sur les méninges, il s'écoule aussitôt une certaine quantité d'un liquide transparent. On peut également donner issue à ce liquide, en pratiquant une ponction sur les membranes, dans l'espace qui sépare la première vertèbre de l'occipital. Le liquide céphalo-rachidien a son siége, ainsi que nous venons de le dire, à la surface du cerveau et de la moelle, dans les mailles très-lâches du tissu cellulaire sous-arachnoïdien, et il communique aisément de la boîte crânienne dans le canal rachidien, en suivant la voie de continuité du tissu cellulaire. Ce liquide communique également avec les ventricules du cerveau. Les ventricules latéraux du cerveau ne sont pas tapissés, comme on l'a cru, par une véritable membrane séreuse, comparable à un sac sans ouverture : ils ont pour revêtement une simple couche de cellules d'épithélium, et ils communiquent largement avec le tissu cellulaire sous-arachnoïdien, par l'intermédiaire du troisième et du quatrième ventricule. L'axe cérébro-rachidien est donc, sur l'animal vivant, baigné par une couche de liquide, et ce liquide peut passer librement de la cavité crânienne dans la cavité rachidienne, et réciproquement. M. Magendie, qui a attiré le premier l'attention des physiologistes sur ce liquide, estime que sur l'homme sain sa quantité doit être d'environ 60 grammes. Il peut augmenter dans des proportions considérables; c'est ce qu'on observe dans l'hydrorachis et dans l'hydrocéphalie.

L'analyse du liquide cérébro-rachidien, extrait de la cavité rachidienne des animaux vivants, a été faite plusieurs fois. Ce liquide est très-riche en eau (98 parties sur 100), il renferme du chlorure de sodium, d'autres sels, une très-faible proportion d'albumine, et quelques matières extractives. On peut le comparer à du sérum du sang, dans lequel la proportion d'albumine serait très-diminuée. Les substances solubles injectées dans le sang passent avec facilité dans ce liquide. Il n'est pas impossible, ainsi que le fait remarquer M. Magendie, que les substances qui modifient ou qui suspendent les fonctions du système nerveux agissent par cette voie. L'action, en effet, doit ainsi se généraliser promptement à tout le système nerveux.

Lorsqu'on a enlevé le liquide céphalo-rachidien, en faisant une ponction aux membranes de la moelle d'un animal vivant, les vaisseaux de la pie-mère cérébro-rachidienne laissent exhaler les parties séreuses du sang au travers de leurs parois, et comme la pie-mère est très-riche en vaisseaux, ce liquide se reproduit avec une grande rapidité. Au bout de vingt-quatre heures, il existe en aussi grande quantité qu'avant l'opération.

Lorsqu'on donne issue à ce liquide, par une piqûre pratiquée dans l'espace inter-occipito-atloïdien, on remarque que le premier flot de liquide sort *en jet*. D'après M. Magendie, les centres nerveux seraient dès lors, dans l'état normal, soumis à une certaine pression de la part du liquide qui les baigne; et c'est à la soustraction de cette pression *normale* que M. Magendie attribue le trouble des facultés locomotrices, qui succède à l'issue au dehors du liquide céphalo-rachidien. Les animaux, en effet, après cette opération, *chancellent* sur leurs jambes comme s'ils étaient ivres, et leur corps s'affaisse, tantôt d'un côté, tantôt de l'autre.

M. Longet, qui a répété ces expériences, a constaté que *la section des muscles de la nuque*, qu'on pratique pour mettre à nu l'espace occipito-atloïdien, *suffit* pour amener un trouble profond dans les mouvements ; il a pareillement constaté qu'en déterminant l'issue au dehors du liquide céphalo-rachidien, sans diviser les muscles de la nuque, la démarche des animaux ne présentait aucune modification notable[1].

Nous sommes, en ce qui concerne le rôle du liquide céphalo-rachidien, assez disposé à le regarder, avec M. Foltz, comme un *coussin protecteur* (ou, ainsi qu'il le dit, comme une sorte de ligament suspenseur des centres nerveux), en vertu duquel la substance nerveuse ne repose pas immédiatement sur les parois osseuses de la cavité céphalo-rachidienne. L'encéphale et la moelle se trouvent, grâce à ce liquide, supportés dans une sorte de bain, où ils perdent la majeure partie de leur poids (principe d'Archimède). En tenant compte de la densité du liquide céphalo-rachidien et de celle de la masse nerveuse, on trouve en effet que cette dernière doit perdre ainsi les 98/100 de son poids. On conçoit dès lors comment le liquide céphalo-rachidien peut amortir, dans une proportion considérable, la violence des chocs transmis aux centres nerveux.

§ 364.

Des mouvements du cerveau. — Lorsque sur un animal on enlève une partie plus ou moins étendue de la voûte du crâne, on remarque (soit que la dure-mère reste intacte, soit qu'on l'enlève aussi avec les os) que la masse encéphalique éprouve un double mouvement. Elle est alternativement soulevée à chaque mouvement de respiration, et aussi à chaque pulsation artérielle. Ce double mouvement, on peut aussi l'observer sur l'enfant nouveau-né, au niveau des fontanelles, c'est-à-dire dans les espaces membraneux non encore comblés par l'ossification. Les mouvements d'ensemble de la masse encéphalique ont d'ailleurs peu d'étendue. Sur les individus qui ont subi l'opération du trépan, ou qui ont perdu, par accident ou par maladie, une portion plus ou moins étendue des os de la voûte du crâne, le tissu cellulo-fibreux qui remplace l'os absent permet aussi de constater, surtout au toucher, les mouvements de soulèvement dont nous parlons.

Mais, de ce que l'impulsion due aux battements des artères et à l'influence des mouvements respiratoires se fait sentir sur le cerveau, lors-

[1] Pour arriver à donner issue au liquide céphalo-rachidien sans diviser les muscles postérieurs du cou, on peut enlever les lames postérieures d'une vertèbre dorsale. Dans une autre série d'expériences, M. Longet découvre l'espace inter-occipito-atloïdien et attend que l'équilibre des mouvements se *soit rétabli*, ce qui a lieu au bout de quarante-huit heures environ. Alors il donne issue au liquide par ponction, et il ne remarque rien d'anormal dans les mouvements. M. Longet attribue la titubation des animaux, pendant les deux jours qui suivent la section des muscles postérieurs du cou, à la flexion angulaire de la tête sur l'atlas, flexion qui déterminerait sur les pédoncules du cervelet des tiraillements auxquels l'animal s'accoutumerait peu à peu. Il est plus probable que ce trouble des mouvements est la conséquence directe de la suppression *brusque* des points d'attache de la masse des muscles du cou, muscles qui jouent un rôle capital dans l'équilibre de la station.

qu'il existe une ouverture anormale à la voûte crânienne, ou sur les points encore membraneux de cette voûte, en résulte-t-il que sur l'homme ou sur l'animal, chez lequel la voûte du crâne est complétement ossifiée, de semblables mouvements aient lieu? La boîte close et inextensible du crâne ne constitue-t-elle pas un obstacle absolu à des mouvements de ce genre? Examinons.

Lorsqu'après avoir pratiqué, à l'aide d'une couronne de trépan, une ouverture circulaire au crâne d'un animal, on fixe *à frottement* dans cette ouverture un tube de verre qu'on remplit d'eau, le liquide introduit dans ce tube s'abaisse à chaque mouvement inspiratoire, et s'élève, au contraire, à chaque mouvement d'expiration. On a conclu de cette expérience que, sur l'animal vivant, dont le crâne est intact, la masse encéphalique s'abaisse sur elle-même, pendant l'inspiration, dans l'intérieur du crâne, et qu'au moment de l'expiration, elle comble le *vide* qui s'était formé entre sa surface et l'intérieur de la cavité crânienne. Mais pour qu'un pareil *vide* pût se former, il faudrait que le cerveau fût entraîné par en bas, au moment de l'inspiration, par une force tellement considérable, que la chose est évidemment invraisemblable [1]. Si on ajoute un robinet au tube de verre solidement fixé à l'ouverture du crâne, et qu'on ferme ce robinet après avoir complétement rempli d'eau le tube, la colonne liquide reste parfaitement immobile, et pendant l'inspiration et pendant l'expiration. On a, dans cette expérience, substitué une colonne d'eau incompressible à un os inextensible; on s'est donc mis en garde contre l'influence de la pression atmosphérique, et on a prouvé directement qu'il *ne se forme pas de vide* dans la cavité crânienne, au moment de l'inspiration.

Mais a-t-on réellement prouvé ainsi qu'il n'y a point de mouvement dans la masse encéphalique? Ne peut-on pas concevoir que l'encéphale puisse éprouver de faibles déplacements, sans pourtant qu'à aucun moment la cavité du crâne cesse partout d'être remplie? Le liquide céphalo-rachidien, par exemple, qui communique si facilement de la cavité du crâne dans le canal rachidien, ne peut-il éprouver des déplacements alternatifs correspondant aux gonflements et aux abaissements alternatifs de l'encéphale? L'état de réplétion et l'état de vacuité intermittente des sinus encéphaliques peuvent d'ailleurs s'accommoder avec les mouvements de la masse nerveuse [2].

[1] Cette force devrait faire équilibre, en effet, à une colonne de mercure de 76 centimètres d'élévation, dont la base serait représentée par la surface du cerveau.

[2] Si la cavité céphalo-rachidienne était *complétement* fermée et remplie par les masses nerveuses et par le liquide céphalo-rachidien, tout mouvement de ce genre serait impossible, les liquides étant sensiblement incompressibles. Mais on sait parfaitement que les masses nerveuses, le liquide qui les entoure et les membranes qui les contiennent ne remplissent pas entièrement le canal rachidien. Il y a entre les parois osseuses du rachis et les enveloppes de la moelle, tout le long de l'épine, et surtout dans la région lombaire, un espace rempli de tissu cellulo-adipeux, qui communique avec le tissu cellulaire extra-rachidien, par l'intermédiaire des nombreux et larges trous de conjugaison, de telle sorte que les enveloppes de la

Au reste, à supposer qu'il en soit ainsi sur l'animal vivant, il est vraisemblable que la respiration et la circulation déterminent dans la masse nerveuse plutôt des *ébranlements* que de véritables mouvements.

§ 365.

Influence du sang sur le système nerveux central. — Influence des poisons, de l'éther, du chloroforme. — L'influence du sang sur les fonctions du système nerveux est une influence de premier ordre, surtout chez les animaux à sang chaud. Les animaux à sang froid peuvent encore se mouvoir, et leurs diverses fonctions s'exercer encore pendant un temps plus ou moins long après la suppression de la circulation, après l'excision du cœur, par exemple ; tandis que les mammifères, dont le système nerveux central ne reçoit plus de sang, sont promptement frappés de mort.

Lorsqu'on lie les carotides sur un animal, sur un chien, par exemple, il ne paraît éprouver rien de bien fâcheux; mais il ne faut pas oublier que le cerveau reçoit aussi du sang par les artères vertébrales. On a vu pareillement sur l'homme l'oblitération des deux artères carotides, ou leur ligature, ne pas entraîner la mort de l'individu.

La ligature simultanée des artères vertébrales et des artères carotides est généralement suivie de la mort des animaux. Dans quelques cas exceptionnels, la ligature des deux carotides et des deux vertébrales n'a pas amené la mort des chiens; mais on a constaté par l'autopsie que la circulation s'était rétablie par voie collatérale (par les artères du rachis, par les œsophagiennes et les cervicales ascendantes).

La décapitation, qui entraîne la cessation immédiate de l'action du sang sur le système nerveux encéphalique, entraîne la mort immédiate des animaux et de l'homme. Il ne reste plus dans les deux segments qu'une excitabilité momentanée du système nerveux, qu'on peut mettre en évidence par la contraction fibrillaire des muscles, lorsqu'on excite les parties; mais ces mouvements sont de l'ordre des mouvements réflexes, ils succèdent à des impressions non *senties* (Voy. § 344). La rupture du cœur ou d'un gros tronc vasculaire entraîne rapidement la suspension de l'influence du sang sur l'axe nerveux cérébro-spinal et est suivie d'une mort presque subite.

Action des poisons. — C'est sur le système nerveux que s'exerce l'action des poisons. Pour qu'un poison agisse, il faut que l'absorption l'introduise dans le torrent circulatoire, et que la circulation le porte sur les diverses parties du système nerveux [1]. L'action des poisons n'est pas aussi simple

moelle peuvent facilement céder d'une certaine quantité sous le flux et le reflux du liquide céphalo-rachidien qu'elles contiennent.

[1] Quelques poisons, tout en étendant leur action sur l'ensemble du système nerveux, commencent par détruire la propriété contractile des muscles. Quand la dose de ces poisons est suffisante pour amener la mort en un court espace de temps, les phénomènes nerveux ont

qu'elle le paraît, et les phénomènes de l'empoisonnement présentent plus d'une obscurité. Les poisons absorbés aux surfaces tégumentaires, muqueuses ou cutanées, ou portés dans le sein des tissus, doivent, pour exercer leur action, être portés vers le système nerveux *par le courant sanguin*. Quand les poisons sont directement portés sur le système nerveux, soit sur la moelle mise à nu, soit sur l'encéphale, les phénomènes de l'empoisonnement ne surviennent pas instantanément. Bien plus, les phénomènes d'intoxication se manifestent dans ces conditions beaucoup plus tardivement que quand on dépose le poison sous l'épiderme ou dans le tissu sous-cutané, sur un point quelconque du corps; ce qui tient évidemment à ce que l'absorption qui doit introduire le poison dans le sang est moins facile et moins prompte dans les parties peu vasculaires (surface des centres nerveux) que dans les organes riches en vaisseaux (peau et muqueuses). Les substances toxiques, pour agir sur le système nerveux et déterminer l'empoisonnement, doivent donc arriver dans l'intimité de ce système par l'*intermédiaire du sang*. Cette condition tient sans doute à ce que la circulation seule peut généraliser instantanément l'effet de la substance dans l'ensemble tout entier du système. Il se peut faire aussi que les substances toxiques n'aient point par elles-mêmes une influence chimique directe sur la matière nerveuse, et que leur effet réel consiste à modifier les éléments du sang, de telle sorte que ceux-ci deviennent impropres (et même nuisibles) à l'entretien des fonctions nerveuses.

Ce qui n'est pas moins surprenant dans les phénomènes de l'empoisonnement, c'est la faible dose à laquelle quelques poisons peuvent agir. M. Marshall-Hall a constaté qu'il suffit de 1/1000 de grain ($0^{gr},00005$) d'acétate de strychnine pour empoisonner une grenouille, et M. Harley a montré plus récemment qu'il suffit d'injecter dans l'abdomen ou dans le poumon d'une grenouille 1/8000 de grain ($0^{gr},000006$) du même sel de strychnine pour amener sur une grenouille le tétanos, au bout de huit à dix minutes, et la mort au bout d'une ou deux heures. Aussi est-il permis de dire que les animaux (la grenouille en particulier) sont, pour la strychnine, des réactifs plus sensibles que ceux de la chimie. L'acide cyanhydrique (acide prussique) agit aussi, comme chacun sait, à des doses extrêmement faibles; mais il n'est pas facile de les apprécier aussi rigoureusement, parce que c'est un corps plus difficile à manier.

La rapidité des phénomènes d'empoisonnement dépend de deux conditions : 1° de la nature du poison; quand le poison agit à faible dose, la rapidité de l'empoisonnement est grande, car les premières parcelles de poison introduites dans le sang suffisent pour déterminer des effets toxiques; 2° des parties sur lesquelles le poison est déposé ; les divers tissus, en effet, n'absorbent pas avec la même facilité (Voy. *Absorption*, §§ 68 et suiv.).

à peine le temps de se produire, et on peut dire que c'est par l'abolition directe de la contractilité des muscles (cœur et muscles de la respiration) que l'animal succombe (sulfocyanure de potassium, upas-antiar).

MM. Bernard, Kölliker et Harley ont étudié, dans ces dernières années, l'action d'un certain nombre de poisons sur l'économie animale, et analysé, avec beaucoup de soin, l'influence exercée par ces substances sur les divers systèmes de l'économie. Nous ne pourrions, sans sortir des bornes de cet ouvrage, placer sous les yeux du lecteur le détail de ces expériences, qu'on consultera avec fruit dans les mémoires originaux [1]. Nous nous bornerons à consigner ici les résultats les plus saillants.

L'un des poisons dont les effets ont été le mieux étudiés, c'est le *curare*, dont nous avons parlé déjà (Voy. p. 512); poison qui jouit de la propriété de paralyser les éléments excito-moteurs du système nerveux (fibres motrices), en laissant intacte la contractilité musculaire. Quand on introduit un fragment de curare sous la peau d'une grenouille, l'empoisonnement se produit silencieusement, sans convulsions, sans contractions tétaniques, et au bout de deux à cinq minutes l'animal est mort, c'est-à-dire que la respiration a cessé, et que ses membres et tout son corps sont dans un état complet de flaccidité. Mêmes phénomènes chez les animaux à sang chaud, seulement la mort est plus rapide.

Quand on ouvre une grenouille empoisonnée par le curare, on constate que le cœur n'a pas cessé de battre. On l'a même vu continuer à se contracter pendant vingt-quatre heures. Les muscles de la locomotion restent contractiles à l'excitation directe pendant plusieurs heures. M. Kölliker a constaté que la contractilité est également conservée dans les muscles intérieurs (muscles lisses). Les membres préservés contre l'action du poison, par la ligature des vaisseaux qui s'y rendent, peuvent se contracter encore sous l'influence des excitations qui portent sur un point quelconque de la surface cutanée du corps empoisonné, ce qui prouve que les éléments sensibles (fibres sensitives) du système nerveux n'ont pas été attaqués par le poison, et que la moelle jouit encore du pouvoir réflexe. Les mouvements réflexes sollicités ainsi par la persistance de la sensibilité disparaissent peu à peu; par conséquent, la sensibilité qui les éveillait s'éteint. Lorsque l'extinction du pouvoir réflexe de la moelle et celle de la sensibilité sont consommées, on peut encore, pendant quelque temps, solliciter des contractions dans les muscles par l'*excitation directe*. La contractilité musculaire disparaît donc la dernière. Il semble même que le curare prolonge la durée de cette propriété. La rigidité cadavérique qui vient y mettre un terme survient plus tard dans les muscles d'un animal empoisonné par le curare que dans les muscles d'un animal qui a succombé à un autre genre de mort [2].

[1] Voy. la bibliographie, à la fin du chapitre de l'*Innervation*.

[2] Le curare ne parait pas être un poison tout à fait aussi violent que la strychnine. Il résulte des expériences de M. Kölliker et de celles de M. Vulpian que, quand on a donné à une grenouille 0gr,0001 (c'est-à-dire 1 dixième de milligramme) de curare, l'animal qui parait mort, étant conservé dans de la mousse humide (mais non dans l'eau), ressuscite pour ainsi dire au bout de quatre jours. Les mouvements du cœur n'ont pas cessé, et ont entretenu la vie de l'animal.

La *strychnine*, portée par l'absorption dans le sein du système nerveux, attaque et abolit les propriétés des éléments sensitifs de ce système, tandis qu'elle n'a aucune action sur les nerfs moteurs. En découvrant un nerf et en l'excitant directement, on fait naître des contractions chez les muscles dans lesquels ils se terminent. Ce qui caractérise essentiellement la strychnine, au point de vue des effets visibles qu'elle détermine sur l'animal, ce sont les contractions tétaniques qui s'emparent de tous les muscles du corps, et qui reviennent par accès. C'est pendant un accès de ce genre que l'animal succombe, par suite du tétanos des muscles de la respiration, et, par conséquent, par asphyxie. L'action du poison suffirait pour entraîner la mort; mais celle-ci est précipitée par le manque de respiration; c'est ce qu'a prouvé dernièrement M. Pavy en prolongeant beaucoup la vie des chiens empoisonnés par la strychnine, en établissant sur eux une respiration artificielle.

M. Harley, en administrant successivement ou simultanément à un animal du curare et de la strychnine, a observé des faits qui mériteraient d'être répétés. Une grenouille reçoit 1/500 de grain ($0^{gr},0001$) de curare; au bout de trois minutes l'effet du poison se fait sentir par la paralysie de tout le système locomoteur. On lui donne alors 1/20 de grain ($0^{gr},0025$) de strychnine : les contractions tétaniques de la strychnine apparaissent au bout de cinq minutes. Quand on intervertit l'ordre, on voit survenir d'abord les contractions tétaniques de la strychnine, que fait bientôt cesser l'administration du curare. Mais voici qui est plus merveilleux. On introduit simultanément dans l'abdomen d'une grenouille 1/500 de grain de curare et 1/40 de grain de strychnine. Au bout de dix minutes les contractions tétaniques de la strychnine apparaissent; au bout de vingt minutes, paralysie et flaccidité complète des membres et du tronc. Le lendemain la grenouille est rétablie. M. Harley conclut de cette expérience que ces deux substances se neutralisent dans l'organisme.

Le *sulfo-cyanure de potassium* agit en paralysant d'abord les muscles (Bernard). Ceux-ci ne répondent plus aux excitants directs. Ils ont perdu leur contractilité. L'animal succombe à la paralysie du cœur. Lorsqu'on empêche l'arrivée du poison dans un membre, en liant les vaisseaux qui s'y rendent, l'excitation des parties empoisonnées amène encore par action réflexe des contractions dans le membre situé au delà de la ligature. Plus tard le système nerveux s'affecte à son tour.

L'*upas-antiar* (suc de l'*antiaris toxicaria*, arbre de la famille des urticées) agit comme le sulfo-cyanure de potassium. Le premier effet de ce poison est d'anéantir la contractilité dans les muscles (Kölliker). Il tue l'animal en arrêtant les mouvements du cœur, ainsi d'ailleurs que l'avait constaté M. Brodie. Cet effet est prompt chez les mammifères (une ou deux minutes); un peu plus lent sur les grenouilles, animaux à circulation et à absorption plus lente (cinq à huit minutes). L'animal succombe sans convulsions.

La *vératrine* (alcaloïde extrait des graines de la cévadille, ou *veratrum sabadilla*) est encore un poison qu'on pourrait appeler musculaire, c'est-à-dire que le premier effet qu'il produit se montre du côté des muscles (Kölliker), qui perdent promptement leur contractilité. Le cœur s'arrête promptement et perd son excitabilité aux excitants. L'excitabilité des nerfs sensibles n'est pas anéantie, mais seulement diminuée.

La *conicine* (alcaloïde d'aspect huileux extrait de la grande ciguë) et la *nicotine* (alcaloïde d'aspect huileux extrait du tabac) ont des effets tout à fait analogues à ceux du curare. La nicotine seule détermine chez l'animal quelques secousses tétaniques qui durent peu. L'un et l'autre de ces alcaloïdes paralysent les nerfs moteurs, et ne paraissent pas affecter les nerfs de la sensibilité, pas plus que la contractilité musculaire. Le cœur continue encore longtemps à battre après la mort de l'animal.

L'action des *venins* a une grande analogie avec celle des poisons végétaux que nous venons de passer en revue; mais on n'a pas analysé avec autant de précision l'influence qu'ils exercent sur les divers éléments du système nerveux et sur le système musculaire. M. Vulpian a récemment appelé l'attention des physiologistes sur un fait d'un autre ordre qui n'est pas moins curieux. Les recherches de M. Vulpian ont porté sur les venins cutanés de quelques batraciens. Il a constaté que le venin cutané du triton est un poison pour le chien[1], pour le cochon d'Inde, pour la grenouille; mais qu'il n'est point un poison pour le triton lui-même. Le venin de la salamandre terrestre fait périr les grenouilles, et non les salamandres. Le venin cutané de la salamandre, et celui du triton font périr les crapauds, tandis que le venin du crapaud n'est pas toxique pour le crapaud. Le venin du triton paraît avoir de l'analogie avec les poisons qui anéantissent d'abord la contractilité musculaire; on remarque en effet chez les animaux auxquels on l'a inoculé que les contractions du cœur s'affaiblissent rapidement, ainsi que la contractilité musculaire.

Éther et chloroforme. — Par son action sur les centres nerveux, l'inhalation des vapeurs d'éther ou de chloroforme anéantit la sensibilité. Ces vapeurs placent l'homme et les animaux dans une sorte d'ivresse rapide et momentanée; la peau perd sa sensibilité, les organes des sens deviennent ensuite insensibles à leurs excitants naturels; l'organe de l'ouïe est celui qui s'endort le dernier. Il arrive souvent que le patient auquel on pratique une opération douloureuse entend ce qu'on dit autour de lui, et même voit confusément l'opérateur, bien qu'il n'ait pas la conscience de ce qu'on lui fait. Quelquefois il semble exprimer de la douleur par des cris ou par des contractions dans les muscles du visage, et

[1] Pour tuer un chien, il a fallu rassembler le venin cutané de plusieurs tritons. Il est probable que ce venin serait aussi un poison pour des animaux de plus forte taille, et même pour l'homme, s'il était inoculé à dose suffisante. Les naturalistes ont depuis longtemps signalé les ophthalmies contractées pendant la dissection du triton.

cependant il ne se souvient plus de rien au réveil. Lorsque l'éthérisation ou la chloroformisation sont complètes, les muscles sont devenus lâches, et, lorsqu'on les coupe, ils se rétractent bien moins que dans l'état normal. Lorsqu'un animal est profondément plongé dans le sommeil de l'éther ou du chloroforme, on peut constater que les excitants les plus énergiques sont incapables de susciter des contractions dans les muscles du tronc ou des membres (l'excitation, en effet, n'est pas sentie). Les muscles intérieurs, animés par le grand sympathique, perdent plus tard la propriété de réagir par des contractions : ils répondent encore aux excitants qui portent sur la membrane muqueuse, alors que les muscles extérieurs y sont devenus insensibles.

Lorsque les nerfs sont mis à découvert sur un animal anesthésié par le chloroforme ou par l'éther, l'excitation directe du nerf fait contracter les muscles dans lesquels ce nerf répand ses filets. Si ce nerf, en effet, ne transmet plus les impressions sensitives, il est encore capable de transmettre, du côté des muscles, l'excitation motrice. Il survient ici ce qui arrive sur les membres séparés du corps (par conséquent des centres nerveux), et qui, bien évidemment, ne sont plus sensibles (Voy. § 220).

Pendant le sommeil de l'éther et du chloroforme, les mouvements respiratoires sont notablement ralentis. Lorsque ce sommeil devient mortel, ce qui est arrivé malheureusement quelquefois, c'est par la suspension des phénomènes mécaniques de la respiration, et par la suspension de l'action du système nerveux sur les mouvements du cœur, que la mort arrive en un court espace de temps.

Le ralentissement dans les mouvements de la respiration entraîne l'échange incomplet des gaz dans le poumon ; le sang veineux se débarrasse incomplétement de l'acide carbonique. Si le sommeil est longtemps prolongé, l'acide carbonique s'accumule dans le sang, et le sang qui circule dans le système artériel n'a plus sa couleur rutilante, ainsi qu'on a pu le constater sur les animaux. Lorsque l'éthérisation ou la chloroformisation sont poussées jusqu'à la mort des animaux, la cause de la mort est donc assez complexe. Elle dépend d'abord de l'action de l'éther ou du chloroforme sur le système nerveux, action qui tend à ralentir les mouvements des muscles respiratoires et les mouvements du cœur[1] par l'intermédiaire des nerfs que ces muscles reçoivent. Les troubles de l'hématose surviennent secondairement, et le sang, incomplétement revivifié, n'excite plus suffisamment les centres nerveux. La mort par le chloroforme est une syncope compliquée d'asphyxie.

[1] Lorsqu'on place un cœur arraché de la poitrine d'un animal vivant dans une atmosphère remplie de vapeurs d'éther ou de chloroforme, le cœur cesse de battre plus tôt que lorsqu'on le laisse à l'air libre.

§ 366.

Moelle épinière. — La moelle épinière est *continue* avec l'encéphale. Elle conduit à l'encéphale les impressions qui lui arrivent par les racines postérieures des nerfs : elle conduit de l'encéphale aux organes, par les racines antérieures, les incitations du mouvement; elle est donc un organe de transmission. En outre, la moelle contient, dans toute sa longueur, une masse intérieure de substance grise; elle a donc aussi une action propre (Voy. § 362); elle est un centre d'innervation.

Lorsque la moelle est coupée en travers sur un animal, ou lorsqu'elle est altérée ou détruite chez l'homme dans toute son épaisseur, les parties qui reçoivent leurs nerfs de la portion de moelle située au-dessous de la lésion sont paralysées du sentiment et du mouvement volontaire. Les impressions ne sont plus senties, les mouvements ne sont plus voulus. Mais les mouvements dus à l'action réflexe de la moelle ne sont pas abolis (Voy. § 344).

Lorsque la moelle est divisée *au-dessus* des points qui fournissent les nerfs destinés à animer les muscles de la respiration, cette section devient beaucoup plus grave pour les animaux, de même que ses altérations sont alors aussi beaucoup plus funestes chez l'homme. Ainsi, la moelle étant divisée entre la dernière cervicale et la première dorsale, tous les muscles costaux sont paralysés, mais le diaphragme continue encore à se contracter, ainsi que les muscles supérieurs de la cage thoracique (sterno-cléido-mastoïdien, trapèze, grand dentelé, pectoraux). Lorsque la moelle est coupée plus haut, on paralyse successivement tous les muscles respiratoires, et l'asphyxie devient menaçante[1].

Tous ces faits, sur lesquels nous avons déjà insisté précédemment (§ 343), révèlent l'action conductrice de la moelle; mais la science physiologique n'est pas encore aujourd'hui en mesure de suivre, *sur tous* les points de leur parcours, la voie que suivent les impressions sensitives pour remonter dans la moelle jusqu'à l'encéphale, et la voie que suivent les incitations motrices pour redescendre par la moelle dans les racines antérieures des nerfs. Ce qu'on sait, ce que les recherches anatomiques ont démontré, c'est que les racines des nerfs rachidiens, *tant les antérieures que les postérieures*, pénètrent dans la substance grise de la moelle, et entrent en relation avec cette substance (Voy. fig. 189, p. 832). Une fois engagées dans la substance grise de la moelle, les racines des nerfs communiquent avec les cellules nerveuses contenues dans cette substance. Comme, d'une autre part, les cellules de la substance grise sont en com-

[1] Suivant Ch. Bell, il y aurait dans la moelle épinière une portion spécialement en rapport avec les mouvements de respiration. Cette portion serait le *faisceau latéral*. D'après lui, le faisceau latéral de la moelle donnerait naissance aux nerfs facial, spinal, glosso-pharyngien, pneumogastrique, diaphragmatique, *respiratoire externe du tronc* (l'une des branches du plexus brachial), et aux nerfs intercostaux. Cette supposition n'est justifiée ni par l'anatomie ni par les expériences physiologiques.

Fig. 189.

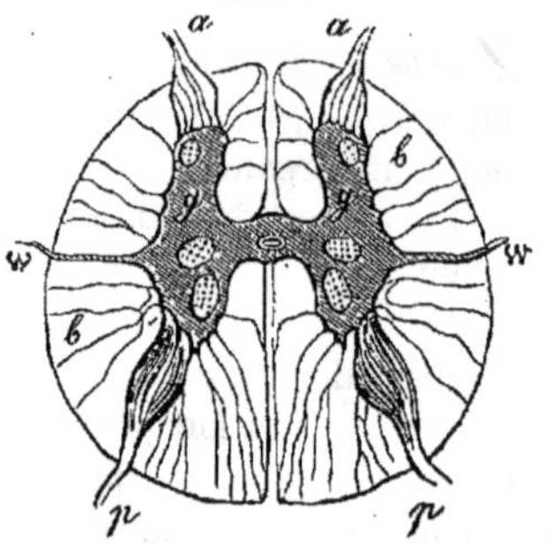

COUPE DE LA MOELLE CERVICALE DE L'HOMME (d'après M. Lenhossek).

aa, racines antérieures des nerfs rachidiens.
pp, racines postérieures des nerfs rachidiens.
gg, substance grise de la moelle avec son canal central.
bb, substance blanche de la moelle.
w, w, deux racines du nerf spinal (accessoire de Willis).

munication avec les fibres longitudinales de la moelle (Schilling, Bidder, Wagner, Remak, Owsjannikow, Kupfer), on peut admettre que les tubes nerveux des racines des nerfs et les tubes nerveux de la substance blanche de la moelle sont continus les uns avec les autres depuis les organes jusqu'à l'encéphale. Ajoutons encore qu'indépendamment des prolongements des cellules de la substance grise, continus avec les tubes nerveux des cordons de la moelle, et avec les tubes nerveux qui entrent dans la constitution des racines des nerfs, il est d'autres tubes nerveux qui servent à établir des anastomoses entre les diverses cellules. Il est probable que c'est par l'intermédiaire des anastomoses des cellules d'un côté de la moelle à l'autre, que les phénomènes de l'*action propre* de la moelle peuvent être interprétés. On conçoit, en effet, que les conducteurs du sentiment (tubes nerveux des racines postérieures) peuvent se trouver en continuité avec les conducteurs du mouvement (tubes nerveux des racines antérieures) dans l'intérieur même de la moelle, à l'aide des cellules de la substance grise [1].

En somme, ce qui résulte des recherches les plus récentes sur la structure de la moelle, c'est que nulle part les fibres des racines des nerfs ne se réfléchissent ou ne se coudent par en haut pour remonter immédiatement vers l'encéphale par la substance blanche de la moelle, comme on les a longtemps décrites. Les fibres nerveuses de la substance blanche qui composent ce qu'on nomme les cordons antérieurs, les cordons postérieurs, et les cordons latéraux de la moelle, ne sont continues avec les fibres des racines des nerfs que par l'intermédiaire des cellules de la substance grise dans l'intérieur de laquelle plongent ces racines.

Les fibres qui composent la substance blanche de la moelle sortent par toute la surface de la substance grise et sous des angles très-aigus, et elles diffèrent par leur *finesse* des fibres qui entrent dans la composition des racines des nerfs.

Le mode précis suivant lequel les fibres des racines des nerfs rachidiens se continuent (après leurs communications avec les cellules de la

[1] D'après les travaux les plus récents de l'école de Dorpat (entrepris sous la direction de M. Bidder), les cellules de la substance grise de la moelle sont toutes *multipolaires*, c'est-à-dire que chaque cellule communiquerait avec une fibre destinée à l'encéphale, avec une fibre sensitive en relation avec l'organe sensible, avec une fibre motrice en relation avec l'organe contractile ; enfin chaque cellule fournirait une autre fibre anastomotique qui établirait la communication des cellules du côté gauche avec celles du côté droit.

substance grise) avec les faisceaux postérieurs, antérieurs et latéraux de la moelle, constitue une des recherches microscopiques les plus difficiles. D'après les recherches de M. Kölliker (Voy. fig. 190), les racines antérieures (*a*) se continueraient, d'une part, avec le faisceau antérieur du côté opposé (leur entre-croisement en ce point formerait la commissure blanche antérieure de la moelle), et, d'autre part, avec le faisceau latéral du même côté. Les racines postérieures (*p*) affecteraient une disposition plus complexe. Une partie se porterait dans le cordon postérieur du même côté, une autre partie dans le cordon latéral du même côté ; mais la plus grande portion s'entre-croiserait avec celles du côté opposé (entre-croisement formant la commissure grise postérieure de la moelle), et se porterait dans le faisceau postérieur et dans le faisceau latéral du côté opposé (Voy. fig. 190).

Fig. 190.

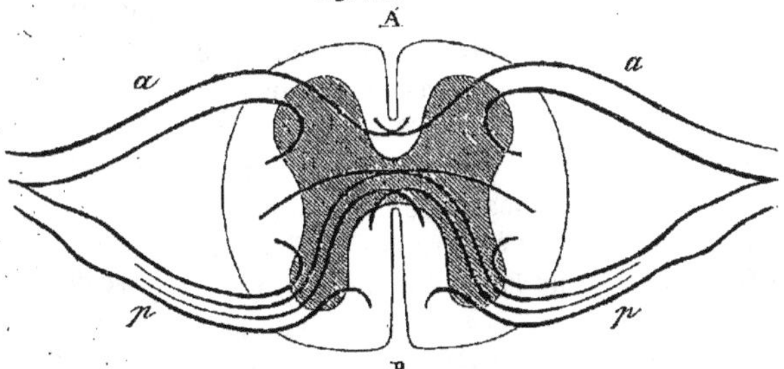

DISPOSITION DES ÉLÉMENTS DES RACINES DES NERFS DANS LA MOELLE.

A, sillon longitudinal antérieur de la moelle.
P, sillon longitudinal postérieur de la moelle.
a, a, racines antérieures des nerfs rachidiens.
p, p, racines postérieures des nerfs rachidiens.

Les expériences physiologiques relatives à la transmission des incitations motrices et à la transmission des impressions sensitives le long de la moelle, sont entourées de plus de difficultés encore que l'étude anatomique, et cela se conçoit aisément. La section *nette et isolée* des faisceaux de la moelle est impossible à pratiquer, car les faisceaux ne sont pas des choses limitées. Ils se confondent au contraire insensiblement les uns avec les autres, en formant à la substance grise de la moelle une enveloppe corticale *continue*. En outre, la substance grise elle-même se prolonge en avant (cornes antérieures) et en arrière (cornes postérieures) dans l'épaisseur même de la substance blanche, si bien qu'il est difficile, si ce n'est impossible, de couper transversalement la substance blanche (en arrière ou en avant) sans léser en même temps plus ou moins profondément la substance grise.

Ces réserves faites, on peut dire cependant qu'il est permis d'envisager les faisceaux postérieurs et la partie postérieure des faisceaux latéraux comme les portions de la moelle correspondantes aux filets de sensibilité (cette partie de la moelle est la seule sensible), tandis que les faisceaux antérieurs et la portion des faisceaux latéraux qui les avoisinent correspondraient surtout aux filets moteurs. Il ne faut pas oublier que les racines des nerfs, plongeant entièrement dans la substance grise de la moelle, leur connexion avec les faisceaux blancs n'est pas immédiate. Aussi peut-on couper à une hauteur donnée les faisceaux postérieurs de la moelle, sans que pourtant les parties situées au-dessous de la section soient privées de la sensibilité. Le chemin des impressions, en effet, n'est pas interrompu. D'une part, la substance grise dans laquelle plongent les racines se trouve encore en connexion avec les fibres sensitives situées au-dessus de la section; et, d'autre part, toutes les fibres sensitives ne remontent pas par les faisceaux postérieurs (Voy. fig. 190). De même, lorsqu'on coupe les faisceaux antérieurs de la moelle, on ne produit pas nécessairement la paralysie *complète* des mouvements volontaires des parties situées au-dessous de la section (Brown-Séquard). La continuité des fibres de mouvements n'est pas, en effet, nécessairement interrompue par cette section, surtout lorsqu'elle ne comprend pas en même temps les cornes antérieures de substance grise et la partie antérieure des cordons latéraux.

La réalité de la communication des racines antérieures et des racines postérieures avec la substance grise de la moelle, et la nécessité de ces communications se trouvent confirmées d'ailleurs par les expériences de M. Brown-Séquard. Quand la section de la substance grise de la moelle est complète, les parties situées au-dessous de la section ne ressentent plus la douleur, et on observe également la paralysie des mouvements volontaires.

D'après M. Schiff (Congrès scientifique de Carlsruhe, septembre 1858), les cordons postérieurs de la moelle auraient une fonction propre qui consisterait à conduire non pas la sensibilité douleur, mais la sensibilité tactile. Voici sur quelles expériences se base l'auteur : il isole les cordons postérieurs, puis il coupe au même niveau les cordons antérieurs, les cordons latéraux et la substance grise, de sorte que le segment de moelle supérieure ne communique plus avec le segment de moelle inférieure que par les cordons postérieurs. L'animal tombe dans l'assoupissement et *ne ressent plus la douleur*, quand on pince, quand on pique ou quand on brûle le train postérieur, car il ne crie, ni ne s'agite. L'animal sent néanmoins, car il suffit de le toucher même très-légèrement sur la même partie pour qu'il ouvre les yeux et que son attention soit éveillée. D'où M. Schiff conclut que les cordons postérieurs conduisent les impressions du *tact;* tandis que la sensation de *douleur* et celle de *température* est transmise par l'intermédiaire de la substance grise.

La moelle épinière présente, au niveau de la région cervicale et de la région lombaire, deux renflements peu marqués chez l'homme, mais qui le sont beaucoup plus chez quelques animaux.

Le volume de ces renflements est en rapport avec le volume des nerfs qui vont se porter aux membres. Chez les oiseaux, dont les membres antérieurs transformés en ailes ont besoin de déployer une grande force, les muscles et les nerfs de ces parties l'emportent en volume sur ceux des membres postérieurs : le renflement cervical de la moelle est chez eux très-développé. Chez les mammifères, dont les membres postérieurs sont plus puissants que les antérieurs, le renflement lombaire est plus marqué que l'autre. Les animaux sauteurs (le kanguroo en particulier) se distinguent surtout sous ce rapport.

L'action propre de la moelle épinière se révèle, sur les animaux auxquels l'encéphale est enlevé, par la persistance des mouvements réflexes; elle se révèle également par la persistance des mêmes mouvements, dans les parties situées *au-dessous* des sections de la moelle. Les mouvements réflexes ont été étudiés précédemment avec détails; nous n'y reviendrons pas (Voy. § 344). Ces mouvements sont sous la dépendance de la substance grise de la moelle. Ils prouvent, comme le microscope, que les fibres conductrices des impressions et les fibres conductrices des incitations motrices entrent, à des hauteurs variées et dans des sens divers, en communication avec les cellules de la substance grise de la moelle, sans remonter nécessairement jusqu'au cerveau.

L'action propre (*action réflexe* ou *excito-motrice*) de la moelle épinière se fait sentir particulièrement sur les mouvements du cœur et sur la circulation. La plupart des actes sécrétoires et nutritifs paraissent aussi plus ou moins directement placés sous son influence.

Influence de la moelle sur les mouvements du cœur, sur les sécrétions, la nutrition. — A l'aide d'un stylet, Legallois détruit la moelle *lombaire* d'un lapin: cet animal succombe au bout de trois heures et demie; il détruit, par le même procédé, la moelle *dorsale* d'un second lapin, et celui-ci ne vit que quelques minutes; un troisième, auquel il détruit la moelle *cervicale*, succombe plus rapidement encore. Dans ce dernier cas, l'expérimentateur a soin d'entretenir artificiellement la respiration de l'animal pour remédier à la paralysie des muscles respiratoires. Sur d'autres mammifères, le même expérimentateur détruit la moelle dans toute son étendue, par le même procédé : la mort est presque instantanée. Les mouvements de contraction du cœur ne cessent pas subitement, car le cœur, même arraché de la poitrine, continue encore de battre pendant quelque temps; mais ces contractions, ainsi que le remarque Legallois, sont des mouvements sans force, incapables d'entretenir la circulation.

Legallois a beaucoup exagéré la rapidité de la mort, après la destruction partielle ou totale de la moelle épinière [1]; mais il ne faudrait pas

[1] Les animaux mammifères peuvent vivre vingt-quatre, trente-six ou quarante-huit heures après l'ablation complète de la moelle. Les destructions *partielles* de la moelle (moelle lombaire et moitié de la moelle dorsale) peuvent être supportées par les animaux pendant un très-long temps. Chez les oiseaux en particulier, la vie peut durer indéfiniment et sans que l'animal paraisse en souffrir autrement que de la perte de la sensibilité et des mouvements

conclure pourtant que la moelle (tout au moins la partie supérieure) est sans aucune influence sur les mouvements du cœur. Losqu'on fait passer par la moelle d'un animal fraîchement tué le courant d'un appareil d'induction puissant, les contractions du cœur acquièrent immédiatement une assez grande énergie. En versant de l'alcool concentré sur la moelle d'un animal décapité, on peut aussi observer des résultats analogues, quoique moins prononcés. Le cœur tire donc vraisemblablement de la moelle épinière une partie au moins de son principe d'action ; et comme la moelle n'est en relation avec le cœur que par le nerf grand sympathique, c'est par cette voie que s'opère la transmission de l'incitation motrice.

Lorsqu'on fait passer un courant d'induction dans la moelle d'un animal fraîchement décapité, on remarque, non-seulement l'accélération des contractions du cœur, mais encore des contractions de l'intestin grêle, du gros intestin, des uretères, de la vessie, etc. Le grand sympathique, qui va à toutes ces parties, est évidemment, ici encore, le lien qui les réunit à la moelle. C'est également par l'intervention du grand sympathique (Voy. § 377) que la moelle exerce, sur les sécrétions et sur la nutrition, une influence mise en évidence par les expériences physiologiques, et quelquefois aussi par les faits pathologiques [1].

§ 367.

Bulbe rachidien. — Le bulbe rachidien, continuation immédiate de la moelle épinière, est, comme la moelle elle-même, un conducteur des impressions sensitives, et un conducteur des incitations du mouvement. Le bulbe a aussi des fonctions propres. Il jouit du pouvoir réflexe à un assez haut degré (Voy. § 344), et il tient les phénomènes de la respiration sous sa dépendance.

Les conducteurs du mouvement et du sentiment sont moins distincts encore dans le bulbe que dans la moelle épinière. L'excitation de la partie postérieure et celle de la partie antérieure du bulbe donnent des résultats moins tranchés que l'excitation des parties correspondantes de la moelle. Il est certain, toutefois, que les éléments sensitifs dominent encore dans les faisceaux postérieurs du bulbe (ou corps restiformes), car

des organes correspondants. M. Brown-Séquard, auquel nous devons ces expériences, a conservé également, pendant plus de quatre mois et dans un bon état de santé, un jeune chat auquel il avait enlevé toute la moelle lombaire. Les expériences de Legallois n'ont été rapidement mortelles pour les animaux que parce qu'il ne s'est pas mis en garde contre l'hémorrhagie.

[1] La moelle épinière aurait aussi, dit-on, une action propre sur les muscles extenseurs et sur les muscles fléchisseurs, et cette action pourrait être localisée. Voici, suivant les auteurs dont nous parlons, une des expériences les plus probantes. Lorsqu'on décapite une grenouille au niveau de la première vertèbre cervicale, et qu'on l'abandonne après lui avoir *étendu* les membres, au bout d'un certain temps ceux-ci *se replient* dans leurs articulations. Si au contraire la grenouille a été décapitée entre la région cervicale et la région dorsale de la moelle, et qu'on lui *étende* les membres, ceux-ci restent étendus pour toujours.

l'excitation de cette partie est beaucoup plus douloureuse que celle des autres.

L'influence qu'exerce le bulbe sur les mouvements respiratoires est bien remarquable. Elle a surtout été mise en lumière par les travaux de Legallois et de M. Flourens. Ouvrez le crâne d'un animal vivant; faites, par portions successives et d'avant en arrière, l'ablation du cerveau; enlevez ainsi les hémisphères cérébraux, le cervelet, et même la protubérance : l'animal respire encore. Mais lorsque l'opérateur arrive dans les environs de l'origine des nerfs pneumogastriques, la respiration cesse subitement, et l'animal expire. Ce n'est évidemment pas parce que l'origine des nerfs pneumogastriques est atteinte que la respiration est subitement arrêtée alors; car la section des nerfs pneumogastriques n'entraîne que des désordres lents et laisse survivre les animaux pendant des semaines ou des mois (Voy. § 359).

L'incitation des mouvements respiratoires transmise, dans l'état normal, par l'intermédiaire de la moelle cervicale et dorsale, aux nerfs qui vont se porter aux muscles respiratoires, se trouvant subitement anéantie par la section du bulbe *dans le point précité*, on en peut naturellement conclure que l'incitation du mouvement de contraction de ces muscles vient d'un point situé *au-dessus* de la section. Comme, d'un autre côté, l'enlèvement des lobes cérébraux, du cervelet et de la protubérance laisse persister les mouvements respiratoires, il en résulte encore que la portion du système nerveux qui régit les mouvements respiratoires n'occupe qu'un espace de très-peu d'étendue à la partie supérieure du bulbe. M. Flourens s'est appliqué à fixer le siége précis de ce point du système nerveux, auquel il a donné le nom de *nœud* ou de *collet vital*. Les recherches de M. Flourens ont montré que la partie du bulbe qu'on peut regarder comme la matière nerveuse incitatrice des mouvements respiratoires n'a guère plus d'un demi-centimètre d'étendue chez le lapin. Cette partie du bulbe comprendrait une rondelle de la moelle, comprise entre une ligne qui couperait le bulbe immédiatement au-dessus de l'origine des nerfs pneumogastriques, et une autre ligne qui couperait le bulbe à 5 ou 6 millimètres au-dessous de la première. Dans les grands animaux, le nœud vital aurait un peu plus d'étendue; il en aurait un peu moins dans les petits [1].

[1] La rapidité de la mort après la section du bulbe rachidien dépend de plusieurs conditions : 1° Il faut abandonner l'animal à lui-même, si l'on veut qu'il succombe en peu de temps; car si l'on entretient une respiration artificielle, on peut singulièrement prolonger la vie, ainsi que nous l'avons dit plus d'une fois; 2° d'un autre côté, si la section du bulbe est rapidement mortelle pour les mammifères et pour les oiseaux, qui ne peuvent vivre au delà de une, deux, trois ou quatre minutes sans respirer, il n'en est pas de même des animaux hibernants et des animaux à sang froid, qui respirent aussi par la peau. Un crapaud peut vivre un mois après cette opération, une salamandre plus de quatre mois (quand on les maintient dans un milieu frais). Chez les animaux dont nous parlons, la respiration cutanée peut suppléer pendant longtemps la respiration pulmonaire.

Lorsqu'on fait passer un courant d'induction par le bulbe rachidien, on observe du côté du cœur exactement les mêmes effets que lorsque le courant passe par le tronc des nerfs pneumogastriques eux-mêmes (Voy. § 359), c'est-à-dire que le cœur suspend temporairement ses battements[1]. Le passage du courant par la *moelle cervicale* a, au contraire, pour effet d'accélérer les mouvements du cœur; effet qui se produit aussi quand le courant passe seulement par les nerfs cardiaques (Voy. §§ 112 et 376).

L'action qu'exerce le système nerveux sur l'action glycogénique du foie (Voy. §§ 187 et 359) est empruntée au bulbe rachidien. Lorsque, à l'exemple de M. Bernard, on pratique, à l'aide d'un instrument piquant, une piqûre à la partie postérieure du bulbe rachidien, c'est-à-dire sur le plancher du quatrième ventricule, dans le voisinage des origines du pneumogastrique, l'urine des animaux, qui avant l'opération ne contenait pas trace de sucre, en renferme alors pendant un certain temps. La piqûre, pour être efficace, ne doit pas franchir un espace compris entre 3 ou 4 millimètres carrés. Le sucre apparaît dans l'urine de une heure à une heure et demie après la piqûre; il augmente jusqu'à la troisième heure et cesse vers la cinquième ou la sixième. L'apparition du sucre dans l'urine est due, très-vraisemblablement, à une activité anormale du foie. L'activité anormale du foie augmente les proportions du sucre qu'apportent incessamment les veines sus-hépatiques dans la masse du sang; et M. Lehmann a démontré par expérience que toutes les fois que le sang renferme plus de 0,4 pour 100 de sucre, il s'en débarrasse par la voie des sécrétions (Voy. § 78).

§ 368.

Protubérance annulaire. — Pédoncules cérébelleux. — Pédoncules cérébraux. — La protubérance qui fait suite par en haut au bulbe rachidien est formée par des fibres dirigées en deux sens distincts. Les unes représentent les fibres *transversales* du pont de Varole; ces fibres se portent sur les côtés, vers le cervelet, en constituant les pédoncules cérébelleux moyens, et relient entre eux les deux hémisphères latéraux du cervelet. Les fibres transverses n'existent pas chez les animaux dans lesquels le cervelet, manquant de lobes latéraux, est réduit à son lobe moyen. L'autre partie de la protubérance (placée au-dessus et aussi entre les fibres transverses du pont de Varole) est constituée par un amas de substance grise, traversé, dans le sens antéro-postérieur, par la continuité des faisceaux du bulbe avec les pédoncules cérébraux. Cette dernière partie de la protubérance présente une masse plus considérable que le bulbe rachidien; elle en constitue la partie la plus essentielle.

Lorsqu'on excite, sur un animal récemment tué, la partie *profonde* de

[1] Quand l'application du courant est *soutenue* pendant quelque temps, les contractions du cœur reparaissent, même pendant le passage du courant.

la protubérance, on fait naître chez l'animal des mouvements musculaires dans diverses parties du corps. D'un autre côté, lorsque l'excitation porte sur la même partie d'un animal dont le cerveau n'est pas enlevé, cet animal manifeste des signes non équivoques de sensibilité. La protubérance, comme le bulbe, comme la moelle épinière, est donc encore un conducteur de sensibilité et de mouvement.

La protubérance jouit, comme le bulbe rachidien, et comme la moelle, du pouvoir réflexe ou excito-moteur, c'est-à-dire qu'elle peut réagir, en vertu d'une force propre, à la suite d'impressions, en provoquant des mouvements (Voy. § 344). La démonstration directe n'est pas ici facile à isoler; cependant il est bien certain que les mouvements réflexes ont beaucoup plus d'étendue et d'énergie, lorsqu'on a seulement enlevé le cerveau et le cervelet, et conservé à l'animal toute la moelle allongée (c'est-à-dire la protubérance et ses prolongements cérébraux et cérébelleux), avec le bulbe et avec la moelle, que lorsque l'animal est réduit au bulbe et à la moelle, ou à la moelle seule.

On a cherché à établir que la protubérance annulaire était le centre de perception des impressions de la sensibilité générale, et, par conséquent, le point de départ de l'incitation des mouvements *volontaires* de la locomotion. Les expériences invoquées à ce sujet ne sont rien moins que démonstratives. Sans doute, les animaux exécutent encore des mouvements, lorsque les hémisphères cérébraux, les couches optiques, les corps striés et le cervelet sont enlevés; ils peuvent même se dresser sur leurs pattes, changer de place, retirer la patte qu'on leur pince, etc. Mais sont-ce là des mouvements volontaires? Rien ne le prouve, et, si ce sont des mouvements *involontaires*, nous rentrons dans l'*action réflexe*, action que la moelle et le bulbe partagent avec la protubérance[1].

Pédoncules cérébelleux. — Les pédoncules cérébelleux sont au nombre de trois : les *inférieurs*, les *moyens*, les *supérieurs*. Les pédoncules cérébelleux inférieurs relient le cervelet avec la moelle; les pédoncules cérébelleux supérieurs, ou *processus cerebelli ad testes*, relient le cervelet au cerveau; les pédoncules moyens relient le cervelet à la protubérance, ils constituent les fibres transverses et superficielles de la protubérance (pont de Varole), et forment une sorte de commissure très-épaisse entre les deux hémisphères cérébelleux. La section de ces diverses parties donne lieu, chez les animaux, à des phénomènes curieux.

[1] M. Longet a vu des animaux dont tout l'encéphale était enlevé, sauf la protubérance et le bulbe, *crier* encore quand on venait à pincer l'origine du nerf de la cinquième paire. Cette expérience ne résout pas la difficulté, et l'on ne sait pas si l'animal a réellement *senti* la douleur et *voulu* le cri. Lorsqu'on voit l'homme plongé dans l'ivresse du chloroforme *crier* et s'agiter sous le couteau de l'opérateur, sans avoir *senti* la douleur ni *voulu* le mouvement, il est permis de douter de l'interprétation que M. Longet tire de ses expériences. Le cri est une expiration avec effort, accompagnée de la tension des cordes vocales : c'est un phénomène de mouvement. Est-il impossible que ce mouvement soit parfois *involontaire*, comme les divers mouvements déterminés par l'*action réflexe?* N'y a-t-il pas des cris involontaires?

La section de l'un des pédoncules cérébelleux inférieurs fait courber le corps de l'animal en une sorte d'arc, dont la concavité est tournée du côté de la blessure.

La section d'un pédoncule ou des pédoncules supérieurs ne produit pas de phénomènes nettement tranchés du côté du mouvement.

La section d'un pédoncule moyen détermine immédiatement chez l'animal un mouvement giratoire du côté de la lésion. Le mouvement est d'autant plus prononcé que la lésion est plus éloignée de la ligne moyenne du pont de Varole. Le mouvement de rotation est si rapide que l'animal exécute parfois près de soixante tours à la minute. Si l'on coupe l'autre pédoncule, l'animal redevient tranquille [1].

Le pont de Varole, qui n'est que la portion médiane des deux pédoncules cérébelleux moyens, donne lieu aux mêmes phénomènes toutes les fois qu'on coupe ses fibres en dehors de la ligne médiane.

A quoi est dû le mouvement giratoire? Probablement à ce que l'animal cherche à se soustraire à la lésion, c'est-à-dire qu'il cherche à *fuir*. Or, la section des pédoncules détermine une paralysie partielle dans un des côtés du corps (dans les muscles des membres, dans les muscles de la nuque et du dos) ; les muscles, se contractant d'un seul côté, ont pour effet d'entraîner le mouvement de manége autour du côté paralysé.

Un phénomène assez étrange accompagne les lésions du pédoncule cérébelleux moyen. Le globe oculaire du côté lésé se dirige en bas, et semble proéminer en avant, tandis que celui du côté opposé éprouve des mouvements giratoires convulsifs.

Pédoncules cérébraux. — Les pédoncules cérébraux, qui prolongent en avant la protubérance, représentent cette portion des faisceaux de la moelle qui, après avoir traversé le bulbe et la protubérance, vont plonger en avant, à travers la couche optique et le corps strié et s'irradier dans les hémisphères. Les pédoncules contiennent les éléments moteurs et sensitifs, qui unissent la moelle allongée aux hémisphères cérébraux.

Lorsqu'on irrite profondément les pédoncules du cerveau sur un animal dont le cerveau est enlevé, on peut déterminer des mouvements, non-seulement dans les muscles de la vie animale, mais encore dans les muscles de l'estomac, de l'intestin et de la vessie, c'est-à-dire qu'on voit survenir les mêmes effets que par l'excitation de toutes les parties sous-jacentes : protubérance, bulbe et moelle. Les pédoncules sont donc encore des conducteurs. L'estomac et les intestins sont animés par le nerf

[1] M. Longet, en répétant les expériences de Pourfour du Petit, de M. Magendie et de M. Flourens, a vu les animaux exécuter leur mouvement giratoire du côté *opposé* à la lésion du pédoncule cérébelleux moyen. Mais M. Schiff, qui a plus récemment expérimenté à ce point de vue, a remarqué que la section des pédoncules cérébelleux moyens entraîne le mouvement giratoire du *côté* du pédoncule cérébelleux divisé, comme l'avait vu M. Magendie : seulement, quand la section *dépasse le pédoncule cérébelleux moyen*, et intéresse le *lobe correspondant* du cervelet, le mouvement giratoire a lieu du côté opposé. Cette différence s'explique sans doute par la paralysie *croisée* des muscles (Voy. § 372).

grand sympathique ; ce nerf, qui se trouve relié aux centres nerveux par l'intermédiaire de nombreuses communications, ne puise donc pas exclusivement dans la moelle le principe de son action ; ce principe, il le puise aussi plus haut, dans diverses parties de l'encéphale, et jusqu'au-dessus des pédoncules, dans les couches optiques et les corps striés.

Lorsqu'on pratique la section de l'un des pédoncules cérébraux, l'animal exécute un mouvement giratoire ou de manége, *du côté opposé* à celui de la lésion. L'animal tombe souvent à terre. Il recommence à tourner quand on le met sur ses pieds.

§ 369.

Tubercules quadrijumeaux. — Les tubercules quadrijumeaux de l'homme et des mammifères correspondent aux lobes optiques des autres vertébrés ; chez ces derniers on en voit se détacher les nerfs optiques d'une manière évidente. Chez l'homme, les nerfs optiques ne vont d'une manière apparente que jusqu'aux corps genouillés ; mais ceux-ci sont reliés aux tubercules quadrijumeaux par des prolongements nerveux, qui font saillie sur les couches optiques.

Les tubercules quadrijumeaux sont en rapport avec l'exercice de la vision, sans qu'on puisse préciser d'une manière bien nette en quoi consiste leur rôle dans cette fonction. Lorsqu'on les enlève, l'animal perd la vue ; mais comme l'animal perd également la vue lorsqu'on opère la section du nerf optique sur un point quelconque de son trajet, on peut se demander si les tubercules quadrijumeaux ne seraient pas seulement des renflements situés sur le *trajet* des impressions. On les a considérés, il est vrai, comme l'aboutissant de la sensation visuelle, ou comme des centres de perception. Mais un animal privé de ses lobes cérébraux *voit-il* la lumière ? Il n'est guère possible de le prouver, et d'ailleurs il se comporte alors comme s'il était aveugle : il se heurte à tous les obstacles. Nous nous rappelons, il est vrai, avoir vu dans le cabinet de M. Longet un pigeon dont les hémisphères cérébraux étaient enlevés, et qui suivait, par des mouvements de tête, le mouvement circulaire imprimé à une bougie allumée. Mais les expérimentateurs qui ont cherché depuis à reproduire cette expérience n'y sont point parvenus.

Notons cependant ce point essentiel, que, lorsqu'on a enlevé les lobes cérébraux, et respecté les tubercules quadrijumeaux, la contractilité de l'iris persiste ; cette contractilité disparaît aussitôt que les tubercules quadrijumeaux sont lésés. Les tubercules quadrijumeaux constituent donc, tout au moins, un centre de réflexion entre les impressions de la lumière et les contractions de l'iris.

Lorsqu'on excite les tubercules quadrijumeaux d'un seul côté, on amène des contractions simultanées dans les iris des yeux. Ce phénomène est confirmatif du rôle que nous avons attribué à la rétine, et il tend à démontrer que *chaque* rétine transmet ses impressions par les *deux* nerfs optiques, en arrière du chiasma (Voy. §§ 292 et 293).

§ 370.

Couches optiques, corps striés, etc. — Les fonctions propres des couches optiques et des corps striés, noyaux de substance grise placés sur le trajet des faisceaux prolongés de la moelle, sont tout à fait inconnues. Leur excitation fait manifestement contracter les muscles du tronc et des membres, quand on les irrite sur l'animal récemment tué ; quand on agit avec un appareil d'induction puissant, on peut aussi faire apparaître des contractions dans l'estomac et les intestins. Les couches optiques et les corps striés sont peu sensibles.

L'hypothèse de M. Foville, qui place dans le corps strié le siége des incitations des mouvements volontaires du membre abdominal, et dans la couche optique le siége des incitations des mouvements volontaires du membre thoracique, est loin d'être démontrée. On sait seulement qu'après l'ablation des lobes cérébraux, et la conservation des couches optiques et des corps striés, les animaux peuvent encore se tenir sur leurs pieds. Les couches optiques paraissent du reste avoir sur l'appareil du mouvement une influence plus grande que les corps striés. Quand on a enlevé à un animal et les lobes cérébraux et les corps striés, il peut encore courir en se servant de ses quatre membres, lorsqu'on l'excite. Quand on enlève en outre à l'animal ses deux couches optiques, il n'est pas complétement paralysé, mais il est assez affaibli pour ne pouvoir plus se tenir sur ses jambes.

Les fonctions du *corps calleux*, de la *voûte à trois piliers*, celles des *ventricules du cerveau*, de la *glande pituitaire*, sont tout à fait inconnues. M. Foville suppose que la *corne d'Ammon* est le siége spécial des incitations des mouvements de la langue. Ce qui est plus certain, c'est que lorsqu'on excite cette partie, à l'aide d'un appareil d'induction, sur un animal récemment tué, on fait naître des contractions dans les muscles de la face.

§ 371.

Cervelet. — Le cervelet, placé à la partie postérieure et inférieure du cerveau, et en communication avec la moelle et avec le cerveau, par l'intermédiaire de la moelle allongée, constitue certainement une des parties les plus importantes de l'encéphale. Beaucoup de tentatives ont été faites pour déterminer sa part d'action dans les fonctions nerveuses ; mais, malgré un grand nombre d'expériences et de déductions empruntées à la pathologie, le rôle spécial de cet organe est encore aujourd'hui fort obscur.

La substance superficielle du cervelet, c'est-à-dire la substance grise, est insensible à l'excitation ; en cela, elle ne diffère pas de la substance grise, prise dans les autres points du système nerveux [1]. Quant à l'intérieur du cervelet lui-même, il est doué d'une sensibilité peu marquée, mais néanmoins très-manifeste.

Les mutilations ou l'excision du cervelet sur les animaux vivants donnent lieu à des phénomènes curieux, bien décrits par M. Flourens, et souvent observés depuis. Lorsqu'on enlève, à l'aide du scalpel, quelques tranches du cervelet d'un oiseau, il se manifeste immédiatement un manque d'harmonie dans les mouvements. Quand le cervelet a disparu complétement, l'animal se comporte, relativement aux mouvements, comme s'il était ivre. Lorsqu'on répète les expériences de M. Flourens sur les mammifères, les mêmes phénomènes se reproduisent. Le défaut d'équilibration, il est vrai, n'est pas aussi grand, mais les animaux ne perdent pas moins toute leur agilité; ils marchent en chancelant, reculent quand ils veulent avancer, et tombent aussitôt qu'ils cherchent à se déplacer avec trop de précipitation. Ce n'est pas à la gravité de la lésion encéphalique qu'on peut attribuer le désordre des mouvements, car si l'on enlève à un lapin les deux hémisphères cérébraux, en respectant le cervelet, tandis qu'on enlève seulement une portion même assez restreinte du cervelet d'un autre lapin, le premier animal, d'abord étourdi par la blessure, ne tardera pas à se replacer sur ses pieds, tandis que le second aura la démarche chancelante de l'ivresse. C'est pour cette raison que M. Flourens considère le cervelet comme l'organe *coordinateur des mouvements*. Cette dénomination, expression pure et simple des faits observés, est loin de nous donner la clef de l'influence mystérieuse du cervelet.

Les lésions pathologiques du cervelet chez l'homme n'ont pas toujours donné lieu à des phénomènes identiques à ceux que cause la blessure de cet organe sur les mammifères. En général même, on peut dire que ce qu'il y a de plus frappant alors, c'est la perte totale du mouvement, absolument comme dans les lésions de l'encéphale lui-même.

Quelques auteurs sont tentés de considérer le cervelet comme un foyer de sensibilité. Quelques faits pathologiques tendent, en effet, à démontrer que des maladies du cervelet ont été accompagnées d'une agitation extraordinaire, qu'on pouvait rattacher à une exagération de la sensibilité. Il n'est point impossible que les phénomènes assez bizarres que présentent les animaux, après l'ablation du cervelet, ne tiennent à la perte de la sensibilité musculaire. Les muscles, comme la peau, sont doués de sensibilité (quoiqu'elle soit beaucoup plus obscure dans les muscles que

[1] La substance grise du cervelet et celle des hémisphères cérébraux est tout à fait insensible, de même que la substance grise de la moelle. Celle des autres renflements encéphaliques est manifestement sensible, mais beaucoup moins que la substance blanche. Il est probable que dans ces derniers points ce sont les fibres nerveuses sensitives, mélangées aux cellules de la substance grise, qui font naître la douleur à l'excitation. La substance grise est, dans les divers points du système nerveux, le centre auquel aboutissent les conducteurs, et le centre d'où ils partent; elle a des fonctions propres que l'*excitation* est impuissante à révéler.

dans la peau). Dans l'état normal, la sensibilité musculaire avertit l'animal de la résistance du sol : il *sent* le degré de contraction qu'il doit imprimer aux muscles pour se maintenir dans l'équilibre de la station. Supposez qu'il ne sente plus l'état de contraction ou de relâchement de ses muscles, et tous les effets observés s'expliquent facilement. S'il est vrai que la sensibilité musculaire ait son siége dans le cervelet, ce qui n'est, de notre part, qu'une simple supposition, il est certain que la sensibilité générale (sensibilité cutanée tout au moins) n'est pas ordinairement abolie dans les lésions pathologiques de cet organe.

Gall, ainsi que chacun le sait, localisait dans le cervelet l'instinct de reproduction. Il appuyait sa manière de voir sur ce que des lésions du cervelet avaient été accompagnées de priapisme ; sur ce que les compressions du cervelet, par hémorrhagies cérébelleuses ou par strangulation dans la suspension, amènent une érection accompagnée parfois d'éjaculation ; et aussi sur ce fait, que le cervelet des animaux hongres ne suit pas le développement général de l'encéphale, et reste relativement plus petit que chez les animaux entiers, lorsque la castration a été opérée avant le développement complet de l'animal. Mais l'absence congénitale du cervelet a été observée sur une jeune fille, qui n'en manifestait pas moins une tendance très-prononcée à l'amour physique ; les animaux châtrés ont le cervelet tout aussi développé que les étalons ; et, en fait, la compression à la suite de la pendaison, ou à la suite des épanchements sanguins, agit tout aussi bien sur le bulbe et sur la moelle, que sur le cervelet. M. Flourens parle d'un coq qui poursuivait encore sa femelle après l'ablation du cervelet ; et M. Calmeil dit que l'instinct de l'accouplement suivit chez les reptiles, dans les mêmes circonstances.

La tendance au *recul*, signalée par beaucoup d'expérimentateurs, parmi les phénomènes qui succèdent aux lésions du cervelet, n'a rien de constant. D'autres animaux manifestent, au contraire, une tendance opposée.

Au reste, l'excitation directe du cervelet fait naître, comme celle du bulbe, de la protubérance, des couches optiques et des corps striés, des contractions dans certaines parties : ces contractions sont peu marquées. M. Budge signale plus particulièrement, sous ce rapport, les canaux déférents, les trompes, l'utérus ; mais on peut se convaincre, à l'aide d'un appareil d'induction, que l'excitation des couches profondes du cervelet fait naître des contractions dans beaucoup d'autres organes musculeux. Il est remarquable que ces contractions s'observent presque toutes dans des muscles de la vie organique. Ces expériences rappellent à l'esprit la doctrine de Willis, qui plaçait dans le cervelet le centre des mouvements involontaires.

En résumé, le rôle du cervelet est encore peu connu.

§ 372.

Hémisphères cérébraux, ou cerveau proprement dit. — De l'action croisée dans le système nerveux. — Lorsqu'on met le cerveau à découvert sur un animal vivant, on peut piquer, inciser, dilacérer, brûler les hémisphères, soit à leur surface, soit dans leur épaisseur, sans faire naître sur l'animal aucun signe de douleur. On ne voit pareillement survenir alors aucun mouvement, ni dans les muscles de la vie animale, ni dans les muscles de la vie organique. Ainsi, les fonctions conductrices que nous avons reconnues dans la moelle, dans le bulbe, dans la protubérance, dans les couches optiques et les corps striés, et qu'on peut distinguer aussi dans le cervelet lui-même, ces fonctions deviennent insaisissables à nos moyens d'investigation dans les hémisphères cérébraux.

Quelles sont donc les fonctions des hémisphères? Ces fonctions consistent à recevoir les impressions : ils sont le centre ou l'aboutissant de la *sensibilité*, et le point de départ de l'*incitation* motrice volontaire. Pour parler un langage plus général, les lobes cérébraux peuvent être considérés comme le siége de la sensibilité et du mouvement. La moelle allongée et ses dépendances, et la moelle elle-même, peuvent, après l'ablation du cerveau, ainsi que nous l'avons vu, déterminer encore des mouvements involontaires ou *réflexes*, à la suite d'impressions diverses dont l'animal n'a pas conscience; il faut donc ajouter que les lobes cérébraux sont le siége de la sensibilité *perçue* et le point de départ du mouvement *volontaire*.

Quant à distinguer dans les hémisphères cérébraux les parties qui président à la sensibilité et celles qui président au mouvement, nous n'avons aucun moyen expérimental d'y parvenir, puisqu'en ce point les facultés *conductrices* ne sont pas distinctes. Dans les hémisphères, la substance nerveuse a cessé d'être conductrice; elle est devenue organe de perception et de volition.

Lorsqu'on enlève les hémisphères cérébraux sur les animaux à sang froid, ces animaux conservent encore une certaine vivacité dans les mouvements. Si l'on excite ces animaux, le mouvement produit par action réflexe est capable de les faire progresser pendant longtemps. Les oiseaux privés de leurs lobes cérébraux se tiennent aussi sur leurs pattes; ils marchent quand on les excite ou quand on les pousse. Quand on cesse de les exciter, ils tombent dans un profond anéantissement. Les mammifères sont plus troublés par l'ablation des hémisphères. Ils n'ont généralement plus assez de force pour rester sur leurs pattes. Si on les place debout et qu'on les excite, ils font quelques pas et ils tombent bientôt. Au reste, jusqu'au moment de la mort, les membres sont capables de mouvements, et l'on peut solliciter ces mouvements par des excitants divers.

Les lobes cérébraux sont aussi des centres de perception pour les organes des sens. Lorsqu'on enlève à un animal les hémisphères cérébraux, il semble plongé dans un sommeil profond. Le bruit qu'on fait autour de lui ne l'émeut pas; les lésions les plus graves qu'on fait subir à ses tissus paraissent à peine l'affecter, et s'il y répond par des mouvements, il est impossible de dire qu'il a *ressenti* la douleur, l'action réflexe suffisant à les produire. Lorsque l'animal conserve assez de force pour se tenir sur ses pattes, il se heurte à tous les obstacles, il garde entre ses dents ou dans son bec l'aliment qu'on y place, sans le mâcher ou sans l'avaler, etc. Lorsqu'un bruit violent se passe dans le voisinage d'un animal auquel on a enlevé les hémisphères cérébraux, par exemple, lorsqu'on décharge une arme à feu près de son oreille, on remarque quelquefois en lui une sorte d'agitation ou de frémissement; mais il n'est pas possible de dire que l'animal a entendu. Les vibrations de l'air peuvent agir sur l'enveloppe du corps ou sur les tissus, à la manière des excitants. La détonation du canon suffit pour casser les vitres; on conçoit que celle d'un pistolet puisse suffire à exciter une impression sur les nerfs périphériques.

On a cherché à localiser, dans des points déterminés des hémisphères cérébraux, les centres de perception de chacune des sensations; mais tous les efforts qui ont été faits dans cette direction ont échoué.

L'action exercée sur les mouvements volontaires par les hémisphères est généralement *croisée*, c'est-à-dire, en d'autres termes, que l'incitation qui descend de l'hémisphère droit, le long de la moelle allongée et de la moelle, pour se rendre aux nerfs, excite le mouvement dans les muscles de la partie gauche du corps; et, réciproquement, l'hémisphère gauche éveille la contraction des muscles placés à droite du plan médian du corps. Si l'on détruit un seul hémisphère sur un animal, on constate, de la manière la plus évidente, que l'abolition du mouvement volontaire porte sur les membres opposés à l'hémisphère enlevé. Les lésions pathologiques (entre autres les épanchements cérébraux) prouvent aussi les effets croisés du mouvement de la manière la moins équivoque. Cet effet croisé dépend de l'entre-croisement des fibres nerveuses du mouvement dans la commissure blanche de la moelle, dans le bulbe rachidien, et aussi dans toute l'étendue de la protubérance annulaire.

L'excitation des hémisphères ne déterminant point de contractions dans les parties musculaires, les effets croisés ne peuvent être directement démontrés sur eux par expérience; mais l'excitation des couches optiques, celle des pédoncules du cerveau, celle de la partie supérieure de la protubérance, montrent que les contractions ont souvent lieu dans les parties du corps opposées à l'excitation.

L'action croisée des hémisphères dans le mouvement est loin d'être complète. On a rapporté plus d'une observation dans laquelle la lésion cérébrale siégeait du même côté que la paralysie du mouvement. L'anatomie (§ 366), la pathologie et l'expérimentation s'accordent pour démontrer que l'entre-croisement n'est que partiel. Les phénomènes observés, soit dans l'état pathologique, soit dans les expériences sur les animaux vivants, dépendent très-certainement des *points lésés*, ceux-ci correspondant tantôt à des éléments entre-croisés, tantôt à des éléments directs[1].

Les effets croisés de la *sensibilité* ont été observés par quelques expérimentateurs, mais ils ne sont ni constants, ni complets; ce qui tend à prouver que l'entre-croisement des fibres sensitives est incomplet aussi. Lorsqu'on enlève un seul hémisphère à un animal, il conserve sa sensibilité; et on ne remarque pas de différence bien tranchée entre la sensibilité des deux côtés du corps. On a vu des altérations d'un seul hémisphère, chez l'homme, être accompagnées de l'abolition du mouvement dans les parties opposées à l'altération, tandis que la sensibilité était conservée des deux côtés.

M. Brown-Séquard a trouvé, dans ses expériences sur la moelle, que quand on divise la moelle dans une certaine étendue (à l'aide d'un scalpel à lame très-mince) et suivant le plan antéro-postérieur, c'est-à-dire quand on partage la moelle en deux moitiés par la division des commissures grises et blanches, les parties situées au-dessous de la lésion paraissent privées du sentiment. Dans cette expérience, en effet, la continuité des filets sensitifs qui passent d'un côté de la moelle au côté opposé est détruite (Voy. fig. 190). Mais la sensibilité est-elle complétement et absolument anéantie? Quelques expérimentateurs (M. Chauveau entre autres) affirment le contraire. Remarquons que les fibres nerveuses qui se portent de la racine postérieure des nerfs dans le faisceau postérieur du même côté persistent encore. N'en serait-il pas ici pour la sensibilité de même que pour le mouvement? Après la section de la moelle en deux moitiés, la division de la commissure blanche a en effet détruit la continuité d'une partie des fibres motrices (celles qui s'entre-croisent dans la commissure), tandis qu'une autre portion est restée intacte : aussi les animaux peuvent-ils se mouvoir, bien que le mouvement soit assez profondément lésé, car ils ne peuvent guère alors que *se traîner* sur leurs membres demi-paralysés.

Les hémisphères cérébraux sont le siége organique des facultés intellectuelles et des déterminations instinctives. Chacun sait que les commotions cérébrales et les blessures graves du cerveau affaiblissent ou anéan-

[1] L'anatomie du système nerveux est une étude hérissée de difficultés. Pour suivre tous les filets nerveux moteurs de la moelle d'un côté à l'autre, au niveau de l'entre-croisement des fibres (dans la commissure blanche de la moelle, dans le bulbe et dans la protubérance), il faudrait connaître *de visu* les fibres nerveuses *motrices* et les fibres nerveuses *sensitives*, ce qui n'est pas possible, au moins dans l'état actuel de la science. En second lieu, il faudrait savoir si l'entre-croisement des fibres motrices ne se produit pas plusieurs fois; si un certain nombre de fibres ne s'entre-croisent pas dans la commissure blanche d'abord, par exemple, et plus loin dans les pyramides au-dessous du bulbe, ce qui donnerait en définitive à ces fibres une *action directe*. D'un autre côté, les fibres qui s'engagent dans les faisceaux latéraux de la moelle s'entre-croisent-elles en haut comme celles des faisceaux antérieurs? Les faits pathologiques sont aujourd'hui le seul moyen d'élucider la question.

tissent, plus ou moins complétement, les manifestations de l'intelligence. Lorsque les lobes cérébraux sont enlevés sur les animaux, ils conservent la faculté de respirer, même celle de se mouvoir; mais, comme ils ont perdu toute perception, ils ne cherchent plus ni à fuir, ni à se défendre, ni à manger, et ils se laissent mourir sur les aliments qu'on leur donne.

On peut dire, d'une manière générale, que l'intelligence est d'autant plus développée que les hémisphères sont plus volumineux. Ainsi, à mesure qu'on descend dans l'échelle animale, on voit l'intelligence décroître comme la masse nerveuse encéphalique. Il ne faudrait cependant pas juger, d'une manière trop rigoureuse, du degré d'intelligence d'un animal d'après le volume de son cerveau. Il est vrai que l'encéphale de l'enfant s'accroît avec le corps, à mesure que l'intelligence se développe, et que le cerveau de l'adulte est plus volumineux, d'une manière absolue, que celui de l'enfant; mais tandis que sur l'homme adulte le cerveau est seulement la trentième ou la trente-cinquième partie du poids du corps, chez l'enfant il est *relativement* beaucoup plus grand, car il est la sixième ou la huitième partie du poids du corps.

Chez les animaux, le volume relatif du cerveau, quand on le compare au poids du corps, n'est pas toujours non plus l'indice du degré d'intelligence de l'animal. Beaucoup de petits animaux et d'oiseaux de petite taille[1] sont très-bien doués sous ce rapport, et cependant la plupart d'entre eux le cèdent aux mammifères pour le développement intellectuel. Parmi les mammifères eux-mêmes, M. Colin a récemment publié un tableau d'où il résulte que le chat serait placé en première ligne, que le chien viendrait ensuite, puis le lapin, la chèvre, le bélier, l'âne; le cheval ne viendrait qu'à la suite.

La forme du cerveau, le nombre et surtout la profondeur des circonvolutions sont des éléments au moins aussi importants que le poids; on a même cru pouvoir établir que l'*étendue* de la surface (supposée développée) du cerveau était la mesure de l'intelligence chez les animaux. Il est vrai que l'homme se distingue de la plupart des animaux par le nombre et la profondeur des circonvolutions; mais beaucoup d'animaux très-bien doués ont des circonvolutions rudimentaires, et on les trouve relativement très-développées dans quelques animaux très-obtus.

Malgré toutes ces difficultés, il n'en est pas moins certain qu'en comparant un individu à un autre individu de la même espèce, le développement plus ou moins considérable de la masse encéphalique marche généralement de pair avec le développement intellectuel : cela est vrai surtout pour l'homme. On sait de la manière la plus positive qu'au-dessous d'un certain degré de développement des hémisphères et de la

[1] Chez les petits oiseaux, le cerveau est à peu près dans le même rapport avec le poids du corps que chez l'homme. Chez quelques oiseaux, le rapport est en leur faveur, chez le serin en particulier.

boîte osseuse qui les contient, l'individu est nécessairement un idiot. Le développement de la masse encéphalique est donc généralement une condition favorable. Au reste, il ne faut pas se dissimuler que, sur l'homme vivant, une pareille appréciation ne peut guère fournir que des notions assez vagues. Ce qu'on peut apprécier ici, en effet, ce n'est pas le poids du cerveau, mais seulement son volume. Or, pour connaître même le volume, il faudrait tenir compte de l'épaisseur des parois du crâne (épaisseur variable); il faudrait tenir compte de la grandeur des ventricules, de la quantité de liquide qui les remplit, de la grandeur des sinus frontaux, etc. : toutes choses impossibles. Beaucoup de grands crânes ne sont pas remplis de cervelle; et les hydrocéphales, qui se distinguent sous ce rapport, sont la plupart du temps des crétins.

Dira-t-on que la symétrie dans la disposition des deux hémisphères est une condition favorable au développement de l'entendement? Mais qui ne sait que des blessures, que des pertes de substance, que la suppuration et la destruction d'*un seul* hémisphère n'ont pas toujours entraîné la perte de l'intelligence? Dira-t-on qu'une partie seulement de l'encéphale est en rapport avec l'exercice de l'intelligence, et que le développement des lobes antérieurs du cerveau, se traduisant par le développement correspondant de la partie antérieure du crâne, pourra fournir à cet égard des renseignements plus précis? Mais l'anatomie comparée nous montre de la manière la moins équivoque que les lobes postérieurs du cerveau sont précisément la partie par laquelle les hémisphères du cerveau humain diffèrent le plus du cerveau des animaux[1]. Avouons qu'ici encore on ne peut guère faire que des suppositions. La prédominance des parties antérieures et supérieures de la tête associée à un certain aspect de la physionomie (c'est-à-dire à un degré convenable dans l'ouverture de l'angle facial) est, depuis l'antiquité, le symbole de l'intelligence dans toutes les productions de la statuaire et de la peinture, et se confond dans notre esprit avec l'idée de la perfection physique; il est certain néanmoins qu'une foule d'hommes qui ont marqué leur place dans les sciences, dans les lettres et dans les arts, parmi les intelligences les plus rares, se sont fait plus d'une fois remarquer par les conformations en apparence les plus ingrates.

[1] Les lobes postérieurs du cerveau laissent à découvert le cervelet, chez les oiseaux. Chez les mammifères, une grande partie du cervelet n'est pas couverte par les hémisphères. Il n'y a guère que l'homme dont les hémisphères sont assez prolongés en arrière pour couvrir complètement le cervelet.

ARTICLE III.

SYSTÈME DU GRAND SYMPATHIQUE.

§ 373.

Composition du nerf grand sympathique. — Le nerf grand sympathique consiste en une chaîne ganglionnaire, ou long cordon noueux, profondément placé dans les cavités splanchniques, et étendu de chaque côté de la colonne vertébrale. Cette double chaîne, réunie sur la ligne médiane en haut, dans les profondeurs de la face, et en bas dans l'intérieur du bassin, constitue un seul et même système, d'une forme *ovalaire allongée*. Cette chaîne envoie dans les viscères de nombreux filets qui s'anastomosent entre eux et forment des *plexus*. Ces plexus établissent de fréquentes communications entre la chaîne ganglionnaire située de chaque côté.

Le nerf grand sympathique n'est pas isolé : il est relié avec l'axe cérébro-spinal. Ce nerf communique en effet, au niveau des trous de conjugaison, avec le *tronc* des nerfs rachidiens. Les filets d'*union* dont nous parlons se détachent du tronc des nerfs rachidiens, et procèdent de l'une et l'autre racine. Les filets d'union du grand sympathique, quelquefois appelés les racines du grand sympathique, contiennent donc des fibres sensitives et des fibres motrices. A l'aide des filets d'union se trouve constituée l'*unité* du système nerveux.

Les ganglions renfermés dans les cavités de la face, tels que les ganglions *ophthalmiques, sphéno-palatins, otiques, sous-maxillaires* et *sublinguaux*, reliés au système du grand sympathique par les filets de communication envoyés par le ganglion cervical supérieur, peuvent être envisagés comme la portion céphalique du grand sympathique. Ces ganglions, placés sur le trajet des nerfs crâniens moteurs et sensitifs, reçoivent des filets de communication de ces nerfs, et se trouvent ainsi *réunis* à l'axe cérébro-spinal, et par conséquent dans les mêmes conditions que les ganglions *cervicaux, thoraciques* et *abdominaux* de la chaîne du grand sympathique.

Les ganglions du nerf grand sympathique contiennent de la substance grise, c'est-à-dire qu'on y trouve des cellules nerveuses à côté des tubes nerveux primitifs. Les connexions entre les tubes nerveux et les cellules dans les ganglions du nerf sympathique, ont été bien vues et bien décrites par MM. Robin et Wagner (Voy. § 339). Toutes les fibres nerveuses qui traversent les ganglions ne paraissent pas avoir de connexions avec les cellules[1]. Les fibres nerveuses contenues dans l'épaisseur des ganglions sont continues avec les fibres du système qui établissent la connexion des ganglions entre eux; ou bien elles se continuent, d'une part,

[1] Ces connexions sont surtout faciles à constater sur les poissons. L'observation est moins facile sur les reptiles, les oiseaux et les mammifères.

avec les filets qui établissent la connexion des ganglions avec l'axe cérébro-spinal, et, d'autre part, avec les filets qui vont aux organes splanchniques.

Les tubes nerveux primitifs, qui entrent dans la constitution du nerf grand sympathique, sont semblables à ceux des nerfs qui se détachent de l'axe cérébro-spinal. On trouve seulement dans le nerf grand sympathique une plus grande quantité de tubes à petit diamètre que dans les nerfs cérébro-rachidiens.

§ 374.

Le nerf grand sympathique considéré comme conducteur de sensibilité et de mouvement. — On a longtemps considéré le nerf grand sympathique comme insensible à l'excitation directe, et comme incapable de susciter des contractions dans les parties où il répand ses filets terminaux. Le doute n'est plus possible à cet égard. De même que les nerfs rachidiens, les filets du nerf grand sympathique sont des conducteurs d'impressions vers les centres nerveux et des conducteurs d'excitation motrice vers les organes. Il faut remarquer, toutefois, que les résultats ne sont pas à beaucoup près aussi évidents pour le nerf grand sympathique que pour les nerfs rachidiens. Pour éveiller la sensibilité et déterminer la douleur sur un animal, en excitant les rameaux ou les ganglions du grand sympathique, il faut revenir plusieurs fois à la charge; la transmission des impressions vers l'axe cérébro-rachidien n'a lieu qu'avec lenteur, mais elle est néanmoins manifeste. Pour pratiquer l'excitation et bien constater la sensibilité propre au grand sympathique, il est utile de ne pas expérimenter aussitôt après l'éventration de l'animal; il faut attendre quelque temps, parce que les vives douleurs qui résultent de la section des nerfs rachidiens compris dans les parois de l'abdomen ne sont pas encore apaisées, et qu'elles masquent en partie la sensibilité plus obscure du grand sympathique. Les branches d'union du grand sympathique avec le tronc des nerfs rachidiens sont les parties les plus sensibles; ensuite viennent les ganglions, puis les branches viscérales[1].

Le grand sympathique est aussi un conducteur de mouvement, c'est-à-dire que si l'on excite mécaniquement ou chimiquement ses ganglions ou ses rameaux, les parties dans lesquelles se terminent les rameaux viscéraux se contractent. Ici, comme dans les expériences précédentes, l'excitation doit être prolongée pendant quelque temps pour amener un résultat. De plus, nous l'avons déjà dit plus d'une fois, la contraction des

[1] Les branches viscérales sont peu sensibles quand on les excite à l'aide des irritants mécaniques. Il faut, pour mettre en évidence leur sensibilité, ou bien verser sur un plexus un acide concentré, ou bien y appliquer un fragment de potasse caustique, ou bien pratiquer la ligature d'un vaisseau sur les parois duquel se ramifie le nerf grand sympathique. L'irritation porte alors sur un grand nombre de filets, et l'effet se multiplie.

muscles de la vie végétative est lente à se dessiner, et lente aussi à s'éteindre.

Nous avons établi précédemment que la moelle épinière, seule ou garnie du bulbe et de la protubérance, et séparée des lobes cérébraux, donnait encore aux nerfs en communication avec elle le pouvoir de *susciter le mouvement* dans les parties excitées. Ce pouvoir, que nous avons appelé *pouvoir excito-moteur* ou *action réflexe*, n'existe pas seulement pour les nerfs sensitifs et moteurs de la vie animale, il existe aussi pour le nerf grand sympathique. Lorsque chez un animal décapité on vient à exciter le nerf grand sympathique, soit sur les ganglions, soit sur les filets, soit sur les viscères eux-mêmes, l'impression transportée à la moelle se réfléchit sous forme de mouvement dans les parties correspondantes à l'excitation, ou même, par irradiation, à des parties plus ou moins éloignées de celles sur lesquelles a porté l'excitation. Nous avons même vu que l'excitation des parties animées par le grand sympathique pouvait se réfléchir par action réflexe sur des muscles de la vie animale (Voy. § 344).

L'action persistante du nerf grand sympathique, alors qu'il n'est plus en communication qu'avec la moelle épinière (lorsque le cerveau est enlevé), prouve que le principe de son action est en grande partie puisé dans la moelle. Les faits signalés précédemment démontrent que le principe de son action peut remonter plus haut encore, car l'excitation directe du bulbe, de la protubérance et même des couches optiques et des corps striés, détermine des contractions dans les organes animés par le grand sympathique. Le principe des mouvements involontaires ne paraît pas remonter jusque dans les lobes cérébraux.

L'expérience prouve encore que le système nerveux du grand sympathique n'a pas *en lui-même*, et indépendamment de ses connexions avec l'axe cérébro-spinal, le pouvoir de conduire les impressions et de renvoyer le mouvement. Si sur un animal on détruit complétement l'axe cérébro-spinal, les fonctions sensitivo-motrices du nerf grand sympathique sont abolies.

§ 375.

Influence du nerf grand sympathique sur les mouvements de la pupille. — Le ganglion cervical supérieur, on le sait, envoie, par sa partie supérieure, des filets du côté de la tête, filets qui vont se mettre en communication avec les ganglions céphaliques. On ne connaît pas encore très-bien le rôle spécial de chacun de ces filets ; mais les expériences de MM. Budge, Kölliker et Schiff ont prouvé que celui de ces filets qui va se porter au ganglion ophthalmique et de là à la pupille, par l'intermédiaire des nerfs ciliaires, tient sous sa dépendance les mouvements de dilatation de la pupille.

L'iris est constitué par des fibres musculaires lisses, dirigées en deux sens différents. Les unes, groupées au centre, sous forme de sphincter, ont pour effet de resserrer l'ouverture pupillaire ; ces fibres ont pour nerf moteur le nerf moteur oculaire commun (Voy. § 353). Les autres fibres contractiles de l'iris sont disposées vers la grande circonférence, et affectent la direction rayonnée. En prenant leur point fixe à l'insertion de la grande circonférence de l'iris (au ligament ciliaire), elles sont les antagonistes de l'action du sphincter, sur la circonférence duquel elles s'insèrent. Lorsque le ganglion cervical supérieur est enlevé, ou bien lorsque la branche supérieure qui s'en détache est coupée, la pupille se contracte immédiatement, et elle reste ainsi pendant des semaines et même pendant des mois. Les fibres rayonnées, en effet, sont paralysées, et la tonicité du sphincter subsiste seule. Quand, au contraire, on irrite le ganglion cervical supérieur ou son filet supérieur, on détermine la contraction des fibres rayonnées de l'iris, et, par conséquent, l'agrandissement de l'ouverture pupillaire. Si l'on applique un courant galvanique énergique sur la portion de moelle qui avoisine les limites de la moelle cervicale et de la moelle dorsale, on fait également contracter les fibres rayonnées de l'iris. Si l'on coupe la branche cervicale supérieure du nerf grand sympathique ou les branches d'union de la portion cervicale du grand sympathique avec l'axe cérébro-spinal, l'excitation de la moelle ne détermine plus l'agrandissement de la pupille. Cette expérience est bien propre à démontrer que l'influence motrice du grand sympathique est puisée dans l'axe cérébro-spinal.

§ 376.

Influence du grand sympathique sur les mouvements du cœur. — Les connexions du cœur avec le système nerveux varient suivant les espèces animales. Tandis que dans les mammifères, par exemple, le cœur reçoit ses filets nerveux du pneumogastrique et du grand sympathique, dans les vertébrés inférieurs (les grenouilles, par exemple), le cœur n'est plus animé que par le nerf pneumogastrique. Pour examiner l'influence comparative du nerf grand sympathique sur les mouvements du cœur, il faut donc avoir recours à des mammifères.

Lorsque chez un mammifère dont la poitrine est ouverte on applique le courant d'un appareil d'induction sur les branches cervicales du grand sympathique, qui concourent à la formation du plexus cardiaque, on observe généralement une accélération remarquable dans les battements du cœur[1]. Lorsque l'excitation porte sur les filets de communication qui réunissent le grand sympathique à l'axe cérébro-spinal, les mêmes phénomènes se manifestent, quoique d'une manière moins marquée. Il en est de même, lorsque le courant passe par la moelle *cervicale*. Ces expériences montrent bien l'action directe du grand sympathique sur les mouvements du cœur, et le mode de son action ; elles montrent aussi que le grand sympathique puise son principe d'action dans la moelle ; mais il

[1] L'irritation du nerf pneumogastrique a pour effet, au contraire, de les suspendre, au moins dans les premiers temps de l'expérience (Voy. § 359).

reste toujours dans les contractions du cœur *un inconnu* que l'expérience n'a pas encore résolu, et sur lequel nous avons plus d'une fois insisté (Voy. §§ 112, 359, 366). C'est la question de savoir pourquoi le cœur séparé du corps de l'animal continue à battre spontanément pendant quelque temps[1].

On ne peut se livrer à cet égard qu'à des suppositions, et attribuer aux ganglions nerveux du plexus cardiaque, ou aux ganglions microscopiques situés sur le trajet des nerfs dans la masse du cœur, la persistance momentanée des contractions. Les filets du grand sympathique ne sont pas les seuls, au reste, qui entretiennent pendant quelque temps une *contraction rhythmique* de la fibre charnue, lorsqu'ils sont séparés de l'axe cérébro-spinal. Les muscles de la jambe de la grenouille éprouvent souvent une sorte de *frémissement oscillatoire*, au moment où l'on a séparé le membre du tronc, et il n'est pas rare de rencontrer le même phénomène dans le diaphragme des animaux mammifères, quand le nerf phrénique vient d'être divisé[2].

§ 377.

Influence du grand sympathique sur les fonctions de nutrition (digestion, circulation, sécrétions). — La partie supérieure du tube digestif (œsophage, estomac) est sous l'influence directe du pneumogastrique; mais les intestins sont manifestement animés par le nerf grand sympathique. Les irritations qui portent sur les ganglions ou sur les filets viscéraux du grand sympathique, ou sur les filets d'union de ce nerf avec l'axe spinal, font naître des contractions évidentes dans ces parties. Nous avons vu que l'excitation directe de la moelle épinière est suivie des mêmes effets (Voy. § 366). Les uretères, la vessie, les conduits déférents, les vésicules séminales, les trompes, l'utérus, sont, comme les intestins, sous l'influence motrice du grand sympathique.

L'influence du nerf grand sympathique est donc incontestable dans les phénomènes de nutrition accompagnés de mouvements; mais cette influence n'est pas bornée à la couche musculeuse du tube intestinal, à celle de l'utérus, et à celle des réservoirs ou des conduits excréteurs des glandes : elle s'étend à l'ensemble tout entier du système circulatoire. Le nerf grand sympathique se dissémine et s'épanouit en nombreux plexus sur les vaisseaux de la poitrine et de l'abdomen ; la portion cervicale alimente les vaisseaux du cou et les vaisseaux de la tête par l'intermédiaire du plexus carotidien ; sa portion pelvienne forme, avec les branches sacrées de la moelle un plexus mixte qui envoie aux vaisseaux des mem-

[1] Les contractions persistantes du cœur, après sa séparation de l'axe cérébro-spinal, sont différentes des contractions normales. Elles sont, dans le commencement, à peu près aussi fréquentes, mais elles sont, dès le principe, beaucoup plus *faibles*.

[2] Quand on coupe l'extrémité inférieure de la moelle, les contractions des *cœurs lymphatiques* de la grenouille persistent. Lorsqu'on enlève avec soin ces organes, on remarque que leurs contractions persistent encore pendant une heure ou deux.

brés inférieurs des filets qui procèdent du grand sympathique, ainsi que les expériences dont nous allons parler tendent à le démontrer. Les vaisseaux artériels et veineux possèdent, au nombre de leurs tuniques, une couche composée de fibres musculaires lisses (*fibres-cellules*, Voy. p. 502) qui peuvent augmenter ou diminuer le calibre des voies que le sang parcourt, non pas à chaque mouvement rhythmique du cœur, mais d'une manière continue et pendant un certain temps, dans diverses conditions physiologiques, dont quelques-unes sont connues de tous, telles que l'injection de la muqueuse stomacale au moment de la sécrétion du suc gastrique, l'injection des joues sous l'influence des émotions vives, sous celle de la chaleur et du froid, etc. Il est vraisemblable que des phénomènes du même genre accompagnent, dans les diverses régions, les actes sécrétoires et nutritifs, et règlent ainsi l'activité variable des métamorphoses organiques. Un grand nombre d'expériences ont été entreprises depuis quelques années dans cette direction, et les résultats obtenus établissent avec une grande netteté que le diamètre des vaisseaux est dans une liaison intime avec les branches nerveuses du grand sympathique, que quelques auteurs désignent souvent, pour cette raison, nerfs *vaso-moteurs*. C'est sur les vaisseaux de moyen et de petit calibre, c'est-à-dire sur les vaisseaux qui pénètrent dans le sein des organes, que cette influence a été surtout constatée. Peut-être s'exerce-t-elle aussi sur lesgros troncs vasculaires de l'abdomen sur lesquels le nerf sympathique se déploie avecune grande richesse ; mais, à supposer que des changements temporaires de diamètre se montrent en ces points, ils ne sont guère sensibles. Ajoutons, d'ailleurs, qu'on en concevrait beaucoup moins bien l'utilité.

C'est M. Bernard qui a le premier fixé l'attention des physiologistes sur ce point. Coupez, à son exemple, sur un lapin, le nerf grand sympathique au cou, au niveau du ganglion cervical supérieur, et, peu de temps après, vous verrez les vaisseaux de l'oreille du côté opéré se tuméfier, se dessiner nettement sous la peau, et la température de la partie s'élever. Les filets sympathiques qui animaient la tunique musculaire des vaisseaux étant séparés du système nerveux, les fibres musculaires de cette tunique sont paralysées, et la tension sanguine amène promptement leur dilatation[1]. De là l'engorgement sanguin des parties, et leur élévation de température par suite de l'afflux anormal du sang.

Excite-t-on maintenant, à l'aide du courant de la pile, le bout du nerf grand sympathique qui correspond à l'oreille en expérience, on détermine dans la tunique musculaire des vaisseaux une contraction qui ramène les

[1] Le système musculaire à fibres lisses (fibres-cellules) qui entre dans la constitution des vaisseaux se comporte, eu égard à ses liaisons avec le système nerveux, comme le système musculaire de la vie animale ou de la locomotion. Tant qu'un muscle de la locomotion est relié au système nerveux central par les nerfs, il est, même pendant le repos, dans un état de *contraction tonique* ou de tension spéciale, qui disparaît par la section des nerfs (Voy. § 227).

vaisseaux à leur diamètre normal ; l'injection disparaît, et avec elle l'élévation de température. Supprime-t-on la source d'excitation (qui a remplacé pour un instant l'influence nerveuse), la dilatation des vaisseaux reparaît, et avec elle l'élévation de température.

Tous les physiologistes ont répété l'expérience de M. Bernard et en ont confirmé la justesse[1]. M. Van der Beke Callenfels a constaté, de plus, que l'élévation de température observée sur l'oreille de l'animal, à la suite de l'extirpation du ganglion cervical supérieur, persistait encore, quoiqu'à un faible degré, au bout de 121 et de 155 jours. Le même expérimentateur a constaté encore (dans une expérience qu'il pratiquait en commun avec M. Donders), sur un lapin auquel on avait enlevé la voûte crânienne, que l'excitation du bout périphérique du grand sympathique au cou amenait dans les artères de la pie-mère une diminution telle, que le diamètre de deux artères (spécialement en observation) augmentait de plus du triple quand on supprimait la cause excitatrice.

M. Pincus et M. Samuel extirpent sur des chiens, des chats et des lapins le plexus solaire et les ganglions semi-lunaires, et, entre autres phénomènes, ils constatent que la muqueuse de l'estomac et de la partie supérieure de l'intestin grêle est fortement injectée, et que cette ablation entraîne même des épanchements sanguins sous-muqueux. M. Pincus enlève à d'autres lapins le plexus nerveux qui entoure l'artère mésentérique et l'aorte abdominale, et il trouve des désordres analogues dans toute l'étendue de l'intestin correspondant à la distribution nerveuse.

M. Gunning coupe sur des grenouilles le plexus ischiatique au point où il sort de la moelle (par conséquent il coupe en même temps les rameaux communiquant du grand sympathique de cette région). Parmi les résultats de cette section, il note une injection très-visible à l'œil des vaisseaux du membre inférieur. Cette injection s'étend jusqu'à la membrane natatoire ; on peut la constater à l'aide des instruments grossissants, en comparant les deux membres.

Le grand sympathique peut donc entraîner dans les circulations locales des changements en vertu desquels la masse du sang qui traverse un organe se trouve temporairement augmentée ou diminuée. Or, comme le sang est à la fois producteur et distributeur de chaleur, le grand sympathique exerce dès lors une influence indirecte, mais néanmoins très-remarquable, sur la température locale des parties.

Il y a longtemps déjà que M. Chossat avait noté, dans quelques expériences où il coupait la moelle à diverses hauteurs dans la région dorsale, que la température prise dans le rectum des animaux éprouvait, après l'opération, une élévation momentanée qui durait plus ou moins longtemps, et qui cessait ensuite pour faire place à un abaissement continu (comme, d'ailleurs, dans toutes les autres parties) jusqu'à la mort. Plus

[1] Elle a été exécutée dernièrement sur de grands animaux (cheval), par MM. Lussano et Ambrosoli.

tard, M. Nasse obtenait, de la section de la moelle pratiquée à diverses hauteurs, des résultats variés. Tantôt, suivant lui, la température du membre postérieur s'élevait, tantôt elle s'abaissait. Mais quand, passant en revue toutes ses expériences, on *compare* la température des membres antérieurs avec celle des membres postérieurs (c'est-à-dire la température des parties non paralysées avec celle des parties paralysées), constamment on trouve, après l'opération, un excédant de température dans les membres postérieurs soustraits à l'influence nerveuse. Remarquons (Voy. § 378) que le grand sympathique n'est pas un système nerveux fonctionnant isolément, et que son influence est profondément atteinte quand, au lieu de communiquer avec tout l'ensemble du système nerveux, il ne communique plus qu'avec un tronçon peu étendu de la moelle. La soustraction de l'influence nerveuse sur la circulation des membres postérieurs est plus complète encore quand la moelle lombaire, au lieu d'être simplement coupée, est détruite [1].

Les expériences de M. Brown-Séquard, et celles plus récentes de M. Schiff sur la moelle épinière, ont mis plus d'une fois en lumière cette influence du système nerveux sur la distribution de la température. M. Brown-Séquard pratique la section d'une *moitié* de la moelle, vers le milieu de la région dorsale, et il constate une augmentation de température dans le membre du côté paralysé. M. Schiff a souvent observé, à la suite de la section ou de la destruction d'une partie plus ou moins étendue de la moelle, une élévation de température dans les parties paralysées qui dépassait de 5, de 8 et quelquefois de 12 degrés celle des parties paralysées [2].

C'est par l'intermédiaire des filets (vaso-moteurs) qu'il répand sur les tuniques des vaisseaux qui entrent dans le sein des glandes, que le grand sympathique agit vraisemblablement sur les sécrétions, pour les augmenter ou pour les diminuer. Si nous nous en rapportons aux expériences de

[1] Dans l'état normal, les membres postérieurs d'un chien sont plus chauds que les antérieurs de 0°,3. Après la section de la moelle lombaire, les membres postérieurs sont plus chauds que les antérieurs de 0°,6. Après la *destruction* de la moelle lombaire, l'excédant de température des membres postérieurs est de 2 degrés.

Voici trois expériences :

	Membres postérieurs.	Membres antérieurs.
Chien intact.	28°,1	27°,8
Chien après section de la moelle.	26°,3	25°,7
Chien après destruction de la moelle lombaire.	27°,7	25°,7

M. Nasse prenait la température dans une plaie faite aux muscles de la cuisse. S'il l'avait prise à la surface du membre, la différence eût été plus grande. La dilatation vasculaire porte en effet surtout sur les vaisseaux de petit calibre, et le réseau sous-cutané est très-riche.

[2] M. Schiff insiste, avec raison, dans ses expériences sur la nécessité de *comparer* toujours la température des membres en expérience avec celle des membres restés sains, attendu que la température *absolue* de la partie paralysée est souvent, comme celle des autres parties, plus basse après l'expérience qu'avant. Il n'en peut être autrement quand la destruction comprend une étendue notable de la moelle.

M. Budge, la suppression des nerfs vaso-moteurs, en paralysant les tuniques des vaisseaux, ne leur permettrait plus d'opposer à la tension sanguine un effort suffisant, et la filtration des éléments liquides du sang au travers des parois vasculaires se trouverait augmentée. C'est ainsi qu'on peut interpréter plusieurs faits signalés par lui. Lorsque, sur des lapins, on a retranché le plexus solaire, l'animal est bientôt atteint de diarrhée, et, si on l'ouvre, on trouve les dernières parties de l'intestin, cœcum, côlon, remplies de liquide. Lorsqu'on a coupé le nerf grand sympathique au cou ou extirpé les ganglions cervicaux, on remarque, indépendamment des résultats signalés plus haut, des phénomènes qui indiquent une certaine tendance aux épanchements. C'est ainsi, par exemple, que M. Colin a observé, après cette section sur les chevaux, que la partie correspondante de la face et de l'encolure est, peu après, mouillée par une sueur abondante. C'est ainsi que M. Schiff signale, parmi les résultats de l'extirpation des ganglions cervicaux, l'épanchement de la sérosité dans le péricarde.

Les glandes salivaires, quoique placées hors des cavités splanchniques, ne font pas exception, et c'est par l'intermédiaire de la portion céphalique du système sympathique que se trouvent animés leurs vaisseaux. L'excitation sécrétoire vient de la membrane muqueuse de la bouche; elle est transportée par les nerfs sensitifs du côté des centres nerveux (lingual, glosso-pharyngien), et elle est transmise des centres vers l'organe sécrétoire par le système du grand sympathique (ganglions ophthalmique, sphéno-palatin, otique, sous-maxillaire, sublingual)[1].

Si nous nous en référons aux expériences relatées au paragraphe 172, et aussi aux expériences récentes de M. Pincus, le grand sympathique tiendrait sous sa dépendance non pas seulement la *quantité* des sécrétions, mais encore leur *qualité*. Lorsqu'on coupe les deux nerfs pneumogastriques au cou suivant la méthode commune, l'estomac remplit, il est vrai, incomplétement ses fonctions, parce qu'il ne se meut plus sur les matières alimentaires, mais la sécrétion du suc gastrique, quoique diminuée, persiste, et le lait injecté dans l'estomac se coagule (cette coagulation est caractéristique de l'*acidité* du suc gastrique). Mais lorsqu'on coupe les nerfs pneumogastriques au niveau de l'anneau œsophagien, le lait injecté dans l'estomac des animaux ne se coagule plus, et le liquide extrait de l'estomac n'a qu'une réaction alcaline. Or, entre ces deux méthodes d'expériences, il y a cette différence que, dans le premier cas, les branches pec-

[1] Les mamelles sont sans doute aussi en relation avec le système du grand sympathique, par l'intermédiaire des tuniques des artères mammaires (mammaires internes surtout). La liaison sympathique de ces glandes avec les organes de la génération, dans le travail de la lactation, tend à le démontrer. Toujours est-il que l'application de l'électricité a sur la lactation un effet analogue à celui qu'on obtient en l'appliquant aux autres sécrétions. Plusieurs fois (Aubert, Becquerel), on a rappelé la sécrétion du lait en appliquant à diverses reprises le courant d'un appareil d'induction sur la mamelle dans la direction des vaisseaux mammaires.

torales du grand sympathique, qui s'unissent aux nerfs pneumogastriques et vont avec lui à l'estomac, sont respectées, tandis que, dans le second cas, ces branches sont coupées avec les nerfs pneumogastriques eux-mêmes.

M. Snellen a récemment publié, sous les auspices de M. Donders, d'Utrecht, une série d'expériences qui mettent en évidence le rôle des nerfs vasculaires sur les phénomènes de l'inflammation. On coupe à un lapin le nerf grand sympathique du côté droit à la région cervicale, puis on introduit dans chaque oreille, par une plaie pratiquée à dessein, une petite perle de verre sur laquelle on recoud la plaie. La température de l'oreille droite est de 37, celle de l'oreille gauche n'est que de 20 degrés. Au bout de six jours, l'oreille droite n'est presque plus gonflée, l'oreille gauche est fortement tuméfiée. Au bout de douze jours, la plaie de l'oreille droite s'est ouverte par déchirure des bords de la plaie; celle-ci est sèche, il n'y a point de gonflement. Au bout du même laps de temps, le gonflement de l'oreille gauche a considérablement augmenté, et il s'est formé dans son épaisseur un vaste abcès purulent. D'autres expériences du même genre ont appris à l'auteur que la section du nerf grand sympathique favorise la cicatrisation[1]. Voici d'autres résultats curieux : on coupe à droite, sur un lapin, le grand sympathique au cou, et lorsque les vaisseaux du globe oculaire du même côté sont dilatés, on verse de l'acide acétique concentré sur les deux yeux (sur l'œil du côté sain comme sur l'œil du côté opéré). Les deux yeux se troublent à l'instant, l'épithélium cautérisé ne tarde pas à se détacher, et une conjonctivite violente éclate. Pendant dix jours, on ne remarque aucune différence entre les yeux. Plus tard, on voit se dessiner nettement sur la conjonctive de l'œil droit des vaisseaux rayonnés qui se dirigent vers la cornée; celle-ci s'éclaircit et redevient transparente, et, au bout de quatre semaines, l'œil droit ne présente plus qu'un trouble à peine marqué, c'est-à-dire une dilatation limitée des vaisseaux de la conjonctive et de l'iris. Quant à l'œil gauche, au contraire, on ne voit pas apparaître les vaisseaux rayonnés, et la cornée est encore si trouble au bout de quatre semaines qu'on n'aperçoit pas la pupille.

De tous ces faits et de beaucoup d'autres que nous ne pouvons transcrire ici, il résulte manifestement que le système nerveux ganglionnaire, par les filets qu'il envoie aux tuniques des vaisseaux, tient jusqu'à un certain point sous sa dépendance les fonctions de sécrétion et de nutrition. Mais il ne faut pas cependant exagérer l'importance du système nerveux sur les fonctions nutritives. Les fractures se consolident parfaitement sur les membres paralysés; les expériences de M. Snellen montrent que la cicatrisation des plaies des parties molles est dans le même cas. S'il

[1] M. Snellen coupe, par exemple, à un lapin la moitié de chaque oreille. Or, l'oreille correspondante à la section de la portion céphalique du grand sympathique est cicatrisée en dix jours; l'autre ne l'est qu'en quinze jours.

est vrai que les membres paralysés diminuent de volume, si leurs masses musculaires s'atrophient, ces membres n'en sont pas moins *vivants*. Le manque d'exercice amène à peu près les mêmes effets dans les membres non paralysés.

Le système nerveux de la vie animale qui donne la sensibilité aux parties n'est pas non plus absolument étranger aux fonctions de nutrition, et il agit, si je puis ainsi parler, comme une sorte de protecteur. Lorsqu'on a coupé les nerfs d'un membre à un animal vivant, on voit souvent l'inflammation s'emparer des parties sur lesquelles *repose* l'animal. Cela tient sans doute à ce que la sensibilité est anéantie dans le membre; l'animal ne sent plus la compression que le poids du corps amène dans la partie sur laquelle il repose, sensation de douleur qui, dans l'état naturel, lui fait varier sa position. La partie soumise à une pression continue, et engorgée d'ailleurs par la paralysie des capillaires, se trouve éminemment disposée au travail inflammatoire. On voit pareillement chez l'homme des engorgements succéder parfois à l'excision des nerfs qui se rendent dans une partie, et des abcès se former à la suite de la paralysie de la langue, dans les points devenus *insensibles*, qui se trouvent soumis à la *pression continue* des dents [1].

En résumé, et en ce qui concerne l'action du grand sympathique sur les fonctions de nutrition, on peut dire que la section de ce nerf entraîne la paralysie des filets vasculo-moteurs. Les vaisseaux qui ont perdu leur contractilité se dilatent et s'engorgent de sang. Cette hypérhémie *neuro-paralytique* (ainsi la nomme M. Schiff) a, à son tour, des conséquences très-différentes, suivant les tissus ou les organes; tandis qu'elle ne produit pas d'altérations sensibles dans le tissu vasculaire osseux, tendineux, musculaire, cutané, etc., elle en peut produire dans des tissus plus délicats (poumons et cornée, par exemple), sous l'influence des causes traumatiques les plus légères. On peut encore dire avec M. Schiff: « La paralysie d'un nerf vasculo-moteur n'est jamais suffisante pour produire directement une altération de nutrition dans les tissus; elle a seulement pour conséquence immédiate de les mettre dans un état hypérhémique. »

§ 378.

Remarques sur le rôle spécial du nerf grand sympathique. — Bichat, auquel on doit principalement la division féconde des fonctions en fonctions de nutrition ou de la *vie organique*, et en fonctions de relation ou de la *vie animale*, chercha à mettre cette division en harmonie avec le système nerveux. Il plaça les premières sous l'influence des nerfs cérébro-spinaux, et rattacha les secondes à la chaîne ganglionnaire du grand sympathique. De là, pour lui, deux systèmes nerveux : le système nerveux de la vie organique et le système nerveux de la vie animale; le der-

[1] Voy., § 355, les lésions de nutrition qui surviennent par cause mécanique dans l'œil privé de sensibilité.

nier ayant pour centre le cerveau et la moelle, et pour conducteurs les nerfs cérébro-rachidiens; le premier ayant pour centres multiples les ganglions du grand sympathique, et pour conducteurs les filets de ce même nerf. La symétrie des organes des sens et des organes locomoteurs s'accommodait, dans sa doctrine, à la symétrie du système nerveux cérébro-rachidien et des nerfs qui en partent; tandis que l'insymétrie des organes intérieurs se trouvait en rapport aussi avec l'insymétrie du système nerveux correspondant. D'après la manière de voir de Bichat, les ganglions du grand sympathique seraient autant de petits centres ou de petits cerveaux recevant les impressions obscures des organes nutritifs, et réfléchissant vers eux le mouvement, sans l'intervention nécessaire de la moelle ou du cerveau.

Quelques anatomistes ont cherché à mettre cette doctrine en rapport avec la constitution anatomique du grand sympathique. MM. Remak, Bidder, et Volkmann, en particulier, ont décrit dans le nerf grand sympathique, indépendamment des fibres nerveuses sensitivo-motrices communes à tous les nerfs, un certain ordre de fibres dites fibres sympathiques ou fibres organiques, qui naîtraient dans les ganglions du nerf grand sympathique. Ces fibres s'irradieraient d'une part dans les organes avec les filets viscéraux; et, d'autre part, ces fibres spéciales se porteraient du côté de l'axe cérébro-spinal, et établiraient ainsi la communication entre les deux centres nerveux. Mais il n'y a point de différence appréciable entre les tubes nerveux du grand sympathique et ceux qu'on rencontre dans tous les nerfs. Il n'y a d'autres différences que dans la proportion plus ou moins grande des fibres de tissu cellulaire interposé.

La division du système nerveux en deux systèmes secondaires indépendants n'est pas non plus conforme à l'expérience physiologique. L'expérience démontre que le grand sympathique devient incapable d'entretenir le mouvement et la sensibilité, quand ses connexions avec l'axe cérébro-spinal sont détruites. A mesure que les recherches de la physiologie se multiplient, l'*unité* du système nerveux devient une vérité de plus en plus manifeste. Les impressions du grand sympathique sont ordinairement *non senties*; mais elles se traduisent parfois sous forme de *douleur*, et mettent par conséquent en jeu les foyers supérieurs de la sensibilité (hémisphères).

Non-seulement la sensibilité des organes et le mouvement des parties contractiles animées par le sympathique se trouvent anéanties par la séparation du nerf grand sympathique d'avec l'axe cérébro-spinal; mais les nerfs vaso-moteurs eux-mêmes puisent réellement leur action dans le système nerveux central lui-même, par l'intermédiaire des filets d'union du grand sympathique. M. Pflüger a dernièrement constaté, dans une suite d'expériences délicates, que les artères de la membrane natatoire de la grenouille diminuent de calibre, quand on excite, à l'aide d'un appareil d'induction, les racines antérieures des nerfs rachidiens. Quant aux veines, dit le même expérimentateur, il en est de même; mais leur contraction est si peu marquée qu'elle échappe presque à l'observation.

ARTICLE IV.

INTELLIGENCE, INSTINCT. — SOMMEIL.

§ 379.

Facultés intellectuelles. — Les organes des sens transmettent à l'encéphale les impressions du toucher, celles de la vue, de l'ouïe, de l'odorat et du goût; mais la sensation n'est pas tout entière dans l'impression ni dans la transmission de l'impression. Une pendule dont le timbre résonne, et qui fait entrer en vibration les expansions du nerf acoustique, ne donne pas nécessairement la sensation du son, et il arrive très-souvent qu'il passe inaperçu.

L'*attention* seule est capable de compléter la sensation, en la transformant en *perception*. La sensation perçue devient une *idée*. L'idée considérée dans sa simplicité suppose seulement une sensation perçue par un cerveau; elle est commune aux animaux et à l'homme. Mais ce qui distingue essentiellement l'homme de l'animal, c'est que le dernier n'a que des idées *concrètes*, tandis que le premier est capable de se former des idées *abstraites*, en appliquant son attention, non-seulement à des sensations actuelles, mais encore à des sensations passées, en un mot, parce qu'il *compare* et qu'il *juge*.

L'idée *concrète* ne sépare jamais le mode de l'être : elle est la notion simple de ce qui existe par soi. Pour l'animal qui n'a que des idées de ce genre, il n'existe que des corps ou des individus plus ou moins nombreux, pour lui il n'existe ni *genres* ni *espèces*.

L'idée *abstraite*, au contraire, sépare le mode de l'être; elle rapproche les qualités et les attributs d'une foule de corps, et en forme des notions distinctes des corps eux-mêmes. Pour l'animal, il y a des corps colorés, des corps sapides, des corps chauds ou froids, etc.; mais les idées de couleur, de saveur, de température, de forme, de pesanteur, de son, etc. (toutes choses qui expriment certains modes considérés *abstractivement* des corps), n'existent pas pour lui.

Par l'artifice du signe, de la parole et de l'écriture, l'homme a été plus loin, il a donné en quelque sorte un corps à ses abstractions; il a *substantivé* une foule d'idées qui forment le fonds commun de son langage et qui constituent en quelque sorte les éléments de sa pensée. Les substantifs *vice*, *vertu*, *impulsion*, *civilisation*, *navigation*, *expression*, *ressemblance*, *force*, *sagesse*, *beauté*, et tant de milliers d'autres mots dont les plus ignorants des hommes se servent chaque jour, correspondent évidemment à des idées que l'animal n'a point. L'homme a fait plus encore, il a donné l'être à ce qui n'existe pas, il a créé le *néant*, l'*infini*, le *passé*, l'*avenir*.

Nous ne rechercherons pas si toutes les idées de l'homme lui viennent par les sens, ou s'il en est quelques-unes dont il possède en lui le germe. Cette recherche est, suivant nous, tout à fait oiseuse. L'homme a en lui le pouvoir de créer des idées abstraites, pouvoir que n'ont certainement pas les animaux. Qu'importe que ce soit l'*idée elle-même* ou le *pouvoir* qu'il a de les créer à l'aide des sensations qui préexistent en lui ? Il est toutefois assez naturel de penser que si toutes les sensations lui faisaient défaut, et, avec elles, tous les *matériaux* de la réflexion et du jugement, le pouvoir qu'il a d'abstraire resterait à l'état de force latente. On conçoit difficilement qu'alors il pût avoir même l'idée mathématique, idée qui s'éloigne le plus des modes matériels. Il n'est pas possible d'affirmer, en effet, qu'en l'absence du sens de la *vue* et de celui du *toucher* l'homme pût avoir la notion du *nombre*.

La comparaison entre une sensation présente et une sensation passée, ou entre deux sensations passées, c'est-à-dire la *réflexion*, suppose la *mémoire*. Chez l'homme, elle peut s'appliquer aux idées de toute sorte et aussi aux sentiments. Qu'on envisage la mémoire comme une trace insensible déposée par la sensation à la surface ou dans la profondeur du cerveau, ou qu'on avoue son ignorance sur la condition matérielle à laquelle elle est liée, il n'en est pas moins vrai que la mémoire est une faculté essentiellement organique. Elle est commune aux animaux et à l'homme. Il est vrai que les premiers n'en tirent pas, comme lui, les fruits du jugement et de la raison; mais il est incontestable qu'elle n'est pas étrangère aux déterminations qui n'ont pas leur source dans l'instinct. La mémoire est, après la sensation perçue, la plus importante des facultés de l'entendement. Sans elle toutes les autres seraient inutiles. La mémoire est une faculté *variable*, suivant les espèces animales et suivant les individus de l'espèce humaine. Elle varie aussi avec la durée et la vivacité des impressions. Toute perception vive et répétée se grave pour longtemps dans l'encéphale. Les perceptions de la vue, celles de l'ouïe, celles des odeurs, ne se conservent pas au même degré dans la mémoire ; et il y a, sous ce rapport, des différences individuelles extrêmement nombreuses, qui tiennent évidemment à des conditions organiques. La mémoire de la vue, d'où résulte la mémoire des lieux et des choses, donne à l'homme qui la possède à un haut degré une prédisposition favorable aux sciences d'observation. La mémoire des sons, très-développée chez quelques-uns, est presque nulle chez d'autres ; à cette prédisposition organique s'allie le goût musical. La mémoire des odeurs, généralement faible chez l'homme, est extrêmement développée chez le chien, qui reconnaît son maître bien plus par l'odorat que par la vue, etc. La mémoire enfin se perfectionne par l'exercice, se ralentit et s'éteint, comme la plupart des fonctions organiques, avec les progrès de l'âge.

De même que l'homme, l'animal se souvient; mais peut-il, comme l'homme lui-même, faire surgir à volonté les faits de mémoire? Rien ne le prouve, et tout prouve le contraire. L'animal n'a point de libre *volonté*. Le libre arbitre est l'apanage exclusif de l'homme. L'homme meut son bras parce qu'il le *veut;* il ne le meut point, et le laisse exposé aux douleurs les plus vives, parce qu'il le veut encore. Dira-t-on qu'un animal a aussi la volonté, parce qu'il meut son corps ou ses membres dans telle direction plutôt que dans telle autre? Mais pourrait-il agir autrement qu'il ne le fait? Lorsque l'homme est frappé de paralysie et que le pouvoir de mouvoir ses membres lui manque, en a-t-il moins la volonté *spontanée?* La recherche des aliments, le besoin d'un abri, la nécessité d'échapper au danger qui le menace, peuvent faire naître chez l'animal auquel on aurait retranché les membres la volonté de fuir; mais est-ce là réellement un acte spontané de volonté? Le mouvement n'est-il pas commandé ici par le sentiment de la conservation?

§ 380.

Facultés affectives. — Instincts. — L'homme n'a pas seulement des idées, il a aussi des sentiments. La plupart des actions de l'homme, le plus grand nombre de ses déterminations, supposent une tendance ou une impulsion, dont le point de départ peut être ramené à des *besoins* organiques. L'homme, en un mot, a des *instincts* comme l'animal lui-même. Mais, tandis que chez l'animal l'instinct est une tendance aveugle ou un penchant irréfléchi, qui le porte à exécuter certains actes dont il ne conçoit ni les moyens, ni l'utilité, et qu'il effectue sans préméditation et sans choix; chez l'homme, l'instinct n'est qu'un *mobile* d'action que le jugement et la raison dirigent. En un mot, les instincts sont *perçus* par lui, et ils deviennent ainsi des *sentiments.*

Les instincts ont pour but, ou la conservation de l'individu, ou la conservation de l'espèce. Les instincts attachés au corps de l'animal, comme l'affinité l'est à la molécule minérale, sont la condition nécessaire de son existence. C'est par eux que l'animal cherche sa nourriture, qu'il se retire dans des abris pour échapper aux causes de destruction qui le menacent; c'est par eux qu'il recherche sa femelle, qu'il construit son nid, etc.

L'instinct de conservation, envisagé dans la série animale, est le point de départ d'actes très-compliqués. Le castor arrache des branches, les place en travers du courant, enfonce des pieux, et forme ainsi une digue sur laquelle il asseoit solidement son habitation. La fourmi, laborieuse et guerrière, quitte le champ de bataille pour venir chercher des renforts à la fourmilière. L'abeille se décharge sur ses prisonniers de tous les travaux de la communauté. La mygale établit à l'entrée de sa retraite un couvercle *à charnières.* Ces actes si compliqués sont-ils le fruit de combinaisons raisonnées? Mais la fourmi, l'abeille, le castor n'ont point appris tout cela. L'individu, séparé de ses parents, dès sa naissance, se livre instinctivement aux mêmes actes; il fait de la même manière et jamais autrement. A peine l'abeille est-elle sortie de son sommeil de chrysalide, à peine est-elle née, qu'elle s'envole, va chercher la fleur, y puise le suc, et sait retrouver sa ruche. Elle est aussi instruite le premier jour qu'elle le sera plus tard. Evidemment, ce sont là des actes irréfléchis, nécessaires, et qui méritent le nom d'instincts. Mais alors, que d'actions de l'homme, que nous qualifions souvent d'actes raisonnés et réfléchis, et qui ne sont vraisemblablement chez lui que des impulsions instinctives!

L'instinct de reproduction n'est pas moins remarquable. A lui se rattachent, chez les animaux, la construction du nid et le choix des matériaux, toujours les mêmes pour les mêmes espèces. De cet instinct encore procède l'amour de la femelle pour ses petits, amour qui lui donne le courage de les défendre au péril de sa vie. L'amour maternel des animaux, qui nous paraît si tendre, nous donne bien la mesure de l'instinct. A peine, en effet, les petits peuvent-ils se suffire à eux-mêmes, que la tendresse des parents s'évanouit : l'instinct de conservation reprend le dessus; le père et la mère disputent les aliments à leurs petits; les enfants sont devenus des ennemis; la famille se disperse.

Le besoin de reproduction engendre dans l'espèce humaine le plus noble des sentiments, l'amour, et le plus touchant des instincts, l'amour maternel. L'amour maternel naît dans l'âme de la mère comme le lait dans sa mamelle pour nourrir son enfant, et il ne s'éteint plus qu'avec la vie.

Les instincts sont des besoins plus ou moins impérieux, qui ont pour sanction le plaisir et la douleur. Des instincts ou des sentiments dérivent les *passions* de l'homme, et quelques-unes aussi sont communes aux animaux. Mais, si le sentiment du bien, si le sentiment du juste, celui du beau, si la tendance constante de l'homme vers un idéal qu'il ne rencontre jamais et qu'il poursuit sans cesse sont des penchants instinctifs, ne lui appartiennent-ils pas en propre? L'homme qui trouve son bonheur à s'occuper de celui des autres obéit-il à un instinct de conservation?

§ 381.

Sommeil. — Les fonctions du système nerveux sont soumises à une intermittence d'action ou à une périodicité d'où résultent la *veille* et le *sommeil*. Il est remarquable que les fonctions dites animales sont seules soumises à cette intermittence. Les fonctions de nutrition, la respiration, la digestion, les sécrétions, s'accomplissent pendant le sommeil comme pendant la veille[1].

Le besoin du sommeil se fait généralement sentir quand le soleil est descendu sous l'horizon. De même que l'homme, la plupart des animaux dorment la nuit. Le besoin du sommeil est, comme le besoin des aliments, un besoin de conservation; lorsqu'il n'est pas satisfait, il devient impé-

[1] Il y a seulement un très-faible ralentissement dans les diverses fonctions de nutrition pendant le sommeil.

rieux, et, quels que soient l'heure et le moment, l'homme succombe à ses atteintes. Un adulte passe généralement le tiers de sa vie à dormir; l'enfant plus de la moitié; le nourrisson ne fait guère que manger et dormir.

Lorsque l'homme s'endort, il sent d'abord un engourdissement général dans les membres; la station devient impossible par cessation d'action musculaire (§ 243); les bras tombent le long du corps; les sensations, d'abord confuses, s'éteignent graduellement; le sentiment de la faim et les autres besoins s'endorment aussi pour un temps. Le besoin du sommeil est soumis à l'influence de l'habitude; il reparaît et il cesse ordinairement aux mêmes heures; il offre encore, sous ce rapport, une certaine analogie avec le besoin des aliments. Le silence et les ténèbres de la nuit favorisent l'établissement du sommeil, en supprimant les excitants des organes de l'ouïe et de la vue. Il est vrai que l'habitude peut rendre cette condition inutile et même la rendre défavorable. Le meunier s'endort au tic-tac de son moulin, et se réveille quand il s'arrête; quelques personnes, qui ne peuvent dormir sans lumière, se réveillent quand la lumière s'éteint.

La cause prochaine du sommeil est inconnue; on l'attribue à une congestion sanguine du cerveau; mais on ne l'a jamais prouvé.

Pendant le sommeil, l'homme perd le sentiment de son existence, il est comme s'il ne vivait plus, comme s'il était mort. La plupart du temps, cependant, quelque chose veille en lui : il rêve, il songe. L'engourdissement complet des organes des sens lui a enlevé la conscience du monde extérieur, et il attribue aux images de la mémoire la réalité des objets qu'elles représentent. Au moment du réveil, les organes des sens rentrent en exercice, la vivacité de leurs impressions fait pâlir les notions de la mémoire, et la réalité supposée de ces notions s'évanouit par la comparaison. Qui n'a assisté au réveil des sensations et senti se dissiper peu à peu l'évidence accordée aux images de la mémoire, à mesure que les sens, s'ouvrant davantage, attirent à eux le sentiment de la réalité, c'est-à-dire la conscience du *moment présent?* A qui n'est-il pas arrivé de contempler quelques instants encore le tableau changeant d'un songe, alors que le réveil des sens, en nous rappelant à la réalité, nous avait convaincu de sa non-existence?

Le sommeil nous plonge donc dans une existence factice, dont la réalité momentanée est pour nous complète, et que nous ne chercherions probablement jamais à mettre en doute, si les sens ne venaient nous détromper d'une erreur quelquefois si douce. Les *organes des sens*, en nous donnant la certitude de l'existence des *sensations actuelles*, nous donnent aussi celle de l'existence des corps extérieurs; et nous ne pouvons avoir d'autre certitude de l'existence des corps que celle-là. Aussi, a-t-on quelquefois comparé la vie de l'homme à un rêve dont la mort serait le réveil.

L'éveil de la mémoire, pendant les songes, ne porte pas seulement sur des *situations* ou des *actes divers*, mais encore sur des *idées*, et généralement sur celles qui nous ont le plus préoccupé pendant la veille. La comparaison des idées, c'est-à-dire le jugement, s'accomplit parfois avec une netteté remarquable pendant le sommeil, c'est-à-dire dans le silence des impressions du dehors, et il en résulte parfois des aperçus qui nous étonnent nous-mêmes, par leur fécondité et leur justesse.

Le somnambulisme est un mode de sommeil dans lequel le *rêve* est accompagné de mouvements de l'appareil locomoteur; mouvements commandés par l'idée ou par les idées sous l'empire desquelles se trouve le somnambule. Le somnambule ne voit ni n'entend; les organes des sens sommeillent; aussi, n'a-t-il pas le sentiment de la réalité : il saute par la fenêtre, croyant enjamber une porte; il écrit sans lumière, etc. Il n'est rien moins que démontré que le somnambule réponde aux questions qu'on lui adresse, ni qu'il voie les objets qu'on place devant ses yeux. Quant au somnambulisme provoqué, ou *magnétisme animal*, état dans lequel l'individu qui y serait plongé aurait la faculté de sentir les odeurs par le creux de l'estomac, de lire avec le nez, avec les doigts ou avec la nuque, de prédire l'avenir, de ressusciter le passé, de savoir les sciences sans les avoir jamais apprises [1], et de se livrer enfin à une foule d'exercices plus ou moins divertissants; quant au magnétisme animal, dis-je, et à ses prétendues merveilles, ce qu'il y a de plus surprenant, c'est la crédulité humaine. Tout dernièrement encore, n'avons-nous pas vu les *tables tournantes* et *frappantes*, réminiscence de la cabale et des influences occultes, se faire jour avec éclat, en plein dix-neuvième siècle, et menacer un instant de prendre les proportions d'un événement scientifique!

---

§ 382.

Du système nerveux dans la série animale. — Dans tous les animaux vertébrés (mammifères, oiseaux, reptiles, poissons), le système nerveux consiste en un axe central cérébro-rachidien, contenu dans un canal osseux, et en prolongements périphériques ou nerfs. On trouve également chez eux une chaîne ganglionnaire (grand sympathique), située profondément, le long de la colonne vertébrale, et fournissant aux viscères de la poitrine et de l'abdomen.

Le système nerveux des *mammifères*, composé des mêmes parties fondamentales que celui de l'homme, n'offre que des différences peu essentielles qui portent, soit sur l'importance réciproque des renflements encéphaliques [2], soit sur le nombre des nerfs crâniens et rachidiens, soit sur le nombre des ganglions et des plexus du nerf grand sympathique.

Chez les *oiseaux*, les hémisphères ou lobes cérébraux sont encore,

[1] Les somnambules, qui parlent si volontiers de l'estomac, de la rate ou du foie, ne paraissent pas avoir pour les sciences exactes la même prédilection que pour les sciences médicales.

[2] Le renflement olfactif situé à l'extrémité du pédoncule olfactif acquiert chez les mammifères un assez grand développement. Il est souvent creux intérieurement.

comme chez les mammifères, les parties les plus volumineuses de l'encéphale ; mais ils n'offrent point de circonvolutions (Voy. fig. 191), et ils ne sont pas aussi complétement réunis entre eux, car le corps calleux fait défaut.

Fig. 191.

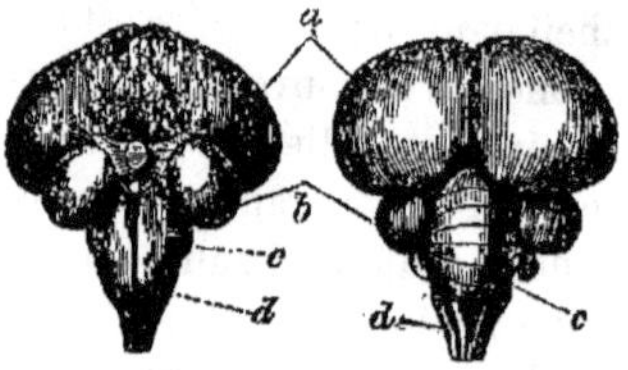

CERVEAU D'OISEAU (dindon).

a, hémisphères cérébraux.
b, tubercules bijumeaux (lobes optiques).
c, cervelet.
d, bulbe et protubérance.

Les tubercules quadrijumeaux, au nombre de quatre chez les mammifères, ne sont qu'au nombre de deux chez les oiseaux. Ces tubercules (tubercules bijumeaux) présentent ici un grand volume, et méritent le nom de *lobes optiques* (Voy. fig. 191). Cachés, chez les mammifères, entre le cervelet et la moelle allongée, ils débordent, chez les oiseaux, de chaque côté du cervelet. Les lobes optiques sont creux, comme les hémisphères cérébraux. Le cervelet des oiseaux est réduit à son lobe moyen (Voy. fig. 191, *c*); le cerveau le laisse complétement à découvert. Les hémisphères latéraux du cervelet manquent chez les oiseaux, le pont de Varole (c'est-à-dire les fibres transverses de la protubérance qui, chez les mammifères, servent de commissure aux hémisphères cérébelleux) manque également.

Dans les dernières familles des mammifères, on remarque une tendance très-prononcée à la fusion du grand sympathique avec le nerf pneumogastrique. Dans les oiseaux, la fusion est plus grande encore. Le grand sympathique est confondu supérieurement avec le pneumogastrique, quelquefois avec l'hypoglosse ou le glosso-pharyngien. Dans la portion inférieure du tronc, le grand sympathique est en grande partie remplacé par les nerfs du plexus lombo-sacré.

Fig. 192.

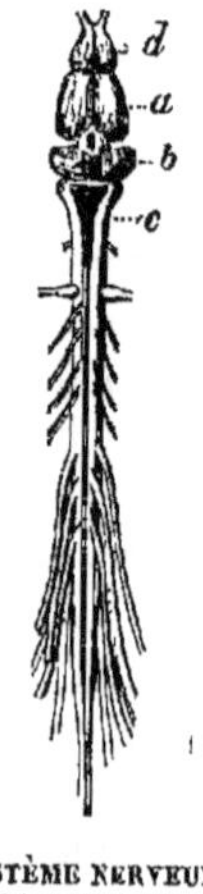

SYSTÈME NERVEUX DE REPTILE (grenouille).

a, hémisphères cérébraux.
b, lobes optiques, et cervelet.
c, bulbe rachidien.
d, lobes olfactifs.

L'encéphale des *reptiles* et des *poissons* est peu développé. On n'y rencontre point de circonvolutions. La prépondérance des hémisphères n'est plus aussi marquée (Voy. fig. 192). Les lobules optiques et les lobules olfactifs sont généralement assez volumineux. Le cervelet, réduit au lobe moyen, est petit. La moelle des reptiles est très-développée, relativement à la masse de leur encéphale, et les nerfs qui en partent sont volumineux. Chez les reptiles, le nerf grand sympathique est confondu supérieurement avec le pneumogastrique. Inférieurement, ses portions lombaires et sacrées sont suppléées par les nerfs rachidiens. Chez les ophidiens et les sauriens, on ne trouve sur la chaîne incomplète du grand sympathique que des ganglions très-petits. Il en est de même chez les poissons. Chez ces derniers, la partie inférieure du grand sympathique est également incomplète.

Les *invertébrés* étant privés de vertèbres, et par conséquent de cavité rachidienne et de cavité crânienne, ne présentent pas la distinction qu'on peut établir chez les vertébrés entre le système nerveux cérébro-rachidien et le système nerveux du grand sympathique. Les invertébrés n'ont qu'un système nerveux étendu le long du corps, et consistant en une série de renflements, communiquant entre eux, et fournissant des nerfs à toutes les parties. Le système nerveux des invertébrés est constitué par les mêmes éléments anatomiques que le système nerveux des mammifères (Voy. § 339).

Le système nerveux des invertébrés, constitué par une série de ganglions, a été assimilé par quelques physiologistes au système du nerf grand sympathique des vertébrés; on suppose, dans cette manière de voir, que les invertébrés sont privés du système nerveux correspondant à l'axe cérébro-rachidien. Rien ne justifie cette manière de voir. Le système central unique des invertébrés représente les deux systèmes des animaux supérieurs. Il préside, et aux fonctions de sensibilité et de mouvement, et aux fonctions de nutrition, ainsi que le prouve l'expérience.

Les *articulés* (insectes, annélides, crustacés) présentent un système nerveux très-symétrique. Tantôt les ganglions qui le composent sont disposés par paires, de chaque côté de la ligne médiane du corps, et réunis en deux chaînes longitudinales, occupant une portion ou toute l'étendue du corps : les ganglions sont aussi réunis entre eux par des commissures transversales. Tantôt les ganglions sont confondus sur la ligne moyenne, et forment une chaîne simple (fig. 193). L'un des ganglions, généralement plus volumineux que les autres, occupe la tête, et peut être comparé au cerveau des vertébrés. C'est ordinairement de ce ganglion que procèdent les nerfs des organes des sens, quand ceux-ci existent. Le ganglion céphalique est placé au-dessus de l'œsophage, tandis que les autres portions de la chaîne ganglionnaire sont placées au côté ventral de l'animal, sous le tube digestif. Le ganglion céphalique est relié avec les autres ganglions par des cordons qui tournent autour de l'œsophage, et qui forment ainsi une sorte d'anneau ou de *collier œsophagien*.

Fig. 193.

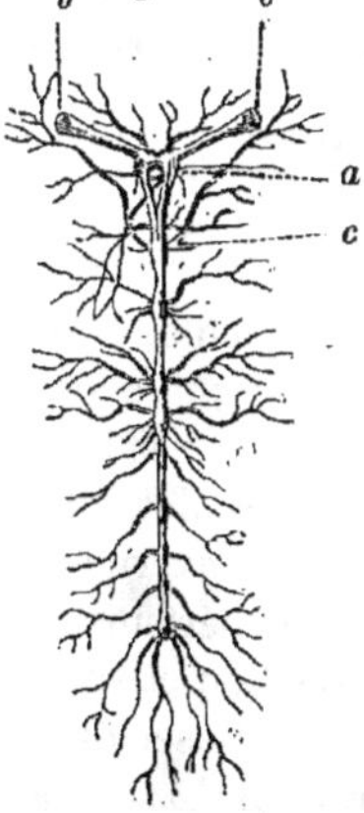

SYSTÈME NERVEUX D'INSECTE (cerf-volant).
a, ganglion céphalique.
b, nerfs optiques.
c, premier ganglion thoracique.

Le nombre des ganglions est très-variable; il est, par exemple, de douze à quinze paires dans le perce-oreille et dans la sauterelle, tandis que dans la punaise des bois il n'y a que trois ganglions impairs et volumineux. On peut dire, d'une manière générale, que plus l'animal articulé est parfait, plus le nombre des ganglions est petit, et plus les ganglions pairs ont de tendance à se fusionner sur la ligne moyenne. La centralisation peut être portée au point qu'il n'y ait plus que deux masses nerveuses, l'une sus-œsophagienne, et l'autre sous-œsophagienne, réunies par un collier. C'est de ces deux masses que partent alors tous les filets nerveux du corps.

La chaîne ganglionnaire des *mollusques* est moins symétrique que celle des articulés et s'accommode, sous ce rapport, à la forme générale de leur corps (Voy. fig. 194). Cette chaîne consiste toujours en ganglions unis entre eux par des filets de communication, et fournissant aux divers organes de l'animal. Généralement, il y a un ganglion dit cerveau, placé au côté céphalique de l'animal, et deux ganglions abdominaux, placés plus en arrière sous l'œsophage, reliés au précédent par un collier œsophagien. Il y a aussi parfois un ou plusieurs autres ganglions.

Fig. 194.

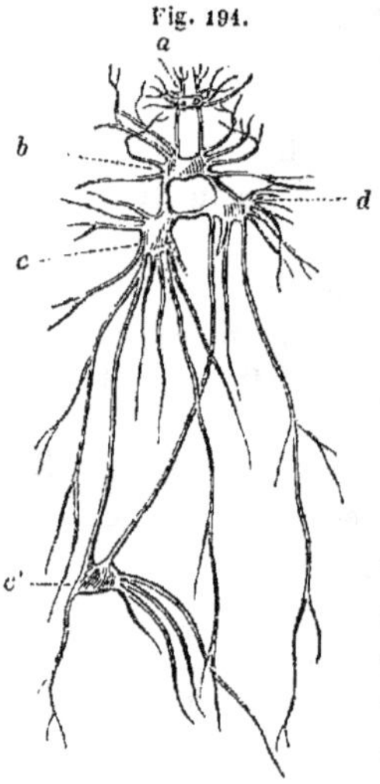

SYSTÈME NERVEUX DE MOLLUSQUE (aplisie).

a, ganglion buccal ou labial.
b, ganglion céphalique.
c, ganglion thoracique.
c', ganglion ventral.
d, ganglion œsophagien.

Chez les *zoophytes* ou rayonnés, le système nerveux n'existe plus qu'à l'état rudimentaire. Il consiste en une série de petits ganglions réunis entre eux sous forme de cercle, autour de l'ouverture, généralement unique, de l'intestin. De ce cercle partent des rameaux déliés, qui se rendent dans les tissus. Dans les zoophytes inférieurs, toute trace de système nerveux a disparu. Chez ces derniers animaux, les fonctions de nutrition s'accomplissent comme dans les végétaux. L'animal ne diffère alors de la plante que par ses mouvements; il reçoit sans choix et sans instinct les aliments contenus dans le liquide ambiant.

M. Faivre et M. Yersin ont dernièrement constaté, par de curieuses vivisections, des faits qui démontrent clairement que le système nerveux des animaux invertébrés représente l'ensemble du système nerveux des animaux supérieurs, et qu'il exerce son influence à la fois sur les fonctions de relation et sur les fonctions de nutrition. Le premier a opéré sur les *dytiques* (insectes coléoptères qui vivent à la surface de l'eau), le second sur les *grillons* (insectes orthoptères).

Lorsqu'on enlève à ces animaux le ganglion céphalique *sus-œsophagien*, ils restent quelque temps immobiles, puis ils se meuvent bientôt, mais ils se dirigent toujours vers un même point, et ne savent plus tourner les obstacles. La mastication et la déglutition sont conservées, la bouche est sensible et mobile; mais les antennes sont privées de mouvement et de sensibilité. L'enlèvement du ganglion *sous-œsophagien* paralyse le sentiment et le mouvement des mâchoires et des mandibules; mais ce qu'il y a de plus remarquable, c'est le trouble de la locomotion qui succède à cette ablation. L'animal s'agite irrégulièrement, sans pouvoir progresser dans l'air ou dans l'eau. Les membres sont pourtant encore sensibles et mobiles, car ils se meuvent spontanément ou sous l'influence des excitants, mais ces mouvements sont désordonnés et sans coordination.

Les ganglions céphaliques, sus-œsophagiens et sous-œsophagiens, jouent donc chez les insectes un rôle d'ensemble qui s'étend par l'intermédiaire de la chaîne nerveuse à toute les parties de l'animal, et qui permettent d'assimiler le premier de ces ganglions au cerveau, et le second au cervelet des animaux vertébrés.

L'expérience de M. Yersin, qui consiste à couper complétement vers la partie moyenne de son corps la chaîne nerveuse de l'animal dans la portion ventrale, et à séparer ainsi le système nerveux en deux portions égales, est très-probante aussi et conduit aux mêmes conclusions. Sur un grillon ainsi opéré, les deux parties du corps correspondantes à chaque segment nerveux restent sensibles et contractiles, mais les mouvements de l'un ne correspondent plus aux mouvements de l'autre. Il n'y a plus d'entente en quelque sorte : le segment postérieur ne coordonne plus ses mouvements avec ceux du segment antérieur, et l'animal s'agite sans résultat. Un mâle en chaleur, auquel on a pratiqué cette opération, s'agite en tous sens autour de la femelle, mais il ne peut plus monter sur elle pour la féconder [1].

[1] Consultez principalement sur les fonctions du système nerveux : C. Legallois, *Expériences sur le principe de la vie*, dans ses *Œuvres complètes*; 2 vol., Paris, 1824; — Ch. Bell, *Exposition du système naturel des nerfs du corps humain* (traduit de l'anglais); 1 vol., Paris, 1825; — Gall, *Sur les Fonctions du cerveau et sur celles de chacune de ses parties*, etc.; 6 vol., Paris, 1825; — E. Serres, *Anatomie comparée du cerveau dans les quatre classes d'animaux vertébrés, appliquée à la physiologie*, etc.; 2 vol. avec atlas; Paris, 1827; — Marshall-Hall, *New Memoir on the nervous system*; Londres, 1 vol. in-4°, 1843; — du même, *On reflex Function on the medulla oblongata and medulla spinalis*; in-4°, Londres, 1833; — Magendie, *Leçons sur les fonctions et les maladies du système nerveux*; 2 vol., Paris, 1839; — L.-F. Calmeil, *Physiologie de l'appareil de l'innervation*, dans le *Dictionnaire de médecine* en 30 vol.; Paris, 1839; — Jobert (de Lamballe), *Etudes sur le système nerveux*; Paris, 1838; — P. Flourens, *Recherches sur les fonctions et les propriétés du système nerveux dans les animaux vertébrés*; 2e édit.; 1 vol., Paris, 1842; — G. Valentin, *Traité de névrologie* (traduit de l'allemand); 1 vol., Paris, 1843; — Volkmann, article *Nervenphysiologie*, et article *Gehirn* (Encéphale), dans *R. Wagner's Handwörterbuch der Physiologie*, t. I et II, 1843, 1844; — Budge, article *Sympatischer Nerv*, dans le même dictionnaire, t. III, 1846; — F. Longet, *Anatomie et physiologie du système nerveux dans l'homme et les animaux vertébrés*; 2 vol., Paris, 1842; — du même, chapitre *Propriétés et fonctions du système nerveux*, dans son *Traité de physiologie*, t. II; Paris, 1850; — Brown-Séquard, *Recherches et expériences sur la physiologie de la moelle épinière*; thèse n° 2, Paris, 1846; — Helmholtz, *Messungen über den zeitlichen Verlauf des Zuckung animalischer Muskeln und die Fortpflanzungsgeschwindigkeit der Reizung in den Nerven* (Mesure de la durée de la contraction musculaire et de la transmission des courants nerveux), dans *Müller's Archiv*, 1850; — même sujet, 2e mémoire, dans *Müller's Archiv*, 1852; — du Bois-Reymond, *Untersuchungen über thierische Electricität*; 2 vol., Berlin, 1849; — Owsjannikoff, *De Medullæ spinali textura, imprimis in piscibus*; Dorpat, 1854; — Owsjannikoff et Jacubowitsch, *Recherches sur l'origine des nerfs de l'encéphale*, dans le *Bulletin* de l'Académie des sciences de Saint-Pétersbourg, t. XIV, n° 323, p. 173, 1855; — C. Kupffer, *De Medullæ spinalis textura in ranis*, etc.; Dorpat, 1854; — Schiff, *Untersuchungen zur Physiologie des Nervensystems*, etc. (Recherches sur la physiologie du système nerveux); Francfort, in-8°, 1855; —

LIVRE III.

FONCTIONS DE REPRODUCTION

(GÉNÉRATION).

§ 383.

Définition. — Divers modes de génération. — La génération est cette fonction par laquelle les animaux se reproduisent et donnent naissance à des individus semblables à eux.

Dans l'espèce humaine, la génération exige le concours des deux sexes.

Dans les degrés supérieurs de la série animale, les sexes sont également séparés, et concourent, chacun à leur manière, au résultat.

Marshall-Hall, *Aperçu du système spinal*, etc.; in-18, Paris, 1855; — Kölliker, chapitre *Système nerveux*, dans ses *Éléments d'histologie* (traduct. de J. Béclard et Sée); Paris, in-8°, 1855, p. 298; — Brown-Séquard, *Experimental Researches on the physiology and pathol. of the spinal cord, etc.*; in-8°, Richmond, 1855; — Résumé des recherches de M. Brown-Séquard, dans *Gaz. hebdom. de méd. et de chir.*, p. 575, 655, 674, 721, t. II, 1855; — J. de Lenhossek, *Neue Untersuchungen über den feineren Bau des centralen Nervensystem des Menschen* (Recherches sur la structure intime du système nerveux central de l'homme); in-4°, avec planches dessinées par le docteur Elfinger; Vienne, 1855; — Nasse, *Einige Versuche über die Wirkung der Durchschneidung der Nervi vagi bei Hunden* (Influence de la section des pneumogastriques sur le chien), dans *Archiv des Vereins für gemeinsch. Arbeit.*, IIe vol., 2e livr., 1855; — Wundt, *Versuche über den Einfluss der Durchschneidung des Lungenmagennerven auf die Respirationsorgane* (Influence de la section des pneumogastriques sur les poumons), dans *Müller's Archiv*, 1855; — J. Pincus, *Experimenta de vi nervi vagi et sympathici ad vasa, secretionem, nutritionem tractus intestinalis et renum*; dissertation, Breslau, 1856; — Samuel, *Die Extirpation des Plexus cœliacus*, dans *Wiener Medicin. Wochenschrift*, n° 30, 1856; — Van der Beke Callenfels, *Ueber den Einfluss der Vasomotorischen Nerven auf den Kreislauf und die Temperatur* (Influence des nerfs vaso-moteurs sur la circulation et la température), dans *Zeitschrift f. rationnelle Medicin*, VII, p. 157, 1856; — Waller, *Expériences sur la section des nerfs et les altérations qui en résultent*, dans *Gazette médicale*, n° 14, 1856; — Pflüger, *Mittheilung über die Einwirkung der Vorderen Rückenmarkswurzeln auf das Lumen der Gefässe* (De l'influence des racines antérieures des nerfs rachidiens sur le calibre des vaisseaux), dans *Allgemeine medicinische Centralzeitung*, XXVe vol., n° 32, 1856; — Schiff, *Neue Versuche über den Einfluss der Nerven auf die Gefässe und die thierische Wärme* (Nouvelles recherches relatives à l'influence des nerfs sur les vaisseaux et la température animale), dans les *Comptes rendus de la Société des naturalistes de Berne*, p. 69, 1856; — Kölliker et H. Müller, *Ueber Ludwig's Speichelversuch* (Note sur le travail de M. Ludwig relatif à l'influence des nerfs sur la sécrétion de la salive), dans *Bericht von der physiol. Anstalt*; Würzburg, 1856; — Brown-Séquard, *Recherches expérimentales sur la voie de transmission des impressions sensitives; phénomènes singuliers qui succèdent à la section des nerfs spinaux*, dans *Gazette médicale*, nos 16, 17, 23; 1856; — Harley, *On the action of strychnine upon the spinal cord*; Londres, in-8°, 1856; — Kölliker, *Physiolo-*

Un grand nombre d'animaux invertébrés sont hermaphrodites ; l'organe mâle et l'organe femelle se trouvent réunis sur le même individu, et les divers actes de la génération s'accomplissent dans l'intérieur même de l'animal. Ici le mode de reproduction a une grande analogie avec celui des végétaux, qui contiennent dans une même enveloppe florale les organes des deux sexes. Parmi les animaux hermaphrodites, quelques-uns ont néanmoins besoin du concours réciproque de deux individus de la même espèce, pour la fécondation des germes.

D'autres animaux, plus imparfaits, ont un mode de génération analogue à celui des végétaux cryptogames. L'individu n'offre point d'organes de génération. Il se reproduit à l'aide de parties qui se détachent de lui, et qui possèdent la propriété de croître et de se développer. Tantôt le germe se détache de l'individu, sous forme d'une vésicule, qui parcourra ensuite toutes les phases de son développement (*génération par spores*) ; tantôt on voit croître sur une partie du corps de l'animal, en dehors ou en dedans, une sorte de bourgeon qui, après avoir acquis sur place un développement plus ou moins complet, se sépare de l'individu et continue

gisch, *Untersuchungen über die Wirkung einiger Gifte* (Recherches physiologiques sur l'action des poisons), dans *Archiv. f. patholog. Anat. und Physiolog.* de Vierordt, X, 1856 ; — Arnsperger, *Wesen, Ursache und Pathologisch-anatomische Natur der Lungenveranderung nach Durschneidung beider Lungenmagennerven am Halse* (Nature, cause, et anatomie pathologique des désordres du poumon qui succèdent à la section des deux nerfs pneumogastriques au cou), dans *Archiv für patholog. Anat. und Physiol.* de Vierordt, IX, 1856 ; — Roux et Fano, *Résection d'un nerf pneumogastrique pratiquée accidentellement chez l'homme*, dans *Arch. gén. de méd.*, Paris, 1856 ; — Lussano et Ambrosoli, *Su le funzione del nervo gran simpatico e su la calorificazione animale*, dans *Gazetta medic. Italiana*, nos 25, 30, 32, 33, année 1857 ; — Snellen, *Die Invloed der Zenuwen op de Ontsteking*, etc., hollandais (De l'influence des nerfs sur l'inflammation), dissertation ; Utrecht, 1857 ; — Schiff, *Uber die function der hinteren Stränge des Rückenmarks* (Sur les fonctions des cordons postérieurs de la moelle épinière), dans *Untersuchungen zur Naturlehre*, etc., de J. Moleschott, IV, 1857 ; — Aubert, Becquerel, *Emploi de l'électricité pour rappeler la sécrétion lactée*, dans *Gazette des hôpitaux*, no 104, 1856 ; no 7, 1857 ; et dans *Union médicale*, no 9, 1857 ; — Brown-Séquard, *New facts and theories concerning the physiology of the nervoussystem*, dans *Charleston medical Journal and Review*, no 2, 1857 ; — Bernard, *Leçons sur les effets des substances toxiques et médicamenteuses* ; Paris, in-8o, 1857 ; — Faivre, *Du cerveau des dytiques considéré dans ses rapports avec la locomotion*, dans les *Comptes rendus de l'Acad. des sciences*, 1857 ; — Yersin, *Recherches sur les fonctions du système nerveux dans les animaux articulés*, dans *Biblioth. univ. de Genève*, 1857 ; — Stich, *Beiträge zür Kenntniss der Chorda Tympani*, dans *Annalen des Charité-Krankenhauses*, Berlin, p. 59, 1857 ; — Rosenthal, *Ueber modification der Erregbarkeit durch geschlossene Ketten und die Voltaischen Abweselungen* (Des modifications de l'excitabilité nerveuse dans ses rapports avec les courants fermés, directs ou inverses), dans *Berliner Monatsberichte*, décembre 1857 ; — Gubler, *De l'Hémiplégie alterne envisagée comme preuve de la décussation (entre-croisement des nerfs faciaux)*, dans *Gazette hebdomadaire*, t. III, nos 43, 45, 46, 1857 ; — Pflüger et Eckhard, *Herr Dr Pflüger und seine Untersuchungen über die Physiologie des Electrotonus* (M. le Dr Pflüger et ses recherches sur la physiologie de la force électro-tonique), dans *Zeitschrift für rationnelle Medicin* de Henle et Meissner, VIII, p. 343, 1857 ; — Regnauld (Jules), *Recherches électro-physiologiques* ; broch. 12 pages, Paris, 1858 ; — Bernard, *Leçons sur la physiologie et la pathologie du système nerveux* ; Paris, 2 vol. in-8o, 1858.

à s'accroître après sa séparation (*génération gemmipare*) ; tantôt, enfin, l'animal nouveau procède d'une partie de l'animal ancien, partie qui se détache par une sorte de scission. Après la séparation, la partie détachée s'accroît et forme un animal nouveau, tandis que l'animal ancien répare la partie qu'il a perdue (*génération par scission*, ou *scissipare*).

Dans tous les animaux pourvus d'organes de génération (que ces organes soient portés par des individus distincts, ou qu'ils se trouvent réunis sur un même individu), la génération présente ce caractère fondamental, savoir : l'organe femelle produit un *œuf*, et l'organe mâle produit un liquide qui féconde cet œuf et lui donne le pouvoir de se développer. Tantôt le liquide mâle ne se met en rapport avec l'œuf que quand cet œuf a été pondu au dehors par la femelle (poissons, etc.); tantôt le liquide mâle féconde l'œuf avant sa sortie, et celui-ci parcourt ultérieurement les divers périodes de son développement (oiseaux, etc.); tantôt enfin l'œuf, fécondé par le liquide mâle dans l'intérieur de la femelle, se fixe, après la fécondation, dans une cavité ou *matrice* dans laquelle il subit les premières phases du développement, et se détache *vivant* du corps de la femelle (mammifères, espèce humaine, etc.). Quelque différents que paraissent ces modes de génération, l'essence du phénomène ne cesse pas d'être la même. D'une part, production d'un œuf; de l'autre, production d'une liqueur fécondante : il n'y a de différent que le lieu de la fécondation et le milieu dans lequel se développe l'œuf.

L'homme naît d'un œuf. Cet œuf, formé dans l'ovaire de la femme, et auquel on donne le nom d'*ovule*, se détache à certaines époques. Tantôt il sort de l'ovaire sans être fécondé, se dérobe par sa petitesse à l'observation et disparaît par dissolution dans le mucus des parties génitales; tantôt la liqueur mâle, sécrétée par l'homme et introduite dans l'intérieur des organes de la femme, féconde l'ovule; celui-ci s'arrête alors dans l'utérus, s'y fixe, s'y développe, s'y accroît et donne naissance au nouvel être.

Nous étudierons successivement : 1° la formation de l'œuf dans l'ovaire et sa sortie de l'ovaire, c'est-à-dire l'*ovulation*, et comme accessoire la *menstruation;* 2° la liqueur fécondante ou le *sperme;* 3° le rapprochement des sexes, *copulation* ou *coït* ; 4° la *fécondation* ; 5° le *développement* de l'œuf dans l'utérus ; 6° les *fonctions* de l'embryon ou fœtus; 7° les phénomènes de la *gestation* et de la *lactation;* 8° les principaux modes de génération dans la *série animale;* 9° le développement du nouvel être après la naissance.

CHAPITRE I.

OVULATION ET MENSTRUATION.

§ 384.

Ovaires. — Vésicules de Graaf. — L'appareil génital de la femme (Voy. fig. 195) se compose des *ovaires*, dans lesquels se forment les *ovules*; des *trompes*, dont le pavillon reçoit l'ovule pour le conduire dans l'utérus; de l'*utérus*, qui retient l'ovule pendant un temps déterminé ; du *vagin* et de la *vulve*, qui donnent issue au produit de la conception et qui sont aussi des organes de copulation.

Fig. 195.

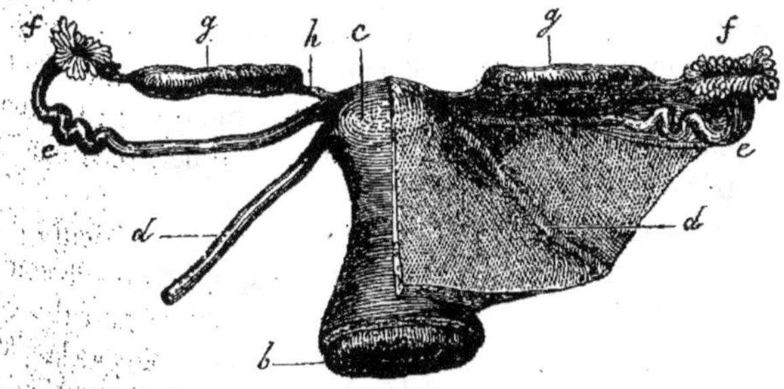

b, col de l'utérus.
c, utérus (matrice).
dd, ligaments ronds.
ee, trompes utérines.
ff, pavillon de la trompe.
g, g, ovaires.
h, ligament de l'ovaire.
NOTA. Les rapports de l'ovaire, de la trompe et du ligament rond avec le *ligament large* (repli du péritoine) sont conservés à droite.

Les ovaires, placés dans l'excavation pelvienne, et retenus vers le fond de l'utérus par les ligaments de l'ovaire, sont en quelque sorte les testicules de la femme (*testes muliebres*). Dans l'espèce humaine, l'ovaire, il est vrai, n'est pas continu avec son canal d'excrétion (trompe), et ce n'est qu'à des intervalles plus ou moins éloignés que l'extrémité évasée de la trompe s'applique sur l'ovaire pour recevoir l'ovule formé dans son intérieur. Mais, dans un grand nombre d'animaux invertébrés, les ovaires consistent, comme les testicules, en un ou plusieurs tubes ramifiés et repliés sur eux-mêmes, et qui viennent s'ouvrir par un canal excréteur (trompe ou oviducte) sur la membrane muqueuse du cloaque. Les ovaires peuvent être, sous le rapport physiologique, envisagés comme des glandes dont les trompes sont les canaux excréteurs.

L'ovaire des mammifères femelles et de la femme, constitué par une base celluleuse parcourue par un grand nombre de vaisseaux, recouvert par une membrane propre et par un feuillet du péritoine, contient dans son épaisseur des vésicules de grandeurs diverses, auxquelles on donne le nom de *vésicules* ou *follicules de Graaf*[1]. Ces vésicules elles-mêmes contiennent dans leur intérieur un corps plus petit, qui n'est autre que l'*ovule*.

Les vésicules de Graaf présentent un volume très-variable, qui correspond aux diverses périodes de leur évolution. On en voit dans la profondeur de l'ovaire qui n'ont que 1 ou 2 millimètres de diamètre, et il y en a d'autres qui n'ont pas même ces dimensions. D'autres, au contraire, ont refoulé, en se développant, tous les tissus environnants, viennent faire saillie à la surface de l'ovaire, soulèvent ses tuniques, et forment des tumeurs transparentes. Ces vésicules ont souvent, au moment de leur maturité, un centimètre de diamètre. Chez la femme, leur développement peut atteindre le volume d'une noix ou même plus encore. Le nombre des vésicules de Graaf n'est pas le même dans toutes les espèces animales. Ces vésicules sont d'autant plus nombreuses que l'animal est plus fécond, et que le nombre des petits qu'il peut produire dans une même portée est plus considérable. Dans l'espèce humaine, on en distingue nettement quinze ou vingt environ, à divers états de développement.

Les vésicules de Graaf sont formées par deux tuniques : l'une externe, résistante, élastique, peu vasculaire; l'autre interne, plus épaisse, peu élastique et très-vasculaire.

Fig. 196.

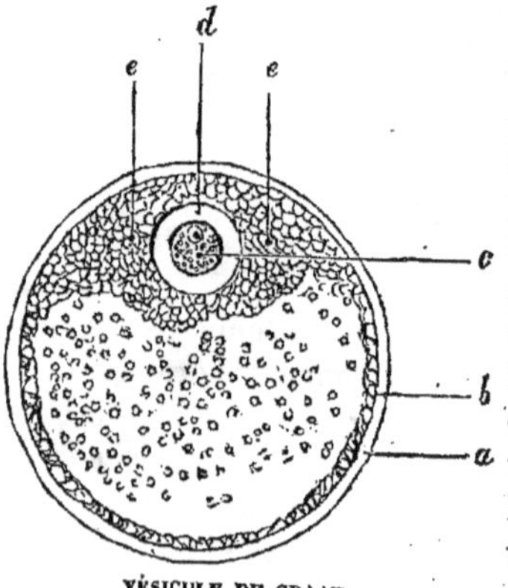

VÉSICULE DE GRAAF
(supposée extraite de l'ovaire).

a, tunique de la vésicule, composée de deux feuillets accolés (interne et externe).
b, membrane granuleuse.
c, l'ovule.
d, membrane vitelline (ou zone transparente).
e, *cumulus proliger*, ou disque proligère.

L'intérieur de la vésicule de Graaf contient un liquide transparent, jaunâtre, analogue au sérum du sang et, comme lui, coagulable par la chaleur et l'alcool; dans ce liquide existent en suspension une multitude de granulations élémentaires (Voy. fig. 196). On distingue encore dans le contenu une couche de cellules appliquée à toute la surface intérieure de la vésicule (fig. 196, *b*). Cette couche de cellules forme comme un épithélium intérieur : on lui a donné le nom de *membrane granuleuse*. On voit aussi, dans l'intérieur de la vésicule, et groupée autour de l'ovule, une masse de cellules agglomérées à laquelle on a donné le nom de *cumulus proliger* ou de *disque proligère* (Voy. fig. 196, *e*, *e*).

[1] Regnier de Graaf, anatomiste hollandais, n'est pas le premier qui ait observé ces vésicules, mais il est le premier qui les ait étudiées avec soin. Il ne leur assigna cependant pas leur rôle véritable, car il les considéra, à tort, comme les *ovules* eux-mêmes.

§ 385.

De l'ovule. — L'ovule est situé dans l'intérieur de la vésicule de Graaf. Lorsque la vésicule de Graaf est arrivée à son entier développement, l'ovule, entouré par les cellules du cumulus proliger, est maintenu par ces cellules contre la paroi de la vésicule, dans le point où celle-ci fait saillie sous les tuniques de l'ovaire. Aussi, lorsque la vésicule de Graaf et les enveloppes de l'ovaire se rompront, l'ovule s'échappera facilement au dehors.

Lorsqu'on ouvre une lapine ou une chienne à l'époque du rut, on aperçoit parfois l'ovule à l'œil nu, au travers des enveloppes amincies et transparentes de l'ovaire et de la vésicule de Graaf. L'ovule se détache sur la masse liquide, qui distend la vésicule, comme un petit point blanc moins transparent. L'ovule, au moment du développement maximum de la vésicule de Graaf qui le contient, n'a guère, chez les mammifères et dans l'espèce humaine, plus de 1/5 à 1/10 de millimètre de diamètre. C'est sous ce petit volume qu'il abandonnera l'ovaire pour se porter à l'utérus par la trompe, et y subir, s'il est fécondé, les métamorphoses du développement.

L'ovule ou l'œuf des mammifères, au moment où il sort de l'ovaire, offre donc un volume très-petit, quand on le compare à l'œuf des oiseaux; mais cette différence de volume, qui est réellement énorme, n'a rien de surprenant; elle tient au mode de développement ultérieur. L'œuf de l'oiseau doit trouver en lui-même les substances nécessaires à sa première évolution; pendant que ses tissus se forment, pendant qu'il devient un oiseau vivant, il est séparé de l'organisme maternel. L'œuf humain et l'œuf des mammifères, au contraire, à peine sortis de l'ovaire, se fixent dans la cavité utérine, et puisent, à l'aide de connexions qui s'établissent au moment même de son arrivée, les sucs nécessaires à leur accroissement et à leurs métamorphoses.

L'ovule est composé d'une enveloppe transparente et d'un contenu (Voy. fig. 197). L'enveloppe, ou membrane *vitelline*, offre, relativement au volume de l'ovule, une assez grande épaisseur (Voy. fig. 197, *a*).

Fig. 197.

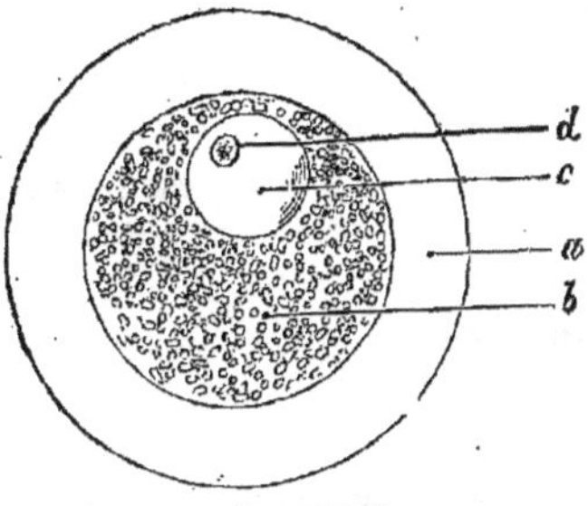

a, membrane vitelline.
b, jaune ou vitellus.
c, vésicule germinative.
d, tache germinative.

Lorsqu'on examine par transparence un ovule au microscope, on voit le *profil* de la membrane vitelline se dessiner autour du contenu, comme un anneau large et transparent, d'où le nom de *zone transparente* que quelques auteurs lui ont donné.

Le contenu de l'ovule est le *jaune*, ou *vitellus* (Voy. fig. 197, *b*). Il est composé par un amas de granulations élémentaires. Ces granulations sont rassemblées et unies entre elles par un liquide visqueux. Le vitellus forme ainsi une masse demi-liquide.

Dans l'intérieur du vitellus existe une vésicule arrondie, remplie d'un liquide transparent (Voy. fig. 197, *c*). Cette vésicule, dite *vésicule germinative*, est très-délicate ; elle se détruit avec une grande facilité, et se dérobe parfois ainsi à l'observation microscopique. La vésicule germinative a, sur l'ovule arrivé à son développement, environ 1/30 de millimètre de diamètre. On désigne quelquefois la vésicule germinative sous le nom de vésicule de Purkinje; du nom de l'anatomiste qui l'a découverte dans l'œuf des oiseaux. C'est M. Coste qui a signalé plus tard sa présence dans l'œuf des mammifères.

La vésicule germinative contient elle-même dans son intérieur un petit amas granuleux moins transparent, qui forme en quelque sorte *tache* sur la transparence de la vésicule, lorsqu'on examine l'œuf au microscope. C'est à cet amas granuleux que M. Wagner a donné le nom de *tache germinative* (Voy. fig. 197, *d*).

§ 386.

Évolution des vésicules de Graaf. — Sortie de l'ovule. — Corps jaunes. — Les vésicules de Graaf constituent un élément essentiel de l'ovaire, car elles contiennent l'ovule dans leur intérieur. Leur évolution a pour but final la sortie de l'ovule qu'elles contiennent. C'est ainsi que, microscopiques d'abord, elles augmentent peu à peu de volume : l'ovule se montre alors distinctement dans leur intérieur. Un liquide s'accumule en elles, les distend, amincit leurs parois ; elles finissent enfin par éclater, et projettent au dehors l'ovule, dans le pavillon de la trompe.

Les vésicules de Graaf ont donc un commencement, une période d'état et une fin. On distingue de très-bonne heure les vésicules de Graaf dans l'ovaire de la femme, comme d'ailleurs dans l'ovaire des mammifères femelles. Leur formation n'est pas limitée à l'époque de la puberté. Ces vésicules forment partie constituante de l'ovaire lui-même; elles représentent l'élément glandulaire vésiculeux, qu'on observe dans la plupart des glandes (Voy. § 169). Elles apparaissent avec l'ovaire lui-même. On les trouve non-seulement dans l'ovaire de la petite fille avant la puberté, mais encore dans les premiers linéaments de l'ovaire pendant la période fœtale. L'ovule se forme également de très-bonne heure dans l'intérieur de ces vésicules. Dès la période fœtale et pendant toute la durée de l'enfance, on trouve des ovules dans les vésicules de Graaf. A cette époque, les vésicules de Graaf sont peu développées, et leurs parois ne se trouvent séparées de l'ovule que par un très-petit espace. En ce moment, d'ailleurs, l'ovule n'est pas complet, il est formé seulement par ses parties les plus internes (la vésicule germinative et la tache germinative).

Jusqu'à l'époque de la puberté, les vésicules de Graaf représentent des cellules, dont l'ovule, alors incomplet, est le noyau, et elles vivent de la vie obscure des cellules. Mais aussitôt que les premiers signes de la puberté se déclarent, une ou plusieurs vésicules de Graaf augmentent rapidement de volume et refoulent autour d'elles la gangue celluleuse de l'ovaire. Pendant ce temps, l'ovule a suivi le développement de la vésicule qui l'entoure ; une portion du contenu de la vésicule de Graaf s'est groupée autour de la vésicule germinative, et le nombre toujours croissant des granulations qui se déposent autour d'elle forme bientôt la masse du vitellus ; après quoi, cette masse s'entoure d'une membrane (membrane vitelline) par la condensation des granules superficiels : dès lors l'œuf ou l'ovule se trouve complet. Les vésicules de Graaf continuent à s'accroître, et, par les progrès du développement, viennent faire saillie à la surface de l'ovaire. Leurs parois deviennent plus vasculaires, le liquide qu'elles contiennent augmente de quantité, et la tumeur qu'elles forment à la surface de l'ovaire finit enfin par éclater. La paroi de la vésicule et les membranes amincies de l'ovaire se déchirent. L'ovule, situé vers la partie la plus proéminente de la vésicule de Graaf, s'échappe aussitôt, entraînant avec lui la petite masse ou *cumulus* qui l'entoure. L'*élasticité* de la membrane externe de la vésicule détermine probablement, au moment de la rupture, un petit jet de liquide, et l'ovule se trouve ainsi plus sûrement expulsé au dehors.

Sur quelques mammifères, et en particulier sur la truie, les vésicules de Graaf forment, au moment où elles ont acquis tout leur développement, de petites masses sphériques qui soulèvent les tuniques propres de l'ovaire, et proéminent à la surface d'une manière beaucoup plus marquée que dans l'espèce humaine. La figure 198 représente, d'après M. Pouchet, un fragment de l'ovaire d'une truie, sur lequel deux vésicules de Graaf se sont ouvertes et ont laissé échapper l'ovule. Sur l'une de ces vésicules (*a*), la déchirure est circulaire, sur l'autre (*b*), elle présente l'aspect d'une fente. D'autres fois, la déchirure est entourée de lambeaux irréguliers.

Fig. 198.

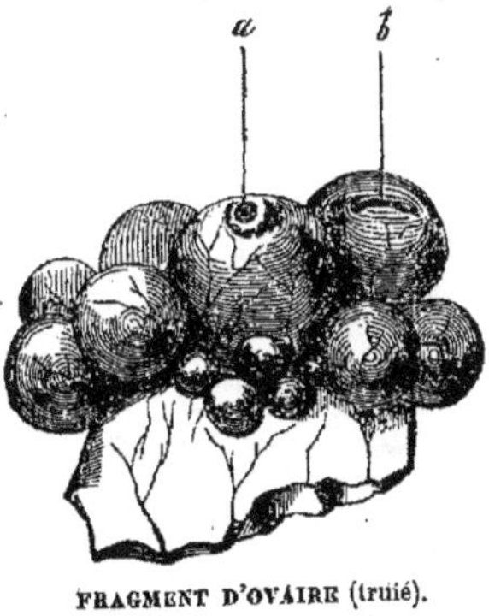

FRAGMENT D'OVAIRE (truie).
On voit sur ce fragment des vésicules de Graaf à divers états de développement.

L'évolution de la vésicule de Graaf (c'est-à-dire son accroissement, sa proéminence à la surface de l'ovaire et l'accumulation de liquide dans son intérieur) a pour but sa rupture, c'est-à-dire la sortie de l'ovule. Une fois l'œuf sorti, son rôle est terminé, et elle disparaît par un travail de cicatrisation.

La cicatrisation de la vésicule de Graaf déchirée s'opère peu à peu. Tant qu'elle n'est pas terminée, il existe dans le point de l'ovaire qu'elle occupait une petite masse à laquelle on a donné le nom de *corps jaune*, et dont la signification n'a été bien connue que de nos jours. Les corps jaunes représentent une phase transitoire de la cicatrisation des vésicules de Graaf. Lorsqu'en effet cette vésicule s'est rompue, ses tuniques, alors très-vasculaires, ont donné lieu à une légère hémorrhagie, qui remplit la cavité et s'y coagule. Les bords de la déchirure se rapprochent comme les bords d'une plaie et emprisonnent le caillot. La membrane externe de la vésicule, qui est élastique, revient sur elle-même, tandis que la membrane interne, refoulée au dedans et hypertrophiée par un épanchement plastique, enserre le caillot, qui peu à peu se résorbe. A une certaine période, la membrane interne hypertrophiée forme un tissu de cicatrice jaunâtre ou violacé, qui a quelque analogie avec les circonvolutions cérébrales. La figure 199 représente en *a, b, c, d, e* les diverses phases de la formation du corps jaune. Lorsque le caillot central a disparu par le rapprochement de la membrane interne, le corps jaune diminue peu à peu par résorption, et finit par ne plus laisser à la surface de l'ovaire qu'une cicatrice linéaire.

Fig. 199.

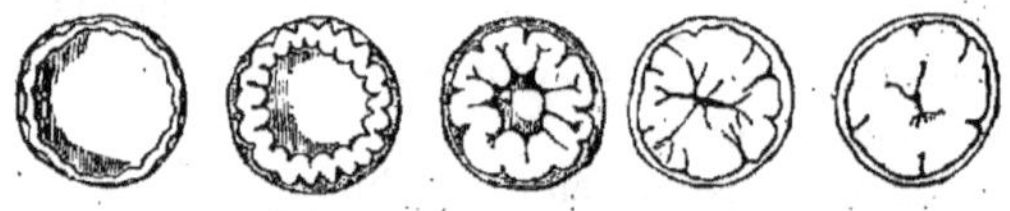

FORMATION DES CORPS JAUNES.

La figure 200 représente, d'après M. Pouchet, deux vésicules de Graaf, dont la tunique interne commence à s'hypertrophier.

Fig. 200.

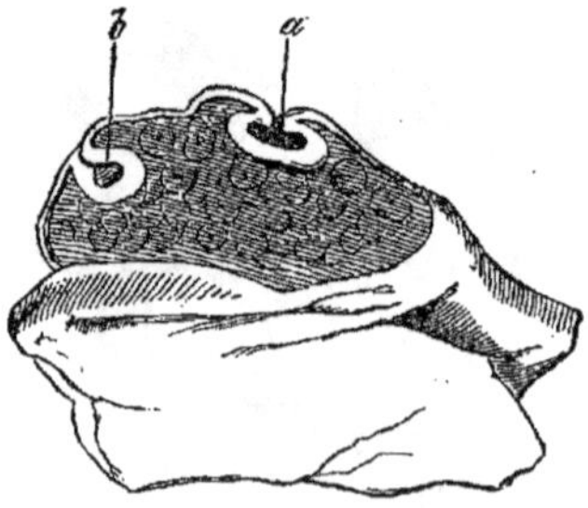

OVAIRES DE LA FEMME
Quelque temps après la rupture de deux vésicules de Graaf *a* et *b*.

Pendant toute la période de la vie de la femme comprise entre la puberté et l'âge de retour, les mêmes phénomènes s'accomplissent. Aussi, lorsqu'on examine les ovaires pendant toute cette période de la vie, on y trouve des vésicules de Graaf à divers états de développement, et aussi les diverses phases du travail de cicatrisation des vésicules rompues. On estime, généralement, que les corps jaunes disparaissent trois ou quatre mois après la rupture de la vésicule. Le travail de la cicatrisation peut être cependant plus long dans certains cas. Lorsque l'ovule a été fécondé et qu'il se développe dans l'utérus, le corps jaune qui se forme à la place de la vésicule rompue prend un développement considérable, et à la fin de la grossesse il n'a pas toujours disparu [1].

[1] On a donné à ces corps jaunes le nom de *vrais*, par opposition aux corps jaunes qui se forment dans l'ovaire, à la suite de la rupture des vésicules de Graaf, en dehors de la fécondation

§ 387.

Des époques de la chute de l'œuf. — Le développement de la vésicule de Graaf et sa rupture ne surviennent, avons-nous dit, qu'à l'époque de la puberté, c'est-à-dire à l'époque qui coïncide, chez la femme, avec l'apparition de l'écoulement menstruel. Le développement des vésicules de Graaf, et la rupture qui en est la conséquence, disparaissent chez la femme avec les signes de la fécondité, c'est-à-dire avec les règles. Cette simple considération montre déjà qu'il y a entre ces deux phénomènes une liaison intime.

Il y a longtemps, d'autre part, qu'on a observé sur l'ovaire des jeunes filles nubiles et *vierges* des *corps jaunes*, c'est-à-dire les phénomènes consécutifs à la rupture des vésicules de Graaf. Cette observation, autrefois passée inaperçue, a été vérifiée de nos jours par MM. Négrier, Raciborski, Coste et autres. Les vésicules de Graaf peuvent donc se rompre, et les ovules s'engager dans les trompes, en dehors de la fécondation, en dehors du rapprochement des sexes.

M. Bischoff a tenté à cet égard, sur les animaux, des expériences qui mettent ce fait en pleine lumière. Il extirpe l'utérus à une chienne en chaleur, et lie l'extrémité utérine des trompes. Les ovaires et les trompes sont conservés intacts. Au bout de quelques jours, la chienne reçoit les approches du mâle, et, bien que la liqueur spermatique n'ait pu parvenir jusqu'à l'ovaire, on trouve les vésicules de Graaf rompues et les ovules engagés dans la partie libre des trompes. Cette expérience, plusieurs fois répétée, a donné les mêmes résultats. De ces faits on peut conclure que le contact du sperme sur l'ovaire n'est pas nécessaire à la rupture des vésicules de Graaf.

Dans une autre série de recherches, le même observateur enferme des chiennes et des truies pendant la période de chaleur; il les ouvre quand cette période est passée, et il trouve des vésicules rompues, d'autres prêtes à se rompre, et des ovules engagés dans les trompes. Ici, non-seulement la rupture des vésicules de Graaf ne peut pas être attribuée à l'action directe du sperme sur l'ovaire, mais on ne peut pas l'attribuer non plus aux approches du mâle. La rupture des vésicules de Graaf et l'issue des ovules dans la trompe coïncident donc, chez les animaux, avec la période du rut, et elles peuvent s'opérer *spontanément* pendant cette période. La ponte des œufs, chez les mammifères, offre donc une grande analogie avec celle des poissons (animaux chez lesquels la ponte a lieu avant la fécondation) et avec celle des oiseaux qui pondent des œufs *inféconds*, quand ils sont séparés du mâle.

Y a-t-il aussi chez la femme une ponte spontanée? A quelle période correspondrait la maturité et la rupture d'une vésicule de Graaf?

tion, et auxquels on a donné le nom de *faux*. Cette distinction, qui ne porte que sur la durée et le mode de cicatrisation, n'est pas essentielle.

La période du rut chez les animaux est caractérisée, ainsi qu'on le sait, par la sensibilité exaltée et par la congestion sanguine des organes de la génération, phénomènes souvent accompagnés d'un écoulement mucoso-sanguin par les parties externes de la génération. Cette époque est d'ailleurs caractérisée par l'évolution et le développement des vésicules de Graaf. La période menstruelle de la femme présente avec le rut des animaux une analogie que, plus d'une fois déjà, on avait pressentie. Mais voici qui rend l'analogie plus frappante. L'examen des ovaires des femmes qui succombent, soit pendant la période menstruelle, soit à la suite de cette période, a montré qu'en aucun temps les vésicules de Graaf ne sont plus développées à la surface de l'ovaire, et on a même été assez heureux parfois pour constater la rupture de la vésicule de Graaf. D'où on a été amené à conclure qu'une vésicule de Graaf se développe spontanément à chaque période menstruelle, qu'elle arrive spontanément à maturité, qu'elle peut aussi se rompre spontanément et donner issue à l'ovule qu'elle renferme.

Ce qu'on ne sait pas encore d'une manière positive, c'est l'époque précise à laquelle la rupture a lieu. S'effectue-t-elle avant ou après les règles? Peut-elle s'effectuer en dehors du molimen sanguin qui accompagne le flux menstruel ?

Si la rupture d'une vésicule de Graaf et la ponte de l'œuf sont liées d'une manière intime au flux menstruel, et s'il est vrai que le moment le plus favorable à la conception est celui qui suit immédiatement cet écoulement, on ne peut pas affirmer pourtant qu'il n'y a pas d'autres causes capables d'amener la rupture d'une vésicule de Graaf et de déterminer la chute de l'ovule.

Si la ponte de l'œuf ne pouvait se faire qu'à la suite du molimen hémorrhagique des règles, il s'ensuivrait que la fécondation ne serait possible que dans les premiers temps qui suivent l'évacuation menstruelle. Il est vrai que la fécondation, qui consiste essentiellement dans la rencontre de l'ovule et du sperme, peut s'accomplir dans des points divers des organes internes de la génération, et qu'on ne sait pas, d'une manière certaine, combien de temps un ovule détaché de l'ovaire et engagé dans la trompe, ou même arrivé dans l'utérus, combien de temps, dis-je, il peut rester intact et conserver le pouvoir d'être fécondé. Mais on sait que sur les animaux qu'on a ouverts après le rut, et qui n'ont pas été soumis aux approches du mâle, *toutes* les vésicules de Graaf, arrivées à maturité, n'étaient pas rompues. On a même observé que chez quelques-uns les vésicules de Graaf, quoique très-développées, n'étaient pas ouvertes, et on sait enfin, d'autre part, qu'il y a des vésicules de Graaf qui, quoique parvenues à leur développement, ne s'ouvrent pas pour donner issue à l'ovule qu'elles renferment, mais s'atrophient et avortent. Il est donc présumable que l'accouplement n'est pas sans influence sur la rupture des vésicules. On sait que chez les animaux la présence du mâle hâte le rétour du rut, et, par conséquent, la maturation des vésicules; que, dans l'état de domesticité, certaines espèces animales, sous l'influence d'un régime abondant, entrent plus souvent en chaleur qu'à l'état de liberté, et font un plus grand nombre de portées, etc.

En résumé, dans l'état actuel de la science, on peut dire que la période menstruelle est pour l'espèce humaine, comme le rut pour les animaux, l'époque correspondante au développement et à la maturation des vésicules de Graaf. Les œufs peuvent être expulsés spontanément à cette époque, lorsque la maturation des vésicules est complète; mais certaines conditions accessoires peuvent contribuer à la rupture des vésicules, lorsqu'elle n'a pas eu lieu à cette époque, comme aussi ces vésicules peuvent parfois rester stationnaires, ou même avorter quand ces conditions font défaut.

Dans l'espèce humaine, une seule vésicule de Graaf arrive généralement à maturité dans le même temps, et laisse échapper son ovule dans la trompe. Chez les mammifères, le nombre des vésicules de Graaf qui arrivent en même temps à maturité est plus considérable, la plupart d'entre eux faisant plusieurs petits à chaque portée. Les grossesses multiples de la femme sont dues, comme celles des animaux, à la maturation et à la rupture simultanée de deux ou d'un plus grand nombre de vésicules. Dans quelques cas, assez rares d'ailleurs, on a vu, sur les animaux, des vésicules de Graaf qui contenaient dans leur intérieur deux ovules. Si ce fait se présente exceptionnellement dans l'espèce humaine, on conçoit aussi qu'il en puisse résulter des grossesses gémellaires.

§ 388.

Menstruation. — On donne le nom de *menstrues* ou de *règles* à cet écoulement périodique du sang qui survient chez la femme, par l'orifice externe des organes de la génération, depuis le moment où elle est pubère jusqu'à l'époque où elle cesse d'être féconde. Les menstrues sont propres à l'espèce humaine. Il est vrai que quelques femelles de singes présentent un écoulement analogue, et que, d'une autre part, les femmes de certaines peuplades sauvages n'ont pour ainsi dire point d'écoulement menstruel; mais ce sont là des faits exceptionnels.

L'écoulement des règles, quoique soumis à des intervalles périodiques, n'est cependant pas toujours très-régulier. Il se manifeste souvent tous les mois, et jour pour jour; mais on remarque que les époques menstruelles ont généralement une certaine tendance à avancer. Des observations prises sur un grand nombre de femmes permettent de fixer ce retour périodique à vingt-huit jours en moyenne. A l'époque où l'on se préoccupait plus qu'aujourd'hui de l'influence des astres, on n'a pas manqué de faire remarquer que les retours du flux menstruel se reproduisaient suivant le même laps de temps que la révolution lunaire[1]. Mais s'il y a coïn-

[1] La lune met 29 jours 12 heures 44 minutes à accomplir sa révolution périodique.

cidence entre la durée d'une période menstruelle et celle d'une révolution lunaire, on ne voit pas trop ce qu'on peut en conclure. Il est certain, d'ailleurs, que le retour de l'écoulement survient chez les femmes aux époques les plus diverses du mois.

Il y a un grand nombre d'exceptions à la moyenne que nous avons posée. Quelques femmes sont réglées tous les quinze jours, d'autres ne le sont guère que toutes les six semaines.

L'époque à laquelle la menstruation s'établit chez la femme, c'est-à-dire, en d'autres termes, le moment de la puberté, varie dans des limites assez étendues. Quelques jeunes filles sont réglées à onze ou douze ans, d'autres ne le sont pas encore à dix-sept ou dix-huit ans.

Le climat exerce à cet égard une action accélératrice ou retardative, à laquelle on a souvent accordé une influence exagérée. Il est certain, néanmoins, que dans les climats chauds l'apparition des règles est un peu plus précoce que dans les climats froids. En France, l'âge moyen de la première éruption menstruelle peut être fixé à quatorze ans. Dans les pays du Nord et dans les climats très-chauds, cet âge moyen est d'un an ou de deux ans supérieur ou inférieur.

L'époque à laquelle la menstruation cesse chez la femme est plus variable encore, et on ne peut guère établir de moyenne à cet égard. Tout ce qu'on peut dire, c'est que la femme cesse généralement d'être réglée entre quarante et cinquante ans. On a vu, dans quelques cas exceptionnels, des femmes de soixante ans, et même de soixante-dix, conserver leurs règles et leur fécondité.

La durée de l'écoulement menstruel est des plus variables. Tantôt cet écoulement ne dure que deux ou trois jours, tantôt il se prolonge pendant une semaine.

Les règles ne sont pas accompagnées de phénomènes réellement morbides; le mouvement fébrile qui les accompagne parfois n'est qu'exceptionnel. Les règles sont généralement précédées par quelques symptômes généraux, telles que pesanteurs ou douleurs de reins, dégoût, abattement, légère altération des traits du visage, gonflement et sensibilité du mamelon et des organes de la génération, etc. Le premier liquide qui s'écoule par la vulve est un mucus vaginal plus ou moins coloré par le sang; peu à peu ce liquide se colore davantage, et le lendemain ou surlendemain il est composé de sang à peu près pur. La quantité du liquide diminue bientôt d'abondance; sa couleur devient moins foncée, et le flux menstruel se termine ordinairement par l'écoulement d'un mucus plus ou moins épais.

La quantité de sang rendue par la femme à chaque période menstruelle varie beaucoup; elle dépend principalement de la constitution et du régime. Généralement, l'écoulement est plus abondant chez les femmes bien constituées, chez les femmes ardentes, et chez celles qui sont bien nourries, que chez les femmes d'une constitution faible, froides de tempérament, ou soumises à une alimentation insuffisante. On peut évaluer en moyenne cette quantité à 250 grammes (1/2 livre) ; elle peut s'élever beaucoup au-dessus, ou rester au-dessous.

Le sang des règles est analogue au sang qui coule dans les vaisseaux, et il est aussi riche en globules. Il ne présente d'autres différences qu'une proportion un peu moindre de fibrine, ce qui tient vraisemblablement au mode suivant lequel il s'échappe des vaisseaux. Son coagulum est moins solide que celui du sang extrait par une large ouverture de vaisseau.

Le sang des règles provient des vaisseaux de la membranne muqueuse utérine, très-tuméfiée en ce moment; il se fait jour, non pas au travers des parois vasculaires (les globules du sang ne traversent nulle part les parois des vaisseaux), mais par de petites déchirures ou gerçures microscopiques. La sortie du sang a lieu à la surface de l'utérus, de la même manière qu'elle s'opère dans toutes les hémorrhagies spontanées.

La menstruation est intimement liée avec les modifications qui s'accomplissent dans les organes internes de la génération de la femme. Ainsi que nous l'avons vu, leur éruption et leur retour périodique coïncident avec le développement périodique d'une vésicule de Graaf.

Dans quelques cas, l'écoulement du sang ne s'effectue pas par la surface utérine ; le flux hémorrhagique se fait jour par d'autres vaisseaux. C'est ainsi qu'on voit des femmes, dont l'écoulement menstruel est supprimé, avoir, à l'époque de leurs règles, des hémorrhagies nasales, pulmonaires, intestinales, etc.

La menstruation est liée d'une manière intime aux phénomènes de la chute de l'œuf; elle indique dans l'organisme de la femme une tendance à fournir au développement du nouvel être les matériaux de son développement. Quand la fécondation a eu lieu, la menstruation se supprime, et elle reste suspendue pendant tout le temps de la grossesse; elle reste généralement suspendue aussi pendant tout le temps que la femme allaite son enfant. La femme est-elle privée de ses ovaires, et, par conséquent, de vésicules de Graaf et d'ovules, par un vice de conformation originel, la menstruation ne s'établit pas chez elle. La science renferme plusieurs observations d'où il résulte qu'à la suite de l'extirpation des ovaires la menstruation a été supprimée.

§ 389.

Passage de l'ovule dans la trompe. — Dans l'espèce humaine, comme aussi chez les mammifères et chez les oiseaux, le canal par lequel s'échappe l'œuf pour être conduit, soit dans la matrice, soit au dehors, ce canal, dis-je, n'est pas continu avec l'ovaire, comme il l'est chez un grand nombre d'invertébrés. La trompe (qui représente chez les mammifères l'*oviducte* des oiseaux) est un canal flexueux, de 10 à 12 centimètres de longueur, continu avec l'utérus dans le fond duquel il s'ouvre par un orifice très-petit (1/2 millimètre de diamètre). La trompe s'élargit en dehors, et se termine, du côté de l'ovaire, par une dilatation en entonnoir ou *pavillon*, bordée tout autour par des replis frangés (Voy. fig. 195). L'ouverture du pavillon est libre dans la cavité abdominale. Cette ouverture n'est maintenue dans le *voisinage* de l'ovaire que par une des franges du pavillon, ordinairement plus longue que les autres, et qui adhère sur un des points de l'ovaire. La trompe présente d'ailleurs, parfois, dans le voisinage du pavillon, d'autres pavillons supplémentaires plus petits, groupés vers sa terminaison, et qui paraissent destinés à assurer le rôle que le conduit excréteur de l'ovule est appelé à jouer.

Au moment où la vésicule de Graaf, arrivée à maturation et distendue par le liquide qui s'est accumulé dans son intérieur, se déchire pour donner issue à l'ovule, la trompe, et surtout le pavillon, éprouvent une sorte de turgescence, en vertu de laquelle celui-ci s'applique sur l'ovaire, et enserre ainsi dans son intérieur la vésicule prête à se rompre. La trompe et le pavillon, dont les tuniques renferment des fibres musculaires, éprouvent sans doute alors un mouvement vermiculaire, lequel, dirigé de l'ovaire vers l'utérus, exerce sur la vésicule de Graaf, couverte par l'entonnoir de la trompe, une sorte de succion (analogue au mouvement de succion des lèvres) qui détermine ou tout au moins favorise la déchirure.

L'ovule, en sortant de l'ovaire, après la déchirure de la vésicule de Graaf et des tuniques amincies de l'ovaire, entraîne avec lui la petite masse de cellules qui l'entourent (*cumulus proliger*), et aussi une partie du liquide de la vésicule de Graaf. Grâce à ce liquide qui lui sert de menstrue, et qui offre une certaine prise au mouvement vermiculaire des tuniques charnues, l'ovule s'engage bientôt dans le canal même de la trompe, de la même manière que les liquides passent du pharynx dans l'œsophage, pendant la déglutition. Une fois parvenu dans la trompe, l'ovule, qui n'a guère alors que de 1/6 à 1/10 de millimètre de diamètre, continue son trajet du côté de l'utérus. Ce trajet s'effectue très-lentement. Les mouvements des cils vibratiles des trompes (Voy. § 218) contribuent vraisemblablement à sa progression.

Le temps que met l'ovule à parcourir la trompe de la femme pour arriver jusqu'à l'utérus n'est pas très-bien connu. A quelque époque qu'on ait examiné les trompes de la femme après la mort, on n'a jamais pu, jusqu'à présent, y saisir l'ovule au passage. Mais les expériences sur les animaux peuvent fournir à cet égard des données approximatives. Il est certain d'abord que, chez les oiseaux, le passage de l'ovule dans les diverses parties de l'oviducte est assez lent. C'est, en effet, dans ce canal que l'œuf des oiseaux, qui, à la sortie de l'ovaire, est exclusivement constitué par le jaune et la membrane vitelline, se revêt successivement de sa couche albumineuse, et s'entoure de son enveloppe calcaire : il lui faut un certain temps pour éprouver ces métamorphoses. L'œuf de la poule met environ vingt-quatre heures à parcourir l'étendue des oviductes, avant d'arriver au cloaque. Chez les mammifères, l'ovule éprouve aussi, dans son passage au travers des trompes, une série de modifications analogues; il s'entoure d'une couche albumineuse; des changements profonds s'accomplissent dans son intérieur quand il a été fécondé, et, quand il arrive à l'utérus, il est déjà *préparé* au développement. On estime que l'ovule met de quatre à huit jours à parcourir le trajet des trompes chez les chiennes, les lapines et les brebis. Ce sont là, il est vrai, des déterminations un peu arbitraires, attendu que cette durée est estimée (pour les animaux chez lesquels on a trouvé les œufs dans les trompes) d'après l'époque présumée à laquelle a eu lieu la rupture des vésicules de Graaf. Or, le simple examen des vésicules déchirées ne suffit pas pour établir nettement combien de temps s'est écoulé depuis la déchirure; et, d'autre part, ni l'époque du rut, pendant laquelle on a ouvert l'animal, ni le moment de l'accouplement ne peuvent fournir d'indications positives sur le *moment précis* de la rupture des vésicules de Graaf. Cela est si vrai, qu'en ouvrant un animal à des époques variées du rut, on trouve à la fois des ovules dans les trompes et des ovules dans les vésicules de Graaf non encore déchirées. Quoi qu'il en soit, ce qui paraît constant, et ce qui concorde d'ailleurs parfaitement avec les notions tirées de l'anatomie comparée, c'est que le cheminement de l'ovule au travers de la trompe est très-lent. Cette lenteur, en rapport avec les premières métamorphoses de l'œuf, a sans doute pour but de multiplier les chances de fécondation.

CHAPITRE II.

DE LA SEMENCE OU SPERME.

§ 390.

Testicules. — La liqueur fécondante, ou le sperme, se forme chez l'homme dans les testicules. Le sperme est l'élément générateur mâle, comme l'ovule est l'élément générateur femelle. Le testicule est pour l'homme ce que l'ovaire est pour la femme. Le testicule existe chez le jeune garçon, comme l'ovaire existe chez la jeune fille; mais pendant toute la durée de l'enfance, la fonction du testicule sommeille comme celle de l'ovaire. Quand la puberté se déclare, les testicules de l'enfant se développent par une transition peu ménagée, et la sécrétion du sperme révèle une aptitude nouvelle.

Une fois que la fonction spermatique est établie, elle s'accomplit chez l'homme d'une manière continue. Elle diminue d'activité avec les progrès de l'âge; la tendance au rapprochement des sexes s'affaiblit progressivement aussi. Quoique ralentie et languissante dans la vieillesse avancée, la sécrétion du sperme persiste néanmoins toute la vie durant.

Les testicules, placés dans les bourses, sont entourés d'une coque fibreuse résistante (tunique albuginée), pourvue de prolongements ou de lamelles celluleuses, qui partagent l'intérieur du testicule en un certain nombre de loges incomplètes et en forment pour ainsi dire la charpente. C'est dans l'épaisseur de ces prolongements, ou lamelles celluleuses, que s'engagent et circulent les vaisseaux et les nerfs de l'organe, et c'est dans les loges incomplètes, circonscrites par elles, qu'est renfermée la substance propre de la glande. Cette substance, qui remplit les loges, est constituée par les *canaux séminifères*, tubes cylindriques d'environ 0mm,1 de diamètre [1], enlacés les uns aux autres et formant, par leurs circonvolutions, autant de lobules aux testicules qu'il y a de loges celluleuses. Les canaux séminifères, accolés entre eux par un tissu cellulaire très-fin et très-lâche, peuvent être facilement séparés les uns des autres. On peut les injecter assez facilement au mercure; mais comme leurs parois sont élastiques, leur diamètre est généralement augmenté alors; il peut aller jusqu'à 0mm,3.

Fig 201.

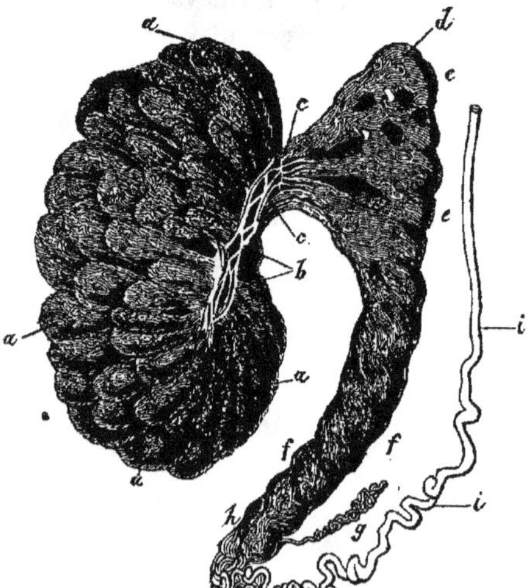

TESTICULE DE L'HOMME (injecté au mercure).

a,a,a,a, lobules formés par les circonvolutions des canaux séminifères.
b, *canaux droits* résultant de l'anastomose des canaux séminifères.
cc, *rete vasculosum* faisant suite aux canaux droits, et donnant naissance aux *canaux efférents*.
ee, *ff*, *épididyme* faisant suite aux canaux efférents.
d, tête de l'épididyme.
h, queue de l'épididyme.
ii, *canal déférent*.
g, *vas aberrans*.

Les lobules du testicule (Voy. fig. 201, *a*), au nombre de trois ou quatre cents, sont formés par deux ou trois canaux séminifères repliés sur eux-mêmes, terminés en cul-de-sac à leur extrémité et venant s'aboucher, à la sortie du lobule, avec les canaux du lobule ou des lobules voisins [2]. En sortant des lobules, les canaux séminifères se dirigent vers le bord postérieur du testicule, là où converge le cloisonnement celluleux. Durant ce trajet, ils deviennent moins flexueux, s'anastomosent entre eux, diminuent en nombre, augmentent de diamètre. Ils portent alors le nom de *canaux droits* (fig. 201, *b*). Les canaux droits perforent la tunique albuginée, en s'anastomosant entre eux, et

[1] C'est le diamètre d'un cheveu fin.

[2] En supposant qu'il y ait dans chaque lobule 5 mètres de longueur de canaux, on aurait, pour la totalité du testicule, environ 2,000 mètres de conduits. Si l'on tient compte de la longueur des conduits séminifères et aussi de leur diamètre, on arrive à établir par le calcul que la *surface sécrétante* des reins est à celle des testicules comme 60 est à 1. La sécrétion du sperme est infiniment plus lente que celle de l'urine.

forment un réseau connu, depuis la description de Haller, sous le nom de *rete vasculosum* (Voy. fig. 201, *c*). Après sa sortie du testicule, le *rete vasculosum* se résout en dix ou douze conduits (*canaux efférents*), dont les circonvolutions anastomosées forment, sur la surface extérieure du testicule, l'*épididyme* (Voy. fig. 201, *e*, *f*). L'épididyme se termine par un canal excréteur unique, qui est le *canal déférent*. De cette succession de canaux et d'anastomoses résulte le mélange intime des produits de sécrétion qui arrivent des divers départements de la glande. Les deux canaux déférents remontent enfin du testicule vers l'abdomen, s'engagent dans le canal inguinal, pénètrent dans l'abdomen, gagnent les côtés de la vessie, s'unissent au canal excréteur des vésicules séminales, et vont s'ouvrir dans la portion prostatique de l'urètre, sous le nom de *canaux éjaculateurs* (Voy. fig. 202, *m*). On trouve vers les dernières circonvolutions de la queue de l'épididyme un prolongement en forme de *cæcum* (Voy. fig. 201, *g*), ou *vas aberrans*, qui, s'ouvrant à l'origine du canal déférent, est sans doute destiné à la sécrétion d'une humeur additionnelle; il représente le vestige des corps de Wolf (Voy. § 410).

Les testicules ne sont pas placés, dès l'origine, dans les bourses. Les testicules se développent primitivement dans l'abdomen, sur les côtés de la colonne vertébrale, dans la région lombaire : ils y restent jusqu'au septième mois de la vie intra-utérine. A cette époque, le testicule descend dans le scrotum (les bourses), guidé par un cordon fibreux sous péritonéal, adhérent d'une part au testicule, et de l'autre au canal inguinal. Ce cordon fibreux, auquel on a donné à tort la texture musculaire, se nomme *gubernaculum testis*. En déprimant les bords réunis des muscles petit oblique et transverse, pendant son passage au travers du canal inguinal, le testicule, pourvu déjà de son enveloppe séreuse, se coiffe d'une enveloppe musculaire (crémaster). A la naissance, les testicules sont généralement parvenus dans le scrotum. Il arrive assez souvent cependant que la descente du testicule ne se fait que plus tard. D'autres fois, un seul testicule descend dans le scrotum, et l'autre reste pendant toute la vie soit dans l'abdomen, soit engagé dans le canal inguinal. Il arrive même quelquefois qu'aucun des deux testicules ne se porte au dehors. Dans ce dernier cas, les testicules rudimentaires ne donnent qu'un sperme infécond, c'est-à-dire privé de spermatozoïdes.

La castration, qu'on pratique d'une manière régulière chez certaines espèces animales, soit pour adoucir le caractère et faciliter la domestication, soit pour favoriser l'engraissement, entraîne nécessairement la stérilité, en supprimant l'organe sécréteur du sperme. La castration s'est longtemps opérée et s'opère encore aujourd'hui sur l'homme. Cette opération, qu'une coutume barbare a perpétuée jusqu'à nos jours, a lieu en général dans l'enfance, c'est-à-dire à l'époque où la fonction des testicules n'est pas encore éveillée. Elle constitue alors, comme chez les animaux, une opération à peu près sans danger. L'enfant privé de testicules n'appartient plus, pour ainsi dire, à aucun sexe. En avançant en âge, il n'acquiert ni les masses musculaires nettement dessinées, ni les traits accusés de l'homme. Homme fait, il a la voix de la femme, dont il n'a cependant ni la grâce ni les formes.

Fig. 202.

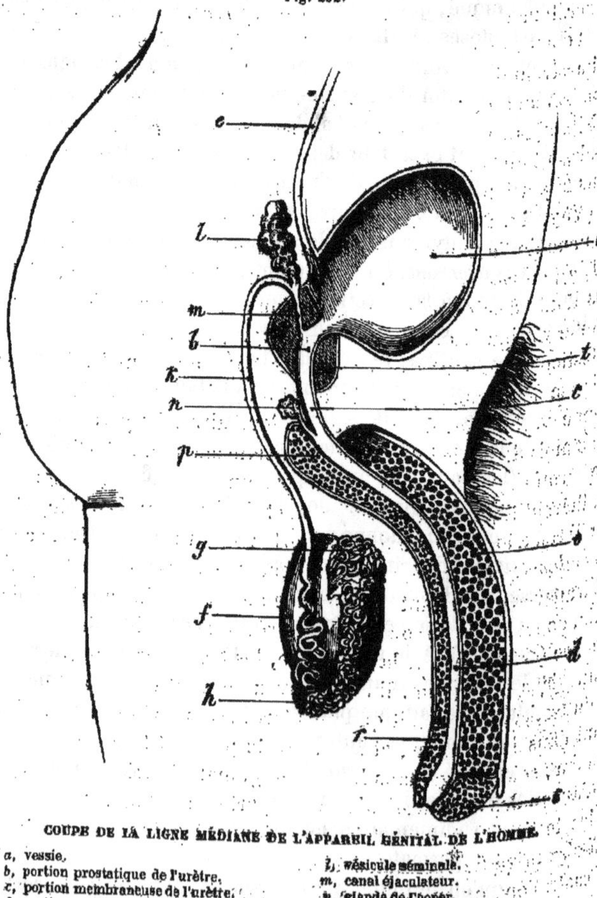

COUPE DE LA LIGNE MÉDIANE DE L'APPAREIL GÉNITAL DE L'HOMME.

a, vessie.
b, portion prostatique de l'urètre.
c, portion membraneuse de l'urètre.
d, portion spongieuse de l'urètre.
e, uretère ou canal excréteur du rein.
f, testicule.
g, tête de l'épididyme.
h, queue de l'épididyme.
k, canal déférent.
l, vésicule séminale.
m, canal éjaculateur.
n, glande de Cooper.
o, corps caverneux de la verge.
p, bulbe de l'urètre.
r, corps caverneux de l'urètre.
s, corps caverneux du gland.
t, prostate.

§ 391.

Sperme. — Composition chimique. — Le sperme est un liquide blanchâtre, épais, légèrement alcalin, filant à la manière de l'albumine de l'œuf, d'une odeur alliacée *sui generis*. Lorsqu'on dessèche le sperme, il perd environ 90 parties d'eau. Il reste, après l'évaporation, 10 pour 100 d'une matière organique jaunâtre, analogue à de la corne. Lorsqu'on met cette matière sur les charbons ardents, elle répand une odeur de corne brûlée, et il reste ensuite un faible résidu salin. La matière organique de la semence a reçu le nom de *spermatine*. Cette matière a beaucoup d'analogie avec les substances albuminoïdes. Elle diffère de l'albumine en ce qu'elle ne se coagule point par la chaleur. Comme l'albumine, elle se coagule par l'alcool, et le coagulum se dissout à chaud dans une lessive de potasse; mais lorsqu'on neutralise ensuite la potasse par l'acide azotique, la spermatine ne se précipite plus, comme il arrive à l'albumine.

La spermatine correspond vraisemblablement aux particules organiques tenues en suspension dans le sperme (*cellules de la semence, spermatozoïdes*); mais il est difficile cependant de l'affirmer, attendu que le sperme, lorsqu'il est évacué au dehors, est mélangé avec des produits de sécrétion multiples, tels que le liquide prostatique, celui des glandes de Cooper, le mucus urétral. La spermatine n'existe que dans la semence de l'homme pubère, ou dans la semence des animaux à l'époque du rut. Dans le jeune âge, et dans les époques intermédiaires au rut chez les animaux, la matière organique du liquide qu'on trouve dans les voies spermatiques ressemble, sous le rapport chimique, à peu près complétement à de l'albumine.

L'analyse quantitative du sperme a été faite rarement. Voici l'analyse de Vauquelin :

ANALYSE DU SPERME (Vauquelin).

Eau	90
Spermatine	6
Phosphate calcaire et autres sels	3
Soude	1

§ 392.

Spermatozoïdes. — Cellules spermatiques. — Lorsqu'on examine du sperme frais au microscope, on remarque une multitude considérable de petits filaments qui se meuvent dans le liquide avec une certaine vivacité. Ces filaments ont reçu des noms divers; on les a successivement désignés sous les noms de : *animalcules spermatiques*, *zoospermes*, *filaments spermatiques*, *spermatozoïdes*. Ce dernier nom nous paraît le plus convenable, attendu que ces petits corps, malgré leur mobilité, ne peuvent pas être regardés comme des animaux proprement dits. Ils sont constitués par une substance homogène, et n'ont aucunement cette organisation compliquée dont l'imagination s'est plu à les douer. Ils représentent des éléments organiques analogues, par leur mobilité, aux cellules vibratiles (Voy. § 218).

Indépendamment des spermatozoïdes, on remarque encore dans le sperme des globules d'une nature particulière, dits *cellules spermatiques*.

Ces cellules, de volume très-variable, ne sont que les premières phases du développement des filaments spermatiques. Ces cellules existent en grand nombre dans le sperme contenu dans les canaux séminifères du testicule. On n'en retrouve qu'un petit nombre dans le sperme éjaculé, parce qu'au moment où le sperme est évacué au dehors, ces cellules ont généralement subi leurs métamorphoses. Par la même raison, le sperme extrait des canaux séminifères du testicule ne renferme que de rares spermatozoïdes, et le nombre de ces derniers augmente dans l'épididyme, le canal déférent et les vésicules séminales. Outre les spermatozoïdes et les cellules spermatiques, on trouve enfin dans le sperme, comme dans tous les liquides de sécrétion, des granulations élémentaires et des lamelles d'épithélium détachées des parois des conduits excréteurs.

Les spermatozoïdes de l'homme (Voy. fig. 203, *a*) sont formés par une partie renflée, ovoïde, qu'on nomme tête, et par un appendice long et grêle, qu'on nomme queue. La tête est un peu aplatie, car on la voit plus large ou plus étroite, suivant que le spermatozoïde se présente de face ou de profil. Dans les mouvements spontanés que le spermatozoïde exécute dans la liqueur séminale, c'est toujours du côté de la tête que la progression a lieu. La tête a environ 0mm,005 dans son diamètre longitudinal; la queue est relativement beaucoup plus longue; elle a souvent jusqu'à 0mm,1 de longueur.

Fig. 203.

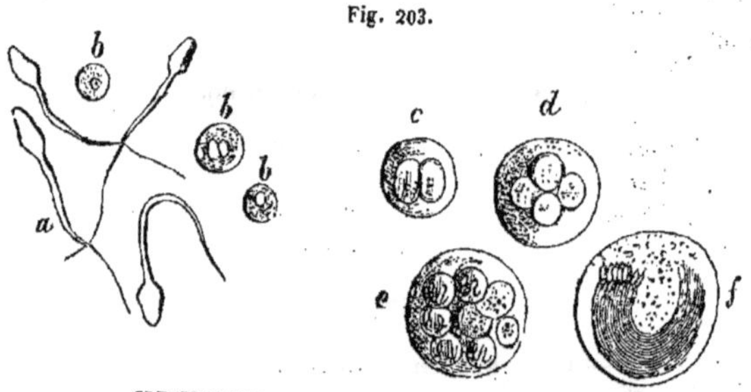

SPERMATOZOIDES ET GLOBULES SPERMATIQUES.

Les spermatozoïdes exécutent des mouvements qui paraissent très-rapides au microscope, et d'autant plus rapides, on le conçoit, que le grossissement est plus grand. M. Henle a calculé qu'en trois secondes ils peuvent parcourir un espace de 0mm,1. Leur mouvement de progression est analogue à celui des serpents, et, *relativement à leur longueur*, il est à peu près aussi vif, car les serpents ne mettent guère moins de trois secondes à franchir un espace égal à leur propre longueur. Les spermatozoïdes continuent à se mouvoir après la mort de l'animal dans le liquide des canaux spermatiques. Au bout de vingt-quatre heures, on les retrouve encore mobiles. Quand ils ont été portés par le coït dans les organes génitaux de la femme, ils conservent leurs mouvements beaucoup plus longtemps. M. Bischoff a retrouvé les spermatozoïdes du lapin encore animés de mouvements spontanés dans les trompes utérines de la lapine, une semaine après l'accouplement.

Lorsque le sperme est abandonné au contact de l'air, la durée des mouvements des spermatozoïdes n'est que de quelques heures, et encore faut-il maintenir le liquide à la température du corps de l'animal et s'opposer aussi aux effets du dessèchement. Les spermatozoïdes perdent leurs mouvements quand on étend d'eau le sperme; ils les perdent également sous l'influence du froid, d'une température élevée, des acides, des alcalis, de l'opium, de la strychnine, de la bile, et aussi, d'après M. Donné, sous l'influence de certaines qualités du mucus vaginal de la femme (acidité et alcalinité). Les spermatozoïdes conservent leurs mouvements dans l'urine, à peu près aussi longtemps que dans le sperme abandonné au contact de l'air.

Les spermatozoïdes des mammifères et de la plupart des autres vertébrés ont aussi la forme de filaments, avec une partie renflée à l'une des extrémités. En général, les spermatozoïdes des animaux ont des dimensions plus considérables que ceux de l'homme. Les principales différences que présentent les spermatozoïdes dans les animaux portent sur la forme de la tête. Ainsi, chez la taupe, cette tête représente une ellipse très-allongée; chez le chien, elle ressemble à une sorte de poire dont la grosse extrémité serait tournée en avant; chez le rat, elle ressemble à un fer de lance, ou plutôt à la figure d'un pique de carte à jouer, etc. Dans les oiseaux, la tête des spermatozoïdes est très-allongée et se distingue moins nettement de la queue; elle a souvent une forme analogue au pas de vis d'une vrille.

Les *cellules spermatiques*, d'où procèdent les spermatozoïdes, doivent être étudiées dans le sperme extrait des canaux séminifères du testicule des animaux vivants, ou dans les canaux séminifères de l'homme mort de mort violente, de l'homme décapité, par exemple. Ces cellules présentent des volumes très-divers, qui correspondent aux diverses périodes de leur évolution. MM. Wagner, Kölliker, Robin, etc., ont étudié avec soin leurs métamorphoses. D'abord très-petites, elles constituent dans l'origine des vésicules simples, nées autour des granulations élémentaires, à la manière des cellules organiques. Elles grossissent peu à peu et acquièrent bientôt des dimensions plus considérables (Voy. fig. 203, *b*, *c*, *d*, *e*, *f*). A la fin de leur accroissement, elles ont généralement, chez les mammifères, $0^{mm},05$ de diamètre. Les cellules spermatiques ne contiennent, dans l'origine, qu'un noyau et un contenu à peu près uniformément granulé (Voy. fig. 203, *b*, *b*, *b*). Puis, pendant que la cellule s'accroît, le contenu se fractionne en deux parties par multiplication endogène, et, à une certaine période, il y a deux cellules filles incluses dans la cellule mère primitive[1] (Voy. fig. 203, *c*). Les cellules filles continuent à se multiplier dans

[1] La multiplication endogène paraît se faire ici par *segmentation*, c'est-à-dire par groupement du contenu autour de noyaux, en deux masses, puis quatre, puis huit, etc., masses qui

la cellule mère, et bientôt il y en a quatre, huit, et davantage (Voy. fig. 203, *d*, *e*). Quand la multiplication est achevée, on voit bientôt se développer dans l'intérieur de chacune des petites cellules un spermatozoïde enroulé sur lui-même (Voy. fig. 203, *e*). Quand le développement isolé des spermatozoïdes est terminé, les vésicules qui les entourent se détruisent, et les spermatozoïdes deviennent libres dans la cellule mère. Les filaments spermatiques s'appliquent alors contre les parois de la cellule mère, d'une manière symétrique, et forment un faisceau dans lequel les têtes sont souvent accolées les unes contre les autres (Voy. fig. 203, *f*). Appliqué contre les parois, en forme de courbe, le faisceau croît encore avec la cellule mère, qui ne tarde pas à se rompre. Une fois libre dans le liquide spermatique, le faisceau se dissocie, et les spermatozoïdes acquièrent une existence indépendante. On retrouve souvent dans le sperme des filaments spermatiques encore adhérents par quelque partie de leur corps, et en particulier par leur tête.

C'est à la présence des spermatozoïdes que le sperme doit ses propriétés fécondantes. L'homme adulte, qui peut féconder la femme en toute saison, présente constamment des spermatozoïdes dans le liquide séminal. Les animaux n'en présentent qu'à l'époque du rut. Dans les intervalles, l'évolution des vésicules spermatiques et la formation des spermatozoïdes sont suspendues; ceux qui existaient dans les organes mâles disparaissent peu à peu, à mesure que la dernière période du rut s'éloigne.

Le sperme se forme plus lentement que les autres liquides de sécrétion. Sa viscosité en rend le cheminement assez lent, dans le long parcours des canaux séminifères du testicule et de l'épididyme. A la suite des pertes spermatiques répétées, on remarque aussi que le sperme est moins riche en animalcules; on y retrouve plus de *cellules spermatiques* : ce qui indique clairement qu'il faut un certain temps pour que les métamorphoses de ces cellules s'accomplissent.

s'entourent plus tard de membranes de cellules. Nous retrouverons plus loin la segmentation du *vitellus*, comme premier phénomène du développement de l'œuf. On a comparé le globule spermatique à l'ovule, et M. Robin a même désigné ce globule sous le nom d'*ovule mâle*. Il y a, en effet, une certaine analogie entre ces deux éléments organiques. Le globule spermatique naît au sein du liquide spermatique contenu dans les canaux séminifères, comme l'ovule naît au sein du contenu liquide des vésicules de Graaf. Le globule spermatique reste stationnaire pendant l'enfance, comme l'ovule, et les métamorphoses ultérieures, qui doivent donner naissance aux spermatozoïdes, s'accomplissent de la même manière que les métamorphoses ultérieures de l'ovule.

CHAPITRE III.

DE LA COPULATION

(ACCOUPLEMENT OU COÏT).

§ 393.

De l'érection chez l'homme. — L'érection est caractérisée, chez l'homme, par l'augmentation de volume et de consistance, et par le changement de direction du membre viril. L'érection facilite l'introduction du pénis dans les organes génitaux de la femme, et lui permet de porter dans la profondeur du vagin le liquide destiné à la fécondation. Mais ce n'est pas là le but principal de l'érection. D'une part, ce phénomène accompagne aussi chez la femme l'acte du coït; et, d'une autre part, la sortie du sperme peut avoir lieu sans érection, ainsi que cela se rencontre quelquefois. L'érection met les organes mâles et femelles dans un état de turgescence tel, que ces organes, doués en ce moment d'une sensibilité exaltée, s'appliquent intimement l'un sur l'autre : elle augmente ainsi dans les deux sexes la sensation voluptueuse, sensation par laquelle se trouve assurée, dans toute la série animale, la reproduction de l'espèce. Telle est surtout sa destination.

L'appareil de l'érection consiste en un tissu spongieux dit érectile, qui constitue à lui seul la masse presque entière de la verge (Voy. fig. 202). Le tissu érectile de la verge est formé : 1° des deux *corps caverneux* (Voy. fig. 202, *o*), qui, attachés en arrière aux branches ascendantes de l'ischion et descendantes du pubis, s'adossent l'un à l'autre, et ne sont plus séparés en avant que par une cloison incomplète; 2° par la portion spongieuse de l'urètre (corps caverneux de l'urètre), tissu érectile à mailles plus fines que le précédent, formant autour de l'urètre une gaîne complète, et venant se loger, avec l'urètre qu'elle entoure, au-dessous des corps caverneux de la verge, contre lesquels elle est intimement appliquée. La portion spongieuse de l'urètre présente en arrière un renflement ou bulbe (Voy. fig. 202, *p*), et en avant un autre renflement, ou gland (fig. 202, *s*).

Les corps caverneux de la verge, et la gaîne spongieuse de l'urètre renflée en avant sous forme de *gland* et en arrière sous forme de *bulbe*, sont constitués par les lamelles entre-croisées d'un tissu fibreux, dans lequel on trouve aussi des fibres musculaires lisses (§ 219). Ces lamelles circonscrivent des espaces irréguliers ou cellules, communiquant largement les unes avec les autres, et communiquant aussi avec les veines. De plus, les capillaires artériels qui arrivent au tissu caverneux, après s'être divisés et subdivisés sur les parois des cellules, se terminent par des extrémités dilatées en forme d'entonnoir, qui versent le sang dans les cellules. Le tissu érectile, interposé entre les artères et les veines, forme ainsi entre elles une sorte de réservoir tout spécial, pouvant, dans certains moments, recevoir une grande quantité de sang, et augmenter beaucoup de volume. C'est ce qui arrive toutes les fois que le retour du sang par les veines se trouve suspendu ou ralenti, alors que les artères continuent toujours à apporter le sang poussé par la tension artérielle. Tel est, en effet, le mécanisme de l'érection, comme nous l'allons voir.

Les corps caverneux de la verge et le tissu caverneux de l'urètre sont entourés et isolés les uns des autres par des gaînes fibreuses élastiques, qui permettent les changements de volume de l'organe, tout en les limitant à un degré déterminé. Les corps caverneux de la verge et le tissu caverneux de l'urètre reçoivent principalement leur sang par des vaisseaux distincts, et leur érection n'est pas toujours simultanée. Cependant il existe entre eux quelques communications, et le sang qui les distend peut passer des uns aux autres; mais l'érection de chacun d'eux est amenée d'une manière bien plus directe, et surtout bien plus complète, par leurs vaisseaux respectifs.

L'érection peut être déterminée par des causes diverses. Tels sont le contact de la femme, les excitations mécaniques du pénis, les lectures érotiques, la vue ou le souvenir du coït. La continence, c'est-à-dire la réplétion des voies spermatiques par un sperme riche en spermatozoïdes, donne à ces diverses causes une grande activité. Certaines émotions vives peuvent, au contraire, y porter plus ou moins complétement obstacle.

L'érection peut être déterminée aussi par d'autres causes, telles que le décubitus dorsal dans le lit, la réplétion de la vessie par l'urine, la présence d'un calcul dans la vessie, etc.

L'érection dépend évidemment de l'*accumulation* du sang dans les mailles du tissu érectile de la verge. On peut amener l'érection sur le cadavre, en injectant à l'aide d'une masse solidifiable les vaisseaux du pénis. On peut aussi, à l'exemple de M. Müller, déterminer l'érection du pénis en fixant un long tube, à l'aide d'une ligature, dans une ouverture pratiquée à l'un des corps caverneux de la verge, en remplissant d'eau ce tube maintenu dans la verticale, et en exerçant une pression convenable sur les organes du bassin pour s'opposer au retour de l'eau par les veines. Lorsque le liquide infiltré dans le tissu caverneux supporte ainsi une colonne d'eau de 2 mètres, l'érection est complète. Cette expérience démontre en outre que la tension du sang accumulé dans le pénis, au moment de l'érection, est précisément celle auquel le sang est soumis dans le système artériel (15 centimètres de mercure) (Voy. § 95).

Au moment de l'érection, le sang s'accumule donc dans les mailles du tissu érectile de la verge, et cette accumulation ne peut être amenée que par un obstacle quelconque à la sortie du sang veineux. Le retour du sang par les veines est-il suspendu *complétement* au moment où l'érection s'établit? On l'ignore; mais il est probable cependant qu'il n'y a qu'un ralentissement dans la circulation veineuse, et que, quand l'érection est établie, la tension artérielle transportée dans les mailles du tissu érectile fait progresser dans les veines, pendant tout le temps que dure l'érection, une certaine quantité de sang. L'obstacle à la sortie du sang veineux n'a pas besoin, en effet, d'être absolu, il suffit qu'il fasse équilibre dans une certaine mesure à la tension artérielle, pour que le réservoir multiloculaire, représenté par le tissu érectile, reste bandé.

L'obstacle au retour du sang veineux, au moment de l'érection, est déterminé en partie par la contraction musculaire des fibres lisses qui entrent dans la constitution des lamelles du tissu caverneux, et en partie par certains muscles du périnée (l'ischio-caverneux et le bulbo-caverneux). Ceux-ci agissent principalement pour porter l'érection au maximum. L'existence des fibres musculaires lisses dans les lamelles du tissu caverneux est démontrée par l'observation microscopique, et l'on peut mettre la propriété contractile de ce tissu en évidence, en appliquant les pôles d'un appareil d'induction sur le pénis d'un animal récemment tué. Le rétrécissement des lamelles du tissu caverneux peut être observé très-facilement alors, à l'aide d'une simple loupe; il est, comme dans tous les muscles lisses, lent à se produire et lent à s'éteindre.

La contraction des fibres musculaires du tissu caverneux entraîne, dans chaque point où les cellules communiquent avec les veines, une diminution du calibre veineux correspondant; et ces effets, se produisant dans toute l'étendue des corps caverneux, s'additionnent. Le sang, toujours versé dans les artères, sous l'influence de la tension artérielle, amène progressivement l'augmentation de volume de la verge, et, avec cette augmentation de volume, les changements de forme et de direction subordonnés à l'état de réplétion des mailles du tissu érectile.

La contraction des fibres musculaires du tissu érectile agit à peu près seule, au commencement de l'érection. Les muscles du périnée rendent l'érection plus complète. Pendant le coït, et alors surtout que la verge est agitée par des saccades ou battements convulsifs, on constate manifestement les contractions involontaires de ces muscles. L'ischio-caverneux, né à la face interne de la tubérosité de l'ischion, se porte sur la racine des corps caverneux et s'entre-croise, au-dessous du bulbe, avec celui du côté opposé. Le bulbo-caverneux, né du raphé commun au sphincter et au transverse du périnée, contourne le pénis et vient se terminer près de son ligament suspenseur. Ces deux muscles, par leur contraction, agissent surtout sur le bulbe. Le bulbe comprimé chasse le sang de la partie postérieure de la portion spongieuse de l'urètre vers la partie antérieure, c'est-à-dire vers le gland. C'est à ces contractions répétées qu'est due la turgescence exagérée du gland, dans les moments qui précèdent l'éjaculation. Chez la plupart des animaux, le gland acquiert en ce moment un développement très-supérieur à celui qu'il avait au moment où le pénis a pénétré dans les organes génitaux de la femelle, ainsi qu'on peut le remarquer quand il sort immédiatement après l'éjaculation.

La contraction de ces muscles agit aussi pour compléter et pour pousser à ses dernières limites la réplétion des corps caverneux de la verge. Le bulbo-caverneux, en pressant de bas en haut la verge contre la symphyse pubienne, comprime, en effet, les veines dorsales du pénis; et l'ischio-caverneux, en pressant la portion des corps caverneux adhérente aux surfaces ischio-pubiennes, chasse aussi le sang vers la portion libre de la verge. Le sphincter et le transverse du périnée, se contractant dans le même temps, et donnant plus de fixité aux insertions postérieures du bulbo-caverneux, concourent indirectement aussi au phénomène de l'érection.

§ 394.

De l'érection chez la femme. — La femme possède aussi un appareil érectile, qui s'érige dans les mêmes conditions que celui de l'homme. De même qu'on voit parfois le phénomène de l'érection manquer ou ne se produire que très-incomplétement chez l'homme, au moment de l'éjaculation, de même l'érection peut manquer chez la femme, et la fécondation s'opérer néanmoins. Le phénomène de l'érection n'est donc, pas plus chez la femme que chez l'homme, lié absolument à la fécondation; mais il est destiné à exciter chez elle le désir du rapprochement des sexes, et à soustraire à l'indifférence ou au dégoût la fonction la plus essentielle de l'animalité.

L'appareil érectile de la femme se compose de deux parties principales. 1° Le clitoris, organe situé à la partie supérieure du vagin, correspond exactement aux corps caverneux de la verge de l'homme. C'est un pénis en petit, moins le canal de l'urètre; l'urètre s'ouvrant, chez la femme, isolément, en dessous de lui. Le clitoris présente en arrière deux racines qui, comme celles des corps caverneux de la verge, vont se fixer sur les branches descendantes du pubis et ascendantes de l'ischion. Les deux racines du clitoris convergent l'une vers l'autre, et forment, en se dirigeant en haut, le corps du clitoris. Celui-ci se recourbe bientôt en bas, et se termine par un petit tubercule imperforé, appelé le gland du clitoris, gland auquel la jonction supérieure des petites lèvres sert de prépuce. 2° Le bulbe du vagin, placé à l'orifice antérieur du vagin, sous les racines des corps caverneux du clitoris, correspond au bulbe de l'urètre de l'homme. Placé entre les racines du clitoris et le méat urinaire, il envoie des prolongements qui descendent de chaque côté du vagin; il forme ainsi, à l'entrée de la vulve, une sorte de coussinet érectile.

Le clitoris et le bulbe du vagin sont constitués par un tissu analogue à celui de la verge. Le mécanisme de l'érection est le même chez la femme que chez l'homme. Le gonflement du clitoris, déterminé par la contraction des lamelles musculaires du tissu caverneux, peut être porté au maximum au moment du coït, par l'action du constricteur du vagin (bulbo-caverneux de la femme). Ce muscle embrasse et comprime le bulbe, et augmente ainsi la turgescence du clitoris, dont le tissu caverneux communique avec celui du bulbe.

Le clitoris, lorsqu'il s'érige, augmente de volume et de consistance, mais il ne change pas de direction, comme la verge de l'homme. Sa partie libre, coudée vers le bas, ne se relève point du côté de l'abdomen, au moment de l'érection. Son augmentation de volume tend, au contraire, à le faire prédominer du côté de l'ouverture vaginale, de manière à le présenter à la rencontre du pénis, au moment du coït.

§ 395.

Du coït. — Le but du coït est de mettre en présence les deux éléments essentiels de la reproduction, l'ovule et le sperme. A cet effet, la verge, préalablement érigée, s'introduit dans les organes génitaux de la femme. Le membre viril, devenu plus volumineux, remplit le vagin. Celui-ci, dont l'orifice est plus rétréci que le fond, s'accommode au volume variable du pénis.

Le glissement du membre est favorisé par les mucosités du vagin, surtout par la sécrétion des glandes vulvo-vaginales ou glandes de Bartholin. Ces glandes, analogues pour la structure aux glandes salivaires, sont placées sur les côtés de la vulve et du vagin, dans le tissu cellulaire du plancher périnéal, et viennent s'ouvrir de chaque côté par un canal excréteur, à un centimètre environ en arrière de l'orifice vulvaire. Le liquide fourni par ces glandes est visqueux, filant, assez analogue à de la salive, et doué d'une odeur vive et caractéristique, qui éveille chez l'homme les désirs vénériens. La sécrétion des glandes vulvo-vaginales augmente au moment de l'excitation génésique, et l'excrétion du liquide sécrété accompagne l'érection des tissus érectiles qui garnissent l'entrée du vagin. Lorsque le désir du coït est vif, l'issue du liquide a lieu parfois sous forme de jet, par les contractions spasmodiques du canal excréteur. C'est ce jet de liquide, assez analogue à celui qui a lieu par les canaux excréteurs des glandes salivaires, à la vue ou au souvenir des aliments savoureux, qu'on a quelquefois désigné sous le nom d'*éjaculation* de la femme. Mais ce liquide n'a rien de commun avec le liquide éjaculé par l'homme, c'est-à-dire avec le sperme; il n'est qu'un liquide destiné à lubrifier le vagin, à favoriser l'introduction du pénis, à adoucir les frottements, et à rendre plus vives et plus exquises les impressions du toucher.

Le vagin présente à l'intérieur et sur la ligne médiane, en avant et en arrière, des saillies longitudinales de la membrane muqueuse (colonnes du vagin), et aussi, dans le voisinage de la vulve, des plis ou des rides transversales qui augmentent les contacts voluptueux. Les grandes et les petites lèvres de la vulve, très-riches en vaisseaux et en nerfs, n'éprouvent pas une érection comparable à celle du bulbe et du clitoris, mais elle se gonflent néanmoins au moment de l'excitation du coït, et concourent à embrasser étroitement le pénis.

Les frottements du gland de la verge contre les surfaces nerveuses, lubrifiées et gonflées, de la vulve et du vagin, entraînent, par action réflexe, la contraction des muscles bulbo-caverneux et ischio-caverneux de l'homme. L'érection des corps caverneux de la verge et celle du gland se trouvent ainsi portées à leurs dernières limites (Voy. § 393). Le frottement du dos de la verge contre le clitoris et contre l'ouverture de la vulve, douée en ce moment d'une vive sensibilité, amènent également, par action réflexe, la contraction du constricteur du vagin et de l'ischio-caverneux, contraction qui augmente la turgescence de l'appareil érectile de la femme, ou qui la détermine, si elle n'avait pas eu lieu au commencement du coït. L'appareil érectile de la femme, distendu par le sang, réagit à son tour sur le membre viril, et ainsi de suite. Enfin, lorsque la sensibilité développée sur le gland par les frottements réitérés de l'organe mâle contre l'organe femelle est arrivée à un certain degré d'exaltation, il survient dans tout l'organisme une sensation indéfinissable, accompagnée d'un sentiment de chaleur le long de l'axe cérébro-spinal, de l'accélération du pouls, et d'efforts convulsifs d'expiration. La contraction des voies d'excrétion du sperme, et de tous les muscles du périnée, survient par action réflexe de la moelle épinière, et l'éjaculation a lieu.

Il est probable que, du côté de la femme, l'orgasme vénérien est accompagné, non-seulement de mouvements dans les muscles du périnée, mais aussi de contractions utérines, de manière que le col utérin, s'ouvrant et se resserrant par des mouvements convulsifs, attire en quelque sorte la semence dans sa cavité.

La sensation voluptueuse qui accompagne le coït n'est pas indispensable à la fécondation. Des femmes ont pu devenir grosses sans l'avoir ressentie, de même que l'homme peut quelquefois émettre la liqueur spermatique sans éprouver l'ébranlement nerveux qui accompagne généralement l'éjaculation; mais il n'est pas moins certain que l'orgasme vénérien est l'un des plus puissants et des plus sûrs mobiles de la procréation. Les animaux ressentent vivement cette sensation. Quelques insectes accouplés ne se séparent pas quand on les transperce d'outre en outre, et on peut mutiler les grenouilles mâles, au moment de la fécondation, sans qu'elles cessent d'embrasser la femelle. Il semble qu'en ce moment l'instinct de la conservation individuelle a disparu pour faire place à celui de l'espèce.

Le premier coït de la femme est souvent douloureux. L'orifice vaginal de la fille vierge est pourvu, en arrière des petites lèvres, d'un diaphragme membraneux incomplet, ou *hymen*, qui, fermant en partie l'entrée du vagin, est généralement déchiré par les premières approches. La déchirure de cette membrane, pourvue de vaisseaux et de nerfs, est ordinairement accompagnée de douleur et d'une légère effusion de sang. Lorsque l'hymen a été rompu, ses lambeaux se rétractent, deviennent plus épais et constituent les caroncules myrtiformes.

L'hymen a ordinairement la forme d'un croissant, dont l'ouverture regarde en haut, du côté du méat urinaire ; d'autres fois il constitue un diaphragme complet, percé d'une ouverture ou de plusieurs ouvertures; d'autres fois encore, mais beaucoup plus rarement, ce diaphragme est tout à fait imperforé et ferme complétement le vagin. La solidité de l'hymen est le plus souvent médiocre, et cette membrane cède facilement, non-seulement à l'introduction du pénis, mais aussi à celle d'autres corps étrangers. Parfois l'hymen offre une mollesse et une laxité telle, qu'il prête sans déchirure. Rarement il est assez solide pour résister aux efforts naturels qui doivent en amener la rupture.

La présence de l'hymen est une probabilité, mais non pas un signe certain de virginité ; car, s'il était lâche, il a pu céder et permettre l'introduction du pénis sans se rompre, et, d'autre part, il peut y avoir eu copulation incomplète à l'orifice externe de la vulve, et même fécondation, le jet du sperme ayant traversé l'ouverture circonscrite par lui. Il existe dans la science des observations de femmes qui présentaient encore la membrane hymen au moment de l'accouchement. L'absence de l'hymen n'est pas non plus la preuve du coït. Il n'est pas probable, il est vrai, que l'écartement forcé des cuisses, la danse ou l'équitation puissent le rompre, mais il est évident que l'introduction de tout autre corps que le pénis a pu en déterminer la déchirure.

§ 396.

Éjaculation. — L'éjaculation ou l'excrétion du sperme est déterminée par la contraction des canaux éjaculateurs, celle des vésicules séminales, celle des canaux déférents, et probablement aussi celle de l'épididyme (Voy. fig. 202). A ces contractions viennent se joindre celle des muscles du périnée et celle des couches musculaires multiples (dites muscle de Wilson), qui entourent de toutes parts la portion membraneuse de l'urètre. L'éjaculation est involontaire ; elle survient par action réflexe, lorsque l'excitation du gland est poussée à un certain degré.

La réalité de la contraction des canaux éjaculateurs et des canaux déférents peut être mise en évidence par l'excitation directe de ces canaux sur les animaux fraîchement tués, ou par l'excitation galvanique des nerfs qui s'y rendent (portion lombaire du grand sympathique). La stimulation directe de la moelle épinière peut conduire au même résultat.

L'éjaculation qui accompagne souvent la pendaison est déterminée par la compression et par les tiraillements de la moelle épinière ; et le sperme qu'on trouve ordinairement dans le canal de l'urètre des guillotinés y a été amené par les contractions des voies de l'excrétion du sperme, en vertu de la stimulation nerveuse déterminée par la section de la moelle épinière.

Les vésicules séminales (Voy. fig. 202), placées sur le trajet des voies d'excrétion du sperme, entre les canaux déférents et les canaux éjaculateurs, sont tout autant des organes glanduleux que des réservoirs du sperme. Lorsqu'on examine au microscope le liquide qu'elles contiennent, on y trouve des animalcules spermatiques. Après la castration, ces organes se développent et atteignent le même volume que chez les animaux entiers. Il est donc probable que les vésicules séminales fournissent une humeur particulière, qui se mélange au sperme au moment de l'éjaculation.

La prostate (Voy. fig. 202), dont les canaux excréteurs viennent s'ouvrir dans l'urètre, fournit un liquide transparent et filant ; les glandes de Cooper (Voy. fig. 202) sont dans le même cas. La membrane muqueuse de l'urètre elle-même fournit un mucus qui vient encore compliquer la composition du sperme éjaculé.

Les liquides fournis par les glandes de Cooper, par la prostate et par la muqueuse urétrale, paraissent avoir pour but de lubrifier le canal de l'urètre, au moment de l'éjaculation, de manière que le liquide visqueux du sperme se trouve entraîné au dehors, en masse, et sans adhérer aux parois du canal qu'il parcourt. Ce sont ces liquides qui s'écoulent au dehors du canal, et avant l'éjaculation, sous la forme d'une humeur transparente, lorsque le pénis est vivement excité : c'est aussi le liquide non fécondant fourni par la prostate, par les glandes de Cooper et par les vésicules séminales, qui s'écoule, après l'érection, au dehors de l'urètre de l'homme ou des animaux qui ont subi la castration.

La contraction des voies de l'excrétion du sperme est assez brusque et assez énergique, au moment de l'éjaculation, pour faire sortir le sperme en jet. Ce jet, chez l'homme continent, peut aller à plusieurs pieds de hauteur. Au moment de l'éjaculation, l'urine ne s'écoule point en dehors de la vessie. En ce moment, le col de la vessie reste fermé.

En dehors même de l'excitation vénérienne, le col de la vessie oppose aussi un obstacle à peu près insurmontable à la miction, toutes les fois que le pénis se trouve à un degré prononcé d'érection [1].

Dans l'état ordinaire, le sperme ne s'écoule pas avec l'urine, quoique la miction soit accompagnée, surtout vers la fin, par la contraction des muscles du périnée : ce qui montre bien le rôle spécial des voies spermatiques dans l'éjaculation. Chez les individus continents, la contraction des muscles du périnée entraîne assez souvent cependant, à la fin de l'urination et dans les efforts de la défécation, la sortie d'un liquide muqueux mélangé de sperme et provenant des vésicules séminales.

[1] La difficulté et même l'impossibilité d'uriner au moment de l'érection, malgré les efforts les plus énergiques, tient peut-être aussi au gonflement du *verumontanum*, saillie placée sur la portion inférieure de la portion prostatique de l'urètre.

Le sperme qui est évacué au dehors des voies spermatiques, au moment de l'éjaculation, provient des vésicules séminales, du canal déférent et de l'épididyme. Mais la capacité de ces réservoirs et de ces canaux étant peu considérable, il est probable qu'il provient aussi des canaux séminifères du testicule lui-même, dont l'action de sécrétion se trouve notablement augmentée au moment du coït. Lorsque l'éjaculation se répète un certain nombre de fois en peu de temps, le fait est évident; il ne l'est pas moins chez les animaux en rut (bélier, par exemple), qui, en l'espace de moins d'une heure, peuvent s'accoupler trente ou quarante fois, et chez lesquels l'éjaculation est presque continue.

§ 397.

Hermaphrodisme. — L'hermaphrodisme, c'est-à-dire la réunion des organes mâles et des organes femelles sur le même individu, existe dans les plantes et chez un certain nombre d'animaux invertébrés, qui tantôt se fécondent réciproquement et tantôt se fécondent eux-mêmes. On rencontre parfois chez l'homme les apparences extérieures de l'hermaphrodisme, c'est-à-dire une vulve, conduisant dans un canal intérieur ou vagin, avec des testicules et un pénis; mais, dans ce cas, les organes intérieurs femelles, c'est-à-dire l'utérus et les ovaires, font défaut. D'autres fois, on trouve une vulve, un vagin, un utérus, des ovaires et un pénis; mais alors les testicules font défaut, et le pénis n'est que l'exagération du clitoris. Quelquefois, avec un clitoris très-développé et un méat urinaire se continuant sous le clitoris (comme dans la verge de l'homme), les ovaires, au lieu d'être placés dans le ventre, sont engagés dans les anneaux, comme les testicules, ou même descendus dans les bourses, figurées alors par les grandes lèvres dilatées. Mais l'hermaphrodisme, qui paraît ici complet *extérieurement*, n'est qu'apparent et non réel.

L'hermaphrodisme réel, caractérisé par la *présence simultanée des testicules et des ovaires*, n'a point encore été constaté d'une manière positive dans l'espèce humaine. Dans l'hermaphrodisme de l'espèce humaine, il y a toujours prédominance du sexe masculin, ou prédominance du sexe féminin; et c'est l'existence des testicules ou celle des ovaires qui détermine cette prédominance. Nous verrons plus loin (Voy. § 410) à quoi tiennent ces anomalies d'organisation. Les prétendus hermaphrodites de l'espèce humaine ne peuvent se féconder eux-mêmes; ils ne peuvent non plus féconder à la fois la femme et être fécondés par l'homme. Ils sont donc exclusivement homme ou femme[1].

[1] Le fait d'hermaphrodisme en apparence le plus complet est celui qui a été observé à Lisbonne en 1807. L'individu dont il est question avait alors vingt-huit ans, la taille svelte, le teint brun, un peu de barbe, la voix d'une femme. Cet individu présentait un pénis développé et des testicules (ou du moins des tumeurs dans les bourses, qu'on désignait ainsi); une vulve avec grandes et petites lèvres très-bien conformées; une menstruation régulière. La grossesse eut lieu deux fois, mais elle se termina par deux fausses couches, à trois et à cinq

CHAPITRE IV.

FÉCONDATION.

§ 398.

En quoi consiste la fécondation. — La fécondation est l'acte le plus mystérieux de la génération. La fécondation consiste dans la rencontre de l'ovule et du sperme; mais nous ignorons absolument comment l'ovule puise dans son contact avec le sperme le pouvoir de se développer ensuite, soit en dehors du corps de la femelle, aux dépens des matériaux de nutrition entraînés avec lui (ovipares), soit dans l'intérieur même de la cavité utérine (vivipares), en empruntant aux organes sur lesquels il se fixe les éléments de ses tissus. Ce que nous savons, ce que l'expérience nous apprend, c'est que la fécondation n'est possible qu'autant que le sperme entre en contact matériel avec l'ovule, et qu'autant que le sperme se trouve dans ses conditions de composition normale.

Autrefois, on supposait que la fécondation pouvait s'opérer par une influence en quelque sorte purement dynamique. On pensait que le sperme n'était pas porté lui-même jusqu'à l'ovaire; et comme on croyait, à cette époque, que la fécondation pouvait seulement s'accomplir dans l'intérieur de l'ovaire, on admettait que les parties les plus déliées de la semence absorbée après le coït, dans les organes de la génération, étaient portées dans toutes les parties de l'organisme femelle, et que la fécondation s'opérait à l'aide d'une sorte de vapeur à laquelle on donnait le nom d'*aura seminalis*. Cette supposition n'est plus admissible aujourd'hui. Non-seulement, à l'aide de l'observation microscopique, on a pu rencontrer le sperme dans tous les points des voies génitales internes, depuis le vagin jusqu'à l'ovaire, mais encore on sait que la rupture des vésicules de Graaf peut s'opérer et s'opère le plus souvent d'une manière spontanée. On sait, d'autre part, que le contact direct du sperme et de l'ovule est indispensable à la fécondation.

La fécondation artificielle des œufs de poisson et celle d'un certain nombre de reptiles, chez lesquels la ponte a lieu avant la fécondation, en sont la preuve la plus évidente. Si on place, immédiatement après la ponte, des œufs de poisson ou de grenouille dans deux vases différents

mois. Durant la copulation, le pénis entrait en érection. Cet individu n'avait aucun penchant pour les femmes.

Il est évident que cet hermaphrodite était une femme. Les prétendus testicules n'étaient que des ovaires anormaux situés au dehors, dans l'épaisseur de la partie supérieure des grandes lèvres. Le pénis n'était qu'un clitoris développé; lorsqu'on voulait sonder le canal dont il était perforé, on arrivait bientôt à un cul-de-sac. La vessie venait s'ouvrir à la partie supérieure du vagin par un méat urinaire conformé comme chez la femme.

contenant de l'eau, et dans les mêmes conditions de température, les œufs se développeront seulement dans celui des deux vases à l'eau duquel on aura ajouté la liqueur séminale du mâle.

Dans les phénomènes de la génération, tout ce qui précède et accompagne la fécondation est accessoire : le but est la fécondation elle-même. L'érection, la copulation, le sentiment instinctif qui pousse à l'union des sexes, sont destinés à en assurer l'accomplissement. Sur une chienne on peut, au moment du rut, injecter le sperme du mâle dans les organes génitaux femelles, et amener le développement d'un nouvel être. Hunter, et quelques observateurs modernes, ont rapporté dans l'espèce humaine des exemples du même genre.

Pour que la fécondation ait lieu, le sperme doit contenir des spermatozoïdes. Le sperme des animaux, en dehors de la période du rut, ne contenant point de spermatozoïdes, n'est pas fécondant. Si, à l'exemple de MM. Prévost et Dumas, on *filtre* du sperme de grenouille, la portion qui a passé à travers le filtre ne contient point de spermatozoïdes; elle ne féconde plus les œufs avec lesquels on la met en contact. La portion qui est restée sur le filtre contient les spermatozoïdes, et elle féconde les œufs. On peut encore varier autrement l'expérience : on prend un certain nombre d'œufs de grenouille, on en place une moitié dans un vase, et l'autre moitié dans un autre vase; on extrait des voies génitales du mâle une certaine quantité de sperme, qu'on divise aussi en deux portions : l'une de ces portions est soumise au passage du courant électrique, qui a pour effet de détruire la *mobilité* des spermatozoïdes; la portion du sperme restée intacte, mélangée à l'eau dans laquelle on a placé une partie des œufs, a le pouvoir de féconder ces œufs, car ils donnent bientôt naissance à des *têtards*. La portion du sperme soumise à l'action du courant électrique, et mélangée à l'eau du second vase, n'effectue aucune fécondation dans les œufs : au bout de quelques jours ces œufs se gâtent.

L'intégrité du sperme est donc nécessaire à la fécondation. L'intégrité de l'œuf ne l'est pas moins. Lorsqu'on laisse séjourner dans l'eau, pendant huit ou dix heures après la ponte, les œufs de grenouille, on a beau mettre les œufs en contact avec le sperme et les agiter avec la liqueur fécondante, la fécondation n'a plus lieu. Les échanges qui se sont opérés entre le contenu de l'œuf et l'eau dans laquelle ils ont séjourné ont modifié le contenu de telle façon que les phénomènes du développement sont devenus impossibles.

L'effet de l'eau sur l'œuf non fécondé, pendant les heures qui suivent la ponte, se révèle d'ailleurs extérieurement par un gonflement considérable de la matière albumineuse qui l'entoure, et il est possible que ce gonflement apporte aussi un obstacle à l'action *directe* du sperme sur le contenu de l'œuf. Dans les animaux aquatiques, qui pondent leurs œufs avant la fécondation, le mâle doit donc répandre sa liqueur spermatique sur ces œufs aussitôt après la ponte, ou tout au moins très-peu de temps après la ponte, sans quoi ceux-ci ne tardent pas à s'altérer promptement. On remarquera que les espèces aquatiques pondent généralement un nombre considérable d'œufs (quelquefois des millions), et que la plus grande partie d'entre eux avortent, par suite des causes nombreuses de destruction qui les entourent (action endosmotique de l'eau, agissant sur les œufs non fécondés; action des courants, agissant pour soustraire les œufs à l'action fécondante de la semence, etc.). Chez les animaux dans lesquels la fécondation est intérieure (l'homme est de ce nombre), l'œuf échappé de l'ovaire se trouve contenu, jusqu'au moment de la fécondation, dans un milieu qui l'altère beaucoup moins rapidement. Il est probable qu'il conserve pendant plusieurs jours sa constitution normale, et qu'il peut être fécondé assez longtemps après avoir été expulsé de l'ovaire.

§ 399.

Rôle du sperme dans la fécondation. — La présence des spermatozoïdes dans la semence, et aussi leur intégrité ou leur *mobilité*, sont, nous l'avons dit, la condition indispensable de la propriété fécondante du sperme. Mais quel est le mode d'action des spermatozoïdes? Sont-ils les porteurs de la liqueur séminale, ont-ils pour but de faciliter par leurs mouvements la progression de la semence, et de mettre en contact avec l'ovule le sperme dont ils sont en quelque sorte englués? Entrent-ils dans l'intérieur de l'ovule pour y constituer l'élément primitif du nouvel être?

Dans les mammifères et dans l'espèce humaine, où la fécondation est intérieure, le sperme introduit dans la profondeur du vagin, ou jusque dans l'intérieur de l'utérus, au moment de l'éjaculation, est ensuite porté plus loin. Si l'on ouvre des lapines ou des chiennes, à des époques inégalement distantes du moment de la copulation, on constate qu'il faut de douze à vingt-quatre heures pour que le sperme parvienne jusqu'à l'extrémité des trompes, dans le voisinage du pavillon. Le mouvement de progression du sperme dans l'utérus et dans les trompes n'est pas sous l'influence des mouvements vibratiles des cils dont est garni l'épithélium qui recouvre l'intérieur de ces organes; car, nous l'avons vu, ce mouvement est dirigé du dedans au dehors, et favorise plutôt la progression en sens opposé de l'ovule. Quelques auteurs ont pensé que les spermatozoïdes, par leurs mouvements spontanés, se dirigeaient du côté des trompes, et, estimant au microscope la rapidité de leur course, ont cherché à établir que c'est par leur intermédiaire que le sperme progresse dans l'utérus et dans les trompes, du côté de l'ovaire. Cette supposition n'est guère vraisemblable. Les mouvements des spermatozoïdes n'auraient pas plus de tendance à les conduire du côté de l'ovaire que du côté de la vulve, à moins de leur attribuer une sorte d'instinct qui les pousserait dans une direction plutôt que dans une autre. Il n'est pas très-logique de leur retirer les attributs de l'animalité, de les envisager comme de simples filaments vibratiles analogues aux cellules vibratiles de l'épiderme, et de les douer en même temps des qualités qu'on n'accorde généralement qu'aux animaux pourvus d'un système nerveux distinct.

L'existence des filaments spermatiques dans le sperme des animaux qui ne s'accouplent point, et dans lesquels la liqueur fécondante est simplement déposée sur les œufs, témoigne d'ailleurs contre cette hypothèse. Le cheminement du sperme dans les trompes, du côté de l'ovaire, est bien plutôt déterminé par les mouvements péristaltiques de l'utérus et des trompes. A en juger par le temps qu'emploie le sperme à franchir l'utérus et l'étendue des trompes, ces mouvements doivent être très-lents.

La quantité de sperme nécessaire pour la fécondation doit être extrêmement petite, si nous nous en rapportons aux expériences de Spallanzani. Cet expérimentateur délaye 15 centigrammes de sperme de crapaud dans plus de 500 grammes d'eau ; puis, prenant une goutte de ce liquide, il trouve que cette goutte suffit pour opérer la fécondation d'un certain nombre d'œufs, et que le développement des œufs n'est ni plus rapide ni plus complet, quand la quantité de sperme employé est plus considérable. Il cherche ensuite, par le calcul, à fixer la quantité absolue de semence nécessaire pour féconder un œuf, et il la fixe à moins d'un millionième de grain.

MM. Prévost et Dumas ont constaté également, dans leurs expériences, que des quantités très-petites de semence suffisent pour féconder de grandes quantités d'œufs, et ils concluent de leurs recherches que la liqueur fécondante employée, alors même qu'elle est très-étendue d'eau, contient toujours plus de spermatozoïdes qu'il n'y a d'œufs de fécondés.

Il est certain que les spermatozoïdes entrent en contact avec les ovules. On les a trouvés à leur surface ; on les a trouvés dans la masse albumineuse qui entoure l'œuf des animaux inférieurs, et dans la couche albumineuse dont l'œuf des animaux supérieurs s'entoure pendant son trajet à travers la trompe.

L'action des spermatozoïdes sur l'ovule est plus intime encore. *Les spermatozoïdes entrent dans l'intérieur même de l'ovule.* Le fait avait été signalé en 1840 par M. Barry, et contesté depuis par la plupart des physiologistes. Mais, dans ces dernières années, des faits en assez grand nombre ont démontré la justesse de l'observation de M. Barry. En mars 1854, M. Meissner, travaillant dans le cabinet de M. B. Wagner, trouva sur une lapine qui venait d'être sacrifiée dans un autre but quelques ovules fécondés à l'entrée de l'utérus. Ayant placé les ovules sous le microscope, il vit dans plusieurs de ces ovules des spermatozoïdes *au dedans de la zone transparente, et en contact immédiat avec le jaune.* M. Wagner, qui revenait de sa leçon, MM. Henle, Baum, Müller, T. Weber, Schrader furent ensuite témoins de ce fait, ainsi que plusieurs étudiants. L'entrée des spermatozoïdes dans l'ovule a été vue dans l'œuf de la grenouille par M. Newport et plus tard par MM. Bischoff et Leuckart. M. Meissner a constaté le même fait dans l'*ascaris marginata*, dans l'*as-*

caris megalocephala, dans le *strongylus armatus*, dans le lombric et dans beaucoup d'insectes; M. Nelson, dans l'*ascaris mystax*; M. Keber, dans l'œuf de la moule; M. Van Beneden, dans le dystome, etc.

Que deviennent les spermatozoïdes après leur entrée dans l'ovule? Si un seul spermatozoïde s'introduisait dans l'ovule, on pourrait supposer qu'il est le point de départ ou le germe même du nouvel être (*homunculus*). Mais les observations faites jusqu'ici sont en désaccord avec cette supposition. D'une part, un certain nombre de spermatozoïdes entrent dans l'ovule, et, d'autre part, ils disparaissent au bout d'un certain temps, en se dissociant. Les spermatozoïdes, *qu'ils entrent ou non dans l'œuf*, éprouvent les mêmes métamorphoses régressives : ils se résolvent en granulations. Ceux qui ont pénétré dans l'œuf concourent avec les granulations du jaune à la formation du blastoderme (Voy. § 402). Ce dernier point a été élucidé par les travaux de M. Meissner sur l'œuf du lombric (ver de terre).

§ 400.

Lieu de la fécondation. — Époques de la fécondation. — L'endroit où s'opère la fécondation, c'est-à-dire le lieu de rencontre de l'ovule et du sperme, n'est pas circonscrit en un point spécial. Cette rencontre peut avoir lieu dans toute l'étendue des trompes, et jusque dans l'intérieur même de l'utérus. La fécondation peut donc s'opérer dans un assez long trajet, et les chances de fécondation se trouvent ainsi multipliées.

Il est certain que la fécondation peut avoir lieu sur l'ovaire lui-même, car on a quelquefois trouvé du sperme en ce point, chez les animaux ouverts le lendemain ou le surlendemain du coït. Les grossesses extra-utérines le démontrent également. On conçoit dès lors que la fécondation puisse s'opérer, alors même que l'ovule était encore dans l'ovaire, au moment où l'accouplement a eu lieu. Comme, d'un autre côté, il faut aux spermatozoïdes un temps assez long pour parvenir jusqu'à l'ovaire (Voy. § 399), et que, d'autre part, ils peuvent rester intacts dans les organes femelles, c'est-à-dire y conserver leurs mouvements et leurs propriétés fécondantes pendant plusieurs jours (Voy. § 392), on conçoit également que la fécondation puisse s'accomplir plusieurs jours après le coït, et au moment où la vésicule de Graaf, arrivée à maturité, se rompra[1].

Lorsque l'ovule, déjà sorti de la vésicule de Graaf, était engagé dans la trompe, au moment de l'accouplement, la fécondation a pu s'opérer dans la trompe elle-même, et à des hauteurs diverses, suivant que l'ovule (femme) ou les ovules (chiennes, lapines, etc.) étaient plus ou moins

[1] La propriété que possèdent les spermatozoïdes de féconder l'ovule au bout d'un temps plus ou moins long; cette propriété, disons-nous, est bien remarquable chez les insectes. Chez beaucoup d'entre eux il existe une cavité (*bursa copulatrix*) dans laquelle la semence peut se conserver *un mois ou deux*, jusqu'au moment du passage de l'ovule dans le canal avec lequel communique cette cavité.

avancés dans leur trajet vers l'utérus. En tenant compte du temps, relativement assez long, employé par les ovules pour franchir la trompe (Voy. § 389); en tenant compte de l'influence exercée par la présence du mâle et par l'ébranlement du coït sur l'accélération des phénomènes de maturité et de rupture des vésicules de Graaf (Voy. § 387); en tenant compte du temps qu'il faut au sperme pour arriver jusqu'à l'ovaire; en tenant compte, enfin, de la rareté des grossesses extra-utérines, on en conclura que c'est dans les trompes, à des hauteurs variées, que la rencontre du sperme et de l'ovule a lieu le plus fréquemment.

Il n'est pas impossible que la fécondation puisse s'opérer dans l'intérieur même de l'utérus, alors que le coït aurait eu lieu à une époque plus éloignée de la chute de l'ovule. Mais, pour que la fécondation soit possible alors, l'ovule ne doit être arrivé que depuis très-peu de temps, car il est probable que l'œuf non fécondé séjourne peu dans la cavité relativement très-grande de l'utérus, et qu'il est promptement entraîné au dehors par les voies externes de la génération, ou dissous par les mucosités utérines.

Il n'est plus possible aujourd'hui de soutenir que la fécondation s'opère d'une manière *instantanée* au moment du coït, comme on le croyait autrefois. En admettant même que la sensation particulière, éprouvée par certaines femmes au moment du coït, puisse correspondre, parfois, avec la rupture d'une vésicule de Graaf arrivée à maturité, il n'est pas moins certain que la fécondation, c'est-à-dire le contact du sperme et de l'ovule, ne peut se faire qu'après le temps nécessaire à la progression du sperme du côté de l'ovaire, et à celle de l'ovule du côté de l'utérus. Les fécondations les plus promptes seraient celles dans lesquelles le coït aurait lieu quelques jours après la sortie de l'ovule, alors que le sperme rencontrerait cet ovule dans les points de la trompe voisins de l'utérus, ou dans l'utérus lui-même.

Quant aux époques de la fécondation, elles sont en rapport, dans les espèces animales, avec le retour périodique du rut, puisque c'est à cette époque seulement que les vésicules de Graaf arrivent à maturité chez la femelle, et que les spermatozoïdes se développent dans la semence du mâle. Ce retour n'a pas lieu aux mêmes époques dans toutes les espèces. En général, il coïncide avec la saison chaude; cependant il survient parfois en automne (chats, crapauds, grenouilles, etc.), ou même en hiver (loups, renards, etc.). Dans quelques espèces animales, le rut a lieu plusieurs fois par an : les lapins se distinguent surtout sous ce rapport, car ils font sept ou huit portées dans l'espace d'une année. La domestication, une nourriture abondante, et aussi le contact habituel du mâle et de la femelle, ont une grande influence sur le retour du rut, et le rendent généralement plus fréquent.

La liqueur séminale de l'homme contient en toute saison des spermatozoïdes. L'homme jouit du privilége de pouvoir féconder la femme en tout temps. Quant à la femme, la menstruation étant pour elle l'époque naturelle de l'évolution et de la maturation des œufs, les moments qui suivent l'écoulement menstruel sont *les plus favorables* à la fécondation. Mais comme des influences accessoires peuvent retarder ou accélérer la maturité et la rupture des vésicules de Graaf (Voy. §§ 386, 387), il en résulte qu'on ne peut pas affirmer, comme quelques physiologistes l'ont fait, que la fécondation n'est possible que dans les huit à dix jours qui suivent les règles. Si cela était, il s'ensuivrait qu'il y aurait une période de deux semaines environ pendant laquelle le coït serait *toujours* infécond. L'expérience de tous les jours dément cette supposition [1].

§ 401.

Des fécondations multiples. — De la superfétation. — Du sexe des enfants. — Les animaux ne peuvent rien sur le nombre des petits, pas plus que l'homme lui-même. Ce nombre tient à des conditions organiques, et non à la volonté. Tandis que les animaux mettent ordinairement au jour un nombre plus ou moins considérable de petits, la femme n'en engendre généralement qu'un seul à la fois. Lorsqu'elle en produit deux, ce qui est assez rare, lorsqu'elle en produit trois ou quatre, ce qui est beaucoup plus rare encore, cela tient à la maturation et à la rupture de plusieurs vésicules de Graaf, et à l'engagement, dans le même temps ou à de très-courts intervalles, de plusieurs ovules dans les trompes [2]. Les grossesses doubles, triples ou quadruples, tenant à la fécondation simultanée ou à peu près simultanée de plusieurs ovules, ne sont donc pas du fait de l'homme, mais bien de celui de la femme. Certaines femmes pré-

[1] M. le professeur Hyrtl, de Vienne, a observé l'ovule chez la femme dans la deuxième portion de la trompe, cinq jours après le début des règles. Il s'agit d'une jeune fille *vierge*, de dix-sept ans, morte dans le service de M. Oppolzer. M. Letheby dit également avoir rencontré deux fois l'ovule dans les trompes de la femme, peu de temps après l'éruption des règles. Il est donc probable que l'ovule abandonne l'ovaire vers la fin des règles, et que, d'une autre part, il est fécondable pendant dix à douze jours. On peut donc dire d'une manière générale que la période *la plus favorable* à la fécondation est comprise dans les quinze jours qui suivent la fin de l'éruption menstruelle.

Les observations décisives en pareille matière ne sont pas aussi faciles à faire qu'on pourrait le penser. Il faudrait, pour qu'elles ne laissassent aucun doute dans l'esprit, que la fécondation ne pût être rapportée qu'à un seul coït et non à plusieurs. Or, tous les faits de ce genre se compliquent d'un élément extra-scientifique que chacun conçoit. On peut arriver à une probabilité plus ou moins grande, mais très-difficilement à la certitude.

La remarque qui précède s'applique aux faits rapportés par MM. Hirsch, Leuckart, Wagner, etc. Ces observateurs rapportent des exemples de fécondation qui auraient eu lieu seize, dix-huit, vingt-deux, vingt-quatre jours après la période menstruelle.

On peut affirmer néanmoins que ce n'est pas là la règle, et l'on peut présumer que les cas où la fécondation a lieu plus de quinze jours après l'éruption menstruelle doivent être rattachés à un retard exceptionnel, soit dans la sortie de l'ovule, soit dans son cheminement à travers les trompes.

[2] Les grossesses gémellaires pourraient tenir aussi à ce qu'*une seule* vésicule de Graaf contiendrait anormalement plusieurs *ovules* dans son intérieur.

sentent une disposition aux grossesses multiples, qui les rapproche des femelles des animaux. On rapporte dans la science des exemples de femmes dont toutes les grossesses ont été multiples. Le paysan russe qui avait eu quatre-vingt-dix enfants, et que l'impératrice Catherine se fit présenter, ne méritait guère la curiosité dont il fut l'objet. Il est vrai qu'il avait eu la singulière chance de rencontrer des femmes dont toutes les grossesses avaient été quadruples, triples ou doubles, et qu'à ce titre il était une véritable rareté.

De la conception gémellaire à la *superfétation,* il n'y a qu'un pas. Ce qu'on appelle la *surconception* n'est vraisemblablement qu'une double fécondation, survenant presque au même moment, chez une femme dont plusieurs vésicules de Graaf, arrivées simultanément à maturité, se sont rompues en même temps, ou presque en même temps.

Une négresse donne naissance à deux jumeaux, dont l'un est noir et dont l'autre est blanc (ou tout au moins sang mêlé); une blanche donne naissance à deux jumeaux, dont l'un est blanc et l'autre mulâtre : ces deux femmes avouent avoir eu des rapports presque simultanés avec un blanc et un nègre. Ici point de difficulté.

Mais lorsqu'une femme, après être accouchée d'un enfant à terme, donne naissance, au bout de deux, trois, quatre ou cinq mois, à un autre enfant également à terme, il est plus difficile de se rendre compte de la manière dont la seconde fécondation a pu s'opérer. Il est vrai qu'on peut supposer que dans ces cas, d'ailleurs très-rares, la femme présentait un utérus double, ainsi que cela se rencontre dans quelques espèces animales, et ainsi qu'on l'a quelquefois observé aussi dans l'espèce humaine. Lorsque l'examen anatomique a pu être pratiqué, et que l'utérus a été trouvé simple, il est probable que le second enfant n'est venu plus tard au monde que par suite d'un arrêt de développement. On remarque en effet, dans ces cas, que l'un des enfants est toujours moins développé que l'autre; et, le plus souvent, l'un des deux arrive mort. Or, on sait qu'un enfant mort peut séjourner des mois entiers dans l'utérus, sans se putréfier.

Dans tous les cas de superfétation, il est donc extrêmement probable que la double fécondation remonte à la même époque ou à deux époques extrêmement rapprochées l'une de l'autre. La rencontre du sperme et d'un *nouvel* ovule ne paraît guère possible, en effet, lorsque l'utérus est distendu par le produit de la conception. La tuméfaction considérable de la membrane muqueuse utérine, qui survient peu de temps après la fécondation (Voy. § 416) et qui oblitère l'orifice utérin des trompes, et en outre la cessation des menstrues et le *repos* de l'ovaire, ne permettent pas non plus de l'admettre.

Le *sexe* de l'enfant dépend-il de l'ovule ou de l'action fécondante du sperme; c'est-à-dire les œufs sont-ils *mâles* ou *femelles* dès l'instant où ils se détachent de l'ovaire, et le sperme n'a-t-il d'autre effet que de donner à l'œuf la puissance de se développer? L'action fécondante du sperme a-t-elle le pouvoir de déterminer le sexe? Le sexe est-il déterminé par la puissance relative de l'homme ou de la femme? Les embryons mâles ou femelles ont-ils la même apparence dans les premiers temps du développement, et le sexe de l'enfant dépend-il des influences diverses auxquelles la femme est soumise pendant la durée de la grossesse? On ignore absolument tout cela.

L'art de procréer les sexes à volonté n'est qu'une chimère, dont quelques auteurs se sont plu à tracer arbitrairement les règles. Donner à l'ovaire droit la faculté de développer des ovules mâles, placer dans l'ovaire gauche les ovules femelles et faire jouer à la *position* de la femme, au moment de la copulation, une influence décisive sur le résultat, ou bien attribuer au testicule droit le pouvoir de procréer des garçons, et au testicule gauche celui de donner naissance à des filles, ce sont là des fables que rien ne justifie, que les faits démentent suffisamment [1], et qui n'ont d'autre but que de piquer la curiosité du lecteur.

CHAPITRE V.

DÉVELOPPEMENT DE L'ŒUF.

§ 402.

Développement de l'œuf depuis le moment de la fécondation jusqu'à l'apparition du blastoderme. — Les premières phases du développement de l'œuf n'ont pas encore été suivies dans l'espèce humaine. Mais la possibilité de sacrifier les animaux mammifères, à tous les moments de la fécondation, a permis d'étudier chez eux ces premiers phénomènes avec beaucoup de précision. Il est certainement permis d'appliquer à l'espèce humaine les résultats obtenus, d'autant mieux que le développement ultérieur de l'œuf humain et celui de l'œuf des mammifères suivent exactement la même marche.

L'ovule sorti de la vésicule de Graaf et engagé dans la trompe subit, même avant d'avoir été fécondé par le sperme, quelques changements qui le préparent à la fécondation. Le premier changement qui se montre consiste dans la disparition ou dissolution de la vésicule germinative [2].

[1] Les hommes privés d'un testicule n'en ont pas moins le pouvoir de procréer des enfants de l'un et de l'autre sexe, et des femmes à qui on avait enlevé un ovaire, et qui avaient survécu à cette grave opération, ont pu donner naissance à des enfants mâles et à des enfants femelles.

[2] L'ovule, ou l'œuf, qui sort de la vésicule de Graaf, est composé, on se le rappelle (Voy. § 385), d'une enveloppe (*membrane vitelline* ou *zone transparente*), d'un contenu granuleux (ou *vitellus*), et d'une vésicule diaphane incluse dans l'œuf (*vésicule germinative*, présentant un point plus foncé, ou *tache germinative*).

Ce premier changement s'accomplit, soit lorsque l'ovule est encore contenu dans la vésicule de Graaf, soit lorsqu'il s'est engagé dans la trompe; il n'est pas sous l'influence de la fécondation, car la vésicule germinative disparaît spontanément dans les œufs des animaux qui pondent avant la fécondation, et aussi dans l'œuf des femelles d'oiseaux, qui pondent en l'absence du mâle. La disparition de la vésicule germinative ne peut pas être envisagée comme un phénomène de *décomposition;* car chez les animaux dont la fécondation est extérieure, les œufs sur lesquels cette vésicule a disparu peuvent encore être fécondés.

L'ovule, en sortant de la vésicule de Graaf, a entraîné avec lui la petite masse de cellules (disque proligère, Voy. § 384) qui l'entourait; ces cellules se dissolvent peu à peu et disparaissent. Puis l'ovule, à mesure qu'il progresse dans la trompe, s'entoure d'une couche albumineuse. Cette couche n'a, chez les animaux mammifères, qu'une faible épaisseur; chez l'oiseau, elle forme la masse épaisse du *blanc* de l'œuf. La couche albumineuse dont s'entoure l'œuf des mammifères dans son passage au travers de la trompe n'a point la même importance que dans l'œuf des oiseaux. Chez ceux-ci, le développement étant extérieur, cette couche doit servir d'*aliment* à l'oiseau qui se développera. Chez les mammifères, cette couche n'a qu'une existence éphémère; elle a à peu près complétement disparu quand l'ovule arrive dans l'utérus, où il doit se fixer pour se développer. Chez quelques mammifères, la couche albumineuse est si peu épaisse, qu'elle semble manquer. Cette couche retient autour de l'ovule les spermatozoïdes et favorise ainsi la fécondation; en outre, elle sert probablement au premier développement de l'œuf, car celui-ci s'accroît pendant son passage au travers de la trompe. Lorsqu'on examine l'ovule fécondé, extrait de la trompe d'un mammifère, on constate, dans l'épaisseur de la couche albumineuse, un nombre assez considérable de spermatozoïdes, qui font corps avec la petite masse que représente l'ovule (Voy. fig. 204).

Fig. 204.

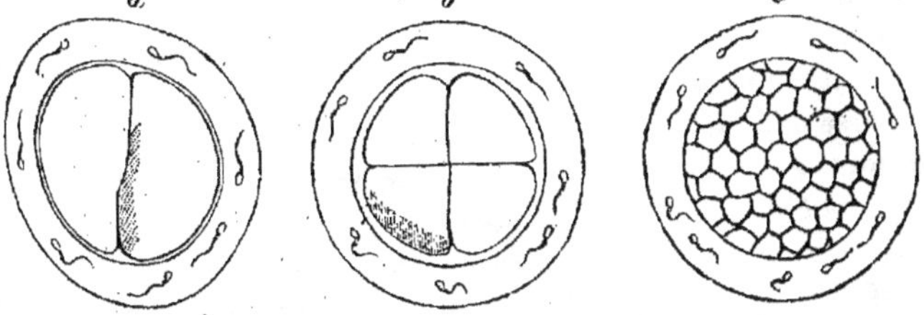

SEGMENTATION DE L'ŒUF DES MAMMIFÈRES.

Segmentation du vitellus. — Le premier phénomène de la fécondation se manifeste dans l'œuf par la segmentation du jaune. Cette métamorphose remarquable s'accomplit dans l'œuf de la plupart des animaux; elle est le prélude du développement embryonnaire. Voici comment elle se produit.

Au milieu de la masse du jaune, devenue uniforme par la disparition de la vésicule germinative, on voit apparaître un point un peu plus clair; ce point un peu plus clair est un noyau pourvu d'un nucléole. Ce premier noyau agit sur la masse entière du jaune comme une sorte de centre d'attraction; le jaune se resserre sur lui-même et laisse un espace clair entre lui et la membrane vitelline : la première *sphère de segmentation* est constituée. Bientôt le noyau central se partage en deux. Aussitôt que ce partage s'est effectué, les noyaux nouveaux agissent à leur tour comme centre d'attraction sur la masse vitelline, et celle-ci se divise bientôt en deux masses juxtaposées (Voy. fig. 204, *a*). Les noyaux contenus dans ces deux masses se divisent à leur tour, et les sphères de segmentation, se groupant autour des noyaux nouveaux, ces sphères sont bientôt au nombre de quatre (Voy. fig. 204, *b*). La multiplication des noyaux et des sphères de segmentation continue de la même manière, jusqu'à ce qu'il se soit formé huit, seize, trente-deux, et enfin un nombre considérable de petites sphères, qui remplissent bientôt la cavité entière de l'œuf (Voy. fig. 204, *c*, et fig. 205, *c*).

Fig. 205.

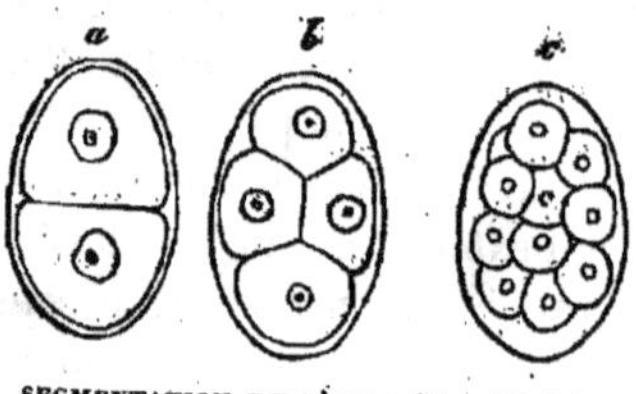

SEGMENTATION DE L'OEUF (invertébrés).

Le phénomène que nous venons de décrire constitue la *segmentation complète*, parce que toute la masse du jaune a pris part à la métamorphose. Dans quelques animaux, dans les oiseaux en particulier, le jaune ne concourt pas tout entier au phénomène de la segmentation; il n'y a qu'une partie du jaune, celle qu'on désigne sous le nom de *cicatricule*, qui se segmente après la fécondation. Au reste, le phénomène est essentiellement le même. On ne doit donc comparer au vitellus de l'œuf des mammifères que la partie du jaune de l'œuf d'oiseau qui prend part à la segmentation. Les autres parties du jaune de l'œuf d'oiseau sont, comme l'albumine, destinées à fournir l'aliment nécessaire au nouvel être qui procédera de la cicatricule.

Lorsque la segmentation du jaune de l'œuf est arrivée à ses dernières limites, chacune des sphères de segmentation s'épaissit à la surface, et ces sphères deviennent de véritables *cellules*, constituées par une enveloppe, un contenu liquide et granuleux, et un noyau intérieur.

Les premières cellules du développement une fois formées se rassemblent à la périphérie, contre la surface interne de la membrane vitelline. Elles sont refoulées vers ce point par le liquide albumineux qui s'accumule dans le centre de l'œuf, liquide dont la quantité augmente par suite du développement. Appliquées les unes contre les autres, les cellules se déforment, deviennent polygonales, se fondent entre elles, et finissent bientôt par former une membrane sphérique, incluse dans la membrane vitelline. L'œuf se trouve dès lors constitué par la membrane vitelline et par une membrane intérieure, de nouvelle formation, à laquelle on donne le nom de *vésicule blastodermique*, ou, par abréviation, *blastoderme*. Le blastoderme, appliqué contre la membrane vitelline, renferme dans son intérieur un liquide albumineux dans lequel nagent des granulations.

§ 403.

Blastoderme. — Apparition de l'embryon. — A peine le blastoderme a-t-il pris la forme membraneuse, qu'il *s'obscurcit* sur un des points de son étendue ; c'est-à-dire qu'en ce point, les éléments qui forment le blastoderme acquièrent plus d'épaisseur, et se laissent moins facilement traverser par la lumière, lorsqu'on observe l'œuf à la loupe ou au microscope. Ce point plus épais du blastoderme est le premier vestige de l'embryon ; on lui donne le nom de tache embryonnaire (*area germinativa*).

Pendant que les phénomènes dont nous avons parlé jusqu'ici s'accomplissent, l'œuf fécondé poursuit son trajet à travers la trompe. Lorsqu'il arrive dans l'utérus, vers le huitième jour qui suit la fécondation, non-seulement le blastoderme et la tache embryonnaire sont visibles, mais encore l'œuf dans son entier a augmenté de volume ; il est alors quatre ou cinq fois plus volumineux qu'il n'était dans l'ovaire ; il a de 1/2 millimètre à 1 millimètre de diamètre.

L'œuf pénètre alors dans l'utérus par l'orifice étroit de la trompe (Voy. fig. 206, *d*). La muqueuse utérine, tuméfiée par un travail qui a débuté dès le moment de la fécondation de l'œuf, a acquis, au moment où l'œuf arrive dans l'utérus, un développement tel qu'elle forme des circonvolutions tomenteuses qui comblent toute la cavité utérine. Lorsque l'œuf arrive, il est arrêté par une des circonvolutions ou anfractuosités de la membrane muqueuse : il s'y loge et s'y arrête. La membrane vitelline de l'œuf développe autour d'elle des prolongements, ou *villosités* nombreuses, qui s'implanteront dans la muqueuse utérine, et, d'autre part, celle-ci forme autour de l'œuf une sorte de bourrelet circulaire, qui, augmentant peu à peu, forme à l'œuf une capsule qui, s'accroissant sans cesse, finit par se joindre au-dessus de lui et par l'emprisonner dans une enveloppe complète. Nous reviendrons plus loin sur les changements qui s'accomplissent ensuite dans l'utérus (Voy. § 416). Conti-

Fig. 206.

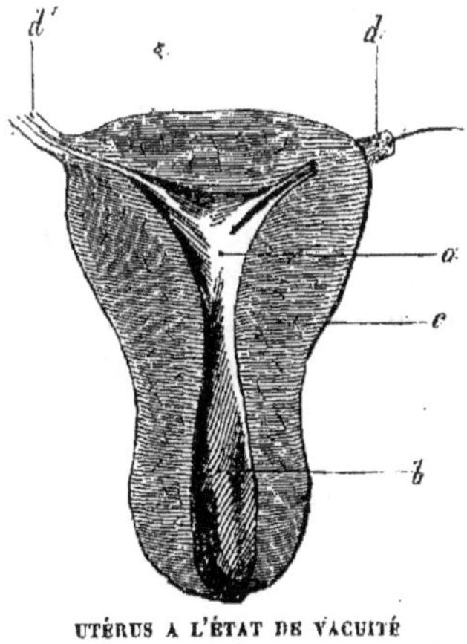

UTÉRUS A L'ÉTAT DE VACUITÉ
(grandeur naturelle chez la femme vierge).

a, cavité utérine.
b, cavité du col utérin.
c, tissu de l'utérus.
dd', ouverture des trompes. La trompe *d'* est fendue suivant sa longueur.

nuons à suivre l'œuf dans les diverses périodes de son développement.

L'œuf n'a pas encore été vu d'une manière certaine dans l'utérus de la femme, au moment de son arrivée ; mais on l'a vu vers le douzième jour après le coït, par conséquent, très-peu de temps sans doute après son arrivée.

Les changements qui s'opèrent dans le blastoderme, lorsque l'œuf des mammifères est parvenu dans l'utérus, s'accomplissent avec une grande rapidité. La tache embryonnaire, d'abord circulaire, s'allonge et prend une forme elliptique ; elle s'éclaircit vers le centre. Dans le milieu de la partie claire se dessine bientôt une ligne, premier indice de la moelle épinière. A ce moment, le blastoderme ne représente déjà plus une vésicule *simple :* il s'est dédoublé en deux feuillets, appliqués l'un sur l'autre, de sorte que l'œuf est alors composé de trois tuniques emboîtées : une tunique extérieure, ou membrane vitelline ; une tunique moyenne, ou *feuillet externe du blastoderme;* une tunique interne, ou *feuillet interne du blastoderme.*

Ces deux feuillets (feuillet externe du blastoderme et feuillet interne du blastoderme) correspondront plus tard, quand l'embryon sera développé : le feuillet externe, à la surface tégumentaire externe ou cutanée ; le feuillet interne, à la surface tégumentaire interne, ou muqueuse intestinale.

Quelques auteurs ont donné au *feuillet externe* du blastoderme le nom de *feuillet animal*, parce qu'on a cru que les diverses parties de l'appareil locomoteur (os, muscles), et que les organes des sens se développaient dans son épaisseur ; mais les recherches de M. Reichert ont prouvé que ce feuillet correspond seulement à la peau de l'embryon. Le nom de *feuillet animal* ne saurait lui être conservé. On lui a aussi donné le nom de *feuillet séreux*, parce qu'à une certaine période du développement, il formera, au moins en partie, une enveloppe de l'œuf (amnios), en rapport avec un liquide intérieur. Ce nom convient mieux que le précédent.

Le *feuillet interne* du blastoderme correspond à la muqueuse intestinale ; on lui a donné le nom de *feuillet muqueux.*

Entre les deux feuillets du blastoderme apparaît promptement le *blastème primitif*, au sein duquel se développeront tous les organes du fœtus.

Des vaisseaux se développeront aussi dans le blastème primitif interposé entre le feuillet interne et le feuillet externe du blastoderme, et préluderont à l'organisation du système vasculaire de l'embryon. C'est à l'ensemble de ces premiers vaisseaux (qui forment de bonne heure, à la surface externe du feuillet interne ou muqueux, un réseau continu) qu'on donne le nom de *feuillet intermédiaire* ou *vasculaire* du blastoderme. Mais c'est bien plutôt un ensemble de vaisseaux qu'un feuillet réellement distinct.

Pendant que le blastoderme se dédouble en deux feuillets, la tache embryonnaire, qui s'est allongée, devient en même temps plus épaisse ; elle forme saillie à la surface externe du blastoderme. Ses extrémités, et aussi ses bords, s'incurvent du côté du centre de l'œuf, de manière que le corps de l'embryon ressemble bientôt à une petite *nacelle*, dont la concavité regarde du côté du centre de l'œuf (Voy. fig. 207, *d*). Les bords de la nacelle, auxquels on a donné le nom de lames ventrales, se rapprocheront de plus en plus les uns des autres, de manière à ne plus circonscrire qu'une ouverture beaucoup plus petite, correspondant à l'ombilic. Pendant que l'embryon s'incurve ainsi sur lui-même, l'une de ses extrémités se renfle beaucoup plus que l'autre : l'extrémité renflée correspond à la tête de l'embryon. On peut déjà distinguer, dans l'intérieur de la masse formée par l'embryon, les vestiges de la moelle, ceux du cerveau, ceux des vertèbres (Voy. § 410).

Fig. 207.

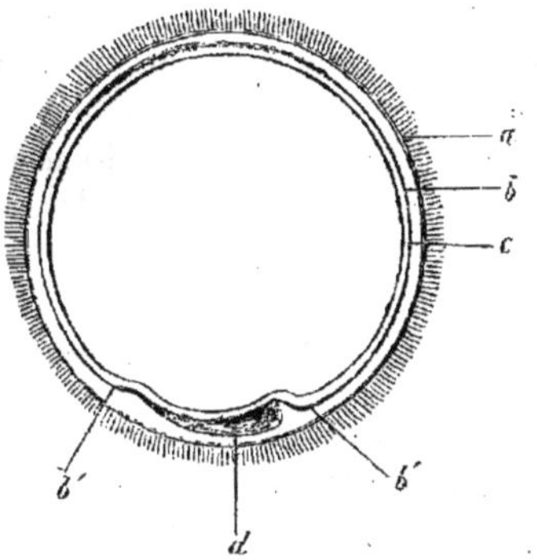

L'ŒUF (au 12e jour environ de son développement).

a, membrane vitelline avec ses villosités naissantes.
b, feuillet externe du blastoderme (*feuillet séreux*).
c, feuillet interne du blastoderme (*feuillet muqueux*).
d, corps de l'embryon.
b'b', premier soulèvement céphalique et caudal du feuillet externe du blastoderme.

A mesure que l'embryon s'incurve en forme de nacelle, la partie du feuillet externe du blastoderme placée sur les limites de l'embryon se soulève tout autour de lui (Voy. fig. 207, *b'*, *b'*). Ce soulèvement est plus apparent, d'abord, vers l'extrémité céphalique, et vers l'extrémité caudale. Aussi, dans les premiers temps, la portion soulevée du feuillet externe du blastoderme forme, du côté de la tête et du côté de la queue, en se portant sur la partie convexe de l'embryon, deux replis, qui portent le nom de *capuchon céphalique* et de *capuchon caudal*. Ces capuchons, et aussi les replis formés par le feuillet externe du blastoderme, sur les côtés du corps de l'embryon, marchent rapidement à la rencontre les uns des autres, et finiront plus tard par se rejoindre (Voy. fig. 208, *b'*, *b'*).

Quant au feuillet interne du blastoderme, ou feuillet muqueux, il subit, à mesure que le corps de l'embryon s'incurve en dedans, un étranglement qui correspond à l'ombilic; et la cavité que formait ce feuillet (Voy. fig. 208, *c*, et fig. 209, *c*) se trouve bientôt partagée en deux parties inégales, communiquant ensemble, par la portion étranglée, à l'ombilic. La portion enserrée dans l'intérieur du corps de l'embryon formera plus tard la cavité intestinale; la portion avec laquelle elle communique, et qui forme en ce moment la plus grande partie de la cavité intérieure du blastoderme, prendra bientôt le nom de vésicule ombilicale.

§ 404.

Les annexes du fœtus. — De ce que nous venons rapidement d'esquisser il résulte que, vers le douzième jour du développement, on peut reconnaître dans l'œuf deux parties désormais distinctes : 1° le corps du fœtus ou de l'embryon ; 2° les *annexes du fœtus*, c'est-à-dire toutes les parties qui ne font pas partie constituante de sa masse, mais qui concourent néanmoins à son évolution, soit en établissant des moyens de connexion avec la mère, soit en concourant à son développement. Ces annexes sont : 1° la membrane extérieure de l'œuf, ou membrane vitelline, à laquelle on donne désormais le nom de *chorion*; 2° les replis du feuillet externe du blastoderme qui, en se réunissant du côté de la partie dorsale du fœtus, formeront l'*amnios* ; 3° la portion extra-fœtale du feuillet muqueux du blastoderme, qu'on désigne dès lors sous le nom de *vésicule ombilicale*.

Les annexes du fœtus se composent encore d'autres parties, qui naîtront plus tard aux dépens du feuillet muqueux du blastoderme, sur lequel les vaisseaux ont pris naissance ; tels sont : 1° la *vésicule allantoïde* ; 2° le *placenta* et le *cordon ombilical*. Enfin, on range encore au nombre des annexes du fœtus la *membrane caduque*, qui n'est autre chose que la membrane muqueuse de l'utérus, laquelle, profondément modifiée dans sa stucture, entoure l'œuf qui se développe, lui forme son enveloppe la plus externe, et est expulsée avec lui au moment de l'accouchement. Mais la membrane caduque, quoique entourant l'œuf, ne lui appartient pas : nous l'examinerons plus loin (§ 416).

A partir du douzième jour du développement les métamorphoses ultérieures ont pu être suivies directement sur l'œuf humain lui-même.

§ 405.

De l'amnios. — Les replis du feuillet externe du blastoderme qui se soulèvent tout autour du corps de l'embryon, en se portant vers le côté dorsal, marchent à la rencontre les uns des autres, et finissent enfin par se rejoindre (Voy. fig. 208, b', b'). Cette jonction a lieu du vingtième au vingt-cinquième jour du développement de l'œuf, et la cloison qui existe d'abord au point de jonction ne tarde pas à disparaître. En se repliant ainsi au-dessus du dos de l'embryon, le feuillet externe du blastoderme offre deux feuillets : l'un qui regarde l'embryon, l'autre qui est en rapport avec la membrane vitelline (Voy. b', b', fig. 208, 209 et 210). Lorsque la jonction a eu lieu, le feuillet de ce repli, qui regarde la

Fig. 208.

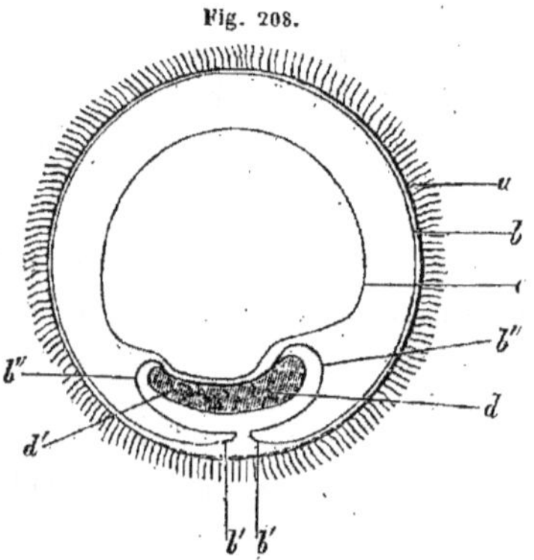

a, membrane vitelline (chorion).
b, feuillet externe du blastoderme.
b', *b'*, replis du feuillet externe du blastoderme marchant à la rencontre l'un de l'autre.
b''b'', capuchon *céphalique* et capuchon *caudal* formés par ces replis.
c, feuillet interne du blastoderme, s'écartant du feuillet externe et devenant la vésicule ombilicale.

membrane vitelline, ne tarde pas à s'accoler à cette membrane; il se confond bientôt avec elle, et fait partie constituante de l'enveloppe externe de l'œuf ou chorion. Quant au feuillet de ce repli, qui est du côté de l'embryon, c'est lui qui forme l'*amnios*. Il est d'abord appliqué sur le dos de l'embryon, puis il s'en sépare peu à peu; un liquide s'amasse entre lui et l'embryon, et la *cavité* de l'amnios se trouve constituée.

Dans le principe, c'est-à-dire au moment de sa formation, l'amnios forme une enveloppe qui n'entoure l'embryon que du côté de sa face dorsale et de ses extrémités céphaliques et caudales. Mais, à mesure que l'orifice ombilical se rétrécit par le rapprochement des lames ventrales, l'amnios, entraîné avec elles, se rapproche de plus en plus du pédicule de la vésicule ombilicale, et bientôt l'embryon est complétement entouré par l'amnios, sauf le point où la cavité abdominale du fœtus communique avec la vésicule ombilicale. En ce point, l'amnios se réfléchit sur le pédicule de la vésicule ombilicale, sur celui de l'allantoïde, sur le cordon ombilical (qui a pris naissance), et forme à ce cordon une gaîne qui s'allonge avec lui.

L'amnios est une des membranes persistantes de l'œuf. Elle augmente peu à peu d'épaisseur et de densité, et, vers le troisième mois, elle s'applique partout à la surface interne du chorion, alors que la vésicule ombilicale et la vésicule allantoïde ont disparu. C'est dans son intérieur que s'accumule peu à peu le liquide connu sous le nom d'*eaux de l'amnios*, eaux qui s'écoulent au moment de l'accouchement, après la rupture des membranes qui entourent le fœtus arrivé à son développement.

L'amnios offre avec les membranes séreuses une grande analogie. Sa surface intérieure, celle qui est en contact avec le liquide, est lisse et recouverte d'un épithélium pavimenteux, comme les membranes séreuses. Le liquide qui s'accumule dans son intérieur y est probablement exhalé par elle comme le liquide des membranes séreuses splanchniques. Le liquide amniotique est une sérosité d'abord limpide, qui devient ensuite légèrement jaunâtre, et dans laquelle on trouve des débris épidermiques. Ce liquide, légèrement salé au goût, renferme 99 parties d'eau sur 100, de l'albumine et des sels, parmi lesquels du chlorure de sodium, du phosphate et du sulfate de chaux. Ce liquide s'accumule dans l'amnios, jusque vers le cinquième mois; à cette époque, le poids du liquide amniotique est sensiblement le même que celui du fœtus. Plus tard, le fœtus continue à s'accroître, et la quantité du liquide reste stationnaire. Au moment de la naissance, la cavité de l'amnios contient de 1/2 kilogramme à 1 kilogramme de liquide.

§ 406.

De la vésicule ombilicale. — La vésicule ombilicale se forme de très-bonne heure. Dès que le feuillet interne de la vésicule blastodermique commence à s'étrangler par l'incurvation de l'embryon, la portion extra-

Fig. 209.

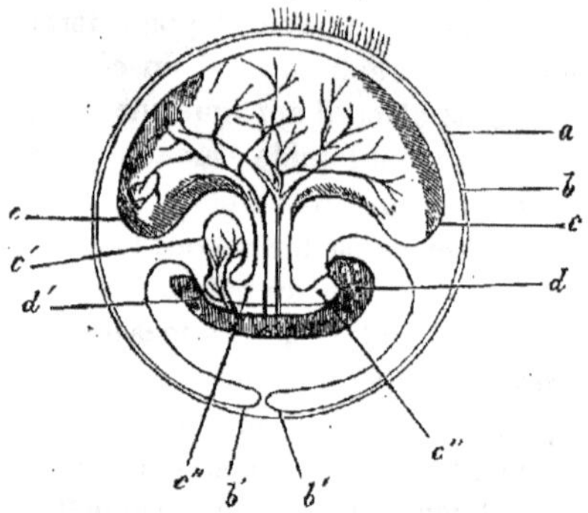

OEUF DE VINGT OU DE VINGT-CINQ JOURS.

- a, chorion.
- b, feuillet externe du blastoderme, qui va se confondre avec le chorion.
- b′b′, feuillet externe du blastoderme, qui va former l'amnios.
- cc, vésicule ombilicale (*portion extra-fœtale du feuillet muqueux du blastoderme*) avec ses vaisseaux.
- d, portion céphalique de l'embryon.
- d′, portion caudale de l'embryon.
- c′, vésicule allantoïde avec ses vaisseaux.
- c″, c″, premiers vestiges de l'intestin (*portion fœtale du feuillet muqueux du blastoderme*).

fœtale du feuillet interne de la vésicule blastodermique constitue la vésicule ombilicale elle-même (V. fig. 208, *c*, et fig. 209, *c*). Peu à peu cette vésicule, qui communiquait largement avec la cavité ventrale de l'embryon, ne communique plus avec cette cavité que par un *collet* qui, en s'allongeant, forme bientôt une sorte de pédicule creux. C'est à cette communication canaliforme entre la vésicule ombilicale et l'intestin commençant de l'embryon, qu'on a donné le nom de conduit *omphalo-mésentérique* (conduit *vitello-intestinal*).

Sur les parois de la vésicule ombilicale se sont développés des vaisseaux (omphalo-mésentériques) qui communiquent avec ceux du corps de l'embryon.

La vésicule ombilicale n'est qu'un organe transitoire, qui disparaît promptement. A la fin du premier mois du développement, elle remplit en grande partie l'intérieur de l'œuf. A cette époque le pédicule par lequel la vésicule communique avec l'intestin s'étrangle ; la communication n'existe plus, et la vésicule disparaît peu à peu par résorption, à mesure que l'œuf s'accroît. Pendant les trois ou quatre premiers mois de la vie intra-utérine du fœtus, on peut encore constater l'existence de cette vésicule sous forme d'une petite poche aplatie, entre la portion placentaire du cordon et la face externe du sac amniotique. Quelquefois même, on peut encore découvrir ses vestiges dans les membranes de l'œuf, au moment de l'accouchement.

§ 407.

Allantoïde. — La vésicule allantoïde se développe sur le feuillet interne de la vésicule blastodermique, aux dépens de la portion de cette vésicule emprisonnée par le fœtus, et qui doit former l'intestin. Dès le douzième ou le quinzième jour, vers le moment où la vésicule ombilicale se limite nettement par la formation de l'ombilic du fœtus, on voit naître sur la partie de la vésicule blastodermique, qui correspond à la portion caudale de l'intestin du fœtus, un petit mamelon vasculaire, qui va s'accroissant, et qui forme bientôt une vésicule visible (Voy. fig. 209, *c′*). Le développement de la vésicule allantoïde est très-rapide. Au moment où l'étranglement ombilical du fœtus réduit la communication entre l'intestin et la vésicule ombilicale à un canal, la vésicule allantoïde, déjà développée à cette époque, se trouve étranglée par la formation de l'ombilic du fœtus, et est ainsi divisée en deux parties renflées, séparées par une portion intermédiaire plus étroite. La partie de la vésicule comprise en dedans de l'étranglement, et située, par conséquent, dans l'abdomen du fœtus, formera plus tard la vessie urinaire; la partie de l'allantoïde, extérieure au fœtus, très-riche en vaisseaux, constitue l'allantoïde proprement dite. Les vaisseaux qui circulent à sa surface, et qu'on désigne à cette époque sous le nom de *vaisseaux allantoïdiens*, deviendront plus tard les vaisseaux du cordon (artères et veine ombilicale).

Fig. 210.

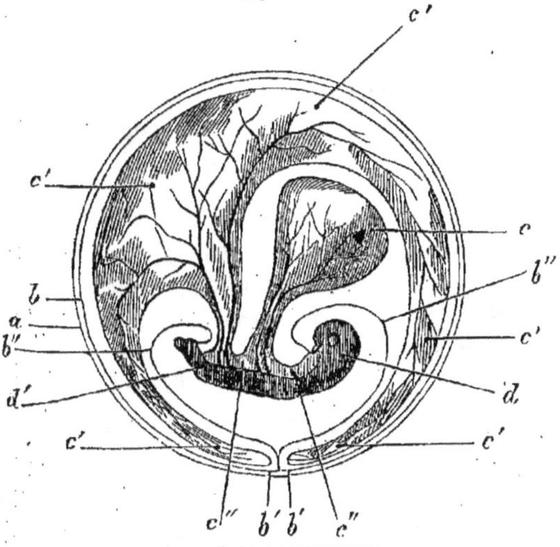

OEUF D'UN MOIS ENVIRON.

a, chorion.
b, feuillet externe du blastoderme, se confondant avec le chorion.
b', *b'*, replis du feuillet externe du blastoderme qui ont formé l'amnios.
b'', *b''*, capuchon céphalique et capuchon caudal de l'amnios.
c, vésicule ombilicale.
c'c'c'c'c', vésicule allantoïde.
c''c'', intestin commençant de l'embryon.
d, extrémité céphalique de l'embryon.
d', extrémité caudale de l'embryon.

L'allantoïde s'accroît rapidement, gagne bientôt l'enveloppe extérieure de l'œuf, s'étale à sa face interne (Voy. fig. 210, *c'c'c'c'c'*), et, s'y appliquant et s'y soudant de toutes parts, va concourir à la formation du chorion (Voy. § 408). De plus, en gagnant ainsi l'enveloppe extérieure de l'œuf, l'allantoïde sert, en quelque sorte, de conducteur aux vaisseaux qui la recouvrent. Les villosités du chorion, jusqu'alors invasculaires, deviennent vasculaires dans une certaine étendue; des communications s'établissent avec les prolongements des vaisseaux allantoïdiens, et le placenta se développe (Voy. § 409). Aussitôt que la vésicule allantoïde a rempli son rôle conducteur, et que les vaisseaux du cordon qui rampent sur elle ont été portés à la périphérie, pour établir entre le fœtus et la mère les liens nécessaires à l'accroissement, sa communication avec la vessie urinaire s'oblitère au niveau de l'ombilic, vers le quarantième jour. Le pédicule, creux d'abord, se transforme en un cordon fibreux qui, accolé aux vaisseaux du cordon, représentera l'*ouraque* de l'enfant, après la séparation du cordon, et la formation de la cicatrice ombilicale.

§ 408.

Chorion. — Le chorion constitue l'enveloppe permanente la plus extérieure de l'œuf (en faisant abstraction de la membrane caduque). Au moment où l'œuf arrive dans l'utérus, le chorion est formé par la membrane vitelline, déjà modifiée, et accrue peut-être par l'application d'une partie de la couche albumineuse dont l'œuf s'est entouré pendant son passage au travers de la trompe. Quelques jours plus tard, le feuillet externe de la vésicule blastodermique s'applique contre la membrane vitelline et se confond avec elle. Nous avons vu que, dans le point de l'œuf correspondant à l'embryon, le feuillet externe de la vésicule blastodermique se repliait autour de l'embryon et formait l'amnios; le feuillet de ce repli qui regarde la membrane vitelline s'applique et se confond avec cette membrane, comme dans tous les autres points (Voy. fig. 209 et fig. 210, *b*, *b* et *b'*, *b'*). Le chorion se trouve dès lors constitué, dans toute son étendue, par le feuillet externe de la vésicule blastodermique et par la membrane vitelline, confondus ensemble.

Le chorion est encore renforcé vers le trentième jour par l'application des deux feuillets de la vésicule allantoïde, dont le liquide intérieur diminue et disparaît, et dont le prolongement périphérique vient recouvrir toute la face intérieure de l'œuf (Voy. fig. 210, *c'*, *c'*, *c'*, *c'*, *c'*).

Quelques auteurs pensent que, dans la formation du chorion, il n'y a pas seulement *fusion* des diverses membranes dont nous venons de parler, mais que chacune s'atrophie tour à tour. Ainsi, d'après M. Coste, le *premier* chorion correspondait à la membrane vitelline; le *second* chorion serait formé par le feuillet externe du blastoderme qui, d'abord incorporé avec le précédent, finirait par le remplacer; le *troisième* chorion, chorion définitif ou permanent, se trouverait constitué seulement par les parois adossées et confondues de la vésicule allantoïde, après que le deuxième chorion aurait disparu en s'atrophiant.

Qu'il y ait fusion de ces divers éléments en un seul ou qu'ils se substituent les uns aux autres, dans le cours du développement, toujours est-il que le chorion n'offre pas le même aspect aux diverses périodes de la gestation.

Peu après que l'œuf est arrivé dans l'utérus, le chorion présente à sa surface externe une foule de petits prolongements ou de villosités, qui s'enfoncent dans la membrane muqueuse utérine, et servent à fixer l'œuf, en même temps qu'ils agissent à la manière du chevelu de la racine des plantes, en absorbant dans les parois de l'utérus les liquides de la nutrition.

Les villosités du chorion commencent à se vasculariser vers le trentième jour, c'est-à-dire au moment où la vésicule allantoïde vient s'appliquer contre le chorion. Dans le principe, et avant que les liens circulatoires entre le fœtus et la mère se soient localisés dans le placenta, c'est-à-dire sur un point circonscrit du chorion, la plupart des villosités présentent des vaisseaux, et cela sur tous les points de la surface de l'œuf. Plus tard, les villosités, vasculaires ou non, situées dans les points autres que le placenta, s'atrophient peu à peu, et la surface du chorion devient glabre dans tous les points autres que ceux qui correspondent au placenta. En ce dernier point, au contraire, les villosités s'accroissent et prennent un développement considérable. Vers la fin du troisième mois, ce travail est terminé. La partie du chorion qui correspond au placenta est seule demeurée vasculaire.

§ 409.

Placenta. — Cordon ombilical. — Les villosités du chorion correspondantes au point où la vésicule allantoïde rencontre les enveloppes de l'œuf, nous venons de le voir, ne s'atrophient pas comme les autres; loin de là, elles s'accroissent par une sorte de bourgeonnement ou de prolongement arborescent, et elles forment bientôt des touffes réunies entre elles par un tissu cellulaire lâche. Ces touffes vasculaires, ou *cotylédons*, constituent le *placenta fœtal;* elles s'enfoncent dans l'épaisseur des parois utérines, tandis que du côté de l'utérus lui-même poussent des productions vasculaires qui vont à la rencontre des premières. C'est au développement de ces parties nouvelles dans l'utérus maternel qu'on donne le nom de *placenta maternel.* Il résulte de ce travail simultané une sorte d'engrènement réciproque qui multiplie les contacts vasculaires entre la mère et l'embryon. Mais à aucun moment il n'y a de communication directe entre les vaisseaux des cotylédons du placenta fœtal et les vaisseaux des productions vasculaires de l'utérus. Les échanges entre le sang de la mère et celui du fœtus s'opèrent au travers des parois des vaisseaux.

Le placenta fœtal augmente de volume à mesure que le fœtus s'accroît, et entretient entre la mère et l'enfant des liens de plus en plus nombreux. A l'époque où il se sépare de l'utérus, après l'accouchement, le placenta offre un développement assez considérable; il représente une sorte de masse spongieuse à peu près circulaire, continue sur sa circonférence avec le chorion, et appendue au cordon des vaisseaux ombilicaux, dont il n'est, en quelque sorte, que l'épanouissement terminal. Il a alors de 15 à 20 centimètres de diamètre, et de 1 à 2 centimètres d'épaisseur au centre : cette épaisseur va en diminuant vers la circonférence. La surface qui regarde du côté de l'intérieur de l'œuf est lisse, recouverte qu'elle est par l'amnios, tandis que la surface externe, généralement mélangée avec des fragments des productions vasculaires de l'utérus, qui se sont détachées avec lui, est lobée, molle, tomenteuse et sanguinolente.

Dans les grossesses multiples, il y a autant de placentas qu'il se développe d'enfants dans l'utérus de la femme.

Le *cordon ombilical*, par l'intermédiaire duquel sont établis les liens vasculaires entre le fœtus et le placenta, commence à se former de bonne heure. Sa formation débute à l'instant où la vésicule allantoïde, qui porte les vaisseaux allantoïdiens, atteint les enveloppes de l'œuf, pour se confondre avec le chorion qu'elle vient renforcer. C'est au point où la jonction s'est opérée, là où les vaisseaux allantoïdiens vont d'abord s'épanouir, que correspondra le placenta. A mesure que le fœtus se développe et que le placenta s'accroît, le pédicule de la vésicule allantoïde se resserre, et n'est bientôt plus représenté que par un cordon fibreux.

Dans le principe, le col allongé de la vésicule allantoïde et celui de la vésicule ombilicale (Voy. fig. 210), y compris leurs vaisseaux, représentent ce qui deviendra plus tard le cordon. Puis la vésicule ombilicale s'atrophie et disparaît, et le col allongé de la vésicule allantoïde se transforme en un cordon fibreux. Le cordon n'est plus représenté alors que par les vaisseaux de l'allantoïde et par le cordon fibreux, qui remplace la communication de l'allantoïde avec l'intestin. Les éléments du cordon sont entourés par l'amnios, dès le moment où cette membrane s'étant développée s'est portée du côté ventral de l'embryon (Voy. § 405). L'amnios arrivé au pourtour du cordon s'y est accolé et lui forme une gaîne qui persiste jusqu'à la fin.

Au moment de la naissance, le cordon a, en moyenne, 50 centimètres de longueur sur une épaisseur de 1 centimètre ; il est constitué : 1° par l'enveloppe fournie par l'amnios ; 2° par les vaisseaux du cordon ; 3° par les vestiges de l'allantoïde ; 4° par une matière albumineuse d'une consistance épaisse, qui infiltre les interstices, et qui donne au cordon sa forme arrondie (*gélatine de Warthon*) ; 5° quelques anatomistes ont aussi décrit des filets nerveux dans le cordon de l'enfant naissant. Ces filets, provenant du plexus hépatique du grand sympathique du fœtus, n'ont pu être poursuivis qu'à quelques centimètres en dehors de l'ombilic.

Les artères du cordon, auxquelles on donnait d'abord le nom d'*artères allantoïdiennes*, prennent le nom d'*artères ombilicales*, quand la vésicule allantoïde a subi ses métamorphoses. Les artères ombilicales communiquent du côté du fœtus avec les artères iliaques de l'embryon, dont elles ne sont que la prolongation. Quant aux veines, désignées aussi dans le principe sous le nom de *veines allantoïdiennes*, elles se réduisent bientôt à une seule qui, sous le nom de *veine ombilicale*, se met du côté de l'embryon en communication avec la veine porte et la veine cave inférieure. Les artères et la veine ombilicale, arrivées au placenta, s'y divisent à l'infini, en s'anastomosant ensemble. Engagés avec les cotylédons du placenta fœtal dans les anfractuosités du placenta maternel, les deux systèmes sanguins se trouvent en rapport, et les échanges de la nutrition peuvent s'opérer (Voy. §§ 412 et 413).

§ 410.

Développement de l'embryon ou fœtus. — Développement des tissus. — Pendant que les annexes du fœtus, dont nous nous sommes jusqu'à présent exclusivement occupés, parcourent les diverses phases de leur évolution, la *tache embryonnaire*, devenue le corps de l'embryon, s'accroît en même temps; les divers tissus et les divers organes prennent naissance et se développent. Au bout de neuf mois, l'enfant, expulsé au dehors de l'utérus, par l'acte physiologique de l'accouchement, continuera et achèvera son accroissement durant la période de l'enfance et de l'adolescence. L'étude du développement embryonnaire a été de nos jours l'objet d'études nombreuses, et elle forme aujourd'hui à elle seule une branche importante de l'anatomie, sous le nom d'*anatomie du développement;* nous rappellerons seulement d'une manière rapide l'origine et la formation des principaux organes.

Formation du système nerveux. — Le système nerveux céphalo-rachidien est le premier système organique qui se dessine sur l'*area germinativa*, ou tache germinative de l'embryon, alors que celle-ci n'est encore formée que d'une couche de cellules interposée entre le feuillet externe et le feuillet interne du blastoderme.

La couche de cellules interposée entre le feuillet externe et le feuillet interne du blastoderme présente bientôt, dans son centre, une partie plus claire (*ligne primitive*), entourée de deux saillies longitudinales obscures, qui tiennent à l'accumulation du blastème sur les bords de la ligne primitive. Cette ligne claire et les deux marges plus obscures qui l'entourent forment, dans leur ensemble, une sorte de gouttière dont le fond est représenté par la partie claire. Les marges obscures, désignées sous le nom de *lames dorsales*, marchent bientôt à la rencontre les unes des autres, et se soudent sur la ligne médiane : ainsi se trouve constituée la moelle épinière, d'abord creuse dans son intérieur, et qui peu à peu deviendra pleine par les progrès du développement. A son extrémité antérieure, le système nerveux primitif présente un léger renflement, premier vestige du cerveau. Sur ce renflement qui s'accroît, se dessinent bientôt trois bosselures désignées sous le nom de *cellules cérébrales*, et qui, en s'accroissant très-inégalement, donneront naissance aux diverses parties de l'encéphale.

La cellule cérébrale antérieure augmentera considérablement de volume, et donnera successivement naissance aux hémisphères cérébraux, aux ventricules latéraux, à la couche optique, aux corps calleux, à la voûte à trois piliers. Ces changements commencent vers la fin du premier mois; vers le quatrième, toutes les parties sont nettement dessinées, et les lobes cérébraux, qui continuent à croître, recouvrent bientôt en arrière les portions de l'encéphale, qui ont pris naissance aux dépens des deux autres cellules. Ainsi, au cinquième mois, les tubercules quadrijumeaux sont recouverts par l'accroissement des hémisphères cérébraux, et le cervelet l'est au septième mois. Les circonvolutions commencent à se dessiner sur les hémisphères vers le quatrième mois.

La cellule cérébrale moyenne était là plus considérable des trois dans l'origine, mais elle augmentera beaucoup moins que les autres : elle donne naissance aux tubercules quadrijumeaux et à l'aqueduc de Sylvius. La division sur la ligne moyenne de la cellule cérébrale moyenne (pour former les tubercules quadrijumeaux) ne se dessine nettement que vers le cinquième ou le sixième mois de la vie intra-utérine.

La cellule cérébrale postérieure donnera naissance à la protubérance, au bulbe et au cervelet. Ce dernier se forme vers le troisième mois. Sur les confins du bulbe et de la protubérance on voit s'élever deux lames qui, se recourbant l'une vers l'autre, se rejoignent et représentent un pont nerveux, formant la paroi supérieure du quatrième ventricule, et origine première du cervelet. Les feuillets superficiels du cervelet n'apparaissent que vers la fin de la vie intra-utérine.

Les méninges qui entourent la moelle et le cerveau se développent en même temps que le système nerveux. Vers le troisième mois, on les aperçoit distinctement sur l'encéphale. La pie-mère est celle qui apparaît la première ; on peut la distinguer au bout de la huitième semaine.

Les nerfs naissent partout où nous les trouvons. Il n'est pas exact de dire qu'ils se développent de la moelle et du cerveau par une sorte de bourgeonnement analogue à la pousse des végétaux. Il n'est pas exact non plus de dire qu'une fois formés ils se dirigent vers la moelle ou le cerveau. Leur formation se fait sur place, aux dépens du blastème général. Il en est de même du système du grand sympathique.

Formation des organes des sens. — Le développement de l'organe de la vue, de l'organe de l'ouïe et de l'organe de l'odorat est en connexion intime avec celui de l'encéphale. L'organe se forme autour de la portion essentielle du sens, qui est l'expansion périphérique du nerf de sensation, et cette expansion périphérique n'est elle-même, dans le principe, qu'une sorte de prolongement des cellules cérébrales.

Les deux yeux résultent de la subdivision d'une cellule, d'abord unique, sorte de prolongement creux de la cellule cérébrale antérieure. Lorsque les deux cellules oculaires sont une fois formées, leur paroi antérieure, de nature nerveuse comme la paroi postérieure, se réfléchit au dedans de l'œil; c'est de l'adossement de ces parois que résulte la formation de la rétine. Les autres parties de l'œil se développent ensuite en dehors et en dedans, aux dépens du blastème environnant. Ainsi se trouvent constituées, d'une part, la sclérotique et la cornée, et, de l'autre, la choroïde, l'iris et les milieux transparents de l'œil. La choroïde est d'abord continue, et l'iris est, par conséquent, imperforé : au septième mois, la portion de choroïde correspondante à la pupille (*membrane pupillaire*) disparaît.

Jusqu'au commencement du troisième mois, la peau couvre les yeux. A partir de ce moment, elle s'amincit et prend l'apparence de la conjonctive. Au commencement du troisième mois également, les paupières apparaissent, au-dessus et au-dessous du globe de l'œil, sous forme de petits bourrelets cutanés, qui vont se développant, et finissent, vers le quatrième mois, par recouvrir le globe de l'œil.

L'organe de l'olfaction consiste dans une excroissance de la cellule cérébrale antérieure qui forme le nerf et le renflement bulbaire olfactif, creux dans l'origine; l'autre partie de l'appareil, c'est-à-dire la membrane muqueuse nasale, procède du système cutané, dont une portion se trouve emprisonnée dans la face par le développement des os de cette région.

L'organe de l'ouïe procède de la cellule cérébrale postérieure, d'abord sous forme de cellule auditive. Cette cellule formera l'oreille interne nerveuse et membraneuse, et autour d'elle se développeront les parties osseuses qui la contiennent. Vers le troisième mois, on distingue déjà les canaux semi-circulaires et le limaçon, et aussi les vestiges du conduit auditif externe et du pavillon. Mais ce conduit, ainsi que la cavité du tympan, sont formés par la croissance et le développement des diverses parties de la face.

Développement du système osseux, du système musculaire, des diverses parties de la face et des parois du tronc; développement de la peau. — Le *système osseux* se développe de très-bonne heure. A peine le système nerveux s'est-il montré, au milieu de la tache germinative, sous forme d'une gouttière allongée, qu'on aperçoit en dehors d'elle et de chaque côté une série de petites plaques quadrilatères très-rapprochées, qui, se soudant vers la partie moyenne et en avant de la moelle épinière, forment les corps des vertèbres. Un peu plus tard, les lames vertébrales se forment dans le blastème postérieur à la moelle; elles se réunissent entre elles sur la ligne moyenne et sur les côtés avec les corps des vertèbres, et le canal rachidien se trouve constitué. Les côtes et le sternum apparaissent plus tard que la colonne vertébrale. Lorsque les cavités ventrales et pectorales se sont formées par l'incurvation des bords de l'embryon et que l'ombilic est nettement formé, on voit apparaître les lignes costales et la plaque sternale, dans le blastème interposé entre la paroi cutanée et la paroi muqueuse de l'embryon. Les côtes et le sternum apparaissent vers la sixième semaine.

Le crâne n'est qu'un développement plus considérable des vertèbres supérieures de la colonne vertébrale. A une certaine période du développement, on reconnaît que ses premiers vestiges correspondent à trois centres principaux, qu'on a désignés sous les noms de *vertèbre occipitale* ou *basilaire*, *vertèbre sphénoïdale postérieure*, *vertèbre sphénoïdale antérieure*. Les divers os du crâne se forment ensuite par les progrès du développement, et par des formations ultérieures qui restent à l'état d'os distincts ou qui se soudent aux précédents.

Les diverses parties de la face, celles du cou, celles du tronc, se développent dans le blastème interposé entre les feuillets cutanés et muqueux du blastoderme. Tandis que les côtés de l'embryon se recourbent vers le centre de l'œuf, en formant des lames continues, pour circonscrire les cavités ventrales et pectorales, les lames qui correspondent aux côtés du cou et de la face ne sont pas réellement des lames, mais des tubercules au nombre de quatre, qui, en se développant et en se portant vers la partie centrale de l'œuf, interceptent entre eux des fentes. Dans les parties pleines ou tuberculeuses, désignées sous le nom d'*arcs branchiaux*, se développent les mâchoires avec les dents, la langue, les parties molles de la face, l'os hyoïde, le larynx, les parties molles du cou. Les cavités naturelles de la face sont formées par la persistance des fentes viscérales, diversement configurées après le développement des tubercules faciaux. La première fente branchiale forme d'abord une sorte de cloaque, commun à la bouche et aux fosses nasales, qui se délimite bientôt par le développement des os maxillaires et de la cloison nasale. De la seconde fente dérivent, par la soudure antérieure des tubercules qui la bordent, la cavité du tympan et le conduit auditif externe. L'espace qui séparait les tubercules branchiaux dans la région du cou disparaît sans laisser de trace.

Les os du bassin apparaissent, comme ceux du tronc, du crâne et de la face, vers la partie inférieure du tronc, dans le blastème intermédiaire aux feuillets du blastoderme.

Les membres se montrent, vers la fin du premier mois, sous la forme de petits tubercules, de chaque côté du tronc. A cette époque, on peut déjà distinguer une partie aplatie et terminale, qui correspondra au pied et à la main. A la sixième semaine, les membres se sont allongés, et la partie aplatie et terminale présente quatre échancrures, qui indiquent la séparation des doigts et des orteils. Déjà, à cette époque, on peut distinguer les vestiges des os, ou plutôt, comme presque partout, des cartilages temporaires qui vont bientôt être envahis par l'ossification.

Les membres supérieurs se développent plus rapidement que les inférieurs.

Les *muscles* se dessinent dans le blastème du tronc et des membres, et dans les points qu'ils doivent occuper, vers la huitième semaine. On aperçoit d'abord les muscles des gouttières vertébrales, un peu plus tard ceux du cou, puis les muscles du ventre, un peu plus tard ceux des membres, et plus tard ceux de la face.

La peau se développe aux dépens du feuillet externe de la vésicule blastodermique, qui limite de toutes parts la surface externe de l'embryon; on peut même envisager ce feuillet comme la peau primordiale. Dès le deuxième mois de la vie intra-utérine, on distingue à sa surface les cellules aplaties et polygonées de l'épiderme; vers le troisième mois, on distingue dans son épaisseur les glandes qui lui sont propres, et les ongles commencent à apparaître à l'extrémité des doigts. Les papilles de la peau se font voir vers le quatrième mois. Le système pileux se montre vers la même époque, sous forme d'un duvet lanugineux, qui fait place, vers le sixième mois, aux sourcils, aux cils et aux cheveux.

Développement du tube digestif, du foie, du pancréas, des poumons. — Le tube digestif communique d'abord largement avec la vésicule ombilicale, et, un peu plus tard, avec la vésicule allantoïde (Voy. §§ 406 et 407). Lorsque l'embryon représente une sorte de nacelle, le tube digestif se présente d'abord sous la forme d'une gouttière ouverte. Quand l'ombilic s'est formé, le sac intestinal, enserré dans le corps de l'embryon, représente un canal terminé en cul-de-sac du côté céphalique et du côté caudal de l'embryon, et communiquant avec la vésicule ombilicale et avec la vésicule allantoïde. La communication de l'intestin avec la vésicule ombilicale a lieu dans un point de l'intestin qui correspond à peu près à la terminaison de l'intestin grêle; quant à la communication avec la vésicule allantoïde, qui se développe plus tard, elle a lieu avec la portion anale de l'intestin (Voy. § 407). Plus tard, les communications de l'intestin avec les deux vésicules précédentes s'oblitèrent, et l'intestin représente un tube fermé de toutes parts. D'abord rectiligne, ce tube se soulève bientôt et ne tarde pas à former des anses, maintenues en arrière par un feuillet de nouvelle formation qui constituera le mésentère en se développant. Le cul-de-sac du tube intestinal, correspondant à l'extrémité céphalique de l'embryon, se renfle et forme l'estomac.

La membrane muqueuse de l'intestin n'est autre que le feuillet interne de la vésicule blastodermique, qui se modifie dans sa structure. A sa surface apparaît l'épithélium cylindrique, et, dans son épaisseur, les villosités et les glandes. Les muscles qui doublent la muqueuse du tube digestif, la membrane séreuse qui recouvre l'intestin, ainsi que la cavité abdominale qui se forme, proviennent du blastème qui s'est accumulé entre les deux feuillets du blastoderme.

C'est également aux dépens du blastème intermédiaire que se développe l'œsophage, lequel, terminé d'abord par deux extrémités closes, s'ouvre bientôt, d'une part, dans l'estomac, et de l'autre dans la bouche. La continuité entre la muqueuse intestinale et l'enveloppe cutanée externe se trouve établie par en haut. Du côté de son extrémité inférieure, le tube digestif se trouve en rapport avec une dépression de l'enveloppe cutanée (dépression rectale); bientôt la cloison qui sépare le fond de cette dépression de l'extrémité inférieure de l'intestin disparaît. La continuité entre la muqueuse intestinale et l'enveloppe cutanée se trouve établie par en bas.

Le foie et le pancréas se développent dans le blastème intermédiaire aux deux feuillets du blastoderme, et dans le voisinage du tube digestif. Plus tard, on aperçoit dans la masse glanduleuse un prolongement intestinal, qui n'est autre que le canal excréteur. Ce canal excréteur s'abouche avec les canaux plus fins qui se sont développés dans l'épaisseur de la glande.

La trachée et les poumons apparaissent aussi, d'une manière isolée, dans le blastème intermédiaire, et les communications avec le pharynx s'établissent ensuite et de très-bonne heure.

Développement des organes génitaux urinaires. — Le développement des organes génitaux urinaires s'accomplit, comme celui de presque toutes les parties dont nous avons parlé jusqu'ici, aux dépens du blastème intermédiaire aux deux feuillets du blastoderme. Les parties génitales externes et les parties génitales internes se développent à peu près simultanément, mais isolément, et leur réunion n'a lieu qu'ensuite. Vers la fin du premier mois, les organes génitaux urinaires internes commencent à se montrer, les organes génitaux urinaires externes apparaissent environ une semaine plus tard.

Le long de la colonne vertébrale, on voit d'abord apparaître deux corps allongés, auxquels on donne le nom de *corps de Wolf*, ou de *faux reins*. Ces organes mesurent bientôt toute la longueur de la cavité thoraco-abdominale. Ces corps sont des organes transitoires, indépendants des organes urinaires et génitaux internes, et destinés sans doute à jouer un rôle dans les premières périodes de la nutrition; mais ce rôle n'est pas très-bien connu. Les corps de Wolf, essentiellement formés de faisceaux de tubes, terminés en cul-de-sac, représentent de véritables glandes. Ils sont pourvus d'un canal excréteur, qui s'ouvre à l'extrémité inférieure de l'intestin. Vers la fin du second mois ils s'atrophient. Dans leur voisinage avait déjà commencé à se développer le testicule chez l'homme et l'ovaire chez la femme. Quand les corps de Wolf ont disparu, ceux-ci s'accroissent rapidement.

L'ovaire de la femme et le testicule de l'homme ont, dans l'origine, la même position. Le canal excréteur de l'ovule (*trompe*) et le canal excréteur du sperme (*canal déférent*) se forment isolément, et il est un moment où il est impossible de distinguer les sexes; d'autant plus que, dans leur formation, les organes externes de la génération se présentent, dans l'origine, sous le même aspect. Plus tard, le canal déférent se joint au testicule, tandis que la trompe reste indépendante du côté de son pavillon.

Le rein a commencé à se montrer peu de temps après le corps de Wolf, et au-dessus des testicules ou des ovaires; l'uretère s'est également développé de son côté, et s'est promptement réuni avec le rein d'une part et avec la vessie d'autre part.

La vessie, ainsi que nous l'avons dit plus haut (Voy. § 407), n'est dans l'origine qu'un simple renflement du pédicule de l'allantoïde. Lorsque ce pédicule s'est transformé en un cordon fibreux, la vessie est réellement constituée; elle tient encore à l'ombilic et y tiendra d'une manière permanente, par l'intermédiaire de l'ouraque. La vessie, n'étant qu'un renflement de l'allantoïde, communique, dans le principe, avec le rectum dans ce qu'on appelle le cloaque, point dans lequel viennent aussi aboutir les trompes et les canaux déférents. Plus tard, il s'établit un cloisonnement entre le rectum et la vessie; la portion prostatique et la portion membraneuse de l'urètre prennent naissance; la portion membraneuse s'abouche avec la portion spongieuse de l'urètre, qui s'est formé, de son côté, comme les autres parties externes de la génération.

Les deux trompes de la femme se réunissent par l'extrémité opposée au pavillon; le point de jonction se renfle, une cloison se développe entre le rectum et cette partie renflée, et l'utérus se trouve constitué; l'utérus communique bientôt avec le vagin, qui s'est développé isolément.

Les canaux déférents de l'homme ne se réunissent point ensemble : il se forme aussi une cloison entre eux et l'intestin; bientôt ils ne s'abouchent plus dans le cloaque, mais dans la portion prostatique de l'urètre qui s'est développée pendant le cloisonnement; les vésicules séminales, qui ont pris naissance dans le blastème voisin, se sont réunies à eux.

Les *organes externes* de la génération se développent dans la couche de blastème sous-jacente au feuillet externe du blastoderme, c'est-à-dire dans le voisinage de la surface. Leur développement marche de pair avec celui des organes génitaux internes. On aperçoit d'abord un petit soulèvement au-dessous de la région caudale de l'embryon. Cette éminence ovalaire se développe ensuite davantage sur les côtés, de manière que le centre présente bientôt une dépression (*dépression anale*). Le fond de cette dépression communique promptement avec l'extrémité inférieure de l'intestin par résorption de la cloison qui les sépare (Voy. plus haut), et le cloaque est constitué. Les deux éminences qui bordent la dépression anale continuent à s'accroître; elles formeront plus tard les corps caverneux de la verge chez l'homme, et, chez la femme, le clitoris, les racines du clitoris et les petites lèvres. A ce moment, les organes de la génération et l'extrémité du tube digestif communiquent largement. Plus tard, les éminences qui forment les corps caverneux de la verge de l'homme se soudent d'abord du côté de la face dorsale, et il en résulte une gouttière allongée, dont les bords se recourbent en dessous et se joignent sur la ligne médiane pour former un canal, qui deviendra la portion spongieuse de l'urètre. La portion membraneuse et la portion prostatique de l'urètre se sont formées dans le même temps, et ont établi la séparation de l'appareil intestinal et de l'appareil urinaire, et en même temps la continuité de la vessie avec l'urètre. Chez la femme, les corps caverneux se développent beaucoup moins : ils ne se soudent que par la partie dorsale pour former le clitoris; la gouttière inférieure persiste et correspond aux petites lèvres.

A mesure que les corps caverneux de la verge de l'homme se développent, ils tendent à remonter du côté de l'ombilic; la fente du cloaque se soude en partie, forme le périnée, et l'anus se trouve isolé. Lorsque les bords de la gouttière que forment les corps caverneux se rejoignent en dessous pour former l'urètre, la fente assez étendue qui existe encore en avant du périnée se soude et forme le scrotum. Les corps caverneux de la femme, indépendamment de ce qu'ils se développent beaucoup moins, n'ont pas de tendance à se porter par en haut. La cloison périnéale se forme, et en même temps la cloison recto-vaginale ; le vagin se trouve dès lors isolé du cloaque. Quant à la portion qui correspond au scrotum de l'homme, elle persiste à l'état de fente et constitue l'ouverture vulvaire.

Il résulte de ce mode de développement des organes externes de la génération de l'homme et de la femme, qu'à une certaine période du développement, il est impossible de distinguer nettement les sexes. Tant que les deux corps caverneux ne se sont pas réunis en dessous pour former l'urètre, et tant que la fente scrotale ne s'est pas soudée pour former la poche des bourses, la confusion est possible. Lorsque, par suite d'un arrêt de développement, la formation de la portion spongieuse de l'urètre n'a pas lieu, c'est-à-dire lorsque la soudure inférieure des corps caverneux fait défaut, et lorsqu'en même temps la fente scrotale persiste chez l'homme, celui-ci offre les apparences de l'hermaphrodisme. Lorsque, chez la femme, les corps caverneux, très-développés, ont donné naissance par la soudure inférieure des bords de leur gouttière à la portion spongieuse de l'urètre, celle-ci présente également les apparences de l'hermaphrodisme. Mais l'hermaphrodisme est apparent et non réel. Ce sont les testicules ou les ovaires qui déterminent le sexe, et donnent à l'ensemble général de l'individu les caractères qui lui sont propres. Le véritable hermaphrodisme serait celui où non-seulement les organes externes de la génération, mais aussi les testicules, les ovaires, les canaux déférents et les trompes existeraient sur un seul et même individu, ce qui ne s'est jamais vu (Voy. § 397).

Développement des tissus. — Nous avons vu précédemment que les premiers phénomènes du développement de l'être nouveau commencent par la *segmentation* du jaune, c'est-à-dire par la formation de cellules qui se multiplient suivant un mode spécial. C'est de ces éléments primitifs, c'est-à-dire de ces *cellules*, que dérivent tous les tissus de l'être organisé. Il y a donc un temps où l'embryon est formé d'éléments anatomiques embryonnaires ou de cellules; c'est pour cette raison qu'on donne quelquefois à l'étude histologique du développement le nom de *théorie cellulaire*.

Les cellules embryonnaires du développement se multiplient suivant des modes divers. Les premières cellules qui apparaissent se développent de toutes pièces au sein du liquide ou blastème qui constitue le jaune.

Cette formation *libre* ou *spontanée* des cellules se rencontre aussi à une période plus avancée du développement. Ce mode de multiplication ou de génération des cellules (désigné par M. Robin sous le nom de génération par *interposition*) consiste dans l'apparition d'éléments anatomiques entre ceux déjà existants, et semblables à eux, aux dépens du blastème fourni par les vaisseaux : blastème modifié sans doute par les éléments que ces vaisseaux sillonnent. Le mode de génération des cellules par *apposition* est analogue au précédent : c'est encore une formation spontanée de cellules à l'aide du blastème fourni par les vaisseaux des tissus existants. Ce mode de génération s'observe aux *surfaces* (peau, séreuses, muqueuses, surfaces glandulaires). Les éléments le plus anciennement formés tombent et sont remplacés par les éléments nouveaux.

Mais les cellules nouvelles ne prennent pas seulement naissance d'une manière spontanée et aux dépens du blastème général, elles procèdent souvent de cellules déjà existantes. Tantôt il se forme par segmentation, dans l'intérieur d'une cellule, une quantité plus ou moins considérable de *cellules filles*, qui s'accroissent et qui deviennent libres à leur tour, par disparition de la membrane de la *cellule mère* qui les entourait ; tantôt il se forme sur un point d'une cellule une sorte de hernie ou cul-de-sac qui se sépare de la cellule mère par un *cloisonnement;* tantôt une cellule mère s'étrangle par sa partie moyenne, et les deux parties situées de chaque côté de l'étranglement deviennent libres par l'amincissement progressif et la disparition de l'*étranglement*, etc.

Certains tissus de l'économie se présentent, toute la vie durant, à l'état embryonnaire ; les éléments de ces tissus consistent, par conséquent, en cellules. Ces cellules, d'ailleurs, peuvent être sphériques ou plus ou moins déformées. Elles sont sphériques dans la lymphe, dans le chyle, dans les couches profondes de l'épiderme, dans le tissu adipeux, dans le lait, dans le mucus, etc.; elles sont polygonées dans les couches moyennes de l'épiderme, dans le foie ; polygonées ou cylindriques dans les divers épithéliums; discoïdes dans le sang (globules du sang), etc. — Mais dans la plupart des tissus de l'économie, les cellules se transforment pour donner naissance aux éléments nerveux, musculaires, cellulaires, vasculaires, élastiques, fibreux, cartilagineux, osseux. Ici deux doctrines sont en présence : suivant les uns, les tissus dont nous venons de parler prennent naissance par les *métamorphoses* successives des cellules, en vertu desquelles ces cellules accolées s'allongent, perdent peu à peu par résorption et dans des directions déterminées les parois par lesquelles elles se correspondent, et ainsi se trouveraient constituées les fibres des tissus musculaire, cellulaire, fibreux, les tubes nerveux et les réseaux vasculaires initiaux ; cette manière de voir est celle de l'école allemande inaugurée par Schwann. Suivant d'autres (MM. Lebert et Robin), les éléments anatomiques définitifs des tissus ne résultent point de la métamorphose des éléments embryonnaires ; les éléments nouveaux ne feraient que prendre la place des éléments primordiaux. En d'autres termes, ce serait aux dépens du blastème résultant de la fluidification spontanée des cellules élémentaires que naîtraient les divers éléments des tissus. Les cellules embryonnaires ne seraient que des éléments transitoires qui disparaîtraient par dissolution, et le tissu nouveau se formerait *au fur et à mesure* que le tissu primitif disparaît.

Chacune de ces doctrines a pour elle un certain nombre de faits qui plaident en sa faveur. Ce serait nous écarter du plan de cet ouvrage que d'entrer dans la discussion de ce problème d'histologie, qui est loin d'ailleurs d'être résolu.

§ 411.

Dimensions et poids du fœtus aux diverses époques du développement. — L'activité du mouvement de nutrition est d'autant plus grande qu'on se rapproche davantage de l'époque de la conception. Haller observe qu'à la fin du premier jour de l'incubation l'embryon d'oiseau est quatre-vingt-dix fois plus pesant qu'il ne l'était au commencement de ce jour; tandis qu'au vingt et unième jour de l'incubation (c'est-à-dire au dernier), l'accroissement de l'animal est six cents fois moins considérable que celui du premier jour, car il n'a guère augmenté, durant les dernières vingt-quatre heures, que d'un sixième de son poids. Il en est de même pour les mammifères. Les premières formations embryonnaires s'accomplissent avec une extrême rapidité, et c'est là surtout ce qui rend difficile l'étude des premières phases du développement.

L'œuf n'a pas 1 millimètre de diamètre, au moment où il arrive dans l'utérus. Quinze ou vingt jours plus tard, c'est-à-dire à la fin du premier mois du développement, l'embryon a déjà près de 1 centimètre de longueur, et l'œuf est par conséquent mille fois plus volumineux, au moins, qu'il ne l'était à son arrivée dans l'utérus. Au bout de la cinquième semaine, l'embryon a environ 1 centimètre 1/2, et sa tête, alors bien distincte, mesure à peu près la moitié de sa longueur. Le fœtus de six semaines à 2 centimètres; il s'isole nettement de ses annexes, et le cordon qui commence à établir ses rapports avec le chorion et avec l'utérus a déjà 1 centimètre de longueur. Le fœtus de deux mois a près de 3 centimètres; celui de deux mois et demi a 4 centimètres 1/2 et pèse près de 50 grammes. Le fœtus de trois mois a 10 centimètres de longueur et pèse 80 grammes; celui de quatre mois a 18 centimètres de longueur et pèse 200 grammes; celui de cinq mois a 25 centimètres de longueur et pèse 400 grammes; celui de six mois a 35 centimètres de longueur et pèse 700 grammes; celui de sept mois a 40 centimètres de longueur et pèse de 1,200 à 1,300 grammes; celui de huit mois a 45 centimètres de longueur et pèse de 2 kilogrammes à 2 kilogrammes 1/2; celui de neuf mois a 48 ou 50 centimètres de longueur et pèse 3 ou 4 kilogrammes.

Les nombres que nous venons de transcrire ne sont que des moyennes; ils peuvent varier aux diverses périodes de l'évolution. L'enfant qui vient au monde peut mesurer 60 centimètres de longueur et peser jusqu'à 5 ou 6 kilogrammes, comme aussi il peut être beaucoup plus petit et ne peser que 2 kilogrammes ou 2 kilogrammes 1/2.

CHAPITRE VI.

FONCTIONS DE L'EMBRYON.

§ 412.

Circulation du fœtus. — Pendant que les organes et les tissus de l'embryon apparaissent, l'appareil vasculaire sanguin se développe également. Nous aurions pu étudier l'évolution de ce système dans le chapitre précédent; mais nous avons préféré rapprocher cette étude de celle de la circulation fœtale, celle-ci variant aux diverses périodes du développement, à mesure que l'appareil dans lequel circule le sang se modifie et se perfectionne.

Première circulation. — Les premiers vestiges de l'appareil vasculaire sanguin se montrent de très-bonne heure et presque aussitôt que la moelle épinière. Ces vestiges se développent dans la couche de blastème qui se dépose entre les deux feuillets de la vésicule blastodermique, et sur les confins de la tache germinative. C'est vers le quinzième jour que se montrent les premiers rudiments de circulation. Ils consistent d'abord en vaisseaux appliqués sur le feuillet interne de la vésicule blastodermique. Ces vaisseaux forment sur cette membrane un cercle à peu près complet (sinus terminal), d'où partent, d'un côté des rameaux qui communiquent avec le corps de l'embryon, et, de l'autre, d'autres rameaux qui recouvrent toute l'étendue du feuillet interne de la vésicule blastodermique, lequel devient bientôt la vésicule ombilicale. Du côté de l'embryon, ces vaisseaux se mettent en rapport avec le cœur, qui s'est développé simultanément dans la région céphalique. Ces vaisseaux et le cœur se développent sur place, dans le lieu qu'ils occupent, et non pas par la poussée du liquide chassé par le cœur, comme quelques auteurs l'ont pensé. Le cœur, formé par une cavité unique, ne tarde pas à s'allonger et à s'incurver en forme d'S.

Dès le moment où la *première circulation* s'établit, le sang se meut dans cet appareil circulatoire élémentaire, sous l'influence des contractions du cœur (*punctum saliens*), et voici quel est son trajet. Chacune des extrémités du cœur donne naissance à deux vaisseaux. Les vaisseaux qui se détachent de la partie supérieure du cœur représentent les artères : on les nomme aortes ou *arcs aortiques*. Les arcs aortiques se recourbent vers le bas dès le moment de leur origine, et, appliqués contre la colonne vertébrale, ils longent le corps de l'embryon dans toute sa longueur. Au niveau de l'ombilic qui se dessine, ces arcs fournissent deux troncs artériels (Voy. fig. 211, *g*, *g*), qui vont se ramifier sur le feuillet interne de la vésicule blastodermique, devenue la vésicule ombilicale. Ces deux troncs portent le nom d'artères *omphalo-mésentériques;* leurs rameaux se

Fig. 211.

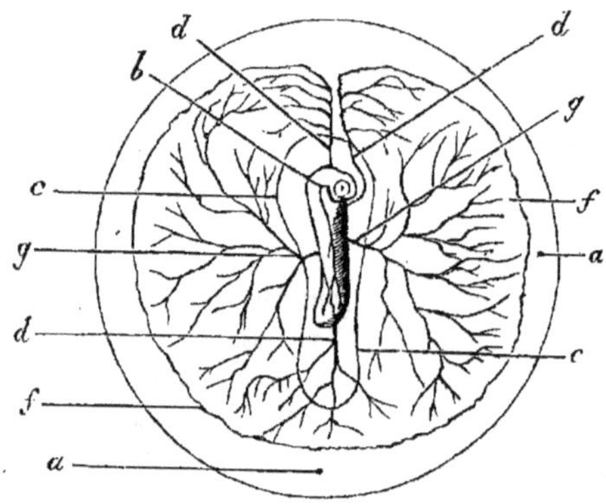

PREMIÈRE CIRCULATION DE L'EMBRYON.

aa, vitellus.
b, cœur.
cc, amnios.
f, f, vésicule ombilicale.
d, d, d, veines omphalo-mésentériques.
g, g, artères omphalo-mésentériques.

rendent au sinus terminal. Du sinus terminal naissent les veines, sous le nom de veines *omphalo-mésentériques* (Voy. fig. 211, *d, d, d*). Ces veines se réunissent en deux troncs terminaux, rentrent dans le corps de l'embryon par l'ombilic, et vont se terminer à l'extrémité inférieure du cœur rudimentaire. Les ramifications artérielles des arcs aortiques, qui se sont distribuées dans le corps même de l'embryon, sont beaucoup moins considérables que celles qui se répandent sur la vésicule ombilicale. Le sang de ces fines artères est ramené au cœur par des branches veineuses déliées, qui opèrent leur jonction avec les troncs des veines omphalo-mésentériques. La première circulation est donc en grande partie extra-fœtale : on peut lui donner le nom de circulation de la vésicule ombilicale. La première circulation est subordonnée à l'existence de la vésicule ombilicale, et elle n'a, comme elle, qu'une courte durée. Elle est destinée à fournir, dans les premiers temps, à l'embryon qui se développe, des matériaux de nutrition. Les vaisseaux qui circulent sur la vésicule ombilicale reçoivent, par absorption, les matériaux liquides contenus dans cette vésicule, et ces matériaux sont portés à l'embryon par les voies omphalo-mésentériques. La vésicule ombilicale et les vaisseaux qui la recouvrent jouent, en quelque sorte, le rôle d'un premier placenta. Chez les oiseaux, la vésicule ombilicale persiste jusqu'au terme du développement de l'embryon, et même encore après qu'il est sorti de la coquille ; la masse du jaune, qui est considérable chez lui, sert, en effet, à la nourriture du jeune animal, pendant toute la période de l'incubation, et pendant les quelques jours qui suivent.

Deuxième circulation. — La seconde circulation de l'embryon commence quand la communication de l'intestin avec la vésicule ombilicale disparaît. Alors, c'est-à-dire vers la fin du premier mois, les vaisseaux *omphalo-mésentériques*, réduits d'abord à une seule artère et à une seule veine (Voy. fig. 212 *t* et *q*), s'atrophient, et les vestiges de ces vaisseaux disparaissent ensuite avec la vésicule ombilicale. La portion *intra-fœtale* de la veine omphalo-mésentérique persistera seule, et continuera à recevoir le sang veineux des intestins par la veine mésentérique ; elle formera plus tard le *tronc* de la veine porte. Au moment où nous sommes arrivés, la seconde circulation avait déjà été préparée par l'apparition et par la croissance de la vésicule allantoïde (Voy. § 407).

Fig. 212.

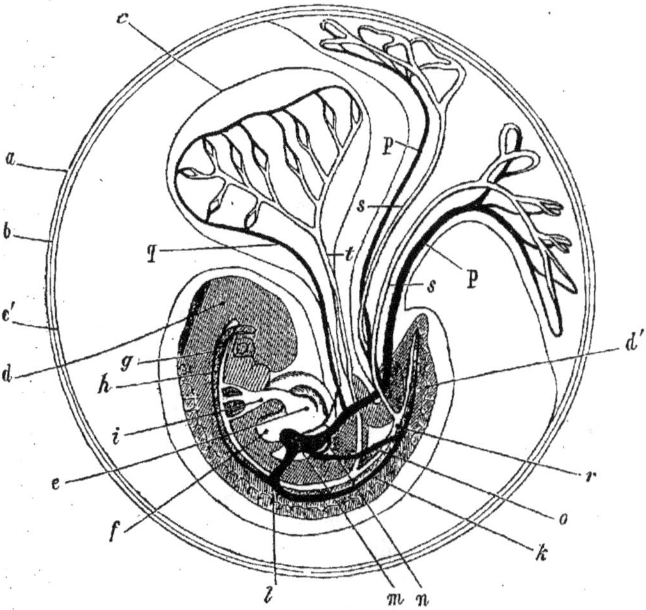

PASSAGE DE LA PREMIÈRE A LA SECONDE CIRCULATION.

abc', chorion résultant de la fusion de la membrane vitelline, du feuillet externe de la vésicule blastodermique, et de la transformation de la vésicule allantoïde (V. fig. 210).
c, la vésicule ombilicale qui diminue.
d, portion céphalique de l'embryon.
d', portion caudale de l'embryon.
e, cavité ventriculaire du cœur.
f, cavité auriculaire du cœur.
i, tronc aortique formant les arcs aortiques.
h, tronc représentant l'aorte thoracique.
g, tronc qui deviendra la veine cave supérieure.
k, tronc de la veine azygos.
l, confluent des deux troncs veineux *g* et *k*.
m, confluent de toutes les veines à leur entrée dans la cavité auriculaire du cœur.
n, tronc résultant de la réunion des veines allantoïdiennes *p*, *p* et de la veine omphalo-mésentérique *q*.
o, veine cave inférieure.
p, p, veines allantoïdiennes.
q, veine de la vésicule ombilicale (veine omphalo-mésentérique).
r, aorte abdominale.
s, s, artères allantoïdiennes.
t, artère de la vésicule ombilicale (artère omphalo-mésentérique).

A peine cette vésicule s'est-elle montrée, par bourgeonnement, sur la partie inférieure de l'intestin de l'embryon, qu'on aperçoit à sa surface des ramifications vasculaires (Voy. fig. 209 et 210) ; cette vésicule croît rapidement, et gagne la surface interne de l'œuf. Les vaisseaux qu'elle porte s'anastomosent promptement à la périphérie, avec les ramifications vasculaires qui se développent dans le chevelu du chorion ; les communications de l'embryon avec la mère, par l'intermédiaire du placenta, se trouvent établies dès le commencement du second mois. A la fin du premier mois, il y a donc une période où la circulation fœtale comprend en même temps la circulation de la vésicule ombilicale, qui disparaît, et la circulation de la vésicule allantoïde, qui s'établit. La figure 212 représente cette période de transition.

Les vaisseaux de la vésicule de l'allantoïde sont d'abord au nombre de quatre : deux artères et deux veines (Voy. fig. 212, *s*, *s*, *p*, *p*). Quand la vésicule allantoïde a rempli son rôle, une des veines s'atrophie, et il ne reste plus que deux artères et une veine. Ces deux artères et cette veine persistent jusqu'à la naissance, et forment les vaisseaux du *cordon ombilical* (Voy. fig. 213, *b*). Les deux artères communiquent avec les iliaques, branches de l'aorte descendante. L'aorte descendante, double dans l'origine, s'est promptement transformée en un seul tronc. La veine du cordon se réunit à la fois avec la veine porte (formée comme nous l'avons vu) et avec la veine cave, qui s'est développée dans le même temps (Voy. fig. 212, *o*).

Pendant le second mois, le système vasculaire du fœtus se complète; au commencement du troisième mois, la seconde circulation, qui doit persister jusqu'à la naissance, est tout à fait établie. Voici, en peu de mots, comment les divers vaisseaux se constituent.

Le cœur se courbe de plus en plus; la partie supérieure, qui fournissait les artères, devient inférieure; la partie inférieure, qui recevait les veines, devient supérieure. On voit bientôt apparaître trois renflements: le premier, ou auriculaire, correspond aux oreillettes; le second, ou ventriculaire, correspond au ventricule droit; le troisième, placé à l'endroit où l'aorte (devenu unique à son insertion) s'abouche avec le cœur, a été désigné sous le nom de *bulbe* aortique; il correspondra plus tard au ventricule gauche, quand le cloisonnement des ventricules aura eu lieu. Ce cloisonnement est précoce; il est terminé à la fin du second mois. Le cloisonnement des oreillettes est plus tardif; il n'est guère prononcé avant le troisième ou le quatrième mois : alors il reste encore une large communication (*trou de Botal*) entre les deux oreillettes, et cette communication persistera pendant toute la vie intra-utérine du fœtus.

Les arcs aortiques, réunis à leur insertion au cœur en un seul tronc, se sont multipliés du côté céphalique, par les progrès du développement, en un certain nombre d'arcs secondaires, qui correspondent aux tubercules formateurs de la face et du cou (Voy. § 410). Ces arcs, en se modifiant, donnent naissance à la crosse de l'aorte, à l'artère pulmonaire, aux artères sous-clavières, aux artères carotides et à leurs branches. Ce qu'il faut surtout noter ici, c'est que de cette fusion ou de cette transformation des vaisseaux il résulte, entre l'aorte et l'artère pulmonaire, une large communication par l'intermédiaire d'un canal, qui ne s'oblitérera qu'après la naissance. Ce canal est le *canal artériel*.

Les deux aortes descendantes, nous l'avons dit, se sont fusionnées en une seule; les iliaques ont pris naissance, et c'est sur ces dernières que s'implantent les artères du cordon (artères ombilicales). Ces artères (Voy. fig. 213, *l*, *l*), qui établiront, pendant toute la vie intra-utérine, une communication vasculaire entre le fœtus et le placenta, disparaîtront après la naissance, et se transformeront en cordons fibreux.

Les veines se sont développées en même temps que les artères. Les veines du tronc et des membres, de même que les artères, prennent naissance sur place, aux dépens du blastème général. D'abord connues sous le nom de *cardinales*, et au nombre de quatre, les veines qui se jettent dans les cavités auriculaires du cœur seront bientôt réduites à deux (veine cave inférieure, veine cave supérieure), et recueilleront le sang des diverses veines du corps qui ont pris naissance.

Quand la seconde circulation est établie, le sang qui vient du placenta se dirige vers le fœtus, par la veine ombilicale du cordon, et il retourne du fœtus au placenta, par l'intermédiaire des artères ombilicales. L'existence du *canal veineux*, celle du *canal artériel*, et celle du *trou de Botal*, introduisent dans la circulation du fœtus certaines différences avec la circulation de l'adulte.

Fig. 213.

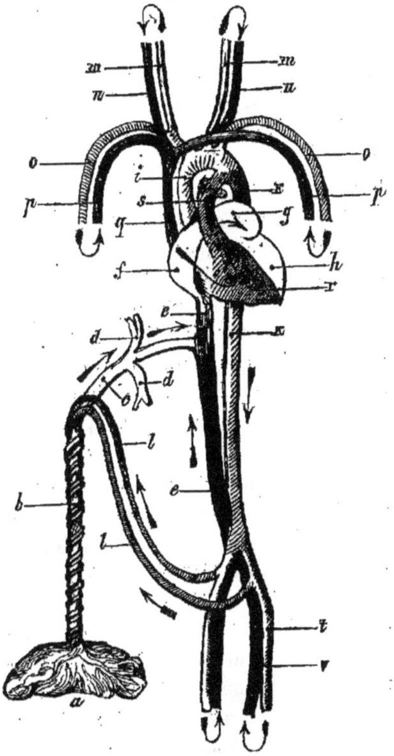

CIRCULATION FOETALE JUSQU'AU MOMENT DE LA NAISSANCE.

a, placenta.
b, cordon ombilical.
c, veine ombilicale.
dd, portion de la veine ombilicale qui va au foie. L'autre portion, qui gagne la veine cave inférieure, porte le nom de *canal veineux*.
ee, veine cave inférieure.
f, oreillette droite.
g, oreillette gauche.
h, ventricule gauche.
i, aorte ascendante.
kk, aorte descendante.
ll, artères ombilicales.
m, *m*, artères carotides.
n, *n*, veines jugulaires.
o, *o*, artères sous-clavières.
p, *p*, veines sous-clavières.
q, veine cave supérieure.
r, ventricule droit.
s, artère pulmonaire fournissant deux rameaux (coupés sur la figure) qui vont au poumon. La communication avec l'aorte porte le nom de *canal artériel*.
t, artère iliaque.
v, veine iliaque.

Le sang, arrivé du placenta à l'ombilic par la veine ombilicale *c* (Voy. fig. 213), se divise en deux parties. Une portion pénètre dans le foie par les branches *d*, *d*, qui communiquent avec la veine porte. L'autre partie de la veine ombilicale, désignée sous le nom de *canal veineux*, gagne directement la veine cave inférieure *e*. Le sang qui s'est introduit dans le foie est d'ailleurs destiné aussi à rejoindre la veine cave inférieure, par les veines sus-hépatiques[1]. Le sang engagé dans la veine cave inférieure

[1] Ces veines ne sont pas représentées sur la figure. Elles procèdent du foie et vont se jeter dans la veine cave inférieure, à l'embouchure même du *canal veineux*.

arrive à l'oreillette droite *f*. La disposition de la valvule d'Eustachi, placée à l'orifice de la veine cave inférieure, et l'existence du trou de Botal, font que la plus grande partie du sang passe de l'oreillette droite dans l'oreillette gauche *g*. De l'oreillette gauche le sang passe dans le ventricule gauche *h*, par l'orifice auriculo-ventriculaire ; puis les contractions du cœur le font passer dans l'aorte *i*, et dans toutes les branches de l'aorte, telles que les carotides *m*, *m*, les sous-clavières *o*, *o*, l'aorte descendante *k*, *k*. Le sang qui descend par l'aorte descendante s'engage en partie dans les iliaques *t*, et en partie dans les artères ombilicales *l*, qui le ramènent au placenta.

Le sang veineux, qui revient des parties supérieures de l'embryon, par les veines jugulaires *n*, *n*, par les sous-clavières *p*, *p*, et, en résumé, par le tronc de la veine cave supérieure *q*, arrive à l'oreillette droite *f*. Le sang veineux, qui revient des parties inférieures de l'embryon, par l'intermédiaire des veines iliaques *v*, arrive également à l'oreillette droite, par le tronc de la veine cave inférieure *c*. C'est également dans l'oreillette droite qu'arrive le sang des intestins et du foie, par l'intermédiaire de la veine porte et des veines sus-hépatiques. Le sang veineux, qui arrive dans l'oreillette droite par la veine cave supérieure *q*, a plus de tendance à passer dans le ventricule droit *r*, qu'à passer dans l'oreillette gauche, avec le sang qui arrive du placenta, bien qu'il se mêle cependant en partie avec lui. Du ventricule droit *r*, le sang s'engage dans l'artère pulmonaire *s*, qui le transmet dans la crosse de l'aorte par le canal artériel [1]. Le sang veineux, continuant son trajet dans l'aorte descendante *k*, k_1 est en partie reporté au placenta par les artères ombilicales *l*, *l*, pour y subir l'hémathose.

Le sang qui arrive du placenta par la *veine* ombilicale est le sang artériel du fœtus ; celui qui y retourne par les *artères* ombilicales est le sang veineux. Il est aisé de voir qu'en aucun point du système vasculaire de l'embryon, le sang artériel ne se trouve à l'état de pureté parfaite. Cependant, le sang qui parvient à la tête et aux extrémités supérieures, quoique mélangé dans l'oreillette droite du cœur avec une certaine proportion de sang veineux, est plus hématosé que celui qui se répand dans les extrémités inférieures et dans la partie inférieure du tronc. La tête et les extrémités supérieures, en effet, reçoivent le sang des artères carotides et sous-clavières avant la jonction du canal artériel, tandis que les extrémités inférieures reçoivent le même sang que celui qui est entraîné par les artères ombilicales vers le placenta, pour être soumis à l'hématose. Il en résulte que le développement des parties supérieures l'emporte, au moment de la naissance, sur celui des parties inférieures du corps.

§ 413.

Nutrition du fœtus. — Jusqu'au moment où les vaisseaux apparaissent dans l'œuf, celui-ci n'est pas resté stationnaire. Son volume a déjà beau-

[1] Une petite partie du sang s'engage dans les poumons par les artères pulmonaires; mais, jusqu'à la naissance, les poumons ont peu de volume, ainsi que les artères pulmonaires.

coup augmenté, comparativement à ce qu'il était dans la vésicule de Graaf et dans la trompe. Il n'avait originairement que 1/7 de millimètre, et il a, au moment où les vaisseaux apparaissent, la grosseur d'un petit pois. L'œuf s'est donc assimilé des matériaux plastiques venus du dehors, et ces matériaux, qu'il a puisés dans les trompes et dans l'utérus, au travers de ses enveloppes, ont contribué à augmenter les dimensions de la vésicule blastodermique, ainsi que la masse de blastème accumulée entre les feuillets du blastoderme : blastème aux dépens duquel se forment les premiers rudiments du système nerveux, ceux du cœur et ceux des vaisseaux.

La première nutrition s'opère donc au travers de l'épaisseur des membranes de l'œuf, par voie d'imbibition et d'endosmose. L'absorption se trouve favorisée par les appendices ou villosités dont se couvre le chorion initial.

Quand la première circulation est établie, la nutrition de l'œuf s'opère principalement à l'aide des vaisseaux qui se sont développés. Ces vaisseaux agissent par absorption sur les liquides contenus dans la vésicule ombilicale, de la même manière que les veines mésentériques de l'adulte absorbent, au travers de leurs parois, les sucs digestifs déposés à la surface intestinale.

Quand la seconde circulation a fait place à la première, les échanges de nutrition s'opèrent par l'intermédiaire du placenta. Les vaisseaux du placenta fœtal, intimement appliqués et mélangés avec les vaisseaux des parois utérines (augmentées en ce point sous forme de placenta maternel), entretiennent entre le sang maternel et le sang fœtal un contact médiat, d'où résulte une série continue d'échanges. Les parties dissoutes, et sans doute les gaz du sang de la mère, entrent dans le sang du fœtus et le rendent propre à la nutrition, tandis que les parties devenues impropres à entretenir la vie du fœtus rentrent dans le sang de la mère et s'échappent ensuite, chez elle, par les diverses voies des sécrétions.

Le placenta est donc tout ensemble, pour l'embryon, un organe de nutrition et de respiration : un organe de respiration, car il redonne au sang, devenu impropre à l'entretien de la vie, des propriétés vivifiantes nouvelles ; un organe de nutrition, car c'est par lui principalement, si ce n'est uniquement, que sont fournis les matériaux du développement et de l'accroissement.

L'embryon étant suspendu au milieu du liquide de la poche amniotique, pendant toute la durée de son développement, et jusqu'au moment de la naissance, on s'est demandé si les eaux de l'amnios ne constitueraient pas pour l'embryon un liquide nourricier. Cela est peu vraisemblable. Le liquide de l'amnios, en effet, renferme une très-petite quantité de substances organiques [1], et il contient souvent des produits de sécrétions.

[1] Le liquide amniotique contient, indépendamment de quelques principes salins (Voy. § 405), environ 1 pour 100 d'albumine. M. Schlossberger a trouvé dans les eaux de l'amnios du fœtus de la vache 1 gramme de sucre pour 1000 grammes de liquide (fœtus de sept à huit semaines).

On a cru aussi que l'embryon pouvait, à la manière des poissons, absorber les gaz dissous dans les eaux de l'amnios par une véritable respiration aquatique. Mais les eaux de l'amnios ne renferment ni oxygène, ni air atmosphérique, ni acide carbonique, comme on le pensait. La respiration du fœtus, c'est-à-dire les phénomènes d'hématose sont limités dans le placenta.

Les eaux de l'amnios ont, d'ailleurs, une utilité mécanique incontestable, en protégeant l'enfant dans les divers mouvements de la mère.

§ 414.

Sécrétions du fœtus. — Les corps de Wolf, dont nous avons précédemment parlé (§ 410), se développent rapidement au commencement de la vie embryonnaire, et prennent un développement relativement considérable, eu égard au petit volume de l'embryon. Leur canal excréteur communique avec l'extrémité inférieure du tube digestif et par conséquent avec la cavité de la vésicule allantoïde, qui en constitue pour ainsi dire le réservoir. Plus tard, la portion renflée du pédicule de la vésicule allantoïde, qui doit seule persister et devenir la vessie, se mettra en connexion avec le rein, qui prend peu à peu la place des corps de Wolf.

Chez les oiseaux, et aussi chez quelques mammifères, la vésicule allantoïde a une plus longue durée que dans l'espèce humaine; et, à diverses reprises, on a signalé, dans le liquide qu'elle renferme, la présence de l'acide urique; d'où on a tiré la conclusion que le liquide de l'allantoïde est le produit d'une sécrétion des corps de Wolf, sécrétion qui aurait avec la sécrétion urinaire une grande analogie. La manière dont se développe la vésicule allantoïde, laquelle procède réellement de l'embryon (et non, comme la vésicule ombilicale, d'une simple modification du feuillet interne du blastoderme), tend à faire penser en effet que le liquide qui la remplit est bien un produit de sécrétion d'origine fœtale.

Le liquide allantoïdien, d'abord transparent, contient une grande quantité d'eau, un peu d'albumine et quelques sels [1]. Il se trouble ensuite, à mesure que la vésicule allantoïde s'atrophie; il devient jaune orangé; on y trouve des grumeaux plus ou moins consistants. Plus tard, il disparaît; les lames de la vésicule s'adossent à la surface interne de l'œuf (Voy. § 408), et son pédicule se transforme en un cordon fibreux.

Le liquide qui s'accumule dans la vésicule allantoïde a des usages mécaniques importants. Il distend la vésicule, et la met bientôt en rapport avec la surface interne de l'œuf, de manière à établir, entre les vaisseaux de l'embryon et ceux de la mère, les communications d'où résulteront le placenta et le cordon ombilical (Voy. § 409). La vésicule allantoïde et

Plus tard, les eaux de l'amnios contiennent de l'urée : ce liquide renfermait des *cristaux d'urée* chez un fœtus de vache de dix-huit semaines.

[1] Le liquide allantoïdien du fœtus de vache renferme, vers la septième ou huitième semaine, 4 grammes de sucre pour 1000 grammes de liquide (Schlossberger).

le liquide allantoïdien disparaissent quand la connexion vasculaire entre la mère et le fœtus est établie.

Quand la vésicule allantoïde a disparu, quand les reins ont fait place aux corps de Wolf, et quand les uretères, qui se sont développés dans le même temps, ont établi la continuité du système urinaire, la sécrétion urinaire s'établit. L'enfant, suspendu dans le liquide amniotique, émet par l'urètre une certaine proportion d'urine, qui se mélange avec les eaux de l'amnios[1].

Dès la fin du troisième mois de la vie intra-utérine, on trouve dans l'intestin les produits de la sécrétion biliaire. A la fin du sixième mois, cette matière, connue sous le nom de *méconium*, est répandue dans toute l'étendue de l'intestin; la vésicule biliaire, qui s'est formée, en contient aussi. Le foie du fœtus sécrète donc de la bile. Il est évident que, dans cette période de la vie, la sécrétion biliaire n'est point en rapport avec les phénomènes de la digestion intestinale, car le fœtus ne digère point: ses aliments lui arrivent tout préparés par les vaisseaux du cordon, et sont immédiatement portés aux organes par les voies de la circulation. Le foie agit comme le rein : il élimine du sang une partie des matériaux devenus impropres à la nutrition. Le méconium, accumulé dans le gros intestin de l'enfant naissant, est généralement évacué par l'anus, peu après la naissance. Quelquefois cette évacuation se fait en partie pendant la vie intra-utérine, dans les eaux de l'amnios.

Vers le cinquième ou le sixième mois de la vie intra-utérine, le corps du fœtus se couvre d'une substance grasse adhérente à la peau (vernis caséeux). Cette substance, analogue au produit des glandes sébacées, est une matière de sécrétion, et non un dépôt des eaux de l'amnios, car on n'observe rien de semblable à la face interne de la membrane amnios. Le vernis caséeux est destiné à faciliter le passage du fœtus par les voies de la génération, au moment de l'accouchement.

§ 415.

Mouvements du fœtus. — Les phénomènes de la vie de relation du fœtus sont à peu près bornés à des mouvements automatiques. Chez le fœtus, de même que chez l'adulte, les mouvements sont déterminés par la contraction des muscles. Mais pendant la période embryonnaire, les muscles de la vie animale, de même que les muscles de la vie organique, ne se contractent que par action réflexe (Voy. § 344). C'est vers le milieu du cinquième mois, quand les muscles et les leviers du mouvement ont acquis un certain développement, que la femme sent généralement remuer son enfant.

Quant aux mouvements respiratoires du fœtus, qu'on aurait observés sur les chiens et sur les chats encore contenus dans les membranes et les

[1] Le vice de conformation congénital, consistant dans l'imperforation de l'urètre, est accompagné d'une distension énorme de la vessie, et quelquefois même de sa rupture.

liquides de l'œuf, ce sont des mouvements passagers et irréguliers, analogues aux mouvements des membres et de tous les autres muscles du corps. Ces mouvements n'ont point pour but d'introduire dans les bronches et dans les poumons les eaux de l'amnios et de les expulser ensuite, car le fœtus ne trouve point dans ce liquide les gaz de la respiration. Nous en dirons autant des mouvements des lèvres et des mouvements de déglutition, qu'on a parfois observés dans les mêmes circonstances : le fœtus ne se nourrit point aux dépens des eaux de l'amnios, mais par l'intermédiaire des vaisseaux du cordon.

La couche musculeuse de l'intestin, des parois de la vessie, etc., éprouvent aussi des mouvements pendant la vie intra-utérine. Au moment de la naissance, en effet, le méconium est arrivé à l'extrémité inférieure du tube digestif, et, d'un autre côté, une certaine quantité d'urine a été évacuée dans les eaux de l'amnios.

CHAPITRE VII.

GESTATION ET LACTATION.

§ 416.

L'utérus pendant la grossesse. — De la membrane caduque. — A mesure que l'œuf fixé dans l'utérus se développe, la cavité utérine se développe avec lui. L'excavation du bassin ne peut bientôt plus contenir la matrice, qui s'élève vers la cavité abdominale. Vers la fin du troisième mois, le fond de l'utérus dépasse le niveau du pubis ; au sixième mois, il s'élève jusqu'à l'ombilic ; au neuvième mois enfin, il est parvenu au creux de l'estomac, c'est-à-dire au niveau du côlon transverse.

Pendant que la cavité utérine s'accroît, les parois de l'utérus, qui dans l'état de vacuité ne laissaient que difficilement reconnaître leur nature musculeuse, à l'œil nu tout au moins, deviennent plus distinctement musculaires. Les artères et les veines utérines augmentent de volume, leurs flexuosités deviennent plus nombreuses. La membrane muqueuse surtout se modifie profondément, et finalement, quand l'œuf développé remplit la cavité utérine, cette membrane l'entoure en lui formant une enveloppe, qu'on désigne sous le nom de *membrane caduque*. La membrane muqueuse de l'utérus, transformée en membrane caduque et appliquée sur le chorion de l'œuf, se détache peu à peu de l'utérus, et est expulsée au moment de l'accouchement, avec les autres enveloppes de l'œuf, dont elle forme la tunique la plus extérieure.

A une époque encore peu éloignée de nous, on croyait que la membrane caduque était une membrane de nouvelle formation, développée à la surface utérine, au moment de la fécondation, par l'intermédiaire d'une sécrétion de lymphe plastique. On croyait que l'œuf fécondé, arrivant dans l'utérus, trouvait cette membrane nouvelle, formant alors dans la cavité utérine une sorte de sac sans ouverture; on supposait que l'œuf la refoulait et s'en coiffait; d'où formation d'une caduque soulevée par l'œuf, ou *caduque réfléchie*. Cette caduque réfléchie, refoulée de plus en plus par le développement de l'œuf vers le feuillet de la caduque appliqué à la paroi opposée de l'utérus (*caduque directe*), finissait, disait-on, par se fondre avec ce feuillet, pour n'en plus former qu'un seul. On supposait que ces deux feuillets, réunis par fusion, enveloppaient l'œuf sur tous les points par lesquels l'œuf n'adhérait point à l'utérus. On admettait encore que, par suite d'une sécrétion plastique secondaire, il se formait entre la paroi utérine et l'œuf (dans le point correspondant à l'insertion de l'œuf) une *caduque tardive*, qui venait compléter l'enveloppe de l'œuf.

Aujourd'hui, de nombreuses observations faites à toutes les périodes du développement ont clairement démontré que la membrane caduque n'est autre que la membrane muqueuse de l'utérus, qui se détache à chaque grossesse, s'échappe au dehors avec les enveloppes de l'œuf, et se reproduit ensuite.

La membrane muqueuse de l'utérus a une épaisseur beaucoup plus grande que la plupart des autres membranes muqueuses. Elle mesure à elle seule près du quart de l'épaisseur de la paroi utérine : elle a environ 1/2 centimètre d'épaisseur sur l'utérus dans l'état de vacuité. A l'orifice des trompes et à l'orifice du col utérin, cette membrane va s'amincissant, pour se continuer avec la muqueuse des trompes et du vagin; elle n'a guère en ces points plus de 1 millimètre à 1/2 millimètre d'épaisseur. Cette membrane contient un grand nombre d'éléments glandulaires constitués par des tubes de 1/10 de millimètre de diamètre. Ces tubes, très-rapprochés les uns des autres, mesurent toute l'épaisseur de la muqueuse; ils se terminent, du côté de la tunique charnue de l'utérus, par des extrémités en cul-de-sac, et ils s'ouvrent à la surface libre de la cavité utérine, soit isolément, soit en se réunissant à d'autres. La membrane muqueuse reçoit un grand nombre de vaisseaux, qui circulent autour de ces éléments glandulaires.

Pendant que l'ovule fécondé parcourt la trompe, et avant qu'il ne tombe dans l'utérus, la muqueuse devient le siége d'une congestion concomitante, et elle s'hypertrophie dans tous ses éléments. L'œuf, en arrivant dans l'utérus, trouve la cavité de cet organe à peu près remplie par les circonvolutions de la muqueuse tuméfiée; il se fixe dans une des anfractuosités de cette membrane, et en un point généralement voisin de la trompe. Il est rare que l'ovule descende dans la cavité utérine, jusque dans le voisinage du col de l'utérus, avant de se fixer [1].

[1] Lorsque cela a lieu, les liens vasculaires que l'embryon contractera plus tard avec sa mère peuvent s'étendre sur le col de l'utérus, et donner lieu à une implantation vicieuse du placenta. Cette implantation, quand elle existe, donne lieu à des hémorrhagies graves, qui compliquent la grossesse et l'accouchement.

Pendant que le chevelu du chorion (Voy. § 408) établit les premières connexions de l'œuf avec l'utérus, la muqueuse se soulève autour de l'œuf, et lui forme d'abord un chaton. Puis l'œuf est bientôt complétement entouré par la muqueuse, dont les bords soulevés se réunissent au-dessus de lui, de la même manière qu'on voit parfois les bourgeons plastiques d'un cautère se refermer au-dessus du pois placé dans la petite cupule du derme. Le très-petit volume de l'œuf rend cet *emprisonnement* très-rapide.

Une fois qu'il est ainsi entouré de toutes parts par la membrane muqueuse utérine, l'ovule continue à s'accroître. La portion de muqueuse qui le recouvre, et qui représente ce qu'on désignait autrefois sous le nom de *caduque réfléchie*, se rapproche de plus en plus de la muqueuse placée du côté opposé de la paroi utérine (*caduque directe*); elle finit par s'y adosser. Les deux feuillets, d'abord juxtaposés, finissent bientôt par se confondre. La structure glanduleuse des feuillets de la caduque disparaît peu à peu; les vaisseaux qu'ils contenaient s'atrophient; l'épaisseur de ces feuillets devient de moins en moins grande : au septième mois de la grossesse, les deux feuillets réunis de la caduque n'ont guère plus de 1 millimètre d'épaisseur. Dès le quatrième mois de la grossesse, les adhérences de la portion directe de la caduque, c'est-à-dire de celle qui est en rapport avec la tunique musculeuse de l'utérus, ces adhérences, disons-nous, commencent à devenir moins intimes. Sous ce feuillet, qu'on peut alors arracher par lambeaux plus ou moins étendus, on voit le travail de régénération de la muqueuse utérine, qui commence à s'établir. Lorsque, au moment de l'accouchement, la membrane caduque sera expulsée avec les membranes de l'œuf, le travail de régénération sera déjà très-avancé et presque terminé.

Tandis que les feuillets réfléchis et directs de la caduque deviennent *anhystes*, s'amincissent et se confondent, le point de la muqueuse sur laquelle l'œuf s'est primitivement fixé continue au contraire à augmenter d'épaisseur et à s'hypertrophier. Loin de disparaître, comme dans les autres points de la caduque, les vaisseaux prennent ici un développement considérable. C'est à cette partie de la membrane caduque utérine qu'on a donné le nom de caduque *inter-utéro-placentaire*. C'est dans l'épaisseur de cette portion de la membrane caduque, dont le développement vasculaire va croissant, qu'apparaît l'ensemble ramifié des vaisseaux auxquels on donne le nom de *placenta maternel*, et c'est dans cette portion de la caduque utérine que s'engrènent les cotylédons du placenta fœtal développés aux dépens du chorion (Voy. § 409).

§ 417.

Phénomènes généraux et signes de la grossesse. — Les commencements de la grossesse s'annoncent ordinairement par un trouble nerveux, caractérisé par des nausées et des vomissements. L'appétit est diminué; quelquefois il existe un profond dégoût pour les aliments. Les époques plus avancées de la grossesse offrent parfois des perversions singulières du goût, qui font désirer à la femme les substances les plus indigestes et les plus dégoûtantes.

A mesure que l'utérus se développe et gagne la cavité de l'abdomen, il refoule et comprime les organes contenus dans le bassin et dans le ventre. Dans le principe, il presse sur le canal de l'urètre, et occasionne parfois des rétentions d'urine qui nécessitent l'emploi de la sonde. Plus tard, l'utérus comprime la vessie et le rectum. La capacité du réservoir urinaire et celle du réservoir fécal étant diminuées, on voit survenir des envies fréquentes d'uriner et d'aller à la garde-robe, et les évacuations n'ont lieu la plupart du temps qu'avec une certaine difficulté. La compression que l'utérus exerce sur les vaisseaux du bassin peut déterminer des dilatations variqueuses des veines, et aussi une infiltration plus ou moins prononcée des membres inférieurs et des parties extérieures de la génération. La compression des nerfs pelviens et cruraux explique les crampes ou les engourdissements des membres abdominaux, qui tourmentent souvent les femmes dans les dernières périodes de la grossesse.

La matrice, en s'élevant et en refoulant la masse intestinale et les organes contenus dans le ventre, exerce une influence marquée sur les phénomènes respiratoires, en rendant les contractions du diaphragme moins étendues. La gêne de la respiration est surtout très-marquée dans les derniers mois.

Les dernières périodes de la gestation sont caractérisées par une diminution notable dans le chiffre des globules du sang. C'est à cette diminution qu'est dû l'état de fatigue et d'épuisement dans lequel tombent les femmes dans les dernières semaines qui précèdent l'accouchement. Les troubles qui surviennent alors ont été souvent, mais à tort, attribués à un état pléthorique. Le chiffre de la fibrine présente aussi une légère augmentation.

Les *signes de la grossesse* peuvent être tirés en partie des changements que l'augmentation de volume de l'utérus entraîne dans la santé générale de la femme; mais comme le développement de l'utérus peut tenir à d'autres causes qu'à la présence du fœtus, il n'y a de signes *certains* de grossesse que ceux qu'on peut tirer de la présence du fœtus lui-même.

Notons cependant que la suppression des règles est, dans l'immense majorité des cas, chez la femme bien portante, la première présomption sérieuse de grossesse. Il ne faut pas oublier, toutefois, que les règles peuvent se supprimer sans qu'il y ait grossesse, et que, d'autre part, elles peuvent persister, dans quelques cas rares, surtout pendant les premiers mois, quoiqu'il existe un fœtus dans l'utérus.

Le col de l'utérus participe à la tuméfaction générale de l'utérus, et, comme on peut l'examiner par l'intérieur du vagin, il peut, dans les premiers mois de la conception, fournir quelques indications sur la probabilité de la grossesse. A une époque plus avancée de la grossesse, le vagin diminue de hauteur, par suite du développement par en bas de l'utérus. Dans les dernières semaines, l'ouverture du col s'agrandit, et l'accouchement se prépare. Bientôt cette ouverture devient aussi grande que l'aire du vagin, et les lèvres du col disparaissent.

Vers la fin du troisième mois, l'utérus, en dépassant le niveau du pubis, peut être senti directement par la dépression de la paroi abdominale. En introduisant en même temps le doigt dans l'intérieur du vagin et en soulevant le col de l'utérus, on peut aussi sentir une sorte de ballottement qui peut faire présumer, jusqu'à un certain point, que l'utérus contient le produit de la conception. Plus tard (de trois mois et demi à quatre mois et demi), les mouvements du fœtus ressentis par la mère constituent l'un des signes les plus certains de la grossesse. A la même époque, les battements du cœur du fœtus commencent à être distinctement entendus, à l'aide du stéthoscope appliqué sur l'abdomen de la femme, et viennent donner plus de certitude au diagnostic[1]. Cet examen fournit d'ailleurs, sur la *position* du fœtus dans le sein de sa mère, des notions précieuses.

§ 418.

Grossesses extra-utérines. — Il arrive quelquefois, par exception, que l'ovule, en se détachant de l'ovaire, au lieu de s'engager dans la trompe et de parvenir dans l'utérus pour s'y développer, s'échappe dans la cavité abdominale, ou bien s'arrête dans l'intérieur de la trompe et subit, dans le point où il s'est anomalement fixé, les phases de son développement. On peut diviser les grossesses extra-utérines en trois groupes : tantôt l'œuf se fixe et se développe dans l'abdomen (*grossesses abdominales*); tantôt il se développe dans un point variable de la trompe (*grossesses tubaires*); tantôt, au lieu de tomber dans l'intérieur de l'utérus, il s'arrête dans la portion de la trompe qui perfore le tissu utérin, et l'œuf semble se développer dans l'épaisseur même des parois utérines (*grossesses interstitielles*). Chacun de ces groupes présente des variétés nombreuses, suivant les parties déprimées par les progrès du développement fœtal.

Les grossesses extra-utérines, dites *grossesses ovariques*, c'est-à-dire celles où l'œuf paraît se développer dans l'épaisseur de l'ovaire lui-même, ne sont que des grossesses abdominales. Seulement, ici, l'ovule fécondé après rupture de la vésicule de Graaf s'est développé sur l'ovaire lui-même. Le kyste, dont l'œuf s'entoure par les progrès du développement, et les membranes de l'œuf lui-même, ont pu seuls faire croire que l'ovule s'était développé dans l'intérieur même de la vésicule de Graaf, sans rupture préalable.

Dans les grossesses extra-utérines, qui ont pour siége des points va-

[1] Les battements du cœur du fœtus sont beaucoup plus fréquents que les battements du cœur de la mère : vers la fin de la vie intra-utérine, on en compte environ 150 à 160 par minute, c'est-à-dire à peu près le double des pulsations maternelles. On ne peut donc confondre les pulsations du cœur du fœtus avec les battements artériels de la mère.

riables de la trompe, la fécondation a pu s'opérer dans la trompe elle-même; mais, dans les grossesses abdominales, la fécondation a eu lieu nécessairement sur l'ovaire lui-même. Nous savons que chez les animaux, bien que la fécondation ait lieu le plus souvent dans l'intérieur de la trompe, elle peut cependant s'opérer aussi sur l'ovaire; on a trouvé souvent, en effet, quelques jours après l'accouplement, du sperme sur l'ovaire, alors que les vésicules de Graaf, arrivées à maturité, n'étaient pas encore rompues (Voy. § 400). Les ovules qui s'échappént de l'ovaire dans ces conditions ont donc été fécondés immédiatement à leur sortie. Si, maintenant, en vertu de causes qui nous échappent[1], le pavillon ne s'applique pas convenablement sur l'ovaire, pour recevoir dans son intérieur l'ovule qui sort de la vésicule de Graaf, on conçoit que l'ovule *fécondé* puisse s'échapper dans la cavité abdominale, s'y fixer par le développement du chevelu du chorion, et lier bientôt, par l'intermédiaire des vaisseaux allantoïdiens, des communications vasculaires avec le point de la cavité abdominale correspondant à l'œuf, point dans lequel les vaisseaux maternels s'accroissent aussi simultanément.

On ignore également les causes en vertu desquelles l'œuf, normalement engagé dans le pavillon de la trompe, s'arrête en ce point, ou dans d'autres points de la trompe, pour y suivre les phases de son développement.

Il est rare, au reste, que la grossesse extra-utérine parcoure la durée de la grossesse normale, et le développement du fœtus ne s'étend guère au delà du cinquième mois. L'embryon meurt souvent avant cette époque. Il subit alors des transformations particulières, et ordinairement la femme succombe à une péritonite. D'autres fois il se forme un vaste abcès autour du fœtus; cet abcès se fait jour soit par la cavité de la vessie, soit par la cavité vaginale, soit même à la région abdominale, dans le voisinage de l'ombilic, et le fœtus est expulsé par fragments, avec la suppuration.

Dans les cas très-rares de grossesse extra-utérine, où le fœtus est arrivé au terme de son développement complet, on a pu quelquefois l'extraire vivant du corps de la mère par une opération chirurgicale[2].

§ 419.

Accouchement. — Lorsque le fœtus a acquis le développement compatible avec l'existence nouvelle dont il doit vivre désormais, il est expulsé du corps de sa mère par un travail particulier, qui constitue l'accouchement. L'époque à laquelle arrive l'expulsion du fœtus est de neuf mois dans l'espèce humaine, ou à peu près 275 jours après le moment de la

[1] On a souvent fait intervenir les impressions morales vives, telles que la frayeur, la colère, ou des chutes coïncidant avec la rupture des vésicules de Graaf. On ne sait rien de bien positif à cet égard.

[2] Dans les quelques cas de grossesse extra-utérine terminés par la naissance d'un enfant vivant, la sortie de l'enfant a été effectuée par une large incision pratiquée sur les parois du vagin ou sur les parois du rectum.

conception. Il arrive que les femmes se trompent souvent sur l'époque présumée de l'accouchement, parce qu'elles rapportent le moment de la fécondation au rapprochement des sexes. Nous avons vu que ces deux choses ne sont point simultanées, et qu'elles peuvent être séparées l'une de l'autre par un intervalle de plusieurs jours.

Quelquefois la durée de la grossesse est moindre et l'expulsion du fœtus peut avoir lieu à huit mois ou à sept mois. Dans ces cas, l'enfant naît encore *viable*, mais sa naissance est dite *précoce*, et les premiers moments de sa vie sont entourés de périls. Lorsque l'accouchement a lieu avant cette époque, l'enfant n'est plus *viable*, et la naissance prématurée prend le nom d'*avortement*[1]. L'avortement peut d'ailleurs être naturel, ou avoir été provoqué soit par des violences extérieures, soit par des manœuvres coupables.

Au moment de l'accouchement, le fœtus contenu dans la matrice, et baigné par les eaux de l'amnios, présente le plus ordinairement une position telle, que l'utérus offre, dans son ensemble, la forme d'un ovoïde à petite extrémité dirigée en bas. Cette forme, accommodée aux dimensions respectives du bassin et de l'abdomen, tient à ce que l'enfant a la tête dirigée par en bas, le siége tourné en haut, et les membres fléchis dans leurs articulations. Les cuisses sont appliquées contre l'abdomen; les jambes, légèrement croisées, sont fléchies sur les cuisses; la plante du pied, dirigée en haut, se trouve au même niveau que le siége; les membres antérieurs, également fléchis, sont appliqués contre la poitrine.

Quelquefois la tête est tournée par en haut et le siége par en bas, ou bien encore le fœtus est placé transversalement dans la cavité utérine, de manière à se présenter par le côté à l'ouverture utérine; ce sont là des cas rares, qui appartiennent à la pathologie obstétricale, et qui rendent souvent nécessaire l'intervention de l'art.

L'accouchement est généralement annoncé, quelques jours avant le travail, par des douleurs dans les reins. Ces douleurs se font sentir par accès, et reviennent à des intervalles plus ou moins rapprochés et plus ou moins réguliers; puis les douleurs changent de siége; elles se rapprochent du bassin : ce sont les premières contractions de l'utérus. Ces douleurs, d'abord assez légères, deviennent de plus en plus fortes et de plus en plus rapprochées, et le travail de l'accouchement commence. La sécrétion muqueuse du vagin augmente et lubrifie le canal que doit parcourir le fœtus. Par l'ouverture dilatée du col de l'utérus on sent distinctement les membranes de l'œuf (poche des eaux), qui font une sorte de hernie. Les membranes de l'œuf cèdent bientôt sous l'effort des contractions utérines; elles se rompent et laissent écouler au dehors les eaux de l'amnios.

La rupture de la poche des eaux peut avoir lieu prématurément, à l'époque où le col n'est pas suffisamment dilaté pour donner passage à

[1] Quelques enfants nés à six mois et demi, et même à six mois, ont pu vivre, mais ce sont des cas exceptionnels.

l'enfant; il en résulte généralement un certain retard dans l'accouchement. D'autres fois la rupture est tardive, et entraîne seulement la sortie de quelques gouttes de liquide, parce que la tête du fœtus, qui s'engage immédiatement dans l'ouverture du col, fait obstacle à son écoulement; dans ce cas, les eaux s'écoulent, soit après la sortie de l'enfant, soit avec l'enfant, aussitôt que la tête est passée.

Les eaux, en s'écoulant, lubrifient les parois du vagin et le préparent au passage de l'enfant. Les douleurs de la femme deviennent extrêmement violentes. Aux contractions de l'utérus viennent se joindre celles des muscles abdominaux et aussi celles de tous les muscles du tronc. La contraction puissante des muscles entraîne tous les effets des efforts violents (Voy. § 240). Des inspirations saccadées se succèdent rapidement pour consolider la cage thoracique et fournir des points fixes à la contraction des muscles; la face s'injecte, le cœur bat avec force, la tête de l'enfant franchit le col de l'utérus et s'avance dans le vagin. La vulve, plus rétrécie que le vagin, présente un nouvel obstacle, accompagné, surtout chez les primipares, de nouvelles et très-vives douleurs. Enfin la tête franchit l'ouverture vulvaire, dont l'agrandissement se trouve favorisé par le relâchement qu'ont éprouvé, vers la fin de la grossesse, les ligaments de la symphyse pubienne. Quand la tête a franchi l'ouverture de la vulve, le reste du corps sort rapidement.

Au moment où l'enfant apparaît au dehors, toutes les parties de l'œuf ne l'accompagnent point, excepté dans des cas très-rares. Les membranes de l'œuf et le placenta sont encore dans l'utérus, et l'enfant tient au placenta par le cordon ombilical. Quoique entièrement sorti du corps de la mère, l'enfant y tient encore par le cordon. L'art intervient alors : on sépare l'enfant de sa mère par la section et la ligature du cordon, pratiquées à quelques centimètres de l'ombilic. L'intervention de l'art ne serait pas, à la rigueur, absolument indispensable ici, car l'accouchement est une fonction naturelle. L'enfant, dont la respiration commence aussitôt qu'il est né à la lumière, pourrait rester entre les cuisses de sa mère, continuer à vivre et à respirer jusqu'au moment où les membranes et le placenta se détachent de l'utérus. Le cordon, qui ne livre plus passage au sang, se dessécherait, s'atrophierait ensuite au niveau de l'ombilic, s'en détacherait par un travail analogue à la chute des escarres, et le fœtus se trouverait enfin débarrassé de ses annexes. Mais la séparation artificielle du fœtus présente des avantages incontestables, qui en ont fait un précepte universellement suivi. Indépendamment de ce que la sortie du *délivre* (membrane et placenta) peut être quelquefois assez tardive, on soustrait, d'une autre part, l'enfant au contact des liquides qui se sont écoulés des organes de la mère pendant l'accouchement, et on peut plus commodément le préserver du froid, auquel il est alors extrêmement sensible.

Peu de temps après la sortie de l'enfant et la section du cordon, c'est-à-dire au bout d'un quart d'heure environ, ou d'une heure au plus, le *délivre*, devenu inutile, se détache généralement de lui-même, par un travail de séparation, qui a commencé dès les premiers temps de l'accouchement. Lorsque la sortie des membranes et du placenta se fait trop attendre, le chirurgien intervient, et hâte cette sortie par des tractions légères sur la portion du cordon restée dans les organes maternels. Cette manœuvre doit être pratiquée avec de grands ménagements, afin de ne point déterminer d'hémorrhagie grave ou de renversement de matrice.

Aux violentes douleurs et aux efforts de l'accouchement succède un profond abattement. La matrice revient sur elle-même, et diminue rapidement de volume. Au moment de la séparation du placenta, il s'est écoulé une assez grande quantité de sang; le décollement du placenta, qui entraîne avec lui des lambeaux de la caduque inter-utéro-placentaire, ne se fait pas sans déchirure de vaisseaux. L'écoulement sanguin continue encore pendant quelques jours, mélangé de caillots dont l'expulsion ne se fait pas toujours sans douleurs. Puis, l'écoulement de sang diminue d'abondance; il se transforme d'abord en une mucosité roussâtre; et, quand la fièvre de lait est terminée, en un liquide albumineux, ordinairement peu coloré. Cet écoulement, désigné sous le nom de *lochies*, cesse généralement au bout de dix à quinze jours. L'utérus est alors assez revenu sur lui-même pour ne plus dépasser le pubis. Ce n'est guère qu'au bout de six semaines ou deux mois qu'il a repris ses dimensions premières : c'est aussi à ce moment que l'écoulement menstruel se rétablit.

§ 420.

Lactation. — Durant la seconde moitié de la grossesse, les seins ont graduellement augmenté de volume, et se sont peu à peu préparés à la sécrétion du lait. Vers le deuxième ou le troisième jour qui suit l'accouchement, les seins deviennent durs et douloureux, et il s'établit en même temps un mouvement fébrile plus ou moins intense, auquel on donne le nom de fièvre de lait. Au bout de vingt-quatre heures, la fièvre diminue et disparaît; la sécrétion du lait est établie. Les seins, moins durs, restent volumineux. Ils fournissent d'abord un liquide peu riche en matériaux nutritifs (colostrum). Ce liquide revêt peu à peu les qualités du lait.

Les mamelles, qui sécrètent le lait, appartiennent à la classe des glandes en grappes (Voy. § 169). Elles consistent essentiellement dans le groupement de vésicules, terminées par de petits conduits qui s'unissent entre eux et forment, par des réunions successives, quinze ou dix-huit canaux excréteurs. Ces canaux convergent vers l'aréole mammaire, forment un faisceau qui occupe le centre du mamelon, et qui, après avoir parcouru sa longueur, s'ouvrent à son sommet par des orifices étroits, cachés par les inégalités du derme. Les éléments vésiculeux ou glandulaires de la mamelle sont parcourus par des vaisseaux dont le développement augmente pendant la gestation; ils sont réunis entre eux par un tissu cellulaire, infiltré de tissu adipeux, qui prend souvent un grand développement. Les mamelles volumineuses ne sont pas toujours le signe d'un grand développement de la partie *glandulaire*. La glande mammaire présente quelque chose de particulier dans la disposition de ses canaux excréteurs. Ces canaux, avant d'atteindre l'aréole du mamelon, offrent des dilatations nombreuses, qui constituent des réservoirs multiples, dans lesquels s'accumule le lait sécrété pendant les intervalles de l'excrétion. Ces petits réservoirs ont souvent plus de 1/2 centimètre de diamètre. Les canaux qui traversent l'épaisseur du mamelon sont beaucoup plus fins, et n'ont guère qu'une fraction de millimètre d'épaisseur. Les parois de ces canaux, comme celles de tous les canaux excréteurs des glandes, contiennent des fibres musculaires lisses. Ces fibres représentent des sortes de sphincters qui s'opposent à l'écoulement continu du lait.

Le mamelon est formé par un tissu cellulo-fibreux, parsemé de fibres musculaires lisses, et parcouru par un grand nombre de vaisseaux; il peut augmenter de volume, comme les tissus érectiles, par la distension momentanée des vaisseaux qui le parcourent. Le mamelon s'érige chez la femme dans les mêmes conditions que les corps caverneux des organes de la génération, et aussi sous l'influence de l'excitation mécanique. Des mamelons très-peu développés, et qui, au premier abord, paraissent insuffisants pour l'allaitement, prennent, sous l'influence des efforts de succion de l'enfant, des dimensions qui leur permettent d'atteindre parfaitement leur but.

Les mamelles sécrètent le lait comme toutes les autres glandes sécrètent leur produit de sécrétion, c'est-à-dire aux dépens du sang apporté à la glande par les artères mammaires. La sécrétion du lait présente cependant quelques caractères particuliers. Elle est périodique, c'est-à-dire qu'elle ne se manifeste qu'après l'accouchement, et qu'elle a une durée subordonnée à celle de l'allaitement [1]. L'évacuation du produit sécrété ne s'opère que sous l'influence d'une action extérieure, pression ou succion; tandis que les produits de sécrétion des autres glandes s'échappent sous la seule influence des contractions de leurs réservoirs ou de leurs canaux d'excrétion. Lorsque les *sinus* dont nous avons parlé sont distendus par les produits sécrétés, il n'est pas rare cependant qu'une petite proportion de lait s'écoule au dehors sous l'influence de leurs contractions spontanées. C'est ce qu'on observe principalement dans les premiers temps, lorsque la femme, quoique mère, ne nourrit pas son enfant.

Pendant l'allaitement, et tant que la sécrétion du lait s'accomplit, les règles de la femme sont généralement suspendues, et elles ne reprennent leur cours que quand l'allaitement est terminé, époque qui arrive vers le dix-huitième ou le vingt-quatrième mois de la vie de l'enfant. Lorsque

[1] On rapporte dans la science quelques faits exceptionnels de femmes qui, n'ayant jamais conçu, ont eu du lait au point de pouvoir allaiter. La sécrétion du lait s'est même montrée parfois chez l'homme.

la femme n'allaite point, la sécrétion du lait diminue peu à peu, et elle se supprime tout à fait vers la sixième semaine, époque à laquelle reparaît alors le flux menstruel.

Il arrive parfois que les règles se rétablissent chez la femme, pendant la période de l'allaitement. Lorsque la femme qui allaite est une nourrice à gages, elle dissimule la plupart du temps la réapparition des menstrues. On a remarqué, en effet, que pendant l'écoulement menstruel, le lait diminue souvent de quantité. Cependant ce n'est point là une règle sans exceptions, et celles-ci sont nombreuses. D'ailleurs, la diminution de sécrétion porte principalement sur l'eau du lait. Toutes les fois que les règles apparaissent chez une nourrice, il faut donc, non lui retirer son nourrisson, car il est possible qu'elle puisse encore le conduire à bonne fin, mais surveiller de près l'enfant, pour voir si sa santé se maintient.

La femme qui allaite est dans une situation peu favorable pour être fécondée, le travail de la menstruation étant suspendu. Les exemples de conception pendant l'allaitement ne sont pas rares cependant. La disposition à être fécondée coïncide généralement avec la réapparition hâtive des menstrues. Quand une grossesse survient ainsi au milieu de l'allaitement, le lait diminue généralement de quantité; cette diminution va croissant, à mesure que le nouveau fruit prend un plus grand développement; dans les dernières périodes de la grossesse, le lait ne suffit plus, ordinairement, à la nourriture du premier enfant. Quelques femelles d'animaux allaitent et portent en même temps, et l'on en a conclu que ces deux états pouvaient s'allier aussi chez la femme : une foule d'exemples prouvent qu'il est loin d'en être toujours ainsi.

§ 421.

Lait. — Le *lait* est la première nourriture de l'enfant : il doit faire la base de son alimentation pendant toute la durée du premier âge.

Le lait est un liquide blanc, d'une saveur douce et agréable, d'une densité peu supérieure à celle de l'eau (la densité de l'eau étant 100, celle du lait est 103). Lorsqu'on l'abandonne à lui-même, il se sépare en trois parties principales. L'une vient à la surface former la *crème*; l'autre, d'abord en dissolution dans le lait, se concrète et forme le *caséum* (fromage). La troisième portion du lait, ou *sérum* (petit-lait), est un liquide jaunâtre, limpide ou légèrement opalin, constitué par de l'eau tenant en dissolution des matières salines, et une substance particulière nommée *sucre de lait*.

Quand on examine le lait au microscope, on constate qu'il est constitué par un véhicule liquide, tenant en suspension des parties solides ou globules du lait. La partie liquide contient l'eau, les sels, le caséum à l'état de dissolution et le sucre de lait. Cette dernière substance (sucre de lait) se transforme spontanément, au bout de quelques jours, en un principe acide (acide lactique), lequel détermine la coagulation du caséum et la séparation du petit-lait. La coagulation du caséum peut être obtenue artificiellement dans le lait frais, par l'addition des acides.

Les globules du lait sont des vésicules de volume très-variable. Les uns ont les dimensions des globules du sang ($0^{mm},005$); les autres ont un volume deux, trois ou quatre fois plus considérable. C'est dans l'intérieur des globules qu'est contenue la matière grasse du lait, c'est-à-dire le beurre. L'enveloppe des globules est de nature caséeuse ou albumineuse. Lorsque, par le battage, on *sépare* le beurre du lait, les globules se détruisent; on ne les retrouve plus dans le liquide caséeux qui reste après l'opération. Le battage, en détruisant les enveloppes des globules, met en liberté la matière grasse demi-solide qui y est contenue, et la rassemble en masse sous forme de beurre.

L'analyse du lait de la femme a été souvent pratiquée. Voici les analyses les plus récentes :

ANALYSE DU LAIT DE LA FEMME.	D'APRÈS M. LEHMANN.	D'APRÈS M. REGNAULT.	D'APRÈS MM. VERNOIS et BECQUEREL.
Eau.	89,8	88,6	88,9
Caséum et sels insolubles . .	3,5	3,9	3,9
Beurre	2,0	2,6	2,7
Sucre de lait et sels solubles. .	4,7	4,9	4,5
	100 »	100 »	100 »

Ainsi de l'eau, du caséum, du beurre, du sucre de lait et des sels, telle est, en somme, la constitution chimique du lait. Le lait résume donc les qualités d'un *aliment complet*. L'aliment azoté est représenté par le caséum. Le beurre et le sucre de lait représentent les aliments non azotés. L'eau et les sels, dont le besoin n'est pas moins impérieux dans l'alimentation de l'enfant, y sont également représentés.

Les proportions des divers principes qui entrent dans la composition du lait sont assez variables, non-seulement suivant l'espèce de l'animal[1], mais encore suivant quelques autres conditions que nous allons rapidement passer en revue.

Le lait que sécrètent les mamelles, dans les premiers jours qui suivent

[1] Composition moyenne du lait de la femme, comparée à celle du lait de quelques espèces domestiques :

	VACHE.	ANESSE.	CHÈVRE.	FEMME.
Eau	87,4	90,5	82,0	88,6
Caséum, etc.	3,6	1,7	9,0	3,9
Beurre.	4,0	1,4	4,5	2,6
Sucre de lait, etc. . .	5,0	6,4	4,5	4,9

l'accouchement, n'offre ni les caractères physiques, ni les caractères chimiques qu'il présentera plus tard. Ce premier lait, désigné sous le nom de *colostrum*, offre un aspect jaunâtre ; il renferme peu de caséum, peu de beurre : en revanche, il contient de l'albumine. Aussi les acides le coagulent à peine, tandis qu'il se prend en grumeaux par la chaleur. Les globules du colostrum sont irréguliers, souvent ils sont accolés ensemble par petites masses. Le colostrum ne se transforme pas en lait parfait, immédiatement après l'accouchement. Cette transformation n'est guère complète qu'au bout du premier mois. Ce premier lait, peu nourrissant, agit sur l'enfant comme un léger purgatif, et concourt à l'expulsion du méconium.

L'influence de la traite sur la composition du lait se fait sentir d'une manière très-remarquable chez les vaches, les ânesses et les chèvres. Dans une même traite, ou dans deux traites successives, le lait qui s'écoule d'abord est moins riche en crème (par conséquent en beurre) que le dernier ; il y a souvent, à cet égard, des différences de plus du double. Le lait, *déjà sécrété*, s'accumule, en effet, dans les mamelles de la vache, de l'ânesse et de la chèvre, comme dans une sorte de vase, et la crème y prend, en vertu de sa légèreté, la position qu'elle prendrait dans tout autre récipient. Il n'en paraît pas être de même chez la femme. Les réservoirs du lait (*sinus*), bien moins développés chez la femme, et aussi la station verticale, expliquent pourquoi il n'y a chez elle, sous ce rapport, que des différences insignifiantes.

Le régime, et en général toutes les conditions hygiéniques, ont une grande influence sur la composition du lait. L'insuffisance habituelle de la nourriture ou sa mauvaise qualité donnent un lait séreux et peu nourrissant.

Le régime végétal ou le régime animal ont-ils sur la composition ou sur l'abondance du lait une influence marquée ? On a souvent prétendu que le régime végétal, offrant de l'analogie avec celui des animaux qui nous donnent du lait, devait être préféré. Cette opinion est sans fondement : il faut que le régime des nourrices, comme celui de tout le monde, soit suffisant à l'entretien de la bonne santé. « La nature des aliments consommés, dit M. Boussingault, n'exerce pas d'influence marquée sur la quantité et la constitution chimique du lait, pourvu que les animaux reçoivent les équivalents nutritifs de ces divers aliments. »

Beaucoup de femmes s'imaginent que leur principal soin doit être de beaucoup manger, et elles se flattent ainsi d'augmenter la quantité de leur lait. Mais il arrive souvent qu'elles surchargent leur estomac d'une trop grande quantité d'aliments ; les fonctions digestives se dérangent, et elles arrivent à un résultat opposé à celui qu'elles se proposaient.

Les diverses périodes de la lactation introduisent quelques différences dans la constitution du lait. On remarque que les parties solides augmentent peu à peu en quantité (surtout le caséum et le beurre), pendant les trois ou quatre premiers mois. Pendant les mois suivants, les proportions restent sensiblement stationnaires. Du dixième au vingt-quatrième mois, les matériaux solides commencent à diminuer; mais, à cette époque, les dents de l'enfant, qui ont poussé, lui permettent de diviser et de digérer d'autres aliments.

Le lait présente encore des différences qui tiennent à la sécrétion elle-même, et dont les effets se font sentir sur le nourrisson. Il est des femmes qui ont beaucoup de lait, une très-bonne santé, et qui pourtant ne peuvent allaiter leur enfant ou d'autres enfants, sans les rendre malades. Cela tient à l'augmentation de certains principes du lait, et le plus souvent à celle du beurre.

On a enfin remarqué depuis longtemps que les principes volatils de quelques végétaux passent dans le lait et lui communiquent leur odeur. Des substances salines variées, administrées aux nourrices, ont été quelquefois retrouvées dans ce liquide, comme dans les produits de la sécrétion urinaire. On a, d'après cela, conseillé de faire prendre à la mère ou à la nourrice certaines substances médicamenteuses qu'on veut faire parvenir dans les voies digestives du nouveau-né.

CHAPITRE VIII.

DE LA GÉNÉRATION DANS LA SÉRIE ANIMALE.

§ 422.

Génération des vertébrés. — La génération des vertébrés (mammifères, oiseaux, reptiles et poissons) s'accomplit par le concours des sexes. Les organes sexuels mâles et les organes sexuels femelles sont portés par des individus différents [1]. Dans les mammifères et les oiseaux, la fécondation a lieu dans l'intérieur des organes femelles et elle nécessite l'accouplement. La plupart des reptiles s'accouplent aussi : cependant, chez quelques-uns d'entre eux, la fécondation est extérieure, c'est-à-dire que la femelle pond des œufs *mous*, sur lesquels le mâle répand presque aussitôt sa liqueur fécondante. Ce dernier mode de fécondation est celui de presque tous les poissons.

Mammifères. — Dans la classe des mammifères, ou *animaux à mamelles*, classe à laquelle l'homme appartient, l'animal femelle nourrit ses petits, dans le principe, à l'aide du lait sécrété par des mamelles. Les divers actes de la génération diffèrent peu chez les mammifères de ce qu'ils

[1] D'après M. Desfossés, deux poissons, le *serranus cabrilla* et le *serranus scriba*, portent à la fois les organes mâles et les organes femelles, et sont par conséquent hermaphrodites, comme la plupart des insectes. L'individu pond des œufs, et répand ensuite sur eux la liqueur fécondante sécrétée dans ses testicules.

sont chez l'homme. Les principales différences portent sur le nombre des petits, sur la durée de la parturition, sur la fréquence des actes de reproduction, et sur certaines particularités anatomiques relatives au mode d'adhérence du fœtus ou des fœtus avec la cavité utérine.

Parmi les mammifères, il en est quelques-uns qui ne font qu'un petit à la fois; tels sont : la vache, la jument, la biche, la femelle du chameau, celle de l'éléphant, l'ânesse, la femelle du singe, etc. L'ours, le chevreuil et la chauve-souris mettent bas deux petits; le lièvre, le castor, la taupe, la marmotte, le cochon d'Inde, en font trois ou quatre. Le lion, le tigre, le léopard, en font quatre ou cinq. Le chien, le renard, le loup, le chat, la belette, l'écureuil, en font cinq ou six. Le lapin, le rat d'eau, le mulot, le furet, en font six ou huit. La souris en fait jusqu'à dix, et le cochon et le rat gris jusqu'à quinze.

La durée de la parturition est de trois semaines, chez la souris et le cochon d'Inde; de quatre semaines, chez le lapin, le lièvre, l'écureuil; de cinq semaines, chez le rat, la marmotte et la belette; de six semaines, chez le furet; de huit semaines, chez le chat; de neuf semaines, chez le chien, le renard, le putois; de dix semaines, chez le loup et chez les grandes races de chiens; de quatorze semaines, chez le lion; de dix-sept semaines, chez le castor et le cochon; de vingt et une semaines, chez les brebis; de vingt-deux chez la chèvre; de vingt-quatre chez le chevreuil; de trente, chez l'ours; de trente-six, chez le cerf; de quarante et une, chez la vache[1]; de quarante-trois, chez la jument, l'ânesse et le zèbre; de quarante-cinq, chez le chameau; de cent, chez l'éléphant.

Le nombre des portées des mammifères est assujetti à certaines conditions. Les animaux qui, dans l'état de nature, ne s'accouplent qu'une fois par an peuvent, lorsqu'ils sont réduits à l'état de domesticité, entrer de nouveau en chaleur, et s'accoupler peu de temps après la terminaison de la portée antécédente, ce qui tient sans doute à l'abondance de la nourriture.

La jument peut entrer en chaleur dix ou douze jours après la mise bas; la vache, au bout de vingt jours; les brebis et les chèvres, seulement au bout de sept mois.

Le nombre annuel des portées des mammifères est principalement assujetti à la durée de la gestation. Les petits mammifères qui portent peu de temps font, en général, plus de portées que ceux dont la gestation a une plus longue durée. La souris, le mulot, le rat d'eau, le lapin, le cochon d'Inde, mettent bas quatre, cinq ou six fois par an, suivant les conditions dans lesquelles ils se trouvent placés. Un rat, qui produit six fois par an de quinze à dix-huit petits, donne ainsi naissance à une centaine de rejetons, qui pullulent bientôt à leur tour.

Chez la plupart des mammifères, l'utérus n'est pas, comme chez la femme, constitué par une cavité simple. Cette cavité se prolonge plus ou

[1] A peu près comme chez la femme.

moins sur les côtés, et forme ce qu'on appelle les cornes de l'utérus. Quelquefois, comme chez les carnassiers, la division de l'utérus se prolonge jusqu'à l'orifice vaginal de l'utérus. Cette division de l'utérus en deux cornes ou en deux corps plus ou moins distincts n'entraîne pas, au reste, de différence dans le mode d'union de l'œuf ou des œufs avec la muqueuse utérine.

Dans les femelles des ruminants à cornes frontales, telles que la vache, la brebis, la chèvre et la biche, le mode d'union de l'œuf avec la muqueuse utérine présente cependant une particularité remarquable : le placenta fœtal se dispose en cotylédons *isolés les uns des autres*. Ces cotylédons formés d'ailleurs, comme dans l'espèce humaine, par des houppes vasculaires, s'implantent sur des parties très-vasculaires de la membrane muqueuse utérine, qu'on désigne sous le nom de cotylédons utérins. Les cotylédons utérins existent chez les femelles des animaux, même avant le part, et ils persistent après la séparation du fœtus et de son placenta multiple. Les cotylédons utérins ont tantôt la forme d'une coupe à bords renversés, tantôt celle d'un tubercule aplati et arrondi sur les bords. Les cotylédons existent dans le corps et les cornes de l'utérus; on en compte ordinairement de quatre-vingts à cent. Généralement le nombre des cotylédons du placenta fœtal correspond à celui des cotylédons maternels; mais il n'est pas rare cependant de trouver, surtout vers l'extrémité ovarienne des cornes utérines, des cotylédons utérins libres de connexions avec les prolongements du placenta fœtal.

Lorsque l'animal mammifère met son petit au monde, les membranes de l'œuf se déchirent au moment de l'accouchement, et souvent aussi le cordon ombilical. D'autres fois, la femelle divise les membranes et le cordon avec ses dents. La plupart des animaux carnivores dévorent le délivre qui s'échappe ensuite de l'utérus. Chez les ruminants à cornes (vaches, brebis, chèvres), l'adhérence des cotylédons du placenta fœtal avec les cotylédons utérins est assez intime. Le délivre n'est souvent détaché et expulsé des organes maternels qu'au bout de quelques jours. Chez ces animaux, il y a inconvénient à hâter la sortie du délivre par des tractions intempestives : on risque ainsi d'arracher une partie des cotylédons utérins, et, indépendamment de ce qu'il peut survenir alors des hémorrhagies graves ou une inflammation utérine, la fécondité à venir de l'animal peut être gravement atteinte par cet arrachement. Lorsque l'animal est multipare, le délivre (membrane et placenta) de chaque petit sort successivement après le petit auquel il appartient.

Dans quelques espèces de mammifères, les petits qui viennent au monde sont peu développés, et ne peuvent faire usage de leurs membres. Ces petits s'attachent aux mamelles maternelles, placées dans une poche ou bourse, que forme sous le ventre un repli de la peau. Cette poche, qu'on rencontre dans les animaux de la famille des marsupiaux, représente, en quelque sorte, une seconde matrice que l'animal n'abandonne que quand il peut marcher. Pendant les premiers temps, le petit s'y réfugie encore à la moindre apparence de danger.

Oiseaux. — Chez les oiseaux, le produit de la génération sort des organes femelles à l'état d'œuf : c'est pour cela qu'on les appelle quelquefois *ovipares*. Mais il ne faut pas oublier que l'homme et les mammifères sont aussi des ovipares, dans l'acception rigoureuse du mot. Seulement, chez eux, l'œuf ne sort du corps de l'animal qu'après son développement complet. Chez les mammifères, l'œuf fécondé parcourt les trompes et s'arrête dans l'utérus ; il s'y fixe, y est en quelque sorte soumis à une incubation *intérieure*, et s'y développe aux dépens des connexions vasculaires, qui s'établissent avec la mère. Chez les ovipares, l'œuf fécondé parcourt les oviductes (analogues des trompes), s'y entoure d'une couche albumineuse épaisse et d'une coquille calcaire, et est, à cet état, expulsé au dehors. Il porte en lui les matériaux nécessaires à son développement : aussi est-il beaucoup plus volumineux que celui des mammifères. Cet œuf se développera ensuite par incubation *extérieure*, c'est-à-dire sous l'influence d'une température convenable.

Les oiseaux manquent d'organes de copulation. Les testicules sont placés près des reins. Les canaux spermatiques ou déférents, qui servent à l'excrétion du sperme, s'ouvrent à l'extrémité inférieure du tube digestif dans le cloaque. C'est par l'application de l'anus du mâle contre l'anus de la femelle que s'opère la fécondation. L'autruche, le canard, l'oie, ont cependant un pénis rudimentaire. Ce pénis, placé dans le cloaque, à la rencontre des canaux déférents, consiste en un tubercule plus ou moins saillant, susceptible d'une sorte d'érection et creusé d'un sillon vecteur du sperme.

La partie fondamentale de l'œuf, ou le jaune, se forme dans l'ovaire de la femelle. Lorsque le jaune est arrivé à son développement complet, la capsule ovarienne qui l'enveloppe se rompt, et le jaune, entouré de la membrane vitelline, passe dans la trompe, dont le pavillon s'applique sur l'ovaire pour le recevoir. Là il rencontre la liqueur du mâle [1], et s'enveloppe, chemin faisant, d'une couche d'albumine épaisse. Dans le principe, le jaune éprouve un mouvement de rotation au milieu de la couche albumineuse qui l'entoure ; ainsi se forment, aux extrémités du jaune (suivant le grand axe de l'œuf), des sortes de ligaments albumineux, ou *chalazes*. La couche d'albumine augmente, et, lorsque l'œuf est arrivé au tiers inférieur de l'oviducte (c'est-à-dire environ six heures après sa sortie de l'ovaire, chez la poule), la couche albumineuse s'enveloppe d'une membrane, d'abord transparente, qui se dédouble bientôt en deux feuillets. Le feuillet adhérent à l'albumine restera à l'état de membrane ; le feuillet le plus externe s'incrustera de cristaux calcaires et formera la

[1] Lorsque le mâle fait défaut, les oiseaux de nos basses-cours peuvent pondre encore, quoique moins souvent. Les œufs sont alors inféconds. La plupart des oiseaux ne pondent que pendant une certaine époque de l'année, à l'époque du rut.

coque. La formation de la coque est plus lente que celle de l'albumine ; ce n'est guère qu'au bout de vingt-quatre heures que l'œuf complet est expulsé de la partie inférieure de l'oviducte dans le cloaque, et du cloaque au dehors. Le petit bout de l'ovoïde qui représente l'œuf sort le premier. Tel était, d'ailleurs, sa position dans l'oviducte, dès l'époque où la membrane de l'albumine et la coquille se sont formées.

Lorsque l'œuf est arrivé au dehors, il se forme du côté du gros bout, entre la coquille et la membrane de l'albumine, un espace dans lequel l'air s'accumule, et qu'on appelle la *chambre à air*. La coquille, quoique solide, n'en est pas moins poreuse, et il se manifeste, non-seulement au point dont nous parlons, mais encore par toute la surface de l'œuf, un échange de gaz, qui devient bien évident pendant le développement, au moment de l'incubation.

Alors que le jaune de l'œuf était encore contenu dans l'ovaire, on pouvait voir manifestement, dans son intérieur et dans un point voisin de sa surface, la vésicule germinative. Celle-ci, comme dans l'ovule des mammifères, disparaît peu après que l'œuf est sorti de l'ovaire. C'est aussi pendant le passage de l'œuf au travers de la trompe que la segmentation du jaune s'opère. Seulement, dans l'œuf d'oiseau, la segmentation n'est que partielle; elle ne s'opère qu'aux dépens d'une très-petite portion du jaune, qu'on désigne sous le nom de *cicatricule*. Cette petite portion du jaune est l'analogue de la masse entière du jaune de l'œuf des mammifères. Après des segmentations successives, la cicatricule donne naissance à la tache embryonnaire d'où procéderont ensuite toutes les formations fœtales.

La masse du jaune qui n'a point pris part à la segmentation doit servir à la nutrition de l'oiseau; elle remplit l'intérieur de la vésicule ombilicale et communique, par conséquent, avec l'intérieur de l'intestin de l'oiseau qui se développe (Voy. § 406). Chez l'oiseau, la vésicule ombilicale persiste pendant tout le temps de l'incubation; elle existe encore quand l'oiseau sort de la coquille; seulement, les parois abdominales qui se sont formées font qu'elle est alors contenue dans la cavité abdominale; plus tard, la portion restante du jaune sera entièrement résorbée par l'absorption intestinale, et la vésicule ombilicale, devenue inutile, disparaîtra.

La chaleur est nécessaire au développement de l'œuf; à cet effet, l'oiseau s'applique sur ses œufs et les couve. Chacun sait qu'on peut remplacer la chaleur naturelle de l'oiseau par une température convenable (35° à 40°), et faire ce qu'on appelle des *incubations artificielles*. La chaleur du soleil suffit pour faire éclore les œufs de quelques oiseaux des régions intertropicales [1].

Les vaisseaux, qui s'établissent promptement dans le blastoderme de

[1] La durée de l'incubation varie suivant les espèces. Elle est généralement moins longue que la durée de la gestation des mammifères. Elle est de quinze à dix-huit jours pour les serins, de vingt et un jours pour les poules, de vingt-cinq jours pour les canards, etc.

l'oiseau, ne tardent pas à envelopper la membrane vitelline et à mettre ainsi le corps de l'embryon naissant en relations vasculaires avec l'albumine et avec le jaune ; les vaisseaux puisent dans ces deux substances les matériaux nécessaires à la formation des tissus. Aux dépens du jaune et de l'albumine, et surtout aux dépens de l'albumine (car une portion du jaune existe encore à la naissance), se développeront tous les organes de l'oiseau, nerfs, os, muscles, plumes, etc.

Dès le troisième jour de l'incubation, on voit naître par exsertion, sur la partie caudale de l'intestin, la vésicule allantoïde, qui, se développant rapidement, entourera bientôt entièrement l'embryon, et constituera, à l'aide des nombreux vaisseaux qu'elle porte, une sorte de poumon, destiné, très-vraisemblablement, à la respiration de l'œuf [1].

Mais ces phénomènes ne peuvent s'accomplir qu'autant que l'œuf est entouré par l'air atmosphérique. L'œuf ne se développe, en effet, qu'à la condition d'un échange avec l'oxygène de l'air. L'œuf, qui croît, respire à travers la paroi calcaire qui l'entoure. Lorsqu'on le place dans des gaz irrespirables (acide carbonique, hydrogène, azote), ou qu'on l'entoure d'un vernis imperméable, on a beau le soumettre à une température de 35 à 40 degrés centigrades, le développement ne s'opère pas, ou tout au moins il s'arrête au bout de peu de temps, et l'œuf avorte.

Nous avons dit que, peu de temps après la ponte, il se développe, du côté du gros bout de l'œuf, un espace rempli de gaz. Cet espace, qui renferme de l'air atmosphérique un peu plus riche en oxygène que l'air (22 à 26 pour 100 d'oxygène), augmente avec les progrès de l'incubation. Tandis que l'air entre dans l'œuf, il s'en échappe de l'acide carbonique. Lorsqu'on soumet un œuf à l'incubation, dans un espace limité, on constate, par analyse, que la quantité d'oxygène disparue a été remplacée par une quantité sensiblement équivalente d'acide carbonique. Il s'opère donc des combustions dans l'œuf, et ces combustions sont nécessaires à la transformation du jaune et de l'albumine en les divers tissus de l'animal; en même temps, l'œuf perd en poids, non-seulement parce qu'il expire de l'acide carbonique, mais aussi parce qu'il perd une certaine quantité de vapeur d'eau. Lorsque le développement de l'oiseau est achevé, et que la pointe cornée, qui s'est formée au bout du bec, va lui permettre de fendre la coquille, l'œuf a généralement perdu 14 pour 100 de son poids.

Reptiles. — Chez les reptiles, comme chez les oiseaux, le produit de la génération sort des organes femelles à l'état d'œuf. Chez la plupart d'entre eux, la fécondation précède la ponte, de même que chez les oiseaux, et

[1] L'allantoïde de l'œuf de poule, examiné du dixième au douzième jour de l'incubation, est manifestement *contractile*. La contractilité peut être mise en évidence, même une heure après que l'œuf est cassé. Examiné au microscope, le tissu de l'allantoïde révèle dans son épaisseur la présence des fibres musculaires lisses (fibres cellules). C'est en vain qu'on y cherche des nerfs (Remak, Vulpian). Ce fait constitue un argument de plus en faveur de l'indépendance de la contractilité musculaire (Voy. § 222).

l'œuf, au moment de sa sortie, est entouré d'une enveloppe solide. Cette enveloppe, incrustée de matières calcaires, est généralement moins résistante que celle des oiseaux.

Quelques reptiles de l'ordre des batraciens (crapauds et grenouilles) pondent leurs œufs avant la fécondation. Ces œufs sont mous et dépourvus d'enveloppe calcaire. Le mâle embrasse étroitement la femelle au moment où celle-ci émet ses œufs, et il les féconde au moment de leur sortie.

Chez quelques reptiles, dont la fécondation est intérieure, la sortie des œufs au dehors n'a lieu qu'assez longtemps après leur détachement de l'ovaire. L'œuf, retenu dans l'oviducte, se développe sous l'influence de la chaleur maternelle, et il n'est expulsé que lorsqu'il est sur le point d'éclore. Chez quelques serpents, l'incubation intérieure a souvent lieu d'une manière complète dans les oviductes : les petits brisent les enveloppes de l'œuf et sont expulsés vivants au dehors (couleuvre, vipère).

Les reptiles ne couvent généralement pas leurs œufs, ils les déposent dans le sable ou dans l'eau (reptiles amphibies), et la chaleur extérieure les fait éclore [1]. Quelques serpents cependant se replient en rond au-dessus de leurs œufs, et emprisonnent au-dessous d'eux une couche d'air dont la température s'élève généralement de quelques degrés au-dessus de celle du milieu environnant.

Les reptiles femelles ont deux ovaires, et deux oviductes qui s'ouvrent séparément dans le cloaque. Chez les reptiles, comme chez les oiseaux et les mammifères, les oviductes (trompes des mammifères) ne sont pas continus avec l'ovaire; ils présentent, du côté de l'ovaire, un orifice évasé semblable au pavillon.

Les organes mâles diffèrent suivant les espèces. Dans l'ordre des batraciens il n'y a point d'organes de copulation. Les canaux spermatiques, qui font suite aux testicules, s'ouvrent dans le cloaque, et la fécondation a lieu, comme chez les oiseaux, par l'application des anus, lorsque la fécondation précède la ponte. Dans les autres ordres de reptiles, il y a un véritable accouplement. Les canaux spermatiques viennent s'ouvrir dans une verge, laquelle acquiert un grand développement chez la tortue. Les ophidiens et les sauriens ont une verge fourchue ou double. Le développement de l'œuf des reptiles écailleux (chéloniens, ophidiens, sauriens) a lieu suivant les mêmes principes que celui de l'œuf des oiseaux; la segmentation primitive du jaune n'a lieu que dans un point circonscrit (cicatricule). Dans les batraciens, la segmentation du jaune est complète : le jaune de l'œuf, pris dans sa totalité, concourt à la formation du blastoderme, comme dans l'œuf des mammifères.

De tous les reptiles, les batraciens sont les plus féconds. Les tortues pondent quatre ou cinq œufs ; les serpents, de dix à vingt ; les grenouilles

[1] Les reptiles sont des animaux à sang froid, comme ceux dont il nous reste à parler. Leur température ne diffère guère de celle du milieu ambiant (Voy. § 161).

et les crapauds (batraciens), plusieurs centaines. Les batraciens qui sortent de l'œuf ne sont généralement pas arrivés à leur complet développement, et ils subissent pendant les premières semaines une véritable métamorphose : tels sont les grenouilles et les crapauds. Ces animaux naissent à l'état de *têtards*. Ils n'ont point de membres ; ils ont une queue, et respirent par des branchies situées sur les côtés du cou, sous la peau. L'eau entre par la bouche, passe sur les branchies, et sort en dehors par une ou deux ouvertures placées sur les parties latérales du cou. Les pattes de derrière se développent presque à vue d'œil ; celles de devant se développent dans le même temps, mais sous la peau, et elles la percent ensuite. La queue s'atrophie progressivement, ainsi que les branchies, et l'animal respire bientôt par les poumons, qui se sont simultanément développés [1].

Poissons. — Dans la plupart des poissons, le produit de la génération sort à l'état d'œuf, et la fécondation n'a lieu qu'après la ponte, et à une époque plus ou moins éloignée. Les œufs sont déposés par la femelle dans des endroits abrités, généralement le long du rivage ou sur des bas-fonds. Le mâle répand ensuite sur ces œufs (enveloppés, comme ceux des batraciens, par une membrane molle) sa liqueur fécondante, désignée sous le nom de *laite*. Les causes de destruction sont nombreuses, et, en général, une grande quantité d'œufs échappent à la fécondation. Le nombre considérable des œufs pondus par les poissons est destiné sans doute à remédier à ces conditions défavorables. Le nombre des œufs, ordinairement de plusieurs milliers, peut s'élever dans quelques espèces jusqu'à plusieurs millions pour une seule ponte.

Les ovaires des poissons femelles sont deux glandes volumineuses qui remplissent en grande partie l'abdomen au moment de la ponte. Dans la plupart des poissons osseux, les oviductes sont *continus* avec les ovaires, et forment un canal excréteur, analogue à celui de toutes les autres glandes. Chez beaucoup de poissons cartilagineux, l'extrémité abdominale de la trompe est libre, comme chez les mammifères, les reptiles et les oiseaux. Les deux oviductes s'ouvrent dans le cloaque, ou bien se réunissent entre eux, et viennent aboutir à une ouverture placée en arrière de l'anus.

Les testicules forment, chez le mâle, deux glandes également très-volumineuses. Les canaux spermatiques s'ouvrent, soit dans le cloaque, soit, par une ouverture spéciale, dans le voisinage de l'anus.

Chez quelques poissons cartilagineux, la fécondation est intérieure, et il y a un véritable accouplement, analogue à celui des oiseaux. Chez ces poissons (squales, marteaux, scies), l'œuf fécondé sort recouvert d'une enveloppe cornée solide. Chez quelques autres (raies), les œufs fécondés

[1] Les salamandres sont dans le même cas que les grenouilles et les crapauds, mais elles ne perdent pas leur queue. Les sirènes, les tritons et les protées ne perdent point leurs branchies.

séjournent dans l'intérieur des oviductes, s'y développent, et l'animal produit des petits vivants.

Dans les poissons cartilagineux dont nous parlons, la segmentation du jaune n'est pas complète; elle n'a lieu, comme chez les reptiles écailleux et les oiseaux, que dans le point de l'œuf qui correspond à la cicatricule.

§ 423.

Génération des invertébrés. — La génération des invertébrés présente des modes très-divers.

Un grand nombre d'entre eux se reproduisent, comme les vertébrés, à l'aide de véritables œufs; et l'on trouve ce mode de génération, non-seulement dans les invertébrés placés en tête de la série, tels que les articulés (insectes, arachnides, crustacés) et les mollusques, mais même dans l'embranchement des zoophytes.

D'autres invertébrés se reproduisent par génération scissipare ou gemmipare; et si l'on trouve ce mode de génération plus répandu dans les espèces inférieures que dans les espèces supérieures, il est vrai de dire que les articulés eux-mêmes le présentent parfois : témoin les annélides.

Génération des invertébrés à sexes séparés, à l'aide d'œufs. — Les *insectes*, les *arachnides* et les *crustacés* ont des sexes séparés, et la fécondation s'opère par accouplement. Les ovaires consistent généralement en tubes plus ou moins longs, simples ou ramifiés, occupant souvent une grande partie de l'abdomen. C'est dans ce tube ou dans ces tubes, qui se continuent avec les oviductes, que se forment les œufs. Les oviductes se terminent à l'extérieur par une ouverture située dans des points variés. Le testicule du mâle consiste également, le plus souvent, en tubes simples ou ramifiés, et offre avec l'ovaire une grande ressemblance. Seulement ces tubes, au lieu de sécréter les œufs, sécrètent le sperme, c'est-à-dire un liquide fécondant pourvu de spermatozoïdes. D'autres fois, au lieu de tubes, le testicule est constitué par de petites capsules adossées, arrondies ou allongées, et s'ouvrant dans le canal spermatique.

Le sperme du mâle est porté dans les organes femelles, soit par le renversement au dehors de la partie terminale du canal spermatique, renversement qui fait fonction d'organes copulateurs (crustacés), soit par un véritable pénis (insectes). Le pénis des insectes est souvent entouré de pinces ou de crochets qui, se redressant dans l'intérieur des voies génitales de la femelle, au moment de l'érection, rendent l'adhérence si intime, qu'on ne parvient guère à les séparer sans arrachement. Quelques insectes femelles présentent, vers l'extrémité inférieure de l'oviducte, une poche dite *poche copulatrice,* dans laquelle s'accumule le sperme du mâle. Le sperme conserve dans cette poche ses propriétés fécondantes pendant des mois, et peut ainsi féconder plusieurs générations d'œufs.

Chez quelques insectes (abeilles et fourmis), il existe des femelles stériles, dites *neutres*. Les femelles stériles des abeilles, connues sous le nom d'ouvrières, ont des organes tubuleux, correspondants aux ovaires ou aux testicules, mais elles ne produisent pas d'œufs, et ne sécrètent point de sperme. Cependant, chose singulière, si, peu après leur naissance, on leur donne une nourriture abondante, ou si on les place dans certaines cellules de la ruche, plus grandes que les autres, on peut les transformer en mâles ou en femelles. Les femelles stériles des fourmis sont dépourvues d'ailes.

Un grand nombre de vers intestinaux, principalement parmi ceux de la classe des *nématoïdes*, ont des organes sexuels séparés : tels sont les ascarides, les strongles, les oxyures, les trichocéphales, etc. Chez quelques-uns d'entre eux, les organes sexuels ne consistent pas seulement en un ovaire ou un testicule rameux, mais il y a aussi, à l'extrémité terminale du canal spermatique, un véritable pénis, et la fécondation précède la ponte.

On rencontre parmi les *mollusques* un certain nombre d'espèces à sexes séparés, principalement parmi les pectinibranches et les lamellibranches. Les méduses, qui appartiennent à l'embranchement des zoophytes, seraient (au moins quelques-unes d'entre elles) dans le même cas.

Chez les insectes, le nouvel être qui sort de l'œuf n'est pas toujours arrivé à son développement complet, et il doit subir encore de nouvelles métamorphoses. Les insectes ailés passent généralement par une forme intermédiaire avant de prendre leurs ailes. Le nouvel être se nomme *larve*, lorsqu'il manque de pattes; ou *chenille*, dans le cas contraire. Les larves ou chenilles, après différentes mues ou changements de peau, s'entourent d'une coque ou *cocon* plus ou moins résistant et passent à l'état de *chrysalide* ou de mort apparente. C'est dans ce cocon que les chrysalides ou nymphes se métamorphosent, aux dépens de leur propre substance, car elles ne prennent point de nourriture. Lorsque les ailes ont poussé, et qu'en même temps les organes de la génération ont acquis un développement complet, la chrysalide, devenue insecte parfait, perfore sa coque, et devient apte à se reproduire.

Génération des invertébrés à l'aide d'œufs, avec hermaphrodisme. — Presque tous les annélides (embranchement des articulés) qui se reproduisent à l'aide d'œufs sont hermaphrodites; beaucoup d'helminthes et de mollusques sont dans le même cas. On rencontre aussi, dans la classe des échinodermes et dans celle des acalèphes (embranchement des zoophytes), des individus qui se reproduisent de la même manière.

L'hermaphrodisme consiste dans la réunion, sur le même individu, des ovaires et des testicules. Ces deux glandes, placées dans l'abdomen, se présentent généralement sous l'apparence de tubes plus ou moins ramifiés. Dans les uns sont sécrétés les ovules, et dans les autres la liqueur fécondante. Les canaux excréteurs de ces glandes communiquent souvent vers leur extrémité terminale, de telle sorte que, quand l'œuf est expulsé de l'ovaire, le sperme, chassé en même temps du testicule, rencontre l'œuf dans le canal terminal, et le féconde avant qu'il ne s'échappe au dehors. D'autres fois, le testicule et l'ovaire s'ouvrent séparément au dehors : les produits de l'ovaire (œufs) et le produit du testicule (sperme) sont expulsés simultanément dans l'eau au sein de laquelle vit l'animal, et la fécondation s'opère après la ponte, comme chez les poissons.

Chez quelques mollusques hermaphrodites (limaçons, limnées, etc.), il existe des organes de copulation, et l'accouplement est réciproque, c'est-à-dire que l'individu est à la fois mâle et femelle, par rapport à un autre individu de la même espèce. Le pénis de l'un s'engage dans les organes femelles de l'autre, et l'organe femelle du premier reçoit le pénis du second. Tantôt il y a double fécondation simultanée; tantôt l'un joue le rôle de mâle et l'autre le rôle de femelle; et plus tard, celui qui a joué le rôle de mâle sera à son tour fécondable. Les animaux hermaphrodites forment souvent ainsi de longues chaînes, au moment de l'accouplement. Quelques animaux hermaphrodites (parmi les vers) s'appliquent les uns contre les autres, sans qu'il y ait un véritable accouplement. L'application mutuelle n'a ici d'autre but que d'exciter la sortie du sperme au dehors, et sa rentrée dans les oviductes du même animal; l'ouverture extérieure du canal spermatique et celle de l'ovaire étant très-rapprochées ou confondues.

§ 424.

Génération gemmipare. — Ce mode de génération se rencontre principalement dans l'embranchement des zoophytes. Dans la classe des acalèphes, dans celle des spongiaires et des infusoires, la génération gemmipare consiste en ce que, sur un certain point du corps, quelquefois toujours au même endroit, il se forme une sorte de tubercule arrondi. Ce tubercule, d'abord plein, se creuse ordinairement d'une cavité, puis il se transforme peu à peu en un individu semblable à celui qui lui a donné naissance, s'en détache et se reproduit à son tour de la même manière.

Quelques annélides, tels que les naïs (animaux très-rapprochés des vers de terre), les syllis, les myrianides, se reproduisent aussi par génération gemmipare. A une certaine période, on voit, à la partie postérieure du corps, se développer un individu nouveau. L'individu nouveau, après avoir formé successivement ses anneaux et sa tête, se sépare de l'individu mère par étranglement et par division. Quelquefois il se forme en même temps plusieurs bourgeonnements les uns sur les autres, et la séparation n'a lieu que quand cinq ou six individus se sont formés. Ce qu'il y a de bien remarquable dans les annélides, qui présentent ce mode de division gemmipare, c'est que l'individu chez lequel on l'observe manque d'organes de reproduction, tandis que les produits de la gemmiparité en sont pourvus. Les produits de la gemmiparité sont donc destinés à pondre des œufs; et de ces œufs naissent des individus non sexués.

§ 425.

Génération scissipare. — Lorsqu'on coupe un ver de terre en deux parties, la partie antérieure du corps donne naissance à un animal entier. Il en est de même de la partie postérieure ; elle se complète, quoique plus lentement. Le même fait s'observe sur beaucoup d'entozoaires, sur les hydres, sur les actinies (zoophytes). Chez ces animaux, il suffit généralement d'un fragment peu considérable du corps pour reproduire l'animal entier. Tremblay coupe une hydre en petits morceaux dans toutes les directions : chaque fragment reproduit une hydre complète.

La force de régénération existe aussi chez les mollusques : les limaçons peuvent reproduire leurs tentacules enlevées ; les céphalopodes leurs bras, etc. Chez les reptiles, elle est également très-remarquable : les salamandres peuvent reproduire leurs pattes ; il en est de même pour les grenouilles et les crapauds très-jeunes, et chacun sait avec quelle facilité la queue des lézards repousse lorsqu'on la leur a arrachée. Dans les animaux supérieurs, non-seulement la régénération ne se montre plus sur des organes entiers, mais elle est très-restreinte pour les tissus eux-mêmes, et elle ne se montre guère que pour les tissus placés aux surfaces : épiderme, poils, ongles, laine, crins et plumes.

Mais, si les animaux inférieurs reproduisent des parties plus ou moins considérables de leur corps, lorsqu'ils ont été divisés artificiellement, il faut dire que la *scission spontanée*, comme mode de génération, est assez rare, et qu'on est loin de la rencontrer chez tous les animaux qu'on peut multiplier par *section artificielle*.

La génération scissipare s'observe principalement dans les infusoires (zoophytes globuleux). Elle a été constatée aussi dans quelques hydres et dans une espèce de planaire. Quelques animaux pourvus d'organes sexuels, c'est-à-dire d'ovaires et de testicules, et se reproduisant par des œufs, peuvent aussi, à certaines périodes de leur développement, se multiplier par scission : tels sont les méduses (zoophytes acalèphes), et quelques vers plats intestinaux (sous-embranchement des annélides).

Dans la génération scissipare naturelle, la division s'opère dans des directions déterminées, toujours les mêmes chez le même animal ; tantôt en long, tantôt en travers. Chez les infusoires, où on l'observe le plus communément, elle commence par un étranglement, ou constriction, bientôt suivi de l'isolement des deux parties placées de chaque côté de l'étranglement.

Les méduses, et quelques vers plats intestinaux, donnent naissance à des œufs qui nagent quelque temps dans le liquide, puis se fixent à un corps étranger, se développent, se partagent en un certain nombre de parties renflées, séparées par des étranglements ; au bout d'un temps plus ou moins long, chaque segment renflé devient libre et donne naissance à un nouvel être. La période comprise entre la naissance et la scission n'est en quelque sorte qu'un état transitoire ou de larve, en vertu duquel un seul œuf peut donner naissance à plusieurs individus.

§ 426.

Génération spontanée. — Lorsqu'on met dans l'eau des substances animales ou végétales, et qu'on abandonne le vase qui les contient à l'air libre, il se développe bientôt dans la macération des animalcules microscopiques (monades, trachélies, enchélides, paramécies, etc.). D'où proviennent ces animaux, auxquels on donne souvent le nom d'*infusoires ?* Malgré un très-grand nombre d'expériences, la question de savoir si ces animaux élémentaires peuvent naître *spontanément*, par la désagrégation et l'organisation de débris animaux ou végétaux, est encore aujourd'hui indécise et partage les naturalistes.

Ce qui est certain, c'est que leur développement ne s'opère qu'à l'air libre et sous l'influence d'une certaine température. Lorsqu'on place la substance organique dans de l'eau distillée, après avoir chauffé le tout à 100 degrés pour détruire tous les germes d'animalcules qu'elle pourrait contenir, et qu'on supprime le contact de l'air en bouchant le vase ou en l'étirant à la lampe, il ne se développe pas d'animalcules.

D'un autre côté, lorsqu'à l'exemple de M. Schultz on place la matière organique dans de l'eau distillée, et qu'après l'avoir chauffée à 100 degrés on la laisse au contact d'une couche d'air, qui n'arrive dans l'appareil qu'après avoir traversé un flacon d'acide sulfurique, les animalcules n'apparaissent pas dans la macération. Si la couche d'air qui est en rapport avec le liquide en macération a traversé d'abord un tube chauffé au rouge (Schwann), les animalcules ne se développent pas non plus.

De ces expériences on peut conclure que les infusoires qui se développent dans les macérations *à l'air libre* proviennent, soit d'animalcules amenés par l'air atmosphérique et multipliés ensuite dans le liquide par scission, soit de *spores*, c'est-à-dire de bourgeons microscopiques provenant d'êtres semblables. Dans toutes les expériences dont nous parlons, les animalcules ne se sont point développés quand on s'est mis en garde contre les apports de l'air atmosphérique[1]. Il est vrai qu'il a fallu *chauffer* préalablement la matière pour détruire les germes qu'on supposait pouvoir y être contenus, et on peut objecter que l'ébullition a eu pour effet d'enlever à la substance organique le pouvoir de s'organiser spontanément plus tard. Il n'en est pas moins certain que les infusions organiques ne donnent jamais naissance qu'à des productions microscopiques d'une organisation très-simple, pour l'évolution desquelles l'hypothèse de la génération spontanée n'est nullement nécessaire.

[1] Il est certain qu'il y a dans l'air une multitude innombrable de germes microscopiques ou de spores végétaux et animaux. Les poussières qui se déposent à la surface des corps sont capables, quand elles se trouvent dans des conditions convenables d'humidité et de température, de donner naissance à des *mousses végétales* ou moisissures, ou à des *infusoires*.

Les vers intestinaux ou entozoaires, animaux d'une organisation généralement assez compliquée et pourvus d'organes génitaux distincts, ne se développent jamais par génération spontanée dans le corps des animaux vivants, ainsi qu'on l'a quelquefois supposé. Ceux qui se trouvent dans le tube digestif ou dans les bronches des animaux peuvent s'y introduire par les voies naturelles, soit à l'état de développement plus ou moins avancé, soit à l'état d'œuf. Quant à ceux qui existent dans l'intérieur même des organes, il est vraisemblable qu'ils y ont été portés par les voies de la circulation. Les fines membranes des vaisseaux d'un petit calibre ne constituent pas un obstacle infranchissable à ces animaux, lorsqu'ils n'ont encore que de petites dimensions. Les entozoaires, trouvés dans l'intérieur du corps des fœtus encore contenus dans le sein maternel, ont pu s'y introduire au travers des minces parois des vaisseaux placentaires.

Des auteurs, amis du merveilleux, font naître des animaux microscopiques dans des infusions de marbre et de granit, dans des dissolutions de sel marin et de salpêtre. Il serait superflu de réfuter ces erreurs : on peut affirmer aujourd'hui que les animaux provenaient du dehors. Quand on s'est prémuni contre les apports de l'air atmosphérique, les animalcules n'ont plus reparu [1].

[1] Consultez principalement sur la génération de l'homme : R. de Graaf, *De Mulierum Organis generationi inservientibus* ; in-8°, fig., Leyde, 1762, et dans la *Bibliothèque anatomique* de Manget, t. I ; — Spallanzani, *Expériences pour servir à l'histoire de la génération* ; 1 vol., Paris, 1787 ; — Prevost et Dumas, *Sur les animalcules spermatiques*, dans les *Annales des sciences naturelles*, année 1824 ; *De la génération dans les mammifères*, dans le même recueil, même année ; — J.-E. Purkinje, *Symbolæ ad ovi avium historiam ante incubationem* ; in-4°, fig., Breslau, 1825 ; — C.-E. de Baer, *De Ovi mammalium et hominis Genesi* ; in-4°, Leipzig, 1827 (trad. franç., dans le *Répertoire d'anatomie et de physiologie* de G. Breschet, année 1829) ; — Ratke, *Abhandlungen zur Bildungs und Entwickelungsgeschichte des Menschen und der Thiere* (Mémoires pour servir à l'hist. du développ. de l'homme et des animaux) ; in-4°, Leipzig, 1832-1833 ; — R. Wagner, *Sur la Vésicule germinative*, dans *Müller's Archiv*, année 1835 ; — Valentin, *Handbuch der Entwickelungsgeschichte des Menschen* (Manuel de l'histoire du développement de l'homme) ; in-8°, Berlin, 1835 ; — Burdach, les deux premiers volumes de son *Traité de physiologie* (traduct. franç., Paris, 1838) ; — Reichert, *Das Entwickelungsleben im Wirbelthierreich* (Embryogénie des vertébrés) ; in-4°, Berlin, 1840 ; — C. Négrier, *Recherches anatomiques et physiologiques sur les ovaires dans l'espèce humaine, considérés dans leurs rapports avec la menstruation* ; in-8°, Paris, 1840 ; — Barry, *Researches in embryology*, trois séries publiées dans les *Philosophical Transactions*, années 1838 à 1840 ; — Bischoff, *Traité du développement de l'homme et des mammifères* (traduct. franç., *Encyclopédie anatomique*) ; 1 vol., atlas, Paris, 1843 ; — Raciborski, *De la Puberté et de l'Age critique chez la femme* ; 1 vol., Paris, 1844 ; — Courty, *De l'Œuf et de son développement dans l'espèce humaine* ; Montpellier, 1845 ; — Pouchet, *Théorie positive de l'ovulation spontanée et de la fécondation des mammifères et de l'espèce humaine* ; 1 vol., atlas, Paris, 1847 ; — Coste, *Histoire générale et particulière du développement des corps organisés* ; 3 vol. in-4°, avec planches in-fol. ; Paris, 1848-1854 (en cours de publication) ; — Baudrimont et Martin-Saint-Ange, *Du Développement du fœtus* ; 1 vol. in-4°, avec planches, Paris, 1850 ; — Leuckart, article *Zeugung* (Génération), dans *Wagner's Handwörterbuch der Physiologie*, 4e vol., p. 707, 1853 ; — Bischoff, *Beiträge zur Lehre von der Menstruation und Befrüchtung* (Mémoire pour servir à l'histoire de la menstruation et de la fécondation),

CHAPITRE IX.

DU DÉVELOPPEMENT APRÈS LA NAISSANCE.

§ 427.

Naissance. — Mort. — Au bout de neuf mois, l'enfant naît à la lumière. Dès le moment où les liens qui attachaient l'enfant à sa mère se rompent, des changements importants s'accomplissent. Ces changements mettent le nouveau-né en harmonie avec le nouveau milieu dans lequel il est appelé à vivre.

Le phénomène essentiel et caractéristique de la naissance, c'est l'établissement de la respiration. L'enfant, jusque-là contenu dans un liquide, change tout à coup d'atmosphère. Les puissances inspiratrices dilatent la poitrine, l'air se précipite pour la première fois dans les poumons. Ceux-ci, naguère rouges et condensés, augmentent rapidement, non-seulement de volume, mais de poids : ils deviennent roses, mous et crépitants ; ils tombaient au fond de l'eau, et maintenant ils surnagent. Cependant, souvent, après plusieurs jours de respiration, la totalité du poumon n'est pas perméable. La gravité des accidents qui accompagnent ou suivent la naissance de l'enfant se rattachent en grande partie à la difficulté que la première respiration éprouve quelquefois à s'établir. Il en résulte un état de mort apparente, qui se présente avec des aspects divers, qu'on a désignés sous les noms d'apoplexie, d'asphyxie ou de syncope des nouveau-nés.

En même temps que s'établit la respiration, la circulation fœtale se modifie. La direction du courant sanguin est changée par l'afflux du sang vers les poumons. Le sang, qui traversait le *canal artériel* (Voy. § 412), se coagule ; les parois de ce canal se rapprochent et se transforment en

dans *Zeitschrift für rationnelle Medicin* de Henle et Pfeufer, 4e vol., p. 129, 1854 ; — Wagner, *Eindringen der Spermatozoen in dem Ei* (De l'entrée des spermatozoïdes dans l'œuf), dans *Zeitschrift für ration. Medic.* de Henle et Pfeufer, 4e vol., p. 404, 1854 ; — Follin et Goubaux, *De la Monorchidie et de la Cryptorchidie*, dans les *Mémoires de la Société de biologie*, 1855 ; — E. Godard, *Études sur la Monorchidie et la Cryptorchidie chez l'homme*, in-8°, avec 4 planches lithog., 1857 ; — Rübsam, *Ueber den Zusammenhang des Mutterlischen Kreislaufs mit dem der Frucht* (De la liaison de la circulation maternelle avec celle de l'embryon), dissertation ; Marburg, 1857 ; — Robin, *Note sur les connexions anatomiques et physiologiques du placenta avec l'utérus*, dans la *Gazette médicale*, n° 19, 1857 ; — Vulpian, *De la Contractilité de l'allantoïde de l'embryon de la poule*, dans les *Comptes rendus de l'Acad. des sciences*, 1857 ; — Schlossberger, *Beiträge zür chemischen Kenntniss des Fötus-Lebens* (La vie chimique du fœtus), en extrait dans *Bericht über die Fortschritte der Anatom. und Physiol.* de Henle et Meissner, in-8°, Leipzig, 1858 ; — Farre, *Beschreibung und Abbildung menschlicher Eier aus der dritten und vierten Woche* (Description et représentation d'un œuf humain de la troisième à la quatrième semaine), dans *Schmidt's Jahrbücher*, t. XCVII, p. 145, 1857.

un cordon fibreux. Le trou de Botal et le *canal veineux* cessent de donner passage au sang et s'oblitèrent : la circulation s'établit suivant le type qu'elle doit conserver. Ces changements s'accomplissent dans les trois ou quatre jours qui suivent la naissance.

Dans le même temps survient la dessiccation de la portion du cordon ombilical adhérente à l'abdomen du nouveau-né. Cette dessiccation, qui commence vers le sommet, s'avance vers la base, et elle est suivie de la chute du cordon, laquelle a lieu du quatrième au sixième jour. A cette chute succède un petit enfoncement (nombril), dont la cicatrisation est complète vers le dixième jour. C'est aussi dans les premiers jours qui suivent la naissance que le méconium, accumulé dans l'intestin de l'enfant, est expulsé au dehors.

Après que ces principaux changements se sont accomplis, le nouveau-né, alimenté par le lait maternel, s'accroît chaque jour; ses dents poussent, et il peut faire usage bientôt d'une nourriture nouvelle; plus tard, la puberté se déclare par des changements internes et des signes extérieurs; plus tard, la croissance s'arrête, l'homme est dans toute la plénitude de son développement et de ses fonctions. Puis enfin, au bout d'un temps variable, les fonctions languissent et s'éteignent, et la mort survient comme le terme fatal et inévitable de la vie.

L'homme n'arrive pas toujours au terme naturel de la vie : la mort le saisit à tous les âges. Les causes de destruction entourent l'homme de toutes parts. La famine, la guerre, les épidémies, les maladies, les accidents mettent presque toujours fin à l'existence avant l'époque naturelle. La durée moyenne de la vie humaine, calculée sur des millions de décès, est de trente-trois ou trente-quatre ans. Les vieillards qui atteignent à cent et cent dix ans ne sont que de rares exceptions.

La mort arrive par la cessation d'action du cerveau, des poumons et du cœur. Les organes des sens deviennent obtus; les yeux cessent de voir, les oreilles d'entendre, la peau de sentir; la respiration se ralentit; les mouvements respiratoires deviennent de plus en plus lents et cessent par une dernière expiration; le cœur, qui ne bat plus que faiblement, fait encore sentir à l'oreille quelques frémissements, qui bientôt s'éteignent : la mort est confirmée. Alors survient la rigidité cadavérique (§ 230), et enfin la putréfaction. Les divers tissus passent à des combinaisons chimiques nouvelles, dont le terme est de l'eau, de l'acide carbonique et de l'ammoniaque. L'eau, l'acide carbonique et l'ammoniaque s'évaporent, et les parties salines, fixes, qui composent la charpente solide des os, et qui entrent aussi dans la composition des liquides et des tissus, représentent seules, plus tard, le corps qui a cessé d'exister.

La putréfaction est le signe de la mort par excellence : on peut même dire qu'il n'y a guère que celui-là. La cessation apparente de l'action du cerveau et la suspension des mouvements respiratoires peuvent se rencontrer parfois, sans que la vie ait nécessairement cessé, ou tout au moins sans qu'il soit impossible de la rappeler. La cessation *complète* des mouvements du cœur, constatée, non sur le trajet des artères, mais directement par l'auscultation précordiale, pourrait être regardée aussi comme un signe à peu près constant de mort, si l'on ne concevait la possibilité de mouvements fibrillaires du cœur, trop faibles pour être perçus à l'oreille, au travers des parois pectorales, et coexistant chez l'individu avec le pouvoir d'être rappelé à la vie. La science a enregistré quelques faits qui commandent, sous ce rapport, une grande circonspection. Il n'est pas rare, en effet, de rencontrer sur les animaux plongés dans le sommeil d'hiver une véritable mort *apparente*, avec impossibilité de distinguer les battements du cœur.

§ 428.

Des âges. — Toute division numérique des âges souffre de nombreuses exceptions : une foule de causes peuvent accélérer le cours de la vie ou le retarder. Les phénomènes de la vie sont trop dépendants des influences extérieures pour que le temps écoulé puisse en mesurer, à un moment donné, le mouvement accompli. On peut cependant partager la durée de la vie humaine en trois périodes assez naturelles, qui correspondent à la jeunesse, à l'âge viril et à la vieillesse. Pendant la jeunesse, les organes s'accroissent et les facultés se développent. Lorsque le développement est achevé, survient une période pendant laquelle l'homme est en pleine possession de lui-même. Cette période de virilité dure plus ou moins longtemps, suivant le milieu dans lequel il se trouve placé, et aussi suivant les conditions individuelles. Après ce temps, l'homme commence à décroître, et la vieillesse commence.

La jeunesse elle-même se partage en deux périodes assez nettement tranchées par l'établissement de la puberté. La première période ou l'enfance s'étend de la naissance jusqu'au moment où les fonctions de reproduction commencent à s'éveiller; la seconde comprend l'adolescence, c'est-à-dire cet intervalle pendant lequel l'homme, qui n'est plus un enfant, n'est pas encore un homme.

Enfance. — L'enfant naissant offre une remarquable activité de toutes les fonctions de nutrition; la vie semble marcher avec d'autant plus de rapidité qu'on se rapproche davantage de la naissance. L'augmentation en dimensions est d'autant plus rapide que l'enfant est plus jeune, et chaque année qui s'écoule ajoute moins à la stature que celle qui l'a précédée. Un enfant de trois ans a atteint la moitié de la hauteur totale de l'individu adulte; il a acquis dans l'espace de trois ans (et neuf mois) autant que dans les quinze ou dix-huit années qui vont suivre. Ce qui a lieu pour le développement du corps en hauteur a lieu aussi pour chacun des éléments qui le composent. Cette loi peut être vérifiée facilement sur le système osseux [1].

[1] M. Falck a dernièrement publié un mémoire intéressant sur ce sujet. Il a pris le poids

La circulation du nouveau-né est plus active que celle de l'adulte. Le nombre des pulsations artérielles, pendant le premier et le second mois, est de 140 par minute ; il est encore de 128 au sixième mois; de 120 au douzième ; de 110 à la fin de la seconde année ; et il ne descendra que peu à peu à 75 ou 80, chiffre normal de l'âge adulte.

La respiration est également plus accélérée. Tandis que le nombre des respirations de l'adulte est de 15 à 18 par minute, celui des enfants nouveau-nés est de 30 à 40, et il s'abaissera peu à peu, comme les pulsations du cœur.

L'enfant, respirant davantage, produit plus de chaleur, et sa petite masse l'expose facilement au refroidissement (Voy. §§ 140 et 166).

Le lait est la première nourriture de l'enfant, et c'est celle qui doit faire la base de son alimentation pendant toute la durée du premier âge, c'est-à-dire pendant les quinze ou dix-huit mois qui suivent la naissance. Vers le sixième ou le dixième mois, on associe généralement au régime de l'enfant de petites bouillies claires, faites avec la farine de froment, ou avec la mie de pain séchée et pulvérisée ; on y associe bientôt la semoule, la fécule, la crème de riz, etc. Plus tard, vers la fin de la première année, on ajoute à ce régime des bouillons de poulet, de veau, de bœuf, coupés d'abord et purs ensuite. Enfin, vers quinze ou dix-huit mois, les premières dents, presque toutes sorties, permettent à l'enfant de diviser les aliments. La transition entre l'allaitement et le régime nouveau doit être bien ménagée. Il est important que les enfants soient peu à peu accoutumés au régime nouveau, au moment où on les sèvre.

Dans le cours de la première enfance, les dents sortent en dehors de l'épaisseur des maxillaires qui les contiennent. Cette éruption est souvent accompagnée de perte d'appétit, d'agitation, de salivation, de vomissements, de diarrhée, parfois de fièvre, de convulsions, etc.; mais elle peut se faire aussi sans trouble, et sans que les enfants s'en aperçoivent. La sortie des dents commence ordinairement du sixième au septième mois, et elle est généralement terminée vers la fin de la seconde année ou vers le trentième mois. Voici leur ordre d'apparition : les incisives moyennes de la mâchoire inférieure paraissent les premières, vers le septième mois; puis viennent les supérieures; ensuite les incisives externes de la mâchoire inférieure ; puis les incisives externes de la supérieure ; puis, vers le quinzième ou le dix-septième mois, les premières molaires, d'abord à la mâchoire inférieure, ensuite à la supérieure ; à peu près à la même époque, ou un peu plus tard, les canines ; enfin les deux dernières molaires d'en bas et d'en haut complètent la série des dents de lait, qui sont ainsi au nombre de vingt.

Pendant que ces changements s'accomplissent, les autres parties du tube digestif se modifient aussi. L'estomac se rapproche de l'horizontale,

du corps et des différents organes du chien pendant le premier mois du développement (*Archives de Wirchow*, t. VII, p. 37, 1854).

et acquiert une plus grande capacité, ainsi que le gros intestin. Le foie et le rein croissent moins que le corps, et paraissent diminuer de volume. La vessie descend dans le bassin, par suite du développement des os coxaux. L'urine, d'abord excrétée dix ou douze fois par jour, le devient de moins en moins avec le progrès de l'âge. Il est remarquable qu'elle ne renferme pas d'urée chez les enfants à la mamelle.

Pendant la première enfance, l'accroissement n'est pas réparti d'une manière uniforme sur l'ensemble du corps. En général, les parties qui, à l'époque de la naissance, étaient les plus développées, sont celles qui, après la naissance, se développent le moins rapidement. Dans le sein de la mère, les membres supérieurs croissent plus rapidement que les inférieurs; après la naissance, le développement des membres inférieurs l'emporte sur celui des supérieurs. La tête, remarquable par son volume, ne croît plus que lentement. Elle forme presque le quart de la hauteur du corps à la naissance; elle n'en forme plus que le cinquième à trois ans, et le huitième seulement quand l'accroissement est achevé.

Enfin, indépendamment des changements dans la proportion des organes, les tissus eux-mêmes se modifient. Le système osseux continue à se solidifier par le dépôt des matières calcaires dans la trame cartilagineuse du squelette; le tissu musculaire se fonce en couleur et devient plus solide; le tissu fibreux acquiert plus de résistance; le système nerveux devient plus blanc et plus consistant; les cheveux, d'abord rares, augmentent en épaisseur, les ongles deviennent durs, etc.

Pendant que les organes de l'enfant s'accroissent, il se passe en dedans de lui une série de phénomènes qui le préparent à la connaissance du monde extérieur. L'enfant ne sent d'abord que le plaisir et la douleur; tout ce qui l'impressionne douloureusement lui arrache des cris et des larmes. Vers la fin du second mois, l'enfant, qui voyait tout confusément, commence à regarder; il répond au sourire de sa mère; la parole attire son attention. L'éducation des sens est commencée, et l'enfant est tout entier aux sensations qui doivent lui fournir les matériaux de ses connaissances. Il regarde tout ce qui attire fortement ses yeux; la lumière et les couleurs éclatantes captivent son attention, peu active d'ailleurs, et bientôt distraite par d'autres impressions : il veut tout manier, tout saisir. Il allonge le bras pour prendre les choses qui le touchent, aussi bien que celles qui se dérobent à sa portée; mais il n'a pas encore la notion des distances, et un long apprentissage seul la lui fournira. L'enfant balbutie bientôt quelques mots, et l'intelligence, obtuse jusque-là, se révèle. L'enfant commence à parler et à marcher seul.

Vers l'âge de sept ou huit ans, les premières dents disparaissent pour faire place aux dents définitives. Le thymus (Voy. § 193) s'est peu à peu atrophié, et il n'en reste plus alors que des vestiges. Huit grosses molaires, qui n'avaient pas encore paru, se développent et prennent place dans les maxillaires, dont les dimensions ont augmenté. Déjà les formes plus accusées du sexe masculin se dessinent, ainsi que les manifestations différentes du sentiment.

Adolescence. — Vers l'âge de quinze ans chez l'homme, et vers l'âge de quatorze ans chez la femme, apparaissent les premiers signes de la puberté.

Chez l'homme, les testicules deviennent plus volumineux, ainsi que les organes de la copulation; les spermatozoïdes apparaissent dans le liquide spermatique; les parties génitales se couvrent de poils. Chez la femme, les ovaires et l'utérus augmentent de volume; les vésicules de Graaf commencent leur évolution périodique, et les règles s'établissent.

Les différences extérieures entre les sexes se prononcent de plus en plus. Le visage de l'adolescent se couvre de barbe; la femme conserve les formes arrondies qui lui sont propres, tandis que les saillies osseuses et musculaires de l'homme, recouvertes par une couche adipeuse moins abondante, s'accusent à l'extérieur.

Les cartilages du larynx augmentent rapidement de volume et le timbre de la voix se modifie.

En même temps que les organes de la reproduction se développent et donnent à l'homme et à la femme une aptitude nouvelle, les sentiments affectifs se transforment et l'amour apparaît; l'amour, la passion la plus noble et la plus pure qu'il soit donné à l'homme de ressentir.

Virilité. — Vers l'âge de vingt-cinq ans, le développement de l'homme est complétement achevé; il a cessé de croître en hauteur depuis quelques années déjà, mais à cette époque seulement l'ossification a complétement envahi la trame du squelette, restée longtemps cartilagineuse en quelques points. L'équilibre s'établit entre les fonctions de l'assimilation et les fonctions de sécrétion.

Les facultés intellectuelles de l'homme ont atteint toute leur perfection. A l'imagination passionnée, aux illusions et aux rêves brillants de la jeunesse succèdent peu à peu la maturité de la raison et du jugement.

Les fonctions de génération, qui s'exercent d'abord dans toute leur énergie, vont peu à peu en s'affaiblissant; à l'amour succèdent des passions moins nobles, tempérées par l'amour des enfants. Vers l'âge de soixante ans, la plupart des fonctions commencent à diminuer d'énergie; l'homme touche à la fin de sa période active; il commence à décliner, et la vieillesse s'établit.

Vieillesse. — Le vieillard a rempli sa tâche; il vit encore de la vie individuelle, il est mort à la vie de l'espèce.

La faculté de procréer se perd dans les deux sexes. Chez l'homme, le sperme n'a plus ses vertus prolifiques; chez la femme, la menstruation a cessé, et avec elle la sécrétion des ovules.

Les tissus deviennent plus mous, le visage se ride, les cheveux blanchissent. Les dents s'ébranlent et tombent; la digestion devient plus laborieuse, elle est moins prompte et moins complète. La circulation se ralentit, et les ossifications qui envahissent les tuniques des petits vaisseaux rendent l'assimilation moins complète.

Les organes des sens s'affaiblissent; la vue se trouble, l'ouïe devient dure. Les mouvements ne s'exécutent plus qu'avec lenteur; les muscles, devenus moins irritables, se contractent moins facilement. Les tissus fibreux tendent à s'ossifier; les os deviennent puls denses et plus fragiles. La voix perd son éclat; elle devient moins pure; elle se casse. A mesure que les années se succèdent, la décadence fait des progrès continus, et la mort vient mettre un terme à une existence devenue inutile.

§ 429.

Des tempéraments. — Les tempéraments sont des manières d'être particulières, constantes chez un même individu, compatibles avec la conservation de la santé, et dues à une diversité de proportion entre les divers systèmes organiques. On a beaucoup disserté et on dissertera longtemps encore sur les tempéraments.

La division ancienne des tempéraments en *flegmatiques*, *bilieux*, *sanguins* et *mélancoliques* reposait sur l'hypothèse des qualités élémentaires de Galien, et sur la prédominance supposée de quatre humeurs principales : le sang, la pituite, la bile et l'atrabile. La doctrine des quatre humeurs a disparu depuis longtemps de la science, et cependant la division ancienne des tempéraments nous est restée.

La pituite et l'atrabile, créations fantastiques des anciens, ont disparu, il est vrai, et avec elles les tempéraments flegmatique et mélancolique; mais le tempérament lymphatique, qu'on leur a substitué, ne vaut guère mieux.

Des quatre tempéraments dont il est fait mention dans la plupart des traités d'hygiène (sanguin, nerveux, bilieux, lymphatique), les deux premiers seuls méritent d'être conservés. Ce sont les seuls dont il soit possible de donner ou plutôt de rechercher les caractères anatomiques. Sous ce rapport, presque tout est encore à faire.

Les caractères tirés des dispositions affectives, des passions ou des facultés intellectuelles, caractères sur lesquels s'appuient la plupart de ceux qui ont voulu justifier cette classification, ne sont ni du ressort de l'hygiène, ni de celui de la physiologie. Celle-ci ne peut baser une classification que sur des conditions organiques.

Le tempérament nerveux et le tempérament sanguin sont caractérisés par la prédominance relative du système nerveux ou de l'appareil circulatoire. D'où résulte, soit la prépondérance des fonctions dites animales sur les fonctions de la vie organique, soit, au contraire, la prépondérance des fonctions de nutrition sur celles de la vie animale.

L'appareil circulatoire ne doit pas être envisagé, d'ailleurs, seulement sous le rapport de son développement relatif; mais il faut tenir compte des qualités du sang qui circule dans son intérieur. La proportion des globules ne peut augmenter ou diminuer dans le sang, même pendant un temps peu considérable, sans entraîner dans l'ensemble général de l'individu des changements profonds.

Le tempérament sanguin ou végétatif devrait sans doute aussi être divisé en deux sous-embranchements, suivant la prédominance du mouvement nutritif vers le tissu adipeux ou vers le tissu musculaire (Voy. §§ 209 et 210).

Le tempérament lymphatique appartient vraisemblablement à la prédominance adipeuse. Jamais on n'a pu fournir la preuve que le système lymphatique fût plus développé chez les individus qu'on désigne ordinairement sous le nom de lymphatiques. Le tempérament bilieux n'est qu'un tempérament nerveux enté souvent sur un état pathologique du foie.

Quant aux conditions en vertu desquelles certains tissus acquièrent une prédominance relative sur d'autres, de manière à amener des différences qui se traduisent par le tempérament, s'il est vrai qu'elles soient inhérentes en partie à la transmission héréditaire, il est certain aussi que les conditions au milieu desquelles l'homme se développe et s'accroît sont loin d'être sans influence sur le résultat. Dans des expériences autrefois pratiquées dans un autre but sur le développement des poulets, nous avons remarqué que dans les incubations artificielles, précipitées par une température élevée (45° à 50°), les jeunes poulets arrivés à éclosion présentaient une tête volumineuse, presque monstrueuse, tandis que les tissus étaient peu colorés et le cœur peu volumineux. Lorsqu'au contraire l'incubation était conduite de manière que l'évolution du poulet s'accomplît sur les limites inférieures de température, compatibles avec le développement (35° à 40°), leur tête, et par conséquent le système nerveux des jeunes poulets, étaient peu développés, tandis que le cœur était volumineux et les tissus gorgés de sang. En comparant d'une manière générale les peuples du Nord avec les peuples du Midi, on peut constater une différence dans le même sens. Les premiers sont plus massifs, plus développés, la vie nutritive a plus d'activité que la vie nerveuse. Chez les peuples du Midi, le système nerveux prédomine et imprime à la physionomie une vivacité caractéristique. Les différences beaucoup plus marquées entre les systèmes sanguins et nerveux, obtenues sur les animaux qui se développent d'un œuf, se conçoivent sans peine, car elles ont porté sur les *premières* formations embryonnaires. Chez l'homme, les influences du dehors n'agissent sur lui qu'à une époque où déjà il a subi la plupart de ses évolutions dans le sein maternel, et l'on sait que la température animale est sensiblement identique sous toutes les latitudes (Voy. § 164).

§ 430.

Races humaines. — Races animales. — Si nous jetons un coup d'œil sur les huit ou neuf cents millions d'habitants répandus à la surface du globe, nous sommes immédiatement frappés par les différences qui les séparent. Mais ces différences sont plus apparentes que réelles, et les caractères de races sont loin d'être aussi marqués et aussi permanents qu'on a cherché à l'établir.

Préoccupés surtout des différences actuelles, et tenant peu de compte des modifications profondes et nombreuses que les influences extérieures, telles que le sol, les eaux, la chaleur, la lumière, l'humidité, le régime, etc., agissant pendant une longue suite de générations, ont nécessairement exercées à la longue sur le physique de l'homme, et indirectement sur ses aptitudes intellectuelles, quelques auteurs se refusent à considérer l'espèce humaine comme descendant d'une souche commune, et cherchent à la rapporter à quelques types primitifs, originairement distincts.

Les physiologistes qui combattent l'unité de l'espèce humaine ont proposé un certain nombre de types qui représentent pour eux les souches originaires. Or, non-seulement le nombre de ces types n'est pas le même pour chaque observateur, mais encore il règne une certaine divergence sur les caractères attribués à chacun d'eux. C'est ainsi que Linné admet quatre variétés, Buffon huit, Blumenbach cinq, Cuvier trois, Desmoulins onze, M. Bory de Saint-Vincent quinze, etc.

A supposer que l'espèce humaine, unique dans l'origine, se soit successivement étendue sur les divers points du globe habité, on cherche en vain, il est vrai, les traces de ces migrations. Pour gagner l'Amérique, a-t-elle pris le chemin de l'Asie ou celui de l'Océan ? Comment s'est-elle transportée dans les îles habitées de la Polynésie ? Mais ces questions, qui se perdent dans la nuit des temps, ne sont point du domaine de l'histoire naturelle, et c'est déplacer le problème physiologique que de tirer de la possibilité ou de l'impossibilité de ces migrations des arguments pour ou contre la pluralité originaire des espèces dans le genre humain.

Depuis plus de trois siècles que l'Amérique a été conquise par les Espagnols, et que les Européens, fixés depuis cette époque dans le pays, se sont trouvés soumis à des influences climatériques nouvelles, il est vrai qu'il ne sont pas sensiblement changés, et qu'ils sont loin de ressembler à la population indigène. Les Européens établis dans le Sénégal, dans le midi de l'Afrique, dans la Nouvelle-Hollande, dans les Indes, sur les côtes de la Chine et dans un grand nombre d'autres contrées ont également conservé leurs caractères propres.

Mais remarquons que partout où deux races se trouvent en présence, les individus qui la composent représentent une longue série de siècles écoulés dans des conditions différentes. L'Europe conquérante s'est transportée avec son régime, ses habitudes, ses habitations, ses vêtements, son industrie, là où l'indigène était nu ou à peine couvert d'une ceinture de feuilles, sans défense contre le froid, la chaleur, la lumière. Est-il surprenant que les caractères de race se perpétuent aujourd'hui sous des climats nouveaux, alors que les colonies se recrutent sans cesse des émigrants de la mère patrie ? Qu'est-ce, d'ailleurs, qu'une période de trois siècles comparée à un intervalle de cinq à six mille ans ? Et s'il a fallu ce temps pour amener dans les populations les caractères qu'elles présentent aujourd'hui, comment peut-on espérer trancher la question par une expérience aussi courte ? Les caractères de la race ont dû, dans le principe, s'imprimer avec une énergie d'autant plus grande qu'au début des sociétés les hommes se sont trouvés bien plus qu'à présent à la merci des forces physiques.

Si, abandonnant pour le moment l'espèce humaine, nous portons nos regards sur les espèces animales, qui ne peuvent aussi efficacement que l'homme se soustraire aux influences du dehors, les faits ne sont pas douteux.

Colomb, Cortez et Pizarre, dans leurs diverses expéditions, introduisirent successivement en Amérique le cochon, le mouton, le bœuf, la vache, le chien, le cheval, et divers oiseaux de basse-cour. Or, on rencontre aujourd'hui dans les plaines des Cordillères, et dans les vastes forêts du nouveau monde, des porcs marrons, vivant à l'état sauvage, et présentant les caractères des sangliers, leurs premiers parents. Leur tête s'est élargie, leurs oreilles sont devenues droites et roides, leur poil noir, épais et court. Les ruminants, désignés sous le nom de calongos, représentent les descendants des bœufs de la conquête. Ils sont profondément transformés : ils ont perdu leur poil, et leur peau est entièrement nue. La toison des moutons, qu'on n'a pas soumis, comme en Europe, à une tonte annuelle, s'est épaissie; elle est tombée par plaques, et elle a laissé au-dessous d'elle, non pas une laine naissante, mais un poil lisse et brillant, analogue à celui de la chèvre.

Voilà des faits; mais, sans aller si loin, et pour rester dans l'ancien continent, les espèces animales ne nous offrent-elles pas d'innombrables variétés, sans cesser d'être l'espèce ? Le mouton d'Espagne ressemble-t-il à celui d'Angleterre ; le cochon chinois, le chien danois, anglais, turc, etc., ressemblent-ils au cochon de la Vendée et au chien du Poitou ? Si, transportées en dehors du climat sous lequel les caractères particuliers à chacune de ces variétés se sont lentement développés ; si, dis-je, ces espèces conservent encore, pendant un temps plus ou moins long, les caractères qui les distinguent, en conclura-t-on que ces caractères tiennent à des différences originaires et immuables ? Mais qui ne sait, au contraire, combien il est difficile d'acclimater des races, et avec quelle facilité elles dégénèrent sous un ciel nouveau ? Les différences qui distinguent le Nègre, le Hottentot, l'Esquimau, le Chinois, l'Européen, sont tranchées; mais, pour l'être moins, celles qui séparent l'Anglais, le Français, l'Espagnol, le Russe, l'Italien, ne sont pas moins incontestables.

Hâtons-nous de l'ajouter, les influences extérieures, en agissant sur les corps organisés, ne les modifient pas à l'infini. Il s'établit à la longue une sorte d'équilibre, et les caractères acquis se transmettent alors sans changements nouveaux aux descendants. C'est cet équilibre qui caractérise la variété ou la race.

Jusqu'ici, nous avons passé sous silence une influence d'une autre nature, dont l'action s'ajoute parfois à la précédente, et qui vient compliquer ou précipiter les résultats. Je veux parler des croisements entre individus de variétés ou de races différentes.

Supposons qu'un certain nombre d'individus, appartenant à l'une ou à l'autre de nos variétés chevalines, bovines ou ovines, soient transportés sous un ciel nouveau ; supposons également que toute communication soit interceptée entre eux et les animaux de la même espèce, soumis depuis longtemps déjà à l'influence du climat étranger dans lequel on les place. Les caractères organiques en harmonie avec les milieux nouveaux apparaîtront, mais seulement au bout d'un nombre plus ou moins considérable de générations. Mais si, au milieu de ce groupe d'individus, on fait intervenir un ou plusieurs mâles indigènes, au bout de peu de temps les caractères nouveaux se dessinent. Ici, le croisement des races confirme et accélère les effets du climat; le croisement est efficace, parce que les conditions météorologiques et le sang nouveau agissent dans le même sens.

Laissez, au contraire, votre troupeau dans les plaines qui l'ont vu naître, et versez dans son sein un sang étranger. Les changements du sang étant plus rapides que ceux du sol, les nouveaux produits seront, il est vrai, immédiatement modifiés. Mais, ici, le sang et le climat agissent en sens contraire. L'action de celui-ci étant incessante et continue, les produits ne tarderont pas à dégénérer, et les changements temporaires que vous aurez obtenus finiront par disparaître complétement. En d'autres termes, la lignée mixte ressentira tôt ou tard l'influence des lieux dans lesquels elle se développe et se reproduit.

En général, lorsqu'on cherche à modifier une race ou à *l'améliorer*, comme on dit, on se propose de substituer à certaines qualités désavantageuses au point de vue économique d'autres caractères organiques en harmonie, soit avec la vitesse dans les mouvements, soit avec la force, soit avec la proportion des masses musculaires et adipeuses. Or, pour arriver à ces résultats, et chacun sait qu'on peut y arriver, quelles sont les conditions nécessaires et quel est leur mode d'action ?

S'il s'agissait simplement de transformer une race venue de loin en une autre race déjà existante dans le pays où on l'amène, rien ne serait plus facile. La race étrangère disparaîtrait promptement par son mélange avec l'autre. Mais tel n'est pas le problème qu'on se propose : il est même évident qu'on n'a jamais un pareil but ; car, si l'on voulait simplement augmenter ses produits, il serait peu économique de les aller chercher au loin. Une erreur que partagent un grand nombre d'éleveurs consiste à croire que toute la question de l'amélioration des races est celle-ci : transformer la race du pays où l'on opère en une autre race *déterminée*, qui existe ailleurs, et à laquelle on emprunte un certain nombre d'étalons. Lorsqu'on poursuit ce résultat, on s'efforce tout simplement d'atteindre l'impossible. Supposons, en effet, pour nous placer dans les conditions les plus favorables, qu'on emprunte à un ciel étranger un groupe entier d'individus appartenant à une race quelconque, et que ces animaux, transplantés sur le sol où on veut perpétuer la race, se reproduisent exclusivement entre eux. Au bout d'un temps plus ou moins long, et généralement après deux ou trois générations seulement, il ne sera pas difficile de s'apercevoir que les produits ne ressemblent déjà plus à leurs parents. Peu à peu, ils prendront une forme, une taille, une charpente et des proportions en harmonie avec le nouveau pays dans lequel ils sont appelés à vivre, et ils s'y accommoderont, ou, comme on dit, ils *dégénéreront*. Il n'est pas besoin d'ajouter que si, au lieu de laisser le troupeau pur de tout mélange, vous introduisez, dès le principe, dans son sein des individus indigènes, vous accélérerez encore le résultat contraire à celui que vous vouliez atteindre.

On croit remédier efficacement à cet inconvénient en empruntant périodiquement des mâles, et en renouvelant sans cesse le sang étranger. De cette façon, il est vrai, on conserve plus longtemps dans les produits les caractères qu'on recherche ; mais le croisement n'en est pas moins en lutte perpétuelle avec le climat, et on obtient en définitive une nouvelle race, qui n'est point semblable à celle qu'on voulait imiter. Ce besoin sans cesse renaissant d'introduire du nouveau sang dans le troupeau indique suffisamment qu'on combat une force insurmontable et qui ne peut être vaincue.

Ces individus modèles que nous faisons venir à grands frais de l'Angleterre, il ne faut pas croire que celle-ci les a empruntés ailleurs. Leurs caractères sont des caractères acquis : ils sont devenus ce qu'ils sont à la longue, et en vertu du régime auquel ils ont été soumis, et en vertu du climat sous lequel leur ascendance a longtemps vécu. La race de chevaux dont l'Angleterre est justement fière, l'a-t-elle prise quelque part ? Est-elle identique à la race arabe, dont on l'a dit descendue ? Non ; elle se distingue par des caractères propres, elle excelle par des qualités qu'elle possède seule. Ces bœufs, ces moutons monstrueux dont la charpente osseuse, dont la tête amoindrie ont fait place aux tissus utiles, c'est-à-dire aux masses charnues et adipeuses, l'Angleterre les a-t-elles trouvés ailleurs ? Non ; ils procèdent du climat, du régime et des accouplements de choix.

On peut bien transporter des individus, mais on ne transporte pas une race : il faudrait pour cela transporter avec elle le ciel, l'air, le sol, les eaux, les herbages. Par le croisement, on obtient des effets immédiats, mais incomplets, mais éphémères ; on crée des produits, on ne fonde pas une race. Pour résoudre le problème de l'amélioration de nos espèces domestiques, il ne s'agit donc pas de reproduire certains types déterminés qui existent chez nos voisins, il faut procéder comme eux, c'est-à-dire rechercher sur notre propre sol les individus qui se distinguent par certaines qualités physiques particulières, combiner par génération les qualités qu'on veut réunir sur le même individu, former des animaux de choix, les grouper, ménager convenablement les accouplements, et s'élever ainsi peu à peu à la création d'individus d'élite, qui, développés, nourris et engendrés dans les mêmes conditions de régime et de climat, constitueront des souches indigènes capables de conserver et de communiquer des caractères durables.

Les animaux subissent donc, sous l'influence combinée du régime, du climat et des croisements, des modifications profondes. Cette influence, l'homme la subit également. Il est vrai qu'il sait et qu'il cherche souvent à s'y soustraire ; il est vrai encore que la pensée d'améliorer l'espèce constitue rarement pour lui des mobiles de procréation ; mais il n'est pas moins vrai que l'ensemble des conditions extérieures au milieu desquelles il se développe et se propage impriment à sa physionomie certains caractères géographiques qui constituent autant de variétés.

Les différences par lesquelles se distinguent les hommes répartis dans les diverses contrées du globe sont loin de justifier l'hypothèse de la pluralité des espèces dans le genre humain. Les hommes et les femmes, de quelque part qu'ils viennent, peuvent se perpétuer indéfiniment et à toutes les générations, ce qui n'a pas lieu pour les espèces différentes, même les plus voisines. Celles-ci peuvent bien donner parfois naissance à des métis (âne et jument, chien et loup, etc.), mais les métis sont inféconds, ou, s'ils peuvent encore se reproduire, cette puissance s'éteint invariablement après deux ou trois générations.

Des formes de tête peu variées, quelques différences dans la direction des dents, dans la longueur des os des membres ou dans le mode d'articulation des ailes du sphénoïde, peuvent-elles être mises en parallèle avec les différences bien plus profondes que nous pouvons nous-mêmes imprimer artificiellement au squelette et aux proportions relatives des divers tissus de nos espèces domestiques ?

Les caractères tirés de la couleur ne sont pas plus concluants. Si la coloration noire du nègre était un caractère originel, retrouverait-on cette couleur chez des peuples dont le crâne offre une conformation qui est celle des races caucasiennes, comme les Indous et les Abyssiniens ? Les Juifs du Nord sont blonds et ont le teint blanc; les Juifs d'Afrique et de l'Asie Mineure ont les cheveux noirs et le teint basané, et on en trouve aussi de tout à fait noirs.

Les caractères qui affectent les formes et les dimensions de la tête ont été étudiés avec beaucoup plus de soin que les autres, précisément en raison de leur intérêt psychologique. L'étude comparée des crânes a été faite à des points de vue divers. Tantôt on s'est proposé de déterminer la capacité relative de la cavité crânienne. (Il résulte des recherches faites par M. Tiedemann sur un grand nombre de crânes que cette capacité est sensiblement la même dans les races les plus éloignées, telles que la race caucasienne et la race éthiopienne.) Tantôt on a cherché le rapport qui existe entre la cavité du crâne et l'étendue de la face. Tantôt on a mesuré ce que Camper a appelé l'angle facial, c'est-à-dire l'angle formé par la rencontre de deux lignes, dont l'une, tangente au front, rencontre, à la racine des dents incisives, une autre ligne qui part du conduit auditif externe. Cet angle est généralement de 80 degrés pour les têtes européennes, et de 70 pour celle des nègres ; mais si cette différence tient en partie au peu de saillie du front chez le nègre, elle dépend bien plus encore de la saillie en avant de l'os maxillaire. Lorsqu'on fait coïncider l'angle facial avec le bord inférieur de l'ouverture des fosses nasales, la différence devient bien moindre, et souvent elle s'efface.

Lorsqu'on cherche à apprécier, dans leur ensemble, les diverses formes du crâne, il faut, non pas placer le crâne devant soi et l'envisager, soit du côté de la face, soit du côté de l'occiput, soit de profil; il est préférable, comme le conseille Blumenbach, de placer la tête à ses pieds, et de la regarder par le sommet pour en embrasser toute la circonférence. On arrive ainsi à établir, parmi les diverses formes de la tête dans l'espèce humaine, quatre dispositions principales. La première forme (*ovale*) est caractérisée par un contour ovalaire, ni trop allongé, ni trop raccourci; la seconde forme (*elliptique*) présente un contour ovalaire aussi, mais plus allongé que le précédent; le crâne est un peu aplati sur les côtés. La troisième forme (*pyramidale*) consiste dans l'aplatissement latéral du crâne, suivant deux plans inclinés qui se rejoignent au sommet de la tête, de manière qu'envisagé d'en haut, le crâne a une forme en quelque sorte pyramidale, et que, vu du côté de la face, le sommet de la tête et le menton forment les deux extrémités d'un losange dont les apophyses zygomatiques représentent les deux autres angles. La quatrième forme (*globulaire*) consiste en ce que l'occiput et le front étant en quelque sorte refoulés vers le plan médian de la tête, celle-ci perd sa forme ovale et devient à peu près circulaire ou globulaire. Il faut dire que ces diverses formes passent de l'une à l'autre par des transitions insensibles, et qu'elles sont loin de présenter des caractères constants. On peut rencontrer toutes ces formes dans une seule et même race.

Toute classification des variétés de l'espèce humaine est plus ou moins arbitraire. On peut toutefois les rapporter à quatre principales : la blanche, ou *caucasique;* la jaune, ou *mongolique;* la noire, ou *éthiopienne;* la rouge, ou *américaine*. Ces variétés correspondent à peu près aux quatre parties du monde : Europe, Asie, Afrique, Amérique. Elles se subdivisent en un grand nombre d'autres.

Variété caucasique. — Les peuples qui appartiennent à cette variété occupent l'Europe et l'Asie occidentale. Les pays qu'ils habitent se distinguent par la douceur du climat et par la richesse du sol. Ces peuples sont les plus civilisés, et ils ont constamment dominé les autres.

Les individus de la race caucasique ont le visage et la tête ovales, le nez long et droit, les yeux fendus horizontalement, les dents et les lèvres non saillantes; de la barbe, des cheveux blonds, châtains ou noirs; les yeux bleus ou noirs, la peau blanche ou noire.

Cette variété peut être partagée en deux branches : la branche européenne et la branche orientale.

A. La branche européenne comprend quatre tiges principales :

1° La tige orientale ou *caucasique proprement dite*, dans laquelle les traits du visage et la forme du corps représentent le type le plus parfait de la beauté physique. Cette tige se rencontre en Géorgie, en Mingrélie et en Circassie.

2° La tige méridionale ou *pélasgique*, peuplant la Grèce, l'Italie, les principautés danubiennes, etc.

3° La tige occidentale ou *celtique* qui, descendue d'abord des Gaules sur l'Italie avec Brennus, fut ensuite refoulée par les Pélasges et par les Germains, avec lesquels elle s'est mélangée. On retrouve ses vestiges en Bretagne, dans le pays de Galles et dans les provinces basques.

4° La tige septentrionale ou *germanique* se partage en trois rameaux : le teutonique (Danemark, Suède, Norwége, Allemagne du Nord); le slave (Russie, Pologne, Hongrie); le scythe ou tartare.

B. La branche orientale comprend : les Arabes, peuple nomade, à peau basanée et presque noire ; les Juifs, qui se sont ensuite répandus partout; les Abyssiniens, les Nubiens, à peau tout à fait noire ; les Egyptiens; les Indous, dont la peau est jaune brun ou noire; les Persans, les Afghans, les Kurdes, les Arméniens, races remarquablement belles, à peau blanche ou légèrement bistrée.

Dans la branche orientale de la variété caucasique, on peut ranger aussi les Alleganis, peuplades américaines, originaires des monts Alleganis, et disséminées aujourd'hui parmi d'autres nations américaines. Ces peuplades, intelligentes et guerrières, ont des traits européens, la peau légèrement cuivrée et peu de barbe.

Variété mongolique. — Cette race habite surtout l'Asie, les parties septentrionales de l'ancien et du nouveau monde, la Chine, etc. Les Mongols ont une taille peu élevée, le visage plat, les pommettes saillantes, les yeux obliques, le crâne pyramidal ou globulaire, la peau jaune, brune ou olive.

Parmi les peuplades qui appartiennent à cette variété, il faut placer en première ligne :

1° Les Chinois, les Japonais, les Cochinchinois, les Tonquinois, les habitants de la Corée. Les femmes de la classe élevée, presque toujours renfermées dans l'intérieur des habitations, ont la peau aussi blanche que les Européennes. Tous ces peuples, fort peu connus même aujourd'hui, occupent une immense étendue de territoire et comptent un nombre considérable d'habitants. L'agriculture paraît avoir acquis chez eux un haut degré de perfection. Les Chinois s'attribuent l'invention de la boussole et de la poudre à canon.

2° La tige *hyperboréenne* comprenant les Lapons, les Samoïèdes, les Esquimaux, les Kamschadales, les Groenlandais. Ces peuplades sont de petite taille, trapues et sales.

3° La tige *malaise*. On fait souvent des Malais une race à part. Ils tiennent en effet et des Indous caucasiques et des Chinois. On rapporte à cette race la plupart des peuplades des îles de la Polynésie. La race est surtout pure aux Molluques, à Sumatra, à Bornéo, en Australie. On la retrouve aussi aux Marquises, à l'archipel de Taïti, aux îles Sandwich, aux Philippines, à la Nouvelle-Guinée, à la Nouvelle-Zélande, etc.

Variété éthiopienne. — Les nègres ont la peau noire, le crâne allongé, le nez épaté, les cheveux crépus, les dents incisives et les os maxillaires projetés en avant et recouverts de lèvres épaisses, les membres supérieurs longs et le pied plat. Les nègres se rencontrent en Afrique, à Madagascar, à la Nouvelle-Hollande, aux îles Salomon, à la terre de Van-Diémen. L'esclavage dans lequel est tombée cette race l'a répandue en une infinité d'autres lieux.

On peut diviser les nègres en trois groupes : les *nègres proprement dits*, les *Cafres*, les *Hottentots*. Les Cafres se distinguent par une assez belle conformation du crâne, et une certaine régularité dans les traits du visage; leur peau n'est pas très-noire. Les Hottentots ont généralement la tête plus aplatie; ils ont le nez épaté des nègres proprement dits. Les femmes des Hottentots sont remarquables par un développement, parfois considérable, des petites lèvres, auquel on a donné le nom de tablier. Levaillant prétend que les femmes les allongent par coquetterie.

Variété américaine. — Les peuplades américaines qui occupaient l'Amérique au moment de la conquête, et que l'émigration européenne refoule chaque jour davantage, ne sont en majeure partie qu'un rameau détaché de la race mongolique. Dans l'Amérique du Sud, leur teint est rouge cuivré. Les peuples du Nord ont la peau beaucoup moins colorée; mais ils se teignent généralement la surface du corps à l'aide de couleurs variées, parmi lesquelles le rouge joue le principal rôle; ceux de la Californie ont la peau d'un brun foncé. Les Américains ont généralement les cheveux noirs et un visage régulier, se rapprochant du type européen. Quelques peuplades américaines sont remarquables par leur stature et les belles proportions du corps.

FIN.

TABLE DES MATIÈRES.

LIVRE II. — FONCTIONS DE RELATION.

FIN DE LA TABLE DES MATIÈRES.

ERRATUM.

Page 410, ARTICLE II. *Au lieu de :* Organes de la sécrétion, *lisez :* Sécrétions de la peau.

TABLE ALPHABÉTIQUE.

(Les chiffres indiquent les pages.)

A

B

C

D

E

F

G

H

I

J

K

L

M

N

O

P

Q

R

S

T

U

V

W

Z

FIN DE LA TABLE ALPHABÉTIQUE.

TYPOGRAPHIE DE HENNUYER, RUE DU BOULEVARD, 7. BATIGNOLLES.
Boulevard extérieur de Paris.

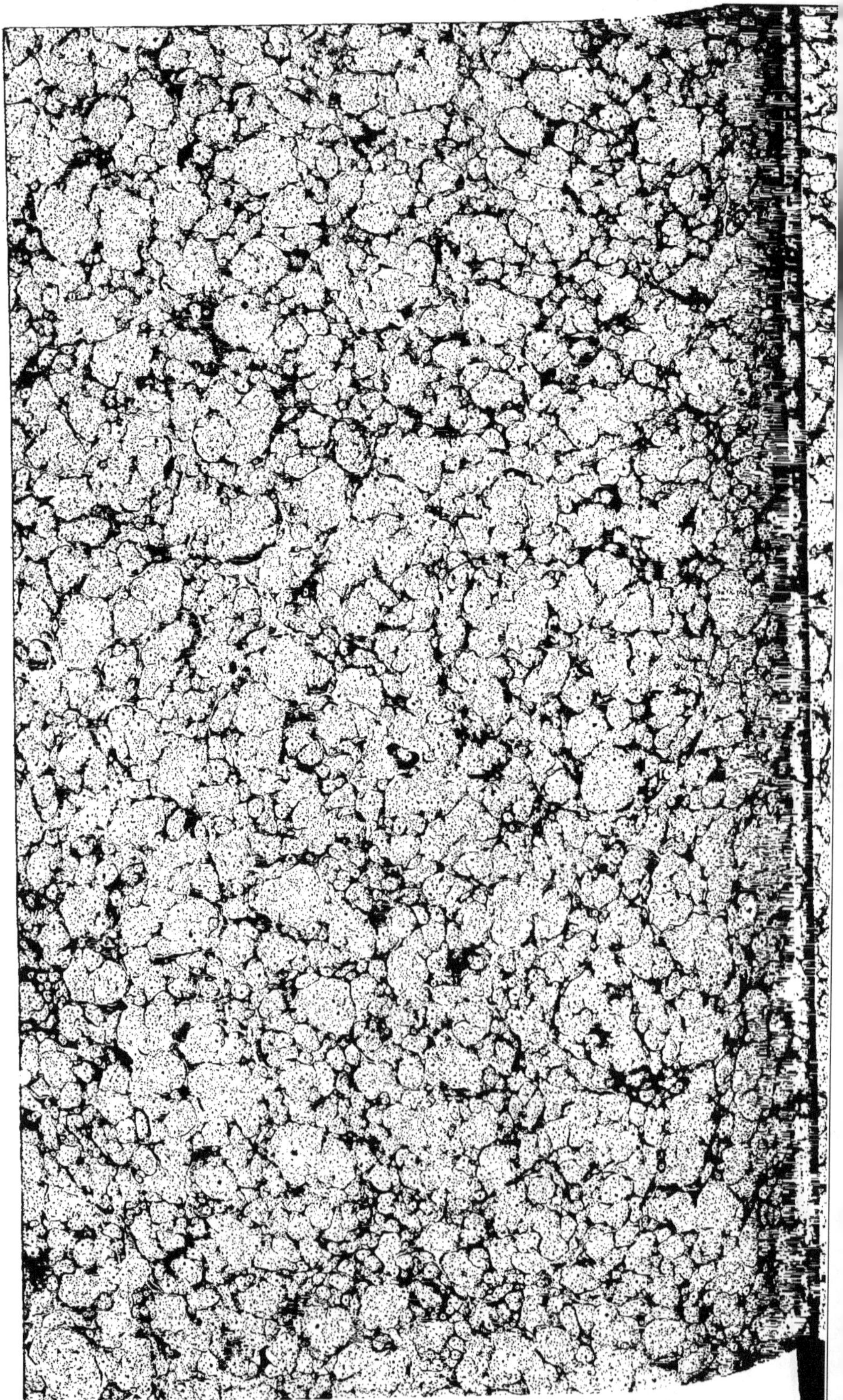

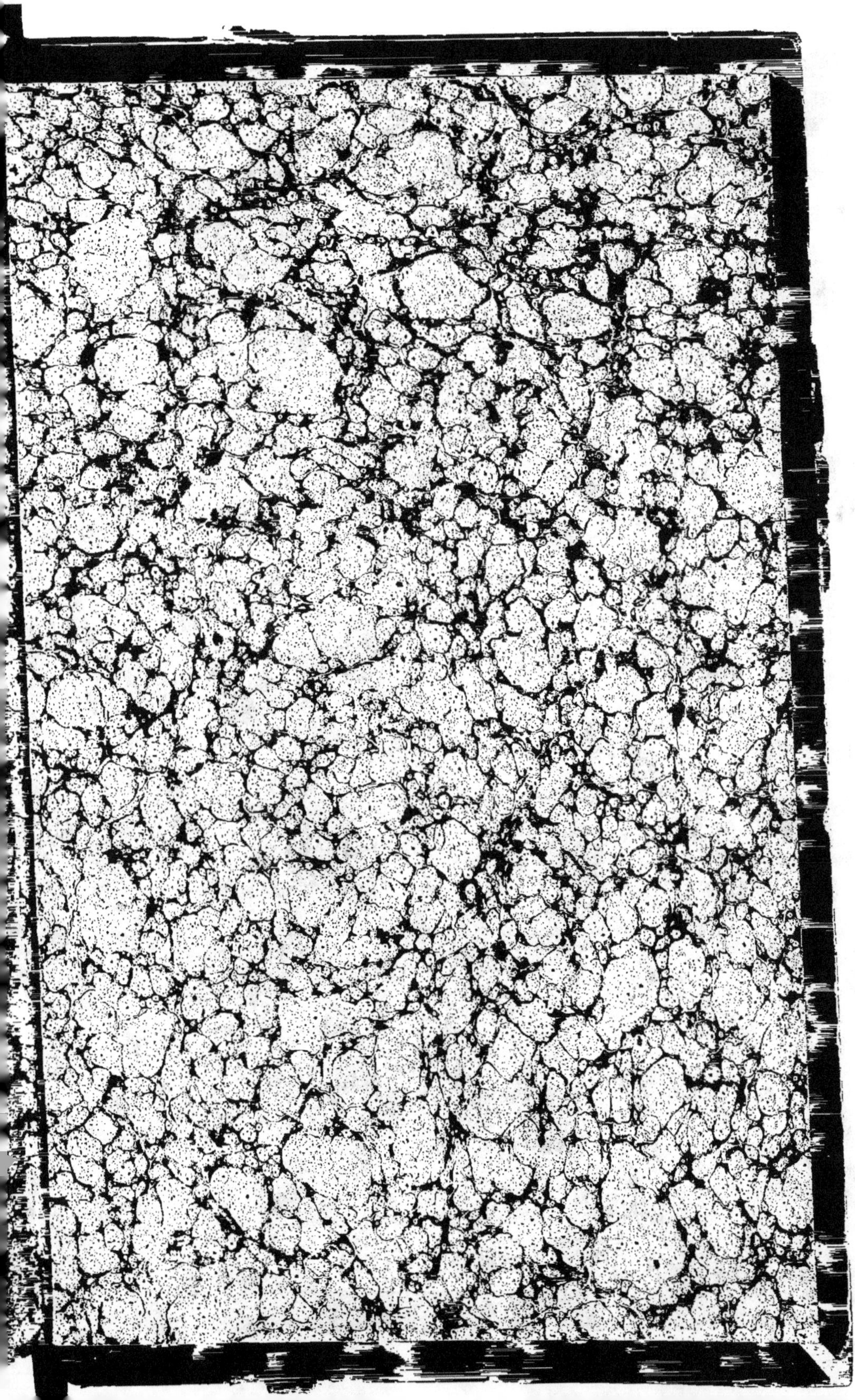

www.ingramcontent.com/pod-product-compliance
Lightning Source LLC
Chambersburg PA
CBHW052005230326
41598CB00078B/2030